新◆櫻井
総合食品事典

編

荒井綜一
倉田忠男
田島　眞

同文書院

序

半世紀も前のこと，東京大学農学部農芸化学科の食糧化学講座担当の櫻井芳人先生の下で助教授を務めていた私は，先生が『総合食品事典』を編纂されるとうかがい，少々お手伝いをさせていただいた懐かしい想い出がある。その初版は何度か改訂されたが，このたび，『新・櫻井 総合食品事典』として出版にいたったことは大変嬉しく，ありがたく「序」をお贈り致す次第である。

食というものは，科学・技術においても，文化・習慣においても，継承的部分の多いのが特徴である。したがって，「新訂」といえども，古き時代の項目を残しておかねばなるまい。それが“温故知新”に役立つと思うからである。一方，新世紀に入った今日の食の先端的研究の進歩には目を見張るものがある。その要目を多々本書に取り入れたのも当然の帰結であろう。こうして新旧が補完し合いつつ編纂することに配慮・尽力された編集者・編集委員・分担執筆者，そして出版社の担当者にあらためて敬意を表したい。

読者におかれては，食の原典とも申すべき本書を前にされて，個々の項目の検索はもとより，歴史遺産としての食文化から最先端の食品科学・技術への流れを学び取り，それぞれの立場での研鑽に役立てていただければ幸いである。それはまた，50年前に本書の創刊を思い立たれた櫻井芳人先生のご趣意を満たすものにもなると確信するからである。

平成24年7月

東京大学名誉教授
お茶の水女子大学名誉教授
藤巻 正生

新訂版刊行へ向けて

"食の伝統と新たな研究の息吹き"を念頭に

昨年（2011年）は日本が世界に誇る栄養学者・鈴木梅太郎博士によるビタミンB_1（というよりも最初のビタミン）発見100周年の記念すべき年であった。博士は1914年にノーベル医学・生理学賞候補に推挙された。しかも，生涯，"食と生命"の意義を唱道し続けられたのである。

鈴木博士の高弟のお一人で，戦後，東京大学農学部に食糧化学講座が開設された際，実質的に初代の教授になられたのが本事典監修の・櫻井芳人先生である。先生はこれからの食品の研究方向を鋭く洞察されていて「たべものの第一条件はおいしいこと」（『日本の食糧』〈1966年〉）の理念をかかげたうえ，研究に色・味・香りの化学を導入することの必要性を強調しつつ，食の新たな未来像を明確に描かれたのである。本事典にはこの理念が色濃く反映されている。のみならず先生は日本の食の伝統にも造詣が深く，食文化の項目を多々取り入れたことが本事典の大きな特徴となっている。

初版以来50年を経る間に，おもに櫻井門下の大勢の方々のご努力で5回の改訂が行われたが，日進月歩の食品科学を俯瞰するとき，改訂すべき点や補完すべきところの少なくないことに気付いた私ども編集者は，"食の伝統と新たな研究の息吹き"という命題を共有し，本書の新訂に踏み切って，古来の食文化から"食と生命"の先端科学を網羅した新しい「総合食品事典」へと衣替えし得たと自負している。

櫻井芳人先生から直接・間接のご薫陶を受けた3名の編集者，16名の編集委員と，さらに多くの執筆者のご努力により，改訂第六版（1986年）を基盤としつつも，そこここに新機軸を付与することができたと確信する。また，編集の過程では，同文書院・宇野文博社長をはじめ編集部の方々の献身的ご尽力があったことを付記したい。

最後に，櫻井教授の後任で，日本の食品科学を世界のトップレベルにまで高めることに貢献された藤巻正生先生から「序」を賜った。心から御礼申し上げる次第である。

平成24年7月

編集　　荒井綜一
倉田忠男
田島　眞

第六版の序

本事典は，昭和34年に第一版が発行されて以来，昭和43年（第二版），49年（第三版），55年（第四版），58年（第五版）に，それぞれ大きな改訂を行った。

途中，本事典の生みの親である桜井芳人先生が昭和49年にご逝去されたが，先生のご遺志をうけつぎ，執筆者が協力して熱心に誠意をもって改訂を重ねてきた。現在，幸いにも多くの方々のご好評とご信頼を得て広く全国関係者から愛用されている定評の食品事典となっている。

しかし昨今，バイオテクノロジーなどの科学技術，流通手段の飛躍的発展により，市場に出回る食品の数は，輸入品を含めておびただしく増え，本事典で扱う関連分野までを含めた用語の数は膨大かつ広範にわたるようになった。

したがって，今回の大改訂の第六版においては，多様化している食品および関連分野の記述の正確さを高めるため，各分野を細分し，それぞれの専門家の執筆を仰いだ。

当然ながら，執筆者は，各専門分野の第一人者にお願いし，総員で44名と第五版の約3倍となった。

また，収載項目も2,618項目から4,085項目と大幅に増加したが，各項目の解説も，現代の食文化全般にわたって，新しい動向がつかめるようきめ細かい記述を心がけた。

食べものについて学んでいる方々はもちろんのこと，食品関連の産業に携わっている方々のお役にたつものと信ずる。

最後に，項目選定や執筆，校正などにご協力いただいた全執筆者に，心からお礼を申しあげるしだいである。

昭和61年4月

編　者　識

第五版の序

昭和58年3月

最初の改訂を行ってから15年経過したので，以下の要領で再訂を試みた。(1) 日本標準成分表が今回四訂されたので，関連する内容および付表を改めた。(2) 新しく80項目をとりあげて解説し，これらを一括して増補した。(3) 本事典の特長の一つである付表中に新しい資料を追加した。

編　者　識

再改訂版序

昭和48年10月

この本の初版を出したのが昭和34年，改訂版を出したのが43年であるが，その後も日本の食べ物は変化をつづけ穀物の消費，特に米の消費のへり方が著しく，米を飼料としてつかうことさえ行われ，これに対して飼料の輸入などがますます増加して，畜産物を食べる機会が戦前に較べれば驚異的に多くなってきた。これら原食料の食べ方は，日本においては非常に広範に亘り，日本料理的手法は勿論，西洋料理的ならびに，支那料理的手法もとられることが多く，更に，それが細分されて，街には，フランス料理，イタリー料理，インド料理，インドネシア料理の看板も見られる。支那料理にしても，北京料理とか四川料理とかに分けられている。これら各料理の仕方についても従来扱ってきたが，今回の改訂に際しては，調理に一層の重点をおき，調理の名称やつくり方を大分追加した。他の部分についても，項目をふやし，記述を新たにしたものが少なくない。このようにして項目は，以前の2040から2538にふえ，執筆者も従来の11人から15人にふえた。項目に，脱落がないように一層気をつけた。組み方や付表の扱い方には変わりはない。

なお，この10年間は，百科事典のブームで，日本のものばかりでなく，アメリカーナ，ブリタニカとかいう外国のものまで，家庭の書棚を賑わすにいたっており，それらの食品に関する記述も，いろいろ工夫されて，読み易く，理解し易くなっているが，何にしてもこれらは形が大きく，持ち運ぶことは非常にやっかいだ。本事典においては，一層持ち易く，見易くするために，関心を払った。又，食品というものは，科学的にも嗜好的にも，趣味的にもいろいろな見方ができるものであるが，本事典においては，多くの大学の家政学部の食物学科が扱っているところに従い科学的，技術的のところに，重点をおいて，記述した。

なお，今回の改訂に際しては，三浦洋，木村進両氏の助力を得たことを付記する。

編　者　識

序

昭和34年1月

食べものは生活を営むために，またそれを楽しくするために万人が関心を寄せるものであろう。

その食べものの種類やつくり方，食べ方は地域により，国によりかなりまちまちであるが，殊に日本では気候の関係や位置の関係から特異な発展をしてきているし，また時代のうつりかわりと共に外国のたべものが移し入れられているので，多種多様に亘っている。これらさまざまの食べものについて栄養的な面，嗜好的な面，加工的な面，調理的な面などから記載し，事柄に応じて活用できる事典があれば，便利であり，食生活を豊かにするためにも役立つと考えられる。

従来，食べものに関する事典はいくつかあるが，その中には時代の進展によって役立ち難くなったものもあり，また栄養的見方に偏し過ぎたと思われるもの，商品的見方に偏り過ぎたと感ぜられるものもある。そこで，もっといろいろの立場から眺めた食べものの事典があったら更によいだろうということで，この事典がつくられることになったのである。

執筆者は11人であり，各人が専門とするところについて前記したような観点から分担執筆しているし，組み方や印刷についても工夫して極力わかり易くしてあるので，食べものに関することを学んでいる方々にはもちろん，食生活に関心を持つ一般の方々にも大いに役立つのではないかと自負している。

しかしながら，内容が広い領域に亘っているので，足りないところや変わってきているところもあろうかと思われ，このようなところは今後努力して補正して行きたいと思っている。

なお，編集に関しては佐藤友太郎，三浦洋両氏の助力を得たことを付記する。

編　者　識

改　訂　序

昭和43年1月

この事典が出版されたのは昭和34年であり，それから10年近く経った。食べものは保守性の強いものとはいっても，10年経てば多少は変わってくる。殊に昭和30年代は日本の経済の著しい発展期であったので，この間に国民所得は大きく増加し，更に加工貯蔵の技術においてもプラスチックフィルムの使用や電子の利用等がはじまり，これらに伴って食べものの種類もいくらか変わり，扱いの方法にも多くの新機軸が生れてきた。

それで，この事典の内容にも手を加えざるを得なくなったので，前に執筆して頂いた方々を再び煩わし，それぞれの分野における改訂を行うと共に，付表を増加し且つ数字を一新した。これによって読者の方にも一層使いやすくなったものと思う。

編　者　識

監修

櫻井芳人

編集

荒井綜一
倉田忠男
田島　眞

編集委員（五十音順）

麻生慶一	沖谷明紘	島田淳子	本間清一
阿部啓子	樫尾　一	鈴木敦士	三輪　操
阿部　誠	木村廣子	谷本信也	村田容常
大塚　譲	五明紀春	早瀬文孝	渡辺道子

執筆（五十音順）

藍澤広行	影井　昇	竹生新治郎	松石昌典
粟飯原景昭	香西みどり	豊田正武	松尾眞砂子
藍原祥子	加藤博通	永井俊匡	三浦　洋
阿久澤良造	金田尚志	中井雄治	三浦理代
朝倉富子	木村修一	中川致之	三坂　巧
石島智子	木村　進	中沢　武	南　道子
石谷孝佑	木村典代	中島健一郎	宮崎基嘉
石丸喜朗	日下部裕子	中村　良	武藤静子
石脇亜沙子	小林彰夫	成川真隆	森　寛一
一島英治	小林彰子	西成勝好	森田牧朗
今井悦子	小山　力	野白喜久雄	安岡顕人
慶田雅洋	薩　秀夫	早川幸男	安富和男
海老根英雄	佐藤友太郎	林　和夫	吉川誠次
大沢はま子	鈴木繁男	福家眞也	吉松藤子
岡田晋治	高橋和彦	藤本健四郎	渡辺　純
岡田　稔	田辺創一	布施恒明	渡辺篤二
貝沼圭二	田村倫子	前田安彦	渡辺寛人

本書の使い方

インデックスで素早く
項目を引くことができます。

項目名に関連する内容を
矢印以降に示しました。

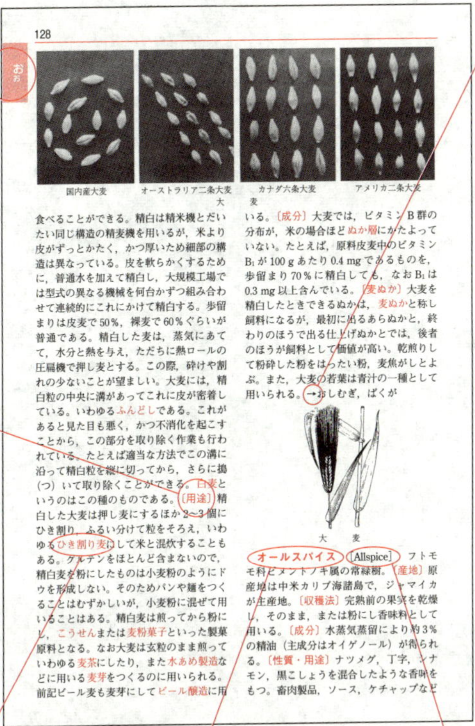

お

国内産大麦　オーストラリア二条大麦　カナダ六条大麦　アメリカ二条大麦

大麦

食べることができる。精白は精米機とだいたい同じ構造の精麦機を用いるが，米より皮がずっとかたく，かつ厚いため細部の構造は異なっている。皮を軟らかくするために，普通水を加えて精白し，大規模工場では型式の異なる機械を何台かずつ組み合わせて連続的にこれにかけて精白する。歩留まりは皮麦で50%，裸麦で60%ぐらいが普通である。精白した麦は，蒸気にあてて，水分と熱を与え，ただちに熱ロールの圧扁機で押し麦とする。この際，砕けや割れの少ないことが望ましい。大麦には，精白粒の中央に溝があってこれに皮が密着している。いわゆるふんどしである。これがあると見た目も悪く，かつ不消化を起こすことから，この部分を取り除く作業も行われている。たとえば適当な方法でこの溝に沿って精白粒を縦に切ってから，さらに搗（つ）いて取り除くことができる。白麦というのはこの種のものである。〔用途〕精白した大麦は押し麦にするほか2〜3個にひき割り，ふるい分けて粒をそろえ，いわゆるひき割り麦にして米と混炊することもある。グルテンをほとんど含まないので，精白麦を粉にしたものは小麦粉のようにドウを形成しない。そのためパンや麺をつくることはむずかしいが，小麦粉に混ぜて用いることはある。精白麦は煎ってから粉にし，こうせんまたは麦粉菓子といった製菓原料となる。なお大麦は玄粒のまま煎っていわゆる麦茶にしたり，また水あめ製造などに用いる麦芽をつくるのに用いられる。前記ビール麦も麦芽にしてビール醸造に用いる。〔成分〕大麦では，ビタミンB群の分布が，米の場合ほどぬか層にかたよっていない。たとえば，原料皮麦中のビタミンB_1が100 gあたり0.4 mgであるものを，歩留まり70%に精白しても，なおB_1は0.3 mg以上含んでいる。〔麦ぬか〕大麦を精白したときできるぬかは，麦ぬかと称し飼料になるが，最初に出るあらぬかと，終わりのほうで出る仕上げぬかとでは，後者のほうが飼料として価値が高い。乾煎りして粉砕した粉をはったい粉，麦焦がしとよぶ。また，大麦の若葉は青汁の一種として用いられる。→おしむぎ，ばくが

大　麦

オールスパイス［Allspice］　フトモモ科ピメントノキ属の常緑樹。〔産地〕原産地は中米カリブ海諸島で，ジャマイカが主産地。〔収穫法〕完熟前の果実を乾燥し，そのまま，または粉にし香味料として用いる。〔成分〕水蒸気蒸留により約3%の精油（主成分はオイゲノール）が得られる。〔性質・用途〕ナツメグ，丁字，シナモン，黒こしょうを混合したような香味をもつ。畜肉製品，ソース，ケチャップなど

〔　　〕は
説明を
分類するのに
用いました。

重要語を
色文字で
示しています。

項目名です。

外国語表記で、英語以外は
国名を入れました。
イタリック表記のものは
本文も含めて学名です。

あ

アーティチョーク　[Artichoke, Globe artichoke]　キク科の多年草で，ちょうせんあざみともいわれる。ヨーロッパ原産で，花蕾を食用とし，フランス料理ではその特殊な香味が好まれ，広く用いられている。花が咲く直前のつぼみを塩ゆでして，肉料理の付け合わせやサラダにしたり，スープに入れる。水煮缶詰もある。切り花，食用として主に徳島県や千葉県で栽培されている。

アーモンド　[Almond]　和名は扁桃。アマンド (amande) はフランス語。バラ科サクラ属。地中海沿岸地方の原産。〔産地〕熱帯地方，アメリカのカリフォルニア，南ヨーロッパに産出する木の実である。軟核種の仁を食用とする。香気と風味を増すために製菓などに使用される。〔形態〕柿の種を大きくしたような形で，薄茶色の薄皮をつけている。殻を割ったなかの薄皮つきを生のままかあるいは焙って食する。真空缶詰にしたものもある。〔種類〕大別してビター（苦味）と，スイート（甘味）のふたつに分けられる。ビターアーモンド：ビターアーモンドからアーモンドオイルをつくる。スイートアーモンド：とくに，サンタローザという種類は甘味が強く，よい芳香をもっている。〔成分〕100 g 中，水分 4.6 g，たんぱく質 18.6 g，脂質 54.2 g，炭水化物 19.7 g，食物繊維 10.4 g，灰分 2.9 g。脂質の脂肪酸組成はおもにオレイン酸（35,000 mg），リノール酸（13,000 mg）からなる。ビターアーモンドは青酸化合物であるアミグダリンを含む。〔用途〕そのまま焙煎したり，味つけしたものを食用に供するが，スライスアーモンド，焼きアーモンド，粉末アーモンド，アーモンドペースト，プラリネクリームなどにして，洋菓子類には非常に広く使用される。

あいがも　合鴨　[Crossbreed of domestic duck and wild duck]　家禽のアヒル類と野生の鴨類の交雑種。内容は，アヒルと真鴨の一代雑種，その一代雑種同士を交配したもの，アヒルと真鴨の一代雑種に真鴨を交配したもの，かる鴨とアヒルの一代雑種にかる鴨を交配したものなど，種々雑多であり，合鴨としての系統が確立するまでには至っていない。合鴨のひなを水田に放飼して雑草や害虫などを除去する，いわゆる合鴨農法が近年，盛んに行われている。成鳥のムネ肉は鶏肉よりも歯ごたえがあり，濃厚な風味を有し，鍋物や燻製品に利用される。

あいじろみそ　相白味噌　[Aijiro miso, Mellow beige miso]　静岡県を中心につくられる白味噌と淡色辛口味噌との中間的性格を備えた淡色甘口味噌。麹歩合（精米 / 大豆× 10）は 8～10，熱仕込み（蒸煮した大豆のまだ温度の高いうちに，米麹，食塩，種水とを混合して仕込む方法。白味噌，江戸甘味噌では一般的）によって仕込む。熟成期間は冬期 2 週間，夏期 1 週間程度。甘味はあるが，塩辛味もあって，色調は淡黄色である。長期熟成型の味噌と異なり，酵母や乳酸菌の作用を受けることが少ない。水分 45％，たんぱく質 11％，炭水化物 14％，脂質 3％，食塩 10％である。→こめみそ

アイシング　[Icing]　菓子に仕上げ加工として糖衣をきせるもので，砂糖が主となり氷でおおったように真白い結晶に仕上げられるので，この名がある。これと同じケーキの上にぬられるものにフロスティング (frosting) がある。〔目的〕1) 光沢により菓子が美しく，おいしくみえるよう表面を飾る。2) 菓子の乾燥を防ぎ，風味をもたせる。3) アイシングの材料により，酸味や酒の風味を補う。〔種類〕アイシングの種類は非常に多く，広範囲に使われる。フォンダン，グラスロワイヤルなどがよく知られている。〔コールドアイシング〕加熱しないアイシングをさす。フランス菓子でグラスロワイヤルといわれるもので，粉砂糖を卵白で溶かしてよく練り，なめらかになったときにレモン汁か氷酢酸，ク

リームオブタータなどで色を白くして固めたもので，ローヤルアイシングともいう。甘味だけで風味は乏しいが，粘りがあり，細く絞っても切れたりしないので美しいデコレーションができ，乾くと固くなって，かなり長い間，保存できる。繊細な模様を表現するウェディングケーキのデコレーションに使われる。〔ホットアイシング〕代表的なものにフォンダンがある。一般には白色であるが，チョコレート，コーヒーなどを加えることもある。簡単な方法として，卵白と粉砂糖，酒または水，酢を加えて，泡立器でよく練り合わせてから湯煎にかけて泡立て，線が書けるくらいになったら菓子にぬれば，2～3日はもつ。グラズール（Glasur）またはツッカーグース（Zucker Guß）はドイツ菓子によく使われる。粉砂糖に果汁（レモン汁）か酒（ラム）を少量加えてよく練り，卵白は使わない。オーブンから出したての熱いケーキや，ビスケットの表面にぬりつけて薄く糖衣として乾かしたもので，手軽にできる。〔メレンゲ〕卵白を固く泡立て，そのなかに砂糖を加えたものであるが，この場合，2～3時間たてば泡も消えてしまうので，砂糖を115℃の蜜にして加え入れながらじゅうぶんに泡立てると，きめが細かく，こしのあるメレンゲになる。これをイタリアンメレンゲという。→フォンダン

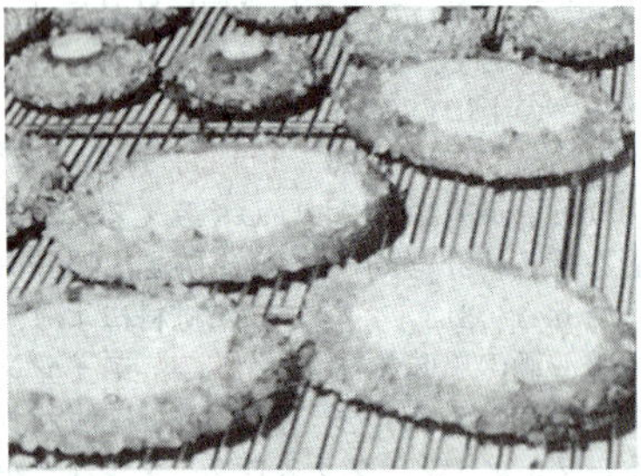

アイシングで飾った菓子

アイスクリーム　［Ice cream］　クリームに牛乳（あるいはバター，粉乳，練乳），砂糖，香料，安定剤，乳化剤などを加え，調製した原料を冷却，攪拌，凍結させた氷菓。〔規格〕わが国のアイスクリーム類の表示規格は，乳等省令では乳固形分15％以上，うち乳脂肪分8％以上，細菌数10万/gのものをアイスクリーム，乳固形分10％以上，うち乳脂肪分3％以上，細菌数5万/g以下のものをアイスミルク，また原材料中に乳脂肪以外の油脂を含み，乳固形分3％以上，細菌数5万/g以下のものをラクトアイスという。〔組成〕生クリーム（45％）20，脱脂粉乳8.5，ショ糖14，安定剤（アルギン酸ナトリウム，カルボキシメチルセルロースなど），乳化剤（ショ糖脂肪酸エステル，グリセリン脂肪酸エステルなど）など0.5，水57を混合すると（配合例），その組成は，乳脂肪9％，無脂固形分9.3％，全固形分32.8％となる。かつては水を加えるだけですぐ製造できるアイスクリームミックスパウダーがあった。〔製法〕原料の調製，均質化，殺菌，冷却，エージング，攪拌，凍結，硬化の工程で行う。調製の終わった原料は68℃で30分間加熱して殺菌を行う（高温瞬間殺菌をすることもある）。これを均質機にかけて15～20 Mpaで均質化し（脂肪球の85％が直径2ミクロン以下ならばアイスクリームの均質化は十分と考えられる。均質化が十分であるとホイッピングが良好となり，凍結中高いオーバーランを与え，製品の味が豊富に，組織がなめらかとなる），つぎに3℃まで冷却して6～24時間エージングを行うと脂肪粒子はかたくなり，ミックスの粘度が増す（安定剤を用いるときはエージングを省略することがある）。これに香料を加え，冷却，攪拌を行い，微細な空気を含んだ組織にして－4℃まで温度を下げるとソフトクリームができ上がる。この工程では水分の氷結を全水分の半分以下（約20％）にとどめることが製品の組織に重要であり，ホイッピングによって多量の空気が含まれ，ミックスの容積が増大するが，90～100％のオーバーランが適当である。ソフトクリーム（半固形のミックス）は－30～－40℃の硬化室に入れると急速にミックス中の残りの大部分の水分

（約 90%）が凍結してアイスクリームを生ずる。ホイッピングや製品の組織をよくするために昔は卵黄が用いられたが，今ではモノグリセリドなどのグリセリン脂肪酸エステルや，ショ糖脂肪酸エステルなどの乳化剤が使われる。硬化の終わったアイスクリームは，－20～－25℃に貯蔵される。アイスクリーム 100 g のエネルギーは約 180 kcal で市乳の 3 倍であり，ビタミン A, B_2 も多く，栄養価値がきわめて高く，し好性もすぐれている。〔歴史〕マルコポーロの『東方見聞録』には中国におけるアイスクリームの賞用が述べられているが事実は明らかでない。1550 年ごろイタリアで考案され，フランス，イギリス，アメリカへと伝わったといわれる。冷凍技術と酪農の発達に伴ってアイスクリームの工業的生産が始まり，世界に普及した。

アイスクリームミックスパウダー [Ice cream mix powder]　水を加えて，撹拌しながら凍結するとアイスクリームができるようにした混合粉末で，アイスクリームの糖類によって種々のミックスがある。〔製法〕クリームと牛乳を予定の脂肪：固形分の比になるように調製，混合し，75～80℃に 20 分間予備加熱後，全固形分 28～35%になるまで真空濃縮する。同時に安定剤と砂糖の一部（用量の 10～25%，残りは乾燥後に混合する）を加える。つぎに均質化（約 65℃で 17～20 Mpa）してから噴霧乾燥を行い，水分を 3%以下にする。包装は真空下不活性のガスと置換して酸化変敗を最小に防ぐ。粉末ミックスは一定量の水をフリーザーに入れておき，冷却しながら徐々に加えるとアイスクリームができる。粉末ミックスの欠点は貯蔵中のフレーバーの悪変である。〔組成〕一例は脂肪 27～30%，無脂固形分 27～28%，ショ糖 40～44%，安定剤 0.6～1%，水分 3%以下である。

アイスミルク [Ice milk]　アイスクリーム類の一種。わが国のアイスクリーム等の規格が国際的に見劣りするので，数度にわたり改正が行われた。1971 年 5 月の乳等省令改訂の際にアイスクリーム類をその乳脂肪分の多い順にアイスクリーム，アイスミルク，ラクトアイスに分類した。〔成分規格〕アイスミルクは乳固形分 10.0%以上，うち乳脂肪分 3.0%以上でなければならない。細菌数 50,000 以下，大腸菌群陰性。→アイスクリーム

アイナメ　鮎魚女，鮎並 [Fat greenling]　アイナメ科の魚。〔産地・生態〕全国各地の海岸付近に多い。生息する場所により多少体色にちがいがあるが，多くは褐色を呈し，暗褐色の斑点が散在している。体長は 40 cm ぐらいになる。産卵期は 11～12 月。〔呼称〕関西でアブラメ，東北ではネウ，北海道でアブラコという。なお北海道では場所によりごく似かよった他種のものをアブラコとよぶこともある。〔調理〕夏期に美味となり，高級料理の材料とされる。照り焼き，煮付け，刺身，ちり鍋などに向くが，とくにから揚げがおいしい。

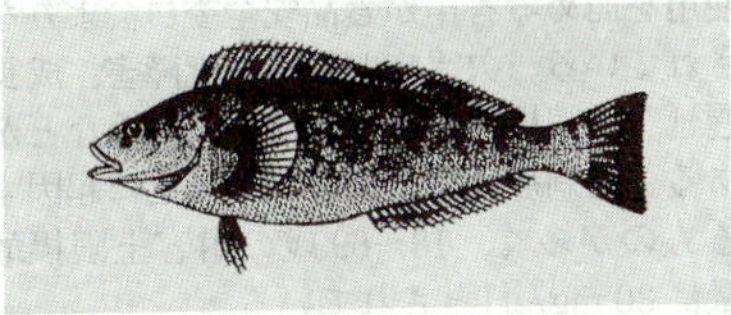

アイナメ

アイ・ユー [IU]　International unit（国際単位）の略。→ビタミン

あえもの　和え物　あえ物は下調理をした材料を味のよい衣であえたものである。〔あえられる材料の準備〕材料は生のまま用いたり，加熱して用いたりする。水分の多いものは塩じめ，酢洗いや醤油洗い，から炒りなどして全体の味が水っぽくなるのを防ぐ。味付けをする場合は衣よりやや薄味に付ける。〔あえ衣〕よく用いられるものは，ごま，豆腐，だいこんおろし，うの花，えだ豆，落花生，くるみなどである。その使用量は水分の多いものはあえられる材料の重量に対して 50～100%ぐらい，水分の少ない濃厚な味のものは 10～15%，そのほかのものはこれらの中間を用いる。調味は，あえられる材料の塩分

として1％（塩，醤油，味噌），糖分として2～4％（砂糖，みりん，ただし甘酢などでは7％）を主とし，そのほか，酢（10～15％），だし（5～10％），酒などを用いることもある。あえ物の味には，衣の味とその舌ざわりが大きな影響を与える。味付けはあえられるものよりやや濃くし，よくすってきめの細かいなめらかな状態につくる。〔あえる時機〕あえ物は冷たい料理である。あえられる材料もあえ衣もよく冷まして，供卓の直前に合わせるようにする。

あえん　亜鉛　［Zinc］　必須元素であり，カキなどの貝類，食肉，鶏卵などに多く含まれる。生体内では種々の酵素の活性中心に存在するほか，転写因子などにも含まれる。国民健康・栄養調査によると小児を除く年齢層において亜鉛不足がみられる。1983年より母乳代替食品へのグルコン酸亜鉛の使用が認められており，2005年には液剤，錠剤などの栄養機能食品への使用を認める答申が食品安全委員会よりなされている。欠乏症として味覚障害，成長遅延，性腺機能不全，皮膚炎，脱毛などがある。過剰症は鉄および銅の欠乏に起因するものが多く，18～69歳の耐容上限摂取量は30 mg/日とされている。

あえんそさんナトリウム　亜鉛素酸ナトリウム　［Sodium chlorite］　食品添加物の一種で漂白剤として用いられる。分子式 $NaClO_2$，無水塩と三水塩がある。分子量90.44。〔性状〕漂白作用は，その強い酸化作用による。有機物が存在すると爆発性をもつので，油脂などとの接触をさけ，冷暗所に保存すること。→ひょうはくざい

あおかび　青黴　［Blue mo(u)ld, *Penicillium*］　自然界に広く分布する青緑色の菌叢をもつ糸状菌。〔分類〕真菌類－高等菌類（*Mycomycetes*）－子嚢菌類（*Ascomycetes*）－真生子嚢菌類（*Euascomycetes*）－不整子嚢菌類（*Plectomycetes*）に属する。〔形態〕菌糸は隔膜を有し，栄養菌糸は培地中にもぐり，直立菌糸は分生芽胞子柄が立ち上り，その上に分生子頭（conidial head, penicillus）がつく。この分生子頭がホウキ状の単一のもの（A），ふたつのもの（B），多数のもの（C）などの形態をとる。頭の部分は，Aの場合，梗子があり，その先に分生子芽胞子が鎖状に着生する。B, Cの場合，分生子芽胞子柄の先に基底梗子がつき，その先に梗子，分生芽胞子がAと同様につく。パン，果実，野菜などに着生して，変敗させる腐敗菌が多い。〔種類〕*P. islandicum* は，輸入黄変米菌で，イスランジトキシンやルテオスカイリン（マイコトキシン）を生産する。肝硬変症，ヘパトーマの中毒症を起こす。*P. citrinum, P. implicatum, P. lividum, P. citreo-viride* はシトリニン（マイコトキシン）をつくり，腎尿細管上皮変性を起こす。*P. urtricae, P. expansum, P. claviforme* はパツリン，アスクラジオール（マイコトキシン）をつくり，上行神経麻痺，ヘパトーマ，牛X病を起こす。*P. citroviride, P. ochrosalmoneum* はシトレオビリジン（マイコトキシン）をつくり，中枢神経障害，肝障害を起こす。以上は代表的なマイコトキシン生産株であるが，抗生物質ペニシリンの生産菌（*P. notatum*）として重要なものもある。チーズの製造に利用されるペニシリウムもある。*P. roqueforti* は青緑色胞子を着生し，ロックホール（Roquefort）チーズの製造に際し，チーズカードの内部に増殖させると，バター脂を分解し，特有のフレーバーを生成する。ブルーチーズ（Bluecheese）の場合も同じである。また，*P. camemberti* は灰白色の菌糸で，胞子の生成が弱いか，生

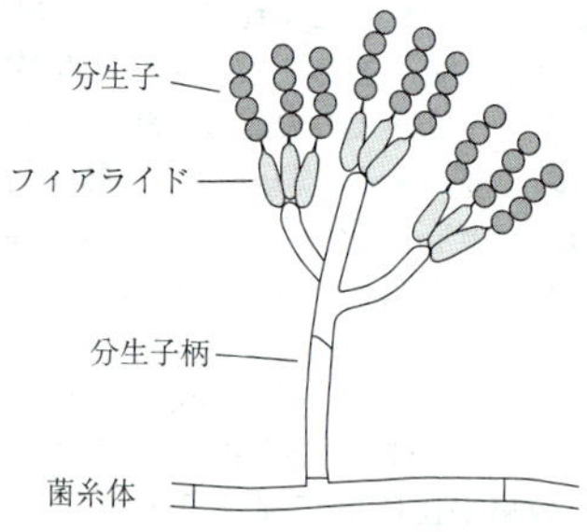

青かび（分生子頭が多数のもの）

成しても灰白色で目立たない。カマンベール（Camembert）チーズやブリー（Brie）チーズの製造に利用され，菌糸がカードの表面をおおい，たんぱく分解酵素を内部へ分泌することでカードを軟化し，うま味のあるフレーバーを生成する。→きんるい，ペニシリウム

アオサ　石蓴　［Sea lettuce］　緑藻類アオサ科の海藻。〔産地・生態〕鮮やかな緑色を呈し，日本全国いたるところの海岸に分布するが，とくに内湾の浅いところに生える。〔種類〕わが国には四種類あるが，代表的なものはアナアオサとよばれるものである。アオサおよびアオノリは浅草海苔ほどではないが，たんぱく質の含量が多く，この点，ほかの一般海藻と異なる性質である。〔用途〕生長したものはかたいため，主として家畜飼料および肥料とするが，若葉はすのこの上で乾かしたものをあぶって細かくもみ，青海苔のようにして食す。また，生のものは熱湯を通し，あおさ汁，酢の物などにする。

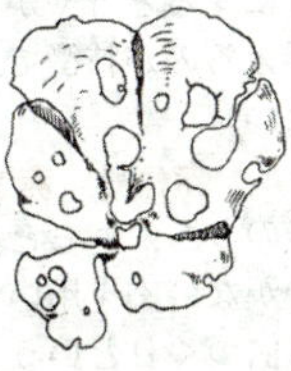

ア　オ　サ

あおにく　青肉　マグロやカニの煮熟（しゃじゅく）肉が青緑色や青色に着色する異常現象。〔マグロ青肉〕green meat とよばれ，おもに冬季に小笠原近海で漁獲されるビンナガマグロで発生しやすい。ビンナガマグロの蒸煮肉特有の淡紅色が消えて青緑色となり，甲殻類臭といわれる特異臭を伴う。トリメチルアミンオキサイド含量の高い肉では，加熱分解しミオグロビンと反応し，青色色素を生成すると考えられる。〔カニ青肉（blue meat）〕カニ缶詰で肩肉，脚肉の関節などに見られる濃青色の変色。血液中の銅を含む呼吸色素たんぱく質ヘモシアニンが加熱されて半凝固状態となり，空気に触れると急速に濃青色に変色する。カニを煮熟後，なるべく短時間で缶詰にしたり，カンに詰める前に十分に脱血することにより二段階で加熱したり，未凝固の体液を除くことで防止できる。

アオノリ　青海苔　［Green seaweed］　緑藻類アオサ科の海藻。わが国には識別が困難な多くの品種がある。〔産地・生態〕鮮やかな緑色の海藻で日本全国いたるところの海岸に分布し，とくに東北以南の内湾の浅い場所に生える。〔種類〕代表的なものとしてはウスバアオノリ，フクロアオノリ，スジアオノリ，ヒラアオノリなどがある。浅草海苔を養殖する際，ともに生長するため海苔業者には嫌われている（安価な海苔に混入している緑色の海藻はおもにアオノリである）。年間 1,000 t 程度生産される。〔調理〕すのこの上で乾かし，粉末として各種の料理にふりかけて使用する。

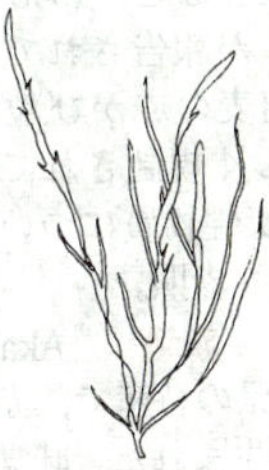

ア　オ　ノ　リ

アカガイ　赤貝　［Ark shell］　フネガイ科の二枚貝。〔産地・生態〕北海道南部より九州に至る海岸に分布し，とくに内湾の 10～40 m 程度の泥状をなす海底に多い。産卵期は 6～9 月。〔色素〕血液中にヘモグロビンを含むため，肉，鰓（えら）などは紫赤色を呈し，アカガイの名が付けられた。アカガイのむき身として売られているものにはもがいが多い。〔調理〕肉は貝類中でも美味な部類に属し，わさび醤油，三杯酢，すし（外套膜はひもといい通人が好む），甘露煮などとして賞味される。→モガイ

あかかび　赤黴　［*Fusarium*］　麦赤かび病菌ともいう。麦赤かび病を起こす菌

を，俗に赤かびとよんでいる。ビニールクロス，プラスチック製品，モルタル塗装面などに繁殖し，分解・変形させる場合もある。学名は *Fusarium*（フザリウム）で，これらの菌は不完全世代（分生子世代）しか，培地上でみられないものが多い。完全世代（子のう胞子世代）がみられるものもある。後者は同一の菌でありながら，別名がつけられている。たとえば，赤かび罹病麦から高頻度で検出される *Fusarium graminearum*（不完全世代）の完全世代は *Gibberella zeae* と命名されている。集落は綿毛状で，赤桃～赤紫色を帯び，橙色のものもある。感染した麦粒は菌の代謝産物により赤～赤褐色に変わる。麦の収穫期と雨天とが重なると大発生しやすく，収穫量はいちじるしく減少する。この赤かび病麦を家畜の飼料とすると中毒を引き起こし，食欲減退，流産などが起きる。人では，頭痛，悪寒，嘔吐など（1948 年，輸入小麦粉中毒事件）が報告されている。2003 年度から，食用麦の赤かび粒の混入限度が 0.0％と，厳しく規制されている（農産物検査規格）。毒性物質についてはフザリウム毒素群の項を参照。

あかざけ　赤酒　[Akazake, Red rice wine]　熊本県の特産で，赤褐色を呈するのでこの名が生まれた。味覚的にはみりんに似ているが，もろみの製造法は清酒と同様である。清酒造りと異なる点は，清酒よりも米と水の比率において米の割合が大きいこと（五水（ごみず）とよばれる，米 1 に対して水が 5 の割合で仕込む方法）と，熟成したもろみに木灰を添加して微アルカリ性とした後に搾るところである。清酒の腐敗菌である火落菌はアルカリ性では生育しないので，ふつうの清酒が火持酒（ひもちしゅ）とよばれるのに対して，赤酒は灰持酒（あくもちしゅ）とよばれる。アルカリ性のため，糖－アミノ酸反応による褐変化の進行が速く，赤褐色となる。赤酒のつくり方は，古代の酒黒酒（くろき）の流れをくむものといわれている。現在，市販されている赤酒は，上述のとおりにつくった酒に，さらに糖類，アルコールを加えて製造したものでリキュールに属し，主として調味料として使用されている。酒税法上は，「雑酒」に分類される。アルコール分 10～16％，エキス分 30～48％の粘稠な甘い酒である。

あかだし　赤出し　本来は豆味噌（なかでも八丁味噌のことが多い）仕立ての味噌汁をさすが，現在は豆味噌と米味噌（信州味噌，仙台味噌，西京味噌など）を合わせた合わせ味噌を用いたものをさすのが一般的である。これは，豆味噌は少し苦味があり，米味噌と比べるとうま味が少なく，やや硬めで出し汁でのばしにくいためである。また，赤味噌を用いた味噌汁を，広く赤出しということもある。

あかたまねぎ　赤玉葱　[Red onion]　玉ねぎには黄玉系，白玉系，赤玉系がある。赤玉系の玉ねぎは戦後つくられるようになったもので，肉質は繊維がやわらかく，水分，糖分が多く，玉ねぎ特有の辛味が少ない。5～6 月に収穫される。生食に適し，輪切りにすると鮮やかな赤紫色の同心円状の線が入るのが特徴で，サラダなどの色添えによい。

あかづくり　赤作り，赤造り　イカからつくる塩辛のうち，もっとも一般的な製品で，皮をむかない肉を用いたもの。皮をむいたものは白づくりという。北海道，青森，岩手，宮城が主産地。〔製法〕原料にはスルメイカを用いるが，地方により製法が違う。北海道では胴，脚肉を細切りし，肝臓と食塩を加えて熟成させ，出荷時に麹，みりんを加えることが多い。東北地方では胴，脚肉と肝臓を別々に塩蔵，熟成させ，両者を混合する。低塩製品をつくるには，アルコールを加えて水分活性を調節し，酸を加えて pH を下げる。→しおから

あかパンかび　赤パン黴　[Bread red mold, *Neurospora*]　パンに生育して変敗させる子嚢菌類 *Neurospora* 属の糸状菌。*N. crassa* は，「一遺伝子一酵素説」を提唱した遺伝学の実験材料として著名である。子嚢は細長く，黒色の被子器をつく

る *Pyrenomycetes* に属す。とうもろこしの芯や焼け跡の立木などに生えて，赤橙色の分生子を着生する。不完全世代はモニリア（*Monilia*）とよばれる。*Neurospora sitophila* が代表的な赤パンかびで，隔壁のある菌糸をのばし，その一部から分生子柄が伸びる。また，気菌糸は長くのび，その先端部に多数の卵形の淡紅色ないし橙赤色の分生子を出芽する。分生子は枝分かれした連鎖状に連なる。本菌を利用して，インドネシアではオンチョーム（Oncom, ontjom）と称する発酵食品をつくる。オンチョームの高級品はピーナッツを，下級品はおからを原料とし，それらを蒸して麹ぶたにのせ，必要に応じて本菌を接種し，27℃前後の室温で培養してつくる。本菌はセルロース分解酵素力価が強く，おからの繊維を分解し，赤橙色の色素カロテンを含有する。→オンチョーム

あかふくもち　赤福餅　もち菓子に属する小さなあんころもちの一種で，宇治山田市赤福本舗の創製銘菓，練り赤あんでもちを包み，形は平たく上面にふたつの指型を付けたのが，このもちの特色である。この種のもち菓子としては，かなり日持ちがよいほうである。〔歴史〕1707 年刊行の浮世草子『美景蒔絵松』にもその名が出ており，また，『宇治昔話』にも，取りあげられていることなどから，少なくとも宝永年間（1704～1710 年）以前の創製のものとされている。赤福の赤は赤心（まごころ），福は幸福，つまり，赤福とは明るく清き心をもって，人々の幸福を求める義から，近くの伊勢神宮に参拝する精神を表した名称であるという。「到来の赤福餅や伊勢の春」（子規）と，民謡の伊勢音頭とともに古くから名高い銘菓である。

あかみうお　赤身魚［Dark fleshed fish］　肉が赤い色をした魚をいい，海の表層に生息する，遊泳力の強い回遊魚が多い。白身魚に対することば。イワシ，サバ，カツオ，マグロなどが含まれる。筋肉の赤い色は水溶性色素たんぱくからなり，ほとんどがミオグロビン（myoglobin）であるが少量のヘモグロビンも含まれている。〔特徴〕赤身魚は脂肪量の多いのが特徴で，とくに腹側に多く，30％を超えることもある。また，死後のたんぱく質の変化が白身魚より早く，かまぼこができにくくなる。血合肉が多いことも特徴である。冷凍肉では貯蔵中に褐変することがあるが，これはミオグロビンに含まれる鉄の酸化に基づくメトミオグロビンの生成による。

あかみそ　赤味噌［Red miso, Red soybean paste］　味噌を色調で分類した際の種類名。大豆と米（麦），塩の配合比により，塩辛味と甘味の強さに差があり，赤褐色の強いものを赤味噌という。江戸甘味噌は甘味噌で，大豆と米の配合比が 1：1 に近く，熟成期が短い（4～6 日）。仙台味噌は塩味が強い米味噌の赤色辛味噌。味噌の色を濃くするには，大豆を蒸す時間を長くするか，温度を高くすればよく，また，熟成の期間を長くすればメラノイジンの生成が促進されて，着色度が増してくる。

あかめし　赤飯　清酒醸造の際，水に浸漬した白米を水きりし，温かい場所に放置してから蒸すと，蒸した米が赤くなることがある。これを，あかめしという。この色は酒には移らず粕に残る。*Pseudomonas fluorescens* biotype A に属する菌が増殖し，そのホスファターゼが白米のリポたんぱく質に作用して蒸米を赤変させるものである。

アガリクス［Agaricus］　ブラジル原産のきのこで，日本ではヒメマツタケの名称で知られている。このきのこは β-グルカンを生産することから抗腫瘍活性があり，乾燥子実体や液体培養で得られた菌糸体が生理機能を表す。

アガロース［Agarose］　寒天はアガロースとアガロペクチンの二種の多糖類の混合物で，てんぐさ寒天では前者約 70％，後者約 30％である。〔構造〕アガロースは β-D-ガラクトースと 3，6-アンヒドロ-α-L-ガラクトースが交互に結合した直鎖構造をしている。〔性質〕中性多糖類でゲル化力が強く，保水力が強い。

あかワイン　赤ワイン　[Red wine]　黒ぶどう，赤ぶどうを潰して果皮，種子が入ったまま発酵させると，果皮の色素が浸出されて赤ワインとなる。色素のほか，種子からタンニンも浸出されるので，渋味が強い。25℃で5〜6日発酵させた後，圧搾し，液をさらに糖がなくなるまで発酵させ，樽に詰めて2〜3年熟成させる。〔品質〕白ワインに比べて辛口で，酸味，渋味が強い。牛肉などの赤味の肉料理に合うとされる。国産赤ワインの成分の平均値は，アルコール分11.5％，エキス分2.6％，酸度7.9（酒石酸として0.59％），pH3.6である。外国産ワインのアルコール分は8〜10％のものが多い。〔種類〕赤ワインの原料ぶどうとしては，フランスではカベルネ・ソーヴィニヨン，カベルネ・フラン，メルロー，ガメイ，ピノ・ノワールが有名である。これらのヨーロッパ系品種は，わが国では栽培困難なので，アメリカ系品種との交配種，マスカット・ベイリーAやブラック・クイーンが用いられている。

あきあじ　秋味　生まれた川で産卵するために戻ってきた北海道や東北地方の白鮭のうち，秋に捕獲されるもので，北海道では秋味，東北では銀毛という。川を遡上する前の方がおいしい。春から夏にかけて北海道沖で獲れる白ザケは時ザケという。

あきたもろこし　秋田諸越　秋田の銘菓。もろこしの意味は，「もろもろの菓子に越して風味よろし」という意味で命名されたものといわれる。〔歴史〕江戸時代初期の1705年久保田（現在の秋田）の藩主佐竹義宣侯が，臣下の功をねぎらうために煎米を菓子につくらせたのが始まりで，その後煎米の粉末に砂糖を加えてつくったのが，この諸越の起源だと伝えられる。当時，杉山寿山堂の初代杉山良作は，藩の煎菓にさらに工夫をこらし，この地方特産の小豆を粉末としてこれに加えてつくったところ，藩主の賞賛を受け御用商人の命を受けた。以来，改良を加えて今日に至っている。〔製法〕米粉と小豆粉の煎ったものに砂糖を加え，木などでつくった角型に押し固め，乾燥して表面を狐色に焼いたものである。なお同種のものに山形・酒田の「焼諸越子」がある。山形県の天童の「将棋もろこし」も同種のもので，天童が将棋の駒の産地であるところからの意匠で，いずれも地方色豊かな情趣深い菓子である。

あきぶし　秋節　日本沿岸の8〜10月にとれるカツオを原料としてつくるかつお節。〔品質〕この時期のカツオは肥満しており脂肪含量が多いので食べると美味であるが，かつお節にするといわゆる油節となる。ややややわらかく油っぽい節で，きれいな薄片には削りにくい。だし汁も濁って油臭く，品質はいちじるしく劣る。宮城の石巻，岩手の気仙沼などで沿岸で獲れた魚でつくった製品に秋節が多い。→かつおぶし

あく　灰汁　味覚に対して不快な作用（えぐ味，渋味，苦味など）を与える成分，あるいは物質を主とし，食べものとして好ましくないにおい，色なども含む総称である。たとえば，たけのこ，わらび，ぜんまい，ほうれん草のえぐ味，ごぼうやれんこんの黒ずみなど。〔分類〕あくに関わる物質は，化学的に分類すると，無機塩，有機塩，有機酸，配糖体，サポニン，ポリフェノール，タンニン，アルカロイド，テルペン，樹脂などである。あくは不味なだけでなく有害なものも多いので，それぞれの性質にしたがってあく抜きする必要がある。〔成分〕あくの成分として知られているのは，たけのこのえぐ味がホモゲンチジン酸とシュウ酸，野草類のあくが無機および有機塩類，にが味の成分がアルカロイド，配糖体，塩類，しぶ味の成分がタンニン，などである。あくのなかで代表的なものは，無機および有機塩類で，すべての植物中に含まれている。新鮮な野菜のなかの灰分は0.3〜2.5％であるが，1.5％以上になると，あくが強く感じられる。たとえば，つるな1.3％，ほうれん草1.7％，パセリ2.7％，にんじん0.7％などである。塩類のなかでも，カリウムイオンが味覚に不快な感じを与える。生の野菜中のカリウム含量は0.9〜1.0％の間にあるが，0.5％を超え

るとあくが強く感じられる。たとえば，きくいもでは0.63%，さといも0.64%，ゆりね0.74%，くわい0.60%である。一般に救荒食品といわれているものは，あくが強いが，それらは灰分含量，カリウムの含量ともに多い。全灰分とカリウムの含量を例示すると，糸みつばでは1.2%，0.5%，よもぎは2.2%，0.89%，よめなは1.8%，0.8%，さといもの葉柄からつくられる干しずいきは18.2%，10%である。〔除去法〕一般の調理でいうあく抜きは，わらび，ぜんまいなどを，木灰を10%程度加えた水，または炭酸水素ナトリウム（重曹）の0.3%溶液中で煮沸することをさす。〔褐変現象〕ごぼう，れんこん，じゃがいも，りんご，桃などを切ったりむいたりすると黒ずむ。これは含まれているポリフェノール物質が，空中の酸素にふれ，ポリフェノールオキシダーゼによって酸化されるためで，切ってすぐ水または薄い酢水，食塩水などにつけるのもあく抜きの一種である。あくまき（灰汁巻）は鹿児島の郷土料理で，もち米を洗ってひと晩あくにつけるともち米は黄色く染まる。もうそう竹の竹の皮を袋状にしたなかへ，もち米を詰めてくくり，大釜に入れ，あく水で3時間以上炊くと，米粒が消えてもちになる。

アクトミオシン　[Actomyosin]　筋肉の収縮性たんぱく質，F-アクチンとミオシンを混合するか（合成アクトミオシン），筋肉を弱アルカリ性の高濃度の塩溶液（Weber-Edsall溶液）で長時間（24時間）抽出することにより得られる複合たんぱく質（天然アクトミオシン，ミオシンBといわれる）。ミオシンB中のアクチンとミオシンの含量比は1対2～3という。分子量は10^7くらい，高塩溶液（0.6 M KCl）に溶け，これにATPやピロリン酸を加えると粘度が激減してアクチンとミオシンに解離する。添加したATPはミオシンのATPase作用によって分解されて元のアクトミオシンに戻る。生理的塩環境（この条件下ではゲル），マグネシウムイオン存在下でATPを加えるとアクチンとミオシンに解離した透明な状態に移行し，ATPが消耗されるとアクチンとミオシンが再び結合する。このとき激しい脱水現象をおこし，容積の小さな沈殿となり，これを超沈殿現象とよんでいる。筋肉の死後硬直はATPの分解消失に伴うアクトミオシンの生成によっておこるものと考えられている。

アグリコン　[Aglycon]　糖成分がグルコースである配糖体（グルコシド）と結合している非糖質成分をいう。〔種類〕いちじるしく多種であって，有機化合物のほとんど全化合物にわたるといってよい。そのなかで，メチルグルコシドのアグリコンは，メタノールで，もっとも簡単なものである。そのほかアグリコンとしては，1）フェノール類，2）ケトンまたはアルデヒド化合物のシアンヒドリン，3）からし油（マスタードオイル），4）植物色素としてアントラキノン，フラボン，アントシアンなどのほかに動物性のものも少数ではあるが，重要なものがある。

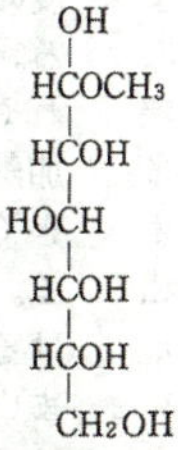

メチルグルコシド

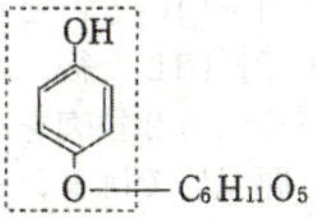

アルブチン

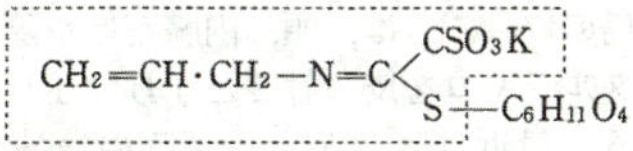

シニグリン

アクリルじゅし　アクリル樹脂　[Acrylic resin]　アクリロニトリル誘導体や，アセチレン，一酸化炭素とメタノールより合成したアクリル酸メチルなどを重合させたものがアクリル樹脂である。〔性状・利用〕この樹脂は繊維状にすると，光沢，強度，伸び率など羊毛の性質に近く，現在では合成繊維として重要なもののひとつである。また，メチルメタクリレートを重合させるとポリメチルメタクリレート（一般にメタクリル樹脂）が得られ，透明度はガラスよりもよい。また強靭で耐寒性，耐油性，耐水性，耐候性がよく，加工しやすいので有機ガラスともいわれ，食器，レンズ，看板，自動車の窓ガラスなど広く使用されている。

アクロデキストリン　[Achro-dextrin]　でんぷんの加水分解が進んで，ヨウ素反応を示さなくなったデキストリン。分子量がもっとも小さいデキストリンで平均分子量 3,700～4,000（したがって重合度約 24）である。〔生成〕でんぷん加水分解後，アルコールで分別する。球状結晶として得られる。〔性状〕吸湿性が強く，冷水に易溶で，ヨウ素反応が無色であるため，この名称がついた。すなわちアクロとは無色という意味である。$[\alpha]_D + 192°$，還元力はマルトースの約 10％，デキストリン中でもっとも溶解度が高く，70％アルコールに溶解する。

あげかまぼこ　揚げ蒲鉾　[Fried kamaboko, Fried fish-paste patty]　魚肉のすり身を油で揚げた練り製品の一種。関東では薩摩揚げ，関西では天ぷら，鹿児島ではつけあげとよぶ。〔原料〕板つきかまぼこよりも下等原料を用いることが多い。かまぼこ用に軽圧で採肉した後，ふたたび採肉機にかけて得られる 2 番肉を用いる場合が多い。東京，鹿児島ではヨシキリザメ，アオザメなどのサメ類を多用する。四国，宇和島の皮天ぷらは，頭，内臓だけを除いたホタルジャコを皮，骨ごとすりつぶしてつくる。最近は，スケトウダラの冷凍すり身（2 級品）が広く用いられている。高級品では，かまぼこと同じ上等原料を用いる。〔副原料〕揚げ色をつけるためには，ブドウ糖，みりんなどを加えることが必要である。鹿児島のつけあげは，にんじんの薄片を芯に入れることが多い。大阪の白天ぷらではブドウ糖などを用いず，着色の少ない砂糖を用い，細く刻んだきくらげ，昆布を配合して，160℃以下の低温の油で揚げる。ごぼうの細片，エビ，イカの足などをしんにしたごぼう巻き，えび巻き，げそ巻きなどの巻きもの，ゆで卵をしんに入れたばくだんをはじめ，野菜，肉加工品，チーズ，香辛料などを配合した多種類の製品がある。〔成形〕熱伝導をよくするために円型，小判型，短冊型の薄片や小球型が用いられ，おもに自動成形機で成形される。また，肉厚製品や外観を美しくする場合には，あらかじめ蒸煮した後，油で揚げる方法を用いることがある。〔揚げ油〕大豆油，なたね油がおもに使われ，ときにはごま油を混和して特別の風味を与える。170～190℃で加熱し，肉が浮上してからの時間，ふくらみ具合，揚げ色から判定して加熱時間を決める。大規模には自動連続揚げ機が用いられる。

あげもの　揚げ物　多量の油を用いて，食品を高温で加熱する調理である。食品や衣の表面で水と油の交代が起こり，カラリとしたテクスチャーと，油脂味や香ばしい風味が付与される。高温で処理ができるので，短い時間に食品の内部まで火が通り，ビタミンなど栄養素の損失も比較的少ない。〔油の温度〕食品や切り方などにより異なり，150～200℃の範囲内にある。温度の調節は火力と材料を入れる量で加減する。温度が低いと油切れが悪く，衣がはがれやすく，高すぎると表面は焦げ，内部は加熱されていないことがある。〔種類〕大きく素揚げと衣揚げのふたつに分けられる。素揚げは何も付けないで食品だけを揚げる場合をいう（例：じゃがいも，さつまいも，なす，かきもちなど）。衣揚げには，から揚げなど粉を用いるもの，天ぷら，精進揚げ，フリッターなど水分の多い衣を用いるもの，パン粉揚げや変わり揚げのような水分の少ない衣を付けるものがある。から揚げは食品の表面に小麦粉，またはでんぷんをつけて揚げたものである（例：小魚，鶏肉，豆腐）。天ぷらは，小麦粉を卵水でといたバッターを衣として揚げたものであり，パン粉揚は小麦粉，とき卵，パン粉の順につけて揚げたものである（例：カツレツ，魚介類のフライ）。天ぷらの衣は水分が 65～70％であるが，パン粉は約 12％，生パン粉でも 20～30％であるため，パン粉揚には焦げ味の風味が付く。〔揚げ物用の油脂〕動物性と植物性の油脂がある。固形脂を用いた揚げ物は冷えると脂肪が凝固して味が悪くなることがあるため，目的によって揚げ油を選ぶ。〔揚げ物の味〕水分と深い関係をもつ。一般に，揚げ物は揚げたてがおいしい。天ぷらでは，時間の経過とともに，なかの食材から衣に水分が移動してテクスチャーが悪くなり，おいしさが低下する。天ぷらに比べて素揚げやパン粉揚げは，時間の経過にともなう味の変化は比較的少ない。

アコウダイ　阿候鯛，赤魚鯛　[Red rockfish]〔学名〕*Sebastes matsubarae*。フサカサゴ科のメバルに近縁な魚で，体が赤いのでアコウダイとよばれるが，タイの仲間ではない。オオサガ，サンコウメヌケ，バラメヌケなどとともに一般にメヌケ類とよばれている。〔産地〕中部以北，とくに三陸から北海道にかけての沿岸。おもに深海延縄で漁獲される。〔特徴〕全身鮮やかな赤色で，目と口が大きい。頭にはとげがあり，体長 50 cm 以上になる。〔調理方法〕肉はやわらかく，淡白である。塩焼き，味噌漬け，味噌汁に向く。とくに煮付けは美味である。

アサクサノリ　浅草海苔　[Asakusa laver]　浅草海苔の野性種は絶滅危惧種になっている。海苔は古く奈良時代以前から食用にされていた。浅草海苔の由来については，かつて浅草付近まで海であったころ，浅草川（現在の隅田川）の河口に自生していた海苔をとって乾海苔に加工し，寺の門前で売られるようになり，浅草海苔の名がついたなど諸説ある。和名アサクサノリは，明治の中頃，岡村金太郎博士によって命名され，学名の *Porphyra tenera* はスウェーデンの学者によって命名されたものである。アサクサノリは従来養殖海苔の大部分を占めていたが，近年になり沖合で行う浮流し漁法（養殖法）が多くなるとともに，葉体の丈夫なスサビノリに圧倒され，現在では非常に少なくなっている。〔性質〕淡水に強く，河口での栽培に適しており，おもにのりひびを立てて栽培される。葉体は周囲にひだが多く，一層の細胞からなっており，厚さは 20 μm 程度と薄く，やわらかく香りに富んでいでる。アサクサノリは口に入れるととろけるような舌ざわりをもっている。→スサビノリ，ノリ

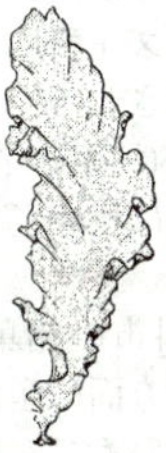

アサクサノリ

あさつき　浅葱，糸葱　学名は *Allium schoenoprasum* var. *foliosum*。ユリ科の多年草，山野に自生するが，野菜として栽培されることもある。ねぎ類でもっとも細く，高さ 30 cm，葉は筒状，らっきょうに似た長卵形の短い地下茎（鱗茎）とともに古くから食用にされていた。ねぎと同様に薬味のほか，ゆでて酢味噌あえにするなどいろいろの料理に用いられる。〔成分〕100 g 中ビタミン A として 62 μg レチノール当量，C 26 mg を含む。

あさづけ　浅漬け　[Overnight pickles]　即席漬けや一夜漬けともいって，野菜に塩をふって翌日食べてしまう漬け物のことである。なすや白うりの浅漬けは家庭漬けの代表で，季節を感じさせたものであるが，現在では，これら浅漬けも漬け物企業でつくられ，市販食品となった。それとともに，味つけがなされた調味浅漬けという形にほとんどのものがなっている。調味浅漬けには二種類があって，ひとつは，だいこん，きゅうりなどを塩漬けにした後，醤油，うま味調味料，酸の調味液とともに袋やカップに密封したもの，もうひとつは，生野菜をキムチ風や中華風の調味液に浸して数時間後に対面販売するものである。食塩 2.5%，うま味調味料 0.5% あたりの製品が多い。浅漬けの野菜に水産物を混ぜたも

のもみられ，衛生上の注意も重要になりつつある。最近では，食塩9%，麦芽糖8%を含み，高い浸透圧で野菜が漬かる状態にする浅漬けの素が家庭用に普及している。

アサヒダイ　朝日鯛　[Red pandora]　タイ科に属する。市販されている通称名はサクラダイであるが，タイの一種。本来のサクラダイ（スズキ科）とは異なり，アフリカ沿岸で漁獲されるマダイに似ている。深海魚で水深50〜150 mに生息。体形は長楕円形，体色は桃赤色で，腹部は淡い。

あさひまめ　旭豆　豆掛物菓子の一種。北海道旭川市の銘菓である。〔製法〕原料の豆は十勝方面に産する大豆で，この煎り豆にじゃがいもでんぷんを少量加えた砂糖を，4〜5回繰り返し糖衣がけしたもので，白と薄茶の二種ある。〔歴史〕旭豆の創業は，鉄道が旭川まで延び師団司令部の設置などで人口が増加したので，みやげ菓子として1902年から製造が始まったといわれる。同じ旭川市の北海豆も同系統のものである。

アサリ　浅蜊　[Short-necked clam]　ハマグリ科の二枚貝。〔形態〕殻の長さは4 cm，高さ3 cm程度，色は生息する場所により変化しやすく，黄色，紅色，紫色を帯びたものなどいろいろである。また模様もサラサのような小さな斑点があるものや帯の斑紋をもつもの，あるいは無地のものなど種々変化しやすい。〔産地・生態〕北は北海道より南は九州まで全国各地の浅海にごく普通にみられ，とくに沿岸の砂浜，あるいは砂泥地に生息し，また河口にもいる。〔産卵期〕春から秋にわたるが，とくに4〜5月と10~11月がその盛期。産卵の適地はごく岸寄りの浅瀬である。〔養殖〕発生した稚貝を集め，潮通りのよいところに移植する。生産量は3.9万t（2008年）。〔調理〕汁物，ぬた，かき揚げ，つくだ煮，煮干，バター炒めなどとする。

アジ　鯵　[Horse mackerel]　アジ科に属する魚の総称。〔種類〕このうち重要なのはマアジ，このほか，ムロアジ，マルアジ，シマアジ，オニアジなどが知られている。〔マアジ（真鯵）〕産額：アジ類水揚高の大部分を占め，とくに戦後は著しく漁獲の増えた魚種である。戦前，マアジの漁獲量はきわめて少なく統計面にも記載されないほどだったが，戦後の年間漁獲高は40〜50万tとなり，重要魚種となった。21世紀に入り減少傾向を示し，年産額17万t程度（2008年）である。産地：マアジに限らずアジ科の魚は一般に暖海性のため北海道ではほとんど獲れない。また外洋性の水を好むため瀬戸内海その他内湾地域には少なく，おもに関東以南の千葉，神奈川，山口，長崎県などで漁獲される。マアジは40 cmぐらいになるが，このような大形のものの産額は少なく，主として10 cm前後の小アジおよびこれよりやや大形の中アジが大部分である。マアジを獲るには棒受網，定置網などを用いる。活魚として生簀に飼育されているマアジは養殖されたものである。生態：マアジの体の両側には，ぜんごとよばれる硬いうろこがあるが，これは動物学上楯うろこといい，うろこの変形したものである。〔マアジの味〕1年中それほど変わらないが，とくに夏はうま味を増す。また近海産のため一般に鮮度がよく，味にくせがないため惣菜用の和洋料理に合い，とくに塩焼き，酢の物，煮付け，すし，から揚げ，フライ，干物などに向く。〔一般成分〕100 g中，水分74.4 g，たんぱく質20.7 g，脂質3.5 g，炭水化物0.1 g，灰分1.3 g。〔ムロアジ（室鯵）〕伊豆七島より九州南端にかけて分布する魚で背部は青緑色，腹部は銀白色を呈し，40 cmに達する。主として，くさやの原料とされる。〔マルアジ（丸鯵）〕南日本の沖合におり体長30 cmに達する。東京でマル，高知でアオアジという。塩焼きにするとおいしい。〔シマアジ（縞鯵）〕南日本に多く，高知ではコセアジといい，体長は70 cmぐらいとなる。背部は青色，腹部は銀白色，体の中央に黄色の帯が走っている。アジ類のうちもっとも美味で，刺身，塩焼きとする。6月が旬。〔オニアジ（鬼鯵）〕熱帯性の魚で，南日本で多少漁獲さ

れる程度だが，美味。→くさや

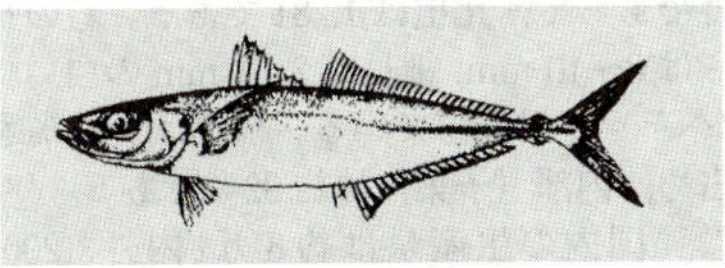

ムロアジ

あじえき　味液　→みえき

あしたば　明日葉　学名は *Angelica keiskei*。セリ科に属する中・南部太平洋岸に自生する宿根草。大島，三宅島，八丈島などでは栽培も行われ，若い茎葉をゆでて，おひたし，あえ物などに用いられる。独特の風味がある。〔成分〕100 g 中，水分 88.6 g，たんぱく質 3.3 g，炭水化物 6.7 g，食物繊維 5.6 g，灰分 1.3 g，Ca 65 mg，P 65 mg，Fe 1.0 mg，Na 60 mg，K 540 mg，ビタミン A 440 μg レチノール当量，ビタミン C 41 mg。

あじつけかんづめ　味付け缶詰　[Seasoned canned foods]　調理した原料を調味液といっしょに詰めるか，あらかじめ味付けした原料を密封，殺菌した缶詰。〔種類〕マグロ，サバ，イワシ，貝など，水産物を原料とした大和煮，かば焼，味噌煮，照り焼き缶詰，肉類が原料の牛肉，鯨肉の大和煮，焼き肉缶詰，そのほか，味付けたけのこ，葉とうがらしなどの農産缶詰がある。〔調味〕食塩，醤油，砂糖，みりん，水あめなどが主原料で，缶詰の種類によって配合割合が異なり，おもに国内で消費される。

あじつけしょくたくえん　味付け食卓塩　[Seasoned table salt]　→しょくたくえん

あしょうさん　亜硝酸　[Nitric acid]　分子式 HNO_2 の無機酸。食品において問題となるのは，アミンと反応して発がん性のあるニトロソ化合物を生成するためである。亜硝酸の塩は，発色剤として食肉加工品や水産加工品に添加される。生鮮食品では，野菜類に含まれる硝酸塩が，微生物の作用によって還元されたものが主要である。漬け物には亜硝酸が多く含まれていて，野沢菜では 10～30 ppm 含まれている。そのほか，食品中の硝酸塩が，口腔内細菌によって還元され，亜硝酸として摂取される。日本人は，欧米人と比べて野菜の摂取が多いので硝酸塩摂取量も多く，したがって亜硝酸摂取量も多い。日本人では，16～25 mg の亜硝酸を 1 日に摂取している。→あしょうさんえん

あしょうさんえん　亜硝酸塩　[Nitrite]　〔用途〕食肉加工や魚肉ハム，ソーセージの製造における肉の発色剤として，多くの場合，硝酸塩とともに用いられ，塩漬のときに添加される。添加が許可されているのは亜硝酸ナトリウムだけである。〔性質〕亜硝酸ナトリウムは肉中の乳酸によって亜硝酸となり，肉の還元作用により酸化窒素（NO）を生じ，これが肉色素ミオグロビンと結合して，ニトロソミオグロビンに，さらに加熱によってニトロソミオクロモーゲンに変わり，肉色が固定される。添加硝酸塩も微生物の作用で亜硝酸塩に還元されてから肉色の固定に関与するが，現在の加工法では，ほとんど効果が発揮されていない。〔使用量〕塩漬の場合：亜硝酸塩の使用量は，硝酸塩の約 1/10 で，0.01～0.02％であるが，食品衛生法により亜硝酸塩として，食肉製品中では 70 ppm 以下，魚肉ハム，ソーセージでは 50 ppm 以下，イクラ，スジコ，タラコでは 5 ppm 以下におさえられている。缶詰の場合：亜硝酸塩はスズの溶解，カン内面腐食を生ずることがある。一般に亜硝酸塩は酸性下で第二級アミンと反応すると，発がん性物質であるニトロソアミンを生ずるが，人に対する発がんの寄与は，十分に確かめられていない。亜硝酸塩には，肉色の固定以外に肉のフレーバーをよくしたり，微生物の耐熱性を低下させたり，ボツリヌス菌胞子の生育を抑制する作用がある。

あしょうさんナトリウム　亜硝酸ナトリウム　[Sodium nitrite]　→あしょうさんえん

あずき　小豆　[Adzuki bean, Red bean]　〔生態〕マメ科の一年草の栽培作

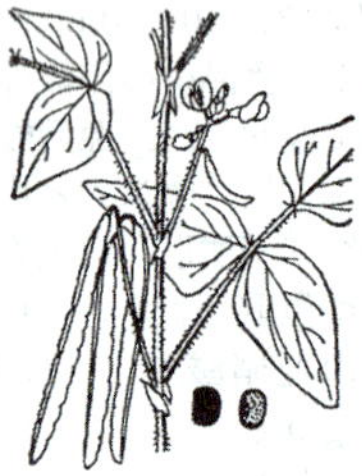

小　豆

物。草丈は70～90 cm。葉は奇数羽状複葉。夏に黄色の蝶形の花を開き，開花後，莢（さや）を結ぶ。実は大豆よりやや小さく，色は赤，白など種類が多い。〔成分〕100 g 中，水分 15.5 g，たんぱく質 20.3 g，炭水化物 58.7 g，脂質 2.2 g，食物繊維 17.8 g，灰分 3.3 g，ビタミン $B_1$0.45 mg を含む。製菓原料として餡（あん），甘納豆などに用いられる。〔おもな種類〕1）大納言（種実大，赤色，品質優秀），2）中納言（種実大，赤色），3）小納言（種実中，赤色ないし赤褐色），4）白あずき（灰白色，5）円葉（中粒，円筒形，赤色，中生種，東北産），6）早生大粒（大粒，えぼし形，赤色，早生種，北海道およびその他産），7）紋別 26 号（中粒，赤色，早生種，北海道およびその他産），8）栃木円葉 1 号（大粒，赤色，早生種，秋田および栃木県産）など 8 種類が代表的なものとしてあげられる。〔品質〕色沢よく，形は豊円で粒のそろった種皮のうすいものがよい。古くなってやわらかく煮えない石豆や未熟または虫害をうけた浮き豆のあるものは劣っている。一般に寒い地方にできるものがよく，北海道が主産地で，つぎが東北，兵庫，京都，長野などである。北海道でも，出所により良否があり，大納言でも薄赤色をした，皮のうすいものが上等で，赤黒く皮の厚いものは劣るとされる。あずき 1.8 l の重量は 1.5 kg 内外であって，比重は 1.281 である。粒の長さは 8～10 mm，細長い 2～3 mm の白い臍（へそ）が目立っている。種皮は 7～8% を占め，内部（子葉）は約 92% である。〔産額〕国内の生産量は約 8 万 t 内外（2005 年），消費量がこれを上回るので，中国などから年間 2 万 t 内外を輸入している。また，餡として 7 万 t を輸入している。紙袋 30 kg 入り，麻袋 60 kg 入りが一般的である。

あずきめし　小豆飯　炊き込み飯の一種で，小豆は下煮をしてやわらかくしたものを米に混ぜて炊く。赤飯はもち米に小豆をまぜて蒸したものであるが，小豆飯はうるち米を用いてつくる。小豆を小豆の体積の 8 倍の水とともに鍋に入れ，煮立って 15 分ぐらいしたら煮汁をほかの器に移し，水を加えてさらに 10 分ぐらい沸騰させる。米は洗ってから，さましておいた小豆の煮汁に水を足したもののなかへ 2 時間ぐらいつけておき，これに煮た小豆と塩を加えて炊く。

アスコルビンさん　アスコルビン酸　[Ascorbic acid]　→ビタミン C

アスタキサンチン　[Astaxanthin]　甲殻類（エビ，カニなど）に含まれるカロテノイド系色素で，キサントフィル類に属している。生では体色が無色から灰色であるが，加熱するとたんぱく質が熱変性して赤色に変わる。体内では，抗酸化作用がある。

アスタシン　[Astacin]　キンメダイ，メヌケなど赤色を呈する魚の表皮，サケ肉および甲殻類の赤色色素のひとつとして存

$C_{40}H_{48}O_4$

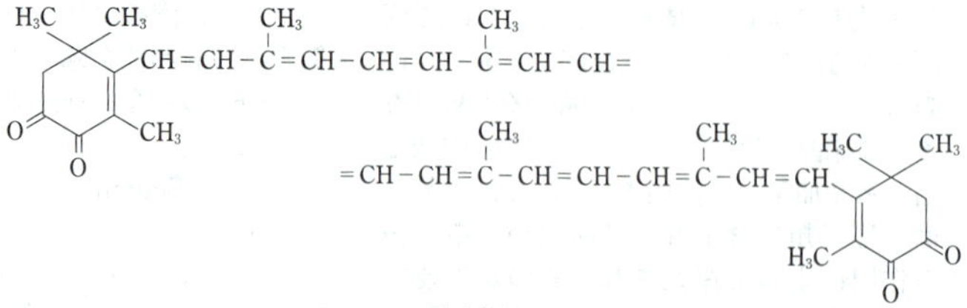

アスタシン

在しているカロテノイド系色素である。酸性を呈する。甲殻類ではアスタキサンチンとして存在し，加熱の際，酸化してアスタシンになる。→アスタキサンチン

アスパラガス　[Asparagus]　石刁柏(せきちょうはく)，西洋うどともいい，ユリ科の多年草。わが国には江戸時代にオランダ人により伝えられたが，食用として栽培されるようになったのは明治からである。ホワイトアスパラガスは主として缶詰にされる。また，近ごろはグリーンアスパラガスの需要が急増し，ハウス促成物などの登場で，年間を通して出回る。〔産地〕主産地は長野，北海道，長崎，秋田，福島など。〔品種〕わが国ではメリーワシントンがもっとも多く，そのほかカリフォルニア 500，瑞祥など。〔栽培〕種子をまいて収穫するまで 3 年もかかる。生育適温 18～20℃。ホワイトアスパラガスは早春発芽とともに覆土し，白化させた地中の幼茎を採収する。グリーンアスパラガスは覆土せず，緑色化させたもの。最盛出回り期は 4～6 月。ホワイトは色調，香気がよく，わが国ではおもに缶詰用。グリーンはホワイトより栄養的にすぐれ，太く，真っすぐに伸びた，つやのあるものがよい。アスパラガスは生では組織が非常に早く変化し，繊維質となり，苦味が出る。そのためのホワイトアスパラガスは採取後ただちに処理し，缶・瓶詰に，またグリーンアスパラガスはただちに出荷される。〔成分〕たんぱく質が豊富であり（2.6 g/100 g），粗たんぱく質の約半量はアスパラギンである。生アスパラガス 100 g 中，ビタミンは A が 31 μg レチノール当量，葉酸 190 μg，C が 15 mg であるが，水煮缶詰ではそれぞれ 1 μg レチノール当量，15 μg，11 μg と減る。〔缶詰・瓶詰〕畑で約 20 cm の長さで採取されたホワイト種は，軽く湯煮（2～5 分）し，冷水に浸漬する。太さやカン・ビンの種類によってきめられた本数を詰め，約 2.5％の塩水またはそれに約 1.5％の砂糖液を注入，密封，殺菌する。最近グリーンアスパラガスの冷凍品も出回っている。〔調理〕グリーンアスパラガスは新鮮さが生命。下の方のかたい部分を捨て，数本ずつ束ねて熱湯に塩少々入れたなかで，穂先を崩さないよう注意してやわらかくゆで，マヨネーズをかけて食べたり，サラダ，グラタンなどに缶詰製品と同様に用いる。

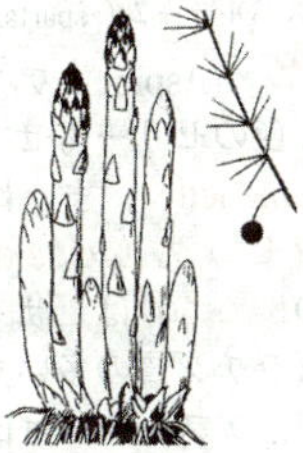

アスパラガス

アスパラギン　[Asparagine]　アスパラギン酸のモノアミド。〔存在〕植物界に広く存在し，てんさい根，豆類，じゃがいもなどに含まれ，とくに発芽中のものに多い。アスパラガス中で最初に発見された。〔性質〕加水分解するとアスパラギン酸を生ずる。

$$H_2NOC-CH_2-\underset{\underset{NH_2}{|}}{CH}-COOH$$

アスパラギン

アスパラギンさん　アスパラギン酸　[Aspartic acid]　非必須アミノ酸の一種。〔存在〕ラクトアルブミン，卵アルブミン，牛乳カゼイン，肉たんぱく，エデスチン，グリシニンなど各種のたんぱく質に多く存在する。〔性質〕アルコール，水には溶けにくいが，食塩水には溶ける。

$$HOOC-CH_2-\underset{\underset{NH_2}{|}}{CH}-COOH$$

アスパラギン酸

アスパルテーム　[Aspartame]　L-Aspartyl-L-phenylalanine methylester (APM)。ショ糖の 100～200 倍の低エネルギー甘味料。食品添加物として，おもに低カロリー清涼飲料（ライト飲料）に利用されている（構造式は p.16 参照）。

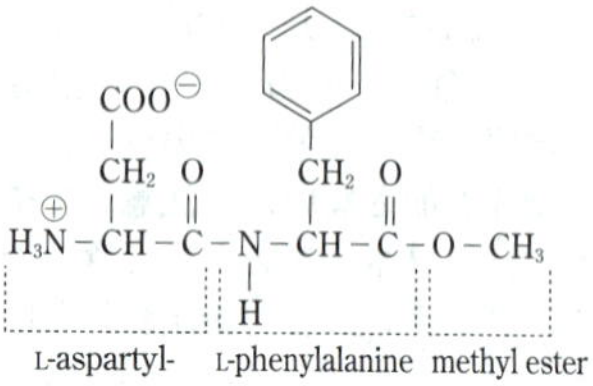

アスパルテーム(aspartame)

アスピック　[Aspic]　アスピックとは肉汁のこはく色のゼリー寄せで，アスピックゼリー (aspic jelly)，またはフランス語でジュレダスピック (gelée d'aspic) ともいう。日本のにこごりは，サメ，タイ，ヒラメなど，ゼラチン質の多い煮汁を固めたものであるが，アスピックは肉などの濃い煮だし汁を透明にしてゼラチンで固める。冷製料理，また，前菜やサラダに使われ，冷たくした肉，家禽，魚，甲殻類，卵，野菜などにかけて光沢を出し，また，これらの材料を固める。〔つくり方〕濃い肉汁に，水に湿らせておいたゼラチンを加えて弱火で煮溶かし，冷やし固める。よりていねいにするときには，さらに香味野菜のあら切りとあくひきに卵白を加えてつくり，こして白ワインなどを入れる。ゼラチンの量は目的によって異なるが，でき上がり量の約4～5%である。アスピックを冷ますときは，手荒く扱うとゼリー液が泡立ち，気泡のため不透明になるので注意する。料理を金網の上にのせ，はけでぬったり，スプーンでかけたりするときには，ゼリー液が固まりかけたところで二～三度行うとよく，下の受け皿に落ちた分は再び使える。小型のバットに流し冷し固めた後，角切りや三角切りにして，料理の下にしいたりまわりに散してもよく，光沢と変化をもつ飾りとなる。アスピックを使って型で固めたサラダ類は，小型であれば前菜に，大型であればゼリーサラダとなり，サラダドレッシングを添えて出される。アスピックを通してなかの材料が透けてみえ，口あたりもよい。ゼリーの型のつくり方は，まず，型を氷で冷たく冷やし，このなかに冷ましたゼリー液を型いっぱいに注ぎ，氷水のなかで数分冷やす。型の内側のゼリーが固まって 0.2～0.3 cm の厚さに貼り付いたところで，型を逆さにして固まっていないゼリー液を手早く別器にあけ，型を再び氷水のなかにつけてゼリーの壁をしっかり固めた上で，なかに好みの材料を色どりよく美しく型いっぱいに詰め，その上からアスピックでふたをしてそのまま全体を冷やし固める。型ごと湯につけて皿に返せば，美しいゼリー寄せとなる。アスピックを使って料理されたものは室温で溶けやすいので，長時間おかないように前もって冷蔵庫で冷しておき，供卓する時間に注意する。

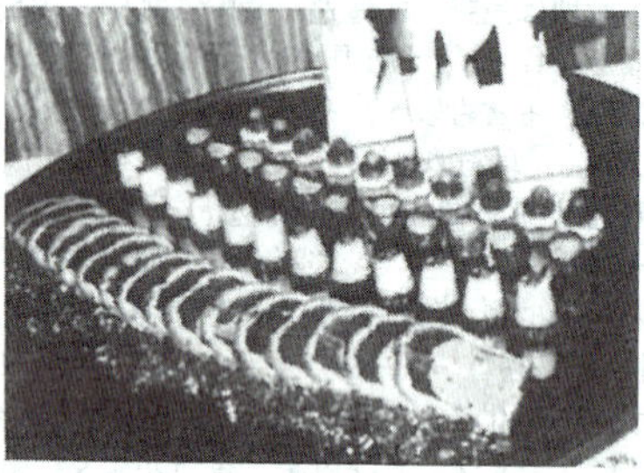

アスピックゼリーで固めた四種の前菜

アスペルギルス　[*Aspergillus*]　→こうじかび

アスペルギルスオリゼー　[*Aspergillus oryzae*]　かびのなかでは，もっとも実用的価値の高い菌種である。清酒，醤油，味噌のほか，醸造用の麹に使用する。〔性質〕多くの菌叢は黄緑色で，黄色から褐色になるものもある。頂嚢は球形またはフラスコ形で，発育適温は34℃。多くの分泌酵素をつくるが，その代表的なものはアミラーゼ，マルターゼ，インベルターゼ，プロテアーゼである。〔用途〕実用菌として多種の変種が人工的につくられ，それぞれの用途に適当なものが選択されている。清酒や甘酒用の麹には分生胞子形成力が弱く，糖化酵素の生産力の強いものがよく，醤油麹，味噌麹としては大豆のたんぱく質分解力の強いもので，香気のよいものが好まれる。麹酸，グルコン酸，クエン酸をつくる。日本独自でゲノム解析が進められて全塩基配列が決定されており（塩基対数：約 37 Mbp），たんぱく質や炭水化物などを分解する酵素が多く，脂質やアミノ酸の合成－分解にかかわる遺伝子数が増幅されており，発酵食品生産に適している。

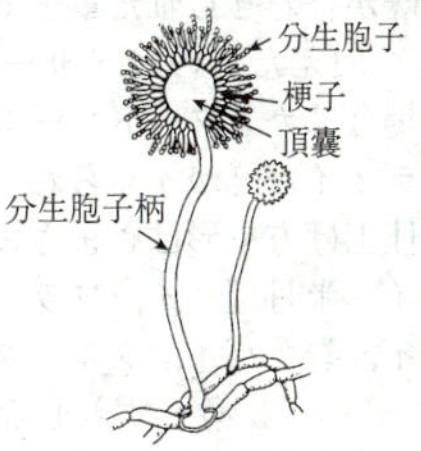

アスペルギルスオリゼー

アスペルギルスフラブス ［*Aspergillus flavus*］ 麹かびの一種で，土壌，穀類，農作物，工業製品などに広く分布している。*A.flavus* が注目されたのは，既知物質のなかでもっとも強力な発がん性を有する物質，アフラトキシン B_1（Aflatoxin B_1）のほか，数種の関連化合物を生産することが知られたことによる。*A.flavus* による穀類や農作物の汚染は，大気中や土壌中のかびが穀類などに付着し，収穫後貯蔵保管により増殖，アフラトキシンが生産される可能性がある。輸入生ピーナッツが低温低湿度管理により，*A.flavus* が存在しても，アフラトキシンは産生されないことがわかっている。輸入ピーナッツ，小麦，そばなどのアフラトキシン汚染例が知られているが，国内生産農作物についてはアフラトキシン汚染はほとんど発見されていない。*A.flavus* 近縁の *A.parasiticus* は九州南部から沖縄の一部で分布するが，きわめて少ないことが確認されている。高温多湿な亜熱帯・熱帯地域においては *A.flavus* のうち 80～90％がアフラトキシン生産能を有するといわれている。*A.flavus* の集落は一般に生育が早く，うぐいす色またはオリーブ褐色，褐色となる。形態は，栄養菌糸から分生子柄を分岐している。分生子柄は長くのび，無色，周囲の壁には突起がみられる。頂のうは球形，ほぼ全面に分生子構造を生じ，球形，放射状または枝状の分生子頭となる。

アセチルか　アセチル価 ［Acetyl value］ 油脂の水酸基の多少を表す数値のひとつである。アセチル化（油脂を無水酢酸と混ぜて沸騰させ，エステル化すること）した油脂 1 g をけん化（→けんかか）して生ずる酢酸を中和するのに要する水酸化カリウム（KOH）の mg 数をいう。油脂成分のなかにある水酸基（-OH）1 個に対して，アセチル基（CH_3CO-）が 1 個結合するので，アセチル価を測れば，水酸基の多少がわかる。よく精製された新鮮な食用油はトリグリセリドが主成分であるが，トリグリセリドは水酸基を有する脂肪酸を含んでいない限り，アセチル価は 0 である。油脂が分解して，モノグリセリドやジグリセリドができると，水酸基を生ずるので，アセチル価を示すようになる。したがって酸敗した油ではこの数値が大きくなる。油脂の不けん化物の成分であるステロール，高級アルコール類も水酸基があるので，このような成分を含む油脂はアセチル価を示す。また，ひまし油（吸収されないので食用にはならない）は，リシノレイン酸（ricinoleic acid）というオキシ酸（hydroxy acid，水酸基を有する脂肪酸）のトリグリセリドを主成分とするので，アセチル価が高い。この方法によりひまし油を鑑別できる。アセチル価の例を示せば，なたね油 6.3，ごま油 11.5，綿実油 16.6，ひまし油 153～156 である。

アセチルグルコサミン ［Acetylglucosamine］ アミノ糖グルコサミンの N-アセチル型。カニやエビの甲殻の加水分解によって得られ，砂糖の半分の甘味を示す。生体プロテオグリカンのムコ多糖類で，皮膚や軟骨に多いヒアルロン酸やコンドロイチン硫酸の構成成分でもあり，変形関節症の進行を抑えるとされている。

アセプティックせいひん　アセプティック製品 ［aseptic product］ →むきんほうそうしょくひん

アセプティックほうそう　アセプ

ティック包装 ［aseptic packaging］ →むきんほうそう

あっさくこうぼ　圧搾酵母 ［Compressed yeast］ 酵母を利用する際の状態を分けると，液状酵母，圧搾酵母，乾燥酵母の3つに大別される。一般に，工業的に純粋培養したものを水分70％ぐらいに圧搾して，一定の形にしたものを圧搾酵母という。おもにパン用酵母をさす。→パンこうぼ

アップルソース ［Apple sauce］ りんごを煮て裏ごしした酸味のあるソースの一種。豚肉，鴨，七面鳥などの料理に添えられるソースで，イギリス系のソースといわれているが，各国でつくられる。フランス語では，ソースオポーム（sauce aux pommes）という。とくに豚肉の骨付きステーキやローストには酸味と甘味が合うので，よく使われる。ルーやフォンなどの材料を使わず，簡単にできるので，家庭向きのソースである。〔つくり方〕りんごはどの品種でもよいが，さわやかな酸味に富む紅玉がよい。皮をむいて6〜8等分に切り，芯（しん）を取って薄切りにする。これをほうろう鍋に入れ，味付けとしてレモン汁またはレモンの薄切り，丁字，少量の塩と砂糖を入れ，ひたひたの量の水を加え，約12分弱火で煮る。透明になり，やわらかく煮えたら裏ごしする。こしたりんごを小鍋に入れ，ごく熱くしてバターか肉の炒め汁を加え，熱いところを料理にかける。アップルソースは肉料理に添えるので，ジャムのように甘くはしない。このほか，果実のソースで豚肉や鶏，野鳥料理に使われるのは，クランベリーソース，グーズベリーソース，オレンジソースなど，甘味と酸味のあるものである。

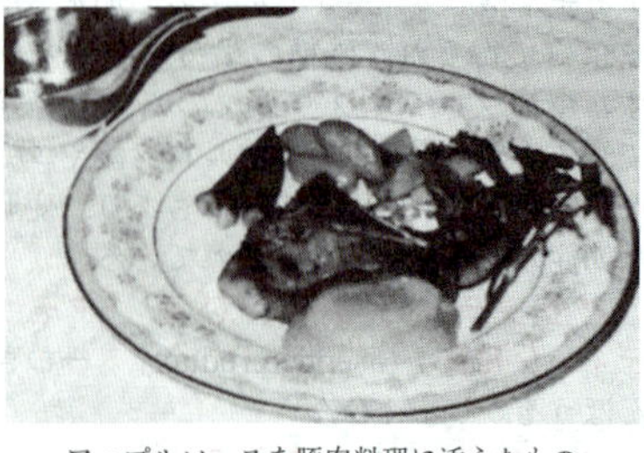

アップルソースを豚肉料理に添えたもの

アップルパイ ［Apple pie］ 甘く煮たりんごが入ったパイ。りんごの酸味とパイ皮の油脂味が合わせられた菓子である。りんごを多く加えたものはデザートに出され，この場合はカスタードソースやクリームシャンティイなどが添えられる。アップルパイの仕上げ方や形はさまざまで，皿パイ，棒パイ，半月型パイ，フラン型パイ，角包みパイ，巻きパイ，タルトタタンなどがある。〔りんご〕煮くずれしない品種が用いられ，皮や芯を取って薄切りにするので，小型のものでよい。紅玉は酸味がさわやかで，果肉は緻密なので煮くずれしにくい。また，国光も芳香があり，比較的保存期間が長いのでよく使われる。生のりんごをパイ生地に合わせて焼く場合，りんごから出る水分と火通りを注意しなければならず，焼き方がむずかしい。〔パイ生地〕りんごを賞味するので，多くは練り込みパイ生地を使う。上の飾りなどには折り込みパイ生地を用い，焼き上がりのパイの層をみせる。〔パイの形とつくり方の要点〕1）皿パイ：パイ皿を用いて焼くもので，丸形で6人分が一度にできる家庭的なパイ。パイ皿にパイ生地をしき，甘煮のりんごをのせ，その上からパイ生地をかぶせて，焼き上げる。2）棒パイ：アリュメットパイ（allumettes aux pommes）ともいう。天板に長方形のパイ生地を敷き，甘煮したりんごをのせ，上から切り込みを入れたパイ生地でふたをして焼き上げる。でき上がりは4 cm幅の小口に切り分ける。りんごの水分を吸わせるため，ケーキクラムを入れて焼く場合もある。3）半月型パイ：ショーソンパイ（chaussons aux pommes）ともいう。楕円形のパイ生地のなかに甘煮にしたりんごをのせ，ふたつ折りにして閉じ口を合わせて焼き上げたもの。1人分ずつの大きさに仕上げることが多い。4）フラン型パイ：フランス風のアップルパイ（tarte aux pommes）として知られ，深さ2 cm

くらいの丸い輪のフラン型を天板の上に置き，型をつくる。1枚のパイ生地をこの型に敷き込む。この上に生のりんごを薄い半月形切りにして花形に重ねて並べ，砂糖をふりかけて，オーブンのなかでりんごに焦げ目がつくまで焼く。パイが冷めてからごく熱くしたアンズジャムをゆるめたものをぬって，光沢と風味を加える。これを小型につくりあげたものはタルトレットオポーム（tartelette aux pommes）となる。5）角包みパイ：アップルダンプリング（apple dumpling）というアメリカ風のりんごパイ。りんごを横半分に切って芯を除いて甘煮し，15 cm角のパイ生地で包み，焼き上げたもの。6）巻きパイ：オーストリアのりんごパイで，アップルシュトルーデル（apfelstrudel）が有名。ごく薄くのばしたシュトルーデル生地のなかに，生の薄切りりんご，レーズン，レモンのおろし皮，砂糖，シナモン，炒めたパン粉などを巻き込んで，長いまま40分くらい焼く。上面に卵とバターを溶かしたものをぬり，色よく焦げ目をつけ，完全に冷めてから粉砂糖をふり，約5 cm幅に切る。7）タルトタタン：フライパンでつくるりんごのパイで，タタン姉妹がつくり出したとしてこの名がある。タルトタタン（tarte tatin）は，りんごが多くて甘味とバター味が強く，カラメル状のりんごの焼き色が特徴とされ，デザートに用いられる。1/4～1/6切りにしたりんごをバターと砂糖で煮て，黄金色になったら上に1枚のパイ生地をのせ，そのままオーブンで焼く。焼き上がったパイ皮が下になるようにフライパンを返した形で仕上げるもの。アップルパイは焼きたてのもの，生温かいものが美味とされるが，冷やしたものも供される。

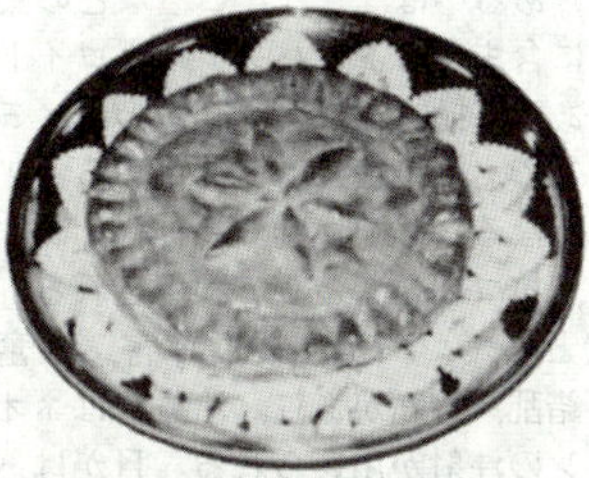

アップルパイ（皿パイ）

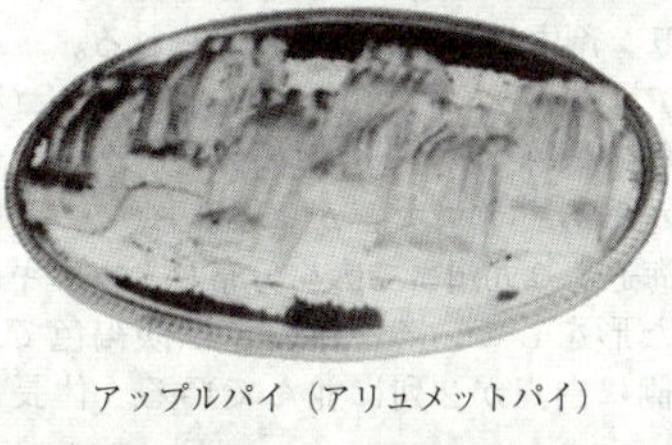

アップルパイ（アリュメットパイ）

アップルバター　[Apple butter]　果実バターの一種。〔製法〕りんごの果肉とりんご汁とを煮つめ，これに砂糖，香料を加えてつくる。〔利用〕アメリカでは缶詰にして販売している。主としてプレーン（アイスクリームなどに添えるソース），あるいはクリームとして，プディング，タルト，ウエハーサンドなどに用いられる。

アデニン　[Adenine]　$C_5H_5N_5$，分子量135.13，生体に含まれている主要なプリン誘導体6-アミノプリンのこと。グアニンと同様，プリン塩基として核酸に含まれるほか，ATPなどの生理活性を有するヌクレオチドやNAD, NADPなどの補酵素の構成要素としても知られている。アデニンにリボースが結合したものが，ヌクレオシドの一種，アデノシン（adenosine, $C_{10}H_{13}N_5O_4$，分子量267.24）である。

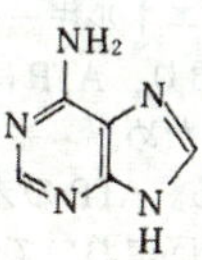

アデニン

アデノシンいちリンさん　アデノシン一燐酸　[Adenosine monophosphate, AMP]　$C_{10}H_{14}N_5O_7P$，分子量347.22，アデノシンのリン酸エステル，すなわち，ヌクレオチドの一種であるアデニル酸のことであるが，通常は，アデノシンに含まれるリボースの5位にリン酸が結合した，5′-アデニル酸をさし，AMPと略称されることが多い。アデニル酸としてはこのほか，2′-アデニル酸（2′-AMP），3′-アデニル酸

(3′-AMP) や環状 AMP なども知られている。AMP は筋肉中に比較的多量に存在する。たんぱく質の生合成に先立って必要とされるアミノアシルアデニル酸（アミノ酸の活性化された型に相当するもの）はアミノ酸と AMP とが結合したものである。

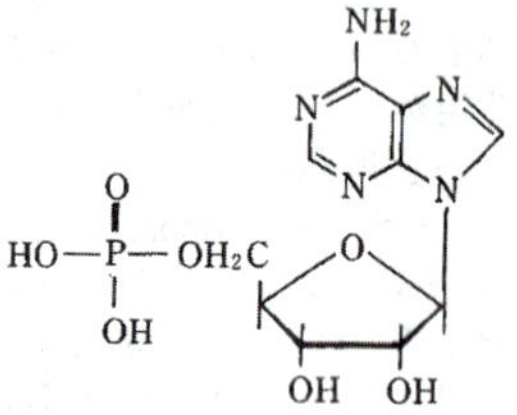

アデノシン一リン酸

アデノシンさんリンさん　アデノシン三燐酸　[Adenosine triphosphate, ATP]　$C_{10}H_{16}N_5O_{13}P_3$，分子量 507.18，アデノシンにリン酸が 3 分子結合した一種のヌクレオチドである。ADP にリン酸が結合した構造を有し，末端のピロリン酸結合が加水分解される際に，約 7.3 kcal/mol（pH7.0）という大きな自由エネルギーの減少がみられる。このように ATP は典型的な高エネルギー化合物であり，その水解の際に系外に放出されるエネルギーを利用して，生体はエネルギー代謝を営んでいるわけである。したがって，生体内では ATP と ADP との変換によるエネルギーの消費・獲得が常時行われており，ATP はいわばその中心的存在であるため，エネルギーの通貨ともいわれている。ATP の末端リン酸基はリン酸基転移反応においても利用されており，たとえばクレアチンは ATP よりリン酸基の転移を受け，筋肉におけるエネルギー貯蔵物質ともいえるクレアチンリン酸を生成する。

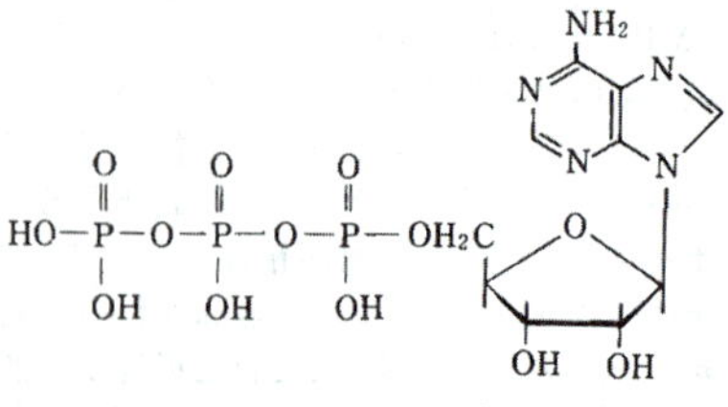

アデノシン三リン酸

アデノシンにリンさん　アデノシン二燐酸　[Adenosine diphosphate, ADP]　$C_{10}H_{15}N_5O_{10}P_2$，分子量 427.20，アデノシンにリン酸が 2 分子結合したもの。つまり，AMP にもう 1 分子のリン酸が結合した一種のヌクレオチドであり，その末端ピロリン酸結合の水解による自由エネルギー変化は，約 6.5 kcal/mol（pH7.0）とされている。〔存在〕生体内では，リン酸基の解離により 3 価のアニオンとして存在し，酸化的リン酸化などの過程でもう 1 分子のリン酸と結合し，ATP となる。この ATP の合成が，いわば生体におけるエネルギーの獲得系であり，主として細胞中のミトコンドリアにおいて行われる。つまり，生体は食物中の炭水化物，脂質，たんぱく質などの熱量素の酸化で得られるエネルギーを ADP（＋無機リン酸＋エネルギー）→ ATP という反応を利用して ATP の形で補促し，利用する。したがって，ADP は ATP と同様，エネルギー代謝上，必須の成分といえる。

アトロピン　[Atoropine]　ナス科植物のダチュラ（しろばなようしゅ朝鮮朝顔，またはようしゅ朝鮮朝顔），ベラドンナ，ひよすあるいははしりどころなどの葉および根に含まれるトロパンアルカロイドの一種である。植物体に含まれるのはヒヨスチアミンで，抽出後にラセミ化するとアトロピンとなる。強力な副交感神経抑制作用を有し，抗コリン薬として利用される。中毒症状として，口渇，視力障害，興奮，幻覚，錯乱，昏睡があり，治療にはネオスチグミンの注射が用いられる。目がぱっちりとすることから用いた例もある。一方，有機リン剤中毒の治療にも用いられる。

アナゴ　穴子　[Conger eel]　アナゴ科の魚の総称。〔種類〕マアナゴ，クロアナゴ，ギンアナゴなどがいる。〔マアナゴ〕北海道より九州まで広く分布し，ウナギに似た形をしている。体の色は淡褐色で，体側に白点が 2 列に並んでいる。体長は

60 cmに達する。北海道，東北，北陸，山陰ではハモ，東京ではハカリメ，南日本ではアナゴという。なお，京料理で使用するハモ（鱧）は別の魚。アナゴのうちもっともおいしく，とくに体の前半部が美味とされる。1年中味のよい魚だが，とくに夏はうま味を増す。調理の際，背より開き，肉の部分から焼く。すし，天ぷら，かば焼きなどとして喜ばれ高級魚の部類に入る。〔クロアナゴ〕関西ではトウヘイ（藤平）とよび，背の部分は黒灰色を呈し，側線上に白点がない。アナゴ類のうちではもっとも大きくなり11 kgに達するものがある。味はマアナゴより劣り，主として，かまぼこの原料とされる。〔ギンアナゴ〕体が短く淡褐色を呈し，てんぷら，かまぼことしてかなり美味である。→かまぼこ

マ　ア　ナ　ゴ

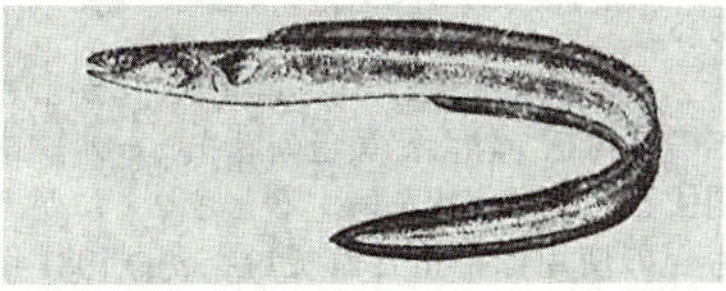

ク　ロ　ア　ナ　ゴ

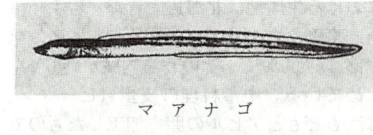

アナトー　[Annatto, Anatto]　中南米原産のベニノキ（*Bixa orellana*）の種子の赤色被覆物から抽出した赤色物質で，その主成分はカロテノイド色素である。油脂または有機溶剤で抽出した油溶性のアナトーはカロテノイド特有のポリエン構造をもつビキシン（bixin）$C_{25}H_{30}O_4$。水溶性のアナトーは種子をアルカリで抽出したもので，ビキシンのメチルエステル部分がカルボン酸の形に加水分解されたノルビキシン（norbixin）が主体である。水溶性のアナトーは，食品添加物として指定されている。〔利用〕ビキシン，ノルビキシンは染着性がよく，ほかのカロテノイドと比較して安定なので，バター，チーズ，ハム，ソーセージ，食用油など，食用の天然色素として広く使用されている。「着色料（アナトー）」あるいは「アナトー色素」と表示される。アナトーおよびアンナットとふたつのよび方がある。→カロテノイド

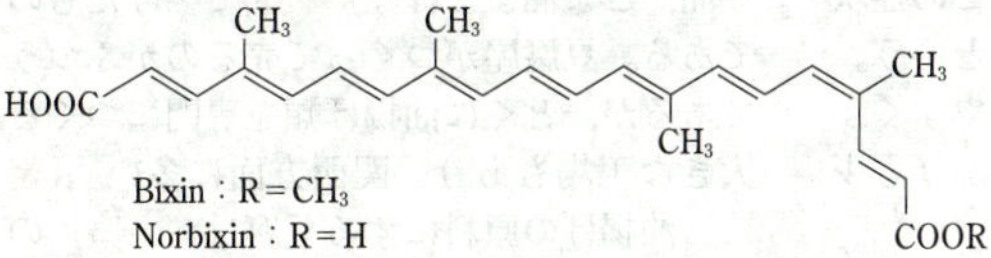

アナトーの成分

アニサキス　[Anisakid nematoda, *Anisakis*]〔分類〕本来は鯨類および鰭脚（ききゃく）類の胃に寄生する回虫の一種で，アニサキス亜科（Anisakinae）に属する線虫である。日本近海では三種類（*A. simplex, A. typica, A. physeteris*）が知られている。〔生活史〕胃内寄生の雌成虫が産出した虫卵は，糞便とともに海水中に排出され，第Ⅱ期幼虫にまで発達，遊出し，海水中で遊泳しているところを中間宿主である海産甲殻類，なかでもオキアミ類に捕食され，その体内で第Ⅲ期幼虫に発育する。その第Ⅲ期幼虫を保有したオキアミを魚類やイカ類が捕食すると，Ⅲ期幼虫はそのまま腹腔や筋肉内に被囊する。したがってイカ類や魚類は第2中間宿主ではなく，二次的宿主（paratenic host）で，終宿主ならびに人への伝播者として重要な役割を果たすことになる。〔症状・診断・治療〕人は魚肉中に含まれるⅢ期幼虫を生の状態，たとえば刺身，すしという形で摂食したとき，幼虫が胃壁や腸壁に侵入し，そのため嘔気，嘔吐，腹痛を起こす。過去には胃がん，胃潰瘍，急性虫垂炎，イレウスという診断のもとに切除され，病理検査時に虫体の断端が見いだされて初めて寄生虫によるものであることがわかった。現在はX線，胃カメラなどでの診断ができ，胃寄生の場合は生検用の鉗子での虫体摘出により治療が可能になった。魚類の生食習慣のある日本では当然本症の患者は多いが，刺身，すしを食べる習慣の世界的な広がりにともなって，カナダやア

メリカ，南アメリカ，ヨーロッパなどでの患者報告があいついでみられている。同じアニサキス亜科に属するアザラシ類を終宿主とするテラノーバ（Terranova）属線虫幼虫もアニサキス同様の経路で人体に感染し，同じような症状を起こすことがわかっている。〔予防〕北方系の魚（サケ，マス，タラ，ニシンなど），あるいは北洋域に回遊する魚（サバ，スルメイカ）などの生食をさけることである。これらの寄生虫は－20℃で数時間冷凍することにより死滅する。

アニス　［Anise］　セリ科の一年草。ギリシア，エジプトが原産地。種子にみえる果実であるアニシード（aniseed）を香辛料としてケーキ，クッキー，リキュールなどに用いる。別名，西洋茴香（せいようういきょう）。

アニゼット　［Anisette］　アニスで香りをつけたリキュール。→アニス

アノイリナーゼ　［Aneurinase］　チアミナーゼともいい，ビタミンB_1を分解し無効にする酵素である。〔存在・性質〕この酵素は貝類，とくに，ハマグリ，アサリ，カラスガイ，シジミに多く，筋肉よりも内臓に多い。魚類ではフナ，コイ，ドジョウなどで，内臓に多い。エビの肝臓にもある。アノイリナーゼは一般に加熱破壊される。生食することの多いカキ，アカガイには，この酵素は少ない。植物ではワラビ，ゼンマイ，イノデ，やぶそてつのようなシダ類やツクシ，スギナに存在する。シダ類にはアノイリナーゼのほかに耐熱性のB_1分解因子が共存している。〔アノイリナーゼ症〕人間の腸のなかにも，アノイリナーゼを生産するアノイリナーゼ菌（*Bacillus thiaminolyticus*）が存在することがあり，これによる病気をアノイリナーゼ症という。新潟地方の調査によると，この症状の人が3%，保菌者は10%もいたという。この症状の人はB_1欠乏症になりやすく，血液，尿，糞中のB_1量は正常人よりも少ないことが多い。→チアミナーゼ

あひさん　亜ヒ酸　［Arsenious acid］　$As_2O_3 \cdot nH_2O$。ヒ素化合物のひとつ。一般にヒ素化合物は有害で，殺虫剤，殺そ剤に用いられるが，ヒ素は生体に不可欠であることが推測されてもいる。〔中毒〕亜ヒ酸の中毒量は5～50 mg，致死量は100～300 mgである。急性中毒で咽頭炎，喉頭炎，胃痛など，亜急性および慢性中毒では嘔吐，下痢，黒皮症，皮膚かいようなどの症状がある。〔残留基準〕いちご，桃，じゃがいもは1 ppm以下，梨，りんごなどは3.5 ppm以下（ヒ素およびその化合物（As_2O_2）として）。

アヒル　家鴨　［Duck］　野生の真鴨を家禽化したもの。〔種類〕肉用アヒルとして，ペキンダック種，ルーアン種，青首種，大阪アヒル種など，卵用種としてカーキキャベル種などがある。〔産地〕わが国における生産地は北海道，青森，岩手，埼玉，京都などである。〔用途〕アヒルの可食部は約50%で，そのうち内臓が約6%をしめている。中華料理の皮蛋（ピータン）は，もともとアヒルの卵を加工したものである。

アブサン　［（仏）Absinthe］　にがよもぎの風味をつけた緑黄色のリキュール。連用すると中毒症状を呈するとされ，にがよもぎの使用は禁止されていたが，1981年にWHOがにがよもぎの成分であるツヨン残存量が10 ppm以下ならば，製造販売を認めている。現在は，アニシードをおもに，ういきょう，ヒソップ，コリアンダー，オリス根を用いて製造する代用酒が多い。アルコール分約70%で，水で薄めると精油分が析出するため白濁する。

あぶら　油　→ゆし

あぶらあげ　油揚げ　［Deep-fried been curd, Deep-fried tofu］　薄揚げ，いなり揚げともいい，豆腐を薄く切って，大豆油，ごま油またはなたね油で揚げたものである。豆腐屋がつくって売るのがふつうであるが，とくに油揚げ類を専門につくる大きな工場もあり，関西方面に多い。〔製法〕油揚げの原料にする豆腐はご（呉）の煮方を控えめにし，かつ，かために仕上げ

る。このためごは，加熱温度を100℃以下にしたり，加熱後すぐに冷水を加えたりするなどの調節をする。また，豆乳を強く攪拌し，凝固物を細かくして型箱に入れ，押しを強くかける。こうしてできた豆腐を薄く切って，竹すまたは板の上に布をしいてならべ，上から重石をのせ，じゅうぶんに水をきる。半分ぐらいの水をきったら油で揚げるが，最初に低い温度（110℃内外）で行い，ついで高温（200℃内外）で仕上げる。じゅうぶん大きくふくらみ，冷えてもその大きさを保ち，かつ色上がりが適当なものがよいとされる。この煮方をひかえないと製品のふくらみがよくない。大豆1 kgから油揚げ（1枚15 g）が70～80枚得られ（全量で約1 kg），これに要する油は全部で330 g程度といわれる。〔成分〕油揚げは消化のよいたんぱく質と油とを含み，栄養に富んだ食品である。〔用途〕広く副食に用いられ，また，いなりずしに使われる。→とうふ

あぶらづけかんづめ　油漬け缶詰　[Canned foods in oil]〔製法〕魚体などの原料を蒸煮または湯煮後，調製したものをカンに肉詰めしてから油を注加し，密封，殺菌して製造する。〔種類〕マグロ，マグロフレーク，カツオ，イワシのほか，サバ，サンマのフィレ油漬け，サケ，ブリ，カキなどの燻製油漬け，アンチョビー油漬け缶詰（大型のカタクチイワシを原料としたもの）などの種類がある。〔油の種類〕油漬け缶詰用の油は，オリーブ油，綿実油，大豆油，コーン油など，品質のよい食用植物油が用いられる。〔生産〕油漬け缶詰は輸出が主であったが，内需用としても消費が増加している。油漬け缶詰は製造後，若干月日が経過したもののほうが肉と油がなじんで味がよくなる。

アブラツノザメ　[Spiny dogfish]　寒帯から温帯に広く分布し，各地で食用にされる。肝臓や肉はビタミンAに富むが，スクワレンは少ない。ヒレはヒレ酒に用いるが，高級フカヒレ用ではない。骨は軟骨で，ムコ多糖類のコンドロイチン硫酸を含んでおり，抗炎症効果などが期待される。

アフラトキシン　[Aflatoxin]　1960年イギリスにおける七面鳥X病の原因物質として発見されたかび毒。*Aspergillus flavus*あるいは*Aspergllus parasiticus*の特定株の繁殖にともなって，農産物とくに落花生，とうもろこし，綿実かすなどにおけるアフラトキシン自然汚染例の報告が多い。わが国の場合にはアフラトキシン生産菌の自然分布は，一部例外を除いてきわめてまれである。実験的アフラトキシン生産には白米，割砕小麦などが良好な基質となる。化学的には16種類の関連化合物が報告されているが，食品衛生上とくに重視されているのは，強力な経口発がん性を示すアフラトキシンB_1，およびB_1の生体内代謝物として乳汁への移行かつ強い生理活性を有するM_1である。アフラトキシンB_1の生理活性は，動物の種類，年齢，性および栄養状態によって異なる。おもな標的臓器は肝臓であるが，ほかの部位にも及ぶ。鶏，めん羊，牛は抵抗性であるが，マス，あひるひな，七面鳥，豚などは高感受性である。人は，栄養条件の影響を大きく受けるが，比較生化学的研究結果からむしろ抵抗性が強いと考えられている。実験動物による多数の研究結果，既知物質中比類ない経口発がん性が報告されているが，同じラットであっても系統によって感受性に差がみられる。WoganおよびNewbernが，フィッシャーラットを供試動物とした一連のB_1経口発がん実験によって，飼料1 kgあたり添加量1～100 μgの5段階濃度に対して，10～100％発がん率を示す直線的な用量依存性を実証した。アフラトキシンは実験動物にとどまらず，東南アジアおよびアフリカ地域数か所における疫学調査結果を整理して，人の肝臓がん発生率と日常食品を介するアフラトキシン摂取量の相関性をWHOは報告している。先進諸国は食品に対するアフラトキシン汚染基準を厳しく設定している。FAO/WHOの勧告においてはB_1，B_2，G_1，G_2の総量を食品中30 μg/kg以下とし，アメリカは総量20

μg/kg である。わが国は落花生，その加工品，ナッツ類を対象にアフラトキシンを検出してはならない，と規制している。これは試験法（通称環食第128号）を定め，内部標準 B_1 が示す蛍光強度を超えてはならないことを意味している。内部標準濃度は，食品中 B_1 の 10 μg/kg に相当するように調整されている。ひとたび食品中に産生されたアフラトキシンは分解温度も高く（$B_1$269℃，$M_1$299℃），除去も困難である。したがって，アフラトキシン生産菌汚染のおそれのある食品は水分活性の低下（具体的には水分16％以下に乾燥），低温保存（15～20℃以下）によって生産菌の繁殖を阻止する必要がある。食品衛生法では，アフラトキシン B_1，B_2，G_1，G_2 の総和が 10 μg/kg を超える食品は流通してはならないと規制している。

あぶらやけ　油焼け　[Rusting of oil]　含油量の多い乾製品，塩蔵品，冷凍品などが，貯蔵中に黄赤色または赤褐色となり，苦味，渋味などを帯びる現象をいう。〔原因〕油脂の酸化分解およびたんぱく質の分解などに起因し，とくに，不飽和脂肪酸の分解により生じたアルデヒド類が魚のうま味成分のひとつであるトリメチルアミンオキシドの分解により生成したトリメチルアミンや，鮮度低下により生じたアンモニアなどの塩基性物質とのアミン・アルデヒド反応により着色物を生ずると考えられている。〔防止法〕これを防止するには空気との接触を避けるか，酸化防止剤，脱酸素剤を使用するが，完全な防止は困難である。

あべかわもち　安倍川餅　〔製法〕こんがりと焼いたもちに砂糖蜜をまぶし，その上からきな粉をふりかけたものである。つきたてのもちを臼のなかで小さくちぎり，これに砂糖を同量加えてつくったきな粉に，少量の食塩を加えたものをまぶして皿に盛る。その上から，さらに白砂糖をふりかけて出すものもある。〔歴史〕昔，東海道府中（現在の静岡市）の南端，安倍川付近の茶店でつくっていたので安倍川もちと名付けられた。いまでも静岡の銘菓である。

アペリティフ　[（仏）Apéritif]　食前酒のことで，食欲増進のために食前に飲む酒。英語ではアペタイザー（Appetizer）という。アルコール分があまり高くなく，甘味も強くない酒が用いられる。シェリー，白ワイン，ベルモット，シャンパン，辛口のリキュールなどがおもなものである。

アボカド　[Avocado]　クスノキ科。メキシコ，中央アメリカの原産で熱帯地方に多い。果皮は緑，紫，褐色などで，厚く，西洋梨の形のもののほか，なす型，卵型，球型のものなどもある。でこぼこした表皮がワニ皮に似ているので，アリゲーターフルーツともいわれる。果肉はいずれも黄緑色。収穫後15℃程度で追熟を行って食用とする。森のバターといわれるように，脂質が多く（19％程度），不飽和脂肪酸が大部分で，ビタミンB, Cも多く，栄養価が高い。卵，バター，チーズを混ぜたような濃厚な味を有する。貯蔵適温は5～10℃で5℃以下では低温障害をうける。〔食べ方〕種を取り除き，皮をむく。サラダの材料のほか，サンドイッチ，ディップなどにも使われる。また欧米では「カリフォルニア」巻きとして，すしのネタとしても使われる。果皮の緑色が黒ずみ，指で押したとき，やわらかみを感じるくらいが食べごろである。

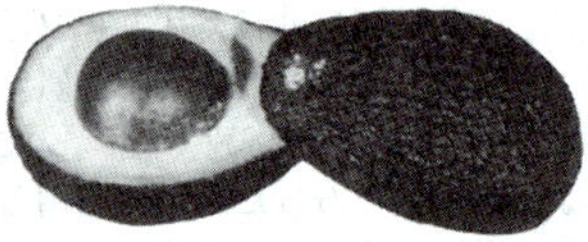

アボカド

アマエビ　甘海老　富山湾や北海道沿岸で産するホッコクアカエビのこと。深海でとれるエビ。特有のトロミは多く含まれる水溶性のたんぱく質によるものである。自己消化酵素の作用で，漁獲後，たんぱく質の分解が起き，アミノ酸量が増すことで美味となる。美しい赤色をしており，刺

身，すし種として使われる。→ホッコクアカエビ

あまざけ　甘酒　[Amazake, Sweet rice-wine]　米を原料としたわが国独特の甘味飲料で，白米と米麹と温湯でつくられる。〔歴史〕甘酒がわが国でつくられるようになったのは，慶長年間といわれている。その後，寛永のころに白川甘酒というのがあった。昔は甘酒とはいわず，醴酒（ござけ），一夜酒（ひとよざけ）などとよばれ，京都六条の山川酒は古いものである。米を麹のアミラーゼで分解し，でんぷんをデキストリン→麦芽糖→ブドウ糖などに分解し，甘味を生じさせる。上質の甘酒では，ほとんどでんぷんがなくなって，デキストリン以下の糖分にまで分解している。甘味を呈する物質は麦芽糖とブドウ糖で，その量は23％ぐらいになる。〔製法〕白米を飯に炊くか，またはやわらかいかゆにし，これに3〜7割の米麹を加え，ほぼ同容量の温湯を加えてよく混合し，50〜60℃で12〜24時間保温・糖化させてつくる。これを沸かして飲用に供する。甘味が強く，やや酸味がある。芳香をもち，古来，自家用として賞味された。

あまじお　天塩　[Natural salt]　精製した食塩に対して，天然に近い食塩をあまじおと称し，販売されている。いわゆる健康食品ブームをきっかけに開発されたもの。〔製造法〕現在市販されている1例を紹介すると，つぎのようである。海水から直接製造するのではなく，輸入された天日塩をいったん海水状に戻し，昔のように平釜で時間をかけて再結晶させてつくる。したがって，精製の塩化ナトリウムのほかに，いわゆるにがり成分が含まれている。これらの微量成分が食塩と微妙に調和し，料理や漬け物などが風味のよいものに仕上がるということで，一部で愛用されている。

あまず　甘酢　[Sugared vinegar]　煮きりみりん，または，砂糖を食酢，食塩と合わせ，あるいは，酢醤油に合わせ，ふつうの三杯酢（醤油，酢と砂糖を，それぞれ同量ずつ加えたもの）より甘く加減したもの。

アマダイ　甘鯛　[Blanquillos]　アマダイ科の魚，京都でグジ，大阪でグズナ，九州でコズナという。〔産地・生態〕本州中部以南とくに四国，九州に多く，体長は60 cmに達する。国産アマダイには赤アマダイ，白アマダイ，黄アマダイの三種があり，これらはその名が示すように体色が異なり，赤アマダイは美しい紅色，白アマダイは淡紅色，黄アマダイの体は紅色を帯びるが，頭部，胸びれ，背びれは黄色を呈する。〔調理・製品〕味は赤および白アマダイがよく，黄アマダイは一段劣る。アマダイは京料理では高級食材として西京漬けなどに加工される。関東では，塩焼き，けんちん蒸，吸い物とされる。肉がいくぶんやわらかいため生のまま食べるよりもかす漬けや干物のほうが肉がしまりうま味を増す。静岡名産興津鯛はアマダイの干物で，最高級品とされる。冬期美味。→オキツダイ

あまちゃ　甘茶　学名は*Hydrangoa macrophylla* ver. *thunbergii*。ユキノシタ科に属する落葉潅木の葉で，その葉を蒸してもみ，青汁を除き乾燥して煎じた汁を，いわゆるあまちゃとして飲料にする。黄褐色で甘味が強い。長野県柏原付近の産がもっとも良品で，奈良，山口にも産する。古くから4月8日の釈迦誕生会（花まつり）に甘露になぞらえて用いられる。〔成分〕甘味の成分は，フィロズルチン（phyllodulcin）とイソフィロズルチンという結晶性物質で防腐力を有する。この甘味は糖尿病患者に砂糖の代わりとして用いられることがある。また，タンニンは含まれるが，カフェインは含まない。

アマチャヅル　甘茶蔓　[Sweet tea vine]　ウリ科つる性の多年草。葉を乾燥し，茶と同様に食する。甘味以外にサポニン（saponin）を多く含み，薬用ニンジンと同様の成分を含むとされている。多くの症状に対し，鎮静作用を示すといわれている。

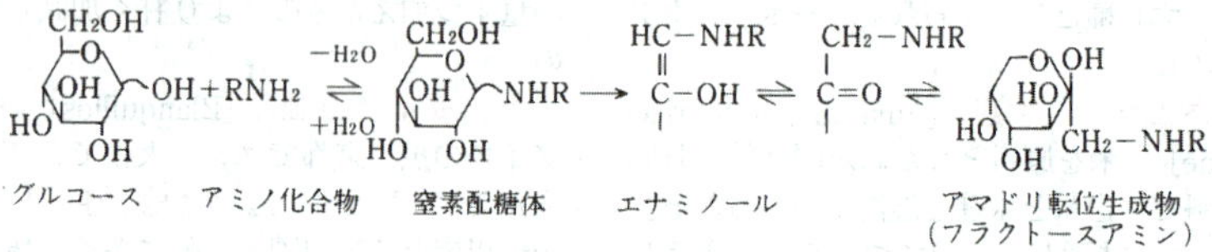

アマドリ転位

アマドリてんい　アマドリ転位 [Amadori rearrangement]　アミノ・カルボニル反応において，アルドースとアミノ化合物が縮合して窒素配糖体を形成し，図のように転位してケトースアミンを生成する反応をいう。アマドリ転位生成物は中酸性で加熱されると，3-デオキシオソン類，フルフラール類，ピロール類，褐色色素（メラノイジン）などを生成する。味噌，醤油，乾燥果実などには多種類のアマドリ転位生成物が検出される。還元糖よりも還元力が強く，室温でもフェーリング溶液を還元する。

あまなっとう　甘納豆 [Amanattō] 和菓子の砂糖漬け菓子類の一種である。番茶菓子，雑菓子として，古くから親しまれている。〔歴史〕安政のころ（1856 年），ささげで創製されたといわれる。その後，改良が重ねられ，大正初期にはうずら豆，いんげん豆などが製品化された。続いて，大納言，紫ささげ，紅金時，白花，青えんどう，そら豆，栗，さらにはさつまいもなど，各種の甘納豆が本格的に製造されるようになり，菓子業界の一分野を占めるようになった。〔製法〕豆でつくる際の製造工程は，水漬け豆をやわらかく，しかも豆の皮が破れない（腹割れを起こさない）ように煮上げ，蜜漬け，加熱，蜜きりしたものに，砂糖をまぶして仕上げる。工程そのものは，原料豆によって大差はない。しかし，豆の種類によって，大きさや硬軟，吸水性など，若干物性が異なるので，水浸時間や火加減，蜜（シロップ）濃度，蜜漬け回数など，多少の配慮を欠いてはならない。要は，それぞれの原料豆がもっている特性を生かし，風味よく仕上げることである。また，蜜漬け豆の表面に砂糖をまぶさないで仕上げるぬれ甘納豆もある。

アマニタトキシン [Amanita toxins] →きのこどく，たまごてんぐたけ

あまみ　甘味　→かんみ

アマランス [Amaranth]　食品添加物の指定を受けているタール色素系の合成着色料のひとつであって，アゾ誘導体で，酸性染料に属する。〔製法〕ナフチオン酸をジアド化した後，2-ナフトール-3，6-ジスルホン酸とカップリングさせて得られる。〔性質〕酸性溶液で，羊毛および絹を帯青赤色に染める。〔法定食用色素〕食用赤色二号とよばれ，主として菓子類の着色に用いられる。「着色料（赤 2）」あるいは「赤色 2 号」と表示される。純度規定は 85％以上，外観は赤褐色，水溶液の色は紫赤色で，光や加熱に対して耐久力がある。

アミ　醤蝦 [Opossum shrimp]　節足動物甲殻類アミ科に属するものをまとめていう。〔生態〕種類が多く，淡水および海水中に生息し浮遊生活を営んでいる。〔用途〕魚類の餌として重要，つくだ煮，塩辛などにする。

あみがさたけ　編笠茸　春，林内，庭園，道端などに発生するきのこ。〔形態〕頭部と茎からなり，高さ 6〜15 cm。頭部は球形〜卵形，表面は灰色〜暗褐色で，網目状の隆起によってふちどられたくぼみがある。茎は白色〜乳白色。内部は中空。〔生態〕きのこは一般に酸性の土壌を好む種類が多いが，あみがさたけはアルカリ性の土壌を好み，山火事の跡や灰を捨てた場所などに多く発生する。〔似た仲間〕食用としてはあしぶとあみがさたけ，とがりあみがさたけなどがある。しゃぐまあみがさたけは毒成分としてギロミトリン（gyromitrin）を含み，生で食べると嘔吐，瞳孔

の拡大などの症状をおこす。ヨーロッパでは煮こぼしたり，乾燥したりして食用にする。〔成分〕呈味成分として非たんぱく性のアミノ酸，においの成分としてフェニールクロトンアルデヒトが分離されている。〔調理〕イギリスではモレル（morel），フランスではモリーユ（morille）とよばれ，古くからとくに好まれて食用にされていた。歯切れ，口当たりがよく，西洋料理に向く。粉末にして調味料としても使用する。

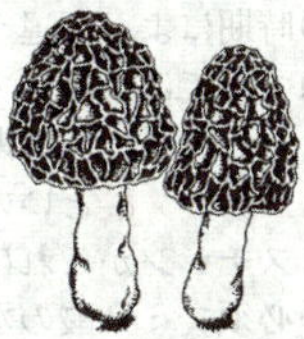

あみがさたけ

アミグダリン　[Amygdalin]　植物中に含まれる青酸配糖体。加水分解すると青酸（HCN）を生ずる。〔存在・性質〕うめの未熟果実中に多く含まれる。バラ科 *Prunus* 属の種子にも広く存在しており，びわの種子にも1.4％含まれる。分子式は $C_{20}H_{27}O_{11}N$。

あみたけ　網茸　夏〜秋，松林内の地上に発生するきのこ。〔形態〕傘は径3〜10 cm，表面は赤褐色〜黄褐色で，湿っているときは粘性がある。傘の裏は網目状。茎は高さ3〜10 cm，傘よりも淡色。〔和名〕管孔が多角形で，やや放射状に並ぶ特徴からあみたけの名前がついた。あみもたし，あみのめ，はちすなど多数の方言名をもつ。〔調理〕大量に収穫できるので塩漬けにして保存する。汁物，あえ物など。消化があまりよくないので過食に注意。ゆでると赤紫色になる。

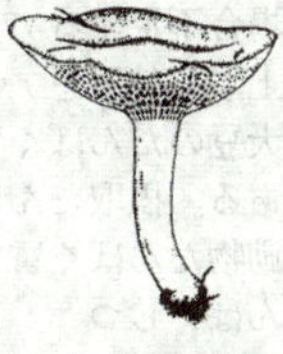

あみたけ

アミド　[Amide]　有機酸（RCOOH）のカルボキシル基と，アンモニア（NH_3），または一級および二級アミン（$R-NH_2$, $R'-NH-R$），から脱水により生じた -CO-N- 結合を有する化合物。1分子中にカルボキシル基とアミノ基を含むアミノ酸では-COOHとNH_2-基の間で順次アミド結合ができ巨大分子となる。このような結合をペプチド結合といい，生成したものはポリペプチドである。アミノ酸残基にカルボキシル基（-COOH）をもつグルタミン酸，アスパラギン酸で末端がアミド基（$-CONH_2$）になれば，それぞれグルタミン，アスパラギンであって，食品中にも多く存在している。

アミノきてんいこうそ　アミノ基転移酵素　[Aminotransferase]　アミノ酸のアミノ基を2-オキソ酸に転移して別のオキソ酸とアミノ酸を生ずる反応を触媒する酵素の総称。アミノ基転移とよばれるこの反応の平衡定数は1に近く，ほとんどが可逆反応であるため，アミノ酸の異化や生合成などアミノ酸代謝のあらゆる面に重要な働きをする。血清中のアスパラギン酸アミノトランスフェラーゼ（GOT），アラニンアミノトランスフェラーゼ（GPT）の活性測定は，標準的な臨床検査項目となっている。

アミノさん　アミノ酸　[Amino acid]　たんぱく質の加水分解により最終的に生ずる化合物。アミノ基（$-NH_2$）とカルボキシル基（-COOH）とを含む。たんぱく質構成アミノ酸はカルボキシル基とアミノ基がついたα-アミノ酸であり，20種ある。アミノ基とカルボキシル基のついた炭素原子は不斉炭素である。L型とD型がある。たんぱく質アミノ酸はL型である。しかし細菌類や抗生物質の一部にD型のアミノ酸が存在する。〔分類・種類〕1）脂肪族アミノ酸（aliphatic amino acid）：①中性アミノ酸（NH_2, COOH 1個ずつ）：グリシン（glycine），アラニン（alanine），セリン（serine），スレオニンまたはトレニオン（threonine），バリン（valine），ノルバリン（norvaline），ロイシン（leucine），イソロイシン（isoleucine），ノルロイシン（norleucine）。②酸性アミノ酸（NH_2 1個，COOH 2個）：アスパラギン酸（aspartic acid），アスパラギン（asparagine），グルタミン酸（glutamic acid），グルタミン（glutamine），オキシグルタミン酸（hydroxy glutamic acid）。③塩基性アミノ酸（NH_2 2個，COOH 1個）：アルギニン（arginine），リジンまたはリシン（lysine）。④含硫アミノ酸：シスチン（cystine），システイン（cysteine），メチオニン（methionine）。2）芳香族アミノ酸（aromatic amino acid）：フェニルアラニン（phenyl alanine），チロシン（tyrosine）。3）複素環式アミノ酸（heterocyclic amino acid）：トリプトファン（trypophan），ヒスチジン（histidine），プロリン（proline），ヒドロキシプロリン（hydroxyproline）。4）そのほかのアミノ酸：β-アラニン（β-alanine），カナバニン（canavanine），シトルリン（citrulline），オルニチン（ornithine），チロキシン（tyroxine）。〔性質〕無色の結晶で水に溶解し，一般に低級アミノ酸は甘味を有し，分子量が大きくなると苦味，渋味を呈する。〔栄養〕たんぱく質は，体内でアミノ酸に分解され吸収利用されるからアミノ酸の混合物を与えても動物は完全な栄養を保つことができる。したがって原則的にはたんぱく質の栄養価は構成アミノ酸の種類と量とによってきまるといってよい（利用率も関係する）。アミノ酸のなかには動物の体内で，ほかのアミノ酸から合成されるものと，体内では合成されず，食物から補給しなければならないものとがある。このように体内で合成されないアミノ酸を必須アミノ酸（essential amino acid）または不可欠アミノ酸（indispensable amino acid）とよび，そうでないものを非必須アミノ酸（nonessential amino acid）または可欠アミノ酸（dispensable amino acid）とよぶ。必須アミノ酸は動物の種類や成長の時期によって違うが，成人では八種類，ねずみでは十種類である。必須アミノ酸のうち，成長の一時期にのみ必須のものを準必須アミノ酸といい，人ではアルギニンとヒスチジンがこれにあたる。また，これらの必須アミノ酸のなかには比較的多量に要るものと，少量でよいものとがあり，アミノ酸相互の量が一定の範囲内にあり，栄養的にバランスの保てることが必要である。もしひとつだけ必要量に対し少ないアミノ酸があると，ほかの必須アミノ酸がじゅうぶんあったとしても，その少ないアミノ酸のために栄養が制限されてしまう。このようなアミノ酸を制限アミノ酸という。したがって必須アミノ酸のすべてが必要な量だけそろっていることが，栄養上大切なことである。非必須アミノ酸は摂取しなくても体内で生成するが，体たんぱく質の合成には必要なものであるから，やはり食品から補給することが望ましい。〔補足効果〕卵，肉，魚などの動物性たんぱく質は必須アミノ酸がじゅうぶんに含まれているので良質たんぱく質とされている。小麦，とうもろこしなどの植物性たんぱく質はリジン，スレオニン，トリプトファンなどの必須アミノ酸が不足するので，栄養価が低い。この場合不足するアミノ酸を補うと栄養価が向上する効果をアミノ酸の補足効果とよぶ。大豆のたんぱく質は穀類に比べると良質である。摂取たんぱく質の少なくとも4割は動物たんぱく質をとるようにしたい。→たんぱくしつ

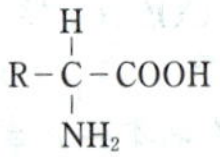

α-アミノ酸

アミノ酸の味

アラニン	甘	メチオニン	苦(微)
バリン	甘苦(弱)	ヒスチジン	苦(微)
ロイシン	苦(微)	プロリン	甘
イソロイシン	苦	ヒドロキシプロリン	甘
アスパラギン酸	美味(弱)	フェニルアラニン	苦(微)
グルタミン酸	美味(強)	チロシン	無味
セリン	甘(微)	トリプトファン	苦(微)

アミノさんか　アミノ酸価　→アミノ

さんスコア

アミノさんしょうゆ　アミノ酸醤油
アミノ酸液を原料に用いた醤油で化学醤油ともいわれた。アミノ酸液とは，動物，植物性のたんぱく質を酸（主に塩酸）で加水分解した後，中和して脱鉄，脱アンモニアなどの処理を行って製造した呈味液で，植物性の脱脂大豆，小麦グルテンなどからは，グルタミン酸に富んだものがとれる。いずれも味はよいが香気は悪く，かえって分解臭という悪いにおいをともなっている。アミノ酸醤油の表現は，第二次世界大戦後しばらくは使われていたが，現在ではあまり使われず，JAS 規格の新式醸造，アミノ酸混合，酵素処理液混合が相当する醤油である。〔製造方式による分類〕アミノ酸液を使用した製造方式に関連して，現在 JAS 規格では醤油をつぎのように分類している。1）通常の方法でもろみを発酵・熟成させるものを本醸造という。2）もろみまたは生揚げ醤油にアミノ酸液または酵素処理液（植物たんぱく質をたんぱく質分解酵素で加水分解したもの）を加えて発酵・熟成したものを新式醸造という。3）本醸造または新式醸造によって製造したものにアミノ酸液または酵素処理液を加えたものをそれぞれアミノ酸液混合または酵素処理液混合という。これらは発酵・熟成は行われていない。

アミノさんスコア　アミノ酸スコア
[Amino acid score]　たんぱく質の栄養価を表す指標のひとつ。たんぱく質の栄養価は，構成アミノ酸の割合（パターン）によって決まるという考えに基づいている。すなわち，動物にとって必要なアミノ酸のパターンを基準とし，それと比較して試験たんぱく質のアミノ酸がどれだけ不足しているかで表す。数値は，もっとも不足しているアミノ酸（第一制限アミノ酸）の割合（%）で示す。理想的アミノ酸パターンとしては，FAO（国連食糧農業機関）と WHO（世界保健機関）の専門家委員会が 1973 年または 1985 年に提唱したものが用いられる。→アミノさんパターン，ケミカルスコア

アミノさんパターン　アミノ酸パターン　[Amino acid pattern]　たんぱく質構成アミノ酸の種類と量を示したもの。たんぱく質 1 g あたりの各アミノ酸の mg 数で表す場合と，窒素 1 g あたりの各アミノ酸の mg 数で表す場合がある。たんぱく質の栄養価は，構成アミノ酸のパターンによってきまる。〔FAO/WHO アミノ酸パターン〕アミノ酸パターンはたんぱく質の栄養価を示すことから，基準となるアミノ酸パターンが FAO（国連食糧農業機関）/WHO（世界保健機関）から提唱されている。このパターンを基にアミノ酸スコアが算出される。→アミノさんスコア

FAO/WHO 基準アミノ酸パターン

必須アミノ酸名	窒素 1g あたりの mg	
イソロイシン	250（1973）	180（1985）
ロイシン	440	410
リジン	340	360
フェニルアラニン チロシン	380	390
メチオニン シスチン	220	160
スレオニン	250	210
トリプトファン	60	70
バリン	310	220
ヒスチジン		120
必須アミノ酸合計	2,250	2,120

アミノさんはっこう　アミノ酸発酵
[Amino acid fermentation]　微生物を培養することにより，培養液中にある特定のアミノ酸を生産させることをいう。〔グルタミン酸発酵〕1957 年，日本の木下祝郎，鵜高重三らにより，グルタミン酸の発酵生産が *Corynebacterium glutamicum* を用いて先鞭がつけられた。グルタミン酸発酵が成立するためには，1）グルタミン酸合成能の強い *Corynebacterium* や *Brevibacterium* などの菌株を用いることと，2）細胞内に蓄積されたグルタミン酸を，細胞膜を透過し培地中に分泌させることが必要である。細胞内に蓄積されたグルタミン酸を培地中

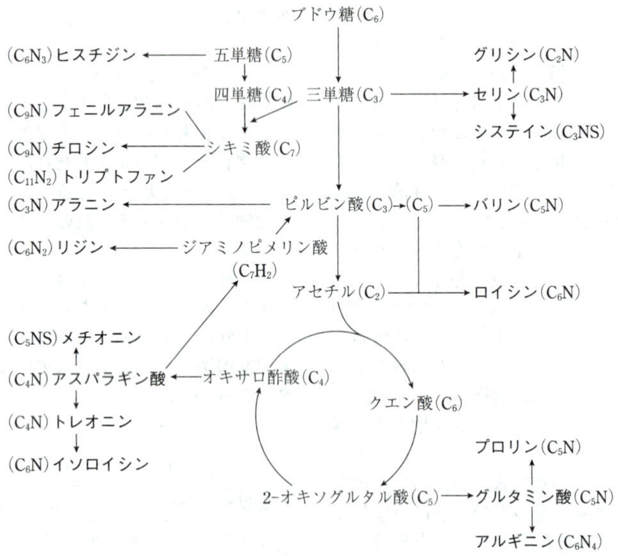

アミノ酸生合成系概略
アミノ酸はゴシック体で示す。炭素源はブドウ糖(C_6)から，窒素源はNH_4^+から，そしてイオウ源はSO_4^{2-}から由来する。

に透過させるために，培地中のビオチン量を制限する方法も開発された。また，アミノ酸合成系の酵素に関連する各種の変異株を作出することにより，自然の代謝系を乱し，人為的に代謝を制御して，単一のアミノ酸を過剰に生産させる**代謝制御発酵**も開発された。〔ほかのアミノ酸発酵〕グルタミン酸のほか，アラニン，アルギニン，アスパラギン酸，シスチン，システイン，グルタミン，ヒスチジン，イソロイシン，ロイシン，リジン，メチオニン，オルニチン，フェニルアラニン，プロリン，セリン，トレオニン，トリプトファン，チロシン，バリンなどのアミノ酸発酵が可能である。〔アミノ酸生合成系〕概略を図に示す。

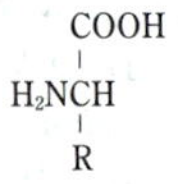

L-アミノ酸

アミノさんプール　アミノ酸プール
[Amino acid pool]　〔定義〕アミノ酸を体全体としてとらえた状態をアミノ酸プールという。動物の体を構成しているたんぱく質は常に分解と合成をくり返している。分解の結果生成したアミノ酸は，細胞中に遊離の状態で存在し，ふたたび合成に用いられる。〔存在〕摂取たんぱく質はアミノ酸に分解され，アミノ酸プールに入る。プールのアミノ酸は，また，さらに分解され，尿中に排泄される。プールといっても体のどこかにまとまって存在しているのではなく，仮想的なものである。

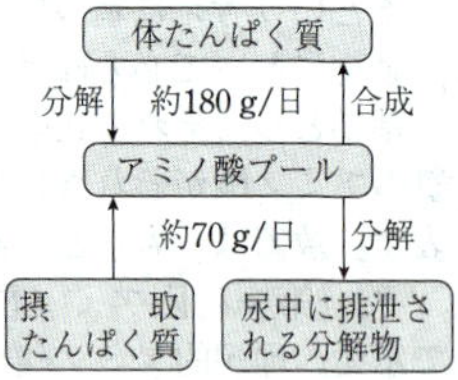

人のアミノ酸プール

アミノとう　アミノ糖　[Amino sugar]
六炭糖のOH基のひとつをアミノ基(NH_2)で置き換えたもの。カニやエビの殻の成分であるキチン（chitin）を加水分解すると得られるキトサミン（chitosamine）また，軟骨の腱などにあるコンドロイチン硫酸を分解すると得られるコンドロサミン（condrosamine）がある。

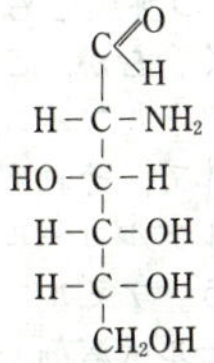

キトサミン

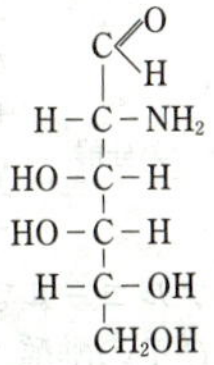

コンドロサミン

アミラーゼ　［Amylase］　でんぷん，その構成成分（アミロースとアミロペクチン），グリコーゲンおよびこれらの多糖類から生ずる分解産物を加水分解する酵素の総称である。古くはジアスターゼとよばれていたが，現在ではでんぷん（amylum）の名をとって，アミラーゼとよばれる。アミラーゼには，α-アミラーゼ（1,4-α-D-glucan glucanohydrolase EC 3,2,1,1），β-アミラーゼ（1,4-α-D-glucan maltohydrolase EC 3,2,1,2），グルコアミラーゼ（exo-1, 4-α-D-glucosidase EC 3,2,1,3），イソアミラーゼ（debranching enzyme EC 3,2,1,68）が知られている。1971年以降，特殊なオリゴ糖を生成するアミラーゼが発見されて，オリゴ糖生成アミラーゼという分類を新しくもうけることも行われている。〔α-アミラーゼ〕直鎖状のα-1，4-グルカンに対しては，末端から離れた結合に対してはらたく。β-アミラーゼと同様にグルコース鎖の分岐点は分解しないが，この点をとび越して分枝内部のα-1，4結合を分解する作用をもつ。したがってβ-アミラーゼの分解できないβ-リミットデキストリンをも分解する。でんぷん，グリコーゲン，アミロペクチンに作用すると，はじめ分子をあらく切断して，低分子のデキストリンをつくり，同時に少量のマルトースおよびグルコースを生ずる。これらがいずれもα型であるところからα-アミラーゼとよばれる。α-アミラーゼを糊化でんぷんに作用させると粘度が急激に低下して，液化するので，液化酵素ともいう。最近α-アミラーゼの作用形式が詳しく調べられて，α-アミラーゼは従来からいわれているように，でんぷんをランダムに分解する酵素ではなく，基質の鎖長が短くなってくると非常に規則正しい切断様式をもつことが明らかにされた。このような性質を利用して，でんぷん，マルトオリゴ糖などの構造決定の手段としても用いられている。α-アミラーゼは，だ液，膵臓，麦芽，麹（こうじ）菌，細菌などから得られている。だ液中のα-アミラーゼをプチアリン，膵液中のものをアミプロシンという。工業的なでんぷんの液化に用いられるα-アミラーゼは細菌から得られ，110℃における熱安定性をもつものもある。〔β-アミラーゼ〕直鎖状のα-1，4-グルコシド結合をもつ分子に対して，非還元性の端から作用して，グルコース2個からなるβ型マルトースを生成するのでβ-アミラーゼという。β-アミラーゼは，α-1，4結合のみを分解し，α-1，6結合を分解することができないので，枝分かれ（α-1，6結合である）のあるものでは，分枝点に達すると作用が止まる。したがって，でんぷん，アミロペクチン，グリコーゲンは，直鎖状部分のみが分解され，ほかはβ-リミットデキストリン（限界デキストリン）として残る。ふつう，でんぷんで40％，アミロペクチンでは45％，グリコーゲンでは55％程度が残る。大麦，小麦などの未発芽の穀物種子，大豆，さつまいもなどに豊富に存在する。最近，微生物でβ-アミラーゼを生産するものも知られてきた。〔グルコアミラーゼ〕グルコアミラーゼは，でんぷんやグリコーゲンの非還元性末端からグルコース単位に切断し，β-グルコースを生ずる。このアミラーゼは，α-1，4グルコシド結合のほかにα-1，6-グルコシド結合も分解するので，理論的には，でんぷんを完全にグルコースに変換することができる。このアミラーゼにはアミログルコシダーゼ，α-アミラーゼ，グルクアミラーゼ，サッカロ

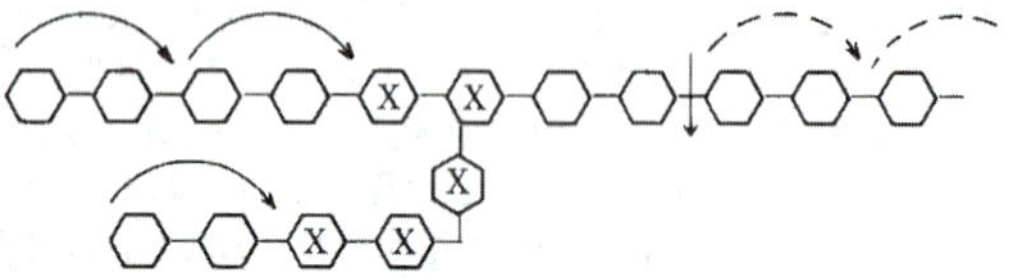

曲線矢(実線)……β-アミラーゼによる分解
X　部……………リミットデキストリンの端の部分
直線矢……………α-アミラーゼによる分解
曲線矢(点線)……α-アミラーゼの分解をうけた後のβ-アミラーゼの分解

α, β-アミラーゼによるアミロペクチンの分解

ジェニックアミラーゼ，タカアミラーゼBなどの名称がある。この酵素は，Aspergillus属，Rhizopus属などの微生物によってつくられ，でんぷん糖化工業において多量に使われている。〔イソアミラーゼ〕この酵素は，α-1，6結合を分解するアミラーゼで，その作用に少しずつの違いがあるが，枝切り酵素というグループに属する。代表的なものは，Klebsiella属の生産するプルラナーゼ，Pseudomonas属の生産するイソアミラーゼなどである。分岐点だけを分解する特徴を利用して分岐多糖類の構造決定の際に重用される。〔マルトオリゴ糖生成アミラーゼ〕最近になって発見された種々のオリゴ糖を生成する特殊アミラーゼで，でんぷん，オリゴ糖に作用して，非還元末端から一定の大きさのオリゴ糖を生成する。マルトトリオース，マルトテトラオース，マルトペンタオース，マルトヘキサオースを生成するものがすでに発見されており，純粋なオリゴ糖類の工業生産が可能になった。このうちでもexo-maltotetraohydrolase（EC 3,2,1,60），exo-maltohexaohydrolase（EC 3,2,1,98）などは，このグループのなかでもっとも早く発見されたものである。アミラーゼを作用形式から分類すると，基質分子の端からきっていくendo-型アミラーゼと，中間からきるexo-型アミラーゼに分けることができる。前者の代表は，グルコアミラーゼ，β-アミラーゼ，オリゴ糖生成アミラーゼなどで，後者はα-アミラーゼである。

アミルアルコール　[Amyl alcohol]　分子式：$C_5H_{11}OH$のアルコールで，刺激性臭を有し，水には微量に溶ける。アルコール発酵によってつくられ，蒸留により分離されるフーゼル油は，131℃および128℃の沸点をもつものを多く含むが，これらは共にアミルアルコールの異性体で，それぞれイソアミルアルコール，活性アミルアルコールという。アミルアルコールおよびその酢酸エステルは溶剤，果実香料の製造に利用される。→アルコール，じんこうちゃくこうりょう，フーゼルゆ

アミロース　[Amylose]　アミロペクチンとともに，でんぷんの成分をなすもので，天然でんぷんは両者の混合物である。〔存在〕アミロースは，天然でんぷん中に20～35％含まれるが，もち米，もちとうもろこしなどのもち種には，ほとんど含まれない。また，特殊の豆（winkled pea）中には，70％もある。アメリカ農務省では品種改良により，アミロース含量65％のアミロメーズを商品化した。さらにアミロース含量75％のアミロメーズまで開発されている。〔製法〕でんぷんを硫酸マグネシウムとともに160℃で加圧して工業的に生産される。アミロースが硫酸マグネシウム溶液中で，アミロペクチンより沈殿しやすい性質を利用する。1970年に日本で枝切り酵素（イソアミラーゼ）を用いた新しいアミロース製造法が開発された。とうもろこし，タピオカ，じゃがいもそのほかのでんぷんを，激しい撹拌の下で130～150℃の高温で機械的に液化する。これに*Lactobacillus*，*Pseudomonas*そのほかから分離したイソアミラーゼを加えて，pH4～6，温度40～60℃に2日保つと，天然でんぷんのα-1，6結合が切断され，アミロースが沈殿する。はじめに沈殿するのは重合度200～3 00のかなり高分子であるが，これを遠心分離したろ液を濃縮して低温にすると，重合度20～30くらいの低分子のアミロースが沈殿する。〔性質〕温水，熱水

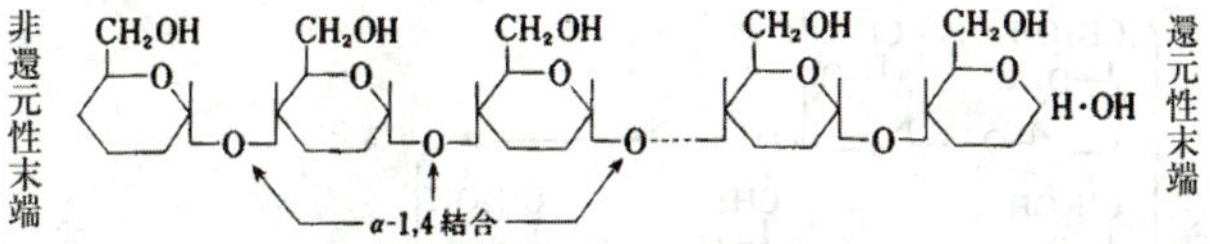

アミロースの構造式

に溶けやすく，ブタノール，チモールなどと付加化合物をつくって沈殿しやすく，この方法により，美しい結晶状に分離できる。ヨウ素と反応して，ヨウ素アミロース複合体を形成して青色となる。〔構造〕アミロースの構造は，図のようにα-D-グルコースが，α-1，4 結合だけで分岐しない直鎖状につながったもので，その分子の形は長鎖状である。アミロースの分子の大きさは，200〜1,000 個のグルコースが重合しているのがふつう（平均重合度 300〜500）である。分子量は数十万のオーダーであるが，その重合範囲はかなり広い。これらは溶剤の温度によって溶解度が違うので，この性質を利用して鎖の長いアミロースと，短いアミロースを分けることもできる。〔用途〕アミロースから，ソーセージケーシングそのほかの食品包装剤をつくると，油を通さず，そのまま食べられるので便利である。アミロースフィルムは酸素を通さないのでフレーバーを保つのにも有効である。また，低分子のアミロースはパンの老化防止作用がある。ハイアミローメーズからハイアミロースコーンスターチが製造される。これはフィルム強度と耐水性が大きいので耐水性段ボールに利用される。また，消化されにくいので，低エネルギー食品に用いられる。

アミロデキストリン [Amylodextrin] でんぷんの加水分解で生成するもっとも初期の段階のデキストリンをいう。〔製法〕でんぷんに未発芽大麦のアミラーゼを50℃で作用させ，アルコールで沈殿させると，白色粉末として得られる。〔性質〕冷水に難溶で，熱水によく溶ける。還元力はマルトースの 0.5〜2.0％，ヨウ素反応は青藍色。分子量は 10,000 以上で，25％アルコールに溶け，40％アルコールで沈殿する。アミロデキストリンと厳密な意味では違うが，ネゲリのアミロデキストリン（Nägeli amylodextrin）が有名である。酸ででんぷん粒を室温で 50〜70％加水分解して得られる。これはつぎのような特性をもち，でんぷんの結晶部分のモデルと考えられ，でんぷんの構造解明に有力な材料である。1）熱水にすぐ溶けて，糊にならず真正溶液になる。2）冷水溶液から再結できるが，とくにメタノール，エタノール，アセトンなどを加えると容易である。3）外見はでんぷんとまったく同様で，偏光ニコル，複屈折，X 線回折図は元のでんぷんより鋭敏である。そこでこのデキストリンは，元のでんぷん粒の結晶性の強い部分が分解されずに溶け残った，酸による一種の限界デキストリンといってよい。4）重合度は約 15〜30.5。そのままではヨウ素呈色を示さないが，水溶液は透明で粘性が低く，ヨウ素反応は赤紫または紫色。

アミロペクチン [Amylopectin] 〔存在〕アミロースとともに，でんぷん粒を構成するもので，ふつうでんぷんの 75〜80％を占めるが，もち米，もちとうもろこし，もちもろこしなどのもち種は，ほとんど全部アミロペクチンである。でんぷんの非結晶部分はアミロペクチンによる。〔構造〕アミロペクチンの構造はアミロースよりかなり複雑で，すなわち図のように，α-D-グルコースが α-1，4 結合でつながったアミロースの鎖のところどころに，ほかのアミロース鎖が α-1，6 結合（約 4％）でつながって，枝分かれした樹状構造であって，その分子の形は全体として球状である。〔重合度〕アミロースよりはるかに多く，数百から数百万まで分布が広い枝分かれ分子の集合体で，分子量は数千万程度，非還元性末端のあるアミロース鎖の平

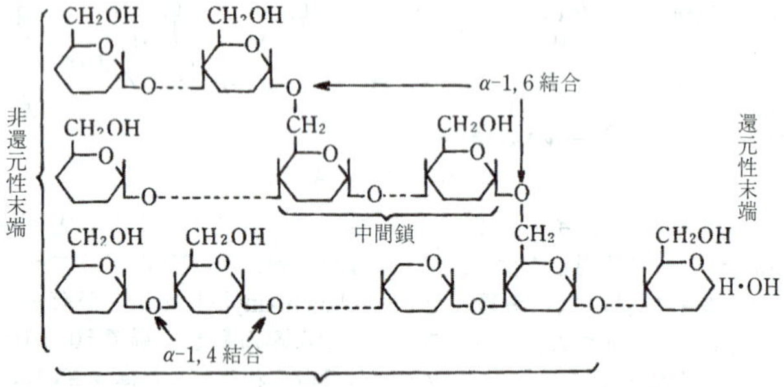

アミロペクチンの構造式

均グルコース基数は20～30（平均27），枝分かれの中間鎖では10～15ぐらいである。〔性質〕もちの特性である粘りの原因となる。ヨウ素と反応して赤紫色となる。温水に溶けにくいが，水と熱すると糊をよく形成する。この糊は，透明度が高くて老化しにくい。この性質を利用してサラダドレッシング，プリンなどの食用，ラベルの接着剤や木綿のサイジングに用いられる。糊の低温安定性がすぐれているので，冷凍食品などに利用される。また，酵素分解によりデキストリン化し，その強い粘性により食品加工や接着剤などに利用している。

アミロほう　アミロ法　[Amylo process]　でんぷん質原料からアルコールを製造するには，糖化と発酵の二種類の工程を必要とする。アミロ法は，糖化力と発酵力をともに有するアミロ菌を利用して，この2工程を単一の菌により行う目的で開発された。しかし，発酵力が弱いことが明らかとなったため，現在はアミロ菌は糖化のみに使用し，アルコール発酵は別に酵母によって行われている。アミロ菌としては，発明当時は *Amylomyces* を用いており，このためアミロ法とよばれているが，現在は *Rhizopus javanicus* を用いる。蒸煮したもろみをあらかじめ殺菌した密閉発酵タンクに送り，無菌空気を通じながら37～38℃まで冷却してアミロ菌胞子の少量を接種し，34～37℃で40時間無菌空気を通気し，菌を繁殖させて糖化を進める。その後30℃にして純粋酵母を接種し，酵母がじゅうぶんに増殖して湧きつくまで通気し，以後，糖化と発酵を並行して行わせる。同一発酵タンク内で無菌的に糖化発酵を完了させるので，収得歩合は非常に良好（90％）である。麦芽や麹などを用いずに純度の高いアルコールが生産できる利点はあるが，二種類の菌を順次接種するため時間が長くかかり，管理も困難で，濃厚仕込みや不良原料の使用が不可能なことなどの難点があり，現在はもろみ製造には用いられず，酒母製造に利用されている。

アミン　[Amine]　アンモニア（NH_3）の水素原子（H）を炭化水素基（R）で置換した化合物の総称。第一アミン RNH_2，第二アミン R_2NH。第三アミン R_3N など簡単な構造のものから複雑な構造のものまである。生体内では種々のアミノ酸類からアミノ酸デカルボキシラーゼによる脱炭酸作用によって生成する。生理上重用なものにはアドレナリン，コリン，セロトニン，ドーパミンなどがある。魚や肉類が腐敗すると，トリメチルアミン，ヒスタミン，プトレッシン，カダベリンなどが生成される。かつて1952年から数年間にわたって頻繁に発生をみた赤身の魚の加工品によるアレルギー様食中毒の原因は，特定汚染菌により，魚肉成分中のヒスチジンから生成したヒスタミン（3～10 mg/g）に起因することが実証されている。特殊な問題のひとつとして，モノアミンオキシダーゼ阻害剤系の抗うつ剤や降圧剤などによる治療を受けている人が，チラミン含量の高い食品を摂取すると，急激な血圧変動を招き，場合により致命的症状に陥る可能性が指摘されている。チラミン含量の高い食品としては，その種類にもよるが酢漬ニシン（～3,000 μg/g），カマンベールチーズ（～2,000 μg/g），チェダーチーズ（～1,500 μg/g）などが知られている。

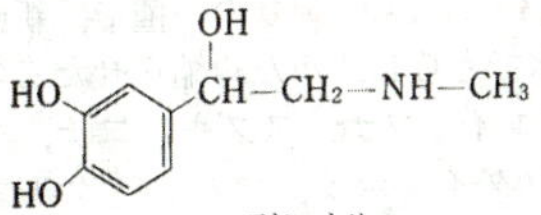

アドレナリン

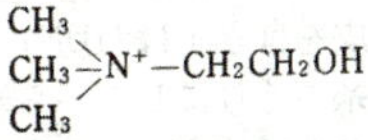

コリン

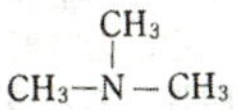

トリメチルアミン

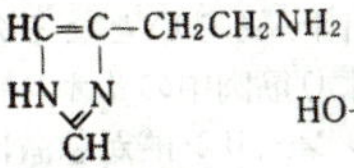

ヒスタミン

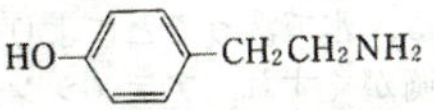

チラミン

あめ　飴　→みずあめ

あめがし　飴菓子　糖菓（confect）の一種。厳密にキャンディと区別することは困難だが，歴史的にみて，古くから日本に伝来し，日本的に改良された糖菓類をいう。〔種類〕代表的なものといえば，有平（あるへい）糖とぎゅうひあめである。〔有平糖〕南蛮菓子の一種で，白砂糖と水あめを煮つめてつくるが，少量の酸を加えることもある。このあめ生地は細工するのに適し，古くから飾り菓子として祝物，供物によく用いられている。有平花物といって，梅，桜，つばき，ぼたん，すいせん，きくなどを，花弁ひとつずつからあめでつくり合わせ，実物とまったく同様に組み合わせる。そのほか，うど，たけのこ，はす，コイ，フナ，犬，猫，たぬき，うさぎなどもよくつくられる。有平糖系の大衆的なあめ菓子としては，梅干あめ，あめ玉，鉄砲玉などの生地あめ菓子があり，東京栄太楼の梅ぼ志，清月堂の江戸っ子飴，和歌山県新宮の那智黒，高知のよさこい飴など，各地の名物菓子として知られているものが多い。そのほか，有平膝折り，有平共白髪，有平束ねわらび，有平伊達曲げなど，いろいろ細工したものもある。〔ぎゅうひあめ〕白玉粉を煮溶かしたなかに砂糖と水あめを加え，煮ながら練りあげたもの。やわらかいものを練りぎゅうひといい，ぎゅうひまんじゅうなど，ぎゅうひ菓子の基礎だねとなる。さらに水あめを入れてかたく練り詰めたものがぎゅうひあめで，熊本の朝鮮飴はぎゅうひあめの代表的なものとして古くから有名である。そのほか，ぎゅうひあめ的手法のあめ菓子としては，寒天を利用した新潟県上越市の翁飴，福島県会津若松市の五郎兵衛飴なども名物菓子として有名である。→あるへいとう

アユ　鮎　［Sweet fish］　アユ科の川魚。アイともいう。〔産地〕北海道西南部より九州まで日本全国至るところの清澄な川に生息する。〔生態〕サケ，マス，ワカサギなどと近縁の魚で秋に産卵する。稚魚は川を下って海へ入り冬を越し，翌年の春ふたたび川を上って成魚となる。アユは年魚とよばれ1年しか生きないとされているが，なかには年を越すものもある。成長とともに食生活が変わり，稚魚の時代には動物性のものを主として食べているが，大きくなると川底の石についている珪藻，藍（らん）藻などを主として食べるようになる。するとアユ特有の香気が強くなり，またうま味を増す。6～8月がおいしく，とくに8月を旬の時期とする。ただし産卵期になると特有の体色（婚姻色）を帯びるようになり，またあまり餌を食べないためやせてまずくなる。最近は魚肉，配合飼料などを与えた養殖アユは年間 6,000 t 程度（2008年）生産されるが，脂肪を多く含み香味にとぼしい。なお琵琶湖の小アユは他の川にすむアユとまったく同一種だが，琵琶湖にはアユの餌料とする珪藻が不足しているため，じゅうぶん成長しきれない形のものである。〔調理〕塩焼き，魚田楽，なます，フライなどに向き，また甘露煮，つくだ煮，塩辛，かす漬け，焼き干し，あゆずしなどとして喜ばれる。日本人のもっとも好む魚のひとつであるため川魚の王とま

でいわれる。〔産額〕年産量 3,600 t（2008年）程度で川魚としての生産量は多いほうである。ただしアユの消費量が減っていることもあり養殖，漁獲量ともに減少傾向にある。主として各種の釣，簗（やな），投網などを用いて漁獲される。→あゆずし，うるか

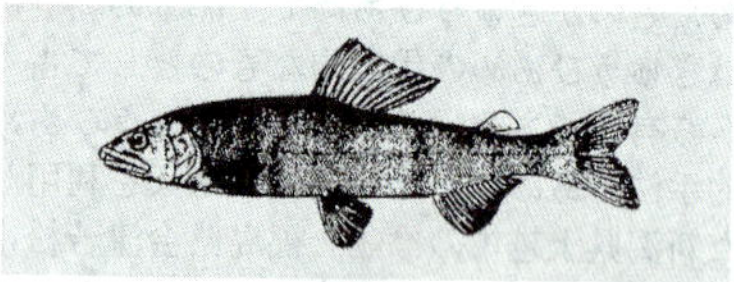

ア　ユ

一般成分（100g 中）　(g)

	水分	たんぱく質	脂質	炭水化物	灰分
天然アユ	77.7	18.3	2.4	0.1	1.5
養殖アユ	72.0	17.8	7.9	0.6	1.7

あゆずし　鮎鮨　アユを用いてつくるすし，もっとも古い形のすしである。これには熟（な）れずしと早ずしの二種類がある。〔熟れずし〕製造に日時を要する。アユの腹を割いて内臓，エラ，骨を除き，水洗後，アユ 3.75 kg に対して食塩 1.8 *l* を加え，10〜30 日おき，分離してきた水を除いて，さらに食塩 0.9 *l* を加えて保存する。これを，必要に応じて取り出し，冷水中で塩抜きして酢に漬けたのち，白飯とともにたるに詰め，軽くおもしをして 3 か月ぐらい放置するとできあがる。神奈川県山北町の JR 山北駅，大津市などのものが名高い。〔早ずし〕1 日塩蔵したアユを，酢漬した後に白飯とともに漬け込む。すなわち，たるの底に白飯を敷き，ささの葉を敷いたのちにアユを並べ，さらにこれをくり返し，酢をかけておもしをすると 10 数日で食べられる。なお，最近はアユを二枚におろし，背骨を除いて酢につけたものにすし飯をアユの形にして一夜おいた姿ずしが多い。岐阜，富山のものが名高い。→ふなずし

あら　粗　魚を三枚におろしたときに残る頭，カマ，中骨，薄身などのことをいう。廃棄されることが多いが，煮るとよい味が出るので，うしお汁，ちり鍋やあら煮に用いられる。また，小魚のあらは，油で空揚にすると香ばしく，酒のさかなやつまみ物によい。また，これらを集めて魚粉や魚油をとる。

あらい　洗い　刺身の一種で，新鮮な魚肉を水でさらし，かたく縮らせたもの。〔材料〕コイ，フナ，スズキ，コチ，マダイ，クロダイ，ボラ，マハタ，クルマエビ，イセエビ，ズワイガニなど。〔調理〕魚を三枚におろし，皮をはぎ，はね切り，そぎ切り，あるいは糸づくりにしてから氷水，冷水または湯中で洗い流す。この際，硬水を使用するほうが軟水よりもあらいにしやすい。新鮮な魚肉があらいとなるのは，水で洗うことにより筋肉中のイオン平衡がくずれ，アデノシン三リン酸が急激に分解したり流出したりし，アクチンとミオシンの結合がうながされて筋肉が縮むからである。魚を殺す方法によってあらいのでき方は違い，一気に殺したものは長時間かけて殺したものよりもあらいにしやすい。しかし，いずれも死後硬直を起こしたものはあらいとはならないため，材料はきわめて新鮮でなければならない。→せんど

アラカルト　［(仏) À la carte］　献立表から好みの料理を選んで注文する形式で，レストランではコース料理のほかにアラカルトの献立表（メニュー）を用意している。一般に，前菜から主菜料理，デザート，飲み物まで書かれているため，値段と好みを考え，食べたいものを自由に選ぶことができる。フランスの料理店ではコース料理（ターブルドート，table d'hôte）は少なく，アラカルトによって注文することが多い。アラカルトは，自分の好みの食事をすることができるが，コース料理より食事料金が高い場合も多く，注文してからつくり始めるため時間もかかる。

アラキドンさん　アラキドン酸　ARA　［Arachidonic acid］　不飽和脂肪酸の一種で必須脂肪酸。20：4，n-6。リン脂質に

エステル結合したものがホルモンなどの刺激でホスホリパーゼA_2により切断されたもの。

$CH_3(CH_2)_4CH = CHCH_2CH = CHCH_2CH = CHCH_2CH = CH(CH_2)_3COOH$

あらこ　荒粉　[Dried konjac chip]　こんにゃくいもを切り干し乾燥したもの。こんにゃくを製造するために用いる精粉の原料であり，あらこんともいう。〔製法〕3～4年生のこんにゃくいもを水洗いし，短冊型に切断した後，自然または熱風乾燥し，水分を10～11％にする。急速に乾燥するとよい製品が得られるので，自然乾燥では空気の乾燥した強風の吹く初冬期に製造される。製造された荒粉は，冬から春にかけて鉄製の臼でついて精粉にされる。厳冬期に製造された精粉は品質がよく，寒づきといわれる。

あらこだね　荒粉種　製菓原料の米加工品の一種である。〔製法〕もち米を水に浸した後，水きりして蒸し，乾燥したものを石うすなどであらくひきわり，粒度をそろえて炒ったもの。粉砕しないもち米のままのものを丸だね，荒粉だねよりさらに細かくしたものを真びき粉，粉末にしたものを微塵粉（みじんこ）とよぶ。〔用途〕主として，らくがんに使用される。

アラザン　[Alazan]　〔製法〕でんぷんに砂糖を少量混ぜて丸い粒状にし，食用スズ粉あるいは銀粉を衣がけしたものである。昔は少量の砂糖にでんぷんを加えて煮つめ，仕上げた。〔用途〕銀色の光った丸い粒で，大小各種あり，洋菓子の装飾用として広く用いられている。

アラック　[Arrack]　中近東で古くから製造されている，アルコール分60％前後の蒸留酒。江戸時代にオランダ人によりわが国にもち込まれ，阿刺吉酒，阿刺木酒，荒木酒（あらきしゅ）として珍重された。製法はさまざまで，米，糖蜜，やし糖，toddy（やしの花梗の切り口から流れ出る含糖液）を原料としてもろみをつくり，ポットスチルで蒸留する。米を糖化するには，ラギ（インドネシア），ルクパン（タイ），ブボド（フィリピン）などのもち麹を利用する。

あらに　荒煮　[Preheating, Forewarming]　れん乳の製造において，原料乳を標準化（成分の調整）したあと，濃縮に先立って行う加熱殺菌のこと。〔加糖れん乳の荒煮〕目的は，1）細菌，酵母，かび，酵素などを殺菌，失活させて保存性を高めること，2）ショ糖を完全に溶解すること，3）たんぱく質に適度な熱変性を与えて，製造直後の粘度や保存中の濃厚化を制御すること，4）濃縮時の加熱面への焦げ付きを防止して，濃縮効率を高めること，である。荒煮は，75～80℃で10分前後のバッチ式保持殺菌法，または110～120℃で数秒のプレート式超高温瞬間殺菌法で行われる。これらの条件はれん乳保存中の濃厚化を防止するために効果があるが，85～100℃で10～15分行った場合は逆に濃厚化しやすいとされる。ショ糖の添加時期は，1）標準化後に加え，溶解してから荒煮，2）ショ糖溶液を殺菌して，濃縮前に，3）ショ糖溶液を殺菌して，濃縮終了直前に，の三つがある。れん乳濃厚化防止の観点からは3）が望ましいとされていたが，連続式濃縮法が一般的になった現在では，エネルギーコストの削減，作業性の向上，工程の単純化などの理由で1）で行われるのがふつうである。〔無糖れん乳の荒煮〕目的は，殺菌のほかに，最後の充填後に行われる滅菌工程での熱安定性を増大させることにある。熱安定性が高まるのは，1）荒煮によりリン酸カルシウムなどの一部が不溶化するから，2）乳清たんぱく質とカゼインが複合体をつくるから，または3）乳清たんぱく質とリン酸カルシウムがカゼインミセルに吸着するから，などといわれている。95～100℃で10～15分のバッチ式保持殺菌法，120～140℃で数秒間のプレート式超高温瞬間殺菌法で行われる。

アラニン　[Alanine]　非必須アミノ酸の一種。〔存在〕絹たんぱく質であるフィブロイン（fibroin）に多く存在するアミノ酸で，とうもろこしのたんぱく質のツェイン（zein），羊毛中に多い。〔性質〕熱水に溶けやすく，冷水に溶けにくい。天然のアラニンはL型，右旋性であり，α-アラニンである。このほか非たんぱく系アミノ酸のβ-アラニンがある。このアミノ酸は，パントテン酸の構成成分，パントテン酸の前駆物質として知られている。

$CH_3-CH(NH_2)-COOH$

アラニン

$CH_2(NH_2)-CH_2-COOH$

β-アラニン

アラバン　[Araban]　→アラビナン

アラビアガム，アラビアゴム　[Arabic gum]　マメ科の植物。アカシアセネガル（*Acasia senegal* L.WILLDENOW）の樹皮から分泌される粘質物で，天然粘料として用いられる。全世界生産量の80％をスーダンが占める。〔製法〕樹皮にナイフでみぞを浸掘り，侵出してくるものを集める。乾燥して固める。〔成分〕ガラクトース，アラビノース，ラムノース，グルクロン酸（3：3：1：1）からなる多糖類である。分子量22～30万。〔用途〕水溶液の粘度が高いので，チューインガムやあめ菓子の増粘剤として用いる。そのほか，砂糖の固結防止や，パンのつや出し剤として用いる。

アラビナン　[Arabinan]　従来はアラバンとよばれていた。〔存在〕かんきつ類ペクチン，てんさいペクチンと一緒に産出するが，そのほかはまれである。〔抽出〕ふつうのペクチン製品を，弱酸または弱アルカリで加水分解すると得られる。〔組成〕α-L,5結合のL-アラビノフラノース残基の主鎖に，ひとつおきの各残基にα-1，3結合でL-アラビノフラノース残基がひとつついている。〔性質〕L-アラビノースの無水多糖体で，左旋性で水に溶けて，フェーリング液を還元しない。ほかの多糖類と異なり70％アルコールに溶ける特性がある。完全に加水分解するとL-アラビノースになる。

アラビノース　[Arabinose]　ペントースの一種。〔存在〕そのままで自然界に存在することはまれであるが，多数結合した多糖類として広く分布する。すなわちL-アラビノースは，アラビナンまたは配糖体としてアラビアガム，桜ゴム，てんさい粕などに含まれる。D-アラビノースは，配糖体アロインの成分糖であり，また，結核菌多糖類や癩（らい）菌多糖類にも含まれる。D, L-アラビノースは尿中に存在する。〔抽出〕桜ゴム，メスキットガム，脱脂落花生を加水分解すると得られる。〔性質〕融点159～160℃，$[\alpha]_D$-175°。ショ糖ほど甘くないが，ガラクトースよりも甘い。酵母によって発酵されない。

あらぶし　**荒節**　かつお節の製造工程中，焙乾の終わった段階の節。表面はざらざらしており，焙乾中に付着したくん煙のタール分におおわれているので黒褐色を呈している。鬼節ともいう。〔用途〕表面の汚れを除いた裸節はかつお削り節や風味調味料などの原料とすることが多い。→かつおぶし，はだかぶし

あらまき　**新巻き**　サケの塩蔵品の一種。塩ざけに比べていねいに処理する。使用する食塩量が少ないため風味はよいが，貯蔵はきかない。〔製法〕内臓を除いたサケを水洗後20％内外の上等塩を施し，圧を数時間かけて食塩をしみこませ，冷蔵庫に貯蔵する。ただし近年では冷凍技術の発達で新鮮なサケが入手しやすいことや減塩などの健康志向によりあらまきサケの消費量は減っている。〔調理〕そのまま焼いておいしく，また各種の料理に利用できる。→サケ

アラメ　**荒布**　学名は*Eisenia bicyclis*。褐藻類コンブ科の海藻。〔生態〕1本の円柱状の茎があり，上部はふたまたに分かれ，その上に多くの細長い葉がついている。〔産地〕津軽海峡以南から九州におよぶ太平洋および日本海側の外洋に臨んだ岩礁地帯に生える。千葉でマタカジメ，静岡でチリメンアラメなどといい，このほかにもサガラメとかヒトツバネなどのよび名がある。〔用途〕つくだ煮などとして食べ

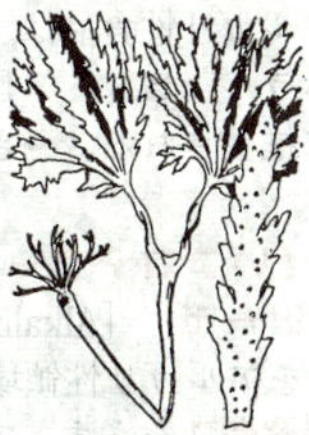

アラメ

ることもあるが，あまり人気はない。主としてアルギン酸の原料，肥料などとする。かつてはヨウ素原料とされた。〔一般成分〕100 g 中，水分 9.7 g，粗脂肪 0.1 g，マンニット 3.53 g，ラミナラン 13.32 g，アルギン酸 17.87 g，粗繊維 10.4 g，粗たんぱく質 8.0 g，灰分 17.7 g で，炭水化物が主成分である。なお日本食品標準成分表では，100 g 中，水分 16.7 g，たんぱく質 12.4 g，脂質 0.7 g，炭水化物 56.2 g，灰分 14.0 g となっている。

あられ　霰　あられもちの略称。米菓の一種である。奈良時代には，すでにあられもちの名があったが，現在のものとは，製法が異なっていた。〔製法の歴史〕『山名録』に，「ほっぴょう（雹）といい，ねばれる〈粢（しとぎ），もち米のこと〉を煎り，乾かしてほ（脯）をつくり，鍋に焦るに翻り，膨ること雹や霰のごとくなるが故に，名づけたり」とある。明治のなかごろまでは，製法も江戸時代のまま踏襲してきたが，その後，もちのなかに海苔を入れた海苔入りあられ，浮草あられ，下地あられなど，数多くの新製品が現れた。現在は，でんぷんあられといい，でんぷん糊のなかにさらにでんぷんを練り込んで，もち状とし，切って乾かした後に炒り，砂糖や醤油で味付けしたり，適宜に着色料で彩色したりするものもある。近年は，あられは米菓製品の主力製品で，大型工場で連続機械化生産されている。〔製造法〕あられの製造工程は図のようであるが，大型工場では，水洗・粉砕・蒸し・もちつき・練り出し工程など一連の流れを，連続化した自動蒸練製餅装置で量産化している。

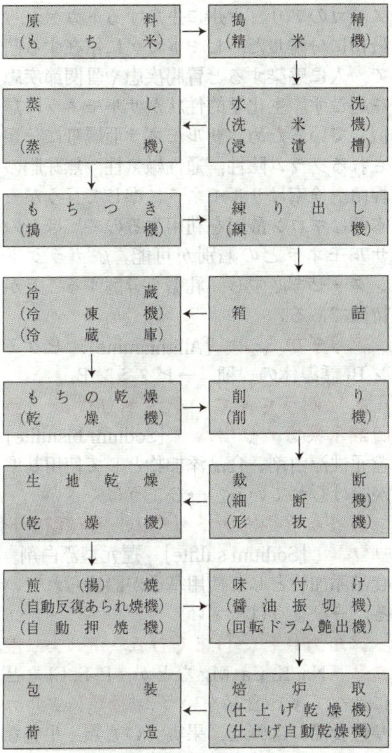

あられの製造工程

あられざけ　霰酒　[Ararezake, hail wine]　奈良県の特産。かきもちを焼酎に浸し，乾燥，浸漬をくり返してつくったあられを，みりんのなかに浮かべたもの。

アリザリン　[Alizarine]　アカネ科の植物，西洋あかね（Rubiatinctorm）の根から抽出される赤色の天然色素。キノン系色素に属し，化学名は 1,2-ジヒドロキシアントラキノン。〔性状〕冷水に不溶で，エチルアルコール，有機溶剤に可溶。キノン系色素の特徴として，耐熱性，耐光性がよい。〔用途〕アリザリンを主成分とするアカネ色素は，発がん性が認められたため食品添加物から削除され，これを含む食品の製造，販売，輸入は禁止されている。

アリゾナきん　アリゾナ菌　[*Salmonella arizonae*]　1939 年に Caldwell らがア

メリカのアリゾナ州に生息するトカゲから最初に分離したヘビやトカゲに常在する菌で，人に感染すると胃腸疾患や骨関節疾患を起こす。生化学的性状がサルモネラに類似しているため，サルモネラ亜属Ⅲに分類されるグラム陰性，通性嫌気性，無芽胞の桿菌。検索はサルモネラに準じて行うが，本菌はマロン酸塩を利用するので，ほかのサルモネラとの鑑別が可能。β-ガラクトシダーゼを産生し，乳糖を分解することが特徴である。

アリチアミン　[Allithiamine]　ビタミン B_1 誘導体の一種。→ビタミン B_1

ありゅうさんすいそナトリウム　亜硫酸水素ナトリウム　[Sodium bisulfite]　還元性漂白剤。食品添加物として使用基準が設けられている。→ひょうはくざい

ありゅうさんナトリウム　亜硫酸ナトリウム　[Sodium sulfite]　還元型漂白剤。食品添加物として使用基準が設けられている。→ひょうはくざい

アルカリせいしょくひん　アルカリ性食品　Na, K, Ca, Mg などが，P, S, Cl などに比べて多い食品をいう。〔種類〕アルカリ性食品には野菜，果実，いも類，牛乳などがある。かんきつ類の果物は酸味が強いが，そのなかに含まれるミネラルはKなどが多いので，アルカリ性食品である。果物の酸味はクエン酸などの有機酸による酸味であって，これらは体内で完全に酸化燃焼して炭酸ガスになるので，体内のミネラルの分布は関係ない。〔アルカリ度〕食品のアルカリ性の度合は，100 g の食品を焼いて得る灰分を中和するのに要する 1 N（規定）の酸の ml 数をもって表す。食品のアルカリ度：りんご 1.4，みかん 0.95，キャベツ 3.9，にんじん 8.7，だいこん 4.4，えだまめ 3.8，じゃがいも 5.4，さといも 15.5，ほうれん草 18.2，小松菜 10.5，ピーマン 1.7，牛乳 3.9.〔栄養〕人の血液の pH は常に 7.3～7.5 に保たれており，アルカリ性食品，酸性食品のとり方によって影響されない。それは血液の緩衝作用，呼吸や尿排泄によって調節が行われているからである。アルカリ性食品は，食物の偏食を防ぎ，ミネラル，ビタミン類をじゅうぶん摂るために推奨される。→さんせいしょくひん

アルカリせいプロテアーゼ　アルカリ性プロテアーゼ　[Alkaline protease]　作用最適 pH をアルカリ性領域にもつ一群のたんぱく分解酵素をさす。アルカリ性領域も pH9～10 付近の低いアルカリ性領域で作用する酵素や，あるいは pH11 付近の高いアルカリ性で作用する酵素がある。アルカリ性プロテアーゼは一般に活性の発現に，酵素分子中のセリン残基が必須のセリンプロテアーゼに属するものが多い。〔スブチリシン〕代表的なアルカリ性プロテアーゼには枯草菌バチルス スブチリス（*Bacillus subtilis*）のスブチリシン（EC3, 4, 21, 14）BPN′ とスブチリシン Carlsberg がある。両者はよく似た性質をもつ酵素だが，性質，基質特異性などに少し差がみられる。〔そのほかのアルカリ性プロテアーゼ〕スブチリシンに類似のアルカリ性プロテアーゼには，大腸菌エシェリキアコリ（*Escherichia coli*）プロテイナーゼⅠ，アスペルギルス（*Aspergillus*）アルカリ（性）プロテアーゼ，トリチラキウム（*Tritirachium*）アルカリプロテイナーゼ（プロテイナーゼ K），サーモミコリン，高温性放線菌（*Streptomyces rectus*）アルカリプロテアーゼ，高度好熱性細菌（*Thermus aquaticus*）アクアリシンⅠなどがある。動物の膵臓から不活性型のチモーゲンとして分泌され小腸で活性を発現するたんぱく分解酵素のトリプシンやキモトリプシンもアルカリ性プロテアーゼのグループに属する。

アルカリでんぷん　アルカリ澱粉　[Alkali starch]　糊料としてのでんぷんの使用形態として，アルカリまたはアルカリ性塩類であらかじめ処理し，水素結合を切断して糊化させたでんぷんを，アルカリでんぷんという。〔製法〕でんぷんをアルカリで糊化させた後，酸または塩類で微アルカリ性まで中和して使用する方法と，乾燥

製品にしたものを使用時に溶解して糊料とする方法とがある。原料でんぷんは，天然でんぷん，化工でんぷんともに用いられ（タピオカおよびじゃがいもでんぷんがよく用いられる），またアルカリでんぷんにした後に，さらに化工でんぷんに加工される場合もある。〔性質〕多くの製品は冷水可溶で接着力が強く，目的により種々の性質のものがある。使用法または製造法には多くの特許が発表されている。〔用途〕ベニヤ板製造などの接着剤が主であるが，そのほか，紙のサイジング，紡織，顔料などにも用いられる。

アルカリど　アルカリ度　[Alkalinity]
→アルカリせいしょくひん

アルカロイド　[Alkaloid]　植物界に存在する窒素を含む塩基性物質の総称。苦いので苦味質とも訳す。顕著な生理作用を呈する。たばこのニコチンはアルカロイドの一種。食品中のおもなアルカロイド。〔カフェイン（caffeine）〕茶，コーヒー中のアルカロイド。においはなく苦味がある。興奮性である。含有量はひき茶4%，玉露3%，煎茶2～3%，番茶1%，紅茶3%，コーヒー1%程度である。なお，茶のアルカロイドをテイン（theine）ともいう。〔テオブロミン（theobromine）〕ココアの興奮性アルカロイドで，カカオ豆に1.5～3%含まれる。〔ソラニン（solanine）〕じゃがいもの芽の有毒性アルカロイド。〔そのほか〕有毒性アルカロイドにはひまし中のリシン（ricin），ひがんばなのリコリン（lycorine）などもある。

アルギニン　[Arginine]　栄養上必須

$$\begin{matrix}NH \\ NH_2\end{matrix}\!\!>\!\!C-NH-CH_2-CH_2-CH_2-CH-COOH$$
$$\hspace{7cm}NH_2$$
アルギニン
↓
$$\begin{matrix}H_2N \\ H_2N\end{matrix}\!\!>\!\!CO\ +$$
尿素
$$NH_2-CH_2-CH_2-CH_2-CH-COOH$$
$$\hspace{4cm}NH_2$$
オルニチン

アミノ酸と非必須アミノ酸の中間に位置するアミノ酸。幼若の動物の成長に不可欠である。〔存在〕動物性たんぱく，とくに魚類の白子に多い。穀類たんぱく質にも多い。〔性質〕アルギナーゼ作用で尿素とオルニチンに分解する。

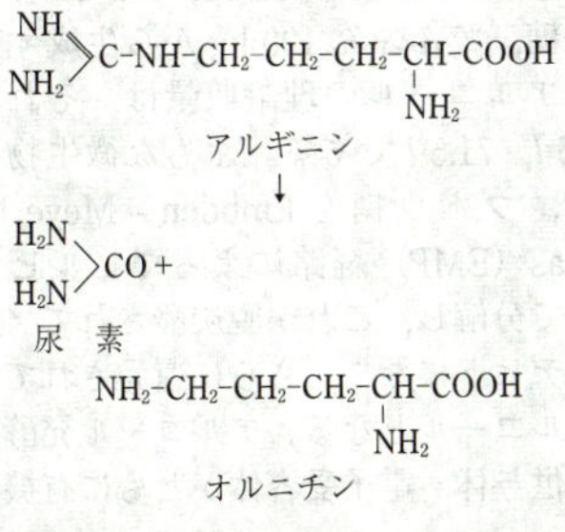

アルギンさん　アルギン酸　[Alginic acid]　海藻酸，タング酸ともいう。褐藻類に特有な多糖類で，細胞壁を構成している。ポリウロン酸で，D-マンヌロン酸とL-グルロン酸を含み，β-1,4結合が主体である。天然にはCa塩またはMg塩として存在している。昆布，アラメ，カジメなどに多く含まれる。〔風乾物中の含量(%)〕真昆布17～22，利尻昆布22～25，長昆布23～29，ワカメ25，ノロカジメ23～34，アラメ15～30，イシゲ15～18，ヒジキ15～21。〔性質〕アルギン酸はウロン酸の重合体と考えられ，重合度は80程度，分子量は15,000ぐらいとされている。アルギン酸は水そのほかほとんどすべての有機溶剤に不溶であるが，アルカリ塩は水に可溶となる。アルカリ塩水溶液はきわめて粘度が大であるため，この性質を利用し各種の用途が広がってきた。市販品は主としてナトリウム塩である。〔アルギン酸ナトリウム〕これをつくるには昆布，アラメ，カジメなど褐藻の風乾物を細かくきざみ，薄い硫酸に浸漬後ソーダ灰（炭酸ナトリウム）を加えて温める。すると海藻は溶解し，藻体中のアルギン酸はナトリウム塩となる。本溶液中にはアルギン酸以外の不純物が多量に存在するため浮遊槽に入れ，空気の小泡を吹き込み，泡にかすを吸着させて浮き上がらせ，不純物を分離する。このアルギン酸ナトリウム水溶液に硫酸を加え，ナトリウム塩をふたたび遊離のアルギン酸とすると，アルギン酸は水に不溶性のためパサパサした綿状物が得られる。これに計算量の水酸化ナトリウムを加え水溶液とし，メチルアルコールを用いて脱水乾燥後粉末とする。〔用途〕アルギン酸ナトリウム水溶液はきわめて高粘度を示すところから織物糊，水性塗料，乳化剤などとしても使用さ

れるが，食品関係としてはアイスクリーム，ジャム，マヨネーズ，トマトケチャップ，ソース，シロップ，めん類などで粘度を増すため，また，解氷調節剤として冷凍食品に添加する。使用基準はない。

アルギンさんナトリウム　アルギン酸ナトリウム　[Sodium arginate]　→アルギンさん

アルコール　[Alcohol]　ふつうは，$C_nH_{2n+1}OH$ の式で表される化合物をアルコールという。Cの数によって，それぞれ名前がついており，性質も異なっている。〔種類・性質〕ふつうアルコールといえば，C_2 のエチルアルコールのことをさし，これをエタノール（ethanol）あるいは酒精（spirit, Weingeist）という（以下，アルコールと記す）。アルコールはでんぷん，精蜜などを原料として，酵母の働きで発酵法によって製造する（アルコール発酵と称す）。発酵液を蒸留すれば 94％ぐらいのアルコールを得るが，これをさらに脱水して 99.5％ぐらいにしたものを無水アルコールとよび，水を含むものを含水アルコールという。現在は，合成法によっても製造されている。アルコールの比重は 0.794（100％，15℃）であるが，水を含むと比重は重くなるため，比重をはかればアルコールの濃度がわかる。このように，アルコールを測定する比重計をアルコール計という。〔製品〕ウイスキー，焼酎などの蒸留酒をはじめ，清酒，ビール，ワインなどの酒類は，すべてアルコールを含む。日本の酒税法では，1％以上のアルコール分を含む飲料は酒税対象となる。これらのアルコール飲料のアルコール含量は表のとおりである。〔アルコールの摂取〕アルコールは体内で吸収され，肝臓で酸化されて利用される。アルコール 1 g は 6.93 kcal で，栄養的にもエネルギー源になるが，一部は熱として発散される。日本人についての実験例によれば，アルコールの利用率は平均 65％である。少量のアルコールは胃液の分泌を高め，食欲を増進し，末梢血管を拡張して血行をよくするが，多量の摂取は胃粘膜を刺激して胃炎の原因となる。また，アルコールには麻痺作用があり，大脳皮質に作用して大脳の機能を低下させ，酔いの現象を呈する。酔の程度は人によってかなり異なるが，これは，吸収後の血中アルコール濃度とアルコール脱水素酵素の活性度に依存した処理能力による。血中アルコール濃度が 0.05％以下の場合は影響がないが，それ以上になると酔いが現れ，0.15％以上になると感情，行動の自制が困難になることが多い。多量の酒類を常用すれば，慢性アルコール中毒症を起こし，肝臓，そのほかの臓器に機能障害を起こす。

アルコールの種類と性質

種　　類	分子式	比重	沸点 ℃
メチルアルコール	CH_3OH	0.812	64.5
エチルアルコール	C_2H_5OH	0.806	78.0
プロピルアルコール	C_3H_7OH	0.817	97.0
ブチルアルコール	C_4H_9OH	0.823	117.0
アミルアルコール	$C_5H_{11}OH$	0.829	138.0

アルコール飲料のアルコール含量

種　類	%	種　類	%
清　酒	15～16	合成酒	15～16
ビール	3.9～4.0	ワイン	12～13
焼　酎	20～35	ウイスキー	37～43
みりん	13	なおし	22
白　酒	8.5		

アルコールはっこう　アルコール発酵　[Alcoholic fermentation]　1分子のブドウ糖から各2分子のエチルアルコールと二酸化炭素が生成する発酵をいう（$C_6H_{12}O_6 \rightarrow 2\ CH_3CH_2OH + 2\ CO_2$）。ブドウ糖，でんぷん 100 kg から生成するエチルアルコールの理論収量は，それぞれ 64.35 *l*，71.5 *l* である。おもな微生物は酵母で，ブドウ糖を Embden – Meyerhof – Parnas（EMP）経路によってピルビン酸にまで分解し，これが脱炭酸されてアセトアルデヒドになり，さらに還元されてエチルアルコールとなる。アルコール発酵は，電子供与体，電子受容体がともに有機物で

あり，系内で酸化還元が行われることから真正の発酵といわれる。酵母はアルコール発酵によって嫌気状態下でもエネルギーを獲得するが，ブドウ糖1分子について生成するATPはわずかに2分子で，好気的分解の場合の1/18であるにすぎない。アルコール発酵に関与する酵素は最初はzymaseとよばれたが，現在は多くの酵素の関与が判明している。酒類のアルコールはすべて酵母によって生成されるが，ただひとつ，メキシコの酒プルケだけは，リュウゼツランの一種，マゲイの樹液を*Zymomonas mobilis*というバクテリアによってアルコール発酵させてつくられる。このバクテリアはEMP経路によらず，Entner-Doudoroff経路でブドウ糖から嫌気的にアルコールを生成する。

アルデヒド　[Aldehyde]　アルデヒド基（-CHO）をもつ化合物の総称。ホルムアルデヒド，アセトアルデヒドなどがその代表的なものである。〔性質〕ケトンと同様にカルボニル基（-CO）をもつのでケトンに似た性質をもつが，ケトンよりも反応性が強く，還元作用をもち，アンモニア性硝酸銀溶液やフェーリング溶液を還元する。酸化されると酸になり，還元されるとアルコールになる。ブドウ糖のような還元糖はアルデヒド基をもっているので，フェーリング溶液を還元する。酸性亜硫酸ナトリウムと結合して付加化合物をつくり，アンモニア，アミノ酸と反応すると褐変する。〔におい〕油が酸化されると，種々のアルデヒドが生じ，これが酸敗臭のおもな原因になっている。しかし多くの加工・調理食品には微量のアルデヒドが含まれ，重要なにおい成分となっている。糖とアミノ酸がメイラード反応をおこすとアミノ酸が分解してアルデヒドを生じ，加熱食品のにおいを生じる。

アルドース　[Aldose]　単糖類のなかで，分子中にアルデヒド基（-CHO）をもつものをいう。リボース，キシロース，アラビノースはアルドペントースであり，グルコース，マンノース，ガラクトースはアルドヘキソースである。

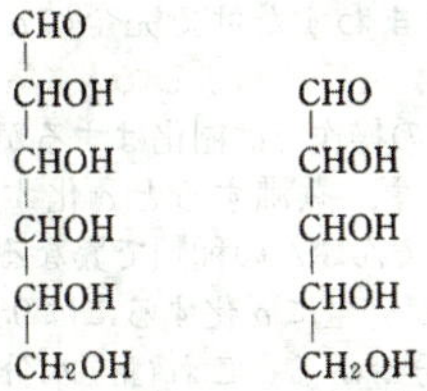

アルドヘキソース　　アルドペントース

アルファか　α化　[Pregelatinization]　でんぷんに水を加えて加熱するか，苛性ソーダ溶液などの膨潤剤で糊化したものは，X線でみても，その結晶構造が認められない。この結晶構造が認められなくなったでんぷんをα-でんぷんといい，結晶構造をもつ生でんぷんをβ-でんぷんという。また，生でんぷんがα-でんぷんになる変化をα化という。米，小麦粉，いもなどのでんぷん質を多量に含むものを食用にする際に熱を加えるのは，でんぷんをα化するためである。ふつう，でんぷん食品のα化には，水分30％以上で，100℃に20分以上熱すればじゅうぶんである。〔でんぷん食品加工の目的〕生でんぷんは分子が規則的に配列してミセルをつくっているので，でんぷん分解酵素アミラーゼの作用を受けにくく，消化が悪い。ところが，糊化してα化したでんぷんはミセルがばらばらになり，そのまわりを水の分子が取り囲んでいて，消化作用をよく受ける。また，α化したものは，味がよくなる。そのため，でんぷん質食品加工の目的は，α化にあるといっても差し支えない。〔老化〕一度α化したものを水分がある状態で放冷すると，でんぷん分子が再凝集し，ふたたびミセルを形成して結晶構造をもつβ-でんぷん類似の状態に戻る。この現象を，老化とよぶ。〔糊化とα化〕糊化とα化は，必ずしも一致しない。すなわち，α化は，でんぷんの種類と水分の量に影響を受ける。その例をつぎにあげる。精製したじゃがいもでんぷんは，ふつうのくず練りの製法，すなわち10 gのでんぷんを20 mlの冷水で練り，これに80 mlの沸騰水を加えてかきまわすだけで完全にα化する。ところが，とうもろこしでんぷんでは，これと同一の操作では糊化はするが，完全にはα化せず，煮沸するとα化する。このように，でんぷんの種類で異なる挙動を示す。米粒が完全にα化するには98℃で熱っして20分かかる。これは，水分の割合が少ないためである。ところで，パンは米飯（水分65％）に比べて，さらに水分が少ない（35～40％）ためにα化が困難であるため，230℃という高熱で焼き上げるのである。〔α化度〕α化度を測定するため，ジアスターゼ，グルコアミラーゼ，β-アミラーゼなどの酵素による消化性に基づく方法や熱分析法，電流滴定法などが用いられる。〔α化食品〕α-でんぷんの状態のままにとどめた食品は，熱を加えなくてもただちに食べられ，味もよく，消化もよいため，各種のα化食品が製造されている。これには，インスタントラーメン，コーンフレークス，そのほかのスナック食品，マッシュドポテト，もちの素，乾燥飯，冷凍米などがある。また，ビスケット，せんべい，あられ，おこしなどのでんぷんは，どれもα-でんぷんである。これらは高温で急速に脱水されて，α化したままの形で製品となったものである。〔X線干渉図形〕α化したでんぷんのX線干渉図形はV図形である。→アルファでんぷん，エックスせんかんしょうずけい

アルファかこくふん　α化穀粉　[Pregelatinized cereal powder]　米，そのほかの穀類に水を加えて加熱し，でんぷんをα化し，これを急速に乾燥してαでんぷんの状態を保った穀粉をいう。〔原料〕主として，うるち白米を原料としてつくる。〔製法〕原料を薄い酢酸に浸漬させたものに，大量の水を加えてかゆ状になるまで蒸煮するか，または，ふつうの方法で炊飯した後にもち練り機にかけ，もち状にする。これを80℃より温度が低下しないうちに，125℃付近の加熱ローラーの間を圧力を加えて通し，薄膜として乾燥・製粉する。エクストルーダーで加水しないでα化する方式が普及している。〔用途〕でんぷんがα型であるので，そのまま食べてもよく消化されるので，乳児の人工栄養用として，また，離乳食，患者食としてもすぐれている。製菓用に広く用いられる，もち米からつくられるみじんこも，この一種である。

アルファかまい　α化米　[Pregeratinized rice]　→かんそうはん

アルファでんぷん　α澱粉　[Pregelatinized starch]　でんぷんを水とともに加熱して糊にし，急速に脱水して乾燥させたでんぷん。常温で水を加えると容易にでんぷん糊になるので，インスタントスターチともいう。〔製法〕でんぷん乳を大型の回転ヒートドラム上で糊化し，ドラムが回転する間に皮膜状に乾燥したものを粉砕する。エクストルーダーで加水しないで膨化する方式が，普及した。〔用途〕即席汁粉，インスタントスープ，乳児食，冷凍食品，ケーキミックス，アイスクリーム，インスタント食品の安定・増粘剤，家庭用洗濯糊に利用される。〔養鰻用の餌料〕魚粉8にα-でんぷん2の比で配合したものの用途が急増した。水を加えて練ると吸水してもち状となり，生魚を餌料にするよりははるかに労力を節減できる。〔外国のα-でんぷん〕ドイツ，オランダ，フランスなどのヨーロッパ，アメリカ，南米などで大量に製造され，インスタントプディングなどの原料に広く用いられる。工業用としては，繊維のサイジング（経糸糊付け），洗濯用糊，廃水処理，石油井掘りの土壌補強剤など，用途が広い。→アルファか

アルファリポさん　αリポ酸　[α-Lipoic acid]　別名は，チオクト酸（thioctic acid）である。クエン酸回路において中心的な役割をもつ補酵素であり，エネルギー交換効率を上げる物質として知られる。また，抗酸化物質でもある。加齢とともに体内での生産が減少するため，サプリメントとして摂取されることがある。

アルファルファ　[Alfalfa]　ルーサーン（別名），むらさきうまごやし（和名）

ともいう。マメ科の多年草で，中央アジア原産。古くから重要な飼料として評価されている牧草。80年代にそのもやしの食物繊維やビタミンなどが注目され，わが国でも食用として出回っている。やや青くさい風味があり，ゆでてあえるか，サラダなどに用いられる。〔成分〕100 g中，水分96.0 g，たんぱく質1.6 g，脂質0.1 g，炭水化物2.0 g，食物繊維1.4 g，灰分0.3 g，Ca 14 mg，P 37 mg，Fe 0.5 mg，Na 7 mg，K 43 mg，ビタミンAは5 μgレチノール当量，B_1 0.07 mg，B_2 0.09 mg，ナイアシン0.2 mg，ビタミンC 5 mg。

アルファルファもやし　アルファルファ糵　→アルファルファ

アルブミン　[Albumin]　水および希薄塩類溶液に溶け，熱すると固まるたんぱく質である。〔存在〕広く動植物界に存在する。卵白中のオボアルブミン（ovalbumin），血液中の血清アルブミン（serum albumin），乳中のラクトアルブミン（lactalbumin），筋肉中のミオアルブミン（myoalbumin），小麦，ライ麦，大麦などのロイコシン（leucosin），豆類中のレグメリン（legmelin）などがこれに属する。〔性質〕水やそのほかの物質と相互作用（結合）しやすい。その性質により，たとえば，血清アルブミンは脂肪酸などの栄養素をはじめ，いろいろな物質の体内移動や血中の膠質浸透圧の維持に役立っている。

あるへいとう　有平糖　あめ菓子の基本ともなるもので，1571年ポルトガルより長崎に輸入された南蛮菓子の一種である。有平糖の語源は，ポルトガル語のアルヘルまたはアルヘイルがなまったもので，砂糖の意味である。その後，1638年ごろ京都へ移入され，美術的な細工有平が創製され，現在にいたっている。飾り菓子としての需要も多い。通常のあめ菓子はグラニュー糖，黄ざらめ糖などに水あめを同量近く配合してつくられるが，有平糖は白ざらめ糖に20％程度の水あめを配合してつくられる。〔製法〕白ざらめ糖，水あめに水を加えて加熱し，溶解した蜜を一晩寝かせ，冬期は135℃，夏期は140℃程度に煮つめて，必要に応じて，適宜，着色し，細工用にする。梅干あめに仕上げるには，本紅色と無地色で細長くのばして三角形に切り，つまんで仕上げる。〔有平細工〕風の通らない温かい場所を選ぶ。細工台の板面にはごま油をぬり，下には火を置いて温めておき，その上で細工する。

あるへいまき　有平巻き　せんべい類の一種で，巻きせんべいともいう。〔製法〕外側の皮は砂糖，小麦粉，水あめを練り混ぜ，丸い薄型に入れて白焼きに仕上げる。なかに入れる有平糖は，グラニュー糖と水あめを夏季128℃，冬季123℃に煮つめた液を鍋に入れて，手に持てる程度まで冷やし，純白の引きあめにする。さらに，縦線状に空洞が入るように引きのばし，粉をふりかけて付着を防ぎ，微熱があるうちに巻きせんべいの長さに合わせて切る。これを中軸にして，先のせんべいを型内の焼皮上端を少し湿らせてはがし，巻き込む。

アルマニャック　[Armagnac]　フランスの南西部アルマニャック地方で，ぶどう（主としてサンテミリオン）を原料にしてつくられるブランデー。コニャックと並ぶ，すぐれたブランデーである。蒸留はコニャックとは異なり，精留塔をつけたポットスチル（アルマニャック・ポット）で1回だけ行い，60％前後の留液をとり，かし樽で貯蔵・熟成させて製品とする。

アルミニウムはく　アルミニウム箔　[Aluminium foil]　アルミ板を0.06 mm～0.2 mmの厚さまで（JIS規格）ローラーで圧延してつくられた箔。ローラーに接した面は，光沢面となる。防水，防熱，遮光，酸素遮断性などにすぐれ，しかも装飾用としても効果がある。アルミニウムの純度は99.7％内外で，衛生的には無害である。印刷または押型で着色および図案意匠を施したものに合成樹脂をラミネートし，密封できるものもある。LL牛乳，LL果汁，各種レトルト食品の包装材料は，アルミ箔とポリエチレン，ポリプロピレン，薄板紙などをラミネートしたものが使用されている。

〔用途〕チョコレート，チーズ，バター，茶および冷凍食品などに使用される。なお，箔に包んだまま蒸し焼きにしたり，煮る（肉などの場合）こともできるが，電子レンジで調理する場合には火花が出ることがあるので注意が必要。

アルミニウムレーキ　［Alminium lake］　食用タール色素の水溶液のナトリウム塩に硫酸アルミニウムなどのアルミニウム塩を多量添加して製造する合成着色料である。〔性質〕食用タール色素のアルミニウム塩であるため，水，アルコール，エーテルにほとんど溶けない。〔使用基準〕食用赤色2号，食用赤色3号，食用赤色40号，食用黄色4号，食用黄色5号，食用緑色3号，食用青色1号，食用青色2号の8種がアルミニウムレーキとしての使用が認められている。一般に粉末食品，糖衣菓子，糖衣錠のコーティング剤に用いる。

アレルギー　［Allergy］　一種の抗原抗体反応による症状。アレルゲン（抗原）が人体に侵入し，抗体をつくり，この人が再び同一のアレルゲンに出会うと一定の症状を現す。〔症状〕おもなものは，胃腸障害と皮膚のアレルギー性じん麻疹である。気管支性ぜんそくを起こしたり，鼻粘膜がおかされたり，湿疹を生じたりする。〔アレルゲン〕食品，花粉，ほこり，ばい煙など多種のものがある。食品ではエビ，カニ，カツオ，サバなどの魚類，鶏卵，肉，牛乳など動物性のもの，なす，トマト，たけのこ，納豆，そば粉，イーストなどの植物性食品。

アレルギーようしょくちゅうどく　アレルギー様食中毒　［Food poisoning of allergic nature］　腐敗アミンの一種ヒスタミンによる食中毒。ヒスタミンは *Proteus morganii* によって産生される。抗ヒスタミン剤の投与により軽快する。〔症状〕潜伏期間は5分～5時間，平均30分～1時間で発症。顔面潮紅，じん麻疹，酩酊感，頭痛，発熱，ときに嘔吐，下痢をともなう。通常6～10時間で回復。予後は良好。ヒスチジン含量の多い魚介類の腐敗による。メチルグアニジンなどアミン類に協調作用がある。

アレルゲン　［Allergen］　免疫反応に基づく生体に対する全身的・局所的な障害をアレルギーとよび，アレルギーを誘導する物質をアレルゲンという。食物アレルギーを誘導する食物アレルゲンは多くの場合，たんぱく質である。鶏卵，牛乳，大豆が三大アレルギー原因食品といわれるが，小麦を原因食品とする患者も多い。鶏卵ではオボアルブミン，オボムコイド，牛乳ではβ-ラクトグロブリン，カゼインが主要なアレルゲンとして知られている。アレルギー原因食品自体をアレルゲンとよぶ場合も多い。食物アレルギーの症状は，蕁麻疹（じんましん）などの皮膚症状，下痢などの消化器症状，血圧低下などのアナフィラキシーショックなど多岐にわたる。アレルギー原因食品の診断は，食物アレルゲン特異抗体の有無，食物アレルゲンに対する皮膚反応試験，原因食品の除去・負荷試験により行われる。重篤なアレルギー症状が引き起こされるのを避け，原因食品の含有されていない加工食品を選択できるようにする目的で，加工食品にアレルギー原因食品が含有されているかどうかを表示する制度が始まった。2008年には，表示義務のある特定原材料を，卵，乳，小麦，そば，落花生，エビ，カニの7品目とし，アワビ，イカ，イクラ，オレンジ，キウイフルーツ，牛肉，くるみ，サケ，サバ，大豆，鶏肉，豚肉，まつたけ，桃，やまいも，りんご，ゼラチン，バナナの18品目については表示が推奨されている。アレルゲンが体内に入ると，抗原提示細胞により処理されてT細胞に提示され，抗原特異的T細胞や抗体（とくにイムノグロブリン（Ig）-E抗体）産生が誘導される。このような状態でアレルゲンが摂取されると，肥満細胞上のIgE抗体へのアレルゲンの結合，抗原特異的T細胞の活性化が起こり，食物アレルギーが発症する。アレルゲンはT細胞とIgEの認識部位を有し，これらはある程度の大きさが必要であることから，一般にアレルゲンは熱や消化酵素に対する耐性が高い。認識部位が類似する異なる起源のアレルゲンに反応し，アレルギー症状を示すことがあり，スギ花粉症患者はメロン，キウイフルーツ，りんごなどに対してアレルギー症状を示す例が知られる。食物アレルギー患者はアレルゲンの除去療法が行われるため，不自由な食生活が強いられる。低アレルゲン化食品が食物アレルギー患者の生活の質を向上させるものとして注目されている。

アロエ　[Aloe]　ユリ科の常緑多年草。葉は多肉で，花は橙赤色の筒型。ケープアロエ（南アフリカ），キダチアロエ（日本），キュラソーアロエなどが栽培され，医薬品，民間薬，化粧品などとして利用される。アロインを苦味成分として含む。

アロールートでんぷん　アロールート澱粉　[Arrowroot starch]　マランタ属，クルクマ属，カンナ属に属する各種の植物の根茎から製造するでんぷんの総称として使われているが，厳密には，マランタ属クズウコンの地下茎から得られるマランタでんぷんをいう。〔産地〕インド，オーストラリア，ブラジルなどの各地で製造される。〔性質〕非常に消化されやすく，味もよい。糊化すると，非常になめらかなゼリー状になる。〔用途〕食料品用に珍重され，プディング，ゼリー，ビスケット，菓子，そのほか料理用に用いられ，一部は化粧品用に使用される。

あわ　粟　[German millet]　〔産地・種類〕温暖乾燥の地を好み，かつて全国的に広く栽培され，とくに四国，九州に多かった。うるちともちとがある。生育期間が短いので高緯度でも栽培され，古来救荒作物として役立った。〔生態〕あわは外側を護えいによって包まれているがこれは脱穀でとれ，なかの有稃果が得られる。有稃果はいわゆる玄粟であって内外えいで保護されている。〔精白〕これを精白するにはまずもみすり機によって稃（ふ）をとり，続いて精白機によりぬか層を削りとる。歩留まりはだいたい75％内外である。もちの場合は粉になりやすいのでこれをさけるため稃が完全にとれて，えい果になったところを限度とする。精白粟の1,000粒重は1.7〜3.1 g である。〔成分〕あわにはたんぱく質が10％内外含まれ，その質はかなりよいといわれる。またビタミン B_1, B_2 のほか，Fe などのミネラル，食物繊維も多く，見直されている。精白粟で B_1 が 0.2 mg/100 g 以上のものもあるといわれる。〔用途〕あわは米と混炊して食べ，また餅（もち）にするほかあわ麦芽をつくって水あめ製造に用いる。また粉砕して菓子原料にも用いられる。めん（麺）にもなる。漢方にも用いられ，また五穀米などとしても食べられている。

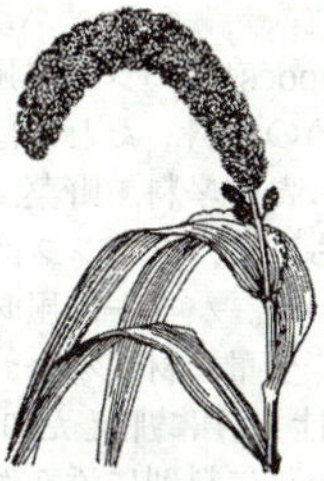

あ　わ

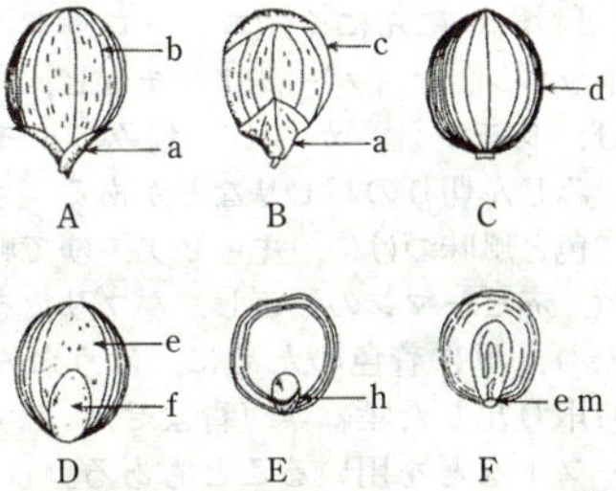

A：仮果　a…第２護えい　b…第１護えい
B：仮果　a…下護えい　c…第３護えい
C：有稃果　d…外えい
D：有稃果　e…内えい　f…りん片
E：えい果　h…へそ
F：えい果　em…胚

あわ種実の構造

あわおこし　粟粔籹　和菓子のおこし類の一種。〔製法・製造地〕黄ざらめ糖と同量の水あめを鍋に入れて煮溶かし，しょうがのおろし汁を加えてよく混ぜたところへ，おこしだね（もち米を蒸して乾燥させ，あらびきにしたもの）と少量の黒ごまを加えてよく混ぜ，熱いうちに木枠に詰めて，ロールで木枠いっぱいに平均にのばす。やや固まったところで木枠から取り出し，任意の大きさに切断，成形する。岩手県花巻市の花巻温泉にも粟おこしの銘菓があるが，大阪の粟おこしが有名で，その歴史も古い。〔歴史〕江戸時代の初期1752年3月，大阪「津ノ清」の初代津の国屋清兵衛が創製したといわれている。昔は粟を蒸して天日にさらし，適度なかたさになってから水あめで混和し，その後，乾燥させたものでつくったという。現在は粟を使用することは少ない。

あわせバター　合わせバター　［(仏) Beurres compoés］　バターに風味，香味，色付けのための材料，たとえば，みじん切りや裏ごしした香辛料，野菜，魚介類などを合わせたもので，フランス語でブールコンポーゼという。バターの風味が生かされるようにごく少量の材料を合わせ，スープやソースの仕上げに加えたり，そのままソースの代わりに料理に添えたり，冷前菜の飾りやカナッペ，サンドイッチに使われる。〔材料〕にんにく，エシャロット，エストラゴン，ケイパー，アンチョビ，洋わさび，レモン汁，からし，刻みアーモンド，みじん切りのパセリなどがある。さらに，色と風味づけに，キャビア，ゆで卵の卵黄，赤ピーマンの裏ごし，パプリカを用いたり，単に着色のために，ほうれん草から取り出した葉緑素（青よせ），トマトペーストなどを用いることもある。〔エビバター（beurre colorant rouge)〕伊勢エビの甲殻中に含まれるアスタキサンチンとよぶ赤色のカロテノイド色素をバターに合わせたもの。この合わせバターは，美しい赤色とともにエビの風味に富むもので，カニ，エビを使った料理の仕上げに味と色を加える。つくり方は，伊勢エビの頭の殻や脚をごく細かく粉末状につぶし，これと同量のバターを湯煎の状態で合わせて布きんでこすと，殻は残り，色素がしみ込んだ溶かしバターがとれる。これを冷蔵庫に入れて固め，しみ出てきた水分をとり去る。ザリガニ，小エビからも味のよいエビバターがとれるが，色は伊勢エビに及ばない。伊勢エビのゆでた殻を料理のあとに材料として利用するとよい。〔メートルドテルバター（beurre à la maître d'hôtel)〕英語のレモンバターのこと。牛肉のステーキや，焼き肉，焼き魚の上に固めたレモンバターをのせ，ソースの代わりとするもの。焼き立ての料理の上に置くと，熱でバターが自然に溶けてソース状に料理の表面を覆い，風味と光沢を増す。つくり方は，やわらかくしたバターのなかへ，レモン汁を少しずつ加えて酸味と香りをつけ，塩，こしょうで調味する。パセリの刻んだものを加えたクリーム状のものをセロファン紙にのせ，直径2.5 cmの棒状に巻き上げ，両端を絞ってとめたものを，氷水のなかで冷し固める。使用の際は，小口より1.5 cm厚さに切り，紙をとって熱い料理の上に置くとよい。〔注意〕これらの合わせバターは，できるだけつくり立てを使う。あらかじめつくっておくときには，紙できっちりと包み込んで冷蔵庫で冷やしておく。長くおくと酸化し，味が損なわれる。

あわたてき　泡立て器　材料を泡立てたり混ぜ合わせる用具。〔種類〕茶せん形，らせん形，ターナー形，たわし形などがある。2本の輪形を回転によって泡立てるものには，歯車によって回転する手動式と，小型モーターによる電動式とがある。

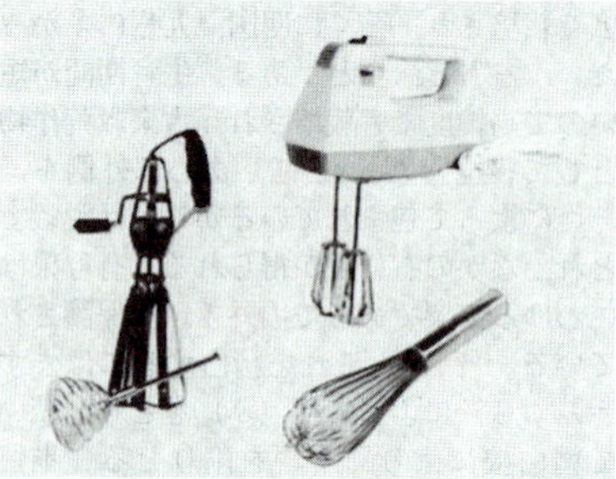

泡 立 て 器

電動式のものは楽に速く，細かく泡立てることができる。手動式では茶せん形のものが使いやすい。泡立てるものの量，ボウルの大きさに釣り合った大きさの泡立て器を使う。

あわづけ　粟漬け　魚や貝類の酢漬の一種。〔原料〕主として小形のコノシロ(関東ではコハダという)，サンマ，イワシ，小ダイ，アサリ，ハマグリなどを使用する。〔製法〕原料の頭，内臓を除いて塩蔵したものを，2〜3日酢漬けにする。あらかじめ黄色に着色して炊いたあわ，紅しょうが，とうがらしを混ぜ合わせたものに漬け込んでつくる。主として9月末より翌年3月末までの間製造する。正月料理として好まれる。〔貯蔵〕この季節の保存日数は10日程度で，あまり長期間は貯蔵できない。

アワビ　鮑　[Abalone]　ミミガイ（耳貝）科に属する巻貝。〔生態〕殻の表面に1列の呼水孔とよぶ穴があいているが，この数は4〜5個ある（トコブシとの相違点)。殻の内側は，真珠のような光沢を示す。〔産地〕北海道および本州の日本海側と青森以南の太平洋岸に産する。60 mよりも浅い場所で，水が澄み潮の通りのよいところに多く，内湾や内海にはいない。その分布はワカメとほぼ同じである。ワカメ，アラメ，カジメのような褐藻類を食べている。〔種類〕アワビにはマダカ，メガイ，クロ（オガイ）とよばれる三種が知られている。〔マダカ〕アワビのなかでももっとも大きくなり，殻の長さは25 cmに達する。東海地方より以南に多い。肉がやわらかく明鮑（後述）をつくるのに適している。〔メガイ〕殻が比較的薄く，外形は丸味を帯びている。東北以南より四国，九州にかけて分布し，肉はやわらかい。〔クロ〕楕円形の殻で北海道，東北地方に産する。生食に適する。明鮑には不適当である。北海道に多いエゾアワビはクロアワビの北方型とされ，東北，本州中部へ移すと成長がよくなる。稚貝の養殖も盛んに行われている。需要が多いため，輸入し2008年における輸入量は1,282 t，48億5,500万円，このほか缶詰として約15億円。〔歴史〕アワビを日本で食用とした歴史は古く，乾物にしたものをほしことかむしことよび朝廷への貢物としたといわれている。また『肥前風土記』によれば，武士の出陣帰陣には必ずアワビの肉を長くのばして干したものを三宝にすえ，祝の食物としたという。その後，祝事で贈物をするときはアワビの干物をそえて飾りとし，これが熨斗(のし)鮑のはじまりであるとされている。これらは次第に簡略化され，折った紙のなかにアワビのかけらを入れていたが，さらに変化して現在のようになった。〔うま味〕アワビの産卵期は11月ごろのため，8〜10月が旬，冬は肉が薄くなり味も劣る。アワビの肉は特有のうま味をもつが，これは魚肉に比べ多量の，グルタミン酸，グリシンのようなアミノ酸や，5'-アデニル酸ベタインのようなエキス分を含むためと考えられている。〔一般成分〕100 g中，水分81.5 g，たんぱく質12.7 g，脂質0.3 g，炭水化物4.0 g，灰分1.5 g，〔調理・製品〕刺身，蒸し物，酢の物，すし種，吸物種，粕漬けなどとして賞味され，また腸（うろという）の塩辛はあわびのうろ漬けとよばれ酒の肴として喜ばれるが季節によっては，クロロフィルの誘導体にあるピロフェオホルバイドAにより食中毒を起こすことがある。このほか干物は中華料理の材料として欠くことのできないものだが，これには明鮑（めいほう)，灰鮑（かいほう）の二種がある。明鮑はマダカまたはメガイの殻および内臓を取り除き，塩蔵後煮熟乾燥したもので，黄褐色を呈するものが良品である。灰鮑はマダカの小形のものおよびクロを原料とし，小形のものは内臓をつけたまま，明鮑同様に乾燥後さらにたるに詰めて，かび付けを行ったもので，かび付けのため表面は灰白色を呈する。→トコブシ

あわもり　泡盛　[Awamori, Okinawan liquor]　沖縄県特産の本格焼酎。原料は外砕米で，黒麹菌 *Aspergillus awamori* を

用いて黒麹をつくり，蒸米を使わずにこの黒麹と水だけを用いてもろみをつくり，15～20日間発酵させて単式蒸留機で蒸留する。アルコール分は25～45％。蒸留直後の製品は香りが悪く味もあらいが，かめで3年以上貯蔵した古酒（クース）は風味が格段に向上する。蒸し米を使用するふつうの米焼酎に比べて味が濃厚である。黒麹菌を使用するのは本菌がクエン酸を生成するからで，これによりもろみの酸度が高くなり，乳酸菌による汚染が防止される。泡盛の名の由来には，原料に粟を用いたため，あるいは製品の泡立ちでアルコール濃度を測定したためなど，諸説があるが，定かではない。本来は沖縄県の特産であるが，米を原料とする黒麹だけを用いた本格焼酎であれば，産地を問わず泡盛と称することができるようになり，現在では，他県でも少量生産されている。

あわゆきかん　泡雪羹　錦玉かんの一種である。〔原料〕寒天とざらめと卵白。〔製法〕寒天に砂糖を加えて煮る。このなかに泡立てた卵白を混和し，箱に流し込んで固める。〔名称由来〕風味が淡泊で，口のなかで溶ける具合が，ちょうど春の雪が溶けるような感じから名付けられたという。

あわゆきとう　淡雪糖　ゼリーの一種。〔製法〕白ざらめ350 g，ゼラチン15 g，水35 mlの割合で鍋に入れ，火にかけて攪拌溶解し，およそ6～7分間沸騰させ，やや濃く煮つめて火より下ろす。泡立て器で静かにかき回し純白の泡汁とし，レモン，そのほか適当な香料を加えて混ぜ，ブリキ製の菊皿型か小型のバット類などにすくい入れ，上を平らにしてじゅうぶんに冷やして固める。

あん　餡　［Bean jam］　一般にあんとは，生あん（原料煮豆から分離水洗しただけのもの）と，砂糖とを合わせて練った練りあんをいい，和菓子の基本材料である。〔種類〕あんは製造上からは，小豆などの雑豆類から直接練りあんにまで仕上げたものと，先の生あんおよび乾燥したさらしあんとにも分けられる。また，赤あんと白あんとに大別できる。〔赤あん〕小豆の大納言など，いわゆる色付き豆が原料で，砂糖そのほかの混合，仕上がり状態により，つぎのような種類が生ずる。並あん，最中あん，つぶしあん，つぶし最中あん，中割りあん，練り切りあん，煮くずれあん，上割りあん，渋切らずあん，小倉あん，大島小倉あん，小倉最中あん，半小豆練り切りあん，などである。〔白あん〕いんげん，ビルマ豆，青えんどう，白小豆，いも類などを原料とし，砂糖を加える割合，ほかの材料の混合，仕上がり状態などにより，つぎのような種類がある。白並あん，白最中あん，白上割りあん，白小豆つぶしあん，白つぶし最中あん，白練り切りあん，白中割りあん，白煮くずれあん，さつま並あん，薯（やまいも）練り切りあん，じゃがいもあん，青えんどうこしあん，青えんどうつぶしあん，また加合あんといって，加え合わす原料によって，海苔あん，黄味あん，かきあん，白小倉あん，桃山あん，ゆずあん，味噌あん，白ごまあん，昆布あん，栗あん，いも賽目入りあん，黒ごまあん，レモンあん，青えんどう小倉あん，ひき茶あん，栗最中あん，そのほか，種類は多い。〔小豆あんのつくり方〕小豆はよく洗って釜に入れ，小豆の量の倍ぐらいの水を加えて煮る。煮え立ったら，冷水を少量加えて縮皮をのばし，しばらく煮沸した後，渋きりといって灰汁（あく）が溶け込んでいる

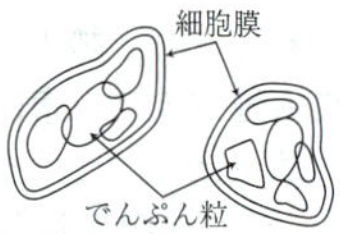

小豆あんの形態とでんぷん粒

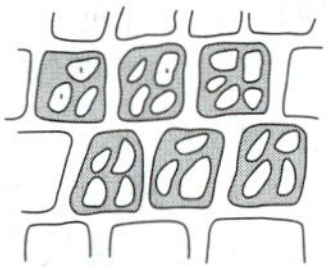
小豆子葉細胞組織

あんの一般分析表（100g あたり）　(g)

種類	水分	たんぱく質	脂質	炭水化物	食物繊維	灰分
小豆・こしあん	62.0	9.8	0.6	27.1	6.8	0.5
いんげん・こしあん	62.3	9.4	0.9	27.0	8.5	0.4
蚕豆あん	13.0	29.3	1.1	53.0	2.7	0.8
長いもあん	16.2	6.3	0.5	73.2	2.9	0.7
ゆり根あん	14.4	25.1	0.2	50.9	8.0	1.3
栗あん	15.5	5.9	0.7	73.5	4.0	0.4

煮汁を捨て，ふたたび水を加えて煮る。1〜2 回水を取り替えたならば，つぎに小豆がやわらかくなるまで煮る。火を止めてむらしたら，煮豆吸い上げポンプで製あん機に移し，煮豆をすりつぶして水洗いする。あんに含まれている水分を沈殿槽に移し，上澄みができるようになったら水を静かに取り替える。つまり，あくを取り除くわけである。2〜3 回水を取り替えてからこし袋に流し込み，あん圧搾器で水分をしぼる。これを生あんという。小豆 1.81 *l*（1.5 kg 内外）から生あんは 1.88〜2.25 kg できる。水分は約 60％でこれを火力乾燥したものが乾燥さらしあんである。〔あんの練り方〕所定の砂糖の全量と生あんを半量ぐらい混ぜて入れ，プツプツとよく煮えるようにして，あん練りかいじゃくしで撹拌しながらよく練った後，火を弱くして残りの生あんを入れて望みのかたさに練る。あんは，ただ水分を蒸発させて煮つめるのではなく，砂糖がじゅうぶんにあんのなかに浸み込むようにしないと光沢が出ない。そのため，煮立てている状態を維持させることが必要である。なお，ごま，味噌，栗，ゆず，水あめなどを加える場合は，かたく練り，仕上げの際に混和するのがよい。〔構造・組成〕あんは豆類，いも類の細胞でんぷんであって，細胞膜に包まれたでんぷんの外側を，さらに熱凝固したたんぱく質が包んでいる状態である。したがって，豆類やいも類をそのまますりつぶしたものと，加熱したものはあんの状態とはならず，糊状となる。小豆の子葉の細胞組織と，あん粒子を顕微鏡でみると，図のようである。

アンカ　紅粬　[Anka]　蒸した米に紅麹菌 *Monascus anka, M.purpureus* を生やしてつくった麹。深紅色の色素を含み，中国南部および台湾で食品の着色や紅酒（アンチュウ）の製造に利用されている。わが国でも近年，あかい酒（紅色の清酒）の製造や食品着色に用いられ，紅麹菌からつくられた黄色素（キサントモナシン類）も着色料として食品に利用されている。→アンチュウ

あんかけ　餡掛け　煮汁や調味液にくずやかたくりなど，でんぷんでとろみをつけた汁をかけた料理。あんをかけられる材料は味の浸透がしにくいもの，長く加熱すると組織がかたくなって不味となったりするものなどで，味付けの一方法である。豆腐，野菜，白身魚，イカ，エビ料理などに用いる。でんぷんの使用量は汁の 4〜5％程度で，べっこうあん，銀あん，カニあん，みそあん，鶏そぼろあん，ごま味噌あん，黄身あん，うにあんなどがある。

アンコウ　鮟鱇　[Angler-fish]　アンコウ科の魚。〔生態〕体はやわらかく平たい。頭が大きく自分の力であまり泳ぐことができないため常に海底にいるが，胸びれや腹びれが手足のように変形しているので，これを使って海底をはいまわっている。体長 1 m に達する。〔産地〕北海道以南に多く，底曳き網で漁獲される。〔調理〕冬季が美味。アンコウの体はやわらかく粘りがあるので吊し切りという方法を用いて切る。これは皮を剥いだのち頭に鈎をかけて吊し，切る方法である。代表的な食べ方としては割り醤油で食べるあんこう鍋と赤味噌仕立てにするあんこう汁とがある。ま

たアンコウは，肉よりも皮や内臓のほうがおいしく，肝臓は肝あえと称し，ゆでてから酢味噌にする。腕（胸びれ）をゆでて味噌煮としたものは，味噌吸（みそずい）といい賞味される。〔種類〕このほか，国産のアンコウにはクツアンコウという種類があるが，味はアンコウに劣る。クツアンコウとアンコウとは，外見はよく似ているが，クツアンコウの口中は白く，アンコウの口中は黒いので，区別できる。

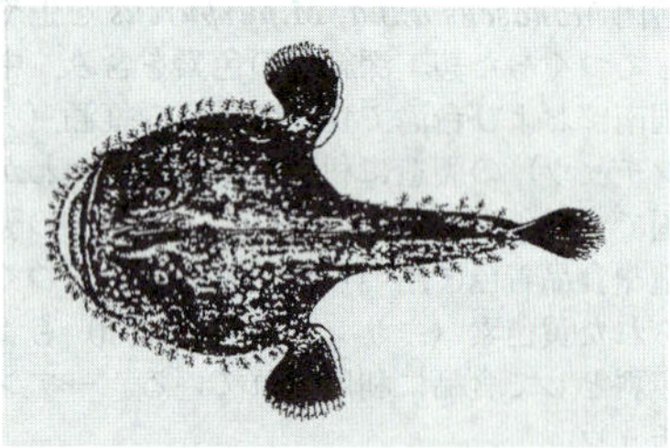

アンコウ

あんず　杏　[Apricot]　バラ科。〔産地〕中国原産。わが国では長野県が主産地で，全生産量の5〜6割を占める。〔品種〕日本あんず，中国あんず，ヨーロッパあんずに大別されるが，わが国では日本あんずとその雑種である。平和，広島大実，甲州大実，新潟大実，山形3号，早生大実などがある。果実は黄色で，核は離れやすい。酸が強いので，生食用としての需要はあまりない。欧州系のものは酸も少なく，香りも高い。〔成分〕果実の主成分は糖分（おもにショ糖）で6.9 g（100 g中）あり，酸（おもにクエン酸，りんご酸）も1〜2％ある。あんずの果肉は美しい黄色で，多量のカロテンと少量のリコピンを含む。カロテンは果実中では多いほうで，1.4 mg/100 g含まれる。〔加工〕果実は生食のほか，缶詰，シロップ漬け，ジャム，干しあんず，あんず菓子，ジュース，ネクターなど加工面の利用が広い。〔缶詰〕果実をたてに半分に切り，核を除いてつくる。操作中変色を防ぐため，果肉を水または食塩に漬けておく。糖度は20％以上にする。〔あんずジャム〕あんずはペクチンが多くゼリー化しやすい。また仕上げたジャムは酸が強いためカンを腐食することがある。それで，容器はガラスビンを用いる。〔干しあんず〕かなり多くつくられている。これは果実を半切し，核を除いたのち，イオウ燻蒸を行い，乾燥する。天日乾燥では約1週間かかる。火力乾燥ではまず50〜55℃で表面の硬化を防ぎ，ついで65℃前後で水分が15〜20％になるまで乾燥する。〔干しあんずの種類〕しろあんず，もちあんず，酸あんずなどの種類がある。アプリコットヌガーなどの洋菓子，糖果，リキュール，クリーム，アイスクリーム，プディング，揚げ物などに用いられる。〔あんずの種子〕杏仁といい，苦仁（医薬用）と甘仁（食用）の二種があり，甘仁は中華料理のスープ，安仁豆腐などのお菓子の材料に用いられる。苦仁は鎮咳作用がある。

あんずたけ　杏茸　夏〜秋，松林または広葉樹林内の地上に発生するきのこ。〔形態〕傘は径3〜8 cm, ふちは浅く裂け，波状に屈曲する。表面はなめらかで，卵黄色。ひだはしわ状で，叉状に分岐する。茎は高さ3〜8 cm, 下部は細まる。〔和名〕あんずのような香りがするのであんずたけの名前がついた。〔成分〕ビタミンA, Dおよびβ-カロテンを含む。〔調理〕欧米ではシャンテレル（chanterelle）（英語），またドイツ語ではPfifferling, フランス語ではGirolleとよばれ，種々の料理に利用されるが，日本ではあまり食用とされない。汁物，炒め物，てんぷらなど。

アンゼリカ　[Angelica]　カリフォルニア産の甘口混成ワイン。白ワインのもろみにブランデーを添加して，発酵を途中で止めてつくる。なお，別にセリ科の植物に同名のものがあり，リキュールの製造に用いられる。アンジェリカともいう。Garden angelicaは和名を西洋当帰という。鎮痛作用などがある。

アンセリン　[Anserine]　N-β-アラニル-1-メチル-L-ヒスチジン。がちょうの筋肉より発見されたのが最初で，動物，とくにうさぎの筋肉組織に多く含まれているペプチドである。このため，うさぎの肉を食べると尿中にアンセリンの代謝分解物であるメチルヒスチジンが多く排泄される。生体内における生理作用は，カルシウムの体内輸送およびCa^{2+}-ATPアーゼ系を刺激することなどである。アンセリンは生体内でカルノシン（β-アラニル-L-ヒスチジン）と類似した挙動を示す上，カルノシンからカルノシンN-メチルトランスフェラーゼによりS-アデノシルメチオニンをメチル供与体として生成される。アンセリンとカルノシンはともにジペプチドであるが，小腸からそのままの形で吸収される。

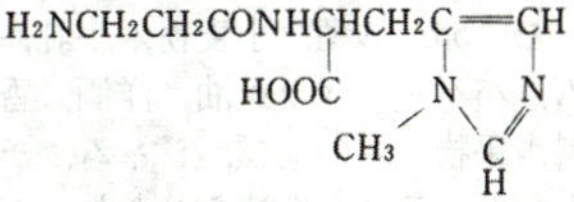

アンセリン

あんそくこうさん　安息香酸　[Benzoic acid]　特有の香りをもつベンゼンの一カルボン酸C_6H_5COOHで，古くから用いられている合成保存料である。〔性質〕アルコール，クロロホルム，エーテルにはよく溶けるが，水に難溶なので，ナトリウム塩として水溶性にしたものがよく使われる。殺菌力はpHが低いほうが効力は高く，pH3.5では1：800，pH5.0では1：20で，1時間以内にブドウ状菌を減殺するが，pH5.0では確実な殺菌力はない。塩類は概して効力が低い。pH3.5では1：2,000の溶液は酵母の発育を完全に阻止するが，塩類が多くなり，pH6.5にすると2.5％以上が必要となる。〔使用許可量〕キャビアに2.5 g/kg以下，マーガリン1 g/kg以下（ソルビン酸と併用するときは，合計で1 g/kg以下），清涼飲料水，シロップ，醤油に0.6 g/kg以下となっている。

あんそくこうさんナトリウム　安息香酸ナトリウム　[Sodium benzoate]　C_6H_5COONa。安息香酸をアルカリにてナトリウム塩とし，いちじるしく水溶性を高めた合成保存料である。〔性質〕水溶性であり，アルコールには溶けにくい。〔効力〕pH4.5以下の酸性下で遊離型となって効力を発揮し，微生物の発育を抑制する。〔使用基準〕安息香酸としてキャビアに2.5 g/kg以下，マーガリンおよび果汁に1 g/kg以下，清涼飲料水，シロップおよび醤油に0.6 g/kg以下となっている。

アンチビタミン　[Antivitamin]　ビタミンに類似した化学構造をもち，生理的にビタミンに対して拮抗作用を有する化合物。その化合物を与えると，ビタミン欠乏症を起こしやすくなる。抗ビタミンともいう。ビタミンB_6に対する4-desoxy-pyridoxine，ニコチン酸に対する3-acetyl pyridine，パラアミノ安息香酸に対するsulfonamideなどがある。

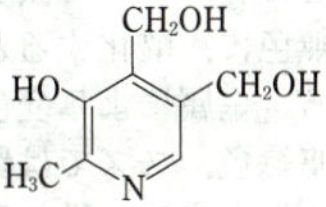

ビタミンB_6

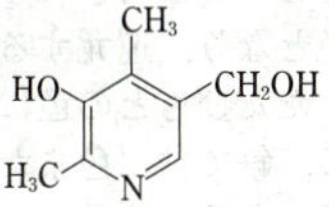

4-desoxy-pyridoxine

アンチュウ　紅酒　[Anchiew]　中国南部から台湾にかけてつくられている酒。紅糀（アンカ）と蒸糯米と水とを混ぜて6～7日間発酵させたもろみに米酒（ビイチュウ）を加え，圧搾，ろ過してつくる。製造直後は深紅色で蛍光を発するが，1年以上貯蔵したものは老紅酒（ルウアンチュウ）とよばれ，淡黄色となり風味も向上する。アルコール分は20％前後。→アンカ，ビイチュウ

アンチョビ　[Anchovy]　カタクチイワシの英名。近縁種は世界各地に分布し，とくにペルー沖で大量に漁獲される。日本ではこれを長期間塩漬け，熟成した製品をさす。〔製法〕原料魚を飽和食塩水に1晩浸漬後，頭，内臓を指で除く。これを20～30％の食塩で2か月仮漬けしてから木樽にぎっしりと詰め直し，ふたをしたのち小孔から飽和食塩水を注入して2～3か月塩蔵する。塩蔵の終わった魚は手で3枚におろし，皮を外にしてロール状にまき込むか，フィレー状にして，オリーブ油と一緒にカンにつめる。〔用途〕オードブルに用

いたり，ピザなど種々の料理に用いる。さらに細かく砕いたものを裏ごしし，食塩，着色料を加えて煮沸し，コーンスターチ，こしょうなどを配合してアンチョビソースにして，調味料として用いる。

アントシアンけいしきそ　アントシアン系色素　[Anthocyan pigment]　〔存在〕植物の葉，花，果実の美しい赤，紫，青などの色素，アントシアニジンの配糖体として存在するフラボノイド系色素群で，これをアントシアニン（anthocyanin）とよぶ。〔性質〕この色素は水に溶けやすく，酸により赤色となり，アルカリ性では紫色から青色へ，さらに緑色に変化する，比較的不安定な色素である。タンニン，フラボンなどとともに含まれるときはアルカリで濃黄色となり，還元すると無色に，酸化するとふたたびもとの色になる。金属により変色し，鉄では緑色または暗緑色，スズでは紫色になる。食品の加工や保存中に，熱，酸素，光，そのほかいろいろな成分や添加物の影響ですみやかに退色し，ついには褐変するにいたり，ときには金属イオンと結合して変色を起こす。〔種類〕アントシアン系色素に属するおもなものをあげると，表のようになる。

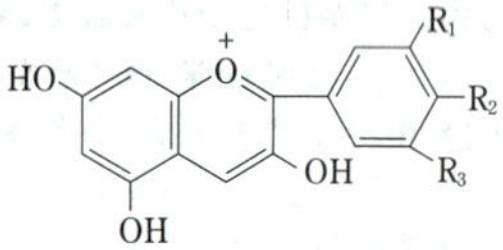

R_1, R_2, R_3：H, OH, OCH_3

アントシアン系色素

アントシアン系色素

シアニン cyanin	赤かぶ
ナスニン nasunin	なす
シソニン shisonin	しその葉の赤紫色
エニン enin	赤ぶどうの果皮，オランダいちご
フラガリン fragarin	オランダいちご
クリサンテミン chrysanthemin	いちご，桃，きくの赤色花，小豆，黒豆，くわの紫色の果実
カリステフィン callistehin	いちご，小豆
ケラシアニン keracyanin	さくらんぼ，さつまいも
イデイン idaein	りんご

アントルメ　[（仏）Entremets]　英語でデザートのことである。元来は，料理（mets）と料理の間に出す軽い料理の意で，とくに食事の後に出す甘味の料理をアントルメシュークル（entremets sucré）といった。食事の最後に糖分の多いものを食べると満腹感が出て落ちつくことから，西洋料理では甘味のある生菓子を出すが，このアントルメシュークルが残り，甘味料理をさす語として，現在使われている。〔材料・製法〕卵，砂糖，小麦粉，牛乳，生クリーム，バター，サラダ油，洋酒，香料，香辛料，果物，木の実類，ジャム，チョコレートなど。これらを凍らせたり，ゼラチンで固めたり，蒸したり，オーブンで焼いたり，揚げたりする。甘味があって口あたりのしっとりしたものや，自然に舌の上でとろけるようなものが多く，また，甘味，酸味，洋酒の入ったソースをかけることが多い。〔種類〕アントルメは供する状態により二種類に分けられる。冷菓（アントルメフロア：entremets froids）：体温より低い温度で供される菓子で，アイスクリーム（ice cream），シャーベット（sherbet），ムース（mousse），ボンブ（bombes），パルフェ（parfait）など。そのほかにも，ババロア（bavarois）→ババロア，ブランマンジェ（blanc manger），ゼリー（jelly），果物コンポート（compote），モスコビィット（moscovite），カラメルカスタードプディング（caramel custard pudding）などが，泡立て生クリームや果物で飾って冷たくして出される。温菓（アントルメショー：entremets chauds）：体温以上の温度で供される温かい菓子で，プディング（pudding），揚げ菓子（ベーニェ：beignet），スフレ（soufflé），クレープ（creépe），クリーム状のもの，果物の焼いたもの，果物パイなど。〔食事コースとの関係〕アントルメは食事の最後に出される

料理であるから，それまでに出された料理の材料，色彩，調理法などが重複しないようにし，美しい盛り方で最後を飾ることがのぞましい。また，食事が比較的軽く，皿数が少ないときには，重いアントルメ（プディング，果物パイ）などがよい。アントルメのあとは，果物，コーヒーが出て食事は終わる。→デザート

アントレ　［(仏) Entrée］　アントレの本来の意はフランス語の入り口であるが，フランス料理の正餐ではオードブルまたはスープ，魚料理に続く三番目の料理をさしている。アントレについで肉料理のローストが出される。正餐で肉料理が二皿出されるときはアントレとローストのコースとなり，この間に氷菓を出す。アントレは，肉の種類や調理法が重ならないようにしたロースト以外の肉料理をさす。今日ではメインディッシュの肉料理一皿だけをアントレと称することもある。〔料理内容〕肉は1人分単位か，比較的小さく切り，白ソースか褐色ソースで煮込んだり，味付けしたものが多い。マッシュルームや香味野菜とともに調理し，風味を高め，ワインを使ってソースの味をよく仕上げる。これらをパイケースのなかに詰めたり，ソースをかけて焼き上げたりする。盛りつけは派手ではないが，手間をかけた濃厚な味のものが多い。これらのごく軽いものは，しばしば温前菜ともなる。

アンナット　［Annatto］　→アナトー

あんパン　餡パン　［Azuki-bean-jam bread］　あんを入れた菓子パンの一種。〔歴史〕わが国独特のものである。明治初年にパンが紹介された際，外国式の製パン法によらずに，日本人のし好に合った日本独特のパンをつくろうとする試みがさかんになり，その結果できたのがあんパンである。〔特徴〕これは，パン酵母を利用せずに，わが国に特有の米麹を用い，これに繁殖している清酒酵母などを利用したものである。米麹だね（または酒だねという）を使用すると，日本酒の香りがすること，冷えても長くやわらかさを保つこと，糖分を多量に用いても旺盛な発酵を行うことなど，いろいろな長所がある。しかし，工程がかなり複雑なので，現在はあんパンにも培養パン酵母が使用されるが，米麹種を用いたもののほうが風味がまさっているといわれる。〔製法〕米麹だねを用いたあんパンのつくり方の要領を示す。1) 麹だね（酒だね）のつくり方（新たねの仕込み）：白米100，麹（若いもの）8。白米をよくとぎ，白水が出なくなるまで洗う。これをビンのようなものに入れて倍の水を加え，麹を加えてよく混ぜ，布でふたをして24時間放置すると，泡がふき始める。このとき，布でこして元だね発酵液とする。2) 元だねの仕込み：飯100，麹10，新だね白米100，麹8からつくった全量（発酵液），水少量。飯のなかに発酵液を加えて混合し，さらに水を加えて硬粥状とする。これを容器に入れ，24時間発酵させて元だねとする。3) あんパン生地のつくり方（直捏法）：小麦粉100，砂糖30，食塩0.5，ショートニング5，卵10，元だね0.3〜0.4，水約30。卵をよく泡立ててから砂糖を加え，水に溶かした食塩を加え，さらに小麦粉を加えてさっと混ぜ合わせた後，元だねを加え，次いでショートニングを加えてこね上げる。発酵には，イーストを使用した場合の約2倍の10〜11時間を要する。こうしてできたあんパン生地を65〜75 gとり，このなかに同量あるいは70%くらいのあんを包んで焼きあげる。〔最近の製法〕パン酵母を使用する場合が多く，その場合の生地の原料配合例を示すと次のようである。小麦粉100，イースト3，イーストフード0.2，食塩1，砂糖20，ショートニング3.5，練乳4。

アンモニア　［Ammonia］　分子式NH_3で，窒素を含む有機物の腐敗によって生成し，地下水に存在することがある。工業的には窒素と水素とを高圧触媒反応して合成する。〔性質〕常温で無色。特有の刺激臭のある有毒の気体である。蒸発熱は327 cal/gであり，この蒸発熱を利用し，冷凍，冷蔵用の冷凍機がつくられている。

これは，アンモニアが比較的液化しやすい性質を利用したものである（たとえば，20℃では8.46気圧で液化する）。アンモニアは容易に水に溶解してアンモニア水となり，アルカリ性を示す。実験用のアンモニア水は濃度28%，比重0.9前後である。アンモニアが人の嗅覚に感じる濃度は5万分の1程度（17 mg/m³）で，空気中の許容量は1万分の1である。水中に微量存在する場合でも，ネスラー試薬により検出できる。空気中に存在する場合は，ガスクロマトグラフにより検出，定量できる。〔用途〕各種のアンモニア化合物の原料となる。アンモニアは乾燥状態の凝固たんぱく質を膨軟にする性質があるので，凍り豆腐の膨軟処理に使用されることもある。食品添加物（指定添加物）として使用が認められている。

アンモニウムみょうばん　アンモニウム明礬　[Ammonium alum, *Aluminum ammonium sulfate*]　硫酸アルミニウムアンモニウム12水塩の通俗名。分子式$AlNH_4(SO_4)_2$-12 H_2Oの無色～白色で無臭の結晶性粉末。〔用途〕膨張剤，浄水剤，漬け物や煮物の保色剤として用いる。食物添加物（製造用剤，膨張剤）に指定されている。〔使用基準〕味噌に使用してはならない。→みょうばん，なす

い

イースト　[Yeast]　→こうぼ

イーストフード　[Yeast food]　アメリカで，パンの品質と用水との関係を調査したところ，硬水のほうが製パン性（酵母の発酵やグルテンの伸展性など）によい効果を与えることが発見された。そこで，硬水の1成分である硫酸カルシウムに，イーストの栄養源である窒素（アンモニウム塩），小麦粉の改良剤である酸化剤などを混合して市販したものがイーストフードの始まりである。したがって，名前はイーストフードではあるが，イーストの栄養（フード）のみでなく，小麦粉の生地をよくする物質も含まれており，その成分組成はまちまちである。〔処方〕基本的配合とされるARKADYタイプの組成を示すと，硫酸カルシウム24.93%，塩化アンモニウム9.38%，臭素酸カリウム0.27%，食塩24.93%，でんぷん40.49%である。このようなタイプのものを無機フードとよび，これに酵素剤（α-アミラーゼ，グルコアミラーゼ，プロテアーゼ）などを添加したものを有機フードとよんでいる。使用量は，小麦粉に対して0.1～0.2%でよい。これらは単にイーストのフードとなるだけではなく，臭素酸カリウムによる小麦粉の改良や酵素剤による発酵性の向上など，パン生地の品質改良が主効果になっているので，パン生地改良剤と考えるのが妥当であり，イーストフードのことを，ドウコンディショナー（dough conditioner）とよぶこともある。なお，近年，臭素酸カリウムの使用基準として，パン以外への使用が禁止され，小麦粉に対して30 ppm以下で使用し，最終製品には残留しないこととなった。これにより使用が自粛され，臭素酸カリウムにかわってL-アスコルビン酸（ビタミンC）を用いるようになっている。

イイダコ　飯蛸　[Small poulp]　軟体動物のタコ科の動物。〔生態〕タコのなかでは小型で，脚を入れても24 cmぐらいにしかならない。体は一般に灰紫色を呈する。脚は胴頭部の2倍に当たる。日本近海に多く，産卵期は春，卵は飯粒のような形をしているためこの名がある。〔調理〕一般には煮付けにして食する。→タコ

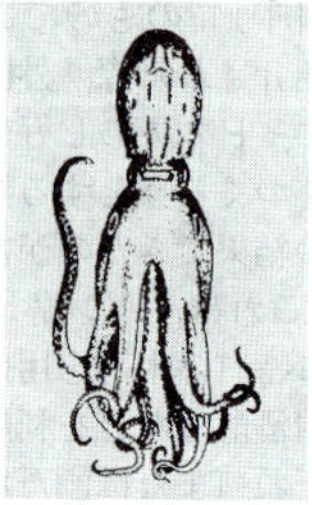

イイダコ

イー・ディー・ティー・エー　[ED-

TA：Ethylenediaminetetraacetic acid〕 エチレンジアミン四酢酸の略号。キレート剤の一種で，食品添加物としては EDTA Na_2 および EDTA $CaNa_2$ が使用許可されている。EDTA Na_2 は，日本薬局方ではエデト酸ナトリウムとよばれている。〔性質〕水に溶けやすく，エタノールには溶けない。〔製法〕エチレンジアミンにアルカリ性溶液中でモノクロル酢酸を反応させて製造する。〔効力〕種々の金属イオンと結合し，錯塩を形成する。すなわち，酸化作用を触媒する鉄イオンや銅イオンなどを封鎖するため，酸化防止剤として用いる。また，変色防止作用もある。〔使用基準〕EDTA $CaNa_2$ として，缶詰または瓶詰の清涼飲料水に 35 mg/kg，そのほかの缶詰・瓶詰製品に 250 mg/kg 以下となっている。ADI（許容 1 日摂取量）は 25 mg/kg 体重以下である。EDTA Na_2 の場合は，最終製品では EDTA $CaNa_2$ の形にすることが義務付けられている。

$$\left[\begin{matrix}{}^{-}OOCH_2C\\ {}^{-}OOCH_2C\end{matrix}>N-CH_2-CH_2-N<\begin{matrix}CH_2COO^{-}\\ CH_2COO^{-}\end{matrix}\right]CaNa_2\cdot 2H_2O$$

EDTA

イー・ピー・エー ［EPA］ →イコサペンタエンさん

いおう　硫黄 ［Sulfur］ アミノ酸（システイン，メチオニン）や多糖類（コンドロイチン硫酸など）のほか，また，ビタミン B_1，パントテン酸，ビオチンなどにも含まれる。わが国では亜硫酸塩がかんぴょう，乾燥果実，こんにゃくなどに漂白剤，保存料，酸化防止剤として使用されており，二酸化硫黄としての残存量が規定されている。

イカ　烏賊 ［Squid, Cuttlefish］ 軟体動物頭足類十腕目に属する動物の総称である。〔生態〕胴は一般に長くひれがある。10 本の腕をもち，このうち 2 本は触腕で長い。〔種類〕アオリイカ，ミミイカ，ヤリイカ，ケンサキイカ，コウイカ，ホタルイカ，ドスイカ，ダイオウイカ，スルメイカ，ソデイカ，モンゴウイカなどがある。〔産額〕2008 年度の生産量は 29 万 t，このうちスルメイカの産額がもっとも多い。すし種とするモンゴウイカは大部分アフリカ西海岸で日本のトロール船が漁獲したもの。〔調理・製品〕イカ肉は魚肉と違う特有のうま味をもち，刺身，照り焼き，うに焼き，煮付け，天ぷら，塩辛，するめなどとするほか，かまぼこに加えたり，いか醤油をつくったりする。〔いか燻製〕スルメイカの内臓をつぼ抜きして除き，ひれをとり胴のみとしたものを 60℃ ぐらいの温湯に漬け皮を剥ぐ。これを熱湯に入れて煮熟したのち，砂糖と食塩を主とする調味料と混ぜる。これを風乾後，90℃ 前後で数時間燻煙にあて，薄く切り再度，前記調味料に漬け込む。イカ肉のたんぱく質は魚肉たんぱく質に比べ栄養的にはまったく劣らず，とくによく煮た場合は消化されやすく，魚肉との間には差がない。しかし生および焼いたものはわずか劣り，するめの場合，煮たイカに比べその消化率は 60％ 程度となる。→ケンサキイカ，スルメ，のしイカ

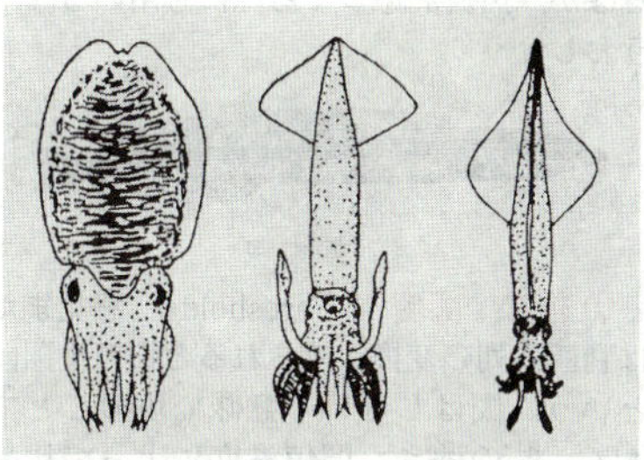

コウイカ　アカイカ　ヤリイカ

イガイ　貽貝 ［Mussel］ イガイ科に属する。ムール貝という名称が一般的。地方によって，セト貝，カラス貝，ヨシワラ

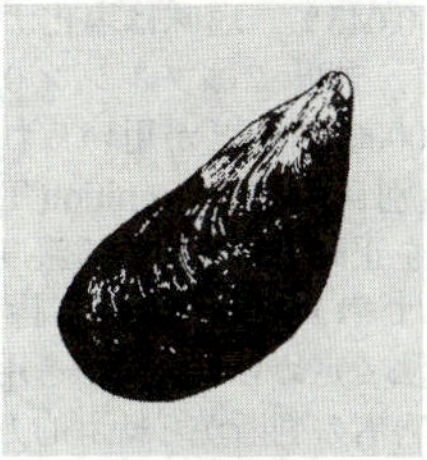

ムラサキイガイ

貝，ヒメ貝，ニタリ貝とも称される。全国に分布する。殻長 15 cm，殻のとがった端に殻頂がある。殻色は黒か黒褐色，内側は真珠光沢で美しい。肉は赤橙色で，一般には煮て食べる。時期により中毒を起こすことがある。煮干し品は淡菜といい，中国料理の材料となる。スペイン料理のパエリアの主要な材料でもある。

イカナゴ　玉筋魚　［Sandeel］　イカナゴ科の魚。〔生態〕体は細長く，背は褐色，腹側は銀白色を呈し，15 cm ぐらいになる。〔産地〕日本全国各地に分布し，東京ではコウナゴ，宮城でメロウド，九州北部ではカナギといい，関西では小形のものをカマスの幼魚に似ているところからカマスゴとよぶ。またつくだ煮としたものはかますじゃことといわれる。北海道，宮城県，兵庫県などで多獲される。大型のものはウナギ，ハマチなどの養魚餌料とされる。〔産額〕年産額 6 万 2,000 t（2008 年）。〔調理・製品〕天ぷら，つくだ煮，煮干しとするほか，魚醤油をつくる際にも用いる。→うおしょうゆ

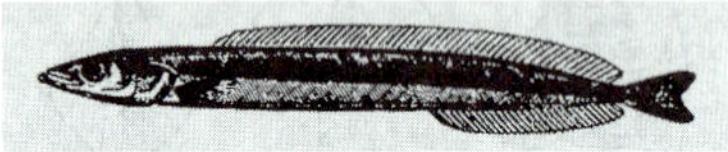

イカナゴ

いきち　閾値　［Threshold］　感覚または判断系列の変換がみられるところを閾値という。閾はしきいの意味で境のことである。味の強さを閾値濃度によって比較する。味を感じるのに必要な最低の濃度を絶対閾値（Absolute T）という。甘味については，ショ糖が 0.7%，サッカリンが 0.001% が基準に用いられる。その外酸味は塩酸の 0.045%，塩味は塩化ナトリウムの 0.055%，苦味ではブルシン 0.0001%，キニン 0.00005% などが用いられている。また，識別閾値（Recognition T）は，刺激の内容を正確に認識できる濃度で，絶対閾値よりは濃い濃度である。閾値の測定は官能検査法で定められた方法を用いて，一定数の被害者の判断から統計的方法によって計算して求められる。通常，刺激閾値は絶対閾値と同義である。

イクラ　［（露）Ikra］　日本ではふつうサケの卵を個々の卵粒にわけて塩蔵したものをさす。もともとはロシア語で魚卵の意味で，また，その塩蔵品をさす。〔原料〕漁獲後 6 時間以内の鮮度のよい魚の成熟卵巣を原料とする。産卵直前の川に上った時期のサケの卵巣は卵膜が硬くて不適，また 6 時間以上たった原料はすじこの原料とする。〔製法〕木枠に張った綿糸網の上で卵巣をもんで卵粒を分離する。飽和食塩水に 10〜20 分浸漬した後，水切りする。同時に少量の亜硝酸ナトリウム（0.005 g/kg 以下）を加えすじこの色を安定させる。少量の植物油をまぶして空気の接触をさけるようにして卵色を保護し，包装容器に入れて冷蔵する。すじこより塩分が少ないので貯蔵性が劣るため，低温貯蔵が必要。→スジコ

いけだきくなえ　池田菊苗（1864〜1936 年）　Kikunae Ikeda　うま味物質 L-グルタミン酸一（いち）ナトリウム（MSG）を昆布から発見し，1908 年，味の素㈱設立に貢献した。食品のおいしさの科学の創始者。

イコサペンタエンさん　イコサペンタエン酸　（エイコサペンタエン酸）［Icosapentaenoic acid, Eicosapentaenoic acid］　イワシやサバなどの油に多く含まれる多価不飽和脂肪酸。炭素鎖 20 で 5 つの不飽和結合を有し，容易に酸化される性質をもつ。IPA，あるいは EPA と略される。血小板を凝集させる物質の生成を抑えて血栓を予防したり，血液中の中性脂肪を低下させるなどの働きがあり，心筋梗塞，動脈硬化，脳梗塞，脳卒中，血栓症，脂質異常症，高血圧，炎症性疾患（アトピー性皮膚炎ほか）などの病気の予防，改善に対する作用が報告されており，医薬品やサプリメントとして利用される。また，同じ多価不飽和脂肪酸のドコサヘキサエン酸（DHA）と同様，脳の発達や認知機能を促進させるという機能も示唆されている。

イサキ　伊佐幾　［Grunt］　イサキ科の

魚。〔産地〕本州中部以南より東シナ海にかけて分布する。九州ではふつうイッサキとよぶが宮崎あたりではハンサコという。また四国ではイセギ，静岡県下ではところにより，コシタメという。〔生態〕30 cm ぐらいになるが，季節と年齢により体色が変わる。すなわち春から夏にかけてとれるものおよび幼魚は淡褐色の地に黄褐色の縦線が3本走っているが，冬期にとれる成魚ではこの縦線は消失し，体上部は黒く，腹側は白っぽくなる。産卵期は6～8月。〔調理〕5～8月が旬。洗い，刺身，塩焼き，煮付け，フライなどに向く高級魚。

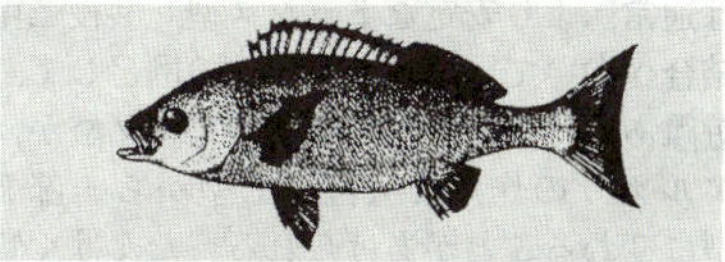

イサキ

いしごろも　石衣　半生菓子の一種。〔製法〕中割りあんまたは上割りあんを，小さくちぎって好みの形に成形し，ごま油をぬったす（簀）の上に並べ，トロ火のほいろ（焙炉）にのせて表面を乾かし，すり蜜をかける，もしくは漬けて，紙の上に並べ，表面を乾燥して取りはなす。すり蜜はグラニュー糖100に対して水あめ5～8を加え，114℃（季節で±1℃調節）に煮つめたものを使用するとよい。

イシダイ　石鯛　[Parrot bass]　イシダイ科の魚。〔産地〕北海道南部以南とくに南日本に多い。〔生態〕岩礁地帯に生息。関西でハス，高知周辺ではコウロウという。東北，北海道ではシマダイというが，これは幼魚のとき体に7本の黒褐色の縞が走っているためである。この縞模様は成長とともにしだいに薄れ，また，口のまわりは黒ずんでくる。40 cm ぐらいになる。磯釣の目的魚として好まれる。〔調理〕縞模様の消失した程度のものがおいしいとされる。夏を旬の時期とするが，4月ごろよりすでに美味となる。高級魚であらい，刺身，煮付けなどに向く。焼くと肉が硬くなりすぎるので塩焼きにはしない。

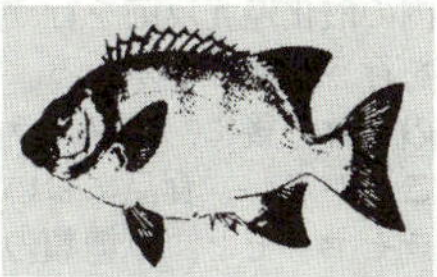

イシダイ

イシナギ　石投　[*Stereolepis*]　ハタ科の魚。〔生態〕体は灰褐色を呈し，幼魚の時には4～6本の黒褐色の縦帯をもっている。体長2 m に達する大型の魚。〔産地〕本州中部以北，とくに北海道に多い深海魚。産卵期は5～6月，富山でオホイオとよび，東京ではメダイとよぶこともある。また，幼魚はスギという。〔調理〕1年中味のよい魚だが，とくに夏おいしく，高級料理に使う。刺身，照り焼き，塩焼き，煮付け，酢味噌などにする。体長70 cm ぐらいのものが美味である。皮，卵巣は食べるが，精巣は中毒を起こすといってふつう食べない。〔イシナギの肝油〕あらゆる魚類の肝油中，ビタミンA含量がもっとも多く，ときとしては肝油1 g あたり100万IUを示すものがあり，かつては肝油の原料とされていた。しかし肝臓を食べるとビタミンA中毒症を起こし，皮ふがむけるなどの症状が出るため，肝臓は有毒部位とされている。

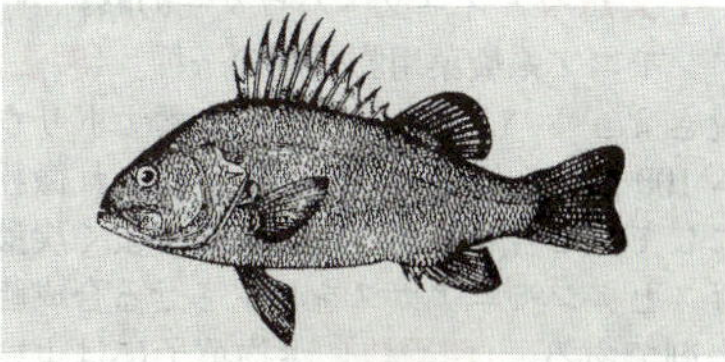

イシナギ

イシモチ　石首魚，石持　[Sciaena]　ニベ科の魚。〔生態〕体は銀白色を呈し，

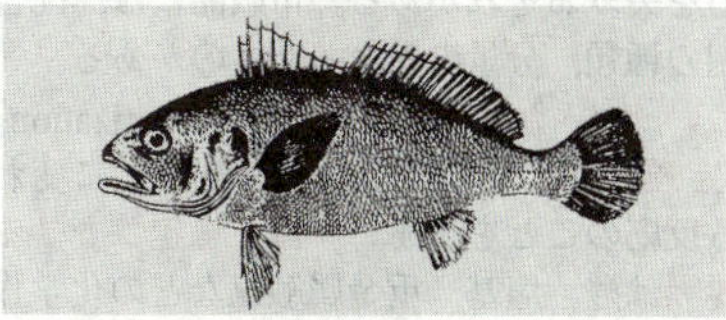

イシモチ

40 cm に達する。初夏のころに産卵する。〔産地〕東北以南とくに南日本に多く，大阪付近ではクチとかグチ，和歌山ではシラクチ，高知ではシラブという。〔調理〕塩焼き，煮付けなどにもするが，大部分はかまぼこの原料とされる。

いずし　飯鮨　魚に飯，麹，野菜などを加えて漬け込み，熟成させたもの。北海道，東北地方の郷土料理。〔材料〕サケ，ニシン，ハタハタ，ホッケなどがよく用いられる。〔つくり方〕適当な大きさに切った魚を塩蔵した後，水さらしをして塩を抜く。秋田のハタハタずしの場合は，さらに酢漬けにすることがある。飯を炊き，温かいうちに麹を加え，塩を混ぜる。だいこん，かぶ，にんじん，昆布，ゆずなどをせん切り，または細切りしておく。漬け込みおけに飯を入れて野菜を加え，その上に魚を並べ，さらに飯を置く。ハタハタずしの場合は，笹の葉を敷く。飯，野菜，魚と層状におけに詰め，最後に上ぶたをして重石をかける。しだいに重石を増していき，冷暗所で熟成させる。通常，2～3 週間で食べられるようになる。〔注意〕かつて，家庭でつくったいずしでボツリヌス E 型菌中毒事件があった。製造には十分な衛生管理が必要である。

イスパタ　イーストパウダーの略称で，アンモニア系製菓用膨張剤の一種。〔製法〕焼きミョウバン 130 g，炭酸水素ナトリウム 100 g，でんぷん 200 g をそれぞれ微粉にして混ぜ合わせたもので，効率よく炭酸ガスとアンモニアガスを発生させる合成膨張剤である。〔使用法〕蒸物菓子にはよいが，焼き物類は不向きで，おもに和菓子に用いられる。これは非常に吸湿性があり，吸湿したものは固まって，使用の際に膨張力を失うおそれがある。市販品には，配合剤の種類，分量の異なったものがある。

いせいか　異性化　[Isomerization]〔定義〕化合物が異性体（isomer）に変わる反応のことをさす。異性化を起こさせる要因は酸，塩基，重金属触媒などの化学作用，熱，光などの物理作用がある。また，特定の化合物を特異的に異性化する酵素も存在する。有機化合物の炭素骨格が変化するような異性化は一般に強い反応条件を必要とするが，炭素二重結合の幾何異性（シス-トランス異性），二重結合の移動は起こりやすい。油脂の水素添加の際，シス型のオレイン酸がトランス型のエライジン酸になったり，リノール酸などの離れていたふたつの二重結合が共役二重結合に変わったりする。このような変化は，油脂の高温加熱の際にも起こり，また，精油成分の保存中に酸，塩基，光などの作用でも起こり，変質の一因と考えられている。変化の方向は通常，より安定なトランス型，共役二重結合へ向いている。光学異性の例として，遊離あるいはたんぱく質中のアミノ酸が，アルカリの作用で天然の L 型から一部 D 型に変わることがあげられる。たんぱく質を抽出して利用するときに注意すべきことがらである。還元糖は，アルカリによって，ケト-エノール互変異性化を起こす。たとえば，グルコースはフラクトースとマンノースを生じる。これを利用して，グルコースからフラクトースを製造する方法が工業化されたが，現在はより効率のよいグルコースイソメラーゼによる酵素異性化におきかえられている。なお，アミノ・カルボニル反応ではアミノ基が結合することによって互変異性化が起こりやすい分子種を生じ，反応が進んでいくと考えられている。

いせいかこうそ　異性化酵素　[Isomerase]　イソメラーゼともいう。〔定義〕分子式が同じで，分子構造が異なる化合物を異性体というが，ある化合物を，その異性体に変換する反応を触媒する酵素の総称。〔種類・呼称〕光学異性化を行うラセマーゼ，シス-トランス異性化を行う酵素，分子内の酸化還元反応を行う酵素，分子内転移を行う酵素などがある。基質となる化合物の名称の後に，イソメラーゼを付してよぶことが多い。食品において重要なものは，ラセマーゼと，単糖類の分子内酸化還元反応を行うイソメラーゼである。前者は化学合成したDL-アミノ酸からL-アミノ酸を製造するのに用いられる。後者は，異性化糖を製造するグルコースイソメラーゼが工業的に利用されている。〔グルコースイソメラーゼ〕ブドウ糖に作用し，果糖に変換する。微生物，とくに放線菌が生産する。現在，工業的にでんぷんからブドウ糖を製造し，さらにこの酵素を使用して果糖を生産することが広く行われている。

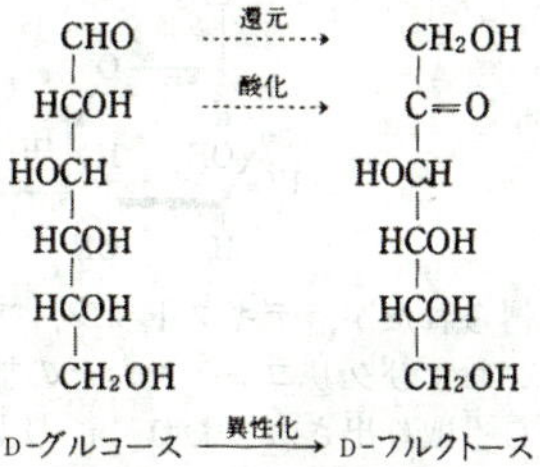

いせいかとう　異性化糖　ブドウ糖に酵素（グルコースイソメラーゼ）あるいはアルカリを作用させて得られるブドウ糖と果糖の混合液糖である。甘味度の低いブドウ糖の一部を果糖にかえることにより，甘味度の増加をはかったものである。〔製法〕DE（Dextrose Equivalent）97程度の濃度のブドウ糖液をpH8.0，60～65度の温度でグルコースイソメラーゼの固定化酵素反応器を通し，連続的に異性化する。ついで脱色，イオン交換により精製，濃縮するとブドウ糖52％，果糖42％，オリゴ糖6％の組成を有する液糖が得られる。なお，果糖の組成比を高くするには果糖のみを陽イオン交換樹脂に吸着させるとともに，水で溶離，溶出させ，90％濃度の果糖を得る。これを果糖42％のものに適宜混合して果糖とブドウ糖の適当な構成比の液糖をつくる。JASでは異性化糖の名称のほかにその構成比でブドウ糖の方が多いもの（果糖50％未満）をブドウ糖果糖液糖，果糖の方が多いもの（果糖50％以上）を果糖ブドウ糖液糖ともいう。〔用途〕パン，菓子，冷菓，ソフトドリンク，缶・瓶詰などに広く利用される。低温で甘味が増すのでとくに冷やして飲む清涼飲料に向いている。

イセエビ　伊勢海老　[Spiny lobster]　イセエビ科のエビ。〔生態〕体色は暗褐色で，体長は20 cmぐらいがふつうである。千葉県以南の太平洋岸，九州の西岸に生息する。長崎，三重などで水揚が多い。刺し網とよぶ網にからませて獲る。生産量が少ないのでオーストラリアそのほかから輸入している。〔色素〕イセエビは煮ると赤色に変わるが，これは甲殻中に含まれるアスタキサンチン（astaxanthin）とよぶ赤色のカロテノイド色素が，生きているときはたんぱく質と結合し，色素たんぱくとよぶ形をしているが，煮る際に分解してアスタキサンチンを分離するためその赤色が現れてくるのである。〔調理〕イセエビの肉はきわめて美味なため和洋を問わず各種の料理に用いられ，とくにマヨネーズをかけたもの，刺身，酢の物などが美味。また，具足煮，真蒸などとする。このほか祝儀の際の飾り物として珍重される。→アスタキサンチン，エビ

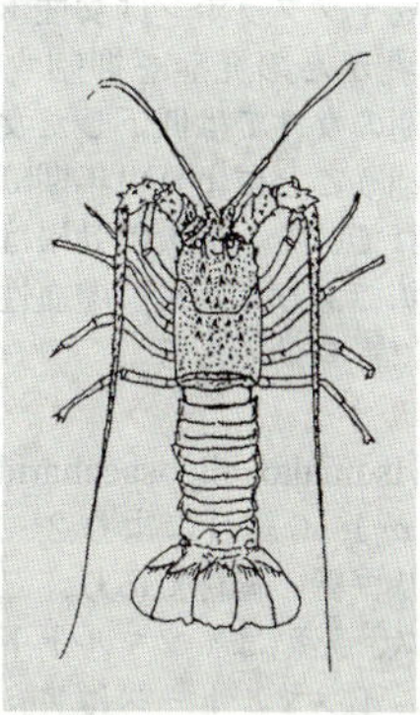

イセエビ

イソアスコルビンさん　イソアスコルビン酸　[Isoascorbic acid]　→エリソルビンさん

イソチオシアネート　[Isothiocyanate]　イソチオシアン酸の各種エステルの総称で，イソチアン酸エステルともよばれる。R－N＝C＝Sの化学構造をも

ち，Rはメチル，エチル，*n*-プロピル，イソプロピル，*n*-ブチル，イソブチル，イソアミル，アリル，フェニル，ベンジルなどが知られている。イソチオシアネート類はいろいろな植物（からし，さんしょう，だいこん，あぶら菜など）に存在する辛味成分のひとつである。アリルイソチオシアネートはアリルカラシ油ともよばれ，黒からしの種子やわさびの根のなかに配糖体として含まれ，それが酵素チオグルコシダーゼ（ミロシナーゼ）の作用により分解されて生じる。→ミロシナーゼ

イソフラボン　[Isoflavone]　大豆の皮に含まれている黄色色素はフラボノイド色素であり，これらは，ダイゼイン，ゲニステイン，グリシテインとよばれるイソフラボンである。イソフラボンは植物中に幅広く分布する抗酸化成分の一種であり，その化学構造はエストロゲンのような女性ホルモンと類似しているため，女性ホルモン様に働く。エストロゲンはその受容体と結合してさまざまな生理活性を示すが，乳がんの発症を促進することが知られている。一方で，大豆イソフラボンは女性ホルモンと競合して乳がんの発症を抑制するとともに，閉経期の女性では低下した女性ホルモン活性を補うことにより更年期障害の緩和が期待されている。最大の効果は骨粗しょう症の予防であり，がん，虚血性心疾患などの予防にも有効である。

イソマルトオリゴとう　イソマルトオリゴ糖　[Isomalto-oligosaccharide]　グルコースがα-1，6結合により2〜10分子重合したオリゴ糖の総称であり，二糖はイソマルトース，三糖はイソマルトトリオースと称する。イソマルトースはアミロペクチンやグリコーゲンの分岐点として存在する。腸内におけるビフィズス菌の増殖を促進するプレバイオティクスとして利用される。

イソマルトース　[Isomaltose]　α-D-グルコースがα-1，6結合した非発酵性の二糖類。融点120℃，$[\alpha]_D$ + 119〜122°。以前はD-グルコースに強酸を室温で作用

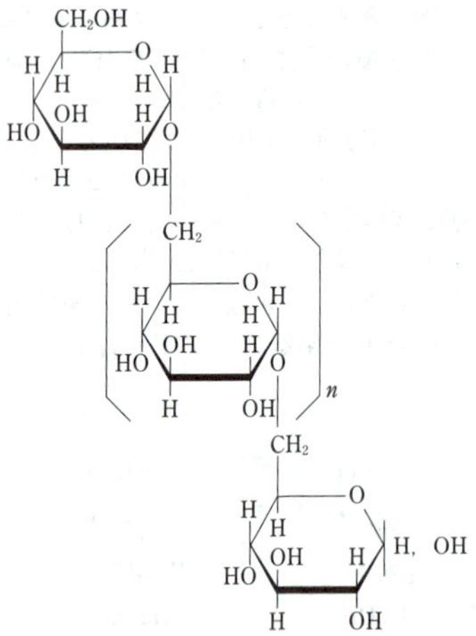

させて得られたが，デキストラン，アミロペクチンおよびグリコーゲンなどの加水分解物からも取り出されており，このような多糖類の分子構造の一部に，イソマルトースのα-1，6結合型式が存在することを示す。〔所在〕でんぷんの酸加水分解物，ハイドロール，酸糖化発酵残渣，酒などにも含まれる。これはでんぷんの酸分解によっていったん生成したブドウ糖が，逆反応で2分子縮合したもの。でんぷんをグルコアミラーゼ剤で糖化する際にも生成し，結晶ブドウ糖を分離したハイドロール中にはかなり含まれる。〔性質〕独特の風味のあるやわらかい甘味があり，吸湿性，結晶防止力が大きいので特殊な水あめに利用される。

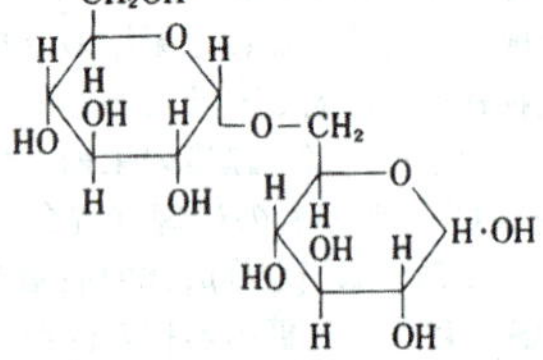

イソマルトース

イソメラーゼ　→いせいかこうそ

イソロイシン　[Isoleucine]　(β-methyl-ethyl-α-aminopropionic acid) 必須アミノ酸のひとつ。酵母により活性アミル

アルコールに変化してフーゼル油の主成分となる。動植物たんぱく質に多い。→アミノさん

$$\begin{matrix}CH_3\\C_2H_5\end{matrix}\!\!>\!CH\text{-}CH\text{-}COOH\\ \phantom{CH_3>CH\text{-}CH\text{-}}|\\ \phantom{CH_3>CH\text{-}CH\text{-}}NH_2$$

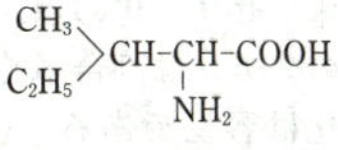

イソロイシン

イタヤガイ　板屋貝　[*Japanese scallop*]　イタヤガイ科の二枚貝。〔生態〕ホタテガイに似るが小形で前後に長く、殻は薄い。〔産地〕北海道から四国、九州にかけて広く分布する。〔調理・利用〕貝柱はおいしく、フライ、バター炒め、付け焼きなどに向くほか、煮て干したり、缶詰とされる。また、貝殻は竹の柄を付けてしゃくしとするためシャクシ貝ともいう。

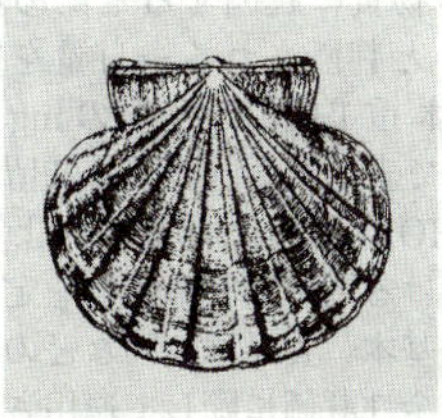

イタヤガイ

いたワカメ　板若布　薄板状に広げて乾燥したワカメ。島根県の名産でめのはとよぶ。〔製法〕この地方のワカメは葉の切れ込みがあさいので、板状に伸ばしやすい。採取した原藻を真水で洗浄、脱水し60×30 cmから畳1畳程度のかや製の簀（す）の上に隙間のないように張り付け、乾燥する。〔食べ方〕軽く焙ってそのまま酒の肴にしたり、手でもんで温かい飯にふりかけて食べる。→かんそうワカメ

いちご　苺　漿果（しょうか）に属する集合果である。ラズベリー（raspberry）ブラックベリー（blackberry）などのきいちごはおもに北海道に栽培されているが、ふつういちごとして広く用いられるものは草いちご（strawberry）で、これはオランダいちごともいう。〔栽培〕わが国には江戸末期に伝えられ、暖地での水田裏作や静岡の石垣栽培はわが国特有の栽培法である。最近早期の施設栽培の技術が開発されたこともあって、出荷最盛期は年々早まり、従来の4〜5月から現在では3月となっている。〔産地〕おもな産地は栃木、福岡、静岡、愛知、熊本、佐賀、長崎、宮城となっている。〔品種〕春香（1〜2月）、宝交（1〜2月）、麗紅（2月）、ダナー（3月）など種類も多く、加工用としてはマーシャル（アメリカ種）のほか、ビクトリア、千代田、紅露、藤崎、フェアファックス；御牧原などがある。最近ではとちおとめ（栃木、静岡）、とよのか（福岡、佐賀）が市場のほとんどをしめる。〔成分〕糖質は7.1 g（100 g中）前後で、酸はリンゴ酸として1.1％前後を含む。ビタミンCは62 mg/100 g前後でみかんより多い。いちごの色はアントシアン色素で、35〜55 mg/100 g含まれる。〔貯蔵〕いちごは貯蔵性に乏しく、収穫後は急速に熟度が進み、常温では2日程度の寿命しかないが、4〜6℃で5日前後、1〜2℃で7〜10日品質が保持され、着色の進行も抑制される。ビタミンC含量がその間ほぼ保持される。〔冷凍〕いちごの加工品としてはジャム、ゼリー、ジュースなどがあるが、収穫後寿命が短いので、冷凍貯蔵が行われている。これはいちごに糖液または固形糖類を混合して、−30℃以下で急速に冷凍し、その後−20℃以下で保存する。〔ジュース〕生果または冷凍果を用いるが、冷凍果は粘質物が凝固するので、加熱せずとも搾汁が容易になり、搾汁率もよい。また、冷圧で搾ったものは濃紅色で色調がこく、新鮮な風味も得られる。ジュースをつくるには、まず果実のへたをとり、水洗したものを60〜80℃で加熱する。この加熱で酵素不活性化、色素の抽出と固定化、粘性の減少などが起こり搾汁を容易にする。このジュースは一般に清澄果汁として売られるので、殺菌や貯蔵中に混濁を生じないよう清澄処理を行う必要があるが、これ以外の製造工程は、みかんの場合とほぼ同じである。〔ジャム〕りんごジャムなどと異なり、いちごの形を残すプレザーブ型のジャムがつ

くられる。小型の瓶・缶詰用のものは原料として冷凍果を用いるもの以外は生産地でつくられる。それは生果として貯蔵，輸送が困難であることのほかに色素の退色がはげしいためである。この色素はアントシアン系で，熱に対しても不安定なので，褐変を最小限にとめるためには真空濃縮による方法がよい。プレザーブ型いちごジャムは果形を残すため煮つめるとき最初の水分量が少なく，こげつきやすい。また，果実が上にうき上がってくる製品ができやすいので，煮つめ前に砂糖を加え一定時間放置して果汁の一部をとかし出すとともに，果肉中に砂糖を十分しみこませる。大缶ジャムの原料としては，生産地で生果に少量の水を加えて煮たものをカン（18 *l* カン）に詰めた，いわゆるボイルドにしたものが用いられる。

いちじく　無花果　[Fig]　クワ科に属し，地中海沿岸地方の原産。温暖，多雨で水はけのよい地方に栽培されている。全国各地に分布し，果実は花托の肥大したもので，夏に熟するものと秋に熟するものとがある。いちじくはいわゆる偽果で花らしい花が開かないまま結実するため，無花果と書かれるが，果実の内側に白い小花が多数集まっている。〔成分〕糖質は 12.4 g（100 g 中）。おもに果糖とブドウ糖でショ糖は少ない。酸は少なく 0.3％程度。果実や茎，葉から出る乳液にはたんぱく質分解酵素（フィシン）が含まれる。色素はアントシアン系である。〔加工品〕わが国ではまだ生食が多いが，加工品としてはシロップ漬け，プレザーブなどの缶詰，糖果，ジャム類，乾果などがある。〔シロップ漬け〕アルカリ処理，湯むき，手むきなどで剥皮したのち，90℃で 2〜3 分熱処理し，一種独特の臭気を除き，糖液を注入して糖度 20％以上にしたもので，これを缶詰にする。プレザーブ風のときは熱処理後果実を 30％の糖液中に浸して糖の浸入をはかったのち，順次砂糖を加えて 60〜65％の濃厚液とし，5〜7 日間にじゅうぶん果肉に糖分をしみ込ませ，約 60％の濃厚糖液を注入して缶詰とする。なお，酸が少ないので，クエン酸を加えると風味がよくなり，かつ殺菌しやすくなる。〔ジャム〕この場合も風味とゼリー化の点から酸を加えるとよい。ペクチンは割合多く含まれるので，ゼリー化は容易である。〔干しいちじく〕まず，うすいアルカリ液に 20〜40 秒浸し，冷水中で剥皮し，イオウ燻蒸を行い，60℃前後で乾燥後，風通しのよい冷暗所に貯蔵しておき，干し柿と同様果皮の表面に白い粉を生じさせる。製品の水分は 15〜20％にする。

いちにちきょようせっしゅりょう
一日許容摂取量　[Acceptable daily intake for man, ADI]　人がある物質を経口的に毎日連続して一生涯とり続けたとしても，その物質に起因すると認めるべき危険はないと判断される一日量をいう。一般に，体重 1 kg あたりの mg 量（mg/kg/日）で表される。農薬の残留に関する FAO/WHO 合同専門委員会によって，作物中における残留農薬の限度を定める際の考え方の基本。食品添加物などの化学物質一般の安全性評価に際して適用される。一般には動物実験による諸毒性試験とくに慢性毒性試験の結果を基礎に定められる。すなわち，実験動物に影響を与えない量のなかで最高の最大無作用量（no observed effect level, NOEL）を求め，これに適正な安全係数を乗じた値から ADI は決定される。その物質に対する新しい適切な情報が提出された場合には国際的機関などにおいて随時その改正が検討される。安全係数は，動物実験結果をそのまま人にあてはめるのではなく，安全性に幅をもたせそれよりも低い数値を適用するための係数である。科学的経験から原則的に安全係数として 100 が適当であるとされる。しかし，100 よりも小さい係数 10 や大きい 200〜300 といった係数が用いられる場合もある。たとえば物質 X の実験動物に対する最大無作用量が 10 mg/kg とした場合，安全係数 100 を採用すれば，その一日許容摂取量は 10 mg × 1/100 から 0.1 mg/kg/日と設定される。

いちばんスルメ　一番鯣　→スルメ

いちょういも　銀杏薯　→やまいも

いっぱんせいきんすう　一般生菌数　→せいきんすう

いっぱんせいぶん　一般成分　[Macronutrient]　食品の栄養素を論ずる場合に，微量成分（micronutrient）に対比する成分を，一般成分という。各国の食品成分表において，100 g中，1 g（1％に相当）以上ある成分をg単位で示し，また，それから計算されるエネルギーをKJあるいはkcal単位で示し，微量成分は100 g中のmg単位あるいはそれ以下のμg単位で，ビタミン類では必要に応じてその活性単位を用いて成分含量を示す場合が多い。一般成分は食品を構成する主要な成分で，化学的構成と栄養的な生理作用を考慮して次のように分類する。〔たんぱく質〕アミノ酸またはイミノ酸を基本単位とする重合体で，多様な形態，物理化学的，栄養的性質は，それらの量的な組成と配列，交差，形態的な配置によって多様に相違が生じている。20種類のアミノ酸のうち8種類が，体内ではつくられない必須アミノ酸で，それ以外は非必須アミノ酸と区別されているが，不要ということではない。プロリン，ヒドロキシプロリンはα-イミノ酸である。アミノ酸とイミノ酸はつぎの構造をもつ。

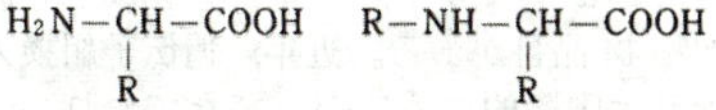

α-アミノ酸　　　α-イミノ酸

たんぱく質の栄養評価は，消化吸収の効率を加味した生物価（BV）〉などの指標で行われる（→せいぶつか）。〔炭水化物〕食事中の炭水化物はおもに，植物性の食品，穀類，砂糖，野菜からとられる。炭水化物の大部分は多糖類ででんぷんがもっとも多いが，動物性のグリコーゲン，植物性のセルロース，ヘミセルロース，ペクチンなどがある。多糖類が酵素的に分解されると単糖類（グルコース，フルクトース，ガラクトース）と二糖類（スクロース，ラクトース，マルトース）になって，消化吸収される。これらの糖も人間のエネルギー供給の効率がいちじるしく異なるので，有効性の（available）でんぷん，単糖類と，β-1, 4グルコシド結合という人の分泌酵素では分解できない，繊維などの非有効性炭水化物に分けられ，これは食物繊維（dietary fiber）とよばれる。〔脂質〕肉，卵，乳製品，脂肪（調理用油脂，バター，マーガリン）などが脂質の供給源であり，人間のエネルギー供給の重要部分を分担している。脂質は炭水化物とたんぱく質にくらべて，重量当たり2倍以上のエネルギーを供給する。脂質は水に溶けず，有機溶媒（クロロホルム，エーテル，ヘキサン）に溶ける成分で，単純脂質，複合脂質，誘導脂質に分かれる。食物のなかでもっとも多いのはトリグリセライド（95％以上）で，ろう，リン脂質，ステロール，脂肪酸は少量で10％以下である。摂取されたトリグリセリドは，胃を通って十二指腸に入り，酵素リパーゼによって加水分解され，脂肪酸とモノグリセリド，グリセロールを生じる。胆汁酸塩と一緒になり乳化されて小腸の粘膜から体内へ消化吸収され，血液中に入り新しいトリグリセリドの再合成が起こる。脂肪酸もアミノ酸のように，水素と炭素の割合と配列によって多数の，飽和・不飽和脂肪酸に分かれ，必須脂肪酸（リノール酸，アラキドン酸）などが正常な発育のために必要とされている。〔発熱量（calorific value)〕体のエネルギー消費は休息中でも体重1 kgあたり，1時間に約1 kcal, 1日あたり平均1,500～2,000 kcalであるとされている。1 kcalは熱の物理単位である，熱の仕事当量キロジュール（kJ）で測定すると，1 kcal＝4.8 kJの関係になっている。三大栄養素であるたんぱく質，脂質，炭水化物が，熱量計のなかで燃える（酸化される）ときに発生するエネルギーのうち，体内で有効に利用できるエネルギーを平均して，順に約4.0，9,0，4.0 kcal/gと計算される。〔水〕水はエネルギー源としての機能はないが，体重の75％を占め，水なしでは人は生存・機能できない点では一種の栄養素である。一般に1日の要求量は2.5 lで，その供給源は，飲料から1.26 l，食物から0.9 l，食物の体内での消化，酸化によって生じたものが0.35 lとされている。これらの水が，尿，糞および肺や皮膚からの蒸発による損失とつり合っているのである。

いでんし　遺伝子　[Gene]　〔定義〕遺伝形質を規定する因子で，デオキシリボ核酸（DNA）上の遺伝情報を担う構造単位である。したがって，DNA上の一定の領域の塩基配列により規定される遺伝の作用単位として定義される。ただし，リボ核酸（RNA）ウィルスにあっては，RNA上の一定の領域の塩基配列ということができる。〔歴史〕遺伝子の概念は，メンデルの法則における基本概念として各遺伝形質（単位形質）に対応して想定された。その後，W. L. Johannsen（1909）がメンデル因子をさす語としてgeneを提案した。〔遺伝子の機能〕遺伝子は自己増殖（＝複製，replication）し，細胞世代，個体世代を通じ親から子に継代的かつ正確に受け継がれ，形質発現に対する遺伝情報を伝達する。〔遺伝子の構造〕通常1個の遺伝子は数百から数千個の塩基対を含む。あるたんぱく質に対する遺伝子とは，そのたんぱく質のアミノ酸配列からなる一次構造に対応するヌクレオチド配列をさし，翻訳（translation）の際の開始点と終止点とにはさまれた部分をいう。たんぱく質のアミノ末端に相当する領域よりさらに上流にシグナルペプチド分だけの領域が伸びたものが遺伝子の構造単位となっていることもある。このように，たんぱく質や，rRNA, tRNAなどの一次構造を規定している遺伝子を，とくに構造遺伝子とよぶことがある。ほかに，DNA上には，プロモーターとか，オペレータなどのように，特定のヌクレオチド配列そのものが核酸上の特定の部位を指定しているものもあり，あるたんぱく質と特異的に結合することなどによって，形質発現や複製などの制御，調節に重要な役割を果たしているものもある。〔たんぱく質の生合成〕DNA塩基対にある遺伝暗号は，DNAの2本鎖のうち1本の塩基配列がRNAに写し取られ（転写transcription），そのあと3個のヌクレオチド配列コドンあるいはコードン（codon）が1個のアミノ酸を指定する遺伝暗号となるしくみでたんぱく質に翻訳される。→いでんしこうがく

いでんしくみかえしょくひん　遺伝子組換え食品　[Genetically modified foods]　遺伝子組換え技術を用いて開発された農作物と，それを加工した食品のこと。遺伝子組換え技術とは，細菌などの遺伝子の一部を切り取って，その構成要素の並び方を変えて元の生物の遺伝子に戻したり，別の種類の生物の遺伝子に組み入れたりする技術である。たとえば，細菌のもつ除草剤の成分を分解する性質を発現する遺伝子を植物の遺伝子に挿入することで，除草剤に強い作物をつくり出すことができる。遺伝子組換え技術が従来の品種改良と異なる点は，人工的に遺伝子を組換えるため，種の壁を越えてほかの生物に遺伝子を導入することができ，農作物などの改良の範囲を大幅に拡大できたり，改良の期間が短縮できたりする点である。2011年現在，厚生労働省が安全性を確認したものとしては，じゃがいも，大豆，とうもろこしなどの食品167品種と，組換え体そのものを食べないα-アミラーゼ，キモシンなどの添加物14品目がある。近年，遺伝子組換え食品は国際的にも広がってきており，今後，さらに新しい食品の開発が進むと予想されている。安全性未審査のものが国内で流通しないよう，食品衛生法に基づく食品の規格基準が設けられ，2001年4月から遺伝子組換え食品の安全性審査および表示が，法的に義務づけられた。表示義務の対象となるのは，大豆，とうもろこし，ばれいしょなどの農産物と，これらを原材料として加工工程後も組換えられたDNA，またはこれによって生じたたんぱく質が検出できる豆腐・納豆などの加工食品であり，検出されない醬油，コーン油などは表示義務

はない。遺伝子組換え食品の安全性の審査は食品安全委員会において科学的に実施されており，具体的な項目は，挿入遺伝子の安全性，挿入遺伝子により産生されるたんぱく質の有害性の有無，アレルギー誘発性の有無などである。人口増加による世界的な食料需要の増大，地球温暖化などによる食料供給力の低下が危惧されるなか，遺伝子組換え食品の重要性が重要視されているが，これとともに，安全性の確保も求められている。

いでんしこうがく　遺伝子工学　[Genetic engineering]　〔定義〕酵素などを用いて試験管内で異種のDNAの組換え分子を作製し，それを生細胞に入れること（クローニング（cloning））を組換えDNA実験あるいは遺伝子操作実験（recombinant DNA experiment）という。このような，遺伝子組換えの技術を用いて，遺伝子に人為的変換を加えたり，ある特定の産業上重要な遺伝子産物を細菌や酵母で多量に生産させることを遺伝子工学という。〔食品産業と遺伝子工学〕遺伝子工学は各種産業にとって期待の技術で，食品産業レベルでも遺伝子工学の利用は拡大している。ここでは一例としてチーズ製造に必須の凝乳酵素キモシン（chymosin）の遺伝子工学についてのべる。生後数週間以内の仔牛の第4胃の粘膜より，不活性な酵素前駆体プロキモシン（prochymosin）のmRNAを取り出し，逆転写酵母により逆転写して相補的なDNA（cDNA）を調製する。このDNAをベクターであるプラスミドpBR322に連結して，プロキモシン遺伝子を組み込んだプ

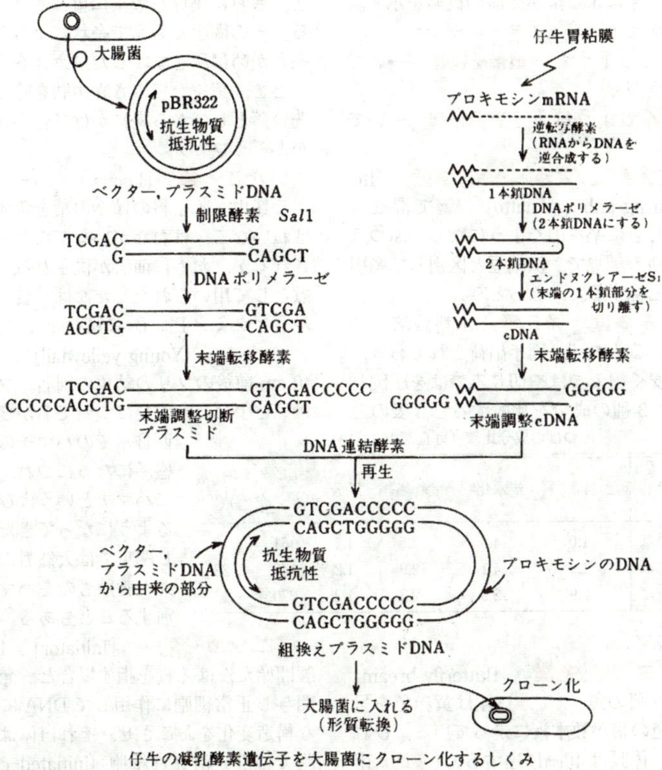

仔牛の凝乳酵素遺伝子を大腸菌にクローン化するしくみ

ラスミドとして，大腸菌の菌体に入れた。以上の遺伝子組換え操作により，仔牛・プロキモシンの生産能をもつ cDNA が，プラスミド DNA 上で機能を発現し，大腸菌を培養することにより，プロキモシンの生産ができた。このことを，仔牛・プロキモシン cDNA が大腸菌にクローン化したという。できあがったプロキモシンは大腸菌の菌体中で不溶化した結晶様構造インクルージョンボディ（inclusion body）として存在する。これを取り出し，8 M 尿素で変性可溶化後，食塩存在アルカリ条件下で透析することにより，プロキモシンのペプチド結合が正しく巻きもどされプロキモシンに再生（renaturation）する。再生プロキモシンを酸処理すると，凝乳活性をもつキモシンが得られる。図（p.67 参照）に遺伝子工学による酵素生産の概略を示す。→くみかえディー・エヌ・エー

いでんしそうさ　遺伝子操作　→いでんしこうがく

いでんじょうほう　遺伝情報　→いでんし

いとひきなっとう　糸引き納豆　[Ito-hiki（string pulling）natto]　箸で混ぜ合わせるときに糸を引くようになる，ふつうのいわゆる納豆で，浜納豆と区別して糸引き納豆と称する。→なっとう

いとみつば　糸三葉　水耕栽培でつくっているみつば。周年出荷されており，価格が安く根みつばや切りみつばを圧倒している。3 種の成分を比較すると，表のとおりである。

みつばの成分比較（可食部 100 g 中）

種　類	たんぱく質	炭水化物	食物繊維	灰分	ビタミン A（レチノール当量）	ビタミン C
切りみつば	1.0 g	4.0 g	2.5 g	1.1 g	61 μg	8 mg
根みつば	1.9	4.1	2.9	1.2	140	22
糸みつば	0.9	2.9	2.3	1.2	270	13

イトヨリ　糸縒　[Butterfly bream]　イトヨリ科の魚。〔生態〕体は黄赤色を呈し，黄色の帯が数本縦に走っている。ひれは赤い。体長は 40cm に達する。〔産地〕南日本に多く，瀬戸内海ではイトヨリダイ，和歌山ではボチョ，舞鶴でイトヒキとかイトヨリという。また和歌浦では幼魚をテレンコ，和歌山では大形のものをアバイトヨリという。〔調理〕冬おいしく，照り焼き，味噌漬け，煮付け，吸い物種などとする。

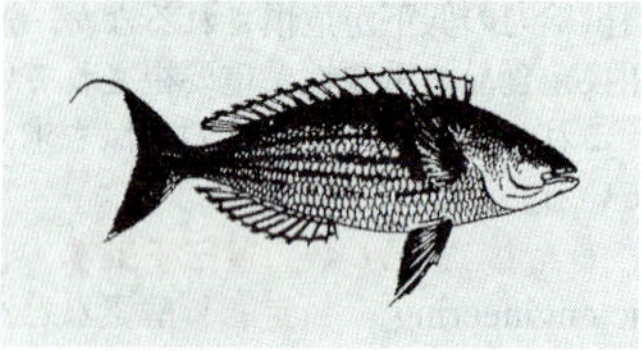

イトヨリ

いとワカメ　糸若布　葉片を糸状に裂いて乾燥したワカメ。〔製法〕三重県ではワカメを水洗いし，葉の中心の中肋を除き，さらに葉片を数条に縦にさき，乾燥する。その間よくもんで糸状による。鳴門の糸わかめは灰をまぶしたワカメを三分乾きのとき，葉をたてにさき中肋を除き，灰を洗い落としてから縄にかけて乾燥する。→かんそうワカメ

いなご　蝗　[Locust]　バッタ科に属する昆虫。イネ科の植物の葉を食する。こばねいなご，はねながいなごなどが食用とされるが，おもに前者が供される。つくだ煮として用いられた。たんぱく質，ミネラル，ビタミン B_1・B_2 に富む。

イナダ　[Young yellowtail]　〔由来〕40 cm 前後のブリの幼魚の別名。ブリは出世魚とよばれ，成長につれて名が変わる。西日本でのハマチの養殖が盛んになるにつれ，全国的にハマチというよび方をするようになってきた。しかし関東では天然ものをイナダ，養殖ものをハマチと区別することもある。→ブリ

イニシエーター　[Initiator]　DNA 複製開始たんぱく質を指す場合と，発がんに関与し正常細胞に作用して DNA に固定的な構造変化をおこさせ，それ自体はがん細胞ではない潜在性細胞（initiated-cell）に

変化させるような物質を指す場合とがある。前者はレプリコン説により正の自律的調節機構に作用するものと想定されている。後者は発がん過程にはふたつの異なる段階が含まれているとする発生機序より説明される。すなわち，通常のがん原性物質はイニシエーション（起始段階）とプロモーション（促進段階）の両方に作用をもつが，ある動物臓器に対してイニシエーションの作用しかもたない不完全発がん物質の存在も知られている。このような不完全発がん物質を発がんイニシエーターという。たとえばジベンゾ [a, c] アントラセン，クリセン，ベンゾ [a] アントラセン，ベンゾ [a] ピレン，ウレタンなどである。これらは発がんプロモーターとの協同作用によってのみ，がん原性物質となりうる。

イヌリン　[Inulin]　主として α-D-フラクトースからなる多糖類。〔存在〕キク科，ユリ科，アヤメ科，ラン科植物の根，地下茎などにでんぷんの代わりに，またはでんぷんとともに存在する貯蔵多糖類である。とくにきくいもやダリヤの根に多い。〔製法〕ダリヤの球根を磨砕し，水を少量加えて煮沸後にろ過し，ろ液を放冷すると，白色沈殿物が大量に析出する。これを水から再結すると，白色結晶が得られる。〔性質〕平均重合度 22〜38，$[\alpha]_D$ − 30〜− 50°。冷水には難溶だが，温水に溶けやすい。ヨウ素反応は示さない。酸または酵素イヌラーゼで容易に加水分解されて，多量の D-フラクトースと少量（1.5〜3.3％）の D-グルコースを生ずる。2〜60 個程度のフラクトースが β-2, 1′ で直鎖状に結合し，末端にグルコースが 1 個結合した構造の β-2, 1′-フルクタンである。高等動物はイヌラーゼをもたないので，イヌリンのままでは食糧または飼料価値がない。→きくいも

いのししのにく　猪の肉　いのしし (boar) は豚の祖先といわれ，現在ヨーロッパ種，アフリカ種，南アメリカ種，アジア種の四種に大別できる。いのししの肉は美味で，獣肉の食用を避けた時代にも，やまくじらと名付けて賞用された。ししは肉の意で，昔は獣肉全体の通称であったが，とくにいのししの肉が美味であることから，ししの代名詞になったといわれる。〔調理〕すき焼き，味噌漬けなどに用いられる。

イノシット　[Inosit]　イノシトール (inositol) ともいう。ねずみの脱毛，成長に関与する水溶性ビタミンで肝臓から分離された。人間では欠乏症は知られていない。〔性質〕水溶性で，安定な化合物である。異性体が多いが，メソイノシトールが生理的に活性である。イノシトールの生理作用はよくわかっていないが脂肪の代謝に関係があるといわれている。〔存在〕野菜，果物に多い。米ぬか中に多く含まれるフィチンは，加水分解するとイノシトールを生ずる。→フィチン

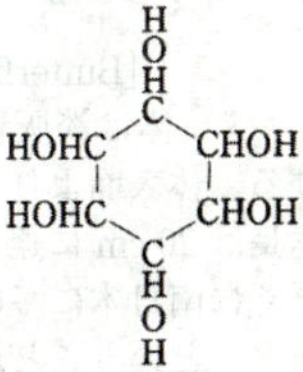

イノシット

イノシトール　[Inositol]　シクロヘキサン 6 価アルコールの総称。天然物としては *myo*-，D-，L-，*muco*-，*scyllo*-イノシトールの五種が見出されている。*myo*-イノシトールは単にイノシトールともよばれ，リン脂質の構成成分として重要である。

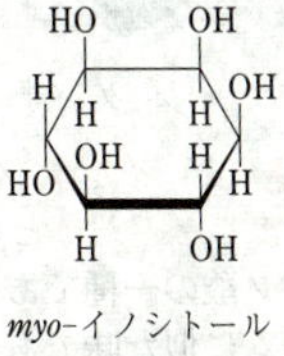

myo-イノシトール

イノシンさん　イノシン酸　[Inosinic acid]〔組成〕ヒポキサンチン，リボース，リン酸からなるヌクレオチドで，リン

酸の結合する位置によって2′-，3′-，5′-の三種があるが一般的にはイノシン-5′-リン酸（IMP）を指す。〔性質〕かつお節のうま味成分であり，魚肉，畜肉に100～200 mg/100 g 程度含まれている。これ自体はほのかなうま味であるが，グルタミン酸ナトリウムを加えるといちじるしくうま味が強くなる。酵母核酸の分解，発酵法によって大量に製造され，そのナトリウム塩はグルタミン酸ナトリウムと混合して複合調味料として利用されている。

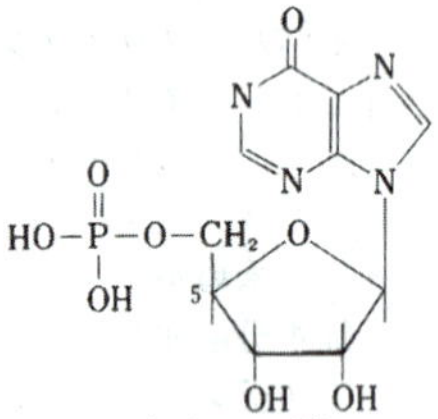

イ ノ シ ン 酸

イボダイ　疣鯛　[Butterfish]　イボダイ科の魚。〔生態〕体は淡灰青色，銀白色の光沢を帯びる。体表面より粘液を出す性質がある。体長は 20 cm に達する。〔産地〕千葉県以南とくに南日本に多い。東京ではなまってエボダイということが多い。また大阪ではウボゼ，広島県ではクラゲウオ，高知ではバカなどという。〔調理〕夏，美味となり，とくに味噌漬けやかす漬けは美味。

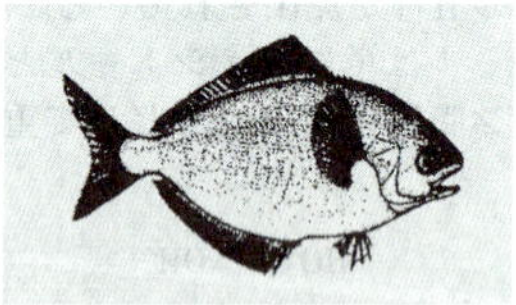

イ ボ ダ イ

イボテンさん　イボテン酸　[Ibotenic acid]　いぼてんぐだけというきのこの成分で，アミノ酸の一種である。グルタミン酸ナトリウムに似た味であるがその強さは数倍に達する。イノシン酸などの呈味ヌクレオチドとの相乗作用もある。人体に対する生理作用などの問題が残っていて実用化されていない。オキシグルタミン酸の誘導体で，はえとりしめじから分離されたトリコロミン酸もイボテン酸に似たものである。

$C_5H_8O_5N_2$（融点 151～152℃）

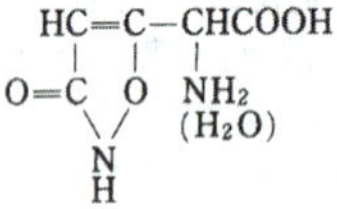

イボテン酸

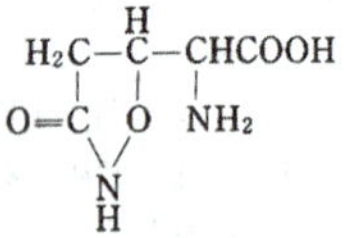

トリコロミン酸

いまがわやき　今川焼き　大判焼きともいう。和菓子類の焼き物のうちで，たい焼きなどと同様に，庶民的味覚をもった製品である。〔歴史〕今川焼きの名称は，江戸時代末期に日本橋の今川橋付近で売り始めた菓子のことをいったのに始まる。当時は，現在のような銅製打ち出しの無地丸型の流し込み型とは異なり，銅板に油をひいた上に銅の輪型をのせ，そのなかにやわらかくこねた小麦粉を流し，つぶしあんを入れて焼いていた。多くは道ばたで焼きながら売り，広く庶民に喜ばれた。現在も実演販売方式で，焼き立ての熱いものを売っている。〔製法〕卵をほぐし，砂糖を加えてよく攪拌し，あらかじめ溶かしておいた水あめを混合する。これに膨張剤とよくふるい合わせた小麦粉を加えてこね，しばらく生地を放置してじゅうぶんになじませてから，流し器を用いて丸型に分注し，別につくっておいた小豆つぶしあんを盛り付け，同じ型であんを盛らずに焼いたものを合わせてひと組とし，焼きあげる。

イミノさん　イミノ酸　[Imino acid]　イミノカルボン酸。イミノ基を含む酸。RC（＝NH）COOH をいう場合と，第二級アミン-NH-をアミノ基としてもつアミノ酸をいう場合とがある。後者にはプロリン，ヒドロキシプロリン，ピペコリン酸，ザルコシンなどがある。環状アミノ酸であるプロリンがたんぱく質中に存在するとたんぱく質の折りたたみは破壊される。したがってプロリンは曲がりめの所に存在することが多い。第一級アミンに対する反応試薬とは反応しにくく，ニンヒドリン発色の吸収極大は 440 nm にずれる。

いもがら　芋幹，芋茎　さといもの地上茎ずいきを乾かしたもの。乾燥野菜として食用にする。→さといも

いもかりんとう　芋花林糖　さつまいもをせん切りにして干しあげたものを，油揚げし，白蜜をかけて仕上げたもの。駄菓子の一種である。〔製法〕皮をむいたさつまいもを食塩水に漬け，輪切りにしてから 4 mm 角，長さ 7 cm くらいに切る。ミョウバン水に漬けて一晩あく抜きしてから水洗いし，乾燥させる。180℃に加熱した油のなかへ干しさつまいもを入れてたえず攪拌しながら揚げ，油をきってから攪拌鍋に入れ，112℃に煮詰めた蜜をかけ，バラバラにほぐして仕上げる。

いもぼう　芋棒　えびいもと棒ダラを炊き合わせた京都の伝統料理。えびいもはさといもの一種で，京いもとも言われる。棒ダラはマダラを干したもの。やわらかく戻した棒ダラと下ゆでしたえびいもを砂糖，醤油，みりんを加えて炊き上げる。棒ダラから出る成分がえびいもの煮崩れを防ぎ，えびいもから出るあくが棒ダラをやわらかくする。

いよかん　伊予柑　〔産地〕山口原産のだいだい系雑柑で，伊予に伝わり，愛媛で多くつくられている。みかん類とオレンジ類の雑種であるタンゴール類のひとつ。〔生態・利用〕果皮はきれいな濃橙色を呈し，はぎやすく，果肉は柔軟，多汁である。熟期は 2 月ごろであるが，寒害などの関係で 12 月に採収するが，3～4 月ごろまで貯蔵できる。食味は良好。ただ温州に比べて収量が低いので大量の生産は望めないが，温州の生産調整に伴って生産量は増加している。

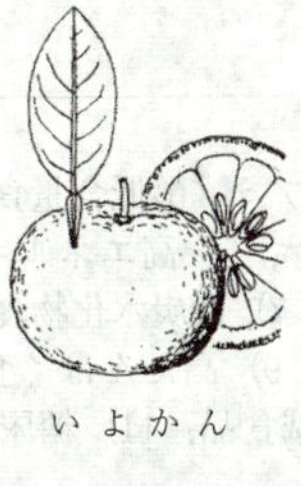

いよかん

いりこ　煎海鼠　ナマコの内臓を除いたのち乾したもの。〔調理〕中華料理の材料として使用される。中国では海参，海男子などという。製品のうち刺のあるものは刺参，ないものは光参，無刺参という。刺参には黒色のものと白色のものの二種がある。〔製品〕わが国では本州，北海道でナマコ，クロホシナマコ，クロナマコなどを用いて刺参をつくり，また南九州および沖縄ではキンコを用いて無刺参を製造している。

いりだね　炒り種　和菓子の原料の一種である。〔種類〕新引だね（新びきだね），あら粉だね，丸だね，狐色だね，南部だね，おこしだね，かつらだね，そのほかがある。〔製法〕南部だねをはじめとして，ほとんどが，蒸しもち米を乾かした後，おのおのの大きさに選別し，炒ってつくるものである。すべて，炒り種商の取り扱い品である。

いりょうようしょくひん　医療用食品　医療に役立つことを目標としてつくられた食品一般をさすが，このようによばれる食品のなかにはさまざまな性格のものが含まれている。すなわち，健康増進法に規定されている特別用途食品があるが，そのなかの病者用食品はひとつの代表といえよう（→びょうしゃようとくべつようとしょくひん）。医療技術の発達による平均寿命の延長による老齢人口の増加とあいまって，わが国経済の高度成長を背景にして肥満や糖尿病などいわゆる生活習慣病の増加は，それまで強化食品が中心であった特殊栄養食品の内容を病者用特別用途食品中心に変化させた。ことに 1976 年に追加された成人肥満症食調製用組み合わせ食品は，この事情をよく反映している。表に現在病者用食品標示が許可されているものをあげる。現在，アメリカでは FAO/WHO の食品規格部会（CODEX：Committee on Food for Special Dietary Uses）が定期的に開催され，(A) 健康人に対する特別な栄養補給

食　品　群　別　許　可　基　準

(1) 低たんぱく質食品

規　格	許容される特別用途表示の範囲	必要的表示項目
1　たんぱく質含量は，通常の同種の食品の含量の30%以下であること。 2　熱量は，通常の同種の食品の含量と同程度またはそれ以上であること。 3　ナトリウムおよびカリウム含量は，通常の同種の食品の含量より多くないこと。 4　食事療法として日常の食事の中で継続的に食するものであり，これまで食していたものの代替となるものであること。	たんぱく質摂取制限を必要とする疾患（腎臓疾患等）に適する旨	1　医師にたんぱく質摂取量の制限を指示された場合にかぎり用いる旨 2　製品の一定量（たとえば1個または1片）あたりのたんぱく質含量 3　100gおよび1食分，1包装その他の1単位あたりの熱量およびたんぱく質，脂質，炭水化物，ナトリウム，カリウム，カルシウム，リンその他意図的に強化された成分の含量※ 4　「低たんぱく質」を意味する文字 5　医師，管理栄養士等の相談または指導を得て使用することが適当である旨 6　食事療法の素材として適するものであって，多く摂取することによって疾病が治癒するというものではない旨

※　栄養成分については，熱量，たんぱく質，脂質，炭水化物，ナトリウム，カリウム，カルシウム，リンその他意図的に強化された成分の含量の順に表示することとし，そのほかの表示方法については栄養表示基準に準じることとする。

(2) アレルゲン除去食品

規　格	許容される特別用途表示の範囲	必要的表示項目
1　特定の食品アレルギーの原因物質である特定のアレルゲンを不使用または除去（検出限界以下に低減した場合を含む。）したものであること。 2　除去したアレルゲン以外の栄養成分の含量は，通常の同種の食品の含量とほぼ同程度であること。 3　アレルギー物質を含む食品の検査方法により，特定のアレルゲンが検出限界以下であること。 4　同種の食品の喫食形態といちじるしく異なったものでないこと。	特定の食品アレルギー（牛乳等）の場合に適する旨	1　医師に特定のアレルゲンの摂取制限を指示された場合にかぎり用いる旨 2　食品アレルギーの種類または除去したアレルゲンの名称（めだつような表示） 3　除去したアレルゲンの代替物の名称 4　ビタミンおよびミネラルの含量 5　標準的な使用法 6　医師，管理栄養士等の相談，指導を得て使用することが適当である旨 7　食事療法の素材として適するものであって，多く摂取することによって疾病が治癒するというものではない旨

用の食品と，(B) 医学的に異常な状態にある人のための食品とについて，種々の面から検討されている。後者が医療用食品にあたるもので，1) 食品代替物を含む低ナトリウム食品，2) グルテンフリー食品，3) ある種のアミノ酸低含量食品，4) 低エネルギー食品，5) 高エネルギー食品，6) 低脂肪食品，7) 低炭水化物食品，8) 低たんぱく食品，9) 高たんぱく食品，10) アレルギー低減食品，11) 糖尿病食品，12)

(3) 無乳糖食品

規　格	許容される特別用途表示の範囲	必要的表示事項
1　食品中のガラクトースを除去したものであること。 2　乳糖またはガラクトース以外の栄養成分の含量は，通常の同種の食品の含む量とほぼ同程度であること。	乳糖不耐症またはガラクトース血症に適する旨	1　医師に乳糖またはガラクトースの摂取制限を指示された場合にかぎり用いる旨 2　乳糖またはガラクトースの代替物の名称 3　ビタミンおよびミネラルの含量 4　標準的な使用法 5　「無乳糖」を意味する文字 6　乳たんぱく質を含む場合はその旨 7　医師，管理栄養士等の相談，指導を得て使用することが適当である旨 8　食事療法の素材として適するものであって多く摂取することによって疾病が治癒するというものではない旨

(4) 総合栄養食品

規　格	許容される特別用途表示の範囲	必要的表示事項
1　疾患等により経口摂取が不十分な者の食事代替品として，液状または半固形状で適度な流動性を有していること。 2　別表1の栄養成分等の基準に適合したものであること。※ (粉末状等の製品にあっては，その指示どおりに調整した後の状態で上記1および2の規格基準を満たすものであれば足りる。) ※※	食事として摂取すべき栄養素をバランスよく配合した総合栄養食品で，疾患等により通常の食事でじゅうぶんな栄養をとることが困難な者に適している旨	1　「総合栄養食品（病者用）」の文字 2　医師，管理栄養士等の相談，指導を得て使用することが適当である旨 3　栄養療法の素材として適するものであって，多く摂取することによって疾病が治癒するというものではない旨 4　摂取時の使用上の注意等に関する情報 5　基準量（別表1）および標準範囲（別表2）を外れて調整した成分等がある場合はその旨（「○○調整」） 6　1包装あたりの熱量 7　1包装あたりおよび100kcalあたりのたんぱく質，脂質，炭水化物，食物繊維，水分，ナトリウム，食塩相当量および基準量（別表1）または標準範囲（別表2）を外れて調整された成分の含量 8　欠乏または過剰摂取に注意すべき成分がある場合はその旨

※　ただし，個別に調整した成分等については，このかぎりではない。
※　表中の別表1,2は，「特別用途食品の表示許可について（消食表第277号）」に記載の表をさす。

コレステロール減少食品，13）中鎖トリグリセライド食品などを含む。先進諸外国においても，医療用食品について多大の関心が払われていることがわかる。

イルカ　海豚　［Dolphin］　有歯クジラのうち体の小さいものの総称である。有歯クジラのうちマッコウクジラとツチクジラとは体が大きいためクジラとされ，ゴンドウクジラは中間の大きさなのでゴンドウイルカともよばれるが，ほかのものは体が小さいため，すべてイルカとよばれる。〔種類〕イルカには種類が多く，マイルカ，カマイルカ，ネズミイルカなどがある。肉は黒赤色であまりおいしくない。→クジラ

イワシ 鰮，鰯 [Sardine] ニシン科のマイワシ，キビナゴ，ウルメイワシ科のウルメイワシ，カタクチイワシ科のカタクチイワシの総称。ふつう，イワシというとマイワシをさしている。〔マイワシ〕体の両側に黒い点が7つぐらい並んでいるところから，東北地方ではナナツボシともよぶ。また大きさによりよび方を変える場合もあり，3 cm ぐらいの子魚をシラス，10 cm ぐらいのものを小羽（こば）イワシ，13 cm 前後のものを中羽（ちゅうば）イワシ，18 cm ぐらいの大きなものを大羽（おおば）イワシという。このうち，小羽イワシは1年魚，中羽イワシは2年魚，大羽イワシは3年以上たっているとされている。マイワシは，水のきれいな外海の表層近くにすむ魚で，15～20℃の水温を好み，いつも群をつくっている。しかし2～3年たって成魚となったものは産卵期（2～3月）になると岸に近づき，内湾にも入りこんでくる。マイワシの主産卵場は九州西南部の海面とされている。マイワシは全国いたるところでとれる魚だが，なかでも北海道東南部，千葉県九十九里浜，九州西南部，山陰地方の沿岸などで多獲される。マイワシは海の表面近くを活発に泳ぎまわっているため，きん着網，浮刺網，地曳網，棒受網などを用いてとる。マイワシは時期により脂の含量に差があるが，これは季節により体の栄養状態が違うためである。イワシにかぎらず魚の体には組織脂肪と貯蔵

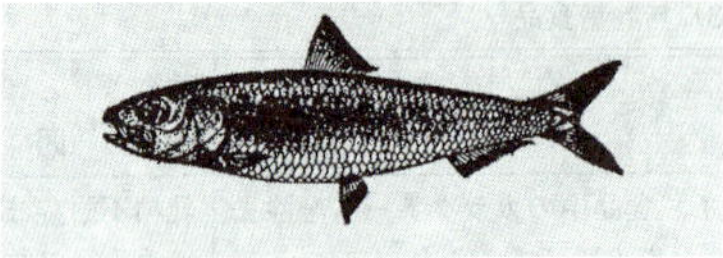

マイワシ

脂肪という二種類の脂が貯えられているが，このうち組織脂肪は栄養状態のいかんによって変わらず，たえず細胞内に貯えられている脂をいう。一方，貯蔵脂肪のほうは栄養状態しだいでいちじるしく増減し，マイワシの場合には，皮下と腹腔中に貯えられている。北海道と山陰沖でとれるマイワシの脂肪量を比べてみると，北海道産のもののほうが多くの脂肪を含むが，これはマイワシの系統が異なるためといわれている。〔マイワシの調理・加工〕塩焼き，酢の物，すし，フライ，魚田楽，つみ入れなどにするほか，めざし，頬ざし，丸干し，開き干し，みりん干しなどの干物や塩蔵，缶詰（トマトサーディン，オイルサーディン，味付け），魚粉など各種の加工品が製造されている。〔ウルメイワシ〕イワシ類のうちでは，いちばん体が丸く，輪切りにすると，ほとんど円形に近い形をしている。高知ではウルメイワシもマイワシもともにウルメとよび，また，場合によってはウルメイワシをホンウルメ，マイワシをヒラゴとよぶこともある。ウルメイワシは東北地方にもいるが，もともと熱帯性の魚のため，南日本の外海で多くとれる。産卵

釧路沖マイワシの脂肪量 (%)

平均体重	部位	7月	8月	9月	10月	平均
大型 162 g	全魚	26.1	30.6	33.8	39.0	32.4
	肉質部	18.3	26.8	27.1	30.3	25.6
	内臓	28.6	49.7	61.1	69.0	52.1
中型 122 g	全魚	23.8	26.5	32.3	39.9	30.6
	肉質部	17.5	23.7	26.9	29.2	24.3
	内臓	29.0	48.1	58.2	65.2	50.1
小型 102 g	全魚	22.7	27.9	28.0	25.3	25.9
	肉質部	17.3	20.1	25.3	23.4	25.9
	内臓	28.0	48.4	58.5	58.5	48.3

（出所）佃信夫，1980年

期は4〜6月で，内湾に入ってきて卵を産む。体長は30 cmに達し，イワシ類のうちではいちばん大型である。ウルメイワシはマイワシよりも脂が少ないために生で食べるよりも干物に向き，とくに高知産は名高い。また，大型のものはうるめ節とする。〔カタクチイワシ（片口鰯）〕東京ではシコイワシとかヒシコイワシという。また，背中側が黒味をおびた青色をしているので，神奈川県三崎ではセグロイワシという。13 cmぐらいにしかならずイワシ類のうちでは小型のものである。全国的に分布するが本州中部以南で多くとれ，瀬戸内海でもかなりとれる。産卵期は3〜7月。カタクチイワシは生食には向かないが，しらすはたたみいわしとし，成魚はおもに田作り，煮干，丸干，みりん干などにされる。〔キビナゴ（黍魚子，吉備奈仔）〕三重ではキビナゴ，沼津ではコマゴイワシなどという。体の背中側は青色をし，体側には銀白色の帯が走っている。8 cmぐらいにしかならない小魚で，南日本に多い。5〜8月に産卵する。煮干し，惣菜用とする。新鮮なものは刺身として，かなりおいしく食べられる。〔産額〕1935年イワシは年間140万tもとれ，全漁獲量の半ばを占めていたが，その後減少し，1945年には44万tまで減少した。しかし，その後増加しはじめ，2008年には約50万tとなった。なお，カタクチイワシは35万t, マイワシは3.5万t程度である。→アンチョビ，サーディン

イワシかんづめ　鰯缶詰　[Canned sardine]　〔原料〕マイワシ，ウルメイワシ，カタクチイワシを用いる。〔種類〕トマト漬け（トマトサーディン），水煮，油漬け，味付け蒲焼き缶詰などの種類がある。〔トマトサーディン〕イワシの頭部および内臓を除去したもの，あるいはこれらを適当の大きさに切断したものをトマトピューレとともにカンに密封し，加熱殺菌したものである。原料としては，脂肪の多い，鮮度良好なものが用いられる。頭部を切断し，内臓を除去して洗浄後，約15%の食塩水に15〜20分浸漬して血抜きを行う（生詰めの場合も多い）。塩漬後肉詰めして蒸煮し，カンを転倒させて液汁を排出する。そこに，トマトピューレを注入して密封する。添加するトマトピューレの色は主としてリコピンである。リコピン生成の適温から，高冷地栽培の適熟果から製造したピューレは色沢がよく，最適である。密封後112〜113℃で80〜90分間加熱殺菌し，冷却する。〔水煮缶詰〕トマト漬け缶詰と同様に軽く塩漬けしたイワシをカンに詰めて蒸煮し，密封，殺菌する。〔油漬け缶詰〕軽く塩漬けしたイワシを乾燥し，120℃で3〜4分間油で揚げ，オリーブ油など，植物油などといっしょに肉詰め，密封，殺菌する。

いわしさん　鰯酸　→ドコサヘキサエンさん

いわだね　岩種　炒り種の一種。〔種類〕蒸したもち米を乾燥してあらくひきわり，炒ったものをいう。きつね色に煎ったものと，白煎りにしたものとがある。岩粉あるいは白岩粉などとよぶ地方もある。〔用途〕おもに，岩おこしに使用される。

イワナ　岩魚　[Bull trout]　サケ科の魚，あめますが陸封されたもの（陸封とはサケ，ワカサギなど川へ上った稚魚が，川を下って海へ行こうとした場合，火山の噴火，山崩れなどのため川がせきとめられて海へ下れなくなり，しかたなく川に止まり，そのまま生活を続けている現象をいう）。〔産地〕本州，四国，北海道の山間の渓流にすむ魚で，南は日本海側では島根県匹見川，瀬戸内海側は山口県岩国川まですむといわれ，かつては九州にはいなかったが，近年見かけるようになっている。中国地方ではごきとかこぎ，和歌山辺ではきり

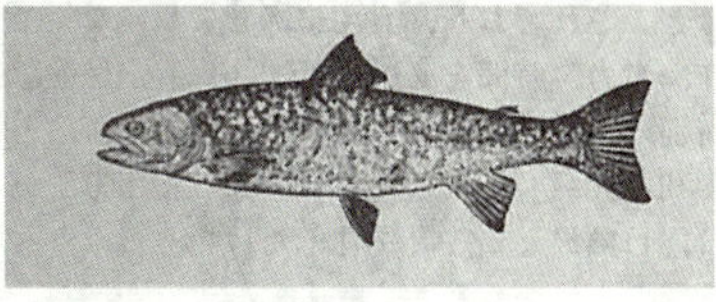

イ　ワ　ナ

くちなどという。〔調理〕5～6月ごろが旬の時期で秋には調理には向かない。塩焼き，フライなどに向く。

イワノリ　岩海苔　学名は *Collema nigrescens*。紅藻類ウシケノリ科アマノリ属に属する海藻の総称である。〔産地〕アマノリ（アサクサノリ）とは異なり外海に育つ。太平洋ではクルバアマノリ，日本海岸ではウップルイノリ，クロノリ，九州南部ではツクシアマノリなどが多い。体は扁平葉状で3～7 cm ぐらい。日本全国至るところに生えるが，とくに千葉以南の太平洋岸に多い。〔養殖〕投石，コンクリート礁などを築いて人工増殖が行われている。〔製品〕冬から春にかけてよく繁茂するので，これから乾海苔をつくる。伊豆の井田海苔（まるばあまのり），越前の黒海苔（くろのり），雪海苔などが名高い。美味だが，かたく，浅草海苔に比べ香りは劣る。

いんげんまめ　隠元豆　［Kidney bean, Snap bean］　わが国には17世紀に中国の帰化僧隠元により，ふじまめとともにもたらされたので，この名があるといわれ，また菜豆（さいどう）ともいわれる。いんげんまめを関西ではふじまめといい，ふじまめをいんげんまめとよぶので注意する必要がある。〔種類〕うずらまめをはじめ，手芋（てぼ），きんときまめ，だいふく，とらまめなどがこれに含まれる。形状や色はそれぞれの種類でまちまちで，粒の大きさは0.8 cm 以下のものから，1.5 cm 以上のものまである。〔成分〕いずれも似かよっており，炭水化物が60％近くを占め，たんぱく質20％で脂質は少ない。〔産地〕マメ科の食用作物では世界で栽培面積がもっとも広く，アジア，ヨーロッパに多く，北米，中米，南米，アフリカでも栽培されるが，インドがもっとも多い。日本国内では年間約2万tがつくられ，北海道が圧倒的に多い。〔用途〕いんげんまめは煮豆，甘納豆，製あん原料に用いられる。〔輸入品〕なおアメリカから各種の豆が輸入されているが，そのなかの white bean, butter bean, pegya bean, saltani bean はいんげんまめの一種で，てぼ，うずらの代用として製あん用などに用いられており，その量は年間1,500 t 程度である。

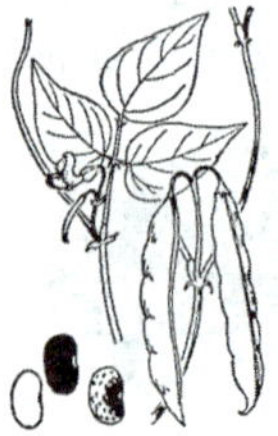

いんげんまめ

インジゴカルミン　［Indigocarmine］　インジゴイド系の合成着色料で，酸性染料に属する。わが国では食用青色2号とよぶ。〔製法〕インジゴを硫酸にてスルホン化して製造する。〔性質〕水によく溶け，プロピレングリコールには溶けるが，エタノールには溶けにくい。水溶液は藍色を示す。毛糸で染色度合を調べる。熱や光，アルカリ性に弱く，化学的に不安定であるが，ほかの色素と混合し，冷菓・菓子などによく使用される。

インスタントカレー　［Instant curry］　〔製法〕芳香性香辛料および辛辣性，着色用香辛料を適当に配合したものが純カレー（カレー）粉である。これに焙焼した小麦粉とバター，ラードなどの脂肪と，さらに調味料を加えてよく混合し，固形，フレーク状，顆粒状，ペースト状にして包装したものがインスタントカレー，あるいは即席カレーである。〔沿革〕昭和のはじめごろ，ロンドンカレーという商品名でカン入りで売られたのがインスタントカレーの最初のもので，一般的に売られ始めたのは1955年以降である。〔原料・配合〕一般的な原料配合は，製品重量に対し，カレー粉5～10％，食塩10％，砂糖5～10％，グルタミン酸ナトリウム（MSG）2％，MSGの1/100～5/100の核酸系調味料，脂肪20～40％，焙焼小麦粉（薄力粉）35～40％である。上記はインスタントカレールーであるが，純カレー粉にじゃがいも，にんじん，玉ねぎなどの野菜と牛肉を入れ，調味料を加えて調理した後，プラスチック包装材料や金属カンに充填・密封後にレトルト殺菌したインスタントカレーや，プラスチック包装材料に充填・密封した後に，急速凍結した冷凍のインスタントカレーがある。→カレーライス

インスタントコーヒー ［Instant coffee］ インスタントコーヒーの工業的生産は第二次大戦中に始められ，軍用に使われた。戦後にその簡便性が一般消費者に認められ，もっぱら家庭用として浸透した。粉末を湯に溶かせばすぐにコーヒーとして飲めるので，ソルブルコーヒー（soluble coffee）ともいわれている。〔製法〕常法により焙焼したコーヒー豆をあらく砕いて抽出筒に入れ，熱水および蒸気とともに抽出するか，圧力を加えて濃厚な抽出液とし，これを噴霧乾燥機で200℃前後の熱風中で乾燥して50～200 μm程度の粉末とする。噴霧乾燥では，乾燥中に熱変性を受けたり，特有の芳香が逸散したりすることが多いので，1965年ごろから凍結乾燥したインスタントコーヒーが市販されるようになり，レギュラーコーヒーに近い風味が味わえるようになった。生豆から溶剤を用いてカフェインを抽出除去したコーヒー豆を用いて同様に製造されたものは，97％以上のカフェインが除かれているカフェインレスコーヒーとなる。凍結乾燥した製品は，市販品の約40％以上である。

インスタントしょくひん　インスタント食品 ［Instant food］ 従来，即席（食品名）などとよばれていた食品群につけられた俗称で，外国でprepared foods, convenient foods, ready-to-eat-foodなどとよばれているもののこと。調製，料理が簡単であるため，新しい食品加工工程の段階で大部分を行い，貯蔵性をもたせたものである。したがって，加温，加熱，冷却などの処理，または熱湯，牛乳を注ぐだけで食卓に供することができ，複雑な調理操作および時間を必要としない。パンや，従来の瓶・缶詰類，干物類，調味料なども簡単な調理しか必要としないものであるが，インスタント食品とは区別している。したがって，インスタント食品をしいて定義づけるならば，「適切な加工処理がほどこされており，食用に際して煩雑な調理操作，労力，時間を必要とせず，保存・保管には特別の器具を必要とせず，携帯，輸送に便利な食品」といえよう。〔分類〕使用方法から，1）熱湯や牛乳を注ぐだけで，食卓に供する型のもの（インスタントコーヒー，紅茶，ジュースなど）と，穀物のでんぷんをα化した朝食用穀類加工品（オートミール，コーンフレークなどのbreakfast foods）がある。2）そのまま加熱するか熱を加えて加熱して供する型のもの（調理済み冷凍食品，インスタント麺類，スープ，缶詰またはプラスチック袋詰にした飯類，カレー，シチュー，そのほかの調理済み食品など）がある。食品加工技術の面からは，1）缶詰または袋詰として殺菌し，常温で流通，保管し得るもの，2）急速凍結し－18℃以下で流通，保管するもの，3）乾燥し，常温で流通，保管するもの，に分けられる。〔歴史〕インスタント食品の始まりは，1899年に加藤氏が開発したソルブルコーヒーである。わが国では，即席カレーは1940年に規格がつくられている。また，粉わさびは1940年から市販された。第二次大戦中に真空濃縮，凍結乾燥など，濃縮，乾燥方法のめざましい技術的進歩が軍用食の改善を目的として行われ，戦後にその簡便性が一般に認められた。インスタント食品の製造には，濃縮方法として真空濃縮，凍結濃縮，膜利用技術などが採用されている。凍結方法としては各種の急速凍結方法，乾燥方法としては噴霧乾燥，マイクロ波乾燥，自動油揚装置，凍結乾燥が採用され，各種の新しい造粒，膨化，成型技術が導入されるとともに，防湿性および酸素遮断性が高く，かつ安価な各種のプラスチック包装材料と，不活性ガス置換包装，真空包装，無菌化包装，無菌充填包装，乾燥剤および脱酸素剤の同封乾燥など新しい包装技術の導入により，各種の多品目の品質のすぐれたインスタント食品

インスタント食品の分類

1. 食品加工および加工された状態

缶詰・瓶詰・袋詰食品…	牛飯・釜飯・赤飯・カレー そのほかの各種調理ずみ食品… レトルト食品を含む
半乾燥または濃縮(厚)食品…	レバーペースト・そのほかのスプレッド そば，うどんの汁・濃縮スープ類
乾燥食品…	即席麺類・即席カレー・インスタントコーヒー・粉末ジュース 粉末スープ・即席味噌汁・調理ずみ食品
冷凍食品…	すき焼き・茶わん蒸し・うなぎ蒲焼き・ハンバーグステーキ・シューマイ・ギョーザ・各種スティック・フルーツカクテルなど

2. 消費者の消費目的

主　食……………	牛飯・焼き飯・赤飯・釜飯・各種麺類など
副　食……………	茶碗蒸し・すき焼き・豚汁・カレー・味噌汁・ハンバーグステーキ，そのほかの調理ずみ食品やスープ類など
し好品……………	コーヒー・紅茶・ココア・緑茶・プリン・汁粉など
飲　料……………	天然果汁粉末・清涼飲料粉末など

が製造され，日常の食生活に定着するようになった。〔特徴〕食品加工技術では，原料を大量に処理するので，つぎのような価格上の利点がある。1）原料の購入費の低減，2）廃棄部の減少，3）すべての規格部分の完全利用，4）容量と重量の減少，5）利用度，6）貯蔵中の品質の安定性，7）利用者の調理に要する時間と価格の経済性，などである。たとえば，カレーを食べる場合，家庭調理，缶詰，冷凍，レトルト食品の4者を比較すると，調理時間では100，46，41，24の順であり，調理作業に要するエネルギーは100，47，39，23の順であるという報告がある。短所としては，インスタント食品は，工場で大量生産することから，風味が画一的で，広範な消費者のし好をすべて満足することができない点である。昨今の食品加工技術および包装技術の進歩は，加工食品への簡便性の付与がさらに向上し，かつ，手づくりの味を再現することが可能になりつつある。一方，家庭に冷蔵・冷凍庫，オーブン，電子レンジなど，食に関係のある耐久消費財が普及してきているので，近い将来にはインスタントとくに銘打つ必要がなくなるとも考えられる。

インスタントスープ　[Instant soup]　ポタージュおよびコンソメスープを手軽につくれるような形態にしたものである。〔製法〕畜肉，鶏肉，魚介類などを煮出してスープストックをとり，これを真空濃縮あるいは噴霧乾燥したものに食塩，糖，うま味調味料を添加し，一定の形（おもにキューブ状）あるいは顆粒または粉末にしたものがインスタントコンソメスープである。上記のスープストック粉末に，乾燥肉，乾燥野菜，乾燥酵母，香辛料，食塩，砂糖，小麦粉，α化米，ヌードルなどを配合したものがインスタントポタージュスープである。→コンソメ，ストック，ポタージュ

インスタントティー　[Instant tea]　インスタントコーヒーの普及により，紅茶，緑茶およびウーロン茶などのインスタント化が考えられ，市販されている。基本的には，茶葉の熱水抽出液を濃縮し，乾燥・成形する工程で製造する。紅茶，緑茶，ウーロン茶などの芳香はコーヒーの芳香より不安定なため，これらの茶の浸出液を噴霧乾燥して粉末化するとそれらの特徴がなくなってしまう。したがって，インスタントティーの製造の場合は，おもに凍結乾燥が採用される。茶のティーバッグが普及しているため，インスタントティーの需要はそれほど大きくない。→とうけつかんそう

インスタントプリン　[Instant pudding]　わが国で一般にプリンといわれているものはデザート向きの蒸し洋菓子で，英語でいうプディングからきた名前である。インスタントプリンはカスタードプリ

ンミックスともいい，プディングが手軽につくれるように，種々の材料を混合した粉末状の製品である。〔原料〕原料配合の一例を示すと，粉乳 40，ブドウ糖 37，グラニュー糖 18，全卵粉末 4，カラギーナン 1.5，ローカストビーン 0.8，食塩 0.3，メープル粉末香料 0.3，バニラ粉末香料 0.1，クリーム粉末香料 0.1，粉末カラメル少量で，これが一般的なものである。ミルクプリン，チョコレートプリンの場合は，全卵粉末のかわりにミルク粉末香料あるいはチョコレート粉末を混合する。インスタントプリンがプレミックスの形で量産されるようになったのは 1963 年ごろからである。→カスタードプディング

インスタントみそしる　インスタント味噌汁　[Instant miso soup]　味噌そのものがインスタント的性格をもっているが，さらに簡便に味噌汁がつくれるようにしたものをインスタント味噌汁または即席味噌汁という。〔歴史〕第二次大戦中に，軍隊用に熱風乾燥した，いわゆる粉末味噌（乾燥味噌）がつくられたが，乾燥中に暗色化し，こげ臭または異臭が生成するなどして，味噌本来の風味を生かした乾燥品が得られなかった。このような欠点なしに乾燥するには，高温で瞬間的に乾燥するか，低温で乾燥しなければならない。前者の方法は噴霧乾燥であり，後者の方法は真空乾燥，凍結乾燥である。これらの方法のうち，好ましい品質の製品が得られるのは凍結乾燥である。1960 年ごろからインスタント味噌汁が商品化されたが，おもに凍結乾燥が採用された。その後，乾燥経費の面から噴霧乾燥が採用されるようになった。〔製法〕いずれの方法による場合も水分 5% 以下まで乾燥し，これに天然調味料，うま味調味料の粉末を混合し，さらに凍結乾燥または熱風乾燥したほうれん草，ねぎ，わらび，ぜんまい，なめこ，ワカメ，油揚げなどを混合し，湿気や酸素を透過しない袋に包装し，商品としている。1980 年ごろから生味噌に天然調味料，うま味調味料の溶液を加えてペースト状にし，これを酸素透過性の低い袋に包装して殺菌したインスタント味噌汁が商品化され，消費が増加している。したがって，現在では，乾燥状態およびペースト状の二種類のインスタント味噌汁が市販されている。

インスタントミルクパウダー　[Instant milk powder]　粉乳を水で溶かすとき，粒径が 100 μm 以下の小粒だと早く沈降しすぎて溶けが悪くなり，ままこ（だま）になりやすい。そこで，粉乳の溶解性を向上させる目的で多孔性団粒構造化がはかられ，インスタンタイザーによるインスタントミルクパウダー（易溶性粉乳）の出現となった。〔インスタンタイザー〕1937 年に D. D. Peebles によって考案されたもので，脱脂粉乳に適度な水分（4～12 %）を与え，粉乳中の無定形乳糖の吸湿による粘着性とたんぱく質の補助的な粘着性とを利用して粉乳の団粒化をはかり，α-乳糖を晶出させた後，熱気流中で再乾燥し，冷却，ふるい分けして粒子の大きさを標準化するものである。粒子径 100～800 μm で溶解性は高い。全脂粉乳にも応用されている。なお，クリームに乳糖などを加えて乾燥させたものは粉末クリームあるいはインスタントクリームパウダーとよばれ，品質表示による種類別名称は，「乳等を主原料とする食品」に分類される。乳脂肪の代わりに植物油脂や乳化剤を加えてクリーム状の製品にした合成クリームは，油脂類加工品になる。

インスタントラーメン　→そくせきちゅうかめん

インスタントライス　[Instant rice]　α 化米，乾燥飯，即席飯などともいわれる。湯を加えてわずかな時間加熱するか，湯を加えて 10～15 分保持しておくだけで，ご飯として食べられるように復元する製品をいう。〔製法〕精白米を水または希酢酸に浸漬し，水分を 30 % 含ませてから 100℃で炊飯し，これを 70～80℃に急冷してバンド乾燥機，流動層乾燥機などで 80～120℃の熱風中で急速に乾燥させたものである。最近，凍結乾燥も一部で使用され

ている。また，焼き飯のような状態に復元させるものは，一度乾燥させた飯を油で揚げたものである。いずれも水分5％程度に乾燥し，これを透湿性のない包装材料で包装しておくと長期の貯蔵に耐える。→アルファか，アルファかこくふん

インスリン ［Insulin］〔存在〕膵臓内のランゲルハンス島組織から分泌され血糖降下作用を有するホルモン。インスリンは1モルが51個のアミノ酸からなる低分子たんぱく質。〔生理作用〕肝臓，心臓，筋肉においてブドウ糖からグリコーゲンの合成を促進したり，また，組織中のブドウ糖の燃焼を促進することによって血液中のブドウ糖量を下げる働きをする。糖尿病患者ではランゲルハンス島組織に変性が起こりインスリンが不足して血液中の糖量が多くなり尿に糖が出るようになる。

インベルターゼ ［Invertase, Invertin］転化酵素のこと。ショ糖をブドウ糖と果糖に加水分解する酵素で，ショ糖を分解するところからサッカラーゼ，シュクラーゼともいう。〔種類〕インベルターゼには二種類あり，酵母にあるものは，果糖部分のβの位置における炭素の結合を切ることによって，ショ糖を分解するのに対し，麹菌や動物のものはブドウ糖部分の結合を切るものであるが，ショ糖の場合には分解生産物はいずれも同じなので区別がつかない。ガラクトース，グルコース，フルクトースを構成糖とするラフィノースに作用した場合は，このふたつのインベルターゼの差ははっきり現れる。酵母のインベルターゼは，ラフィノースを分解するが，麹菌や動物のものはこれを分解しない。〔用途〕インベルターゼは，ショ糖を多量に使用した菓子を保存するとき，ショ糖の結晶が析出してくるのを防ぐので，羊かん，あめ，マロングラッセなどの製造に利用されている。また，最近ではショ糖の液糖をつくるときに一部転化するためにも利用されている。〔インベルターゼ転位作用〕インベルターゼに，転位作用があることが認められるようになったので，加水分解酵素とせずに転位酵素のなかに分類する場合もある。すなわちフルクトースを転位するもので，fructotransferase と名づけられている。このとき，フルクトースとグルコースからなる少糖類が生成されるが，同時に加水分解作用もあって，フルクトースとグルコースも生成される。

いんりょうすい　飲料水 →みず

う

ういきょう　茴香 ［Fennel］フェネル，フェンネルともいう。学名 *Foeniculum vulgare Mill.*。セリ科の香辛料で，香りを付ける作用が強い。精油の主成分は，アネトール。「魚のハーブ」といわれるように，魚料理に合う。針状の葉を魚料理のあしらいとしても用いる。種は，粉砕して菓子に使う。

ういきょうゆ　茴香油 ［Fennel oil］芳香油の一種である。茴香（ういきょう，別名をアニス，くれのおも，かいこうともいう）を原料としてつくられる。ういきょうの果実をつき砕き，水蒸気蒸留して得られるもので，日本産ういきょう（長野産）からは2.7％～3.8％，外国産（フランス，イタリア，スペイン，ロシア）からは，4.0％～6.0％ぐらい採取できる。〔種類〕茴香油には，甘茴香油と苦茴香油との二種がある。甘茴香油の主成分はアネトールで，フェンヒョンを含有しない。苦茴香油はフェンヒョンを含有するため苦く，ほとんどアネトールを含まない。なお，*Pimpinella Anisum* から得たものを，とくにアニス油といい，*Illicium verum* から得たものを大茴香油という，アニス油は香味の点でやや茴香油にまさるが，その他はほぼ同じものであり，したがって同一物とみて差し支えない。〔用途〕エッセンスは香料として，ボンボン，洋菓子などに用いられる。なお，ういきょうは漢方薬としても用いられ，胃腸管の運動を亢進する。

ウイスキー ［Whisky, Whiskey］大麦麦芽，またはこれと未発芽穀類を原料と

ウイスキーの生産地による分類

国	名　前	タイプ	原　料	蒸留方法	貯蔵指定条件
アイルランド	アイリッシュウイスキー	シングルウイスキー	大麦，大麦麦芽	単式3回(2回)	3年以上
		グレインウイスキー	とうもろこし，大麦，小麦，大麦麦芽，ライ麦など	連続式	
スコットランド	スコッチウイスキー	モルトウイスキー	大麦麦芽のみ	単式2回(3回)	3年以上
		グレインウイスキー	とうもろこし，大麦，小麦，大麦麦芽，ライ麦など	連続式	
アメリカ	アメリカンウイスキー	バーボンウイスキー	とうもろこし51%以上，大麦など	連続式	2年以上
		ライムギウイスキー	ライ麦51%以上，大麦など		
		コーンウイスキー	とうもろこし80%以上，大麦など		貯蔵指定なし
カナダ	カナディアンウイスキー	フレーバリングウイスキー	ライ麦主体，大麦，ライ麦麦芽，とうもろこしなど	連続式	3年以上
		ベースウイスキー	とうもろこし主体，大麦麦芽		
日本	ジャパニーズウイスキー	モルトウイスキー	大麦麦芽	単式2回，もしくは連続式	貯蔵指定なし
		グレインウイスキー	とうもろこし，大麦麦芽など	連続式	

した蒸留酒で，ポットスチルまたは連続式蒸留機で蒸留し，木の樽に貯蔵して熟成させる。産地によりスコッチ，アイリッシュ(アイルランド)，アメリカン，カナディアン，ジャパニーズの5タイプに大別され，原料によりモルト(大麦麦芽のみを使用)，グレイン（大麦麦芽のほかに未発芽穀類を使用)，ブレンデッド（両者を調合したもの）ウイスキーの別がある。モルトウイスキーはポットスチル（単式蒸留機)，グレインウイスキーは連続式蒸留機（コフェイ氏のパテントスチルなど）を使用するのがふつうであるが，アイリッシュウイスキーのみはグレインでもポットスチルを使用する。ジャパニーズウイスキーはスコッチタイプである。アルコール分は37～43％。なお，スコッチはwhisky，アイリッシュはwhiskeyと綴り，アメリカン，カナディアンでは両者が用いられる。

ういろう　外郎　もち菓子の一種である。〔由来〕黒色で方形，香気が強くたん切りの霊薬外郎（ういろう）に似ているので，たん切り餅菓子と名付けられたのがこの名の由来である。鎌倉時代からの菓子である。〔原料配合〕砂糖3,750 g，小豆生あん2,250 g，小麦粉375 g，わらび粉，水適量。〔製法〕上質のわらび粉を容器に入れ，一晩水にさらしておく。翌朝これを一度攪拌して目の細かい布の袋でこす。このなかに小豆生あんと小麦粉を混ぜて，やわらかい糊状に混和しておく。一方ほかの容器に砂糖を3,750 g取り，熱湯1.8 *l*を加えて溶かし，先の原料と合わせて火にかけ，焦げ付かないように攪拌する。半煮えになったら流し箱に流し，せいろ（蒸籠）に入れて露取り法（上部に乾布をはり，蒸気を除く）を施し，強い蒸気で約40〜50分間蒸しあげる。蒸したらじゅうぶん冷やして固めて，練りようかんのように適宜な大きさに切る。そのほかに，砂糖1,125 g，上新粉675 g，白玉粉600 g，くず225 g，水適量で前記のつくり方と同様にしてつくるものもある。〔銘菓外郎〕なお，山口県の銘菓に外郎がある。これはうるち米に砂糖と小豆のこしあんを混和し，箱に流して蒸しあげたものである。すなわち，一種の蒸しようかんでねずみ色を帯びている。厚さは1.5 cmぐらいの平たいもので，同種のものは，名古屋，広島，糸崎，小郡などにあり，とくに名古屋の外郎は有名である。白ういろうの成分は，100 gあたり，水分54.5 g，たんぱく質1.1 g，脂質0.2 g，炭水化物44.1 g（うち食物繊維0.1 g），灰分0.1 g，エネルギーは100 gについて183 kcalで，口あたりがやわらかく，なめらかな菓子である。

ウイングドビーン　[Winged bean]　→しかくまめ

ウインターゆ　ウインター油　[Winterized (dewaxed) oil]　冬油ともいう。綿実油などの植物油を－1〜3℃ぐらいに冷やして，その融点の高いグリセリド（固形脂肪）を析出させ，これを圧ろして製造した脱ろう油をいう。このように処理した油は冬でもにごることがなく，冷蔵庫中で貯蔵しておいても透明に保たれるのでこの名がある。サラダ油は，これをさらに精製した油である。

ウインタリング　[Winterization]　サラダ油精製工程のひとつで，脱ろうともいう。綿実油やひまわり油など，サラダ油に用いられる植物油を－1〜3℃ぐらいに冷やし，白く析出する融点の高いグリセリド（固形脂肪）やろうを除く操作をいう。大豆油では不必要である。この処理をした油は，冷蔵庫に保存しても透明に保たれる。パーム油などでは，綿実油と同様に融点の異なる成分に分けて利用する目的でウインタリングが行われるが，この場合の目的は，油脂を高融点と低融点のものに分別することにある。

ウインナーソーセージ　[Vienna sausage]　ソーセージ（ドメスティックソーセージ）の一種で，とくに羊またはやぎの腸に詰めたものをいう。オーストリアのウイーンでつくり始めたといわれる。〔製法〕ふつうのソーセージとほとんど同じである。わが国ではふつう，塩漬した牛肉3，豚肉4（結着性の強い家うさぎ肉を加えることもある），およびラード3の割合で配合し，これに調味料，香辛料などを加えてつくる。〔製品〕1本の長さが約10 cmで数珠つなぎにしてあることが多い。ソーセージ肉の結着性が強く，ケーシング（包装材料）に羊腸を用いることが特徴である。→ソーセージ

ウーシャンリーユイ　五香鯉魚　三枚におろしたコイの肉を，塊片に切って香料を加えた調味液につけてから揚げ，揚げたてのものを再び調味液につけたもの。〔調味液〕酒1，醤油2の割でつくり，これに刻みねぎ，しょうが汁，こしょうを加える。これを下味用として，また，加熱したものを，揚げた肉を浸けるための調味料として用いる。五香の文字を冠せられた料理は，大部分冷葷（ロンフォン）である。五香とは，数種の香料を用いた意。

ウーロンちゃ　烏龍茶　[Oolong tea]　緑茶と紅茶の中間の半発酵茶の一種であるが，半発酵茶の代名詞として使用されている場合もある。中国では青茶に分類される。褐色で，半球状や球状の外観を呈する。種類によって若干異なるが，花の香りのこうばしい香りがあり，自然な飲みやすい味である。水色は，褐色で澄んでいる。半発酵過程でカテキン類の重合により生じた脂肪の吸収を抑制する効果の高いウーロン茶重合ポリフェノールを含む。〔産地・

種類〕中国の福建・広東省，台湾などでつくられる。品種銘柄の烏龍茶，鉄観音，水仙，産地銘柄の武夷岩茶，台湾の凍頂烏龍などがあるが，一般に，これらを総称してウーロン茶という。〔製法〕茶芽を日光にさらし，ついで，室内でしおれさせ，釜で煎る操作と揉捻をくり返して製造する。〔香り・味・水色〕半発酵茶の項を参照。→はんはっこうちゃ

ウェイツァイ　煨菜　中華料理における煮込み料理である。煨とは，本来は灰のなかの火をいい，料理法としては弱火で煮込むものをいう。煨菜のことを燋菜（アオツァイ）ともいう。煨菜は用いる調味料によって，白煨（パイウェイ）：塩，酒などで煮込んで白く仕上げるものと，紅煨（ホンウェイ）：醤油をおもな調味料として煮込んだものとに区別される。

ウエットミリング　[Wet milling]　湿式粉砕のこと。穀物を水に浸漬し，水を吸収させて水分含量の高い状態で粉砕することをいう。小麦，大麦などは天然の状態に近い水分含量 12～15％のものが粉砕しやすいので，そのまま粉砕している（ドライミリング，dry milling，乾式粉砕）。とうもろこし，米などは水に浸漬して水分含量を 45％前後に調整したほうが粉砕しやすいので，ウエットミリングを行う。コーンスターチの製造の場合，水に浸漬してから粗砕すると胚芽を無傷で分離できるので，後の工程が容易になる。米は水に浸漬してから粉砕すると，容易に微粒子まで粉砕できる。たとえば，和菓子の原料とされる上新粉（しん粉）はうるち米を水洗し，わずかに吸水させた後，粉砕する。ぎゅうひ粉（生もち粉）はもち米を水洗し，わずかに吸水させた後，粉砕する。白玉粉（寒ざらし粉）はもち米を冬季に冷水に浸漬し，冷水を加えながら石臼で粉砕（水びき）する。ビーフン（米粉）用原料粉はうるち米を水に浸漬し，水びきにより粉砕する。→ドライミリング

ウエハース　[Wafers]　離乳期後の幼児や病人に適する焼き菓子。きわめて軽く，消化のよい菓子である。そのまま食べることはほとんどなく，一般には種々のクリーム，そのほかをサンドして用いる。〔原料〕小麦粉，砂糖，粉乳，卵黄，ベーキングパウダー，食塩，香料などである。スコッチウエハースといって，これらの原料のほかにオートミールを加えて焼いたものもある。〔製法〕原料に水を加えて粘稠な液とし，これを焼き型の間に流し込んで，焙焼する。栄養補助の目的で，カルシウムやフラクトオリゴ糖などを添加したものもある。〔種類〕挟むものによって，シュガーウエハース，クリームウエハース，チョコレートウエハースなどの種類がある。

うおしょうゆ　魚醤油　[Fish sauce]　魚介類からつくる醤油。魚醤（ぎょしょう）ともいう。代表的なものに秋田のしょっつる，能登のいしり，四国，千葉のこうなご醤油などがある。東南アジアではベトナムのニョクマム，タイのナンプラー，フィリピンのパティスなど，魚醤油が広く普及している。一般に特有の臭気があるが，濃厚なうま味をもっている。〔製法〕魚介類に多量の食塩を加え，腐敗を防ぎながら自己消化酵素，微生物の酵素の働きでたんぱく質を低分子ペプチド，アミノ酸にまで分解させる。分解は比較的徐々に行われるため，製造には1年以上かかる。このため，麹などを加えてたんぱく質の分解を促進し，生成するアルコールで香味を改善する方法も用いられる。熟成後，ろ過して得られる液体調味料が魚醤油である。〔種類〕しょっつるは，ハタハタ，マイワシなどを用い，いしりはスルメ製造の際に生ずる内臓を原料とする。貝類を用いる醤油には，はまぐり醤油，あさり醤油，かき醤油などがある。〔はまぐり醤油〕ハマグリの泥を吐かせた後，むき身をとり，水洗後内臓をもみつぶす。また，むき身をとるときに貝から出る液をろ過し，これにハマグリを加えて食塩を添加し，さらに麹および大豆醤油粕を加えて1か月以上放置し，使用する。はまぐり醤油は煮物に向く。

〔あさり醤油〕はまぐり醤油同様に処理してつくるが，つくだ煮製造の際の調味料のあまりを加えると，さらにおいしいものとなる。〔かき醤油〕乾かき製造の際の煮汁をろ過し，煮詰めてから食塩を加えたもの。→しょっつる，ニョクマム

うおせんべい　魚煎餅　小魚，タコ，貝柱などを押し焼きにして扁平にし，調味したもの。香川県の特産。商品名を瀬戸の味という。〔原料・製法〕フグ，キス，アナゴなどの小魚は背開きにし，イイダコ，テナガダコなど，タコ類は内臓を除いたものを原料とし，そのほかタイラギ貝柱を薄く切ったもの，マテガイなども原料とする。回転式せんべい焼き器でタコ類は3分，そのほかは1分間押し焼きした後，すぐに沸騰調味液に浸漬して調味する。調味液は醤油10％，砂糖10％，食塩3％，うま味調味料，みりんを混ぜたもの。調味後，真空包装し，熱湯に浸漬して殺菌し，貯蔵性を与える。

ウォッカ　［(露) Vodka］　ヴォトカ，ウオツカともよばれる。ロシア原産の蒸留酒であるが，現在は，アメリカ，ポーランドをはじめ，世界各国で製造されている。大麦，ライ麦，小麦，じゃがいも，とうもろこしなどの原料に麦芽を加え，糖化，発酵させたもろみを連続式蒸留機にかけてアルコール分85～96％の高濃度アルコールをとる。これに加水してアルコール分を薄めた後，しらかばの炭を詰めた塔数本を通して精製し，熟成させず瓶詰，市販する。製品はまったくの無色，無臭で，かすかに甘味がある。アルコール分40～60％，冷やしてストレートで飲むほか，カクテルのベースとして利用される。

うおみそ　魚味噌　［Fish miso］　魚のほぐした身を，調味した味噌に配合した一種のなめみそ。魚は，おもに，タラなど肉繊維の太い白身の魚が用いられる。〔製法〕魚肉は煮熟してかたくしぼり，水分を除いてもみほぐす。赤味噌に，もみほぐした魚肉を1割程度加えて砂糖，みりん，水あめ，うま味調味料をさらに加え，焦げつかないように攪拌しながら3～5時間加熱し，冷却して製品とする。〔原料〕たい味噌が代表的な製品だが，タイだけでつくる製品は少なく，タラ，スケトウダラを原料にした製品がふつうである。→タイみそ

ウグイ　鯎　［Japanese dace］　コイ科の淡水魚で，東京ではハヤとかホンバヤ，東北でクキ，北陸ではウゴイ，中国，四国，九州でイダ，長野でアカウオ，山梨でアカッパチ，千葉でハラアカなどという。〔生態〕背中側は暗褐色を呈し，腹側は白い。体長は30 cmに達する。生殖時期になると雄の体側には鮮やかな紅色の縞が現れる。産卵期は4～6月。〔調理〕食用とする地方は少ないが，塩焼き，煮付け，南蛮漬けなどとする。〔マルタ〕河口近くにすむマルタという魚はウグイとよく形が似ているが，これは別種と考えられている。

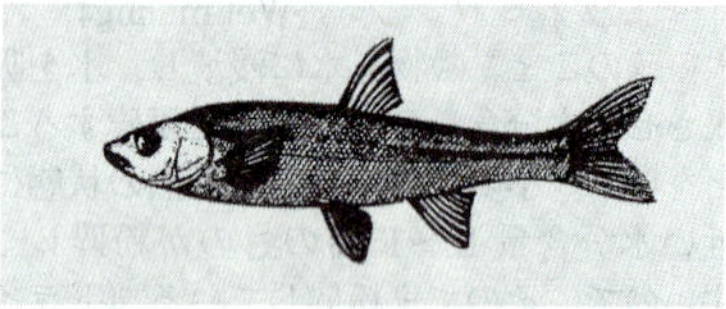

ウ　グ　イ

うぐいすな　鶯菜　こまつなの若いもので初春にまいた種子から葉が3，4枚出たときのもので，俗につまみなという。〔成分〕こまつなとおおむね同じである。

うぐいすまめ　鶯豆　完熟の青えんどうまめを砂糖および少量の食塩といっしょにやわらかく煮たもので，うぐいす色をしているためこの名がある。煮くずれたまめとこれから出たあん状のものとの混合物で，皮のてりのあるのがよく，副食に用いる。〔成分〕100 g中に水分39.7 g，たんぱく質5.6 g，脂質0.7 g，炭水化物52.9 g（ショ糖38.0 g），食物繊維5.3 g，灰分1.1 g（食塩相当量0.4 g）が含まれる。

うぐいすもち　鶯餅　もち菓子の一種で青大豆のきな粉をまぶしたもの。〔材料〕(6個分)：白玉粉30 g，砂糖30 g，水30 ml，あん120 g，青大豆粉適量，でんぷん少々。〔製法〕あんを6個に分けて丸めて

おく。鍋に白玉粉，砂糖，水を入れて火にかけ，焦がさないように練る。これをでんぷんをふった板の上に取り出して6個に分け，あんを包んで両端を尖らせて，腰の高い小判型にして形をととのえる。その上に青大豆粉をつける。

うこん　鬱金　[Turmeric]　学名は *Curcuma longa*。ショウガ科に属する熱帯アジア原産の多年草。インドをはじめ広く熱帯地方に多い。〔産地〕根茎は長さ4 cm, 径3 cmでこれを乾燥してつき砕き，繊維をとり去ったものを食用とする。黄色の色素（油脂にとけるクルクミン curcumine）は辛味を有し，カレー粉原料のほか，たくあんの着色にも用いられる。〔成分〕香辛成分は1～5%の精油で，ターメロン，フェランドレンが主体である。〔用途〕たくあん漬けに用いる場合には，ほかの食用色素に比べて，だいこんのなかまでよく浸透するが，長時間かかる欠点がある。黄色色素クルクミンは健胃剤になり，これから抽出するクルクロンは黄疸にきくといわれる。なお，日本で春ウコン（*C.aromatica Salisb.*）とよばれるものは別の植物である。

うさぎのにく　兎の肉　[Cony meat]　鶏肉に似てやわらかく，味は淡泊すぎるが，特有の風味を有する。脂肪は外観やわらかにみえ，ヨウ素価も高いが，その割りには融点が高い。うさぎ肉自体の味は淡泊で他種の肉の風味に順応しやすく，たとえば鶏皮，鶏脂肪を加えると鶏肉の風味に，また，ラードを加えると豚肉の風味に近くなる。〔用途〕うさぎ肉は結着性が強いのでソーセージのような肉加工品のつなぎ肉として用いられることもある。〔特徴〕うさぎ肉の結着性の強い理由はまだ明らかでないが，その肉たんぱく質組成として球状たんぱく質が多く，肉基質たんぱく質の少ないこともひとつの特徴である。

家兎肉たんぱく質の組成

ミオシン	アクチン	球状たんぱく質	肉基質
38%	14%	28%	20%

うしおじる　潮汁　魚介類を水から入れて煮出し，塩味だけでそのもち味を賞味するすまし汁。タイ，ハマグリは，その代表的なものである。〔タイの潮汁のつくり方の一例〕材料：タイのあら，塩，水（あらの目方の5倍）。つくり方：あらに2%の塩をふり10分ぐらいおく。70℃ぐらいの湯にあらを入れて手早く洗い，さらに水洗いする。分量の水にあらを入れて火にかけ，煮立ったら弱火にして，15～20分加熱する。塩を入れて味をととのえる。酒少量を用いてもよい。

ウシノシタ　牛の舌　→シタビラメ

うすかわまんじゅう　薄皮饅頭　蒸しまんじゅうの一種。まんじゅう表皮の小麦粉の練り生地に膨張剤を使用した，いわゆる薬（やく）まんじゅう系のもの。表皮は淡褐色でふつうのまんじゅうよりも皮が薄く，中あんは風味のある小豆あんである。福島県郡山市の名物菓子で同市の柏屋本店の創製品である。〔歴史〕江戸時代の終わりごろの1852年，奥州街道郡山の茶屋に淡褐色のまんじゅうが現れ，みたところおいしそうではないのだが，空腹に耐えかね食べると，見かけとは違って大変おいしいと評判になって，郡山の茶屋は大繁盛したという。これがいまに伝わる薄皮まんじゅうのはじめといわれている。現在は包あん，蒸し，セロファン被覆，箱詰め包装と，自動的に連続生産されている。

うすくちしょうゆ　薄口醤油　[Light colored shoyu（soy sauce）]　色を淡く仕上げた醤油で，竜野地方（兵庫県）を主産地とし，京阪神地方で主として煮物に使われる。京，大阪料理法の特徴である材料の色をそのまま残すためには，色が淡いことが必要なので，京料理を看板とする店では，これがよく使われる。製品の着色をできるだけ避けるために，製造法，成分にも，ふつうの色の濃い醤油（濃口醤油）とは種々異なる点がある。〔製法〕大豆は水を加えて蒸熟するか常圧で蒸煮し，冷却後ただちに炒煎割砕小麦と合わせる。着色を防ぐために低温で管理して若麹をつくる。

仕込みは13水（原料元石10 kl に対して13 kl の水）以上として食塩含有量を高くし，もろみの攪拌を少なめにする。熟成には12か月を要するが，6か月ぐらいで製品とする場合もある。熟成もろみに5～10%の米を甘酒様に糖化して加える。火入れ温度も比較的低く，70℃以下で行う。→しょうゆ

うすごおり　薄氷　米菓子の一種で，富山県石動の銘菓。〔原料〕上質のもち米で薄いたねせんべいをつくり，その両面に和三盆糖をすり，すり蜜（砂糖をいったん濃く溶かし，すり木で強くすり，砂糖の結晶を細かく再結晶させたもの）をぬりつけて仕上げる。〔意匠〕三角形の不同の形状で，割れ氷を連想させる意匠のものである。〔歴史〕200年の歴史をもち，藩主や禁裏，幕府へもたびたび献上したという越中（いまの北陸）地方屈指の伝統的な菓子である。

うすじお　薄塩　[Low salt]　肉や魚に下味をつけるとき，食塩を通常より少なく使うこと。魚の塩蔵品や漬物などで，少ない食塩量でつくったものをさすこともある。魚の場合は甘塩ともいわれる。

うすずみようかん　薄墨羊羹　練りようかんの一種で，愛媛県松山市の中野本舗の銘菓である。〔製法〕ふつうの練りようかんとほぼ同じであるが，そらまめの蜜炊きを加え，最後にひき茶を入れてよく混ぜ，ようかん舟に流し入れて冷やし固める。比較的甘味が薄く，上品な風味が特徴である。〔歴史〕薄墨という名は，道後温泉の名刹東光院西法寺に薄墨桜という名木があり，それにちなんでつくられたことからきている。この薄墨桜は，その昔，古代中期の改新時代，天武天皇の681年3月に，皇后が湯治にみえられた際，西法寺の薬師如来に病気平癒の祈願をされたところ，たちまち全快されて都へ帰られた。後に天皇から勅使をもって薄墨の御綸旨と名桜一樹を賜った。その御綸旨にちなんで薄墨桜と名付け，その名声を長く後世に伝えている。このようかんは，江戸時代の1831年ごろは「桜羊羹」といわれていたが，1874年に薄墨桜にちなんで薄墨羊羹と名付けられたといわれる。ゆずを少量加えたものもある。

ウスターソース　[Worcester (Worcestershire) sauce]　食卓用の希薄なソースで，わが国ではソースというと一般にこれをさすことが多い。イギリスのウースターシャー州ウォスター市で初めてつくられたので，その名がある。JAS規格ではウスターソース類には，ウスターソース，中濃ソース，濃厚ソースがある，としている。あとのふたつは日本独自のもので，濃厚ソースはトンカツソースともいわれる。〔原料〕酸味料（食酢または酢酸），甘味料（砂糖，糖蜜），塩，香辛料（各種），調味料（醤油，アミノ酸，うま味調味料），着色料（カラメル），野菜や果実（たまねぎ，にんにく，にんじん，トマト，セロリ，りんごなど）が用いられる。また，香辛料としては，丁字，桂皮，セイジ，こしょう，肉ずく，タイム，とうがらし，ローリエ，陳皮などが用いられる。〔製法〕醸造法と速成法がある。前者は原料野菜，果実を適当に塩蔵または酢漬けなどにし，その成分をじゅうぶん浸出させて発酵熟成させ，混合して調味し，そのまま1～2か月貯蔵して製品とする。速成法に比べて手数はかかるが，品質のよいものが得られる。後者は発酵熟成を行わず，野菜，香辛料などのエキスに調味料を加えてただちに仕上げたものである。現在は，ほとんどがこの方法で製造されており，でき上がったソースはタンクに貯蔵し，ときどき撹拌しながら常温で数日熟成させる。

うずら　鶉　[Quail]　わが国では古くから愛玩用として飼育されてきたが，産卵率の高い，実用的なうずらがつくられ，相当数，飼育されている。〔生態〕ふ化後，体重5～6 gのものが約6週間後には130～160 gとなり，雌は1か月に20～25個を産卵するようになる。うずらの卵は，卵殻膜が厚いため，鶏卵より保存性がすぐれている。ゆで卵として利用されることが多

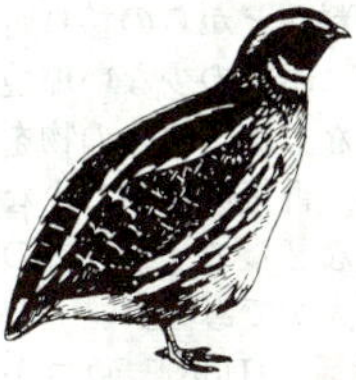

うずら

いが，そのとき，卵殻部の剥離性がよいのが特徴である。うずらの卵は，鉄やビタミンA, B_1, B_2 含量が鶏卵よりも多い。

うずらのたまご　鶉の卵　[Quail's egg]　形は小さいが，卵黄と卵白の比率は鶏卵と大差はない。組成的にも鶏卵との差は小さいが，リボフラビンとレチノールが多く，ビタミンAのレチノール当量は鶏卵の約2倍である。また，鶏卵に比べて卵殻膜がやや厚く，このために保存性がよく，ゆで卵にした場合に卵殻部分の剥離（はくり）性がよい。うずら卵を食用にする場合には，ゆで卵として利用する場合が多い。

うずらまめ　鶉豆　いんげんまめの一種でわが国で広くつくられるが北海道に多い。〔形態〕一般に茶がかった地色に赤黒い斑点を配した模様で形は扁円の腎臓形のものや球形に近いものなどがある。〔種類〕長うずら，中長うずら，丸長うずら，小長うずらなど各種のものがある。〔用途〕長うずらは形が縦に長めで，もっぱら煮豆に用いられ，甘納豆にも相当使われる。中長うずらは長さが中ぐらいでおもに煮豆に用いられる。→いんげんまめ

うちこ　打ち粉　取粉（とりこ）またはふり粉（こ）ともいう。もちやめん生地などを取り扱う際に，のし板の上やめん棒にあらかじめふっておいてくっつくのを防ぐ粉のことである。もちの場合には一般に，じゃがいもでんぷんとコーンスターチが，純度が高く，異臭や夾雑物がなく，品質が安定しているので用いられる。めん生地やまんじゅうの場合には，とも粉といって小麦粉が使われることが多い。小麦粉では，薄力粉より粒度の大きい強力粉の方が，さらさらしているため，打ち粉として適している。

うちものがし　打ち物菓子　各種の形に彫刻してある木型に打ち物菓子だねを詰め，上面を平らにすり，型の上端をたたいて抜き，乾かして仕上げる菓子をいう。打ち物菓子の代表的なものは落雁（らくがん）で，わが国独特の菓子である。水分が少なく，糖分が多いので，貯蔵性がある。〔打ち物木型〕桜の木に彫刻したもの。緻密なものは，割り型といって上下組み合わせになっており，用いるときは割りはなし，刷毛にでんぷんをつけて型面をよくぬぐい，色彩を施すときは，先に色つきだねを詰め，枠を組み合わせ，種を上面の穴から詰めてたたき出す。原料は煎りだね（いりだね）または打ち物だねで，打ち物だねには，上等打ち物だねとふつう打ち物だねとの二種がある。〔上等打ち物だね〕砂糖（和三盆）375 g，上みじん粉 187 g，でんぷん 37 g，水適量。〔ふつう打ち物だね〕砂糖（上白糖）375 g，みじん粉 300 g，水適量。

うちゅうしょく　宇宙食　[Space food]　宇宙飛行士が，宇宙船・宇宙ステーション内で食べる食品のことをいう。1961 年に世界で初めて当時のソ連が有人衛星船を打ち上げて以降，この言葉が生まれた。1960 年代の宇宙船は打ち上げのためのロケットの推力に限度があり，宇宙船の重量，構造に大きな制限があったことから，積み込む機器，資材はできるかぎり小型，軽量化する必要があったこと，また，無重力状態では水や食品が飛散することによる宇宙船の故障の防止，無重力状態で水や食品を飛行士が食べたり，飲んだりしやすいようにすることなどのために，宇宙船に積み込まれる食品およびその容器は特殊なものが使用された。たとえば，飲料水は特殊なプラスチックの袋に入れられ，袋の吸い口を口に入れ，バルブを開いて圧入する（飲む）。また，食品はプラスチックチューブに入れられたゼリー状のもので，これもチューブを口にあてて圧入する（食べる）か，タブ

レット状で口に入れるようなものであった。もちろん，宇宙船内での生活に必要なエネルギー，栄養素は十分に配合されたものであった。その後，数年後には推進ロケットの推力の改良によって大型の宇宙船が打ち上げられるようになるとともに，船内の作業，居住空間も広くなり，飲食関連の什器類も積み込めるようになり，かつ，凍結乾燥食品，レトルト食品の製造技術および包装容器が改善，進歩したので，宇宙船に地球上の主婦がつくった手料理に近い加工食品を積み込むことが可能になった。したがって，昨今の宇宙飛行士は，地球上と同じような食事を楽しみ，それにより作業のストレスを解消し，長期間の飛行が可能になっている。現在，かつて宇宙食といわれたゼリー状，タブレット状，カプセル状の食品の比率は少なくなっている。ただ，地球上と異なる点は，無重力状態において食事の準備中および食事中に食品が飛散しないような考慮がはらわれていること，食べたり，飲んだりしやすいような形状，状態となっている点である。宇宙食の開発は，その後の中間水分食品開発の糸口となった。

うつぼこあかしに　鱓小明石煮　和歌山県串本港近くの小明石浦に伝わるウツボの肉のつくだ煮。〔製造〕ウツボの頭を取って背開きにし，内臓，背骨を除いて天日乾燥する。乾燥した肉を 5 mm 幅の短冊型に切って油で揚げ，小骨をやわらかくする。しょうが，とうがらし，砂糖，醤油などでつくった調味料で煮込んで味付けする。

うつりが　移り香　物に移った香りのことであり，食品では，本来ある固有の香りとは異なった，たとえば，環境などから移ったにおいのことをいう。ばらの花などから香りを集めて香料とするときに，まず香りをショートニングに移す方法が用いられているが，これはショートニングへのばらの移り香を利用したものである。一般に，食品は，本来もつ香り以外のにおいがついたときには問題となる。貯蔵，流通環境や包装材料などからの移り香は変質の一種であり，においの少ない環境で貯蔵流通を行う，異なったにおいの物をいっしょに保存しない，香気透過性の少ない包装材料で包装するなどして，移り香の防止に気を配ることが大切である。

うど　独活　[Udo]　ウコギ科に属する多年草。茎菜類に属し，中国，韓国をはじめ，わが国では春山野に自生する。一般には，畑で軟化栽培したものが広く用いられる。普通の栽培では茎葉がかたくなり，食用にできないので，通風と光線を断ってやわらかにつくる。最近では穴蔵栽培によって年中出荷できる。〔主産地〕東京，埼玉，群馬である。〔品質〕うどは香りが強く，白色で枝のないぶん太いもののほうがやわらかくて品質がよい。〔用途〕生食がもっともおいしく，皮を厚目にむいて適当に切ったものを薄い塩水に入れてあくを抜き，マヨネーズ，フレンチソースなどで食べたり，酢の物にする。そのほか煮食のほか，ぬかみそ漬け，粕漬け，味噌漬けなどの漬け物に利用される。〔成分〕風味成分は α-ピネン，β-ペネンおよびサビネンという化合物である。栄養価はほとんどないが，根茎はドクカツとよばれる漢方薬で鎮痛作用がある。

うどん　饂飩　[Udon noodle]　小麦粉に食塩を混ぜて水とこね，細長く線状に仕上げたもので，これを乾燥したものは干しうどん（または乾麺），ゆでて玉にしたものが玉うどん（ゆで麺ともいう）である。玉うどんをプラスチックの袋に入れたものが包装麺である。手打ちうどんは，こねる作業から仕上げまでのすべての工程を製麺機を用いず，手で行うものである。〔原料〕元来，内地小麦で，明治以前はこれを小型の石臼でひいて得られる，いわゆるうどん粉を用いたが，ロール製粉機が輸入されてからは，内地小麦をロールでひいた中力粉が用いられている。しかし，いまなお，農村では小型の製粉機による地粉もうどん用につくられている。また，うどんの色上がりをよくするために，輸入小麦からつくった薄力粉を混ぜたり，食感をよくするために強力粉を混ぜたりすることがある。最近，内地小麦の不足で輸入小麦を用いることが多くなってきている。〔原料配合〕小麦粉 3.75 kg に対し，下記の食塩水を春秋は 1.4 *l*，夏 1.4 *l*，冬 1.5 *l* を用いる。食塩水は，食塩 1.8 kg に対して水を，春は 6.3～8.1 *l*，夏は 5.4～7.2 *l*，秋は 7.2～9 *l* 加えてつくったものである。〔製法〕うどんをつくるには，まず小麦粉と食塩水を捏機のなかに入れて混ぜ，おからのような状態になるまでこねる。つぎに，これを麺帯機と称する 2 本のロールの間にはさんで，帯状にのばす。麺帯は 2 枚を合わせて荒延機にかけて 1 枚にし，中延，仕上延で次第に薄くしていき，最後の切り出しに適する厚さにまで仕上げる。切出機はたがいに反対に回転するロールの表面に小さい刃がたくさんついており，薄くした麺帯を通せば，切られて麺線となって出てくる。延機の台数や通す回数は，工場の規模や土地のし好などでまちまちである。切出機の切り刃には，図のように丸型，角型があり，また，太さもいろいろあって，製品の太さ，形を加減できる。各種のうどんの太さを表す番号は幅 30 mm の麺帯から切り出される麺線の数であって，通常，表に示すような基準がある。JAS 規格では，丸麺で断面直径が 1.7 mm 以上，角麺で幅 1.7 mm 以上のものをうどんとして，ひやむぎやそうめんと区別している。切出機から出てきたうどんは，自動的に麺線掛機により 0.6～1.2 m ぐらいごとに切断されて，乾燥室に移される。乾燥は通風加熱乾燥または天日乾燥を行うが，急激な乾燥を避けないと曲がりや折れが生じ，かつ乾燥中切れて落ちる落麺が多く出る。そのため，ときに日陰干しを行う。乾燥が終わったら，一定の長さにそろえて切り，ふつう 375 g の束にして包装する。ゆで麺の場合は切出機から出たものをすぐ沸騰水中でゆで，必要に応じて一定の重量に分け，玉にしておく。うどんの食塩含量は乾物中約 2％程度である。食塩は調味のためだけでなく，製造中，小麦粉のグルテンに適当な粘り気を与えて乾燥工程中の割れや折れを防ぎ，また，貯蔵性を高める効果がある。最近は，ゆで麺または半ゆで麺を耐熱性のプラスチックフィルムの袋に入れ，密封後，加熱殺菌した包装麺が市販されるようになった。この包装麺は輸送が容易で，かつ二次汚染の心配がない。〔栄養価〕うどんの原料は小麦粉が主体であるから，その栄養価は小麦粉に近いが，最近の小麦粉は歩留まりが低いので，ビタミン類が少ない。うどん類に不溶性の B_1 を加えて栄養強化することがある。→こむぎこ，かんめん，めんるい，ゆでめん

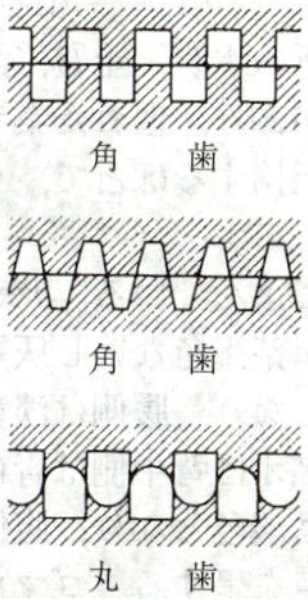

切り出しロール歯型
（かみ合ったところ）

うどんの太さ

種　類	太　さ	
ひもかわうどん	3～7 番	麺線の断面はいずれも扁平
ひらめんまたは きしめん	8～10 番	
うどん	10～17 番	麺線の断面は角と丸とがある
ひやむぎ	17～24 番	
そうめん	20～70 番	

うどんすき　**饂飩鋤**　具とうどんを煮ながら食べる鍋料理の一種。うどんはややかためにゆでる。〔具の種類・つくり方〕具は野菜，豆腐，魚介類，鶏肉，あわふ，もち，しいたけなどを用いるが，汁の濁らないものを選ぶ。薬味とレモンあるいはダイダイを添える。汁は，混合だしにみりん，砂糖，薄口醤油で味つけする。具の下

ごしらえは一般の鍋料理と同じ。大阪・美々卯の登録商標。→なべもの

ウナギ　鰻　[Eel]　ウナギ科の魚。体は細長く皮下に小さなうろこが埋まっている。〔産地・呼称〕北海道南部から九州まで全国的に分布しているが，とくに本州中部以南に多い。一般にウナギというが，北陸ではマウナギ，奄美大島ではドロウナギ，宮古島ではタアウナギなどという。また，大きさによりよび方を変える場合もあり，20 cm ぐらいの小型のものをメソウナギとかメソッコ，35 cm ぐらいのものをチュウとかキリという。また，大型のものをアラ，ボク，ボッカなどという。〔体色〕生息場所の水質，土質，餌などにより体色に変化があり，慣れた業者は体色よりその産地を指摘するほどで，うなぎを体色によりサジ，アオ，ゴマウナギ，ゲイタなどと区別してよんでいる。サジというのは体の背中側が茶褐色ないし灰黒色で，側面はやや淡色となり，腹側は淡黄色ないし白色である。アオは背中側は青色または暗緑色で，側面は淡色となり，腹側は白く，まれには淡黄色を呈する。ゴマウナギの背中側は黒褐色，幼魚では茶褐色で，腹側は淡黄色か白色を呈する。このウナギの背および側面には不規則な斑点が散らばっているところからゴマウナギという名がでた。ゲイタは背中側が黄褐色または暗褐色である。このようにウナギの体色はいろいろあるが，一般に雌は雄よりも色が薄い。〔下りウナギ〕日本にいるウナギはけっして日本の河川または近海では卵を産まず，その産卵場は南方海域と思われていた。2006 年には日本の研究チームによりマリアナ諸島沖であることが突き止められた。すなわち秋になると川にいるウナギのうち大きなものは下りウナギといって海に下りだす。下りウナギの体には赤銅色ないし黄金色の婚姻色が現れる。このウナギが南の海の海底の産卵場に達し産卵する。〔生態〕卵からかえったばかりのウナギの子は親とまったく違い，透き通った体をしている。この時期のものをレプトセファルスというが，この稚魚はまた日本の河川へ帰ってくる。レプトセファルスが日本の川へ到着するころはシラスウナギとよばれるものに変態しているが，これは体長 60 mm，体重 0.15 g 程度でやはり体には色素がないため体は半透明である。シラスウナギが川へ上る時期は主として 2～5 月ごろであるが，秋にも上る。このウナギは，エビ，小魚，貝などを食して，河川で大きく育つ。〔天然ウナギの産額〕日本で 1 年間にとれる天然ウナギの量は 296 t（2008 年）程度で，とても需要に応じきれないため盛んに養殖を行っている。〔養殖〕ウナギを養殖するにはシラスウナギまたはこれに色がついたハリウナギを捕獲し池に移し，イワシやアサリなどの肉を細かくしたものを与え，やや大きくなったものはさらに大きな池へ移し，サンマ，イワシ，配合飼料などを与えて育てる。なお最近は配合飼料が多く用いられ，冬期には水温を高めて餌を与えると 6 か月程度の飼育で出荷できる。ウナギの養殖は各地で行われているが，愛知県や浜名湖がとくに盛んである。シラスウナギは国内産のものだけでは需要に応じきれないためフランス，韓国，台湾などから輸入している。〔養殖ウナギの産額〕年産額は 2.1 万 t（2008 年）。2008 年度のウナギの輸入量は 1.6 万 t，265 億円で，主として台湾から輸入している。〔品質〕ウナギは，とくに旬という時期はない。ただし産卵直前の婚姻色を帯びた下りウナギはとくに美味となる。また，天然ウナギは産地により優劣があり，関東ではしも下りという利根川産の下りウナギを最良とする。また九州では筑後川下流の千歳川産の柳川の青というものを良品とする。これに対し養殖ウナギは一般に味が劣るが，これは主として餌のせいである。養殖ウナギの体脂は餌の魚または配合飼料中の魚粉に含まれている脂質が移行しやすいため，天然ウナギに比べて不飽和度が高い。具体的にいうと天然ウナギに含まれる脂のヨウ素価は 120 以下であるが，養殖ウナギは 120～150 を示す。この値はイワシやサバなどに含まれる

脂と同程度なので養殖ウナギは濃厚な味を示す。〔栄養価〕ウナギは昔から栄養価の高いものとされているが，これは質のよい動物性たんぱく質と脂質の量が多い以外にビタミンAを豊富に含むためである。〔調理・製品〕かば焼き，うなぎ丼，白焼き，酢味噌，燻製などとするほか，蒲焼きは真空包装にして輸出され在外邦人に喜ばれている。また，かば焼きに酒を注いだものはうなぎ酒として喜ばれる。→かばやき

ウニ　海胆，海栗，雲丹　[Sea urchin]　棘皮動物の一種であるバフンウニ，アカウニ，ムラサキウニなどの卵巣を用いてつくった食品。品質の悪いものには精巣も混ぜる。近年ではロシア，アメリカ，チリ，中国からの輸入ものが国内流通量の60％を占めている（2008年，国産約1.1万t，輸入1.6万t）。ウニという名が付く食品にはうにせんべいとか焼きうに，かにうになどいろいろあるが，なかでも多くつくられているものは粒うにとよぶ塩辛と，比較的水気の少ない練りうにの二種である。〔産地・生態〕ウニは北海道から九州にかけ全国いたるところの海岸に生息しており，初夏のころから夏にかけて卵巣が成熟し産卵する。この時期の卵巣は生のまま二杯酢またはわさび醤油で食べると美味。〔製品〕うに製品をつくるには，ウニの殻を割り竹のへらを使っていねいに卵巣や白子を取り出す。粒うにをつくるには生殖巣を水洗い，水切り後20～30％の食塩を混ぜ，壺に詰めて保存する。すると含有酵素のはたらきで次第にうま味を増す。最近は食塩を減らし，その代わりに10％程度のアルコールを添加したものが多い。粒うには全国的につくられ，とくに下関のものは賞味されている。練りうには粒うにのように発酵をさせないで，塩蔵した生殖腺をミンチにかけ，うま味調味料，アルコールを加えて練り合わせ瓶詰にする。〔風味〕ウニは独特の味と香りをもつが，こうした風味はリン脂質，グルタミン酸，グリシン，アラニン，バリン，メチオニンなどのアミノ酸とIMP（イノシン酸），GMP（グアニル酸）などによる。〔色素〕エキネノンあるいはエキノクロールAとよばれる色素のため赤黄色を呈するが，このうちエキネノンにはビタミンAの作用があるとされている。〔粒うにの保存〕粒うには傷みやすいが，これは酵母が繁殖し異常発酵をおこすためである。これを防ぐために焼酎を滴下しておくと，いくぶんもちをよくすることができる。またビタミンKの添加が有効であるともされている。〔品質〕ウニは赤味の勝った黄色をし，ウニ特有の香りが強いものが良品で，粗悪なものは色が薄く，とくに白子やカニの卵などを混ぜたものは黄色が強い。〔調理〕ウニはカナッペ，酒の肴などとして好まれ，また飯の菜にも合う。→しおから

うのはなづけ　卯の花漬け　魚肉の酢漬けの一種。〔製法〕小ダイ，アジ，キスなどの頭，内臓，背骨を除いて水で洗い，塩蔵した後，酢，みりん（または砂糖），食塩を合わせた調味液に漬ける。これを同様の調味液で味つけした卯の花に漬け込む。また，紅しょうが，とうがらしなどを加える。あまり長い間保存できないため，主として秋から春にかけて製造する。

ウマヅラハギ　馬面剥　[Filefish]　カワハギ科の海水魚。日本全国各地から朝鮮半島，中国沿岸に分布。ウマヅラ，ウマハゲ，バクチコキ，オキハゲ，ナガハゲなど地方によっていろいろな呼称がある。体長30 cm，体形は長円形，顔が長く，馬に似ているのでこの名がある。皮はかたいので調理の際に除く。肉色は白く，味はややカワハギより劣る。皮をはぎ，内臓，頭部を除いて，開きとし，フライ，ムニエルなどとするほか，各種珍味食品の原料とされる。

うまに　旨煮，甘煮　煮めしとほとんど同じであるが，材料，切り方などに気を配り，甘味や塩から味を濃くして照りもつける。〔材料〕さといも，たけのこ，にんじん，ごぼう，れんこん，くわいなどの野菜類，鶏肉，アナゴ，エビなどを取り合わせる。〔用途〕客膳，重詰，折詰料理など

に使われる。

うまみ　旨味　日本では古来うま味を呈するものとして，かつお節や昆布などから，だしをとることが料理の基本とされていた。うま味相乗効果とは，異なった呈味物質を混ぜ合わせたときに，相加（たし算）以上にいちじるしくうま味が強調されて感じる効果で，グルタミン酸ナトリウム（MSG）とイノシン酸，グアニル酸の間には特別に大きな作用がある。古来の調味食品である，昆布，しいたけ，かつお節などの混合だしはこの効果を利用したものに相当する。

うまみそうじょうこうか　旨味相乗効果　→うまみ

ウミタナゴ　海鰤　学名は*Ditrema*。ウミタナゴ科の魚。〔産地〕北海道南部から九州南部までの太平洋および日本海岸に分布する。〔生態〕川にすむ〔タナゴ〕によく似た形をしているためこの名があり，体長は25 cmに達する。生息する場所により体色が異なり岸近くに生息するものは青味を帯びた銀色をし，やや沖にいるものは赤味を帯びている。胎生魚で4月から7月ごろまでの間に25尾内外の胎児を産む。口のなかで子育てをする珍しい魚（mouth breeder）である。〔調理〕9月ごろ旬となり，煮付け，照り焼きに向き，またかまぼこの材料とする。ウミタナゴの胎児は人間とは逆になっていることが多いため，島根県では逆子をもつといって妊婦が食べるのを嫌うが，青森など地方によっては上等な魚として，とくに妊産婦に食べさせている。

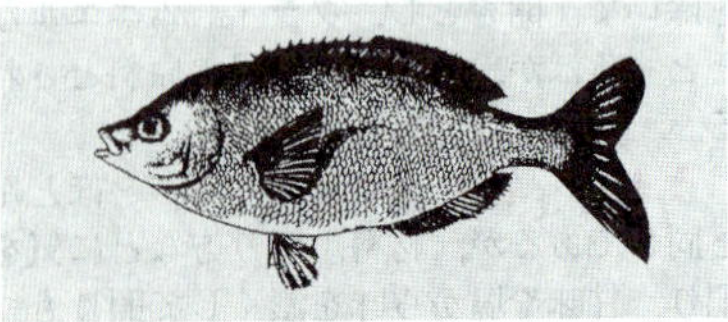

ウミタナゴ

ウムりょうり　ウム料理　おもに，ポリネシア地方の独特の調理法でつくられる料理で，加熱した石を用いる蒸し焼き料理。まず，穴を掘ってバナナの葉を敷き，このなかに豚などの肉類，バナナなどの果物，いも，とうもろこしなどの野菜などを加熱した石とともに入れ，バナナの葉と土を被せ，加熱調理する。石焼きいも，甘栗などの加熱と同様である。南米のインディオに伝わる伝統料理パチャマンカも同様の料理である。

うめ　梅　［Japanese apricot］　学名は*Prunus mume*. バラ科に属する核果である。中国の原産であるが，日本も原産地のひとつだという説もあり，古くから栽培されている。果実は梅雨のころ熟すが，加工の目的によって未熟のうちにとったり，いくぶん黄熟してから採収する。〔品種〕豊後（大果）から白加賀（中果），甲州最小（小果）まで大きさに幅があり，その数も多い。〔産地〕和歌山が大部分を占め，そのほかには群馬，長野，山梨，徳島など。〔成分〕果実はクエン酸やリンゴ酸を含み酸味が強い（3～4％）。うめの核にはアミグダリン（amygdalin）があり，未熟のものは核がやわらかくて砕けやすいため，砕けるとアミグダリンは酵素分解によって青酸が生じ，そのために未熟のものには青酸が含まれることがある。〔製品〕梅は古くからいわゆる健康食品としてさまざまな形で食用とされている。加工品のおもなものは，梅干，梅漬け，梅びしお，甘露梅，砂糖漬け，のし梅，ジャムなどで，梅酒も業務用，家庭用ともに需要が伸びている。そのほか最近ではジュース，ネクター，梅シロップなどにも加工されている。昔は，梅の実を乾してこれをふすべ，ふすべ梅といって医薬に用いたこともあったという。未熟果実をくん製にしたものを烏梅（うばい）とよぶ。漢方薬で下痢などに効果があるとされている。

うめしゅ　梅酒　［Plum liquor, Ume liquor］　青梅の実を砂糖とともに焼酎に入れてつくる，わが国古来のすぐれたリキュールで，おもに家庭で製造される。配合の1例として，青梅500～600 g，氷砂糖（または白砂糖）400～500 g，35％焼酎

1.8 l を容器に入れ，密封して保存する。1〜2か月後に梅の実を引きあげたほうが苦味が出ない。製品はアルコール分13％前後，糖分30〜36％，酸度1.4〜2。苦扁桃油（くへんとうゆ）の特有の芳香（主成分はベンズアルデヒド）とクエン酸の酸味を有し，氷水や炭酸水で割って飲むのがふつうである。

うめづけ　梅漬け　[Pickled plum]　梅の実を塩漬けしたもので，梅干製造のときの乾燥前のものにあたる。関東の小田原，群馬，栃木で多くつくられ，関西での需要が多い。どぶ漬けともいう。〔梅漬け〕梅干の収穫時期よりやや早い，皮が緑色のときにとって，梅の重量の25％以上の食塩を使って漬ける。しその葉あるいは合成着色料を使って赤く染めることが多い。このようにしてつくると食塩20%，酸3％で塩からく，また，酸っぱすぎるので，今の主流は脱塩してうま味調味料の液に漬けた食塩12％の調味梅漬けになっている。〔カリカリ小梅〕旅館などの朝食にも出る歯切れのよい小梅である。甲州や竜峡小梅をごく早く収穫し，1晩水に浸し，ついで0.3％石灰水に1晩浸して梅のペクチン質を強化する。翌日，10％の食塩水になるように食塩を加え，以後，毎日1％ずつ食塩を追加する。この追塩法は，強い食塩の浸透圧によって皮にしわが寄るのを避けるためである。食塩18％で止めてたくわえ，小袋に入れて出荷する。

うめびしお　梅醤　梅の加工品で，梅干の形の崩れたものが利用される。〔製法〕梅干を目ザルでこして種子を除いた後，さらに裏ごし機にかけて皮をはぎ，なめらかな梅肉をつくり，これに砂糖（梅肉の30〜50％）を加えて60℃に加熱し，撹拌機にかけてよく練り合わせて製品とする。なめものとして利用される。

うめぼし　梅干　[Umeboshi, pickled Japanese plum]　梅の果実を塩漬けした後，乾燥させたものである。関東では梅干が多く，関西では梅漬けが多い。梅干の記録は平安時代の中ごろにすでにあるが，しその葉で赤くするようになったのは江戸時代の後期からだといわれている。梅干用の梅の実は中粒か小粒で，肉が厚く，種子が小さく，糖分や酸分が多くなった，適度に熟したものがよい。〔品種〕一般には，中粒の紀州（和歌山県）南高梅がよろこばれ，そのほか，白加賀，豊後，古城，小梅などが用いられる。〔製法〕過熟のものは肉質がくずれやすいので注意する。まず，梅を水洗後，一夜水に浸してあくを除くとともに種子離れをよくし，水きり後は塩と梅を交互に入れて漬け込む。押し石をのせて3〜4週間下漬けする（塩水濃度が20％内外になるようにする）。これを土用に入るころの晴天続きの日を選んで日乾し，夜つゆにあてて果肉をやわらかくしてから元の漬け樽に戻す。この工程を数回くり返す。これを土用干しという。しそは少量の塩でもみ，しぼって青汁を捨て，下漬けのときの梅酢を加えてもみ出し，赤い酢をつくる。これは，しそに含まれるアントシアン系色素であるシソニンが，酸で発色することによる。使用量は，生梅の5〜10％である。本漬けは，このようにしてできた梅と赤しその葉を交互に樽またはかめに入れ，赤い梅酢を加え，中ぶたをして軽く押石をし，ふたをして冷暗所に貯蔵する。約半年後から食べられるようになる。〔梅漬け〕梅の実を塩漬けしたもので，梅干製造のときの乾燥前のものをいう。関西に多く，どぶ漬けともいわれる。梅漬けの場合，収穫時期は梅干より少し早めの皮が緑色のころのものがよい。〔小梅漬け〕山梨県が主産地で，小粒の甲州最小などの小梅種を原料とした梅漬けで，歯切れのよいのが特徴である。若もぎのもの（1個3〜4 g程度）を塩漬けする。カリカリ漬けにも小梅が多用されるが，消石灰や硫酸カルシウムで処理することで梅のペクチンを不溶化・固化させると，歯切れのよいカリカリ漬けができる。

うめぼしあめ　梅干飴　あめ菓子の一種で有平糖タイプのもの。〔製法〕ざらめ糖100に対して水あめ15，少量の水と梅酢を入れ，開放釜で約150℃になるまで煮つめる。これを，ごま油をひいた冷やし鍋に移して冷水に鍋底をひたし，少し冷えたら，周囲や上からひっくり返す。つぎにごま油をひいて温めたトタン板の上に取り出し，転がしながら細くひねり出して左手に持ち，右手に鋏を持って三角になるように切っていく。やわらかいうちに3本指でつまんで仕上げる。赤く色付けする場合は，冷やし鍋で冷やしているときに練り紅を少量入れて混ぜ合わせる。なお，東京日本橋の栄太楼の梅ぼ志は，昔は梅干飴といっていたが，同名の模倣品が多いので，菓名を梅ぼ志に改めた。特殊な製法によってつくる銘菓である。

うめやき　梅焼き　かまぼこの材料である魚のすり身に卵，砂糖，浮き粉，みりんなどを加え，梅鉢型に成型して焼き上げたもの。卵は，全卵を用いる場合と，かまぼこ製造の際に残る卵黄だけを用いてつくる場合があるが，約30％加える。成分はだて巻とほとんど同じである。

うらべにほていしめじ　裏紅布袋占地　ハラタケ目イッポンシメジ科。秋，広葉樹林内の地上に発生するきのこ。〔形態〕傘は径7〜15 cm，表面は褐色をおびた灰色で，白い絹糸状の繊維に薄くおおわれ，やがて微細な白と灰色のかすり模様となる。ひだはピンク色〜肉色。径は高さ10〜20 cmで，白色，中央部がふくれる。傘の表面に白い粉のようなものがある。〔注意〕毒きのこのくさうらべにたけやいっぽんしめじに似る。くさうらべにたけは淡い灰色で，茎は細い。いっぽんしめじは黄白色〜灰色で，湿っているときは粘性がある。これはいずれも下痢，腹痛，嘔吐などの中毒症状をおこす。うらべにほていしめじはいっぽんしめじという方言名でよばれることがある。〔調理〕歯切れ，口当たりがよい。汁物，煮物，油炒めなど。

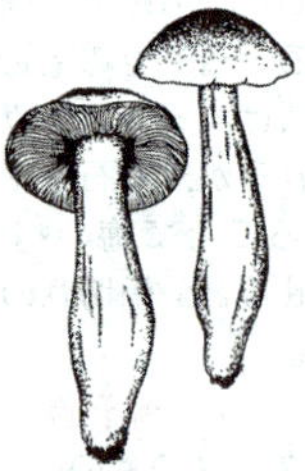

うらべにほていしめじ

うりるい　瓜類　〔種類〕うり類には，きゅうり，かぼちゃ，にがうり，はやとうり，とうがんなど野菜として用いられるものと，すいか，メロン，まくわうりのように果物として食用にされるものがあり，いずれもウリ科に属する。〔用途〕前者の野菜うりは広く漬け物にも利用され，後者の果実うりは多汁質で甘味があり，デザートとして生食される。

うるか　鱁鮧　アユを原料とした塩辛。〔種類〕内臓ごと細かく切ったアユを原料とする切込うるか，卵巣だけからつくる真子うるか，白子だけでつくる白うるか，卵巣と白子を混ぜてつくる子うるか，生殖巣以外の内臓からつくる渋うるかなどがある。〔製法〕原料に対して20％の塩を加えて毎日攪拌して塩漬した後，水切りしてビンにうつし密封して熟成させる。〔産地〕アユが漁獲される全国各地でつくられるが，岐阜のものが有名。〔用途〕酒の肴。→しおから

うるちまい　粳米　[Nonglutinous rice] 普通の米飯用の米をいい，もち米に対して用いられることばである。〔用途〕味噌や酒の原料もうるち米であって，このほかに新粉，こうせん，せんべい，だんごなど各種の菓子原料となる。〔産額〕わが国産米の95％はうるち米である。〔性質〕うるち米は半透明で，炊いた飯の粘りはもち米に比べると，はるかに少ない。これは，でんぷんの性質の差によるものである。粳米(こうべい)は生薬で健胃作用がある。→こめ，もちごめ

ウルメイワシ　潤目鰯　[Round herring]　イワシ科の魚。マイワシによく似ているが，体は丸味を帯び，輪切りにすると円形に近い。ウルメという名は眼が厚い脂肪でおおわれ，いかにも潤んで見えると

ころからつけられたという。〔産地〕東北地方でもとれるが，元来暖海性の魚のため，南日本の外海での漁獲量が多い。体長は30 cmに達し4〜6月に産卵する。〔調理・製品〕肉は脂肪が少ないので，生食には向かないが干物とすると美味。とくに高知あたりのものは名高い。また大型のものからは，うるめ節をつくる。→イワシ，うるめぶし

うるめぶし　潤目節　[Dried round herring]　ウルメイワシからつくる節。〔製法〕大型のウルメイワシを，そのまま，または頭を切りとって煮籠に並べ，釜で30分ほど煮た後，ふたつに割り，焙炉で2〜3回乾かし，さらに日乾し，小刀でヒレや背骨を除く。釜で煮るかわりにせいろで蒸す場合もあるが，このほうがよい味が出る。〔用途〕うるめ節はかつお節に比べて値段が安く，しかもかなり味がよいため，削り節の原料としてさかんに使われている。天草地方に多い。→ふしるい

うんしゅうみかん　温州蜜柑　→みかん

え

エアブラストとうけつ　エアブラスト凍結　[Air blast freezing]　冷凍食品を製造するときの急速凍結法のひとつである。定置の棚，あるいは移動無端金属綱ベルトの上に食品をのせ，これに強制的に低温空気を吹きつけることにより急速に凍結させる方法である。したがって，送風凍結ともいわれる。冷凍食品の連続的な量産，とくにバラ凍結（IQF：Individual Quick Frozen）の冷凍食品の製造には，移動金属ベルト方式が採用されている。送風する低温空気の温度は−45〜−35℃で，送風の風速は3〜5 m/秒である。凍結中に食品から蒸発する水の量は，1.5〜2.0％である。コロッケ，シューマイ，エビフライなど，多くの調理済み冷凍食品はこの方法によって製造されている。

エアロバクター　[Aerobacter]　食品衛生検査でいう大腸菌群（Coliform bacteria）の一種。グラム陰性，無胞子の桿菌で，乳糖を分解して，ガスを生産する好気性〜通性嫌気性菌。とくに*A. aerogenes*（エアロゲネス菌）は*E. coli*（大腸菌）とともにColiformの代表種である。本菌は植物起源で，糖から，乳酸，エタノール，酢酸，コハク酸，およびガスを生成する。*E. coli*と比較して，グルコースからの生酸は少ない。ガス（CO_2とH_2）の比はCO_2が多い。インドールは生成しないが，アセトインはつくる。単一炭素源としてのクエン酸塩の利用性は高い。生育の温度は30℃でやや低い。食品の粘質化を引き起こす原因となる。

エイ　鱝　[Ray]　エイ亜目に属する魚の総称。わが国に産するものは25種ぐらいある。どれも体は扁平で海底に静止しており，ときどき体を波形にあおって泳ぐ。ふつう食用とするものには，アカエイ，ガンギエイ，イトマキエイ，ヒラタエイなどがある。年生産量は5,235 t（2006年）。〔アカエイ〕体が平たく菱形をし，長い尾をもつ。体色は背部は黄褐色，腹部は黄色を呈する。背部の中央には棘（とげ）があり，尾まで続く。尾のところの棘には毒腺がある。体長は1 mに達し，夏10尾内外の胎児を産む。南日本に多い。関西では，アカエとか単にエという。6月から10月までがおいしく冬は調理に向かない。背のほうは酢味噌にするとおいしい。また煮付けとしたり，胸びれの部分は汁種とする。また肝臓も美味。〔カンギエイ〕形はアカエイに似ているが背中に棘はなく，体色は背中側は褐色で腹側は白い。体長1.5 mぐらいとなり南日本に多い。夏の間がおいしく，煮付けに向く。〔イトマキエイ〕暖海性の魚で南日本に多く，375 kg以上に達する。千葉，静岡ではギンメという。皮が硬く，あまりおいしくないがさつま揚げの原料とする。〔ヒラタエイ〕神奈川県ではズルクタエイなどともいい，3〜4月ごろ10尾内外の胎児を産む。

えいせいボーロ　衛生ボーロ　焼き乾

菓子の一種。〔製法〕容器に砂糖と鶏卵を入れて泡立て，炭酸アンモニウムとでんぷんを混ぜる。よく混和してこね，小さく丸めて天板に並べ，強火のオーブンで焼く。口溶けがよいので，離乳期の幼児用に用いられる。

エイムスしけん　エイムス試験　[Ames test]　B.W.Ames（米）によって開発された，がん原性物質を短期間に検索する方法。サルモネラテストあるいはサルモネラ変異原性試験ともいわれる。本法はアミノ酸の一種であるヒスチジンの生合成系に欠損のあるサルモネラ菌（*Salmonella typhimurium*，ネズミチフス菌）の変異株を用いて，ヒスチジン要求性から非要求性になる復帰突然変異を効率よく，かつ簡便にプレート上で検出することができる。がん原性物質の可能性のある物質の第一次スクリーニング試験法としてすぐれている。既知発がん物質の大部分が，本法で陽性の結果を示し，変異原性とがん原性の間によい相関のあることも認められている。使用菌株としては当初，TA 1535，TA 1537，TA 1538 などの系列のものが使用されていたが，さらにプラスミドの導入（pKM 101，R-因子）によって TA 1535 から TA 100，TA 1537 から TA 2637，TA 1538 から TA 98 が用いられるようになった。本法の特徴は，がん原性物質の多くが動物体内で代謝され，初めて生物活性を示すようになる代謝活性化を必要とする化合物であるため，試験にラットの肝臓ホモジネート（9,000 × g, 10 分間遠心上清（S-9））に補酵素類を添加した S-9 mix を併用し，代謝活性化を行うことができることである。この操作により生体内で代謝され，初めて活性化される種々の前発がん物質（たとえばニトロソアミンあるいはベンゾ［a］ピレンなど）を検出することが可能となった。また，使用菌株によっては，DNA 傷害の性質を塩基対置換型あるいはフレームシフト型に区別することも可能である。わが国では新規化学物質の登録に際して本法の実施が義務づけられている。→へんいげんせいしけん

エイムステスト　→エイムスしけん

えいようか　栄養価　[Nutritive value]　食物の栄養的価値。食品が動物の体内で酸化燃焼してエネルギーを供給する栄養素の質と量。食物から摂取しなければならない栄養素は，目的によって，おおよそつぎのように分類されている。1）エネルギー源になる熱量素：炭水化物，脂質，たんぱく質（それぞれ 4，9，4 kcal/g）。2）体の構成成分となる構成素：たんぱく質，ミネラル。3）体の機能を調節する調節素：ミネラル，ビタミン。

えいようきのうしょくひん　栄養機能食品　[Nutritionally functional food]　食品衛生法に規定されている「特定の栄養成分を含むものとして厚生労働大臣が定める基準に従い当該栄養成分の機能の表示をするもの（生鮮食品（鶏卵を除く。）」をいう。「特定保健用食品」と並んで保健機能食品に分類される。特定保健用食品は，個別許可型で，承認された食品には，特定保健用食品のマークが表示されるのに対し，栄養機能食品は，規格基準型で，食品衛生法施行規則による栄養機能食品の表示に関する基準，栄養表示基準の規定を満たしていれば，国への許可申請や届出等の事務手続きを経ることなく，自由に製造・販売することができる。身体の健全な成長，発達，健康の維持に必要な栄養成分の補給・補完を目的とした食品であり，高齢化，食生活の乱れなどにより，通常の食生活を行うことがむずかしく，1 日に必要な栄養成分をとれない場合に，その補給・補完のために利用する食品である。〔栄養成分の機能を表示できる食品〕ミネラル類 5 種類（亜鉛，カルシウム，鉄，銅，マグネシウム）とビタミン類 12 種類（ナイアシン，パントテン酸，ビオチン，ビタミン A，ビタミン B_1，ビタミン B_2，ビタミン B_6，ビタミン B_{12}，ビタミン C，ビタミン D，ビタミン E，葉酸）のいずれかについて，規格基準に適合したものである。1 日あたりの摂取目安量に含まれる栄養成分量が規格基

準の下限量と上限量の範囲内にあり，当該栄養成分の機能表示に併せて，当該栄養成分を摂取する上での注意事項を適正に表示することが必要である。〔表示すべき事項〕1）保健機能食品（栄養機能食品）である旨，2）栄養成分の表示（機能表示する成分を含む），3）栄養機能表示，4）1日あたりの摂取目安量，5）摂取方法，6）1日あたりの栄養必要量に対する充足率，7）摂取する上での注意事項，8）本品は，特定保健用食品と異なり，消費者庁による個別審査を受けたものではない旨。

えいようせいぶんひょうじ　栄養成分表示　[Labelling of nutrients]　栄養表示基準制度に基づく表示をいう。この制度は，なんらかの栄養表示をしたいときには，表示したい栄養素だけではなく，熱量，たんぱく質，脂質，炭水化物，ナトリウムの量を必ず表示しなければならない。また，その表示が一定の栄養成分・熱量の，「多い」や「含む」および「少ない」など強調表示の場合，含有量が一定基準を満たすことを義務づけている。〔栄養表示基準が適用される栄養成分〕1）熱量（エネルギー），2）たんぱく質，3）脂質，4）炭水化物，5）ミネラル（12成分），亜鉛，カリウム，カルシウム，クロム，セレン，鉄，銅，ナトリウム，マグネシウム，マンガン，ヨウ素，リン6，ビタミン（13成分），ナイアシン，パントテン酸，ビオチン，ビタミンA，ビタミンB_1，ビタミンB_2，ビタミンB_6，ビタミンB_{12}，ビタミンC，ビタミンD，ビタミンE，ビタミンK，葉酸がある。また，1）ビタミン，ミネラルなどの総称，2）プロテイン，ファットなどの別名称，3）脂質における不飽和脂肪酸，4）炭水化物における食物繊維など，5）たんぱく質におけるアミノ酸など，その構成成分，6）ビタミンAにおけるβ-カロテンなどの前駆体，7）果物繊維，カルシウムイオン，シュガーレス，ノンオイル，DHA，コレステロール，オリゴ糖，糖アルコール，8）低塩，食塩無添加などの表現も栄養表示基準の対象となる。〔栄養表示基準の対象食品〕一般消費者に販売される加工食品などであり，業務加工用原料，鶏卵を除く生鮮食品は適用外である。栄養表示された食品を利用する場合，各栄養成分や熱量について1日どのくらいの量を摂取すればよいかという日本人の食事摂取基準などが目安になる。自分の適量を知っている場合，栄養表示が参考になる。栄養表示は自己認証制度であり，表示をしようとする製造者，販売者などが自ら分析値を提供する。また，栄養成分量の表示は日本食品標準成分表で計算した値の記載も認められている。表示の適正については，国，都道府県などが随時収去検査している。

えいようスニップス　栄養スニップス　[Nutritional SNPs]　人を含めた哺乳類の遺伝子DNAは一般に2万以上の種類があって，それぞれアデニン，グアニン，シトシン，チミンの4種類の塩基（ヌクレオチド）で構成されるが，同じDNAでもどこか1か所に塩基の変異があると，多様なかたちのものができあがる。これを一塩基多型（single nucleotide polymorphisms）といい，SNPs（スニップスと発音）と略記する。この違いが生物の個体差の根源であるとされる。同じ栄養素を同じように摂取しても，その効果に個人差があることはしばしば観察されるが，その主要な起因は栄養スニップスであると考えられている。

エー・エフ・ツー　[AF_2]　→フリルフラマイド

エー・エム・ピー　[AMP]　→アデノシンいちリンさん

エー・オー・エムほう　AOM法　[AOM method, Active oxygen method]　油脂を加熱しながら空気を吹き込み，酸化を促進させ，短時間に油脂の酸化安定性を測定する方法。〔操作〕油脂20 mlを試験管（最低4～6本）にとり，97.8 ± 0.2℃に調整した油浴に5分間つけ，その後2.3 ml/秒の清浄空気を通気する。時間をおいて試料を適宜採取し，その過酸化物価を測定する。横軸に時間，縦軸に過酸化物価をとり，過酸化物価が100になる時間を求める。一般に油脂の自動酸化の速度は，油脂の種類，抗酸化性物質の有無などにより異なるので，過酸化物価が100に達する時間をうまく求めるには，適当な間隔で測定する必要がある。油脂の一般的なAOM値は，おおよそ次のような値である。大豆油・なたね油・ラード・ヘッド：10〜20，パーム油：50〜70，やし油：200〜240。

エージング　[Aging]　日本語では熟成という。一般には，あるものを一定条件に保って化学変化を必要な程度まで進行させる操作をいう。食品では，ある期間貯蔵することによって味，香り，色やテクスチャーなどを向上させることをいう。〔酒類〕ウイスキー，ブランデー，泡盛などの蒸留した酒類，果実酒などでは，製造直後は風味も劣るが，長期間保存することにより味がまろやかになり，香りも優れてくる。ものによっては，熟成により好ましい色が形成される。しかし，清酒，ビールなどのように多くの酵素を含むものは短期間で熟成し，その後貯蔵によりかえって変質が進み風味が悪くなる。〔発酵食品〕味噌，醤油，醸造酢などの発酵食品では，それぞれに適した方法で保存することにより独特の風味が形成され，味，香り，色などが向上する。〔バター〕クリームをチャーニングしてバターにするまえに，クリームを2〜6℃で8〜12時間冷却することをクリームのエージングという。この操作によって脂肪の結晶化が促進され，脂肪がバターになる率が向上するとともに製品の組織が硬くなり，チャーニングの時間も一定になる。原料の乳脂肪の性質は，その脂肪酸組成などによって異なるため，エージングの温度を調整する必要がある。〔肉加工〕食肉解体後，肉中の酵素の働きによって死後硬直が起こり，さらに時間がたつと徐々に硬直が解けてやわらかくなる。通常，生鮮肉を流通させたり加工に用いたりする場合には，この硬直の解けた肉を用いるが，ここに至るまでの過程を食肉のエージング（熟成）という。食肉のエージングは，細菌の増殖を抑えるために通常0〜2℃の低温下で行われる。エージングの期間は通常，牛肉では10〜14日，豚肉では2〜3日程度である。発酵ソーセージを製造する際の乳酸発酵や缶詰ソーセージをピックル液の風味になじませることもエージングという。〔食品以外〕プラスチックフィルムを積層したり印刷したりしたのち，その溶媒などを十分揮散させるために保存することをエージングという。また，窯業原料を成型直前の状態でしばらくねかせておくこともエージングという。

エー・ディー・アイ　[ADI]　→いちにちきょうようせっしゅりょう

エー・ティー・ピー　[ATP]　→アデノシンさんリンさん

エー・ディー・ピー　[ADP]　→アデノシンにリンさん

エー・ティー・ピー・アーゼ　[ATPase]　アデノシントリホスファターゼの略。ATPのα位のリン酸をMg^{2+}（またはCa^{2+}）存在下に加水分解してADPと無機リン酸（Pi）に分解する酵素をさすが，ATPのエネルギーをほかのエネルギー形態に変換する機能をもつため，非常に多くの種類がある。しかし主なものは，1）生体膜に存在して輸送を行うもの（イオン輸送性ATPアーゼ）：H^+-ATPアーゼ，Na^+，K^+-ATPアーゼ，Ca^{2+}-ATPアーゼなど。2）筋肉などの運動装置に存在して収縮を行うもの（運動性たんぱく質ATPアーゼ）：ミオシンATPアーゼなどである。

エード　[Ade]　果物をつぶして果肉と果汁を合わせたものに，不足の甘味と水を加えたソフトドリンク。〔材料〕かんきつ類，いちご，桃，バナナ，メロン，すいか，ぶどうなど。〔つくり方〕果物の皮と種を除き，果汁絞り器または裏ごし器やミキサーにかける。食塩をごく少量加えることにより味がひきたち，とくにすいか，桃には加えたほうがおいしい。それぞれ，使った材料名を付け，メロンエード，ピーチエードなどとよぶ。バナナは水分と酸味が少ないので，パインジュースを加えるとよい。〔供卓温度〕供卓温度は10〜12℃で，ゴブレットや8オンスタンブラー（240 ml）に注ぎ，エードをつくった果物の薄切りをグラスの縁に飾りつけ，ストローを添えて供する。氷を入れて冷たくしたのはコールドエードといい夏向きである。逆に，湯を加えて温めたものはホットエードとよぶ。〔ウォーター〕果汁のみでこれを濃厚シロップと水で薄めたものはエードとよばず，ウォーターとなる。たとえば，レモン汁に砂糖，水を加えたものは，レモンエードといわず，レモンウォーターという。日本のラムネはレモネードがなまったものであるが，酒石酸により酸味と炭酸ガス（二酸化炭素）が加わったものであるため，製法からいえばスカッシュに分類される。

エール ［Ale］ 上面発酵ビールのことをイギリスではエールとよぶ。色が薄く辛口でホップの苦味の強いペールエール（pale ale）と，色が濃くて甘口のマイルドエール（mild ale）とがある。

えきかガスとうけつほう 液化ガス凍結法 ［Liquified gas freezing］ 液体窒素，液体炭酸，液体フロンガスなどが，大気圧下において沸騰蒸発する際の潜熱を利用して食品を急速凍結させる方法をいう。一般には液体窒素（liquid nitrogen）が使用される。液体炭酸は一時使われたが，現在ではほとんど使用されていない。液体フロンガスはアメリカで1975年ごろまで一部で使用されたが，大気汚染に結びつくことから，現在は禁止されている。液体窒素は無毒であり，製鉄用などの液体酸素を製造（空気から分留）するときに同時に得られるので，一次冷媒用として広く利用され，冷凍食品の製造にも1970年前後から広範に使われるようになった。液体窒素は大気圧下で－196℃で沸騰蒸発し，その際に，これに接触している物体から47.65 kcal/kgの潜熱を奪う。さらに，このガスが－20℃まで昇温した場合，約44 kcal/kgの顕熱をとり，合計91℃前後の熱を奪取する。この性質を利用して食品の凍結を行うのが液体窒素凍結で，熱損失は15〜20％といわれている。凍結の方法には，液体窒素中に食品を直接浸漬する浸漬法と食品に液体窒素のシャワーを浴びせる散布法とがあるが，亀裂の発生を避けるために散布法が使用されることが多い。凍結装置はステンレススチール製の密閉キャビネット型トンネルで，予冷室，凍結室，調温室から構成されている。食品はステンレススチール製のベルトコンベアーで運ばれ，まず，予冷室で窒素ガスの顕熱によって冷却されたあと，凍結室で液体窒素が散布されて凍結され，さらに調温室で窒素ガスで調温される。1〜3 cmの厚みの食品は10〜15分で－18℃以下に急速に凍結される。1 kgの食品を凍結するのに約1 kgの液体窒素を必要とする。理想的なIQF（individual quick frozen）ができる。

えきがくちょうさ 疫学調査 ［Epidemiological survey］ 疫学（epidemiology）は，元来伝染病流行の過程を科学的に解析し，それを通して流行対策に応ずる学問。現在では広範な概念として，人間集団を対象に宿主，病因，環境の各視野から疾病（あるいは疑わしい健康異常）状況を観察解析する学問へと体系化されてきた。急性疾病にとどまらず，脳卒中，がん，心臓病のような慢性的疾病，先天性異常，公害あるいは特定の健康問題に関する諸問題にまで拡大されている。すなわち，1）宿主（host）に関し，年齢，性，種族による疾病の特異性，免疫を含む抵抗力，2）病因（agent）に関し，細菌，ウイルス，そのほか微生物，寄生虫などの生活環，化学物質（病因物質として）の存在型，毒力，量あるいは抵抗性，3）環境（environment）に関し，気候，季節，地理的条件，生物的環境として感染源（汚染源）動物，媒介動物，媒介飲食物，社会的環境として経済状態，労働，文化，文明，習慣，伝承など数々の要因と疫病との関連性を究明する。疫学的解明の基礎となるのが疫学調査である。食中毒を例にその基本的要素を示す。

1）中毒発生の把握：病人を診断した医師

を含め広範囲に各種の情報を収集し，疾病の診断を確認する。2）中毒状況解析：日時別患者発生状況，発生場所，発生施設，発生経過，罹患率，発病率，死亡率，家族集積性，男女別・年齢別など，必要とあればマスターテーブルまたは疫学地図を作成する。3）中毒原因究明：原因食品の決定，汚染経路推定，病因物質の決定などを系統的に行い，総合的な判断をすることが重要となる。

えきかたんぱく　液化たんぱく [Liquefied fish protein]　酵素法でつくった一種の濃縮魚肉たんぱく。〔製法〕魚体または魚肉にたんぱく質分解酵素を加えて，40～60℃に加温，攪拌しながら消化させて不溶解物を分別し，水溶性画分を低温で濃縮乾燥して粉末状にしたもの。魚肉資源の新しい利用法として開発されたものである。〔特質〕溶剤法の濃縮魚肉たんぱくが親水性がないのに対し，液化たんぱくはペプチドを主成分として水溶性であるので，ほかの食品素材に混合しても物理的食感をおとす危険が少なく，消化吸収性がよい。しかし，アミノ酸など呈味成分を多く含んでいるので，食品素材としては味が濃厚で，たんぱく強化の目的からすると，量的に多く用いられない欠点がある。

えきくん　液燻 [Liquid smoking]　燻製の簡略法。燻煙をかけるかわりに煙中の有効成分を水に溶かした燻液に原料を浸漬するか，または噴きつけた後，短時間乾燥する液体燻製法。短時間に大量生産されるが，色沢，風味は，本来の燻製に比べて劣る。燻液は木材の乾留によって得られる木酢（もくさく）液を2～3倍に希釈してつくるが，食塩や亜硝酸塩などを加えた木酢液を用いて，肉の塩漬と燻煙を同時に行うこともある。木酢液の種類によって風味が異なる。主として畜肉の燻製に多く使われる。→くんえん，くんせい

えきじょうらん　液状卵 [Liquid egg]　→えきらん

エキス　エキストラクト（extract）の略で，畜肉，魚介類，野菜などの水または温湯抽出液を濃縮（軟エキス）または乾燥したもの（乾燥エキス）である。用いる原料によって肉エキス，魚肉エキス，野菜エキスなどとよぶ。〔成分〕畜肉や魚介肉中の遊離アミノ酸，ペプチド，ヌクレオチド，有機酸などの呈味成分がエキス中に溶出している。したがって，うま味に富んでいる。〔製法〕鮮度のよい原料を用い，粉砕あるいは細切りにし，これを熱水処理してうま味成分を抽出し，ろ過あるいは遠心分離により不溶解物を分けてから減圧で加熱，濃縮し，粘稠な液に仕上げる。濃縮中，あまり温度が高いとうま味成分が分解したり，別の香味成分ができるおそれがある。濃縮中に原料中の不快臭が除かれることがある。〔種類〕かつお節製造の際の煮熟液を用いる。カツオエキス，カキ缶詰をつくる際の煮汁からつくるカキエキスのほか，畜肉，魚介類の煮熟液を利用することが多い。このほかに食品中の水分，アルコール，揮発酸，そのほかの揮発性物質を除く水に溶ける成分をエキスとよぶ。呈味成分が主体なので，醤油などのように食塩を加えたものでは食塩を除いた成分を指している。食品100 ml中に含まれるエキスの量，すなわち不揮発性成分の量をエキス分とよび，度数で示す。〔測定〕試料20 mlを蒸発皿にとり，水浴上で蒸発，濃縮し，蒸気乾燥器で2時間半乾燥して不揮発成分を秤量し，必要に応じて食塩量を差し引き，100 mlあたりに換算する。清酒では，アルコール分に相当する発酵の糖分とエキス分の和を原エキスというが，糖分の半量がアルコールに変化すると考えて，原エキス分は，エキス分＋アルコール（100 ml中の重量％）×2である。

えきたいちっそとうけつ　液体窒素凍結 [Liquid nitrogen freezing]　→えきかガスとうけつほう

えきとう　液糖 [Liquid sugar]　液状糖ともいう。〔種類〕1）濃厚な砂糖溶液，2）転化糖溶液，3）異性化液糖，4）混合糖液（濃厚砂糖溶液にブドウ糖や転化糖，異性化液糖を加えたものなど）の総称。

〔特徴〕固形糖に比較すると，製造の際に糖液精製後の結晶化・分離・乾燥・包装などの工程が省略できる。また，使用する際にも解俵・秤量・溶解・再ろ過などの手数が省略できるので，労力・蒸気・電力などの節約ができる。輸送は主としてタンク車を用いて行われるので，容易であり，荷おろし，倉入れなどの必要がなく，また，貯蔵面積が少なくてすむ。〔経過〕液糖はアメリカにおいては，すでに1925年ごろから生産されていた。しかし，日本では税制の問題もあって，本格的な液糖は生産されていなかった。1964年3月に，砂糖とブドウ糖との混合液糖の日本農林規格（JAS）が制定され，それに対しては税制特別措置がとられて，多少優遇されるようになり，普及した。これは砂糖70，ブドウ糖30の割合のもので，濃度は約70％のものである。砂糖だけの液糖は，20℃で最高濃度は67％にしかできないので，それよりも濃厚なものを得ることができ，また，甘味度も，混和糖の甘味度の項に示されているように，砂糖とほぼ同等である。また，最近，でんぷんを糖化して得られたブドウ糖を一部分果糖に変えた，すなわち，異性化したものの液糖への利用が世界的に急増した。これによって甘味度の増強と濃度を高めることが可能となり，炭酸飲料，乳酸飲料，清涼飲料，ジュース，パン，缶詰，アイスクリームなどに利用されている。異性化糖製品にはJASで規格が制定されており，果糖含有率50％未満の「ぶとう糖果糖液糖」，50％以上90％未満の「果糖ぶとう糖液糖」，90％以上の「高果糖液糖」，また，それぞれに砂糖を加えた砂糖混合異性化液糖が区別されている。〔製法〕固形糖を製造するのと同様に，原料糖に糖蜜を加えて洗糖をつくり，これを溶解して約Bx60°の糖液とし，リン酸法，または炭酸法で清浄して，活性炭で脱色後，イオン交換樹脂でじゅうぶんに脱塩する。つぎに70℃で仕上げ，ろ過を行い，菌体そのほかの不純物を完全に除去し，真空蒸発カンで所定の濃度まで濃縮し，貯蔵タンクに入れる。ブドウ糖・果糖・転化糖などを混合する場合は，混合タンク中で混合して出荷する。〔品質管理〕固形糖と同様にショ糖・還元糖・灰分・pH・色価などの項目の測定はもちろん必要であるが，液糖は固形分（濃度）測定の管理が重要である。そのほか，清涼飲料用では，とくに混濁度の管理が重視される。また，液糖は微生物に対する汚染に注意する必要がある。アメリカではフラットサワー菌・全高温性菌・中温性菌・酵母・かびなどの計測を行っている。Bx72～75°くらいの高濃度糖液中に生育する酵母もあり，変質の原因ともなる。以上のように固形糖に比較して，品質管理が煩雑である。微生物汚染を防ぐために，貯蔵タンク・パイプなどの管理もまた重要である。消費者側では，少なくとも2本のタンクを設備する必要があり，アメリカではステンレススチールまたは軟鉄面に合成樹脂をライニングしたタンクが用いられている。その殺菌法としては，生蒸気吹き込み法と殺菌剤として第4級アンモニウム製品などを用いる方法がある。

エキナセア　［Echinasea］　学名*Echinacea purpuea*で，キク科のハーブ。米国の先住民が，古くから医薬として使用していた。かぜなどの感染症の予防に効果があるといわれ，欧米でハーブ茶として飲用されている。

エキノコックス　包条虫　［*Echinococcus*］　〔分類〕寄生虫の一種。条虫綱，条虫科の幼虫は，中間宿主体内で嚢胞を形

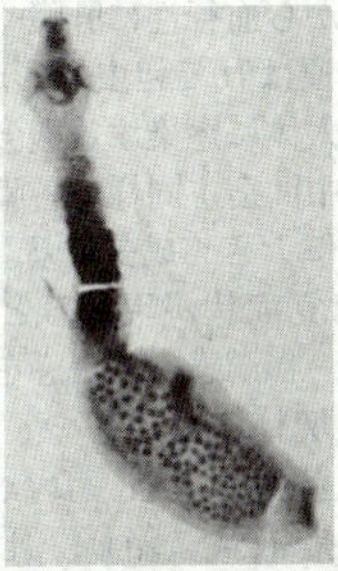

多包条虫の成虫

単包条虫と多包条虫

	単包条虫	多包条虫
成虫の長さ	4〜6mm	2.5〜3.5mm
体節数	4節	多くは5節
頭鉤数	32〜40	26〜36
精巣数	45〜65で陰茎嚢前方にも多数	15〜30で陰茎嚢前方には少数
生殖口の位置	片節側縁中央またはそれより後方	前方で多くは前1/3
子宮の形	最終片節内の子宮は深くくびれが多い	最終片節内の子宮は嚢状または多少の浅い凹みがある
発育日数	50日前後	30日前後
宿主	犬，きつね，猫，おおかみなどの肉食獣	犬，きつね，猫
中間宿主	羊，やぎ，豚，牛，馬，猿，カンガルー，おおしか，ラクダ，きりんなど，主として草食獣，人	人，猿，齧歯類（とくに野ねずみ）

成する。その嚢胞は属種により形態を異にし，それぞれの名称がつけられているが，それがそのまま属名となっているものもある。エキノコックスはその一例で，わが国で問題になるエキノコックス属条虫には単包条虫（*E. granulosus*）と多包条虫（*E.multilocularis*）がある。そして，その中間宿主体内における幼虫をそれぞれ単包虫，多包虫と称している。〔生活史〕この二種の差は表のとおりである。両者とも終宿主では小腸上部に寄生し，老熟片節が体外に排出されると，子宮内虫卵は散乱して宿主体毛に付着したり，水や野菜に付着して中間宿主に摂取される。摂取虫卵はその卵内幼虫が中間宿主腸内で孵化（ふか）し，腸粘膜から血行性に肝臓や肺，そのほかの臓器に運ばれて包虫を形成する。〔症状〕虫卵が人体に感染する機会があると人においても中間宿主同様，各臓器，とくに臓内で次第に大きく成長する。ふつう5〜15年後に自覚症状が現れるといわれ，上腹部不快感，膨満感，緊張感を訴え，ときには腹部に塊様のものをつくる。ついで肝臓肥大，黄疸，貧血，食欲不振，浮腫を合併し，悪液質に陥り，死亡する。わが国での単包虫症患者は各県1〜数例くらいずつ知られ，多包虫症感染者は北海道（礼文島，根室地方など），東北地方に多発し，東京都やそのほかの県でもまれに患者をみている。〔治療〕治療薬としてはまだ特効的なものはなく，Thiabendazole や Mebendazole の効果が2〜3報告されているにすぎない。したがって手術による包虫摘出および患部切除が行われる。アナフィラキシー様のショック症状を起こすことがあるので注意を要する。〔予防〕流行地での生水の飲用にはとくに注意を要する。

えきべん　駅弁　駅で売られている弁当。〔歴史〕1872年に，新橋〜横浜間に鉄道が初めて開通したが，駅弁は1885年，宇都宮駅で売られた握りめしが初めといわれている。〔種類〕駅弁は，普通弁当と特殊弁当とのふたつに大別されている。ふつう弁当は，米飯のほかに，副食として肉類，焼き魚，卵焼き，つくだ煮などを容器の一角または別容器に少量ずつ詰め合わせ，広範囲のし好に合うように調製されている。これに対し，特殊弁当は，米飯を主とし，副食として特殊な原材料を主体に調製したもので，すし，うなぎ飯，鶏飯，にぎり飯などの類をいう。地方の産物を多く取り入れた郷土料理的なものが多い。現在

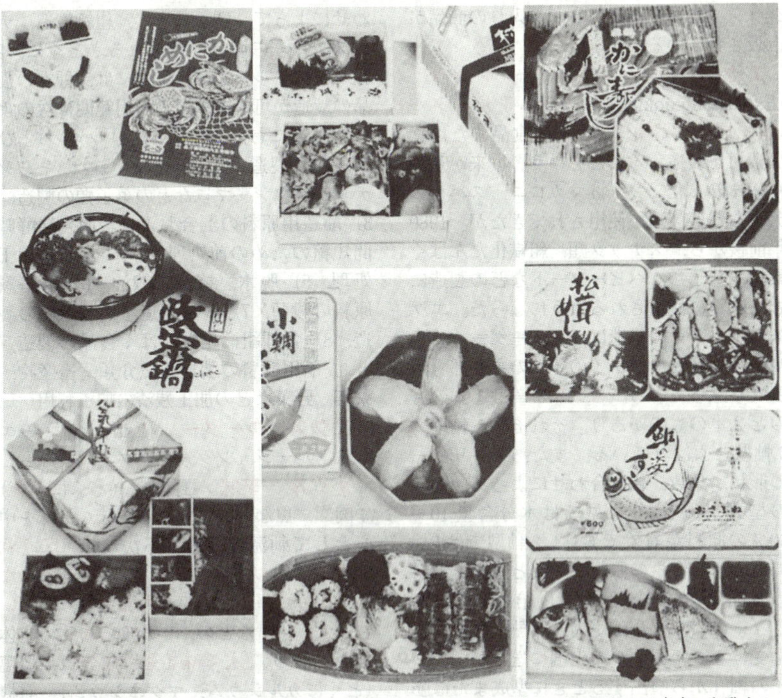

左から下へ　長万部のかにめし，仙台の正宗鍋，小渕沢の元気甲斐，神戸のしゃぶしゃぶ弁当，和歌山の小鯛雀寿し，相生のしゃこ舟ずし，鳥取のかに寿し，福山の松茸めし，三角の鯛の姿すし

駅　　弁

では，これらが主流。新幹線の延伸による列車乗車時間の減少から駅弁の需要は減少しているが，デパートの催事での売上げもあり，今後も続いていくと思われる。

えきらん　液卵　［Liquefied egg］ 加工卵（一次加工品）の一種で，割卵して卵内容物だけを集めたもの。〔種類〕全卵のもの，卵白，卵黄に分けたものがある。〔用途〕乾燥卵，凍結卵，濃縮卵あるいはマヨネーズ，サラダドレッシング，卵飲料など二次加工品の原料とするほか，製菓（主として全卵），製パン，食肉加工品，水産練り製品（卵白）などに用いられる。〔製法〕液卵をつくるには，炭酸ナトリウムや水酸化ナトリウム（苛性ソーダ）などの洗浄剤，次亜塩素酸ナトリウムなどの殺菌剤で洗卵し，温風で乾燥後，割卵する。割卵は，通常，自動割卵機による。黄身が丸いままのホール全卵以外の液卵は，冷却タンク内で攪拌し，均質化する。このとき，砂糖や塩を混入して加糖液卵や加塩液卵を製造する場合もある。この後，割卵工程におけるサルモネラ菌などの有害菌の汚染を抑えるために加熱殺菌を行うことが望ましく，イギリスなどでは，液状卵の殺菌が法規によって実施されている。卵たんぱく質の多くは熱に不安定であるために，加熱殺菌後の卵白の泡立ち性は低下する。卵白液の pH を乳酸で 6.6～7.0 としてからアルミニウム塩を加えて熱安定性の低いコンアルブミンを安定化してから殺菌すると，泡立ち性の低下が防止できる。わが国では，液卵はもっぱら業務用で市販されていないが，欧米では，家庭でのオムレツやスクランブルエッグ用にパック入りの商品が市販されている。

エクストルージョンクッキング [Extrusion cooking] エクストルーダー(加圧押出成型機)によって食品または食品素材を製造することをいう。従来からでんぷんのα化，パン，マカロニ，スパゲッティなどの製造に使用されてきたが，1980年前後から，スナック類，組織化たんぱく素材，菓子類，ベビーフードなどの製造にも，広範に使用されるようになった。エクストルーダーの構造は，フィーダー，バレル，スクリュー，ダイの4つの主要部分から成り立っている。スクリューは1本のものと2本のものがあり，それぞれ1軸型，2軸型とよばれている。また，スクリューの形状，条数，組み合わせによって，種々の型式がある。1軸型では水分含量10～30％の原料が対象であり，2軸型では5～95％の水分含量の原料が対象となる。原料の食品はフィーダーから供給され，スクリューにより混合，圧縮，加熱，剪断などを受けながらバレルの先端に送られて，ダイの細孔から噴出するときに型成または膨化される。原料の成分，粒度，水分，pHなど，また，原料供給速度，スクリュー回転数，バレル内滞留時間および圧力，温度などと，ダイの細孔の形状などとの組み合わせによって，種々の形状，組織構造，テクスチャーの製品が得られる。とくに，2軸エクストルーダーの場合には，種々の製品の製造が可能で，その利用範囲は次のように広範にわたっている。1) パンおよびパン粉の製造，2) 膨化スナック，キャンディー，マシュマロなどの菓子類の製造，3) 醸造用原料の混合および殺菌，発酵時間短縮のための前処理，4) でんぷん加工処理，5) 脱水，搾汁，搾油，6) 香辛料原料の殺菌，7) 多層構造をもつ麺類の製造，8) 各種組織化たんぱく食品の製造，9) 養殖用飼料の製造や魚介類，畜産物，果実，野菜などの加工残渣の加工利用。

エクストルーダー [Extruder] →エクストルージョンクッキング

えぐみ　蘞味 野菜類(とくに山菜)や肉類，魚などに含まれる苦味，渋味を中心として刺激性のある不快な味。ほうれん草，パセリ，あおな，わらび，ぜんまい，よもぎ，たけのこ，れんこん，きくいも，さといもなどの，いわゆるあくの主体となるもの。〔えぐ味をもつ成分〕無機塩(とくにカルシウム，マグネシウム)，有機塩，有機酸，配糖体，タンニン，アルカロイド，サポニン，テルペン，樹脂など。〔苦味の原因物質〕配糖体，金属塩類，ペプチド類，ニトロ化合物。〔渋味の原因物質〕タンニン，無機および有機酸類，アルデヒド類，鉄・銅などの金属イオン，硫酸イオン，そのほか電気的刺激などが収れん性の不快な味をひき起こす。〔代表例〕たけのこのえぐ味：ホモゲンチジン酸とシュウ酸。山菜類：えぐ味は無機塩類(とくにカリウムイオン)およびシュウ酸などの

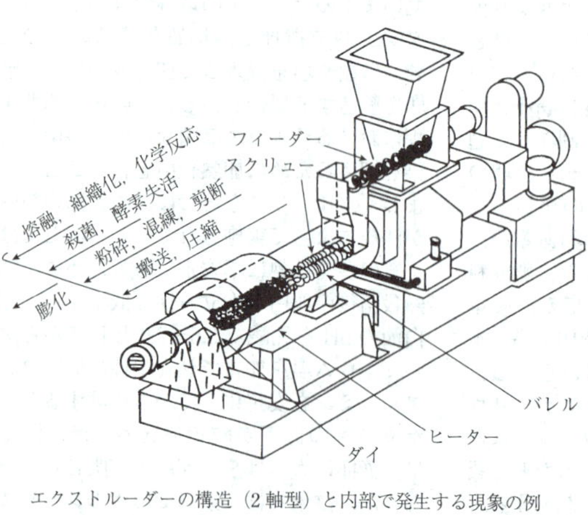

エクストルーダーの構造(2軸型)と内部で発生する現象の例

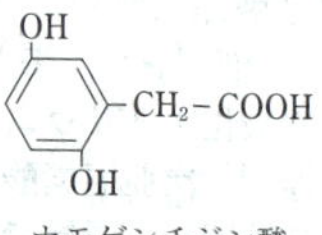

ホモゲンチジン酸

有機酸塩類。苦味はアルカロイド，渋味はタンニンが原因物質。渋柿：シブオールという縮合型タンニンが原因物質である。

エクレア ［(仏) Éclair］ 細長いシュークリームの上にチョコレートをかけた洋菓子。〔由来〕エクレアとはフランス語でいなずまという意味で，焼いた菓子の表面にできる割れ目の状態がいなずまに似ているために名づけられたという。〔つくり方〕シューのたねを直径1 cmくらいの丸口金をつけた絞り袋に詰め，天板に間隔をあけて約7~9 cmの長さに絞り出す。これを200℃のオーブンに入れ，約18分でふくらまし，ついで，130℃に温度を下げ7分くらい乾燥焼して焼き上げる。焼き上がったシュー皮ははじめはかたいが，さめてくるとしっとりしてくる。なかにクリームを詰めるとさらにやわらかくなる。長いほうの横から，皮の一部を残して包丁目を入れ，なかにカスタードクリームにコーヒー風味またはチョコレート風味を加えたものを詰める。上面にチョコレートをぬるが，これは必ずしも乾かなくてもよい。これをエクレアショコラ（éclair au chocolat：エクレール・オ・ショコラ）という。チョコレートとフォンダンとを合わせたものの場合は，乾いて仕上がる。家庭では，板チョコを刻んで，湯煎（40~50℃）で溶かしたものを濃いシロップと合わせて上にぬるとよい。また，コーヒー風味で仕上げてもよい。ごく小型につくれば一口菓子（プチフール：petits fours）になる。〔応用〕エクレアの形は立食や軽食にも合うので，鶏肉と栗の白ソースあえを詰めたり，アスパラガスとマヨネーズをはさんでサンドイッチ代わりにしたりする。前菜の場合はごく小型に仕上げ，エビのクリームあえやレバーペーストを詰める。→シュークリーム，プチフール

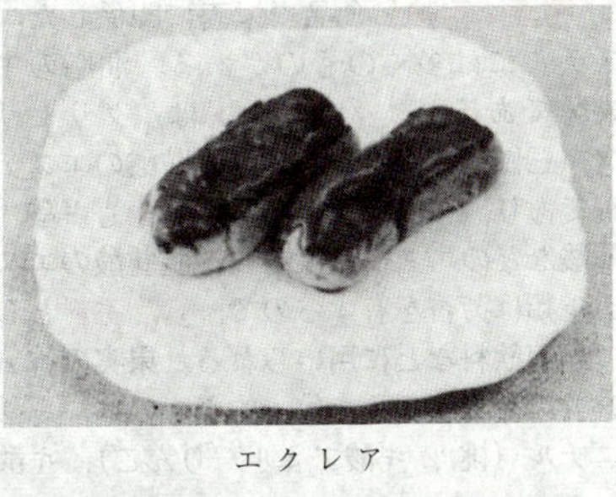

エクレア

えごま　荏胡麻 ［Perilla］ 荏，蘇子，蘇麻ともいう。シソ科の植物。学名 *Perilla frutescens var. frutescens.* L.。〔産地〕原産地はインドで，中国，日本，朝鮮が主産地。わが国では関東以北で栽培され，6月下旬に播種，9月下旬に収穫する。黒荏，白荏ともに含油量は41~44％で圧搾法により採った油を荏油という。絞りかすは飼料，肥料とする。荏油は比重0.493，けん化価189，ヨウ素価189の乾性油で，かつては灯火用として用いられていたが，現在では油紙，提灯，傘などの防水加工用のほか，食用にされる。近年ではα-リノレン酸を60％以上含有していることから健康食品として評価されている。

エシャロット ［(仏) Éschalote］ 市場でエシャロットと称しているもののなかには，らっきょうである場合が多いが，本来はわけぎの類で英語ではシャロット(shallot) ともいう多年草で，らっきょうとは異り味も違う。ねぎとらっきょうを合わせたような西洋野菜で，白い鱗茎の部分をそのまま味噌やマヨネーズを添えて生食するほか，料理の付け合わせやサラダにも用いられる。さわやかな香辛味があり，喜ばれる。また，魚料理の香り付けに欠くことのできない材料で，多くはみじん切りにして用いる。

エスカベーシュ ［(仏) Escabéche］ 魚のから揚げを漬け込んだ冷製料理で，前菜などに使われる。〔歴史〕北アフリカで始まり，スペインに入って広く知られた料理で，もとは，冷蔵庫のなかった時代に保存食の一種として始められたもの。海のもの山のものを問わず，さまざまな素材を揚げたり，炒めたりして，マリナード（漬け汁）に漬け込み，変質を防ぐためにときどき漬け汁を煮立て，冷まして再び漬け込ん

だものであり，一種のソース漬けと考えてもよい。始めは野禽のペルドロー（山うずらのひな）なども漬けられていたが，スペインからフランスに入ったエスカベーシュは魚が多い。〔つくり方〕身くずれしない魚介類，エビ，アマダイ，シタビラメ，イワシ，キス，ハゼ，ワカサギなどを，大きな魚は切り身にしたうえで小魚大に切り，小魚の場合は丸ごと使う。漬け汁となるマリナードの材料は，酢，油，香味野菜（にんじん，たまねぎ，にんにく）と香辛料（タイム，クミン，ローリエ，カイエーヌ）などを合わせたものである。もともとはオリーブ油で魚を揚げたあと，香味野菜のせん切りを揚げてやわらかくし，揚げ油のなかに酢を加えたものを漬け汁としたが，近年は，香味野菜のせん切りをあらかじめバターか油で炒めてやわらかくし，ここに酢と油でつくったビネグレットソースに白ワインとケチャップ少量および香辛料を加え，一度煮立てた熱いところに漬け込むことが多い。マリナードは魚を揚げる前につくっておく。魚は軽く調味したら布きんで水気をとり，粉をまぶしにつけて170℃の揚げ油のなかでから揚げにする。切り身のときには軽く色がつくくらい（1分間）に揚げ，小魚のときには骨ごと食すので，しっかり3分くらい揚げるとよい。〔漬け方〕揚げたての魚をバットなどに並べ，その上から熱い漬け汁を魚の高さの1/3量程度までかけ，冷めるまでときどき魚を返しながら漬け込む。1時間後から食べることができるが，長く漬けていると漬け汁にねばりがでてくるので，漬け込んでから2日くらいがもっとも食べごろとなる。小魚は漬け込んでいるうちに骨もやわらかくなり，丸ごと食べられるようになる。〔供卓〕盛り皿ごと，またはガラス皿に取り分け，レモンの輪切り，トマト，パセリなどで飾って供する。→マリナード

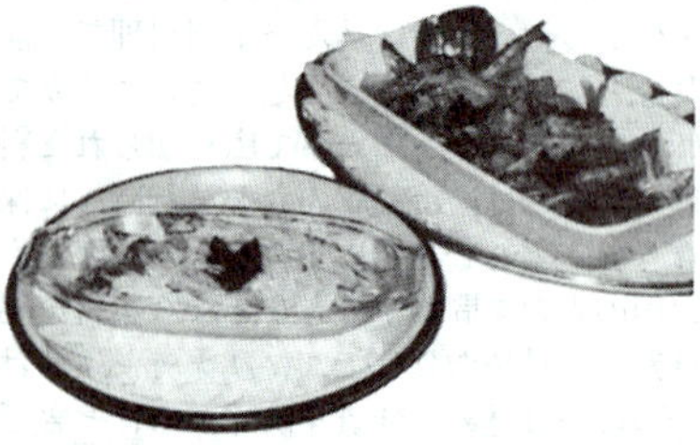

エスカベーシュ（1人盛りと4人盛り）

エスカルゴ ［（仏）Escargot］ 食用かたつむりのこと。肉はさざえのような味。南仏ブルゴーニュ地方に産するぶどうの葉を食べて育ったものが珍重される。さっとゆでた身を白ワインで煮て殻に詰め直し，にんにくとパセリ，エシャロットのきいたバターを入れて特製の焼き皿で焼く。

エス・シー・ピー ［SCP］ →びせいぶつきんたいたんぱくしつ

エステラーゼ ［Esterase］ 広義と狭義がある。1）広義にはつぎのようにエステル結合の加水分解またはその逆反応を促進する酵素の総称。〔種類〕リパーゼ，タンナーゼ，ホスファターゼ，スルファターゼなど。しかしホスファターゼは独立させてひとつの群に分類することもある。2）狭義には脂肪酸の一価アルコールエステルによく作用する酵素のことで，リパーゼに対応して用いられる。

$$RCOOR' + H_2O \rightleftharpoons RCOOH + R'OH$$

エステル ［Ester］ アルコールと脂肪酸などの有機酸が結合して1分子の水（H_2O）を失ってできた化合物を一般にエステルという。

$$\underset{\text{有機酸}}{RCOO\boxed{H + HO}}\underset{\text{アルコール}}{R'} \longrightarrow \underset{\text{エステル}}{RCOOR'} + H_2O$$

〔種類・用途〕食品や栄養に関係したエステルには多くのものがある。油脂の主成分であるトリグリセリドは，グリセリン（三価のアルコール）と脂肪酸のエステルであり，また，果実の香気成分もギ酸，酢酸などのエステルが多い。脂肪酸のエステル類は芳香を有するので，食品香料として清涼飲料などに用いられる。果実の香気成分エステルのうち代表的なものは，ギ酸エチル（桃），ギ酸アミル（りんご），ギ酸

イソアミル（梨），酢酸イソアミル（りんご，梨），酪酸メチル（りんご），酪酸エチル（パインアップル），酪酸アミル（あんず），イソバレリアン酸イソアミル（りんご，バナナ），カプロン酸エチル，カプリル酸エチル（パインアップル）などである。

エストロゲン　［Estrogen］　発情ホルモン物質，女性ホルモン様物質，卵胞ホルモン類などともいう。性ホルモンの一種で，発情作用を示すホルモンおよび類似の作用をもつ物質の総称。閉経後のエストロゲン分泌の減少は骨粗しょう症の発症をもたらす。

エスパニョルソース　［Sauce espagnole］　褐色系ソースの基本とされる温かいソース。〔由来〕エスパニョルソースとはスペイン風のソースの意で，ルイ13世の妃アンヌにつき添ってきたスペイン人のコックたちが，当時フランスでつくられていた褐色ソースにスペイン特産のトマトを入れて味を改良し，大変評判となり名前が付けられたと伝えられている。エスパニョルソースは，茶色の炒り粉でつくったルウブラン（roux brun）を牛すね肉や骨などから煮だした茶色の煮だし汁であるフォンブラン（fonds brun）でのばし，肉や骨，香味野菜を炒めて加え，長時間煮込む。最初からごく薄いとろみを付け，煮だし汁を煮詰めながら材料のなかからエキス分やゼリー分を引き出し，濃厚なうまみをつくるソースである。ルウは，粉を炒めてあるため粘稠度が低く，付着性も少ないため，2～4時間もの時間，煮込むことができる。エスパニョルソースは，多くのソースのもとになるソースで，温製の肉料理のソースや肉・野菜の煮込みをはじめ，幅広く使われる。〔つくり方〕1）1 cm角に切った牛すね肉，鶏がらなどを脂肪で炒め，全体に茶色になったら別皿に取り，残りの脂肪で，角切りにしたミルポワ（香味野菜）を炒める。2）炒めた脂肪をきれいに除き，これに炒めた肉と骨をもどし入れ，全体を熱くしたら，白ワインを加えて鍋底についている肉のうまみをこそげとり，煮溶かす。3）茶色のルーをつくり，肉と骨からつくった茶色の煮だし汁で少しずつのばし，2）と炒めたミルポワ，ブーケガルニ，トマトペーストを加えて，ごく弱火にして2～4時間煮詰める。途中，ソースの表面に浮くあくや油をできるだけていねいに取り除く。4）煮詰め加減は，玉じゃしくですくって，50 cm以上上から落とすことで経験的に判断されている。シノワでこしてソースを仕上げるが，さらに布ごしすると一層なめらかなソースができる。冷めるまでかきまぜ，均一に冷やすと，光沢が出て，ソース表面に膜ができない。このエスパニョルソースを煮だし汁でゆるめ，油やあくを取りながら1時間以上煮込む作業を数日間くり返すと，黒みをおびた褐色のつやのある上等なエスパニョルソース，すなわちドミグラスソース（sauce demi-glace）ができあがる。別法として，ミルポワを炒めるとき，脂肪を多めにして小麦粉をふりつけ，色がつくまで炒めた野菜入りの炒め粉にしてから煮だし汁で溶いてもよい。肉類の煮込みには，材料を炒めた後，粉をふりつけて炒め，ルウとする方法も多い。エスパニョルソースを元としたソースに，ボルドレーズソース（sauce bordelaise），ピカントソース（sauce piquante）などがある。仔牛からつくる茶色の煮だし汁・フォンドボー（fond de veau）に水溶きしたコーンスターチを加えたフォンドボーリエ（fond de veau lié）がエスパニョルソースの代わりとして使われることがある。

エス・ピー・エフ（ぶた）　SPF（豚）　［Specific pathogen free-pig（SPF-Pig）］　特定病原菌不在豚のこと。特定病原菌を不在にするため分娩末期の母豚から帝王切開により無菌的にとり出した初生豚を厳重な隔離状態で育成したものである。

エソ　狗母魚　［Lizard fish］　エソ科の魚。〔産地・生態〕体は細長く円筒状で，体の背部は暗褐色，腹部は銀白色を呈する。熱帯性の魚で南日本に多い。関東ではイソ，和歌山ではヨソともいう。また神奈川では，イソギスとかエゾギスという。〔用途〕上等なかまぼこの原料として使用される。

エゾワスレガイ　蝦夷忘れ貝　［和名］　えぞわすれ。学名は *Calista brevisiphonata*。マルスダレガイ科の二枚貝で，ハマグリ類の一種。本州東北地方以北の浅海の砂礫底に分布する。殻長 90 mm になる大形種で，食用とされるが，多産しない。

えだきりこうそ　枝切り酵素　［Debranching enzyme］　アミロペクチン，グリコーゲンの α-1，6-グルコシド結合のみを加水分解する酵素で，実用的にはプルラナーゼ，イソアミラーゼがある。アミロペクチン，グリコーゲンの直鎖部分はアミロース同様，グルコースが α-1，4 結合でつながっているが，β-アミラーゼで糖化すると，α-1，6 結合の枝分かれ部分に近づくと反応速度が低下し，分岐デキストリンを残してしまう。α-アミラーゼを併用しても分岐部分は分解されず分岐オリゴ糖が残る。枝切り酵素を働かせてから，β-アミラーゼを働かせると，でんぷんをマルトース主体の加水分解物にすることができる。ハイマルトースシロップといわれる水あめである。また，でんぷんに枝切り酵素を働かせてから α-アミラーゼで分解すると低粘度水あめをつくることができ，独自の用途がある。なお，グルコアミラーゼなども α-1，6 結合を切るが，このように α-1，4 結合を切る能力に伴われている場合には，枝切り酵素には入れない。

えだにく　枝肉　［Dressed carcass］　と殺した家畜を放血してから皮をはぎ，内臓を除き，四肢の肢端，頭部も切りとったあとに残った骨付き肉を枝肉という。枝肉はつるしたままで脊椎を縦断して左右ふたつの部分にわける。この半分にされたものを半丸という。生体重に対するこの枝肉の割合を枝肉歩留まりあるいはと（屠）肉歩留まりという。半丸は冷蔵してから適宜細分される。牛では肋骨の最後の1本を残して前部と後部に分け，いわゆる4分体に分割する。豚では半丸をさらに肩，側腹，股の3部に分け，結局1頭を6部分に分割する。このように細分した骨付き肉を枝肉とよぶこともある。

エタノール　［Ethanol］　→アルコール

えだまめ　枝豆　［Green soybean, Edamame bean］　大豆の未熟なもので，枝つきのまま塩ゆでするのでこの名がある。田のあぜなどによく栽培されたので，あぜまめともいわれた。5月ごろから初秋にかけて出回る。〔産地〕千葉，山形，新潟，埼玉，秋田，群馬など各地に分散している。〔品質〕産地により味が異なるが，初秋にでる毛深くて，さやの大きいものが味がよい。〔成分〕たんぱく質に富み，風味もよく栄養価も高い。ビタミンは各種存在するが葉酸が 320 μg/100 g，C は 27 mg/100 g である。なおミネラルとしては P 170 mg/100 g，Ca 58 mg/100 g と多い。〔用途〕さやごとゆでたものは，ビールのつまみとして代表的なである。〔冷凍〕最近冷凍えだまめが出回っており，業務用のほか，家庭でも季節に関係なく食べられるようになった。生鮮物より少し割高だが，年々需要は増加している。塩ゆでのほか，醤油，砂糖で煮たり，すりつぶしてあえ物にしたり，水煮缶詰もある。ゆでた枝豆をつぶしてあん状にしたものをずんだとよぶ。

エダムチーズ　［Edam cheese］　オランダ北部のエダムが原産地で，17 世紀頃からつくられている硬質チーズ。ゴーダチーズにつぐオランダを代表するチーズ。〔製法〕牛乳（脂肪分を 2.5％程度に調整）を原料乳として，カード（凝乳物）を 1㎝角に細切りし，カードからホエーの排除を促す。カードが温かい間に直径約 15㎝の天地が平らな球形の型の入れ，圧搾後に，数日間食塩水に浸漬または乾塩添加によって加塩する。表面は赤色染料を含むワックスでコーティングされ（赤玉といい，エダムの特徴であるが，オランダでは輸出用のみ），温度 10〜15℃，湿度 80〜90％で 3〜4 か月間熟成される。〔成分〕100 g 中，水分 41 g，たんぱく質 28.9 g，脂質 25.0 g，食塩相当量 2.0 g である。

エチルアルコール →アルコール

エチレン ［Ethylene］ $CH_2=CH_2$，オレフィン炭化水素のひとつ。エチレンは果実の成熟，または追熟にともなって果実体内に生成されるが，熟度促進の機能を有するところから，成熟ホルモンとして活用されている。このことから，バナナ，西洋梨などでは，人工的にエチレン処理によって熟成を進めることが実用化されている。また，果実の生成するエチレンを除去することによって，逆に貯蔵中の品質劣化を防ぐ方法にも利用される。包装したなかにエチレンを吸収する物質を入れる方法で，鮮度保持剤として実用化されている。かんきつ果実にエチレン処理すると，クロロフィルが分解されて果皮の緑色が消失するが，カロテノイドは分解されないため，緑色果の黄色化促進（着色促進）にも効果を示す。

エチレンオキサイド ［Ethylene oxide］ 酸化エチレンともいう。図のような環状エーテル構造をもつ常温で無色の気体であり，エーテル様の臭気を有する。12.5℃以下では無色の液体となる。反応性に富み，爆発性があるので，通常不活性ガスで希釈され，ボンベに充てんされている。〔用途〕強力な殺菌力，殺虫力があるので，家具，皮革製品，繊維製品や香辛料，穀類などのくん蒸，医療器具，包装材料の滅菌などに用いられる。残留エチレンオキサイドは，水と反応してエチレングリコールとなり，無毒化される。〔安全性〕エチレンオキサイドには発がん性があるという発表がなされ，無毒化しにくい食品についてはくん蒸の用途にも用いられなくなってきている。食品衛生法では，食品そのものの殺菌には使用が認められていない。

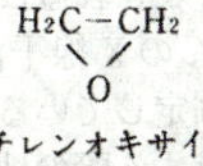

エチレンオキサイド

エックスせんかいせつ X線回折 ［X-ray diffraction］ 物質の結晶構造を調べる分析法である。結晶に X 線を照射すると，その結晶を構成する分子中の原子は結晶格子中に規則正しく配列していることから，その格子面により X 線が干渉して回折する。現在では，単色化した X 線ビームを単結晶に照射し，さまざまな方向に回折する X 線の方向とその強度を精密に測定し，これらの測定データを解析して結晶構造を決定することができる。測定装置の自動化も進んでおり，低分子物質から高分子物質（たんぱく）まで高分解能の精密な構造解析が，比較的短期間でできるようになった。この構造解析法は単結晶が得られさえすれば，いかなる食品成分に対しても適用可能である。

エックスせんかんしょうずけい X線干渉図形 ［X-ray-diffraction pattern］ 結晶構造をもったものに X 線をあてると，その結晶格子のために X 線が干渉をおこし，回折現象を示す。これをデバイ・シェラーカメラで写真にとると，円図形の回折像が得られ，デバイ環ともいう。この方法をでんぷん，たんぱく質，食物繊維などの高分子化合物に適用すると，その分子が規則正しく並んでいる部分，すなわちミセル構造をとっている部分が X 線干渉図形を与える。これから高分子中の微細構造の単位胞の大きさ，ら旋繊維構造の状態などがわかるので，高分子中の原子の空間配列を推定でき，構造研究上にきわめて重要な手法である。写真による X 線干渉図形の作成は，実験上の操作が煩雑で，時間がかかるので，最近は計数管回折計（X 線ディフラクトメーター）で，図のような回折図形を作製する方法が広く用いられるようになった。これは回折 X 線をガイガー計数管で受けて，回折角度と強度の関係を直接記録紙上に自動的に記録したものである。この方法は X 線干渉図形にくらべ，回折線の角度とその強度が直接測定でき，また，接近した回折線を分離する能力もすぐれているなど精度が高く，測定に要する時

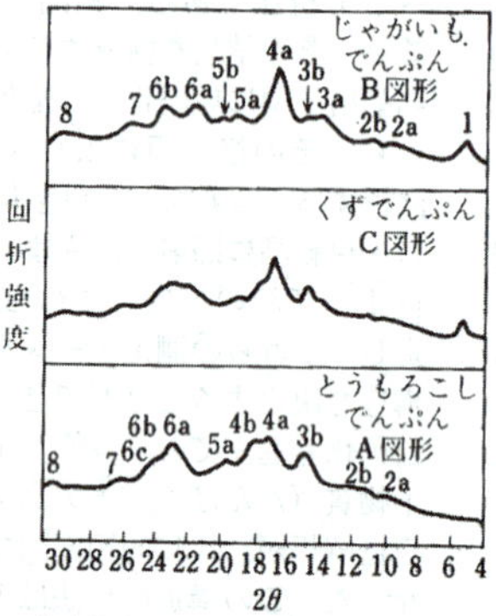

代表的なでんぷんのX線回折図形

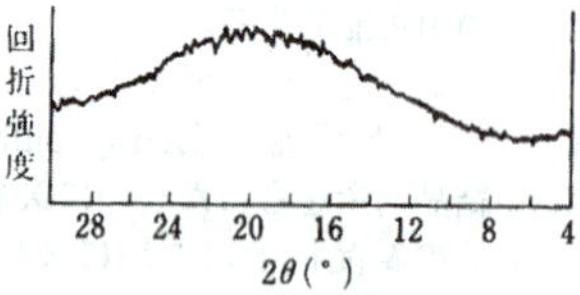

α-でんぷんのX線回折図形

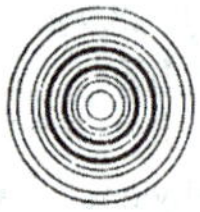
B図形
(じゃがいもでんぷん)

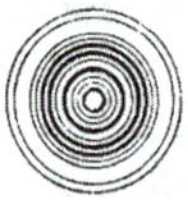
C図形
(さつまいもでんぷん)

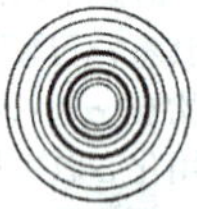
A図形
(とうもろこしでんぷん)

天然でんぷんのX線干渉図形

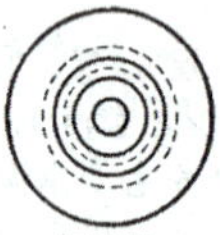
V図形

間も短くてすむという利点がある。しかし高分子化合物のら旋繊維構造については知ることができない。**計数管回折計**が用いられるようになってから，短時間で精度のよいX線回折図形が得られるので，結晶構造解析の手法のほかに，標準X線回折データとの比較による物質の同定，グルタミン酸やブドウ糖のような多型混合物中の結晶形の定量分析に応用されるようになった。以下でんぷんのX線干渉図形について述べる。**〔でんぷんのX線干渉図形〕** 天然でんぷんのX線干渉図形は，これまでは図のようなA, BおよびC図形の3つの形に分類されていた。とうもろこしでんぷん，米でんぷんはA図形を，じゃがいもでんぷんはB図形を，さつまいもでんぷんはC図形を示す。**〔干渉図形の変化〕** このように各種のでんぷんそれぞれに特有の図形を示すので，X線図形によりでんぷん粒の種類を判定できるくらいである。ただこれらの図形はA図形からだんだん連続的に移り変わって，最後のB図形にまで達することがわかった。この関係を国産の各種でんぷんで移り変わりの順序を示すと，とうもろこし→小麦→米→小豆→さつまいも→やまのいも→ひがんばな→やまゆり→チューリップ→じゃがいもとなる。しかし，X線回折装置とガイガー計数装置を組み合わせた，X線ディフラクトメーターを用いる方法によると，これまでC図形を与えるものとされていた各種でんぷんの図形がそれぞれ特有なものでなく，AおよびBの混合図形で表されることがわかった。また，でんぷんのX線干渉図形は，植物の品種により固定しているのでなく，そのでんぷんが生成する際の地温により変化する。すなわち大豆，さつまいも，じゃがいもを高温で栽培するとA図形に，低温ではB図形に，中間の温度ではC図形に変わることが日本ではじめて証明された。これらのA, B, C図形を与えるでんぷんを糊化してアルコールで沈殿させたものは，あらたに全部V図形を与える。このV図形を与えるものをα-でんぷんとよび，これに対してA, B, C図形を与えるでんぷんを，β-でんぷんという。

エッセンス　[Essence]　芳香性の植物から抽出した香りの成分を，アルコールに溶かしたもの。合成エステル類による人工香料を含めて用いられている。→かおり，こうりょう

エッチ・エー・ピー　[HAP]　動物性たんぱく質加水分解物（Hydrolyzed animal protein）の略称。〔製法〕食用に向かない肉や魚介類のたんぱく質を酸または酵素（プロテアーゼ）で加水分解し，加熱により酵素を失活させた後，うま味成分を含む部分を分画する。濃縮し，ペースト状あるいは粉末とする。〔性状〕ペースト状のもので水分28〜32％，総窒素8〜9％，粗脂肪1％以下，食塩14〜16％。各種のアミノ酸とペプチドを含み，特有の風味をもつ。〔用途〕各種の風味調味料の原料となる。→ふうみちょうみりょう

エッチ・エル・ビー　[HLB, hydrophile-lipophile balance]　界面活性剤の特性を示す数値である。すなわち溶液中で，ある溶質が気体／液体，液体／液体または液体／固体の界面に吸着反応を起こし，界面張力を低下させる作用がある物質を界面活性剤とよび，乳化を助ける物質として作用する。この界面活性剤は分子中に親水−親油構造をもつもので，両親媒性とよぶ性質がある。この界面活性剤のもつ親水基（OH, O, COOHなど），親油基（CH, CH_2，CH_3など）の特性によって，より親水性の大きな乳化液から，より親油性の大きな乳化液まで各種の乳化液が調整される。この両親媒性のバランスをHLBとよび，0〜20までの値をとるが，この数値の小さいものは親水性が小さく，水に溶けず，油に溶けやすいことを示す。HLBは，さまざまな性質の油脂類を最適に乳化するときの乳化剤の選択基準となる。HLBを求めたい界面活性剤を用いて乳化試験を行い，実験的に決定する方法もあるが，親水基，疎水基の分子量や分子構造を基に計算によって決定する方法がいくつか提案され，用いられている。また，高速液体クロマトグラフィーでの保持時間を測定して求める方法もある。→かいめんかっせいざい

エッチ・ティー・エス・ティーほう　HTST法　[High-temperature short-time method]　→かんづめ，しにゅう

えどあまみそ　江戸甘味噌　[Edo-style sweet miso]　［主産地］東京である。仙台味噌や信州味噌（辛味噌）に比べて米麹は2倍，塩が半分の米味噌。短期間に熟成する甘味噌で，色沢は赤褐色である。〔製法〕大豆を蒸熟し，留釜する。蒸大豆が熱いうちに米麹と塩とを混ぜた塩切麹と混ぜて大桶に仕込む。たね水は大豆の1〜2割までであるが，夏期は少量とするか，または使用しない。仕込み桶は保温して仕込み温度を保つようにする。4日ないし7日で熟成する。〔風味〕上品な甘味と甘いような芳香をもつ。塩分は6％程度。〔保存〕白味噌と同様に貯蔵性に乏しく，夏期は湧きやすい。→みそ

エヌアール　NR　[Nutritional Representative]　NR（栄養情報担当者）の名称で消費者に対して健康・栄養食品に関する適切な情報提供を主な業務とする者。2003年に栄養情報担当者（NR）認定制度が発足。合格者には，独立行政法人国立健康・栄養研究所より「栄養情報担当者（NR）認定証」を交付。認定試験を毎年1回実施。受験資格者は，1）管理栄養士，栄養士，薬剤師，保健師，助産師，看護師，臨床検査技師，医師，歯科医師，獣医師の有資格者，2）大学で生化学，保健学などの生命科学系の学部修了者，3）同研究所指定の養成講座の受講・修了者。また，前記1）保健医療系の有資格者，または，2）生

命科学系の学部卒業者などと同等の基礎学力を確認する「受験資格確認試験」がある。この受験資格者は，1）大学院で生化学，保健学等の生命科学系の専攻科修了者（学部修了なし），2）保健機能食品等の製造・販売に4年以上従事した者，3）その他，同研究所理事長が適当と認めた者。

エヌアセチルグルコサミン　N-アセチルグルコサミン　[*N*-acetyl glucosamine]　アミノ糖の一種。軟骨や皮膚のヒアルロン酸，コンドロイチンなどを構成する主要な単糖成分。グルコースから生成されるが，積極的摂取は関節や皮膚の恒常性維持に効果があるとされ，サプリメントとして利用される。

エヌさんけいしぼうさん，エヌろくけいしぼうさん　n-3系脂肪酸，n-6系脂肪酸　[n-3 fatty acid, n-6 fatty acid]　脂肪酸の二重結合の位置は，有機化学的には-COOH側から数えるが，食品学や栄養学分野では反対側のメチル基側から数えることが多い。この場合メチル基側から順にn-1，n-2，n-3・・・・と数える。ω-1，ω-2，ω-3・・・ともいう。天然の不飽和脂肪酸では，最初の二重結合はn-3，n-6，n-9にあり，それぞれn-3系，n-6系，n-9系脂肪酸とよぶ。生理活性の点からはn-3系，n-6系脂肪酸が重要で，いずれも必須脂肪酸になる。n-3系脂肪酸としてはリノレイン酸，イコサペンタエン酸（IPA），ドコサヘキサエン酸（DHA）などがあり，n-6系脂肪酸としてはリノール酸，アラキドン酸などがある。リノール酸からアラキドン酸がつくられ，リノレイン酸からはIPA, DHAがつくられが，n-3系とn-6系の脂肪酸は動物の生体内で相互に変換することはできず，それぞれを摂取する必要がある。これら必須脂肪酸は，プロスタグランジンや生体膜の前駆体になる。リノール酸は，植物油に豊富に含まれる（大豆油53％，米油37％，コーン油51％，キャノーラ油16.0％）。リノレイン酸は，キャノーラ油（11％）や大豆油（8％）に多く含まれる。IPA, DHAはサンマ，イワシなどの青魚に豊富に含まれ，植物油や哺乳動物の脂肪にはまったく含まれない。IPAやDHAは血中のコレステロールを低下させる作用が強く，血栓の予防に有効であるとされるが，過酸化反応を起こしやすい。

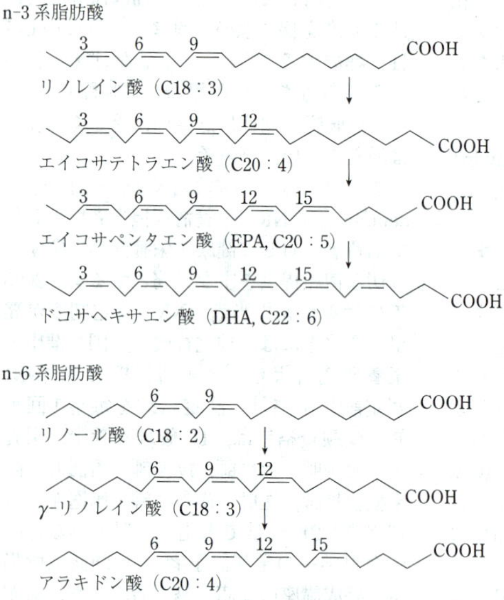

n-3系およびn-6系脂肪酸とその代謝

エヌニトロソかごうぶつ　N-ニトロソ化合物　[*N*-Nitroso compound]　2価の基＞N-NOをもつ化合物の総称。N-ニトロソアミンとN-ニトロソアミドに大別される。その多くにがん原性，変異原性のあることが明らかにされている。N-ニトロソ化合物が，ほかのがん原性物質より注目される理由は，これらの前駆物質であるアミン類，アミド類と，これをニトロソ化する亜硝酸塩や窒素酸化物が，食品，医療品，農薬など生活環境中に広範囲に分布しており，これらが，食品，生体内あるいは環境のなかで反応して比較的容易に生成する可能性のあること。魚類からさるにいたる広い動物種に対してがん原性をもつこと。経胎盤性を有することなどによる。食品では，魚介干物，魚介燻製，塩辛，焼いたスルメやベーコンなど，また，化粧品，農薬，切削液などから検出されている。亜硝酸を添加する食肉，魚肉製品からほとんど検出されないのは，ニトロソ化反応が起きにくいpH（6以上）を有するためと考えられる。〔生体内での生成〕亜硝酸と種々の2級アミンを経口投与したラットやうさぎの胃内からN-ニトロソアミンが検出され，実験的に生体内生成が裏付けられている。人が食物を摂取したときの胃内のpHは3～4で，ニトロソ化反応の至適pHにある。たとえば魚肉，魚卵からジメチルアミンを，野菜から亜硝酸塩（吸収された硝酸塩はだ液中に分泌され，口腔細菌で亜硝酸に還元）を供給されることを考えると，人の胃内でも生成する可能性はあるが，動物実験に比べ反応物質の濃度も低く，単純には結論できない。〔生成促進・抑制因子〕ハロゲンイオン，チオシアネート（とくに喫煙者のだ液）は促進的に，アスコルビン酸は抑制的に働く。〔発がん機構と標的臓器〕N-ニトロソアミンは化学的に安定で，あらかじめ肝臓で代謝活性化されてアルキルカチオンを生じ，核酸をアルキル化してがん原性を示す。肝臓，食道，肺などが標的となる。アミド型は化学的に不安定で反応性が高く，代謝活性化されなくても生物活性を示す。消化器，神経系，造血系臓器が標的である。

えのきたけ　榎茸　晩秋～冬，広葉樹の枯木に発生するきのこ。〔形態〕傘は径2～8 mm，表面は黄褐色～栗褐色，湿っているときは粘性がある。茎は高さ2～10 cm。上部は黄白色で，下部は暗褐色，ビロード状の毛におおわれる。〔栽培〕明治時代には原木で栽培されていたが，昭和初期からおが屑によるビン栽培が試みられ，戦後，長野県を中心として大規模に栽培されるようになった。えのきたけは栽培ビンの口に筒状に紙を巻き，暗い室内で生育させるので，茎はもやしのように長くなり，色は黄白色となる。〔産地〕主産県は長野。年生産量は138,501 t（2009年），日本の栽培きのこ生産量の第1位を占める。〔成分〕100 g中，水分88.6 g，たんぱく質2.7 g，脂質0.2 g，炭水化物7.6 g，食物繊維0.9 g，灰分0.9 g。〔調理〕汁物，鍋物，天ぷらなど。加熱すると粘りが出る。光のあたる場所で栽培すると，茎が短かい茶色のきのこになる。

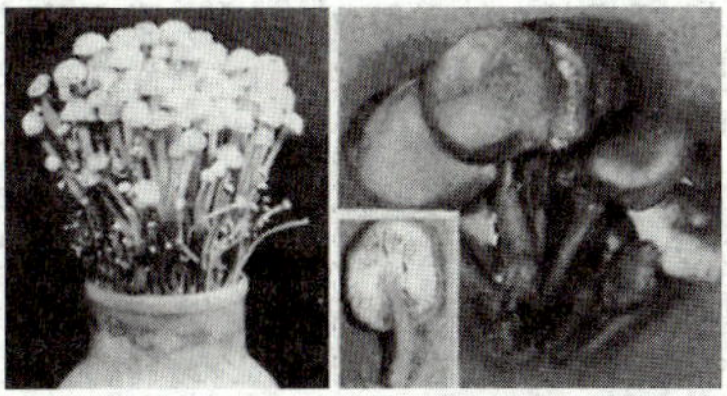

栽　培　　　野　生

えのきたけ

エバミルク　［Evaporated milk］エバポレーテドミルクの略。簡単にエバともいう。乳等省令では無糖練乳と命名されており，「濃縮乳であって直接飲用の目的で販売するものをいう」と定義されている。〔製造法〕牛乳を殺菌した後，1/2～1/2.5に減圧濃縮し，均質化処理して容器に入れ，115℃で15分以上の条件で加熱して調整する。スイスのJ. B. Meyerbergが発明し，1885年から工業的に製造が始められた。〔成分規格〕乳等省令では，乳固形分25.0％以上，乳脂肪分7.5％以上と定められている。性状は濃縮乳に類似しているが，濃縮乳では細菌数が1 gあたり10^5以下まで許容されているのに対し，無糖練乳では0でなければならない。類似の製品として脱脂乳を濃縮した無糖脱脂練乳がある。〔品質〕欠陥品では，嫌気性胞子形成菌の残留，巻締不良，ピンホールなどにより貯蔵中にガスを発生し，膨張カンとなることがある。

エビ　海老　［Prawns, Shrimp, Lobsters］　節足動物，甲殻類，十脚目中の長尾亜目の俗称。〔生態〕全身はかたい甲でおおわれ，5対の歩脚をもつ。歩脚のうちの数対ははさみとなる。尾部が発達する。遊泳族と爬行（はこう）族に大別される。〔遊泳族〕サクラエビ，クルマエビ，コウライエビ，シロエビ，テナガイビ，タラバエビなどがある。〔爬行族〕ザリガニ，イセエビ，ウチワエビなどがある。〔肉のうま味〕一般にエビ類の肉は独特の甘味を有しているが，これはエキス分とくにグリシン，アラニン，プロリンなどが多いためとされる。またうま味を呈する成分としては，このほかに5'-アデニル酸，5'-IMPなどが知られている。〔色素〕エビはゆでると赤くなるが，これは含有する色素たんぱくが加熱により分解し，赤色のアスタキサンチンを生じ，さらにアスタシンに分解されるからである。〔調理〕イセエビ，クルマエビの新鮮なものは刺身として特有の甘味あるうま味を有する。またイセエビはゆでてマヨネーズソースをかけるとおいしく，鬼殻焼きにもする。クルマエビはフライに向き，またテナガエビとともに天ぷらとするほか，クルマエビの小型のものはマキといい，シバエビとともに塩ゆでして酢の物，すし材料とされる。また，シバエビからはおぼろ，でんぶをつくる。シバエビ，カワエビ，シロエビなどは塩ゆで後，乾燥し干しえびとする。このほか中国ではエビの卵を乾したものを蝦米といい，中華料理の材料とされる。〔アレルゲン〕エビ類を含む7品目（乳，小麦，卵，そば，落花生，カニ）は，特定原材料とよばれ，アレルギーを引き起こす。エビを原材料として含む加工食品は，それを含む旨の表示が義務付けられている。→アスタキサンチン，アスタシン，イセエビ，クルマエビ，サクラエビ，シバエビ，テナガエビ

えびいも　海老芋　さといもの一種。唐芋を特殊栽培したもの。京都市東寺付近の特産でとうのいもともよばれる。栽培の際に土の重さで，えびの形をしたいもとなることからこの名がある。いもはやわらかく美味である。京都の名物料理芋棒に用いられる。

えびフライ　海老フライ　大きめのエビにパン粉をつけて油で揚げたもので，とんカツと同じく日本語化した西洋料理のひとつ。エビは味にくせがなく，そのうえ独特のうま味があり，揚げると油脂味が加わり一層おいしくなる。エビは生きたものも冷凍ものも，いずれもフライの種となるが，鮮度のよいものを用いる。クルマエビは殻が薄く，体に横じま模様があるエビで，大きさや形がよく，その上美味なので，もっともよく用いられる。生きたものは頭と尾をつけたまま揚げる。サイマキエビは，クルマエビより小さいが，味がよい。無頭の大正エビは，冷凍ものでほぼ一年中ある。体が大きいわりに値段が比較的安いため，一般に使われる。そのほか，クマエビ，シバエビなども使われる。〔つくり方〕1）エビは頭を除き，尾とこれに続く1節の殻を残し，ほかの殻と足とを取り去る。背わたをとり，油がはねるのを防ぐために尾先を少し切り，包丁でしごいて尾水を出す。腹側に数か所横に包丁を軽く入れ，揚げたとき曲がらないようにのばしておく。2）エビに調味し，10分程たったら小麦粉をまぶし，余分な粉ははたきおとす。これをとき卵にくぐらせて生パン粉をつけ，手のひらで軽くおさえて5分くらいおく。3）揚げ油を鍋にたっぷり（5 cm厚）用意し，185℃に熱したところで，エビの尾を持って入れる。1～2分手まめにエビを返し，浮き上がって，軽いきつね色に色づいたところで揚げ網に取って油分がよく切れるように立てかけておく。あらかじめつけ合わせを盛っておいた皿の中央

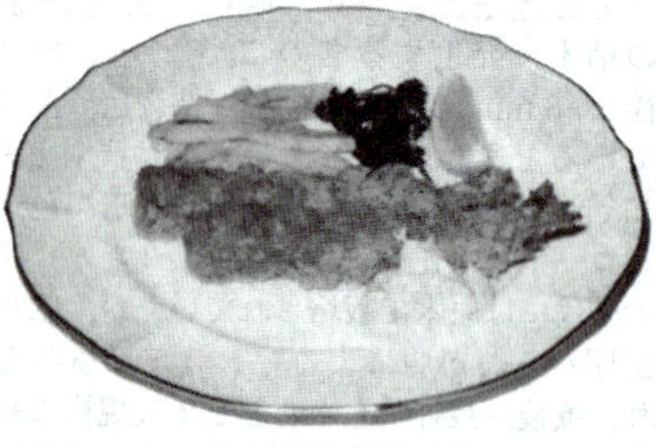

エビフライ

に，熱いうちに盛り付けて供する。付け合わせには，ボイルドポテト，揚げパセリ，くし型レモンなどが盛り合わされ，香味材料の入ったタルタルソースが添えられる。また，刻みキャベツ，トマト，レタス，ポテトサラダなども好みによって付け合わされる。衣にはパン粉のほか，ビスケットやクラッカーの砕いたものをつけてもよい。〔注意〕エビは長い時間揚げると，収縮してかたくなるので，熱変性をしたところで加熱をとめることが望ましい。比較的高温，短時間で加熱を終えたエビは，特有のうま味が生かされ，甘味がある。

エフ・エー・オー　[FAO]　→こくれんしょくりょうのうぎょうきかん

エフち　F値　[F value]　缶詰やレトルト食品の殺菌を行うとき，F値という値が多く使われる。この値は加熱殺菌による致死値を意味しており，ある菌数の食品を一定温度で加熱したとき，すべての微生物を死滅させるのに要する加熱時間（分）を表している。加熱殺菌温度とZ値が異なるとF値も異なるので，通常は121.1℃における加熱致死時間を示す。すなわち，250°F（121.1℃），Z＝18°F（10℃）のときのF値をFoと表す。また，一般には食品の加熱殺菌効果を表す値として用いられる。

エフ・ピー・シー　[FPC]　Fish protein concentrate の略。→のうしゅくぎょにくたんぱくしつ

えぶりこ　針葉樹，とくにカラマツの枯れた幹に発生する多年生のきのこ。サルノコシカケ科に属する。〔形態〕傘は鐘形，表面は白色～黄褐色で，細かい亀裂がある。肉は乾けば海綿状となり，もろくて苦味が強く，独特のにおいがある。〔成分〕エルゴステロールが多く，乾燥物100 gあたり0.69 g含まれる。〔薬用〕古来，民間薬として健胃，下痢止めおよび制汗剤に用いられた。一時は薬局方にも記載されていたが，今は載っていない。アイヌ語でトウボシの名がある。

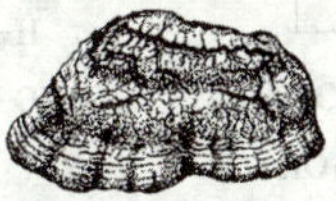

えぶりこ

エボダイ　→イボダイ

エマルション　[Emulsion]　たとえば水と油のような互いに溶解しない二種類の液体が均質な混合状態になったものをエマルション（乳濁液）といい，エマルションをつくる操作を乳化という。この場合，油が水のなかに分散しているものをO/W型（水中油滴型），その反対に水が油のなかに分散しているものをW/O型（油中水滴型）のエマルションという。前者の代表的な食品はマヨネーズであり，後者の代表はバターである。バター製造時のチャーニングは，O/W型からW/O型のエマルションに変換する操作のひとつである。安定なエマルションをつくるためには乳化剤が必要であり，マヨネーズの場合には卵黄に含まれているレシチンが乳化剤の役割を果たしている。O/W型のエマルションをつくるためには親水性の乳化剤が適しており，W/O型には親油性の強いものが適している。→けんだく

エム・エス・ジー　[MSG]　Mono sodium glutaminate（グルタミン酸ナトリウム）の略。→グルタミンさんナトリウム

エメンタールチーズ　[Emmenthal cheese]　スイス中部のエメンタール渓谷がその名の発祥の地である。一般に，Swiss cheeseといえば本品をさす。70～100 kgのタイヤ型の大型硬質チーズで，4～5か月から長いものでは10か月にわたって熟成される。人工スターターを使用する場合には，乳酸菌と *Propionbacterium shermanii* の混合を用いる。熟成中にプロピオン酸発酵により断面に多くのガス孔（眼またはcheese eyeとよぶ）を形成するのが特徴。他国でも同様の方法でつくられたものはエメンタールチーズとよべるが，産地明記が必要とされる。弾力のある組織とくるみ様の甘味を有し，チーズフォンデュをはじめとする各種の料理に利用され

る。デザートにも好適。

エラーグさん　エラーグ酸　[Ellagic acid]　いちごやざくろに多く含まれ，オーク樽の滲出成分として酒類にも含まれる植物ポリフェノール。腸内細菌により，ユーロリシンAに変換される。抗酸化活性を有するほか，ソルビトールの細胞内蓄積を阻害する効果がある。

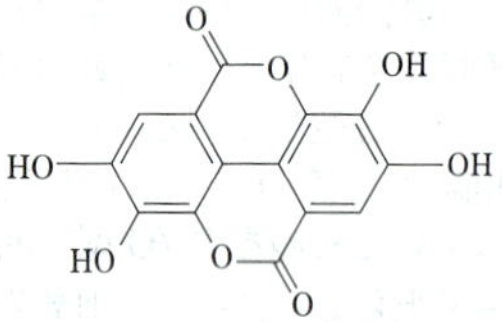

エラーグ酸の構造式

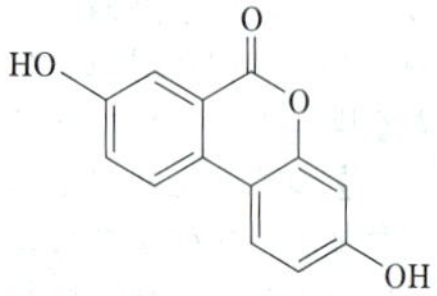

ユーロリシンAの構造式

エリスリトール　[Erythritol]　四炭糖のエリスロースの糖アルコール。きのこ，果実などに少量存在する。ブドウ糖を原料に発酵法で製造され，甘味料として用いられている。エネルギーは0 kcal/g（厚生労働省，エネルギー換算係数より），非う蝕性で甘味度は0.8(砂糖を1.0としたとき)。

エリスロシン　[Erythrosine]　キサンチン系の合成着色料 tetraiodofluorescein で，酸性染料に属する。わが国では食用赤色3号（指定添加物）とよぶ。〔性質〕水，エタノール，プロピレングリコールに溶ける。水溶液は桜実色を示す。毛糸で染色される。耐熱性と染着力はよいが，日光，酸に弱く，飲料には不適。チョコレート，漬け物，チェリー，かまぼこなどに用いる。歯垢染色剤にも利用されている。

エリスロデキストリン　[Erythrodextrin]　でんぷん加水分解の中間生成物。〔製法〕ヨウ素反応で赤色ないし褐色を呈するデキストリンをいう。この名称は，最近は用いられていない。分子量は6,000～7,000。〔性質〕熱アルコールから球状結晶になる。冷水に容易に溶け，60％アルコールに不溶。フェーリング液を還元するが，還元力はマルトースの約1～3％。→デキストリン

エリソルビンさん　エリソルビン酸　[Erythorbic acid]　〔性状〕L-アスコルビン酸の一異性体で，D-イソアスコルビン酸，D-アラボアスコルビン酸ともいう。〔製法〕グルコースを細菌（*Pseudomonas fluorescence*）を用いて2-ケトグルコン酸に変換し，ついでエノールラクトン化する。〔性状〕白色の結晶または結晶性の粉末。無臭で酸味を有し，水に溶けやすい。また，熱，光，空気などで分解しやすく着色する。L-アスコルビン酸と同様，酸化防止剤，肉の発色剤としての効果をもち，その酸化速度はL-アスコルビン酸よりもはやく，さらに両者を混用するとき，その抗酸化性が促進されるなどの特有の性状を有している。〔用途〕エリソルビン酸のビタミンC作用はL-アスコルビン酸の1/20といわれるので，栄養的な価値は薄いが，L-アスコルビン酸より価格が安いため，上記の効果を目的に，肉製品，果実，野菜加工品，ビールなどかなり広範囲に使用されて

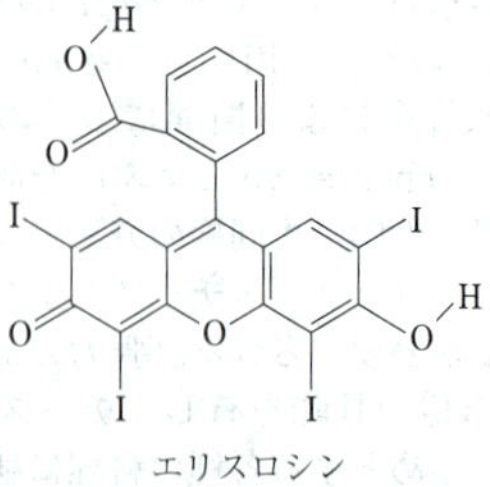

エリスロシン

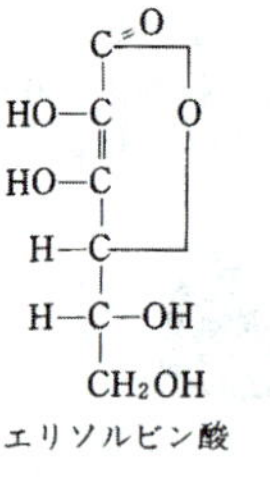

エリソルビン酸

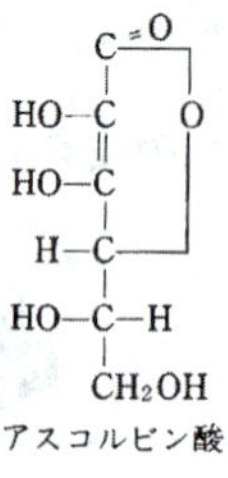

L-アスコルビン酸

いる。〔使用基準〕酸化防止以外の目的に使用してはならない。

エリンギ　ひらたけの近縁種。傘は小さく，扁平で，軸は太く弾力がある。日もちがよい。おがくずなどで栽培される。100 g 中，K を 460 mg 含む。

エル・エルぎゅうにゅう　LL 牛乳　→ロングライフぎゅうにゅう

エルゴステロール　[Ergosterol]　プロビタミン D のひとつで，しいたけ，酵母などに多い。日光（正確には紫外線）の照射によってビタミン D_2 に変わる。融点は 166～167℃で，水には不溶，エーテル，

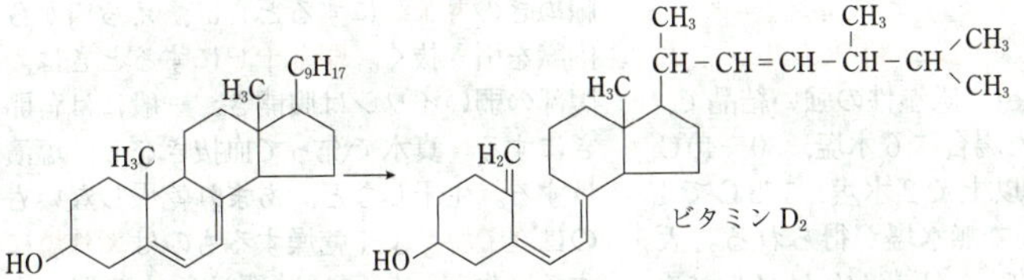

エルゴステロール（プロビタミン D_2）　→　ビタミン D_2

アセトンなどに易溶であり，アルコールにも溶ける。→ステロール，ビタミン D

エルシンさん　エルシン酸　[Erucic acid]　炭素数 22 で二重結合 1 個を有する不飽和脂肪酸で，エルカ酸ともよぶ。十字花科植物の種子油に広く分布している。弱い毒性があるので，エルシン酸を含む種子油では単独で使用せずほかの油と調合して用いている。融点 33～34℃。→しぼうさん

$$CH_3(CH_2)_7CH=CH(CH_2)_{11}COOH$$

エルシン酸

エル・ディー50　[LD_{50}]　半数致死量のこと。LD は（Lethal dose）化学物質の急性毒性の強さを表す指標。実験動物（マウスなど）に化学物質を投与すると少量では無害であっても多量に与えると毒性を呈して動物が死ぬようになる。多数の動物を用いて，数段階の量の検体を与えて死亡率を測定する。対数で表した検体用量と各群の死亡率との関係をグラフに描くと，動物の半数が死ぬであろうと考えられる検体量が算定できる。体重 1 kg あたりの g 数で表される。この試験法によって毒性試験を行えば，ほとんどすべての物質について LD_{50} が求められるので，これだけで有害物質であると断定することはできない。

エルボチーズ　[Elbo cheese]　デンマーク産のローフ型エダムチーズをいう。かたいボディーで小さいホールはあるが，数は少ない。リンドは赤色で，断面は淡黄色，固形分中脂肪は 40～45％。長方形で高さ 15 cm，長さ 32 cm，幅 15 cm，重さ 5.5 kg がふつうの大きさである。

えんかカリウム　塩化カリウム　[Potasium chloride]　化学式 KCl，天然にカリ岩塩として存在し，海水中に約 0.08％含まれる。〔性状〕結晶または粉末で，味は塩辛い。水に溶けやすく，エタノー

LD_{50} の比較

	化合物	LD_{50}/kg
保存料	ソルビン酸	10.5g
	デヒドロ酢酸	1.0
	安息香酸ナトリウム	2.0
	サリチル酸	1.0
酸化防止剤	BHT	1.39
	BHA	4.13
禁止品	ニトロフラゾーン	0.5
	メチルナフトキノン	0.46
	ほう酸	0.2～0.3
	β-ナフトール	0.1～0.15
	PCP	0.1～0.2
一般品	食塩	8～10
	アルコール	6～8
	酢酸	0.3
かぜ薬	アスピリン	0.5～1.0
	フェナセチン	1.0
	アミノピリン	0.7～0.8
毒物	ニコチン	0.001
	昇こう	0.02
	青酸カリ	0.004

ルにほとんど溶けない。食品添加物としての純度は99.0%以上となっている。〔製法〕カーナライト岩塩から塩化カリウムを析出させるか，または海水より塩化ナトリウムとニガリを除去しさらに残留塩化ナトリウムを析出除去して得る。〔効力〕体内のナトリウムの消失を促進する。また，血圧上昇ホルモンの増加を防ぎ，血圧上昇に関連する神経作用を抑制する効果がある。したがって医薬品やスポーツドリンクに用いる。〔分布〕天然の食品では，果実，野菜，肉に多く，とくにあんず，干しぶどう，桃，なつめやしの実，いちじくにカリウムが多い。

えんかカルシウム　塩化カルシウム [Calcium chloride]　吸湿性の強い結晶で，常温で結晶させた場合に6水塩，30～40℃で4水塩，それ以上で2水塩，175℃で1水塩，300℃前後で無水塩が得られる。天然には海水に存在し，工業的にはソルベイ法で炭酸ナトリウムを製造するときの副産物として得られる。〔性質・用途〕吸湿性が強いことから乾燥剤として使用される。食品加工の場合にはたんぱく質の凝固沈殿剤として使用され，とくに豆腐の場合に硫酸カルシウム，グルコノデルタラクトンとともに重要な凝固剤である。また，ペクチンのカルシウム塩をつくる場合にも多く使用され，缶詰製造の場合に果実，野菜の硬度の調整，煮くずれ防止のために添加される。塩化カルシウムの約30%溶液は-55℃でも凍結しないので二次冷媒として使用される。冷凍の関係でいわれているブラインには，おもに塩化カルシウムが使用される。〔使用基準〕栄養強化も含め添加する場合にはカルシウムとして食品の1%以下でなければならない。

えんかナトリウム　塩化ナトリウム [Sodium chloride]　→がんえん，しょくえん

えんかビニル　塩化ビニル [Polyvinyl chloride]　→ポリえんかビニル

えんかんひん　塩干品 [Dried salted fish]　魚介類をいったん塩蔵してから乾燥させた食品。塩蔵により肉の水分の一部を除くと同時に，食塩の防腐作用によって乾燥中の変質を防いだ低水分製品がもともとの塩干品であった。最近は適度な塩味をつけ，肉組織に弾力を与えて食味向上を目的とした，低塩分で水分60%前後の生干し（なまぼし）品が多くなった。このような生干し品は貯蔵性が低いので，低温で貯蔵流通しなければならない。〔原料〕イワシ類，アジ，サバ，サンマ，カマス，ブリ，フグ，シシャモ，カレイなど，多くの魚が用いられ，鮮度がよければ冷凍魚も原料にする。〔一般的製法〕頭をとらずに内臓ぬきの丸干しにするときは，えら口から内臓を引き抜く。開き干しにするときは，腹部の弱いイワシは腹開き，一般には背開きにする。真水で洗って血抜きをし，塩漬けする。生干しなど，あまり乾燥しないものは立て塩，よく乾燥するものはふり塩にする。塩量，塩漬け時間は魚体の形，大小，脂肪含量，温度によって調節する。丸干しは串に刺し，開き干しは簀（す）に並べる。串の刺し方により目刺し，ほほ刺し，あご刺しなどがある。乾燥前に真水中で水洗いして汚物を除く。乾燥は天日乾燥が一般的に行われるが，気象条件に左右されやすい。機械乾燥は温風を送って乾燥する乾燥機が一般に用いられ，乾燥温度は気温より3～5℃高い程度がよい。乾燥温度が30℃以上になると製品の質が低下するので，気温の高い時期には18～25℃の冷風が送れる低温乾燥機が使われる。〔種類〕塩干しイワシ，塩干しアジ，塩干しサンマ，塩干しブリ，干しガレイ，干ダラなど，関東では乾燥度の低い生干しもの，関西ではよく乾燥したものが好まれる。しかし，一般に乾燥度が低く高水分の製品が多くなる傾向があり，貯蔵・流通の際に冷蔵したり，冷凍しなければならなくなっている。

原料魚 → 調理 → 水洗い → 塩漬け → 串刺し → 水洗い → 乾燥 → 製品

一般的製法

えんげこんなんしゃようしょく　嚥下困難者用食　[Meal for the disabled in swallowing]　健康増進法において特別用途食品のなかの高齢者用食品。咀嚼困難者用食品には，1) 咀嚼困難者用食品（咀嚼をしやすくした食品），2) 咀嚼・嚥下困難者用食品（咀嚼をしやすくするとともに，適当な増粘剤などで嚥下しやすくし，誤嚥を防ぐようにした食品），がある。〔表示の基本的許可基準〕次の7基準がある。1) 医学的，栄養学的見地（消化，吸収など）からみて高齢者が摂取するのに適した食品であること。2) 高齢者により摂取されている実績があること。3) 特別の用途を示す表示が，高齢者用の食品としてふさわしいものであること。4) 使用方法が簡便であること。5) 品質が通常の食品に劣らないものであること。6) 食事摂取基準が定められている栄養成分などについて，その食品一食分に含まれる当該栄養成分が身体活動レベルI, 60～64歳の男性の栄養必要量の50%以下であること。7) 適正な試験法によって成分または特性が確認されるものであること。〔食品群別の許可基準〕咀嚼困難者用食品，咀嚼・嚥下困難者用食品のそれぞれについて，形状，堅さ（一定速度で圧縮したときの抵抗，N/m^2），固形物の比率（重量%），ゾルの粘度（mPa・s），堅さ・食べやすさの目安（かまなくてもよいか，舌でつぶせるか，歯ぐきでつぶせるか）の基準が定められている。なお，固形物の大きさの上限の目安は，立方体に近いもの，球形に近いもの，不定形な塊状のものなどでは1 cm^3とするとし，極端に偏平なもの，細長いものなどでは長さの上限をおおむね2 cmとする，としている。簡易な調理を要するものでは，その指示どおりに調理した後の状態で当該基準を満たせばよいとなっている。〔咀嚼困難者用食品〕食品の開発には，コラーゲン，海藻多糖類などのゲル化剤や増粘剤が多く用いられ，多数の商品が市販されている。

えんさい　蕹菜　エンツァイ，ようさい，あさがおな，くうしんさい（空心菜），つうさい（通菜）など多くの別名がある。東南アジアでは，カンコンとよぶ。ヒルガオ科に属し，中国野菜の代表的なもののひとつ。原産地は熱帯アジアで，同地域や中国中南部では重要な野菜である。〔性状〕葉形は同じヒルガオ科のさつまいもによく似ているが，塊根は生じない。つる性で，つるが空洞になっている。つる先20～30 cmの若い茎葉を食べる。〔栽培〕耐暑性があり，多湿を好む，熱帯では繁殖力が旺盛。春に種子をまき，夏から秋にかけて収穫する。耐寒性はない。〔成分〕カロテン含量が多く，100 g中，ビタミンAは360 μgレチノール当量である。しかしCは19 mgで，それほど多くはない。〔用途〕味が淡泊なため，にんにくを加えた炒め物，しいたけ，干しエビ，豚肉，牛肉などの合わせ炒め料理，スープ，八宝菜，おひたし，あえ物にする。

えんせき　塩漬　[Curing]　ハム，ソーセージ，およびベーコンを製造する初期の工程で，原料肉を食塩，発色剤（KNO_3, KNO_2, $NaNO_2$），砂糖，香辛料などの混合物（塩漬剤という）に漬け込む操作を塩漬といい，食塩のみを用いた野菜の漬け物などの塩漬けと区別される。〔方法〕湿塩法と乾塩法がある。湿塩法は，原料肉を約1%の硝酸塩，約0.05%の亜硝酸塩，1～5%の砂糖，0.5～0.7%の香辛料などを含む約20%の食塩水（ピックルという）中に，3～5℃で肉1 kgあたり4～5日の割合で浸漬する方法である。乾塩法は，食塩が肉重量の3～6%になるように塩漬剤を原料肉の表面に直接すり込み，低温におく方法である。近年は，肉塊にピックルを筋肉注射するピックルインジェクト法が用いられ，塩漬期間の短縮がはかられている。〔目的〕1) 食塩などを肉塊中に均一に浸透させ，製品に適当な塩味やそのほかの風味を与える。2) 塩漬中に肉中の酵素や有用微生物が働いて，好ましい風味を生成する。3) 食塩によって水分活性を減少させ，有害微生物の繁殖を抑える。4) 食塩が肉中の主要たんぱく質であるアクトミオシンを可溶化するために筋原繊維の構造が一部破壊され，生肉とは異なるハムやベーコン特有の組織を示すようになる。加熱するとアクトミオシン分子同士が結合し，強い結着性が発現する。5) 発色剤は，塩漬肉に特有の好ましい赤色を与える。亜硝酸塩から生成する一酸化窒素（NO）は，ヘムたんぱく質のミオグロビンと結合してニトロソミオグロビンを形成する。これは酸素や塩に安定で，生ハムやベーコンの cured meat color と称する赤色の本体である。加熱するとグロビンが変性し，ニトロソミオヘモクロモーゲンとなる。これがソーセージや加熱ハムの示す，安定な淡紅色の本体である。この色を cooked cured meat color という。硝酸塩は微生物によって亜硝酸塩に還元されてから作用する。6) 亜硝酸塩は肉中の成分と反応して抗菌作用を発現し，ボツリヌス菌などの生育を抑える。7) 亜硝酸塩によってヘム色素がニトロソ化されると，脂質酸化の触媒作用がいちじるしく抑えられる。8) 塩漬によって特有の香気，cured meat flavor が付与される。

えんせきがいせんかねつ　遠赤外線加熱　［Far infrared heating］　正しくは 10～30 μm 以上の波長の赤外線を遠赤外線というが，一般的に遠赤外線加熱に用いられるのは 3～5 μm 以上の波長の赤外線である。赤外線は熱線ともよばれ，物質に照射されると熱に変わる。一般に，電磁波は波長が長いほうが物体への浸透力が大きく，内部から暖めることができ，熱媒体を必要とせず，短時間での処理が可能なため，エネルギー変換率，波長特性のすぐれた遠赤外線放射体が数多く開発され，各方面で実用化されている。〔用途〕サウナ風呂，こたつなどの熱源。自動車などの塗装の乾燥，食品では，せんべい，おかき，ちくわなどの焼き工程，野菜などの乾燥，包装食品の表面殺菌，調理，食品の熟成などに用いられている。

えんせきにく　塩漬肉　［Cured meat］
→しおづけにく

エンゼルケーキ　［Angel cake］　エンゼルフードケーキともいう。大型に焼き上げた真白なスポンジケーキの一種で，卵白だけを泡立てて用いる。天使の食べものという名にふさわしい上品な菓子で，アメリカの家庭でよくつくられる。このケーキは，必ず，型の中央に筒状の穴をもつエンゼルケーキ型またはチューブケーキ型で焼かれる。この穴によって，泡立てた卵白を多く含む生地の火通りをよくし，熱を分散させることができるので，全体にむらなくふっくら焼き上げることができる。また，ケーキが焼き上がったらそのまま型ごと逆さにし，ビンの口などに中筒をはめ込んで早く冷ますとよい（型に 3 cm の足のついたものもある）。エンゼルケーキは，バター，卵黄，ベーキングパウダーなどはまったく使わない。卵白は電動のハンドミキサーで泡立てるとよく，これに酒石英（クリームターター）のような酸性塩を卵白の 0.3～0.4％添加する。こうすることで卵白の pH は新鮮な卵白と同じように起泡性がよくなり，また，砂糖により安定性が増し，きめの細かななめらかな卵白泡ができる。さらに，酒石英は，焼き上がりのケーキの色を白くする。しかし，焼き立ては卵白くさく，酒石英臭も残っているので，十分に冷まし，半日くらいおいた方がしっとりして美味である。〔材料〕（大型（直径 21～25 cm）のエンゼル型 1 個分）：卵白 400 g（12 個分），砂糖 200 g，薄力粉 160 g，塩 1.1 g（小さじ 1/5），酒石英 1.4 g，バニラ香料。〔つくり方〕1) 卵白に酒石英と塩を加えてじゅうぶんに泡立て，砂糖を大さじ 1 杯ずつ加えながらさらに泡立て，ふるった粉を数回にわけて加え合わせる。2) 油をぬらない型にこれを入れる。このバッターは卵白泡が多いため，型の隅々まで入りにくい。そのため，へらを使い，底まで入れる。3) 185℃に熱したオーブンに入れ，約 30 分焼く。焼き上がったら型ごと逆さにし，4～5 時間放冷する(型からケーキが落ちることはない)。大皿に盛り，ゆるく泡立てた生クリーム（クリームシャンティイ）をかける。または，ピンク色のフロスティングでケーキの全面を塗るか，フルーツソースなどを添えてもよい。エンゼルケーキ用ミックスケーキフラワーも市販されており，簡単につくることもできる。

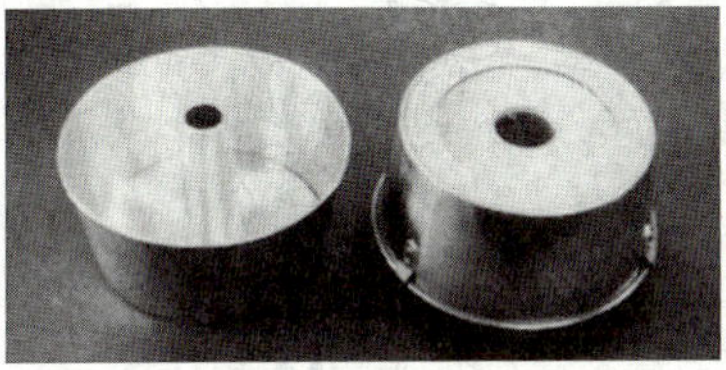

エンゼルケーキの型二種
（いずれも底が抜けるもの）

えんそ　塩素　[Chrorine]　塩化物イオン（Cl^-）はナトリウムイオンとともに体液の浸透圧維持に重要である。また，塩酸として胃液の重要な成分となっている。また，殺菌剤，酸化剤，漂白剤などとして広く用いられ，わが国の水道法では給水栓末端で 0.1 mg/L 以上の遊離塩素濃度を保持するよう定められている。

えんぞうひん　塩蔵品　[Salt cured products]　食塩を用いて肉，魚介類，野菜などを貯蔵したもの。〔歴史〕貯蔵食品としてはもっとも古くから行われ，最初はフェニキア人やギリシア人によって始められ，ついでローマ人によりさかんに利用され，現在のように広く行われるようになったという。わが国でも 1,000 年以上前から行われ，延喜年間に，朝廷への貢物として塩蔵魚が使われていたという。〔塩蔵の貯蔵原理〕濃厚な食塩水中では，細菌は原形質分解を起こして繁殖しにくいこと，また，食塩により食品中の水分が除かれ細菌の繁殖に必要な水分が不足することなどによる。〔塩蔵法〕これには，ふり塩法，立て塩法，改良立て塩法の 3 法がある。ふり塩法は直接食品に食塩をふりかける方法，立て塩法は食塩水溶液に食品を浸漬する方法，改良立て塩法は両者を併用した方法である。〔ふり塩法（まき塩法）〕特別な容器を必要とせず，初期脱水が早く進むので腐りやすいものの処理に適する。塩分の浸透が不均一で空気に触れるため，油焼けを起こしやすい。〔立て塩法〕食塩溶液が一様な濃度を保つため，食塩が均等に食品中へ浸透し，また，食塩の濃度を調節しやすい。製造中，原料は外気に触れることがないため，油の含量の多いものでは油焼けを起こしにくい。しかし，ふり塩法に比べて使用する食塩の量が多く，しかも，大きな容器を必要とするのが欠点である。〔改良立て塩法〕水のもらない容器にふり塩をして食塩を入れ，落としぶたをして重石を置き，食品から浸出した水に食塩が溶けて途中から立て塩漬けの状態になる。塩味の調整がしやすく塩むらも少なく，油焼けの心配もない。立て塩法に比べて容器も小さくてすむ。〔塩蔵食品〕水産物ではサケ，マス，タラ，ニシン，イワシ，ブリ，サバ，カツオ，ヒラメ，サンマなど魚を使った多数の塩蔵魚のほか，クジラ肉，クラゲを原料とした塩クジラ，塩クラゲがある。また，サケ，ニシン，スケトウダラの卵巣の塩蔵品は珍味食品の代表である。海藻の塩蔵品としては塩ワカメ，塩モズクなどがある。また，獣肉の塩蔵は，現在，主としてハム，ベーコンの予備処理として行われるが，沖縄，鹿児島などでは塩蔵豚肉を食用とする。農産物としては，菜類，キャベツ，うり，梅漬けなどのように，単に塩漬けだけで食用する当座漬けと，加工原料にするために貯蔵の目的もかねる塩漬け（これを下漬け，または貯蔵漬けという）とがある。〔当座用の塩漬け〕この場合は，おもに菜類が用いられるが，とくに冬につくられるので腐るおそれが少なく，薄塩（2～5％の塩水濃度）で相当長くもつ。味をよくするためにとうがらし，昆布，干し魚，にんにく，ゆずなどを加える。菜類としてははくさい，さんとうさい，こまつな，からしな，きょうななどが用いられる。〔下漬け用の塩漬け〕福神漬け，奈良漬け，みそ漬け，からし漬け，麹漬けなど，各種加工漬け物の原料として漬ける貯蔵漬けである。塩水濃度を 13～20％になるようにし，できるだけ雑菌の繁殖を抑え，組織の軟化を防ぐようにする。用いる原料としては，なす，きゅうり，だいこん，しろうり，なたまめ，しそなどが多い。また，桜漬けは半開きの桜の花を塩漬けにしたもので，慶事のときに，湯に入れて桜湯として用いられる。

エンテロトキシン　[Enterotoxin]　腸管毒。エンテロトキシンという名称は1930年Dacksにより，黄色ブドウ球菌が産生するたんぱく性の外毒素で，嘔吐を主徴とする本食中毒の起因物質に付けられた。しかし，黄色ブドウ球菌の産生する毒素の研究の進歩により，本毒素の嘔吐作用は中枢神経系を刺激して起こることが解明された。すなわち，本毒素は腸管毒ではなく，神経毒の範ちゅうに入り，免疫学的に異なるA～Eの5型に分類されている。その後，コレラ菌，大腸菌，ウエルシュ菌，セレウス菌，エルシニアエンテロコリチカなどからも菌体外毒素が発見され，いずれもその毒素の作用部位は腸管であることが証明されたため，これらすべての毒素もエンテロトキシンと称されている。そのため，作用機序も物質的にも異なる毒素が同一名称でよばれるという不合理が生じた。現在は，それぞれの毒素を産生する菌種名をエンテロトキシンの前に付けることになっている。

えんどう　豌豆　[Pea, Garden pea]　〔産地〕アジアとくに中国に多く，アメリカでも栽培される。わが国では北海道がもっとも多く，ついで秋田県が多い。国内生産量は1,200 t（2009年）。〔種類〕わが国のえんどうには在来種と外国種とがあるが，2009年では年間約13,600 tが輸入されている。〔用途〕大都市近くのものは未熟のまま野菜として消費される。生ではほかに缶・瓶詰，調理用グリンピースがある。乾燥子実には緑色の青えんどうと，茶褐色のえんどうとあるが，前者は炒り豆，煮豆，フライビーンズ，あんに用いられ，後者は，みつ豆，ゆで豆に用いられる。〔成分〕えんどうは一般の豆と同様たんぱく質20％内外で，炭水化物を60～70％含み，脂質は少ない。たんぱく質の多くはグロブリンで，そのほか少量のアルブミンを含有する。→グリーンピース，シュガーピース

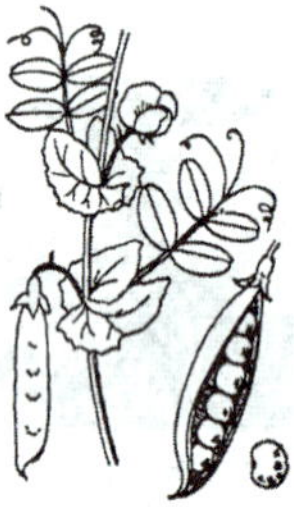
えんどう

えんばく　燕麦　[Oat]　カラス麦ともいう。〔産地〕温帯の北部に生産され，大麦より冷涼多湿の地に多い。ロシアがもっとも多く，このほかカナダ，ポーランド，アメリカ，また，オーストラリア，フィンランドでもつくられる。なお2009年現在，日本ではつくられていない。〔用途〕馬，そのほかの家畜の飼料として使われるのが大部分である。えんばくは千粒重が30 g内外で小麦と同じくらいである。欧米では脱稃後精米を行い，粉砕または圧扁しオートミールやロールドオーツにして食用とすることが多い。食べ方は，かゆ状に煮て牛乳などを加えて食べる。以前は押し大麦のように精米後蒸気にあてて圧扁するか，またはひき割りにして米と混炊していたことがある。

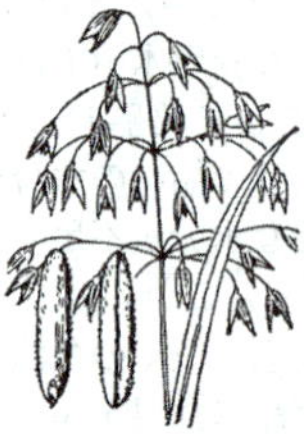
えんばく

えんみ　塩味　塩辛味をもつ物質は化学的にみると塩類で，食塩はその代表である。いろいろな濃度の食塩水をつくり，低濃度のほうから順次，食塩濃度と塩味との

関係を調べると，濃度の非常に薄い領域，たとえば，0.05％以下の濃度ではほとんど無味であるが，0.06％程度で弱い甘さが感じられ（検出閾値），0.1～0.2％では甘味が感じられる。そして，0.23％の濃度で甘さをともなった塩味が感じられ，これが塩味の認識閾値に相当すると考えられる。しかし，0.3～0.6％程度の濃度では，明らかに塩味と認識されるが，純粋の塩味とは少し異なり，多少の雑味をともなっているようで，それが，濃度が高くなるにしたがって，雑味が減少し，1％程度では純塩味のみを感じるようになる。このように，一口に塩味といってもそのニュアンスは濃度で変化し，かなり複雑である。鹹味は食塩の味で，塩味は食塩を含む化学的な中性塩の味をいう。しおあじ，しおみ，からみともいう。食塩は純粋な塩辛味を呈し，ほかの塩類は苦味，渋味などをともなう複合味である。近年ナトリウムの摂取量管理の必要が強調され，調味料などの食塩を減少するためのカリウム塩の代用効果が研究されている。

お

オイカワ　追河　[Pale club]　コイ科の淡水魚。〔呼称・生態〕方言が多く，琵琶湖沿岸では，ハエ，ハイ，シラハエ，東京では，ヤマベ，群馬県ではアカバラ，アカンバラ，兵庫県では雄をロッカン，雌をハヤ，徳島県ではゴオジバイ，熊本県で雄をヤキソバエ，アサゼ，雌をハヤ，ハイ，シラハエ，広島県ではセバエ，雄はとくにアカモチ，大阪でハス，奈良県でハイ，シラハイ，雌をアカジ，栃木県で雌をアカンベ，ガンガラ，雌をイカリなどという。18 cm 程度となり，普通は銀白色をしているが，産卵期の雄には，紅色の婚姻色が現れる。〔産地〕本州，四国，九州などの河川，池，沼。〔産額〕年産量は 674 t（2005年）。〔調理〕食べてはあまりおいしくないが，南蛮漬け，フライ，焼き干しなどにすると多少はうま味を増す。

おいのとも　老伴　半生菓子に属する最中ようかん（もなかようかん）である。最中の皮は，中身のようかんが見える面が表で，模様を焼き込んだ最中皮のほうが裏になっている変わり種である。三重県松坂市の 400 年近い歴史をもつ名物菓子である。〔製法〕うずらまめ，小豆，てぼ，砂糖，寒天で上質のようかんをつくり，最中だねの皮に流し込み，上から砂糖引きしたもので，丸型で直径約 11 cm のものと約 8 cm のものと大小二種あり，えんじ色をしている。最中だねの皮の淡泊な味に，ようかんの強い甘味を配し，茶とともに食べると，古典的な味のする菓子である。〔歴史〕老伴総本家柳屋奉善の初代奉善が，江戸時代の 1575 年に創製したもので，当時は古瓦といっていた。初代奉善は秘蔵していた中国東漢の端瓦から写したという。中央に鶴と珠玉，左右に「延年」の二文字を配し，不老長寿を型どったという。「古瓦」が「老伴」に変わったのは，江戸時代の終わりごろの 1805 年に，ある茶席で，松阪の長者三井青敏が，ぶどう酒色のようかんだねと伊勢米でつくった最中の皮との調和を讃えて，「老いののちもともどもに」と名付けてからのことだといわれている。

オイルサーディン　[Oil sardine]　→イワシ，サーディン

オイルやき　オイル焼き　サラダ油で肉，魚介類，野菜類を焼き，付け汁を付けて食べる料理。鉄板焼きともいう。〔材料・食べ方〕肉はすき焼きよりも厚めに切る。材料は肉のほか，カキ，殻付きのハマグリ，殻をむいたエビ，たまねぎ，なす，長ねぎ，生しいたけ，しゅんぎく，ピーマン，さつまいもなど，何でもよい。鉄板を熱し，たっぷりの油をひき，材料をのせて火加減しながら焼く。からし醤油やケチャップとウスターソースを混ぜたもの，ポン酢，ゴマだれなどに付けて食べる。薬味として，小口切りの細いねぎ，さらしねぎ，もみじおろし，だいこんおろしなどを用いる。→おこのみやき

おうしょくブドウきゅうきん　黄色

ブドウ球菌 [*Staphylococcus aureus*] 〔性状〕直径 0.8～1.0 μm の球菌。黄色色素を産生する株が多い。グラム陽性，通性嫌気性で鞭毛を有さず芽胞も形成しない。コラゲナーゼを産生し，マンニットを分解，ゼラチンを液化する。塩化ナトリウム耐性で NaCl の 7.5％含有培地でもよく成育する。発育温度は 6.5～46℃と広く，その至適温度は 30～37℃の中温菌である。〔所在〕自然界に広く分布し人や動物の化膿性疾患の原因となる病原菌のひとつで，各種の病巣に存在するばかりでなく，健康人の鼻や咽腔，皮膚，頭髪などにも付着している。したがって，食品が本菌によって汚染を受ける機会はきわめて多い。〔病原性〕フルンケン，カルブンケン，フレグモーネ，ひょうそうなどの化膿性疾患，リッター病などの表皮剥離皮膚炎および食中毒による疾病の原因菌。食中毒は本菌が食品中で増殖し，産生したエンテロトキシンで汚染された食品の喫食により発症する。

おうとう　桜桃　→さくらんぼ

おうにゅう　王乳　→ローヤルゼリー

おうへんまい　黄変米　黄変米菌（*Penicillium*）の代謝産物により黄変した有毒米。*Penicillium toxicarium* Miyake により汚染された米はトキシカリウム黄変米とよばれ，*Penicillum islandicum* Sopp により汚染された米はイスランジア黄変米と名付けられた。後者は第二次大戦後まもないころ，日本で起きた黄変米事件のとき見いだされたものである。前記二種以外に輸入されたタイ国変質米からは *Penicillium citrinum* Thom が見いだされた。〔色素〕*P. islandicum* の生産する黄赤色の色素はアントラキノン系の物質でルブロスカイリン，イリドスカイリン，フラボスカイリン，エリスロスカイリンなどが発見されている。*P. citrinum* はチトリニンという黄色の色素をつくる。〔イスランジトキシン〕色素のほかに *P. islandicum* の培養液はイスランジトキシンというペプチドに類する毒成分を含んでいる。これはアルカリにより分解し毒性を消失する。→おうへんまいどくそ

おうへんまいどくそ　黄変米毒素　黄変米に蓄積したかび毒素。*Penicilliumu toxicarium*（台湾米から分離）からシトレオビリジン（citreoviridin）が見いだされ，実験動物に上行性麻痺を起こす神経毒である。マウスに対する LD_{50} 値は 7.5 mg/kg（腹腔），29 mg/kg（経口）。*P. islandicum*（エジプト米から分離）からふたつのタイプの肝臓毒が見いだされている。luteoskyrin（黄色色素ジアントラキノン系物質）は発がん性かび毒である。もうひとつの含塩素ペプタイド（islanditoxin, cyclochlorotine）は急性に肝臓へ作用し，空胞変性などがみられる。前者の LD_{50} 値は 40.8 mg/kg（腹腔，オスマウス），221 mg/kg（経口）。0.05～0.5 mg/kg 連日投与により肝がんを発症。*P. citrinum*（タイ国変質米から分離）から citrinin が毒性物質として見いだされた。レモン黄色結晶で，マウスに対する LD_{50} 値は 35 mg/kg（腹腔）。腎臓毒である。

おうりょくかんわ　応力緩和 [Stress relaxation]　たとえば，チューインガムを瞬間的に引き伸ばしたとき，そのひずみを一定に保つために必要な応力は時間が経つにつれて減少する。このように，一定のひずみの下で物体の応力が時間とともに減少する現象を応力緩和という。応力緩和は物体に弾性と粘性が共存するために起こる。もし，物体に粘性がなく弾性しかなければ，ひずみを与えたのち，そのひずみを一定に保てば，その物体は一定の応力を示し続けることになる。応力がひずみを加えないときの値の 1/e（e は自然対数の底で，その値はおよそ 2.718）になるまでの時間を緩和時間という。これは応力緩和の進行する速さの目安のひとつである。つまり，緩和時間が短いほど応力は速やかに減少する。マクスウェル模型は応力緩和をしめす。一般の物体の応力緩和は，単一の緩和時間をもつマクスウェル模型では表せず，緩和時間の連続的な分布を考えて解析される。→マクスウェルもけい

おおきぬはだとまやたけ　大絹肌苫屋

茸　フウセンタケ科アセタケ属。夏〜秋，広葉樹林内の地上に発生する毒きのこ。〔形態〕傘は径 2〜5 cm，中央部は高くもり上がっている。表面は黄褐色で，光沢のある繊維状。周辺部は傘が開くにつれて放射状に裂ける。茎は高さ 4〜7 cm で，淡黄褐色。〔種類〕アセタケ属には約 150 種ある。わが国では約 60 種が知られているが，食毒不明の種類が多い。〔中毒症状〕副交感神経に作用し，30 分以内に目がかすみ，だ液量が増えたり，発汗がいちじるしくなる。さらに血圧低下，けいれん，呼吸困難をおこす。〔毒成分〕べにてんぐたけの 100 倍以上のムスカリン（muscarine）を含む。解毒にはせいようはしりどころ（ナス科）から得られるアルカロイドアトロピンの注射が効果的といわれる。

おおさかしろな　大阪白菜　アブラナ科の葉菜で，はくさい類とたいさいが交雑してできた漬け菜の一種。天満市場にちなんで天満菜とよばれたが，大阪周辺で栽培されているので大阪しろ菜となった。〔成分〕100 g 中，水分 94.9 g，たんぱく質 1.4 g，炭水化物 2.2 g，食物繊維 1.8 g，灰分 1.0 g，Ca 150 mg, P 52 mg, Fe 1.2 mg, Na 22 mg, K 400 mg, ビタミン A 110 μg レチノール当量，ビタミン C 28 mg。

オーツむぎ　オーツ麦　[Oat]　オート麦，燕麦，マカラスムギなどともいう。イネ科カラスムギ属の一年草または越年草。中央アジアまたはアルメニア原産といわれている。穀類のなかではたんぱく質，脂質の含量が高い。オートミールや飼料として利用される。

オードブル　[（仏）Hors-d'oeuvre]　おもな料理が供される前に出される小品料理の総称で，日本では前菜と訳され，食事献立の最初に供される。〔歴史〕フランス語のオールドゥブルからきたもので，番外料理の意をもつ。かつてフランスの大宴会が長時間にわたるとき，食事のつなぎとして出されたおつまみ風の軽い料理をさしたもので，必ず供さなければならない料理ではない。英語ではアペタイザー（appetizer）のことばが使われる。この前菜形式は，古い時代にロシアで会食の前に別室で酒を飲む習慣があり，そこでつまむ料理ザクースカ（Закуска）が各国に取り入れられたものといわれる。外国では客がそろうまで別室でアペリティフ（食前酒）を供し，そのときにカナッペやひと口で食べられる料理が前菜として出されるが，日本では宴会料理がレストラン，ホテルで独自に発達し，前菜は昼食，夕食の別なく食卓についてから出されることが多い。前菜は，目で見て，舌で味わうことにより，食欲をそそるようにつくる。材料は，魚介類，肉類，野菜類などを自由に取り合わせ，後に続く料理と材料，調理法，味，色が重複しないよう，胃に負担をかけないように小さくまとめるなど，細かい配慮を必要とする。〔種類〕オードブルには冷たいものと温かいものの二種類がある。冷前菜：前もってつくったカナッペ，卵の詰め物，魚の油漬，肉の燻製，ゼリー寄せ，小さなパイなどの料理を，三〜四品取り混ぜて出される。キャビア，フォアグラ，スモークサーモンなども，珍味のオードブルとして，一品で趣向をこらして供される。温前菜：軽い肉料理を小さくつくったものが多く，一品だけのときはコキール，スフレなどを焼き立ての熱いところで供される。そのほ

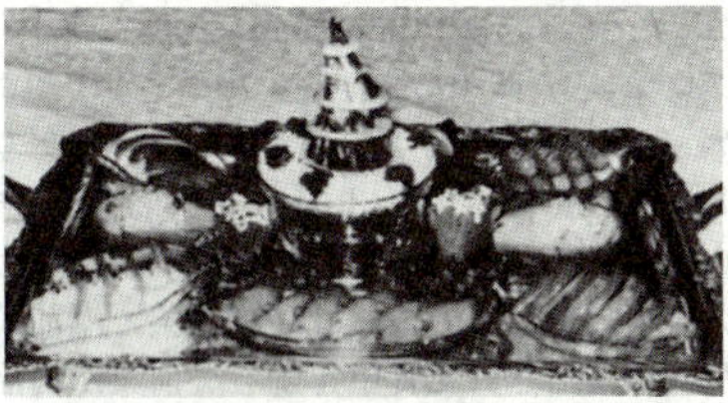

オードブル（8 品盛り）

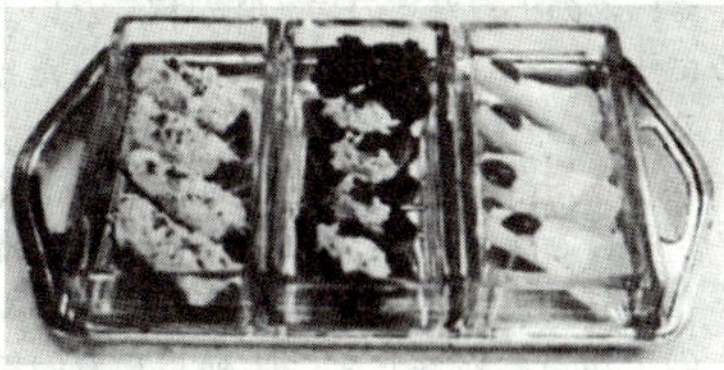

オードブル（3 品盛り）

か，ブッシェー（bouchée：一口パイ），ブロシェット（brochette：串焼き），クロケット（croquette：コロッケ），バルケット（barquette：タルトレット）などがあり，取り分けるのに便利な料理がよい。カクテルパーティの際には，冷前菜と温前菜が一緒に出されて食卓を飾る。前菜が何品か取り混ぜて出されるときには，取り回しやすい盆のようなものに，味が移らないように仕切ったり，それぞれ小皿に盛ったりするとよい。

オートミール　［Oat meal］　えんばくを精白して稃（ふ）と皮をとり，十分乾燥したのち適度に煎って粉砕機で粉砕したものである。粉砕せずに圧扁したものはロールドオーツ（rolled oats）という。これは蒸らしてから押しつぶし，乾燥させている。またあらく砕いたものはグローツ（groats）とよんでいる。これらは成分，食べ方いずれもほとんど同じである。オートミールの原料のえんばくは精白しただけでは消化がよくないが，これを圧扁したり，粉砕すると消化がよくなる。欧米ではオートミールおよびこれに類似の食品が多量に消費されている。〔成分〕オートミールは一般穀類に比べてたんぱく質が多く，ビタミン B_1 が豊富である。〔調理〕約4倍量の水を加えて湯煎で30分ぐらいよく煮て，砂糖，牛乳をかけて食べる。煮る前にあらかじめ水を60℃ぐらいに温めてこの中に5〜6時間おいたほうが香味がよくなるといわれる。

オーバーラン　［Overrun］　増量歩合を示す語である。バターおよびアイスクリーム製造の際に用いられる。

〔バターのオーバーラン〕

$$\frac{(\text{バターの重量}-\text{原料クリーム中の脂肪量})}{\text{原料クリーム中の脂肪量}}\times 100\ (\%)$$

この場合の増量は，主として水によるものである。バターの組成は，ふつう脂肪含量80％以上，水分16％以下であるから，この範囲内でオーバーランを大きくしたほうが製造者にとっては経済的に有利といえる。〔アイスクリームのオーバーラン〕アイスクリームの単位重量あたりの容量をさす（クリームのホイップ性の測定にも応用できる）。〔測定法〕アルキメデスの原理による。天びん上に4℃付近の水を入れた容器を置き，重量を消去する。－20℃以下に保存した重量既知の試料をフォークで刺し，容器に触れないようにして水面下に沈め，フォークの柄をスタンドで固定する。ただちに水中下における試料とフォークの重量を読みとる。次に試料を取り出し，フォークを試料に沈めたときの深さまで水面下に沈め，その重量を読みとる。計算は次式による（水の比重は1とみなす）。アイスクリームは，適度に空気を混入させることにより，やわらかく口あたりをよくしている。オーバーランは，この空気の混入割合を示す指標となる。

単位重量あたりの容積比（ml/g）

$$=\frac{W_1-W_2}{\text{試料の採取量（g）}}$$

W_1：水中における試料とフォークの質量（g）
W_2：水中におけるフォークの質量（g）
オーバーラン実測法

おおふくまめ　大福豆　いんげん豆の一種で色が白く，かなり大きく平たい腎臓型である。とら豆と同様，つる性である。〔用途〕白いんげんではもっとも高級に属し，煮豆，きんとん，ときに甘納豆に用いられる。→いんげんまめ

オーブン　［Oven］　オーブン内の空気を加熱して，なかに食品を入れ，熱い空気の対流と庫壁からの放射，天板からの伝導による熱で食品を加熱する機器。古くは熱源が下にあり，自然対流で庫内が加熱されるものであったが，現在は，ファンで熱風が強制的に対流するコンベクションオーブンや電気ヒーターを上下につけた電気オーブンが主流となり，さらに，電子レンジ機能がついたオーブンレンジが増えている。また，スチーム機能が付加されたスチームオーブンレンジも家庭で使われている。庫内の温度は100℃以上になるが，空気の熱伝導率が小さいため，水中での加熱と比較

すると時間がかかる。しかし，食品を周囲から同時に加熱することができ，また，体積の大きなものを加熱することができるという特徴をもつ。食品は蒸し焼きされる。スチームコンベクションオーブンは，強制対流式のオーブン機能と通常の蒸気による蒸し機能，さらに100℃以上の水蒸気，すなわち過熱水蒸気で食品を加熱する機能の三つをあわせもつ便利な機器である。大量調理の厨房で多く使用されるものであるが，家庭用にも小型のものが販売されている。100℃以下の設定では，温度コントロールが正確な蒸し加熱ができ，100℃以上の設定では，食品表面が100℃になるまでは蒸し加熱と同様に蒸気による凝縮熱が加わり，表面が100℃以上になるとオーブン加熱とほぼ同様の加熱がされる。オーブン加熱との主たる違いは，凝縮熱の分，熱が多く与えられることで，食品の加熱時間が短縮される。

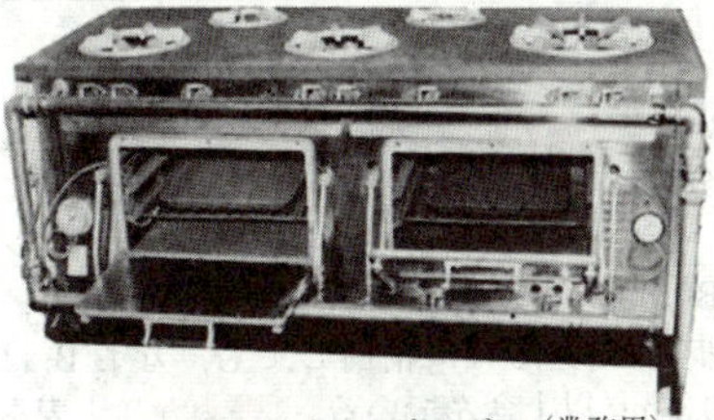

スチームコンベクションオーブン（業務用）

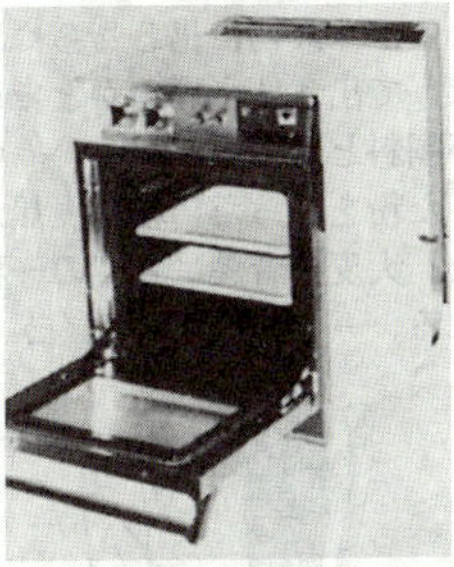

スチームオーブンレンジ（家庭用）

オーブン温度のめやす

表現	温度(℃)	適温の調理例
ごく弱火	100～120	料理を温め，乾かす。メレンゲ，メルバトースト
弱　火	120～150	プディング，フィンガービスケット，焼きりんご
中　火	150～170	スポンジケーキ，クッキー各種，パウンドケーキ，カスタードプディング，ローストビーフ
やや強火	170～200	スフレ，カップケーキ，シュー，牛肉蒸し焼き
強　火	200～230	マフィン，サバラン，パン，パイ，グラタン
ごく強火	230～280	表面に焼き色を付けるだけ。メレンゲ，デュシェスポテトのこげめ

アメリカでは華氏温度（°F）を使用しているので，注意が必要。

おおむぎ　大麦　[Barley]　イネ科。中央アジア原産。〔産地〕北アメリカ，ヨーロッパ各地，ロシア，中国をはじめわが国，オーストラリアなど世界各国で広く栽培され，世界の生産量は年間1億5,000万tに達し，小麦，米，とうもろこしについで生産量の多い穀物である。アメリカ，カナダ，オーストラリアでは輸出余力をもち，毎年わが国やヨーロッパ諸国に輸出している。大麦は多く飼料に用いられるが，わが国では食料としても用いられる。〔産額〕わが国の生産量は，年間18万t近くで，前記諸国から毎年200万t以上を輸入しているが，食用量が減るにつれて飼料・ビール用などが多くなった。〔種類〕わが国の大麦には諸外国と同じような稃（ふ）のついたままの皮麦と，小麦のように稃が脱穀の際簡単にとれてしまう裸麦とがあり，前者は東日本に多く分布し，後者は西日本に多い。大麦は穂の形により，六条，四条，二条の別がある。一般には六条種が多く，輸入のものには二条種もある。ビール麦は，大麦の一種で発芽させてビールの醸造に用いるが，わが国各地で栽培されるのは二条種である。〔押し麦〕わが国では大麦はおもに押し麦にして米と混炊して食べる。大麦を精白してからこれを平たく圧して押し麦とすれば，消化がよくなり，米と混炊した場合には割合においしく

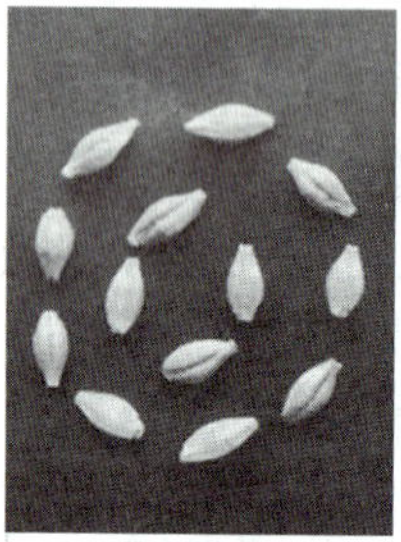

国内産大麦

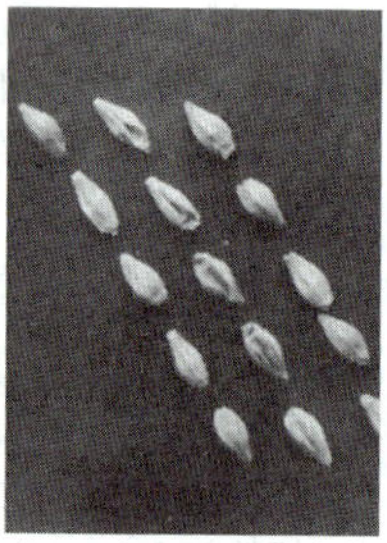

オーストラリア二条大麦
大

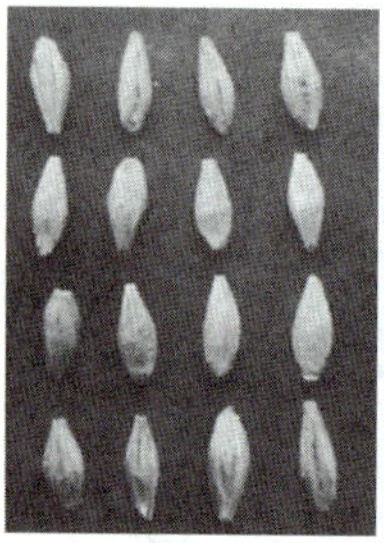

カナダ六条大麦
麦

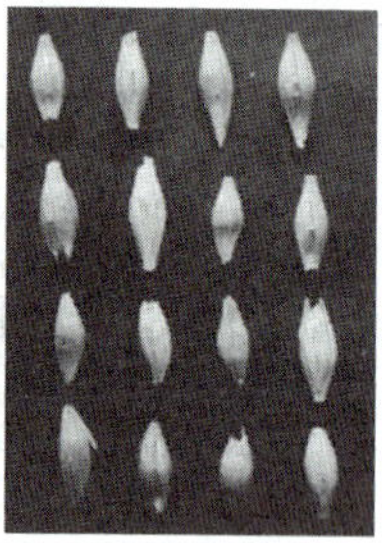

アメリカ二条大麦

食べることができる。精白は精米機とだいたい同じ構造の精麦機を用いるが，米より皮がずっとかたく，かつ厚いため細部の構造は異なっている。皮を軟らかくするために，普通水を加えて精白し，大規模工場では型式の異なる機械を何台かずつ組み合わせて連続的にこれにかけて精白する。歩留まりは皮麦で50％，裸麦で60％ぐらいが普通である。精白した麦は，蒸気にあてて，水分と熱を与え，ただちに熱ロールの圧扁機で押し麦とする。この際，砕けや割れの少ないことが望ましい。大麦には，精白粒の中央に溝があってこれに皮が密着している。いわゆるふんどしである。これがあると見た目も悪く，かつ不消化を起こすことから，この部分を取り除く作業も行われている。たとえば適当な方法でこの溝に沿って精白粒を縦に切ってから，さらに搗（つ）いて取り除くことができる。白麦というのはこの種のものである。〔用途〕精白した大麦は押し麦にするほか2〜3個にひき割り，ふるい分けて粒をそろえ，いわゆるひき割り麦にして米と混炊することもある。グルテンをほとんど含まないので，精白麦を粉にしたものは小麦粉のようにドウを形成しない。そのためパンや麺をつくることはむずかしいが，小麦粉に混ぜて用いることはある。精白麦は煎ってから粉にし，こうせんまたは麦粉菓子といった製菓原料となる。なお大麦は玄粒のまま煎っていわゆる麦茶にしたり，また水あめ製造などに用いる麦芽をつくるのに用いられる。前記ビール麦も麦芽にしてビール醸造に用いる。〔成分〕大麦では，ビタミンB群の分布が，米の場合ほどぬか層にかたよっていない。たとえば，原料皮麦中のビタミンB_1が100 gあたり0.4 mgであるものを，歩留まり70％に精白しても，なおB_1は0.3 mg以上含んでいる。〔麦ぬか〕大麦を精白したときできるぬかは，麦ぬかと称し飼料になるが，最初に出るあらぬかと，終わりのほうで出る仕上げぬかとでは，後者のほうが飼料として価値が高い。乾煎りして粉砕した粉をはったい粉，麦焦がしとよぶ。また，大麦の若葉は青汁の一種として用いられる。→おしむぎ，ばくが

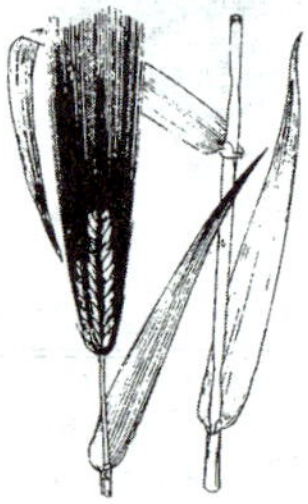

大　麦

オールスパイス　[Allspice]　フトモモ科ピメントノキ属の常緑樹。〔産地〕原産地は中米カリブ海諸島で，ジャマイカが主産地。〔収穫法〕完熟前の果実を乾燥し，そのまま，または粉にし香味料として用いる。〔成分〕水蒸気蒸留により約3％の精油（主成分はオイゲノール）が得られる。〔性質・用途〕ナツメグ，丁字，シナモン，黒こしょうを混合したような香味をもつ。畜肉製品，ソース，ケチャップなど

のあらゆる食品の着香料として用いられる。

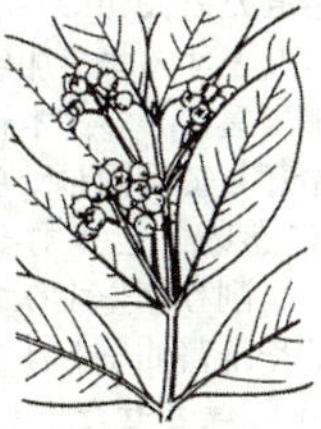

オールスパイス

おかひじき　陸鹿尾菜，陸羊栖菜 ［Saltwort］　アカザ科に属し，日本，中国，シベリアからヨーロッパ南西部まで，海岸砂地に自生している。別名おかみる，みるな。〔性状〕一年生草で，緑色の茎に松葉のように細い肉質の葉を生じ，海藻のひじきに似ているので，陸（おか）ひじきという。〔栽培〕山形県内陸部で栽培されており，露地のほかに促成ものもある。〔成分〕Na, K, カロテンの含量が高い。ビタミンは100 g中，Aは280 μgレチノール当量，C 21 mgと多い。〔用途〕茎葉のやわらかい部分を水で洗い，ゆがき，水にさらしてひたし物にする。おひたし，味噌あえにする。

おかゆ　御粥　→かゆ

おから ［Bean-curd refuse, Soy pulp］ うの花またはきらずともいい，豆腐をつくるときの豆乳の搾り粕である。〔製法〕水に浸漬した大豆をじゅうぶん磨砕して水を加えて加熱し，これを布袋でこせば，豆乳が得られる。この際，袋に残った粕がおからである。大豆1 kgから約1.4 kg（水分85％）のおからができる。〔用途・調理〕おからには食物繊維，そのほかの不消化物が多く，消化はよくないが食物繊維源として注目されている。なお，良質のたんぱく質，脂肪を含み，飼料としても価値がある。うの花汁，うの花ずし，炒りうの花などに調理し，食用にする。ケーキやクッキーなどにも利用される。→とうふ

オキアミ　沖醤蝦 ［Krill］　甲殻類オキアミ目に属する一群で，代表的動物性プランクトン。体形はエビ類やアミ類に似ているが，体長は，15〜30 mm程度。〔漁獲〕現在漁業の対象として話題となっているのは南極オキアミ（*Euphausia superba*）は推定生息量は20億tであるが，南氷洋にすむ魚やクジラおよび海鳥の餌として必要なプランクトンである。〔品質・成分〕ゆでオキアミは，100 g中，水分79.8 g，たんぱく質13.8 g，脂質3.0 g，灰分3.4 g。肉質は畜肉や魚肉にくらべてリジンなど必須アミノ酸が多く，脂肪酸はクジラに似ていて高度不飽和脂肪酸は魚油より少ない。ビタミンAは多く，そのほかE, B_2，B_6，ナイアシンなどビタミン類は豊富で，栄養価は高い。

オキシダーゼ ［Oxidase］　物質の酸化を促進する酵素の総称で，酸化酵素のこと。分子状酸素による物質の酸化を触媒する酵素で，ひろく動植物体に分布している。そのおもなものにつぎのものがある。1）ポリフェノールオキシダーゼ：オルトおよびパラジフェノールを酸化する。カテコールを次式のようにキノンに変えるカテコールオキシダーゼや，アスコルビン酸（ビタミンC）を酸化してデヒドロアスコルビン酸に変えるアスコルビン酸オキシダーゼなどがある。また，ラッカーゼは，空気中でラッコール（ポリフェノールの一種）が酸化して漆となる反応に関与する。生の果実あるいはキノコなどの切口が黒変するのは，このような酵素の作用によるものである。2）モノフェノールオキシダーゼ：（→チロシナーゼ）。3）チトクロームオキシダーゼ：チトクローム類は酸化還元酵素でヘムに結合した鉄イオンの荷電状態の変化により電子授受に関与する。

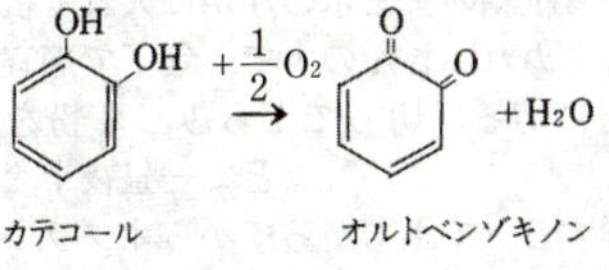

カテコール　　オルトベンゾキノン

オキシプロリン ［（独）Oxyprolin］ →ヒドロキシプロリン

オキシミオグロビン ［Oxymyoglobin〕　新鮮な生肉の色は肉色素ミオグロビンによるもので暗赤色である。生肉の表面が短時間空気に触れると肉の色は美しい明るい赤色に変わる。ミオグロビンが分子状の酸素と結合して酸素化されたオキシミオグロビンが生成するためである。しかし生肉の表面を長時間空気に触れさせると肉の色は灰褐色化してくるが，これはミオグロビンの分子構造に含まれるヘムの二価鉄が三価鉄に酸化されてミオグロビンがメトミオグロビンに変化したためである。→ミオグロビン

オキツダイ　興津鯛　アマダイの塩干品で静岡県の名産品。〔歴史〕徳川家康が駿河にいたころ，興津河内守がこれを献上したところ，その美味なのを賞してこの名を与えたという。また一説には家康の侍女きつなるものが土産として家康に献上したので，戯れにおきつ鯛といったのが興津鯛とよばれるようになったともいう。〔製法〕15 cm 内外のアマダイのえら，内臓をとり腹開きとし，背骨を除き一夜塩蔵後塩抜きを行い，日乾する。〔製品〕アマダイの肉は軟らかいが干物にすると肉がしまり美味となる。干物中最高級品とされ，贈答品として用いられる。主産地は，静岡県興津付近。→アマダイ

おきなあめ　翁飴　あめ菓子類の一種。〔製法〕寒天を数時間水にひたし，よく水をきって鍋に入れる。さらに水も加えて火にかけ，煮溶かし，砂糖を加えて撹拌する。砂糖が溶けたころ，ほかの器のなかに毛ふるいでこし入れる。これをふたたび鍋に戻してトロ火にかけ，水あめを加えて混ぜながら煮つめ，紙箱のなかに流し込む。流し込んだら約一昼夜冷やし，固まってから紙箱のまま水のなかに入れて紙をはがし，ぬれぶきんの上で，包丁で適宜な大きさに切る。切ってからみじん粉をまぶし，ほいろ（焙炉）などで一昼夜半ぐらい乾燥する。できあがってからオブラートに包む。

おきゅうと　浮太，沖独活　エゴノリからつくったところてん（心太）の一種で，福岡地方で賞味される。おきうどともいう。〔製法〕エゴノリを主に，イギス，アミクサを混ぜた紅藻類に，水と少量の酢を加えてドロリとするまで加熱し，練り合わせる。金網で裏ごしし，木箱に小判型に流し込み，冷却して凝固したらはぎ取り，海苔巻き状に巻いて包装する。〔食べ方〕細長く切って，削り節やすりゴマなどを天にかけ，醤油や酢醤油をかけて食べる。生おきゅうとを乾燥させた干しおきゅうとは，40～50℃の温湯に 2 時間ほど浸漬して戻し，同様にして食べる。

オクラ　〔Okra, Gumbo〕　アオイ科トロロアオイ属の熱帯植物。アメリカネリ，ガンボともいう。〔産地〕原産はアフリカといわれるが，栽培はヨーロッパ，アメリカに多い。〔可食部〕高さ 1 m 内外に生長し，果実（朔，さく）を食用とする。緑色のものと赤色のものとがある。野菜用としては長さ 5～6 cm ぐらいになり，外皮の硬化前の未熟で，柔軟なときに切りとり食用とする。このなかには粘液状のものが充満していて，これが独特の味をもつ。粘質成分はペクチン，ガラクタン，アラバンなどでビタミン B_1 を含む。〔調理〕生食のほか，油で炒めて食べ，また酢漬け，ぬか味噌漬け，粕漬けにも利用され，洋食，シチューの材料，水煮缶詰にもする。

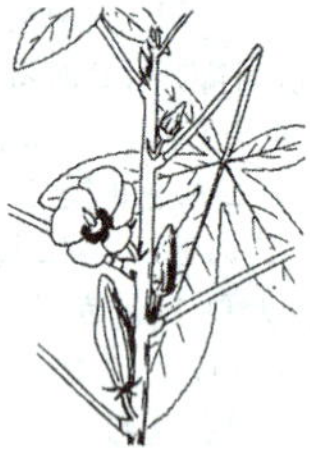

オ　ク　ラ

オクラトキシン　〔Ochratoxins〕　オクラトキシンは南アフリカでとうもろこしを汚染していた *Aspergillus ochraceus* の培養物から得られたマイコトキシン（かび毒）。オクラトキシンにはAのほかにB, C（オクラトキシンAのエチルエステル）および 4-ヒドロキシオクラトキシンAが知ら

れている。〔生産菌〕*A. ochraceus* 菌群以外にも *Penicillium viridicatum* など数種のペニシリウム属菌から生産される。〔毒性〕ラットに対するオクラトキシンAのLD_{50}値は28 mg/kg（経口）で，腎臓（ことに尿細管），肝臓の障害，急性腸炎などがみられ，少数例ではあるが，発がん性も確認された。

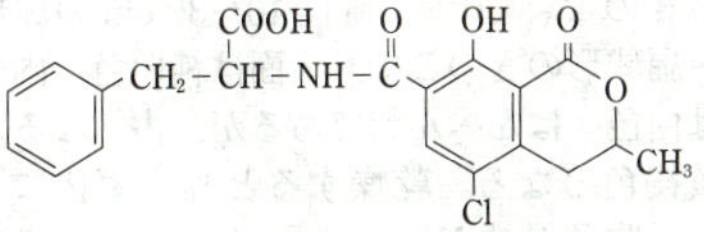

オクラトキシンA

おこし　粔籹　干し菓子の一種。〔歴史〕その歴史は相当に古く，米を焼いて，さらに煎ってふくらましたものが，平安時代にすでにあったという記録がある。〔製法〕現在は米を煎ってつくったおこし米を砂糖と水あめを混ぜた液に入れて固め，これをほいろ（焙炉）で乾かしてつくる。米のかわりに，粟，麦などを用いることもある。〔製品〕おこしはかたいのが美味とされるところから岩おこしともいう。東京浅草の雷おこし，大阪の粟おこしなどが，古くより有名である。なお，粟おこしといっても，これは形態からきた名称で，原料は米であり，上等品はもち米を使う。→かみなりおこし

オコゼ　鰧，虎魚　［*Inimicus*］オニオコゼの俗称。→オニオコゼ

おこのみやき　お好み焼き　小麦粉を水で溶いた種に，好みの材料を混ぜて焼いた料理で，鉄板焼の一種。〔つくり方〕(1人前）小麦粉100 gに水100 *ml*を加えて溶き，卵1個を加えて混ぜる。ここに，たとえば薄切り牛肉とせん切りキャベツを混ぜ，鉄板に流して両面を焼く。そのほか，豚肉，エビ，イカ，タコ，小口切りにしたねぎなどを使う。焼けたら青海苔，みじん切りにした紅しょうが，かつお節などをのせ，マヨネーズ，ソース，ケチャップなど，好みのものをかける。→オイルやき

オゴノリ　海髪　［*Gracilaria confervoides*］紅藻類オゴノリ科の海藻。〔生態〕体は糸状を呈し，細長く，体長は10～100 cm，色は黒赤色，暗褐色など。〔産地〕日本全国いたるところの沿岸地帯に分布するが，とくに内湾が多い。方言が多く，オゴ，ウゴ，ナゴヤ，サウヤ，シラモ，イシオゴなどという。〔用途・調理〕寒天製造の際に混和する。アルカリ処理によりテングサ寒天よりもゼリー強度が大となる。また，刺身のつまとしても重要。

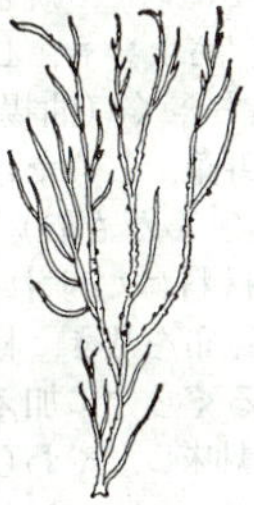

オゴノリ

おこわ　御強　→せきはん

おしむぎ　押し麦　大麦または裸麦を精白した丸麦を圧扁したものである。大麦も裸麦も搗精しただけでは消化率が低く，米と混合炊きしてもかたくて口ざわりが悪いので，押し麦にしてそれらの欠点を補っている。最近の押し麦は歩留まりを低くし

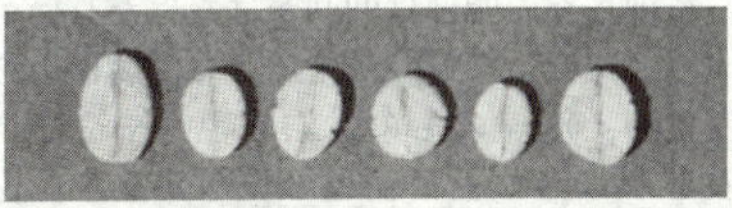

普通押し麦

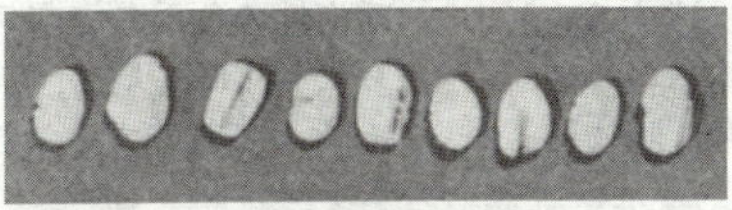

白麦（切断麦）

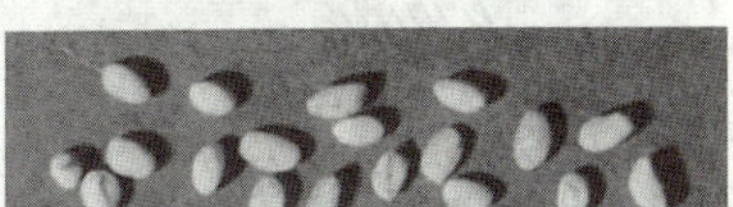

白麦・無圧扁押し麦

押し麦

(大麦の場合 50%，裸麦で 60% ぐらい)，じゅうぶん白く精白したものを圧扁して，仕上げる。ときに押さないで米粒に近い形に仕上げる場合もある。→おおむぎ，しろむぎ

おせちりょうり　御節料理　→しょうがつりょうり

おでん　御田　煮込田楽の略。関東だきともいう。〔材料〕焼きちくわ，さつま揚げ，がんもどき，はんぺん，かまぼこ，タコ，卵，こんにゃく，焼き豆腐，だいこん，にんじん，さといも，じゃがいも，しらたき，きんちゃく（油揚げの袋のなかに，ひき肉，野菜，しいたけ，きくらげなどをきざんで包んだもの）などである。〔つくり方〕材料はいずれも大きめに切る。鍋の底に昆布を敷き，材料を入れて煮だし汁をかぶるぐらいに加え，醤油，塩，みりんなどで調味し，やわらかくなって味がしみるまでゆっくり煮込む。煮えたらいったん火を消し，そのまましばらく置いてから再び煮ると，なかまで味がしみておいしくなる。練りがらしを添えて食べる。煮えにくい材料は，下煮をしてから上記の煮汁で煮る場合もある。

オニオコゼ　鬼鰧　[Devil stinger]　学名は *Inimicus japonicus*。オコゼ科の魚。俗にオコゼとよばれる。〔生態〕体はいくぶん細長く，頭部は凹凸がはなはだしい。体色は環境，あるいは生息する深度により変化し，沿岸のものは濃黒色，やや沖合のものは赤紫色で褐色の斑紋があり，深海性のものは黄色を帯びる。体長は 21 cm に達する。〔産地〕暖海性の魚なので南日本に多い。〔調理〕夏にうま味を増し，刺身，吸物種，から揚げとして賞味する。冬

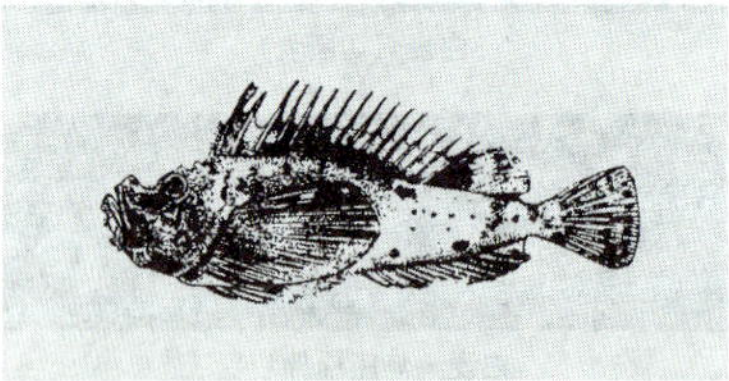

オニオコゼ

はちり鍋などにされる。

オニオンパウダー　[Onion powder]　玉ねぎを乾燥して粉にしたもので，香辛料として調理に使われる。ひき肉料理，スープ，オムレツなどに用いられる。→たまねぎ

おにふすべ　鬼燻べ　夏から秋にかけて，人家の周辺，竹林，庭園などに発生するきのこ。〔形態〕直径 10〜30 cm の球形〜扁球形のきのこで，表面は純白色，内部は白色，はんぺん状であるが，古くなると黄褐色となる。乾燥すると綿くず状になり，胞子が飛ぶ。〔生態〕大きなものでは直径 40〜50 cm，重量 7〜8 kg に達する。竹林に発生することが多く，地方によってはやぶだまともいわれる。〔薬効〕中国では，この仲間のきのこを馬勃（マーボー，まぼつ）といい，止血剤に用いる。〔調理〕若いきのこを，汁物や油炒めなどに利用する。

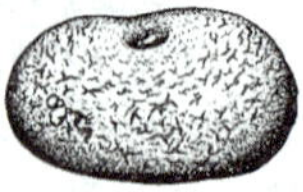

おにふすべ

おのろけまめ　おのろけ豆　豆菓子の代表的なもの。炒った落花生を回転釜に入れ，軽く蜜がけをして，寒梅粉（みじん粉）や小麦粉などを主体に調味，調製した粉類をかける。まんべんなく落花生の表面に付着させたらふたたび蜜をかけ，粉かけの操作をくり返し，適宜な大きさにする。これを炒り機で焙煎し，必要なら圧ぺん(圧力をかけて押しつぶす加熱処理の方法)したり，仕上げを行って製品とする。

おはぎ　御萩　もち米のみ，またはもち米とうるち米を混ぜて炊いたものを軽くつき，丸くまとめてあんやきな粉をまぶしたもち菓子の一種。〔名称・種類〕おはぎとは，はぎのもちの女性ことばである。ぼたもち（牡丹餅）ともいう。古くは隣知らず，夜舟，北の窓，かいもちなどともいわれた。季節的には，ぼたんの花の咲く春から初夏につくられるのがぼたもち（一説に

はぼたんの花のような形をしているから，その名がついたともいわれる)，はぎの花が咲く秋になってからつくられるのをはぎのもちという。見た目から，まわりにあんをまぶしたものがぼたもち，きな粉をまぶしたものがはぎのもちというともいわれ，また，一説には，ぼたもちはもち米を主としたもの，はぎのもちはうるち米を主としたものともいわれたりするが，その由来ははっきりしない。しかし，現在では，春秋を通じて同じ名でよばれている。もともと，家庭で手づくりとされる菓子で，春秋の彼岸に仏前にそなえたり，隣近所に配ったりしたものだが，江戸末期に菓子屋がこれをつくりだし，あんもつぶしあんのほか，こしあんにしたり白あんを用いたり，きな粉のほかに黒ごまを用いたりした。小豆あんの小豆色，いんげん豆を用いた白あんの白色，うぐいす豆やひき茶でつくった緑色，きな粉の黄色，黒ごまの黒色をそろえた五色おはぎなどもつくられる。〔つくり方〕もち米7，うるち米3の割合で混ぜて炊く。かまのなかで軽くつき混ぜ（半ごろしともいう)，30 g ぐらいの大きさにまとめるが，きな粉やごまをつける場合は 50 g ぐらいの大きさにするとよい。もちのまわりにあんを 30 g ぐらいつける。

オヒョウ　大鮃　[Halibut]　カレイ科の魚。〔生態・産地〕口が大きく，眼は体の右側にある。180 kg に達するものがあり，体の有眼側は暗褐色，無眼側は白色を呈する。北日本から寒帯に分布しているが，日本では北海道でごくわずかにとれる程度なので専門にはとらない。〔調理〕肉は白色でよくしまり，脂肪が少なく淡泊な味がし，欧米では重要な食用魚である。日本では，おもに刺身，フライ，かまぼこ，フィッシュスティックなどの材料とする。

オフフレーバー　[Off-flavor]　食物の味と香りを総称してフレーバー（香味）というが，オフフレーバーとは食品として好ましくないフレーバーの意味である。しかし，食品を貯蔵する間に，何らかの原因によって二次的に発生した異臭（off-odor）を意味する場合が多い。〔食品のオフフレーバー〕いろいろな食品に発生するオフフレーバーの例をつぎにあげる。魚を冷蔵しておくと，時間がたつにつれて異臭が発生し，いわゆる魚臭が強くなる。これを調理すると，異味，異臭が感じられる。大豆油を貯蔵しておくと酸化されて，いわゆる戻り臭を生じる。このような油で食品を調理すると美味な料理ができない。ビスケット，クッキーなどもそのなかの脂肪分が酸化されると異臭が発生する。牛乳の場合には，乳牛が摂取した餌が原因でその牛乳に異臭がつくことがある。また，牛乳のなかの脂肪も変化しやすく異臭の原因となるし，牛乳に日光があたると，紫外線の作用で異臭が発生する。これを日光臭とよんでいる。日光臭はビールの場合にも発生する。〔原因〕原因はいろいろあるが，脂肪が酸化または加水分解して酸敗する場合，たんぱく質やアミノ酸が分解する場合などが多い。

オブラート　[Oblate, Wafer paper]　薬を飲むとき，薬を包むのに用いる薄い膜をいう。αでんぷんの形なので，そのまま口に入れられることから，あめ菓子の包装用（粘着防止のため）にも用いられる。おもにじゃがいもでんぷんを原料にしてつくる。小麦でんぷんやコーンスターチなどの穀実でんぷんは，単独では使用できない。〔製法〕原料でんぷんに 8～10 倍ぐらいの水を加え，加熱攪拌して糊状にする。糊は生煮えではいけないし，また，煮えすぎても具合が悪い。この糊の濃さと煮え具合が，製品の品質に影響する。この糊を，鋼鉄製の円筒の表面に漆（うるし）をぬった回転ドライヤーの胴面に薄く塗布する。ドライヤーはあらかじめ内部に蒸気を通して加熱し，胴面の温度を 85℃ ぐらいに保ってある。そのため，塗布された糊は，ドライヤーが1回転する間に水分 13％前後まで乾燥され，別に装備した捲取機に巻き取られる。捲取機からとりはずしたオブラートは，適当な大きさに切断する。〔種類〕平板オブラートの場合，大判オブラートは幅 42.4 cm，長さ 45.5 cm で，小判オブラートは幅 33.3 cm，長さ 45.5 cm である。薬包用オブラートは厚さ 10～15 μm と規定されており，7.3 cm ぐらいの丸型，または角型にして，100 枚ずつ包装する。また，油薬などを飲むには，袋形にした袋オブラートがある。食品用としては，オブラートを粉末にした粉末オブラートがあり，ゼリーなどの表面にふりかけて粘着を防ぐ。これは透明でキラキラ光るので，商品の価値を向上させる役目もある。キャラメルのように自動包装機が用いられるものには 3～6 cm 幅，長さ 300 m ぐらいの長さにかたく巻いたロールオブラートを使う。〔オブラート原料としてのでんぷん〕小麦でんぷん，コーンスターチは，製品の透明度が悪く，フィルム強度が弱いので用いられない。また，さつまいもでんぷんは透明度がよく，きれいに仕上がるが，フィルム強度が弱い。このようなことから，じゃがいもでんぷんが主体に用いられ，フィルム強度と透明性にすぐれた特性が好まれる。フィルム強度を増すために，寒天やこんにゃくを加えることもある。〔用途〕包装技術の進歩により，オブラートを使用した菓子やオブラート包装は少なくなっている。ゼリー菓子の固着防止や菓子の取り粉として，粉末オブラートが使われている。

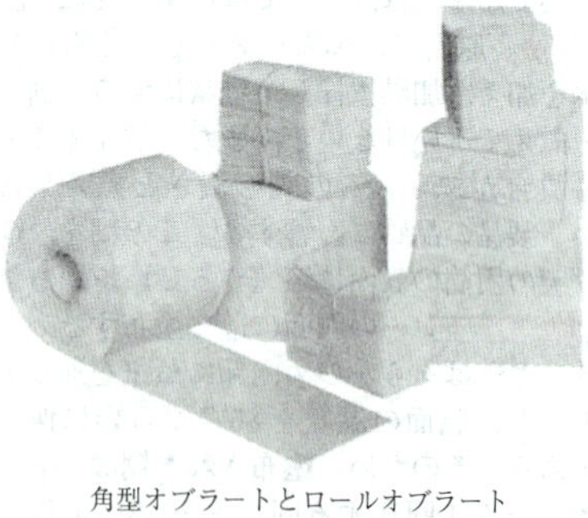

角型オブラートとロールオブラート

オボアルブミン　［Ovalbumin］　卵白たんぱく質のひとつで，卵白のたんぱく質の約 55％を占めている。分子量は約 45,000 で少量の糖を含む。容易に結晶化するが，リン含量を異にする 3 成分（A_1，A_2，A_3）の混合物である。

おぼろ　朧　→でんぶ

おぼろコンブ　朧昆布　［Hand-sliced tangle sea weed, Shredded tangle］　→けずりコンブ

オムレツ　［Omelet］　フライパンで，溶き卵をバターでくるみ込むように焼いた洋風の卵焼。両端がしまった木の葉型で，外側が焦げ目のつかない程度に焼けていて，切ったときの中央部が半熟状にするのが一般的。普通は 1 人分ずつ焼き上げる。〔プレーンオムレツのつくり方の一例〕材料（1 人分）：卵 2 個，牛乳大さじ 1，塩 0.5 g，こしょう 1 ふり，バター15～18 g。つくり方：牛乳は，オムレツの仕上がりをやわらかくする。塩の入れすぎは風味をそこなうので注意する。オムレツをじょうずに焼くには，1）卵が新鮮であること。2）調理直前に卵を割り，かき混ぜすぎないこと。混ぜすぎると卵白のこしを弱めるため，ふっくら焼けない。3）オムレツを焼く操作を頭に入れ，卵液を流し込んだら火力を強くし，1 分前後で手早く一気に焼き上げること。4）卵の分量にあった大きさのフライパン（1 人分は直径 18～20 cm）を使うこと。5）オムレツ専用のフライパン（底が平らで鉄肌がなめらかで厚みがあるもの）を使う。よく使いならしたものでないと卵液が鍋面を移動しにくい。6）フライパンに油を入れて鍋ごと温める。7）卵が半熟状になるまで強火にしてかきまわすが，形にした後は余熱も考え焼きすぎないこと。焼き上げたら温めておいた皿に盛り，やわらかく温かいうちに供する。〔応用〕皿への盛り方が悪いときは，乾いた布きんをかけて形をととのえるとよい。卵を卵白と卵黄に分けて，卵白をかたく泡立てて卵黄に調味したものを加えて焼くと，パッフドオムレツ（puffed omelet）となる。フライパンに卵を一度に流し込み，ふたをして焦げないように弱火で焼き，ふたつ折にして皿に取る。上に溶かしバターをかけて仕上げる。オムレツに材料を加えて

変化を付け，ソースを添えてもよい。オムレツに合う材料（アスパラガス，マッシュルーム，トマト，ほうれん草，チーズ，エビ，鶏肉，鶏レバーなど）を，適宜，別にバターで炒めて調味したものを用意し，焼き上がったオムレツの表面に包丁で軽く切れ目を入れて上にのせる。また，溶き卵に材料を混ぜて焼いたミックスドオムレツ（mixed omelet），半熟にした後，加えて巻き込むスタッフドオムレツ（stuffed omelet）などもある。ソースはトマトソース，バターソースが合う。

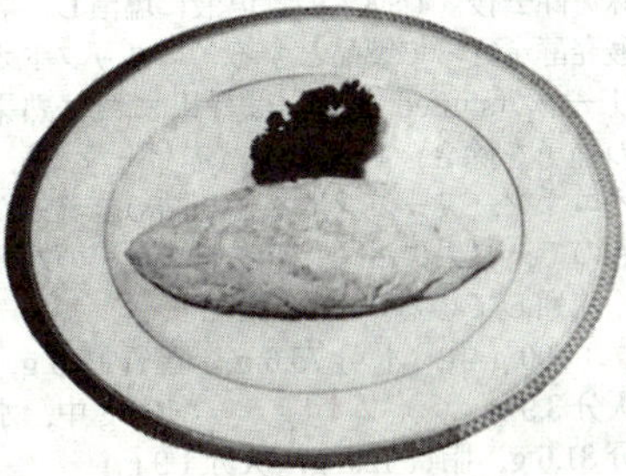

オムレツ

おめでとう　御目出糖　炒りだね応用菓子の一種。〔つくり方〕砂糖を鍋に入れ，水を加えて火にかけ，糸を引くくらいまで煮つめたら火から下ろす。これに白丸種を入れて攪拌し，紅で色を付ける。次に約⅕量の金時小豆甘納豆を加えて混ぜ合わせ，紙を敷いた箱にあける。これは，菓子を赤飯に擬したものである。

おもゆ　重湯　［Paddy rice thin gruels］流動食の一種で，米を煮て，可溶分だけを集めたものである。絶対安静時，高熱時，手術後など，食欲がないとき，消化の条件が最悪の状態のときに与える病人食である。〔つくり方〕白米とその体積の 11 倍の水とを鍋に入れ，2 時間ぐらいおく。つぎにこれを強火にかけ，煮立ってきたらふきこぼれない程度の弱火にし，50 分ぐらい煮る。熱いうちに裏ごしまたはガーゼで圧しつけないように注意してこし，汁だけを用いる。米 6% 相当量を含むとされる。

おやこどんぶり　親子丼　どんぶり飯の一種である。飯の上に親子の関係である鶏肉と卵をのせるので，この名称がある。〔材料〕1 人分：鶏肉 30 g，卵 1 個，玉ねぎ 30 g，みつば 3 本程度，海苔 1/5 枚，煮だし汁 50 cc，みりん大さじ 1，醤油小さじ 2，飯 1 人分。〔つくり方〕鶏肉は小さめのそぎ切りにして，醤油とみりんをまぶしておく。玉ねぎは縦方向に薄切りにし，みつばは 3 cm の長さに切る。卵は割ってよく溶きほぐしておく。親子どんぶり用の鍋または小さいフライパンに煮だし汁，調味料，鶏肉，玉ねぎを入れて火にかけ，おおよそ煮えた頃にみつばを入れ，つぎに卵を全体に流し入れ，半熟になったら汁ごとどんぶりに盛った飯の上に静かに流し入れる。もみ海苔を散らし，ふたをしてすすめる。

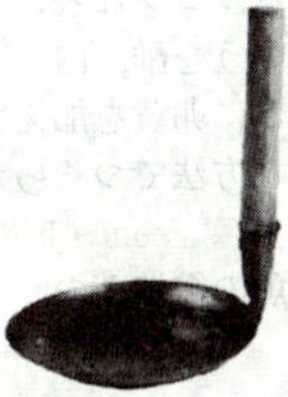

親子丼用の鍋

オランデーズソース　［Sauce hollandaise］　バターでつくった温かいマヨネーズともいわれる黄色いソースで，オランダソースの意である。温かい料理に添えて出されるバターソースで，フランスでつくられた。卵黄を多く使う上，熱を加えるのですぐにブツブツにかたまりやすく，バターを加えるときも分離する恐れがあり，調理操作はきわめてむずかしいが，味がよく，魚，卵，野菜料理に合うソースである。料理に添えるだけでなく，オーブンでグラッセするときにも料理の表面にかけ，ソースに加えられた卵黄とバターから短時間で美しい焦げ目をつくるなど，料理の用途も多い。〔注意〕オランデーズソースを失敗しないでつくるには，卵黄の熱凝固温度を知って，煮すぎないことである。〔つくり方〕卵黄に塩，粒こしょう，酢，白ワインを1/2量に煮詰めたものを加えてよく溶かし，弱火（直火または湯煎）にかけて強くかき混ぜる。熱が加わるにつれて卵黄が軽く泡立ってクリーム状になり，やがて文字が書けるかたさまで泡立つ（78～85℃）。ここで火からおろし，70℃に冷えたらバターを溶かし，不純物を除いた上澄バター脂（70℃）を糸状に加えながらかき混ぜ，レモン汁を入れて仕上げる。布ごしすると，よりなめらかなソースになる。卵黄に熱を加えることでくさみがとれて粘りのあるソースとなり，レモン汁もまた卵黄のくさみを消し，酸味が味を引き立てる。でき上がったソースは，湯煎または温かい場所において40℃前後を保つようにする。この温度が高すぎるとソースは分離し，低すぎるとバターが固まってしまう。エシャロット，エストラゴンなどの香草のみじん切りと粒こしょうを酢，白ワインで1/2量に煮つめ，そこに卵黄を加えてオランデーズソースと同じ方法でつくったソースはベアルネーズソース（souce béarnaise）となり，肉料理や魚の網焼きのソースとして使われる。

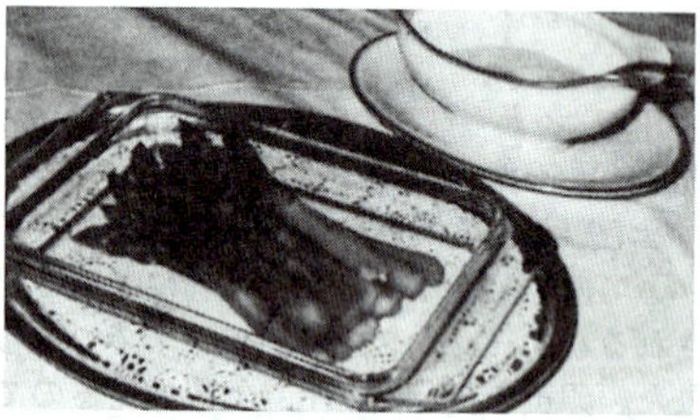

グリーンアスパラガスの湯煮に
オランデーズソースを添える

おり　澱　[Dregs, Sediment]　透明な液体から生じた沈殿物を，一般におりという。清酒や醤油のもろみを圧搾して得られた液を静置しておくと，原料の微細破片や酵母が器底に沈殿するが，これを，同じくおりといい，おりを器底から取り除く作業をおり引きという。おりは，火入れによって不溶性となったたんぱく質が火入れ後に沈殿してできることがあり，また，清酒やワインを長く貯蔵した際にも生成するものである。

オリーブ　[Olive]　モクセイ科の常緑小高木。地中海地方原産で暖地に生育。果実は2～10 gの楕円形の核果で，塩蔵し，食用とするほか，熟果からはオリーブ油を採る。〔主産地〕スペイン，イタリア，ギリシアなど。わが国ではほとんどが香川でつくられる。〔塩蔵〕緑果塩蔵（グリーンオリーブ，green olive）と熟果塩蔵（ライプオリーブ，ripe olive）がある。前者は未熟な緑色果を用い，後者は紫黒色に完熟した果実を用いる。いずれもアルカリ液で苦味を除去後，4～8%の食塩液に塩漬し，乳酸発酵を行って製品とする。スタッフドオリーブ（stuffed olive）は緑果または熟果の種子を除き，ピメント（赤ピーマン），オニオン，アーモンドなどを詰め合わせたもので，緑果にピメントを詰めたものが多く流通している。〔成分〕グリーンオリーブ：100 g中，水分75.6 g，脂質15.0 g，灰分3.9 g，ライプオリーブ：100 g中，水分81.6 g，脂質12.3 g，灰分1.9 g，スタッフドオリーブ：100 g中，水分75.4 g，脂質14.3 g，灰分5.3 g。

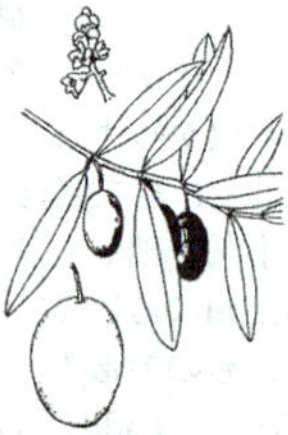

オリーブ

オリーブゆ　オリーブ油　[Olive oil]　モクセイ科の常緑樹であるオリーブの果実（含油量40～60%）から得られる淡黄色，無臭の植物油をいう。〔産地〕地中海沿岸，アメリカが主産地である。日本では小豆島でつくられている。〔性質・用途〕清澄，淡味の優良な食用油で，エクストラ・バージン・オイルは高級品とされる。イタリア料理，スペイン料理，ギリシャ料理，トルコ料理，フランス料理などで多用され，サラダ油，油漬け油として重用される。動脈硬化が原因となる心臓疾患のリスクを減らす効果をもつことで，健康食材として注目されている。油脂の性状は比重0.911～0.916，けん化価188～196，ヨウ素価75～88，不けん化物0.5～1.4％で，脂肪酸の組成（％）はオレイン酸60～80，リノール酸8～15，パルミチン酸7～11，ステアリン酸2～3。不けん化物は，主としてフィトステロールよりなる。→オリーブ

オリゴサッカライド　［Oligosaccharide］　→オリゴとう

オリゴとう　オリゴ糖　［Oligosaccarides］　少糖類または寡糖類ともいう。2分子以上10分子以下の単糖類が脱水的に結合したもので，ヘキソースを構成単位とするオリゴ糖の分子式は $(C_6H_{10}O_5)n$ で，nは2～10である。nの数により，二，三，四，五，六糖類などという。〔性質〕純粋な少糖類は，水に溶け，酸または酵素によって単糖類に分解される。その成分の単糖にはヘキソースのほかにペントース，ウロン酸または無水糖などもある。〔存在・合成〕これらの少糖類は，遊離状態（たとえばショ糖，麦芽糖，乳糖）や配糖体となって自然に分布する重要な炭水化物である。また，多糖類の分解や合成によっても得られる。たとえば酸糖化法によるブドウ糖製造の際に苦味の原因となるゲンチオビオーズは，でんぷんの酸分解によってできたブドウ糖から再合成される。多糖類の分解中間体とみなされる少糖類は多糖類の酵素的分解，酸分解，酸化分解，メルカプトリシスなどによって得られ，多糖類の化学構造の決定に重要な役割をはたしてきており，その結果多数の少糖類が発見され，その構造が決定された。〔種類〕少糖類のおもなものをあげる。二糖類としては，ショ糖，麦芽糖，乳糖，トレハロース，セロビオース，イソマルトース，ゲンチオビースなど，三糖類としては，ゲンチアノース，ラフィノース，パノースなど，四糖類としては，スタキオースなどが自然界に分布している。また，でんぷんを加水分解する際に生成するデキストリンには，マルトトリオース（三糖類），マルトテトラオース（四糖類），マルトペンタオース（五糖類）などの少糖類が含まれるが，これらは結晶ブドウ糖を製造する際の分蜜操作が悪いと製品に混入して，結晶ブドウ糖の接触還元によるソルビット製造などの際に障害となる。〔微生物によるオリゴ糖の生産〕マルトースが *Bacillus polymyxa* の，マルトテトラオースが *Pseudomonas stutzeri* の，マルトヘキサオースが *Aerobacter aerogenes* の生産する酵素から得られた。これらのマルトオリゴ糖は，臨床化学用として，現在生産されているが，かなり高価なものである。

おりコンブ　折り昆布　乾燥昆布製品のしばり方につけた名称である。昆布を折りたたみ結束したもの。おもに，真昆布，利尻昆布に用いる。→コンブ

オリザニン　［Oryzanin］　→ビタミン

オリジナルエネルギー　［Original energy］　オリジナルカロリーともいう。肉，卵，牛乳などの畜産物は，家畜に飼料を与えて生産される。その際，与えた飼料（穀物，大豆など）のエネルギーと畜産物のエネルギーを比べると，平均して約1/7ぐらいに減少する。つまり，畜産物の1 kcalはもとの飼料のエネルギーに換算すると平均して7～8 kcalに相当する。したがって畜産物を生産するには，その7～8倍のエネルギーに相当する飼料作物を準備する必要がある。このため，畜産物の消費の多い国では，飼料分を含めて食料エネルギーの生産を考慮しなければならない。このような考え方から，食料消費エネルギーのうち畜産物エネルギーをもとの飼料エネルギーに換算して加えたものをオリジナルエネルギーという。アメリカの食料消費エネルギーは3,120 kcalであるが，畜産物が多いので，そのオリジナルエネルギーは16,000 kcalに達する。日本でも畜産物の消費が増加するにつれてオリジナルエネルギーは年々増加の傾向にあり，食料消費エネルギーは2,600 kcalであるが，オリジナルエネルギーは4,500 kcalを超える。日本

の食料自給率は重量ベースでは70％ぐらいであるが，オリジナルエネルギーで計算すると，最近は約40％の状況にある。

オリゼニン ［Oryzenin］ 米の主要たんぱくで，希アルカリ溶液に溶けるたんぱくグルテリンをとくにオリゼニンとよんでいる。〔分布〕精白米では圧倒的に多量含まれ，プロテインボディとよばれる顆粒（かりゅう）の形で，でんぷん粒の周囲に局在する。この顆粒の分布は胚乳の外層ほど多い。胚乳組織内に貯蔵を目的として生合成される特定のたんぱくと考えられる。〔アミノ酸〕植物たんぱく中ではアミノ酸組成が良質であるので，たんぱくの栄養価は穀類中ではすぐれている。リジンが少なく，トリプトファン，メチオニンもやや少ないが，アミノ酸の補足効果はリジンのみでは認められず，本来組成的には多く含まれているトレオニンを同時に添加することにより効果が認められる。

オルトフェニルフェノール ［*o*-Phenylphenol］ 防ばい剤の一種であり，OPPともいう。〔性質〕結晶性粉末でわずかなフェノール臭を有し，水にいくぶん溶けにくい（10％以下）が，エタノール，油脂には溶ける。〔効力〕フェノール化合物であるため微生物に対する抗菌性を示し，白かび（*Geotrichum candidum*）や緑かび（*Penicillium degitatum*）の抑制に有効である。〔使用法〕かんきつ類に0.01 g/kg以下使用できる。一般に，ワックスに0.8％程度混入し，表皮に塗る。なお，水溶性のOPPのナトリウム塩も使用が許可されている。

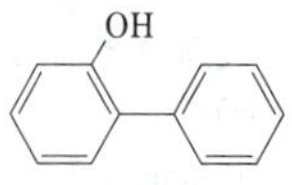

オルトフェニルフェノール

オレインさん　オレイン酸 ［Oleic acid］ 炭素数18で二重結合1個をもつ不飽和脂肪酸。ほとんどすべての油脂に含まれる。融点13℃，液体である。この脂肪酸のグリセリドは消化吸収がよく栄養価が高い。→しぼうさん

$$CH_3(CH_2)_7CH=CH(CH_2)_7COOH$$

オレイン酸

オレオレジン ［Oleoresin］ 食用品の天然香料，もしくは天然着色料の形態のひとつ。〔抽出法〕植物に溶剤を加えて可溶成分（精油，色素，油脂，樹脂，呈味成分）抽出物を得，これから溶剤を留去して，半流動性の樹脂状に濃縮したものである。溶剤として，エチルアルコールのほか，低沸点の塩化エチレン，ヘキサン，アセトン，エーテルなどが用いられている。溶剤の除去は，有効成分の熱による変化を少なくするため，減圧蒸留により，なるべく低温で行う。〔特徴〕食品香料用のオレオレジンとしては，バニラ，コーヒー，ココアのほか，スパイス系のものが多く，オールスパイス，ジンジャー，ペッパー，セロリなどが量産されている。独特の香味と安定性をもち，ナチュラルフレーバーとして単独で用いたり，また，調味料，香辛料としても用いられている。天然色素のオレオレジンとして，ターメリックオレオレジン，パプリカオレオレジンがあり，食品の着色に使用されている。

オレンジ ［Orange］ オレンジとは，ふつうスイートオレンジ（*Citrus sinensis* OSBECK）（甘だいだい，sweet orange）をいい，外国ではかんきつのうち生産量も多く，もっとも好まれる種類である。わが国にはおもにアメリカのカリフォルニアのほか，オーストラリア，南アフリカ産のものが輸入されている。〔品種〕いろいろな品種があるが，ふつうオレンジ品種群（バレンシア，ハムリン，パーソン，パインアップル，ペラ，シャムティー，福原など），ネーブルオレンジ品種群（ワシントン，トムソン，鈴木，丹下，清家，福本など），ブラッドオレンジ品種群（マルチーズ，ドブレヒナなど）に大別される。〔バレンシアオレンジ〕世界のかんきつのうちでもっとも多く栽培されており，アメリカのカリフォルニア，フロリダなどに多い。寒さに

弱く，わが国では冬の気温が低いため，肉質がかたく，糖分も少なく，品質のよいものが得られない。アメリカのカリフォルニアでは3~7月に収穫される。果肉は厚く，剥皮しにくい。果肉は黄橙色であるが，温州みかんに比べてカロテノイド含量は少なく，色調では劣るが，香味にすぐれており，果汁用品種として最適である。〔トロビタオレンジ〕ネーブルの無性胚実生でネーブルより樹勢が非常に強く結果性は高いが，果実は小さい。酸が少なくて甘味が強いのでジュース用として期待されている。〔福原オレンジ〕和歌山，長崎などに産し，球形で，外観はバレンシアに劣るが，柔軟で甘く，5~6月に熟する。〔成分〕バレンシアオレンジ：100 g中，炭水化物9.8 g，食物繊維0.8 g（糖分9.0 g），ビタミンC 40 mg，ビタミンA 10 μgレチノール当量。ネーブル：100 g中，炭水化物11.8 g，食物繊維1.0 g（糖分10.8 g），ビタミンC 60 mg，ビタミンA11 μgレチノール当量。→ネーブルオレンジ

オレンジジュース　[Orange juice]　従来，オレンジジュースは，わが国では一般に温州みかんを主体とし，これにオレンジ，夏みかん，そのほかのかんきつ類をブレンドしたかんきつジュースをさしている。しかし，日本農林規格（JAS，2006年改正）によると，果実ジュースとは果汁100%のものに限られる。ジュースには，オレンジ，温州みかん，グレープフルーツ，レモン，りんご，ぶどう，パインアップル，桃，そのほかの9品種がある。この規格によると，オレンジジュースはバレンシアオレンジ（*Citrus sinensis*）でつくったジュースのことで，温州みかん（*Citrus unshu*）による天然果汁は，温州みかんジュースということになる。二種以上の果実ジュースを混合したものは，果実ミックスジュースとして分類される。果実ジュースは，原料収穫時に搾汁したものと，搾汁した果汁を濃縮保管し，必要時に水を加えた濃縮還元果汁とがある。これに対して，果汁分の少ないソフトドリンクのうち，果汁含有率（以下，果汁分と略す）10%以上のものを果汁入り飲料といって区別している。元来，天然果汁はそのなかに含まれるパルプ質やテルペン油などにより液の分離が起こるので，果実ジュース製品は液が分離しやすい。1951年，わが国で混濁状を呈する製品が売り出され，パルプを均一に混濁乳化させることが重要視され，天然果汁に少量のオレンジオイルの乳化剤と糖，クエン酸，合成着色料を混ぜたものが市販されるようになった。現在，果実飲料は，多くはその原料として濃縮果汁が用いられているが，これは果実を搾汁し，品質維持のために凍結濃縮法や膜濃縮法を用いて1/5程度まで濃縮したものが多い。→かじついんりょう，かじゅう

おんくん　温燻　[Hot smoking]　→くんえん

おんせんたまご　温泉卵　〔定義〕卵白は半熟で，卵黄は固まった状態の半熟卵をいう。温泉の湯に入れておくとでき上がる半熟卵であるところから，この名がつけられている。卵は加熱すると凝固するが，凝固状態は，ゆでる水量，加熱時間，加熱温度によっても異なる。また，その固まり方は卵白と卵黄とでは異なる。卵白は60℃，卵黄は65℃くらいから熱変性しはじめる。卵白は80℃以上にならないと固まった状態にはならないが，卵黄は70℃くらいでその流動性を失うという性質がある。したがって，68~70℃の湯に10分から15分入れておくと，熱は徐々に中心部へと伝導し，卵白も卵黄も半熟の状態になる。そして，30分程度入れておくと，卵黄が固まり，卵白は半熟状態の卵ができ上がる。温泉を利用する場合も，同じく68℃から70℃くらいの温泉の湯に30分程度卵を入れておくと，温泉卵ができ上がる。

おんぞうこ　温蔵庫　[Warming cabinet]　温かい料理を温かいままに保つために入れる物入れ。庫内の温度はサーモスタットにより60~80℃程度に保たれている。〔種類〕一般に，熱源に電気を利用し

たものは温蔵庫といわれ，ガスを使って蒸気で温める仕組みのものは熱蔵庫といわれている。〔利用〕食堂のような大量給食施設では，調理作業の都合で，あらかじめ調理したものを格納しておくのに好都合である。家庭でも，調理してから食事までに時間がある場合，温蔵庫を用いれば，温かいものを食卓に出すことができる。また，家族の食事時間がまちまちな家庭でも便利に使うことができる。〔目的〕温蔵庫は温かい料理を提供する目的でつくられたもので，冷たい料理を入れて温めるのに使うものではない。内容量は，家庭用の小型のものから業務用の大型のものまで，容量で40〜120 *l* くらいのものがある。

オンチョーム［Ontjom, Onchom］西ジャワにおいて生産される落花生を原料とした発酵食品で，橙黄色を呈している。オンチョームに使用する菌は *Neurospora sitophila* というかび（かぼちゃかびの一種）で，製品はかまぼこの形をしただいだい色の菌糸におおわれ，固有の芳香と美味をもっている。これらは，菌のもつ酵素作用を利用して原料の消化性を増大したものである。腐敗しかかったバターのような風味がある。→あかパンかび

か

カード ［Curd］〔乳汁のカード〕乳汁が，酸または凝乳酵素（キモシンなど）によって凝固したものをいう。カードは乳汁の主要たんぱく質であるカゼインが凝固したもので，凝固の際に乳脂肪の大部分も吸着されて含まれる。凝固しない液をホエー(乳清)といい，これにはカゼイン以外のたんぱく質，乳糖，水溶性ビタミン，ミネラルの一部などが残る。乳児が母乳を飲んだ場合も，胃のなかで塩酸およびペプシンの作用によってカードが生成される。母乳は牛乳よりもやわらかいカード，すなわちソフトカードを生じる。そのため，とくに乳児の消化に適したやわらかいソフトカードとなるように，牛乳を加工することがある。〔缶詰のカード〕サケやマスの缶詰によく生じる豆腐状のかたまりも，カードということがある。これは，可溶性のたんぱく質が加熱されて凝固し，肉をおおい，またはかたまり状となったものである。カードを生成する可溶性たんぱく質は50℃以上になると凝固するが，缶詰を加熱殺菌するときに熱伝導が悪く，凝固温度に達するまでに長時間を要すると，凝固性の可溶性たんぱく質は液汁中に多くにじみ出し，その後，温度が50℃以上になると凝固して豆腐状となる。カードを防ぐには，肉をあらかじめ水で浸出し，可溶性たんぱく質を除くこと，肉詰めを完全にして，なるべく空隙をつくらないこと，カン内の温度をなるべく速く上げること，などが有効である。カードは内容物の外観をそこねるが，無害である。

カードテンション ［Curd tension］ペプシン，キモシン（レンネット）などの凝乳酵素あるいは酸によって凝固させた乳のカードのかたさを指数で表したもので，その値は乳児に対する消化性または適性と密接な関係を有する。もちろん，その値がこれらの性質に対して絶対的な指数ではないが，これらの性質を示すもっとも簡便，有効な方法のひとつである。〔測定法〕いろいろ工夫された方法もあるが，規準としては，アメリカ酪農科学協会の標準測定法が用いられ，塩酸ペプシンを凝固剤として一定の条件のもとでつくったカードに，スプリングバランスの先に取りつけた放線状の刃をもつ特殊なカードナイフを圧入し，その際にナイフに生じる抵抗（ナイフにかかる重量）をg単位で測定し，これをカードテンションの値とする。〔測定値の変化〕一般に，乳固形分，無脂固形分は濃度に比例してカードテンションを増加し，脂肪の増加はカードテンションを低下させる傾向を示す。また，高温加熱処理，均質化，酵素処理あるいは牛乳中のカルシウムをナトリウムで置換することなどによってもカー

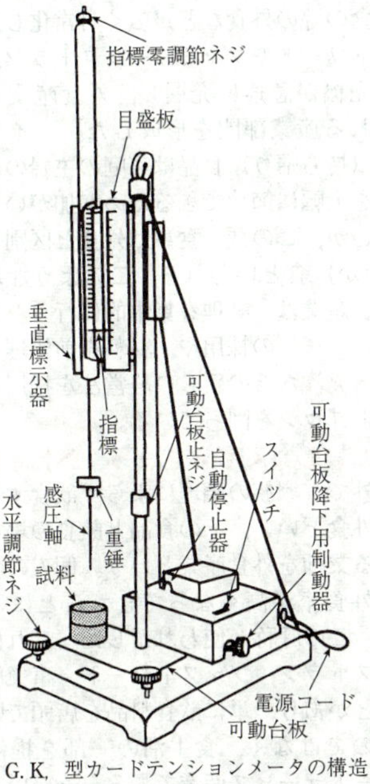

N. G. K. 型カードテンションメータの構造

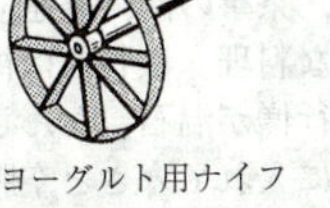
ヨーグルト用ナイフ

ドテンションは低下する。乳および乳製品のカードテンションの値は，未処理の生牛乳 30～60 g（母乳は 0 g），低温殺菌乳 28～32 g，高温殺菌乳 22～25 g，無糖練乳はほとんど 0 g，加糖練乳 0～10 g，調製粉乳 0～6 g となっている。

かいこう　解硬　［Rigor off resolution of rigor］　→かいとうこうちょく

がいしょく　外食　家庭外での食事を外食という。その起源は，旅および通学，通勤にともなうもので，かつて外食は弁当が多かったが，今日では旅館はもちろん，通学および通勤先の給食施設や食堂によることが多くなっている。さらに最近は社会的・経済的影響もあって外食の機会が増え，とくに休日などにおける家族そろっての外食，あるいは旅行，レジャー，会議，会食の際の外食などが広く日常化し，ファストフードやファミリーレストラン，自動販売機が急速に発展し，外食産業と総称される産業部門を形成した。テイクアウト（持ち帰り）食品は家庭の主婦の料理時間を大幅に節約できるため増加がいちじるしいが，この種の食事は外食と区別して中（なか）食といわれる。このような新しい外食産業は，調理を集中的に行うセントラルキッチンの採用や，材料を前処理した仕様書発注などの新しい経営法を採用してコストダウンを図っている。

がいしょくさんぎょう　外食産業　家庭外で，家族の調理によらず飲食することを外食といい，その食品と飲食の場を提供する業種を外食産業という。個人の食生活も外食率が高くなってきたことにともない，この呼称が使われだした。これには，レストラン，ファストフード，事業所給食などがあり，単に飲食料品を店頭で販売するのではなく，食生活の一部を提供するフードサービス産業である。→がいしょく

かいせきりょうり　懐石料理　茶懐石ともいい，茶事の際，茶を立てる前に出される簡素な料理。懐石とは禅に由来する言葉で，修行僧が温石（おんじゃく，暖めた石）を懐に入れて寒さと空腹をしのいだところから，茶の前に空腹を一時しのぐための食事という意味で懐石料理とよばれるようになった。安土桃山時代に千利休によって完成された。［献立構成］飯，一汁三菜（向付，汁，椀盛，焼き物）に，箸洗い，八寸と続き，最後に湯桶（ゆとう），香の物が出される。さらに一～三品，酒の肴として進肴（すすめざかな），強肴（しいざかな），預鉢（あずけばち）が出されることもある。［盛り付けなど］飯，汁，向付，椀盛，箸洗いはひとり盛り，ほかはいっしょ盛りにして，客が取り回す。食器は，向付以外は漆器，膳は折敷（おしき，脚のない膳）を用いる。

かいせきりょうり　会席料理　江戸時代に出現した酒宴向けの供応食。会席とは，本来，連歌や俳諧の席のことで，次第に，料理茶屋で行われるようになった会席の後，酒を楽しむ食事として発達していった。始めは本膳料理や懐石料理にならっていたが，次第に形式を崩して発展し，現在の客膳料理のような形になった。〔献立構成〕前菜（つき出し，お通しともいう），向付（刺身），吸物，口取り，鉢肴（焼き物，揚げ物など），煮物・蒸し物，あえ物（酢の物など）・浸し物と続き，酒が終わった最後に止椀と称して多くは味噌汁とともに飯，香の物が出される。〔膳など〕膳を用いないで直接食卓に置くこともあり，また，懐石料理の折敷のような脚のない膳を用いることもある。

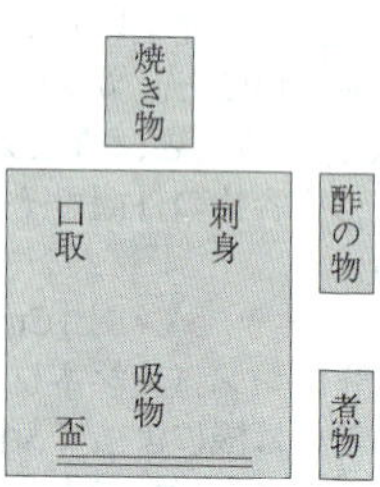

会席料理の配膳

かいそう　海藻　［Seaweeds］　海のなかに生えている植物を一般に海藻という。大部分は下等植物である藻類に属する海

藻（marine algae）であるが，そのほかに被子植物に属し真正の花を咲かせ果実をつくる海藻（sea grass）も多少ある。現在世界中には約 8,000 種の海藻が知られているが，このうちわが国の近海から産するものは約 1,200 種ぐらいである。〔種類〕海藻は緑藻類，褐藻類，紅藻類に大別され，わが国では緑藻約 220 種，褐藻約 270 種，紅藻約 670 種があげられる。〔緑藻〕緑色を呈し，一般に暖海に多い。クロロフィル a（青緑色）およびクロロフィル b（黄緑色）を多く含み，その割合は 4：3 ぐらいである。アオサ，アオノリ，ヒトエグサなどは食用とし，また一部のアオサ，シオグサなどは家畜飼料，肥料などとする。〔褐藻〕黄褐色または黒褐色で寒海に多く，また，大形のものが多い。モズク類，ハバノリ類，昆布，アラメ，ワカメ類，ヒジキなどは食用とし，カジメ，アラメ，昆布類，ホンダワラ類などからはアルギン酸を製造する。褐藻類には性質不明の黄色および黒色色素が存在する。クロロフィルはほとんど a のみである。〔紅藻〕種々の美麗な色彩をもち暖海にも寒海にも多産する。色素成分とたんぱく質とが結合した水溶性色素たんぱくを有する。これにはフィコエリスリン（phycoerythrin）（赤色），フィコシアニン（phycocyanin）（青色）などがある。アマノリ，トサカノリ，ウミゾウメンなどは食用とし，また，紅藻特有の粘質物を多量に含むテングサ類，オゴノリなどからは，寒天を製造し，フノリ，ツノマタ，ムカデノリなどは糊料原料とする。また，海人草は駆虫剤として用いる。〔年産額〕2006 年，昆布 8.4 万 t，ワカメ 0.35 万 t，海苔 95 億枚などがおもなもの。〔被子植物〕これに属するものはわずかで，世界でも 8 属 37 種，わが国では 7 属 15 種を産するのみである。おもなものに，アマモ，スガモなどがある。→かっそうるい，こうそうるい，りょくそう

がいちゅう　害虫　[Vemin]　人間生活に害を与える虫類の総称。〔分類〕害虫は加害する対象によって，農業害虫，森林害虫，衛生害虫，食品害虫，衣類の害虫，家具・建材の害虫などに大別される。食品害虫を広義の衛生害虫として取り扱うことが多く，また，不快害虫も衛生害虫に含めて対処する例が多い。〔被害による食品害虫の分け方〕1）食品に発生し，これを食害するもので，定着害虫とよばれるもの（ノコギリヒラタムシのような甲虫類，ノシメマダラメイガのような蛾類，コナダニ，チャタテムシ）と，侵入性のゴキブリ，ハエ，シミ，アリがある。2）病原菌の運搬をするもので，ハエ，ゴキブリが重要である。3）食品に異物として混入するもので，上記の 1），2）および捕食性昆虫などが含まれる。〔種類〕加害する食品ごとに定着害虫が異なる。穀類：コクゾウ，ココクゾウ，ナガシンクイ，ノシメマダラメイガなど。豆類：アズキゾウムシなどのマメゾウ類，穀粉：ノシメマダラメイガ，コクヌストモドキ，ノコギリヒラタムシなど。加工品（菓子，パン，乾麺）ノシメマダラメイガ，スジマダラメイガ，ノコギリヒラタムシ，シバンムシ類，チャタテムシ類など。乾燥果実・乾燥野菜：ノシメマダラメイガ，ノコギリヒラタムシ，コナダニ類など。乾魚：カツオブシムシ類など。昆虫学上の分類では 8 目 34 科，116 種に及ぶ。〔定着害虫の防除〕1）高温処理：60℃以上 1 時間の熱処理を行う。2）低温処理：完全な駆除は困難であるが，5℃以下で発育，繁殖を抑えることができる。3）低湿度処理：60％以下の湿度に保つと有効である。4）殺虫剤処理：製粉工場，倉庫などでは，ジクロルボス（DDVP）樹脂蒸散剤，あるいは臭化メチルなどの燻蒸剤が効果的である。

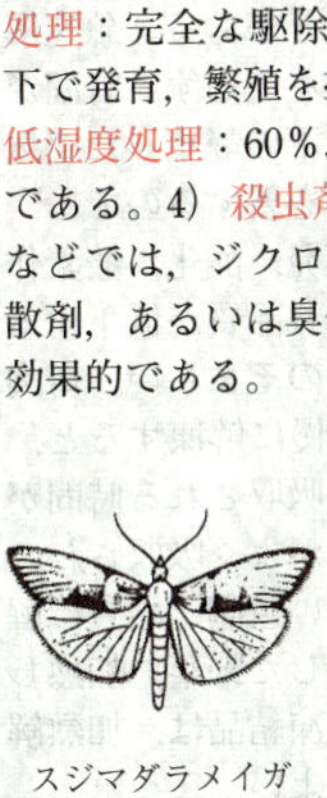
スジマダラメイガ

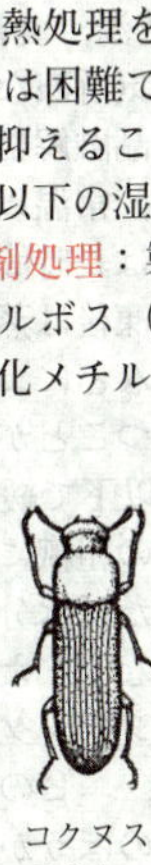
コクヌスト
モドキ

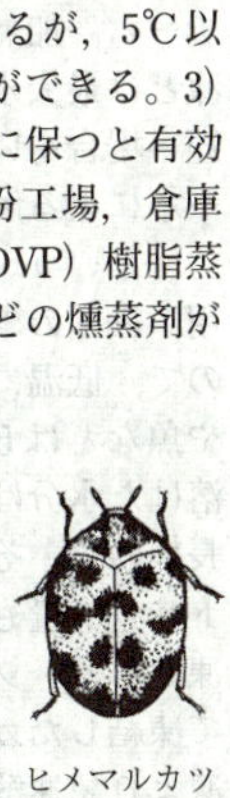
ヒメマルカツ
オブシムシ

かい

かいとう　解凍　[Thawing, Defrosting]　冷凍魚，冷凍ブロック肉，調理ずみ冷凍食品などを加温して，凍結前の状態に戻す操作をいう。解凍の方法や程度は食品の種類や用途により異なる。解凍が進んで氷結晶は残っているが，氷結率が小さくなって，包丁で切れる程度のかたさまで解凍した状態を半解凍という。魚や畜肉は半解凍のほうが調理しやすく，果実は半解凍のほうが食べやすいものがある。凍結した食品中の氷結晶がすべて融解してしまった状態を完全解凍という。解凍は，空気や水を媒体とする解凍法と，電気解凍法，加熱解凍法の3つに大別される。空気解凍法には，静止空気によるもの，流動空気によるもの，加圧下，真空中で流動空気によるもの（加圧解凍，真空解凍）がある。水（中）解凍法も同様で，流水のほうが静止の場合より解凍が速い。そのほか，水（中）解凍法には，撒水解凍，食塩水中で行う塩水解凍，砕氷中で行う砕氷中解凍がある。電気解凍法は，低周波電流解凍（誘導解凍，ジュール熱解凍）と高周波誘電加熱解凍（いわゆる電子解凍）のふたつに大別される。電子解凍には，短波，超短波（13，27，40 MHz）とマイクロ波（915，2,450 MHz），家庭用電子レンジ（2,450 MHz）による解凍がある。加熱解凍法には，熱湯，食用油，加熱板，スチーム，加熱空気解凍などがある。急速解凍とは最大氷結晶融解帯を通過する時間が短い場合をいい，常温以下の静止した空気や水による解凍は長時間を要するので緩慢解凍という。解凍後は蒸発，酸化，酸素作用，細菌の繁殖などにより品質が低下するので，低温に保つことがのぞましい。畜肉や魚などは5℃以下で緩慢に解凍すると，溶けた水分は肉の組織に吸収される時間が長いので，それだけ水分がよく吸収され，ドリップ量も少なく，よい色調，品質に解凍される。ブランチングした野菜，加熱して凍結したカニ，エビの凍結品は，加熱解凍より急速解凍のほうがよい。

かいとうこうちょく　解凍硬直　[Thaw rigor]　死後硬直前または最大硬直期に達する前に凍結された肉が，解凍が進むにつれて起こる死後硬直をいう。肉を最大硬直期前に凍結し，－20℃以下に凍結貯蔵したものを解凍すると，肉のATPは高いレベルで保たれており，解凍とともに残存するグリコーゲン，ATPの分解が再開され，最大硬直に達する。この現象は，凍結前に生ずる死後硬直の速度より速く，収縮もはげしく起こるので，ドリップの生成が多く，解凍後の品質をいちじるしく低下させる。食肉，鯨肉，マグロ肉（マグロ肉のちぢれ）などにみられることがある。この変化を避けるためには，死後硬直期到達以後に凍結させる。解凍には，0～5℃の低温で時間をかけてATPを消費させ，体の冷却前に電気刺激を行って肉の死後硬直をすみやかに完了させるなどの方法がある。

かいどく　貝毒　[Shellfish poisons]　〔種類〕浜名湖で発生したアサリ毒，麻痺性貝毒および下痢性貝毒が代表的なものである。〔アサリ毒〕1942年3～4月に静岡県新居町の浜名湖の八兵衛瀬とよばれる浅瀬でとったアサリを食べて，334名の中毒が発生し，うち114名の死亡者を出す事件が発生した。他海域のアサリを八兵衛瀬に移すと有毒化し，毒化した貝をほかの地域に移すと無毒化する，地域特異性がみられた。アサリは冬から春にかけて毒性を増し，6月には無毒化した。危険地域では時

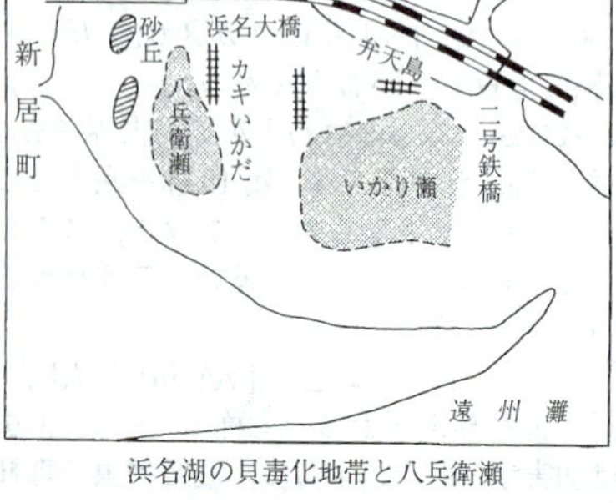

浜名湖の貝毒化地帯と八兵衛瀬

期的にアサリ，カキの採取が禁止されていたが，その後浚渫（しゅんせつ）などで地形が変わり，近年は毒化は起きていない。貝の肝・膵臓におもに蓄積される臓器毒で不飽和アミンのピリジン核を有する成分（ベネルピン）が原因毒とされているが本体は不明である。毒化原因も不明である。食後1～2日で発現し，悪寒，嘔吐，黄疸が始まり，皮下，歯肉，粘膜の出血，吐血をともなう。重症の場合は，脳症状，意識混濁，狂躁状態を呈し，死にいたる。主徴は出血性素因と急性黄色肝萎縮である。〔まひ性貝毒〕温寒帯域から熱帯域にわたる世界各地で発生する二枚貝食中毒の原因神経毒である。日本でも北海道から九州まで多くの海域で貝の毒化が起きている。毒化の程度は種類により異なるが二枚貝のほぼ全種が毒化する。毒化時期は地域により異なるが全国的にみれば周年毒化の可能性がある。毒は主として貝の肝・膵臓に蓄積される。フグ中毒と酷似し，しびれ，まひを主徴とし，重症の場合呼吸麻痺で死亡する。死亡率は高い。サキシトキシン，ネオサキシトキシン，ゴニオトキシンⅠ～Ⅷなど同一骨格を有する1群の水溶性毒が知られている。温寒帯域では *Protogonyaulax*（＝Gonyaulax）*tamarensis*, *P. catenella*，熱帯域では *Pyrodinium bahamense* var. *compressa* などの渦鞭毛藻プランクトンが毒化原因として確認されている。必ずしも赤潮とならなくても二枚貝は危険なまでに毒化する。〔下痢性貝毒〕原因食はホタルガイ，アカザラガイ，ムラサキガイ，コタマガイなど多種にわたる。ヨーロッパ，南米においても多数の中毒例が報告されている。食後4時間以内に激しい下痢と嘔吐腹痛をおこす。2～3日で回復し，死亡例はない。ディノフィシストキシン，オカダ酸など一連の脂溶性多環ポリエーテル化合物が明らかにされている。渦鞭毛藻の *Dinophysis fortii* および *D. accuminata* が毒の第一次生産者と推定されている。

カイニンソウ　海人草，海仁草　鷓胡菜（しゃこさい）ともいう。学名は *Digenea*。紅藻類フジマツモ科マクリの俗称である。〔生態〕体は紫赤色，円柱状で全体が細毛におおわれている。全長7～25 cm，黒潮流域に生えるが，とくに九州，和歌山，高知などの近海に多い。体には珪藻，緑藻，紅藻などが付着しているが，とくに紅藻類のトゲイギス，アカモ，タマモサヅキ，ウブフクギなどがついている。〔用途〕古来乾燥し駆虫剤として使われており，付着藻も有効といわれている。最近，有効成分の単離が行われL-α-カイニン酸と命名された。むしくだしの薬といわれる生薬海人草は藻体をそのまま干したもので，特異のにおいとから味をもつ。駆虫効果はサントニンにまさるという。→がいちゅう，くちゅうやく

かいばしら　貝柱　ホタテガイ，イタヤガイ，イタラガイ，タイラギなどの貝柱またはこれらを煮熟後干したもの。〔主産地〕乾燥にはおもにホタテガイが用いられ，北海道の根室，北見地方が主産地である。〔製法〕乾燥品をつくるには，まず沸騰した海水中に貝を投入し貝殻が開いたとき肉を取り出す。これより貝柱だけを取り出し，さらに煮熟後焙乾および日乾したものは白乾とよばれ，黄白色でかたくしまったものが良品とされる。また，外套膜および内臓をつけたまま干したものは，黒乾とよばれる。〔調理〕生のものは，刺身や酢の物，フライとする。乾燥品も味がよく，中華料理の材料として重要なもので，そのほか各種の料理にも用いられる。

かいぶん　灰分　[Ash]　食品を完全に焼いたときに残る灰。ふつう550～600℃ぐらいの電気炉のなかで10時間以上保って得る。灰分の内容はおよそ食品中のミネラルの量を表すものといってよい。灰分すなわちミネラルとしないのは，灰のなかに炭素（C）がごく一部残ることがあり，また，塩素（Cl）は失われる場合が多いなどの理由による。とくに豆類や野菜類，海藻類などの灰には，炭素が炭酸塩の形で残っていることが多い。→ミネラル

がいまい　外米　外国から輸入してい

る米のことをいう。〔輸入総量〕1956年度100万t内外に達したが次第に減少の傾向で，1992年は9万t（おもにもち米），1993年には冷害による緊急輸入が行われた。しかし1993年のWTOウルグアイ・ラウンドで日本の米の最低輸入量（ミニマム・アクセス）が定められ，2000年度以降は年間77万t（玄米換算）の輸入枠が定められている。輸入国はアメリカ，タイ，オーストラリア，中国などとなっている。〔種類〕外米の多くはインディカ米で粒が細長く，砕けやすく，飯の粘り気が少ない。ジャポニカ米との違いの原因はおそらくでんぷんの性質の違いであろうといわれているが明らかではない。外米は多くもみ米から一気に精白された白米である。各種の輸入米のうち，内地米に比較的近い性状のものを準内地米と称し，配給価格においていわゆる外米と多少の差がつけられていた。準内地米に属するものとしてはアメリカのカリフォルニア米，スペイン米，中国米，台湾米などがある。〔用途〕外米は飯用のほかに味噌，せんべいなどの調味料原料，製菓原料，アルコール原料などに使われるが，これらには篩（ふるい）分けで得た砕米が用いられることがある。〔形状〕各種外米の化学組成はほとんど差が認められないが，その形状の代表例を比較すると表のとおりかなりの相違がある。

外米の形状

国名		粒の長さ／幅	千粒重(g)
タイ		2.8	23～25
ビルマ	ナッセン	2.2	21
	ミードン	2.0	20
台湾		1.8	22
アメリカ	加州	1.6	24
	テキサス	2.3	19
ブラジル	円粒	1.7	24
	中粒	2.1	24
イタリア		1.7	24
エジプト		1.7	21
（日本）		(1.7)	(21～24)

かいめんかっせいざい　界面活性剤　[Surface active agent, Surfactant]　溶液中で，ある溶質が気体／液体，液体／液体または液体／固体の界面に吸着して，それらの界面の性質をいちじるしく変える性質を界面活性といい，この溶質を界面活性剤という。〔特性〕界面活性剤は，分子中に親水性基（hydrophilic）（-OH, -O-, -COOH など）と親油性基（lipophilic）（疎水性基-CH, $-CH_2$, $-CH_3$など）をあわせ持つ両親媒性（amphiphilic）であるため，界面への強い吸着と配向によって，表面および界面張力を低下させ，これによって溶解度を増し，水に不溶性の物質を可溶化するなどの特性をもっている。界面活性剤の特性を表す数値としてHLB（hydrophilic lipophilic balance）という値を用いる。値が大きいほど親水性が高い。〔主な作用〕浸透，乳化，分散，起泡，可溶化，洗浄，潤滑など，きわめて多岐にわたっており，ほとんどすべての化学工業で用いられている。〔分類〕界面活性剤は，水溶液中において示す解離性によって，1）イオン性，2）非イオン性，3）両性に分類されているが，食品に許可されているものは，非イオン性のもので，グリセリン脂肪酸エステル，ソルビタン脂肪酸エステル，ショ糖脂肪酸エステル，プロピレングリコール脂肪酸エステルなどがある。前二者は親水性が低いがショ糖脂肪酸エステルのあるものは非常に親水性が高い特徴をもっている。〔用途〕これらのものは，マーガリン，ショートニング，アイスクリーム，マヨネーズ，チョコレート，チューインガム，パン，スポンジケーキなどの製造に広く使用されている。

かいゆうぎょ　回遊魚　[Migratory fish]　水中を広く移動することを回遊（migration）といい，移動する魚を回遊魚という。回遊はその動機によって次のように分類される。1）産卵回遊（spawning migration）：産卵のために陸地に近づくものを接岸回遊，沖に離れるものを離岸回遊という。またサケ・マスのように産卵期に海から川にさかのぼるものを溯河（そか）回遊といい，ウナギのように逆に海に下りるものを降下回遊という。2）索餌（さくじ）回遊（feeding migration）：餌の豊富な所を求めて行う回遊。水平回遊のほかにハダカイワシのように鉛直回遊を行うものもある。3）季節回遊（seasonal migration）：魚類は適する水温に限界があり，季節の変化に伴って適温の水域を求めて行う移動。カツオやトビウオは南の海から，春，北方に，秋，南方に移動し，タラやブリは北の海から，秋，南方へ，春，北方へ回遊する。適温回遊ともよぶことができる。

かいらん　芥藍　[Chinese Kale]　アブラナ科に属し，キャベツの仲間である。中国南部の原産で，同地での栽培が多い。芥藍菜（かいらんさい）ともよぶ。白花種と黄花種とがあり，わが国には前者が導入されている。〔性状〕ブロッコリーに似ていて，つぼみのついた薹（とう）と若葉を食べる。葉にはやや苦味があり，茎には独特の香りと甘味がある。草丈は 50 cm ぐらい。葉面はなめらかで白粉がある。〔栽培〕耐暑性が高く，高温期に栽培される。播（は）種してから 60 日程度でとう立ちし，収穫する。〔成分〕ビタミン A, C に富む。〔用途〕熱湯でゆでると鮮緑色となる。サラダやあえ物，天ぷら，油炒め，酢漬け，味噌漬け，粕味噌漬け，汁の実にもよい。歯ざわりはアスパラガス，味はブロッコリーに似る。

かいるい　貝類　[Shellfish]　軟体動物に属する弁鰓（べんさい）類（二枚貝），掘足（くっそく）類（角貝），腹足類（巻き貝）の総称である。一般にかたい貝殻をもち体を保護している。〔貝殻〕コンキオリン（たんぱく質の一種）中に多量の炭酸カルシウムそのほかのミネラルが沈着したもので，色彩，形状は種類によりさまざまである。また，なかにはウミウシのように殻が退化してなくなったものもある。〔体〕頭，足，背隆起，外套の 4 部よりなるが，二枚貝には頭とよぶ部分はない。足は腹面に 1 個あり，筋肉に富み，運動器官として発達している場合が多いが，カキのように，固着性のものでは退化している。背隆起は足の背側にあり，そのなかに内臓器官がある。外套は背隆起の皮膚の延長膜で体部を覆い，貝殻の内面に接する。貝殻は外套から分離される。外套で包まれた腔所は外套腔とよばれ，ここにはえらがあり，呼吸を営む。血液はアカガイのようにヘモグロビン（血色素）を有するものと，ハマグリ，アサリのようにヘモグロビンを欠くと考えられているものとがある。貝類は陸上（まいまい），湖沼，河川，海などいたるところにいる。〔食性〕肉食性，草食性などいろいろである。大部分の二枚貝は主としてプランクトンを食べ，アワビ，サザエなどの巻貝は海藻を食べている。〔用途〕貝類には食用（アサリ，ハマグリ，カキ，アカガイ，そのほか），装飾用（真珠貝，チョウガイ）などとして重要なものが多いが，移動性が少ないため濫獲されやすいので，盛んに養殖が行われている。〔年産量〕2008 年度，アサリ 4 万 t, ホタテガイ 31 万 t, カキ 19 万 t など。〔組成〕貝類の可食部，不可食部の割合についての調査は少ないが，アサリでは貝殻 60％，むき身 40％，ハマグリでは貝殻 70％，むき身 30％程度である。ただし，旬の季節にはいったものの肉量はいくぶん多い。筋肉の一般成分は表のとおりである。貝類の筋肉は一般に魚肉よりも水分が多いが，たんぱく質およびミネラル量はほとんど同じである。また，脂肪は一般に少なく，魚類のように季節により変動しない。貝類筋肉のたんぱく質は魚類にくらべリジンが少なく，アルギニン，アスパラギン酸，グルタミン酸が多いとされている。筋肉のエキス分も魚類とは異なり，魚類に多いクレアチンやクレアチニンはないが，アルギニンリン酸，ベタイン（betaine），コハク酸，スタキドリン（stachydrine），アルカイン（alkaine），オクトーピン（octopine）などを多く含む。またグリコーゲン含量も多く，アサリ 1.5％，イタヤガイ 1.4％，マガキ 4.2％，ハマグリ 0.4％，アカガイ 1.1％

などであり，旬の季節には増加しおいしさが増す。アサリのうま味はグルタミン酸，グリシン，タウリンなどのアミノ酸と5'-アデニル酸による。

貝類筋肉の一般成分（可食部100g中）(g)

種　類	水分	たんぱく質	脂質	炭水化物	灰分
アカガイ	80.4	13.5	0.3	3.5	2.3
アサリ	90.3	6.0	0.3	0.4	3.0
アワビ	81.5	12.7	0.3	4.0	1.5
カキ	85.0	6.6	1.4	4.7	2.3
サザエ	78.0	19.4	0.4	0.8	1.4
シジミ	88.3	5.6	1.0	4.3	0.8
ハマグリ	88.8	6.1	0.5	1.8	2.8

かいわれだいこん　貝割れ大根　だいこんの種子を密にまき，発芽して子葉が出てきて10 cmくらいになったものを収穫して食用とする。しじみがいが口を割ったような状態になったときに食べるので，この名がある。胚軸が真白で子葉が大きい専用種が使用されている。〔栽培〕都市近郊で栽培されていたが，最近は土壌をまったく使用しない野菜工場で周年栽培が行われるようになった。種子をまいてから2週間くらいで収穫されている。〔成分〕ビタミンA, Cの含量が多い。〔用途〕特有の香りとから味があり，サラダ，汁の実，すしの種にする。1996年のO157食中毒では，感染源ではないかと報道されたため，風評被害を受けた。くわしい調査で汚染の原因とは特定できなかった。

カエル　蛙　→しょくようガエル

カオツァイ　烤菜　直火焼きのことである。中国料理には直火焼きの料理は比較的少ないが，仔豚，ひな鶏，鴨の丸焼きなど概して大きい料理が多い。烤羊肉（カオヤンロウ，ジンギスカン料理）や烤鴨子（カオヤーヅ）などは，わが国でも広く知られている。

カオヤーヅ　烤鴨子　アヒルの丸焼きで，一般的に北京ダックといわれる。北京料理の代表的なものである。アヒルを丸焼きにし，焼き上がった皮をそぎおろしたら，せん切りにしたねぎと甜麺醤（テンメンジャン）という甘味噌とともに，薄餅（バオピン）という小麦粉でつくった薄い皮で包んで食べる。鴨子は，焼くときにときどき皮に油をぬり，べっこう色に仕上げる。残った肉は肉料理に，骨はスープに，脂肪は炒め物に利用する。

かおり　香り　[Odo(u)r]　食品の香りは食欲と重要な関係があり，いやな臭気があれば食欲もなくなるが，良い香りの食品はおいしい味をもつことを連想させ，食欲を盛んにし一層味をよくする。香りは有香物質が鼻孔内に分布する受容体と相互作用を介して嗅覚神経を刺激し興奮させるために感得されるのであるが，嗅覚についての研究は，嗅覚が非常に鋭敏である一方，疲労しやすく，はなはだしいときはまったく消滅してしまうなど，デリケートであるために，色や味ほどには化学性と嗅覚の関係がよくわかっていない。〔嗅覚の感度〕嗅覚器官を刺激させる最小の有効分子数は10分子程度であるといわれているが，この鋭敏さを，味覚を与えるもっとも鋭敏な塩酸キニーネの苦味とメルカプタンの臭気で比較すると，後者を知覚し得る最低濃度は前者の2万分の1程度であって，嗅覚感受性がきわめて高いことがわかる。感度は香りが感じられる空気1 l 中の最小有効量（mg）で表現する。測定者や測定方法などで閾値（いきち）は非常に異なるが，その一例を表に示す。〔嗅覚の分類〕有香物質はそれぞれ特異な香りを有し，香りの性質に対しても固有の表現が与えられているので，その分類はきわめて困難であるが，Hening, Crockerの分類法は代表的な

臭覚の感度

名　称	閾　値
エチルアルコール	5.750—0.00057
酢　酸	0.005—0.0000002
オレンジ油	0.0005—0.00003
ペパーミント油	0.0006—0.0000007
ワニリン	0.0005—0.0000000002
メルカプタン	0.00004

香りと化学構造の関係

直鎖脂肪族名	最　高	閾　値
脂肪族炭化水素（石油様臭）	C_8—C_9	C_{16} 以上
脂肪族アルコール（C_4—C_5）（フーゼル油様臭）	C_8—C_{12} 花香様臭	C_{14} 以上
脂肪族アルデヒド（C_4—C_5）（バター様臭）	C_8（C_{10}）C_{12} 花香様＋バター様	C_{16} 以上
脂肪族ケトン（どくだみ様臭）	C_{11}	C_{16} 以上
脂肪族カルボン酸（C_4—）（酸敗したバター様臭）	C_5C_8—C_{10} 不快汗臭	C_{14} 以上
脂肪族カルボン酸エチルエステル（果実様芳香）	C_8	C_{17} 以上

ものである。Heningの分類法では香りの代表的なものをつぎの6種類とした。食品に関係のある物質の例をあげると，つぎのようである。1）花香（flowery）：ジャスミン，発酵飲料のフェニルエチルアルコール。2）果実香（fruity）：酢酸アミル，オレンジ油。3）薬味香（spicy）：肉桂，こしょう。4）樹脂臭（resinous）：テレピン油，杉桶の香。5）腐敗臭（foul）：硫化水素，漬け物臭。6）焦臭（burnt）：タール，カラメル，コーヒー。一方，Crockerは芳香性（花香に相当），酸性，焦臭性，カプリル性（チーズ，酸敗，脂肪臭）の四つの性質の組み合わせによってすべての香りを分類し，おのおのの香りの強さを8段階の尺度数値（0~8）で測定することを試みた。たとえば酢酸は芳香性3，酸性8，焦臭0，カプリル性3で，これを3803のように表し，エタノールも同様に5414で表現される。このような分類はにおいの表現や記憶を便利にし，訓練，教育上効果がある。〔化学構造と香り〕1）一般に低級脂肪酸は揮発性で刺激性の悪臭を発するが，そのエステル類は佳香をもち，人工エッセンスに供されるものも多い。例：ギ酸エチル（桃の香），ギ酸アミル，酢酸イソアミル，酪酸エチル（いずれもりんご香），酪酸エチル（パインアップル香），酪酸アミル（あんず香），イソバレリアン酸イソアミル（バナナ香）。2）二重結合の存在は香りを強める。三重結合は脂肪族化合物では香気を悪化し，芳香族化合物では香りを良くする。3）そのほか，ダイアセチルはココア，コーヒー，ビール，バターの香気の一部であり，アルデヒド類は発酵食品（醤油など）の香りの主成分である。ワニリン（バニリン）もアルデヒドの一種でアイスクリーム，洋菓子，洋酒の香料となる。香辛料はそれぞれ特有の強烈な有香物質を含む。〔香りの調和〕よい香りとはにおいが全体的にまとまり，よく調和しており，多くの香りが渾然と一体になっているもので，これは調味食品，酒類などではとくに重要なことである。これをブレンドすると称し，味やにおいがよく混和してやわらかな感じを与えるものを良品とする。この機能については未知の点が多い。香りと化学構造の関係については，直鎖脂肪族の系列について炭素数あるいは分子量によって，上記のようにまとめられる。→きゅうかく

カオリャンチュウ　高粱酒　[Kaoliang (sorghum) spirit]　→こうりゃんしゅ

カカオしきそ　カカオ色素　[Cacao color, Cacao pigment]　アオギリ科カカオの種子カカオ豆から抽出して得られる天然着色料（既存食品添加物）。ココア色素ともいうフラボノイド色素。〔製法〕カカオ豆を熱水（弱アルカリ性）で抽出し，弱酸性としてガム質を分離した後，噴霧乾燥す

る。〔性状〕ポリフェノール化合物であるカテキンと，アントシアン系色素との酸化重合物である。水，エチルアルコール，プロピレングリコールに可溶。熱および光に対し，安定である。フェノール化合物であるので抗酸化力をもつ。〔用途〕チョコレート色の着色料として，多くの加工食品に用いられる。ドロップ，練りようかん，あん，乳飲料，漬け物，水産練り製品，焼き豚のたれ，ソース，ハンバーグなど，とくに，たんぱく質食品の着色に向いている。→てんねんちゃくしょくりょう

カカオバター ［Cacao butter］ →ココアバター

カカオまめ　カカオ豆 ［Cacao bean］ 中米原産の熱帯性常緑樹，カカオ樹（テオブロカカオ）に生じる豆をいう。〔産地〕赤道の南北20度くらいの熱帯地方に産する。メキシコではとくに野性のものが多く，現在ではコートジボアール，ガーナ，インドネシア，ナイジェリアがおもな生産地である。〔生態〕約7～8 m ほどの長さに生長する。果実は幹および枝に群状をなして実の長さ20～30 cm ぐらい，直径10 cm ぐらいの紡錘状で，両端が尖り，成熟すれば黄色から赤色に変化する。そのなかに40～50粒のカカオ豆（種子）が入っている。〔製法・用途〕赤紫色になったときに採取し，この種子を乾燥させる。このカカオ豆を自然発酵させたのちに乾燥し，選り分けてから焙炒し，ローラーにかけて殻を除去し，粉末状にしてチョコレートやココアの原料とする。〔成分〕カカオ豆は，テオブロミン（theobromine）というカフェイン類似の刺激性のアルカロイドを含んでいる。しかしこれは，茶やコーヒーに比べればはるかに弱い。→チョコレート

かがくちょうみりょう　化学調味料 うま味調味料またはうま味料ともいう。化学調味料の主要なものはグルタミン酸ナトリウムであるが，かつお節のうま味成分イノシン酸ナトリウム，しいたけのうま味成分グアニル酸ナトリウムなどの核酸系調味料および貝類のうま味成分であるコハク酸ナトリウムなどもある。グルタミン酸ナトリウムにこれらのうま味成分を加えると相乗的にうま味を増すため複合調味料の名で売られている。→グルタミンさんナトリウム

かき　柿 ［Persimmon］ カキノキ科の落葉高木。柿は東洋の原産であるが，生産額と品質の点からわが国の特産といえる。〔産地〕和歌山，福岡，奈良，岐阜，山形など。〔種類〕甘柿と渋柿があり，甘柿としては富有，次郎，御所などで，渋柿としては横野，蜂屋，身不知，平核無（ひらたねなし），そのほか品種はきわめて多い。禅寺丸などのように果実内に種子ができたときにだけ甘くなるものもある。一般に暖地では甘くなりやすく，寒地では渋くなりやすい。甘柿も寒地に植えると渋柿になる。〔貯蔵〕富有を温度0℃の低温でポリエチレン（厚さ0.06 mm のものが好適）に詰めて貯蔵すると2か月以上も長く保存することができる。〔成分〕主成分は炭水化物で，そのうちグルコース，フルクトースが大部分である。柿の渋味成分は縮合タンニン（プロアントシアニジン）で，果実中に点在するタンニン細胞中にあり，ほかの柔組織細胞中には存在しない。渋柿および若い柿ではタンニン細胞の膜が弱いので破れやすく，しかも内容のタンニンは水溶性であるから渋味を呈する。甘がきが甘くなるのは分子間呼吸によってアセトアルデヒドを生じ，これがタンニンと反応して水に不溶性のコロイドに変わり，渋味を失うためである。また，アルコールで渋が抜けるのは，アルコールが果実中に含まれるアルコールデヒドロゲナーゼという酵素によって脱水素され，アセトアルデヒドを生じ，前と同じ反応が起こるからである。柿の色素はカロテノイドである。甘柿にみるごまはタンニン細胞の変化したもので，その黒色素はタンニンからでき，不溶性である。ビタミンCは70 mg/100 g であるが，柿の葉には650 mg/100 g という多量のCがある。柿の葉はフラボノイドなども含み，民間療法でも使われている。柿は

生食用として多量に消費されるほか，干し柿にも多く用いられる。〔渋抜き法〕渋柿の渋を除くことを脱渋，さわし（醂）という。渋柿の人工渋抜き法として代表的なものに，アルコール抜き，炭酸ガス抜き，などがある。このように脱渋し，甘味を与えたものをさわし柿という。アルコール抜き法（樽さわし法）は容器の底に紙をしき，柿を向かい合わせに詰め，果実 10 kg に 40〜50 ml のエチルアルコール（40％）を散布し，ふたをして周囲を目ばりする。品種によって多少異なるが，大体 1 週間内外で渋が抜ける。炭酸ガスさわし法は前と同様柿を詰め，炭酸ガスを充満する方法である。炭酸ガスとしてはボンベ入りの圧搾ガスを用いるが，ガスの圧力が高いほど脱渋は速く，これにアルコールを加用すればさらに結果はよい。脱渋日数は品種により多少異なるが，常圧で 6〜7 日，圧力 8 ポンドで 2 日，15 ポンドで 1 日である。なお炭酸ガスとしてドライアイスを用いることもできる。〔柿渋〕これをとるには柿果を臼に入れ，きねで細かくつき，桶に入れ，空気の接触を少なくし，ふたの上から押石をおく。初め水が上がり白い泡がたつが，この泡が消えるとき（2〜3 日後）圧搾する。この搾汁は粘度が強く，精製して一番渋を得る。圧搾粕には水を加えて 1 週間内外おいた後，ふたたび圧搾して二番渋を得る。〔渋の用途〕渋は家具の渋下地（一番渋を用いる），渋紙，張紙，型紙（二番渋に水を 1 割程度加えて用いる），などに用いられた。現在は天然素材の染料，塗料として使われている。→ほしがき

カキ　牡蠣　[Oyster]　イタボガキ科に属する二枚貝の 1 群をいう。〔種類〕国産のものにはマガキ，ナガガキ，ケガキ，スミノエガキ，イタボガキなどがある。〔生態〕殻は左右不相称で深いほうの殻で岩礁に固着する。他方の殻はほとんど平らである。微小な浮遊生物とくにけい藻類を主として食べている。〔養殖〕世界中の人から好まれるため，その養殖は世界的に行われ，とくに日本，アメリカ，オーストラリア，中国，西欧諸国で盛んである。養殖を行うには，産卵期に海中の適当な所にホタテガイの貝殻などを建て込んで採苗し，それをそのまま成長させるか，あるいはやや成長したとき適当な場所に移し育てる。また，内湾などの波の静かな所では，垂下式養殖といって海面に固定したいかだから子貝をつけた針金を下げて養殖する。松島湾，伊勢湾，瀬戸内海，有明海などでおもに行われる。年産量は 19 万 t（2008 年）。〔成分〕カキはグリコーゲン含量が多く，また，たんぱく質はヒスチジン，リジンに富み，消化されやすい。さらに Fe,Cu, Mg, I などのミネラル，ビタミン B_1，B_2，C などに富むため，病人，幼児の食物に適している。フライ，シチュー，鍋，酢の物などとするほか，カキ味噌，塩辛，カキ醤油などとし，また，燻製の油漬けも人気がある。〔中毒〕カキをはじめとする二枚貝にはノロウイルス（かつては小型球型ウイルス）による食中毒が世界的に多発し，冬場に発生する食中毒の大部分を占めている。11 月頃から始まり，1〜2 月にピークに達する。ただし 80℃以上の加熱により予防できる。西洋のことわざに R の字のつかない月はかきを食べるなというものがある。つまり May, June…というような月のカキは中毒を起こすというのだが，これはカキは 8 月ごろ産卵するためその頃になると生殖巣が成熟し，この生殖巣は毒化（原因はサキシトキシンなどの麻痺性貝毒）しやすいこと，および生殖巣を成熟させるために体の栄養分が消費され，まずくなるからである。しかし秋になると体は次第に充実し，グリコーゲンおよびエキス分を増す。そのためカキは冬の間が美味である。

かきあげ　搔き揚げ　細かく切った材料を二〜三種取り合わせ，衣でまとめた揚げ物。貝柱，小エビ，むき身，イカなどが使われる。取り合わせの例としては，貝柱とみつば，アサリとねぎ，イカと玉ねぎなど。〔貝柱とみつばのかき揚げ〕貝柱は洗って水気を切っておく。みつばは 2 cm ぐらいに切る。貝柱とみつばを適宜合わ

せ，生の小麦粉を少量ふりかける。ここに，からまる程度の濃いめの天ぷらの衣をまぶしつける。1個分を玉じゃくしに入れ，菜箸を使ってまとめるようにして鍋の縁からすべり込ませる。中心部は火が通りにくいので，ときどき箸の先で表面をつついて火が通るようにする。半ば火が通ったら1度返して揚げる。揚げる目安は，180～190℃で1～2分である。食べ方は天ぷらと同じ。→てんぷら

かきたまじる　掻き玉汁　でんぷんで濃度をつけた汁に，溶き卵を入れたすまし汁。〔材料〕1人分：煮だし汁150 cc，塩，醤油適宜，でんぷん1.5 g（煮だし汁の1%），卵約1/4個。そのほか，しょうが汁，もみのり，みつば，みょうがなどから一品。〔つくり方〕煮だし汁に普通の吸い物よりやや濃いめの味付けをし，煮立ったところへ水溶きしたでんぷんを加えて濃度をつける。よく溶きほぐした卵を汁のなかへ糸状に落とし，一方，汁のほうは落ちてきた卵を菜箸でかき混ぜながら散らす。椀に盛り，もみ海苔などを散らす。でんぷんが入っているので汁の比重が大きく，卵が沈まないので美しく仕上がり，さめにくい。

かきちしゃ　掻き萵苣　→ちしゃ

かきもち　欠き餅　米菓の一種で，もち米を主原料とする焼き菓子である。関東ではあられ，関西ではおかき，かきもちという。元来は鏡もちを欠き砕いたものであるが，現在は，つぎのようにしてつくられている。〔製法〕もち米をじゅうぶんに水洗いし，約一昼夜水に漬ける。水きり後，せいろ（蒸籠）を用いて約120℃で15分間蒸し，もちつき機でついて，練り機でじゅうぶんに練る。このもちを長さ50 cm，幅20 cm，深さ5 cmの木箱に入れ，3～5℃（夏期は冷蔵庫を用いる）のところに2～3日置き，固める。適当なかたさになったもちを削り機で短冊型に削り，これを丸，四角，花型などに裁断し，通風乾燥する。1～2日箱詰めして生地の水分を均質にした後，炒り機または運行窯により，約285℃の温度で約7分間焙煎する。また，大豆油などを用いて，約300℃で4分間ぐらい油揚げするものもある。醤油，砂糖，うま味調味料，みりん，でんぷん，食塩などで味付け，またはつや出しをして，これを110℃前後のほいろ（焙炉）に10分間ぐらい入れ，乾燥して製品とする。〔製品〕豆，七味とうがらし，海苔など，種々のものを生地に練り込んだり，味付けの際に添加したりするものもある。→あられ，べいか

かきようかん　柿羊羹　流し物練りようかんの一種。〔製法〕適度に熟した蜂屋柿の皮をむいて乾燥させ，完全に脱渋（だっじゅう）した干し柿をつくる。その干しがきの果肉を水に入れてやわらかくし，擂潰機でよくすりつぶす。別に，寒天，白ざら糖，あめ，生あんでようかんをつくり，かき肉を加えて適度に煮詰め，流し箱あるいは竹容器に流し込む。ようかんの色はかき色を呈している。〔製品〕かきようかんは，全国いたるところで銘菓として売り出されているが，もっとも有名なものは，岐阜県大垣のかきようかんである。

かくざとう　角砂糖　[Lump sugar, Cube sugar]　砂糖製品の一種。〔製法〕グラニュー糖にブリックス60%くらいの糖液を4～5%添加してやや湿り気を与え，回転ドラム型の成型機で加圧して立方体型あるいはドミノ型に成型し，60℃内外の乾熱風を通して乾燥・固化させたものである。従来は，1個6 gのものが多かったが，3 g程度の小型のものが増えている。〔用途〕精製度が高く，しかも車糖のように蜜臭がないので，主としてコーヒー，紅茶などの香気を尊ぶ飲み物の甘味料として使用されるテーブルシュガーである。また，分量の加減が容易であり，純度が高い

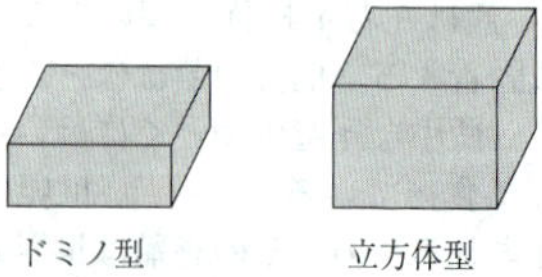

角　砂　糖

ことから，乳幼児ミルクの味付けに使われる。外国では早くから普及している。〔保存性〕転化糖が0.1%以下で吸湿性が少ないため，通常の保管条件で，1年以上のシェルフライフがある。

かくさん　核酸　[Nucleic acid]　ヌクレイン酸ともいう。細胞の核および原形質に存在し，生物の成長と遺伝に関与する重要なたんぱく質である核たんぱく質の非たんぱく質成分をいう。〔性質〕加水分解すれば数個のヌクレオチド（nucleotide）になる。ヌクレオチドはリン酸とヌクレオシド（nucleoside）とからなる。このヌクレオシドは，プリン（purine）あるいはピリミジン（pyrimidine）塩基と五炭糖が結合したものである。プリン塩基にはアデニンとグアニンが，ピリミジン塩基にはチミン，シトシンおよびウラシルがある。これを模式化するとつぎのとおりである。糖は五炭糖のリボースの場合とデオキシリボースの場合とがある。前者をリボ核酸

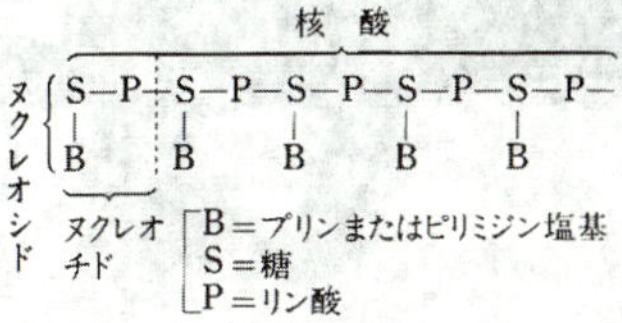

（RNA），後者をデオキシリボ核酸（DNA）という。核酸は膵液および腸液中の酵素によって消化される。すなわちヌクレアーゼによって，ヌクレオチドになり，これは，ヌクレオチダーゼの作用でリン酸を放ってヌクレオシドとなり，ついでヌクレオシダーゼの作用で糖と塩基に分解される。〔利用〕核酸を原料としてつくるイノシン酸やグアニル酸などのヌクレオチドが，かつお節やしいたけの味を有する調味料として利用されている。製造原料としては主として酵母の核酸が用いられる。→イノシンさん

かくしあじ　隠し味　調理において，塩，砂糖などの調味料を，入れたか入れないかわからない程度に少量を加え，その味によい効果をもたらすように調味する方法をいう。甘味食品のしる粉やようかんに少量の食塩を加えると，甘味が強調される（味の対比効果）が，この場合の食塩が隠し味である。また，酢の物に甘味を感じさせないくらい少量の砂糖を加えると，酢味や塩味をやわらげ，まろやかな味となる（味の抑制効果）。

カクテル　[Cocktail]　ベースになる酒に，ほかの酒や香味料，砂糖などと氷を加え，よく混合してつくる調合酒。アメリカで考案されたが，その起源，名称の由来には諸説があり，一定しない。本来，食前酒であるが，食後のカクテルもある。基酒（base：基本となる酒）としてはウォッカ，ジン，ラムなどの蒸留酒が多く用いられるが，ベルモットもよく使われる。

カクテルソース　[Cocktail sauce]　ケチャップを主材料とした酸味と辛味を加えたソースで，冷やして冷前菜に用いられる。前菜に出す際，少量をカクテルグラスに盛ったところから名付けられたもので，カクテルソースの赤い色と酸味とから味が食欲をうながす。〔つくり方〕ケチャップ，チリソース，レモン汁，ホットソース，ウスターソース，洋わさびを合わせて，じゅうぶんに冷やす。あえる材料としては，主として，生で食べられる新鮮で淡白な味の魚介類（カキ，小エビ，クルマエビ，ハマグリ，カニ，小貝柱，アワビ，マグロ）などを冷やして用い，サラダ菜，パセリ，レモンを添える。エビを材料とすると，シュリンプカクテル（shrimp cocktail）となる。〔器〕二重のガラス器が使われることもある。内側の器は，カクテルグラスの大きさで，このなかへ料理を中高に

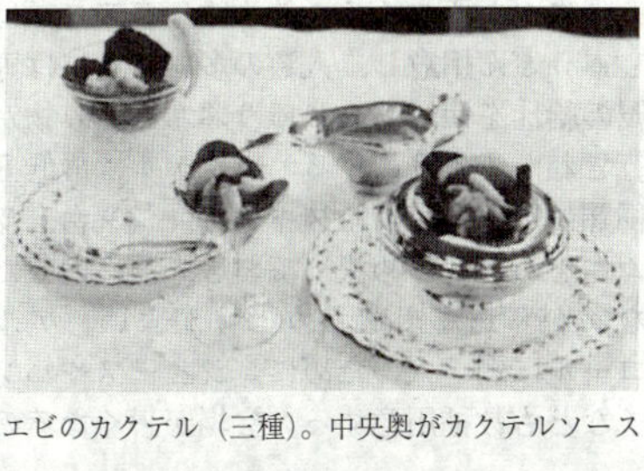

エビのカクテル（三種）。中央奥がカクテルソース

盛る。カクテルソースは，ひとりあたり大さじ1をあえるか，料理の上からかける。外側の器には，細かく砕いた氷を入れる。これによって，材料を冷やすとともに，食欲をうながす。器は銀製のものもある。

カクテルパーティ　[Cocktail party]　アメリカで始まり，飲み物として数種のカクテルを主体にし，酒のつまみ物を添えた夕食前の社交的な会合。今日ではカクテルにとらわれず，幾種類かの酒や飲み物，清涼飲料をそろえ，オードブルなどを用意する。会合は午後4時以降，夕食前までの時間内にもよおされ，立食形式で行われる。歓談を目的とし，料理は軽くしたパーティで，とくに公式にもよおされる場合はレセプション（reception）という。形式ばったむずかしいことは少なく，立食であるため，グラスをもったまま自由に動くことができる。酒の種類や量も各人の好みにまかされ，自分のペースで過ごせるので，簡単ながら忙しい人にはきわめて都合がよく，現代人向きのパーティとしてさかんに行われる。〔招かれ方〕パーティの指示された時間内なら，いつでも出席でき，退席も自由である。服装も規定されておらず，ほかの出席者ともじゅうぶんに歓談できる。〔招く側〕主催者はパーティが始まる時刻に会場の入り口に立って招待客を迎え，あいさつをする。ひとりずつ，短時間であるが話すことができ，たくさんの人との会合の目的が達せられる。〔設備〕人数に比べて小さい部屋でじゅうぶんにもてなしができる。部屋は大小にかかわらず，人がゆっくり入れるように中央部をあけ，椅子は壁に付けて並べる。飲み物だけを供するバーを隅に1か所つくる。飲み物やグラス類はじゅうぶん用意し，人数の多いときには専属の給仕を使って，じゅうぶんに飲み物が行きわたるようにする。カクテルは最低三種類は用意し，ウイスキー台，ジン台，ラム台をあらかじめ決めておき，盆にのせたなかから選んでもらうほうがよい。アルコールに弱い人のために，ジュースやパンチなども数種用意する。会場が暑くなるので，氷をじゅうぶん使って冷やした飲み物が喜ばれる。カクテルはグラスの柄をもつが，指が冷え，ぬれることもあるので，カクテル用ナプキン（10〜15 cm 角）か小型紙ナプキンを用意すると親切である。料理は比較的簡単なものを，飲み物とは別のテーブルに用意する。カナッペやサンドイッチ，木の実，チーズなど，小型で彩りが美しく，指でつまめるものがよい。ときおり皿を補給したり，飾り直して，客にいつでも好みの料理がとれるようにする。〔注意〕カクテルパーティは立食が建前なので，椅子が用意されていても高齢者以外は遠慮し，サイドテーブルにグラスを置くなどして利用するのがよい。短時間に出席者と親交を温める機会であり，食事と違い，適当な話題で雰囲気を楽しみ，和やかに過ごせばよい。

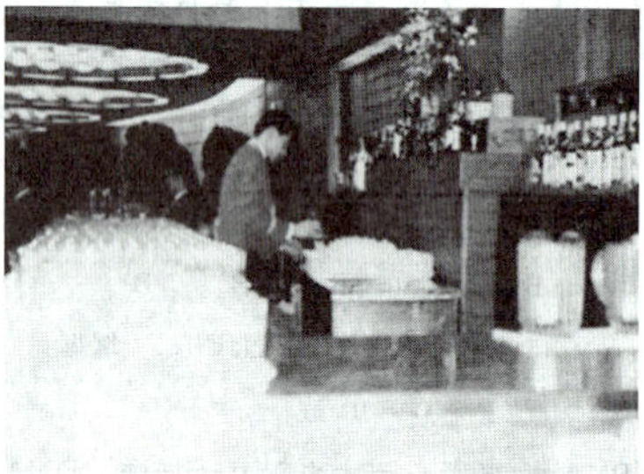

カクテルパーティのバー

かけつアミノさん　**可欠アミノ酸**　[Dispensable amino acid]　→アミノさん

かけものかし　**掛け物菓子**　砂糖がけの菓子の総称で，金米糖，落花糖，源氏豆などのようにけしや豆をしんにして蜜をかけた菓子をいう。〔ソフトがけ〕ゼリービーンズのように，しん（センター）にやわらかいゼリーなどを入れ，その上に薄く砂糖がけしたものをいう。〔ハードがけ〕チャイナマーブルのように小粒のざらめ糖をしんにしたもの，源氏豆のように豆をしんにしたものなどをいう。ハードがけは回転釜を使い，しんに砂糖の濃厚溶液をかけては乾かし，またかけては乾かす工程をくり返してつくるものや，蜜をかけた後，調味した粉類をかける工程をくり返し，焙煎して仕上げるものなどがあり，製造に非常に長時間を要する。色付け，つや付けは，蜜ろうなどを用いて行う。

かこうでんぷん　化工澱粉　[Chemically modified starch]　でんぷんを食品工業，繊維，製紙などで利用する場合，天然でんぷんの物性では不十分なことがある。その際に，それぞれの目的に合うように天然でんぷんを化学的，物理的，酵素的に処理したものが，化工でんぷんである。すなわち，でんぷんに酸，酵素，とくにαアミラーゼ，アルカリまたは熱を加えて処理して得られるαでんぷん，可溶性でんぷん，デキストリン，ブリティッシュガム，そのほか酸化でんぷん (oxidized starch)，ジアルデヒドでんぷん，でんぷんエステル，でんぷんエーテル，架橋でんぷんなどのでんぷん誘導体 (starch derivative) がある。同じ種類の化工処理を行っても，化工度により製品の性状・用途が変化するので，化工でんぷんの種類は非常に多い。ユーザーの要望に対応するために，多品目・少量生産となるのが難点である。

〔用途〕デキストリンは，主として繊維用糊として，仕上げ，経糸，捺染（なっせん）に，また，紙類の接着や切手，レッテルの裏糊，賦型剤として医薬用品に用いられる。可溶性でんぷんは繊維・製紙工業や食品用に，酸化でんぷんは繊維のサイジング，製紙のサイジングおよびコーティングに用いられる。でんぷん誘導体は，食品用のほかに代用血漿，合板接着剤，事務用糊，鋳物砂バインダーなど，多方面に用いられる。近年，多様な食品に対処するため，架橋化とエステル化の複合処理を施したり，油脂と

- **天然でんぷん**
  - 分解産物
    - **焙焼デキストリン** (roast dextrin)
      - **白色デキストリン** (white dextrin)
      - **黄色デキストリン** (yellow dextrin)
      - ブリティッシュガム (British gum)
    - **酸化でんぷん** (oxidized starch)
      - **次亜塩素酸酸化でんぷん**
      - 過ヨウ素酸酸化でんぷん
      - (ジアルデヒドでんぷん) (dialdehyde starch)
    - **低粘性変性でんぷん** (thin boiling starch)
      - **酸浸漬でんぷん**
      - **酸素処理でんぷん**
  - αでんぷん (pregelatinized starch)
  - 誘導体
    - でんぷんエステル (starch ester)
      - 酢酸エステル
      - コハク酸エステル
      - 硝酸エステル
      - **リン酸エステル**
      - キサントゲン酸エステル
    - でんぷんエーテル (starch ether)
      - アリルエーテル
      - メチルエーテル
      - **カルボキシメチルエーテル**
      - カルボキシエチルエーテル
      - ヒドロキシエチルエーテル
      - ヒドロキシプロピルエーテル
      - 陽性でんぷん (cationic starch)
    - 架橋でんぷん (cross linked starch)
      - ホルムアルデヒド架橋でんぷん
      - **リン酸架橋でんぷん**
      - エピクロルヒドリン架橋でんぷん
      - アクロレイン架橋でんぷん
  - 分画
    - **アミロース** (amylose)
    - **アミロペクチン** (amylopectin)
  - 物理的
    - 放射線処理 α, β, γ 線および中性子線
    - 高周波処理
    - 湿熱処理 (heat-moisture treatment)

各種処理でんぷんの分類表

＊ゴシック体のものは，食品あるいは食品添加物として使用されるものである。

反応させたり，湿熱処理を行うなどして，新しい物性を付与することも工夫されている。

かこくるい　禾穀類　[Cereal]　禾本科に属する種実類を総称したもので米，大麦，裸麦，小麦，えんばく，ライ麦，ひえ，あわ，きび，とうもろこしなどがこれに含まれる。禾穀類は古来わが国では主食として用いられた。禾穀類は一般に胚乳，胚芽，外皮よりなり，その上に稃（ふ）が被っている。稃のとれやすいものととれにくいものがあり，小麦，裸麦，ライ麦は前者に属し，米，大麦そのほかは後者に属する。〔精穀〕禾穀類を食用にするには精穀という操作を行うが，これは胚乳部を集め，胚芽，外皮あるいは稃を除くことが目的である。その方法には，搗精と製粉とがある。小麦，ライ麦はロール製粉により，小麦粉，ライ麦粉を得てこれを種々に加工して食用に供するが，米，大麦，裸麦，ひえ，あわ，きびでは，いずれも外皮を削って搗精を行い，必要により粉砕して粉にする。〔生産〕わが国の食糧構成をみると禾穀類の占める割合が欧米諸国に比べて高い。これは禾穀類に対するわが国の食糧の依存度が大きいことを示すものである。

かさい　果菜　果菜は果実を食用とする野菜で，ウリ科，ナス科に属するものが多い。すいか，かぼちゃ，メロン，まくわうり，ゆうがお，きゅうり，なす，トマト，とうがらしなどはこれに属する。このほか，豆類，いちご，スイートコーン，オクラなども果菜である。〔ビタミン〕ビタミンAの多いものはとうがらし，かぼちゃ，トマトで，Aではおもにカロテンが多く，クリプトキサンチンは少ない。かぼちゃのAは皮の部分に多い。きゅうり，しろうりなどのAもおもに皮の部分にある。とうがらしにはB_1，B_2ともに多いが，かぼちゃやきゅうりにはB_1，B_2は少ない。ビタミンCはとうがらしにきわめて多く，100 g中，120 mgも含まれる。

かさい　花菜　→なばな

カサゴ　笠子　[Sebastiscus]　カサゴ科の魚。〔生態〕体色は生息する場所によりいくぶん異なり，沿岸のものは赤味の少ない黒褐色をし，深い所にいるものは赤味が強くなる。〔産地〕日本各地の沿岸の岩礁地帯にすむ。卵胎生で12～4月に多くの子を産む。〔調理〕冬が旬で煮付け，鍋物に向く。

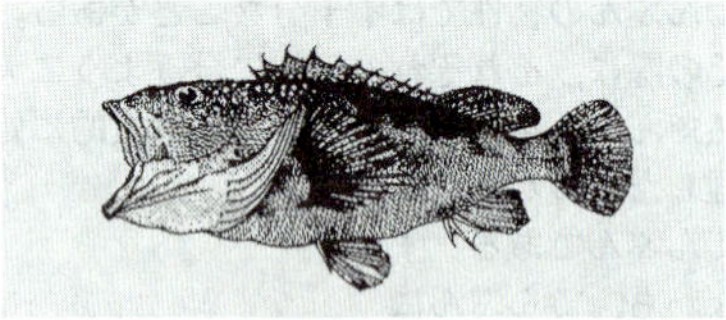

カ　サ　ゴ

ガザミ　蝤蛑　[Blue crab]　ワタリガニ科のカニ。ワタリガニともいう。〔生態〕甲は左右にのび菱形を呈する。最後の歩脚は突端が平たくなり遊泳に適する。〔産地〕日本各地の内湾，内海にすむ。〔調理〕カニ類中もっとも美味のほうで，とくに春の雌は美味。二杯酢とするほか，各種カニ料理に用いる。→カニ

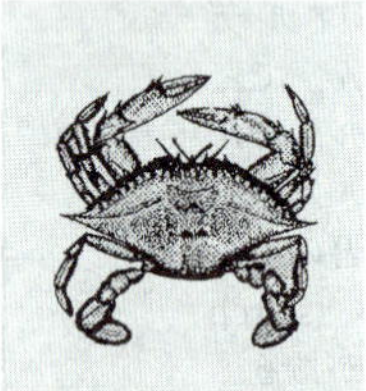

ガ　ザ　ミ

かさんかこうそ　過酸化酵素　→ペルオキシダーゼ

かさんかししつ　過酸化脂質　[Peroxidized lipid]　酸化変質した脂質のなかで，おもにヒドロペルオキシド（ハイドロパーオキサイド）として存在する過酸化物などをさす語。しかし，もっと広くその二次生成物まで含めたものを総称していうことが多い。したがって過酸化物価の測定だけでその量を決めることは難しい。〔生成〕脂質成分のなかでとくに高度不飽和脂肪酸は，空気中の酸素により容易に酸化を受ける。この場合，はじめは徐々に反応が進み，わずかのハイドロパーオキサイドを

生ずるが，いったんできると自己触媒的に急速に酸化が進行する。自動酸化とよばれるゆえんである。酸化が進むにしたがいハイドロパーオキサイドはその分解やさらにそれらの重合などが起こり，複雑な酸化生成物（カルボニル化合物など）が生成してくる。このような酸化反応は，熱，光，重金属，ポルフィリン化合物あるいはその組み合わせによって促進される。〔毒性〕生体にさまざまな障害を与える。抗酸化作用をもつ物質，たとえばトコフェロールなどは，脂質酸化を抑制する効果がある。

かさんかすいそ　過酸化水素　[Hydrogen peroxide]　H_2O_2。分解して生じる発生期の酸素が強い殺菌作用と漂白作用を示すことから，殺菌剤や食品添加物をして用いられる。〔性状〕過酸化水素を35%，50%，60%含む過酸化水素水が市販されている。わずかに臭気を有する。分解して水と酸素になる。〔製法〕以前は硫酸水素アンモニウムの水溶液を電解し，生成した過硫酸アンモニウムを加水分解および蒸留してつくったが，電力消費などの理由で今はあまり行われていない。現在は2-アルキルアントラキノンを還元し，2-アルキルヒドロアントラキノンとし，ついで酸素で酸化して過酸化水素をつくる。〔使用基準〕食品添加物として使用する場合には，最終食品の完成前に分解または除去しなければならない。現在，おもにカズノコの殺菌，漂白に用いられる。使用過酸化水素はカタラーゼで分解する。〔毒性〕0.1%含有飲料水をマウスに投与した場合，胃部のびらん，潰瘍性症状，十二指腸粘膜過形成，腺がんが認められた。

かさんかぶつ　過酸化物　[Peroxide]　〔定義〕分子のなかに酸素と酸素の結合をもつものの総称である。食品に関連するものとしては，過酸化水素や油脂の酸化によって生ずる脂肪酸過酸化物（ヒドロペルオキシドまたはハイドロパーオキサイド）がある。〔油脂の過酸化物〕油脂に含まれる不飽和脂肪酸は，空気中の酸素によって酸化されて過酸化物を生ずる。この反応は自動酸化とよばれるラジカル連鎖反応で，光，金属などは反応を促進する。反応の進行はつぎの式で示される。

RH（不飽和脂質）$\xrightarrow{\text{光など}}$ R・（アルキルラジカル）+H・　(1)

R・+O_2 ⟶ ROO・（ペルオキシラジカル）　(2)

ROO・+RH ⟶ ROOH（ヒドロペルオキシド）+R・　(3)

ROO・+ROO・ ⟶ 非ラジカル生成物（2量体など）　(4)

(1) の開始反応で生成したアルキルラジカルは酸素と結合してペルオキシラジカルとなり（(2) 式），ほかの油脂から水素を引き抜いて，アルキルラジカルを再生すると同時にヒドロペルオキシドになる。((2)，(3) 式）このように反応が進行して，ヒドロペルオキシド（過酸化物）が油脂中に蓄積する。反応がさらに進むと，ヒドロペルオキシド以外の2量体など重合物の量が多くなる。油脂の自動酸化速度は構成脂肪酸によって異なり，二重結合を多く含む脂肪酸（ポリエン酸）ほど酸化しやすい。したがって魚油は非常に酸化しやすく，大豆油などの液状植物油がこれにつぎ飽和脂肪酸の多い固体脂肪は比較的安定である。〔過酸化物の測定〕油脂中の過酸化物量は過酸化物価として定量され，主としてヨウ素滴定により測定される。〔過酸化物の生成防止法〕油脂の酸化を防ぐには冷暗所に保存し，できるだけ空気との接触を防ぐことが望ましい。また，この反応は連鎖反応なので，酸化した油に新しい油を混合すると新しい油も酸化されやすくなるので避ける必要がある。抗酸化剤，脱酸素剤の使用も有効である。〔過酸化物の分解および反応〕ヒドロペルオキシドもそれほど安定な化合物ではなく，光，金属あるいは高温などによって容易に分解あるいは重合する。分解により生ずるアルデヒドを主成分とする低分子成分は酸化臭あるいは酸敗臭の原因となる。また，過酸化物はたんぱく質などの食品成分と反応し，褐変やアミノ酸，とくにリジンなどの損傷，消化率の低下を引き起こす。〔過酸化物の毒性〕油脂の過酸化物は有毒である。また，ヒドロペルオキシドの分解で生じた二次生成物も有毒なものが多い。したがって含有油脂が酸化した食品は食用には適さない。→かさんかぶつか

かさんかぶつか　過酸化物価　［Peroxide value, POV］　油脂が酸化するとヒドロペルオキシド（hydroper oxide），過酸化物を生成する。過酸化物価はこのような油脂の酸化の程度を表す指標である。数値はつぎのように求める。油脂にヨウ化カリウム（KI）を加えた場合に遊離されるヨウ素をチオ硫酸ナトリウムで標定し，試料1 kg に対するヨウ素の mg 当量数で表したものをいう。このとき起こる反応は次式で示される。

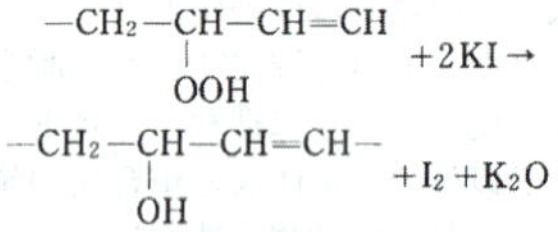

$$I_2 + 2Na_2S_2O_3 = Na_2S_4O_6 + 2NaI$$

過酸化物価の高い油脂（または油で加工した食品）は毒性を有するから注意する必要がある。→さんぱい

かさんかベンゾイル　過酸化ベンゾイル　［Benzoyl peroxide］　小麦粉改良剤として用いられる。〔性質〕爆発性があるため希釈（20％）水として用いる。小麦粉に加えると加熱により分解し安息香酸になる。〔効果〕小麦粉の熟成期間の短縮，たんぱく質分解酵素の活性低下，カロテノイド系色素の分解促進，漂白の作用がある。〔使用基準〕小麦粉に 0.3 g/kg 以下である。

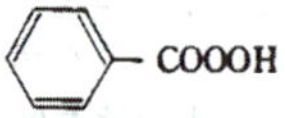

過酸化ベンゾイル

カシア　［Cassia］　→シナモン

カジカ　鰍，杜父魚　［Japanese sculpin］　学名は *Cottus pollux*。カジカ科の淡水魚。〔産地〕日本全国に分布するが，とくに北日本に多い。ハゼに似た形をして体長は 15 cm ぐらい。〔呼称〕石川県でマゴリ，和歌山県でタカノハ，琵琶湖沿岸でフグやオコゼ，岐阜でカブという。なお，石川県ではハゼの類もゴリという。カジカをもっとも美味とし，とくにマゴリとよんでいる。産卵期は 4 月。〔調理〕すずめ焼き，つくだ煮に向いており，とくに金沢のごり料理は名高い。

カジキ　梶木，旗魚　［Marlin, Swordfish］　カジキ科，メカジキ科などに属する魚の総称。〔種類〕マカジキ，バショウカジキ，クロカワ，シロカワ，メカジキなどがいる。〔形態〕いずれも上顎が極端に突出し，その先端はするどく尖っている。〔マカジキ〕3 m ぐらいになり，関西や高知ではナイラゲ，千葉ではダイナンボウなどという。また，関西ではオラギということもある。東京ではただカジキというとマカジキをさす。暖海性の魚だが三陸沖から北海道南部まで来る。肉色は赤く，刺身として高級料理に用いる。クロマグロと異なり冬は味が落ちるが，夏は美味。〔バショウカジキ〕2 m ぐらいになり，九州から南洋辺りにかけて生息する。この魚の背びれはちょうど帆を張ったように大きい。肉色はマカジキよりも濃い赤色を示す。7～8 月美味となり，冬は味が劣る。しかし，おいしい時期でもマカジキより劣る。〔クロカワ〕クロマザラともいい日本の中部以南に多い。〔シロカワ〕シロマザラともいう。クロカワ，シロカワの肉はやや白味をおびているが，シロカワはクロカワより幾分赤味が強い。脂肪に富み，かなり美味。主としてかまぼこ，魚肉ソーセージなどにされる。〔メカジキ〕マカジキ以上に上顎が伸び，体長は 3 m に達する。高知でカジキトオシ，和歌山ではシウトとよぶ。白身の肉で味はマカジキより劣る。刺身，塩焼き，かまぼこなどとする。夏が旬。

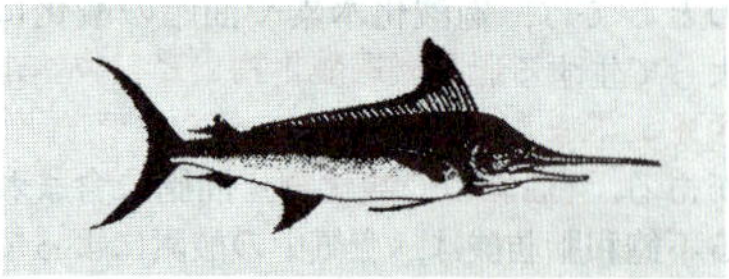

マカジキ

〔年産額〕かじき類合計 2.0 万 t 程度（2008 年）。

かじつ　果実　[Fruit]　果実はつぎのように分類される。〔仁果類〕りんご，なし，びわ，マルメロなど，花托が発達して果実となったもので，かんきつ，かきのように，子房の肥大生長した準仁果も広い意味でこれに含まれる。〔核果類〕桃，うめ，あんず，す桃，さくらんぼ，なつめなど，子房壁が発育した果実で，中果皮が多肉になり，肉果皮が硬化して核となる有核果実である。ももを除いては一般に果実は小さく，その果肉の割に種子（核）が大きい。種子はいずれもたんぱく質，脂質に富む仁を有する。〔漿果類〕小果ともいい，ぶどう，きいちご，いちじく，すぐり，パインアップル，バナナは一花一房で，成熟して果実となると子房壁が分離して，多肉多漿（多汁）になる。〔堅果類〕殻果ともいい，くり，くるみ，ぎんなんなどで，子房壁が硬化して，種子が食用となる。〔成分〕ふつうに果実といえば仁果，核果，漿果類をさし，水分は 85〜90％，糖分，有機酸に富み，液汁を多量に含み，美味爽快な感じを与える。糖分としてはブドウ糖，果糖，ショ糖を主とし，成熟するにつれて甘味を増すが，これは糖分の増加というよりショ糖が果糖とブドウ糖に変化するとともに，有機酸が減少して，酸味が減ることによる。酸としてはクエン酸，リンゴ酸を主とし，酒石酸，コハク酸を含むものもある。ビタミン類，無機塩類が多く，とくにビタミン C が多い。果実の C は果肉より果皮または葉に多く含まれる場合があり，かきの葉に 650 mg/100 g も含まれる。また C は酸化防止剤としての役割ももっている。A はおもにカロテンによるが，黄色果実および乾果に多く，着色のいちじるしい黄肉果実すなわち，あんず，びわ，みかんに多いが，果肉の淡色のものには乏しい。一般に日光の照射を十分うけたものはビタミン含量が多い。大部分は炭水化物で脂質およびたんぱく質は少ない。ペクチンを多量に含むことは果実成分の特色で，このためなめらかな触感をもち，粘性を生ずる。果実はまたすぐれた芳香を有するが，これはおもに芳香族アルコールとギ酸，酢酸のような酸とのエステル類，アルデヒド類，テルペン類による。色素としてはきれいな果実の色となるアントシアンがあり，アントシアニジン（anthocyanidin）と糖の結合による配糖体として，酸性で赤色，アルカリ性では青紫色を呈する。黄色色素はカロテノイドで，カロテン，リコピン（lycopene），キサントフィル（xanthophyll），クリプトキサンチン（cryptoxanthin），ルティン（lutein），ゼアキサンチン（zeaxanthin），ビオラキサンチン（violaxanthin）など種類が多い。なお，未熟果に葉緑素があるので緑色を呈し，共存しているカロテノイドなどはこのためにかくされている。果実は以上のようなさまざまな色素

果実の有機酸

果実	クエン酸	リンゴ酸	その他
りんご	—	○○	
温州みかん	○○○◐	—	
夏みかん	○○○○○○○○	○○	コハク酸○○○
ぶどう	—	○○	酒石酸○○◐
桃	○○	○◐	
なし	—	○	
さくらんぼ	—	○○○◐	
あんず	○○○○◐	○○◐	
すもも	—	○○○○○○○	
いちご	○○○○	—	
びわ	○	○	
バナナ	—	○○	
パインアップル	○○○○○	—	

果実のペクチンおよび酸の量

ペクチン	酸	果実
多	多	レモン，みかん，すもも，りんご，あんず
多	少	いちじく
少	多	いちご，桃，さくらんぼ
中	中	バナナ，熟したりんご
少	少	なし，かき，熟した桃

の共存によりいろいろの呈色を示す。また，タンニン類も広く分布しており，多ければ渋みを呈するとともに果肉の褐変を促進する。新鮮な果実には，種々の酵素が含まれる。おもなものはオキシダーゼ，ペルオキシダーゼ，カタラーゼ，アミラーゼ，インベルターゼ，ペクチナーゼ，プロテアーゼ，エステラーゼなどで，これは果実の成熟，追熟，変色，貯蔵に密接な関係を有する。堅果は水分含量が少なく，栗，ぎんなんは50～60％を含む。栗，ぎんなんは炭水化物が多く，たんぱく質がこれにつぎ，くるみは脂質が68.7％もあり，たんぱく質14.6％で，食用としても美味である。

かじついんりょう　果実飲料　[Fruit beverage]　果実飲料は，天然果汁，濃縮果汁のようなジュース類と，果汁の含有量の少ない果汁入り飲料のドリンク類に分けられる。日本農林規格（JAS, 2006年改正）による分類を図に示す。〔果実ジュース〕果実を搾った搾汁（果実名で，オレンジ，温州みかん，グレープフルーツ，レモン，りんご，ぶどう，パインアップル，桃，そのほかの9種類に分類されている）のままのジュースのことで，ストレート果汁と示す。このほか，果実の搾汁をいったん濃縮した濃縮果汁をふたたび希釈して搾汁の状態に戻したものも果実ジュースに含まれるが，この場合は，濃縮果汁還元と表示しなければならない。糖類や蜂蜜などの添加は可能であるが，果汁100％のもの以外は，ジュースという名称で販売することはできない。二種以上の果汁を混合したものは果実ミックスジュースという。果汁と野菜汁のみを原料とし，果汁が50％以上のものを果実・野菜ミックスジュースとよぶ（濃縮還元でもよい）。さのうや果肉の細片を加えたもの（30％以下）は，顆粒入り果実ジュースに分類される。果汁が10％以上含まれるものに対しては果汁入り飲料として，ジュースの名前を付けることができない。旧規格の果汁入り清涼飲料や果汁入り混合飲料，果粒入り果実飲料は，この分類に入るものが多い。トマトジュース，にんじんジュースについては別に規定があり，トマト汁，にんじん汁100％のもののみジュースと表示できる（濃縮還元でもよい）。→オレンジジュース，かじゅう

果実飲料
- 濃縮果汁
- 果実ジュース
- 果実ミックスジュース
- 果粒入り果実ジュース
- 果実・野菜ミックスジュース
- 果汁入り飲料

JAS規格の定義による果実飲料の分類

かじつこう　果実香　[Fruity odor]　天然の果実の香りをもった精油の代表は，レモン油（lemon oil），オレンジ油（orange oil），ベルガモット油（bergamot oil）でこれらの主成分は，*d*-リモネンである。〔合成果実香の種類〕合成によって得られるラクトン，エステル類についておもな果実香との対応を以下に示す。*γ*-ウンデカラクトン（通称：ピーチアルデヒド，C-14アルデヒド）は桃の香り。フェニルメチルグリシド酸エチル（通称：ストロベリーアルデヒド，C-16アルデヒド）はいちごの甘酸っぱい感じ。有機酸と脂肪族アルコールとのエステルには果実の香りをもつものが多く，酢酸アミルと酪酸アミルはバナナの香り，吉草酸アミル，hexyl acetateはりんごの香り，酢酸エチル，酪酸エチルは軽い果実様の香りがある。酢酸ベンジルはジャスミンの花の主成分であるが果実様のニュアンスがあり，とくにいちごの香りをつくるのに用いられ，アントラニル酸メチルはぶどうの香り，アントラニル酸ジメチルはマンダリンの香り，メチルアミルケトンはバナナの香りがする。近年はかんきつ類に加えて熱帯産のトロピカルフルーツの類が新しい果実香を食品に加えている。〔原産地別の分類〕アジア原産：マンゴ，タマリンド。中南米原産：アボカド，グァバ，パパイヤ，パッションフルーツ，パインアップルなどがあり，食品の香りの多様化に寄与している。

かじつしゅ　果実酒　[Fruit wine, Alcoholic beverages of fruit]　果汁を原料と

して醸造したアルコール飲料の総称で，ワインもこのなかに入るが，ふつうはワイン以外のものをいう。〔原料〕代表的なものはりんご酒（シードル）であるが，このほか，なし，びわ，いちご，さくらんぼ，マルメロ，桃，あんずなどが原料となる。〔用途〕原料によって独特の風味をもち，飲料，料理，製菓，医薬，その他各種洋酒の配合に用いられる。

かじつす　果実酢　[Fruit vinegar]　→ビネガー

かじつフレーバー　果実フレーバー　→かじつこう

かしパン　菓子パン　わが国独特のもので，あんパン，クリームパン，ジャムパン，チョコレートパンなどがある。砂糖，油脂などを多量に配合したパンのなかに，いろいろな材料を包みこんで焼き上げたものをいう。厳密な意味ではパン（ブレッド）ではないが，ふつう，菓子パンとよばれている。→あんパン

カジメ　搗布　学名は *Ecklonia*。褐藻類コンブ科の海藻，ノロカジメともいう。〔生態〕円柱状をした長い茎の上に掌状に分かれた厚い葉片をもつ。本州中部の太平洋岸の岩礁地帯に多産する。多年生の海藻で，春から秋にかけて繁茂する。〔呼称〕方言が多く，千葉ではオビラメとかアブラメ，ゴヘイカジメ，和歌山でアンロクとかイヌタといい，このほかにもアモト，アマダなどとよばれる。〔一般成分〕100 g中，粗脂肪 2.63 g，マンニット 25.27 g，ラミナリン 1.18 g，アルギン酸 23.48 g，食物繊維 8.76 g，たんぱく質 12.50 g，灰分 22.49 g 程度。〔調理・用途〕地方によってはまれに食用とするが，一般には食に向かない。おもにアルギン酸，マンニットなどの原料として使用する。

かじゅう　果汁　[Fruit juice]　果汁とは，果実を搾った液汁（フルーツジュース）のことである。日本農林規格（JAS，2006 年改正）によると，果実ジュースとよばれる。果汁原料としては，オレンジ，温州みかん，グレープフルーツ，レモン，りんご，ぶどう，パインアップル，桃とそのほか（いちごなど）に区分されている。〔果実ジュース〕100％の果汁を含むもので，これには生の果実から搾った搾汁液そのままの場合と，搾汁液を濃縮した濃縮果汁をもとの濃度にまで水で薄めて戻したものがある。破砕は，ぶどう，りんごなどで行われるが，それぞれに適した破砕機がある。搾汁も原料によって特有なものが用いられる。すなわち，リーマー，パルパー，インライン式など，各種の搾汁機がある。脱気は酸素を除くことで，風味の悪変，褐変，ビタミンCの酸化などを防止するために行う。殺菌は，従来，低温長時間で行っていたが，これでは色沢，風味が悪くなるだけでなく，ペクチン分解酵素の活性が残り，果汁に沈殿を生じさせるので，93～96℃で 10～20 秒保持する瞬間高温殺菌法が採用され，これにより生の果汁とあまり変わらない風味のものができるようになった。〔果実ジュース，果実ミックスジュース，濃縮果汁〕果汁入り飲料などの製造原料であり，搾汁液を 1/5 前後にまで濃縮するのがふつうである。濃縮は真空下で高温（60～80℃）短時間（15 秒～3 分）濃縮の方式が採用されていたが，高品質を維持するため，冷凍濃縮法や膜濃縮法が導入されている。〔冷凍濃縮果汁〕原料を搾汁してから篩別（しべつ），脱気して，これを殺菌濃縮後，新鮮な果汁を加えて香気を補い，ブリックス 42％に調節したものを，ただちに－5℃前後で容器に封入し，－18℃以下に冷凍する。製品は新鮮味がある。〔カットバック（cut back）〕濃縮果汁の香味を強化するため，所要濃度以上に濃縮し，これに風味のすぐれた生の果汁を加えて目的の濃度にすることをいう。カットバック後にふたたび加熱を行う製品では本法の効果をじゅうぶん発揮しにくいが，冷凍濃縮果汁などでは有効。〔冷凍による濃縮〕濃縮する方法として，ジュースを凍結させ，水分を氷として液汁と遠心分離させる方法がある。この方法は加熱を行わないので，香気，そのほか新鮮味を保た

せるうえで，もっともすぐれた方法である。〔透明・混濁ジュース〕ジュースは，従来，果汁をろ過した透明なものが多かったが，現在では曇りを帯びたもの，パルプを含有するものなどが多くなっている。りんごジュース，ぶどうジュースは透明にする場合もあるが，かんきつジュース，パインアップルジュースは黄金色のパルプを含有するほうがきれいであるため，パルプを含む混濁ジュースが多い。トマトの場合も同様である。〔風味〕ジュースの風味は，その成分とくにフレーバー成分に支配されるが，そのほか，酸と糖分の量および両種の割合も関係がある。

カシューナッツ　[Cashew nuts]　ブラジル原産。ウルシ科。カシューの果実（カシューアップル）の先端にあるかたい殻のなかにまがたま状の仁があり，これが食用になる。産地はインド，アフリカ。〔成分〕ローストしたものの成分組成は，100 g中，水分3.2 g，たんぱく質19.8 g，脂質47.6 g，炭水化物26.7 g，食物繊維6.7 g，灰分2.7 g，ナッツ類のなかでは脂質は中程度の含量であるが，たんぱく質とでんぷん含量が比較的多いのが特徴である。脂質の脂肪酸組成はオレイン酸27 g，リノール酸8 g，パルチミン酸4.8 g，ステアリン酸4.4 gである。Znなどのミネラルを多く含む。〔用途〕酒やビールのつまみ，菓子材料，炒め物などに用いられる。

かしょくぶ　可食部　[Edible portion]　購入された食品のうち，食用に適する部分を可食部といい，棄てられる部分を廃棄部という。ふつうは重量％で示される。→はいきりつ

かしるい　菓子類　[Confectionery]　穀粉，砂糖，油脂，鶏卵，乳製品などをおもな材料とし，これに，そのほかの食品材料を補添し，そのまま食べられる状態に製造した，形あるし好食品である。形態こそ違うが，菓子は食べ物の歴史，すなわち人間の歴史が始まって以来，食べ物の一種としてあったと考えられ，長い歴史の変遷を経て，現在のような加工度の高い，多くの菓子類が生まれたと考えてよい。菓子類はその歴史的な視点で，和・洋菓子に大別し，さらにその保存性と製法によって分類するのが一般的になっているが，統計上や行政上の分類もあり，明確な分類基準はない。一般的な歴史的視点による分類からみると，明治以前に定着して確立したものを和菓子とし，明治以降，西欧文明とともに輸入されたものを洋菓子とし，それぞれを水分含量や保存性によって，生，半生，干菓子に分け，さらに製法や主原料によって細分して，図のように分類されている。まんじゅう類を蒸し物，ようかんを流し物，サバランを発酵菓子などとしているのは，製造方法に基づいた分類である。食品衛生法では，生菓子は「製造直後で水分40％以上，あん，クリーム，ジャムなどの入ったものでは，水分30％以上含むもの」となっており，それ以外を干菓子とする基準を定めているが，業界では，さらに，水分含量が10％以上40％未満のものを半生菓子，10％未満のものを干菓子とする分類を定めている。→わがし，ようがし

かしわもち　柏餅　柏の葉で包んだあんのもちをいう。5月5日の節句の供物とする。約8個分のつくり方を示すとつぎのとおりである。〔材料〕皮：上新粉100 g，でんぷん15 g（上新粉の15％），砂糖10 g（上新粉の10％），熱湯120 ml。小豆あん：約100 g，味噌あん：白あん90 g，白味噌10 g，小麦粉1 g，柏の葉8枚。〔製法〕上新粉，でんぷん，砂糖を混ぜ，熱湯を加えてよく混ぜ合わせる。適宜に分け，中央をへこませて薄くのばし，約5分間蒸す。蒸したらさめないうちに手に湯をつけてこねる。これを8等分する。白あんは，白みそと小麦粉を加えてふたたび火にかけて練り，あずきあんとともにそれぞれ4個に分けて丸める。皮をのばしてあんを包み，サッと蒸し，手早く取り出して急冷する。柏の葉は熱湯に漬けて戻す。水気をふき取ってもちを包む。味噌あんと小豆あんは葉の表裏で区別するとよい。柏の葉は，大きさ，厚さともに適当なものが包みやす

- 菓子類
  - 和菓子
    - 生菓子
      - 1. もち物…もち，おはぎ，赤飯，新粉もち
      - 2. 蒸し物…蒸しまんじゅう，蒸しようかん，蒸しカステラ，ういろう
      - 3. 焼き物
        - イ．平なべ物…どら焼き，中花，つやぶくさ，桜もち，金つば，茶通，唐まん
        - ロ．オーブン物…まんじゅう，月餅，桃山，カステラ
      - 4. 流し物…きんぎょく，ようかん，水ようかん
      - 5. 練り物…練り切り，こなし，ぎゅうひ，雪平
      - 6. 揚げ物…あんドーナツ，揚げ月餅
    - 半生菓子
      - 1. あん物…石衣
      - 2. おかき物…もなか，すあま
      - 3. 焼き物
        - イ．平なべ物…落とし焼き，茶通，草紙
        - ロ．オーブン物…桃山，黄味雲平
      - 4. 流し物…きんぎょく，ようかん（各種の応用仕上げを組み合わせて，生菓子のものより日もちよくしたもの）
      - 5. 練り物…ぎゅうひ（各種そぼろ種を応用したもの）
    - 干菓子
      - 1. 打ち物…打ち物種，落がん，かたくり物，雲きん種，懐中しるこ
      - 2. 押し物…塩釜，むらさめ
      - 3. 掛け物…おめでとう，おこし，砂糖漬け
      - 4. 焼き物…落とし焼き，丸ボーロ，卵松葉，小麦せんべい
      - 5. あめ物…有平糖，おきなあめ
      - 6. 揚げ物（油菓）…かりんとう，奉天，揚げ豆，揚げ米菓，揚げいも，新生あられ
      - 7. 豆菓子…炒り豆，おのろけ豆
      - 8. 米菓…あられ，せんべい
  - 洋菓子
    - 生菓子
      - 1. スポンジケーキ類…ショートケーキ，ロールケーキ，トルテ，デコレーションケーキ
      - 2. バターケーキ類…パウンドケーキ，フルーツケーキ，バターケーキ，チーズケーキ，バウムクーヘン
      - 3. シュー菓子類…シュークリーム，エクレア，サントノーレ
      - 4. 発酵菓子類…サバラン，ババオロム，デニッシュペストリーズ
      - 5. フィユタージュ類…タルト，ミルフィーユ，フラン，アップルパイ
      - 6. タルト，タルトレット類…クリーム，フルーツ類を使用したタルト，タルトレット類
      - 7. ワッフル類…ワッフル
      - 8. シュトルーゼ類…フルーツ類を使用したシュトルーゼ類
      - 9. デザート菓子類…パンケーキ，クレープ，プディング，ババロア，ゼリー，ムース，パルフェグラッセ
      - 10. 料理菓子類…ピザパイ，ミートパイ
    - 半生菓子
    - 干菓子
      - 1. キャンディ類…ドロップ，キャラメル，ヌガー，ボンボン，ゼリー，錠菓，フローレット
      - 2. チョコレート類…ソリッドチョコ，シェルチョコ，エンローバーチョコ
      - 3. チューインガム類…味ガム，風船ガム，キャンディーガム
      - 4. ビスケット類…ビスケット，クラッカー，プレッツエル，ウエハース，乾パン
      - 5. スナック類…ポテト系，コーン系，小麦粉系

菓子の種類

い。

かすいぶんかい　加水分解　[Hydrolysis]〔定義〕あるひとつの化合物が，水の介入によって，2分子の同じかあるいは異なる化合物に分解する反応および環状化合物が水の介入によって開裂する反応を一般に加水分解という。略して水解ともいう。〔例〕加水分解を受ける物質として，1）脂肪（グリセリド）およびそのほかのエステル，2）酸無水物，酸塩化物，酸アミド，3）たんぱく質，ペプチド，4）ハロゲン化アルキル，5）アセタール，6）エー

テルとショ糖，でんぷん，セルロースなどの炭水化物，7）グリニャール試薬とそのほかの有機金属化合物がある。このうちとくにエステル加水分解はけん化，ショ糖の水解は転化，でんぷんやセルロースでは糖化とよばれる。さらに，ラクトンからオキシ酸の生成のような水付加反応も加水分解として扱われる。〔触媒〕通常，水だけによる加水分解反応は遅く，かつ不完全であるから，反応を加速するために酸もしくはアルカリ触媒を用いる。酸触媒はでんぷんをグルコースに変える反応に，また，アルカリ触媒はけん化に用いられる。食品の貯蔵，加工や調理時にも多種の加水分解が進行する。高温ではでんぷんや油脂は非酵素的に一部が加水分解される。一方，低温もしくは常温における加水分解反応の多くは加水分解酵素によって触媒されている。過熟トマトがやわらかいのは，高分子ペクチンが酵素により低分子化されているからである。食肉，魚，チーズを貯蔵すると，それらのたんぱく質は内在プロテアーゼにより加水分解され，アミノ酸やペプチドが増加する。また，食品中の脂肪は内在リパーゼにより分解されることがある。このような反応の結果はしばしば，食品の味やにおいの変化としてあらわれてくる。動物の消化液のなかには，エステル結合（脂肪），ペプチド結合（たんぱく質），グリコシド結合（でんぷん）の加水分解を触媒する酵素が含まれており，食物中の高分子物質は加水分解されて腸管から吸収される。

かすいぶんかいこうそ　加水分解酵素　[Hydrolase]　ヒドロラーゼともいい，1分子の化合物に水1分子が反応し，2分子の化合物を生成する加水分解反応を触媒する酵素の総称。酵素分類の主群のひとつである。生物にとって高分子物質の加水分解は栄養物の吸収に重要であり，細胞外酵素として放出されることも多い。〔分類〕1）エステル結合に作用するもの：これはさらに，①カルボン酸エステルに作用するもの（コリンエステラーゼなど），②チオールエステルに作用するチオールエステルヒドロラーゼ，③リン酸モノエステルに作用するホスホモノエステラーゼ，④リン酸ジエステルに作用するホスホジエステラーゼ，⑤三リン酸エステルに作用するもの，⑥硫酸エステルに作用するスルファターゼ，⑦二リン酸モノエステルに作用するもの，⑧核酸に作用するヌクレアーゼに分類される。2）グリコシル化合物に作用するもの：アミラーゼに代表されるO-グリコシル化合物に働くもののほか，N-グリコシル化合物，S-グリコシル化合物にはたらくものもある。3）エーテル結合に作用するもの。4）ペプチド加水分解酵素：これはエキソペプチダーゼであるペプチダーゼと，エンドペプチダーゼであるプロテアーゼに分類される。5）ペプチド結合以外のC-N結合に作用するもの：アミドにはたらくアシラーゼなど。6）酸無水物に作用するもの：ATPアーゼなど。7）C-C結合に作用するもの。8）ハロゲン化物に作用するもの。

ガスさっきん　ガス殺菌　[Gas sterilization]　エチレンオキサイドやホルムアルデヒドなどのアルキル化剤の気体や，酸化剤であるオゾンなどの殺菌力の強いガスを用いて殺菌することをいう。〔応用〕医療器具，衣類，包装材料など，加熱殺菌が困難なものの殺菌に使用される。ガスとしては，従来，ホルムアルデヒドが使用されていたが，毒性が強く，残留のおそれが多いので，現在は汚染された建物の消毒に用いられる（ホルマリン燻蒸）ほかは，使用することが少ない。1965年ごろからエチレンオキサイド，プロピレンオキサイドが使用されている。殺菌効果はエチレンオキサイドのほうが高い（約3倍）ので，主としてエチレンオキサイドが使用されている。欧米では，香辛料の殺菌に一時使用されていたが，残留毒性の問題から，現在は使用禁止になっている。わが国でも，食品の殺菌に使用することは従来から禁止されている。現在，製造用剤として，オゾンが既存食品添加物に指定されている。また，天然わさびに含まれるアリルイソチオシアネートをガス化し，そのガスを使った食品殺菌システムも開発されている。

カスタードソース　[Custard sauce]　アングレーズソース（sauce à l'anglaise）ともよばれる甘味ソースの一種で，用途が多い。卵黄を多く使うので，クリーム色をして薄いとろみをもち，冷たくして，また，温かくして，デザートにかけたり敷いたりして用いられる。カスタード（custard）とは，牛乳，卵，砂糖，バニラ香料などを混ぜ合わせて加熱したものをいい，プディング，クリーム，ソース，スフレなどは，これらの材料の組み合わせでできる。カスタードソースをフリーザーに入れて冷菓としたものはアイスクリームであり，ゼラチンを加えて固めたものはカスタードゼリー，さらに泡立て生クリームを加えればババロアとなり，小麦粉を加えて加熱すればカスタードクリームになる。カスタードソースは本来は卵黄だけのとろみを利用するものであるが，経済的に卵黄を減らし，ごく少量の小麦粉やかたくり粉を加えて粘稠度を増すこともある。〔調理上の注意〕卵黄でソースをつくる場合，加熱に注意することが大切である。温度が高くなると卵黄がブツブツになってしまい，温度が低いととろみがつかない上に卵臭が残る。卵黄は加熱すると，80℃で粘稠度を増していたものがやがて黄白色となり，85℃になると白色が増してよくほぐれるようになる。そこでソースをつくる場合は，必ず湯煎にして85℃まで煮て，なめらかなソースにつくりあげる。ソースのできあがりのとろみは，木じゃくしにエナメル状にまとわりつくくらいがよい。〔香料〕天然のバニラのさやを最上とし，黒い粒の入った上品な香りのソースができるが，バニラエッセンスでもよい。エッセンスの場合は，ソースがやや冷めたときに加える。レモンやオレンジの皮をおろしたものを使用すると卵黄のくさみを消し，香りを増すが，この場合は裏ごしでこす。好みによっては少量のコーヒーやチョコレートを加えて，風味や色を付けてもよい。また，リキュールなどの洋酒類の風味も合う。

カスタードプディング　[Custard pudding]　卵，砂糖，牛乳を主材料としてつくる蒸し菓子の一種。日本ではプリンと略称され，一般的につくられ，好まれているデザートのひとつである。〔つくり方の一例〕材料：卵および牛乳（卵の2～3倍量），砂糖（全体の14％），バニラエッセンス少々，カラメルソース。つくり方：1）溶きほぐした卵に，砂糖，牛乳（70℃）を加え，裏ごす。それにバニラエッセンスを加え，卵液をつくる。2）加熱方法は，蒸し器利用の場合とオーブン利用の場合のふたとおりある。型は熱伝導率の小さい材質（陶器，プラスチック製）のもので，1人分ずつの容器の方がつくりやすい。一般にはアルミ製のプリン型を用いる。まず，型の内側に薄くバターを塗り，底にカラメルソースを入れ，粘度が高くなってから静かに卵液を注ぎ入れる。蒸し器利用の場合は，上ぶたをずらして蒸し板真上の温度が85～90℃を保つようにして約15分加熱する（緩慢加熱）。100℃で2.5～3分加熱し，消火後10分放置してつくる方法もある（急速加熱）。オーブン利用の場合は，天板に湯を2 cmの高さまで入れ，湯煎状にし，アルミホイルで型にふたをして，160℃で約20分加熱する。すの入った状態のものは，食味を損ない見ばえが悪い。低温で時間をかけて凝固させたものは，ねっとりして卵臭をもつ。〔でき上がり〕温製の場合は，型の内側を串でひと回しして，静かに型から抜く。冷製の場合は，冷やしたものを型の周辺だけを温めて抜く。カスタードプディングは，同じ材料と分量のものであっても，加熱温度によりでき上がりの外観，内相，味がデリケートに変わる。すだちがなく，口に入れたときの分離液量が少ないものがよいとされる。また，砂糖量が増すとゲルはすがたちにくく，きめは細かくなるが，くずれやすくなるため10～15％程度とし，カラメルソースにより不足の糖分を補う。また，カラメルソースは，香ばしさとほのかな苦味により卵の臭みを消し，色を添える。比重の違いにより，卵液とカラメルソースが混ざることはなく，型から出したとき，カラメルソースがプディングをおおう。フランス語でクレーム・ランヴェルセ・オ・カラメル（crème renversée au caramel）といい，カラメルソースをひっくり返して，上下を逆にした菓子という意味をもつ。日本では小さな型でつくることが多いが，ケーキ型や陶磁器製のスフレ皿などでつくり，食卓で好みにとり分けるのもよい。供卓時には，カラメルソースやクリームシャンティイを添える。

ガスちかんざい　ガス置換剤　［Gas exchange reagents］　脱酸素剤のなかで脱酸素と同時に二酸化炭素を発生するものを，ガス置換型脱酸素剤あるいは単にガス置換剤という。無機系（鉄が主体）と有機系（L-アスコルビン酸が主成分）がある。ガス置換剤は，一般に吸収した酸素と同量の二酸化炭素を発生するので，脱酸素による袋の体積変化がなく，また，発生した二酸化炭素による静菌効果も多少，期待できるという特徴がある。食品の退色防止，脂質の酸化防止，微生物の発育阻止の目的で使用される。

かすづけ　粕漬け　〔魚介類粕漬け〕魚介類を酒粕に漬けた調味食品。タイ，アマダイ，タラ，サケ，マナガツオ，サワラ，アユなどの魚，サケの卵，クジラの軟骨，サザエ，アワビなどが用いられる。生鮮な魚を用いるときは，軽く塩蔵して肉をしめると同時に脱水させる。塩蔵魚を用いるときは，塩抜きをする。これらを陰干しにして軽く乾燥させ，酒粕とみりんを7：3の割合で混ぜた粕に漬け込む。1週間程度で酒粕の風味が魚に移るとともに，塩分が粕に拡散して適度な塩味となる。〔野菜の粕漬け〕奈良漬け：酒粕に丸のままのしろうり，きゅうり，守口だいこんなどを漬け，漬け上がり後は粕を洗って食べる。わさび漬け：わさびの茎・根を細切りにし，酒粕に練り込んで野菜・酒粕の両者を食べる。そのなかにほかのものを加えた野菜わさび漬け，クラゲわさび漬け，ウニわさび漬け，カズノコ・奈良漬けの細刻みの両者を酒粕で練って全部食べる山海漬けがある。粕漬けは酒粕の糖分，アルコールを賞味する漬け物ともいえる。酒粕に数日漬け，その香気をのせたあとに醤油漬けにする2段調味の漬け物もある。沖縄のパパイア漬けなどがそれである。

カステラ　［Castilla］　和菓子の焼き物に分類されている。外観上はスポンジケーキに似ており，洋菓子に属すると考えたほうが妥当であるが，その歴史的な背景から，現在は和菓子焼き物のオーブン物に属するとされている。〔歴史〕1570年ごろ，南蛮菓子とともに伝わり，1624年ごろ長崎の福砂屋で創製されて以来，その製法が広く伝えられたことから，長崎カステラといわれるようになった。一般にカステラというと長崎カステラをさすが，小物カステラや棹カステラ，ようかんカステラなどもあり，混同される場合が多い。〔特徴〕長崎カステラには多くの製品があるが，基本的な素材構成は，鶏卵，砂糖，もちあめ（または水あめ），小麦粉にわずかな水を加合するだけの単純なものであり，配合割合はおおよそ鶏卵2.1～2.2，砂糖1.7～1.8，もちあめ0.3～0.35，水0.15～0.18，小麦粉0.90～0.93で，小麦粉に対して鶏卵と糖類の比率が，約2倍になっている。これに対し，一般の小物カステラは，鶏卵1～1.6：砂糖1：小麦粉1で，外観は似ていても内容がかなり異なっている。〔製法〕割卵した全卵に砂糖を加えながら起泡させ，小麦粉を合わせる共立て法と，割卵の際，卵白と卵黄に分け，卵白に砂糖を加えながら起泡させ，別に卵黄と一部の砂糖をすり合わせたものを加え，さらに小麦粉を合わせる別立て法のどちらかで生地を調整し，長崎カステラ用オーブン（下鉄板が厚さ8 mm程度あって，自由に引き出しできる構造になっているもの）にあらかじめ用意した4斤（きん），8斤，10斤用（適宜選択）の木枠に流し込み，8斤では約50分でオーブン温度が160～200℃に推移するよう調

整し，焼きあげる。小物カステラなどについては，スポンジケーキの項を参照。→スポンジケーキ

ガスとうかせい　ガス透過性　［Gas permeability］　→きたいとうかせい

かずのこ　数の子　［Herring roe］　ニシンの卵巣またはその加工品。ニシンのことを一名カドというところから，かどの子が変じてかずの子となったという。またニシンの卵数は5～10万と多数だから，数の多い子という意味だともいう。〔種類〕かずのこには生のものをそのまま塩蔵貯蔵した塩かずのこと素干しした干しかずのことがある。〔干しかずのこ〕身欠にしん製造時に雌ニシンの腹から卵巣を取り出し，海水に浸漬して硬化させたのち，簀（す）の上に広げ，淡水で水洗後日乾する。約1週間で干し上がる。〔用途・生産量〕醤油漬けとしたものは，正月料理の材料として欠くことができず，またかす漬けも美味。しかし日本近海ではニシンが不漁で，アラスカ，カナダ，北欧などから抱卵ニシンを輸入し，製造している。なお干しかずのこの生産量はごくわずかで，輸入塩蔵かずのこがわが国で消費されるかずのこの主要供給源である。→しおかずのこ

ガスパチョ　［(西) Gazpacho］　スペインやポルトガルの冷製スープのこと。ガスパチョとはアラビア語でビチャビチャになったパンという意味で，スペインのアンダルシア地方で多くつくられる。サラダとなる生野菜とドレッシングの材料とパンをどろどろにすりつぶし，ごく冷たく冷やして供するので，夏の料理としてよい。〔つくり方〕トマト，きゅうり，玉ねぎ，セロリ，レモン，ピーマン，にんにくなどを，種をとり除き，細かく刻んで合わせるが，とくに新鮮なものを使うようにする。にんにく，ピーマンなどの量は各人の好みによるが，トマトが多ければ酸味が強くなり，きゅうりを多くすれば酸味は少なくなる。オリーブ油とワインビネガー，トマトピューレ，食塩を加え，香辛料はクミンととうがらしを用いる。すべての材料をすり鉢ですりつぶすか，ミキサーにかける。このとき，必ずパンを水につけてやわらかくしたもの，または生パン粉と水を混ぜたものを加えてとろみをつける。このままでもよいが，裏ごし器でさらにこすと，一層なめらかなものになる。〔供卓〕この料理は器の回りを氷水でじゅうぶんに冷やして供卓する。とり分けるスープ皿も氷を入れて冷やしておいたほうがよく，生ぬるいものは不味になる。浮き実としては，小さく角切りにしたきゅうり，トマト，ピーマン，小型に揚げたクルトンなど，用いた材料のうちから数種を色どりよく別器に入れて供卓し，冷えたスープに好みに応じてとり分ける。

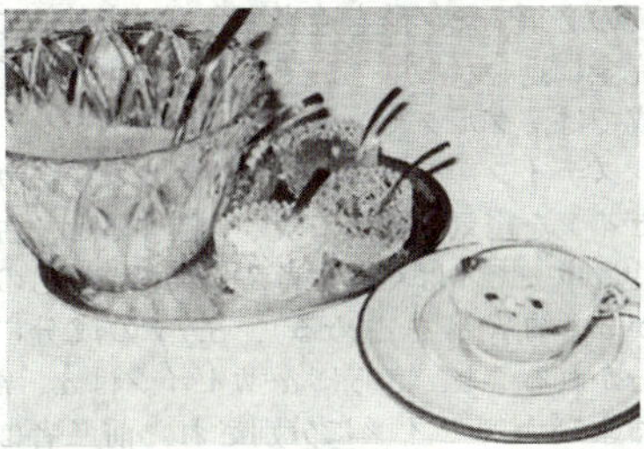

ガスパチョ

カゼイン　［Casein］〔存在〕乳汁中に存在する主要かつ特異なたんぱく質で牛乳には約3%（全たんぱく質の約80%を占める），人乳には約1%含まれる。牛乳が古くなって凝固するのは乳汁中の乳糖から発酵によって生じた乳酸がカゼインを凝固させるからである。〔製法〕カゼインを調製するには脱脂乳を水で薄めてこれに酸（酢酸，乳酸，塩酸など）を加えて，カゼインの等電点であるpH4.6～4.7にすると沈殿するので，これをアルカリに溶かし，ふたたび酸沈殿を行って精製する。また，乳汁を食塩で飽和しても沈殿分離することができる。これは酸凝固したカゼインと異なり，乳汁中のカゼインの状態に近い。〔性質〕乳汁中ではおもにカルシウム塩として存在し，さらにリン酸カルシウムとも結合してミセルとなって懸濁している。カゼインにレンネット（rennet）を加えると，レ

ンニン（rennnin）の酵素作用でカゼインがパラカゼインに変化し，カルシウムの存在下ではパラカゼインカルシウムとなって凝固する。この変化は古くからチーズの製造に利用されている。また，カゼインは加熱（140℃）によってもアルコール添加によっても凝固する。牛乳が多少古くなって酸度が増加すると，アルコールの少量の添加でもカゼインが凝固しやすくなるので，この性質はアルコール試験といって牛乳の新鮮度の判定に用いられる。〔組成〕カゼインは一種のリンたんぱく質で，分子量75,000～375,000。その元素組成の一例を示すと，C 53.50％，H 7.13％，N 15.80％，O 22.14％，P 0.71％，S 0.72％である。すべての必須アミノ酸を適当に含み，栄養的に完全に近いたんぱく質である。アミノ酸組成では，グルタミン酸が多く，シスチン，システイン，トリプトファンが少ない。カゼインを電気泳動法により分離すると，古くは単一たんぱく質と考えられていたものが α（約70％を占める），β，γ の成分に分かれること，さらに α-カゼインは α_S，κ および λ-カゼインに分別され，前二者はなお不均一性を示すことがわかった。これら三種のカゼインは物理化学的性質や化学的組成が異なっている。〔用途〕医薬品，あるいはたんぱく質の基礎飼料として栄養試験に，また，工業的に，接着剤，人造繊維，紙の加工などに広く用いられる。

カゼインホスホペプチド　［Casein phosphopeptide, CPP］　乳たんぱく質であるカゼインを酵素分解したもの。カゼインホスホペプチドは，Ca, Fe などのミネラルと結合して可溶化することによって，これらのミネラルの体内への吸収を促進する作用がある。

かたくりこ　片栗粉　［Katakuri starch］　本来は，ユリ科の多年草であるかたくり（*Erythronium japonicum* Decen）の根から製造したでんぷんをいうが，一般にかたくり粉と称して市販されているのは，じゃがいものでんぷんであり，明治の初めのころからの商習慣として行われている。〔製造法〕4月上旬から5月上旬の間に掘り取った根（地下鱗茎）をよくつき砕いて，さらに水を加えて臼でひきつぶし，木綿の袋のなかに入れて水中で洗い出す。この操作を2～3回くり返し，精製する。歩留まり20～30％。〔用途〕美味で透明度が高く，高級和菓子用などとして珍重される。

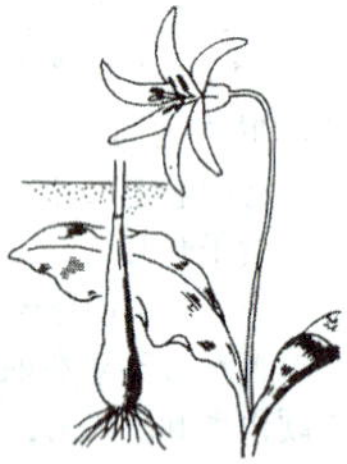

かたくり

カタラーゼ　［Catalase］　鉄ポルフィリンを作用基にもつヘミン系の酸化還元酵素の一種である。〔存在〕嫌気性菌を除いてほとんどすべての生物に分布している。〔性質〕過酸化水素を水と酸素分子に分解する働きをする。このとき酸素を必要とし，酸素は酵素の Fe^{2+} を酸化し，こうして生じた酵素の Fe^{3+} は，過酸化水素を酸化（脱水素）して酸素を発生させる。

$$
\begin{array}{c}
4Fe^{3+}+2H_2O_2=4Fe^{2+}+4H^{+}+2O_2 \\
4Fe^{2+}+4H^{+}+O_2=4Fe^{3+}+2H_2O \\
\hline
2H_2O_2=2H_2O+O_2
\end{array}
$$

このようにしてカタラーゼは，生体内において，有害な活性酸素種である過酸化水素を分解し，抗酸化酵素のひとつとして生体内抗酸化機構において重要な役割を果していると考えられている。なお，カタラーゼは，脱水素酵素によって生じた発生期の過酸化水素に作用して，ペルオキシダーゼ（過酸化酵素）のように，ほかの物質の酸化を促進する作用もある。

ガツ　［Rumen, Pork stomach］　牛の第一胃または豚の胃。消化管，腸，内臓を意味する英語 gut（ガット）が語源である。乳白色を呈し，弾力に富む。牛の胃は中国・朝鮮料理，もつ料理などの材料で，汚れた部分を除き，塩水に漬けてぬめりをとり，適当な大きさに細切りしてから水に入れてゆで，やわらかくなったらとり出し，調理する。

カツオ　鰹　[Skipjack, Bonito]　サバ科の魚。〔呼称〕北海道ではマンダラ，東京，長崎，高知などではカツオまたはマガツオという。また，小型のものはトックリガツオということもある。〔生態〕背中側は青紫色，腹側は銀白色で縦線が走っている。産卵期は6～7月，暖海性の表層魚で太平洋，インド洋，大西洋などの熱帯部に広く分布しているが回遊性が強く，日本沿岸には夏期黒潮の勢力が強まるにつれて近づき，さらに北に進み，秋には北海道南部にまで達する。すなわち1～2月小笠原に現れたカツオの群は3月には八丈島，4～6月千葉県沖，6～7月常磐沖，7～8月金華山沖，8～9月三陸沖と北上する。しかし秋になり水温が下がりはじめるとまた南へ帰って行く。そのため太平洋の沿岸各地，とくに静岡，宮城，鹿児島では多く水揚げされる。〔産額〕年産量は33.5万t（2008年），わが国重要魚種のひとつ。〔索餌回遊〕カツオの回遊は主として索餌回遊とよばれるもので，北に進むにつれて太り，脂が多くなる。すなわち，南方海域あるいは漁期の初めにとれるものはあまり脂がのっていないが，秋に三陸沖で獲れるものは多量の脂を含んでいる。〔旬〕一般にイワシ，サバなどのように海の表面近くを活発に泳ぎ回っている魚は油ののった時期を旬とするがカツオのように春から秋まで日本の沿岸各地を移動し，しかも時期により含油量の変わる魚は，たとえ表層魚であってもイワシ，サバなどと同一に論じ得ない点がある。それはあっさりしたカツオを食べなれた九州および四国の人は春から初夏の頃にとれる油の少ないカツオを好み，関東以北では含油量の多いものを食べる機会が多いため，秋のカツオを好む傾向があるからである。そのためカツオの旬に関しては各人の好みがかなり影響してくるといえる。また，目に青葉山ほととぎす初がつおなる句は旬の時期をさすというより江戸っ子趣味の初物食いが多分に入ったことばといえる。〔用途〕カツオは刺身（とくに高知のたたきは名高い），煮付け，なまり，つくだ煮，大和煮，缶詰などに向き，さらに胃，腸，肝臓などからは塩辛をつくる。また全漁獲量の半分近くはかつお節とされる。→かつおぶし，しおから，しゅとう

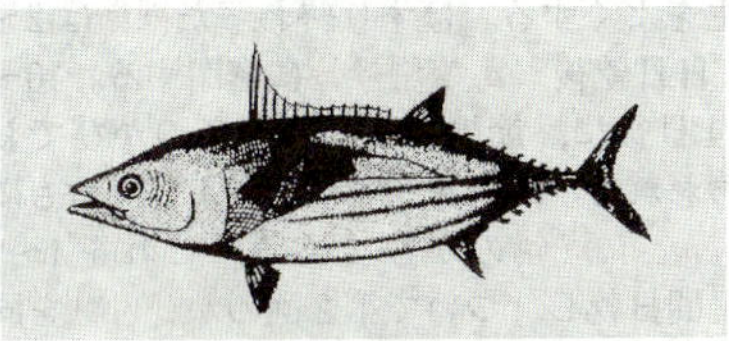

カ ツ オ

カツオしおから　鰹塩辛　[Salted bonito guts]　→しゅとう

かつおぶし　鰹節，勝男武士，松魚節　[Dried bonito]　だし汁をとるのに用いる，わが国特有のカツオの燻乾品。『古事記』にも記載され，徳川時代にはさかんに商品として取り引きされた。〔製法〕カツオの頭部，内臓を除き，3枚におろす（生切り）。この左右両側の2片よりつくった節を亀節という。また，3 kg以上の大形魚の場合は，これをさらに，それぞれ背，腹の2部分にわける。背肉のほうからつくる節を雄節または背節，腹肉のほうを雌節または腹節という。また，これらは亀節に対し本節という。切ったカツオは，煮籠に並べる（籠立て）。煮籠は釜に入れて85～95℃の熱湯中で加熱する。放冷後，皮の一部，骨を除き，堅木の薪（まき）を燃やした120℃内外の炉に入れ，1時間ぐらい焙乾する。これを一番火といい，製品はなまり節とよばれる。一番火終了後，肉の欠けたところには擂肉をはりつけ，形をなおし，続いて毎日1回，二番火，三番火と焙乾を続ける。焙乾するにつれて節がしまり，小さくなってくるのに合わせて，火力を弱めるとともに時間を短縮する。このように焙乾をくり返すのは，焙乾の間の乾燥は外部だけで，焙乾後，放冷すると節の内部から水がにじみ出てくるので，つぎの焙乾でこの水分を除くことによって均一に

乾燥させるためである。焙乾が終わったものは荒節や鬼節といわれ，節の表面はタール分におおわれて黒褐色になる。亀節で8～10番火，本節で10～12番火した後，天日乾燥する。これを小刀やグラインダーでけずって形を整えるとともに節の表面にしみ出てきた脂肪を除き，かびの発生をよくする。けずり終わった裸節は2～3日日乾後，かび付け箱に密閉する。10～14日後に，節の表面は青緑色のかびでおおわれる。これを一番かびとよび，おもに*Penicillum*属のかびである。これを1～2日間日乾し，ついで第2回のかび付けを同様にして2週間程度行う。この操作を4～5回行うと，本枯節とよぶ製品となる。かび付け回数にともない，*Aspergillus*属のかびが主となる。かび付けはかつお節特有の加工法で，脂肪分を減少させ，香味をよくするとともに節肌を緻密にし，色沢をよくする。優良かびはたんぱく分解力が弱く，脂肪分解力が強い。かつお節の香りは，燻煙に由来する重い香りと，かびの発育でつくられる軽い香りからできている。主成分は，フェノール類のグアヤコール，4-メチルグアヤコール，3,6-ジメトキシフェノールなどと考えられる。〔成分〕かつお節は製造の過程において，可溶性窒素化合物が増加し，中性脂肪が減少する。また，イノシン酸がふえる。このほか，アミノ酸中モノアミノ酸は減少し，ヒスチジンが増す。うま味の主成分はイノシン酸（inosinic acid）で，グルタミン酸などのアミノ酸との相乗効果が関与していると思われる。〔種類・品質〕カツオは春より秋にかけてわが国の太平洋岸を北へ向かって移動するため，沿岸各地でかつお節をつくっており，それぞれに産地の名称を付してよんでいる。すなわち，薩摩節，日向節，土佐節，紀州節，焼津節，伊豆節，常磐節，三陸節などがある。カツオは北上するにつれて次第に肥満し，脂肪含量が高くなる。そのため，4～7月ごろにとれるカツオからつくるものは春節といい，脂肪が少ないため品質がよい。一方，8～10月のものは秋節といい，脂肪が多いため品質が劣り，油節になりやすい。したがって，三陸節は，一般に薩摩節，土佐節などに比べて劣る。しかし，最近は熱帯地方で漁獲し，船上で凍結したカツオを原料として周年かつお節をつくるようになり，産地，季節による差がみられなくなってきた。かつお節は黒褐色で特有のかび色を示すものがよく，黒味の強いもの，黄褐色，灰褐色のものは不良とされる。また，はじめの魚体に近い形をし，堅くて重く，打ち合わせて堅い余韻のある音を出すものがよい。だし汁は淡色透明で香味のよいものがよく，油臭いもの，濁ったものは不良品である。〔保存法〕かつお節虫，そのほかの虫害を受けやすいので，乾燥した場所に置き，ときどき日乾する。〔けずり方〕かつお節のけずり方は，背のほうを上にして頭部の裏側から順目にけずる。最近は1本の節のままより，これをけずって小袋に包装したけずり節の形で市場に出荷される割合が非常に多くなった。→カツオ，ふしるい

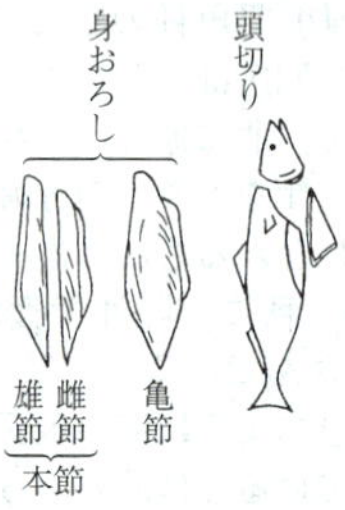

かつお節原料の生切り

がっこうきゅうしょくめん　学校給食麺　[School lunch noodle]　ソフトスパゲッティ式麺（通称，ソフト麺）といい，一度蒸してからゆでるので，のびにくい。原料の小麦粉は，一般に市販されているうどんの中力小麦粉と異なり，学校給食用強力小麦粉を用い，水分の少ないソフトスパゲッティ式につくる。

がっこうきゅうしょくようパン　学校給食用パン　[School lunch bread]　学校給食を実施している学校に納入されるパン。各都道府県学校給食会は，日本学校健

学校給食用パン原料と配合比率

原　料	小麦粉	イースト	食　塩	ショートニング	砂糖類	脱脂粉乳
配合比率	100	2～3	2	3～4	3～4	3～4

康会から全国統一価格で小麦粉の供給を受け，それをパン工場に渡して製パン加工を委託している。〔規格〕原料および配合比率の基準は表のとおりで，製造方法についての基本的な考え方が示されている。コッペパン，食パン（標準パン），各種ロールパン，クロワッサンなどがあり，パンの焼き上がり基準重量，および含水率が定められ，「学校給食用パン品質審査会」による品質検査を受ける。

がっこうちゅう　顎口虫　［*Gnathostoma*］〔分類〕旋尾線虫類，顎口虫科に属する線虫。日本には有棘顎口虫（*G. spinigerum*），ドロレス顎口虫（*G. doloresi*），日本顎口虫（*G. nipponicum*）の三種がある。〔生活史〕有棘顎口虫の終宿主は，犬，猫，とら，ひょうなどの食肉獣，剛棘顎口虫は豚やいのししで，それらの終宿主の胃内に寄生する雌虫が生み出した虫卵が，水中で分裂・発育する。幼虫となって孵化（ふか）し，遊泳しているとき，第1中間宿主のケンミジンコに食べられ体内で発育する。さらにそれが第2中間宿主に捕食されてその体内で感染幼虫（第Ⅲ期幼虫）にまで発育してその筋肉内で被嚢する。この第Ⅲ期幼虫をもった第2中間宿主を終宿主が摂食して感染し，その胃内で成虫になる。有棘顎口虫の第2中間宿主は雷魚（カムルチー）をはじめとする淡水魚，両棲類，爬虫類，鳥類と広範であり，それらを人が生食するとき人にも感染する。剛棘顎口虫のわが国での自然感染の第2中間宿主は報告されていないが，前述のように輸入どじょうによる人体感染がみられる。〔症状〕人体に感染すると幼虫のまま皮下に寄生して常時移動し，幼虫摂食後3～4週間後にいわゆる遊走性限局性皮膚腫脹（皮膚爬行症あるいは移動性の腫脹）として症状が現れる。また，幼虫が内臓を移行する際に上腹部痛，悪心，嘔吐などが起こる。人体内での幼虫は非常に長い期間生存し，十数年間も症状がみられたという報告もある。〔治療・予防〕虫体摘出のほか，アルベンダゾール，イベルメクチンの駆虫薬が有効である。感染源となる第2中間宿主の生食には厳重注意。

かっせいさんそ　活性酸素　［Active oxygen］化学的に反応性に富んだ状態の酸素分子で，強い酸化力をもつ。活性酸素にはスーパーオキシド，過酸化水素，ヒドロキシルラジカル，一重項酸素などがあるが，このほかに一酸化窒素，オゾン，過酸化脂質なども広義の活性酸素と考えられる。生体内では，活性酸素は病原菌などに対する生体防御反応に重要な役割を果たす一方，その強い酸化力により，細胞内のたんぱく質やDNA, 細胞膜脂質をも攻撃する。こうした有害な作用の蓄積が，老化やがん，動脈硬化などの疾患の一因になるといわれる。一方で，生体は，こうした有害な作用を防ぐための抗酸化システムも備えている。スーパーオキシドジスムターゼなどの抗酸化酵素群と，グルタチオンなどの生体内抗酸化物質群である。食物として摂取されるビタミンC, Eなどの抗酸化物質も同様の効果をもつことが期待されるが，疾病予防効果は必ずしも明確ではない。

かっせいたん　活性炭　［Activated carbon, Active carbon, Active charcoal］特殊処理により，内部に多数の微細な孔をもたせて，大きな表面積をもつようにさせた炭。物質の吸着能力にすぐれている。〔製法〕木材，やし殻，石炭，石油ピッチなどを高温で炭化し，ついで賦活処理を行う。水蒸気などの酸化性ガスで処理するガス賦活法と，塩化亜鉛，リン酸塩などで処理する薬品賦活法がある。〔性状〕孔径1 nm～0.01 mmの孔がきわめて多数存在し，その表面積は1 gあたり1,000 m^2にのぼる。主として，疎水性の物質をよく吸着する。

〔用途〕食品工業においては，砂糖の脱色，油脂，酒類，うま味調味料などの製造最終工程での精製，脱色に用いられる。また，家庭用冷蔵庫の脱臭剤としても用いられる。

かっそうるい　褐藻類　[Brown algae]　褐藻類に属する海藻をいう。葉緑素のほかにカロテン，キサントフィル，フコキサンチンなどの色素を多量に含むため褐色を呈する。大部分が海産で寒海に多くまた大型のものが多い。〔用途〕モズク，昆布類，ワカメ，アラメ，ヒジキなどは食用とし，また，アルギン酸を多量に含むものが多いため，その製造原料とする。かつてはヨウ化カリウムの原料ともされたが，現在はつくっていない。〔種類〕わが国には約270種を産する。

カッテージチーズ　[Cottage cheese]　チーズを熟成するチーズと熟成させないチーズに分類すると，大部分は前者に属するが，カッテージチーズは熟成させない代表的なチーズである。脱脂乳または還元脱脂乳を原料として製造する。元来は乳酸発酵のみによりカゼインを凝固してつくるものであるが，今日では，工業的にレンネットを加えて迅速に製造される。〔製法〕脱脂乳を殺菌した後に冷却し，乳酸菌スターターを加えて乳酸発酵を行ってから少量のレンネットを加え，10時間後に生成したカードを切断し，細切りされたカードに温水を加え，かきまぜながらクッキングする。ホエーを排除し，温水を加え，クッキング・ホエー排除の後，冷水で洗浄して弾力性のあるカードをつくる。堆積した後，必要に応じて加塩・クリーム添加を行い，カートンに詰め，冷却・貯蔵して出荷する。乳酸菌スターターとして使われている乳酸菌にはつぎのようなものがある。1) *Lactobacillus* 属酸生成菌，2) *Streptococcus lactis*，3) *S. cremoris*，4) *S. diacetilactis*，5) *Leuconostoc citrovorum*，6) *L. dextranicum*。以上のうち，1)～3) は酸生産菌，5)～6) は香気生産菌であり，4) は両方の性質を兼ね備えている。香気生産菌

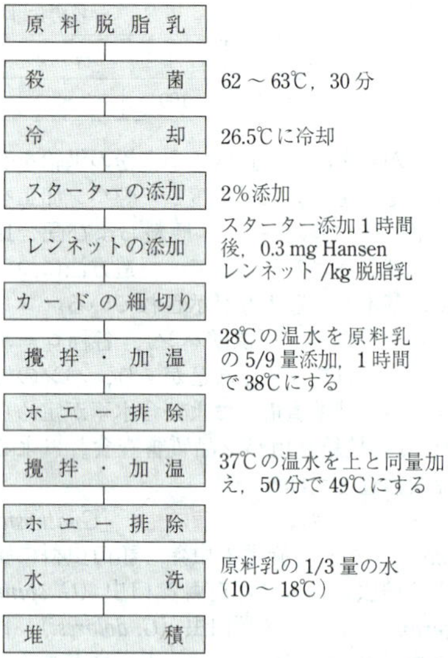

カッテージチーズの製法

は，その増殖が抑制されるときにクエン酸を始原物質として香気物質を生産するものであって，必ず酸生産菌と組み合わせて用いることが必要である。クリームを添加したものはクリームドカッテージチーズとよばれる。必要に応じ，香辛料・薬味を添加する。〔品質〕カッテージチーズの風味は，乳酸菌が生産する香気物質による。風味はジアセチル含量と密接な関係があり，1.40～3.25 ppm のものはすぐれた風味を示し，0.62～1.40 ppm のものはややすぐれたものとなり，0.15～0.62 ppm では淡泊臭となる。ただし，ジアセチルの風味をひき立たせるために，ジアセチルに対してアセトアルデヒドが 4.7：1～3.2：1 存在することが必要である。また，*Aspergillus* 属，*Pseudomonas* 属などの低温菌はジアセチルレダクターゼを生産するので，冷蔵中にジアセチルの香気は急速に消失する。したがって，カッテージチーズはなるべく新鮮なうちに賞味することが望ましい。

カットにく　カット肉　→ぶぶんにく

カップケーキ　[Cup cake]　カップ型の小さな焼き菓子。ケーキ種をカップ型や

プリン型を焼き型として焼くので，この名がある。焼き上げたあと，型から抜きやすくするために，必ず型にはカップケーキ用の紙を敷く。この紙は，焼き上がってもはがさず，そのまま取り出して皿に盛るので，花型に美しく敷き入れるとよい。紙の代わりにアルミホイルを敷き入れてもよく，アルミホイルの小ケースに直接流し込んでもよい。〔つくり方〕カップケーキの材料配合の基本はパウンドケーキである。ケーキ種のなかにドライフルーツやマーマレード，バナナのこしたものなどを加えてもよく，レーズンもよく使われる。粉のなかにベーキングパウダーを少量入れると軽くできあがる。種を型の2/3量加え入れたら，型の底まで行きわたるように2〜3回軽く底をたたき，表面を平らにする。これを天板に間隔をあけて置き，温めておいた180〜185℃のオーブンに入れて約15分焼く。比較的高温度，短時間のほうが美味で，中央が山高く焼き上がる。型から紙がついたまま取り出して，網の上に取って冷ます。上に飾りをつけたいときには，八分程度焼けてから取り出して載せ，残り時間焼く。→パウンドケーキ

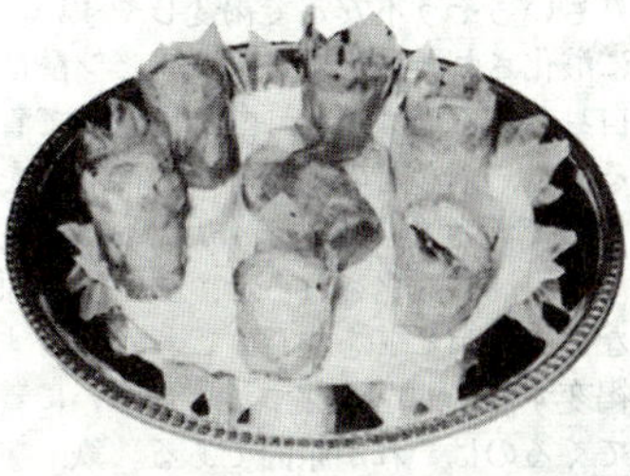

カップケーキ

カップリングシュガー　［Coupling sugar］　でんぷんを原料として製造する天然甘味料の一種。〔製法〕でんぷんとショ糖の混合物に，微生物の生産する酵素，シクロデキストリングルカノトランスフェラーゼを作用させる。〔性状〕マルトオリゴ糖の還元末端にショ糖が結合した G-$(G)_n$-F（n = 1〜3）構造をもつ。人間にとって低エネルギーである。また，虫歯の原因とならない。〔用途〕ショ糖にかわる甘味料（ショ糖の50〜60％の甘味）として，糖尿病患者用食品に用いられる。

かっぺん　褐変　［Browning］　食品は調理，加工，貯蔵などによって黄褐色に着色することが多い。これを一般に褐変とよんでいる。褐変することによって食品の色や風味を悪くしたり栄養価を低下させたりする場合，つまり食品の価値を下げる場合と，逆に，褐変することによりその食品独特の色調を呈して人の好みに適するようになる場合とがある。通常，褐変によって着色がおこると同時に種々の揮発性物質が生じて，これがそれぞれの食品に独特の風味を与える。また，褐変すると油の酸化が抑制されるようになり，食品を安定化する効果もある。〔味噌・醤油の褐変〕味噌，醤油の色の生成にはいろいろな反応が関係しているといわれている。そのうち主要な反応をあげるとつぎのとおりである。1）カラメル形成：糖類を加熱すると褐色のカラメル（caramel）とよぶ物質ができる。味噌，醤油の色の一部は製造中に糖類が熱せられてカラメル化することによる。2）メイラード反応：アミノ酸と還元糖が反応してメラノイジン（melanoidin）とよばれる褐色の物質ができる。この反応は発見者 Maillard 氏の名からマイヤールまたはメイラード反応とよばれる。味噌，醤油の原料や熟成中にはアミノ酸も還元糖もじゅうぶんに存在するのでこの反応がおこって着色する。この反応はアミノ酸と糖分子のカルボニル基とが結合してアミノ・糖縮合物（窒素配糖体およびアマドリ転位生成物）を生じ，その後これが変化して褐色のメラノイジンを形成するといわれ，アミノ・カルボニル反応（amino-carbonyl reaction）ともよばれる。グルコースとアミノ酸の場合を例にとって反応様式の概略を示すと図のようである。着色の度合はアミノ酸と糖の種類によって異なり，糖ではペントースがもっとも早く着色する。温度は高いほど，pH は6.5〜8.5で早く着色する。3）酸化による着色：フラボノイドな

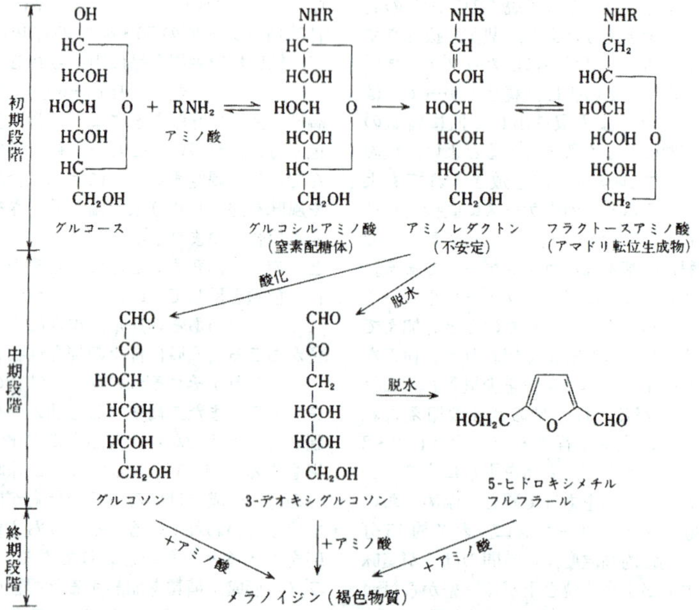

グルコースとアミノ酸によるアミノ・カルボニル反応の機構

どの酸化されやすいポリフェノール成分が酸化されて着色する。味噌の着色などには熟成中に微生物の出す酸化酵素が働いて褐変のひとつの原因になっているともいわれる。また，メイラード反応も空気中の酸素によって促進される。〔乳製品の褐変〕粉乳，練乳などの乳製品は製造工程中や貯蔵中に褐変，風味の変化，たんぱく質栄養価の低下をおこす。この現象は主として乳糖とたんぱく質との間におこるメイラード反応によるものであるが，そのほかに尿素と乳糖による褐変反応が知られている。〔パン，ビスケットの褐変〕この場合も，主としてカラメル形成，メイラード反応によって色と香りができるが，ビスケットの着色は小麦粉中のフラボン系色素トリシン（tricine）が膨剤のアルカリ性によって黄色を呈することにも原因する。〔果汁，乾燥果実の褐変〕果汁や乾燥果実の製造工程中，貯蔵中に褐変がおこる。この場合もメイラード反応が重要であるが，そのほかにもアスコルビン酸（ビタミンC）も褐変の原因になっている。アスコルビン酸は還元糖よりもいっそう不安定で褐変しやすい。とくに酸化された酸化型アスコルビン酸はそれ自身，あるいはアミノ酸と反応して着色する。鉄，銅などの金属イオンは酸化を早めるので着色を促進する作用がある。〔油の褐変〕油は酸化されると，酸敗臭の原因となるアルデヒドを生じ，これが重合すると褐変する。油を加熱するとしだいに着色してくるのはこれが原因である。鉄，アンモニア，アミノ酸などが着色をうながす。〔りんごの褐変〕りんごを切っておくと褐変する。これはりんごのなかのポリフェノール類（クロロゲン酸，カテキンなど）がやはりりんごのなかにあるポリフェノールオキシダーゼという酵素のはたらきで酸化されてキノン類に変化し，キノンはさらに酸化重合して褐色の着色物質になることによる。ポリフェノールオキシダーゼは食塩水によってはたらきが阻害されるから，りんごを切ったらすぐに食塩水にひたせば褐変を防ぐことができる。〔じゃがいもの褐変〕じゃがいもも切っておくと褐変する。これはチロシナーゼという酸化酵素のはたらきでメラニン（melanin）という着色物質を生ずることによる。チロシナーゼは水にとけるから，切ったじゃがいもは水にひたせば褐変を防ぐことができる。〔茶の着色〕鉄分のある水で茶を浸出すると黒くなる，これは茶のなかのタンニンと鉄が結合して，黒色のタンニン鉄が生じるためである。〔肉の褐変〕肉のなかにはミオグロビン（myoglobin, 筋肉の色素）があり，これが空気中の酸素によって酸化されるとメトミオグロビンに変わり暗褐色になる。肉を加熱調理すると褐色になるのもこの反応による。ハム，ソーセージの場合には，褐変を防ぐために，あらかじめ原料の肉を硝石（硝酸カリ）の溶液につけておく。これは硝石が亜硝酸塩に変わり，さらに亜硝酸から酸化窒素が生じ，これとミオグロビンとが結合してニトロソミオグロビンができる。ニトロソミオグロビンは安定で，酸素にふれても変化しないので，鮮やかな肉の色を保つことができる。

カツレツ [Cutlet] カツレツは日本独特の西洋料理で，肉の薄切りにパン粉を付けて油のなかで調理したもの。魚介類を材料とした場合はフライとよぶ。カツレツの名はフランス語のコートレット（côtelette）からきており，これは，仔牛，羊，豚など牛以外の肉の背肉の骨つきをひと切れずつパン粉の衣をつけ，バター焼き，または網焼きとしたものである。カツレツの場合は骨をつけず，切り身に調味をして形をととのえ，小麦粉，溶き卵，パン粉の順に衣をつけ，たっぷりの油のなかで（180℃）揚げる。日本のカツレツはイギリス料理をまねたといわれる。〔種類〕ポークカツレツ（とんカツ），ヒレカツ（豚ヒレ肉のカツレツ），一口カツ，串カツ，ビーフカツ，チキンカツ，メンチカツ，レバーカツなどがある。ごく熱い揚げたてのカツレツを食べやすい大きさに切ったものに，多くは生の刻みキャベツを添え，日本人のし好に合わせてつくったとんカツソースをかけてご飯とともに食す。〔ウインナーシュニッツェル〕日本のとんカツに近い仔牛肉料理。シュニッツェルとはドイツ語で骨を付けない薄い切り身の肉の意をもち，フランス語のエスカロップ（escalope）にあたる。仔牛肉をできるだけ薄切りにし，これをさらに肉たたきで薄く広げて調味したものに，パン粉の衣をつけ，フライパンにたっぷりのバターを溶かし，そのなかで肉をゆり動かしながら全体に美しい焦げ目をつけてパン粉の衣を香ばしく焼き上げる，でき上がったら皿に取り，バターを焦がして，ソースとしてかけ，前もって用意しておいたレモンの薄切り，みじん切りのゆで卵，パセリ，オリーブ，アンチョビ，ケッパーなどで，色どりよく，美しくその表面を飾るのが特徴である。仔牛肉は脂肪が少なく味が淡白でゼラチン質が多いため，加熱されたものは口あたりがよくて肉質がやわらかく，西欧の人々に好まれる。

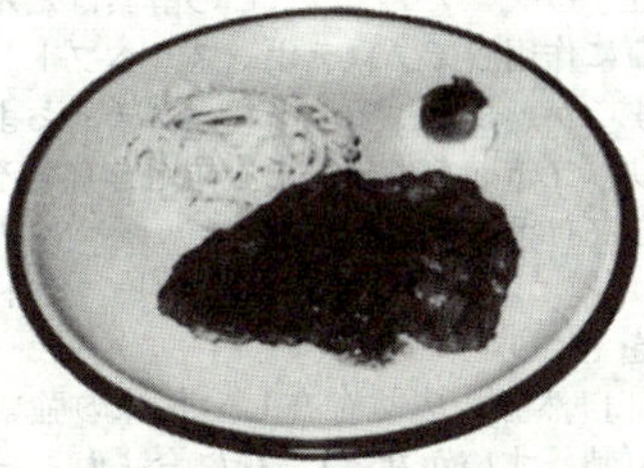
仔牛肉のカツレツ（ウインナーシュニッツェル）

カテキン [Catechin] 狭義には，部分構造としてカテコールを含むものをカテキン，ピロガロールを含むものをガロカテキンという。カテキンは茶，コーラ，大黄，りんご，桃，梨，カカオ豆などに含まれる。カテキンの水溶液を長く放置するか，酸性にすると重合してタンニン様のフェノール性物質を生成する。〔茶のカテキン〕L-エピカテキンとL-エピガロカテキンも苦味を呈するが，これらの没食子酸エステルは渋茶の渋味の原因になっている。緑茶では，カテキンが大部分残っているが，紅茶では，発酵工程中に酸化酵素により酸化されて渋味をかなり減ずるとともに赤色および褐色の色素を形成する。これが紅茶の水浸液の色を出す。とくに，赤色の色素はテアフラビン（theaflavin）とよばれ，良質の紅茶に多く含まれる。

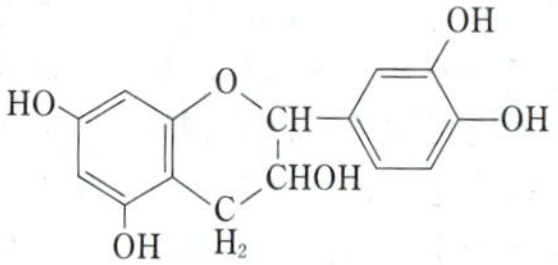

カテキン

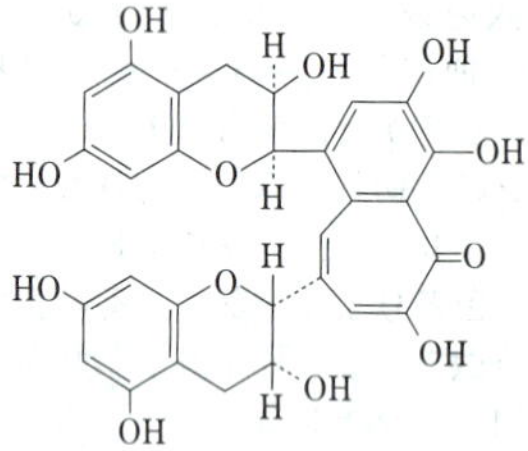

テアフラビン

カテプシン　［Cathepsin］　動物組織に存在するプロテアーゼ。この酵素はたんぱく質に作用してプロテオース，ペプトンを生ずるが，また，多くのジペプチドおよびトリペプチドをも分解する作用を有する特殊なプロテアーゼである。

かとう　果糖　［Fructose］　ケトン基をもつ六炭糖，ケトヘキソース。〔存在〕自然界に広く存在し，甘味の強い果汁（梨，すいかなど），花に含まれ，とくに蜂蜜に多い。〔性質〕ショ糖を分解すると果糖（フルクトース）とブドウ糖になり，また，イヌリンは果糖から成る多糖類で，きくいも，ごぼう，たんぽぽ，ダリアなどのキク科植物に多い。〔製法〕ショ糖の転化によるほかに，ブドウ糖をアルカリまたは酵素で異性化してもつくられる。D型で水溶液は左旋性。アルコールから無水の細かい塊状で折出する。水からの結晶は，半分子の結晶水がつく。ブドウ糖に比べると結晶化しにくい。蜂蜜は長期間保存するか，または冷却すれば結晶が析出するが，結晶はブドウ糖で，果糖の大部分は，シロップ中に残る。〔性質〕白色の吸湿性結晶。α-型は融点104℃，$[\alpha]_D - 64°$。β型は融点102～104℃，$[\alpha]_D - 134°$，変旋光により$- 92°$となる。〔甘味度〕果糖は味質のよい甘味を呈し，ショ糖の1.3～1.7倍，糖類中でもっとも甘味が強い。甘味度は温度が高くなると急に低下する。40℃で果糖の甘味はショ糖と等しくなり，それ以上ではショ糖以下になる。それは果糖の結晶はβ型であるのに対して，水溶液中で変旋光を起こし甘味度が1/3のα型に一部変わるからである。〔吸湿性〕果糖は非常に吸湿性が強い。砂糖の吸湿性は微量の果糖が混在するためで，純粋のショ糖の吸湿性はきわめて低い。くるま糖が吸湿しやすいのは，そのなかに2%程度存在する転化糖中の果糖が原因となっている。果糖はカステラ，スポンジケーキ，クッキーなどが乾燥してパサパサになるのを防ぐ効果がある。

かとうふんにゅう　加糖粉乳　［Sweetened powdered milk］　全乳（牛乳）に砂糖を加えて粉末とするか，または全粉乳に砂糖を加えたものをいう。砂糖のかわりにブドウ糖などを使ってもよい。〔成分規格・用途〕厚生労働省の乳等省令では乳固形分70.0%以上，うち乳脂肪分18.0%以上，乳糖以外の糖分25.0%以下と定められている。糖分15%型の加糖粉乳は，調製粉乳の出現以前には育児用に使われたこともあったが，現在ではほとんど製造されていない。

カナガシラ　金頭　［Lepidotrigla］　ホウボウ科の魚。〔産地〕本州中部以南に多い。〔生態〕体色は背中側は朱赤色，腹側は白色を呈する。体長は30 cmになる。〔調理〕味はホウボウに劣るが，天ぷらに

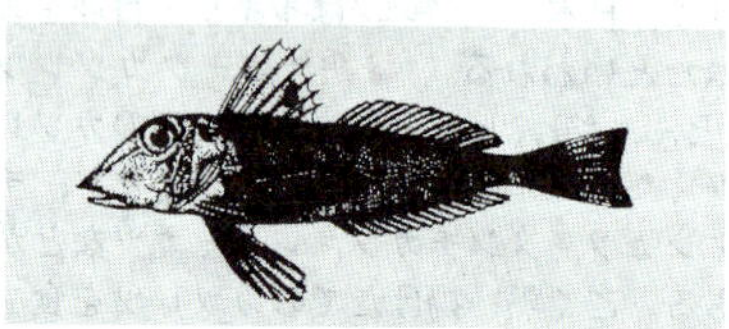

カナガシラ

は向き，天ぷらとした場合はホウボウ以上といわれている。冬が旬の時期である。また鍋物にも向く。

ガナッシュ ［(仏) Ganache］ 生クリームにチョコレートを溶かし混ぜた，つくり方の簡単な菓子用チョコレートクリームのことで，クレーム・ガナッシュ(Crème ganache)ともいう。スイートチョコレートが使われるが，その量は用途によって加減される。ガナッシュは，チョコレート特有の苦味と香りをもつ口あたりのなめらかな黒褐色のクリームで，バタークリームに混ぜてチョコレートの風味を加えたり，絞り出して菓子のデコレーションに用いたりする。また，トリュフ(truffe)などのチョコレート小菓子の芯にする。トリュフに用いるガナッシュは，ラム酒，キルシュ・フッサー，グランマルニエ，コニャックなどの洋酒の香りを加えるか，バターで風味をつける。これらはガナッシュの10％まで使われ，好みの形にしたものが芯となり，チョコレートでコーティングされる。〔つくり方〕生クリームを沸騰させ，火を消したところで細かく刻んだチョコレートを加えて溶かす。あら熱をとってから泡立て器でかき混ぜ，クリーム状にする。冷めるにしたがってガナッシュは固くなるため，よい形につくれる。

カナッペ ［(仏) Canapé］ ごく小形に切ったパンの上に料理をのせ，前菜などとして供される料理。カナッペの語源はフランス語の長椅子からきており，長方形のパンの上にバターをぬり，料理やペーストなどをこんもりとのせた形をさしている。現在のカナッペはパンの薄切りだけでなく，クラッカーやパイ皮でもつくられる。もともとは，食事が始まる前に別室で食前酒が出される際の，軽いつまみとして出されていたが，カクテルパーティなどに使用され，現在は前菜の料理としても盛り合わせられる。〔つくり方〕パンは0.5 cm厚さで，つまんで食べやすい形・大きさに切り，片面，もしくは両面を軽く焼く。じゅうぶんにさましたらやわらかくしたバターを片面にぬる。パンは食パンばかりでなく，黒パンなども使える。上にのせる材料は味がよく，色どりのよいものならば何でもよいが，生の野菜は水気が多いのでさける。材料は味や色を考え，一～二種類を組み合わせてつくれば，いろいろなカナッペができる。マヨネーズ，合わせバター，薄切りレモン，薄切りきゅうり，赤ピーマンなどで飾りをつけてもよい。高級食材のキャビアやフォアグラ，トリュフが使われることもある。カナッペだけを盛り合わせるときには，銀皿に，これらをまとめて市松模様に並べたり，扇型に形をつくったりする。このまわりには，たとえば，生のセロリや花形にむいたラディッシュを添えたり，味を補うためにきゅうりピクルスを添えたりする。

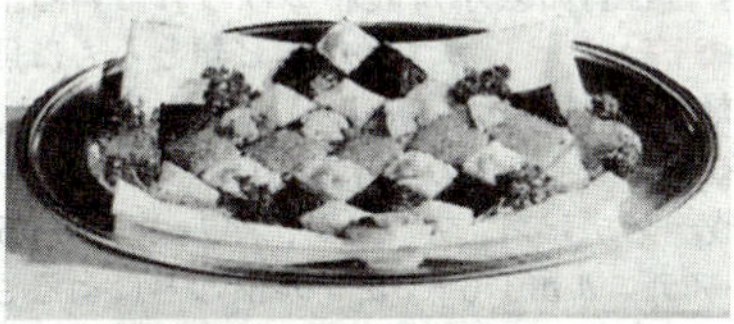

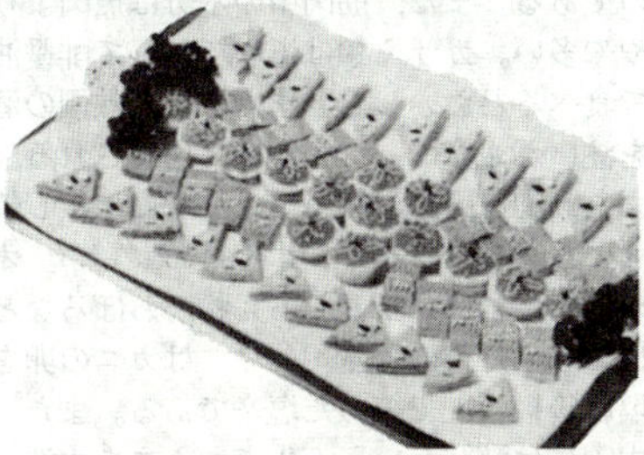

カナッペ

カナディアンウイスキー ［Canadian whisky］ カナダで製造されるウイスキーで，香味の強いフレーバリングと，ほとんど無臭のベースとの混和でつくられる。原料はとうもろこし，ライ麦，大麦麦芽で，蒸留機は連続式を用いる。最低3年間の熟成が法定されているが，ふつうは5～6年，樽貯蔵する。アメリカンウイスキーより，さらに香味の軽いブレンデッドウイスキーである。→ウイスキー

カニ　蟹　[Crab]　節足動物甲殻類十脚目のうちの短尾亜目の俗称。〔生態〕甲は幅広く，腹部はいちじるしく退化し甲の腹面に折れ曲がる。水中，水辺に生棲する。〔種類〕食用として重要なものは主として海産である。ガザミ（ワタリガニ），ノコギリガザミ，ズワイガニ，オオクリガニ（毛ガニ）などは，食用とし，モズクガニ，サワガニなど淡水産のものも地方によっては食べる。缶詰として名高いタラバガニは歪尾類（ヤドカリの類）に属し，ハナサキガニも同じ仲間である。また，ザリガニは長尾類（エビの類）に属する。〔アレルゲン〕カニ類を含む7品目（乳，小麦，卵，そば，落花生，エビ）は，特定原材料とよばれ，アレルギーを引き起こす。カニを原材料として含む加工食品は，それを含む旨の表示が義務づけられている。〔調理・製品〕カニ類はエビ類とともに魚肉とは異なった特有のうま味を有している。ズワイガニの呈味成分は，グルタミン酸，グリシン，アラニン，アルギニン，5'-アデニル酸，6'-グアニル酸などによるものである。また，筋肉中の水分は魚肉よりやや多い。ガザミ類は塩ゆでにして酢醤油で食べるとおいしく，また，甲に熱燗の酒を注いだものは甲羅酒として珍重される。また，肉を甲羅に詰めコキール風に蒸し焼きにしたり，フライにするとおいしい。オオクリガニはサラダ，あえ物，おぼろなどにする。丹後の名産かにうにはカニの卵を塩蔵後板の上で練った塩辛である。また，中国には酔蟹という，生きたカニを水洗，風乾し，酒，食塩，ミョウバンの混液中に漬けたものがある。このほかカニすり肉にでんぷん，調味液を加え，焼き上げるかにせんべいやかにあられ，およびカニ肉と魚肉を混ぜて油で揚げた佳鱗（かりん）糖などがある。→ケガニ，ズワイガニ，タラバガニ

カニかまぼこ　蟹蒲鉾　[Crab sticks]　カニ肉のテクスチャーや風味をもたせた1975年ごろにできた水産練り製品。〔製法〕かまぼこを，厚さ，幅ともに1～3 mmの糸状に切断し，すり身をつなぎにまぜて棒状に成形，加熱する刻み方式と，薄いシート状にしたすり身を加熱した後，麺のように櫛歯のロールの間を通して刻み目をつけ，これを棒状に丸め込む製麺方式がある。棒状にしたかまぼこに着色料または着色したすり身をぬり，加熱固定する。カニエキスにグリシンを加えた調味料を配合してカニ肉様の風味をつける。〔種類〕棒状のスティック，これを長軸の方向に直角に短く切ったダイス，斜めに切ったチャンク，繊維状にほぐしたフレークなどの形があり，これを混合したサラダ用の製品もある。〔食べ方〕カニ肉と同様に酢の物，鍋物，揚げ物などに用いられ，とくにサラダ材料としてアメリカはじめヨーロッパで人気がある。→かまぼこ，すりみ

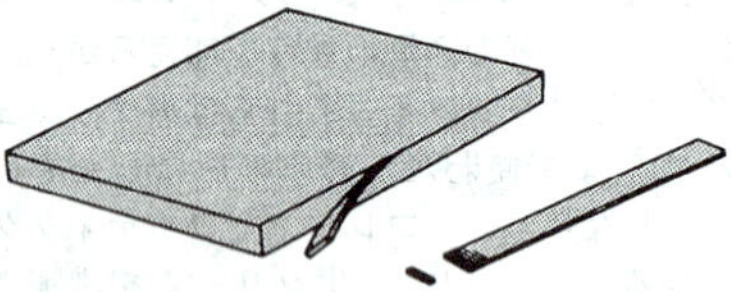

刻み方式

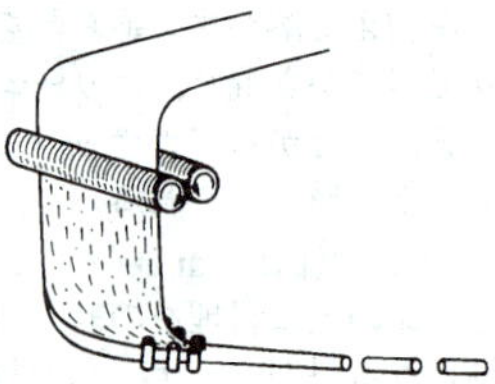

製麺方式

かにかまぼこの製法

カニかんづめ　蟹缶詰　[Canned crab]　カニを煮熟し，殻および内臓を除去して肉に適量の食塩を加え，カンに密封し，加熱殺菌したもの。〔原料〕おもにタラバガニ，ケガニ，ズワイガニ，ハナサキガニが用いられる。タラバガニは，北海道，オホーツク海，アラスカ方面に産し，脚肉が大きく，肉繊維も比較的大きく，風味がすぐれている。ケガニは朝鮮半島，北海道に産し，脚肉が少なく，肉繊維は細くて色沢

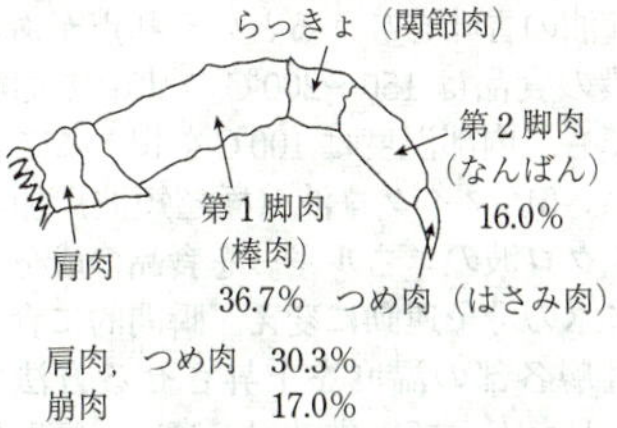

カニの脚肉の名称

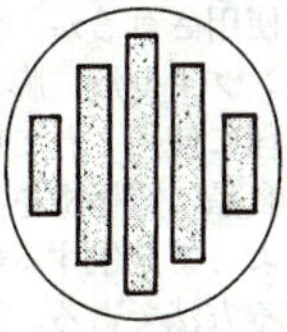
かざり肉のならべ方

も良好でなく，風味はいちじるしく劣る。ズワイガニは日本海沿岸，北海道，アラスカでとれ，肉繊維は細いが，色沢はケガニより良好で，風味もよい。ハナサキガニは北海道，千島，カムチャツカに産し，肉を煮熟すると紫黒色に斑点が生ずることがある。風味はタラバガニに似るが，やや劣るといわれる。〔製法〕カニは脱甲し（脱甲が遅れると，甲内の肝臓酵素によって肩肉が分解するおそれがある），65℃の海水中で短時間加熱して筋肉たんぱく質を凝固させたら，流水に入れて未凝固の血液を除去する。ついで沸騰水中で再度煮熟する。冷却後に切割し，抱き身（肩肉），棒肉（第１脚肉），らっきょ（関節肉），なんばん（第２脚肉），つめ肉（はさみ肉）に選別し，洗肉する。肉詰は，Ｃエナメルカンに硫酸紙をしき（いずれも，カニ肉の黒変防止のために行う），たとえば，カニ２号カンのとき，肉量185 g，１番脚肉（第１脚肉）６本以内53 g以上，フレーク55 g以下の規格に合うように，カンの上下両面に１番脚肉２～４本，その側にだき肉，らっきょ，つめ肉を配してかざりとし，そぼろ肉は上下両面の間に外側をなんばんが取り巻くようにする。肉詰め後に巻きじめを行い，5～5.5ポンド，90分間の加熱殺菌を行って急冷却する。〔カニ缶詰のクレーム〕黒変は，カニ肉から発生する硫化水素がカン材の鉄と反応して硫化鉄を生成するためである。カン内面塗料の改良や硫酸紙の使用でほとんど生じなくなった。青肉は肩肉の関節，皮膜部やつめ肉に多く生じ，また，ケガニは，タラバガニより多く発生する血液中の呼吸色素たんぱく質，ヘモシアニン中の銅が原因である。脱血をじゅうぶんに行うことで防止できる。カニ缶詰で問題となるガラス状結晶はストラバイト(struvite)といってリン酸アンモニウムマグネシウム($MgNH_4PO_4 \cdot 6H_2O$)の結晶で，無害ではあるが，品質的に好ましくない。→あおにく，ストラバイト

カニたま　**蟹玉**　中国料理の炒菜の一種。正式には芙蓉蟹（フーヨーハイまたはフーロンシェ）という。フーヨーハイは広東語である。日本ではカニたま，カニオムレツなどといわれ，卵にカニと数種の野菜を入れて焼いた卵焼きである。芙蓉（フーロン）とはふようの花，またははすの花の意味で，料理をこれらの花のように美しく表現したものである。〔つくり方〕カニの身をほぐし，戻したしいたけ，たけのこ，ねぎなどは２cm長さのせん切りに，グリーンピースは塩ゆでにする。卵を割りほぐしたなかに，先の材料，調味料（塩，酒，醤油，砂糖）を入れる。油を入れて熱した鍋に卵液を入れ，やや固まってきたらかきまぜ，全体が半熟状態になったときに中央にまとめ，裏返して焼き，器に取る。別の鍋であんをつくり，上にかける。

かねつ　**加熱**　[Heating]　物理的には，物質に熱エネルギーを与え，そのものの温度を高めることをいう。食品の場合の加熱は，おもにその食品に含まれる水に直接熱エネルギーを与えるか，水または水蒸気を熱伝導の媒体として熱エネルギーを与えることである。〔目的〕食品の加熱の場合は，1）でんぷんのα化，たんぱく質の熱凝固または熱変性などにより，それらを消化しやすい状態に変えること，2）同時に，歯切れ，舌ざわりなど，テクスチャーを改善し，おいしく食べられるようにする

こと，3）加熱することにより，その食品中の成分間の反応を促進，または構成成分の分解，重合を行わせることにより，新しい呈味成分の生成あるいは芳香の生成により，その食品のし好性を向上させたり，機能性成分を生じさせること，4）その食品に含まれる各種酵素を不活性化し，酵素作用による品質の低下（着色，異臭の発生，テクスチャーの低下など）を防止すること，5）かび，酵母，バクテリアなど，微生物および寄生虫，卵など，人体およびその食品の変質，腐敗に関する生物を死滅させ，食品衛生上の問題となる原因を除去するとともに，その食品に貯蔵性を与えること，6）食品加工の面からは，食品成分の抽出，分離，乾燥，殺菌，膨化のために加熱は不可欠の手段である。以上のように，食品の場合の加熱は，栄養，し好，衛生，貯蔵，加工，流通という面から不可欠の手段である。〔加熱方法〕1）ゆでる，煮るなどの処理は湯または煮汁などの媒体を通じて加熱する方法。食品加工の場合のブランチング（blanching），スコルディング（scalding）は酵素の不活性化を目的とした処理で，ゆでる処理に似ているが，あく抜きをも兼ねている。2）蒸す，あるいは蒸煮の処理は，水蒸気のもつ潜熱によって食品を加熱する方法である。蒸煮は蒸気を密閉容器中に送り込み圧力を高めるので，100℃以上の加熱を行うことができる。これは，加熱時間の短縮と食品組織の軟化の促進を目的とする操作である。3）焼く，焙焼の処理は，直接加熱と間接加熱とがある。前者は放（輻）射熱あるいは直火により，食品の表面温度を250～300℃とする。この場合，内部温度は70～95℃程度である。後者はフライパンあるいは各種のロースターなど金属板の中間体を加熱し，あるいは砂，小石，金属球を加熱し，その物体の放射熱と熱伝導により食品を加熱する。4）揚げる操作は，油を熱媒体として食品に熱を与える方法で，常圧においても150～200℃の加熱が可能であり，高温短時間の加熱ができる。また，食品に油を吸収させ，油の香味を与えるという利点がある。一般の食品は150～200℃の油中で加熱されても，内部温度は100℃を超えることはない。5）マイクロ波（極超短波）加熱はマイクロ波のエネルギーを食品の成分，おもに水の分子運動に変え，瞬間的に食品の内外層各部の温度を上昇させる方法である。したがって，熱効率が高い。家庭用の電子レンジは，おもに料理の再加熱，冷凍食品の解凍に使用されるが，食品加工の場合はブランチング，乾燥，膨化，簡易殺菌などの加熱処理に使用されている。ジュール加熱法は，食品に電極板を挿入して電流を流すことによって発生する熱で，内部温度を上昇させる方法である。正確な温度制御が可能であり，一定温度で長時間保持することも可能なので醸造や酵素処理に利用することができ，さらに，攪拌せずに均一加熱ができるので，魚介の姿煮や高粘度食品へも応用できる。食品加工の場において殺菌は重要な工程であるが，この操作は加熱による。牛乳，果汁のような液体の食品の場合は，連続的に迅速に殺菌する目的で，プレート型，チューブラー型の熱交換殺菌装置が一般に使用されるが，過熱水蒸気を強制的に吹き込む，液体の食品を過熱水蒸気のなかに噴霧するなどの方法もある（HTST殺菌，UHT殺菌）。缶詰の場合は熱湯中の加熱殺菌（湯殺菌）または高圧釜（オートクレーブ，レトルト）による加圧高温殺菌（レトルト殺菌，高温短時間殺菌，HTST殺菌）が採用されている。

かねつこうき　加熱香気　[Cooking aroma]　食品を加熱したとき，生じる香りのこと。パン，醤油，ビーフステーキ，チョコレートなど多くの食品にみられる。〔原理〕食品中にアミノ酸などのアミノ化合物と，糖などのカルボニル化合物が存在すると，加熱によって反応して（アミノ・カルボニル反応）3-デオキシグルコソンなどが生じ，アミノ酸とストレッカー分解を起こして元のアミノ酸より炭素数のひとつ少ないアルデヒド，エナミノールなどを生ずる。生成するアルデヒドとして，アミノ酸のグリシンからはホルムアルデヒド，アラニンからはアセトアルデヒド，バリンからはイソブチルアルデヒド，ロイシンからはイソバレルアルデヒドを生じる。また，エナミノールからは種々のピラジン化合物を生ずる。アルデヒドの多くは香気を有するし，ピラジン化合物の多くは加熱食品の香ばしいにおい，焙焼香を有する。アミノ酸とグルコースとを加熱させると，温度によっても異なるが，アミノ酸の種類によって，特有の香りが生ずる。たとえば，グルコースとバリンからはチョコレートの香り，フェニルアランニンからは花の香り，メチオニンからは煮たばれいしょの香り，リジンからはパンの香りが生ずる。アミノ酸単独の加熱でも，温度をあげると香りが生ずる。たとえば，システインからせんべいの香りが生ずる。適当なカルボニル化合物，たとえばピルブアルデヒドやジヒドロキシアセトンを選ぶと，温度をそれほどあげなくても発香することがある。〔利用〕加熱香気生成の原理を用いて，食品にアミノ酸あるいはカルボニル化合物を添加して加熱すると，食品の香気をつけたり，強めたりすることもできる。また，この反応によって，香気ばかりでなく，抗酸化性物質も生ずる。

かねつちしじかんきょくせん　加熱致死時間曲線　[Thermal death time curve]　一定条件下で与えられた温度で微生物のすべてを死滅させるのに要する加熱時間（分）を加熱致死時間といい，この値を片対数方眼紙上の対数軸に，温度を横軸にとって書いた曲線を加熱致死時間曲線（TDT 曲線）という。この曲線は，おおむね直線関係が成立するので，F 値，Z 値によってこの直線を特徴づけることができる。F 値は基準温度で一定濃度の微生物を死滅させるのに要する時間（分）で，通常 250° F（121.1℃）における加熱致死時間を示す。たとえば，基準温度 240° F, Z 値 19，加熱時間 5 分の場合には，$F^{19}_{240}=5$ を表示する。Z 値は加熱致死時間や，所定の温度で微生物を 90％死滅させるのに要する時間（分），すなわち D 値の 1/10 あるいは 10 倍の変化に対応する加熱温度の変化（° F）のことである。この値が大きいほど，温度上昇による殺菌効果の向上が少なくなる。

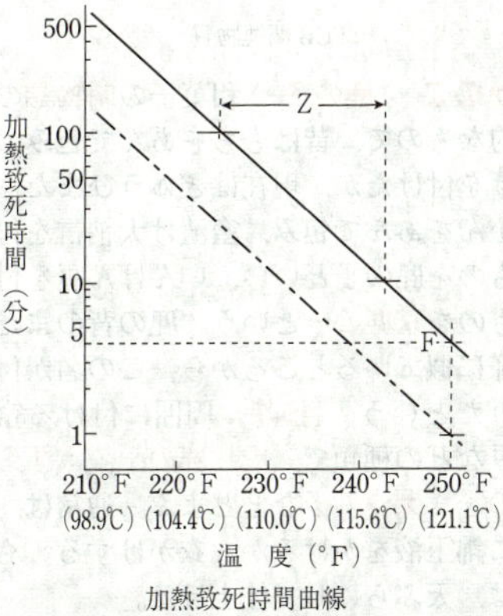

加熱致死時間曲線

かねつちょうり　加熱調理　調理法を大きく分けると，加熱調理と非加熱調理とになる。加熱の方法には煮る，蒸す，ゆでるなどの湿熱加熱と，焼く，揚げるなどの乾熱加熱とがある。食品を加熱することによって殺菌ができると同時に，風味を向上させ，消化をよくすることもできる。しかし一方，加熱によって成分の流出や損失も起こるので，その扱い方を適切にしなければならない。〔加熱による変化〕動物性食品中のエキス分，水溶性ビタミンなど可溶性のものは，煮汁に流出する。脂肪は加熱によって溶出したり，組織内に浸み込んだりする。たんぱく質は低温では汁のなかに溶出するものもあるが，温度の上昇とともに凝固し，さらに加熱を続けていくと結合組織が煮溶け，筋肉繊維がほぐれやすくなる。でんぷんは加熱しなければ味も悪く，消化もよくないので，でんぷん性食品では加熱は必須の条件となる。でんぷんが糊化して α-でんぷんになるには，一定の加熱時間を必要とする。酵素類は加熱によって不活性化する。酸化酵素の働きで変色するものは，加熱によって防ぐことができる。焼きいものように酵素作用を利用したいときは，ゆっくり加熱する。し好性成分については，クロロフィルは酸性の状態にあると退色しやすい。香気は加熱により変化する。パンなどの焼成香は，アミノ・カルボニル反応による好ましい香りの代表である。→かねつこうき

かねつへんせい　加熱変性　[Heat denaturation]〔定義〕加熱によって起こる食品成分の性状変化のうちで不可逆的なものをさす。〔例〕でんぷんの加水分解によるデキストリン化，油脂の加熱による酸化的あるいは非酸化的分解や重合などもあるが，代表的なものはたんぱく質の加熱変性である。〔たんぱく質の加熱変性〕たんぱく質は加熱により高次構造が変化するが，その変化は不可逆的である場合が多い。すなわち変性する。加熱変性によりたんぱく質は一般に溶解度が減少する。加熱すると水分子のブラウン運動が激しくなる。そのため，たんぱく質分子の表面に結合していた水分子が離脱する。また，運動性の高い水分子がたんぱく質分子の内部にまで侵入していき，高次構造を安定化させていた水素結合を破壊する。その結果，たんぱく質はランダムに引き伸ばされた形となり，分子構造内部にあって外部の水と接触していないため不活性であった疎水基がむき出しにされて，水と接触するようになり，分子全体として疎水性度が増加したことになる。いいかえれば，水溶性度が減少したことであり，不溶化し他分子と会合して沈殿する。不溶化と会合によって全たんぱく質分子が連結した網目構造を形成しているのがかまぼこやソーセージである。これらでは多くの水が物理的に保持されている。会合体を形成する結合には不明な点が多いが，静電結合，疎水結合，ジスルフィド結合などが関与していると考えられている。加熱変性により，たんぱく質はランダムな構造になるため，消化率は高まり栄養価は向上する。しかし，加熱が過度になると，とくに炭水化物が共存する場合にはたんぱく質と炭水化物との相互作用が生じ，褐変，アミノ酸の破壊，たんぱく質の重合がおこり消化率も低下する。たとえば，大豆を加熱するとリジン，アルギニン，シスチン，トリプトファン，セリンなどの損失が認められる。このうちリジンとアルギニンは炭水化物共存の場合にその損失がいちじるしい。

カネミゆしょう　カネミ油症　[Kanemi Yusho]　1968年に西日本一帯で，過失により製造過程で熱媒体PCB（ポリ塩化ビフェニル）が混入した食用米ぬか油の摂取によって起こった亜急性中毒症。PCBおよびその二次的生成物PCQ, PCDFが原因物質とされ，体内では分解も排泄もされにくく蓄積する。〔症状〕倦怠感，頭痛，関節痛，四肢のしびれ，座瘡様皮疹，爪，皮膚の色素沈着，肝臓肥大，脂質異常症など。現在も症状が残り，治療法は確立されていない。

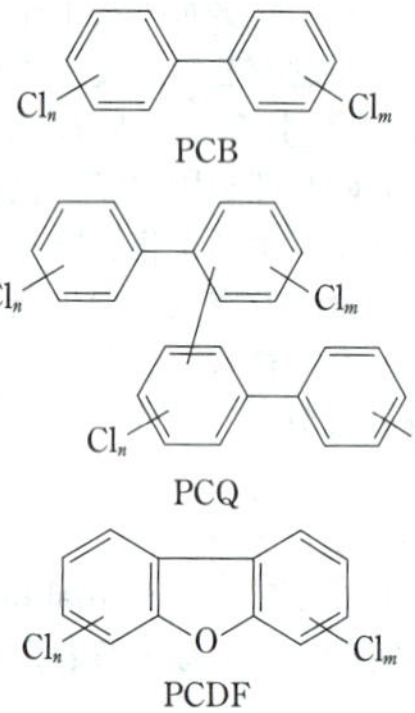

PCB関連物質

かのこ　鹿の子　和菓子の岡物類の代表的なもので，昔はもちをあんで包み，ささげを付けたが，現在はぎゅうひまたはようかんをあんで包み，蜜漬け大納言を付けたものを鹿の子といい，いんげん豆を付けたものを京鹿の子という。鹿の背のまだら模様に似ているところから，この名が付けられたという。〔種類〕周囲に付ける蜜漬け豆などの種類で，虎豆鹿の子，うずら豆鹿の子，栗鹿の子などとよぶ。通常は，周囲に錦玉液をかけるか，衣がけする。もしくは，天ぷらにして仕上げる。

かのこもち　鹿の子餅　岡物類の一種で，江戸名物として古くからあった。〔製法〕もち，ぎゅうひ，ようかんのうち，いずれかを中軸にして，まわりをあんで包んで丸め，このあんに蜜漬けにした大納言を蜜をきって付着させたものである。なお，京鹿の子というのは，紅あんの玉に，蜜漬けにしたいんげん豆を付着させたものである。鹿の子は，つや出し寒天汁をかけて冷やし固めれば，一層きれいに仕上がる。〔製品〕富山県高岡の銘菓にも鹿の子もちがある。これは白色の羽二重もちで，大きさは約 4.5 cm 角，高さ 2.5 cm ぐらい，蜜漬けのうずら豆を散らして鹿の背の斑紋を模したものである。

かばやき　蒲焼き　白焼きと蒸すこと（略すこともある）と照り焼きの三つを順次行って食品によい香味をつける調理法で，ウナギ，ハモ，アナゴ，開きドジョウなどに向く。ここでは代表的なウナギについて述べる。〔ウナギのかば焼〕小さめのウナギを長いまま並べてかば焼にしたものをいかだといい，250 g 前後のかば焼を中ぐし，400 g ぐらいを中あら，600 g 以上を大ぐしという。いかだは軽い味が喜ばれ，大ぐしはかなり脂っこい。ウナギは側線の起点に目打ちをしてまな板に留め，背開き（関西では腹開き）にして内臓，中骨，頭を除いてふたつに切り，皮と身の間にぬらした竹串を刺す。網はよく焼いておき，皮の方から先に焼く。次に串ごと皮を下にして皿にのせ，中火で 6～7 分蒸す（関西式は蒸さない）。蒸す目的は皮をやわらげ，臭みを除くためである。つぎに全体にたれをつけ，身のほうだけ，多少焼き目がつくように焼く。たれが乾いたら，つやだしのためにさらに二度，たれをつけてあぶる。粉さんしょうをふりかけてすすめる。たれはみりん 6，醤油 4 の割に混ぜたものを，1 割ぐらい煮詰めて，もしくは砂糖 2，醤油 1 の割に混ぜたものを煮立てて用いる。

かはんしゅ　加飯酒　→チァファンチュウ

カビア　→キャビア

かびつけ　黴付け　[Molding]　→かつおぶし

かぶ　蕪，蕪菁　[Turnip]　アブラナ科に属しかぶらともいい，諸性質はだいこんに似ており，その葉も良質の野菜である。わが国ではもっとも古い野菜のひとつであり，古名をすずなというが，大小，形，色などにより種類が多い。〔産地〕千葉，埼玉が多いが，全国的につくられ，地方によって独特のものもある。〔品種〕根の白色の品種がもっとも多く，小かぶ，聖護院かぶ，尾張かぶなどがこれに属する。緑色を呈するものには長かぶ，近江かぶなどあり，そのほか緋かぶ，黄金かぶなどがある。葉を利用すればビタミンの給源としてすぐれている。〔成分〕かぶのビタミン類の含量は 100 g 中，C を 19 mg，とくに葉は C 82 mg のほか，B_2 が 0.16 mg，ナイアシンが 0.9 mg 含まれる。赤かぶの色素はアントシアン系のシアニジンである。〔用途〕漬け物，酢の物，煮物などに用いられ，漬け物としては，扁円で肥大した聖護院かぶの千枚漬けが有名である。そのほかこうじ漬け，からし漬け，粕漬けなどに用いられる。のざわなもかぶの一種。

カフェ　[Cafe]　もともとはコーヒーの意だが，コーヒーを飲ませる店としてヨーロッパで誕生した。日本には明治時代に入ってきたが，やがて大正・昭和時代に，酒や女性によるサービスを特徴とするカフェに姿を変えた。第二次大戦後，この種の店はバー・キャバレーとよばれるようになり，本来のカフェは喫茶店とよばれるようになった。平成に入ると，コーヒーのほかに軽食を合わせて提供する喫茶店がカフェとよばれるようになった。

カフェイン　[Caffeine]　〔存在〕茶，コーヒーなどに含まれるアルカロイドで，コーヒーに含まれるものをカフェイン，茶に含まれるものをテイン（theine）ということもあるが，化学的には同一のものである。ひき茶に 4%，玉露に 3%，煎茶に 2～3%，番茶に 1%，紅茶に 3%，だん茶に

1%内外含まれ，コーヒーにも1%含まれる。〔性質〕白色の長い弾力のある絹のような結晶で，においはなく，苦味をもっている。ベンジン，クロロホルム，熱湯に溶けやすくタンニンと結合して沈殿する。カフェインはやや強い生理作用により，脳，筋肉などを刺激して興奮状態を起こさせ，利尿，強心剤としても利用されるが，体内では最終的には酸化されて尿酸などになって尿中に排泄される。

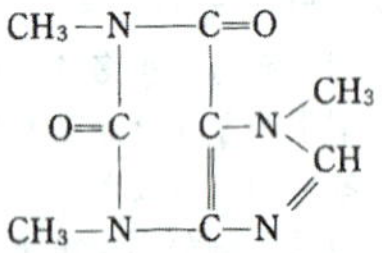

カフェイン

カプサイシン　[Capsaicin]　とうがらしのから味を特徴づけるから味物質。から味物質は構造によってアミド類，イソチオシアネート類，スルフィド類，バニルケトン類，セスキテルペン類の五種類の系統に分けられるが，カプサイシンはこしょうのシャビシン，さんしょうのサンショオールなどとともにアミド類に属する。とうがらし中にはそのほかのから味成分としてジヒドロカプサイシン（dihydrocapsaicin）が存在する。〔利用〕カプサイシン，ジヒドロカプサイシンはとうがらし中から有機溶剤で抽出され，水畜産肉製品，製菓，調味料に利用される。

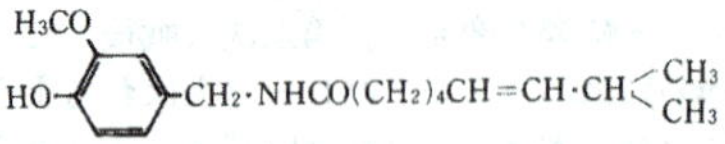

カプサイシン

かぼす　香橙　ミカン科の酸用かんきつで，来歴不明。大分特産で採取適期は9月下旬から10月上旬。果形は球状で，果実重は100〜150 g，果肉は淡黄色で柔軟多汁，果汁は酸味強く，芳香に富む。レモン，ライム，すだちと同様の調味料に用いられる。果汁は全果の38%。〔成分〕100 g中，水分90.7 g，炭水化物8.5 g（うち有機酸5.7%を含む），ビタミンC 42 mg。ヘスペリジンを含む。

かぼちゃ　南瓜　[Pumpkin]　ウリ科に属する果菜でとうなすともいい，春に種子をまき，夏に収穫する。アメリカ大陸の原産で，アジアに広く栽培されている。〔産地〕北海道がもっとも生産量が多く，そのほか鹿児島，茨城，宮崎，神奈川，長崎など。北海道，東北などの冷涼地で育ったものは味がよい。〔品種〕日本種には黒皮の菊座系，早生小かぼちゃ，ちりめん種などがあり，西洋種にはくりかぼちゃ，きんしうり（いとかぼちゃともいう〉などがある。東京では東京かぼちゃといってくりかぼちゃの一種で，小形の甘味の強いものが出回り，大阪では黄金色のうちきかぼちゃが喜ばれている。〔成分〕主成分は炭水化物で，糖分の1/3はショ糖を含んでいる。果肉の色素は，黄赤色のカロテノイドで，濃黄色種ではカロテンが6.7 mg/100 g，淡黄色種では2.0 mg/100 g含まれる。また，キサントフィルもあり，濃黄色果肉では12 mg/100 g，淡黄色果肉では2 mg/100 g含まれる。これらはおもに皮の部分に多い。なお果皮は未熟では緑色であるが，完熟すると種類により赤色，黒色，緑色などになる。〔用途〕かぼちゃは，夏野菜として得がたいビタミンAの給源であり，エネルギーも高く，戦中，戦後には主食代用として用いられた。また，冬季まで貯蔵できる利点がある。種子もたんぱく質，脂質に富む。とくに脂質は51.8 g（100 g中）を含み，搾油して食

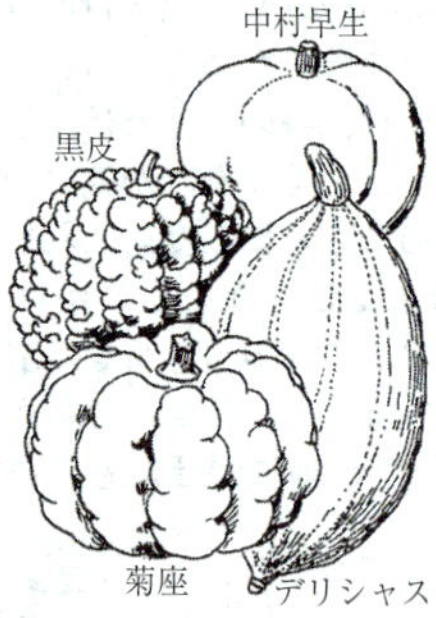

かぼちゃ

用油としても利用される。かぼちゃはおもに煮食されるが，促成栽培用のかぼちゃはおもに肉詰料理に用いられ，きんしうりは肉質が繊維質でゆでると糸のようになるので，三杯酢にして用いられる。欧米にはパイ用に缶詰製品があるほか，粉末製品もある。北海道では冷凍加工も行われている。日本では冬至にカボチャを食べる風習がある。種子も食品として食べる。

かまいりちゃ →たまりょくちゃ

カマス　魳，魣　[Barracuda]　カマス科の魚の総称。〔種類〕アカカマス，アオカマス，タイワンカマス，オニカマス（毒カマス）などがある。〔形態〕いずれも体は円筒形で，頭は長く尖っている。〔アカカマス〕ごく，ふつうに見かけるカマスで，背中側は灰色を帯びた黄褐色，腹側は銀白色，尾びれは暗灰色を呈する。35 cm ぐらいになり，南日本に多い。産卵期は6～7月。入梅ころから秋までおいしく，とくに初秋のころが美味。塩焼き，干物とし，また，上等なかまぼこの原料とする。〔アオカマス〕アカカマスとよく混同されるが，体色が違い，体の上部は青緑色，腹側は緑白色を呈し，ひれは黒い。本州中部以南に多く塩焼き，干物としておいしい。〔台湾カマス〕台湾あたりからアフリカ東部，紅海に生息するもので体長150 cmに達する。〔オニカマス〕体長1 mぐらいの大型のもので，世界中の熱帯，温帯に産し，日本南方海域からとれる。肉に毒があるため食べると中毒を起こす。

かまぶろ　かま風呂　焼き物菓子の一種で，京都の名物のまんじゅう。なかあんはゆずの香りをきかした白練りあんで，まわりは八瀬の釜風呂の形を表した，ふっくらとした小麦粉生地の皮がかけてある。〔由来〕八瀬のかま風呂というのは，土製の風呂の一種で，焚き口で薪を焚き，上部を温め，その上に病人を寝かせて治療したものといわれている。伝説では，古代中期改新時代（白鳳文化のころ）の壬申の乱の際，大海人皇子が背に矢傷を負い，八瀬の里へ難を避けたとき，里人がかま風呂をつくって皇子の傷を治したことに由来するといわれている。明治末期から発売されている京都市の大原女家のかま風呂は有名である。

かまぼこ　蒲鉾　[Kamaboko, Fish cake]　練り製品の代表格。〔歴史〕室町中期に宴会用の料理として調製されたのが始まりといわれる。当初の製品は現在のちくわに似ており，魚のすり身を竹串にぬりつけて炭火であぶり焼きした形が水辺の草，蒲の穂に似ているので，かまぼことよばれるようになったという。現在のような板に付けた板付きかまぼこは桃山時代からつくられ，もっぱらあぶり焼きしていたが，江戸時代に入ってから蒸しかまぼこが現れた。〔種類〕加熱方法によって，焼き抜きかまぼこ，焼きかまぼこ，蒸しかまぼこに分けられる。焼き抜きかまぼこはあぶり焼きだけで加熱したもので，電気，ガス，炭火などを熱源とする焼炉で加熱する。表面に焼き色のない製品をとくに白焼き（しろやき）といい，山口，愛媛，九州など西日本に多い高品質のかまぼこである。焼きかまぼこは一度蒸して加熱したかまぼこを，さらに，あぶり焼きして表面に焼き色を付けたもので，京阪神地方の焼きかまぼこが代表的な製品である。蒸しただけの製品よりも貯蔵性がある。蒸気で加熱する蒸しかまぼこは大量生産に向いているので，全国で広く製造され，着色していない製品は白板とよばれる。小田原かまぼこを代表とする東日本の蒸しかまぼこは，加熱終了後に冷水を撒布したり，冷水にひたして水分の発散を防ぎ，なめらかな表面を与える。また，新潟地方で1955年ごろから始まっ

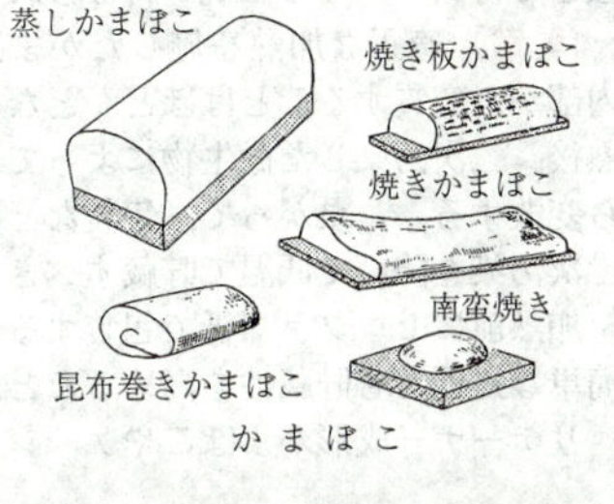

かまぼこ

たリテーナー成形かまぼこは，板ごとプラスチックフィルムで包装，型（リテーナー）に入れて加熱する。これに対し，西日本の製品は加熱後，空気中で冷却して水分を発散させるので，製品の表面にしわがよる。足の強い製品には美しいしわができ，とくに細かな美しいしわをちりめんじわとよぶ。貯蔵性を与えるために塩化ビニリデンのケーシングにすり身を詰めて密封した後，型に詰めて加熱した製品はケーシング詰めかまぼことよばれ，西日本に多い。板にすり身を盛り付けてある板付きかまぼこのほか，昆布ですり身を巻き込んだ昆布巻きかまぼこ，赤や青色に着色した薄板状のかまぼこですり身を巻き込んだ赤巻き，青巻きかまぼこは富山地方の特産である。麦わら（最近，西日本では合成樹脂製のストローのことが多い）で巻き込んだ簀巻き（すまき）またはつと巻きが多い。紀州田辺の南蛮焼きはすり身を角型のパンに入れ，伝熱で焼き抜いた製品である。仙台の笹かまぼこは平串にぬりつけたすり身を電熱で焼くので，かまぼこというよりちくわに分類すべきである。〔特徴〕古くから各地で製造されてきたので，形態，調味，品質に特徴のある製品が多い。とくに小田原のオキギス，大阪のハモ，西日本のエソ，仙台のヒラメなど，優良原料が入手できたところは名産地といわれてきた。最近は優良原料が非常に少なくなり，ごく高級品を除いては，スケトウダラの冷凍すり身が多用されるようになり，地方的な特色が薄れてきている。しかし，西日本のかまぼこは数種類の魚を組み合わせて味に重点をおき，東日本の製品は色の白さ，および足の強さで特徴をつける伝統が続けられている。〔貯蔵〕適正な加熱を施したかまぼこは内部から変質することはほとんどなく，加熱後，二次汚染した微生物によって表面から変敗する。したがって，包装などにより二次汚染を防いで低温で貯蔵すべきである。加熱前にセロファン紙で包装するなどの簡単な処理でも貯蔵性を高めることができ，リテーナー成形かまぼこやケーシング詰めかまぼこは貯蔵性が高い。変敗を起こす微生物は，かまぼこの水分，炭水化物の存在，包装形態によって違い，砂糖の多い製品は乳酸菌が繁殖してねとを発生し，酸性になりやすい。でんぷんが多く水分の少ない製品では，かびが発生しやすい。

カマンベールチーズ　［Camembert cheese］　フランス西北部の Orne 県 Camembert 村原産の軟質表面発酵チーズで，世界的に有名である。牛乳を原料とし，白かびで熟成するので，その表面はフェルト状の白かび層でおおわれている。その内部は薄い黄色のクリーム状を呈し，なめらかな組織と強烈な特有の風味で知られている。白かびは *Penicillium camemberti* または *Pen. caseicolum* あるいはこれらの共存するものである。〔製法〕原料乳に乳酸菌スターターを約3％加え，酸度0.2〜0.3％にいたるまで発酵した後，レンネットを加えて凝固させる。カードをナイフで細切りした後，あるいは細切りすることなくひしゃくでフープのなかへ汲み入れ，ここでホエーの排除を行う。フープは直径11 cm，高さ13 cmのステンレス鋼製円筒で，両端は開いており，側面に0.2 cmの小孔が規則的にあけてある。21℃に保ちながらフープを12時間に1回ずつ2〜3回反転してからとり出し，表面に食塩と粉末白かびスターターの混合物をまぶして，加塩とかび接種を同時に行う。つぎに，温度12〜15℃，湿度85〜90％で3週間程度熟成させてできあがる（熟成中は1日おきに反転させる）。殺菌後，カンに詰めた製品もある。

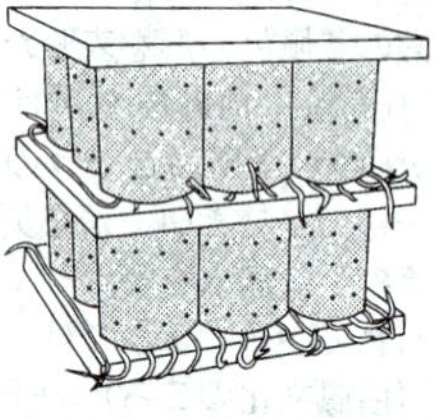

カマンベールチーズのフープ

かみかざり　紙飾り　料理を皿に盛り

つけるとき，花形につくった紙で骨の出た部分を飾るので，チャップ花ともいわれる。このほかに，チャップフラワー，マンシェット，パピヨット，ペーパーフリル，花飾りなどのよび名がある。もとは，骨付きの料理を食べるときに，手を汚さないように骨に紙を巻いて持てるようにしたものが，骨を利用して美しく飾りつける目的になったもの。〔形状・飾り方〕大きいものは，仔牛や仔羊のモモの焼き肉の骨，ローストした七面鳥の脚などに用いる。小型のものは，ローストチキンの脚，豚や仔牛，羊の骨付き肉，鶏手羽の骨などに用いる。肉入りのコロッケなどにマカロニを骨の代わりに刺して，これにごく小さな紙飾りをつけることもある。また，紙製の花楊子は，鶏の胸肉の料理に使う。〔つくり方〕1）白い上質紙を長いふたつ折りとし，折り山側にはさみでくし目のように0.5 cmの切り目を入れておく。これを裏返して0.5 cmずらし，糊付けする。2）飾る骨の太さと同じくらいの太さのものを芯棒にして，紙をくるくる巻きつけると，花形に折り山が開く。3）途中，何か所かのりでとめながら，巻き終わりをのりづけする。骨が太くて長いときは，葉形の紙3～4枚で飾りをつけた上に，別の紙で骨の入るところをつくる。一般に，紙飾りが，右上になるように盛り付けるとよい。

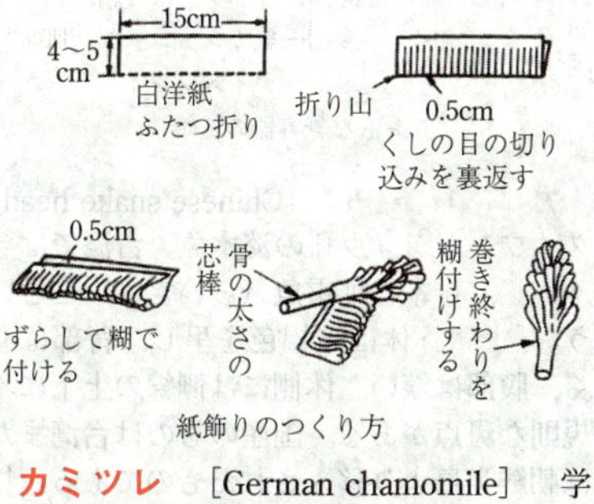

紙飾りのつくり方

カミツレ　[German chamomile]　学名は *Matricaria chamomilla,* カモミール（chamomile）またはカミルレともいう。ヨーロッパ原産の野菊の一種で一年草。乾燥した花はリンゴの果実に似た香りがあり，薬用ハーブとしてカモミールティーなどにする。消化不良，鎮痛，解熱，抗炎症，防腐などの効果がある。ハーブティーには多年草のローマン・カモミール（ローマカミツレ）（学名：*Anthemis nobilis*）も使用され，類似の効能を有する。

かみなりおこし　雷おこし　東京浅草の雷門の銘菓。〔起源〕本来は，もち米の白炒りと黒豆1個を蜜で固め，これを直径3 cmぐらいの丸形にしたものであり，享保年間（1716～1735年）に，雷門が建立されたときの記念として，売り出されたものといわれる。〔製法〕砂糖，水あめに水を加えて加熱沸騰させ，128～133℃（夏・冬で変化させる）に煮つめ，あらかじめ炒ってふたつ割りにした落花生や割り大豆を入れて混ぜ，火から下ろす。白丸だねや岩だねにかけて手早く混合し，のばし込み板に入れ，手早くすみずみまでのばしてめん棒で平らにする。熱のあるうちに縦横に切り，金網のわたしに移し，完全にさまして製品とする。これらは，すべて熱いうちに行うことが大切で，じゅうぶん習熟して行う必要がある。→おこし，しろまるだね，いわだね

かみぶた　紙蓋　煮物をするとき，紙でふたや中ぶたの役目をするものをいう。紙は和紙，硫酸紙などがよい。日本料理の煮物の場合，木ぶたの小さいものを落としぶたとして用いることが多いが，紙ぶたのときは和紙を用い，栗やゆり根の含め煮に使う。西洋料理の場合は，防水処理をした硫酸紙またはグラシン紙の使用が多く，野菜のつや煮（グラッセ）や煮込みなどに使われる。〔つくり方〕紙を鍋の直径よりやや大きく切り，中央に1か所，または間隔をあけて，4～5か所に小穴をあけ，これを煮る材料の上にかぶせる。鍋より大きい分は，鍋の縁にそわせておくとよい。さらに，鍋ぶたをして煮込んだり，オーブンに入れて蒸し焼きにしたりする。オーブンの場合，アルミホイルでもよい。紙ぶたや落としぶたは少ない煮汁で多くの材料を煮るときに適しており，ふたによって煮汁の蒸

発を適当に調節し，煮こぼれを防ぎ，煮汁の対流により材料に平均して味が入る。とくに紙ぶたは，煮る材料とふたとが密着するので材料がおどることがないため，空気にふれると色が悪くなったり，弱火で煮ないとしわがよったり，比較的煮くずれしやすい料理に向く。強火で煮上げると味の含みが悪い材料を，弱火で気長に煮るものも適している。また，紙ぶたは調理時だけでなく，でき上がったソースやクリームに用いると，膜が張るのを防ぐことができる。

かみようき　紙容器　[Paper carton]

紙容器は，包装関係では紙器ともいわれる。紙器は紙の本来の薄さと柔軟性とを生かした柔軟包装（紙袋）と，厚さを増し，紙の腰の強さを生かした剛体包装（段ボール，サックなど）に大別される。狭い意味で紙器というと board-carton box をさしていて，折り畳み箱（folding carton），はり箱（set-up box）が含まれる。広義の紙容器にはつぎのようなものがある。折り畳み箱はカートンと俗にいわれ，キャラメル，タバコや化粧せっけんの箱などが一般的なものである。一定の形になるようにサイジングされ，また，カッティングされて平板状になったものを，包装にあたって成型される箱である。組み立て箱は古くから使用されている紙器で，角箱，はり箱などという折り畳めない箱のことである。牛乳，果汁，そのほか液状食品の容器として大量に使われている紙容器には二種類ある。ひとつは素材加工紙（薄板紙にワックスやプラスチックをコーティングしたものやポリエチレン，アルミ箔をラミネートしたものなど）を印刷，裁断，折り曲げサイドシールまで加工したカートンブランク，すなわち容器の途中まで成型がすんだプレカットカートンであり，牛乳，飲料メーカーでボトムシール，製品充填（てん），トップシールをして商品とする。特殊なものとして，成型時にプラスチックの袋を別に接着させるものもある（バッグインボックス）。もう一種類は，素材加工紙に印刷だけで，これをロール状に巻いて牛乳，飲料メーカーに供給し，メーカーの工場で裁断，成型，製品充塡，密封するもので，ポストフォームカートンといわれている。プレカットカートンにはゲーブルトップ型（頭部屋根型）とフラットトップ直方体型（頭部平面型）とがある。ポストフォームカートンには正四面体型（テトラパック型）と直方体型のものとがある。また，天地がアルミ箔のものでホットパック（熱間充塡）可能なものもある。〔利用〕直接食品を包装する紙器としてはアイスクリーム，ジャムなどのカップがあり，自動販売機で使用される紙コップ，皿がある。これらは上質の薄板紙を成型したもので，耐水性を高めるためにワックスまたはプラスチックで表面をコーティングしてある。牛乳，果汁，その他液状食品には先のプレカットカートン，ポストフォームカートンが使用される。紙とアルミホイルまたはプラスチックフィルムをはり合わせてカン胴とし，天底に金属板を巻きしめた，いわゆるコンポジットカンが成形ポテトチップなどのスナック食品やパルメザンチーズなどの粉末食品の直接の包装に使用されている。

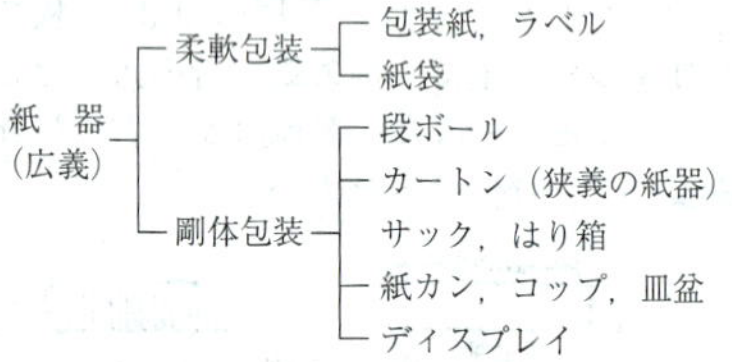

おもな紙容器の種類

カムルチー　[Chinese snake head]

タイワンドジョウ科の淡水魚。台湾ではライヒイ，日本では雷魚（らいぎょ）ともいう。〔生態〕体は暗褐色を呈し，背部は濃く，腹部は淡い。体側には側線の上下に不規則な斑点がある。国産のものは台湾または朝鮮半島より移入されたものである。性質が荒く，フナ，コイなどの淡水魚を盛んに捕食する。有棘顎口虫（ゆうきょくがっこうちゅう）による食中毒は東南アジア，中国，日本に多くみられ，その原因は生食によるものである。〔調理〕肉は紅色を帯びた白色で淡泊な味である。コイと同じような料理法で食べるとかなりおいしい。

かめぶし　亀節　カツオの片身からつくったかつお節。〔製法〕3 kg 以下のカツオを3枚におろし，上身，下身から1枚ずつ合計2枚の節をそのまま煮熟，焙乾，かびつけしてかつお節にする。大型のカツオは3枚におろした片身を，さらに背肉と腹肉に分けて4本の細長い節，本節にするのに対し，形が幅広く平たい亀の甲らに似ているので亀節とよばれる。→かつおぶし

かめんこうぼ　下面酵母　[Bottom-fermenting yeast)]　→かめんはっこうこうぼ

かめんはっこうこうぼ　下面発酵酵母　[Bottom-fermenting yeast]　ラガービールの発酵を行う酵母を下面発酵酵母という。イギリスを除く世界各国のビールの大部分は下面発酵酵母によって醸造されている。学名は，従来，*Saccharomyces carlsbergensis* や *S. uvarum* とよばれたが，『酵母』(The Yeast, Kreger-van Rij 編，1984年刊行）では，サッカロミセス セレビシエ（*Saccharomyces cerevisiae*）とよばれている。〔性質〕下面発酵酵母はメリビオースを発酵する。また，硫化水素やメルカプタンを比較的多く生成する。下面発酵酵母は，液の上面に浮かぶことなく，底のほうで発酵を行った後，かたいかたまりをなして器底に沈着する。この沈殿物は非常に緊密で，簡単に浮遊しないので，凝集酵母ともよばれている。〔上面発酵酵母と下面発酵酵母〕この分け方は，おもにビール醸造において行われているが，上面発酵酵母，下面発酵酵母のおもな違いを記すと表のとおりである。→じょうめんはっこうこうぼ

上面発酵酵母と下面発酵酵母の違い

	上面発酵酵母	下面発酵酵母
所在(用途)	イギリス型ビール	ドイツ型ビール
形態	球形に近い	卵形，楕円形
凝集性	拡散性が高い	凝集性が高い
発酵適温	高い	低い
メリビオース発酵性	なし	発酵性

かも　鴨　[Mallard, Wild duck]　野鳥のうちではもっとも美味として知られている。冬期脂肪のじゅうぶんにのったころが旬で，高級食品として賀儀に適するところから，年末年始の贈答用に現在も珍重されている。鴨の狩猟期は禁猟区を除いて本州では11月1日より3月15日まで，北海道では10月1日より2月15日までに定められている。〔調理〕調理の手順はほかの鳥とほぼ同じで，羽毛をむしって毛焼きをし，腹を開いて臓物を出して調理するが，野菜はせりがもっとも調和するといわれている。鴨鍋，鴨汁，鴨雑煮，焼き鴨，うま煮などに用いられる。鴨場料理ともよばれるものは，ぶつ切りにした肉を平らな鉄板にのせて焼き，醤油を付けて食べる原始的な手法で，すき焼きのおこりと似ている。鴨飯は脂皮を煮だし，その湯に薄い塩味をつけて飯を炊き，肉はこそげてよくたたき，鴨の脂で炒めて，酒と醤油で味を付け，熱い飯のうえにかけ，刻みせり，もみ海苔などをそえて供する。

かやのみ　榧の実　イチイ科に属し，山地に自生する常緑高木で高さ 20 m に達する。かやの実（種子）は長さ 2～3 cm，幅 1～2 cm の楕円形である。そのままではヤニ臭が強いのであく抜きをして煎る。〔成分〕100 g 中，水分 1.2 g，たんぱく質 8.7 g，脂質 64.9 g，炭水化物 22.6 g，食物繊維 18.2 g，灰分 2.6 g で，脂質およびたんぱく質に富む。脂質の脂肪酸組成はリノール酸 27 g，オレイン酸 19 g，パルミチン酸 4.2 g である。〔用途〕救荒食品として用いられ，栄養的には動物性食品の代用とすることができる。ことに冷圧法によって搾った油は淡黄色の乾性油で香味よく，天ぷら油としてすぐれている。また，種子を乾燥粉砕したのち，蒸して圧搾したものは色が濃く，臭気があり，濁ったものが多いので，塗料，灯油などに用いられる。漢方では種子を十二指腸虫駆除に用いる。

かゆのよび方

分がゆ（全粥：重湯）	倍がゆ（水／米［v/v］）	%がゆ（かゆ／米［w/w］）	エネルギー kcal/ かゆ 100g
全がゆ	5	20	71
七分がゆ（7：3）	7	15	54
五分がゆ（5：5）	10	10	36
三分がゆ（3：7）	12	8	29
一分がゆ（1：9）			25
重湯			21

かゆ　粥　[Rice gruel]　白米をやわらかく煮たもの。ふつうにかゆといえば全がゆのことである。〔種類〕分がゆというよび方のほかに，倍がゆ，%がゆなどのよび方もある。分がゆは，全がゆとおもゆを混ぜ合わせるときの全がゆの割合をさし，倍がゆは米の体積に対する水の体積比，%がゆは米の重量に対するかゆの重量比である。これらは表のような関係にある。〔つくり方〕白米を洗って定量の水に漬け，2時間置く。つぎに強火にかけ，煮立ってきたら，一度だけ鍋底をしゃもじでこそぎ，鍋のふたを少しずらして弱火で約50分煮る。火を消して5分間ぐらい蒸らす。煮るときは，途中で決してかき混ぜないようにする。かき混ぜると焦げ付きやすく，粘りが出て風味が悪くなる。土釜や土鍋で煮るとおいしくできる。かゆの味付けは，食塩少量をでき上がる直前に加えるのがふつうである。

かようせいでんぷん　可溶性澱粉　[Soluble starch]　ソリューブルスターチともいう化工でんぷんの一種。でんぷんの加水分解のもっとも初期の段階のもの。まだ天然でんぷんの粒形を保ち，冷水に不溶であるが，熱水または温水に溶け，でんぷんよりかなり粘性の低い溶液をつくるものをいう。〔性質〕溶液は糊状を呈さないが，かなりの粘性を示す。フェーリング液を還元せず右旋性で，ヨードで青色を呈する。〔原料〕じゃがいもまたはさつまいものでんぷん（タピオカもよい）が用いられる。〔製法〕製造法は多種多様で，また，製法特許もきわめて多い。でんぷん乳に，でんぷん無水物に対して0.1〜0.3%になるように，硝酸，塩酸，ギ酸，シュウ酸，酒石酸あるいは塩素などの薄い溶液を作用させて製造する。代表的な製造法についてつぎに説明する。〔実験室的製法（リントナー法）〕じゃがいもでんぷんに7.5%塩酸を加え，でんぷんを覆い，7日間室温に放置するか，または3日間40℃に保ったのち，塩酸を洗い去って風乾する方法がある。アミラーゼの基質に用いる可溶性でんぷんとしてすぐれている。すなわち後述の二種類の工業的製法では，酵素反応を阻害する異常結合ができるので好ましくない。〔工業的製法〕浸漬法と焙焼法の二種類がある。1）浸漬法：でんぷん1 kgに対して，約1.2 l のボーメ4〜5°（気温によって調節する）のさらし粉上澄液を加え，室温で1〜4時間浸漬する。この際に塩酸を加えて，反応液のpHを調節して可溶性化反応を進め，3回ほど水洗いしてからボーメ10°の苛性ソーダ（水酸化ナトリウム）

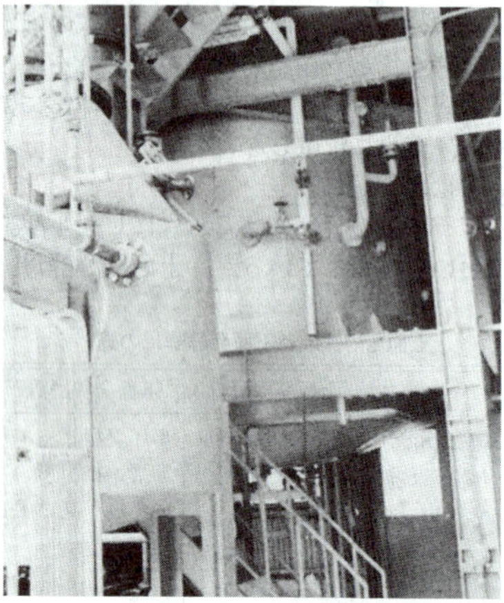

浸漬槽

でpH10～11に調節し，再び水洗いしてから，少量の塩酸を加え，pH5.5～6.0として（これを色もどしともいい，製品の白度が上がる。また，長期間貯蔵した場合に黄色に変色することを防ぐ），水洗後，乾燥して製品とする。2）焙焼法：でんぷんを水洗してから，4％以下の希塩酸に24時間以上浸漬し，これを水洗後乾燥したもの，またはでんぷんに1～2％の薄い塩酸，または硝酸を噴霧状にかけて，よく攪拌混合してから24時間以上積み上げたもののいずれかを焙焼釜に入れて，60℃以下に加熱して残存水分をとばし，これを数時間120℃に保って製品とする。〔用途〕サイジングおよび仕上用として綿，スフ，絹，人絹，ビニロンなどに用い，白色デキストリンの代用として，錠剤の賦型用にも用いられる。また，食品の基剤や乳化剤などに大量に使用される。→かこうでんぷん

かようむちっそぶつ　可溶無窒素物 [Nitrogen-free extract, Nifext]　食品成分表では糖質ともいっている。〔定義〕このものは直接定量することはなく，食品を100としてこれから規定の分析法により得られた水分，たんぱく質，脂肪，食物繊維，灰分（％）の合計を100から差し引いた数字で示している。これと食物繊維を合わせて食品成分表では炭水化物として表している。〔成分〕可溶無窒素物に入る成分はでんぷん，デキストリン，糖分，ガム質，粘質物，ペクチン質などである。〔含有食品〕この成分を多量（60％以上）に含む食品は穀類，砂糖類，菓子類などであって，動物性食品には少ない。→たんすいかぶつ

からあげ　から揚げ　衣揚げの一種。材料にでんぷんまたは小麦粉，上新粉などをまぶして揚げたもの。乾いた粉が材料の水分をおさえ，パリッと仕上がる。熱が通りやすい鶏肉，エビ，豚肉，魚肉などたんぱく性食品によく用いられる調理法である。小魚をから揚げにすると，骨まで食べられるようになる。→あげもの

カラギーナン [Carrageenan]　紅藻類海藻から抽出精製される高分子多糖。一部硫酸基の結合したガラクトースや3,6-アンヒドロガラクトースからなる。ゼリーやジャムのゲル化剤，増粘安定剤として用いられる。

ガラクタン [Galactan]　多糖類の一種。加水分解によって，D-ガラクトースを生ずる粘質物の総称。〔存在〕植物界に細胞壁成分として広く分布する。藻類，マメ科植物の種子に多い。〔性質〕植物界に分布するのはβ-1, 4′-ガラクタンで，ガラクトースがβ-1, 4′-に結合したガラクトビオースが基本単位で重合度100～120, $[\alpha]_{\mathrm{D}} + 38°$。消化されにくく草食動物で約50％，人間では8～27％利用される。ガラクタンはアラビナンとともにペクチン鎖にエステル結合またはファンデルワールス力で付加してペクチンの一構成成分となっている。ガラクタンは硫酸エステルの形で，寒天の構成成分となっている。

ガラクチュロンさん　ガラクチュロン酸 [Galacturonic acid]　ウロン酸の一種。ガクラトースの6の位置で酸化されたもの。ペクチン酸の主成分で，ペクチンを酸で加水分解すると60～90％得られる。植物粘質物，ゴム質，バクテリア多糖質中にも含まれる。〔性質〕白色の結晶。α型は融点158℃，$[\alpha]_{\mathrm{D}} + 100°$。$\beta$型は融点160℃，$[\alpha]_{\mathrm{D}} + 27°$。〔製法〕ふつうはりんご，みかんのペクチンを原料として，その加水分解によってつくる。

ガラクトース [Galactose]　アルドヘキソースの一種。〔存在〕乳糖そのほか乳汁中のオリゴ糖やラフィノース，スタキオースの構成糖である。植物ゴム，ヘミセルロース，寒天，粘質物などの多糖ガラク

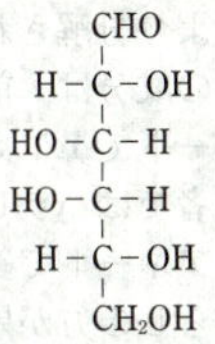

D-ガラクトース

タンの構成糖として存在する。動物体内では，たんぱく質と結合したもの，または脳の刺激伝達物質として注目されるセレブロサイド（cerebroside）の組成分として存在する。また，ガラクトース症の血液や尿中に存在する。〔製法〕乳糖を濃硫酸と煮沸し加水分解してつくる。〔性質〕α型とβ型があり，α型は融点167℃，$[\alpha]_D$＋150°，β型は融点167℃，$[\alpha]_D$＋53°で，変旋光後は＋81°。白色の結晶で甘味があるが，ブドウ糖より甘味が弱く，ショ糖の1/3ぐらいの甘味である。水に溶け，右旋性でフェーリング溶液を還元する。

ガラクトオリゴとう　**ガラクトオリゴ糖**　[Galactooligosaccharide, Galactosyllactose]　ラクトース（ガラクトシルグルコース）にさらにガラクトースが1分子以上結合したオリゴ糖。代表的なものに，ガラクトシルラクトースがある。甘味度は砂糖の0.2～0.25倍と低いが，難消化性で，ビフィズス菌増殖活性がある。

カラザ　[Chalazae]　卵の長軸に平行に卵の天地から卵黄を引っ張った形に付着しているもので，乳白色の粘稠ならせん状にぐるぐるねじれている組織である。たんぱく質の一種であり，無数の細かいムチン様の繊維からなっている。カラザの存在によって，卵が動揺しても卵黄の位置が変化せず安定している。カラザは卵白中の約2.7%を占める。→けいらん

からし　**辛子，芥子**　[Mustard]　アブラナ科の一年草の種子で，和からし（黒からし）と西洋からし（白からし）がある。〔産地〕カナダ，中国，オランダ，デンマークなどで栽培されている。〔からしの辛味〕黒からしではシニグリン，白からしではシナルビンとよばれる配糖体が酵素ミロシナーゼにより分解されて生じるからし油による。その成分は，前者ではアリルイソチオシアネートで鼻にぬけるようなから味がある。後者ではパラヒドロキシベンジルイソチオシアネートで鈍いから味を感じさせる。白からしの方が黒からしよりもうま味がある。酵素ミロシナーゼは40℃前後が最適の作用温度であるから，からし粉を水で練るより，ぬるま湯で練った方が早くから味がでる。〔用途〕からし種子を圧搾して脱脂し，乾燥後粉砕してからし粉とする。カレー粉，粉わさびに加えるほか，水または酢と練って薬味として使用する。白からしは，サラダドレッシング，マヨネーズ，フレンチマスタードなどに用いる。また，野菜のからしあえ，からし漬けにも用いる。漢方薬としても白からしを用い，体を温め血流をよくするといわれている。黒からしは，たとえば，ハンバーグ，とんカツ，シューマイ，おでんなどの料理に添えて使う練りからしに適する。練りからしとしては，黒からしや白からしを各々単独で用いるのではなく，両者を併用するのがよく，とくに日本人には黒からしを70～90%，白からしを30～10%混合した方がし好的に適するとされている。練ったからしを保存するには，レモン汁，酢，ワインを用いるとよく，かつ冷蔵保存するとよい。からしは，乾燥状態では香気の損失がなく，温度や湿度に注意すれば長期間の保存が可能である。

からしづけ　**辛子漬け，芥子漬け**　からし漬けははげしい刺激性のある漬け物である。野菜としては小なすあるいはなすを小さく切ったものが主として使われる。〔原料〕なすはふつう，焼きミョウバンで色留めしてあるが，からし漬けには色留めしていないものを使う。よく使われるのは山形の民田なす，窪田なすで，10～20gの小なすをそのまま塩漬けしておく。〔製法〕塩蔵なすを脱塩，圧搾・脱水し，醤油，砂糖，うま味調味料からなる調味液に短時間漬けて，味をのせる。ついで，みりん粕，米麹，和からし，洋がらし，うこん粉を練りあげて，味ののったなすと混合する。野菜6に練り粕4の割合，そしてからし粉は全体の5%である。混合物は目張りして放置すると1～2週間でから味が発現し，米麹の糖化が終わって出荷できる。最近の省力型のものは，アリルからし油を直接，練り込むのですぐに出荷できるが，猛

烈にからい。

からしな　芥子菜　[Leaf mustard]　アブラナ科に属する菜類で，和がらしの原料。茎葉ともにから味がある。やや冷涼なところを好み，関東以北で多く栽培されている。〔成分〕ビタミンはすべて豊富にあり，とくにCが多い（64 mg/100 g）。〔用途〕煮食のほか，塩漬け，ぬか味噌漬けなどの漬け物に用いられる。この種子は黄色を呈し，径 1.5 mm の球形で，これがからしとなる。

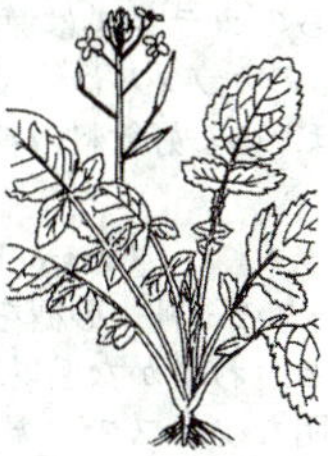

からしな

からしめんたいこ　辛子明太子　スケトウダラの塩蔵した卵巣をとうがらしで調味した製品。朝鮮半島ではとうがらしが重要な香辛料であることから，このタラコをとうがらしで再調味したからしみんたいしが考案された。わが国でも 1975 年ごろから福岡を中心としてさかんに製造されるようになった。〔製法〕タラコにとうがらしエキスとうま味調味料を加えて熟成させ，場合によってはとうがらし粉を表面にまぶす。→タラコ

からしれんこん　辛子蓮根　[Mustard stuffed fried lotus root]　肥後細川家の秘伝料理であるが，明治以降大衆にも公開され，さらに戦後は加工食品として市販されて全国に知られるようになった。〔製法〕れんこんを節単位に裁断して水さらしした後，沸騰水で 20 分水煮する。一方，桶に味噌・和からし粉を練ったものを用意する。水きりしたれんこんをこの練り味噌のなかに差し込み，味噌を穴に充填して冷蔵庫に入れ，一晩放置して辛味を発現させる。ついで小麦粉，卵黄を主とする衣をかけ，190℃で 5 分間油揚げで完成する。市販品は衣にくちなしの色素を加えて黄色くし，外観を向上することと，油揚げしたものを小袋に真空包装して 80℃，40 分の加熱殺菌を行うところが家庭のものと異なる。1984 年 6 月，市販の真空パックされたからしれんこんでボツリヌス中毒が発生し，40 名の患者，10 名の死者を出した。家庭用のすぐ食べきってしまうべき食品を保存食品として売る場合の問題が提起され，種々の議論が行われた。

からすうり　烏瓜　ウリ科に属す。東アジアの温帯に自生する多年生のつる性草本である。果実は長円形で，若い間は緑色で白色の条が見られるが，晩秋に紅熟し，条は不明瞭になる。苦味が強い。〔性状〕果肉は粘滑で，多漿質である。根は地中に伸び，でんぷんを含んで肥大し，塊根状になる。近縁種のキカラスウリの塊根は漢方の栝桜根（かろこん）の原料となり，また，栝桜根のでんぷんの天花粉は，あれ止めの化粧原料となる。また，黄疸などに用いられる。

からすみ　鱲子　ボラの卵からつくる塩乾品の一種。〔製法〕ボラの腹から注意深く卵巣を取り出し水洗後，食塩をすり込み，たるに詰めて一昼夜以上漬け込む。これを水のなかでもんで卵巣中の卵粒をほぐし，同時に塩抜きする。これを板の上に並べ，さらにこの卵巣を並べた板を 4～5 段重ね，徐々に圧を加え水を搾り出す。翌日簀（す）の上に並べて干し，夜にまた圧をかける。加圧と日乾を繰り返し，ほぼ乾いたら日乾だけを行う。製品ができ上がるまで 20 日ぐらいかかる。形が大きくて角張り，うすいあめ色をしたものが良品である。製品が中国製の墨（唐墨）に似ているところから唐墨と書くこともある。〔種類〕おもに長崎でつくられるが，とくに長崎野母のものは古来より名高く，徳川時代には，越前のウニ，三河のこのわたとともに天下の三珍といわれた。卵巣が過熟せず卵粒が舌にさわらないでねっとりとしたものがよい。日本以外では，台湾，イタリア，スペイン，トルコなどでも盛んにつく

られる。〔成分〕からすみは30％以上も脂肪を含み，また，不けん化物とくにセチルアルコールを多く含む。〔用途〕酒のさかなとして喜ばれるが値段は高い。そのためサワラ，タラなど，ほかの魚の卵巣やさめの卵，鶏卵を用いて代用品がつくられている。→ちんみ

からすむぎ　烏麦　→えんばく

ガラナ　［Guarana］　学名は*Paullinia cupana*。ブラジル，アマゾン川流域に自生するムクロジ科のつる性の植物。赤い洋梨型の果実を付ける。果実はガラナ飲料の原料となる。果実のなかにある黒褐色の種子は飲料や強壮薬に用いられる。ガラナの種子はカフェインに富み（5％前後）テオフィリンやテオブロミンも含まれている。

からみ　辛味　温覚と痛覚を複合したような味で，東洋では味のひとつと考えられてきたが，西洋では味のなかに入れていない。これは実験心理学的にから味がほかの味とは異なった感覚によるものと認められたためである。基本的な味覚は味蕾（みらい）によって感じられるが，唇，歯，頬の内面，上顎など味らいの存在しない部分では感じられない。ところがから味は口腔内全体にわたるほとんどすべての部分において感じられるため，未分化感覚であるとされ，味覚神経によって感じられる必要がないので基本的な味覚から除かれたのである。〔から味料〕食物にから味を添え，味をととのえ，食欲を増進させ，味覚が消耗した際これを亢進させる力がある。また，外観を美しくしたり，不快な臭味が存在しても，その強烈な刺激により，これを圧倒し，異味，異臭感を防ぐ作用をもつので，古来珍重されてきた。から味料は栄養的には，その刺激により消化酵素の分泌をうながして消化を助ける作用があり，ビタミン類に富むものが多い。さらに防腐作用や医薬的効果も期待される。→からし，わさび

カラメル　［Caramel］　ブドウ糖を200℃内外に加熱すると，ガスを発生して黒褐色の物質に変化する。これがカラメルである。〔性質〕濃厚な液状（粉末状のものもある）のものが多く，水に容易に溶解して黒褐色を呈し，わずかながら苦味を有する。〔製法〕わが国の市販品は，大部分，生さつまいも，切干しいも，でんぷんをいったん酸糖化し，撹拌しながら酸性状態で150～180℃まで加熱し，放冷後アルカリで中和したものである。アンモニアを吹き込んで加熱するアルカリ焙焼法もある。原料もでんぷんのほかに糖蜜や砂糖を使用するものもある。一般に砂糖製カラメルは赤味が強いといわれている。〔用途〕ブドウ糖からのカラメルは醤油，ソースに，砂糖からのカラメルは，製菓，ウイスキー，そのほかのし好飲料の着色剤として用いられる。

カラメルソース　［Caramel sauce］　甘味のあるソースの一種。砂糖を焦がした香ばしい香りと，わずかな苦味のある美しい褐色の透明なソースで，温かいデザート，冷たいデザート，いずれにも用いられる。〔つくり方〕油気のない銅鍋かフライパンで濃い砂糖溶液をつくり，加熱する。水分が蒸発するにしたがい泡立ちはじめ，砂糖の煮詰め温度が150℃付近で淡黄色となる。焦げ色を平均にするために鍋をゆすって加熱を続け，180～190℃で褐色になったら火からおろし，適量の水を入れて温度が上がるのをとめ，カラメルソースをつくる。カスタードプディングをつくるとき，型の底に少量使用する。好みによりリキュールを少量加えてもよい。なお，甘味がなくなるまで加熱して（200℃以上）黒褐色のカラメルとしたものは，スープや醤油，ソースの着色に用いられる。カラメルソースのカラメルづくりの手間を省いたため玉状に仕上げたカラメルも市販されている。着色剤カラメルは，カラメルソースには適さない。

カランツ　［Currant］　干しぶどうの一種で，コラント（仏 corinthe）ともいう。〔原料〕ギリシア原産のぶどうのブラック・コリンスで，果実は非常に小さく，白色あるいは薄紅色をしており，まったく種子がない。糖分を多量に含む。〔用途〕洋

菓子の原料として使用される。

ガランティーヌ　[(仏) Galantine]　ガランティーヌは切り口がモザイクのような色模様の美しい料理で，形をつくるために鶏などの皮つきの肉を広げ，そのなかに詰め物をして太く巻いてまとめ，加熱したもの。フランス語で優美なという意味をもつガラン (galant) からきたものといわれている。輪切りに切り分けたものの上面にアスピックをかけて光沢を付けたものは，冷製料理としてパーティなどに使われる。〔つくり方〕鶏や野鳥類の皮を傷付けないように背から切り広いて，首や臓物などを取り除くと1枚の肉となる。これを皮目を下にして置き，肉の厚さを均等にする。詰め肉の材料は，仔牛肉や鶏肉のひき肉をさらにすり鉢ですってねばりを出した後，パナードでつなぎ，生クリームや卵を加えて調味し，やわらかくなめらかにしたものを肉の上にぬり付ける。この上に棒状にととのえた色どりよい材料をでき上がったときの切り口が美しくなるように並べ，皮で巻き込んでハム状の形とする。冷製料理にするときにはゆでたほうがおいしいので，外側を布きんで巻き，両端をたこ糸でしっかりくくったうえで中央部も2～3か所をかたくしばる。煮だし汁のなかでゆっくりとゆで，火が通ったら，一度布を包み直して軽い重石をし，さまし固める。ガランティーヌは厚さ1.5 cmの輪切りにして網の上に置き，切り口の上面にショーフロワソースやゼリーがけをして仕上げる。このとき，トリュフで飾ると豪華である。温かい料理として出すときには，オーブンで焼くため，皮の合わせ目を木綿の調理用糸で縫い合わせ，油をぬった厚紙を巻いて太糸で巻きどめにし，蒸し焼きとする。糸を取って輪切りにし，シュプレイムソースやマデラソースを添えて供卓する。このような供し方の場合は，バロティーヌ・ドゥ・ヴォライユ (ballottine de volaille) という。

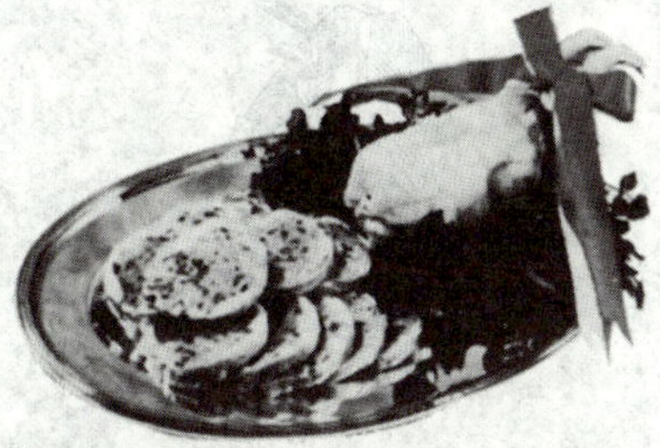
ガランティーヌ

カリウム　[Potassium]　細胞内に多く存在し，神経伝達，筋収縮，血圧調節など，さまざまな生理機能に重要な役割を果たしている。野菜，果実，食肉などに多く含まれ，18歳以上の目安量は2,500 mg/日であるが，高血圧予防の観点からは2,800～3,000 mg/日を摂取することが望ましいとされている。

カリフラワー　[Cauliflower]　はなやさいまたは花キャベツともいい，アブラナ科に属するキャベツの一種で，その花らいを食べる。収穫前に外葉で花らいを包み，陽にあてず軟白してつくる。〔産地〕欧米に広く栽培されるが，わが国でもかなり盛んで愛知がもっとも多く，ほかに茨城，長野，熊本，徳島，千葉などに多い。最盛期は11～3月であるが，大都市の市場では1年中見られる。〔品種〕スノーボール系のものが知られている。〔調理〕和，洋，中，いずれの料理にも向くが，おもに洋風料理に用いられ，熱湯に塩と酢少々を加えて真白くゆであげ，そのまま種々のソース類で食べたり，グラタン，サラダなどにも使う。〔品質〕純白でかたく締まったものが良質で，黄味を帯びて花の開いたものは味も香りも悪い。

かりゅういりかじついんりょう　果粒入り果実飲料　果実飲料のひとつで，1977年ころから市販された製品。現在はJAS規格により顆粒入り果実ジュースとよばれる。これは，果粒（かんきつ類の果実のさのう，かんきつ類以外の果実ではその果肉を細切りしたもの）が30％以内で含まれているもので，「○○果粒入り果実ジュース」「○○果粒入り果実ジュース(濃縮還元)」と表示される。砂糖類や蜂蜜などが加えられたものや，炭酸ガスが圧入されているものもある。みかんの場合は，通称としてつぶつぶ飲料といわれているものである。

かりん　花梨　[Chinese quince]　バラ科に属する落葉樹で，庭園に栽培される。〔生態〕果実は楕円形で石細胞が多く，晩秋に黄熟し，ややまくわうりに似て芳香を放つ。〔成分〕100 g 中，水分 80.7 g，炭水化物 18.3 g，ビタミン C 25 mg。〔用途〕渋味が強いので生食に適さず，おもに庭園，盆栽として鑑賞される。ジャム，ゼリー，砂糖漬け，飲料などに利用されることもある。漢方では木瓜（もっか）として鎮痙作用があるといわれる。マルメロのことを地方によってはかりんといっているが，本来は別のものである。→マルメロ

かりんとう　花林糖　油揚げ菓子の一種。〔原料〕小麦粉，砂糖，イースト，あるいはベーキングパウダー。〔製法〕小麦粉に水と卵，砂糖，イーストを加えて発酵生地をつくるか，またはイーストとは別にベーキングパウダーを入れて軽く混ぜ，適当な形にして油で揚げた後，112℃程度に煮つめた蜜をかけて乾燥する。量産工場では，生地調整，成形，油揚げ，砂糖仕上げ，乾燥，包装まで，連続機械化生産方式をとっている。グラニュー糖と水あめの蜜をかけたものを白かりん糖，黒糖を使用したものを黒かりん糖という。〔成分〕黒かりん糖は，100 g あたり，水分 3.5 g，たんぱく質 7.4 g，脂質 11.8 g，炭水化物 76.2 g（うち食物繊維 1.7 g），灰分 1.1 g である。

かるかん　軽羹　蒸し物菓子の一種である。〔製法〕容器のなかに砂糖約 1 kg を入れ，皮をむいたやまのいも（薯蕷）約 1 kg をおろしてすり混ぜ，これにかるかん粉（あらい粉の上新粉）を加え，よくもんで混ぜ，すっかり混和したらぬれぶきんを敷いた蒸し枠に移し，上に乾いたふきんをかぶせる。せいろ（蒸籠）に入れて約 30 分ほど蒸し，ふきんをとり，裏返しにしてぬれぶきんにのせ，適当な大きさに切る。〔成分〕100 g あたり，水分 42.5 g，たんぱく質 2.1 g，脂質 0.3 g，炭水化物 54.7 g，灰分 0.4 g である。〔かるかんまんじゅう〕鹿児島の銘菓で，このかるかんを皮として，中あんを入れたものをいう。

カルシウム　[Calcium]　生体内ではその 99％がリン酸塩，炭酸塩，フッ化物として骨に存在するが，そのほかに筋収縮，血液凝固，神経伝達，細胞内情報伝達など，多くの生理機能に重要である。食品としては牛乳・乳製品，魚介類や豆類に多く含まれる。30 歳以上の成人の必要量は 550〜600 mg/ 日とされているが，国民健康・栄養調査による摂取量はこれを下回っている。一方，過剰症として結石や高カルシウム血症などが指摘されており，成人の耐容上限量は 2,300 mg/ 日とされている。

ガルシニア　[Garsiania canbogia]　インド南西部，スリランカ，タイなどの多雨地帯に自生する常緑中高木（高さ 10〜15 m）で，5〜7 月に黄色からやや赤みがかったオレンジぐらいの大きさの実をつける。果実の果皮抽出物が健康食品として用いられるが，含有するヒドロキシクエン酸に脂肪の蓄積を防止する作用がある。果実は，食用やスパイスとして用いられる。

カルシフェロール　[Calciferol]　→ビタミン D

カルダモン　[Cardamon]　〔和名〕小豆蔻（しょうずく）。学名は *Elettaria cardamomum Maton*。ショウガ科の多年生草。〔産地〕原産地はインド南部で，インド，スリランカなどの熱帯地方で栽培されている。〔収穫法〕完熟直前の果実を乾燥

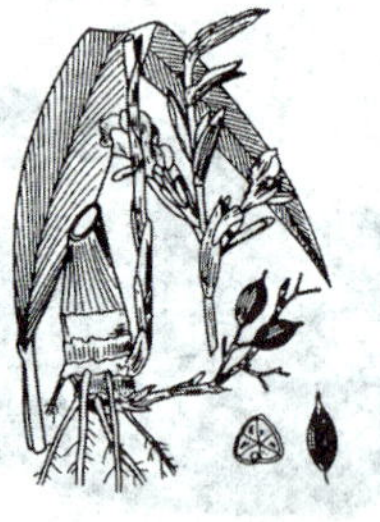

カルダモン

する。〔成分〕水蒸気蒸留により約3〜7%の精油（主成分はシネオール，テルピネオール）が得られる。〔性質・用途〕しょうのうに似た特異の芳香を有し，粉末にしてパン，ケーキ，カレー粉，ハム，ソーセージやリキュールなどの香料，医薬用としても用いられる。コーヒーに入れたカルダモンコーヒーを中近東では飲用する。種子は漢方では白豆蔻（びゃくずく）（学名：*Amomum cardamomum* Linne）として用いられる。しょうずくも，びゃくずくの代用品として用いてもよい。胃腸系の機能を調える作用がある。

カルナウバろう　カルナウバ蝋　[Carnauba wax]　ブラジル北部に自生するろうやし（*Copernicia cerifera* Mart.）の葉から得られる天然のろう状物質で，ブラジルワックスともいう。主成分として高級脂肪酸と高級アルコールのエステルであるセロチン酸ミリシル（$C_{25}H_{51}COOC_{30}H_{61}$）やヒドロキシセロチン酸セリルを含む。〔性状〕融点78〜84℃，比重0.990〜1.001。〔用途〕加工食品，とくにガムベースや菓子類のつや出しに用いられる食品添加物（既存添加物）である。

ガルニチュール　[Garniture]　日本では略してガルニといい，料理の付け合わせのことである。主要料理に調和する材料や料理を付け加え，色や形によって装飾的な役割ももたせ，し好を満足させる一皿をつくるためのもの。広義には，パイなどのなかの詰め物，スープの浮き身，下準備に用いるにんじん，玉ねぎ，ブーケガルニなどの香味野菜なども含む。野菜類，麺類，穀物類が単独で，または取り混ぜて使われる。供するときには，主要料理の皿に盛り合わせるか，別皿に盛り，食卓で取り分ける。付け合わせの適否は主要料理のできに影響を与える。栄養のバランスを考え，味付けは，一般に主要料理より淡白に，量も均衡を保つようにする。皿数の少ない食事には，一皿で満足するような野菜の肉詰めやクリーム煮，グラタンなど，比較的ボリュームのあるものか品数を多くする。また，熱い主要料理には温かくして盛り合わせる。冷製料理に冷たい付け合わせとする。じゃがいもは料理の種類も多く，味が淡白なことからよい付け合わせとなる。かつては魚にはパセリ，肉にはクレソンと決められていたが，今はさまざまなバリエーションがある。パセリ，クレソン，レモンは飾りづまの役目をもつとともに，香りや酸味が食欲を増進させる。

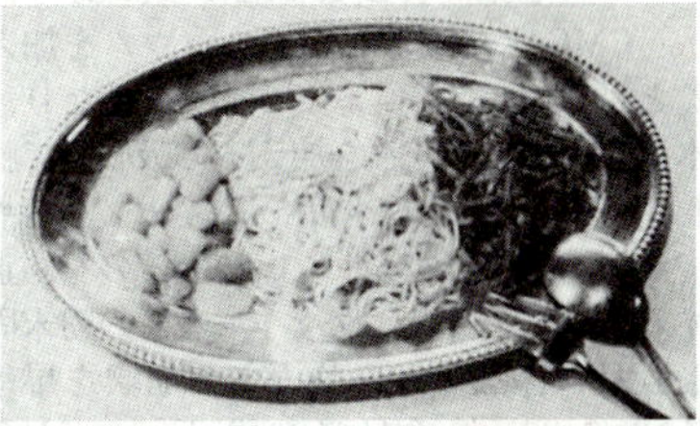

ガルニチュール（三種）

カルニチン　[Carnitine]　生体に含まれる遊離アミノ酸の一種で，ビタミンB_Tともよばれた。リジンとメチオニンから生合成される。ミトコンドリア顆粒内に脂肪酸を能動輸送する働きがあり，生体内の脂肪燃焼にかかわっているのが，L-カルニチンである。肉類とくに羊肉に多く含まれる。

カルノシン　[Carnosine]　1900年に肉エキスから発見されたジペプチド（β-アラニル-L-ヒスチジン）。哺乳類，鳥類，両生類などの動物の骨格筋に0.1〜0.3%程度存在する。心筋には見いだされていない。この生成はβ-アラニンとL-ヒスチジンより1モルのATP消費下でカルノシンシンテターゼによって行われ，AMP，ピロリン酸が副生する。生体内抗酸化作用を有する。

カルバドス　[Calvados]　フランスのノルマンディー地方でつくられるりんごブランデー。中心地のカルバドス県から名をつけたもので，指定地域で2年以内のりんごからつくられる発泡酒シードルを蒸留してつくったものだけがカルバドスという名称を与えられ，ほかの地域でりんごからつくられた蒸留酒はアップルブランデーとよばれる。アルコール分40～45％，樽貯蔵して熟成したものは，すぐれた風味を有している。

ガルバンゾー [Garbanzo] →ひよこまめ

カルボキシセルロースカルシウム [Calcium carboxymethylcellulose] 繊維素グリコール酸ナトリウム（CMC）のカルシウム塩。糊料として用いられる。〔製法〕CMC 水溶液に塩化カルシウムを加えると沈殿する。〔性状〕CMC と異なり，水に不溶である。水を加えると吸収して膨潤する。〔用途〕粉末のインスタント食品に添加し，いわゆるママコになるのを防止する。ビスケット，クッキーなどの粉末固形食品に添加し，口腔中での崩壊を早める。〔使用基準〕食品の2％以下。ただし，CMC, でんぷんグリコール酸ナトリウム，でんぷんリン酸エステルナトリウム，メチルセルロースの一種以上と併用する場合は，それらの合計量で2％以下。→こりょう

カルボキシペプチダーゼ [Carboxypeptidase] カルボキシペプチターゼは，たんぱく質，ペプチドのカルボキシル末端のペプチド結合を加水分解してアミノ酸を遊離する反応（構造式中の①を参照）を行う一群の酵素である。カルボキシペプチダーゼの反応を行う酵素は大まかに三群に分類できる。1）第一のグループは触媒活性の発現に金属が必須の酵素で，メタルカルボキシペプチダーゼ（EC3，4，17，-）である。このグループには，動物膵臓から分泌後，活性化されるカルボキシペプチダーゼA（EC3，4，17，1）やカルボキシペプチダーゼB（EC3，4，17，2）など九種の酵素が含まれる。2）第二のグループは，酵素分子の活性中心残基にセリンを含むもので，セリンカルボキシペプチダーゼともいわれる。かんきつ類果皮，麦芽，小麦麹，アスペルギルス（*Aspergillus*），ペニシリウム（*Penicillium*），ヒロイタケ（*Pycnoporus*）などの植物や糸状菌，担子菌，酵母などの微生物に存在している。3）第三のグループの酵素はシステインカルボキシペプチダーゼで，リソソーマルカルボキシペプチダーゼBとして知られている。活性中心にシステイン残基をもつ。

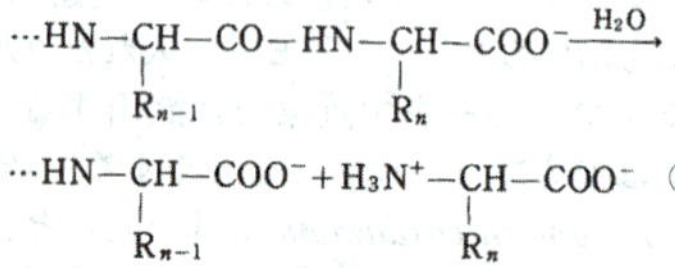

①

カルボキシメチルスターチ [Carboxy methyl starch, CMS] 〔製法〕メタノールのような，水と親和性のある有機溶剤のなかで，水酸化ナトリウムの存在のもとで，でんぷんにモノクロール酢酸をメタノールの沸点近くで反応させて，カルボキシメチル化する。これをメタノール水溶液中で，有機酸または無機酸で中和して，さらにメタノール水溶液で洗浄し，乾燥してつくる。〔性質〕白色の粉末で，冷水および温水に容易に溶け，水溶液は透明で粘度が高い。しかし置換度の低いものの場合，その粘性の安定性や攪拌に対する不安定性のため実用上の意義は薄い。〔用途〕綿糸，人絹，スフなどの仕上糊，医療品，化粧品用安定剤，乳化剤に用いられる。とくに食品の増粘剤として食品添加物に許可されているが，使用量は2％以下とされている。

カルボキシメチルセルロース [Carboxy methyl cellulose, CMC] 商品としてはナトリウム塩すなわち繊維素グリコール酸ナトリウムの形で売られている。〔製法〕木材パルプ（レーヨン用）を短冊形に切ったものに，18％水酸化ナトリウムを加え，粉砕機中で粉にする。これにモノクロール酢酸ナトリウムを，2時間ほど反応させてから，20％硫酸を加えて中和する。これに水を加えて遠心分離して，硫酸ナトリウム，食塩などを洗ってCMC酸とし，水酸化ナトリウムまたは炭酸ナトリウムを加えて中和（pH6.8～7.0）して乾燥して製品とする。最近はメタノールのなかで反応さ

せて製造することが多いが，このほうがコストも安く品質，性状がよい。〔性質〕白色の無味無臭の粉末で水溶性であるが，とくに冷水によく溶け，粘性の大きいのが特徴である。また，保護コロイド性，皮膜形成能，接着性がある。その糊液は熱および光線に対して安定で，粘度が低下しない。〔用途〕広い用途がある。1）織物工業では糊液が安定なため，サイズ剤，仕上げ剤，潤滑剤，洗濯糊に用いられるが，捺染用がもっとも多い。2）製紙工業ではサイズ剤，耐水剤，仕上げ剤。3）薬品，化粧品では安定性と保護コロイド性のため，軟こうの基材や安定剤，練り歯みがき，バニシングクリーム，シャンプー，液体ポマード。4）皮革にしみこませて耐水性を増す。5）塗料の安定剤。6）紙，ベニヤ合板の接着剤，また，壁そのほか建材への利用も増加している。食用としては，その粘性を利用して，アイスクリーム（最大の用途である），果物缶詰のシロップ，ジャム，バター，マヨネーズ，スープ，ゼリー菓子などの増粘剤として用いられる。食品添加物として認められているが，2％以上使用してはいけない。

カルボニル　［Carbonyl］　アルデヒドまたはケトンの官能基の総称として用いられる。また，カルボニル基を含む化合物，すなわちカルボニル化合物の意味にも用いられる。カルボニル基に水素原子が結合している化合物（R-CHO）をアルデヒド，

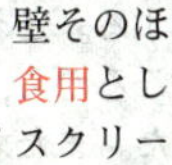

ケトン

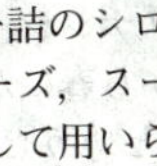

α-ジケトン

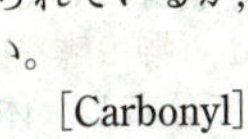

β-ジケトン

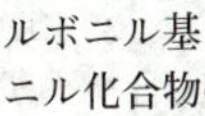

α-ケトアルデヒド

二組の炭素原子と結合している化合物をケトンという。カルボニル基が2個連なっている場合をα-ジケトン，ひとつ間隔があいている場合をβ-ジケトン，ケトンとアルデヒドが隣りあっている場合をα-ケトアルデヒドという。カルボニルは多くの生鮮食品や加工食品の香気成分として重要である。また，褐変反応の中間生成物や油脂の酸化生成物としても生成する。油脂の酸化度の指標としてカルボニル価が測定される。その測定法のひとつに2,4-DNPH法があるが，これはカルボニル化合物が2,4-ジニトロフェニルヒドラジンと反応して，ヒドラゾンを形成し，アルカリ性で赤褐～赤色を呈することによる比色定量法である。

カルミンさん　カルミン酸　［Carminic acid］　コチニール紅の色素の主成分である。アントラキノン系色素に属する。〔性状〕融点135℃。水，エチルアルコール，プロピレングリコールに可溶，有機溶剤に不溶。酸性で橙赤色，中性で深赤色，アルカリ性で紫色を呈する。耐熱性に劣り，時間とともに重合する。また，鉄イオンの存在で黒変する。〔用途〕各種の飲食品に，0.03～0.2％程度の量で添加し，着色に用いられる。→コチニールべに

カルメラやき　カルメラ焼き　糖菓類に属する菓子である。カルメ焼きともいわれる。〔製法〕小さい銅鍋に黄ざらめと少量の水を入れて火にのせ，すりこぎで攪拌しながら130℃に煮詰めたら，火から下ろし，すりこぎに重曹を付けてすり混ぜる。泡立ち始めるようになったら手早くすりこぎを回しながら膨張させ，中央部からすりこぎを抜き，固まらせる。後に鍋底を火で少し熱し，裏返して落とし出す。

カルルスせんべい　カルルス煎餅　軽焼きせんべいの一種。新潟県加茂市の銘菓。〔製法〕白玉粉をややかたくこね，これに砂糖を加える。砂糖が溶けたころ，バターを溶かして加え，よく攪拌して小麦粉をふるい入れる。炭酸アンモニウムを加え，鶏卵を入れ，サラダ油，カルルス塩，

キャラウェイなどを，よく攪拌しながら加える。できあがったたねをせんべい型で焼く。〔カルルス塩〕元来チェコのカールスバード（Carlsbad, 現在のカルロビバリ）の鉱泉を蒸発させた残渣をいうが，この組成に合わせた人工カルルス塩は，ほぼ Na_2SO_4 44 %，K_2SO_4 2 %，NaCl 18 %，$NaHCO_3$ 36 % によってなるものである。〔キャラウェイ〕一種の調味香料であって，これを使用することにより，カルルスせんべい独特の香味が生じるといわれている。

カレイ　鰈　[Flatfish]　カレイ科の海魚の総称。〔生態〕体は平たく，眼は体の一方へ寄っており，眼のあるほうを上にしている。有眼側は黒ずんでおり，いろいろの斑紋があり，無眼側は白色で一般に斑紋はない。〔ヒラメとカレイ〕俗に左ヒラメの右カレイということばがあり，眼が体の左側についているのはヒラメ類で，右側にあるのがカレイとされている。しかしこれはたいして当てにならず逆の場合もある。カレイ類とヒラメ類は区別がしにくいが，一般にカレイの口が小さく，ヒラメは大きい。ヒラメ類に属するもののなかにもカレイという名でよばれているものがある。カレイ類に入れられるもののうち漁獲高の多いものには以下のようなものがある。〔マガレイ（真鰈）〕函館ではオタルマガレイ，新潟ではクチボソなどという。北日本に多く，北海道および日本海で獲れる。無眼側は白いが，ひれのつけ根に近い部分は淡黄色。体長は 30 cm 程度。秋から冬にかけておいしく，3 月中旬を過ぎると味が落ちる。〔メイタガレイ（眼板鰈）〕体の色は個体変化がいちじるしいが，一般に有眼側は淡褐色を呈し，暗褐色の斑紋をもつ。体長は 30 cm 程度で日本全国各地に広く分布。方言が多く，舞鶴でマツバガレイやマツガレイ，宮城ではキンジロガレイ，新潟でタバコアサバ，福島でキンチロ，福井でメムキガレイ，愛知でコウソガレイなどというほかいろいろのよび方がある。4 月から 10 月までがおいしい。背びれの基部は松葉のにおいがするので，この部分を除いて料理するほうがよい。〔マコガレイ（真子鰈）〕北海道南部から南日本にかけて分布する。方言が多く，東京付近ではマコとかマコガレイ，福島，宮城ではアオメ，福井でセグロ，愛知でモガレイ，兵庫でアブラガレイ，新潟でモク，山口でアマチとかマガレイなどという。刺身，塩焼き，煮付けなどとしておいしく，とくに 6～9 月が旬。大分県の城下鰈（シロシタガレイ）はこれである。この刺身を，梅酢でつくった三杯酢に生の肝臓を混ぜたもので食べると美味である。750 g 程度のものがおいしく，また旬の時期の肝臓はとくに大きくなる。〔イシガレイ（石鰈）〕北海道から本州各地に分布し 40 cm ぐらいになる。この魚は成長するにつれ，体の上面に数個の大きな鱗板が発達する。これがちょうど石のように見えるところから，イシガレイという名がつけられた。また北海道ではイシモチガレイとか，スナシシ，ゴソゴソガレイなどという。冬から春にかけておいしく，東京ではカレイというとイシガレイをさすほどである。刺身にしておいしい。〔ヤナギムシカレイ（柳虫鰈）〕東北地方から南日本にかけて分布し，体長は 20 cm 程度。東京付近ではヤナギとかヤナギムシ，静岡ではユズリハムシ，兵庫でホウレン，京都，新潟などではササガレイという。干物にしておいしい。〔サメガレイ（鮫鰈）〕北海道から南日本まで分布するが，とくに北日本に多い。有眼側はさめ肌のような感じがするところからこの名がある。40 cm ぐらいとなる。宮城ではホンダガレイ，新潟でトンビホチという。〔ババカレイ（婆々鰈）〕北日本に多く，体の有眼側は赤味を帯びた褐色で斑紋がある。体長は 30 cm 程度，北海道ではブタガレイともいう。また青森ではウバガレイ，宮城ではナメタ，山形でアワフキ，新潟でボサツ，イノリ，ヤマブシ，銚子でダラリ，舞鶴でビタガレイ，東京ではウバ，ダルマ，クロガレイなどという。煮付けにしておいしい。このほかに，ヒラメ類に属するが，カレイという名でよばれるものにつぎのようなものがある。〔アブラガレイ（油鰈）〕北日本に分布し，30 cm ぐらいになる。茨城ではアオイとかエンキリという。エンキリとはあまりにもまずいので2度と食べたくないという意味，ちくわ原料としたり，煮て油をしぼる。〔ソウハチガレイ（宗八鰈）〕北海道，日本海に多く，30 cm ぐらいになる。茨城，福島でカラス，京都，兵庫でエテガレイ，北陸方面ではミズアサバ，シロアサバ，シロガレイ，宮城ではホウナガカレイ，ホンマガレイ，チゴカレイという。一般には干物として食される。生のものは独特のにおいを持つが，干物にすると特有の風味となり美味とされる。〔ムシガレイ（虫鰈）〕北海道以外の全国各地でとれる。体長は30～40 cm，ムシガレイとよぶのはおもに東京，神奈川辺で，北海道，青森ではミズガレイ，ミズクサガレイ，山形でダイバガレイ，新潟でキクアサバ，福井でコノハ，コナワガレイ，カンナワガレイ，兵庫でイロガレイ，モンガレイ，徳島でスキヤガレイなどとよぶ。冬の間が美味で，とくに干物はあっさりとしたうちにも特有のうま味をもつ。→ヒラメ，ホシガレイ

カレーライス　[Curry rice]　カレーソースで肉類，野菜類などを煮込んだ料理に，温かい飯を組み合わせたもの。カレーとは，タミール語の kari から転じた語で，ソースまたは汁の意である。〔材料〕カレーソースのなかに加える主材料に応じて料理名がつく。材料には，牛肉，豚肉，羊肉，うさぎ肉，骨付き鶏肉，エビ，ホタテ貝，卵などが使われる。野菜は，玉ねぎ，にんじん，じゃがいも，カリフラワー，青味野菜などが加えられる。カレーソースは，甘味，塩味，酸味の味が平均しており，香辛料のから味と調和しているものがよい。カレーソースによく使用されるチャツネはマンゴーの実からつくられるジャムに似たインド特産の漬け物であるが，甘味，酸味，香辛料のから味をもつ。このほか，りんごのすりおろしやトマトなどもよく使われる。玉ねぎをきつね色に炒めたものは，色と香りと甘味が加えられる。ヨーグルト，レモン汁なども，より味を深めるのに役立つ。カレーソースに用いるカレー粉は市販されており，20～30 種の香辛料を混合・熟成させたもので，製造元により，色や風味やからさが異なる。用いるときは，二種のカレー粉を混ぜ合わせるとよい。インド式に各種の香辛料を粉末にしてもよく，また，市販のカレー粉にシナモン，オールスパイスなどを加えて好みのものをつくってもよい。ただし，炒めすぎないことが，香りを生かす上で大切なことである。また，カレー粉に小麦粉，油脂，香辛料などを加えてつくられたカレールウも市販されており，広く使われている。カレーライスには，数種の薬味を用意し，味の変化を付けるとよい。〔薬味〕日本的な薬味として，福神漬け，花らっきょう漬け，紅しょうが，ゆで卵，古漬け，刻みくるみなどがある。洋風的な薬味としては，おろしチーズ，きゅうりピクルス，チャツネ，カクテルオニオン，グリーンオリーブ，レーズン，ボンベイダック，アーモンドのロースト，フライドオニオン，ココナッツのロースト，フライドポテト，しょうがの砂糖漬け，りんごの甘煮，果物の缶詰，オレンジマーマレードなどがある。

カレールウ　→ルウ

ガレット　[(伊) Galette]　ビスケット状に焼いた甘味の少ない菓子。ガレットデロア（galettes des rois）は，1月6日に古くから行われているローマカトリック教の公現祭の祝い菓子で，この菓子をとくにガ

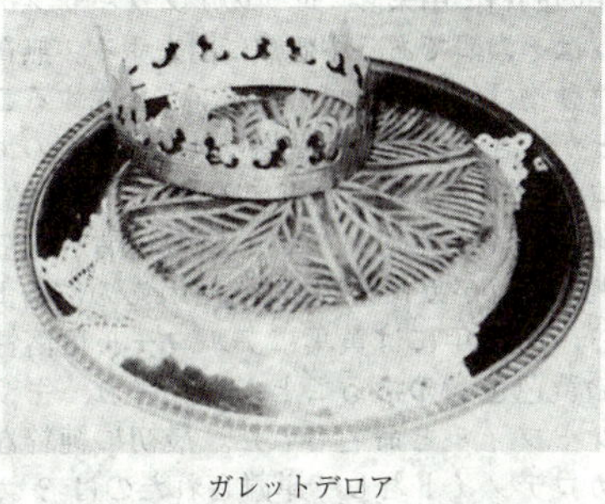

ガレットデロア

レットとよぶこともある。バターの量を減らしてふくらみをおさえた折りパイやブリオッシュでつくられ，紙の王冠が添えられる。もともとはパン屋がつくって得意先に無料で配り，この日を祝ったといわれる。菓子は薄く丸い形につくり，なかに陶製の小さなフェーヴ（Feves）を1個入れて焼き，切り分けたとき，これが当たった人は王冠をかぶり，一同からの祝福を受ける。フェーヴは，かわいらしく，素朴な形の人形が多く，四つ葉のクローバー，馬蹄形，自動車，動物などもある。もともと，ガレットにそら豆を入れていたのが始まりで，その代わりに人形が入れられるようになった。また，甘味をもたないガレットもある。とうもろこしやじゃがいもを卵，小麦粉，牛乳と混ぜ，ごく薄く直径5～6 cmに流して焼いたクレープ状のもので，料理の付け合わせに用いられる。そば粉のクレープのことをガレットといい，野菜，卵，チーズなどを入れることもある。

カロテノイド ［Carotenoid］ 動植物界に広く分布している黄色，だいだい色から赤色を示す脂溶性の色素。光に不安定で，酸化分解を受けて変色または退色しやすい。熱には比較的安定である。〔存在〕植物は，アセチルコエンザイムAからメバロン酸，無色カロテノイドを経て多種多様のカロテノイドを生合成することができ，その分布は非常に広い。動物にも特有のものが知られている。脊椎動物は一般に体内でカロテノイドを合成することができず，したがってバターのβ-カロテンは牛の飼料に由来し，サケのアスタキサンチンはその餌である甲殻類に由来する。無脊椎動物は体内でカロテノイドを合成することができ，植物界にはみられない多くのカロテノイドが知られている。〔歴史〕1831年ににんじんからルビー色の結晶が得られ，これがカロテンと命名されたのに始まる。1837年には黄葉にアルコール可溶性の黄色色素のあることが発見され，キサントフィルと命名された。最初に純粋なカロテノイドとして単離されたのはβ-カロテンであり1931年，構造が明らかにされた。1922年には7種のカロテノイドが知られるのみであったが，1937年には約30種，1948年には約80種，1970年には300種あまりが知られるようになり，現在では分析機器の発達によりその数はさらに増加している。〔分類〕カロテノイドは，その分子構造および溶媒に対する溶解性によってカロテン類，キサントフィル類，キサントフィルエステル，カロテノイド酸などに分けられる。分子中に水酸基をもたないα-・β-・γ-・δ-カロテンやリコピンはカロテン類，水酸基をもつクリプトキサンチン，ルテイン，ネオキサンチンなどはキサントフィル類と総称される。〔精製〕一般に粉糖，マグネシア，アルミナなどを分離媒体としたカラムクロマトグラフィー，薄層クロマトグラフィーが用いられる。石油エーテルと95％メタノール水溶液を用いた分配試験もカロテノイドの分離法としてしばしば用いられる。〔食品中のカロテノイド〕食品に含まれるカロテノイドはその色調から黄橙色系と赤色系に分けられるが，実際には数種から20数種が混在している。たとえば，トマトにはリコピン，β-およびγ-カロテン，ルテインなど約10種のカロテノイドが含まれているが，そのうちリコピンが80～90％を占めるので赤い色になる。また，かんきつ類には10数種から20数種，とうもろこしにも10種程度含まれているが，ルテイン，ゼアキサンチン，クリプトキサンチンなどの黄色系の占める割合が多いので黄色にみえる。ほうれん草，パセリ，ブロッコリーのような野菜にもβ-カロテン，ルテインなど数種以上のカロテノイドが例外なく含まれているが，多量のクロロフィルの共存により緑色をしている。生きているエビやカニは青藍色のものが多いが，これを加熱すると美しい赤色に変わる。新鮮な甲殻類ではアスタキサンチンとたんぱく質が結合して存在しているので全体として青藍色を呈し，加熱するとアスタキサンチンが遊離型に変わるためにこの現象が起こる。表に食品に含ま

食品に含まれるおもなカロテノイドとその構造

名　称	構　造	存　在
黄橙色系		
β-カロテン	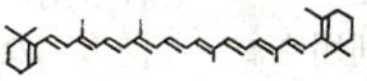	にんじん，さつまいも，かんきつ類，鶏脂，卵黄
ビタミンA	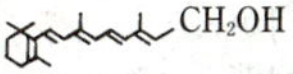	腎油
α-カロテン	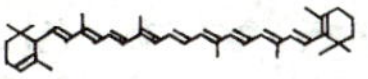	にんじん，やし油，かんきつ類，緑葉，鶏脂
ルテイン	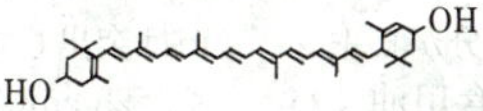	とうもろこし，緑葉，卵黄
ゼアキサンチン	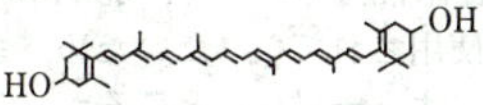	とうもろこし，かぼちゃ，卵黄，肝臓
クリプトキサンチン	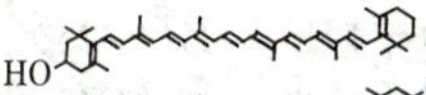	かんきつ類，かぼちゃ，とうもろこし，卵黄
フィサリエン	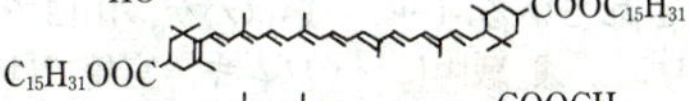	アスパラガス，きいちご
ビキシン	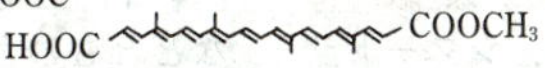	べにのき
ノルビキシン	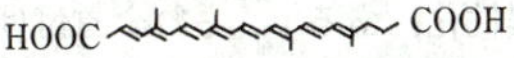	べにのき
クロセチン	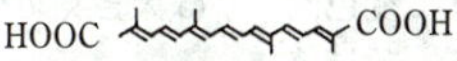	サフラン，くちなし
赤色系		
リコピン	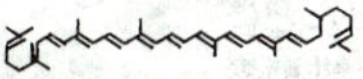	トマト，すいか，柿，やし油
γ-カロテン	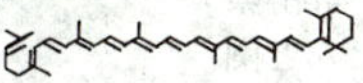	さつまいも，かんきつ類，とうもろこし
カプサンチン	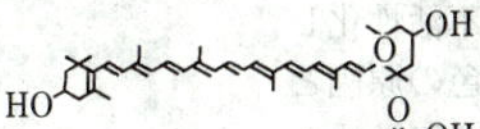	とうがらし
アスタキサンチン	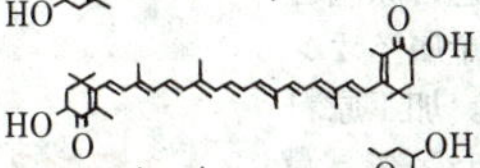	カニ，エビ，サケ，マス
カプソルビン	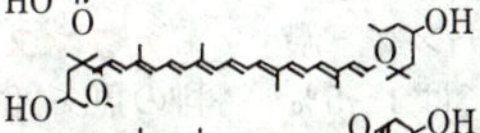	とうがらし
ビオラキサンチン	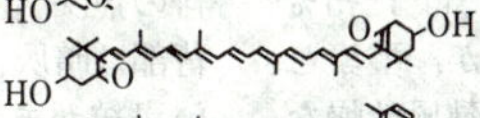	かんきつ類
トルラロディン	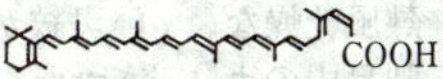	トルラ酵母
カンタキサンチン	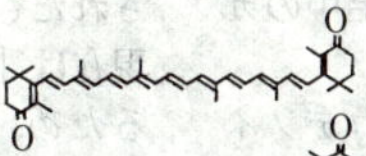	マッシュルーム，かんきつ類
ミキソキサンチン	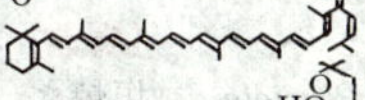	藍藻類，紅藻類
フコキサンチン	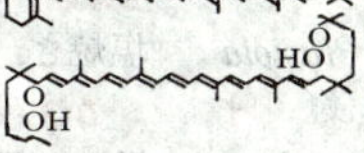	昆布，ワカメ

れている代表的なカロテノイドとその構造を示す。カロテノイドのなかにはα-，β-，γ-カロテンやクリプトキサンチンのように分子中にビタミンAに類似の構造をもっているものがあり（表参照），動物体内に摂取されると化学変化してビタミンAとしての効果を示すことから**プロビタミンA**とよばれている。このようにカロテノイドは，食品に豊かな色彩を与えると同時に，ビタミンAの給源としても重要な色素である（→ビタミン）。**〔着色料としての利用〕**β-カロテン，β-アポ8′カロ

テナールは脂溶性であるが，乳化剤を利用しての水溶性のものもつくられ，バター，マーガリン，卵製品，チーズ，ジュース，アイスクリームなど多くの食品へ利用されている。サフランの花，くちなしの果肉から抽出されるクロシン（クロセチンの配糖体）は数少ない水溶性カロテノイドで，食品の着色に使われる。べにのきの種子から抽出される油性アナトーは主成分がビキシンで，安定性がよいことから食用油，バター，チーズなど多くの食品に使用されている。アルカリ抽出した水溶性アナトーは主成分がノルビキシンで，β-カロテンとともに食品添加物に指定されている（→しょくひんてんかぶつ）。〔加工・貯蔵中における変化〕カロテノイドは，シス-トランス異性化，エポキサイドの異性化，あるいは酵素的・非酵素的酸化を受けて変色，退色する。生の動植物組織中にあっては，パーオキシダーゼ，リポキシダーゼなどによる酵素的酸化によって分解され，非酵素的酸化はカロテノイドの退色にほとんど関与しない。加熱によって酵素を不活性化した後はすべて非酵素的酸化が退色の原因となり，油脂の自動酸化，光線，金属イオンなどによって分解が促進される。加工原料中のカロテノイドは，ブランチング，濃縮，殺菌などの通常の加熱処理では1～5%程度の損失を受けるにとどまるが，酸素と接触面が拡大される噴霧乾燥，熱風乾燥などではその損失も大きくなり，製品中のカロテノイドも不安定となる。

カロテン　[Carotene]　→カロテノイド

カワノリ　川海苔　学名は *Prasiola japonica*。緑藻類カワノリ科の淡水藻。〔呼称〕カワアオノリ，ダイヤガワノリ，シバカワノリ，キクチノリなどともいう。〔生態〕葉状，卵形，長楕円形などを呈する。長さ1～20 cm，幅1～4 cm程度。鮮緑色。栃木より九州に至る太平洋に注ぐ河川の山間の流れのはやい渓流の岩石上につく。7～11月に繁茂する。〔製品〕おもに夏に採り，すいて紙状に加工する。有名なものに日光の大谷川海苔，静岡の芝川海苔，富士海苔，群馬の桐生海苔，山梨の桂川海苔，神奈川の瑞穂海苔，熊本の水前寺海苔，菊池海苔などがある。

カワハギ　皮剥　[File fish]　学名は *Monacanthus*。カワハギ科の魚。〔生態〕体の色は灰色でいくぶん青味を帯びる。体は平たく菱形で，背びれに長い棘があり，口は突出している。南日本の沿岸地帯に多く，25 cmぐらいになる。〔呼称〕皮がかたいため，まず皮をはいでから料理をするところからこの名が付けられた。和歌山ではツノハゲ，瀬戸内海ではマルハゲ，あるいはハゲ，山口ではモチハゲ，福岡ではカワムキ，宮崎ではハギ，山形ではウシヅラなどともいう。〔調理〕夏おいしくなり，ちり，煮付け，刺身などに向く。また肝臓は大きくて美味。

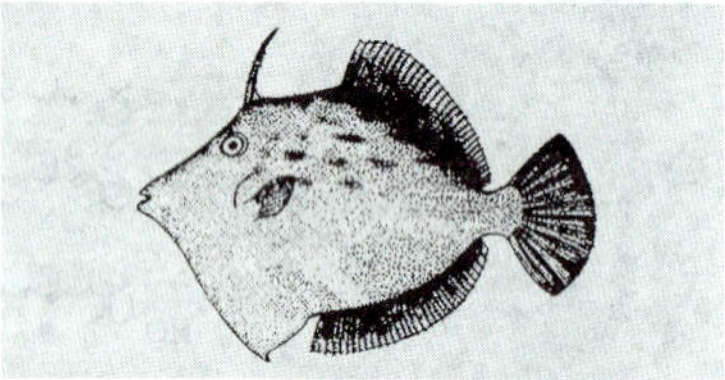

カワハギ

カワマス　河鱒　[Brook trout]　サケ科の魚。〔生態〕体色は淡いだいだい色，背部は暗灰色を呈する。背びれに大きな黒い斑紋がある。〔養殖〕アメリカより移殖されたもので，北日本で養殖されている。現在は「要注意外来生物」に指定されているため，移植，放流は制限されている。〔調理〕塩蔵品よりも生のものが好まれ，塩焼き，フライ，ムニエルなどに向く。

かわりだま　変わり玉　[China marble]　口中で溶けるにしたがい，いろいろな色相を現してくるので変わり玉という。ハード掛け物菓子の一種である。形は球状，かたさは陶器のようにかたくて，つやがある。〔製法〕1粒の砂糖の結晶粒子をしんとして，これを回転鍋に入れ，加熱しながら砂糖蜜を少量ずつかけ，そのつどじゅうぶん乾燥させて糖衣をつくる。こうして所定の大きさにまでしていく。この間にいろいろの色相を呈する蜜とコーンスターチを加え，糖衣の間に薄層をつくる。製造には長時間かかる。かたくて溶けるのに時間がかかるので，一里玉ともいう。これは，一里（約 4 km）の道を歩く間，口のなかにあるという意である。

がんえん　岩塩　[Rock salt]　地下に埋没して鉱脈状に存在する塩のかたまりを岩塩という。〔生成〕岩塩は昔，海洋であったところが地殻の変動で切り離され，大鹹湖となり，沈降して層をなしたものである。〔存在〕岩塩はわが国には存在しないが，ドイツ，フランス，アメリカ，ロシアなどに大鉱脈があり，掘り出されている。世界の塩の 2/3 は岩塩によって供給されている。〔品質〕岩塩は精製して使用するが，シュタッスフルト（ドイツ）産の岩塩には，99.06％塩化ナトリウムという優秀な品質のものもある。岩塩層から直接採掘するものと，岩塩層に水を注入してくみあげる溶解岩塩とがある。→しょくえん

かんぎく　寒菊　和菓子類の干菓子の一種。いり粉もちを原料として，雪をかぶった寒菊を表したものである。〔製法〕軽くついた寒中のもちを，きわめて薄くのばして菊の花，菊の葉に抜き，焙炉でほどよくあぶって白蜜のなかでかき合わせ，衣を付けたものである。蜜が付いて形がはっきりと菊の花，菊の葉にみえないところに趣きがあり，ややかたいが詩情豊かで，濃茶にも薄茶にも適している。長崎地方ではカステラとともに菓子の双壁をなす。

かんきつるい　柑橘類　[Citruses]　かんきつ類はみかんに代表される果物で，ミカン科のミカン属，キンカン属，カラタチ属などを含む。〔産地〕原産地はアジア東南部であるが，世界的にはアメリカが圧倒的に多く，そのほかではオセアニア，イタリア，スペイン，日本，ブラジルなども多い。わが国では関東以西の暖地に生育する。いずれも精油に富み，芳香を有し，果肉は多汁質で酸（おもにクエン酸）および糖分が多く，爽快な風味を有する。果実は成熟とともに酸が減少し，糖分が増加する。採取後貯蔵中もこの傾向が続くが，酸に対する糖分の比が高まるとともに甘味を増す。味のもっともよいのは全糖量が 9％以上で酸が 0.8％内外，糖酸比が 11 以上のものといわれる。〔ビタミン含量〕かんきつ類の主要な栄養素のひとつはビタミン C である。果肉中では C が平均 40 mg/100 g を含み，りんご，なし，桃，ぶどうの 8～10 倍である。しかも果皮に多く，果肉の約 4 倍ある。ビタミン A はカロテン，クリプトキサンチンとして含まれ，果皮中の量は果肉の 2～4 倍である。ビタミン含量は種類，熟度，環境による差がいちじるしい。〔色素〕カロテノイドのほか，フラボノイド色素を多く含む。そのひとつであるヘスペリジンはみかん缶詰の液汁の白濁の主因をなし，ナリンギンは夏みかんの苦味の主成分をなしている。これらも果肉より果皮に多い。フラボノイドは毛細血管

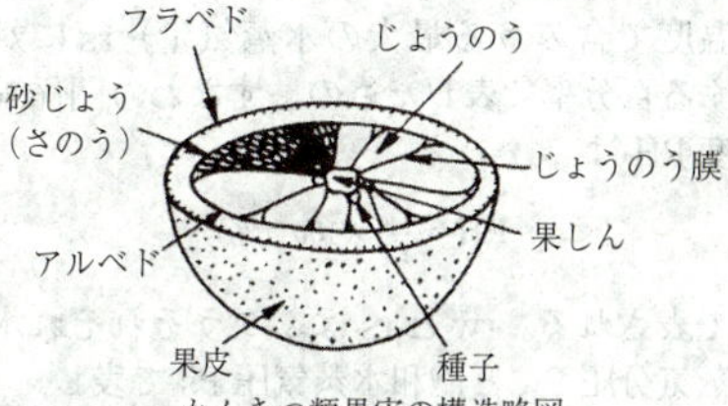

かんきつ類果実の構造略図

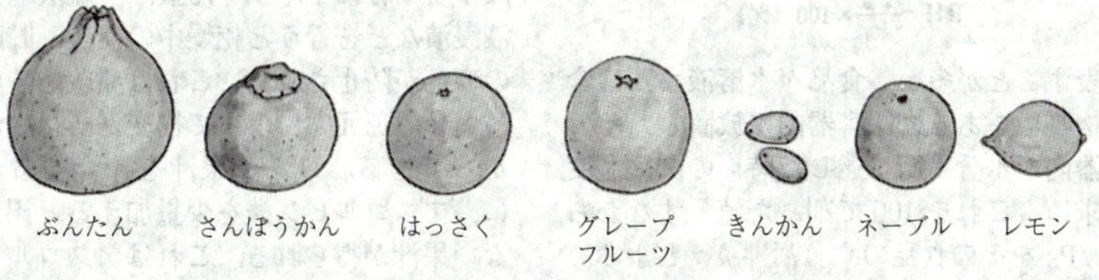

かんきつ類の種類

を保護する栄養素として大切である。〔種類〕かんきつ類の種類は多く，主として，つぎのようなものがある。さつまオレンジ（温州みかん）*Citrus unshiu* MARCVICH，ビターオレンジ（だいだい）*Citrus aurantium* LINN，この系統の雑柑として夏みかん *Citrus natsudaidai* HAYATA，いよかん（伊予柑）*Citrus iyo* HORT. ex TANAKA，さんぼうかん（三宝柑）*Citrus sulcata* HORT. ex TAKAHASHI)，バレンシアやネーブルなどのスイートオレンジ（甘だいだい）*Citrus sinensis* OSBECK，ベルガモットオレンジ *Citrus bergamia* RISSO et POIT，ポンカン *Citrus reticulata* BLANCO，くねんぼ（九年母）*Citrus nobilis* LOUR.，ぶんたん（ざぼん）*Citrus grandis* OSBECK，ぶんたんに近縁のグレープフルーツ *Citrus paradisi* MACFADYEN，ざぼん系雑柑のはっさく（八朔）*Citrus hassaku* HORT. ex TANAKA，レモン *Citrus limon* BURM f.，ライム *Citrus aurantifolia* SWINGLE，シトロン *Citrus medica* LINN，ゆず *Citrus junos* SIEB. ex TANAKA，ゆずの遠縁の雑柑である日向夏ミカン *Citrus tamurana* HORT. ex TANAKA，きんかん（金柑）*Fortunella crassifolia* SWINGLE.

かんけいしつど　関係湿度　[Relative humidity]　相対湿度ともいう。一定体積の空気中に実際含まれている水蒸気量 rw を，その空気の飽和水蒸気量（そのときの温度で含みうる最大の水蒸気量）rs に対する百分率で表したもの。すなわち関係湿度 RH は，

$$RH = \frac{r_w}{r_s} \times 100 \ (\%)$$

で表される。rw と rs はふつうそれぞれ水蒸気分圧 Pw と飽和水蒸気圧 Ps で表し，

$$RH = \frac{P_w}{P_s} \times 100 \ (\%)$$

と表すことが多い。食品（水溶液または含水物質）をある密閉容器内に放置し，その容器内が水分平衡に達した時点の関係湿度を求め，これを 100 で割った値，すなわち Pw/Ps をその食品の水分活性 Aw とよぶ。これは食品の貯蔵性を考える上での重要なパラメーターである。

かんけつさっきん　間欠殺菌　[Intermittent heat sterilization]　食品や容器の殺菌法のひとつであり，高い温度をかけないで，しかも完全な滅菌を得る方法。加熱と冷却をくり返し，殺菌操作を数回に区分して，反復して行うものであり，100℃で 10〜20 分あるいは 60〜70℃で 10〜60 分を 1 日 1 回，3 日間行うのが一般的である。食品を汚染して発酵，腐敗させる微生物のなかで，胞子ごとに耐熱性胞子をつくる種類は，一度の加熱では完全に殺菌されないことが多い。温度を 120℃以上に上げる加圧殺菌を行えば胞子も完全に死滅するが，高温にすると食品の品質が劣化することがある。そこで，これを避け，常圧で加熱して殺菌を完全にするには，殺菌した後，しばらくおいて胞子を発芽させ，栄養細胞とした後に，また殺菌することをくり返す。このようにすれば胞子も完全に死滅する。このような殺菌法は，糖類を相当量含んだ細菌の培養基が高圧加熱（オートクレーブ）によって変化するのを防ぐ場合，ハンダ付き金属具，注射器，ゴム栓のような完全な殺菌が必要な場合や，穀類，豆類のように耐熱性菌に汚染されやすい食品を殺菌する場合に使用される。ただし，最近ではあまり使われていない。

かんげん　還元　[Reduction]　酸化と逆の変化をいい，酸素を失うかあるいは水素と結合すること，さらに一般的には電子を得る変化またはそれにともなう化学反応を指す。〔還元剤（reducing agent, reductant)〕ほかの物質を還元する作用をもつものをいうが，水素のほかにいろいろな物質が還元作用をもつ。果実，野菜を乾燥する場合にイオウくん蒸，亜硫酸塩類溶液浸漬などを行うと乾燥中の褐変，貯蔵中の変色が防止される。これは亜硫酸，亜硫酸塩類の還元力によって褐変が防止されるからである。りんご果汁を搾汁するときに，アスコルビン酸を少量加えると褐変しない果汁が得られる。これはアスコルビン酸の還元力が酸化酵素の作用を抑制するか

らである。ブリキカン（通常の缶詰カン。白カンともいう）に果実，果汁などを缶詰にしておくと，果実，果汁の褐変，変色が少ない。これはカン内面のスズめっきのスズが微量に溶出するためで，スズイオンの還元力によってカン内が還元状態に保たれるからである（50 ppm 以下のスズイオンの存在で効果があるので食品衛生上問題はない）。還元糖はその分子中のアルデヒド基またはケトン基によって弱い還元力を示す。〔水素添加（hydrogenation）〕不飽和結合に水素を付加することをいう。ラネーニッケルなどを触媒として用い，水素で還元する。酸化されやすい魚油や植物油のなかの不飽和脂肪酸を水素添加することによって安定化させたり，あるいは固化させることが行われる。この固化した油を硬化油という。〔その他〕化学的以外に還元ということばが使用される場合は，もとにもどすという意味であり，たとえば，還元牛乳とは，加工して粉末化したものを水を加えてもとの牛乳にもどしたものという意味である。→かんげんぎゅうにゅう，こうかゆ，さんか

かんげんかじゅう　還元果汁　［Reconstituted（single strength）juice］　濃縮還元果汁といわれ，一度濃縮した果汁に水を加えてもとの濃度に戻して飲用に供する果汁をいう。果実類の収穫時期に依存せず，1 年中一定品質の製品を供給できる。果実から直接つくられるストレート果汁と区別され，「○○ジュース（濃縮還元）」と表示される。

かんげんがたビタミンC　還元型ビタミンC　［Reduced vitamin C］　還元型アスコルビン酸，L-アスコルビン酸（L-ascorbic acid）のこと。還元型アスコルビン酸は生体内においてその一部はモノデヒドロアスコルビン酸（一種のラジカル）を経て酸化され，酸化型アスコルビン酸となる。食品や生体試料中の還元型ビタミン C は酸化剤の 2,6-ジクロロフェノールインドフェノール試薬を用いた滴定法などを利用して定量できる。

かんげんぎゅうにゅう　還元牛乳　脱脂粉乳または脱脂濃縮乳と乳脂肪原料（無塩バター，バターオイル，凍結クリームなど）を原料とし，これに水を加えて均質化処理して，飲用乳と同様の状態になるように調製したものを recombined milk という。これに対して，全粉乳または濃縮乳に加水して調製したものを reconstituted milk という。通常，この両者を合わせて還元牛乳とよぶ。〔定義〕1958 年 6 月の乳等省令の改正までは，省令で「還元牛乳とは，乳を原料とした食品に水を加えたものであって，市乳の成分と類似の成分をもつものをいう」と定義されていた。しかし，還元牛乳のみでは味が落ちることから，牛乳と混合して殺菌・調製した「本来の牛乳に類似した製品」が出回り，このようなものは乳飲料としてしか取り扱われない実情に鑑み，その不合理を是正するために還元牛乳の定義を廃止し，新たに加工乳なる名称が定められ，飲用牛乳の一種として分類された。

かんげんせい　還元性　〔定義〕化学で用いられる還元の意味には，1）ある化合物から酸素原子を取り去る，2）ある化合物に水素原子を付加する，3）物質に新たに電子が結合する（−電荷が増える，または＋電荷が減る），などがある。食品成分の場合は，主として有機化合物が対象となるので，1）および 2）の場合が多い。金属イオンの変化を考える場合には，3）を考慮する。還元性とは，これらの還元反応を起こさせる能力のことを指すので，還元性を示す物質とは，自身が容易に酸化される物質である。〔例〕グルコースは還元性を示すので還元糖とよばれるが，この還元性は分子中のアルデヒド基が容易に酸化されることに由来する。もし Ag^+ イオンが共存すれば $Ag^+ \rightarrow Ag$ の還元が起こって金属銀が沈殿し，銀鏡反応が起こる。ポリフェノール類はフラボン系の植物色素，カテキン類，香辛料成分として広く分布しているが，容易にキノン型に酸化される。すなわち還元性が高いので，食品中で天然抗

酸化剤として働く。アミノ・カルボニル反応の初期反応物中には，ビタミンC（アスコルビン酸）と同じくカルボニル基に隣接するエンジオールの部分構造をもつものがある。これも容易に酸化され，デヒドロ型となるので，強い還元性を示す。この構造をもつ化合物をとくにレダクトンとよぶことがある。

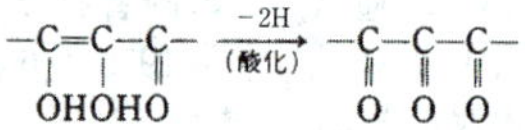

（エンジオール）　（デヒドロ型）

エンジオールの酸化

かんげんせいひょうはくざい　還元性漂白剤　[Reducing bleaching agent]　漂白剤のうち，還元作用により無職の物質に変化させるものをいう。食品添加物としては，二酸化イオウ（亜硫酸ガス）を放出して効果を発揮する亜硫酸系の漂白剤の亜硫酸ナトリウム，次亜硫酸ナトリウム，ピロ亜硫酸カリウム，ピロ亜硫酸ナトリウム（以上，成分規格設定），および二酸化イオウ（気体）が用いられる。さらに亜硫酸水素カリウム液と亜硫酸水素ナトリウム液の水溶液製剤としての成分規格が設定されている。これらの漂白剤には使用基準が定められており，食品別に残存量の限度値が決められている。〔効果〕亜硫酸塩系漂白剤は，漂白や殺菌効果のほかに酸化防止剤や保存料としても使用される。こんにゃく粉，甘納豆，ゼラチン，煮豆，キャンデッドチェリーでは漂白作用，かんぴょうでは漂白・防ばい効果，天然果汁・ワインの酸化防止（褐変防止），酵母によるアルコール発酵の防止，エビの解凍時の黒変防止作用がある。〔種類〕ピロ亜硫酸ナトリウム（$Na_2S_2O_5$）は水溶液中で加水分解して亜硫酸水素ナトリウム（$NaHSO_3$）となり，さらに食品を漂白して硫酸塩となる。ピロ亜硫酸カリウム（$K_2S_2O_5$）は亜硫酸水素カリウム2分子から1分子の水が失われたもので，水溶液中で亜硫酸水素イオン（HSO_3^-）を生成する。

かんげんとう　還元糖　[Reducing sugar]　糖類には還元糖と非還元糖とがある。分子中に遊離のアルデヒド基またはケトン基（これらを還元基という）をもつ糖を還元糖という。〔性質〕還元糖をフェーリング液と加熱すると銅イオンが還元されて，赤色の亜酸化銅が沈殿する。還元糖溶液はアルカリ性にすると，すべて黄褐色に変色し，また，フェニルヒドラジンと反応させると，ヒドラゾンやオサゾンを形成し，フェノール類と酸性またはアルカリ性で反応させると呈色する。〔種類〕天然に存在するおもな還元糖はキシロース，アラビノース，グルコース，フラクトース，ガラクトース，マルトース，ラクトースなどである。

かんこくりょうり　韓国料理　[Korean cuisine]　今日の韓国料理は，李朝500年余の王家ならびに旧門班家（文官・武官の家系）の豪奢な食生活，風俗がおもな根源となって，その伝統をつくっている。このほか，それぞれの地方には独特の郷土料理が発達している。調理方法としては非加熱調理，加熱調理が行われているが，油を使った料理のほとんどが炒め物，焼き物で，揚げ物はあまり行われない。料理の味は，材料そのものの味を生かすというよりも，むしろ調味料や香辛料を使って複雑な味をつくりだしている。よく使われるものに，とうがらし，にんにくがある。また，漬け物や塩辛などの保存食をつくって，1年中利用しているのも特色といえる。〔料理の種類〕つぎのようなものがある。飯類には白米飯，麦飯，粟飯，豆飯，混ぜ飯などが主食として用いられている。膳立てには必ず湯類（汁物）がつき，すまし汁と味噌汁に分けられる。鳥雉類：汁物の一種であるが，汁物よりも味を濃くつける。日常食では汁物を略し，チゲ料理だけを用意することもあるが，正式な献立では両方を用意する。粥類：白米をたいてごま油を1～2滴入れてつくる白がゆ，緑豆，小豆，大豆を煮て米やだんごを入れたかゆがふつうである。特別なものとして，松の実，ごま，くるみなどを砕いてこし，これに粳（うるち）米の粉を入れてかゆにすることもある。またアワビがゆ，鶏肉がゆなどもある。蒸し物類：肉類に薄く味付けをして，中火で長時間蒸し煮にした料理。牛の尾や肋骨，骨付き鶏肉などにこの方法がよく用いられる。焼き物類：醤油，ごま油，すりごま，砂糖，こしょう，みじん切りのねぎやにんにくを混ぜ合わせて調味液をつくり，このなかに材料を漬けた後，あぶり焼きにする。牛肉が代表的。煮物類：醤油に砂糖，薬味としてねぎ，しょうが，にんにくなどを加えた汁で煮る料理。魚料理に多い。膾類（刺身）：魚介類や脂肪の少ない牛肉，肝臓や胃を薄く，あるいはせん切りにしたものに，韓国製の醤油に酢を加えたものを添えて生のまま供す。煎類：薄く切った材料に小麦粉，卵をつけて美しい黄色に油で焼いた料理。魚介類，牛肉や肝臓や胃，かぼちゃ，青ねぎなどでつくる。煎骨類（水の少ない鍋料理）：浅型の鍋料理用鍋に魚介，肉，野菜類を彩りよく盛り，醤油味のスープで煮ながら食べる料理。神仙炉はその代表的なもの。この場合は材料を生のままではなく，小麦粉をまぶして焼いたものを美しく神仙炉用の器に並べたら煮汁を入れる。卓上で火にかけ，煮る。脯：つまみ物の一種。薄く切った肉や魚に味付けをして乾かしたものを肉脯，魚脯という。酒の肴に用いられる。熟菜類（ナムル）：野菜のあえ物。元来は熱湯でゆでてさました野菜を醤油，ごま油，すりごま，みじん切りのねぎとにんにくを混ぜ合わせてつくったあえ衣であえた物をいう。このほか野菜を生のまま，あるいはゆでて油で炒めてあえることもある。生菜類：生野菜に薄く塩をして水分を除き，調味酢と合わせた酢の物。沈菜類（キムチ）：韓国特有の漬け物。だいこん，せり，からし菜，ねぎ，にんにくなどをせん切りまたはみじん切りにして，とうがらし，塩，魚の塩辛などとともにはくさいの葉の間に差し入れて，2〜3 週間漬け込んだ漬け物が代表的。その他：菓子類，飲み物など。

かんざけ　燗酒　日本酒を温めて飲む場合のよび方であり，酒を温めることを燗をする，または燗をつけるという。本来，日本酒は温めずに飲み，現在でも神酒や冠婚の儀式には燗はつけない。燗をするようになったのは，平安時代以降といわれている。最初は直火で温めたが，後に湯煎になり，燗徳利（かんどっくり）を用いるようになった。昔は，菊の咲くころから桜の咲くころまで，つまり秋から冬，春にかけての寒い時季にだけ燗をしていたが，後に1年中燗をして飲むようになった。〔燗の温度〕人の好みや季節，酒の質により温度は変わる。大きく分けて熱燗 50℃，過燗・上燗約 45℃，ぬる燗 40℃である。燗の仕方は，たっぷりした湯を用意し，このなかへ徳利に八分目ほど酒を入れたものを沈め，間接的にゆっくり温めるのがよい。煮立った湯のなかに入れて燗をつけると，酒のこくやアルコール分が失われやすい。電子レンジを用いて好みの温度に温めてもよい。一度燗をして，それが冷えたものを燗ざましといい，酒のアルコール分が蒸発しているので，再び燗をして飲むというよりは，料理に使われる。温めずに飲む場合は冷や酒という。冷用酒は，冷やして飲む酒をさす。

かんざらしこ　寒晒粉　→しらたまこ

カンジダぞく　カンジダ属　［*Candida*］　酵母の属名のひとつ。無胞子酵母。細胞の形は球形から円筒形までいろいろで，多極性出芽により増殖する。擬菌糸をつくる特徴をもつ。Kreger-van Rij（1984）による『酵母』の分類では 196 種と酵母のなかではもっとも多くの種からなっている（→こうぼ，サッカロミセス）。〔飼料酵母〕カンジダユチリス（*Candida utilis*）は亜硫酸パルプ廃液を原料として生育し飼料酵母となる。カンジダトロピカリス（*Candida tropicalis*）は炭化水素（*n*-アルカン類）を栄養源として生育し飼料酵母となる。後者は石油たんぱくの別名もある。〔カンジダ症〕カンジダアルビカンス（*Candida albicans*）はある特定の条件下で人に感染症を起こし，皮膚カンジダ症（古くはモリニア

症)，とくに粘膜の炎症（口内炎や膣炎）を起こす原因菌となる。→トルラこうぼ

カンシャオミンシャ　乾焼明蝦　エビのとうがらし煮込みのことで四川風料理のひとつ。エビチリソースともいわれる。クルマエビまたは大正エビの背に切れ目を入れ，尾は切り落とし，横にふたつに切り開いて洗う。背わたをとって120℃前後で油通しする。中華鍋に油を熱し，にんにく，しょうが，ねぎの順に炒め，さらに豆板醤（ソラマメからつくった味噌煮とうがらしを加えたもの）を入れて炒める。酒，砂糖，塩，ケチャップ，湯（タン・スープ）を混ぜ合わせたものを加えて一煮立ちさせる。ここにエビを加え，水溶きでんぷんでとろみをつけ，最後に油をふりかけて仕上げる。

かんしょ　甘藷　→さつまいも

かんしょ　甘蔗　→さとうきび

かんしょく　間食　[Snack, Eating between meals]　朝，昼，晩の三食のほかに，休憩時，疲労したとき，空腹を感じたときなどに，菓子，果物，漬け物類などを軽く食することを一般に間食という。日本では午前10時，午後3時など，時間を定めて間食を行う習慣がある。間食をとり過ぎたり，不規則に行うことは消化器の負担を重くするので避けたほうがよい。幼児，小児においては間食は栄養補給上必要とされるが，与え方に考慮する必要がある。

かんしょでんぷん　甘藷澱粉　[Sweet potato starch]　→さつまいもでんぷん

かんしょのキュアリング　甘藷のキュアリング　→さつまいものキュアリング

かんすい　梘水　[Alkaline water]　中華そばの製造の際に用いられるもので，乾水，鹹水，漢水とも書く。〔成分〕元来，天然産のものであり，その採取場所によって成分は異なるが，優良品はおもに炭酸カリウムからなり，ほとんど飽和溶液に近いものである。現在用いられているのは，食品衛生の面もあって，試薬用特級，または局方の純良品を溶かしたもので，「炭酸カリウム，炭酸ナトリウム，炭酸水素ナトリウムおよびリン酸類のカリウムまたはナトリウム塩のうち1種以上を含む。」とされている。また，食品添加物製剤としての成分規格が制定されており，業界内の，自主認定制度がある。〔用途〕かんすいは，そのアルカリ性により小麦粉のたんぱく質に変性を起こさせ，粘性を増して特有の弾力性を付与するのに役立つ。また，小麦粉中のフラボノイド色素を黄色く発色させ，麺特有の色を出す。シューマイの皮などにも用いられる。

かんすいいも　冠水芋　石いも，みずぐされいも，ごりいもともいう。さつまいも畑が，大雨または洪水のために数日間以上浸水するとできるもの。掘り採った外観は普通のさつまいもと差はないが，蒸し煮するとさつまいも特有のいも香がせず，アルコール臭があり，やわらかくならず，ガリガリした水っぽい食感がして食味が悪い。これは，さつまいもが水に浸ると，さつまいもの細胞が浸透圧の低い水中に入れられたことになるので，原形質に異常が起こって，細胞が死滅するために起こる現象である。すなわち，細胞死の結果，原形質膜が半透性能や選択能を失い，健全な場合には細胞液中にあるカルシウム，マグネシウムなどの金属イオンが移動して，細胞膜のなかの中層の主成分であるプロトペクチンと結合する。このように金属と結合したプロトペクチンは，熱によって可溶性にならず，熱しても細胞と細胞の結合がバラバラにならないため，蒸し煮した後も細胞がかたくつながっている。冠水いもを煮ても蒸してもやわらかくならないのは，このためである。〔用途〕冠水いもはきわめて腐敗しやすいので，ただちに輪切りにして切り干しをつくり，アルコール原料にするか，そのままでんぷん原料にするのがよい。しかし，でんぷん原料に用いる際には，腐敗したものが混入すると，沈殿したでんぷんがなかなかしまらない。〔人工硬化〕冠水いもは細胞死にともなって起こる二次的な現象であるので，浸水以外の方法でさつまいもを死滅させても，同様の硬化

現象を起こす。－10℃で24時間冷凍処理を行ったり，70℃で1時間加熱処理したりするだけでも起こる。よく，さつまいもをふかす際に，火力が弱かったり，途中で火が消えた際に，その後いくら火力を強くしても軟化しないのはこのためである。また，二硫化炭素，クロロフォルムなどの麻酔剤，または昇汞（しょうこう）水，青酸ナトリウムなどの細胞毒でさつまいもを処理しても，同じように硬化現象を起こす。じゃがいもでも同様のことが起こる。

がんすいたんそ　含水炭素　→たんすいかぶつ

かんせいこうがく　感性工学　人間の感覚による食品の評価（官能検査）と，食品の物理・化学特性との関係を数学的手法で結びつける学問。複雑な計算を短時間で行う電子計算機の利用で進化している。

かんせいゆ　乾性油　[Drying oil]　→しょくぶつせいゆし

かんせんがたしょくちゅうどく　感染型食中毒　[Infectious food poisoning]　細菌性食中毒の一種。病原性微生物（細菌）で汚染した食品の経口摂取により，体内で細菌が増殖し，または直接腸管に作用して起こる。食中毒の大部分は汚染型食中毒であり，その原因菌としてはサルモネラ，腸炎ビブリオ，病原性大腸菌，ウエルシュ菌などが知られている。感染型食中毒の発病には，多数の生菌を必要とすることが証明されている。食品をじゅうぶんに加熱調理すれば，感染型食中毒は防げる。

かんそう　乾燥　[Drying, Dehydration]　物理的には，ある物質に含まれる水分を除去し，その物質の重量を軽減する操作である。〔食品の乾燥の目的と意義〕食品の乾燥は，単に食品中の水分を除去するということではなく，食品中の水分を除去することにより，食品に物理的・化学的・生物的な変化を与えることによって食品に保存性

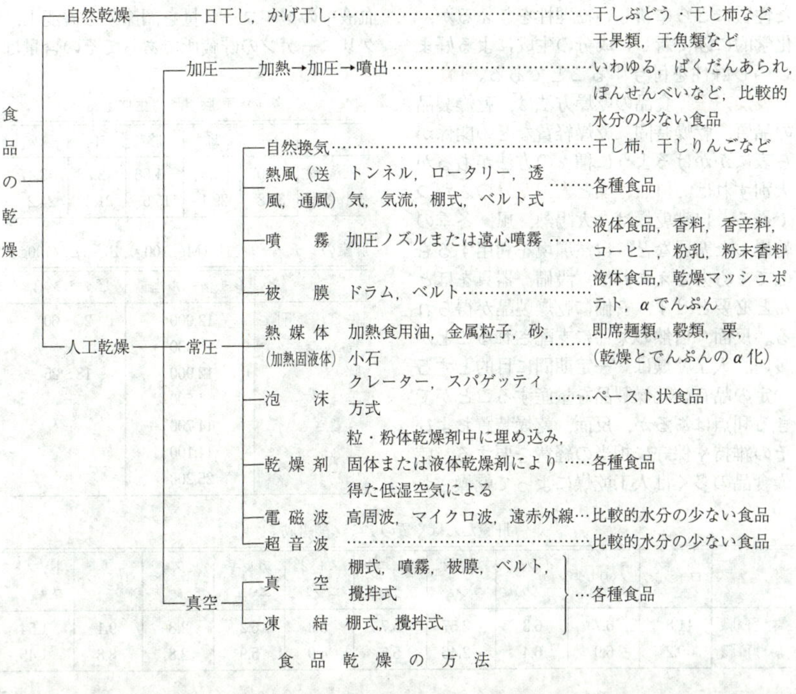

食品乾燥の方法

を与え，ときにはその食品の本来の特性を変えてしまい，また，ときにはその食品の取り扱い，調理の点で簡便性を付与するという目的をも含んでいる。すなわち，食品の乾燥の目的を大別すると，1）貯蔵性と輸送性の付与，2）調理素材あるいは2次，3次加工原料の製造，さらに調理あるいは加工の合理化，3）新食品あるいは新製品の創造など，3つである。1）は食品の乾燥のもっとも基本的な目的で，水分の多い食品から水分を除去することによって重量を軽減するとともに微生物による被害から食品を守り，貯蔵，輸送をしやすくすることである。2）は単に貯蔵，輸送にとどまらず，調理や食品の大量加工あるいは量産の場合に煩雑な操作や労力を必要とせずに復元したり，工程の省力化，自動化に役立たせたりすることである。すなわち，簡便性の付与ということである。3）は種々の乾燥操作あるいは乾燥条件を与えることによって，その食品に本来あった性質にさらに新しい物理性を与えるか，化学的にみて新しい成分の生成による好ましいし好性を付与することである。〔食品の乾燥方法〕食品の乾燥方法は，乾燥製品の品質，乾燥時間，乾燥経費などの関係から表にかかげるように種々の方法があるが大別すれば，自然乾燥と人工乾燥のふたつである。自然乾燥は，太陽熱，風，冬季の乾燥した寒風など，自然環境を利用するもので，労力さえあれば，設備，器具をほとんど必要とせず，安価に乾燥製品が得られる。反面，自然の条件に支配されることが多い。人工乾燥は，一定期間に目的とする一定の品質の乾燥製品を量産することができる利点はあるが，反面，乾燥装置およびその維持や保守に相当の経費を要する。乾燥食品の多くは人工乾燥によって乾燥されている。

かんぞう　肝臓　［Liver］　家畜の内臓のなかで肝臓の占める割合は大きく，家畜の肝臓量の表のように，とくに豚，羊，家兎においていちじるしい。〔たんぱく質〕肝臓成分として固形分の大部分を占めるのはたんぱく質であって（19～20％），脂肪は少ない（3～4％）。したがって肝臓の調理加工には，脂肪または脂肪の多いものを加えることが多い。そのたんぱく質の栄養価値は高く，食肉と大差ない。牛の肝臓にはロイシン，バリン，メチオニン，スレオニンが多い。肝臓たんぱく質のアミノ酸組成は表に示すようである。〔機能〕食物として摂取された炭水化物は消化されてグルコースとなり，腸壁から吸収され，肝臓にはこばれる。このときグルコースの量が多いとグリコーゲンに変わって肝臓にたくわえられ，血液中のグルコース量が減少するとグリコーゲンはグルコースに分解されて血液中に送り出される。このように肝臓は血液中のグルコース量を調節する機能上，グリコーゲンの貯蔵所であってその含量は

家畜の肝臓量（生体重％）

	牛	馬	豚	羊	家兎
肝　臓	1.07	1.43	1.56	2.28	3.47
内　臓	33.8	29.1	15.5	21.3	24.2

肝臓のレチノール当量（Mg/100g），B_{12}（μg/100g）

		レチノール当量	ビタミンB_{12}
牛	肝臓	12,000	26～60
馬	〃	330	−
豚	〃	12,900	18～25
羊	〃	4,500	−
うさぎ	〃	14,700	−
鶏	〃	14,100	8
山鳥	〃	25,200	−

肝臓たんぱく質のアミノ酸組成

	ロイシン	バリン	イソロイシン	メチオニン	フェニルアラニン	スレオニン	アルギニン	ヒスチジン	リジン	トリプトファン
牛肝臓	11.8	6.7	6.3	2.57	5.7	5.3	6.2	2.8	9.1	1.54
豚肝臓	9.2	6.9	6.4	2.46	5.5	4.9	5.9	2.8	8.8	1.45

多い。〔ビタミン〕一般にビタミン含量が多く，とくにA（レチノール当量），B_{12}が多い（表参照）。肝臓が悪性貧血に効果があるのは鉄，ビタミンB_{12}，APFの含量が多いためと考えられる。〔変敗〕酵素作用が強いので自己消化も早く，すみやかに変敗する。〔調理〕内臓のなかで賞味されるのは肝臓であって，いわゆる焼き鳥として，また，レバーペースト，レバーソーセージなどの原料として用いられる。

かんぞう　甘草　甘草は漢方薬，または調味料・甘味料として使用される。学名は *Glycyrrhiza uralensis* Fisch。マメ科の植物。〔産地〕中国北部，モンゴル，イラン，トルコ，イタリア，スペインなどに広く分布する。〔成分・用途〕甘草の主根，支根を採取乾燥したものは古くから漢方薬，または調味料として用いられてきた。甘草の甘味の主効成分は配糖体グリチルリチン（glycyrrhizin）でグリチルリチン酸に2分子のグルクロン酸のついたものである。同じマメ科の大豆から分離されるソヤサポゲノール（soyasapogenol）とよく似ている。甘草根から抽出し，蒸発濃縮したものが甘草エキスで古くから飲み薬や醤油に添加物として用いられた。有効成分の精製品は，タバコの香味つけ，服用薬の矯味・賦形（ふけい），咳どめシロップ，口中香錠剤などに広く応用されている。調味料に甘草を加えると高濃度の食塩による塩からい味を相殺する作用があり，いわゆる塩なれをすすめ，うま味，甘味を賦与する効果がある。鎮静作用，去痰作用，健胃作用などがある。ただしグリチルリチン酸を多量に服用するとアルドステロン症やミオパチーといった副作用があらわれることがある。甘草から抽出したグリチルリチンは天然食品添加物であるので使用に制限はないが，そのナトリウム塩は，食品添加物としての使用を規制されており，味噌および醤油以外に用いてはならない。

かんそういも　乾燥芋　[Dried sweet potato]　さつまいもを蒸し，剥皮してから切って，天日で乾燥したものを，むしきりぼし（蒸し切り干し），あるいは乾燥いも，東山といっている。さつまいもを水洗してから剥皮して切り，天日で乾燥したものを，きりぼしいも（切り干しいも）といっている。〔蒸し切り干し〕茨城県，静岡県がおもな産地で，生食用のさつまいもより糖分が多く，粘質の品種が使われる。蒸してから皮をむいて数mmの厚さに切り，すのこにならべて天日で自然に乾燥させる。主として11月から1月末までの乾燥した寒風の吹く時期に製造する。水分20%程度に乾燥し，しばらく放置しておくと糖の細かい結晶が折出し，粉がふいたようになる。〔切り干しいも〕さつまいもを水洗して，ただちに数mm以下の厚さに切り，水に浸漬してあく抜きしてからすのこに並べ，天日乾燥したもの。手で折ると細粉が飛散するくらいまで（水分2%以下）乾燥しておかないと貯蔵中にかびがはえることがある。1970年ごろからやまいもを凍結乾燥して粉末にしたものが製造され，即席とろろ汁，そばのつなぎ，かるかんの製造などに使われている。じゃがいもを凍結・融解・乾燥をくり返してつくったチューニョは古くからアンデス地方で保存食として利用されている。日本でも類似の乾燥じゃがいもとして，北海道のしばれいもや山梨県のしみいもがある。

かんそうかじつ　乾燥果実　[Dried fruit]　果実は野菜と同様に水分含量が多く，貯蔵性が劣るので，腐敗や変質を防ぎ，収穫期以外の需要にも応じるように乾燥するが，この乾燥品はまた，生果とは違った特色のある風味をもつことがある。欧米では早くから大規模に製造され，輸出もされているが，わが国では干しがき以外の乾燥果実製品は少なく，多くは海外からの輸入である。〔種類〕乾燥果実にするおもなものは，柿，マルメロ，あんず，いちじく，りんご，ぶどう，すもも，桃，バナナなどである。〔製法〕製造法は原料によって異なるが，原料の剥皮にはアルカリ処理を行うものが多い。アルカリとして水酸化ナトリウム，炭酸ナトリウム，石灰などが使用される。また，すもも，いちじく，ある種のぶどうのように果皮の表面にろう様物質が付着しているものはアルカリ処理により，その白ろう様物質を完全に取り除き，また果皮に傷をつけて果肉を表面に出し，乾燥を早くする方法をとっている。果実をそのまま乾燥すると，酸化酵素によりいちじるしく褐変するので，酵素作用を止めた後に乾燥すると褐変せずにきれいな製品が得られる。〔乾燥法〕天日，または人工乾燥が用いられる。天日乾燥は簡単で，製造費も少なくてすむが，天候に支配されるのでよい製品が得がたく，均一に乾燥し得ないことが多い。このようなときには，キュアリング（または発汗という）操作を行う。これは，乾果を選別し，水分がはなはだしく多いものは再乾燥し，さらに箱または床に堆積して1～3週間放置して水分の均等化をはかるものである。人工乾燥法には自然換気による加熱乾燥法，人工通風による加熱乾燥法，真空乾燥法のほか，乾燥剤使用による乾燥法，凍結乾燥法がある。自然換気による加熱乾燥法としては，直火式とパイプその他により熱気蒸気を導き，空気を熱して乾燥する間熱式がある。人工通風法による加熱乾燥には，温めた室内で風を起こす旋風式，熱した熱風を送入する方法，この熱風を乾燥室に戻す循環式の方法などがあり，温度の調節とともに湿度の調節もできるという利点がある。真空乾燥法による加熱乾燥は室内に蒸気パイプを通して加熱し，室内を真空（10～50 mmHg）にして乾燥する方法である。低温かつ空気がほとんどないので，熱および酵素によるビタミン，その他の成分の分解，変性も少なく，変色も少ない。ただし，設備が高価である。乾燥剤使用による方法は，シリカゲル，アルミナ，塩化カルシウムなどの吸湿剤を用いて空気中の湿気を除き，低温加熱して送風し，乾燥する方式である。凍結乾燥は，乾燥しようとするものをいったん凍結した後，高真空下で水分を氷からただちに蒸発（昇華）させる方式で，色沢，品質の変化も少なく，加水することにより，ほとんどもとに近い状態に復元する。もっともすぐれた製品が得られるが，乾燥設備および乾燥経費は高価である。〔水分含量〕乾燥果実製品の適当な水分含量は，その原料に含まれる成分により異なるが，だいたい15～25％の間にある。真空乾燥，凍結乾燥法では1～3％程度になる。しかし，製品はきわめて吸収性が強いので，缶詰にするか透湿性のないプラスチック包装材を使用して包装する。包装容器中に製品の重量の10％程度の生石灰，シリカゲルを同時に封入しておくと，貯蔵性が高まる。

かんそうこうぼ　乾燥酵母　[Dry yeast]　広い意味では酵母を乾燥したものを乾燥酵母というが，種類によってその内容はまったく異なっている。〔種類〕食飼料酵母のように，菌体の成分を栄養源に利用する場合には，酵母菌が生存している必要がなく，むしろ死滅しているほうが品質を保持する上でよいので，比較的高温で乾燥する。しかし，パン用乾燥酵母，発酵食品製造用乾燥酵母の場合には，発酵力を利用するものであるから，乾燥に対する抵抗性の強い酵母菌を選ぶとともに，これに適した培養法を採用し，乾燥した低温空気（30～40℃）で乾燥する必要がある。〔乾燥法〕ドラム乾燥，噴霧乾燥，回転乾燥，棚式乾燥，真空乾燥などがあるが，パン用の場合には，ドラム乾燥，噴霧乾燥などは不適当である。〔性能〕すぐれたパン用乾燥酵母は，細胞の生存率が85％にも達し，新鮮酵母の約2/3の性能を有している。そのため，真空缶詰にして貯蔵しておくと常温で6か月以上，その性能を保つことができる。日本酒，焼酎，ビール，ワインなどの製造に利用する場合には，菌株の遺伝子型が保証されること，一定の発酵力が期待できるなど，製造管理面で長所がある。

かんそうとうにゅう　乾燥豆乳　[Soy milk powder]　豆乳を乾燥して得られる粉末のことである。〔製法〕大豆を一晩水に浸漬してから磨砕し，適当量の水を加えてから加熱，ろ過して不溶解物を除くと豆乳が得られる。これを加温しながら減圧で濃縮後，噴霧乾燥機により乾燥する。豆乳濃度は大豆に加えられる水の量によってほぼ決まるが，濃度があまり低いと濃縮に必要な時間とエネルギーが大となり，また，豆乳濃度を高くするために大豆に加えられる水の量を少なくすると，ろ過の際に濃度の高い豆乳を不溶解物中に残すことになり，歩留まりの低下をきたすので，適当な加水量を選定する必要がある。〔用途〕熱水に溶いたもの（10倍加水程度）は，そのままあるいは調味して飲用に供する。また，同程度の濃度の豆乳は硫酸カルシウムあるいはグルコノデルタラクトンを用い，絹ごしあるいは充填豆腐にすることができる。さらに，ソーセージに用いて油の分散をよくしたり，菓子やパンに加えて風味を改良したり，でんぷんの老化防止の効果を得たりすることができる。原料に，丸大豆のかわりにたんぱく質の水溶性の高い脱脂大豆を用いることもある。〔成分〕100 g中，水分 8.5 g，たんぱく質 42.7 g，脂質 18.3 g，灰分 0.45 g。

かんそうにく　乾燥肉　[Dried meat, Jerked meat]　肉を乾燥したものであるが，乾燥機および乾燥法には種々の型があり，筋肉をそのまま乾燥したものは硬化しやすく，復元しにくいので食用には向かない。ふつうの肉の状態では困難とされるような携帯または保存食料として有用である。〔製造例〕原料の牛肉は必要なときまで冷凍しておき，解凍は8～12時間かけて行う。つぎにこれを約3.6 kgの大きさに切り，スライサーにかけた後，約20分間パーボイルする。これを肉ひき機にかけ，トンネル式乾燥機を通して完全に乾燥後，圧縮して包装する。原料の約1/4の重量の製品が得られる。2～3時間水に漬けるか，水に漬けて30分間加熱すると肉はもとに戻り，ソーセージ，シチュー，カレー用となる。製品の標準脂肪含量は40％である。〔成分の変化〕肉のパーボイルとは，肉を乾燥前に蒸すか煮熟することで，この場合，ビタミン B_1 は30～50％失われるが，B_2，ナイアシンには損失がない。肉の脱水中に乾燥温度が70～80℃をこえなければたんぱく質の生物価は変化しないが，温度が高いと製品の風味，組織がそこなわれ，125℃ではたんぱく質の栄養価値がいちじるしく減ずる。実際の工程中，ビタミン B_2，ナイアシンの損失はほとんどないが，B_1 は10～15％失われる。室温下窒素ガス中で貯蔵するときのおもな損失は，ビタミン B_1 が2～3か月でほとんど消失するものの，B_2，ナイアシンは相当期間変わらない。〔製品〕脂肪のなるべく少ない鳥獣肉をそのまま，あるいは一度加熱後，1～2 cm角に切り，これを食塩，醤油，硝石，調味料，香辛料で濃厚に調味しながら煮沸し，汁液をきった後，いったん肉片を繊維の方向にほぐしてから圧延し，型詰め，乾燥，包装したものなど，種々の製品がある。形態上も粉末，顆粒，固形など，さまざまである。インスタントラーメンの具，ブイヨン，スープやペット用食品などへも利用されている。ドライソーセージ，肉干（バーコアン），煙肉（ヤンバー：中国南部，台湾方面の製品），肉脯（バーフー：台湾の一種の肉のでんぶ），肉鬆（ルースン）なども，一種の乾燥肉である。

かんそうはん　乾燥飯　[Dried rice]　炊きたての飯を急速に乾燥（温度が80℃以下に下がらないことが必要）して，でんぷんを α-型に保ったまま製品としたもので，携帯または貯蔵食糧に用いられる。α 米，インスタントライス・即席飯などともいわれる。〔原料〕うるち米，もち米のどちらでもよいが，うるち米だけでは粘度が少なく，もち米だけでは乾燥が困難なので，よく精白したうるち米80％，もち米20％の混合物を用いることが多い。精白度のよいものほど，製品の膨潤時間が短くてすみ，また，貯蔵性もよい。〔製法〕原料米を洗米機でよく水洗後，薄い酢酸液に浸漬してから，こしき，またはせいろ（蒸籠）で，いくらかやわらかめに蒸す。これをただちに網の上に薄く広げ，80～100℃の熱風乾燥室中で2～3時間乾燥する。製

かん

品はかたまり状にならないように，よくもみほぐしてから包装する。乾燥には，製品1 tに対して石油0.5～0.7 t必要である。凍結乾燥した製品も出まわっている。〔水分含量〕乾燥飯の製造直後の水分は約5%であるが，空気中で急激に水分を吸収して約1週間で6%となり，その後も徐々に水分を吸収するが，約2か月で12～13%となって平衡となる。その後の水分の変化はなく，虫害やかびの発生は少ない。しかし，防湿性の包装材料に包装し，6%前後の水分に保つことが望ましい。〔使用法〕飯に戻して使用する際には，重量で製品の1.5倍，容量では製品とほぼ同容積の水を加える。はじめに乾燥飯の上に1 cmぐらいの水層ができるが，10～15分ぐらいでその高さまで飯がふくれあがる。さらに次第に膨潤し，注水後1時間ぐらいで，飯の中心まで軟化して可食状態になり，容器を横にしても，まったく水滴が落ちないようになる。このときの水分は約65%で，ふつうの飯とまったく同様の外観で，握り飯もできる。水の使用量が前記の標準より不足のときは，飯の一部に芯が残り，多すぎるときは水漬け飯となって不味となる。水のかわりに湯を使用すると可食状態に達する時間が短縮でき（熱湯を注加した場合は20分），水の場合よりも，やや味がよい。あるいは，炊く場合は，通常より短時間でふつうの飯になる。一度炊いてあるので，気圧の低いところで炊飯しても，ちゃんとした飯になる。したがって，旅行用，登山用食糧，非常食糧として好適である。なお，もち米を原料にもちをつくり，引き延ばして乾燥成形したものは，即席もちとして利用される。

かんそうやさい　乾燥野菜 [Dried vegetable]　乾燥野菜には，乾燥により長期間貯蔵しうるようにする場合と乾燥野菜そのものに特色をもたせる場合とがある。前者は生野菜の代用として用いるものであるから，水または湯に入れたとき，ただちにもとに戻るように乾燥することが大切である。こうして加工したものはインスタント食品の材料などにも広く用いられている。後者は，かんぴょうのように乾燥前の野菜とは異なる好ましい特徴を乾燥により付与する。〔種類〕わが国では，小規模ながら古くから各地で製造されており，切り干しだいこん，干しいも，かんぴょう，干ししいたけなどのほか，にんじん，ねぎ，玉ねぎ，はくさい，キャベツ，ほうれん草，にんにくなどもつくられている。〔製法〕できるだけ原色を残し，栄養素の損失を防ぐことが大切である。原料は水洗後，必要なときは剥皮する。剥皮は多くの場合，手または機械によるが，酸，アルカリのような薬品を使用することもある。使用目的により，乾燥前にさいの目または細かく切断する。野菜は多く，乾燥前にブランチング（湯通し）といって，短時間蒸気で蒸すか熱湯に浸漬する。これは，変色や物理性の変化に関与する酵素を破壊するために行うものであるが，同時に，乾燥速度を早め，製品がかたくなるのを防止する効果がある。湯通しを行わないと，乾燥品は早く色と香気を消失するが，トマト，玉ねぎ，セロリなどは，ふつう，湯通しを行わない。湯通しは蒸気で行うと栄養素の損失も少ないが，熱湯で行うときにはかなりの栄養素が失われる。湯通し後，ただちに乾燥する。湯通しを行わない野菜で，乾燥中に褐変するものは，イオウ燻蒸または亜硫酸塩溶液に浸漬してから乾燥する場合もある。〔乾燥方法〕乾燥果実の場合と同様であるが，野菜は水分が多いので，乾燥温度は始めは高く，仕上げ近くには常温にする。品質および復元性のよい乾燥野菜をつくるには，凍結乾燥が採用されている。乾燥製品の水分は6～15%が一般的である。凍結乾燥したものは3～5%である。

かんそうらん　乾燥卵 [Dried egg]　乾燥卵は原料によって全卵乾燥品，卵白乾燥品，卵黄乾燥品があり，経済性，保存性にすぐれる。大部分は，製菓用，調理材料などに使用されている。乾燥には，通常，遠心式またはノズル式の噴霧乾燥装置が用いられる。この装置を用いると140～

170℃の熱風のなかに卵液が噴霧されるので，水分は瞬間的に蒸発し，卵たんぱく質の変性はほとんど起こらない。しかし，水分を失った卵液の性質はきわめて変化しやすく，溶解度の低下や，これにともなう乳化性や泡立ち性などの加工特性の低下，さらには変色，異臭の発生など，さまざまな形で品質の劣化が起こるため，すぐれた品質の乾燥卵をつくるのは困難である。〔品質変化の原因とその抑制〕乾燥卵にみられる品質劣化の原因は，卵成分のそれぞれによって，やや異なっている。すなわち，卵白の場合には，主として遊離糖として存在するグルコースと卵白たんぱく質の間で起こるアミノ・カルボニル反応によるのに対し，卵黄または全卵の場合には，グルコースとケファリンまたは脂質の酸化によって生じたアルデヒドとケファリンの間で起こるアミノ・カルボニル反応によるものが大きい。卵黄と全卵の場合には，さらにリポたんぱく質からの脂質の遊離が加わり，溶解度，乳化性，泡立ち性など，種々の加工特性の劣化に関与する。卵白の場合には遊離グルコースを除去すれば品質劣化は抑制できるが，卵黄および全卵の場合には品質劣化の抑制はきわめてむずかしい。ただし，リポたんぱく質からの脂質の遊離は，液状卵に非還元性の糖，または多糖を加えて乾燥することにより，かなり抑制することができる。卵白の場合に，卵液からグルコースを除く方法としては，発酵法と酵素法の二種類が考えられている。発酵法に用いられる微生物としては，*Aerobacter aerogenes* や *Streptococcus lactis* などの細菌や，*Saccharomyces cerevisiae* などの酵母が用いられる。発酵法による脱糖は操作が簡単であるが，多量の微生物を接種する結果として，製品に特有の異臭がつきやすい欠点がある。これに対し，酵素法はグルコースオキシダーゼとカタラーゼの混合物を用いてグルコースをグルコン酸に変える方法であり，すぐれた品質の製品を得ることができる。しかし，コストの面で問題があり，酵素法は実際にはあまり用いられていない。

かんそうワカメ　乾燥若布　[Dried wakame seaweed]　素干ししたワカメ。〔製法〕採取したワカメを淡水で軽く水洗いし，茎，中肋を二つ割りして，縄，竿などにかけて天日か機械乾燥する。水洗いの時間が長いと，乾燥中や乾燥後に葉が折れやすくなる。乾燥後，枯葉，赤葉などを除去して整形，結束する。〔種類〕それぞれの産地に古くから独特の加工法があり，名産品がある。一般的な素干しワカメのほか，徳島・三重の糸ワカメ，石川・福井の抄きのり状に細断してすだれの上で乾燥させるすだれワカメ，島根の板状に広げて乾燥させる板ワカメがある。徳島の鳴門ワカメは灰干しワカメともよび，ワカメに約25％の草木灰をまぶして乾燥させる。灰のアルカリ分によって葉緑素の分解を防ぎ，カルシウムによって組織が強化されるので，水で戻したときに緑色が濃く，弾力性があって歯切れがよい。湯抜きワカメはワカメの葉色が緑色になる程度に熱水に入れ，ただちに冷水に入れて縄にかけて天火乾燥させる（徳島県）。インスタント食品に用いられる細切り乾燥ワカメは，湯通し塩蔵ワカメからつくる。→いたワカメ，いとワカメ，ゆどおしえんぞうワカメ

カンダイ　寒鯛　[*Semicossyphus*]　ベラ科の魚。〔呼称〕モブシ，モムシ，コブ，コベタイ，カンノンダイなどともいう。〔生態〕体はやや長い楕円形で，体長は60 cmに達する。成長すると前頭部が瘤状に膨れ，とくに雄はいちじるしく突出する。幼魚の時代には体側の中央に白色の線が1本縦に走っているが，成長とともに消失し，赤みを帯びた紫色の魚となる。〔産地〕南日本に多い。〔調理〕夏に美味となり，刺身とする。

カンタキサンチン　[Canthaxanthin]　サケ，マス，きのこに含まれるカロテノイド。ビタミンAの前駆体とはならないが，抗酸化活性を有し，免疫賦活作用が報告されている（構造式はp.218参照）。

がんづけ　蟹漬け　カニ漬けともよぶ。有明海沿岸でとれる小型のカニ，シオ

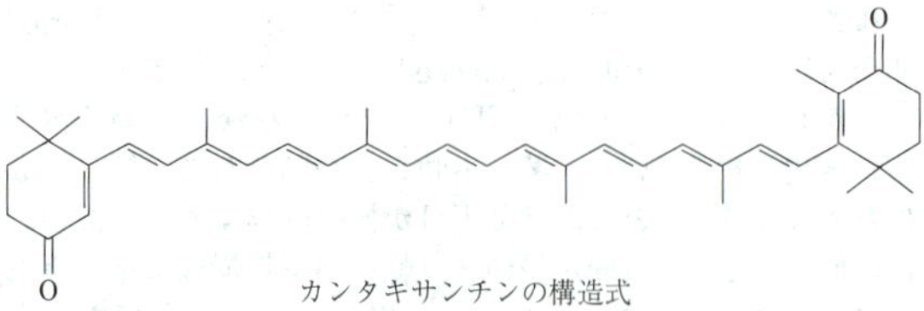

カンタキサンチンの構造式

マネキをつぶしてつくる塩辛。〔製法〕生きたままのシオマネキの，腹部にあるいわゆるふんどしを除いて土砂をとり，カニの30%の食塩とともにうすのなかでどろどろになるまで突き砕く。これに調味料，とうがらしを混和してビン詰めとし，3〜4か月熟成させる。〔食べ方〕そのまま酒の肴にしたり，温かい米飯にそえて食べる。→しおから

かんづめ　缶詰　[Canned foods]　食品をブリキ（鋼板にスズを電気メッキしたもの）でつくったカン（can）に詰め，密封し，加熱によって殺菌したもので，加熱殺菌を行わない缶入と区別される。この定義によると，無糖練乳（エバミルク）は缶詰であり，加糖練乳（コンデンスミルク）は缶入となる。缶詰は長期間保存がきくこと，貯蔵，運搬，使用に便利なこと，原料の栄養価値がほとんど失われないこと，などを考えると，もっとも完全に近い貯蔵食品といえる。しかし，あまりにも長期間保存すると，内容物のビタミン含量が減少したり，一種の金属臭，カン臭を生じたりすることがある。保存の温度が高いと，これらの変化は比較的すみやかに生ずる。〔カン〕容器であるカンには，丸カン，楕円カン，角カンなどの種類があり，ふつうにみられる丸カンはカンぶた，カン胴，カン底の3部よりなり，カン胴にカンぶた，カン底をつけるには巻きしめによる。カン胴を上部から，チャック（chuck），底部からリフター（lifter）で支え，第一ロールでカン胴の縁とカン底（またはカンぶた）の縁とを重ね合わせて二重に内に折り曲げ（第一巻きしめという），つぎに第二ロールで強圧下にこれを押しつぶしてカン底（またはカンぶた）の縁に塗付してあるゴムのパッキングで気密を保つ（第二巻きしめという）。したがって，これを二重巻きしめ（カン）といい，昔のハンダ付けカンと異なり，鉛が直接カン内の食品に触れないため衛生的なので，衛生カン・サニタリーカン（sanitary can）ともよばれる。カン胴とカン底とを巻きしめるのは製カン会社で行われ，できたものは空きカンといわれる。空きカンに食品を詰めてカンぶたを巻きしめるのは実缶会社で，いわゆる缶詰工場で行われる。カンの種類には打抜カンといってブリキ板を打ち抜いた部分とカンぶたとの2部からなるカン（多くは楕円カン，角カン）もある。同じ型のカンでも，直径，高さに種々の寸法があり，規格で統一されていて，内容物の種類によって使用するカンの種類，大きさがほぼ定まっている。また，内容物の変化を防止するために，カン内面に特殊の塗料を施したカンもあり，カニやマグロの缶詰のように，加熱殺菌中に肉の含硫化合物より生ずる硫化水素がカン材の鉄と反応して硫化鉄を生じ，黒変の原因となりやすい缶詰には酸化亜鉛などを成分とする内面塗料カンが用いられる。果実缶詰では，適度に錫が溶けることによって，果実の色，香りを保持させるため，無塗装カンが使われている。また，特殊用途として，アルミニウムカンがある。〔缶詰の製造工程〕缶詰の製造工程は，一般に図のように行われる。〔原料〕缶詰原料として，農産物では缶詰加工に適した品種（たとえば，缶詰用黄桃種）で適熟のものが，また，水産物では鮮度のよい，肥満したものが選ばれる。これを洗浄して，形，大小などにより原料の仕分けを行う（製造能率，製品の

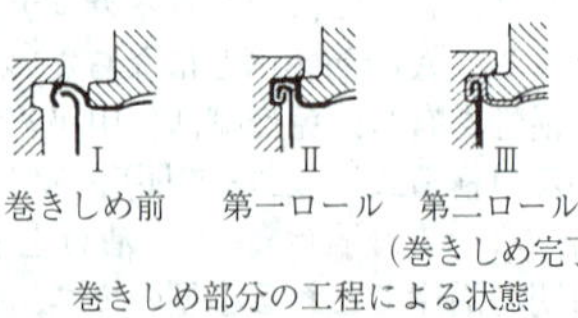

巻きしめ部分の工程による状態

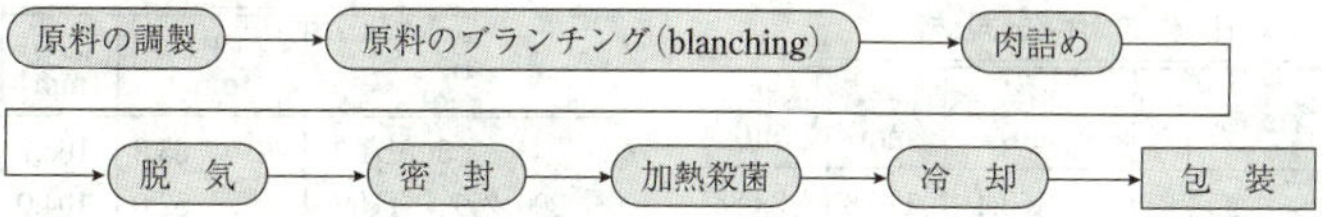

缶詰の製造工程

品質への影響)。〔ブランチング〕原料を湯煮あるいは蒸煮することで，フレーバー阻害物質の除去，肉詰めの容易，原料中のガス（空気）排除，酵素の破壊（これによって色沢，ビタミンが保持される）などのために行われる。〔肉詰め〕空きカンに食品を詰めることで，処理原料とともに缶詰の種類によって食塩水，ショ糖液，調味液，植物油などが添加される。〔脱気〕肉詰めしたカン内から空気を排除することで，機械的方法と加熱的方法との2法がある。機械的方法は真空ポンプで空気を排除して巻きしめを行う真空巻きしめ，加熱的方法は仮巻締機（クリンチャー）で軽く巻きしめてから蒸気箱（脱気箱，エキゾーストボックス）内を通過させると，その間に加熱膨張したカン内空気が逃げ出るので，ただちに巻締機（シーマー：seamer）で密封する。このようにして得られた真空度は，バキュームテスターでその程度を測定することができる。真空度は缶詰の良否判定の一助となる。正常缶詰の真空度は一般に7～8インチといわれる。脱気を行うのは加熱殺菌時にカン内圧によるカンの膨張破裂を防ぎ，カン内残存空気による変色，脂肪の酸化，ビタミンの破壊を最小にし，外気圧，外気温の変化によるカンの膨張を防ぎ，また，好気性菌の発育を阻止するためである。〔密封〕巻きしめによって行うが，これはカン内外の空気の出入をさえぎって，外部よりカン内への微生物の侵入を防ぐとともにカン内真空度を保つためであり，加熱殺菌とともにもっとも重要な工程で，密封が不完全では貯蔵性は期待できない。密封の良否は巻きしめ部を糸のこぎりで切断し，切断面を拡大して検査することによって判定できる。〔加熱殺菌〕密封が完成したら，カン内に残存する微生物を殺滅するために加熱殺菌を行う。加熱の程度は，ふつう，温度と時間とで規定されるが，カン型，カンの大小，缶詰内容物，カンの攪拌（熱の伝導）などによってほぼ一定している。その程度は缶詰品がふつうの貯蔵状態で変敗しなければよいのであるから，殺菌後は完全無菌でなくともよい（商業的無菌とよばれることがある)。殺菌条件は，死滅を要する微生物の耐熱性と熱の

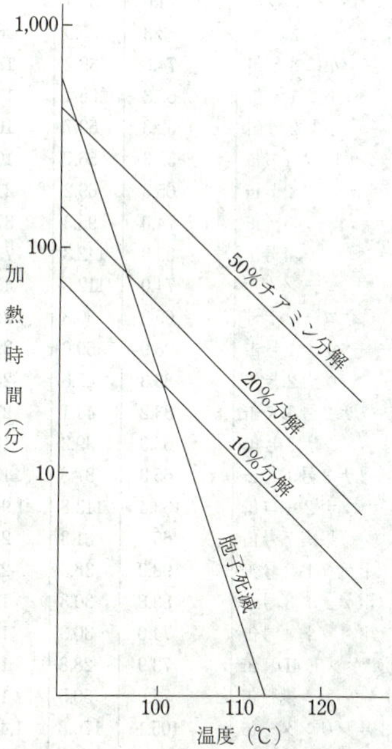

加熱によるチアミン分解および細菌胞子死滅に関する温度と時間の関係

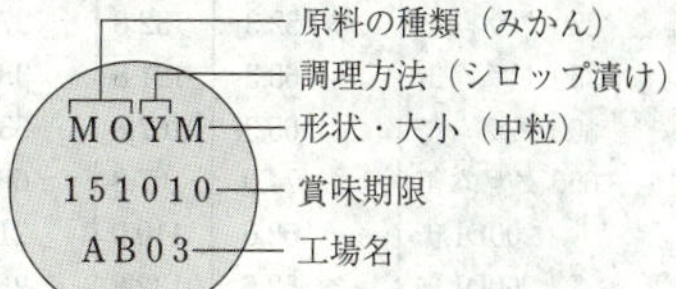

カンマーク

日本の食缶規格

缶名称	内径 (mm)	高さ (mm)	内容量 (ml)
1号缶	153.4	176.8	3,088
2号缶	98.9	120.9	870
3号缶	83.3	113.0	573
4号缶	74.0	113.0	453
5号缶	74.0	81.3	318
6号缶	74.0	59.0	223
7号缶	65.3	101.1	317
特殊7号缶	65.3	75.7	233
8号缶	65.3	52.7	153
平1号缶	98.9	68.5	470
平2号缶	83.3	51.1	240
平3号缶	74.0	34.4	119
かに2号缶	83.3	55.9	265
かに3号缶	74.0	39.2	139
小型1号缶	52.3	88.4	175
小型2号缶	52.3	52.7	100
マッシュルーム1号缶	52.3	56.7	105
マッシュルーム2号缶	65.3	69.2	210
マッシュルーム3号缶	74.0	95.3	378
マッシュルーム4号缶	83.3	142.3	732
コーン4号	74.0	112.0	451
コーン7号	65.3	80.3	246
ツナ1号缶	98.9	59.0	398
ツナ2号缶	83.3	45.5	208
ツナ2号DR缶	83.2	44.1	213
ツナ3号缶	65.3	39.2	109
ツナ3号DR缶	65.3	37.8	111
ツナ2キロ缶	153.4	113.8	1,961
果実7号缶	65.3	81.3	249
ポケット2号缶	98.9	36.3	226
ポケット3号缶	83.8	30.3	125
ポケット4号缶	74.0	30.3	102
ポケット4DR缶	73.9	28.8	104
携帯缶	74.0	50.5	188
3号シリンダー缶	105.1	176.8	1,462
ベビーフード1号缶	52.3	72.5	141
160グラム缶	52.3	88.3	166
200グラム缶	52.3	104.3	208
250グラム缶	52.3	132.8	273
350グラム缶	65.3	121.8	383
500グラム缶	65.3	167.8	536
650グラム缶	74.0	167.8	691
200DI缶	52.6	110.0	217
250DI缶	52.6	132.8	265
350DI缶	65.8	122.4	380
500DI缶	65.8	166.7	524
200グラムTULC	52.0	104.0	203
280グラムTULC	65.4	99.8	302
350グラムTULC	65.4	120.5	371
350ml TULC	65.9	122.2	375
だ円1号缶	158.9×106.7	38.5	448
だ円3号缶	125.7×83.0	31.5	225
角3号缶B	106.2×74.6	22.0	121
角5号缶A	103.4×59.5	30.0	135
コンビーフ2号缶	61.6×41.5 68.0×50.3	80.5	193
コンビーフ3号缶	61.6×41.5 68.0×50.3	46.7	101
ランチョンミート1号缶	92.5×46.3	92.5	360
ランチョンミート2号缶	81.5×39.8	71.5	195
100号缶	74.0	32.1	100
180号缶	83.3	42.9	181
角5号テーパー缶	103.6×59.8	30.0	127

カン内伝達とで定まる。微生物の熱に対する抵抗力は微生物の種類によって異なるし，胞子の耐熱性は生活細胞のそれよりいちじるしく大きいため，原料中に耐熱性の大きい細胞胞子をともないやすい品種の缶詰のときは，加熱の温度を高く，時間を長くする。胞子の耐熱性における温度と死滅時間との間には半対数グラフで直線的関係が得られていて，温度を高くすると時間は短くてすむ。一般に食品の品質（フレーバー，色沢，ビタミンなど）をよく保つためには図にも示してあるように，高温短時間の殺菌法 HTST 法が望ましい。細菌（胞子）数と耐熱時間との間には対数グラフで直線的関係がみられることから，原料の細菌的汚染がはなはだしいときは細菌条件を加重する。食品の pH 値が低いときは，中性の場合に比べて殺菌条件を軽減することができる。たとえば，耐熱性細菌は（微）酸性では生活力が弱いので pH が中性に近い食品に少量の酸を加えると殺菌は容易になる。また，酸性が強いジャムなどの場合には，熱いうちに肉詰め，密封，冷却を行って加熱殺菌を略すことができる場合さ

缶詰の種類と記号の例

Ⅰ 水産缶詰	記 号	備 考
A 水煮缶詰		
サケ	CSN	
マス	PSN	N；特別に調味をしていない自然のままを表す（naturalの略）
カツオ	SJN	
イワシ	SAN	
サンマ	MPN	
タラバガニ	JCN	
サバ	MKN	
アサリ	BCN	L；塩水漬けを表す
ホタテ貝	SPN	
カツオ	SJL	
B 味付け缶詰		
マグロ	BTC	C；味付けを表す
カツオ	SJC	
イワシ	SAC	
クジラ	WHC	
サバ	MKC	
サンマ	MPC	
サザエ	WRC	
アカガイ	BLC	
アサリ	BCC	
タコ	OCC	
イカ	CHC	
アジ	HMC	
昆布巻き	TAC	
C 油漬け缶詰		S；燻製を表す
マグロ	BT2	0；オリーブ油
カキ燻製	OYS	1；綿実油
カツオ	SJ3	2；大豆油
ブリ燻製	YTS	3；コーン油
ニシン燻製	HES	4；混合油
D トマト漬け缶詰		T；トマト漬け
イワシ	SAT	5；とうがらし
サバ	MKT	6；からし
サンマ	MPT	7；カレー
		8；こしょう

Ⅱ 蓄産缶詰	記 号	備 考
水煮鶏肉	CKN	
牛肉味付け	BEC	
鶏肉とまつたけ	CTCK	
牛肉と野菜	BECV	
ソーセージ	SG	
ウインナーソーセージ	WS	
コンビーフ	CRB	

Ⅲ 農産缶詰	記 号	備 考
A 野菜缶詰		
たけのこ	BSW	W；waterの意水煮を表す
まつたけ	MTW	
なめこ	NOW	
グリーンピース	PRW	
ストリングビーンズ	SBW	
アスパラガス	AWW	（ホワイト）
	APW	（ペール）
	ARW	（グリーン）
ごぼう	EDW	
にんじん	CTW	
しらたき	STW	
B 果実缶詰		
みかん	MOY	Y；糖液漬けを表す
桃	PWY(白肉)	
	PYY(黄肉)	
丸びわ	LTY	
あんず	AOY	
いちじく	CAY	
栗	CPY	
フルーツサラダ	RXY	
いちごジャム	SJM	
りんごジャム	LJM	
あんずジャム	AJM	
桃ジャム	PJM	
オレンジマーマレード	MAL	

Ⅳ 特殊缶詰	記 号	備 考
赤飯	RBR	
もち	RCP	
カレーライスの素	CKR	
ハヤシライスの素	HBR	

える。加熱殺菌においてカン内への熱の伝達は伝導と対流とによる。したがって，液汁の多い食品は対流によって熱が早く伝わるから，殺菌時間が短くなり，これを攪拌すればいっそう短くなる。高温殺菌装置は従来の静置式高圧釜（レトルト）と異なり，動揺あるいは攪拌式である。熱の伝わり方が早く，加熱時間を短縮して品質の向上が期待できる。加熱殺菌には低温（ふつ

う，100℃以下の加熱），高温（常圧，高圧）の2法があり，みかんの缶詰（5号カン，表参照）の殺菌（80℃で約10分間）は低温殺菌の1例である（液汁のpHが4以下であり，回転式殺菌法がとられている）。殺菌方法には従来の加熱法とは別の方法，たとえば電気的方法（抵抗加熱法，誘電加熱法）やコバルト60のような放射線を利用する方法，抗生物質を加熱と併用する方法，無菌充填法などが研究されている。〔冷却〕殺菌が終わった缶詰は，流水あるいは冷水中で急冷却する。緩慢冷却や放冷は過熱による品質の劣変をきたしたり，好熱細菌の生育を招いたりするおそれがある。好熱細菌の芽胞が生き残ったときに起こりやすい缶詰の変敗形式にフラットサワー（flat sour）がある。これは，外観が正常で，外部からはわからないが，開カンすると内容物は酸性を呈し，酸敗した状態になっているもので，トマトやサケ，マスの缶詰に発生することがある。これに対し，缶詰の加熱殺菌不足からカン内に残存した細菌，あるいはカンの密封不良によって殺菌後に浸入した細菌の増殖によってガス（一般に炭酸ガスおよび水素ガス）が生じて，缶詰が膨張することがある（膨張カン）。また，細菌による膨張のほかに，内容物によってカン材が腐蝕して水素ガスを生じ，缶詰が膨張することもある（水素膨張）。また，カニの缶詰に生じやすいスツルバイト（struvite：リン酸アンモニウムマグネシウムの結晶）は急冷却により小さい結晶形となり認めにくくなるといわれる。冷却を終わった缶詰はその外面をよく拭ってカートンケースあるいは木箱に詰められる。1箱中には，桃のような4号カン（内容量約450 g）ならば2ダース，みかん，ジャムのような5号カンならば4ダースが詰まっているが，缶詰の数量はふつう，1箱あたりの内容を450 g × 48カン，21.6 kgとして換算した箱数，標準箱数で示される。〔缶詰の種類〕原料の種類により農産，畜産，水産缶詰に分かれ，また，製法の差異によって水煮（ボイルド，boiledともいう。原料を生のまま，あるいは湯煮，蒸煮して缶詰にしたもので，ときには適当な食塩が添加される。一般にこの種の缶詰が多く好まれる），味付け，油漬け，シロップ漬け，トマト漬け，漬け物類，ジャムなどの缶詰があり，ドライパックといって，水，調味液，油などを添加しない缶詰，たとえば，乾果，エビのような液汁を注入しない肉詰めの缶詰もある。特殊なものとして，ジュース，ペースト，飯類，調理缶詰がある。〔産額〕わが国の缶詰工業は1871年，長崎でイワシの油漬け缶詰をつくったのが始まりで，次第に発達して1996年ピークに達した後，徐々に減少する傾向にあり，2010年には缶・瓶詰の全生産量は約338万tとなっている。一方でレトルト食品が生産量をのばしている。〔カンマークの読み方〕わが国の缶詰は，ふたに英字と数字でふつう図（p.219）のように3段に刻印が打ってある。上段が原料・調理方法・形状，中段の数字が賞味期限年月日，下段が製造業者の記号を示している。品名の記号は品物によって全部異なったものを使用し（表参照），それぞれ固有の記号が定められている。たとえば，図において上段のMOはみかん（mandarin orange）を意味し，つぎのYはシロップ漬けを意味し，Mはみかんの果肉粒の大きさを示す記号で，Lは大，Mは中，Sは小である。中段は，たとえば051010とあれば，2005年10月10日を表す。すなわち，最初の2桁の数字は年で，西暦年号の下2桁の数字を用いる。次の2桁では月を示し，1〜9月までは頭に0を付す。最後の2桁は日を表し，10は10日を示し，1〜9日までの1桁の日付の場合は，月の場合と同じく頭に0を付して表す。最下段には厚生労働省に届出した製造工場記号が示されている。なお最近は，カン自体に品名，調理法，工場名が印刷されているので，その場合は，品名・調理・形態や工場などを示す上段と下段は省略されるようになった。また，形態の違いのあるものは，上段の中央に，L・M・Sのみを表示しているものもある。

かんてつ　肝蛭　[Sheep liver fluke, *Fasciola hepatica*]〔生活史〕本来は牛，水牛，めんよう，やぎなどの胆管に寄生し，それら家畜に被害を及ぼす。まれに人にも感染して病害を与える。生活史は排出された虫卵内で miracidium（有毛幼虫）が形成され，遊出する。ヒメモノアラガイに侵入した後，無性的に多数のセルカリア（有尾幼虫）になって遊出し，近くの物体，とくに水草に付着して被嚢しメタセルカリア（被嚢幼虫）となるが，そのような被嚢幼虫の付いた水草を前記動物が経口的にとり入れて感染する。〔人における症状〕人も同様のルートで感染する以外に感染直後の前記終宿主の肝臓の刺身を食べて感染する場合もある。虫体は 20〜30 mm × 9〜13 mm ときわめて大きく，体表にはするどい棘が多数存在するので，肝蛭が寄生すると肝の疼痛，せき，腹部膨満，腹部圧痛，じん麻疹，不整の発熱，頑固な下痢，貧血がみられる。〔治療・予防〕人体に対しては現在ビチオノールの投薬で駆虫が可能である。むやみに水草を口にしないこと。また，肝臓の刺身を食べることはさけることが感染予防につながる。

かんてん　寒天　[Agar]〔由来〕京都伏見の旅館の主人美濃屋太郎左衛門がところてん（心太）の食べ残りを寒い戸外に捨てておいたところ，ところてんの乾物となったのが寒天の始まりといわれる。〔製法〕テングサ科に属するマクサ，オゴノリ科のオゴノリ，イギス科のエゴノリなど紅藻を用いる。原藻から寒天質を熱水で抽出し，冷却してゲル化させて，ところてんをつくり，凍結脱水または圧搾脱水して水分を除き，乾燥させる。製法から岐阜，長野で冬季の寒冷を利用してつくる天然寒天と，工場で冷凍機，圧搾機，乾燥機を利用して大規模に製造する工業寒天（または機械寒天）に区分される。〔形態〕天然寒天には角柱状の角寒天，細紐状の細寒天があり，工業寒天は粉末状，鱗片状，粒状のものがある。〔成分〕角寒天は水分 20.5％，粗たんぱく質 2.4％，粗灰分 2.8％，粗脂肪 0.2％以下で，大部分は多糖類である。多糖類にはガラクトース，3,6-無水ガラクトースを構成分とし中性でゲル化力の強いアガロースと硫酸基，グルクロン酸，ピルビン酸を結合しており，ゲル化力の弱いガラクトースの酸性多糖類であるアガロペクチンとがある。〔性質〕寒天のもっとも大きな特長は，熱可逆性のじょうぶなゲルをつくることであり，またふつうの細菌に対していちじるしく抵抗性がある。栄養的にエネルギー源としてはほとんど役立たないが，カルシウム，食物繊維を豊富に含む。〔用途〕ゲル化性を利用して，ようかん，ゼリー，みつ豆，乳製品，つくだ煮など食

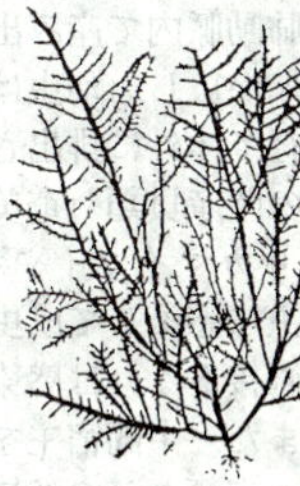

てんぐさ

天然寒天

原料→水浸洗浄→煮熱→ろ過→清澄→凝固→切断→突出→凍結脱水→製品

工業寒天
（冷凍法）

原料（テングサ）→水浸洗浄→煮熱→ろ過→凝固→細断→凍結→融解→人工乾燥→粉砕→製品

（圧力脱水法）

原料（オゴノリ）→アルカリ処理→水浸洗浄→煮熱→ろ過→凝固→細断→予備脱水→圧搾脱水→人工乾燥→粉砕→製品

寒天の製法

品加工用に使用されるほか，細菌培地など医薬用，工業用に用いられる。最近は低エネルギー食品の素材として着目されている。

カントンじゅうけつせんちゅう　広東住血線虫　[*Angiostrongylus cantonensis*]　〔分類〕Metastrongylidaeに属する線虫の一種。成虫はおもにくまねずみやどぶねずみの肺動脈に寄生し，体長12～28 mm（雄），15～34 mm（雌）の細長い虫体である。〔分布〕従来はオーストラリア，太平洋諸島，東南アジアからマダガスカル島にかけての熱帯，亜熱帯に分布していたものであるが，1970年ごろより日本の各地（沖縄，小笠原諸島，鹿児島，静岡，神奈川，東京，北海道など）で見いだされ，人体症例も報告されている。〔生活史〕ねずみの肺動脈内で産み出された虫卵は肺で孵化（ふか）し，幼虫は気管支，食道，消化管を経て体外に排出される。そして，中間宿主の陸産貝類（奄美大島以南は主としてアフリカマイマイやなめくじ類）を通して終宿主に感染して成虫になる。人は中間宿主を直接あるいは感染幼虫を間接的に摂食し，また，中間宿主を摂取した淡水産カニ類，エビ類などの経口摂取により感染する。〔症状〕人体内では脳脊髄には達するが成虫にはなれず，いわゆる幼虫移行症として問題を呈する。激しい頭痛，頸背部強直などの髄膜刺激症状および四肢の麻痺がみられるので，脳膜炎と間違われやすいが，髄液は細胞増多と好酸球増多がみられる（好酸球性髄膜脳炎，eosinophilic meningoencephalitis）。〔診断〕上記臨床所見と特徴のある髄液所見で，ほぼ本症と見当がつけられるが，髄液中に虫体を見いだせば確定診断につながる。そのほか，免疫血清学的診断も参考になる。〔治療〕特効的な治療薬はない。重症例を除き大多数は薬物療法を行うことなく数週間で治癒する。〔予防〕中間宿主の生食はもちろんさけるべきであるが，野菜などもよく洗って摂食することである。

かんのうけんさ　官能検査　[Sensory test]　直接には物理的または化学的な測定技術によらず，人間の感覚を計測器として行う検査，人間の感覚の計測器としての特性を研究するための検査などをいう。食品の品質は味やにおい，テクスチャーなどについて人間の視覚，聴覚，味覚，嗅覚，触覚などを利用して，古くから個人的なかんや経験により判断されてきた。計器による測定はこれを裏付けし，代用する目的で利用される。したがって計器による測定値は，官能検査の成績との対比がなされて初めて品質評価の方法となる。〔用途〕工業において官能検査が多く使われるのは，1）官能による方法が簡便であるために，計器による測定の代用に使われる場合と，2）品質特性が官能でなければ測定できない場合である。官能による検査は人間によってなされるために，個人的な好みがあったり，感度にむらがあって一定しないなどの問題があり，客観的な判断を行うための方法が開発されている。この問題を解決するために，1）試験環境の整備（照明，除臭，防音）された官能評価用の部屋が用いられる。2）検査の目的（たとえば識別テストとし好テスト）によって検査に従事するパネル（検査員の集団）がえらばれ，必要によっては特定の訓練がされる。3）感覚による検査に妨害となる生理的・心理的影響の管理。4）試料の調製と提示法が決められる。〔テストの型〕普通用いられるのは，対比較，評点法，順位法，強制選択法，閾（いき）値法，属性分析法などである。し好度の測定にはし好尺度（hedonic scale）・し好意欲尺度（food action rating scale）法が開発されている。〔統計的手法〕官能検査では個人差があるので，結果の判断は個人差や再現性を参考として客観性を保証する必要があり，バラツキの評価とパネルの平均的評価を対比させて，結果の信頼性や，効果の有意性を判定する。近年，コンピュータの進歩に支えられ，多変量解析，ケモメトリックスなどの手法を用いた評価が可能となり，比較的容易に信頼性の高い官能検査（評価）が得られるようになった。→しこう

かんばいこ　寒梅粉　[Kanbaiko, Cooked mochi rice flour]　もち米を水洗して水浸し，蒸した後，もちつきによってもちを調製する。これをただちにホットロールか，せんべい焼き機を用いて170～200℃で焼き上げ，粉砕したものである。ホットロールで焼き上げたものを寒梅粉または焼きみじん粉といい，せんべい焼き機で焼いたものを手焼きみじん粉またはせんべいみじん粉といっている。いずれも，打ち物，押し物菓子あるいは豆菓子の原料として使用されている。寒梅粉の品質は，色の白さと容積の大小で決まる。色の白さはもち米の搗精程度と焼き上げ条件に，また，容積は，もちのつき具合と焼き上げ条件に影響される。→みじんこ

カンパチ　間八　[Greater amberjack]　アジ科の魚。〔呼称〕関西，高知，九州でアカバナ，香川でアカバネという。〔生態〕ブリによく似ているがブリよりも太くて短い。体の上部は紫色を帯びた青色，腹部はその色が淡い。体長は1 mに達する。養殖もできるようになった。養殖ものは，安価で，身がしまり美味である。〔産地〕南日本に多く東北地方より北にはほとんどいない。〔食味〕味はいくぶんブリに劣るが夏はかなりおいしくなる。

かんパン　乾パン　[Kanpan, Hardtack, Hard biscuit]　水分の少ないパンで，ふつうの発酵パンを生パンというのに対してつくられたことばである。〔原料〕小麦粉，砂糖，食塩，ショートニング，黒ごま，イーストなどを原料としてつくる。〔製法〕あらかじめ少量の冷水に溶かしておいたイーストに砂糖，食塩の溶液を混合し，小麦粉の一部を加えて混合機で約20分間混捏した後，発酵槽に移して25～30℃で8～10時間発酵させる。これをなかだね（中種）という。発酵適度に達した中だねを混合機に移し，さらに小麦粉，精製乾燥したごま，捏水（砂糖と食塩の混合液）を加え，約30分間混捏する。これを本捏（ほんこね）という。本捏が終わったものをロールに掛け，約3 mmの厚さにのばして型抜きで切断する。これを金網上に並べて焙炉（ほいろ）に差し込み，少量の蒸気を送って再発酵を行わせ，運行がまに差し込んで，適当な蒸気を噴出させながら140～150℃で12～15分焙焼する。〔種類〕乾パンの型は，大別すると大型（旧海軍型）と小型（旧陸軍型）に分けられる。大型は，現在海上自衛隊の非常用糧食乾パンなどに使われ，縦約8 cm，横5.5 cm，厚さ1.5 cmで1枚平均23 gで，10枚を1包にして1食としている。表面には15個の針穴がある。農林水産省の災害対策用備蓄乾パンは，5枚（115 g）を1包にして1食としている。小型は，陸上自衛隊，航空自衛隊の非常用糧食乾パンなどに使われ，縦約3.2 cm，横1.8 cm，厚さ0.7 cmで1個の重量は約3 g，これを215 gと金米糖15 gを別添して1包にして1食用としている。表面の針穴は2個である。〔用途〕乾パンは水分が少ないので貯蔵性があり，また，携帯に便利なため，備蓄食糧，携帯食糧として，登山，航海また，災害などの際の非常用食糧などに用いられる。

かんぴょう　干瓢　ゆうがお（ウリ科）の白色果肉を細長く切って乾燥したものである。栃木県が特産地として名高く，収穫期は7月下旬から8月下旬までである。〔製法〕果皮（6％）をけずりとり，果肉（70％）をかんぴょうかんなを用い，手むきまたは機械むきにより，幅3 cm，厚さ3 mmくらいの帯状にけずりとる。これをつるして，日乾または火力乾燥により水分20％前後になるまで乾燥させる。褐変防止にイオウ燻蒸を行うときは水分が37～46％になったときがよい。製品は吸湿しやすく，かびを生じたり，褐変するので貯蔵には防湿包装紙を用いる必要がある。〔成分〕かんぴょうはミネラル成分中，Caが250 mg/100 g，Pが140 mg/100 gで多い。〔調理・製品〕かんぴょうをゆでるとき塩をふり，両手で弾力の出るまでよくもんでから用いると，組織をこわし，水の吸収をよくするとともに切れるのを防げる。水に漬けて塩を洗い流してから用いる。→ゆう

がお

カンピロバクター [*Campyrobacter*] 急性胃腸炎または下痢などの食中毒を起こす食中毒菌。1982年に厚生省より8菌種が追加された。そのうちの1菌種がカンピロバクタージェジュニ（*Campylobacter fetus* subsp. *jujuni*）である。カンピロバクターは胞子を形成せず，らせん型（S型）にカーブしたグラム陰性の桿菌で，0.2～0.8 μm の幅と 0.5～5 μm の長さをもつ。

かんぷ　乾麸 [Dry gluten] 小麦粉に水を加えてこね，でんぷんその他を洗い出して残ったグルテンを湿ぷとよぶが，これを乾燥したものが乾ぷであり，湿ぷ同様，小麦粉の種類（強力，中力，薄力の別）を判定するのに用いられる。湿ぷ量では含水量の影響が大きいので，これを除くため乾燥させる。乾燥するには湿ぷをまず160℃に1時間こがさないように注意しながら加熱してふくらませ，かたくなったものをくずしてさらに105℃で1時間乾燥する。たんぱく質量は強力1等粉で13～15％，中力1等粉で8～10％，薄力粉で7～8％である。この方法もなお再現性や個体差に問題がある。→こむぎこ

かんぶつ　乾物 [Dry matter] 食品全体の成分から水分を差し引いた残りの部分をいう。固形物ともいう。食品の成分を比較する場合に，乾物中の含量で表したほうが便利な場合が多い。

かんべんしょくひん　簡便食品 →コンビニエンスフード

カンマーク　缶マーク →かんづめ

ガンマアミノさん　γ-アミノ酸 [Gamma amino acid] γ位にアミノ基をもつアミノ酸。もっとも多く存在するγ-アミノ酪酸（gamma amino butyric acid）は脳内神経伝達物質として知られており，血圧降下作用，精神安定作用，腎臓および肝臓の機能改善作用，肥満防止作用など多くの機能を有する。→はつがげんまい

ガンマアミノらくさん　γ-アミノ酪酸 [γ-Amino butyric acid] アミノ酸の一種。GABAと略称される。たんぱく質構成アミノ酸ではない。遊離の状態で生体中に存在する。ドーパミンとともに神経刺激伝達物質とみなされている。

$$^{-}OOC-CH_2-CH_2-CH_2-NH_3^{+}$$

γ-アミノ酪酸

ガンマオリザノール　γ-オリザノール [γ-Oryzanol] 米の特徴的成分のひとつとして知られている。フェルラ酸とステロールが縮合した高級アルコールのエステルで，糠に含まれる。脂質異常の抑制，更年期障害緩和作用をもつ。

ガンマせん　γ線 [γ-ray] 放射線の一種で，波長の短い（10^{-10}m以下）電磁波である。原子核がガンマ崩壊するときに放出される。α線や，β線に比較し，物質の内部まで透過する。エネルギーは数10 kVから数MeVの範囲にある。この透過力を利用して，工業的には金属中の傷の発見，医療ではがんの治療，医療器具の殺菌などに用いられる。食品工業分野では，じゃがいもの発芽防止など食品照射に利用される。この場合は，おもに，コバルト60のγ線が利用される。→しょくひんしょうしゃ

ガンマリノレンさん　γ-リノレン酸 [γ-Linoleic acid] 月見草油に多く含まれる。リノール酸からΔ6不飽和化酵素の作用により生成される。血中コレステロール低下作用がある。また，近年，アトピー性皮膚炎への効果が注目されている。

かんまんとうけつ　緩慢凍結 [Slow freezing] 最大氷結晶生成帯（－15～－5℃程度）をゆっくり通過させることをいう。冷凍食品の製造の際の急速凍結に対することばである。冷凍食品の製造の際に－15～－5℃程度の温度で凍結すると，食品中の水はゆっくり氷結するとともに，氷結晶は徐々に生長して大きな結晶となる。また，氷結率も低いため，食品組織中の溶液濃度が高くなり，その結果，pHの変化，塩析現象，たんぱく質の-SH基と-S-S-基の交換反応などが進み，冷凍食品としてすぐれた品質の製品は得がたい。しかし，こ

の物理的・化学的変化を逆に利用すると，凍結による食品の組織構造の変化（凍結変性ともいう）を低温で行えるので，凍り豆腐の製造，寒天，春雨の乾燥前の脱水などに利用されている。また，新鮮な果実からの搾汁に利用できる。凍結濃縮の場合には，分離効率を上げるために再結晶の工程で緩慢凍結により大きな氷の結晶（200～400 μm）を形成させるようにしている。

かんみ　甘味〔甘味質の種類〕甘味には天然の甘味質と人工甘味質とがある。〔天然の甘味質〕これには糖類（ショ糖，麦芽糖，ブドウ糖，果糖），配糖体（甘茶，甘草，ステビオサイドなど），アミノ酸類（グリココール（グリシン），D-トリプトファン，L-ロイシンナトリウムなど），トリメチルアミンオキシド，ベタイン，L-グルタミンアミドなどがある。〔人工甘味料〕食品添加物として認められている人工甘味剤のうち，以前使われていたズルチン，チクロヘキシルスルファミン酸ナトリウム（チクロ）は使用が禁止され，現在ではサッカリン，グリチルリチン酸ナトリウム，およびアスパルテームなどが許可されている。〔甘味と原子団〕化学的には次の原子団をもつものには甘味を呈するものが多い。アルデヒド基（$-CHO$），オキシム基（$-CH=NOH$），ニトリル基（$-CN$），ニトロ基（$-NO_2$），ハロゲン，アミノ基（$-NH_2$），スルホン酸基（$-SO_3H$），トリアジン核，スルフォアミド（$-SO_2NH_2$），ヒドロオキシル基（$-OH$），などである。〔甘味物質と甘味度〕表に甘味物質をあげて，その甘味度を示す。甘味の強さはショ糖を標準（100）として，これと比較してその

甘味物質と甘味度（ショ糖を100とする）

名　称	甘味度	名　称	甘味度
ショ　糖	100	ソルビトール	54
乳　　糖	16	サッカリン	70,000
麦 芽 糖	32	ズ ル チ ン	30,000
転 化 糖	123	ペリラルチン	40,000
ブドウ糖	74	サイクラミン酸ソーダ	3,000
果　　糖	175	マルチトール	100

強さが示されている。糖のうちブドウ糖は分布がもっとも広く，麦芽糖は麦芽飴の甘味を代表し，果糖は蜂蜜の甘味主成分である。人工甘味剤にはサッカリン，ズルチン，チクロヘキシルスルファミン酸ナトリウムなどがあった。しかし，ズルチンは1969年に，また，チクロヘキシルスルファミン酸ナトリウムは，ショ糖に近い甘みをもつので広く使用されていたが，これも毒性の関係から1970年に食品添加物として使用が禁止された。サッカリンについては，その使用量が制限されている。ペプチド甘味料アスパルテーム（甘味度18,000）は，1983年に甘味料として許可された。〔甘草〕この甘味成分は，グリチルリチンといい，1：20,000の溶液で甘味を呈する。〔甘茶〕ユキノシタ科の植物である，あまちゃの葉を乾燥させてつくったもので，その甘味成分はフィロズルチン（phyllodulcin）といって，濃厚な甘味をもったものである。〔糖アルコール甘味料〕糖アルコールであるソルビトール，マルチトール，キシリトールなどは，砂糖に似た甘味があり，消化されないので低エネルギー食品の甘味として利用されている。〔新しい天然甘味料〕としては，南米産の植物ステビアの成分ステビオサイド（甘味度10,000）は清涼飲料などに用いられている。〔対比現象〕サッカリンは，濃い溶液では苦い味がするが，天然の糖類に少量混合すると苦い味が消える。対比現象というのは15％のショ糖液に，その0.01％の食塩または0.001％の硫酸キニーネを加えると，ショ糖のみを使用したときよりも甘味を強く感じるように，異なったものが混ざってさらに味覚を増進することをいうのである。一般に甘味と塩辛味，塩辛味と酸味，甘味と苦味の間には対比が起こる。〔消殺現象〕逆にたがいに味覚を減少させる作用もあって，これを消殺現象という。コーヒーの苦味を減ずるために砂糖を入れたり，酸っぱすぎる果物をたくさんの砂糖で甘くすると，苦味や酸味が減少するのは，この例である。〔甘味とイオン〕甘味

は，酸味や，塩辛味とちがって，イオンの刺激ではないが，イオンによるものとされているものもある。鉛とベリウムがそのひとつの例で，後者は古代にはグルチヌムすなわち甘い元素という名前が付けられていた。

かんみ　鹹味　塩の味を代表とする味覚で，かんみといえば，甘味と混同され，えんみ（塩味）ということもあるが，日本語としては熟しておらず，塩辛味という方がわかりやすい。甘酸苦鹹と四味を列挙する場合などにはえんみと発音される。からみということばもピリピリした香辛料の刺激的な味と，塩辛味と混同されやすい。ことばは古来自然発生的につくられ，呼びならされてきたもので，味覚についてのことばが，まぎらわしいのは，本来味の性質が異なるものの，本質的には共通の部分を含んでいるためで，現代の電気生理学の研究成果も味覚の認知については，依然として未知の領域が多く，味覚や嗅覚の，視覚や触覚と異なった一面を示している。食塩が生活習慣病対策として摂食量を減少することがすすめられ，低塩食品として塩化カリウム（KCl）を代用することが研究されている。しかし，塩化カリウムには塩化ナトリウム（NaCl, 食塩の主成分）にはない雑味があるため食塩を完全に代替すると不味になってしまう。市販品は両者の混用の型でNa摂取量を下げているのが実態である。カリウムは植物性食品に本来多いので，安全性が問題になることは少ないが，乳幼児のミルクにはカリウムが過剰に含まれる恐れがある。家畜では春先にカリウムが過剰にとられるために，アルカリ過剰症を起こす例が注目されている。→えんみ

かんみせんべい　甘味煎餅　菓子のなかでも，ごく大衆的なもので，適切に取り扱えば，長期の保存に耐え得る。〔歴史〕わが国においては昔からあり，その名称はすでに千年も前から使われている。〔原料〕小麦粉と砂糖を主とし，卵，水あめ，味噌，そのほかいろいろな副原料を加えてたねをつくる。南部せんべいのように塩味のものもある。〔製法〕せんべい型に入れたり，金網にのせて薄く焼きあげる。また，米の粉を原料とすることもある。〔種類〕亀の甲せんべい，瓦せんべい，味噌せんべい，カルルスせんべい，お多福せんべいなど，その種類はかなり多い。

がんみつとう　含蜜糖　[Non-centrifuged sugar]　分蜜をしないで製造した砂糖の総称で，つぎのような種類がある。砂糖か糖蜜を原料に用いて再製した砂糖もこれに属する。〔黒糖（こくとう）または黒砂糖〕（→くろざとう）。〔白下糖（しろしたとう）〕小さな砂糖結晶を含む半流動状または，半固体状の砂糖。主産地は沖縄で，鹿児島，香川，小笠原諸島でも生産されている。〔赤糖〕赤褐色の小塊の混じっているあら粉状の砂糖で，主産地は台湾，フィリピンなどである。品質により台湾産は出類（ツウルイ），好上斗（ホウショントウ），上斗（ショントウ），中斗（ツォントウ）に分類され，フィリピン産のものは地名を冠して，マニラ槍糖，イロイロ1号，同2号などと分けられる。台湾赤糖の糖度は80度内外である。〔椀糖〕椀のような形をした黒糖類似の砂糖で，主産地はジャワである。〔かえで糖〕楓樹からとった液汁より製造した白下糖類似のもので，メープルシュガーという。産地は北米，カナダ，わが国では北海道および東北地方にわずかながら産する。〔やし糖〕砂糖やしの花茎より採取した汁から製造した砂糖で，南洋方面に産する。→さいせいとう

かんみど　甘味度　→かんみ

かんみりょう　甘味料　[Sweetner]　砂糖のように甘味を付与する目的で加える食品添加物を甘味料といい，合成甘味料と天然甘味料がある。食品，医薬品，飲料に，また低エネルギーのため肥満や糖尿病対策にも用いられる。〔合成甘味料〕化学的合成品である指定添加物で，現在使用許可されているものには，アセスルファムカリウム，サッカリン（ナトリウム），スクラロース，甘草の成分のグリチルリチン酸二ナトリウム，糖アルコールのキシリトー

食品添加物として日本で使用できる甘味料

指定添加物　8 種	既存添加物　17 種
アセスルファムカリウム	N–アセチルグルコサミン
サッカリン	L–アラビノース
サッカリンナトリウム	オリゴ–N–アセチルグルコサミン
グリチルリチン酸二ナトリウム	カンゾウ抽出物
スクラロース	ブラジルカンゾウ抽出物
アスパルテーム	D–キシロース
キシリトール	α–グルコシルトランスフェラーゼ処理ステビア
D–ソルビトール	酵素処理カンゾウ
	酵素分解カンゾウ
	ステビア抽出物
	ステビア末
	L–ソルボース
	タウマチン
	L–フコース
	ラカンカ抽出物
	L–ラムノース
	D–リボース

ル，D–ソルビット，マルチトール，ジペプチドのアスパルテームがあり，ズルチン，チクロ（サイクラミン酸塩）は毒性が強く，使用できない。〔天然甘味料〕植物の葉，種子などから抽出した甘味のある添加物で，既存添加物である。ステビアはキク科のステビア（*Stevia rebaudiana* BERTONI）の葉から抽出したもので，主成分はステビオサイドであり，甘味は砂糖の約 300 倍である。カンゾウエキスは甘草の根，根茎から抽出したものである。甘茶は甘茶の木の葉から抽出したフィロズルチンを含むものである。タウマチンはソーマチンともよばれ，くずうこん科植物ソーマトコッカス（*Thaumatococcus daniellii* BENTH）の果実の種子より抽出したたんぱく質で，甘さは砂糖の 2,500～3,000 倍である。

かんめん　乾麺　[Dried (Japanese) noodle]　干しうどんともいう。〔製法〕製麺機でつくったうどんを火力または天日乾燥によって乾燥したものである。乾麺の品質は乾燥工程の影響がもっとも大きいとされ，一気に乾燥することを避け，たえず水分の分布を一様にしながら乾燥することが大切である。乾麺は色上がりの白いものが喜ばれるため，できるだけ灰分の少ない色の白い小麦粉が用いられる。こねる時間を短くして，できるだけあっさり仕上げる。こうすれば，乾燥の時間も節約される。乾麺は 375 g を 1 束として束ねる。〔種類〕乾麺には太さが 3～70 番ぐらいまで各種のものがあり，断面の形状もまちまちである。干しうどん，干し平麺，冷麦，そうめん，手延そうめんなどがある。→うどん

がんもどき　雁擬き　[Ganmodoki]　〔製法〕ふつうにつくった豆腐を布袋に入れて水気を搾り，これを取り出してやまいも，にんじん，ごぼう，昆布，ごまなどを入れて，いわゆるがんねり機でよく混ぜながらこね合わせ，一定の大きさに固めて油揚げ同様，最初は低温で，ついで高温の油で揚げたものである。飛龍頭（ひりょうず）ともいう。〔成分〕がんもどきはたんぱく質および脂質に富んだ食品である。→とうふ，あぶらあげ

かんゆ　肝油　[Liver oil]　一般に肝臓から得た油をいうが，ふつうは水産動物の肝臓から得た脂をさす。そのうちとくにビ

タミンA, Dを多く含むものをビタミン油ともいう。〔肝油の採取〕多くは蒸煮圧搾法によるが，含有量のとくに多いサメ類の肝油は煮取法（釜のなかで煮てとる）による。マグロ，カツオ，メヌケなどは含油量が少ないため，アルカリ法（アルカリで肝臓をとかして遠心分離により油をとる）によって採油する。生産量の多いのはスケトウダラ，サメ，イカなどの肝油で，ビタミン油として採取されるおもなものはスケトウダラ，メヌケ，マグロ，カツオ，ヒラガシラ，アブラツノザメなどの肝油である。〔成分〕魚類の肝油は大部分のものはトリグリセリドを主成分とし不けん化物は数パーセントであるが，アイザメなど深海産のサメ類の肝油は，不けん化物が90％に達するものがある。これはスクアレン（squalene）（炭化水素の一種）を含んでいるからである。〔用途〕ビタミン含有量の少ない肝油はふつうの魚油と同様，精製，水素添加して調理用食用油の原料とする。スケトウダラ肝油は分子蒸留して精製し，飼料油とする。イカ肝油は不飽和度が高いので塗料用の工業用油とされる。

肝臓中の含油量

含油量	魚　種
2～10%	カツオ，サバ，キハダマグロ，クジラ，イルカ，サケ
10～25%	マグロ，カジキ，メヌケ，イシナギ
25～60%	タラ，スケトウダラ，ヒラガラシ，ネズミザメ
60～85%	アブラザメ，ユメザメ，アイザメ

かんらん　甘藍　→キャベツ

がんりゅうアミノさん　含硫アミノ酸　［Sulfur-containing amino acid］　イオウを含んだアミノ酸。普通メチオニンおよびシスチンをさす。これらは食事中に不足しやすい必須アミノ酸のひとつである。このほかイオウを含むアミノ酸に，毛髪から分離されたランチオニン（lanthionine）がある。→アミノさん

き

きあげしょうゆ　生揚げ醤油　［Kiage shoyu, Raw soy sauce］　熟成した本醸造もろみ（諸味）を木綿やナイロンの袋に入れ，水圧機で搾ったままの生醤油。→しょうゆ

ギアラ　［Abomasum］　牛の第四胃でしわ胃とよばれる。第一～第三胃に比べて，消化酵素を分泌する真の意味の胃である。子牛の第四胃からは凝乳酵素レンニンが得られ，チーズ製造に用いられる。

きいちごるい　木苺類　［Brambles］　小果類のひとつ。バラ科に属する。つる性の果樹。果実は小さい核果の集合した集合果。栽培種としてはラズベリー（raspberry），ブラックベリー（blackberry），デューベリー（dewberry）がある。ブラックベリーとデューベリーは耐寒性がラズベリーよりも低く，熟期は9月以降とおそい。ジュース，ジャム，ゼリー，冷凍などに加工される。→ラズベリー

キウイフルーツ　［Kiwifruit］　マタタビ科の果樹で，和名ちゅうごくさるなし。かつては英名ではChinese gooseberryとよばれた。中国原産。ニュージーランドでの商品名であるキウイフルーツが市販通称となっている。Kiwiはニュージーランドのみに棲息する珍鳥で，外観が似ているところからこの名が付けられた。品種はHayward, Abbott, Brunoなどがあり，わが国では最近生産が急激に増加してきた。収穫盛期は10月下旬～11月上旬である。〔成分〕未熟果ではでんぷんを含むが，成熟するにしたがって減少し，糖分が増加する。糖はブドウ糖，果糖が多く，ショ糖は少ない。酸は多く1.3％前後で，クエン酸が主である。西洋なしと同様，比較的かたいうちに採取し，追熟によって果肉が軟化し，風味が向上する。一般成分としては100 g中，水分84.7 g，炭水化物13.5 g，灰分0.7 g，ビタミンAは6 μgレチノール当量，ビタミンC 69 mg。たんぱく質分解

酵素アクチニジンを含む。

ぎおんちごもち　祇園稚児餅　ぎゅうひ菓子の一種で，京都の神饌菓子の稚児もちになぞらえてつくられたものである。〔稚児もちの由来〕祇園祭の稚児社参の日に，二軒茶屋の中村楼から稚児もちを神前にそなえた。5本ずつ重ねて10本を竹の皮に包み，結び目に笹の枝が刺してある。もちは田楽刺しにし，白味噌をぬって焼いたものである。稚児社参の日は昔は6月1日であったが，現在は7月11日に行われる。この日に稚児は金の烏帽子に狩衣を着て，行列美々しく八坂神社に練り込み，十万石の格式を授けられる。その帰りに神社の楼門のかたわらにある茶屋で休憩し，そこでもちと飲み物を与えられる。このときに振る舞われるもちになぞらえてつくられたのが，三条若狭屋の祇園稚児餅で，白味噌あんをしんにしてまわりをぎゅうひで包み，筒のように仕立てて楊枝を刺した小さな菓子である。薄いパラフィン紙で包み，3個をまとめて竹の皮様の紙で三角形に包んである。

きかいそうめん　機械素麺　［Machine-made fine noodle］　ロールによって麺帯をつくり，切刃を使って極細の麺線に仕上げたもので，乾燥させることが多い。手延そうめんに対することばである。切刃の番号が20～70，すなわち幅30 mmから出る麺線の数が20～70のものがそうめんとよばれ，JAS規格では直径1.3 mm未満の太さの麺とされる。小麦粉は一般の麺類同様，内地小麦を主体とする中間質小麦から得られる中力粉が用いられる。小麦粉に対して30％くらいの水を加えて混合するが，あらかじめ，水には小麦粉の3～4％の食塩を加える。以下，一般のうどん類と同じように処理し，乾燥はあまり急速にならないようにする。手延べそうめんに比べて歯ごたえが弱い。また，数本を吸い物に入れて実とする。

きかねつ　気化熱　［Evaporation heat］　水は水蒸気になるときに熱を奪っていくが1 gの液体が蒸気になるときに必要な熱量を気化熱または蒸発熱（気化潜熱または蒸発潜熱）という。水の気化熱は温度によって異なるが100℃では539 calである。果汁や醤油のように，水に食塩や糖そのほかの物質が溶け込んでいる場合は，100℃になっても沸騰しない。これは水の純，不純を判別するひとつの方法である。逆に沸騰の温度で可溶性成分の濃度を知ることができる。〔利用〕食品加工の場合に気化熱は種々の役割を演ずる。たとえば蒸煮した食品を急速に冷却したい場合，蒸煮装置内を減圧にすれば，その真空度に応じて水は気化し，そのときの気化熱により食品は直接冷却される。真空冷却（vacuum cooling）ともいわれている。牛乳，コーヒーなどを噴霧乾燥する場合，150～200℃の熱風を使用するので品質が極端に加熱劣化を受けると考えられるが，気化熱のために牛乳，コーヒーの品温は60℃程度に保たれ，さほどの熱変性は受けない。

きく　菊　→しょくようぎく

きくいも　菊芋　［Jerusalem artichoke］まれには唐いもともいわれる。学名は*Helianthus tuberosus* L.。キク科に属する多年草であるが，その塊茎をさすこともある。〔産地〕原産地はカナダの東部およびアメリカの北東部といわれる。ヨーロッパで広く栽培されたが，じゃがいもの普及につれて減少した。わが国では北海道，東北，上信越地方に多いが，その他全国的に分布している。〔栽培〕性質が強健なため荒地でも野生するが，栽培すれば1,000 m^{2}あたり2～3 tの塊茎を生産する。3月上旬に種いもを1,000 m^{2}あたり75～

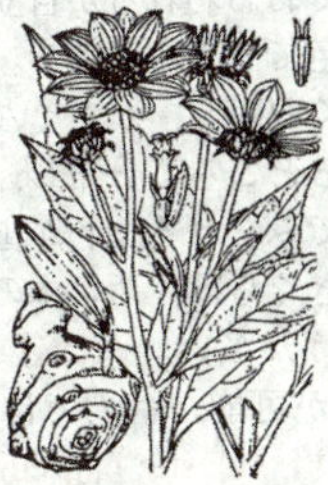

きくいも

110 kg 播種し，10 月下旬ごろまでに収穫する。連作が可能であるが，収量が減り，病害に冒されやすくなる。〔用途〕茎，葉および塊茎は豚，馬，牛，羊の飼料に用いる。また塊茎を各地で昔から漬け物に利用した。とくに，きくいもを薄切りにしてキャベツやはくさいと梅酢に一夜漬けにすると，きくいもの甘味が葉菜に移り美味になる。塊茎を加水分解して果糖を製造するのに用いる。またアルコール原料ともなる。→イヌリン

きくちしゃ　菊萵苣　[Endive]　キク科に属し，エンダイブともいう。東部地中海沿岸が原産地で，エジプトでは数千年前から，ちしゃとともに食用とされていた。〔性状〕一，二年草で，葉は互生し，茎の基部に多く，形は品種によって，ちぢみ葉やひろ葉などがあり変異がある。半結球性である。古い外葉は濃緑であるが，淡緑の若い葉をサラダ用として生食する。適度の苦みと芳香がある。近似種にチコリーがあり，根はコーヒーの代用になる。

きくにがな　菊苦菜　[Chicory]　キク科に属し，チコリーともいう。きくちしゃ（エンダイブ）の仲間である。わが国でも栽培されるようになった。ヨーロッパでは重要な野菜である。葉には苦みがあるので，軟白したものをサラダに用いる。根を乾燥し，煎り，粉砕して，コーヒーの代用にしたり，混ぜものにする。

きくのり　菊海苔　→しょくようぎく

きくらげ　木耳　春〜秋，広葉樹の枯木に発生するきのこ。〔形態〕径 3〜7 cm，暗褐色，ゼラチン質の耳形のきのこ。上面は細かい毛でおおわれるが目立たない。下面はやや淡色で，光沢がある。乾燥するといちじるしく収縮し，かたくなる。〔生態〕世界のいたるところに分布し，平地から山岳地帯にまでみられる。わが国の中部以北の平地ではきくらげ，西日本の平地ではあらげきくらげが多い。〔栽培〕原木およびおが屑栽培が可能。台湾ではおが屑を利用した袋栽培（plastic bag cultivation）が盛んに行われている。〔商品〕木耳という

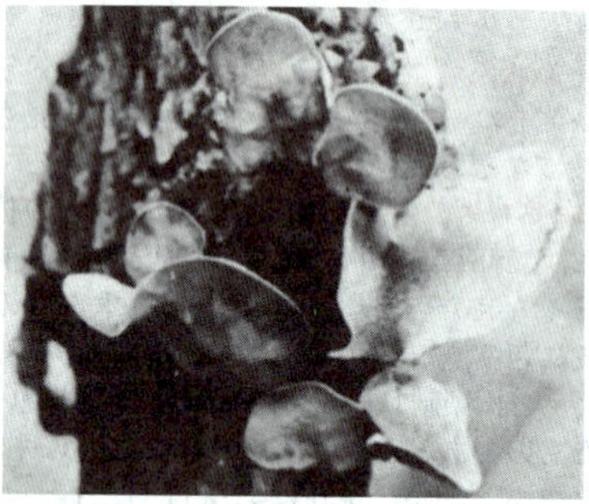

きくらげ

商品名のきのこには数種類が含まれるが，そのなかでも，きくらげはもっとも上質。あらげきくらげは上面が灰白色の毛でおおわれるためうらじろといわれ，商品価値はやや劣る。その他こくろきくらげなどがある。わが国では 2009 年では 574 t 生産されている。主産県は鹿児島，沖縄。〔成分〕乾物 100 g 中に，たんぱく質 7.9 g，脂質 2.1 g，炭水化物 71.1 g，食物繊維 57.4 g，灰分 4.0 g を含む。〔調理〕スープ，炒め物などの各種中国料理に用いる。中国名は木耳（ムウアル）。

キサンタンガム　[Xanthan gum]　細菌の一種，*Xanthomonas canpestris* が生産する天然糊料である。〔製法〕グルコースを炭素源として 2〜4 日間液体培養する。培養液からイソプロピルアルコールで分別沈殿する。〔成分〕グルコース，マンノース，グルコン酸（2.8：3：2）からなる多糖類である。グルコン酸のカルボキシル基はナトリウム，カリウム，カルシウムで置換されている。分子量 100 万以上。〔用途〕増粘剤としてプリン，ミルクセーキ，洋菓子などに，安定剤としてドレッシング，ソースなどに用いられる。使用量は 0.02〜0.4％。

キサントフィル　[Xanthophyll]　植物の葉，花，果実などの緑色部に葉緑素，カロテンなどとともに存在するカロテノイドの一種。〔広義のキサントフィル〕カロテンの酸素原子を含む官能基をもった誘導体をいう。比較的安定で，緑葉では一般にカ

ロテンの2倍ぐらい含まれる。緑葉，とうもろこしに含まれるゼアキサンチン，三色すみれの黄色のビオラキサンチン，とうがらしに含まれるカプサンチン，褐藻類のフコキサンチンなど非常に多くの種類が知られている。このなかでプロビタミンAとしてビタミンAの効力を有するのはクリプトキサンチンのみで，とうもろこしやかんきつ類の果皮に多く含まれる。〔狭義のキサントフィル〕卵黄，緑葉に含まれるルテイン（緑葉のキサントフィルのおもなもの）のことをいう。

きじ　生地　麺，パン，菓子類をつくるときの，材料を混合した状態のものから半製品の状態までのものをいう。〔種類〕麺やパン類は特殊なものを除き，粘弾性に富んだこね生地が多いが，菓子類になると，チョコレート素（き）地といわれるかたい生地から，あめ生地，ドウ（こね生地），ペースト（糊状生地），バッター（流動生地）といわれる生地まで種々雑多である。とくに洋菓子は，これらのこね粉の種類が多く，生地の状態により，大きく分けている。さらにパイ生地，イースト生地，ビスケット生地，バターケーキ生地，スポンジ生地，シュー生地など，それぞれの製品を目的として調製されたこね粉でも分類される。〔バッター（batter）〕フランス語ではパートアフリール（pâte à frire），ドイツ語ではマッセ（Masse）。生地のなかで一番やわらかく，流動性をもつ状態ので，日本ではこのような生地をたねとよぶ。粉に同量ないし1.5倍の水分を加えたものであるため，ドロドロとしており，焼き型に流し込んで形をつくるか，焼き板の上で薄く焼くなどしなければ，流れ出す状態のやわらかさをもつ。この生地は，気泡を多く含むものもあり，比較的不安定であるため，注意をして本仕上げをしないと製品のできに影響する。ホットケーキ生地，スポンジケーキ生地などが，このバッターの状態にあたる。〔ドウ（dought）〕フランス語ではパート（pâte），ドイツ語ではタイグ（Teig）のことで，生地がかたく，その成形には大きな力を要する。粉に対して50～60％前後の重量の水分を加えてつくり，粘弾性をもつこね粉の状態をいう。日本では，よくこのかたさを耳たぶのかたさという。可塑性をもった比較的安定な状態の生地で，バッターのように気泡をつくらず，こね合わせて，のばしだねにする。麺やヌイユ（洋風うどん）をつくる生地，パン生地，ビスケット生地，クッキー生地，パイ生地（折りパイ，練りパイ）などがドウの状態である。〔ペースト（paste）〕バッターとドウの中間的な性状を示すもので，生地の安定はバッターよりすぐれているが，型に入れないで焼くので，焼きあがりが変化しやすい点が欠点だといえるが，逆に，この成形こそ，熟練によるともいえる。多くは絞り袋とともに，いろいろな形をした口金を使い，焼き鉄板（天板）に自由に絞り出して焼きあげるが，製品化するには一定の形，大きさが望まれる。シュー生地，ラングドシャ生地などがこのペーストの状態にあたる。以上のほか，マカロン生地，ババロア生地，プディング生地，クレープ生地などがある。→かしるい，チョコレート，パン，めんるい，ヌイユ

きじ　雉　［Pheasant］　キジ目キジ科の鳥。日本の国鳥〔繁殖期〕きじの猟期が昔より11月～翌年2月の4か月間と制限されていたのは，繁殖期が3月初旬から始まるので，保護のためと同時に極寒の季節は肉がしまって美味であることにもよる。〔調理〕暖国産のものは臭気が強く，寒国産にはほとんど臭気がないとされているが，いずれにしても捕えてすぐは特有の肉臭があり，また肉質もかたいから，撃ちおとした後まず内臓と血液とを除き，4～5日保存した後に調理するとよい。調理法は鶏とおおよそ同じである。

ぎじこくるい　擬似穀類　［Pseudo cereals］　禾穀（かこく）類でない種実で，とくに禾穀類と同じような食べ方で主食的に用いられるものを擬似穀類とよぶ。代表的なものはタデ科に属するそばである。そばはでんぷん質が多く，かつたんぱく質を

含むためそば切り，そばがき，そば米など小麦粉や米に似た食べ方が多い。このほかヒエ科に属するせんにんこく，アカザ科に属するキヌアなどがあるが，わが国では生産されず，おもに南米，とくにアンデス地方の産物である。→そば

きしめん　棊子麺　[Kishimen noodle, Flat（wheat）noodle]　→うどん

きじょうゆ　生醤油　[Kijoyu, Raw（unpasteurized）soy sauce]　ほかの調味料など，添加物を混合しない醤油のこと。〔製法〕醤油麹を塩水中に仕込み，発酵・熟成が終わったもろみは布袋に入れて搾り，さらに水圧機で圧搾して汁液を分離する。この工程で得られた液を生揚（きあ）げ，生醤油，あるいは略してき，なまなどともいう。なまはいったん14～15℃で静置し，沈殿物を除去する。この沈殿物を生垽（なまおり）と称している。ふつうの市販醤油は，これに調味料や塩水などで調整して加熱し，沈殿させて，新たに生じた火入り垽（おり）を分離してつくる。→きあげしょうゆ，しょうゆ

キシラン　[Xylan]　D-キシロースが直鎖状につながったもので，$(C_5H_8O_4)n$の組成をもつ。〔存在〕ほとんどあらゆる植物中にあり，その存在範囲と量はセルロース，でんぷんにつぐ。支柱炭水化物の一種で，木質部，わら，もみ殻，とうもろこしの芯など，植物細胞の細胞壁に存在するヘミセルロースの主成分である。〔分離法〕これらを5％水酸化ナトリウムで浸出し，浸出液にアルコールを加え，沈殿させる。〔性質〕植物中のキシランはキシロースがβ-1，4に結合したキシロビオースの重合物で，平均重合度は20から75～150とはばが広い。2.5％水酸化ナトリウム溶液の$[\alpha]_D$は－106～－109℃。ほか紅藻，緑藻中にβ-1，3に結合したキシランがある。

キシリトール　[Xylitol]　キシリットともいい，キシロースに水素添加し，炭素1位の還元性基をアルコールに変えて得られた糖アルコール。多数開発されている低エネルギーの糖質甘味料のひとつである。〔性質〕甘味はショ糖の80～90％で，動物実験では利用されるエネルギーは約400 calとされ，甘味料として使える。日本でも食品添加物として許可されており，虫歯になりにくい，非う蝕性甘味料として利用されている。ヨーロッパでは糖尿病者に適した甘味料として使用されている。母体のキシロースも同様の目的に使われるが，それに比べて，糖アルコールなので褐変反応をおこさない点が特徴となっている。

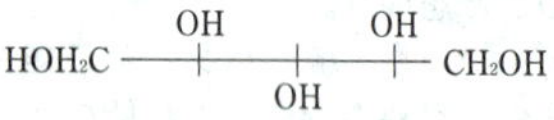

キシリトールの構造式

キシロース　[Xylose]　ペントースの一種でD型。〔存在〕木材，わらのキシランの構成単位で，木質化した植物細胞の構成物質として広く存在し，木糖ともよばれる。また，緑藻ヘミセルロース，粘質物，植物ゴムの構成単位である。D-キシロースが遊離型で存在することはほとんどなく，たけのこのなかにあるのが珍しい例である。とうもろこしの穂心部を，硫酸で加水分解して得られる。〔製法〕木材糖化の前処理として，ヘミセルロースを30～35％硫酸処理して分解した液から製造される。〔性質〕白色結晶で，融点145℃，$[\alpha]_D$＋94°。ショ糖の半分ぐらいの甘味があるが非発酵性糖であり，動物が摂取してもほとんど利用されない。〔用途〕ノーエネルギーの甘味料として用いられる。また，カラメルや各種フレーバー原料として用いられる。

キシロオリゴとう　キシロオリゴ糖　[Xylooligosaccharide]　キシロースがβ-1，4やβ-1，3結合により2～10分子程度結合したオリゴ糖。甘味度は砂糖の0.25～0.35倍と低いが，熱や酸に安定である。難消化性で，ビフィズス菌増殖活性がある。

キス　鱚　[Sand borer]　キス科の魚の総称。シロギス，アオギス，などがいる。〔シロギス〕美味なのはシロギスで漁獲量も多い。そのため，ただキスというとシロ

ギスのことをいう。シロギスは東京では，シラギスとかマギスともいい，関西ではキスゴという。体は細長く丸味を帯び，背中側は淡黄色，腹側は銀白色を呈する。25 cm ぐらいになる。本州中部以南の沿岸に多い。産卵期は 8～9 月。肉は淡白で上品な味をもつため刺身，塩焼き，吸い物，酢の物，すし，天ぷら，フライ，干物などに向く。1 年中味のよい魚だが，とくに夏を旬の時期とする。〔アオギス〕体が青味を帯びているためこの名があり，小さいものは，ヤギスともいう。アオギスは青臭いにおいをもち，味はシロギスに劣る。東京湾に多かったが，いまはほとんどとれない。

きせいちゅう　寄生虫　[Parasite]　ほかの生物の体表もしくは体内に付着・侵入して栄養を得，侵入して危害を与える小生物。また，これを寄生現象（parasitism）といい，この場合寄生する側のものを寄生虫（parasite），後者の寄生されるものを宿主（host）という。このうち動物，とくに人に寄生するものを人体寄生虫（human parasite）と称し，分類学上は原生動物門（Protozoa）と，扁形動物門（Plathelminthes），線形動物門（Nemathelminthes），環形動物門（Annelida），節足動物門（Arthropoda）に含まれる動物に寄生生活を営むものが含まれる。原生動物門と節足動物門を除いた 3 門の動物を便宜上蠕虫類（Helminths）とよんでいる。寄生虫は終宿主に寄生するのに直接虫卵なり幼虫なりが侵入寄生するもの以外に，その発育途上段階で，一種あるいは二種類の中間宿主（intermediate host）を必要とするものがあり，それら中間宿主には昆虫類や魚介類，哺乳類が含まれ，食物として食べられるときに中間宿主としての役割を果たすものが多い点で，とくに食品衛生上の問題が大きい。人は寄生虫の終宿主となる以外に，中間宿主的役割を果たすことがある。しかし，人は他動物に摂食されることはなく，本来の中間宿主とは意味を異にする。すなわち dead end host となる。寄生虫は本来の宿主動物以外の動物に感染する機会は皆無ではなく，人の寄生虫が動物に，動物の寄生虫が人に感染し，感染するとそのまま寄生生活をいとなむ場合がある。この範ちゅうに入る寄生虫性疾患が，近年かなり多く報告され人畜共通寄生虫病（Parasitic zoonosis）とよばれている。この場合，異宿主であるために成虫にまでは発育しえず，幼虫のままで寄生生活をいとなみ，しかも病害も大きく現れる場合がある。このような寄生虫性疾患が幼虫移行症（Larva migrans）とよばれるもので，人での幼虫移行症は近年非常に多くのものがみられている。→アニサキス，エキノコックス，がっこうちゅう，かんとんじゅうけつせんちゅう

きそしょくひんぐん　基礎食品群　[Basic food group]　栄養素組織の近似した食品同士を実用のためにまとめたもの。人類はその発生以来の大部分の期間は，食料の不足に悩まされてきたので，都市国家等の集団にとって，必要最小の食料構成に関する関心は高く，短期的にはエネルギーとたんぱく質の摂取量をいかに確保するかが基本政策であった。栄養学はその基礎データを求めるために研究され，あらゆる食物素材の成分分析が続けられ，各国で食品成分表が刊行されるようになった。無数の食品から必要にしてじゅうぶんな食事の構成を栄養素別に計算し，食材の確保や，個人，団体の給食などに利用するには，データが多すぎてかえって考えにくい面がある。そこで栄養素の含有割合が近似している食品で多用されるものを一括して計算する方法として，食品を六つの基礎食品群にまとめることが考えられた。食料構成策定目的でくくられる食品群は，穀物，いも，砂糖，油脂，大豆，そのほかの豆，魚介，肉類，牛乳，卵，緑黄色野菜，果実，そのほかの野菜の 13 群で，栄養基礎量の作成の基礎データが作成された。一方，家庭をはじめとした，給食関係での栄養指導には，より簡単でわかりやすいことを目的として，1952 年の三色食品（熱量素―黄色，構成素―赤色，保全素―緑色）による

分類が普及された。近年は食べすぎを避ける必要が高まったために，エネルギー，たんぱく質，砂糖，食塩などの上限を管理するための方策が求められている。さらに大きな問題は加工度の高い食品群，たとえば食品成分表（2010）の分類でいえば，8 きのこ類，9 藻類，などの低エネルギー食品とダイエタリーファイバーの量や，18 調理加工食品類，17 調味料類および香辛料類などの包装食品の利用度が高まってきたことによる，成分表示の実施に関する問題である。素材食品の場合は生物であり，遺伝子によって管理されているために，平均的には成分表の価が意味をもつ。しかし，調理済みあるいはそれに近い完成された食品は，原料の配合比率によって大幅に成分組成が変化するために，その配合が規格などによって規制されないかぎり，バラツキはますます大きくなってしまう。同様な事情は家庭内の食事が減り，外食の比率が高まるにつれて，本当に問題にしたい，個人別の食事構成の管理とその調査は非常に困難になってきている。そこで調理済み食品や給食メニューに成分表を表示する必要が提示されている。

きそたいしゃ　基礎代謝　[Basal metabolism]　空腹時に安静状態でのエネルギー代謝，生きていくための最低限必要なエネルギー代謝をいう。〔測定〕食後 12～18 時間を経た早朝空腹時に，快適な環境で覚醒している安静臥床の状態で行われる。基礎代謝時に消費されるエネルギーは肝臓がもっとも大きく，また，脳も意外に多く，骨格筋とほぼ同程度で 20％に近いと考えられている。以前は基礎代謝量は体重よりも体表面積によく比例しているといわれ，体表面積の測定から基礎代謝量を計算する方法が実用的に用いられていたが，クレイバー（Kleiber）らによって，動物の基礎代謝量は体重の 0.734 乗に比例することが明らかにされた。クレイバーらの研究によれば，はと，ラット，鶏，犬，羊，人，牛などがすべてこの法則にしたがっている。〔基礎代謝に影響する因子〕年齢，性，環境温度および季節，運動，栄養状態，病態などがあげられている。1）年齢：一般に幼児期には高く，3 歳くらいがピークを示している。幼児期には体成分の合成が大きいためと考えられる。2）性：男性は女性に比較して 5～10％大である。女性は脂肪組織が多く，これが相対的にエネルギー代謝の活発な臓器の量を減らしているので，このような結果が得られるものと考えられる。3）環境温度および季節：基礎代謝量をもっとも低くする環境温度が，その動物にとっての最適気温と考えられている。一般に寒い地方では基礎代謝が高く，暖かい地方では低い傾向がみられる。神経やホルモンの関与が考えられている。4）運動：日常的に運動や労働などで体を動かしている人は，同体重の体を動かさない人に比較して基礎代謝が高い。脂肪組織量の差と考えられているが，細胞内におけるエネルギーの代謝活性も上昇することがわかってきた。5）栄養状態：低栄養状態では基礎代謝が低下する。エネルギー節約のための適応とみられる。6）疾病：一般に体温が 1℃上昇すると，基礎代謝量は約 13％増加するといわれる。女性では生理にともなう変動がみられる。甲状腺機能が亢進しているバセドウ病などでは 50～75％も増加することがある。

きぞんてんかぶつ　既存添加物　1995 年に食品衛生法が改正された際，その時点で使用実績があった天然添加物をリスト化したもの。現在，その安全性について，順次調査が行われており，問題があったものは削除される。2004 年にアカネ色素が削除された。2011 年現在，365 品目ある。

きたいとうかせい　気体透過性　[Gas permeability]　プラスチックフィルム，プラスチックシートなどは，酸素，窒素，二酸化炭素，揮発性物質などの気体を透過する。このような性質を気体（ガス）透過性といい，その量を示す値を気体（ガス）透過率という。一般のプラスチックフィルムは二酸化炭素，酸素，窒素の順で透過しやすい。ポリエチレン，ポリプロピレンなどのポリオレフィンは気体を透過しやすく，ポリ塩化ビニリデン，ポリビニルアルコールなどは透過性が少なく，ハイバリアー包装材料とよばれている。酸素，水蒸気，揮発性物質などの透過が変質要因になる食品や，ガス置換包装，脱酸素材料封入包装，乾燥剤封入の防湿包装などでは，できるだけこれらを通さない包装材料が必要であり，気体透過性の低いハイバリアープラスチックフィルムや容器が開発され，実用化されている。〔測定法〕気体透過率の測定法には，常圧法（等圧法）と圧力法（差圧法）がある。気体透過係数 P と気体透過率 Q の関係は，フィルムの厚さを l とすると，$P = l \cdot Q$ であり，一定時間（t）にフィルム面積（A）を透過してくる気体の量（V）は，気体の圧力差を（$P_1 - P_2$）とすると，$V = QAt\ (P_1 - P_2)$ の関係がある。

キチジ　吉次　[Channel rockfish]　カサゴ科に属し，アコウダイの仲間。北海道，東北でキンキンとよばれる。全長30 cm, 頭に鋭いとげがたくさんある。体色は朱赤色。150～800 m の深海にすむ。そうざい，練り製品に用いられる。

キチン　[Chitin]　窒素を含んだ多糖類。〔存在〕昆虫および甲殻類の外殻構成成分である。また，植物界でも，真菌細胞膜成分であるが，動植物界のキチンは，化学的に差異がない。昆虫では，キチンはたんぱく質と結合し，カニ，エビなどの甲殻類では，大量の炭酸カルシウム（75%）とともに，それら動物の外殻を形成する。〔性質〕キチンは白色粉末で，X 線図型では結晶性が認められる。有機，無機の溶剤，希酸，希アルカリに不溶，強酸にやや溶ける。強酸と熱すると，グルコサミン塩と酢酸とに分解する。強アルカリと加圧下に熱すると，部分的にアセチル基が離れて，酢酸とキトサン（chitosan）とになる。キチンは長い糸状分子で，平均重合度は2,000 程度である。塩酸溶液の $[\alpha]_D$ -15°。〔構造〕N-アセチルグルコサミンが β-1, 4′ に結合したN-アセチルキトビオースの重合した構造で，化学名は β-1, 4′-ポリ-N-アセチルグルコサミンである。

キッシュ　[（仏）Quiche]　塩味のきいた卵パイの一種で，フランスのロレーヌ地方のキッシュ（quiche lorraine）が有名であり，起源とされている。昔のキッシュはパン生地でつくられたが，現在はねり込みパイ生地でつくる。〔つくり方〕キッシュにはいくつかの種類があるが，おおむねつぎのとおりで，縁に波型のひだのあるフラン型を用いる。直径 20 cm または 7 cm の型にパイ生地を敷き込み，空焼した後，卵液（卵，生クリームまたは牛乳，塩を合わせたもの）を注ぐ。これを中火のオーブンで表面が黄金色になるまで，約 40～50 分焼く。好みによって，なかにベーコン，ハム，塩豚，マッシュルーム，玉ねぎ，ほうれん草などを二～三種加える。焼くときにチーズを散らすこともある。焼き立てのごく熱いところを前菜として供する。

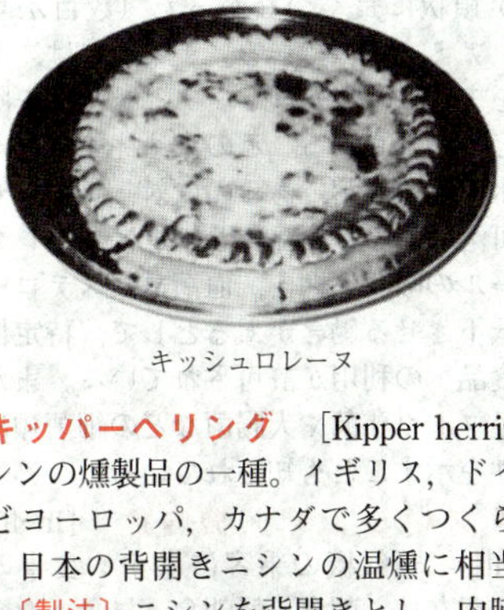

キッシュロレーヌ

キッパーヘリング　[Kipper herring]　ニシンの燻製品の一種。イギリス，ドイツなどヨーロッパ，カナダで多くつくられる。日本の背開きニシンの温燻に相当する。〔製法〕ニシンを背開きとし，内臓を除き 10% 程度の食塩水に 30～60 分浸漬後 6～12 時間温燻したもの。〔製品〕美味だが保存がきかないため，冷蔵貯蔵または缶詰とする。またこれを油漬けとした缶詰もある。このほかニシンの燻製品にはブロッター（bloater または bloater herring）とよばれるものがある。〔ブロッター〕ニシンを全形のまま数時間ないし 1 日塩蔵後水洗い，水きりし，1～3 日間温燻したもの。キッパーヘリングよりも保存性はあるが，たいして貯蔵できない。〔レッドヘリング〕塩蔵ニシンを2～3週間冷燻したもので，貯蔵性は三者のうちもっとも大である。→くんせい

キトール [Kitol] 〔存在〕クジラおよびサメ肝油より分離されたビタミンA重合体である。〔性質〕融点88～90℃の柱状結晶。吸収極大290 nm，分子式は$C_{40}H_{58}(OH)_2$，すなわちビタミンAが2分子重合したものに一致する。そのパルミチン酸エステルを分子蒸留にかけ熱分解すると，1モルのキトールより0.67～0.75モルのAを生成する。キトールはA効力をもたないが，熱分解によりAを生ずるので，プロビタミンAともいえる。クジラ，サメ肝油中に0.8%程度含まれる。なお淡水魚肝油よりキトール類似物質が分離されているが，熱分解により生ずるAはA_1でなくA_2である点が異なる。

キトサン [Chitosan] D-グルコサミンが鎖状に長くつながった（数百から数千）アミノ多糖である。工業的には，キチンをアルカリで処理し，アセチル基を除くことで産生される。このため，キチンが酸性水溶液に不溶であるのに対し，キトサンは可溶である。食品においては，コレステロールの吸収を抑え，血清コレステロールを低下させる働きがあるとして，特定保健用食品への利用が許可されている。また，黄色ブドウ球菌や大腸菌などの細菌類に抗菌性を示すことも知られている。

きないしょく　機内食 [In-flight meal] 飛行機の乗客に供する食事のこと。現在は，朝食，軽朝食，昼食，夕食，軽食，茶菓の六種のメニューが設定され，補助食（キャンディ，ビスケット，クラッカーなど）が常備されている。〔形態・内容〕乗客の特定多数を対象にサービスする食事であるから，集団給食の一形態をなしている。食事内容は3とおりに分けられる。1）ファーストクラスの食事：毎食事に一流ホテル，レストランと同様な料理を，ワゴンを用いてコース式サービスを行い，その前後には各種の酒がサービスされる。2）エコノミークラスの食事：乗客数が多いためコース式サービスは不可能で，トレイ食器に料理を盛り，一度に簡潔な給仕をする。酒類も提供される。3）特別食：宗教上または健康上の理由によってあらかじめ予約された乗客には，特別に調理された食事が用意される。ベジタリアンミール（菜食主義者の食事），コーシャミール（ユダヤの宗教のひとつで，俗人のさわったものは決して食べない。この信徒はできあがった料理を神前に祭って清め，

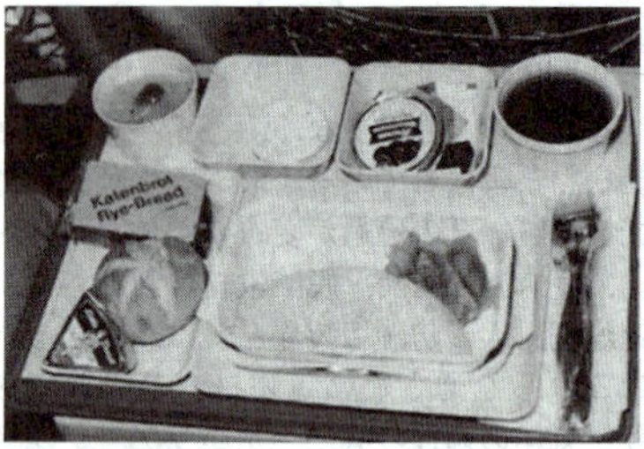

機内食（エコノミークラス・朝食）

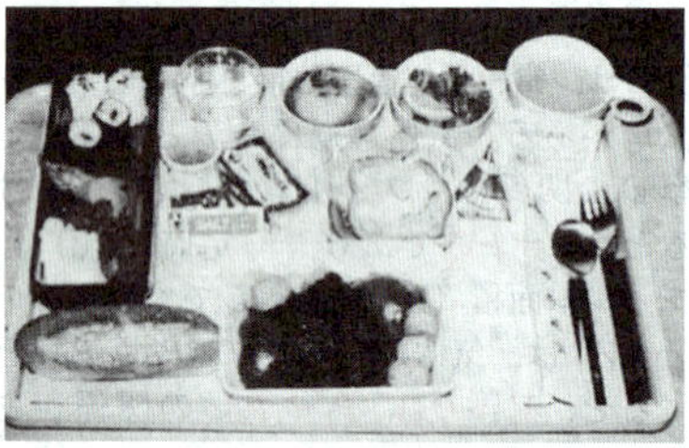

機内食（エコノミークラス・夕食）

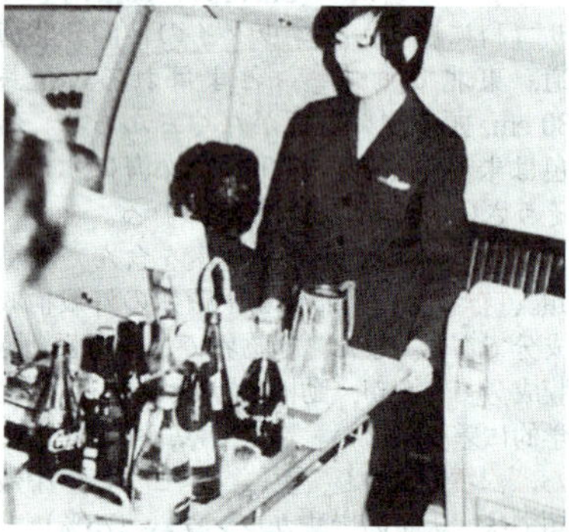

機内食（飲み物のサービス）

僧侶の手により封印したものを食する)，乳児食（乳児用ミルクの調製)，その他無塩食，低エネルギー食などがある。〔プランの決定〕機内食は運航のスケジュールに基づいて，ミールプラン（路線，区間，食事内容と種類，提供の順序）を定め，ついで，メニュープラン（料理名，材料と分量）の細目の検討が行われて決定される。〔料理内容〕国際線の場合，フランス料理を基準とし，それぞれの航空会社の独自の特色を出した機内食のメニューをつくり，クリスマス，イースター，新年などの特別企画も行われている。日本の航空会社の国際線では日本人の利用が多いので，日本料理のサービスは欠くことができず，フランス料理のほかに和食が取り入れられている。これらの機内食は各空港にあるフライトキッチンで調理するか，現地で調達し，1区間飛行に1食半分（食事1食分と軽食1食分）の食事を出発の2時間前に搭載準備する。〔制約〕地上と比較して機内ではあらゆる面で制約を受けるが，機内食についてもつぎのような点で制約を受ける。1) 時間：飛行中に供される食事であるから，出発時により食事の内容に差がある。2) 空間：客室の座席のスペース，調理場のスペースが極度にかぎられている。3) 料理：国籍や年齢的に普遍性のある主材料（牛肉，仔牛肉，家禽類）を用い，食べやすい形につくられる。4) 食器：コンパクトな食器に料理を盛り，これを箱に収納し，運搬，搭載，保管をするので，形が単調なものとなる。5) 供卓：機内では冷蔵庫，電子レンジの使用がむずかしいため，コンテナ中で温蔵するか，ドライアイスを用いて冷蔵する。その調理食品はすべて搭載後6時間を限度として，出発延期の際は積み換える。温かい料理はオーブン（電熱式）で温め直す程度で供卓される。6) サービス：少人数の乗務員で1度に100名以上の食事を供さなければならないため，その給仕には特殊技術を要する。航空会社間の運賃競争が激しくなり，最近は機内食も簡便化あるいは廃止されることが多くなり，かわって空港で弁当を販売するようになった。これを，駅弁にならって空弁という。

きなこ　黄粉　[Kinako, Roasted soybean flour]〔製法〕大豆を金網または回転円筒のなかで直火炒りし，あら砕きして皮を除き，その後，よく粉砕したものである。皮を除かないこともある。粉砕は衝撃式粉砕機を用いるのがふつうである。〔性質〕よい香りをもち，消化吸収を阻害する物質が破壊され，たんぱく質も熱変性されるため，消化率も大豆の煮豆や炒りまめよりかなりよい。黄大豆を原料にしたものがふつうであって黄褐色を呈するが，青大豆を用いたものは淡緑色で香りも多少違う。〔用途〕もちにつけてあべ川もちにしたり，飯にふりかけて食べるほか，製菓原料に用いる。

きにら　黄韮　ジュンホワン，こがねにらともいう。ニラにおおいをかぶせて光をさえぎり，軟化栽培したもの。黄色でやわらかいが，いたみが早い。栽培に手間がかかるので，中国で珍重されている。〔栽培〕多年草で，2～3年目の苗株を葉から株元で切り取り，被覆資材で遮光して軟化する。夏は高温のためつくりにくく，春・秋に軟化する。また株の上に20 cmくらい土盛りをする場合もある。また，中国の広東地方では，株ごとに素焼き鉢をかぶせる。〔成分〕にら特有の香りがうすく，甘味と香気を生じる。軟化するので栄養分に乏しい。〔用途〕豚肉，鶏肉との炒め物，スープ，海苔巻きにする。

きぬがさたけ　絹傘茸　スッポンタケ科。夏～秋，竹林などの地上に発生するきのこ。〔形態〕傘，茎およびマントからなり，高さ10～20 cm。はじめは径2～4 cmの球塊で，成熟すると外皮を破ってきのこが伸長し，茎の根元には外皮がつぼになって残る。傘は鐘形で，表面に網目状のくぼみがあり，内部は暗緑色の粘液状の胞子で満たされる。茎は白く，中空。マントは傘と茎の間から広がり，純白色で，網状。〔似た仲間〕うすききぬがさたけのマントは橙黄色で，関西以西に分布する。〔方言名〕こむそうたけ（虚無僧茸），つゆぼう（梅雨坊）。〔調理〕中国では竹簾（ツースン），竹笙，竹参などとよばれ，スープの材料とされる食材。粘液状の胞子には強い臭いがあるのでよく洗う。茎とマントの部分を乾燥して保存する。

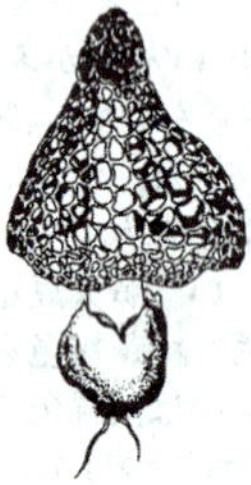

きぬがさたけ

きぬごしどうふ　絹漉し豆腐　[Kinugoshi tofu, Silken tofu, Soft tofu]　〔製法〕豆乳を濃いめにつくり，孔のない型箱のなかで豆乳全体をにがり（塩化マグネシウム）で固めた豆腐。なお工場などでの大量生産ではすまし粉（硫酸カルシウム）またはグルコノデルタラクトンを凝固剤として使用している。絹ごしということばは，絹を思わせるような，きめが細かく，口触りのなめらかさと布目がつかないことからきたものである。ふつうの豆腐を木綿豆腐というのに対してつけられたものである。〔品質〕ふつうの豆腐より断面がなめらかで，やわらかく口触りがよい。また，ゆに逃げる成分が非常に少ないか全然ないので，栄養的にすぐれている。ただ，取り扱いがむずかしく，こわれやすい。→とうふ

きのうせいししつ　機能性脂質
[Functional lipid]　脂質は，水に溶けず，エーテルなどの有機溶媒に溶ける化合物の総称である。食品構成成分としての主成分は油脂で，単純脂質であるが，複合脂質，誘導脂質も脂質であり，ほかに，カロテノイド系色素や脂溶性ビタミン類なども脂質に含まれる。たんぱく質や炭水化物と同様，脂質もエネルギー源だけではなく，体に対して多様な機能を示すことが明らかになりつつある。そして，コレステロール値や血圧が高い人向けに開発されたジアシルグリセロールや植物性ステロールのような脂質を含む食品が，特定保健用食品として認可され，市販されている。機能性脂質としては，消化吸収率が高くまた代謝も受けやすく，エネルギー源となりやすい中鎖脂肪酸や，腸において好エネルギー源となりぜん動運動促進や耐糖能を向上させることが期待される短鎖脂肪酸，エイコサノイドやカンナビノイドに転換され，組織において血圧上昇や低下，気管支拡張や収縮，痛覚や睡眠誘発，そのほか，多様な生物活性を示すイコサペンタエン酸（IPA），ドコサヘキサエン酸（DHA）やアラキドン酸などの高度不飽和脂肪酸，抗炎症や抗がん作用の報告がある共役リノール酸，コレステロール吸収阻害を示す植物ステロール，脳機能に影響を与えるという報告がされている各種のリン脂質があげられる。また，トリグリセライドの特定の位置に特定の脂肪酸が結合した構造脂質ともよばれる，たとえば，2位にパルミチン酸，1，3位にオレイン酸が結合した母乳に多い脂質は，吸収率が高いことが知られている。さらに，体内で細胞や組織の機能をコントロールしているスフィンゴ脂質やジアシルグリセロールやリゾフォスファチジン酸などの脂質を機能性脂質とよぶこともある。

きのうせいしょくひん　機能性食品
[Functional food]　食品には，1）健康の維持・増進のための栄養面での働き（一次機能），2）し（嗜）好（おいしさ）を満足させる感覚面での働き（二次機能）の

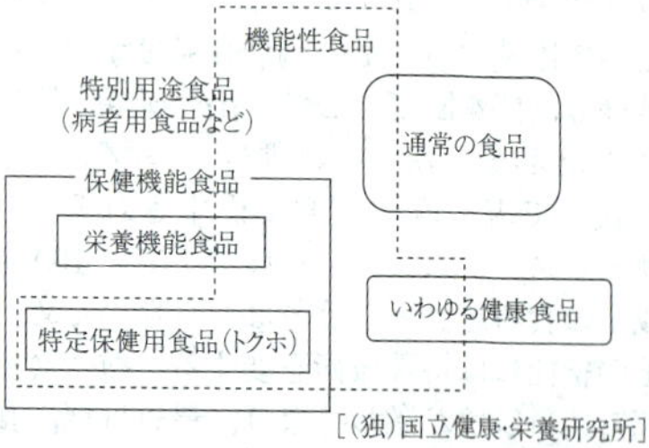

［(独)国立健康·栄養研究所］

機能性食品の位置付け

ほか，3）病気を予防する生理面での働き（三次機能）がある。従来，食品の品質は特性という静的な表現で評価されていたが，文部省（現在の文部科学省）研究班は1984年，摂取した食品が生体に及ぼす働き（機能）という動的な表現で品質評価することの意義を提唱し，3）の今日的重要性を強調して三次機能を効率よく発揮するように設計・作製した新食品を機能性食品と名付けた。その初例は，普通米の摂取でアレルギーになる素因をもつ敏感体質の人が摂取しても問題のない，低アレルゲン米であった。これは，厚生省（現在の厚生労働省）が1991年，国が認可する機能性食品として制度化した特定保健用食品（通称トクホ）の第1号となった。機能性食品は，一次機能をもつ栄養素，たとえば栄養機能食品とは区別される。もちろん，病気の治療を目的とする医薬品とは法的に異なる（図を参照）。三次機能のおもな起因は，抗酸化性ポリフェノールを主体とするフラボノイド，カロテンやキサントフィルからなるカロテノイド，機能性たんぱく質・ペプチド，機能性脂質，機能性オリゴ糖とくにプレバイオティクス，ビフィズス菌のように整腸機能をもつプロバイオティクスなどである。日本が世界へ発信した“機能性食品”の概念は各国に受け入れられ，“functional food”は国際語となった。世界はこの新食品に21世紀の食品産業の突破口としての期待を寄せ，激しい開発競争を展開し始めている。

きのこどく　茸毒　［Mushroom poison］　きのこの呈する毒性またはその有毒成分。わが国には約50種の毒きのこがある。そのうち中毒例のもっとも多いのはつきよたけ，ついで，くさうらべにたけや，かきしめじなどの仲間である。きのこの毒はその中毒症状によっておもに肝臓や腎臓，自律神経系，中枢神経系，および消化器系に作用するものに区分できる。毒成分についてはまだ明らかにされていない種類も多く，今後の研究が待たれる。代表的な毒きのこの成分と中毒症状はつぎのとおり。〔たまごてんぐたけ〕成分はインドール環を含む環状ペプチドで，アマニタトキシン類（Amanita toxins）と総称される。速効性のファロトキシン群にはファロイン，ファロイジンなどがあり，遅効性のアマトキシン群にはα-，β-およびγ-アマニチンなどがある。猛毒きのこで，肝臓や腎臓の細胞が破壊される。〔べにてんぐたけ〕成分はムスカリン，イボテン酸，ムッシモールなど。致命的ではないが，おもに中枢神経に作用し，興奮や幻覚などの症状を起こす。〔つきよたけ〕成分はランプテロール（イルージンS）。消化器系に作用し，激しい嘔吐や下痢を起こすが，致命的

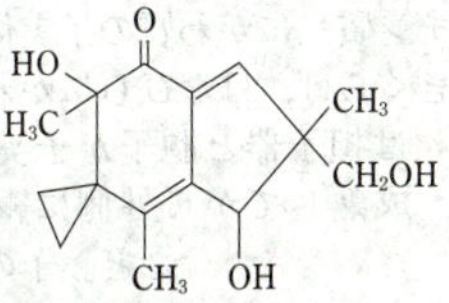

ランプテロール（イルージンS）

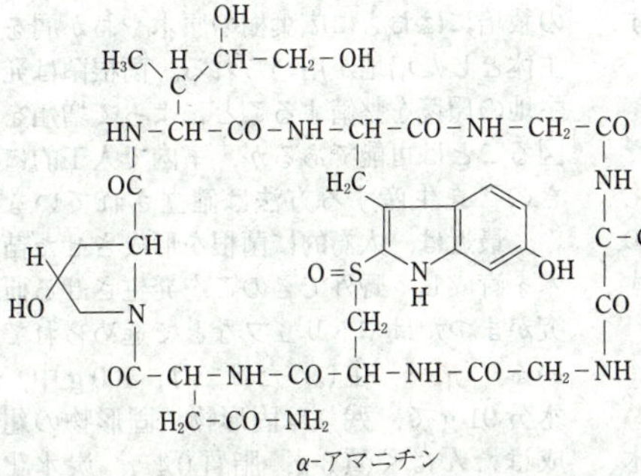

α-アマニチン

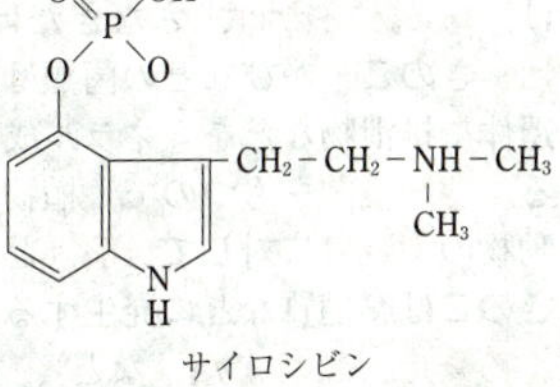

サイロシビン

ではない。〔しびれたけの仲間〕成分はインドール化合物であるサイロシビンとサイロシン。症状は手足の麻痺，瞳孔の拡大，呼吸の乱れ，血圧の上昇などである。〔ひとよたけ〕コプリンが含まれており，お酒を飲みながら食べるとディスルフィラム様の悪酔い症状を起こす。

きのこるい　茸類　[Mushrooms]　生物界は大きく植物，動物および菌類に3区分される。きのこは菌類のなかで，大形の子実体（胞子を形成する組織）をつくる仲間に対して与えられた便宜的な名称である。したがって特別の分類群をさすものではない。〔種類〕菌類は5万種を含み，このうちきのこは約1万種ある。わが国には4,000〜5,000種類のきのこがあると推定されているが，現在明らかになっている種類は2,000種にすぎない。〔分類〕きのこは胞子のつくり方によって担子菌亜門（Basidiomycotina）と子のう菌亜門（Ascomycotina）に大別される。担子菌亜門は担子器の先端に外生的に胞子を形成する仲間で，大部分のきのこが属する。およそつぎの4グループに分けられる。ハラタケ類は傘，茎の区別のあるものが多く，傘の裏はひだまたは管孔。しいたけ，やまどりたけ，はつたけなど。ヒダナシタケ類は顕著な子実体を形成し，子実層は平滑，針状，管孔状。あんずたけ，こうたけ，まんねんたけなど。きくらげ，しろきくらげ類はゼラチン質，にかわ質の子実体を形成。あらげきくらげ，はなびらにかわたけなど。腹菌類は担子器と胞子が子実体中に形成され，成熟してから外側に露出。おにふすべ，きぬがさたけなど。子のう菌亜門は子のう内に内生的に胞子を形成する仲間で，一部のきのこが属する。ひいろちゃわんたけ，あみがさたけ，さなぎたけなど。〔生活〕きのこ・かびなどの菌類は，動植物の遺体や排泄物などをミネラル成分に還元する生態的役割をもつので，植物の生産者，動物の消費者に対して分解者といわれる。きのこは腐植質などに発生する腐生菌（ふくろたけ，ひとよたけなど），枯れた樹木

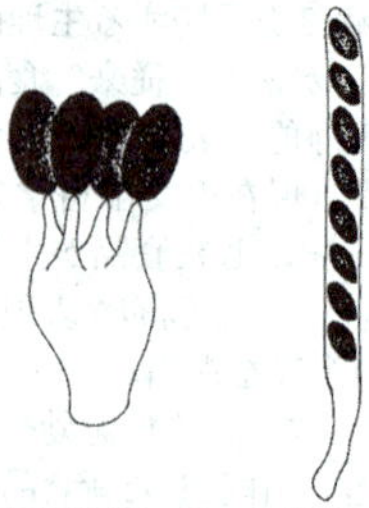

担子菌亜門　子のう菌亜門
胞子のつくり方

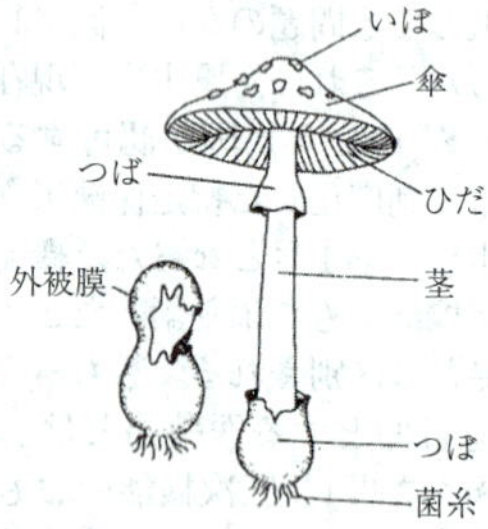

きのこの名称（てんぐだけ属）

に発生する木材腐朽菌（しいたけ，まんねんたけなど），生きた樹木の根に寄生して栄養を摂取する菌根菌（まつたけ，はつたけなど）に区分できる。〔栽培〕世界で栽培されているきのこの種類は約20種で，総生産量は598.7万t（2010年）に及ぶ。そのうちの約70%はマッシュルームが占め，ついでしいたけ，ふくろたけの順である。これら三種類のきのこは世界の三大栽培きのことといわれる。腐生菌の栽培にはわらでつくった堆肥が用いられ，木材腐朽菌の栽培にはおもに広葉樹の原木やおが屑を主体とした培地が用いられる。菌根菌は発生地の環境を整備することによって増殖を図ることは可能であるが，室内で人工的にきのこを生産する方法は確立されていない。最近は，人為的に菌根を形成させた苗木を育成し，野外できのこを発生させる研究がまつたけやトリュフなどで進められている。〔成分〕生しいたけでは，100g中，水分91gで，残りは固形物。固形物の組成はたんぱく質3g，脂質0.4g，炭水化

物4.9 g，食物繊維3.5 g，灰分0.7 gからなる。ビタミン類としては，ビタミンB_2 0.1 mg，ビタミンD乾物中16.8 μg，ナイアシンなどが豊富に含まれる。食品としての価値は高たんぱく，高ビタミン，低エネルギーで，食物繊維が多いという点にある。〔うま味成分〕5′-グアニル酸を中心とする核酸関連化合物，グルタミン酸，アスパラギン酸などの遊離アミノ酸，トレハロース，マンニットなどの糖質，ペプチド類，有機酸類など。〔香り成分〕レンチオニン，マツタケオール，エチル-n-アミルケトンなど。〔薬理効果〕ぶくりょう（茯苓），ちょれい（猪苓），まんねんたけ（霊芝）などは薬用きのことして古くから漢方薬に用いられてきた。最近は抗腫瘍作用をもつ多糖類レンチナンがしいたけから，クレスチン（PSK）がかわらたけから抽出され，実用化されている。そのほか，抗菌作用，抗ウイルス作用，コレステロール低下作用をもつ成分などが明らかにされている。

きのめあえ　木の芽和え　さんしょうの若芽を使った，香り高いあえ物の一種。材料はイカ，アカガイなどとたけのこ，うどなどを用いる。〔イカとたけのこの木の芽あえ〕イカは皮をむき短冊形に切り，下煮をして薄味をつける。ゆでたけのこは食べやすい大きさに乱切りにし，イカの煮汁で下煮をし，ザルにあげてさます。ほうれん草の葉だけつみとり，ゆでて裏ごしにする。さんしょうの若芽はすり鉢でよくすりつぶし，白味噌，砂糖，煮だし汁，ほうれん草の裏ごしを適量入れてよくすり混ぜ，イカとたけのこをあえる。ほうれん草の裏ごしの代わりに青寄せを使うとよりなめらかになる。→さんしょう

キハダマグロ　黄肌鮪　［Yellowfin tuna］　サバ科の魚。〔生態〕体の背中側は青黒色，腹側は白い。第1背ビレ以外のヒレが黄色を示すので他のマグロ類と区別がつく。体長は3 mに及ぶものもあるが，一般には1.5 m程度。熱帯性の魚だが夏秋のころには日本にも回遊してくる。俗に南洋マグロとよばれている。値段はクロマグロに比べ安い。〔呼称〕関西ではイトシビとかハツ，マシビなどといい，小型のものはキワダッコとかキメジなどという。〔調理〕マグロ類の代表格のクロマグロが冬が旬であるのに対しキハダは7～8月が旬である。10月中旬を過ぎると味は落ちる。しかし旬の時期でもクロマグロに比べ味は落ちる。関東ではあまり好まないが関西ではかなり賞味されている。刺身，照り焼きなどに向く。また水煮や油漬け缶詰とされる。→マグロ

きはつせいぶっしつ　揮発性物質　［Volatile compound］　〔定義〕通常，揮発性物質とは常温，常圧下においてある程度の蒸気圧を示し得る物質（たとえば，低分子のアルデヒド類，ケトン類，アルコール類，脂肪酸類，アミン類，メルカプタン類など）をさし，不揮発性物質とは一応区別されている。しかし，揮発性の程度はその物質のおかれている環境条件により異なり，たとえば同一物質であっても，溶液状態の場合は溶媒の性質（沸点，極性の有無など），濃度などにより，また，固体などへの吸着状態では，内部における局在性や移動性，とくにいわゆる微小領域の形成の有無などによりかなりの差異が生じることが知られている。〔分析法〕揮発性物質の分析には，現在ではガスクロマトグラフィーが不可欠であり，とくに，高分離能のキャピラリーカラムを用い，高感度の検出システムを使用することにより，食品の貯蔵・加工・調理時に発生する多種多様な揮発性物質の分析が可能である。一般に，揮発性物質のすべてが香りをもっているわけではない。また，たとえ香りを有する物質であっても閾値以下の濃度の場合には，実際に香気形成に寄与し得る可能性は低い。食品の香気は，主としてそのヘッドスペースに感知される香気といえるが，そのなかに含まれる多数の揮発性物質と香気との関連を明らかにすることが，食品の香気を解明する上で重要である。各種の揮発性有香物質について，その化学構造と香りの

質や閾値との関連が調べられているが，まだ完全には解明されていない。たとえば，じゃこうじかに特有なムスク香気については各種の異性体，同族体，官能基の差異などによる香気の違いに関し膨大なデータが集積されており，また，食品の加熱香気の形成に関与するピラジン類などについても置換基の種類と香気（閾値も含む）との関連について調べられている。

きび　黍　[Millet]　〔産地〕インド原産で，日本でも古くから栽培されていた。北海道から沖縄まで全国で栽培され，ほとんどがもち種となっている。健康志向の流れから再評価されている。〔種類〕うるちともちの区別がある。〔生態〕きびは外側に殻を被っているが，これは護えいで，ひえの場合と違って収穫のときに簡単に脱落する。護えいの下には内外えいがあってえい果を保護している。〔精白〕きびの精白は稃（ふ）すなわち内外えいを取るだけなので比較的簡単である。模型円筒式の精白機を用い，未脱稃粒がなくなるのを限度とし精白する。歩留まりは75～80％である。稃をとったきびの種実の1,000粒重は4～5 gである。〔用途〕精白きびは米と混炊するが，もち（糯）の場合には菓子やもち（餅）の原料となる。栄養素としてはビタミン B_1，B_6，亜鉛，ナイアシンが豊富であり，黄色い色素はポリフェノールで，抗酸化性にすぐれている。

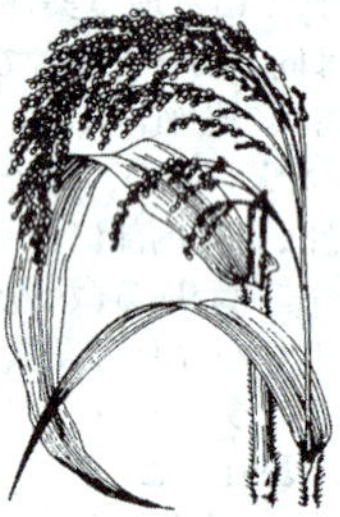
き　び

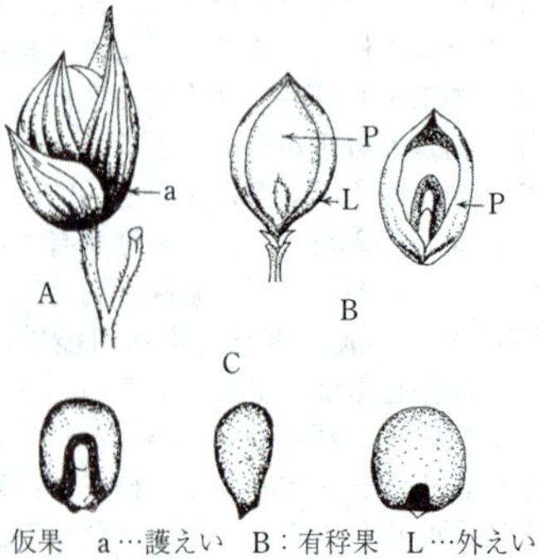

A：仮果　a…護えい　B：有稃果　L…外えい
P…内えい　F…えい果　C：えい果
きび種実の構造

きびきたまり　生引き溜り　[Kibiki-tamari]　刺身などの付け醤油や照り焼きに適した上等のたまりをいう。普通醤油の生揚げ醤油に相当する。〔製法〕大豆を蒸煮して麹をつくり，濃厚な食塩水に仕込んで熟成させる。この際，桶の中央に竹製の胴桶を差し込み，このなかに溜る液をもろみ面にかける。7～12か月経過して熟成したら，桶の下部の呑口を開いて液をとる。これをそのまま製品としたものを生引きたまりという。後に残ったたまり味噌を搾ったもの圧搾（生）たまりという。〔素引きたまり〕残ったもろみに塩水を加え，浸出後に圧搾したものを素引きたまりという。

きびだんご　吉備団子　ぎゅうひ応用菓子の一種で，薄黄色の碁石のような丸もち型をした岡山の名物菓子。〔製法〕従来の手法は，きび粉ともち粉を混合して水を加え，火にかけてよく練る。ここに，砂糖を数回に分けて加えながら，じゅうぶんに透明になるまで練り込み，水あめ，蜂蜜を混和して練りあげる。これをもみ台に取り，昔ながらの伝統的な特殊なもみ方により，だんごの形につくりあげるものであった。最近は原料のきび粉はほとんど使用せずもち米粉でつくり，連続式の機械化生産となり，人の手が触れるのは箱に詰める作業だけになっている。〔歴史〕きびだんごの店は岡山市中にいくつかあるが，広栄堂はそのなかの老舗で，江戸時代の1856年の創業。初代浅次郎が，岡山藩の茶人家老伊木三猿斎のすすめで，四道将軍のひとり吉備津彦命を祀る吉備津神社境内の茶店に，吉備だんごを茶席にも向くぎゅうひ菓子につくったのが始まりとなり，ときの藩主池田慶政に賞用され，備前の国印を商標として授けられたといわれている。

キビナゴ　吉備奈仔　[Banded blue sprat]　ウルメイワシ科の魚。〔呼称〕三重でキミナゴ，沼津ではマゴイワシという。〔生態〕体は細長く，体側に銀白色の帯が走っている。産卵期 5～8 月。体長は 8 cm 程度。〔産地〕外洋性の魚で南日本に多い。〔調理・用途〕煮干しの原料とするほか，刺身，そうざい用にも用いる。

きふ　貴腐　[Noble rot]　完熟した緑色ぶどう果に不完全菌の一種 *Botrytis cinerea*（はいいろかび）が繁殖すると果皮のろう質が溶け，果汁の水分が蒸発して糖濃度が 50％になり，グルコン酸，グリセリンも増加する。これを貴腐という。糖濃度が高いため，発酵は遅く，数か月を要することもある。貴腐酒は糖分 10～20％，独特のすぐれた香味をもつ黄色の白ワインで，収穫量が少ないため，きわめて高価である。フランスのソーテルン地方，ドイツのライン地方，ハンガリーのトカイ地方が有名な産地であるが，近年，わが国でも少量生産されるようになった。完熟期になる前にこのかびがつくと，ぶどう果は腐って，まったく使用不能になるのではいいろかび病として恐れられているが，完熟期であればかえって高級酒になる。

きほんみ　基本味　[Basic tastes]　食品の味を表現するには，味の種類を分類して定義を与えることが必要である。古来，四味，五味，六味などの原味があることを，東洋，西洋の古典は教えている。甘味，苦味，酸味，塩辛味の四味はもっとも基本的な味という意味で，これらの味を含まない分類はない。色が赤黄青の三原色の混合で説明されるように，四原味（four primary sensations of taste）の四面体説をとなえたのが，Henning である。これらの四種の呈味は舌乳頭以外の口腔皮膚粘膜では感じられないことがわかったからである。渋味，えぐ味，金属味，アルコール味，アルカリ味，電気味などといわれる味覚は，ぴりぴりと刺激する辛味などのように痛感や温感などを混合した未分化感覚で，味細胞以外での刺激と複合されたものと考えられている。日本の料理ではだし，かつお節などうま味という味も特別に重視され，特別な味覚として実用的調味料が開発されている。近年，うま味は上記四原味とは異なる基本味のひとつであることが科学的に明らかにされ，現在では上記四味にうま味（umami）を加え，五基本味とする。

きまもり　木守　せんべいの一種。もち米の粉を用いて焼いた 2 枚のせんべいで，かき肉のあんを挟んだものである。せんべいは最中だね風に厚ぼったくふっくら焼きあげ，表面のやや端よりに，渦巻型の文様があるが，これは抹茶茶碗の高台を表しているものである。この菓子の名と意匠には，つぎのような由来がある。〔由来〕もともと木守は，千利休の愛用した茶碗の名称である。利休があるとき作陶家の楽長次郎につくらせた茶碗 7 個を，6 人の弟子に思いのままにとらせたところ，皆おのおの 1 個とって雅趣の高い 1 個を残した。利休はこれに木守と銘打って愛玩した。木守とは，晩秋かきの枯れ枝にたったひとつ残されたかきの実のことである。この茶碗は，その後，千利休の後裔が高松藩主松平侯に献上した。この事蹟にヒントを得てつくられたといわれる。香川県高松市の三友堂の木守は有名である。

きみしぐれ　黄身時雨　蒸し物菓子の一種。あんを多く使ったものである。〔材料〕(10 個分)：白あん 200 g，卵黄 1 個分，上新粉 3 g，小豆あん 200 g，紅く染めた白あん 100 g。〔製法〕小豆あんを 10 個に等分して丸めておく。白あんに紅を入れて色を付け，やはり 10 等分して小豆あんの上にかぶせる。白あん 200 g に卵黄を入れてよく混ぜ，このなかへ上新粉を散らして入れ，粘らないように軽く混ぜる。これを 10 等分して紅あんの上に被せる。蒸し器に乾いたふきんを敷いてその上に並べ，強い蒸気で 10 分ぐらい蒸す。上部が割れたら，蒸しあがりの目安である。水気をさけるため，蒸し器の上にも乾いたふきんをかけ，ふたをして蒸すとよい。蒸せたら，手早くすだれの上に取り出してさます。

きみず　黄身酢　卵黄を使った調味酢の一種。魚介，肉，なますに使用。〔材料〕煮だし汁100 ml，塩1.5 g，酢40 ml，でんぷん3～4 g，砂糖8 g，卵黄1個。〔つくり方〕鍋にすべての材料を入れてよく混ぜ合わせ，卵黄を凝固させないように注意しながら湯煎にして攪拌しながら加熱する。半熟状にトロリとしてきたら，火からおろしてさます。

キムチ　→ちょうせんづけ

ギムネマ　[Gymnema sylvestre]　インド原産で，熱帯から亜熱帯地方に広く自生するガガイモ科（Asclepidaceae）に属する蔓性薬草。葉にはトリテルペン骨格にグルクロン酸と数種の脂肪酸が結合したギムネマ酸が含まれ，甘味抑制作用，糖吸収抑制による肥満回避，糖尿病改善，抗う触作用をもつ。

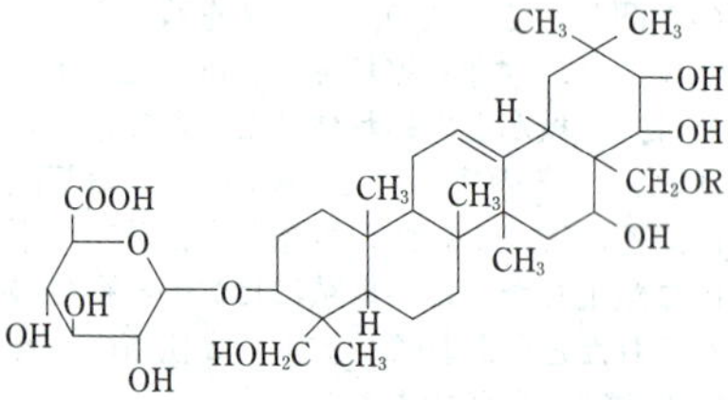

ギムネマ酸の分子構造（R：脂肪酸）

キャッサバ　[Cassava]　学名は*Manihot utilissima*でトウダイグサ科の多年生作物。〔種類〕苦味の多い苦キャッサバと，苦味の少ない甘キャッサバの二種類がある。ともに特殊成分として配糖体のリナマリン（linamalin）を含む。これは組織が破壊されると，根茎中の酵素により分解されて青酸を生成し有毒であるが，この毒性は加熱または水洗により除去できる。最近は品種改良で毒性が少なくたんぱく含量の高いものが育成され，今後の利用が注目されている。塊根の乾物（でんぷん粉）成分は100 g中，たんぱく質0.1 g，灰分0.2 g，脂質0.2 g，炭水化物85.3 gである。栽培は容易で，さし木後1～2年で，塊根を収穫する。収量1,000 m^{2}あたり2,500～4,000 kg。〔苦キャッサバ〕青酸含量が10～35 mg%と多く毒性が強い。しかし，根茎が大きく収量も大で，でんぷん含量が25%もあるのででんぷん製造原料に用いられる。〔甘キャッサバ〕青酸が4～15 mg%と少ないので，そのまま料理して生食するか，乾燥し，粉砕してキャッサバ粉とし，パン，菓子などの原料として用いる。〔主産地〕原産地はブラジル北東部で生産量は世界の第3位で，2009年世界総生産量2億3,379万tのうちの2,440万tを占める。1位はナイジェリアの3,680万t, 2位はタイで3,008万t，アフリカなど熱帯，亜熱帯のサバナ気候に広く分布し，さつまいもについで重要な食料となっている。〔名称〕各地で異なる。ブラジルではユカまたはマンジョオカ，アフリカの英語圏でキャッサバ，仏語圏でマニオク，東南アジアでウビカユ（いもの木の意味）・シンコンとよばれる。→タピオカでんぷん

キャビア　[Caviar]　一般にはチョウザメの卵の塩蔵品をさす。ロシアのキャビアは美味で世界の珍味とされている。なおデンマークではランプフィッシュ，アメリカではヘラチョウザメなどの卵巣を用いてキャビアの代用品がつくられている。ただしキャビアが美味で高価なため，チョウザメの乱獲が進み，絶滅に瀕するに至った。そのため1990年代よりキャビアを養殖のチョウザメから取る試みがなされている。〔製法〕これをつくるには卵を金網上におき水切り後夏期は10%，秋期は8%前後の食塩を混ぜ，瀬戸物またはすずのカンに密封し熟成させる。〔貯蔵法〕保存性が弱いため，5℃以下に冷蔵貯蔵する。また飽和

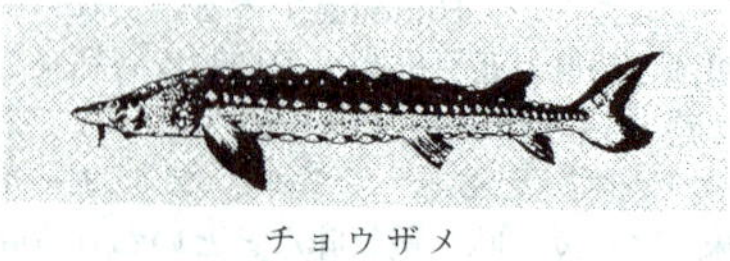

チョウザメ

食塩水に数分浸漬後圧搾して卵粒を潰し，たるに詰める場合もあるが，これはかなりもちがよい。〔用途〕キャビアは酒のさかな，カナッペなどとして喜ばれる。→カナッペ

キャベツ [Cabbage] アブラナ科に属する葉菜で，かんらん（甘藍），たまな（球菜）ともいう。〔産地〕原産地は地中海沿岸からヨーロッパの北海・大西洋岸といわれ，古くから栽培されていた。わが国で食用として栽培されるようになったのは明治のはじめで，現在は季節によって全国の適地で栽培され，年間出回っている。冬から春にかけては暖かい愛知，千葉などで栽培され，夏から秋にかけては涼しい群馬，長野などで栽培されている。年間を通してのおもな産地は愛知，群馬，千葉，長野，神奈川，北海道，茨城，兵庫，福岡などである。〔品質〕4，5月ごろの新キャベツや初秋の高原でとれるものは味がよく，やわらかいので，生で食べると美味。葉の巻き方がかたく，つやのあるものが良質である。〔変わった品種〕むらさきキャベツ，ちりめんキャベツがある。むらさきキャベツはあかキャベツともいい，小形で，葉が暗紫色，生のままサラダにしたり，さっとゆでて酢漬けにしたり，料理の付け合わせに利用される。ちりめんキャベツはサボイキャベツともいい，葉が縮れて，結球性は少ない。〔成分〕塩基性アミノ酸に富み，とくに必須アミノ酸のリジンは植物性たんぱく質のうちでは多いほうで，ビタミンはC（41 mg/100 g）が多い。〔用途〕葉菜としては比較的貯蔵に耐え，輸送も容易であるし，生食できる点でビタミン補給源として価値がある。ぬか味噌漬けなどの漬け物のほか，ロールキャベツ缶詰，サワークラウト缶詰，乾燥品もある。

キャラウェイ [Caraway] 姫茴香（ひめういきょう）とよばれるセリ科の二年草。〔産地〕原産地はヨーロッパ東部，アジア西部で，デンマーク，イギリス，ドイツ，オランダなどで栽培されている。〔精油・香味特徴〕果実から爽快な香りと，ほろ苦さのある精油が得られる。その主成分はカルボンとリモネンである。〔用途〕果実はキャラウェイシードとよばれスパイスとして用いられる。ライ麦パン，ザワークラウトには欠かせないもので，またチーズの香りづけにも用いられる。若葉は刻んでスープやサラダにふりかけてもよく，根も国によっては食する。類似するものとして大茴香（だいういきょう），茴香（ういきょう）がある。

キャラメル [Caramel] キャンディの一種で，砂糖，水あめ，牛乳，バター，小麦粉，でんぷん，その他種々の原料と香料とを配合調整してつくるソフトキャンディ。特殊な製品，たとえばチョコレートキャラメル，コーヒーキャラメル，ピーナッツキャラメルなどには，それぞれチョコレート，コーヒー，ピーナッツなどを上記の原料のほかに加える。キャラメルの特性は，砂糖のカラメル化と砂糖と牛乳のカゼインがアミノ・カルボニル反応を起こし，着色，チューイング性をもたらしたものであるが，クリームキャラメルのようにカラメル化しないものもある。キャラメル

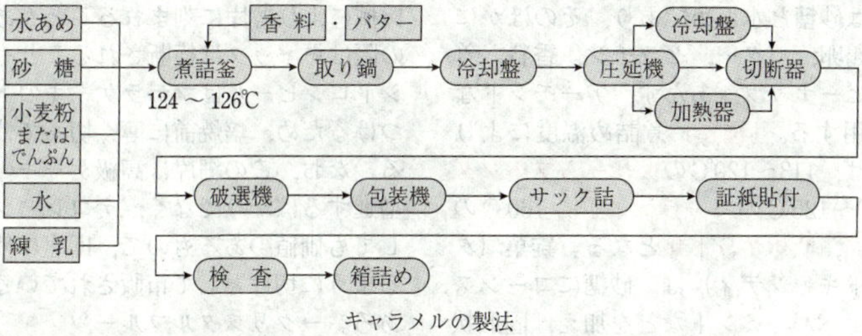

キャラメルの製法

の製造工程を略図で示すと，図のようになる。〔一般的な製造法〕まず，バターと香料を除いたほかの原料を釜に入れてよく攪拌しつつ，冬期は口あたりをよくするため120℃前後に，夏期は吸湿性を防ぐため125℃ぐらいで煮つめ，これにバター，香料を加えてから取り鍋にとり，冷却盤の上に流し，適度に冷却した後，圧延機にかけて一定の厚さとする。もし，圧延機にかけたものが事故などでかたくなり，つぎの切断機を通らないようになった場合は，加熱器または加熱室で温めてやわらかくする。最近は，原料配合の異なる二種のキャラメル生地をはり合わせてし好性を高めた高級品もある。この生地を切断機で縦および横に切り，約1.5 × 1.5 × 1.0 cm ぐらいの立方体に成形する。砕けたものを選り分けた後，包装機にかける。包装機は自動的に作動して，キャラメルの1粒ずつをワックスペーパーで包装する。これをサック詰めにするのがふつうである。チョコレートをセンターにするものやヌガーなどと組み合わせたものなど，広く菓子に利用されている。

キャンディ　[Candy]　語源はラテン語より出ており，キャン（can）とは砂糖を意味する。すなわち，甘ショ（cane）に相当する。ディ（dy）とは型に流し込んで固める意味をもっている。したがってキャンディとは，砂糖を型に入れて固めた菓子ということになる。日本語では砂糖菓子あるいは糖菓と訳され，タッフィー，ヌガー，キャラメル，ドロップなど，砂糖を主原料とする洋菓子の総称である。〔原料〕使用する原料は種々あるが，そのおもなものは砂糖と水あめであり，そのほかに寒天，鶏卵，バター，ゼラチン，香料，着色料，ピーナッツ，あんず，アーモンドなども使用する。〔種類〕煮詰め温度により分ければ，113～120℃のクリームフォンダン，120～125℃のキャラメル類，160℃のドロップ，サチネット類となる。錠菓（タブレットキャンディ）は，砂糖にコーンスターチ，ペパーミントなどを加え，固形状のまま，圧搾機で固めたキャンディである。砂糖または糖蜜を主原料としてつくった菓子を，アメリカではキャンディというが，イギリスでは一般にスイーツとよぶ。イギリスでキャンディといえば砂糖系のものばかりで，糖蜜系のものはタッフィーという。〔キャンディに水あめを用いる理由〕つぎのようなことが考えられる。1）キャンディ中のショ糖の結晶化，いわゆるもどりを防止する。すなわち，耐久性を与える。2）キャンディに粘じん性を与える。3）キャンディの色沢をよくする。4）あめを多く使用すると吸湿性が強くなり，ねばり気を増し，形がくずれて耐久性がなくなる。なお，グミ（gummy）キャンディは，果汁などをゼラチンで固め，歯ごたえ，チューイング性をもたせた菓子である。

キャンディピール　[Candy peel]　キャンディとは糖果のことで，ピールとは果実類の皮をシロップで煮詰めたものをいう。クリスタルフルーツに属するものであるが，表面に砂糖結晶を出さない蜜漬け品である。〔種類〕洋菓子に使用されるキャンディピールのおもなものは，レモンピール，オレンジピール，シトロンピールなどである。この三種はすべてかんきつ類に属するものであるから，果実の皮の処理はほとんど同じ方法で行われている。〔レモンピール〕イタリアのシチリア島に産するあらい厚皮のレモンよりつくられ，これを中央より横に切断してレモンの果肉を除去したレモンキャップを砂糖漬け貯蔵したものである。〔オレンジピール〕レモンピールと同様にしてつくる。〔シトロンピール〕ふつう縦に切断されてはいるが，ときには機械により薄片に刻まれることもあり，この際はキャップは横断されることもある。シトロンピールはマデラケーキのトップにつけるため，焙焼前に薄く切って使用される。なお，この細片は高級ケーキの風味を増進するばかりでなく，デコレーションとしても価値のあるもので，即座に使用できるように切片として市販されているものもある。→クリスタルフルーツ

キュアリング [Curing] 元来，塩漬による食肉の保存ならびに処理の方法をいう。食塩，硝酸塩（硝素），亜硝酸ナトリウム，砂糖，香辛料のほか，燻液・燻煙粉，でんぷんなどの混合物を肉片の周辺に塗抹して堆積する方法（乾塩法），あるいは20％前後の食塩水にほかの材料を溶かして調製したピックル液を用いて行う方法（塩水法），さらに特殊な方法として，ピックル液を一本針で手作業により注入する方法（一本針注入法）などがある。ただし，使用する砂糖，でんぷんおよび香辛料は耐熱性菌総数（芽胞数）が1,000/g以下のものでなければならない。なお，生ハム製造の場合には，乾塩法による場合は食肉の重量に対して6％以上の食塩および200 ppm以上の亜硝酸ナトリウムを用いて，塩水法または一本針注入法による場合は食塩を15％以上および亜硝酸ナトリウムを200 ppm以上含む塩漬液を用いて行わなければならない。2〜3℃で数日〜10数日間キュアリングを行う。その効果は，食肉の腐敗・変敗を防ぎ，食肉に香味を与え，肉色を固定することにある。肉色の固定の仕組みは，硝酸根は硝酸還元菌で還元されてNO_2となり，さらに還元状態で分解してNO（酸化窒素）となる。これがヘモグロビンまたはミオグロビンと結合して，それぞれニトロソヘモグロビンまたはニトロソミオグロビンとなり，肉色を赤色に固定する。キュアリング時には，微弱ではあるが，細菌の作用および自己消化により熟成が進行する。砂糖の組織内への浸透も軟化に役立つ。塩漬液は必要に応じて換水しながら塩抜きを行う。さらに，食肉の温度を20℃以下または50℃以上に保ちながら燻煙または乾燥を行う（ソーセージなどの原料に使用する場合は，この操作を省略できる）。以上の工程をまとめてキュアリングと総称する。野菜類においては，貯蔵前に一定温・湿度で一定期間処理し，収穫時に生じた表面の傷を治し，貯蔵中の病原菌による腐敗を防ぐ操作のことをキュアリングとよんでいる。さつまいもでは，収穫後，35℃，湿度85〜90％ RHで3〜4日キュアリングすると傷口にコルク層を形成し，黒斑病の発生率を低下できる。

きゅうかく　嗅覚 [Olfaction] 嗅覚の末端受容器としては鼻腔上部，上甲介内面と鼻中隔の間に存在する嗅細胞が重要であり，それらは支柱細胞と基礎細胞などの間に埋まっていて，表面は粘液で潤っている。嗅覚の基礎はこの嗅細胞に発現している受容体（レセプター）たんぱく質と香気成分との相互作用にある。しかし，味覚の場合には，甘味，苦味，鹹味，酸味，うま味の五基本味に対してそれぞれ代表的な物質が対応しているが，嗅覚の場合はそうではない。200万種ほどの有機化合物のなかで，香りのあるのは40万種あり，素人で2,000種，調香師など訓練した人は10,000種のにおいが，嗅ぎ分けられるというほど，嗅覚はデリケートで，個別的な能力に左右され，定性的な系統も研究者によって差がある。1752年のリンネ以降の諸家の分類基準の対照表とSchutzが用いた九種類のにおいのタイプを代表する物質と，その濃度を次頁の表に示す。

きゅうこうしょくひん　救荒食品 [Emergency food] 日常は食用とすることはほとんどないが，食糧不足の際に，一時的に単独または混用して摂取する食品を一般に救荒食品という。山野に自生する植物や，ふつう食用としない魚，昆虫，動物などを含む多種多様のものをいう。地方によって救荒食品は異なるが，有毒成分を含まず，人間の口に入り得るものなら一応，救荒食品といえるが，繊維のような不消化成分の多いもの，あくの多いものは適さない。〔山野茎葉類〕わらび，ぜんまい，よもぎ，よめな，ふき，あかざ，ぎぼし，など。〔山野根菜類〕やまいも，くず，やまゆり，からすうり，など。〔樹実〕とち，なら，くぬぎ，かし，くるみ，かや，ぶな，まつ，など。〔山野果実類〕やまぶどう，いちご，あけび，ぐみ，など。〔農産廃物〕だいこん葉，いもづる，くずいも，でんぷん粕，大豆粕，など。〔動物類〕タ

におい の 分 類 基 準 の 対 照 表

医用植物 Linneus 1752	生理化学 Zwaar demaker 1895	心理 Henning 1916	フレーバー Crocker 1928	物理化学 Amoore 1962	心理食品 Schutz 1964
アロマ	アロマ				
	エーテル	果実		エーテル	エーテル
芳香	芳香				芳香
	花	花	芳香	花	
					甘い
				ミント	
		樹脂		樟脳	
		薬味			薬味
アンバー	アンバー			ムスク	
	焦げ	焦げ	焦げ		焦げ
にんにく	にんにく				
やぎ	やぎ		動物		
			酸		
腐敗	嫌悪	腐敗		刺激的	
催嘔	糞様			腐敗	イオウ
					悪臭 (腐敗した)
					油っぽい
					金属

標 準 尺 度 用 物 質

No 型	標 準 物 質	濃度	同系統の物質
1. 油っぽい	ヘプタノール	1.0	オクタノール ペンタノール
2. 甘い	バニリン	10.0	メタノール *l*-ブタノール
3. 芳香	メチルサルチレート	1.0	ベンジルベンゾエート イソサフロール
4. 薬味	ベンズアルデヒド	5.0	アミルアセテート ピリジン
5. 焦げ	グアヤコール	0.5	オイゲノール スカトール
6. 悪臭	酪酸	0.1	スカトール オクタノール
7. 金属	ヘキサノール	0.5	エチルアセテート ブタノール
8. エーテル	*l*-プロパノール	20.0	メチルエチルケトン エタノール
9. イオウ (やぎ)	エチルジサルファイド	0.005	酪酸 オイゲノール

(溶媒はエチレングリコールを用いる)

ニシ，ニナ，魚粉，ヘビ，サナギ，ザリガニ，など。

ぎゅうし　牛脂　[Beef tallow]　牛の脂肪組織から加熱溶出して製造した脂肪で動物脂肪中産額がもっとも多い。ヘットともいう。ヘットはドイツ語のフェット(Fett, 脂肪) がなまったものである。原料の品質，溶出方法，加熱処理の条件などによって製品に等級，名称がつけられて，用途も異なっている。〔牛脂と羊脂〕牛脂に類似したものに羊脂があり，ふたつを総称してタロー（tallow）牛羊脂というが，商品上は牛から採油したものを牛脂，羊およびやぎからのものを羊脂といって区別する。牛脂は香気において羊脂にまさり，また羊脂より軟質である。〔製法〕工業用牛脂は牛の脂肪組織を原料とするが，食用牛脂は新鮮な腎臓，腸間膜などを原料とし，これから55〜60℃以下で溶出を行ってつくる。得られた脂肪はさらに食塩水などで洗浄して精製する。〔品質〕こうしてできたものをプルミエールジュス（premier jus）といい，もっとも良質のものである。〔加工原料用牛脂〕腎臓以外の部分からオートクレーブで50℃以下で水と煮てつくったものをレンダータローといい，マーガリンなどの原料とする。また牛脂のうちでスエットといわれるものは，腎臓からつくった脂肪のことで結合組織から製造した脂肪と区別するために用いられる名である。したがってプルミエールジュスはスエット中の最上品ということになる。しかし，スエットという名もタロー同様牛羊の二種に共通に使用される。〔性質・組成〕牛脂の理化学的性質，脂肪酸組成は表のとおりである。〔融点〕脂肪の融点は食味（舌ざわり）と関係があり，牛脂のように豚脂（ラード）に比べて融点の高い脂肪は口中で融けにくく，したがってこれを使った料理は一般に冷食に適さないといわれている。

牛脂の理化学的性質

	牛脂	プルミエールジュス
融点	40〜50℃	47〜49℃
凝固点	32〜37℃	32〜35℃
屈折率	47〜49	47〜48
けん化価	190〜200	195〜200
ヨウ素価	32〜47	38〜45
酸価	0.5〜1.5	0.20〜0.5

牛脂の脂肪酸組成

脂肪酸	%
ステアリン酸	41.7
パルミチン酸	18.5
オレイン酸	33.0
リノール酸	2.0
不けん化物	0.1
グリセリン	4.5

きゅうしょくセンター　給食センター　給食を実施する場合，共同調理場を設けて配送する調理場を給食センターとよんでいる。学校給食では，現在，この方式によるものと，各校調理場によるものとがある。給食センターでは大量の食材を処理するため，機械化しやすく，人手の節約ができる。また，原材料の購入も大量で行うので，割安となる。さらに，機械化，省力化で衛生上の管理が比較的容易である。しかし，万一事故があったときは影響の範囲が広くなるという問題がある。メニューが単純になりがちで，地域性を生かす変化に富んだ献立が立てにくいことも問題である。学校給食で両方式に対して賛否両論があるが，それぞれの地域の社会環境，自然状況なども考慮して選択する必要がある。

きゅうせいどくせいしけん　急性毒性試験　[Acute toxicity test]　ある化学物質の単一投与（1回投与すること）の毒性効果を調べる試験。化学物質の安全性を検討する最初の過程で行い，医薬品，食品添加物，農薬などについて，実験動物を用いて古くから実施されてきた。この試験を行うことによって，急性毒性効果とその症状を把握することができ，また，その後に行われる各種毒性試験における適切な用量を推定することができる。わが国では医薬品，食品添加物，農薬について別個に関係機関から指針が出されているが，いずれも使用すべき動物種，投与方法，観察期間，観察内容などを規定している。これら指針のなかで，もっとも詳細に試験内容を規定している。医薬品の製造（輸入）承認申請に必要な毒性試験の指針（厚生省薬務局・生物製剤課長連名通知，1984年2月15日）中に記されている急性毒性試験の実施方法は以下のようである。〔使用動物〕二種以上の雌雄小動物（一般にはラット，マウス），一種以上の大動物（一般にはいぬ，さる）。〔動物数〕小動物は一群5匹以上，大動物は一群2頭以上。〔観察期間〕投与後2週間。〔投与経路〕小動物に対しては，医薬品の適用経路を含む経口（通常は動物を絶食させてから）および非経口（2経路以上が望ましい）。大動物に対しては，原則として臨床適用経路と同じ経路。〔用量〕小動物については，50％致死量（LD_{50}）が得られる段階（通常は5段階）。ただし動物が死なない場合には技術的に可能な最大量を最高用量とする。大動物については，おおよその致死量を求めるに足る2段階以上の用量。〔観察項目〕一般状態を毎日観察。試験期間中に3回以上の体重測定。大動物については必要に応じて各種臨床検査。全動物を解剖して肉眼的に観察，異常があった場合は必要に応じて病理組織学的検索を行う。

きゅうそくとうけつ　急速凍結　[Quick freezing]　最大氷結晶生成帯（−5〜−1℃）を25〜35分以内に通過するような条件を与えて食品を凍結させることをいう。国際冷凍協会の魚肉フィレの急速凍結の定義では，1時間に0.625〜2.54 cm以上の速度で凍結が進むような方法をいう。食品の組織中の水をできるかぎり速く，かつ微細な氷結晶に変え，氷の結晶による組織の破壊，遊離水による化学変化を防止するために行う操作である。急速凍結する方法としては接触凍結（contact freezing），送風凍結（air blast freezing），流動層凍結または流動式凍結（fluidized bed freezing, flow freezing）などがあり，特殊な方法として，真空凍結（vacuum freezing）がある。前三者は−45〜−35℃の冷温空気または冷却金属板が使用され，液化ガス凍結はおもに−196℃の液体窒素が直接使用される。いずれの方法も被凍結食品の表層から約3 cmまでは急速凍結できるので，一般的な被凍結食品（冷凍食品）の厚みは5 cm前後が望ましい。日本標準商品分類によると，冷凍食品は前処理を施し，急速凍結を行って包装されたもので，−18℃以下の品温で保存・流通させるものと定義されている。

きゅうちゅうるい　吸虫類　[Fluke, Trematoda]　寄生虫の類型。扁形動物門（Plathelminthes）に属し，単生目（Monogenea）に属するものと複生目（Digenea）に属するものがあるが，前者は主として魚類や両生類に寄生し，後者の複生目のものが人体に寄生する。複生目吸虫類は体長1 mmから10 cm近くのものまでみられ，固着器としての口吸盤と腹吸盤があり，これらの吸盤を過去にはふたつの口器と考え，distomaの名を使用した。体表には棘があり，アンカーの役目を果たす。また，中間宿主を有するが，住血吸虫科のものはひとつ中間宿主があり，それから遊出したセルカリアが，終宿主の皮膚から自動的に侵入感染する。ところがそれ以外の吸虫類はセルカリアが第二中間宿主に自動的に侵入するか，あるいは第一中間宿主ごと第二中間宿主にとり入れられてその体内で被囊幼虫（メタセルカリア）となって終宿主に感染していく（肝蛭などは第一中間宿主から遊出したセルカリアが水中の種々のもの，すなわち木くずや紙，水草などに付着被囊するが，それらは第二中間宿主とは称していない）。→かんてつ

キューテンち　Q10値　温度が10℃上昇すると反応速度が何倍に増加するかを示すパラメーター。ある反応の温度t℃における反応速度v_tと温度（$t+10$）℃での反応速度v_{t+10}との比，すなわちv_{t+10}/v_tで表される。室温付近でQ_{10}値は2〜3である。おもに生体反応の温度依存性を表すのに用いられるが，反応次数が明確でない化

学反応や，生物の繁殖や死滅といったオーバーオールの変化をみるときにも利用されることがある。

ぎゅうにく　牛肉　[Beef]　牛肉は一般に赤褐色を呈し，組織がかたく弾力があり，栄養が良好なものは組織間に白色脂肪を夾雑（きょうざつ）していわゆる霜降肉を生ずる。〔牛の種類〕わが国固有の肉用種には黒毛和種，褐毛和種，日本短角種，無角和種があり，この四品種を和牛と総称している。そのうち黒毛和種がもっとも霜降肉を産生しやすい。外国の肉用種には

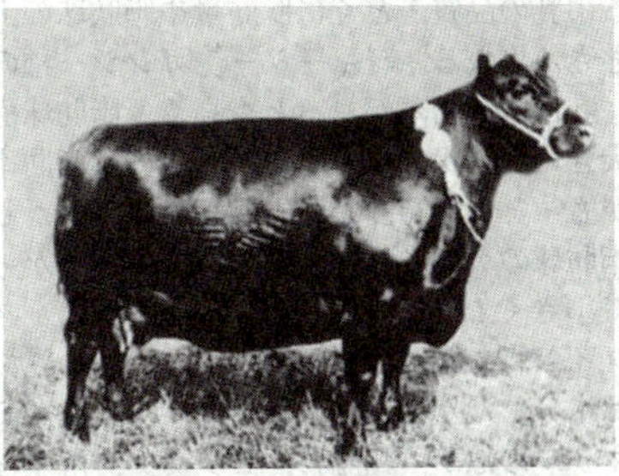

アバディーンアンガス

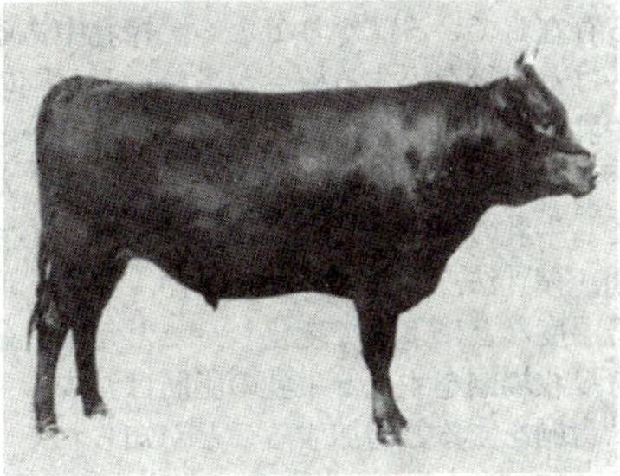

黒 毛 和 種

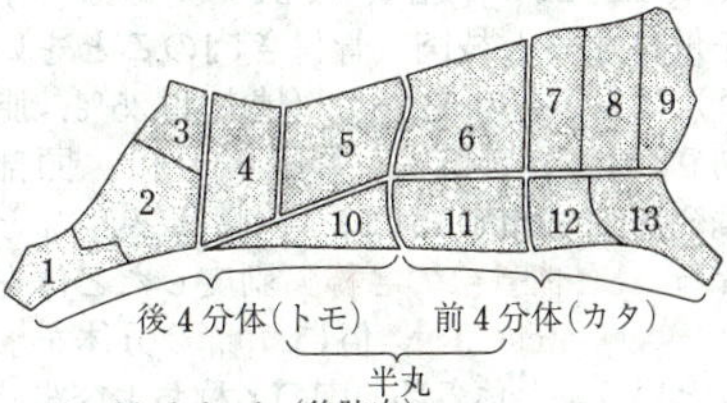

1．hind shank（後肢肉）
2．rouud（なか肉，モモ肉）} 24%
3．rump（ランプ，モモ肉の上部）}
4．loin end（ロース）*8%
5．short loin（ロース）12%
6．ribs（肋肉）9%
7．chuck rib roast } （カタ肉）25%
8．chuck roast }
9．neck（頸肉）
10．flank（下腹部肉）4%
11．plate（ムネ肉）7%
12．brisket（前ムネ肉）6%
13．foreshank（前肢肉）4%
*tender loin（ヒレ，内ロース）

牛 と 体 分 割 図

和牛肉の組成（可食部 100g あたり）　　（単位：g）

部位		水 分	たんぱく質	脂 質	灰 分
カ タ	脂身つき	58.8	17.7	22.3	0.9
	〃 なし	60.7	18.3	19.8	0.9
カタロース	脂身つき	47.9	13.8	37.4	0.7
	〃 なし	48.6	14.0	36.5	0.7
リブロース	脂身つき	42.5	12.7	44.0	0.6
	〃 なし	44.0	13.2	42.0	0.6
サーロイン	脂身つき	40.0	11.7	47.5	0.5
	〃 なし	43.7	12.9	42.5	0.6
バ ラ	脂身つき	38.4	11.0	50.0	0.5
モ モ	脂身つき	62.2	18.9	17.5	0.9
	〃 なし	64.4	19.8	14.2	1.0
そとモモ	脂身つき	60.8	17.8	20.0	0.9
	〃 なし	63.3	18.7	16.6	0.9
ラ ン プ	脂身つき	53.8	15.1	29.9	0.8
	〃 なし	56.3	16.0	26.4	0.9

ヘレフォード，アバディーンアンガス，ショートホーンなどがある。このほか乳肉兼用種，乳用種も食用に供される。老齢牛の肉は暗赤色で筋線維が粗大でかたく，結合組織が多く，脂肪は少なく，黄色を帯びている。〔成分〕牛肉は特有の風味を有し，その成分は水分51～71％，たんぱく質16～22％，脂質5～31％である。牛を解体すると枝肉（骨付き肉のことをいう）は生体重の53.76％（精肉42.25％，脂肪0.7％，骨8.45％，腎臓0.11％），頭部は3.76％（精肉1.54％），内臓は29.88％となる。〔と体各部の名称〕剥皮したと体をカーカス（carcass：俗に丸），2分体を半丸という。と体各部の肉の名称および組成は，図および表に示してある。〔牛肉の鑑定〕風味，外観ならびに，脂肪により明らかであり，他種肉との区別は血清反応，脂肪の融点，ヨウ素価などの測定により，判別することができる。〔用途〕牛肉は，一般にあぶり焼き，蒸し焼き（2～3歳の雌牛，去勢雄牛がよい），すき焼き（5～6歳がよい）などに賞味され，またコンビーフ（老廃牛でよい）などの缶詰肉に用いられる。満1歳までの仔牛の肉をvealといい，肉色は淡赤色で水分が多く，脂肪は少なく，肉はやわらかい。風味にやや乏しいがあぶり焼き，蒸し焼きによく，また加工にも用いられる。最近，乳用雄子牛を肥育したものや乳用雌牛と黒毛和種雄牛との交雑牛の肉が多く利用されている。

ぎゅうにゅう　牛乳　[Bovine milk]　乳牛の乳腺から分泌される液体。特有の香気と甘味とを有する。乳汁中ではカゼインがカゼインカルシウムとしてミセルを形成し，コロイド状に分散しているため，牛乳は白色不透明の外観を与える。〔乳牛の泌乳期間〕乳牛の泌乳期間は1期98～540日，平均約300日でその間の泌乳量は，平均約7,000～8,000 kg（ホルスタイン種），1日平均23～25 kgといわれているが，種々の条件で異なり，たとえば夏季は冬季より普通15％～20％少なく，また乳牛の年齢とともに泌乳量が増加し，6～8歳で最盛期に達する。〔乳牛の品種と牛乳の種類〕わが国の乳牛の品種はホルスタイン種（Holstein）がほとんどの99％，そのほかジャージー，ガンジー，ショートホーン，エアシャー種もある。種類によって得られる牛乳の品質，とくに脂肪量や脂肪球の大きさが異なる。ジャージー，ガンジー種の牛乳は，脂肪率がもっとも高く，脂肪球も大きいが，ホルスタイン種の牛乳は脂肪率がもっとも低く，脂肪球も小さい（ただし脂肪球の大きさは泌乳期の進むにしたがって小さくなる）。泌乳量は，反対にホルスタイン種がもっとも多い。〔組成〕牛乳には水分，たんぱく質，脂肪，炭水化物，ミネラルのほか，類脂質，ビタミン，酵素などが含まれている。また細菌が搾乳当初から存在しているばかりでなく，搾乳中あるいはその後混入する機会が多い。わが国の牛乳は外国産のものと比べて一般に薄いといわれるが，組成の1例を以下に示す。ただし牛乳の組成は乳牛の品種，年齢，泌乳期，搾乳法，乳房の位置，季節，飼料，環境温度などによって変化し，たとえば乳牛を夏牧場飼をすると牛乳の脂肪は減少し，秋舎飼をすると増加することが知られている。〔たんぱく質〕牛乳のたんぱく質は2.9～3.3％で主としてカゼイン（約80％），α-ラクトアルブミン（約4％），β-ラクトグロブリン（約9％）からなり，その他，プロテオース，ペプトンなどが存在する。カゼインは栄養上重要なリンたんぱく質で構成アミノ酸として必須アミノ酸8種を全部含んでいる。酸またはレンネットで凝固し，ヨーグルト，チーズなどの製造に重要な関係を有する。酸による場合はカゼインカルシウムの形からカルシウムが除かれ，カゼインとして凝固沈殿し（カゼインの等電点pH4.6），またレンネットによる場合は，カゼインのなかの主としてκ-カゼインが分解され，パラカゼインになり，さらにカルシウムと結合してカルシウム・パラカゼネートとなって凝固沈殿する。ホエー（清乳）分画に含まれるα-ラクトアルブミン，β-ラクトグロブリンはカゼインと異

- 牛乳 180 l
  - 市　乳
  - 全脂粉乳　20.20
  - 調製粉乳
  - 全脂加糖練乳　65.98
  - 無糖練乳　76.30
  - チーズ　17.10
  - ホエー（乳糖，乳酸）
  - 脱　脂　乳
    - 発酵乳（ヨーグルト，ケフィア）
    - 酸乳
    - 乳酒（クミス）
    - 脱脂加糖練乳　53.84
    - 脱脂粉乳　15.27
    - カゼイン　3.3
    - ホエー（乳糖）
    - 脱脂チーズ
  - クリーム
    - バター　6.87
    - 食用クリーム
    - アイスクリーム
    - アイスクリームパウダー

牛乳 180l より得られる乳製品数量（kg）

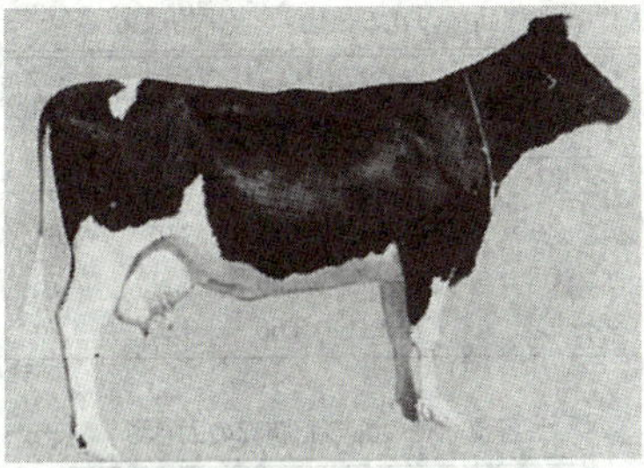

ホルスタイン種

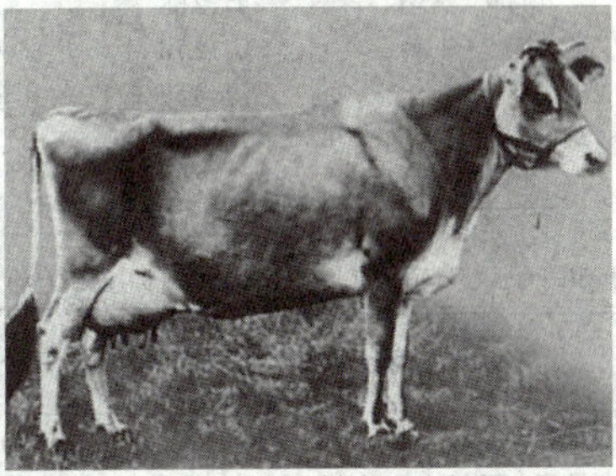

ジャージー種

なり，水溶性のたんぱく質で酸を加えても凝固しないが，加熱（75℃）すると凝固する。〔脂肪〕牛乳を静置すると比重の差によって脂肪に富む部分（クリーム層）とそうでない部分（脱脂乳，スキムミルク）とに分かれる（クリームの分離）。クリームの分離は牛乳の種類，鮮度，温度（温いほうが速やかである），脂肪球の大きさ（たとえば均質化による脂肪球の細分）などにより遅速がある。工場ではクリーム分離機（遠心分離機の一種）によって機械的に行われる。牛乳の脂肪は3～5％含まれ，脂肪球としてエマルションの形で存在する。脂肪球は皮膜たんぱく質（乳清たんぱく質の一種と考えられている）におおわれ，その周囲にリン脂質，酵素（たとえばキサンチンオキシダーゼ），カゼイン粒子の一部などが吸着している。牛乳の脂肪酸はクリーム，バターの主成分であり，また市乳の規格成分（脂肪3％以上）として重視され，従来脂肪含量が乳価をいちじるしく左右した。乳脂肪はその脂肪酸組成として酪酸，カプロン酸，カプリル酸，カプリン酸などの低級脂肪酸を含んでいるのが特徴で，酪酸価によって混合脂肪中の乳脂肪を定量することができる。乳脂肪は酸化（粉乳の例），加水分解（バターの例）をうけやすく，乳製品の保存にいちじるしく影響する。〔類脂質〕牛乳の類脂質としてはコレステリン，レシチン，ケファリンなどが含まれている。〔炭水化物〕牛乳の炭水化物は主として乳糖で，約4.8％含まれ，乳固形分の38～39％を占めている。このほかグルコースが少量含まれている。〔ミネラル〕牛乳のミネラルは約0.7％含まれ，とくにCa, Kが多い。ミネラル含量の1例をあげると，100 g中Ca 110 mg, Na 41 mg, K 150 mg, Mg 10 mg, P 93 mg, Zn 0.4 mg, Cu 0.01 mgで，さらに微量成分としてI 16 μg, Se 3 μg, Mo 4 μgになっている。〔ビタミン〕100 g中牛乳のビタミンは，B_1 0.04 mg, B_2 0.15 mg, ナイアシン 0.1 mg, C 1 mg, D 0.3 mg, パントテン酸 0.55 mg, ビオチン 1.8 μg, B_6 0.03 mg, B_{12} 0.3 μg, K 2 μgで，このほかに葉酸などが含まれる。〔殺菌〕牛乳はその組成に示されているように栄養価値がきわめて高いか

各種品種の乳の組成　(平均値%)

品種	全固形分	たんぱく質	脂肪	乳糖
ホルスタイン	11.91	3.05	3.56	4.61
エアシャー	12.69	3.25	3.97	4.63
ガンジー	13.69	3.50	4.58	4.78
ジャージー	14.15	3.66	4.97	4.70

各種品種の乳の脂肪球の大きさ

品種	脂肪球平均(μm)
ホルスタイン	2.58
ショートホーン	2.76
ジャージー	3.50
エアシャー	2.40
ガンジー	3.70

わが国および外国産ホルスタイン牛乳の組成(%)

	水分	固形分	たんぱく質	脂肪	乳糖	灰分
国内産	88.47	11.53	2.87	3.42	4.54	0.70
外国産	87.90	12.10	3.10	3.49	4.92	0.71

ら細菌の繁殖にもきわめて好適で腐敗しやすい。また牛乳中に病原菌や腐敗菌が存在することもある。したがって有害菌を殺滅し，しかも栄養価値をなるべく損せず衛生上安全なものとするためにはいろいろくふうされたところの処理が必要であり，わが国では乳等省令をもって生乳，牛乳および乳製品などの成分規格ならびに製造および保存の方法の基準を定めて，これらが取り締まられている。処理を狭義に考えると，牛乳をそのままの形で飲用するため，集乳から充填に至る間の秤量，清浄化（またはろ過），殺菌，冷却，充填などの操作をいい，このうち加熱殺菌がもっとも重要な工程で処理の主目的はここにある。牛乳の加熱殺菌には病原菌を完全殺滅し，その他の微生物の繁殖を抑制し，衛生上安全で栄養価値を損じないことを目的に行う殺菌法（パスツリゼーション，これに比較的低温で長時間加熱する方法と比較的高温で短時間加熱する方法とがある）と栄養価値は少し減じても長く保存するために微生物を完全に殺滅することを目的に行う滅菌法（ステリリゼーション，高温に長く過熱する方法）とがある（→しにゅう）。殺菌後の牛乳は常温流通を認められたLL牛乳を除いては家庭の消費に至るまで10℃以下の低温に保存することが規定されている。もっとも，シュードモナス，フラボバクテリウムのような低温細菌は10℃以下でもよく増殖し，乳成分を分解するので，殺菌後も2次汚染に注意し，保存温度も4℃以下が望まれている。〔標準組成〕牛乳は必要とする多くの栄養素を含み，消化率も高いきわめてすぐれた食品である。しかし異種動物の乳であることから，人乳の成分組成とは大きく異なる。その標準組成を比較すると，表に示してあるように，たんぱく質の量は牛乳が人乳よりもはるかに多い。牛乳のたんぱく質は主としてカゼイン（約80%）でホエーたんぱく質が少なく，逆にホエーたんぱく質の多い（約70%）人乳に比べて胃中でかたいカードを生じ，消化が劣ってくる。そこで育児用調製粉乳ではカードをやわらかくする方法がとられる（ソフトカードミルク）。人乳と牛乳の成分を比較すると脂肪の量にはほとんど差はないが，牛乳の脂肪の脂肪酸組成は低級な脂肪酸が多く，人乳は不飽和の高級脂肪酸が多い。乳糖は人乳のほうが多く，乳汁中ではα，β両型の乳糖が平衡状態で存在している。ミネラルは牛乳のほうがはるかに多く，とくにCaとPとはいちじるしく多いが，鉄は人乳より少ない。牛乳のビタミンは人乳に比べてB_2，Dが多く，A, Cが少ない。しかし冬季の牛乳は飼料の関係でビタミンA, Dが減少していることがある。〔牛乳の検査法〕おもなものは官能検査，酸度，アルコールテスト，比重，脂肪，細菌検査，塵埃検査などで，牛乳は古くなる

人乳，牛乳の標準組成　(%)

	水分	たんぱく質	脂肪	乳糖	灰分
人乳	88.0	1.1	3.5	7.2	0.2
牛乳	88.6	2.9	3.3	4.5	0.7

と乳酸発酵が進み，酸度が上昇する。酸度の上昇を簡単に判別する方法にアルコールテストがあり，牛乳に等量の70％アルコールを加えて牛乳が凝固するか否かをみる。凝固を生じない牛乳は酸度が低く，耐熱性も高い正常乳と判定する。凝固を生じた牛乳は普通，酸度0.21％以上の古い牛乳で，飲用乳としては不適として扱われる。酸度が低いにもかかわらずアルコールテストで凝固を生ずる牛乳がある。これは一種の異常乳であって乳房炎にかかった牛の牛乳の場合が多いといわれている。〔用途〕牛乳は，そのまま飲料として処理して用いる（市乳）ほか各種乳製品あるいはカゼイン，乳糖，乳酸などの工業原料の製造に用いられる。牛乳180 ℓからできる乳製品の生産量を表に示す。

ぎゅうにゅうたんぱくしつ　牛乳たんぱく質　[Milk proteins]　牛乳のたんぱく質は大きく二種類に分けられる。すなわち，乳腺内で血液中から取り込まれた遊離アミノ酸から合成され，乳汁中のみに特異的に存在するたんぱく質のカゼイン（79％），β-ラクトグロブリン（9.7％）およびα-ラクトアルブミン（3.6％）と，血液から直接乳汁中へ移行する非特異的なたんぱく質の血清アルブミン（1.2％）と免疫グロブリン（2.1％）がある。牛乳のカゼインは脱脂乳に20℃で酸を加えてpH4.6にした場合に沈殿するリンたんぱく質と定義されている。これに対して上澄（ホエー画分）に存在する数種のたんぱく質を慣用的にホエーたんぱく質と呼称している。カゼインは牛乳中でCaと結合してCa-caseinateとなり，さらに（第三）リン酸カルシウムと結合して巨大ミセル（Ca-caseinate phosphate complex）よりなるコロイド粒子を形成している。牛乳が白色を呈しているのはこの理由による。電子顕微鏡による観察の結果，その粒径は40〜280 nmであり，なかでも80〜120 nmのものが多いことが知られている。カゼインは単一のたんぱく質ではなくκ-カゼイン（分子量約19,000），α_{s1}-カゼイン（同23,600）およびβ-カゼイン（同24,000）などよりなる。α_{s1}-カゼインはカルシウムイオンにより凝固し，1モル当たり8個のリンを含み，分子内のセリンとエステル結合をしている（Ca-sensitive casein）。カゼインがリンたんぱく質の一種だとよばれるのはこのような理由による。κ-カゼイン（Ca-insensitive casein）は比較的ミセルの表面に多く存在するといわれる。α_{s1}-またはβ-カゼインと共存した場合，両者のカルシウムイオンによる凝固を阻止する。凝乳酵素レンニン（キモシン）により，κ-カゼインの分子内のフェニルアラニン―メチオニン結合が特異的に切断され，その結果牛乳は凝固する。β-ラクトグロブリンはホエーたんぱく質（含量0.6〜0.7％）の約半分を占め，牛乳ではシスチンを含む唯一のたんぱく質で-S-S-結合を有する。80℃以上に加熱するとこの結合が開裂し，スルフヒドリル（SH）基を生ずる。〔アレルゲン〕牛乳中には多種多様なたんぱく質が混在しており，人乳に対する異種性が大きいたんぱく質ほど，アレルギーを引き起こす可能性が指摘されている。牛乳の主要たんぱく質であるα_{s1}-カゼイン，β-ラクトグロブリンは，人乳中の存在割合が低かったり，含まれないものであることからも，アレルゲンとして重要視されている。

ぎゅうひ　求肥　練り物菓子の一種。白玉粉に白砂糖と水あめを加えて煮ながら，半透明になるまでよく練りあげたものである。〔原料と配合割合〕原料として，白玉粉375 g，白砂糖750 g，水あめ94 g，水1.26 lの割合で用いる。〔製法〕鍋に白玉粉と水を少量入れてよく混ぜた後，残りの水を加えて火にかけ，煮ながら練る。じゅうぶん火が通って半透明になったころに砂糖を少量入れ，トロ火で煮る。つぎに砂糖と水を順次加えてややかたくなったとき，水あめを加える。煮液をしゃくしですくってたらし，乾いた指先に付けてみて，粘着せず弾力を発するようになったとき，浮き粉の上に取る。なお，着色する場合は，練り終わる間際に色素汁を混和す

きゅ

る。色を鮮やかにする必要があるときには，卵白の1滴を，最後に練り合わせるとよい。〔応用〕ぎゅうひの応用菓子としては，ぎゅうひあめ，ぎゅうひ昆布，ぎゅうひだんご，ぎゅうひ糖，ぎゅうひまんじゅう，などがある。ぎゅうひの100 g中の成分は，水分36.0 g，たんぱく質1.3 g，脂質0.2 g，炭水化物62.5 g（うち食物繊維0.1 g），灰分微量，が標準的な組成である。また，100 gのエネルギーは257 kcalである。

きゅうり　胡瓜　[Cucumber]　ウリ科に属する果菜。きうりともいう。〔品種〕きゅうりには，一般に果皮が薄く，肉質がもろくて歯切れのよい白いぼ（果皮のとげの色が白）の華北型と，果皮がかたく，肉質は粘質な黒いぼ（果皮のとげの色が黒）の華南型とがあり，両者の交配種も育成されている。これらの品種はほとんど一代雑種であり，露地やハウス栽培で年間生産が行われるようになった。最近は品質がよい白いぼ種が多くつくられている。〔産地〕福島，群馬，埼玉，茨城，千葉，宮崎などが多いが，その他各地に分布している。きゅうりは料理の際の色（葉緑素），香味が喜ばれる。漬け物にするときは漬ける前に熱い食塩水をくぐらせると色よく漬け上がる。〔キュウリアルコール〕この特有の香りは不飽和アルコールと不飽和アルデヒドで，とくに前者が多く，キュウリアルコール $CH_3CH_2CH=CHCH_2CH_2CH=CHCH_2OH$ といわれる。〔苦味〕またきゅうりの苦味は頭部に多く含まれ，主成分は配糖体ククルビタシンであろうといわれる。これは淡白色のものに少なく，濃青色のものに現れ，また窒素を多く施し過ぎた場合や，高温，乾燥時にできたものに多い。この苦味は熱に対して安定で，加熱を15分間行っても抜けない。〔品質〕細身で身のしまったもので濃緑の色つやのよいものがよい。大き過ぎるのは熟期が過ぎて，なかに種が入ってまずい。曲がっているのは味に変わりはない。〔調理〕生食，煮食，漬け物とするが，漬け物にはピクルス，ぬかみそ漬け，粕漬け，味噌漬け，いんろう漬けなどがある。ピクルス用にはヨーロッパ系あるいはロシア系の小形のもので歯切れのよいものが好まれる。わが国では東北地方でつくられた最上きゅうりがある。

キュウリアルコール　トランス-2-シス-6-ノナジエノール（trans-2-cis-6-nonadienol）$CH_3CH_2CH=CH(CH_2)_2CH=CH\text{-}CH_2OH$ のこと。菫葉（きんよう）アルデヒドといわれるトランス-2-シス-6-ノナジエナールとともにきゅうりの香りの主成分となっている。そのほかに，2-ヘキセナール，2-ノネナールなどのアルデヒドも加わってきゅうりの香りが特徴づけられている。これらはリノール酸やリノレン酸にリポキシゲナーゼとヒドロペルオキシドリアーゼが作用して生成される。

キュウリウオ　胡瓜魚　学名は *Osmerus*。キュウリウオ科の魚。きゅうりのようなにおいがするためこの名が付けられた。〔生態〕ワカサギによく似ているが，ワカサギのように河川には生息しない。〔産地〕北日本に分布する。〔味〕いくぶんワカサギに劣る。

キュラソー　[Curasao]　南米のベネズエラに近い小さな島キュラソー島に産するキュラソーオレンジの若い果実の皮を使ったリキュールで，独特の香りと苦味がある。甘口褐色（アルコール分30%，糖分30～65%）と辛口無色（アルコール分37～40%，糖分25～30%）の二種があり，前者をオレンジキュラソー，後者をホワイトキュラソーという。ホワイトキュラソーを人工着色したブルーキュラソー（青色）やレッドキュラソー（赤色）もある。かんきつ系リキュールの代表的製品である。

きょうかぎゅうにゅう　強化牛乳　[Fortified milk]　飲用牛乳にビタミン（A, B_1, D, Cなど）やミネラル（鉄など）を強化したもの。乳等省令による牛乳（普通牛乳）には成分の添加はいっさい認められていないので，従来，強化牛乳は「加工乳」の扱いとなっていた。しかし，1973

年と1979年の乳等省令改正の際に加工乳へのミネラルの添加が禁止され，また，乳脂肪含量の制限（3.0％以上）も撤廃された。したがって，現在では強化牛乳は省令上「乳飲料」あるいは「乳等を主原料とする食品」の範ちゅうでのみ許可されるものと解釈される。

きょうかまい　強化米　［Enriched rice］　ビタミンB_1，B_2，カルシウム，アミノ酸そのほかの栄養素を添加して栄養を増強した白米。プレミックスによるものとパーボイリングによるものとある。〔プレミックスによるもの〕一部の白米に濃厚なビタミンB_1そのほかの栄養素を添加し，これを普通の白米に少量混ぜたものである。〔パーボイリングによるもの〕米に特殊な処理を施してぬか層や胚芽に豊富にあるB_1そのほかの栄養素を胚乳中に移行させた上で精白し，これらの栄養素に富んだ白米をつくるものである。インド，ミャンマー，パキスタン，中近東，アフリカの一部などで古くから常食されているパーボイルドライスやこれにならいアメリカで近代的設備によりつくられているコンバーテッドライスはいずれも後者による強化米といえよう。〔強化人造米〕小麦粉およびでんぷんを原料とする人造米に，あらかじめB_1そのほかの栄養素を加えた強化人造米がつくられており，ふつうの白米に何割か混ぜて食用に供する。〔わが国でおもに行われる方法〕白米を水に不溶性のDBT（di-benzoyl thiamin，ビタミンB_1の一種）やアミノ酸（たとえばグルタミン酸ナトリウム）の酸性溶液に漬け，これを浸み込ませた後，中和，蒸気加熱後，乾燥する。これはいわば強化米の素で1 g中1.5 mgくらいのB_1を含んでおり，精白米に1/200程度混合して強化米とする。なお，B_2もいくらか入っているので普通は強化米の素は黄色を呈している。→コンバーテッドライス，じんぞうまい，パーボイルドライス，プレミックス

ぎょうこざい　凝固剤　〔種類〕食品用には豆腐用とこんにゃく用とある。〔豆腐用〕豆腐をつくる際，豆乳に加えてたんぱく質を沈殿またはゲル化させる作用をするもので，かつては海水からとった塩化マグネシウム溶液でにがりと称するものが用いられた。最近は硫酸カルシウム（$CaSO_4$-2 H_2O）がおもに用いられる。だれにでも失敗なく使うことができ，かつ豆腐が弾力と滑らかさに富んでいる。海水からもとれ，石膏を粉砕したもの，あるいはソーダ工業の副産物など種類が多いが，ソーダ工業の副産物がもっとも多く用いられている。一方凍り豆腐には塩化カルシウムが用いられている。これらはいずれも食品添加物としてその品質が規定されている。豆腐用凝固剤としてのこれらのカルシウム塩中のカルシウムイオンは一部がたんぱく質と結合するので，豆腐はカルシウムに富んだ食品ということができる。近年は一部の絹ごし，充てん豆腐用にグルコノデルタラクトンが用いられている。これは加熱豆乳に加えられると分解してグルコン酸を生成し，このため豆乳は凝固する。〔こんにゃく用〕これは水酸化カルシウムで，こんにゃくの熱浸出液を弱いアルカリ性にして主成分のグルコマンナンをゲル化させるためのものである。

ぎょうじしょく　行事食　正月，桃の節句，こどもの日，お月見などの年中行事に使われる料理をいう。そのほか，結婚披露宴に使われる料理，仏事に使われる料理，クリスマス料理なども行事料理といえる。これらの料理は，その地方ごとに風習を異にすることが多い。また，生活様式も変わり，食物に対する好みも変わってきた現在では，必ずしも昔どおりに行われるものでもなく，行事料理も少しずつ変化している。〔正月料理〕雑煮，重詰め料理，七草がゆ，小豆がゆ，などがある。正月の重詰めは四段重ねが用いられ，新しい年のめでたさと縁起をからませて，数の子，ごまめ，黒豆，昆布，タイ，エビなどが使われる。また，形を鶴亀，松竹梅，末広などにつくり，めでたさを表す料理がつくられる。1月7日に食べる七草がゆは，中国

から伝わったといわれ，かゆのなかに七草（せり，なずな，ごぎょう，はこべら，ほとけのざ，すずな，すずしろ）ともちを入れ，塩味で調味したものである。かゆのなかにゆでた小豆ともちを入れ，塩味で調味した**小豆がゆ**は，1月15日に食べる習慣がある。〔3月3日の桃の節句〕雛壇を飾り，桃の花，菜の花，白酒，ひしもち，雛あられ，貝類（ハマグリ，サザエ）をそなえて，お祝いをする。祝い料理も雛にちなんで，かわいらしく，彩りよくつくられる。〔5月5日のこどもの日〕昔は，3月3日の桃の節句に対し，**端午の節句**として，男児の成長を祝った日である。鯉のぼりを立て，武者人形を飾り，しょうぶ，ちまき，かしわもちをそなえた習慣は，現在にも伝わっている。祝い料理も，しょうぶ，矢羽根，かぶとなどをかたどったものなどが使われる。〔月見料理〕**陰暦8月15日の月**を賞し，宴を行う習わしは中国から伝えられたもので，後に月を祭る一種の祭となって，今日に及んでいる。そなえ物は，月見だんご12個（うるう年は13個）のほか，さといも，さつまいも，栗，枝豆，梨，ぶどうなど，秋にとれた野菜やすすきなどである。〔仏事に使われる料理〕精進料理が多い。〔クリスマス料理〕キリストの降誕を祝うクリスマスには，キリスト教徒にかぎらず，クリスマスツリーを飾り，ごちそうをつくって楽しむ家庭もあるが，その場合，ローストチキン，クリスマスケーキなどが使われる。

ギョウジャニンニク　行者葫　学名は *Allium victorialis var. platyphyllum*。ユリ科ネギ属の多年草。近畿以北に産する山菜だが，近年栽培が始まり，野菜として認知された。茎や葉，鱗茎を食する。強いニンニク臭があり，ニンニク同様のさまざまな薬理作用が期待されている。

ぎょうちゅう　蟯虫　[Pin worm, *Enterobius vermicularis*]　線虫類，ギョウチュウ科（Oxyuridae）に属する寄生虫。人以外にチンパンジーなどからも見いだされる。世界に広く分布する。〔生活史〕雄成虫は2～5 mmときわめて小さいが，雌成虫は8～13 mmで乳白色を呈し，通常は盲腸部に，多数寄生すると虫様突起や結腸起始部にもみられる。通常雌はこの寄生部位では産卵しない。夜間，人が睡眠中に肛門外に出て，肛門周囲の皮膚面に1晩で子宮内にある虫卵のすべて，約10,000個くらいを産卵し，自分は死滅する。産み出された虫卵は，体温と湿度，酸素のある好環境のもとで分裂発育し，朝には感染可能な完熟幼虫包蔵卵になっている。そのような虫卵をもった人が起床後活動的になると肛門の完熟卵があちこちにばらまかれ，手指，そのほかの器物を介して経口的に感染していく。そのため，感染者のもっとも身近にいる家族内で感染が起こり，子ども同士での遊びのある保育園，幼稚園で多くの感染者がみられる。〔症状〕感染すると寄生部位によっておこる腹痛などの症状以外に，雌虫が産卵時に起こす掻痒（そうよう）感，それによる情緒不安定などが報告されている。〔診断〕産卵習性からわかるように早朝セロファンテープを肛門部に張りつけ，卵をテープに付着させ，それを検鏡する検査法（セロファンテープ法）が行われる。〔治療〕虫卵陽性者は，Pyrvinium pamoate あるいは，Pyrantel pamoate の5 mg/kg 1回投与で非常に高い駆虫効果が得られる。

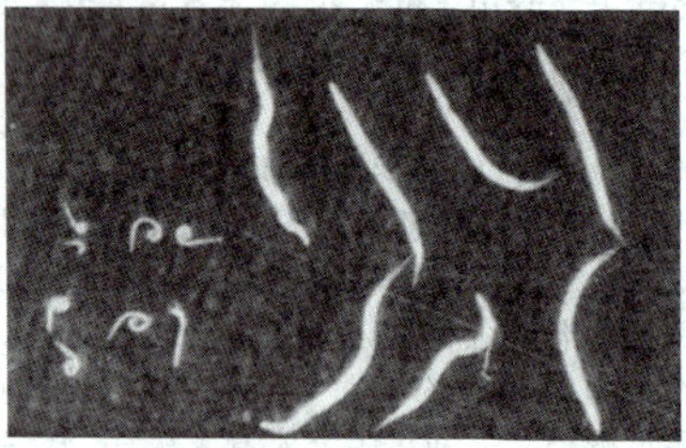

蟯虫の成虫（左：雄，右：雌）

きょうどりょうり　郷土料理　地方に古くから存続している伝統的かつ独特な料理。このような料理が存在しているのは，地理的な条件，地域の歴史や文化などの背景によるものであろう。一地方の特産品を適応する方法で調理したもの，地域の立地条件がほかの地方の産物を用いて美味な料理を創造したもの，創始者のアイディアが地域の住民の共感をよび，その地域に広まって伝統的に行われているもの，などがあげられる。流通網の発達，経済事情，文化の程度などによって，微妙に変化してきている。

きょうな　京菜　アブラナ科に属する菜類で，関東地方に多く栽培され，京都地方では水田に栽培するので，みずな（水菜）ともいう。みぶな（壬生菜）は葉の切れこみのない種である。9〜10月に種子をまき，翌年2〜3月ごろ出荷される。〔生態〕ほかの菜類と異なり，ひとつの根から数百の葉を出し，ややから味を帯びて美味である。〔成分〕一般菜類と同じで，ビタミン類も多く，とくにCは100 g中55 mg, Aは110 μgレチノール当量ある。Ca 210 mg, Fe 2.1 mgも多い。〔調理・用途〕塩漬け，ぬかみそ漬けなどの漬け物のほか, ひたし物, あえ物として利用される。

ぎょうにゅうこうそ　凝乳酵素　[Milk clotting enzyme]　乳汁を凝固させてカードを形成する作用のある酵素をいう。プロテアーゼは通常大なり小なり凝乳力を有する。〔動物酵素〕仔牛の第四胃より抽出されるキモシン（(chymosin) あるいはレンニン（rennin）ともよばれる）が代表的なもので，レンネット（rennet）製剤として供給され，チーズ製造などに広く使用されている。ペプシンにも同様の作用がある。実用化されているのは豚胃ペプシンである。〔植物酵素〕パパイヤの果実の乳汁に含まれる酵素パパイン（papain）やいちじくの果実または茎葉から生ずる乳汁に含まれるフィシン（ficin）も良好な牛乳凝固性を示し，インドなど宗教上の理由からレンネットを使えない国では実用化されている。そのほか，あざみの花，パインアップル果実（ブロメライン）にも凝乳作用のあることが知られている。〔微生物酵素〕レンネットの供給不足を反映して1960年代より代用レンネットの研究が進められるようになった。わが国では東大の有馬・岩崎によりけかび *Mucor pusillus* Lindt の生産する凝乳酵素が開発され，*Meito rennet* として市販されている。このほかにも類似の製品としてヨーロッパにはMucor miehei の生産する Rennilase（Novo レンネット）がある。

きょうやくリノールさん　共役リノール酸　[Conjugated linoleic acid, CLA]　異性化リノール酸ともよばれ，牛肉や乳脂肪などの食品中にも微量含まれている，天然に存在する共役二重結合（-C＝C-C＝C-）をもつ不飽和脂肪酸の一種。牧草中のリノール酸や α-リノレン酸から腸内細菌の働きで生成される。大別すると，9番目と11番目に変化が起きた *cis*-9, *trans*-11 CLA（conjugated linoleic acid）と，10番目と12番目に変化が起きた *trans*-10, *cis*-12 CLAの二種類がある。必須脂肪酸としての機能はないが，体脂肪減少・抗肥満効果，アレルギー反応軽減，抗がん効果，免疫賦活作用などの機能をもつ。体内で共役リノール酸に変換される共役リノレン酸を豊富に含むゴーヤ（にがうり）の種子が，共役リノール酸供給源として注目されている。

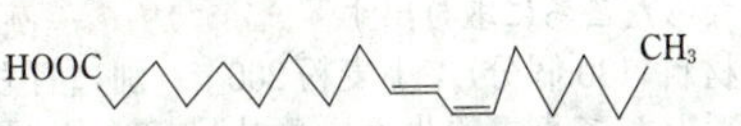

リノール酸

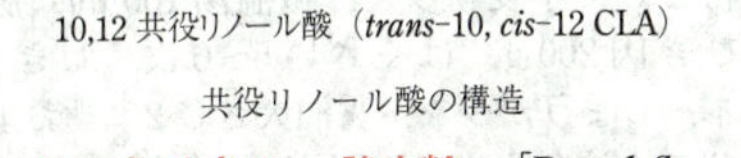

9,11 共役リノール酸（*cis*-9, *trans*-11 CLA）

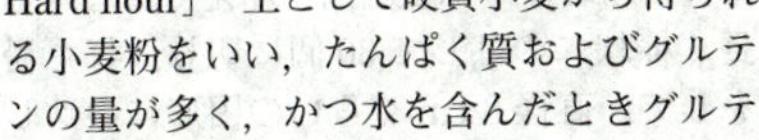

10,12 共役リノール酸（*trans*-10, *cis*-12 CLA）

共役リノール酸の構造

きょうりきこ　強力粉　[Bread flour, Hard flour]　主として硬質小麦から得られる小麦粉をいい，たんぱく質およびグルテンの量が多く，かつ水を含んだときグルテンの粘りが強いので，パン用に適している。中華麺やパスタなどにも用いられる。なおパスタの場合ではデュラム・セモリナ粉が使われる。〔原料〕カナダのマニトバ小麦，アメリカのダークノーザンスプリング小麦などから得られる。〔特性〕これらの小麦から得られる小麦粉は代表的な強力粉で，かさの大きい良質のパンができる。これらよりたんぱく質がやや少ないがパン用として使うことのできるものは準強力粉と名付けられる。強力粉のたんぱく質は12％内外，グルテン（湿ぷ）量は40％内外で，準強力粉で11％内外および35％ぐらいである。なお強力粉のなかでも灰分の多いものは皮部が多くて品質が劣り，パンには使えず，麸（ふ）や活性グルテンの原料になる。強力粉と反対にグルテンの弱い粉を薄力粉，中間のものを中力粉といい，いずれもパンには使えない。なお小麦粉のグルテンの粘りの強さはグルテンの量よりもファリノグラフ，エクステンソグラフなどの生地試験機によったほうが正確に判定できる。→こうしつこむぎ，こむぎ，こむぎこ

ギョーザ　餃子　チャオズともいう。中国料理の点心の一種。小麦粉でつくった皮に，肉や魚介のあんを包んで加熱したもの。〔種類〕加熱の方法によってつぎの三種がある。水餃子（シュイチャオズ）：熱湯のなかでゆでる。蒸餃子（チョンチャオズ）：シューマイのように蒸す。鍋貼餃子（クオティエチャオズ）：フライパンに油を敷き，餃子を並べて火にかける。餃子の下側が焼けたら，水を少々入れて手早くふたをして密封し，水蒸気で蒸す。水がなくなったころに取り出す。〔つくり方の一例〕材料（30個分）：小麦粉200 g，別に打ち粉として小麦粉少々，微温湯100 ml，豚ひき肉200 g，はくさい5～6枚，ねぎ1本，しょうが少々，醤油大さじ2，酒およびごま油各大さじ1，別に油大さじ5。ふるった粉のなかへ微温湯を加えてこね，細長く棒状にのばして30個に切り，打ち粉をして，直径8 cmぐらいの円形にのばして皮をつくる。あんはひき肉に，細かくきざんだはくさい，縦に包丁を入れて小口切りにしたねぎ，みじん切りのしょうが，醤油，酒，ごま油を加えて混ぜ合わせてつくる。これを30等分にして皮にのせ，ひだを取りながら包み，鍋焼き仕上げにする。熱いうちに二杯酢とからし，またはラー油を付けて食べる。

ぎょかいるい　魚介類，魚貝類　〔定義〕魚類と貝類という意味であるが，一般的には広く食用水産動物の総称として使用されている。したがって分類学的にはつぎのようなものが含まれる。腔腸動物（クラゲ類），軟体動物（腹足類，巻貝，斧足類，二枚貝，頭足類，タコ・イカ類），節足動物（エビ・カニ類），棘皮動物（ウニ，ナマコ類），原索動物（ホヤ類），脊椎動物（円口類，ヤツメウナギ類，軟骨魚類，サメ・エイ類，魚類，一般魚類）。『日本食品標準成分表2010』では魚類，貝類，イカ・タコ類，エビ・カニ類，そのほかに分類している。〔生産・消費〕1人あたりの水産物の年間消費量は31.9 kg（2007年）で，消費する全たんぱく質の19％を占めている。水産物の輸入量は年々増加する傾向にありその自給率も低下傾向にあったが，その後下げ止まり，2007年の水産物の自給率は62％となっている。なお若年層では魚離れ，肉志向の傾向が強くなっている。〔栄養〕たんぱく質のアミノ酸組成は必須アミノ酸に富み，とくにリジン含量が高い点は，このアミノ酸が穀類に不足しているので貴重である。脂質は，イコサペンタエン酸（IPA）やドコサヘキサエン酸（DHA）などの高度不飽和脂肪酸を多く含んでいるのが特徴である。また，ヨウ素などミネラル源としても重要である。

ぎょくろ　玉露　緑茶のなかの最高級品で，色は鮮緑色で煎茶よりも青みが強く，おおい香といわれる海苔のような特有の香りと，まろやかなうま味がある。〔栽培〕一番茶の摘採期の約20日前から，茶樹の上部，ならびに側面を，よしずやこもでおおい，日光をさえぎって育てた覆下茶園のやわらかでよく伸びた茶芽を手で摘み，原料とする。こうすることでうま味成分が増加する。〔産地〕福岡が50％を占

め，京都，三重，静岡が続く。〔製法〕煎茶に準じて行うが，煎茶より加圧された水分の少ない蒸気で，短時間で蒸し上げ，鮮緑色を保つことにつとめつつ製茶し，特有の香味を出す。その形，色に重点をおき，葉ぞろえを細めにするようにする。〔いれ方〕苦渋味を抑えて，濃厚なうま味を生かすように，60℃くらいのぬるめの湯（湯の量は少なめにする）で，時間をかけて浸出して飲むとよい。

ぎょしょう　魚醤　[Fish sauce]　→うおしょうゆ

ぎょしょうゆ　魚醤油　[Fish sauce]　→うおしょうゆ

ぎょにく　魚肉　[Fish meat]　〔魚の可食部〕魚体のうちの可食部の大部分を占める筋肉をいう。魚体の可食部は魚の種類によりちがい，同一種類の魚でも，大小，季節によってかなり変動する。〔魚肉成分〕魚肉の主成分は水分，たんぱく質，脂質であるが，魚種，季節，年齢によって大きく変動する。一般にイワシ，サバのような回遊魚は季節による脂質含量の変動が大きい。水分の多い時期には脂質が減少し，脂質の増加する時期には水分が減少して，両者の和が80％前後になる場合が多い。また脂質含量は部位によっても異なり，マグロでは背肉では1～2％であるのに対し，トロといわれる腹肉では20％以上になることもある。魚には他の動物にない血合肉とよばれる組織があり，普通肉に比べ水分が少なく脂肪が多い。〔魚肉たんぱく質〕哺乳動物肉と同様，筋原繊維たんぱく質，筋しょうたんぱく質，基質たんぱく質からなっているが，哺乳動物肉に比べて筋原繊維たんぱく質が多く，基質たんぱく質が少ない。基質たんぱく質の少ないことは魚肉が哺乳動物肉に比べて軟弱である原因のひとつである。魚肉たんぱく質の主構成分である筋原繊維たんぱく質は哺乳動物肉のそれに比べ，不安定で，加熱，凍結などで変

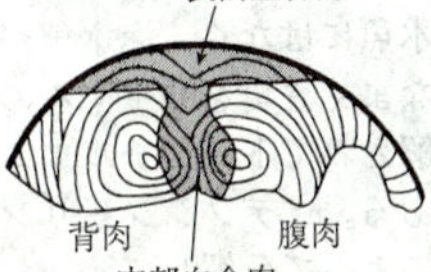

魚肉の横断面

魚肉の一般成分　単位：g（可食部100gあたり）

種　類	可食部％	水　分	たんぱく質	脂　質	炭水化物	灰　分
アジ	45	74.4	20.7	3.5	0.1	1.3
マイワシ	50	64.4	19.8	13.9	0.7	1.2
カツオ	65	72.2	25.8	0.5	0.1	1.4
コイ	50	71.0	17.7	10.2	0.2	0.9
サケ	100	72.3	22.3	4.1	0.1	1.2
サバ	60	65.7	20.7	12.1	0.3	1.2
タイ	50	72.2	20.6	5.8	0.1	1.3
タラ	100	80.9	17.6	0.2	0.1	1.2
ヒラメ	60	76.8	20.0	2.0	ϕ	1.2
キハダマグロ	100	74.0	24.3	0.4	ϕ	1.3

魚肉のたんぱく質組成　(％)

種　類	筋しょうたんぱく質	筋原繊維たんぱく質	基質たんぱく質
ヒラメ	18～24	73～79	3
マアジ	17～23	74～80	3
コイ	23～25	70～72	5
うさぎ	17～24	39～57	15～17

性しやすい。低温度の水域にすむ魚は一般に変性しやすく，タラ類が冷凍変性しやすいのは，その筋原繊維たんぱく質が非常に不安定であることと密接な関係がある。筋しょうたんぱく質の組成は魚種によって異なり，その電気泳動図で魚種の判定ができる。魚肉たんぱく質のアミノ酸組成は魚種による大きな差はなく，また普通肉と血合肉でもよく似ている。栄養上必須アミノ酸を十分に含み，哺乳動物肉に劣らない。〔エキス成分〕魚肉は2～5%のエキス成分を含み，窒素化合物が主である。サメ，エイ類はエキス成分として多量の尿素，トリメチルアミンオキサイドを含み，鮮度の低下に伴い分解して強いアンモニア臭を放つ。回遊性の魚はエキス成分含量が高く，多量のヒスチジンを含む。底棲魚はエキス成分含量は低い。トリメチルアミンオキサイドは淡水魚にはなく，海水魚が鮮度が低下するとなまぐさ臭を発生するのは，細菌により分解されてトリメチルアミンに変わるからである。アデノシン三リン酸は死後酵素作用によって分解してイノシン酸となるが，イノシン酸はグルタミン酸とともに魚肉のうま味の主要成分である。イノシン酸は，肉中でさらに酵素分解されイノシン，ヒポキサンチンに変わり，魚肉のうま味が鮮度が低下すると喪失する原因となる。またこの一連の変化を分析することによって魚の生きのよさを科学的に測定できる。→ちあいにく

ぎょにくソーセージ　魚肉ソーセージ　[Fish sausage]　練り製品の一種で，1953年以降，急速に生産がのび，機械化された大型工場でつくられる。〔製法〕原料としては，マグロ，カジキ，クジラを用いたが，最近はスケトウダラの冷凍すり身の使用が多い。魚肉をラード，こしょうなどの香辛料，でんぷん，植物性たんぱくなど副原料とともに塩ずりする。また，燻煙臭をつけるため，燻液を加えることもある。塩ずりが終わった肉は塩化ビニリデンのケーシングに詰め，両端をアルミニウム環で密封する。製品を常温流通させるためには，水分活性0.94以下またはpH5.5以下に調製して90℃で1時間の熱湯加熱するか，通常は製品の中心部温度を120℃で4分間，加圧釜中で加熱殺菌する。〔品質〕JAS規格では，魚肉50%以上，植物性たんぱく質20%以下，脂質2%以上，でんぷん10%以下に定められている。一般に，脂質含量が多く，弾力の強いものよりも口あたりのよいものが美味である。〔貯蔵性〕気密性のケーシングに密封，高温加熱しているので貯蔵性に富んでいるが，製造後，日数がたつと，添加したでんぷんの老化などによって食味が低下する。変質には膨張，結び目付近の肉の黄変，部分的な組織の軟化などの現象があり，酸味を増して味が落ちる。貯蔵性を過信せず，新しいうちに食べることが大切。→ねりせいひん

ぎょにくたんぱくしつ　魚肉たんぱく質　[Fish protein]　〔定義〕魚類筋肉を構成しているたんぱく質をいう。筋肉中のたんぱく質の含有量は魚種によって異なるが，生鮮肉の約15～23%を占める。同一種類についてみると，水分や脂質が季節によって大きく変動するのに対し，ほぼ一定の値を示す。〔たんぱく質組成〕哺乳動物肉と同様に筋原繊維たんぱく質（塩溶性，70～80%），筋形質たんぱく質（水溶性，20～30%），および基質たんぱく質（2～5%）からなっている。また，赤身魚の赤色は色素たんぱくによるもので，ミオグロビンが主成分である。魚肉たんぱく質の組成を哺乳動物筋肉と比較すると，基質たんぱく質（うさぎで約20%）が少なく，筋原繊維たんぱく質に富むことが特徴である。基質たんぱく質は主としてコラーゲンからなり，結合組織を形成しているが，魚肉はこれが少ないためやわらかい。筋原繊維たんぱく質は，主としてミオシン，アクチンおよびこれらの重合物アクトミオシンからなり，魚肉の主要加工品であるかまぼこなどの練り製品形成にあずかっている。また，魚肉筋原繊維たんぱく質は，一般に哺乳動物肉のそれより不安定で変性しやすいが，その安定性は魚種間でも大きな差が

水産動物の筋肉たんぱく質のアミノ酸組成（たんぱく質100g中のアミノ酸のg数）

アミノ酸	サバ		マイワシ	マアジ	イシガレイ	スケトウダラ	ベニマス	コイ
	普	血						
グリシン	3.8	4.3	5.6	5.0	4.1	5.0	3.5	3.7
アラニン	5.9	5.7	7.3	7.2	6.3	5.9	6.6	6.9
バリン	7.8	7.6	7.4	7.1	7.0	5.7	7.4	6.6
ロイシン	7.4	8.2	9.3	9.1	9.0	8.3	9.1	9.2
イソロイシン	7.4	7.4	6.0	6.1	5.1	7.2	5.2	5.1
セリン	5.0	4.8	5.1	4.8	5.4	5.3	4.9	5.0
スレオニン	5.2	5.1	5.6	5.6	5.6	5.8	6.0	5.9
メチオニン	3.2	3.2	3.6	3.6	3.1	3.6	3.4	3.3
シスチン	−	−	−	−	−	−	−	−
アスパラギン酸	11.5	9.5	11.2	10.8	10.5	6.3	10.8	10.9
グルタミン酸	13.4	11.5	13.7	15.8	15.8	15.9	14.8	16.6
チロシン	4.0	3.7	4.4	4.6	4.2	3.9	4.1	3.8
フェニルアラニン	4.4	4.7	4.7	4.9	4.4	4.3	4.8	5.1
プロリン	3.5	3.6	4.0	4.1	3.6	3.8	3.7	3.1
トリプトファン	1.2	1.4	1.3	1.3	1.2	1.2	1.3	1.1
アルギニン	5.9	6.7	6.9	6.8	6.2	7.0	5.8	6.0
リジン	10.0	9.2	11.0	10.7	10.3	11.0	10.6	11.6
ヒスチジン	3.4	2.6	2.5	2.3	2.5	2.4	2.9	2.2

注：普＝普通肉　血＝血合肉

ある。〔アミノ酸組成〕魚肉のたんぱく質は，いずれも類似したアミノ酸組成を示し，魚種およびふつう肉，血合肉間の差はほとんどみられず，鳥獣肉に栄養上劣らない良質のたんぱく質である。とくにリジン含量が高いので，リジン含量の低い穀類と組み合わせて摂取することは有意義である。

ぎょにくたんぱくのうしゅくぶつ　魚肉たんぱく濃縮物　[Fish protein concentrate]　→のうしゅくぎょにくたんぱくしつ

ぎょにくハム　魚肉ハム　[Fish ham]　練り製品の一種で，魚肉ソーセージとともに1955年以降，生産がさかんになった。〔製法〕魚肉ソーセージとほぼ同様な方法で製造したすり身に，塩漬けしたマグロ，塩漬けした食肉，植物性たんぱく質，肉片，豚の脂肉を混ぜ合わせ，調味後，塩化ビニリデンケーシングに密封して加熱する。加熱の際，リテーナーに入れて切り口を楕円形または角形にすることが多い。スライスハムは，2 kgくらいの大型の魚肉ハムを薄片状に輪切りにし，数枚を真空包装して殺菌加熱したもの。〔JAS規格〕魚肉50％以上，魚肉の肉片20％以上，つなぎ肉50％以下，植物性たんぱく質20％以下と定められている。食肉の比率がこれより多いものは混合プレスハムとして扱われる。→ぎょにくソーセージ

ぎょゆ　魚油　[Fish oil]　イワシ，サバなどの多脂質魚を煮熟後，圧搾して得られる油。〔性状・用途〕魚油はIPA（イコサペンタエン酸）やDHA（ドコサヘキサエン酸）など高度不飽和脂肪酸（$C_{20:5}$，$C_{22:6}$を主とする）に富むものが多く，ヨウ素価は高い。酸化されやすいので硬化油とし，マーガリン，ショートニング，石けんなどの原料とする。ヨーロッパではニシン油の重合させたものを油漬け缶詰に使う。

ぎょらん　魚卵　[Fish roe]　〔形態〕魚類の卵は一般に数は多いが小形で，直径1～2 mmのものが多い。〔卵数〕サケ，

マスのようにかなり大型卵では1腹あたり3,000個前後であるが，アユ3万個，マイワシ5万～8万個，ブリ180万個，タラ150万～300万個のようであり，マンボウにいたっては2億個に達する。〔成分〕魚卵はたんぱく質，リン脂質，脂肪，ビタミン類に富み栄養価は高いが，卵膜はケラチン質より成るためかずのこのように塩蔵したものの消化吸収は不良となる。また，一般にコレステロール含量は高い。〔調理・製品〕たいていの魚卵は煮付けとしておいしく，また特有の製品をつくる。すなわちチョウザメ卵のキャビア，サケ卵のすじこ，いくら，タイ卵の塩辛，ボラ卵のからすみ，ニシン卵のかずのこ，スケトウダラ卵のたらこ，アユ卵のうるかなどがある。

きりこみウルカ　切り込み鱁鮧　→ウルカ

きりざんしょう　切り山椒　〔起源〕もち菓子の一種で，江戸時代から江戸銘菓のひとつ。天保年間（1830～1843年）東京・日本橋小伝馬町のべったら市で売り出された。霊岸島の梅花亭はその本舗といわれ，現在でも，べったら市に梅花亭の切山椒が銘菓として出されている。山形県米沢のきりざんしょうも銘菓のひとつとして有名である。〔原料〕新粉と砂糖とさんしょうゆ。〔製法〕新粉をどろどろにこね，ぬれぶきんに包んで蒸しあげる。臼でよくついて砂糖を少量ずつ入れてこね合わせる。さらにさんしょうゆを添加してふたたび蒸し返し，もう一回臼でついてやわらかくし，浮き粉の上にとって1 cmぐらいの厚さにのし，冷えてから適宜の大きさに包丁で切る。切り口にも浮き粉を付けて仕上げる。紅で着色する場合もあるが，その場合は臼から上げ際に食紅を入れ，つき混ぜる。

きりたんぽ　切りたんぽ　秋田県北部地方の郷土料理。うるち米を炊き，すり鉢ですりつぶす。すりつぶした飯を杉でつくった大串に，がまの穂のような形にぬりつけ，いろり火または炭火でこんがりと焼いたものである。形がけいこ槍の先に付けるたんぽに似ているところから，この名がつけられたといわれる。焼き上がったきりたんぽは，串からはずすと焼きちくわのような形になる。〔食べ方〕鍋に，秋田県地方特産の比内鶏，せり，ねぎ，きのこ類，ささがきごぼう，さといもなどの材料と一緒に，3～4 cm幅のななめ切りにしたきりたんぽを入れ，醤油で調味し，きりたんぽ鍋にする。鶏肉は普通の鶏でもよい。このほかに，さんしょう味噌，納豆味噌，くるみ醤油などをきりたんぽに付けて，田楽風に焼く食べ方もある。

きりぼしだいこん　切り干し大根　[Kiriboshi-daikon, Dried strips of radish]　だいこんの乾燥品で，乾燥野菜のなかでは生産量が多い。かつては，冬期における野菜の貯蔵形態のひとつであった。〔種類〕切り干しだいこんは，切り方によって千切り干し（細長く切ったもの），上切り干し（千切り干しよりやや太目のもの），角切り干し（蚕切り干しともいい，短冊形に切ったもの），花丸切り干し（輪切りにしたもの）などがある。〔製法〕これらのものは適当なだいこんつきを用いて切断し，いずれも湯通し（ブランチング）せず，ただちにすのこに広げて天日乾燥する。寒いほど香味のよい製品を得る。乾燥日数は，千切りは1～2日，上切りは2～3日，角切りは6～7日，花丸は3～4日である。原料に対する歩留まりは7～10％で，製品の水分は15～20％である。このような生のまま切り干しする生切り干しと，蒸して酵素類を失活させてから干す蒸し切り干しとがある。〔割り干しだいこん〕だいこんを縦に割って乾燥させたもので，ふつう割り干しと長割り干しの二種類がある。〔用途〕煮物，汁の実，三杯酢に漬けてはりはり漬けにもする。

キルシュ　[（独）kirsch]　キルシュワッサー（kirsch wasser）ともいう。キルシュとはさくらんぼのドイツ名で，さくらんぼを発酵させ，ポットスチルで蒸留して得られたブランデーを，フランスではキルシュ，ドイツではキルシュワッサーという。さくらんぼ特有の芳香があり，木香のつくのを嫌うので，貯蔵にはパラフィンを内部にぬった樽や陶器のかめを用い，そのため無色透明である。おもに製菓やデザートの風味付け用に利用される。

ぎわざい　偽和剤　[Adulterant]　食品の重量やかさ（量）を増すために加えられるもので，粗悪品の場合には消化不良，下痢などの化学的食中毒の原因となる。石粉はもっとも代表的なものである。安い小麦粉，パン粉，ビスケット，あられ，せんべい，もち取り粉，砂糖菓子，辛味料（七味とうがらしなど）に入れられたことがある。〔石粉の種類〕二種類ある。ひとつは酸に不溶性のケイ酸塩を主体としたもので，粘度，陶土，ベントナイト，タルク（滑石），もみ殻の灰分など。もうひとつは酸に可溶性の炭酸カルシウムを主体としたもので，貝殻粉を用いることが多い。〔悪質な例〕魚粉などの安価な食品に，木屑，わら屑，繊維など，増量剤として混入されたこともある。現在は，このようなことはほとんどない。乳製品への植物油脂の混入，牛肉への馬肉や豚肉の混入，蜂蜜やメープルシロップへの異性化糖・砂糖の混入，サケ缶詰への別種魚肉の混入など，異なる材料を使用して品名を偽る詐欺的行為が偽和（adulteration）で，消費者基本法，不当景品類及び不当表示防止法によって禁止されている。食品衛生法やJASによる原材料の表示も偽和を防止する目的がある。なお，別の材料を添加していることを明示してあるイミテーション食品（コピー食品）などの場合は偽和にあたらない。

きんかいぎょ　近海魚　陸地に近い海に生息している魚の総称。近海にも沿岸，内湾，大陸棚などの異なる地域があり，それぞれの場所に定着あるいは回遊しながら生活する。沿岸に生息する魚をとくに沿岸魚として近海魚と区別する場合もある。水温，潮流などの影響で季節的に回遊する場合が多い。また遠洋との間を往来する魚もある。中小漁船により，主として巻網，底引網，棒受網などで漁獲される。普通，近海魚とされるおもな魚として，イワシ類，カレイ，ヒラメ類，カサゴ類，サンマ，ブリ，ボラなどがある。

きんかとう　金花糖　お茶うけ駄菓子の一種。〔製法〕砂糖を鍋に入れ，水を加えて煮る。煮つまったら火から下ろして半白になるまですり，砂糖の微結晶を析出させた液を合わせ木型に流し込む。合わせ木型はタイやエビなどの模様を彫刻したもので，流し込むに先立って水にひたし，さらによくふいておく。固まったら型から外して4～5時間風乾し，色を付けて仕上げる。

きんかん　金柑　[Kumquat]　中国原産で，宮崎，鹿児島などの暖地に多いかんきつ類の果物。〔生態〕みかんに似て高さ2 mに達する。果実は一般に小さく，長円形の長きんかん，球形の丸きんかん，球形指頭大の豆きんかん，ほかより形の大きく，卵形の明和きんかんなどがあるが，わが国には丸きんかんが多い。冬に熟成し翌春まで落ちない。〔用途・製品〕果実は皮に甘味と芳香があり，果肉は酸味が強い。皮のまま生食するほか砂糖漬け，ゼリー，マーマレードにも用いられるが，また料理用としてうすく切ってフルーツサラダのかざりつけなどに用いる。〔成分〕皮にはヘスペリジンを含み，ビタミンCは49 mg/100 gと多い。またCaも80 mg/100 gで多い。

きんぎょくとう　錦玉糖　ようかん風の半生菓子の一種である。見た目に涼しげであり，味は淡泊なので，夏向きの季節菓子である。〔原料〕寒天約20 g，グラニュー糖約2 kg，水あめ約200 g，水約500 *ml*。〔製法〕水漬けした寒天をしぼって水とともに煮溶かし，それに砂糖を加えて徐々に攪拌しつつ濃く煮つめ，さらにあめを加えて練り詰め，型に毛ふるいでこし入れて冷却する。〔成分〕100 g中，水分28.0 g，炭水化物72.0 g，エネルギーは288 kcalである。

キングクリップ　[King clip]　ニュージーランドやペルー沖の南太平洋で漁獲されるアシロメ科の魚で，全長1.5 mに達する。新顔の魚の一種で，1970年代から日本に輸入されるようになった。西洋料理に主として使われている。わが国沿岸では，近縁のヨロイイタチウオ（東京でヒゲダラ，アカヒゲなどとよぶ）がとれるが，一般家庭ではあまり知られていない。

きんげんせんい　筋原線維　[Myofibril]　筋線維内に長軸に沿って走る太さ0.5〜1.5 μmの細長い繊維で，筋線維の原形質が分化してできたものである。筋肉の運動機能をつかさどる。横紋筋（骨格筋）の筋原線維は明るい単屈折性の部分（I帯）と暗い複屈折性の部分（A帯）とが交互に配列しており，I帯の中心にZ線があり，A帯の中央にH帯，H帯の中心にM線があって周期的な横紋を構成しており，急速な運動を行うことができる。筋原線維には太い線維（thick filament，ミオシンフィラメントまたはAフィラメントとよばれる）と細い線維（thin filament，またはIフィラメントとよばれる）とがあり，静止筋では太い線維は直径約110〜120 Åで A帯にのみ存在し，細い線維は直径約50〜60 ÅでZ線から延びてA帯に及ぶがH帯には入らない。太い線維はミオシンを含み，細い線維はアクチン，トロポミオシンおよびトロポニンよりなる。これらを筋原線維たんぱく質という。心筋の筋原線維はその構造，性質が骨格筋の場合とほぼ同じであるが，A帯およびI帯が狭小で骨格筋のように明確に認めにくい。平滑筋の筋原線維には横紋がなく，さらに細い筋原線維から構成され，運動性はきわめて緩慢である。→きんこうぞうたんぱくしつ

きんこうぞうたんぱくしつ　筋構造たんぱく質　骨格筋の構造たんぱく質のおもなものは，ミオシン，F-アクチン，G-アクチン，トロポミオシン，α-アクチニン，β-アクチニンなどであり，ミオシンはAフィラメントに，アクチンはIフィラメントに，トロポミオシンはIフィラメントおよびZ線に，アクチニンはZ線およびIフィラメントに含まれている。→きんげんせんい

きんさい　芹菜　セリ科に属し，セロリの仲間で原種に近い。中国野菜のひとつ。せりなともいう。〔性状〕セロリに比べて小型で，葉が小さく，茎が細長くて香りが強く，やわらかい。品種により茎葉が濃緑色のものと，黄色のものとがある。〔栽培〕冷涼を好み，生育期間がセロリよりも短い。〔成分〕ビタミン類が多い。〔用途〕特有の香気があり，サラダ，スープの実のほか，羊肉，レバーのにおい消しに一緒に油炒めする。

きんざんじみそ　金山寺味噌，経山寺味噌　[Kinzanji miso]　嘗（なめ）味噌の一種である。〔歴史〕中国の経山（きんざん）による経山寺の製造法が伝えられ，江戸時代に紀州金山寺でつくり始めたといわれる。江戸では享保年間より流行し始めた。〔原料〕大豆，精麦，食塩，その他まくわうり，なす，しょうが，しそなどの野菜類，甘味料，香辛料を使用する。〔製法〕製麹は大豆を炒り，石臼またはひき割り機にてあらく割って，外皮を除き，3〜4時間水浸して水きりした精麦を混合する。これを，甑（こしき，蒸し器のこと）にて約1時間蒸熱し，35℃ぐらいに放冷した後，種麹を加えて，製麹する。仕込みは，まくわうり，なすなどの野菜を一晩軽く塩漬けした後，細かく刻んだものを混ぜて行う。約3か月ぐらい経過すれば熟成するので，水あめか砂糖を加えて調味した後，食用に供する。

ぎんじ　銀耳　→しろきくらげ

きんしつか　均質化　[Homogenization]　液状食品の物理的・化学的諸性質が，どの部分でも同じになるように混合，分散，溶解させることをいう。牛乳（市乳）にもっとも一般的に行われるので，牛乳を例に示す。脂肪球を機械的に細分して脂肪（クリーム）が分離しないようにする操作で，均質化（ホモジナイザー：homogenizer）により行われる。〔ホモジナイザー〕液体（牛乳）に100〜150 kg/cm^{2}の圧力を加えて約1/100 mmの細孔から噴出させ，圧の急減により脂肪球を細分する。

〔均質化の利点〕 正常牛乳の脂肪球の大きさは牛乳の品質などによって種々異なるが，ふつうは直径が 0.1〜10 μm である。これが均質化によってその大きさが 2 μm 以下になる。しかも，球の大きさが均一になるので，搾乳したままの牛乳のようにクリーム層が分離しなくなり，脂肪球の大きさが細かくなるので脂肪の消化もよくなる。また，均質化によってカードテンション（curd tension）は表に示してあるように小さくなる（ソフトカードになる）ので，たんぱく質の消化もよくなる。〔利用〕 均質化は，均質牛乳，アイスクリームミックス，無糖練乳，発酵クリーム，マヨネーズ，サラダドレッシング，ネクター等の製造に際して行われる。

脂肪球破砕に及ぼす均質化圧力の影響

圧 力（ポンド）	脂肪球の大きさの範囲（μm）	脂肪球の平均の大きさ（μm）
0	1〜18	3.71
1,000	1〜7	1.68
2,000	1〜3	1.08
3,000	0.5〜2	0.76

均質化の圧力とカードテンション

	カードテンション（g）			
均質化の圧力（ポンド）	0	1,000	2,000	3,000
脱 脂 乳	70	67	70	73
正 常 牛 乳	53	33	29	26

きんしつかしょり　均質化処理 ［Homogenizing treatment］ 不均質な食品などを均質にする操作を均質化処理といい，均質化する装置を均質機（ホモジナイザー，ホモゲナイザー）という。この操作は，牛乳中の油滴の大きさを均質にしたり，マヨネーズやケチャップなどの成分の分散状態を均質化したり，分離しにくくするために不可欠な工程である。牛乳の場合には，油滴の大きさを 1〜2 μm 程度にしてクリームの分離を防止するために行われるが，この工程は，まず牛乳を 60〜80℃に加熱し，ついで 100〜150 kg/cm² 程度の圧力でバルブから押し出して行われる。均質化された牛乳脂肪にはリパーゼが働きやすいので，予酵素を失活させるために予熱処理が必要である。

きんしつぎゅうにゅう　均質牛乳 ［Homogenized milk］ 牛乳の脂肪球は直径 0.1〜10 μm（平均 3 μm）の大きさで存在する。3 μm の場合，表面の吸着たんぱく質量は 2.34％で，牛乳を静置すると脂肪球はゆっくり浮上してクリームラインを形成する。しかし，ホモジナイザーによって機械的衝撃を与え，直径を 1/10 以下に細分化すると，表面たんぱく質の吸着量は 25％以上となり，浮上性を失う。この目的に現在もっぱら用いられているのは加圧式ホモジナイザーであって，100〜150 kg/cm² で処理するとき，噴出した際の急激な圧の減少により細分化される。わが国の牛乳は，戦前はほとんど unhomogenized milk（ノンホモ牛乳という名称で市販）であったが，現在は homogenized milk が一般的である。均質牛乳は *in vitro* および *in vivo* で，形成したカードは unhomogenized milk よりもやわらかく，消化性がすぐれている（ソフトカードミルク）。

きんせきがいせんきゅうしゅうほう　近赤外線吸収法 ［Near-infrared absorption method］ 食品などの成分，品質を非破壊で分析する方法のひとつで，水分の定量などに用いられている。〔原理〕 近赤外線（波長 0.75〜2.5 μm）を食品に照射したとき，食品に含まれる成分の種類と量に応じて特定の波長を吸収することを利用して，成分の定量，特性の評価を行う。近赤外領域の吸収は，大部分が赤外領域で生ずる基準振動（吸収）の倍音またはその結合振動によるもので，-OH, -NH, -CO などの特性吸収の倍音が主要な吸収となる。得られた吸収スペクトルをコンピュータで計算処理，解析することによって短時間に利用可能なデータが得られる。〔目的〕 これらの官能基を多く含むたんぱく質，脂質，炭水化物，水などの主要成分の定量や水分の挙動，結合振動などによる吸収を利用した

きん

色素，呈味成分，ビタミンなどの微量成分の定量，食品の品質特性の評価などに用いられる。〔応用〕一般には，検体からの反射光を積分球で集光し，吸収スペクトルを得るが，試料の粒度によって誤差が生じやすいので，これらの二次微分スペクトルが常用される。また，食品の種類によって吸収量が少しずつ異なるので，同一種類の食品の同一成分について定量のためのキャリブレーションカーブを求めておく必要がある。

きんせんい　筋線維　[Muscular fiber]　筋線維には筋原線維が長軸にそって走り，筋組織に特有な収縮現象を現す。筋線維は筋原線維の性状によって横紋筋線維と平滑筋線維に分類され，横紋筋線維はさらに骨格筋線維と心筋線維とに分類され，また，生理的には骨格筋線維は随意筋線維に，平滑筋線維と心筋線維は不随意筋線維に属している。→きんげんせんい

きんぞくかん　金属缶　[Metal can]　ブリキ，アルミニウム，TFS (tin free steel) などの金属の板でできているカン容器のことをいう。缶詰に用いられる一般の食カンのほか，炭酸飲料，果実飲料やビールに用いられる飲料カン，各種エアゾール製品（噴霧して使用）に用いられるエアゾールカン，菓子，洗剤，モーターオイル，乾電池などのいわゆる雑カンなど，非常に多くの種類，用途がある。材質は，使用目的，用途により，金属の種類，板厚，メッキの種類，メッキの厚み，塗装の有無などが変えられる。容器としての形も丸カン，角カン，だ円カン，馬蹄カン，まくらカンなど種々あり，カン胴の接合法もはんだ法，溶接法，接着剤使用法，はんだ不要の打ち抜きや深絞り法などがある。一般の缶詰カンは上下（天地）を巻きしめるので3ピースカンといい，ビールやゼリー用のカンのように深絞りのカンで上部（天）の板（ふた）だけ巻き締めるカンを2ピースカンという。金属カンの特徴は，紙容器，プラスチック容器に比較して，剛性があり，取り扱い，運搬が容易であり，気密性や遮光性にすぐれ，内容物の品質保持性がよく，高温での収縮，溶融などがなく，印刷や塗装が容易であるなどの利点がある。しかし，腐蝕現象があり，比較的重いなどの欠点もある。

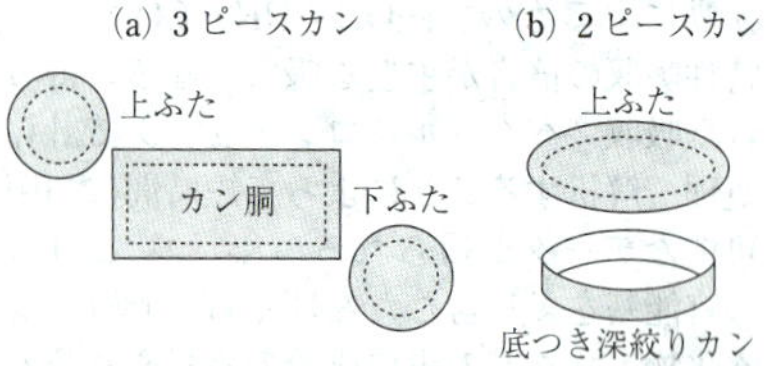

3ピースカンと2ピースカン

きんぞくしょっき　金属食器　[Metal tableware]　食器や調理器具には金属器を使うが，とくに洋食はナイフ，フォーク，スプーンで食べるため，その種類も多い。金属食器の材料としては，ステンレススチール，洋銀，銀製品が使われるが，食物の味を変えず，食器からの溶出による毒性がなく，色，形に気品をもつもので，何代にもわたって使える材質であることが要求される。銀は白色で光沢のある金属であり，食器としてつくられたものは気品をもつので客用に使われる。ただ，強い酸に溶けやすく，空気にさらすと酸化して光沢が失われてくるので，手入れが大切である。高価であり，変色をさけるため，和紙やプラスチックフィルムに包んで保存納庫し，使用時には，いつも元の美しい光沢のある状態で食卓に用意できるようにする。〔ステンレススチール製食器〕鉄とクロムやニッケルなどとの合金で，空気，水，酸などに対して非常に強い性質をもっている。とくに18-8ステンレススチールは，クロム18%，ニッケル8%を含むもので，安価でさびず，使っても傷がつきにくく，比較的重量が軽く，手入れが簡単であるから，日常の食器や調理器具として最適である。〔洋銀製食器〕銅にニッケルや亜鉛を加えた合金で，一般にニッケルシルバーといわれ，銀状の光沢がある。銀メッキは洋銀を地金としたものがもっとも良い。シルバー

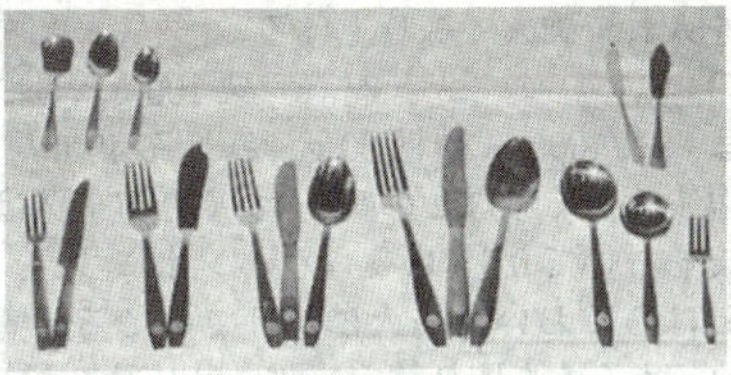

個人用ナイフ，フォーク，スプーン

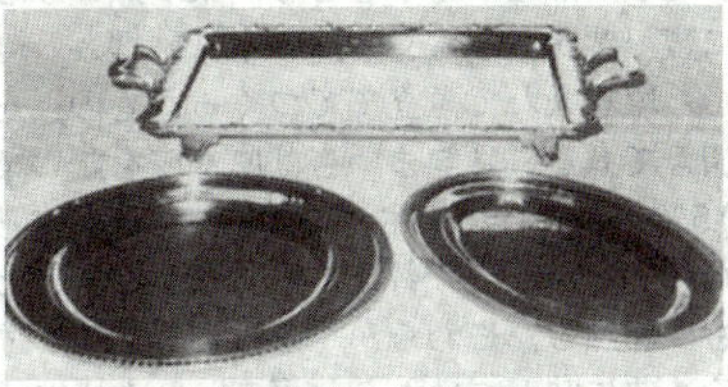

銀盆３種（丸，小判，角）

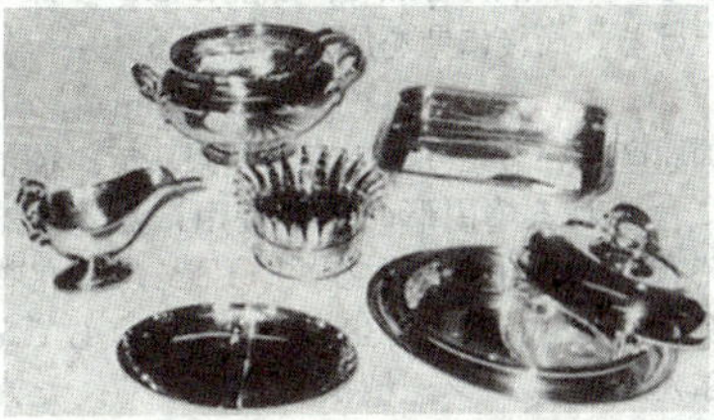

洋 銀 製 食 器 (1)

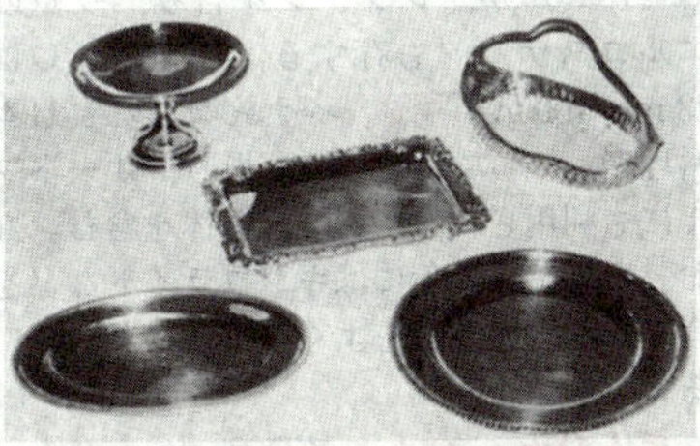

洋 銀 製 食 器 (2)

系のメッキを一般に銀メッキとよんでいるが，厳密には，クロムメッキ，ニッケルメッキ，銀メッキと区別する。メッキしたものは傷をつけないようにすることが大切で，傷は外見を悪くするだけでなく，さびが出やすく，溶出する毒性の心配や，食物の味にも影響するので，メッキ分がはげたものは再メッキの手間をかけねばならない。〔注意〕金属食器は長年月使用できるため，形のよい使いやすいものを求め，よく手入れをすることが大切である。とくに，銀製食器は傷がつきやすいので，クレンザーなどの粒子のあらい洗剤やたわしを使ったり，ほかの金属食器といっしょに洗ったりするのはさけたほうがよい。スポンジで洗剤液を使って汚れを落とし，仕上げ洗いには熱めの湯に通すと水きれがよく，大きな布でふきあげる。硫化水素やイオウにより黒変を起こすので，半熟卵を銀スプーンで食べたり，ゆで卵を銀盆に直接置いたり，ゴム輪をはめたりしないほうがよい。曇りや黒変は専用のみがき剤で除くことができる。→ようしょっき

きんぞくようき　金属容器　[Metal container, Metal can, Metal vessel]　金属容器の材料として普遍的かつ一般的に使用されているものがブリキであり，過去200年以上の歴史がある。したがって，金属容器といえばブリキというイメージがある。しかし最近では飲料カンが急成長し，ブリキ以外の金属材料としてアルミニウムとティンフリー鋼（TFS）とが使われている。ブリキには電気メッキブリキとホットディップブリキとがあり，いずれも薄鋼板にスズメッキしたもので，現在の各種缶詰にはこれらが使用されている。果実，野菜，あるいは食塩濃度の高い食品で，スズの溶出が問題になる食品には，特殊な塗料をブリキ内面に塗装したものが使用されている。〔ティンフリー鋼板（tin free steel plate)〕文字どおりスズメッキしていない鋼板で，スズメッキにかわって鋼板の表面をクロム酸で処理する。カンとして成型する場合，製胴ははんだ接着，電気溶接または樹脂セメント接着を行ってカンにする。この場合も，金属の溶出を防止することが必要なときには，特殊塗料で内面を塗装する。〔アルミニウム〕ブリキカンの場合のようにたんぱく質と反応して硫化黒変を起こさず，いわゆる缶詰臭を発生しない，毒性の点で問題がない，ブリキの重量の1/3で軽い，表面が美しく印刷効果が高いなどの利点があるため，ビールその他各種の食品包装容器として使用されている。容

器として使用されるアルミニウムは，純度99.8％程度の純アルミニウム系と，純度90～95％程度の耐蝕アルミニウム合金系のものとがある。前者はアルミニウム箔としてコンポジットカン，ラミネートフィルムの基材に使用され，後者は缶詰のカンとして使用されている。→かんづめ

ギンダラ　銀鱈　［Sablefish］　キンダラ科に属し，タラとは別種でホッケやアイナメに近い魚。全長60 cm，頭がとがっている。北海道でとれる。切り身にしたものが市販されている。大部分はアメリカやカナダから輸入されているが，ギンダラの西京味噌漬けは高級料亭でも提供される。

キンツァイ　芹菜　→きんさい

きんつば　金鍔　平鍋焼き物菓子の一種。〔製法〕小麦粉を水または微温湯でこね，これを小豆つぶしあんまたはきんつばようかんで包み，油ふきんでよくふいた平鍋の上に少し押しつけて，扁平型に置く。焦げ付かない程度に焼き，鍋を油ふきんでふきながら，周囲も転がして軽く焼いてつくる。〔種類〕衣がけ金つば，角金つば，薩摩金つばなど，種類が多い。

きんときまめ　金時豆　いんげん豆の一種。〔生態〕だ円形をなし，赤紫色を呈し，斑点を有するものが多い。〔産地〕北海道に多い。〔品種〕紅金時，つる金時，前川金時，大正金時などの種類がある。〔用途〕きんとき豆は昔は甘納豆に用いられたが，近ごろは煮豆に用いられることが多い。→いんげんまめ

きんとん　金団　豆類，栗，さつまいもなどを原料とし，砂糖を加えてやわらかく甘く煮上げ，その一部または全量を裏ごししてペースト状にしたものである。〔豆きんとん〕材料：白いんげん150 g，砂糖100 g，塩少々。白いんげんに3～4倍の水を入れて煮る。途中2～3度水を取り替える。やわらかくなったら衣の分として1/3の豆を取り出し，裏ごしする。残り2/3の豆には砂糖を徐々に加えて火にかけ，甘味を煮含める。このとき，塩も入れる。豆に味がついたら，このなかへ裏ごしした豆を入れて強火で練り上げる。〔栗きんとんのつくり方の一例〕材料：栗100 g，さつまいも100 g，砂糖60 g，みりん40 ml，塩少々，くちなしの実。つくり方：栗は皮をむいて0.5％のミョウバン水につけ，しばらくおいたら火にかけてゆでる。煮立ったら水を取り替え，栗に串が通るまでゆでる。煮えたら水をきり，栗が熱いうちに蜜（栗がかぶるくらいの水に砂糖とみりんと塩を入れて煮立ててつくったもの）を加えて煮る。さつまいもは厚く皮をむいて0.5％のミョウバン水につけゆでる。煮立ったら1度水を取り替え，くちなしの実とともに加熱し，やわらかくなったら裏ごしする。栗に味がついたら，裏ごししたさつまいもに栗の煮汁を加え，加熱しながら練り上げる。最後に栗を加えて混ぜる。

ぎんなん　銀杏　［Gingko（nut）］　中国原産。いちょうの果実（堅果）で，種子に含まれる楕円形の仁が食用になるが，特有のうま味を有する。〔成分〕炭水化物がおもで（100 g中38.5 g），そのうちでんぷんが多く，ショ糖はこれにつぐ。たんぱく質の含量も多い（4.7 g）。脂質は少ない（1.7 g）が，レシチンを含み，少量のエルゴステリンも存する。ビタミンCは23 mg/100 g。〔用途〕茶わん蒸しなど日本料理のあしらいに用いられたり，オードブルにも利用される。青酸配糖体を含む。なお，いちょうの葉にはギンコライドなどを含み，血液の流れをよくするといわれている。

きんぴら　金平　ごぼう，にんじん，うど，れんこん，たけのこの姫皮などを油で炒め，醤油，砂糖で味をつけ，赤とうがらしでピリッとさせたもの。このうちごぼうがもっとも有名。〔きんぴらごぼうのつくり方〕ごぼうはささがきまたはせん切りにして水にさらし，あくを抜いてから水気をきっておく。ごぼうの重量の10％の油を熱し，ごぼうを入れてじゅうぶんに炒める。赤とうがらしを種を除いて刻んで入れ，さらに炒める。このなかへ15％の醤油と5％の砂糖を加え，中火で混ぜながら

火を通す。

キンメダイ　金目鯛　[Red bream]　キンメダイ科の魚。〔生態〕体は朱赤色で眼が大きく虹彩は金色に輝いているところからこの名がある。深海魚。体長は一般に40 cm内外である。〔産地〕相模湾，駿河湾などで漁獲される。〔調理〕12月から翌3，4月ごろまでの間がおいしく高級料理の材料とされ，塩焼き，煮付け，蒸し物，刺身，フライなどに向く。

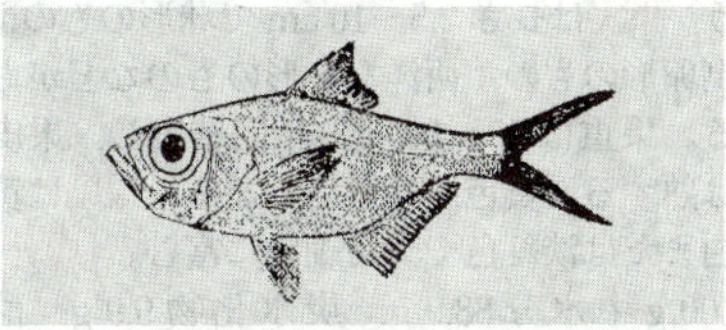

キンメダイ

きんるい　菌類　[Fungi]　広い意味ではかび，酵母，バクテリア，粘菌，きのこと通称されている。葉緑素をもたない下等植物の総称である。しかし，きのこを除いたものをさすこともある。植物学上は，葉状植物中の菌類に包含されるものをいう。ほかの植物との関係を示すと，図のようになる。〔分類〕菌類はさらに大別して，粘菌類，分裂菌類，真菌類の三つに分けられる。〔粘菌類〕変形菌類ともいわれ，その栄養体はアメーバ状で，細胞質の偽足をのばして，匍匐（ほふく）するのが特徴である。〔分裂菌類〕分裂によって繁殖するものをいい，細菌（バクテリア）はすべて

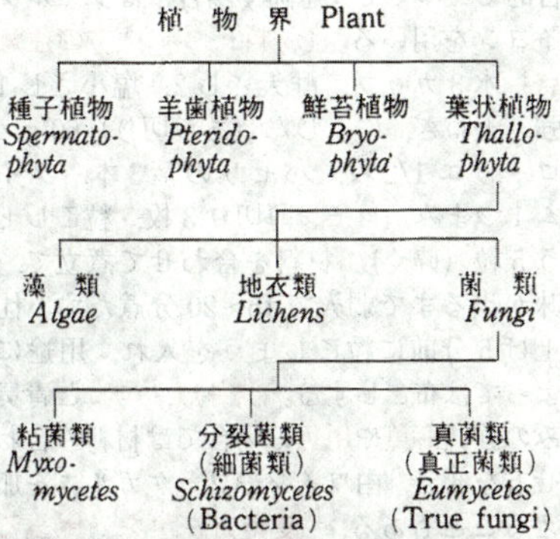

このなかに包含される（→バクテリア）。〔真菌類〕さまざまな分類があるが，つぎのように分類するのが適当と考えられている。1）菌糸に隔壁がまったくない…藻菌類（Phycomycetes）（けかび，くものすかび），2）有性胞子が子のうに内生する…子のう菌類（Ascomycetes）（麹かび，青かび，酵母），3）有性胞子が担子器に外生する…担子菌類（Basidiomycetes）（きのこ），4）有性胞子は認められず，無性胞子により繁殖する…不完全菌類（Fungi Imperfecti）（カンジダ，フザリウム，モニリア，オイジウム）。

く

グアーガム　[Guar gum]　マメ科の植物，グア（*Cyamopsis tetragonolobus* L.TAUD）の種子から得られる天然糊料。〔製法〕グアの種子の胚乳部を乾燥，粉砕する。この粗製品を，アルコール沈殿により精製する。〔成分〕ガラクトース1，マンノース2よりなる多糖類。分子量約20,000。〔用途〕増粘剤としてアイスクリーム，シャーベット，ソーセージなどに，安定剤として果汁（にごりが安定する），ソース，ドレッシングなどに，硬化防止剤としてインスタントラーメン，和菓子，こんにゃく，パン，かまぼこ，プロセスチーズなどに用いられる。使用量は0.1～1％程度。近年，グアーガムの水溶性食物繊維としての機能，特に，いわゆる整腸作用などが注目され，グアーガム分解物を主原料にした特定保健用食品も開発されている。

グアニルさん　グアニル酸　[Guanilic acid]　しいたけのうま味成分で，グアニン，リボース，リン酸からなるヌクレオチド。リン酸の結合する位置によって2′-，3′-，5′-があるが一般的にはグアノシン-5′-リン酸（グアノシンモノフォスフェート，GMP）をさす。しいたけには70 mg/100 g，まつたけには22 mg/100 g程度含まれ，煮だし汁へ多量に浸出する。イノシン酸よりうま味が強く，味は同質で

あるので，イノシン酸と同様に複合調味料として利用される。複合調味料として用いられるときは，ナトリウム塩である5′-グアニル酸ナトリウムとして利用される。

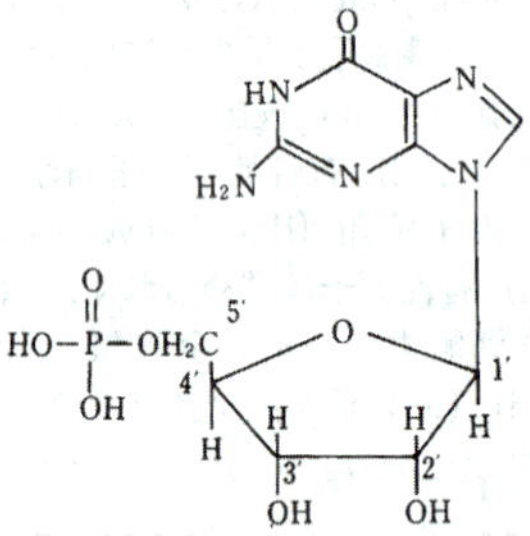

5′-グアニル酸

グアニン　[Guanine]　2-アミノ-6-オキソプリン，$C_5H_5N_5O$，分子量151.1。プリン塩基のひとつで核酸の構成成分である。1844年，Magnusがグアノ（鳥糞石＝海鳥の糞の堆積物）中から最初に単離した。無色結晶は水，アルコール，エーテルに難溶で，酸，アンモニア水，水酸化カリウム水溶液に易溶。酸，塩基，金属と塩を形成する。〔存在〕アデニン，ヒポキサンチンとともに広く生物の細胞中に存在するが，ある特殊な細胞では，水に難溶であるために結晶状に析出して存在する。たとえば魚類では，この結晶が光彩物質として認められる。魚類の皮膚には角質のうろこ，表皮，色素胞のほかに結締組織をはさんで上下二層の光彩胞が存在する。このふたつの光彩胞のうち，上層は多色性の光彩を放って虹色を呈し，下層は白銀色に輝いているが，これらはなかに含まれるグアニンの結晶片が光を反射するとともに干渉することによって生じるものである。その光彩が美しいので，タイ，カツオ，アジ，サバなどの刺身ではわざわざ光彩胞を切り残している。〔利用〕以前はニシン，イワシ，タチウオのうろこより採取したグアニンをガラス球に塗布し人造真珠をつくっていた。

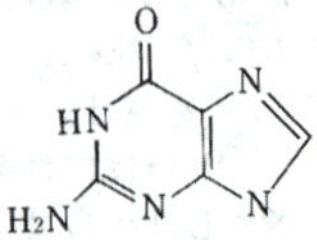

グアニン

グアノシンモノフォスフェート　[Guanosine monophosphate]　$C_{10}H_{14}N_5O_8P$，分子量363.22。グアノシン（グアニン＋リボース）のリン酸エステルでグアニル酸ともいう。→グアニルさん

グアバ　[Guava]　熱帯アメリカ原産のフトモモ科の常緑灌木。バンジロウともいう。果実は長さ2.5～10 cmで球形のもの，倒卵形のもの，西洋なし形のものなどがある。果重は50～140 g。年間結実し，果皮は熟すると黄色，緑黄色となる。果肉は黄白または淡紅色で，石細胞に富む。〔成分〕100 g中水分88.9 g，炭水化物9.9 g，酸0.5 g，ビタミンは多く，Aは50 μgレチノール当量，C220 mg。〔加工〕生食のほか，ジュース，ネクター，ゼリー，ピューレ，シチューなどに加工される。台湾では葉を茶にする風習がある。

くいあわせ　食い合わせ　→たべあわせ

クールブイヨン　[Court bouillon]　香味野菜や香辛料などの香りの強い材料に，塩，粒こしょう，必要に応じて酢を加え，水で煮だしてつくる味のついた煮汁。また，魚をクールブイヨンでゆで煮した料理のこともいう。クールブイヨンの適当な訳語はないので，そのまま使われる。魚，エビは，短時間に生臭みを消して風味を増す目的で，ゆでて火を通す場合にはクールブイヨンを用いる。〔材料・つくり方の注意点〕水3カップ，酢大さじ2，塩小さじ1強，玉ねぎ，にんじん（あら切り）60 g，ローリエ1/2枚，パセリの茎3本，タイム1つまみ，レモン薄切り3枚，粒こしょう5粒（砕く）。材料を合わせて煮立て，味が出るまで弱火で15～20分煮だす。仕上げ5分前に粒こしょうを入れ，用途によっては布ごしする。白身魚，エビと青臭みの強い海魚や川魚の場合では材料の合わせ方を変え，白ワインやブーケガルニを加えることもある。〔使い方〕魚を一尾まる

まるゆでるときには冷ましたクールブイヨンを用い，上にバターをぬった紙をかぶせ，直火またはオーブンに入れて静かに火を通し，身割れを起こしたり，形がくずれるのを防ぐ。切り身の魚は魚の皮目を下にしてバターをぬった鍋に並べ，クールブイヨンをごく熱くして加え，身の表面を短時間に凝固させ，切り口から味が逃げないようにする。いずれの場合も，液量は並べた魚の高さの半分くらい用い，紙ぶたをして90～95℃の温度を保ち，煮立てないように注意しながら余熱も考え，ゆですぎないことが大切である。また，ゆで終わったら煮汁に漬つけたまま冷やし，供卓前に汁から取り出すようにすれば，乾燥しないので表皮のつやがよく，味も美味である。

クエンさん　**クエン酸，枸櫞酸**　[Citric acid]　→ゆうきさん

くきワカメ　**茎若布**　ワカメの中肋部分（中央の硬い部分）や茎のことをいう。従来，塩蔵わかめを製造する際に取り去った中肋や茎は廃棄されるのが普通であったが，湯通しした後塩蔵すると長期間の保存に耐えることがわかり，各種調味加工品の原料として使われるようになった。塩蔵品を食べるときは，適当な形に細切りして塩抜きしてから，漬け物その他に調理する。岩手県，宮城県が主産地である。

くこ　**枸杞**　ナス科の落葉小灌木で，原産地は日本，台湾，中国など。秋から冬にかけて小粒の実がなるが，果実は赤く，楕円形で，食用となる。〔用途・効力〕果実を半乾き程度に日乾し，焼酎につけたものはくこ酒といって強壮の効があるという。葉や根皮（地骨皮ともいう）の乾燥したものは解熱の効があるともいわれる。また乾燥したものをくこ茶として常用すれば健康によいともいわれており，若芽はひたし物，あえ物などにして食用とされる。ベタインを含む。

くこしゅ　**枸杞酒**　中国原産のナス科に属する落葉性灌木であるくこの実を日乾し，500 g を35％焼酎2 *l* に約3か月漬けてつくった酒。昔から強壮剤として知られている。

くさもち　**草餅**　もち菓子の一種。〔製法〕白玉粉に少量の水を加えて練り，このなかに白玉粉と同量の砂糖と倍量の上新粉を混ぜ合わせてすり，平たくして蒸し器で20分くらい蒸す。蒸した生地をぬれ臼に入れ，別によもぎの葉を湯がいてあく抜きしたものを細かくすりつぶして加え，つき合わせる。つきあがったもち生地を小さくちぎって，用意しておいたつぶし練りあんをヘラでとって包む。形は木魚形か編笠形にする。特殊なものとしては，上新粉を木鉢にとって温湯でこね，蒸し器で蒸しあげた後，木鉢でゆでよもぎの細かく刻んだものを混ぜ，ちぎって茶きん絞り型とし，皿に盛ってきな粉か砂糖をかけて食べるものもある。〔草もちの草〕上古の草もちにはよもぎは用いず，母子草（ははこぐさ）（キク科のほうこぐさ，通称ごぎょうとよばれるもの）が常用されていたことが，『文徳実録』（9世紀後半）という書物に記されているという。母子草がよもぎに変わった年代は明白ではないが，『年中実例記』に永正天文（1575年前後）以前であるとされていることから，おそらく室町時代中期からのこととされている。〔草もちと行事〕草もちは昔から3月3日の上巳節句に供したが，東京の西新井大師の門前では，名物菓子として売っている。

くさや　[Kusaya, Japanese style salted-dried fish]　伊豆諸島（新島が主生産地）でつくられる独特の臭気と風味のある魚の塩干し。〔由来〕魚を塩干しする際に，島では貴重な塩を節約するため，塩水に魚をくり返し漬けたのが始まりといわれている。〔製法〕ムロアジ，アオムロ，トビウオ，アジなどを原料とし，腹開きにして内臓を除き，独特のくさや汁に10～20時間漬ける。水洗・塩抜き後，天日乾燥する。〔特徴〕塩漬けする際に，塩水のかわりにくさや汁を用いる。くさや汁は塩分8～14％，くり返し用いるので，魚から浸出した成分が発酵分解し，茶色の粘稠性の液となる。100年以上も続けて用いる工

場もある。くさやの臭気はフェニル酢酸を主とした低級脂肪酸と揮発性アミン類による。〔食べ方〕東京では酒の肴として珍重され，素焼で食べるのが一般的。最近は，焼いた後に身をむしった瓶詰製品がある。→えんかんひん

くしだんご　串団子　古くからあるもち菓子の一種で，あんだんご，焼きだんごが代表的なものである。〔製法〕基本的には，新粉を蒸してじゅうぶんについて，直径 2 cm くらいの太さにのばして 1.5 cm 幅くらいに切り，4 個を串刺しにする。さらに練りあんをへら付けして仕上げるか，串刺ししたものを火床上で回転させながら均一に焼き，醤油のたれにひたし付けて仕上げたものである。材料は新粉だけでなく，もち粉や白玉粉，くず粉などと併用するものや，あん製だんごといって，練りあんを混ぜてつくるものもある。製法は単純であるが，ちょうどよい物性に仕上げることがなかなかむずかしい。新粉はあらびきのものを使用したほうが，食べやすいものになる。

クジラ　鯨　[Whale]　哺乳動物クジラ目に属する海獣。種類が多く全部で 80 種以上に達する。このうち大型のものをクジラといい，小型のものはイルカとよばれる。したがってクジラとイルカの間には確然たる区別はなく，中間ぐらいの大きさのものはときにはクジラといい，ときにはイルカとよぶ。すなわちゴンドウクジラなどはゴンドウイルカともよばれる。〔生態〕クジラの体はほかの獣とはまったく異なり魚のように変形し，頭，胴，尾はつながって紡錘形となり，頸の部分は見わけにくくなっている。また前肢はひれ形となり，後肢はなくなっている。尾は水平に広く開く。鼻孔は頭の背部に開く。クジラ目は有鬚クジラと有歯クジラに分ける。有鬚クジラは口中に歯がなく鬚をもつ。これらは食生活も異なり有鬚クジラはオキアミという小エビのような形をした浮遊生物を海水ごとのみこみ，海水は鬚の間から吐き出す。一方，有歯クジラはイカや大型の魚を食べている。〔種類〕有鬚クジラ，有歯クジラのうちのおもなものをあげる。有鬚クジラ：セミクジラ，ナガスクジラ，シロナガスクジラ，イワシクジラ，ブライドクジラ，コイワシクジラ，ザトウクジラ，ミンククジラ，有歯クジラ：マッコウクジラ，コマットウ，ネズミイルカ，リクゼンイルカ，ゴンドウクジラ，シャチ，バンドウイルカ，マイルカ。〔有鬚クジラ〕種類は少ないが大型のものが多く，なかでもシロナガスは全動物中最大で体長 30 m，体重 130 t に達するものがある。セミクジラ，シロナガスクジラ，ナガスクジラ，イワシクジラなどは資源の減少により捕獲が禁じられ，現在捕獲されているのはミンククジラのみである。〔有歯クジラ〕大型のものは，マッコウクジラのみでわが国近海に多い。そのほかの小型のものは千葉，三重，静岡沿岸で小規模に獲られている。〔産額〕資源の減少とクジラに対する世論から漁獲量は激減し，現在は南極海および北西太平洋で調査捕鯨が行われたが，2011 年 2 月から中断している。近年は，ホエールウォッチングなどのように，観光資源として見直されてきている。〔用途〕有鬚鯨肉は食用とし，油は硬化油としたのちマーガリン，ショートニングオイルとする。骨は採油後骨粉として肥料とする。鬚，歯，骨などは細工物の原料，軟骨部分はゼラチン原料とする。→げいにく，げいゆ，シロナガスクジラ，ナガスクジラ，マッコウクジラ

クジラにく　鯨肉　→げいにく

くずこ　葛粉　→くずでんぷん

くずざくら　葛桜　練りあんをくずで包み，これをさらに桜の葉で包んだ，風味豊かな生菓子である。〔材料〕(10 個分)：練りあん 200 g，くずでんぷん 40 g またはくず粉 30 g とじゃがいもでんぷん 10 g，砂糖 40 g，水 180 ml，桜の葉 10 枚。〔製法〕あんは 10 個に丸めておく。桜の葉は，葉脈のかたいところはそぎ落としておく。でんぷん，砂糖，水を鍋に入れてよく混ぜ，その 1/5 量を別に取り分けておく。

4/5量を火にかけ，しゃもじでかき混ぜながら透明になるまで煮る。これに，あらかじめ取っておいた1/5量を混ぜ，熱いうちに手を水でぬらして，手早くあんを包む。蒸し器にぬれぶきんを敷いて，皮が透明になるまで蒸す。蒸しあがったら取り出してさまし，桜の葉で包む。→くずまんじゅう

くずだま　葛玉　蒸し物菓子の一種で，くずまんじゅうと同じようにしてつくるが，くずだねの練りが半熟のときにあん玉を包むこと，はまぐり形に蒸しあげて火から下ろしてそのまま冷やし固めること，桜の葉などに包まずにそのまま供することなど，が異なる。→くずまんじゅう

くずでんぷん　葛澱粉　日本の山野に自生するマメ科の多年草のくず（葛，*Pueraria thunbergiana* Benth.）の根から製造したでんぷん。くずこ（葛粉）ともいう。〔採取〕くずの根を10月ごろから翌春2月ごろまでの間に掘り採り，よく水洗してから長さ15 cmぐらいに切り，木板または石盤の上にのせて，木または鉄のつちでたたき砕いて，布袋などに包んで，水を入れた槽のなかででんぷんをもみ出す。〔製法〕このでんぷんを直径70 cm，深さ40 cmぐらいの半切桶に移して，水を加えて沈殿させては，上水を流すという精製法を9回ほど繰り返す。最後に上澄みがまったく透明になったら，桶の汚れた部分をけずりとって，60日間ほど日陰乾燥して製品にする。このような在来法が機械化され，連続式遠心分離機で分離，水洗，土肉分離を行い，ろ過も遠心脱水機を利用して工程の能率化がはかられている。製造の最盛期は2月である。〔産地〕今でも吉野くずの名称で有名なように，かつては奈良県が国内産本くずの主要産地であったが，近年は鹿児島がおもな産地となっている。福岡県でも生産され筑後くずと呼ばれる。また中国産のくずも多く市場に出回っている。〔性状〕くずでんぷんは，糊化すると透明度が高く，粘度が安定なのが特長である。糊化温度が低く，熱湯を注ぐだけで，容易にくず湯が得られる。〔用途〕くずでんぷんは昔から病人，小児の栄養食として，またくずざくら，くず小倉，くずまんじゅうのような高級菓子の原料として用いられている。菓子，料理に使うと，透明度がよく，粘度が長く保たれるのが特長である。その消費状態は，菓子原料60％，料理用20％，一般家庭用20％である。最近のくずでんぷんにはさつまいもでんぷんなどを混合して市販するものもあるので，くずでんぷんを自然乾燥したままの小塊で，粉砕しないものが喜ばれる。根は漢方の葛根であり，発汗を促し，下痢をとめる。花は葛花とよばれ，二日酔いに効く。

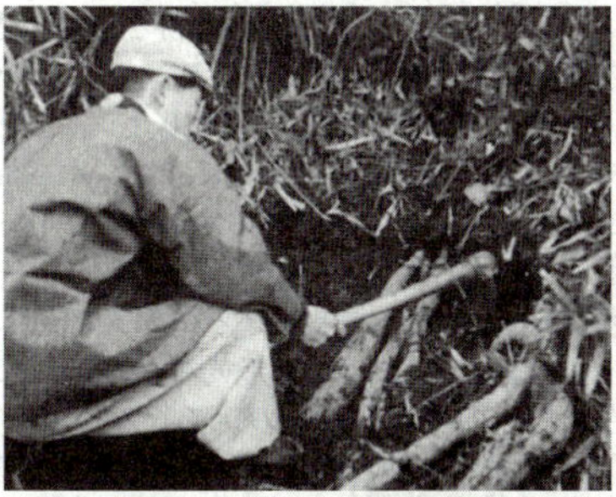

山に入ってくず根を掘る

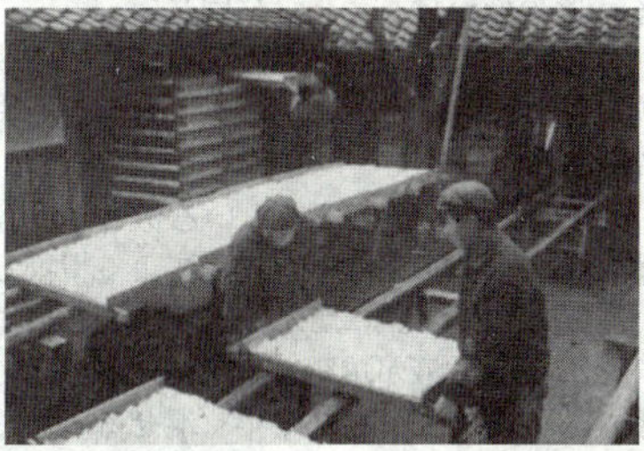

くずでんぷんの乾燥

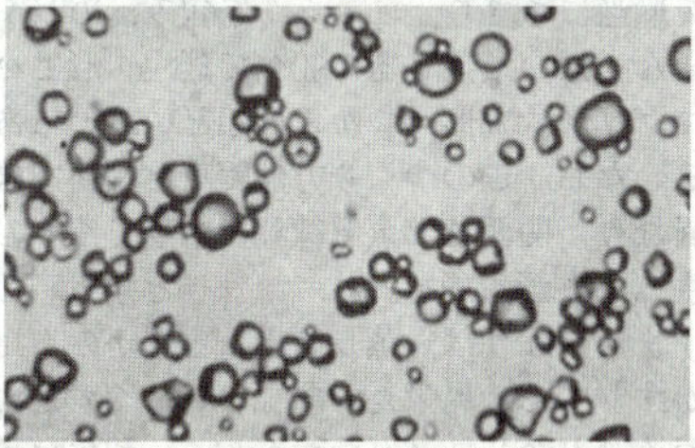

くずでんぷんの顕微鏡写真

くずねり　葛練り　くず粉と水と砂糖を混ぜ合わせて加熱したもの。〔材料〕水100 ml，くず粉20 g，砂糖10 g。〔製法〕材料を鍋に入れ，火にかけてたえずかき混ぜながら練りあげる。水のかわりに牛乳を用いてもよい。また，水の一部をワインやカラメルソース，果汁などにかえてもよい。ココア，ひき茶，卵黄などを加えても，目先の変わったものができる。〔くず湯〕くず粉の使用量を水の6～7%，砂糖は5%ぐらいにし，塩を0.5%ぐらい用いる。そのほかはくず練りに同じ。

くずまんじゅう　葛饅頭　蒸し物菓子の一種で，くず粉練り蒸し生地で包んだまんじゅう。くずざくら（葛桜）ともいう。〔製法〕つくり方にはいろいろあるが，容器にくず粉を入れ，水を加えてよく攪拌したら毛ふるいで鍋にこし入れる。さらに攪拌しながら煮液が透明な水色に変わるまで煮て，火から下ろして手早く混ぜる。ある程度冷えたところでしゃくしですくい取って適当にちぎり，練りあんを包み，ぬれぶきんを敷いた蒸し器に並べて蒸す。形はハマグリ形，丸形，つかみ形などいろいろある。なお，このつくり方は関東と関西では異なり，関西では蒸気練りの中途でくずの生（なまだね）を入れ，半練りとする。くずまんじゅうは，蒸しすぎるとなかのあんがす立って，見栄えが悪くなり，くずだねづくりと蒸し加減がむずかしく，和生菓子のなかでもっとも注意と熟練を要するもののひとつである。蒸しあがったら，冷やしてから清潔な桜の葉で包む。熱いうちに包むと葉の新鮮味を失うおそれがあるので注意が必要。→くずざくら

くずもち　葛餅　〔製法〕生ふ，小麦粉，くず粉などを配合して，水でどろどろの状態に混合し，95℃の熱湯を徐々に加えて糸を引いて流れる程度に半返し（半分糊化状態）にしたら，蒸し器に木枠を入れ，そのなかにぬれぶきんを敷いて先のたねを厚さ2～3 cmに流し込み，強い蒸気で40分間ぐらい蒸し，さましてからこれを三角形に切る。〔食べ方〕この三角形に切ったもちに蜜をふりかけ，さらにきな粉を全体にまぶし付けて食べる。〔製品〕東京亀戸の天満宮のくずもちは昔から有名である。

くずゆ　葛湯　くずでんぷんを水溶きして砂糖を加え，さらに熱湯を加えてでんぷんを糊化させた飲み物。昔から，くず湯は体が温まり，消化がよく，満腹感に富むので，病人や子どもに重宝されてきた。くずでんぷんの糊化温度は66～79℃であり，茶碗に入れ，熱湯を注いだだけで食する状態に調製でき，透明度や，粘着性もよく，簡便である。くずでんぷん以外に，じゃがいもでんぷんなどでつくることができる。糊化が十分でないときは，一度鍋に戻して完全に糊化するまで火にかけ練り上げる。〔つくり方〕茶碗にくずでんぷんと少量の水を入れて溶き混ぜ，砂糖を加え，沸騰している湯を少しずつ，絶えずかき混ぜながら手早く注ぐ。糊状になるまで練り，完全に透明になればよい。仕上がりのかたさはすすれるぐらいがよいが，好みによっては，くず練りのようにかためにしても，また，ごく薄いものでもよい。でき上がりに赤ワインを加えたり，熱い牛乳やコーヒーを用いたりしてもよい。また，くずでんぷんに抹茶，ココア，粉末清涼飲料などを加えると，色や味に変化のあるくず湯ができる。くず粉にしょうが，抹茶などの味が加わった1人分の製品も市販されている。

くだものとけいそう　果物時計草　[Passion fruit]　パッションフルーツともいう。トケイソウ科。ブラジル原産。柱頭が三つに分かれ，時計の針に似ているところからこの名があるといわれる。果実は円形または卵形で，長さ5 cm内外の小形で，かたい外皮とやわらかい内皮を有し，多汁なパルプで包まれた多数の種子を含んでいる。〔産地〕オーストラリア，ブラジル，ハワイ，ケニアなどが主産地で，わが国では沖縄，鹿児島，奄美大島，八丈島など。〔性状〕熟期は7～8月。黄色種と紫色種があるが，紫色種は果汁は少ないが香りはよい。果汁は独特の芳香と甘味を有する。〔成分〕100 g中，生果汁

の水分82.0 g，炭水化物16.2 g，ビタミンC16 mg。糖はブドウ糖，果糖，ショ糖。酸は1.5％前後でおもにクエン酸。〔用途〕半割して生食として食べるほか，果実飲料に用いられる。

グチ 学名は*Sciaena albiflora*。ニベ科の魚で，シログチ，クログチ，キグチなど種類が多い。船上に引き上げられるとグーグーと鳴くところからこの名がある。〔生態〕体の背部は淡灰色，腹部はさらに淡色をし，体全部が銀色に輝いている。または体に淡褐色の斜線が走っている。体長は60 cmに達する。産卵期は冬。南日本に多い。〔分布〕東シナ海のトロール漁業で多獲されるほか，シログチは東北以南の沿岸に生息し，釣魚の対象となり，イシモチともよばれる。〔用途〕肉質はやわらかくて刺身には不向きだが，から揚げによい。良質のかまぼこ原料で大部分は練り製品に用いられる。〔呼称〕和歌山でコイチ，また三重，和歌山では幼魚をイシモチという。

くちなし 梔子，巵子，山梔子 ［Gardenia］ アカネ科の樹木で，学名は*Gardenia jasminoides Ellis*。その果実からとれる黄色色素は，天然着色料として用いられる。〔くちなし黄色素〕くちなしの果実を水またはエチルアルコール，プロピレングリコールで抽出して生産する。主成分はカロテノイド系色素のクロシン，クロセチン，イリドイド配糖体（ゲニポシド）である。おもな用途は中華麺の着色である。そのほか，栗きんとん，漬け物，菓子などに用いられる。〔くちなし青色素〕くちなし黄色素を酵素処理して生産する。ガーディニアンブルーと称して単独で，また，くちなし黄色素と配合してくちなし緑色素（ガーディニアングリーン）として，食品の着色に用いる。おもな用途は，中華麺，飲料の着色である。実を乾燥させると漢方の山梔子（サンシシ）となり，胆汁分泌促進作用などがある。→てんねんちゃくしょくりょう

くちゅうやく 駆虫薬 ［Anthelmintics］ 寄生虫を駆除する薬。駆虫薬は虫の種類によって効力が異なるが，近年は広範囲駆虫薬（broad spectrum）が開発されている。また，世界的には評価されていながら，日本では未開発のため，使用できないものがある。（アンダーラインをひいたもの）。回虫：サントニン・カイニン酸合剤，Pyrantel pamoate, Mebendazole。鉤虫：Pyrantel pamoate, Mebendazole，Flubendazole。蟯虫：Pyrantel pamoate, Pyrvinium pamoate。鞭虫：Mebendazole，Flubendazole，Oxantel pamoate。バンクロフト糸状虫：Diethylcarbamazine。肺吸虫：Bithionol, Praziquantel。肝吸虫：Praziquantel。日本住血吸虫：Praziquantel。広節裂頭条虫：Bithionol, Niclosamid, 硫酸Paromomycine, Atabrin。無鉤条虫：Bithionol, Niclosamid，Atabrin，硫酸Paromomycine。有鉤条虫：Bithionol, Atabrin。

クッキー ［Cookie］ 小麦粉を主原料として，バター，卵，砂糖，香料などを混ぜ合わせた生地を天板にのせ，オーブンで焼いた小型の焼き菓子。〔名称〕クッキーとはアメリカで用いられる言葉で，イギリスではビスケットとよび，フランスではサブレという。国によって材料の配合やその名前の付け方が異なる。クッキーは，オランダ人がアメリカに渡って自家製の菓子をつくり，それをオランダ語の小さいケーキ（クッキー，koekje）とよんだのがはじまりという。日本では，16世紀ごろ，ヨーロッパから東まわりでポルトガル人によって伝えられたビスケットと，戦後アメリカ人より習ったクッキーが，同じ品質の焼き菓子をさしている。しかし一般には，ビスケットといえば，機械によって均一な製品とされたかたい携帯食糧であるハードビスケットやソーダビスケット，クラッカーを連想する人が多く，クッキーといえば，ビスケットより小型でバターなどの脂質分が多く，質がやわらかで甘味も強い，手づくりの高級なビスケットをさすことが多い。これらは，菓子としては水分が少なく（8～10％），保存性があり，軽くてあまりスペースをとらない利点がある。脂質分（バ

ター，マーガリン，ショートニング）の多少により，かためのしっかりしたものから，サクサクしたくずれやすいものまで，種類は多い。一般に，粉に混ぜるバターの量が多くなるとサクサクして味もよくなるが，小麦粉の50～70％までの量とする。バターが多すぎるとできあがりの製品の酸化が早くなる。砂糖は，白砂糖，赤砂糖，グラニュー糖，粉砂糖を使い分ける。また，糖蜜，蜂蜜を使ってもよい。このほか，ナッツ類（くるみ，アーモンド，ココナッツ），干し果物類（レーズン，チェリー），香辛料（ナツメグ，シナモン），香料（バニラ，レモン），ココア，チョコレートなどにより，味や，色の変化もつくれる。膨張剤としてはベーキングパウダー（ふくらし粉），炭酸アンモニウムを1～2％使う。〔材料の合わせ方〕配合はいろいろあるが，基本的な合わせ方としては，1）バターをやわらかくしてから砂糖を加え，白く泡立ったら卵を1個ずつ加える。または，卵黄だけ加え，さらによくすり合わせる。2）つぎにエッセンス，牛乳，レモンおろし皮，溶かしたチョコレートなど，液状のものを加える。3）小麦粉，ベーキングパウダー，塩，香辛料などの乾いた材料を前もって合わせ，ふるいでふるったものを加え合わせ，最後にくるみ，レーズンなどを加えるか，またはのばした後で飾りとしてもよい。〔生地の仕上げ方〕1）ドウ（dough）がかための場合は均一にこねて，5 mm厚さにのして抜き型で抜く。2）デザートスプーンで一定量のドウをすくって，天板に落としていく（ドロップクッキー）。3）ドウを一定量，手のひらで丸めてこれを天板に並べ，コップの底などで丸く押さえ付けるか，粉を付けたフォークで，すじ目を付けながら平らにする。4）バターが多くてやわらかいドウのときは，ふたつの仕上げ方がある。ひとつは棒状にまとめてパラフィン紙に包み，冷蔵庫に5時間くらい冷やし，しんまでかたくしてから，小口に5 mmの厚さに包丁で切り，これを天板に並べる。もうひとつは，絞り袋に入れ，菊型の口金でリング型や花型に天板に絞り出す。5）ドウを角型の天板いっぱいに入れて焼きあげる。ややさめたときにナイフで切り分けるものは，細長い棒状に仕上げることが多いのでバークッキー（bar cookie）という。〔焼き方〕オーブンは，クッキーをつくる必需品であり，中火160～180℃で焼くとよい。あらかじめよく熱しておき，天板は1回に一枚ずつ中段に入れ，わずかに焦げ目のほしいときに，最後，上段に上げる。天板は厚いほうが熱がやわらかくあたるので，薄いものは二枚重ねるかアルミホイルを敷くとよい。必ず冷たい天板に少し間隔をあけてドウを並べ，焼く直前につや出しとして，卵黄を牛乳でゆるめたものをぬったり，グラニュー糖をまぶし付けたりする。

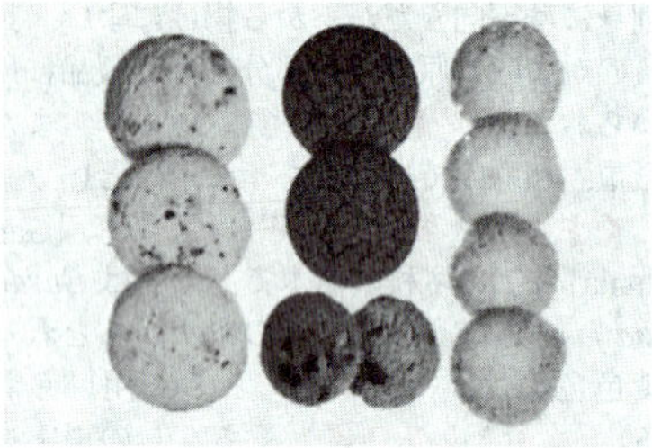

ク　ッ　キ　ー

クックチル　［Cook chill］　食品を加熱調理後，急速冷却した料理を0～3℃のチルド状態で一定期間保存し，提供時に最終調理として再加熱を行うシステムである。

くっせつけい　屈折計　［Refractometer］　光に対する物体の屈折率を測定する計器で，プルフリッヒおよびアッベの屈折計がある。精度はプルフリッヒ型のほうが高い。これらはおもに糖溶液，塩類溶液の濃度を直接測定できるようつくられている。アッベ型は操作が簡単でしかも試料溶液が少なくてすむので便利である。〔利用〕果汁製造，ジャム製造の現場あるいはJAS検査など検査用として携帯用の糖用屈折計が使用されているが，これはアッベ屈折計を実用型にしたものである。屈折率をショ糖の重量％（ブリックスBrix, Bix）

に換算して目盛ったもので，一般には0～30％，30～60％，60～90％の各濃度を測定できるように数種類に分かれている。

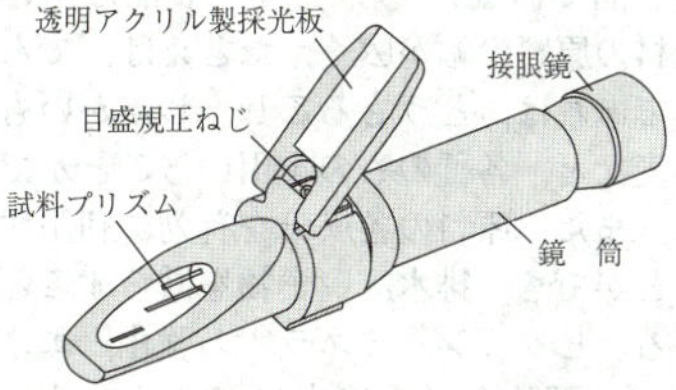

屈　折　計

グッド・マニュファクチュア・プラクティス　［Good manufacturing practice, GMP］　→ジー・エム・ピー

クッパ　韓国料理の一種。熱い汁かけ飯のこと。〔つくり方〕牛肉を水とともに煮込む。ご飯の入った器にこの肉を汁とともに入れ，さらにねぎの小口切りを入れる。味付けは塩またはこしょうでするが，これは食べるときに各自の好みで行う。薬味として，にんにく，とうがらし，みつばなどを添えることもある。汁と飯を合わせて煮ないので，さらっとしている。

クネール　［(仏) Quenelle］　肉や魚のすり身のことで，でき上がった料理もクネールという。すり身に卵白，調味料などを加えてなめらかに練り上げ，大きなスプーンで円形，または卵形に形づくり，そのままゆでるかオーブンで蒸し焼きにする。また，タンバル型にバターをぬり，そのなかに入れて型蒸しにしたり，絞り袋の口金より小さく絞り出してもよい。これらの形のできたクネールは，ソースであえたり，スープの実やクリーム煮として出される。〔肉類のクネール〕仔牛肉と鶏肉のすり身が材料として適しており，スープの実やガランティーヌの詰め物，パイの中身になる。肉類と魚介類のクネールの材料を合わせることはない。〔魚のクネール〕白身魚でも赤身魚でも粘りの出るものが材料として適しており，ヒラメ，舌ビラメ，サケ，川カマス，エビなどが合う。サケ，エビ以外の魚のすり身は，白い色のクネールになる。日本のはんぺんと違って味は濃厚に仕上げ，単にゆでるだけではなく，必ずソース（ナンチュアソース，バンブランソース）といっしょに供卓される。〔つくり方〕すり身は，皮や骨をとった生肉を，刻んでからごく細かくなるまですりつぶし，これを裏ごし器でこしてなめらかにしてつくる。すり身は熱が加わると傷みやすいので，つねに器のまわりを氷水で冷やしながら行う。つぎに，塩，卵白を少しずつ加え，粘りがでるように木じゃくしでたたくようにして練り合わせる。こうすると，ふっくらと軽いクネールに仕上がる。このほかに，クネールにこしをつけるためにパン粉を牛乳で浸してどろどろにしたものや，練り粉（パナード）の冷ましたものを用いることもある。最後にワインを加えて味をととのえ，生クリーム，バターでなめらかさを出し，味を仕上げる。クネールは，すり身に卵白が多く入り，空気も含んで軽くできたものであるから，オーブンで蒸し焼きにするときも，ゆでるときにも，弱火で静かに火を通すことが大切である。ムース（mousse）というクネール生地でつくった型蒸しの冷製料理は，苔という意にふさわしく，かまぼこよりやわらかく，ごくなめらかな口あたりが特徴である。

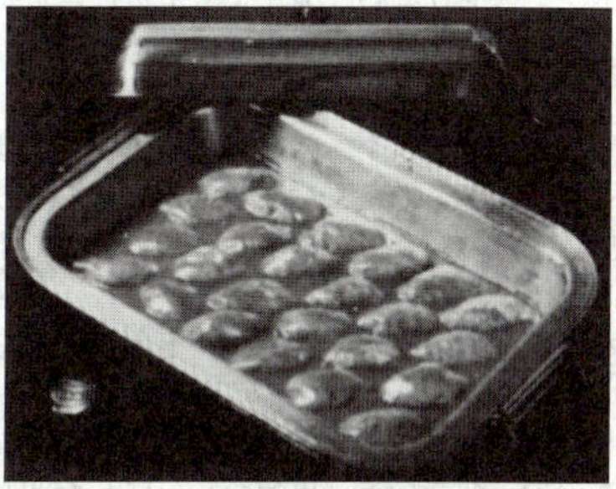
ヒラメのクネール

ぐみ　胡頽子　学名は，*Elaeagnus* でグミ科に属する。果実は1～2 cmの球形または長円形の紅色果が多い。赤い果実が熟すと渋みが減る。山野，川原に自生するのを食用とする。なつぐみ，なわしろぐみ，

とうぐみなどがある。〔成分〕100 g 中，水分 81.0 g，炭水化物 17.2 g，ビタミン C5 mg。収斂性の酸味がある。近年，果汁をゼラチンで固めた菓子をグミという名称で売り出しているが，これはドイツ語の Gummi（ゴム）に由来する。

クミス ［Koumiss, Kumiss］ アジアの遊牧民であるキルギス人，タタール人などが飲用する乳酸菌と酵母との複合発酵によりつくった白色液状の発酵馬乳をいう。馬乳は乳糖含量が比較的高いので，乳糖発酵性の酵母によるアルコール発酵に適している。欧米では牛乳の脱脂乳に乳糖やホエーを加え，乳酸菌と乳糖発酵性酵母のスターターを用いてつくる。〔製法〕アジアでは粉砕きび（millet）を水で煮沸して濃厚なペースト状としたものから始め，これを馬乳に加えて発酵させて弱いクミスをつくり，これを酛（もと）とし，5～10 倍の馬乳を加え，発酵させてつくる。発酵の際，生じた炭酸ガスによりはげしい泡だちを生じる。〔性質〕クミスの主要菌は *Streptococcus lactis,* およびそのほかの乳酸菌と乳糖発酵性酵母で，乳酸とアルコールを生じる。乳酸酸度約 1%，エタノール含量 1.0～1.8% で，コーカサス地方でやぎ乳を原料に酵母と乳酸菌を用いてつくる凝固状のケフィアよりも酸は少なく，アルコールが多い。また，滋養飲料的性格をもつ。

くみたてしょくひん　組み立て食品 ［Fabricated food］ 農畜水産物からたんぱく質，油脂，でんぷんなど特定成分を取り出し，そのいくつかを素材として改めて組み合わせ，必要に応じて着色，着香，調味などを行い，成型，食品に仕上げたものをいう（ファブリケーテッドフードともいう）。〔製品例〕マーガリンはその代表的なもので，油糧種子，魚類から分離した油脂を水素添加して硬化油とし，これに水，乳化剤，調味料，色素などを加えてバター状に仕上げたものである。また，大豆から油脂を取り除いた脱脂大豆からたんぱく質を取り出し，これを繊維状にして調味，着色，着香後熱凝固性たんぱく質を加え，加熱，凝固，成型させたものがベーコン，コンビーフなどに似た食品としてつくられており，現在，実用化されている代表的な組立食品である。〔利点〕組立食品は用いる素材の原料の幅が広く，たとえば，でんぷんであれば，とうもろこし，じゃがいも，小麦など，各種のものを用いることができる。また，原料の各成分を有効に利用することができ，排水，廃棄物を減らすことになる。ビタミン，ミネラルの強化，エネルギーの調整なども自由にできるため，老人，幼児，乳児向けなど，用途別につくることができる。また，一定の素材と工程でつくられるので，品質が常に一定しているという利点もある。〔種類〕組立食品のなかには畜肉加工食品など，既存の食品に似せたものがあり，この場合，コピー食品という名でよばれるが，組立食品が即コピー食品ということではない。コピー食品は，はじめから対象となる食品を目標に，極力これと似通った食品につくりあげたものであるから，組立食品のなかには当然こういう目的でつくられたものではない食品も多く含まれる。また，マーガリンのように，時代の変遷とともに，バターとはまったく別の独立食品となったものもある。なお，組立食品のなかには，でんぷん，たんぱく質，油脂のように単一な成分ではなく，もっと幅広く原料中の特定の部分だけを取り出して組み立ての素材とする場合，たとえば，じゃがいもの粉末からできる成型ポテトチップも組立食品に数えられることがある。なお，わが国でかつてつくられていた水産練り製品は魚体からとった魚肉をすり身にし，これにでんぷん，調味料などを加えて加熱したものである。 また，和菓子も素材を組み合わせているので，いずれも組立食品の一種とみることができるが，一般的にはこのような伝統的食品は含めない。→コピーしょくひん

くものすかび　蜘蛛の巣黴 ［*Rhizopus*］ けかびの一種で，リゾープスともいわれる糸状菌。〔性状〕匍匐（ほふく）菌糸と仮根を生ずるのがこの菌の特徴であ

る。胞子嚢柄は仮根の付着点より生ずる。でんぷん，たんぱく質を分解する力の強いものが多い。〔生態〕くものすかびは，パン，穀粉，麦芽，果実などに発生し菌糸がくもの巣のように繁殖するのでこの名がある。菌叢は初期には白色であるが次第に黄褐色ないし黒褐色となる。発育の適温は38℃である。〔用途〕中国の酒類，朝鮮酒の醸造に使用される。アルコール発酵力，たんぱく質分解力をもつ。また，乳酸，フマール酸など有機酸をつくるので，これを利用してブドウ糖からコハク酸をつくるのに用いられる。また，*Rhizopus delemar* はでんぷん糖化力が強いのでアミロ法によるアルコール製造およびブドウ糖の製造に利用されている。

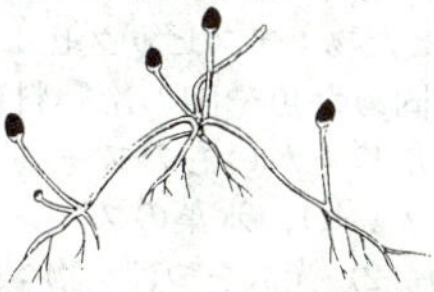

くものすかび（*Rhizopus nigricans*）

クラゲ　水母，海月　[Jellyfish]　腔腸動物のうち自由に海中を泳ぐもの。クラゲとよばれるものには種類が多いが，有機物含量は1～2％のため利用されるものは少なく，わずかにビゼンクラゲがある程度である。またクラゲには有毒な刺胞をもつものがあり，漁業者や水泳者にきらわれる。→ビゼンクラゲ

グラスドビアン　[(仏) Glace de viande]　グラスドビアンは，肉のグラス（濃縮肉汁）ともいわれ，褐色の煮だし汁・フォンブラン（fond brun）の塩を加えないものを煮つめた，にこごり状のものである。料理に光沢を出すために用いたり，ソースの味を補うときや料理に肉の風味を加えたいときに少量加え，味の仕上げとする。フランス料理では，味の決め手となる大切な材料である。肉や骨からとった煮だし汁を極度に煮つめたものであるため，冷所に保存し，いつでも利用できる便がある。〔つくり方〕牛骨と牛すね肉5 kg を天板に広げ油脂をかけ，強火で30～40分焼く。ついで，玉まねぎ5個，にんじん6本をあらく切ったものに油脂を加え，10～20分炒めて焦げ色を付ける。これをブーケガルニ大1個と皮つきにんにく1/2個とともに大きなずんどう鍋に入れ，水20 *l* を加えて火にかけ，浮いてくるあくや脂肪をとる。つぎにふたをずらして7時間，表面がわずかに波立つ程度の火加減でゆっくり煮つめる。約半量に煮つめたところで，シノワでこす（フォンブラン）。鍋にこの煮だし汁を入れ，玉ねぎのから焼きを加えて再び火にかけ，あくをとりながら約1/5量に煮つめる。これを細かな裏ごし器でこす。さらに小さな鍋に移し替え，あくをとりながら弱火で煮つめると，汁は次第に濃くなり，とろみが出てくる。これを何回かくり返し，約1/20量以下に煮つめる。でき上がりの状態は，スプーンの背にエナメル状に貼り付く位の濃さをもつ。さらに，冷所に置くと，固形状に固まる。同じように鶏，野禽の煮だし汁を煮つめても，グラス状にできる。

グラタン　[Gratin]　浅い焼き皿を用いて，表面に薄い皮ができるように強火のオーブンで焼く料理。グラタンに用いる皿は，舟型や丸皿形をした耐熱磁器製，耐熱ガラス製，耐熱磁器ガラス製など，厚手の熱の逃げないものがよい。金属製や銀製の皿が使われることもある。〔由来〕グラタンとは，フランス語のグラティネ（gratiner）からきたことばとも，グラター（gratter）というこそげるという語からきたともいわれるが，焼き色を付けたり，鍋の底の焦げ付いた薄い膜をこそげるところから名づけられた料理である。〔材料〕魚介類，鳥獣肉類，野菜類，麺類が単独またはとり混ぜて用いられ，ソースと合わせて仕上げられる。水分が多く出るものはさけ，魚介類や鶏は生のものを用いることもあるが，多くの場合，一度火を通し，下味をつけたものを，短時間で仕上げる。〔ソース〕アマダイ，舌ビラメ，エビ，カキ，鶏肉，カリフラワー，じゃがいも，ほうれん草，マ

カロニ，ゆで卵など，味が淡白なものは，白ソースまたはモルネーソース（sauce mornay）が合う。牛肉，羊肉，ベーコン，セロリ，ポロねぎには酸味のきいたトマトソースが合う。ソースは高温度で上面に焼き目を付けるので煮つまりやすいので，ゆるめにつくった方がおいしくできる。〔供卓〕上火のきいた210℃のオーブンのなかで8〜10分，焦げ色が付くまで焼き，そのまま敷き皿にのせて，ごく熱いところを供する。また，野菜のグラタンなどは，焼き上げたものを取り分けて料理の付け合わせにもする。オニオンスープを耐熱製のココット皿に入れ，上におろしチーズをふってオーブンで焼き上げたものは，オニオングラタンスープ（soupe à l'oignons gratinée）という。

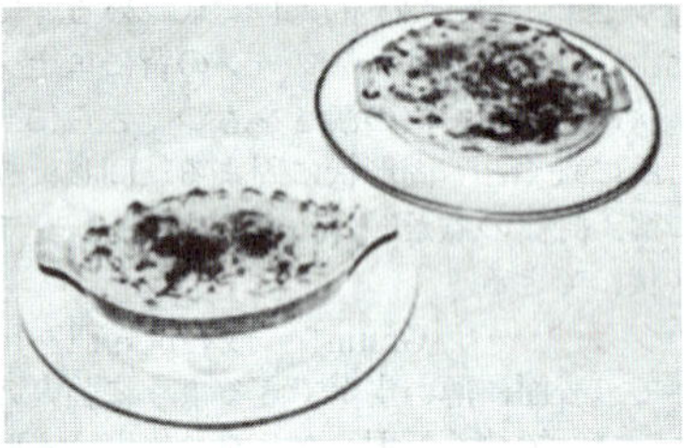

エビグラタン（左）と鶏肉グラタン

クラッカー　[Cracker]　小麦粉を主原料とした，甘味を付けない薄いかた焼きのビスケットである。膨化は主としてイースト発酵法による。〔種類〕もっとも一般的なのが重曹を併用するソーダクラッカーで，そのほか，チーズなどを配合したオレンジ色がかったチーズクラッカー，グラハム粉（全粒粉）とふつう歩留まりの小麦粉を半々の割合で使用したグラハムクラッカー，えん麦の味を生かしたオートミールクラッカーなどがある。〔ソーダクラッカーの配合規格〕工場生産での基本的な配合は，つぎのようなものと考えてよい。中だね（スポンジ）：小麦粉100 kg，ショートニング7.5 kg，イースト0.2 kg，水（ときにより変わる）44 kg，イーストフード0.1 kg。本捏（ドウ）：小麦粉50 kg，ショートニング7.5 kg，砂糖1.0 kg，食塩（ふりかけを含む）2.3 kg，重曹0.9 kg。〔製造工程〕製造工程はつぎのようである。原料配合→スポンジ（なかだね）混合→発酵（18時間）→ドウ（本捏）混合→発酵（4時間）→展延（広げてのばすこと）→切断→スタンピング（打刻）→ふりかけ塩→焙焼（270〜300℃で3.5〜4分）→アニリング（焼きなます：24〜27℃，相対湿度50〜60％のところで徐々に乾燥冷却）→包装→製品。塩味のかた焼きのため，主食の代用としても用いられる。

グラッセ　[（仏）Glacé]　グラッセは，料理名に使われるフランス語で，氷（グラスglace）のように冷たい物，凍らせた物，光沢のある物に使われるとともに焼き色を付けた場合にも使われる。1）冷たい物，凍らせた物：アスピックゼリーをかけて冷やし固めた魚や肉の冷製料理，ごく冷たくしたじゃがいものスープ（ビシソワーズグラッセ），氷菓のスフレ（スフレグラッセ）。2）光沢をつけた物：野菜類のバター煮やつや煮の場合は，汁気がなくなるまで煮て，光沢のある仕上げにしたもの（にんじんのグラッセ，小玉ねぎのグラッセ）。3）さっと焼き色を付けたもの：魚や肉の上に卵黄の多いソースをかけて溶かしバターをふり，上火のきいたオーブンかサラマンドルで表面に美しい焼き色を付けたもの。4）糖衣をきせた物：薄く甘いシロップの衣を付けたり，シロップを煮つめて白い糖衣を付ける。栗の砂糖漬け（マロングラッセ），また，砂糖をカラメル状に焼き付けたもの。→マロングラッセ

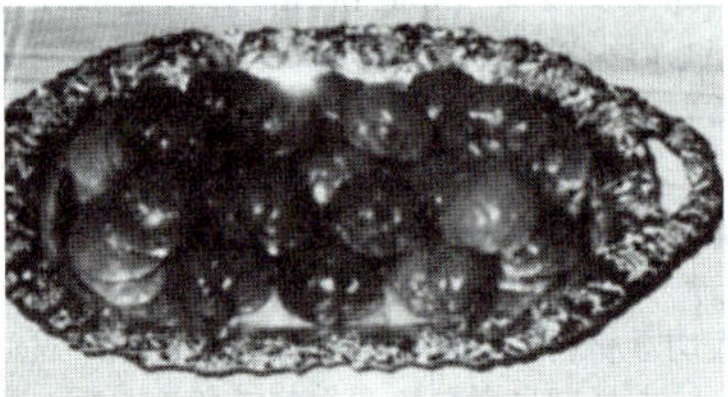

マロングラッセ

グラニューとう　グラニュー糖

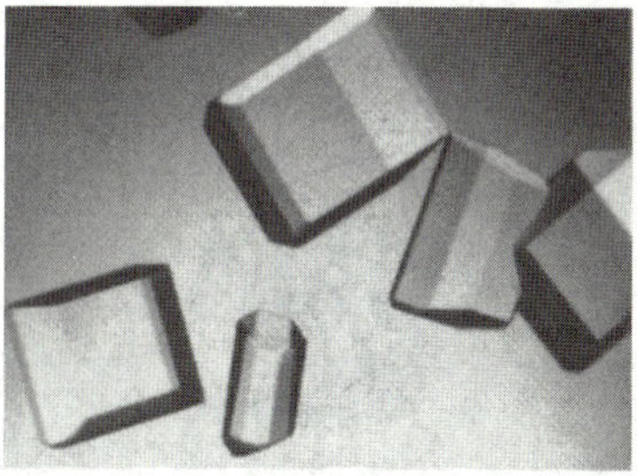

砂糖の結晶

[Granulated sugar]　精製したショ糖液を濃縮して，煎糖法により粒状に結晶を出させてつくる。ざらめ糖のもっとも小粒（粒径 0.25〜0.55 mm）なものと考えてもよい。糖度は 99.8 以上で，純粋なショ糖である。〔用途〕ざらめ糖のなかでは水に溶けやすい。ショ糖の純度が高く，還元糖や灰分・有機非糖分がきわめて少ない。甘味は淡泊で，コーヒー，紅茶のように香気を大切にする飲物類に，その本来の香気をそこなわずに甘味をつけるので，テーブルシュガーとしての用途が大きい。そのほか，清涼飲料，みかん缶詰，キャンディ，果実酒，その他各分野に利用される。生産量は増加して，精製糖の 30％程度となった。また，角砂糖に加工して広く用いられている。グラニュー糖は水分が少なく（0.01〜0.02％），純度が高く，結晶が良好であるため，品質が安定していて長期保存が可能である。欧米諸国の精製糖は，ほとんどがグラニュー糖である。→かくざとう

グラハムパン　[Graham bread, Whole wheat meal bread]　外皮や胚芽を取り除かず，小麦全粒をややあらく粉砕した粉をグラハム粉といい，この粉を用いてつくったパンをグラハムパンという。食感をよくするため，ふつうはグラハム粉と小麦粉（強力粉）を配合したものに糖蜜などを加えて味を付けている。

グラハムパンの原料配合の一例

原料		割合
小麦粉	全粒	50
	普通	50
食塩		2.2
砂糖		2
マルツ		2.25
糖蜜		2.5
イースト		2
ショートニング		2.5
水		60

クラブこむぎ　クラブ小麦　[Club wheat]　→こむぎ

グラムいんせいきん　グラム陰性菌　[Gram-negative strain]　細菌の重要な分類学的特徴であるグラム染色（Gram stain）で染色されず，対比染色で赤色に染まる１群の細菌。陰性菌に対して，グラム陽性菌がある。グラム陰性菌の細菌表層を構成している細胞壁の構造はグラム陽性菌の細胞壁と異なり，複雑である。グラム陰性菌の細胞表層には数十 nm からなる最外層のリポ糖質とその内側にある外膜がある。この細胞壁の外層と内層のペプチドグリカン層との間に，この両層をかたく結びつけているリポたんぱく質が入り組んでいる。グラム陰性菌には，大腸菌（*Escherichia coli*），サルモネラ食中毒菌（*Salmonella typhimurium*），食中毒を起こすコレラ菌（*Vibrio comma*），日和見（ひよりみ）感染の原因菌となる緑膿菌（*Pseudomonas aeruginosa*）などがある。

グラムせんしょく　グラム染色　[Gram stain]　グラム（C.Gram）が 1884 年に完成した細菌分類学上非常に重要な染色法がグラム染色法。グラム染色陽性の細菌はクリスタルバイオレットなど塩基性色素により染色する。陰性の細菌は色素で染色後，脱色操作により脱色し，異なった色素で後染色する。グラム陽性菌と陰性菌は，細胞壁の組成，抗生物質感受性，細胞壁溶解酵素に対する感受性など多くの点でいちじるしく異なる性質をもつ。グラム陽性菌にはブドウ球菌，連鎖球菌，肺炎球菌，枯草菌，乳酸桿菌などがある。グラム陰性菌にはリン（淋）菌，髄膜炎菌，大腸菌，緑膿菌などがある。

グラムようせいきん　グラム陽性

菌 [Gram-positive strain] 細菌の重要な分類学的特徴のひとつであるグラム染色（Gram stain）により紫色に染色される1群の細菌。グラム陽性菌の細胞表層は表面に莢膜（きょうまく）があり，ついで細胞壁を構成するタイコイン酸，ペプチドグリカン層，リポタイコイン酸からなり，その内層に細胞壁が位置する。グラム陽性菌には，肺炎双球菌（*Diplococcus pneumoniae*），乳酸連球菌（*Streptococcus lactis*），黄色ブドウ状球菌（*Staphylococcus aureus*），ブルガリア乳酸菌（*Lactobacillus bulgaricus*），枯草菌（*Bacillus subtilis*），破傷風菌（*Clostridium tetani*）などが含まれる。

クランベリー [Cranberry] 小果類のひとつ。シャクナゲ科に属し，北アメリカ原産。果実は濃い赤の球形で，大豆粒大。酸味が強く，甘味に乏しいので生食に不適。クランベリーソース，ゼリー，ジュース，パイなどの原料に利用される。ワルファリン（ワーファリン，抗凝固剤）などの医薬品との相互作用がある。

くり 栗 [Chestnut] ブナ科に属し，世界各国に生息する。〔産地〕わが国では茨城，愛媛，熊本が多いが，岡山，山口など全国的に生産される。出回り期は9～11月初旬で，食用となる部分は子葉の肥厚したものである。〔品種〕大きく分けると欧州栗，中国栗，日本栗，アメリカ栗となる。現在わが国で栽培されている日本栗は北海道から九州の山野に自生する野性種（柴栗）から改良されたものである。丹波栗のような大粒種，銀寄のような中粒種，柴栗のような小粒種がある。味の点では大粒のものより小粒のほうが味がよく，また全体に丸くころっとした，つやのあるものが品質がよい。〔用途〕大粒のものは缶詰や菓子用，中粒の銀寄などは缶詰用，小粒は甘栗（焼き栗）や勝栗（果実を干したもの）に用いられる。栗の加工品には甘露煮，水漬け，マロングラッセ，きんとん，栗洋かん，栗ぜんざいの缶詰などがある。家庭でゆで栗を食べるときはあついうちにさっと水で冷やすと渋皮がむきやすい。

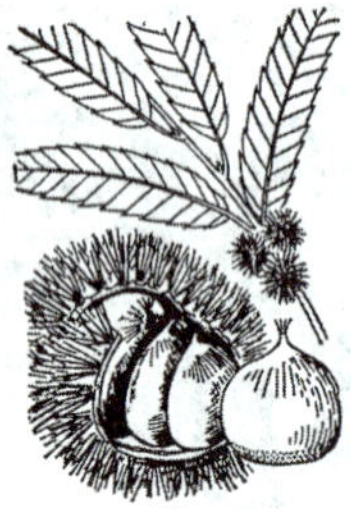
栗

〔成分〕たんぱく質含量は少なく（100 g中2.8 g），炭水化物（36.9 g）としては，糖分（おもにショ糖）のほかでんぷんに富み，またカロテノイド色素，ビタミンも含み，Cは33 mg/100 g。〔瓶・缶詰〕おもに甘露煮であるが，これはまず包丁でていねいに渋皮まで剥ぐ（高温炉で短時間焼く法，高周波を利用する法，10％塩酸と0.3～0.6％焼きミョウバンで処理する法，ゼラチン剥皮法などもあるが実用化されているものは少ない）。剥皮後一夜水浸してあく抜き後，熱湯で煮て，つぎつぎと砂糖濃度を30～50％にかえ，糖液を十分果肉にしみこませる。これを肉詰し，開缶時の糖度が50％以上になるよう砂糖を調節して，脱気，殺菌し，缶詰とする。このとき渋皮が果肉に残ると，そのなかに含まれるタンニンのために内容が黒変しやすい。その他糖度20％以上の砂糖漬けと水煮缶詰もつくられている。〔甘栗〕別名支那栗ともいわれ，甘味が多く，小粒で鬼皮がむけやすいため焼き栗に用いられる。わが国で甘栗として用いられているものは中国の天津地方からの輸入品が多く，製品はつめを立てるとはじけて渋皮も一度にすぐとれる。国内産の栗では皮がむけにくい。つくり方は小石まじりの砂を加熱したなかに栗を入れてかきまぜ，熱で皮がはじけないように，焼きながら水あめなど糖類を加える。このために皮につやがでる。また砂糖を加え煮詰めたものをマロングラッセという。栗をふんだんに使ったケーキにモンブランがある。→きんとん

グリアジン [Gliadin] 小麦に含まれ

るたんぱく質で小麦粉を水とこねたときにできるグルテンの主成分たんぱく質である。プロラミンの一種で，アルコールに溶ける。従来からグルテンの粘性はグリアジンとグルテニンの結合によるといわれていたが，グリアジン自身単一のたんぱく質ではない。全体的にグルテニンに比べて分子量は小さく，数万である。加水分解によりとくにプロリン，グルタミン酸を多く生じ，リジン，グリシンはきわめて少ない。小麦粉中のグリアジン量は原料小麦や歩留まりによっても違うが4％内外である。グリアジンの量と小麦粉の性質と相関があるといわれたが，今ではほとんど認められていない。

クリープ ［Creep］ たとえば，チューインガムに錘をつけて鉛直につるすと，時間が経つにつれて，伸びひずみが増加する。このように一定の応力の下で，物体のひずみが時間とともに増加する現象をクリープという。クリープは弾性と粘性が共存するために起こる。もし，物体に粘性がなく弾性しかないとすれば，錘をつけてつるした瞬間に，ある伸びひずみを示し，時間が経過しても，この伸びひずみは変わらない。応力の違いにより，圧縮クリープ，引っ張りクリープ，曲げクリープ，ずりクリープ，ねじりクリープなどが観測される。ひずみが平衡値（非常に長い時間経過したときの値）の1/e（eは自然対数の底，その値はおよそ2.718）になるまでの時間を遅延時間という。これはクリープの進行する速さを示す目安のひとつである。つまり，遅延時間が短いほど，速やかに最終的なひずみの値に近づく。フォークト模型はクリープを示す。一般の物体のクリープは，単一の遅延時間をもつフォークト模型では表されず，遅延時間の連続的な分布を考えて解析される。→フォークトもけい

クリーム ［Cream］ 生乳または均質化処理していない飲用牛乳を静置した場合，表面に形成する脂肪に富んだ層をクリームラインという。古くは，これをすくい取って用いていたが，現在は，もっぱら牛乳を遠心分離して調製する。この目的に使用するクリームセパレータは，1879年にスウェーデンのde Lavalによって考案された。6,000～8,000 rpmのディスク式で，その断面図を示した。このほかに，チューブ型セパレータ（代表的なもの，Sharpless遠心分離機）もあるが，一般のものはディスク式である。遠心分離によって得られた，乳脂肪分に富んだ水中油型のエマルションがクリームである。これを，殺菌後に容器包装して製品とする。〔定義〕厚生労働省の乳等省令では，「『クリーム』とは，生乳，牛乳又は特別牛乳から乳脂肪分以外の成分を除去したものをいう」と定義している。乳脂肪分18.0％以上，細菌数100,000/ml以下，乳酸酸度0.20％以下，大腸菌群は陰性でなければならない。〔クリームの濃度〕コーヒー用には乳脂肪分19％程度のライトクリームが用いられる。バター製造原料としては30～35％クリームが適当である。40％程度のヘビークリームは，ホイップクリームの原料として適している。80～81％のものはプラスチッククリームとよばれる。〔クリームの添加物〕省令によると，クリームへの他物の混入は禁止されている。したがって，使用目的に応じて乳化剤，安定剤，無機リン酸塩などを混入したものは「クリーム」と表示する

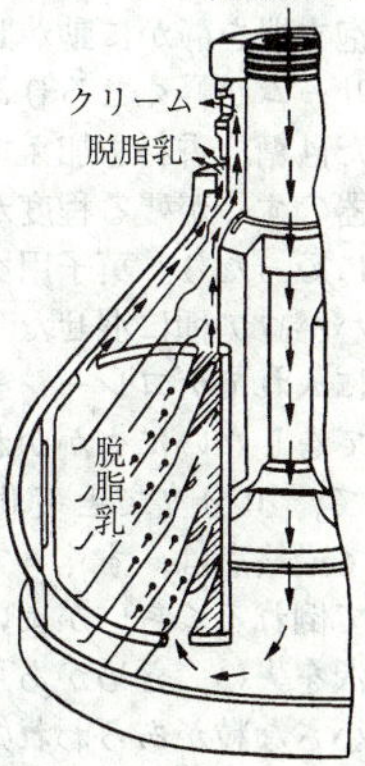

クリームセパレータ（断面）

ことはできず，「乳又は乳製品を主要原料とする食品」に分類される。

クリームシャンティイ ［(仏) Crème chantilly］ 新鮮な生クリームを泡立て，砂糖と香料を加えて味をととのえたクリームで，パリ北方の地にあるシャトー・シャンティイという白亜の城の名からきている。ケーキの飾りにしたり，菓子のなかに詰めたり，果物と合わせて冷たいデザートに用いられたりする。このクリームは甘味があり，用途が広い。甘味のないものは泡立て生クリーム（ホイップクリーム）となり，シャンティイとは区別され，料理やソースの仕上げまたは菓子用クリームに合わせる。生クリームはクリームセパレータで牛乳中の乳脂肪に富んだ部分だけを分離させたもので，コーヒー用には脂肪含量18～20%のライトクリームを使うが，これを泡立てても十分にかたくは泡立たない。洋菓子の飾りに使う生クリームはホイップ用またはヘビークリームといわれる脂肪含量40～45%のものがよい。これを冷やしながら静かに泡立て，約2倍の容積になると飾れる固さとなる。生クリームは脂肪率が高くなるとバター臭が強くなるので，リキュール，レモンの皮のおろしたもの，バニラ香料などで香りを付けて用いるとよい。〔つくり方〕乾いたボウルによく冷やした生クリームを入れ，ボウルの底を氷水に浸し（7～10℃），撹拌による熱が加わらないように泡立器を静かに動かしながら泡立てる。クリームが軽くとろりとしてきたら，ふるった砂糖，香料を加えてさらに続ける。泡立器のすじが残る程度が8分立てで，ケーキにぬったり，菓子用クリームに加えたり，ババロア種に混ぜたりする。絞り袋のなかに入れてデコレーションするときは，泡立てをしないにもかかわらず，状態が9分立て，10分立てと変化しやすいので，泡立て最終点は，すくってみてやや先がとがって倒れるくらいがよい。泡立て過ぎると光沢を失い，きめがあらくぼそぼそになり，小さな粒があらわれ始め，ついには脂肪と水分が分離してしまう。分離しかけたときには，牛乳か生クリームを少し加えるとよい。〔用法〕クリームシャンティイは酸味の少ない果物と合うので，果物入りのデザートにして用いられたり，いちご，メロン，桃，バナナなどとともにショートケーキに使われたりする。生クリームと同様なものに，植物性油脂100%のものや，乳脂肪と植物性油脂の混合物などがあり，安価で市販されている。これらはほとんど分離することはない。

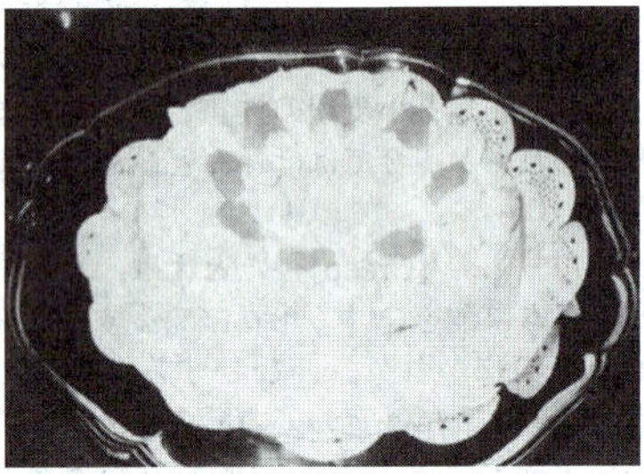

クリームシャンティイで飾ったケーキ

クリームタータ ［Cream tarta］ 酒石酸水素カリウムの別名である。〔用途〕ベーキングパウダーやイスパタなどの膨張剤の重要な原料のひとつである。このほかに，泡立てた卵の白身の肌目をなめらかにするのに使われたり，砂糖の緩慢な転化剤ともなるので，菓子製造の際によく用いられる。すなわち，ドロップなどに入れると，その結晶化を防止し，また，ビスケットに少量入れると，浮き具合が均一になる。→イスパタ

クリームチーズ ［Cream cheese］ おだやかな風味を有する熟成させないチーズで，スプレッドに好適である。原料としては，クリームまたはクリームと牛乳の混合物を均質化処理して殺菌し，スタータとレンネットを用いて凝固させてつくる。16～18時間静置（セッティング）してカードを分離したのち，クロスなどに包んでプレスする（コールドパック法）。これをプレスから取り出し，食塩や天然ガムなどの安定剤を加えて75℃に加熱して均質化し，プラスチックパーチメントに充てんして冷

却する（ホットパック法)。〔一般組成〕水分18～52％，脂肪分33％以上，たんぱく質含量10％，食塩含量0.5～1.2％。

グリーンピース　[Green pea]　えんどうの未熟種子で，あおえんどうのことである。未熟粒は美しい青色を呈す。〔成分〕たんぱく質および炭水化物が多く，ビタミンCを19 mg/100 g含む。〔用途〕風味がよく色彩が美しいので，炊き込みご飯のほか，いろいろな料理に用いられる。また，乾燥したものはいり豆，煮豆などに利用される。その他缶詰として，多量に用いられている。〔瓶・缶詰〕原料としては，一般にアラスカ種と滋賀白花種（GW種）が用いられるが，欧州種に比べて小粒で淡色である。さやがまだ緑色で7～8分の成熟度のものを使う。手または機械を用いてさやを除き，粒子の大きさをそろえたのち，2.5％内外の熱食塩水を加えて缶詰にする。アメリカや中国から輸入された乾燥豆を水に戻して缶詰にしたものを戻し豆という。

グリコーゲン　[Glycogen]　〔存在〕動物体内の貯蔵炭水化物である。高等，下等動物の肝臓に豊富に存在し，筋肉組織そのほか多くの細胞にも分布されている。筋肉運動のとき筋肉内のグリコーゲンは糖リン酸エステル，乳酸を経て，炭酸ガス，水に分解され，逆に生体内でグルコースよりグルコースリン酸を経てグリコーゲンが生成される。〔性質〕グリコーゲンは無色，無味の粉末で，熱湯に容易に溶解する（しかし天然の一部のグリコーゲンは水に難溶である)。グリコーゲンのコロイド溶液はフェーリング液を還元せず，少量のヨウ素を加えると，紫青色ないし紫赤色を呈する。また，相当するでんぷん溶液とまったく同じ強さで偏光を右に旋回させる（$[\alpha]_D+198°$)。そのほか化学的性質においても，でんぷんと同様に酸で加水分解すると定量的にグルコースになり，アミラーゼの作用でマルトースになる。したがってグリコーゲンはでんぷんと類似した化学構造をもつものと考えられるけれども，グリコーゲン溶液の粘性が低いことなどからでんぷんよりも鎖長は短く，支脈状に分枝しているものと考えられる。グリコーゲン分子の大きさは多種多様で分子量100万～140万である。腸管から消化吸収されたグルコースの過剰分は肝グリコーゲンとして貯えられ，組織における消費につれてふたたびグルコースに分解される。〔動物肉内のグリコーゲン量〕種々の要因，と殺前の状態，と殺法，と殺後の状態などによって変動するが，条件をほぼ同一にして比較してみると馬肉のグリコーゲン量はほかの肉よりいちじるしく多く，かつて馬肉の鑑定法のひとつに用いられたほどである。と殺後，肉の熟成中に肉のグリコーゲンはたんぱく結合型から遊離型に変化し，遊離型グリコーゲンは乳酸に変化し，乳酸の生成にともない，肉のpHは低下する。乳酸が1％生成するとpHは約1.8減少する。肉中グリコーゲン量が多いと熟成中に乳酸を生ずることが多く，pHは低下し，そのために肉の色沢，貯蔵性がよくなる。したがって肉中グリコーゲン量が多く残るようにと殺前に動物に休息を与え，給餌を行い，また，苦悶をともわないと殺法をとることなどが考えられている。

グリコシダーゼ　[Glycosidase]　グリコシド（glycoside）を加水分解する酵素の総称である。グリコシドは配糖体といわれるが，ブドウ糖，果糖などの還元糖が，そのヘアミセタール（あるいは，ヘミケタール）の水酸基の部分で，ほかの水酸基を有する物質と反応し，脱水してアセタール様に結合したものである。このようなグリコシドに作用して，この結合を加水分解する酵素がグリコシダーゼである。現在は*O*-glycosy1-，*N*-glycosy1-，*S*-glycosy1-化合物の分解をつかさどる酵素というように三つに大別されている。もしグリコシドを構成している糖が，グルコースならば，それを加水分解するグリコシダーゼをグルコシダーゼ（glucosidase）といい，ガラクトースならばガラクトシダーゼという。これらの糖には，α，β両型が存在するので，これらの酵素にもα，β別がある。

グリコシド ［Glycoside］ →はいとうたい

グリコシドけつごう　グリコシド結合 →はいとうたい

グリシニン ［Glycinin］ 大豆の主要たんぱく質で，グロブリンの一種である。〔存在〕大豆のたんぱく質の75％内外を占める。粉砕未変性脱脂大豆から水で浸出すると溶けて出てくる。〔分離〕水またはアルカリ浸出液から硫安（硫酸アンモニウム）沈殿，等電沈殿または透析によって分離することができる。〔性質・組成〕10％食塩水によく溶け，等電点はpH4.3付近である。豆腐は磨砕大豆中のグリシニンを熱湯で抽出し，得られた抽出液（豆乳）ににがり（カルシウム塩やマグネシウム塩）を加え凝固させたものである。単一たんぱく質ではなく超遠心沈降分析によると2 S，7 S，11 S，15 S（Sは沈降定数）の4成分からなっている。表に示すようにグリシニンのアミノ酸組成は牛乳カゼインに似ていて植物たんぱく質のなかでは栄養的にすぐれている。含硫アミノ酸（メチオニン，システインなど）が若干少ないのが欠点であるが，リジンが多く，グルタミン酸が非常に多い。脱脂大豆をグルタミン酸調味料の原料として用いたのはこのためである。なお，その生理作用としては，血中コレステロール値や中性脂肪値の低下作用が知られている。

大豆グリシニンおよび牛乳カゼインのアミノ酸組成

アミノ酸	大豆グリシニン	牛乳カゼイン
アラニン	4.1％	2.8％
アルギニン	7.5	3.6
アスパラギン酸	11.9	6.5
システイン	1.3	0.4
グルタミン酸	21.5	20.8
グリシン	4.2	1.7
ヒスチジン	2.6	2.5
イソロイシン	4.9	4.8
ロイシン	8.1	8.8
リジン	6.3	7.4
メチオニン	1.3	2.5
フェニルアラニン	5.4	4.8
プロリン	5.5	12.1
セリン	5.2	5.6
スレオニン	3.7	3.9
チロシン	4.0	5.1
バリン	4.5	5.0

グリシン ［Glycine］ グリココールともいう，アミノ酸の一種。アミノ酢酸。〔存在〕ゼラチン，絹フィブロイン，一般のグロブリンなどに含まれる。〔性質〕溶液は甘い。微生物の増殖を阻害する作用があるので，食品の保存料としても用いられる。

$$\begin{array}{c} H-\underset{\displaystyle NH_2}{\underset{|}{CH}}-COOH \end{array}$$

グリシン

クリスタル ［Crystal］ キャンディ類の一種で，ウイスキーボンボンのように，製品の外側に砂糖の結晶を出して殻をつくるもののこと。ふつうは，フォンダンクリームボールやフルーツ類を砂糖の飽和溶液に漬けて，表面がキラキラ光るように砂糖結晶の皮をつくったものをさしている。ウイスキーボンボンの場合は，高濃度の砂糖シロップとウイスキーとを混合して入れると，シロップの水分が吸収され，過飽和となって砂糖が析出される。そして互いに結晶が密着連結して殻をつくり，内部に砂糖・ウイスキー溶液が封入される。結晶の単位粒子が細かく，均一で薄い殻のものほどよいとされている。→クリスタルフルーツ

クリスタルフルーツ ［Crystal fruit］ 果実の砂糖漬けで，果実の貯蔵法のひとつであるが，表面に結晶糖が付いているのでこの名がある。〔用い方〕クリスタルフルーツは，主としてケーキのデコレーションに用いられる。使用するときは結晶糖を洗い落としてから，フルーツを目的に応じて，それぞれの形状に切断する。

クリスマスケーキ ［Christmas cake］ クリスマスを祝うためのケーキ。美しく飾られたものが，食事に供され，切り分けられる。世界各国には，この祝菓子に独得の

ものが多く，それぞれに長い伝統と意義をもっている。英米のプラムケーキ（→プラムケーキ），フランスのブッシュドノエル，ドイツのシュトーレンなどは，日本でもよく知られており，これらは日持ちがよいのが特徴である。〔つくり方〕1）プラムケーキ，2）ブッシュドノエル（bûche de Noël）：ブッシュとはまきという意味で，ケーキをこの形にととのえる。炉に赤々とまきを燃やし，夜通しキリストの誕生を祝ったという故事にちなんだもの。マロンクリームなどをはさんだロールケーキをつくり，コーヒーかチョコレートで味付けしたバタークリームまたはクレームガナッシュで表面に皮肌のような凹凸をつけ，切り株もつくり，まきの形に仕上げる。マッシュルームの形のメレンゲを飾りつけ，色付きのバタークリームでつたの葉の模様を付けることもある。このケーキは，安定がよいように，ビスケット台の上などに乗せて仕上げるとよい。3）シュトーレン（stollen）：菓子パンの一種で，祝菓子というより，日本の正月のおもちのように，ドイツ，スイス，東欧諸国でクリスマスに出されるめでたいパンである。形は小判状で，キリストが初めて寝かされたゆりかごを表しているといわれている。このシュトーレンは，5～6 週間は日持ちがする。材料はプラムケーキに似て，数種の果物の砂糖漬けの角切りとレモンの皮と汁，ラムで味付けされて，イースト種でふくらませる。焼き上がったところで表面にバターを十分にぬり，粉砂糖を真白くふりかけ，デコレーションはしない。多くは，1 cm 弱の厚さに薄切りにして，食する。

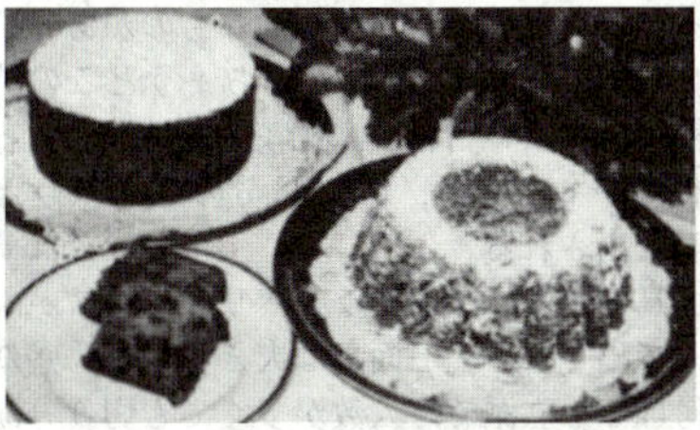

クリスマスケーキ（プラムケーキ）

クリスマスりょうり　クリスマス料理

キリスト教徒の国における年中行事中最大のお祭りで，12 月 25 日にキリストの降誕を祝い，離れていた家族が集まり，健康と無事を喜び合う。ちょうど 1 年の収穫が終わった後のことでもあり，豊かな材料が使われたごちそうが用意される。〔飾り〕クリスマスには赤と緑の 2 色が強調される。赤色はキリストの血を表し，緑色は永遠の命を象徴するものとされている。常緑樹のもみの木のツリーにろうそくをたくさんつけ，星形や人形の飾りを掛け，ひいらぎやもみの輪飾り（リース）を玄関の扉にさげ，ポインセチアの鉢を家のなかに飾ったりするのは，宗教的な行事とともに色も考えられてのことである。星はキリスト生誕の故事にちなんだもので，クッキーや飾りの形になる。ろうそくは生命の象徴と教会の祭壇を意味し，ツリーに付けられたり食卓に立てられる。ヨーロッパ大陸では白い

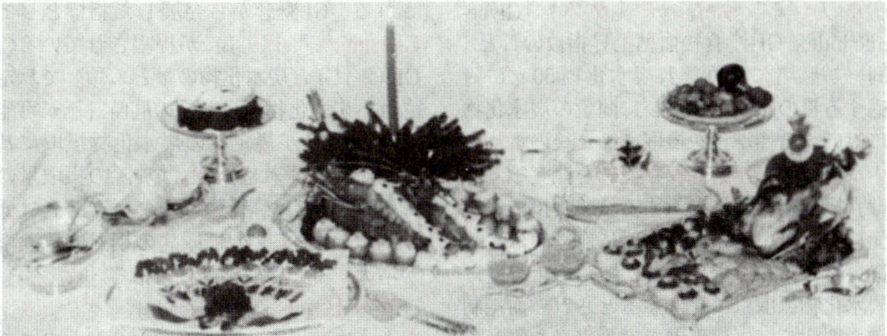

クリスマス料理（ディナー全コース）

色も使われるが，これは，12月に降る雪や純潔を表すものと考えられる。同じキリスト教のお祭りでも国により祝い方はそれぞれ違い，民族的，習慣的なものがある。〔各国のクリスマス料理〕ちょうどこの時期に味のよい材料や，比較的日持ちのする料理がつくられ，2～3日分のごちそうとして出される。イギリス，アメリカでは七面鳥のローストにクランベリーソースが添えて出される。七面鳥は大きいので，盛り付けると立派で，人数が多くても切り分けられる。フランスでは鶏の丸焼きのほうが多く，鶏のなかに栗の詰め物をして焼き上げる。ドイツでは，鶏よりはクリスマス時期が旬の野鳥や鴨の丸焼きが多く出される。オーストラリアやニュージーランドでは春に生まれた仔羊が成長して一番おいしい時期なので，七面鳥のローストの代わりに仔羊のモモの丸焼きが出され，ハッカ入りのソースが添えられる。生カキや大きなエビやコイなどのおいしい時期であり，家によってそれぞれ料理に趣向がこらされる。またその秋にとれた果実や木の実類は自然の美味に富むものとして，クッキーやケーキのなかに使われる。くるみ，ヘーゼルナッツ，アーモンドなど木の実類は，団らんのときのつまみとして，話の合間に殻を割りながらそのまま賞味される。食後に，クリスマスのための特製菓子が食卓で切り分けられる。菓子は前もってつくることができる，比較的日持ちのよいものが出される。→クリスマスケーキ

グリセミックインデックス ［Glycemic index, GI］ 食後血糖上昇指数のこと。同一被験者にそれぞれ炭水化物50 gに対応する量の試験食ならびに同量の炭水化物に対応する標準食を摂取させた後の増加血中グルコース反応曲線下面積を測定し，標準食摂取後の面積に対する試験食摂取後の面積の百分率をいう。一般に血糖値は食後にいちじるしく上昇するが，この上昇度は炭水化物摂取量に比例するとされ，血糖制御を要する糖尿病患者では食事量を厳しく制限されてきた。しかし，同じ炭水化物含有量の食品でも，でんぷんの構造や，調理・加工方法，ほかの食品との組み合わせによって血糖止昇は異なることがわかってきて，食後の血糖上昇反応に基づいた炭水化物食品の質的評価指標としてGI概念が採用されるようになった。たとえば，ブドウ糖100とした場合，白米，ポテト70～79，白パン，玄米60～69，スパゲッティ50～59，豆類は10～29となる。一般に精製度が低く，高アミロース低アミロペクチンでんぷん食品のGIは低くなる。また，脂質，たんぱく質，食物繊維，酢などの同時摂取によってもGIは低下する。食事献立を構成する各食品のGIに，当該食品の献立に占める炭水化物％を乗じた加重平均GIをもって，献立のGIを算定する方法も提案されている。基準食（GI：100）となる食品は，欧米ではブドウ糖もしくは白パンがおもに用いられてきたが，近年，イタリアではパスタ，日本では白飯など，その国の主食を基準食とするようになってきた。国際的に統一された手法によって世界の各地域でさまざまな食品のGIが測定され，国際GI表が公表されている。血糖曲線の測定は，食前値と最初の1時間までは15分ごとに，その後は30分ごとである。健康者では2時間まで，糖尿病患者は，血糖値の戻りが緩慢であるために3時間まで測定する。GIは，炭水化物の生理機能の差異に基礎をおいた指標であり，食後高血糖コントロールのためには，GIによる炭水化物食品の分類・選択がすぐれているとされる。GI概念から発展した指標としてGlycemic Load（GL）が提唱されている。GLは「GIと炭水化物の量との積」で算定され，炭水化物の量と質の同時評価が可能である。GIが規定量の炭水化物摂取に基づく指標とすれば，GLは実際の摂取量の影響を考慮した指標である。高GL食は低GL食に比べて2型糖尿病の相対的危険率が増大するとの疫学調査もある。

グリセリド ［Glyceride］ グリセライドともいう。脂肪酸とグリセリンとのエステルをいう。グリセリンは三価のアルコー

ルで，グリセリン1分子に対して脂肪酸3分子が結合できる。〔種類〕結合した脂肪酸の数によって，モノ-，ジ-，トリ-グリセリドとよぶ。また，結合した脂肪酸が一種類の場合を単一グリセリド，二種または三種の場合を混合グリセリドという。〔存在〕一般に，油脂中に存在するグリセリドはトリグリセリドであるが，酸敗した油脂中にはモノ，ジグリセリドも存在する。〔油脂とグリセリド〕一般に油脂中には混合トリグリセリドが多く，油脂は多種多様のグリセリドから構成されている。→ししつ，ゆし

グリセリン　[Glycerine]　三価のアルコール。〔性質〕水，アルコールにとける無色，無臭，粘稠な液体，甘味がある。〔製法〕油脂の主要構成成分であるため油脂の分解により得られるが，ふつう石けん工業の副産物としてできる。俗にリスリンともいう。〔用途〕工業用，医薬用，食用などであるが，ダイナマイト原料のニトログリセリン製造にも用いられる。そのほか粘稠性を利用する潤滑剤，接合剤に入れられる。医薬としては化粧用，皮膚保護剤などに用いる。食用には，製菓の材料として用いられ，乳化剤モノグリセリド製造の原料ともなる。→グリセリド，ししつ，モノグリセリド

$$\begin{array}{c} CH_2OH \\ | \\ CHOH \\ | \\ CH_2OH \end{array}$$

グリセリン

グリセリンしぼうさんエステル　グリセリン脂肪酸エステル　[Glycerine fatty acid ester]　グリセリンの脂肪酸エステル。〔製法〕各種の脂肪酸に，過剰量のグリセリンを加えて合成する。〔性状〕モノ，ジ，トリグリセリドがあるが，一般に使われるのはモノグリセリドである。脂肪酸の炭素数の小さいものは常温で液体であり，炭素数の大きいものは固体である。分子のなかに，親水性部分と疎水性部分をあわせもつ界面活性剤である。〔用途〕乳化剤として多くの食品に使用されている。アイスクリーム，マーガリンなどの乳化に，パン，ケーキ，即席めんなどのでんぷんの老化防止に，そのほか水産練り製品などに用いられる。〔使用基準〕なし。→にゅうかざい

くりたけ　栗茸　秋，広葉樹の枯木に発生するきのこ。〔形態〕傘は径3～8 cm，表面は明るい茶褐色で，中央部はやや濃い。周辺部は白い繊維状の鱗片がある。茎は高さ5～15 cm，上部は白色，下部は褐色。〔注意〕毒きのこのにがくりたけに似る。これは全体がイオウ色，かむと苦いことで区別できる。くりたけにも少量の有毒成分が含まれる。〔栽培〕原木による人工栽培が可能。〔調理〕汁物，煮物，天ぷらなど。

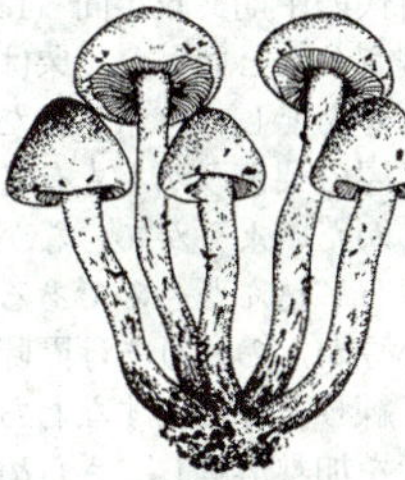

くりたけ

グリチルリチンさん　グリチルリチン酸　[Glycyrrhizinic acid]　→かんぞう

クリプトキサンチン　→カロテノイド，ビタミンA

くりまんじゅう　栗饅頭　焼き物菓子の一種。〔製法〕まず，栗の鬼皮，渋皮をむいてミョウバン水でゆでる。水を3～4回取り替えた後，必要量の水と砂糖を加えてやわらかく煮る。煮つめた栗を適宜の大きさに切り，あんに混ぜてあん玉をつくっておく。一方，器に砂糖と鶏卵を入れて泡立て器でよく泡立てたら水あめをやわらかくのばして加え，ベーキングパウダーと水を加えて攪拌し，小麦粉をふるい込んで練りこねる。これを，打ち粉をした台に取って，小さくちぎって薄くのばし，先につくったあん玉を包んで丸める。これを天板

に並べ，上面を少々押しつけてつや出し液を刷毛でぬり，弱火の焼きがまで焼き上げる。表面が栗の皮のような色沢をもつように焼いたものもある。〔歴史〕江戸中期には，栗のあんを用いたふつうの蒸し物まんじゅうもあったという。

くりようかん　栗羊羹　練りようかんの一種。〔製法〕水漬けした寒天を加熱溶解し，白ざら糖を加えて沸騰し始めるころ，1度ろ過してふたたび煮沸する。102℃で栗肉，練りあんを入れて普通のようかんより煮つめ，充塡機で巻切式のカンに注入し，脱気巻締機でふたをして流水冷却する。〔産地〕栗ようかんの銘菓は各所にあるが，長野県小布施の栗ようかんは，同地の特産の中栗の実を蒸して，その果肉を臼でつぶしたものをようかんにしたもの。江戸時代の中期文政年間（1818～1829年）に創製されたといわれ，栗ばかりでつくったようかんとして有名。また，千葉県成田市の米屋の栗ようかんも有名で，暗赤色の練りのかたいようかんのなかに，柴栗の小片を散らし込んだものである。〔製法〕通常は，小豆かんの練りあげ間際に蜜漬け栗を加えて練りあげる。すなわち，水浸膨潤した寒天を加熱溶解し，ざらめ糖を加えて沸騰直前に毛ぶるいでろ過する。ふたたび加熱し，小豆生あんを加えてじゅうぶんに練り，蜜漬けして2～4分割した栗を加えて練りあげる。これを，型に差し込んだ容器に充塡し，冷却して仕上げる。

グルカン　［Glucan］　グルコースからなる多糖類の総称。グルコシド結合の様式でグルカン類を整理すると，右の表のようになる。

クルクミン　［Curcumin］　カレー粉の主原料であるうこん（*Curcuma* 属）の根茎に含まれる黄色色素。抗酸化作用，がん細胞に対するアポトーシス促進作用などによる発がん抑制，抗がん作用が注目されている。

グルクロンさん　グルクロン酸　［Glucuronic acid］　グルキュロン酸ともいう。D-グルコースの C_6 の位置のアルコー

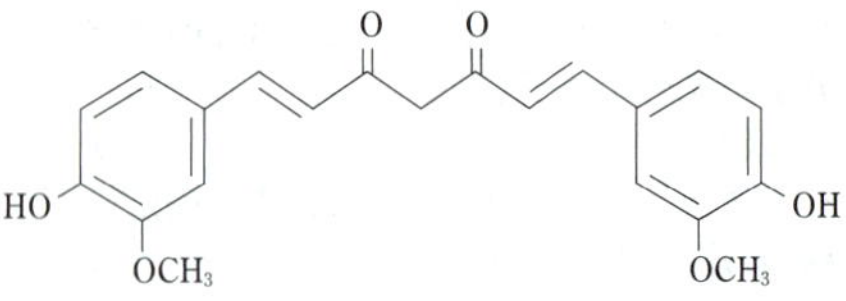

クルクミン

グルカン類の分類

結合様式	名称	起源
α-1→3	Pseudonigeran	微生物
(1→3, 1→4)	Nigeran	〃
1→4	Amylose	植物
(1→4, 1→6)	Amylopectin, Glycogen	植物，動物
1→6	Dextran	微生物
β-1→3	Callose, Curdlan Laminaran	微生物 海藻
1→3, 1→4	Lichenan	地衣類，穀物
1→3, 1→6		酵母
1→4	Cellulose	植物
1→6		酵母

ルが酸化されて，カルボキシル基になったもの。〔存在〕アラビアゴムやそのほかの植物性ゴム，コンドロイチン硫酸，バクテリアの多糖類，ヘミセルロース，海藻，動物ムコ多糖，ポリウロナイドの構成成分として見いだされる。〔製法〕工業的にでんぷんを硝酸で酸化してから加水分解してつくる。〔性質〕β-型は融点165℃，$[\alpha]_D$ ＋12°。D-グルクロン酸は，哺乳動物がフェノール性水酸基をもつ毒物，たとえばフェノール，クレゾールなどのようなものを誤って食べたとき，これらのものと結合

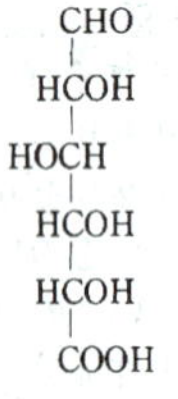

D-グルクロン酸

して抱合体として尿中に排泄されるので，一種の解毒作用をもつといわれ，医薬用途にも利用されている。

グルコアミラーゼ　[Glucoamylase]　アミラーゼの一種。〔性状〕でんぷんなどのグルカンに作用し，非還元末端から α-1, 4 結合を切ってグルコース単位に切り離して分解をつづける。そして枝分かれの点にくると α-1, 6 結合をも切り，つづいて α-1, 4 結合を分解してついにでんぷんを 100％分解してグルコースにする。ただし，これはリゾープスデレマー型の酵素で，アスペルギルスニガー型の生産する酵素は 100％まで進まず 85％程度にとどまるものもある。〔糖化酵素法〕前述のようにリゾープスデレマー型の生産する酵素は完全にでんぷんを分解するので，でんぷんからブドウ糖の製造用として利用されている。この方法を酵素糖化法といい，現在のブドウ糖，異性化糖工業においては重要な酵素であり，ブドウ糖の生産量や，異性化糖の糖化はほとんどこの酵素により行われている。

グルコース　[Glucose]　→ぶどうとう

グルコースイソメラーゼ　→いせいかこうそ

グルコサミン　[Glucosamine]　2-アミノ-2-デオキシグルコース。*N*-アセチル体（*N*-アセチルグルコサミン）は糖たんぱく質，糖脂質やヒアルロン酸に含まれる。*N*-アセチルグルコサミンの β-1, 4 結合による重合物キチンは，甲殻類などに多く含まれるが，これを塩酸加水分解することにより，グルコサミン塩酸塩が得られる。キチンの脱アセチル化物（キトサン）はグルコサミンの重合物であり，ポリカチオンポリマーとして用いられる。健康食品としても用いられる。

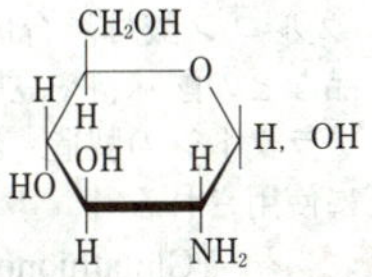

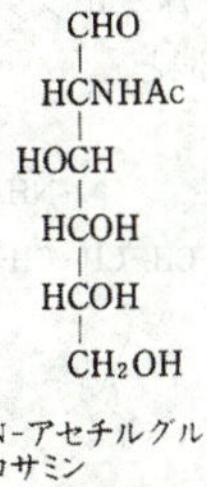

N-アセチルグルコサミン

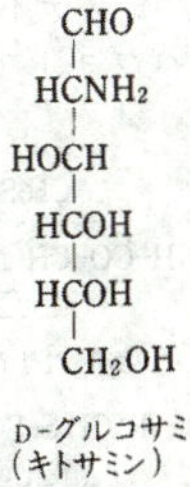

D-グルコサミン（キトサミン）

グルコシダーゼ　[Glucosidase]　グリコシダーゼに属し，ブドウ糖を構成糖としてもつ配糖体を加水分解して D-グルコースを遊離する酵素の総称。〔分類〕α-グルコシダーゼと β-グルコシダーゼにわけられる。

α-グルコシダーゼ ｛ マルターゼ、トレハラーゼ など

β-グルコシダーゼ ｛ エムルシン、セロビアーゼ、ゲンチオビアーゼ

グルコシド　[Glucoside]　糖部がグルコースの配糖体をさす。合成的にはグルコフラノシド（5 員環）もできるが，普通はグルコピラノシド（6 員環）のことである。天然には β 型が多い。サクラ属植物の未熟果実の種子に含まれるアミグダリンなど。α-および β-グルコシダーゼが特異的にそれぞれのグルコシドを加水分解するので，判別することができる。広義には，オリゴ糖や多糖の糖残基間の結合をさす場

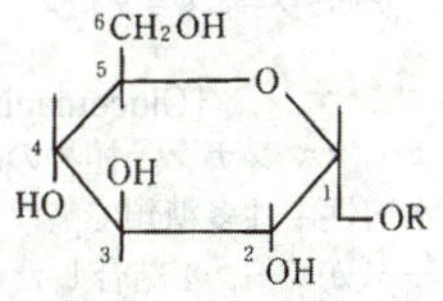

α-D-グルコピラノシド

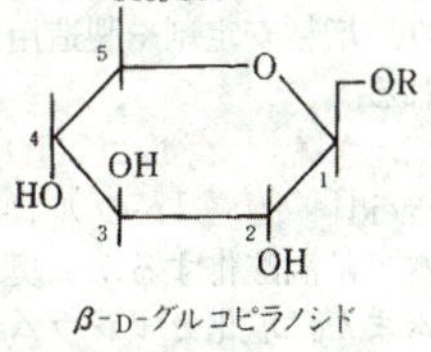

β-D-グルコピラノシド

合もある。〔性状〕糖の1位炭素からの結合はアセタール結合で，比較的酸に弱く，0.5〜1 N の強酸 100℃くらいで容易に加水分解されるが，アルカリ性には安定である。

グルコノデルタラクトン [Glucono-δ-lactone] D-グルコースの酸化物である D-グルコン酸の分子内脱水縮合物（分子内エステル結合を形成したもの）である。酸味料，製造用剤（豆腐用凝固剤）として指定食品添加物に認可されている。使用基準はない。〔性質〕水に溶けると解裂してグルコン酸となり，水溶液は酸性を示す。水に易溶，エチルアルコールに難溶，有機溶剤に不溶。〔用途〕水に溶けると酸性となるので，水産練り製品の保存料として用いられる。また，パンケーキの膨張剤の助剤としても用いられる。膨張剤のアルカリと反応し，炭酸ガスを発生する。大豆たんぱくを酸沈殿により凝固させる作用があり，豆腐とくに充填豆腐の凝固剤として用いられる。金属イオンとキレートをつくる作用があるので，食肉加工品の色調保持剤としても用いられる。

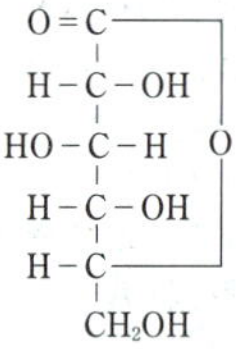

グルコノデルタラクトン

グルコマンナン [Glucomannan] 別名はコンニャクマンナン。植物の細胞壁に含まれる水溶性中性多糖類で，マンノースとグルコースが β-1，4 結合したものである。こんにゃくいもの根茎から抽出されたものが食品添加物として使用が認められており，増粘安定剤や製造用剤に利用される。

グルコンさん　グルコン酸 [Gluconic acid] 〔製法〕D-グルコースを臭素水で常温酸化するか，臭化カルシウムまたは塩化カルシウムと炭酸カルシウムとともに電解酸化すると得られる。また，D-グルコースを原料として，各種の菌で発酵させても得られるが，収量は対グルコース 90％以上である。〔性質〕白色の結晶。融点 130〜132℃，[α]D-6.7°。〔用途〕温和な酸味をもつのでクエン酸，酒石酸，乳酸と同様に酸性飲料に用いられる。〔グルコン酸カルシウム〕水によく溶けるので，カルシウム剤として栄養剤や医薬品に用いられる。〔グルコン酸ナトリウム〕ボイラーのカン石除去剤として用いられる。

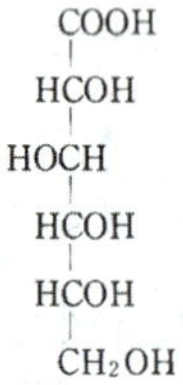

D-グルコン酸

グルコンさんはっこう　グルコン酸発酵 [Gluconic acid fermentation] 微生物によってグルコースを酸化し，グルコン酸を生成する発酵をいう。*Aspergillus niger*, *Penicillium chrysogenum* などのかび，*Gluconobacter roseum*, *Pseudomonas ovalis* などの細菌を用いる。工業的にはかびの *A.niger* を用い，通気撹拌培養で中和しながら行う。収穫量はグルコースに対して 90％以上である。グルコン酸は，合成清酒，食酢，冷凍食品などの酸味料や豆腐凝固剤グルコノデルタラクトンの製造，清カン剤・洗浄剤などに使用される。

グルタチオン [Glutathione] グルタミン酸，システインおよびグリシンよりなるトリペプチドで酸化型と還元型とがあ

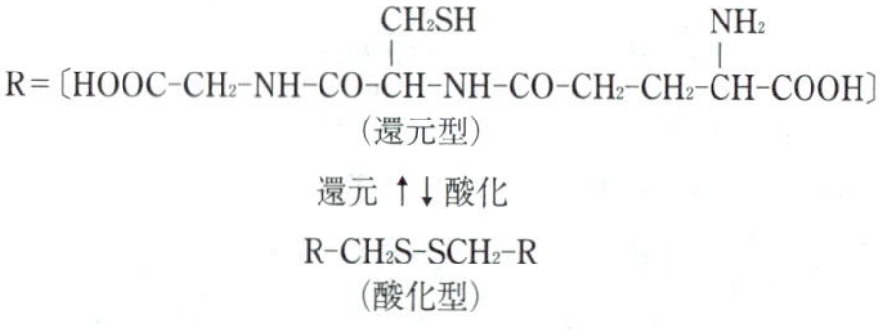

る。〔生理作用〕生体中で酸化還元の機能を営み，生理的に重要な物質である。〔存在〕酵母および小麦胚芽に多く含まれる。グルタチオンは小麦粉中にも含まれているが，これが多いとドウ（生地）の物性形成や製パンに悪い影響を与えるといわれる。

グルタミン　[Glutamine]　グルタミン酸のモノアミド。たんぱく質構成アミノ酸のひとつ。最初てんさい汁中に発見されたが，かぼちゃ，ひまわり，ルンピンなどの発芽種子に多い。加水分解するとグルタミン酸を生ずる。

$$NH_2\text{-}CO\text{-}CH_2\text{-}CH_2CHNH_2\text{-}COOH$$

グルタミン

グルタミンさん　グルタミン酸　[Glutamic acid]　非必須アミノ酸のひとつ。〔用途〕その酸基のひとつをナトリウムで中和した，mono sodium glutamate（MSG）は強いうま味を呈し，調味料として用いられる。〔存在・製造〕小麦たんぱく質グリアジンには43％含まれ，ついでとうもろこしたんぱく質ツェインに31.3％，小麦たんぱく質グルテニンに25.7％，大豆たんぱく質グリシニンに18.5％含まれる。これらのたんぱく質はグルタミン酸ナトリウム原料として用いられる。このほかグルタミン酸はてんさい糖蜜からや，発酵によりでんぷんとアンモニアとを原料としてもつくられる。グルタミン酸はたんぱく質中ではグルタミンの形で存在することが多い。

$$HOOC\text{-}CH_2\text{-}CH_2\text{-}\underset{\displaystyle NH_2}{\underset{|}{CH}}\text{-}COOH$$

グルタミン酸

グルタミンさんソーダ　グルタミン酸ソーダ　[Monosodium glutamate]　→グルタミンさんナトリウム

グルタミンさんナトリウム　グルタミン酸ナトリウム　[Monosodium glutamate]　L-グルタミン酸モノナトリウム塩で，1分子の結晶水を含み，吸湿性の無色結晶である。旋光度 $[\alpha]_D^{20}$ ＋25.16°。アミノ酸系のうま味調味料である。1908年，池田菊苗博士が昆布のうま味の本体がグルタミン酸であることを発見した。グルタミン酸はモノナトリウム塩になるとうま味がさらに強くなるため，グルタミン酸ナトリウムが調味料として商品化された。〔用途〕現在では広く食品の調味料として食品加工用，料理用，食卓用などに世界各国で使用されている。〔製法〕発酵法：糖質を主成分として，窒素源などを加えた培養液中で *Corynebacterium glutamicum* に属する菌を培養し，培養液中にL-グルタミン酸を生成させ，これを単離，回収して製造する。現在の製品はほとんどこの発酵法で製造されている。　抽出法：小麦粉から分離したグルテン（小麦粉のたんぱく質）または脱脂大豆を原料とし，これに濃塩酸を加え，加圧蒸気を吹き込み，120℃で10時間加熱してたんぱく質を分解する。冷却後ろ過し，減圧で濃縮したのち，塩酸を加えて放置すると，グルタミン酸の塩酸塩が析出する。これを水に溶かし，水酸化ナトリウムを加えてグルタミン酸とし，さらに第二次の中和をしてナトリウム塩とし，濃縮して結晶させる。純度は99.7％程度である。

グルテニン　[Glutenin]　小麦に含まれるたんぱく質で，小麦粉を水でこねたときに形成されるグルテンの成分たんぱく質である。薄い酸とアルカリに溶けるたんぱく質で一種のグルテリンである。分子量数百万の高分子たんぱくであるが単一成分ではない。小麦粉中には4％内外含まれる。加水分解によってグルタミン酸，ロイシンを多く生じ，グリシン，バリンはきわめて少ない。グルテンの形成にあずかるたんぱく質は小麦粉中のグルテニンとグリアジンである。

グルテリン　[Glutelin]　たんぱく質を溶解性によって分類した場合に名づけられたアルカリおよび酸可溶性のたんぱく質である。中性塩溶液および水には不溶である。小麦中のたんぱく質であるグルテニン（glutenin），米のなかのたんぱく質であるオリゼニン（oryzenin）がこれに属し，穀類に多く含まれる。グルタミン酸を多量に含む。

グルテン　[Gluten]　→こむぎグルテン

クルトン　[(仏) Croûton]　パンを円形や菊型に抜いたり，角型，さいの目型に切り，これを油で揚げる，もしくは，バターで焼き上げたもの。スープや料理，サラダに添えて味や食感に変化をつけたり，料理の台とする。クルトンとは，パンの切れ端の意があり，約 0.5 cm 角の小型につくったものはポタージュなどのスープの浮き実として用い，クリーム状のスープの単調さをなくし，歯ごたえにより，食欲を増すものである。牛ヒレ肉のステーキ，半熟卵，スクランブルエッグなどの料理の台に用いるときは，0.5 cm 厚さの食パンを直径 7〜8 cm の菊型または円型の抜き型で抜いてバターで焼き上げる。クルトンによって，肉汁や卵液が皿に流れ出すのを防ぎ，パンに吸わせてこれらを賞味する。(→ポタージュ) また，クルート (croûte) はフランス語でパンの皮という意味があり，フランスパンを薄い輪切りにして焼いたもので，クルトンと同じように使われるうえ，ブルーチーズ，フォアグラ，キャビアなどの高級な酒の肴に添えられる。(→メルバトースト)〔つくり方の注意〕油で揚げる場合は，160℃の油に切ったパンを少量ずつ入れてよく混ぜ，軽いきつね色になったら紙の上に取り，よく油気をきり，軽く塩をふる。油きりしている間の余熱も考慮し，色が濃くならないようにする。バターで焼き上げる場合，多めの溶かしたバターを用いるが，さらにオーブンで乾燥焼きにしたほうが歯あたりがよい。

クルマエビ　車海老　[Kuruma shrimp]　クルマエビ科のエビ。〔生態〕体色は生息する場所により多少異なるが，青灰または淡褐色の地に濃い横縞がある。〔産地〕松島湾以南の太平洋岸および日本海側は陸奥湾以南の内湾の砂泥地に棲む。需要が多く，養殖が行われている。〔調理〕イセエビとともにエビ類中もっとも美味で，フライ，天ぷら，刺身，すし種などにされる。

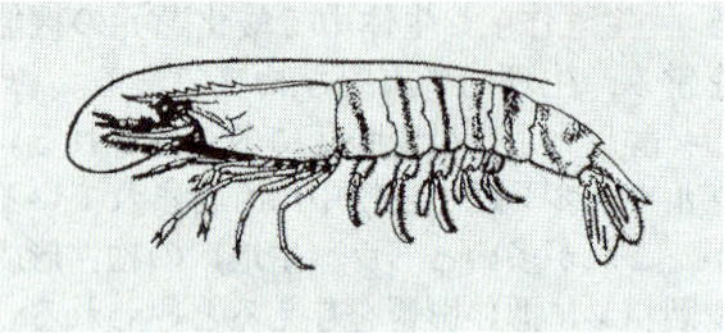

クルマエビ

→エビ

くるまとう　車糖　[Soft sugar]　精製糖の一種である。ざらめとうに比べて結晶の小さな（粒径 0.1 mm）砂糖の総称でグラニュー糖，ざらめ糖をハードシュガーというのに対し，車糖をソフトシュガーといい，上白糖（じょうはくとう）がその代表的なものである。グラニュー糖に比べ粒径が小さく，水分が 0.8％とやや多く，還元糖，灰分もやや多い。甘味の淡白なグラニュー糖より濃厚な甘味が特長である。〔性質〕手触りがしっとりして湿り気がある。このような砂糖を足が重いというが，これが車糖の大きい特色である。糖度は 94〜96 度程度である。三温糖，中白糖，上白糖がこれに属する。車糖は結晶が小さいので，結晶粒子のくっつき合いが起こりやすく，固結の原因となりやすい。それで，通常 1〜3％の転化糖（ビスコ）を加えている。〔用途〕車糖には転化糖が含有されているので，一般家庭用あるいは食品加工用としては，転化糖が含有されても差し支えないあん用や，パン類，菓子，ケーキ，キャラメル，アイスクリーム，ジャムそのほか着色と透明度を問題にしない広い分野の甘味料として使用される。〔名称の由来〕車糖という名は，1877 年ごろ香港から腰の重いソフトな白砂糖が輸入されたとき，製品の袋に車のマークがついていたことに由来する。香港では当時としては新式の機械であった蒸気機関（当時は火車といった）でつくったため，この「火車の糖」を中国人が車糖とよび，その名称が日本に伝わった。〔歴史〕車糖は鑑真和上によって 754 年中国から日本へ初めて導入された。現在でも日本，中国，朝鮮半島でのみ使用され，東洋的な甘味特性をもつものである。

くるみ　胡桃　[Walnut]　クルミ科に属する堅果で，果実の核中の仁を食用にする。〔品種〕果樹として栽培されるものはペルシャ系の手打くるみが多く，熱すると果実がさけてなかの核が自然に落下するが，この殻はうすくてその名のように手で打ち割ることができる。わが国特産のものに鬼くるみと姫くるみの二種があり，鬼くるみが多く用いられる。これは果実の落下したものを堆積させるか，または土中に埋めて果肉を腐らせたのち，なかのくるみをとり出す。この殻は厚い上にかたく割れにくい。〔産地〕主産地の長野のほか，北海道，青森などが比較的多い。〔成分〕いりくるみの可食部は手打くるみで50％内外，厚皮のもので25％内外，いずれも多量の脂質とたんぱく質を含み，またビタミンB_1 (0.26 mg/100 g) やビタミンEも多い。脂質は100 g中，68.8 g含み，淡黄色透明の液状油で，異臭味なく，きわめて良質な乾性油であり，リノール酸やリノレン酸などの良質な不飽和脂肪酸を多く含んでいる。脂肪酸組成はリノール酸41 g，リノレン酸9.0 g，オレイン酸10 g，アラキドン酸49 mg，パルミチン酸4.7 g，ステアリン酸1.9 gである。とくに抗酸化作用のあるn-3系不飽和脂肪酸のα-リノレン酸を多く含み（100 g中，9,000㎎），クルミ油はしそ（えごま）油，アマニ油とともに健康食品として注目されている。たんぱく質は14.6 gで，他の植物性たんぱく質に比べて，ジアミノ酸およびトリプトファンの含量が多く，優良なたんぱく質である。なおCa（85 mg/100 g），P（280 mg/100 g）も多い。〔用途〕そのまま食べられ，ビールのつまみにしたり，菓子や料理に添えられる。また，すりつぶしてあえ物などにもする。

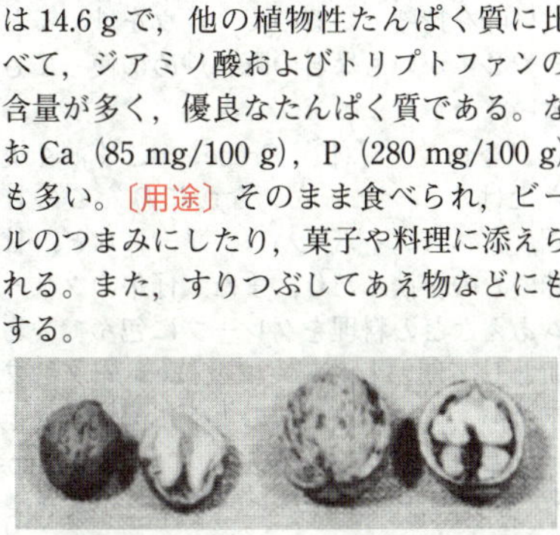

姫くるみ　　鬼くるみ

クレアチニン　[Creatinine]　メチルグリコシアミジンともいう生体物質。$C_4H_7N_3O$，分子量113.12。板状結晶で水に可溶，アルコールにわずかに溶ける。クレアチンの無水物であり，主として筋肉においてクレアチンリン酸から非可逆的かつ非酵素的に脱水されて生ずる。生成クレアチニンは腎臓に送られた後，ほとんど再吸収されることなく尿中に排出される。1日の排出量は，同一個人ではその人の筋肉量に比例しており，摂取たんぱく量と無関係である。クレアチンと同様，肉エキスの成分である。

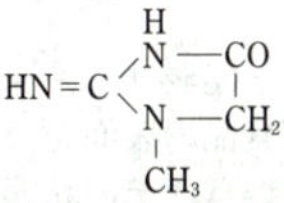

クレアチニン

クレアチン　[Creatine]　メチルグリコシアミンともいう生体物質。$C_4H_9N_3O_2$ 分子量131.13。白色の柱状結晶でわずかに苦味がある。水に可溶，アルコールに難溶，エーテルに不溶である。〔存在〕1835年M.W.Chevreulにより肉抽出液から単離された。脊椎動物中のクレアチンの90％以上は筋肉組織中に存在する。したがって，肉エキス成分のひとつとなる。血液中や幼若哺乳動物の尿中にも少量存在するが，正常な成人尿中には検出されない。生体内では腎臓でグリシンとアルギニンから生成されたグリコシアミンがさらに肝臓でメチル化されて合成される。静止状態の筋肉ではクレアチンの大部分は，クレアチンキナーゼの作用でATPからリン酸を受け

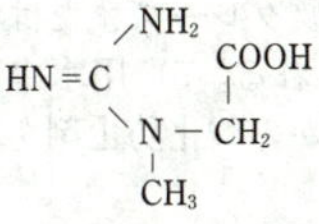

クレアチン

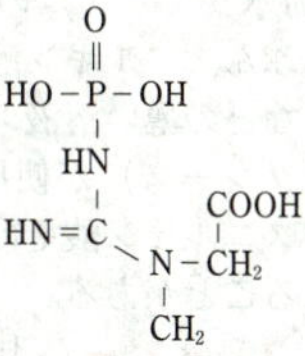

クレアチンリン酸

$$\text{クレアチン} + \text{ATP} \underset{}{\overset{\text{クレアチンキナーゼ}}{\rightleftharpoons}} \text{クレアチンリン酸} + \text{ADP}$$

たクレアチンリン酸として存在している。しかし，運動状態の筋肉では上記逆反応によりクレアチンリン酸が分解され，ATP が供給される。このようにクレアチンリン酸は急激に多量のエネルギーを消費する筋肉細胞では高エネルギーリン酸結合の貯蔵庫としての役割を果たしている。

グレイ　[Gray, Gy]　放射線の吸収量を表す国際単位（SI）。1 Gy は 1 kg の物質が 1 J（ジュール）のエネルギーを吸収した量に相当する。放射線の吸収量の単位として以前は CGS 単位系の rad（ラド）が使われていたが，1 Gy は 100 rad に相当する。

グレーズ　[Glaze]　冷凍魚，冷凍肉ブロック，冷凍食品の表面を薄い氷の皮膜でおおうことをいう。その状態から氷衣ともいわれる。－20℃以下の温度で凍結した食品を冷水中に浸漬してすぐに引きあげると，表面に付着した水はただちに氷結するので冷凍品の表面は氷でおおわれる。冷凍品を凍結貯蔵しておく場合，表面が乾燥し，油焼け，色調の変化，風味の変化が起こる。これらの変化を防ぐため，薄い氷をコーティングして冷凍品の表面を直接空気にさらさないようにする。昨今ではプラスチックフィルムによる密着包装や真空包装の導入が増えているが，青魚の油焼け防止やエビの黒変防止など，魚介類を中心にグレーズも行われている。グレーズ作業は，1）0～－5℃程度の温度の作業室で行われる。2）用水は 0～5℃の温度が適当である。3）用水中への浸漬時間は 1～2 秒でよい。4）用水は清水（清水グレーズ），海水（海水グレーズ）のほか糖，ゼラチン，でんぷん，アルギン酸，プロピレングリコールなどの薄い溶液（膠質グレーズまたは糊料グレーズ）が使用される。5）用水中にアスコルビン酸そのほかの酸化防止剤を加えることがある。

グレービー　[Gravy]　肉や鶏を丸ごとローストにすると，肉からしみ出てくる汁や溶けた脂肪が天板に流れ落ちて焼き汁となる。これでロースト用のかけ汁をつくったものがグレービーである。フランス語では，ジュドロティ（jus de rôti）から単に略して，ジュという。ローストは，肉類をオーブンに入れて蒸し焼きにする間，肉が熱により乾かないように，ときどき天板の底にたまる脂肪や汁をかけながら焼くとよい。焼き上がると天板には色付いた脂肪や焼き汁が残る。これをドリッピング（dripping）という。このドリッピングを脱脂し，さらに，天板の底にある焼き汁と焼き付いている肉汁のお焦げを溶かしてかけ汁とする。すなわち，天板のまま火にかけ，ワインを加えて焼き付いたものを溶かしながら一度煮立て，アルコール分をとばす。ここに，さらに水または煮だし汁を加え，天板の焼き汁をよく煮溶かし，シノアでこして鍋に移し，これを煮つめる。上に浮くあくや脂肪をていねいに取り去りながら，煮汁が半量になるまで弱火で煮つめ，これをこして調味したものがグレービーである。焼き汁から出る肉味を持つ褐色の煮汁と，わずかであるが薄いとろみのある，ロースト肉に調和した味のソースが得られる。これを温めたロースト肉に添えて供卓する。グレービーはソースとして色も濃く，味もよいが，でんぷんを加えないため，粘稠度は低い。グレービーの仕上げの状態は，スプーンなどの表面にエナメル状に貼り付く濃さがよいとされている。冷蔵庫で保存ができ，味不足のソースに加えてもよい。脱脂のときにとった脂肪は，色とよい味を持っているので，ルウを炒めるときやじゃがいもなどの野菜炒めに使ってもよい。→ドリッピング

クレープ　[（仏）Crêpe]　ごく薄く焼き上げたパンケーキ。なかにりんごの甘煮，アンズジャム，ハードソースなど，甘味のものを挟んだり，また，仔牛のクリームあえなどの料理をクレープに包んでひと皿として使われる。〔由来〕クレープはフライパンで絹のレースのように薄く焼き上げたもので，ラテン語のクリスプス（crispus，波打った，縮れたという意）からきており，13 世紀にはもうすでに crêpe とい

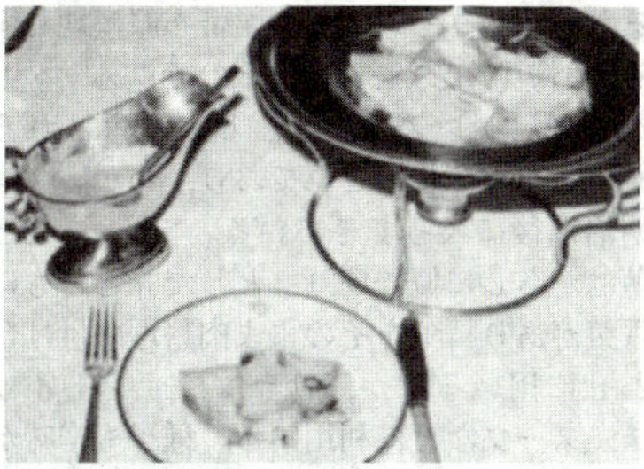
クレープシュゼット

う言葉があったと伝えられている。ヨーロッパ各国で盛んにつくられるが，とくに，フランスのブルターニュ地方では多くつくられ，町角で焼きながらクレープを売る店もあり，立ち食いができるくらいに親しまれている。〔つくり方〕1）ボウルに卵を入れて軽くほぐし，砂糖，塩を加えてよく混ざったら，冷たい牛乳でのばす。ふるった粉を少しずつ加えて，泡立器でよくかき混ぜ，冷所で1時間以上寝かせる。2）焼き始める前に，バターを鍋で溶かし，やや色づけたものをさまして1）に加え，バターの焦がした風味とともに種に多少色をつける。3）このクレープ生地を薄焼き卵の要領で焼く。厚くて縁の返りの浅いクレープ用のフライパンが焼きやすい。クレープ生地を玉じゃくしに約半量とって，フライパンにごく薄く流し込み，片面に絹のような薄いレース状の焼き目ができたら一度返して仕上げる。クレープを焼く場合は，油はほとんどひかないくらいにならした後で焼くこと。油が多いとクレープの味が落ちる。この点で，内面フッ素樹脂加工のフライパンが扱いやすい。デザートに使うクレープは直径12～15 cmくらいの小型に焼き上げる。焼き上げたクレープは，ジャムなど好みの材料をつけて巻いたり，なかに入れて四つ折りにして供する。デザートに用いるクレープでは，リキュールのきいたオレンジソースで煮たクレープシュゼット（crêpe suzette）が有名である。

グレープフルーツ　[Grapefruit]　〔産地〕西インド原産で，東洋産文旦の実生の変種といわれる。扁円形の果実がぶどうの房状に枝につくのでこの名がある。高温乾燥の気候を好むため，気候の関係でわが国ではあまり栽培されていないが，輸入の自由化によって急速に需要が伸び，手軽に入手できるようになった。アメリカのフロリダ州が著名で，カリフォルニア，テキサス，アリゾナ各州で広く栽培されているが，ヨーロッパでも栽培されるようになった。果肉はうすい灰黄色またはピンクで柔軟多汁，甘酸味適度で，微苦味を帯びてさわやかな風味がある。〔品種〕果肉の色により白色種（ダンカン，マーシュシードレスなど）と紅色種（トムソンピンク，フォスターシードレス，レッドブラッシュなど）に大別される。〔成分〕苦味成分であるポリフェノールの一種ナリンギンを含む。ビタミンC（36 mg/100 g中）やカリウム（140 mg/100 g中）を多く含む。果皮にはナリンギンのほかペクチンが多いが，精油は他のかんきつ類に比べて少ない。〔用途〕アメリカでは朝の果物（breakfast fruit）として年間にわたって賞味されている。果実をふたつ割にし，スプーンですくって食べる。苦味があるのでマーマレードに適し，ジュースもつくられる。果皮はペクチン原料にされる。医薬品との相互作用が知られている。これはグレープフルーツに含まれるフラノクマリン類（ベルガモチンやヒドロキシベルガモチンなど）が，高血圧症の治療薬であるカルシウム拮抗剤や，脂質異常症の治療に使われるスタチン系薬物の代謝を阻害することによると考えられている。

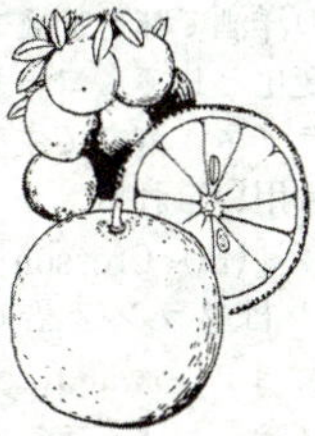
グレープフルーツ

クレームパティシェール ［(仏) Crème pâtissiere］ クレームパティシェールはフランス語で，一般にはカスタードクリームといわれている。まろやかな口あたりのよさが菓子のクリームとしてよく用いられ，シュー菓子やミルフィーユ，タルト類の詰めものにするほか，スフレ類のベースにも使う。材料は牛乳，卵黄，砂糖，小麦粉（一部をコーンスターチにしてもよい），香料である。このクリームは傷みやすいので，梅雨期などには必要量をつくり，使い切るほうがよい。〔つくり方〕卵黄に砂糖を加えて白っぽくなるまでよく攪拌し，ふるった粉を加えて混ぜ合わせる。強く混ぜ合わせながら，沸騰した牛乳を加えてこす。これを強火にかけて攪拌し，沸騰後さらにつやが出るまで短時間加熱する。ただし，加熱しすぎるとコシがなくなるので注意が必要である。火から下ろしたら，バットに広げるなどして急冷する。このとき，クリームの表面に膜が張ってかたくなりやすいので，バターを置くか，またはラップをぴったりと貼り付けて空気に触れないようにする。卵黄に加えた砂糖がたんぱく質の凝固を抑制し，また，攪拌することにより入る気泡によって熱伝導が下るため，熱い牛乳を加えても卵黄は凝固物を生じない。熱い牛乳を加えるのは，その後の加熱によるでんぷんの糊化を短時間で行うためである。この操作と急冷により，カスタードクリームはフワリとして，糊っぽくない歯切れのよいものになる。〔風味〕クリームの味はバニラが基調となるため，バニラのさやを牛乳に浸し，香りをつける。また，ラム，グランマルニエ，コアントローなどの洋酒で味を加えてもよい。色や風合いの変化として，コーヒー，チョコレート，プラリネ，泡立て生クリーム，メレンゲなども用いられる。

クレソン ［(仏) Cresson］ 〔名称・産地〕クレソンはフランス語で，英語ではウォータークレス（watercress），わが国ではオランダからし，みずたがらし，みずがらしなどとよばれる。アブラナ科に属する葉菜で，ヨーロッパの温帯を原産地とする。清流中に野生しているのでウォータークレス（クレスはたがらし）とよばれるが，古くから栽培されており，わが国へは明治以後に入ってきている。〔用途〕葉と茎はからしに似たぴりっとした味とともに香気があり，葉をそのまま肉料理の付け合わせに用いるほか，サラダ，サンドイッチ，スープなどに利用する。種子も辛味があってからしと同じように利用できる。〔成分〕ビタミン A, C が多く，100 g 中，A は 230 μg レチノール当量，C 26 mg，Fe は 1.1 mg で，ほうれん草と同じくらい含まれる。

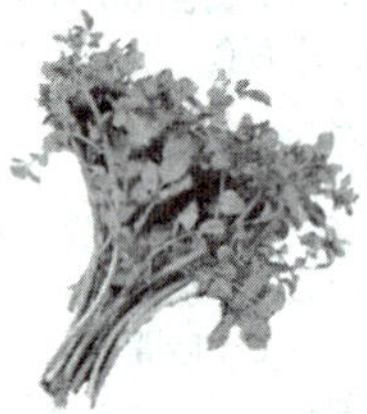

クレソン

グレナディンシロップ ［Grenadine syrup］ ざくろのフレーバーつきシロップで，紅色の果実蜜である。〔用途・製品〕果実フレーバーの一種として洋菓子に使用される。また，カクテル用として需要があり，市販されている。しかし，市販品はほとんどが合成品であるため，洋菓子に使用する場合，耐熱性に乏しい。

クローブ ［Clove］ →ちょうじ

クローンかちく **クローン家畜** クローンとは，まったく同じコピーのことをさす。同じ遺伝子のコピーをたくさんつくって取り出し，さらに別の塩基配列とつなぎ合わせる，という操作をしやすい量にまで，同一遺伝子のコピー集団を選択的に増やすことをクローニングという。親の体細胞から核を取り出し，未受精細胞から核と極体を取り除いた卵子もどきの細胞に親の核を移植する核移植という方法により，従来，1 年あたり 1～2 頭しか生産されなかった家畜が，膨大な数の，しかも完全な親のコピーであるクローン家畜の生産が可能となった。羊の乳腺細胞から誕生したドリーは，この手法によってつくられたものである。

くろかび　黒黴　[Black mold]　菌叢が黒褐色か黒色のかびを「黒かび」と総称するが，一般にはアスペルギルス属の黒こうじかび（Black Aspergillus）をさす。代表的な黒かびは *Aspergillus niger* である。ほかに *Aspergillus awamori* などの黒麹菌も含まれる。〔存在〕果実，穀類などきわめて広く分布している。〔生態〕胞子の着生する頂嚢（ちょうのう）はとくに大きく球形で，胞子の発生する梗子（こうし）は分岐している。〔性質〕発育の適温は37℃ぐらいである。多くの強力な酵素（おもにアミラーゼ，マルターゼ，インベルターゼ）を分泌する。また，糖からシュウ酸およびクエン酸を生ずる。〔用途〕これらの性質を利用してアミラーゼ，クエン酸の製造に利用される。〔クラドスポリウム〕類似した黒色のかびに *Cladosporium* という菌がある。これはアスペルギルス属（こうじかび属）ではないが，はじめ緑色の胞子が徐々に黒色になるので広義の黒かびとして扱うこともある。

クロカワカジキ　黒皮旗魚　〔定義〕マカジキ科の魚でカジキ類の一種。正式な和名はクロカジキ。全長 4.5 m に達する。〔分布〕南日本，インド，太平洋の暖海に広く分布している。主としてはえ縄で漁獲される。〔調理〕カジキ類なので，肉は赤味がなく刺身には向かないが，切り身として照り焼，ステーキにされる。また冷凍，缶詰として輸出される。→カジキ

くろこうじ　黒麹　[Black koji mold]　アスペルギルスアワモリ（*Aspergillus awamori*）とよぶ麹菌の一種を用いてつくる麹をいう。〔生態〕この菌は，黒色または褐色の菌叢をつくり，黒色の胞子をつくる。〔性質〕一般にシュウ酸，グルコン酸，クエン酸などの有機酸を多量につくり酸性となる。〔用途〕上述の性質によりもろみが強い酸性になるため，もろみが雑菌によって腐敗しやすい暖地で，いも類を原料とした酒の醸造をうまく行うことができる。沖縄の焼酎泡盛の製造には黒麹が古くから用いられている。この菌種は，糖化酵素の生産も多く，種々の利点があるが，液が着色するので，黒色の色素を生産しない変異種（mutant）でつくった白麹が泡盛以外の多くの焼酎づくりで用いられている。

くろこうじきん　黒麹菌　[Black koji mold group]　黒麹菌はアスペルギルス属（こうじかび属）のなかで麹などの醸造に使われる有用種のうちの黒褐色の分生胞子をつける菌株群をいう。黒色菌叢となるものとして，アスペルギルスウサミ（*Aspergillus usamii*），アスペルギルスサイトイ（*Aspergillus saitoi*）の二種が，褐色菌叢となるものにアスペルギルスイヌイ（*Aspergillus inuii*），アスペルギルスアウレウス（*Aspergillus aureus*），アスペルギルスアワモリ（*Aspergillus awamori*）があり，また，いちじるしく生育が遅いアスペルギルスナカザワイ（*Aspergillus nakazawai*）も黒麹菌のひとつである。いずれも泡盛あるいは焼酎醸造用の黒麹などから分離されたものである。これらのうち，アスペルギルスアワモリは国際的にも認知されていて，広く知られる代表的な黒麹菌である。黒麹菌は有機酸の生産力が強く，焼酎用の米麹を水に浸漬すると pH は 3 付近となる。そのため，酸性の環境において安定な各種の酵素をよく生産分泌する。〔プロテアーゼ〕

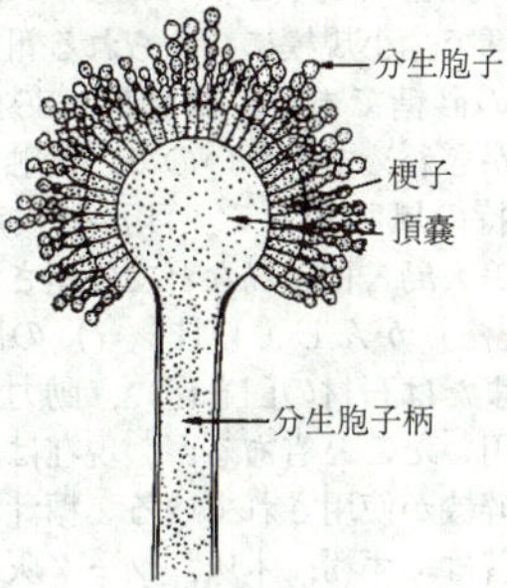

黒麹菌

黒麹菌アスペルギルスサイトイ（*Aspergillus saitoi*）の生産する耐酸性プロテアーゼの代表的なものはアスパルティックプロテイナーゼ（以前酸性プロテアーゼといわれた）である。この酵素はpH2.5〜3付近で各種のたんぱく質をよく分解する。たんぱく質の分解は，特異性が高い。トリプシノーゲンをpH3.5付近で活性化する。プロアンジオテンシンに作用しHis^{6}－Pro^{7}結合を加水分解する特性をもつ。黒麹菌の生産する他のプロテアーゼに酸性カルボキシペプチダーゼがある。セリンカルボキシペプチダーゼともいう。たんぱく質，ペプチドのカルボキシ末端から，プロリンを含む中酸性アミノ酸，塩基性アミノ酸を遊離する。〔アミラーゼ〕α-アミラーゼ，グルコアミラーゼなどの糖質分解酵素はいずれも耐酸性である。黒麹菌のグルコアミラーゼはでんぷんからブドウ糖を経て異性化糖を製造するために産業上きわめて重要な酵素である。〔有用酵素〕黒麹菌はプロテアーゼ，アミラーゼなどのほか，ペクチン分解酵素，セルロース分解酵素など各種の有用酵素を生産する。そのほか，発酵工業上重要である黒かびアスペルギルスニガー（*Aspergillus niger*）は，胞子は黒く，梗子は2段で形態的性質は黒麹菌と少し異なる。この黒かびも発酵工業上きわめて重要である。

くろこしょう　黒胡椒　[Black pepper]　→こしょう

くろざとう　黒砂糖　[Brown sugar lump]　黒糖（こくとう）ともいい，含蜜糖の一種で，小規模につくられる粗製の黒色塊状の砂糖である。糖度80〜86度。結晶粒径がきわめて小さいので，舌触りがよく，独特の風味がある。江戸時代から沖縄・奄美大島・種子島などで生産されている。〔製法〕かんしょ（甘ショ）の圧搾には木製または石材の臼を用い，動力として牛馬を用いたこともあるが，現在は鉄製の電動磨砕機が使用されている。糖汁清澄剤として昔はくず粉，木灰，ソーダ灰，牡蠣（かき）灰などを用いたが，現在は石灰末などを用いる。糖汁の煮つめは平鍋直火で行ったが，近年は3〜4重効用カン・真空濃縮カン・仕上カンで濃縮する。このようにして半流動状になった糖液を，攪拌しながら放冷すると，砂糖は蜜とともに団塊となる。〔成分〕黒砂糖は外観は悪いがビタミン，鉄分，カルシウムそのほかのミネラルを豊富に含有し，独特の風味がある。吸湿性があるので保存しにくい。〔用途〕主としてかりん糖，ねじり棒，黒助などの駄菓子類に使用され，また，適当に白砂糖に混入してあくを調節し，ようかんなどに独特の風味をもたせるために使用される。そのほかソース，つくだ煮など。〔歴史〕わが国へ初めて伝えられたのは，元禄時代（1688〜1704年）である。黒砂糖のことを大島糖ともいうが，これは，昔，大島がおもな産地であったからである。

くろず　黒酢　[Black vinegar]　米酢の一種で，長期間（1年以上）熟成を行うことで黒色をしているものをさす。中国鎮江地方で生産される香醋が有名である。日本では鹿児島県福山町で生産されているものが有名。アミノ酸や黒色色素のメラノイジンを多く含む。

クロダイ　黒鯛　[Black sea bream]　タイ科の魚。〔生態〕体は灰黒色，腹側はやや淡色を示す。体長40 cm内外。〔主産地〕南日本に多い。〔産額〕年間漁獲量は3,000 t台で推移している。〔呼称〕東京では10 cmぐらいのものをチンチンとかチンチンカイズ，20 cmぐらいのものをカイズとよび，これ以上のものをはじめてクロダイという。また関西ではホンチヌ，四国ではクロチヌ，九州ではチンという。〔調理〕タイ科の魚は一般に冬おいしいが，クロダイとヘダイだけは別でクロダイは5月から10月までが旬の時期である。洗い，刺身，塩焼き，吸い物などにむく。なお卵巣と精巣は下痢をするといって一般に食べない。またクロダイの肉は血を荒らすといい産婦には食べさせないところもあるが，一方悪血をさらえるといって食べることを勧める地方もある。

グロッグ　[Grog]　ラムを熱湯で割った飲み物やパンチ風の酒を熱くした飲み物で，昔は水割りラムといわれていた。ワインがつくれない北ヨーロッパやイギリスで，冬期に酒を熱くして飲み，体の血行をよくする。〔北ドイツ風のつくり方〕グロッグ用グラス（120 ml）にティースプーンを1本ずつ入れ，そこへ熱湯を注ぐ。これに食卓で角砂糖とラムまたは赤ワインを加え，1人分ずつつくる。この熱湯と酒の割合は2：1または4：1とする。赤ワインは，甘味の少ない酸味のあるテーブルワインがよい。ブランデーやウイスキーを使用してもよく，紅茶にも用いる。酒に酸味が少ないときにはレモン汁を加えてもよい。〔スウェーデン風のつくり方〕特製の冬のパンチ風の酒であるため，クリスマスワインともよばれている。大きなほうろうびきの鍋に，酒や干した果物，香辛料を加え，冷所で1～2時間置く。果物がやわらかくなり風味が出たものを，ごく熱くして供卓する。北国の飲み物であるため，体を温めるためにアルコール度を高くする。赤ワインにアクアビットまたはウォッカを2：1に混ぜ，ほかに少量の辛口のシェリーかポートワインを加える。果物類は，レーズン，皮むきアーモンド，乾いたオレンジの皮を用いる。果物からも甘味が出るが，ごく少量，砂糖を加える。香辛料として，シナモン，カルダモン，しょうがを加える。〔グラス〕グロッグは熱い飲み物であるため柄つきのグラスがよいが，グロッグ用グラスがないときには，サワーグラスまたはゴブレットを用い，小さなソーサーの上にのせて供する。

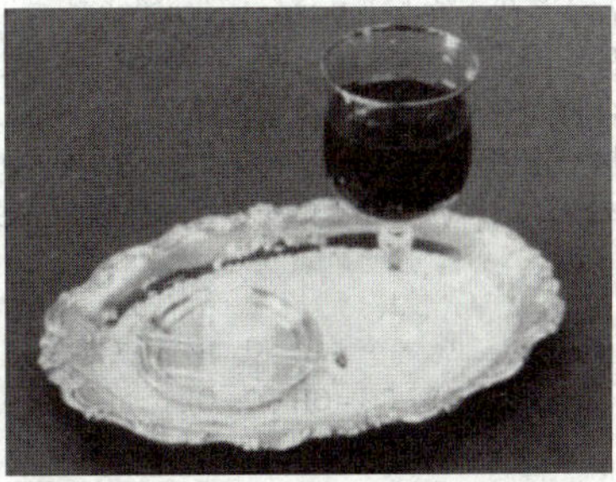

グロッグ（赤ワイン）

くろづくり　**黒作り**　墨袋を加えてつくるいかの塩辛。〔産地〕北陸の特産品で，スルメイカを原料とする。〔製法〕短冊状に切ったイカ肉に10～18％の食塩を加えて2～3日漬け込む。肝臓は20～30％の食塩を加えて2～3か月熟成させ，墨袋は20％の食塩と熟成させる。胴肉10尾分に対し肝臓1尾分，墨袋10尾分の割で混ぜ，調味料を加えて2～3週間熟成させる。特有のにおいがある。〔用途〕酒の肴，ご飯のおかず。→しおから

くろパン　**黒パン**　通常はライ麦からつくったパンのことをいうが，わが国ではライ麦に限らず，小麦粉からつくるもので麸（ふすま）を加えたもの，歩留まりが高く外皮を多く含む粉でつくったもの，カラメルや糖蜜で着色したものなど，色の黒いものをすべて黒パンという。〔製法〕ライ麦からつくるドイツの黒パンは，ライ麦粉を乳酸菌や酢酸菌，野生酵母で発酵させ，酸性中種をつくって製パンが行われる。したがって，酸味のある独特の風味をもったものになる。現在は，最初の発酵源としてイーストを用いたり，生地仕込みに際してイーストを添加することもある。

くろビール　**黒ビール**　[Dark beer]　100℃以上の高温で加熱して褐変物質を生成させた麦芽を用いて下面発酵酵母によりつくった黒褐色のビールである。〔スタウト〕イギリスが主産地で上面発酵酵母を用いてつくる濃色ビールの一種で，ビールやエール（イギリス製）に比べるとアルコール分が高く，味も濃厚である。→ビール

グロブリン　[Globulin]　水に不溶，中性塩類溶液に可溶のたんぱく質で，熱すると固まる。〔動物成分〕卵白のオボグロブリン（ovoglobulin），筋肉のミオシン（myosin），血清グロブリン（serumglobulin），血液のフィブリノーゲン（fibrinogen）がこれに属す。〔植物成分〕大豆のグリシニン（glycinin），タイマ（大麻）のエデスチン（edestin）が代表的なものである。

〔性質・成分〕アルカリ性または中性の塩類溶液に溶け，水には溶けない。硫酸アンモニウムの飽和溶液で沈殿し，また，多くは熱で凝固する。一般にグルタミン酸，アスパラギン酸に富んでいる。

くろまめ　黒豆　黒大豆を砂糖で甘く煮たもので，ちょろぎの赤漬けを入れて正月のおせち料理に用いる。1年をまめに過ごせるようにという意味である。黒大豆は皮の色が黒く，子葉の部分は黄色である。しかし煮ると皮の色素が子葉中に浸透し，濃青色あるいは黒色となる。〔煮方〕一晩水に浸漬してから数時間煮るが，やわらかく煮るには重曹（炭酸水素ナトリウム）水に豆をつけるのがよい。また砂糖は加熱の途中で一度に加えると豆がしまってかたくなるので数回に分けて加えるか，加熱前に加える。原料豆中のビタミン B_1 はとくに重曹を加えるとかなり分解される。〔成分〕黒大豆は一般の大豆同様たんぱく質と脂質に富んでいるが，普通の黄大豆に比べてたんぱく質がやや多く，脂質が少ない。黒大豆を黒豆とよぶことがある。
黄大豆を煮たぶどう豆の成分を参考に記すと日本食品標準成分表2010によると100 g中，水分36.0 g，たんぱく質14.1 g，脂質9.4 g，炭水化物37.0 g（ショ糖28.2 gを含む），食物繊維6.3 g，灰分3.5 g（食塩相当量1.6 gを含む）が含まれ，ほかにビタミン B_1，B_2，ナイアシンが含まれる。漢方としても用いられ，血行を促し，利尿に効果があるといわれている。

クロム　［Chromium］　必須元素であり，20～69歳の推定平均必要量は30～35 μg/日とされている。醸造酵母などに多く含まれ，欠乏症としては糖代謝の異常などが報告されている。工業的には金属クロムが食器や調理器などのメッキに用いられている。6価クロムには発がん性があると指摘されている。

クロレラ　［Chlorella］　クロレラは単細胞緑藻の一種で，光合成の能力が強く，繁殖力も盛んなので，微生物食糧のひとつとして研究されていた。〔人工培養〕クロレラを人工的に培養するには，大きな池をつくって，光線をあてながら炭酸ガスを吹き込む。生産コストが高いことから，現在は食糧資源としてよりも，健康食品として生産されている。〔成分〕培養されてできたクロレラの成分は，平均して乾燥物100 g中，たんぱく質45 g，脂質20 g，炭水化物20 g，灰分10 gであり，ビタミン類も豊富であるが，そのままでは消化がよくないという欠点があり，物理的，化学的方法で細胞壁を破壊し，栄養剤などとして用いられている。〔用途〕クロレラを乾燥して粉にしたものは，ひき茶や青海苔に似た風味をもっている。また，クロレラに含まれる特殊成分（たとえば乳酸菌飲料製造の際の乳酸菌増殖促進物質）を利用する方法などがある。薬効については人では確認されていない。光過敏症をおこすことがある。

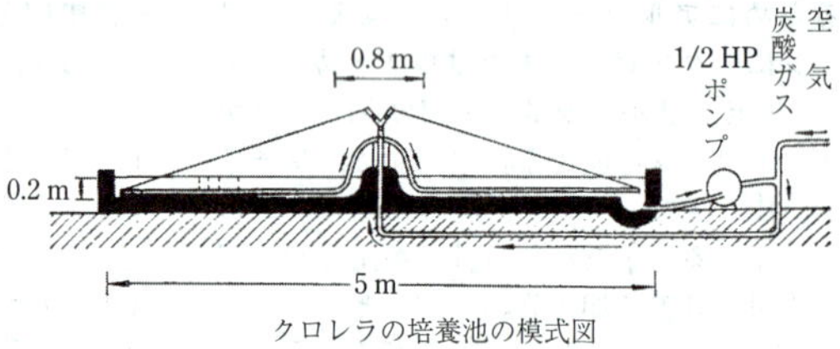

クロレラの培養池の模式図

クロロゲンさん　クロロゲン酸　［Chlorogenic acid］　〔存在〕コーヒー豆のなかに多量に含まれる。果実，そ菜中に存在する代表的なポリフェノール化合物の一種。〔構造〕コーヒー酸とキナ酸の縮合化合物（5-カフェオイルキナ酸）で，下記の構造をもつ。〔性質〕水によく溶け苦味があり，アルカリ性で緑変する。さつまいも

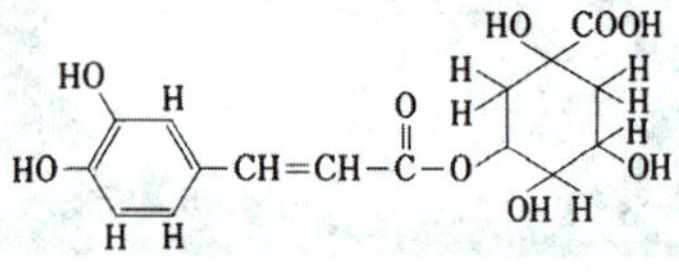
クロロゲン酸

に重曹を加え，だんご，パンなどをつくる際に緑色になるのは，さつまいもに微量含まれるクロロゲン酸による。

クロロフィラーゼ　[Chlorophyllase]　緑茶のクロロプラストに存在し，クロロフィルやフェオフィチンをクロロフィリドとフィトールに加水分解する酵素。この反応がエチルアルコール中ですすむとアルコリシスがおこり，エタノールとフィトールが置換され，エチルクロロフィリドが生成する。クロロフィラーゼはクロロフィルの分解に関与する酵素なので，野菜加工などにおける品質，とくに色調変化に関与する。また，クロロフィルの定量のとき，試料に炭酸カルシウムを加えるなどして，この酵素作用による測定誤差の発生を防止する必要がある。

クロロフィリン　[Chlorophylin]　クロロフィルを酸またはアルカリで処理してエステル結合を加水分解して得られる。〔性質〕クロロフィリンナトリウムまたはカリウムは，水に溶けて美しい緑色となるので水溶性クロロフィルといわれる。クロロフィリンの場合もクロロフィルと同様に，分子中のマグネシウムを銅や鉄などの金属でおきかえると，熱などに対して安定になるので食品添加物などに利用される。〔製法〕外国では，アルファルファなどの牧草を，蒸し煮，乾燥したものを原料にし，これを溶剤（アセトン，メタノールなど）で抽出し，水酸化ナトリウムまたはカリウムでけん化して製造する。〔用途〕医薬品として強壮，増血，消炎，化粧品として皮膚のふ活，脱臭などの目的に利用される。食品添加物としては，分子中のマグネシウムを銅や鉄でおき換えた銅または鉄クロロフィリンのナトリウム塩が使用許可されており，グリーンピース，ふきなどの缶詰製品の緑色の安定化に利用され，また，チューインガム類に口臭の除去などを期待して添加されている。

クロロフィル　[Chlorophyll]　→ようりょくそ

クロワッサン　[（仏）Croissant]　〔歴史〕フランスパンのウィンナ類（17 世紀ウィーンの製パン法でつくる製品の総称）である。17 世紀末のトルコ軍とのウィーンにおける戦いにオーストリアが勝ったことを記念して，はじめはつるはし型でつくられていたが，製法の変遷で現在のような三日月型となった。世界的に有名な製品である。〔タイプ〕フランスでは生地型，バター生地型，マーガリン生地型，パイ生地型の 4 型があり，外観で見分けがつくようになっている。〔製法〕標準では，小麦粉 100，砂糖 6，ショートニング 4，脱脂粉乳 3，食塩 2 の割合で発酵熟成した生地を，分割，冷蔵（温）室でベンチタイムの後，シート状に展延，ロールインバター（マーガリン）を粉量に対して 35～40％折り込み，クロワッサン型に分割，成型，ほいろ（焙炉）して焙焼，製品とする。バターやマーガリンをロールインしないものでは，フォンダンがけなどの仕上げを行って，製品化するものも多い。→フォンダン

くわ　桑　[Mu1berry]　クワ科クワ属の草木。学名 *Morus bombycis Koidz.*（*Malba, M.nigra*）くわは温暖地方のクワ科の植物で，蚕のえさとして用いるため，かつては多く植えられていたが今では少なくなっている。6 月から 8 月にかけて長径 5～15 mm の実をつける。実はとても甘く，食べると口が紫色に染まる。花は 4 月に咲き，実は熟すと赤から紫に変わる。赤い実は生食せず，ジャムや果実酒にもする。新芽や若葉は天ぷらにしたり，軽くゆでて食べる。桑の葉を使った桑茶が健康食品として売られている。葉，花，実は「非医薬品」で，根皮は「医薬品」に区分される。葉はビタミン B_1，カロテンのほか，フラボン成分も含む。果実にはビタミン C，ルチン，1-デオキシノジリマイシンなどが含まれる。根皮は漢方薬の桑白皮で血糖降下，血圧降下，鎮静作用などがあるが，抽出物をマウスに静脈注射したときの 50％致死量（LD50）は 32.7㎎ /kg（体重あたり）である。安全性については，アレルギーを誘発する可能性があるとされてい

る。妊娠中・授乳中の使用に関する安全性や薬物との相互作用については信頼できるデータがない。

くわい　慈姑　[Arrowhead]　オモダカ科に属し，水田に多く栽培される多年草で，11 月ごろから翌年 3 月ごろまでに収穫され，地下の塊茎を食用にする。中国原産で，わが国では古くから栽培されている。〔品種〕あおくわい，吹田くわい，しろくわいの別がある。しろくわいは苦味が強くあおくわいより劣る。大きく生育したものより中くらいで芽のついているものが良質で，芽の落ちたものは価値が半減する。〔成分〕一種の苦味と甘味を有する。炭水化物の大部分はでんぷんである。P は 150 mg/100 g と多い。〔用途〕煮物，揚げ物など日本料理，中華料理に多く用いられ，缶詰もある。

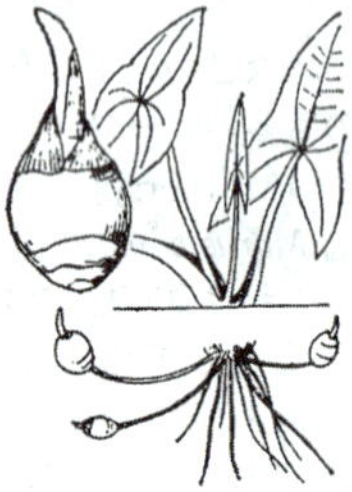

く わ い

くんえん　燻煙　[Smoking]　木材を不完全燃焼させて生ずる煙の成分を肉製品などの表面に付着させて，その外観に好ましい赤褐色の燻煙色を与え，また，食欲をそそるような燻煙香をつける。燻煙成分にはフェノール化合物などが含まれていて，これらは防腐効果を有するが，燻煙による防腐効果は燻煙成分によるというよりも燻煙に先立つ乾燥工程によるものと考えられている。また，燻煙成分には脂質の酸化防止効果がある。燻煙するための木材のことを燻煙材といい，樹脂の含有量が少なく，香味がよく，防腐性を有する成分を多くもつことなどが燻煙材に適した条件といわれ，いわゆる硬木に属するさくら，かし，なら，ヒッコリー（アメリカオーク），ぶな，かば，ポプラなどの木材はよく，ひのき，すぎ，まつなどは適さない。近年の燻煙は全自動スモークハウスで，直火式をとらず，スモークジェネレーターが用いられるので，原料の木材はおがくずかチップ状で使われる。

くんじょう　燻蒸　[Fumigation]　密閉空間で薬剤をガス状態にして一定時間保持し，有害生物を駆除する方法。主として貯蔵穀類および製品に繁殖する害虫類の駆除に使われるが，果実，葉たばこ，木材の害虫駆除，穀類，香辛料の殺菌，土壌消毒などにも使われる。〔メカニズム〕倉庫内に投薬された燻蒸剤は気化してガスとなり，倉庫内に次第に拡散し，倉庫全体に広がる。ガス濃度が高まると，ガスは穀類の狭い間隙中に浸透していくが，浸透したガスの一部は穀類の表面に吸着され，残りがより深く浸透していく。このように浸透と吸着をくり返して，燻蒸ガスは全体に浸透する。なお，拡散したガスの一部は倉庫の壁，床にも吸着され，また，一部は倉庫の気密の程度に応じて庫外に漏えいするので，倉庫の気密度と目張りに注意することが重要である。このような過程を経て，投薬したガスの一部だけが穀類の内部にひそむ害虫や微生物まで到達し，そこで初めて殺虫作用もしくは殺菌作用を発揮することになる。〔使用方法〕燻蒸に際しては，燻蒸剤，薬量，時間を選択し，必要に応じて攪拌，加温などの補助手段を用いる。燻蒸ガスは有毒で，高濃度では致死，低濃度でも各種の障害を招く危険があり，作業のときは所定のガスマスクを着用する。また，労働安全衛生法の規定により，燻蒸の分野に応じた作業主任者を置くことが必要とされる。〔薬剤〕現在おもに実用されているものは，メチルブロマイド，エチレンオキサイドとメチルブロマイドの混合剤，ホスフィンである。前 2 者はボンベや耐圧カンに圧力をかけて液体として詰めてあり，開口と同時にガス化して噴出する。使用条件は 10.5 g/m^3，3 昼夜になっている。ホスフィンはリン化アルミニウムを主成分とし，補助剤で成型した錠剤で，空気中の水分を吸収すると分解を始め，リン化水素ガスを発生し，あとに無害な水酸化アルミニウムが残る。使用条件は0.5錠/m^3，5昼夜である。

くんせい　燻製　[Smoking]　食品を燻煙中で乾燥させる方法。大昔から用いられてきた食品の貯蔵法であったが，現在では特有の風味を与える加工手段になってきている。〔原理〕木材を燃やして発生する燻煙で食品を処理すると水分が除かれ，燻煙成分が食品に付着，浸透して，特有の色，香気を与える。また，燻煙中のフェノール類，アルデヒド類，酸類などは，食品中の細菌の生育を抑制したり死滅させる効果があり，乾燥による効果とともに食品に貯蔵性を与える。さらに，燻煙成分は油脂の酸化防止効果があるので，油焼けしにくくさせる効果がある。〔原料〕肉類，鳥類，魚介類，チーズがある。日本ではハム，ベーコンなどの肉製品製造の工程において燻煙処理するほかは，おもに魚介類を原料として燻製品をつくる。魚としてはサケ，マス，ニシンなど油の多い魚が用いられ，イカ，カキなどもよく用いられる。魚は燻煙にかける前に塩漬けすることが多い。〔燻煙方法〕製法には冷燻，温燻があり，さらに液燻，電燻などの変法がある。冷燻は40℃以下で長時間，温燻では90℃以下で短時間燻煙をかける。温燻製品は水分が多く貯蔵性が低いから低温で流通，保管する必要がある。カキ，サケなどは温燻後油漬けとし缶詰にすることがある。液燻（液体燻製）は木材を乾留したときに得られる木酢液（酢酸，メタノール，アルデヒド類，フェノール類，タール分などを含む）を分留などにより精製した燻液に肉製品を浸す。また，燻液を肉製品の表面にふき付けたりして燻煙したと同様な味，香りを付ける方法もある。電燻は放電を行って燻煙粒子に電荷を与えて食品への沈着を促進させ，短時間で燻煙処理をすませる方法。液燻，電燻などの変法は大量処理には向くが，製品の風味が劣る。〔燻煙室〕燻煙の発生と燻製処理を同じ部屋で行う古来の方法と，燻煙発生機（スモークジェネレーター）で発生した燻煙を燻煙室に導入し，製造管理が容易な機械的方法とがある。→くんえん

温燻と冷燻との比較

	温　燻	冷　燻
燻煙温度	70～80℃	40℃以下
燻煙時間	4～5時間	5日間
食塩濃度	4%	7～15%
製品の状態	しなやかでやわらかい	かたくしまる
製品の水分	60～70%	45～55%

け

けいさい　茎菜　[Stem vegetables]　茎菜とは，植物の茎を食用とする野菜を意味する。〔種類〕アスパラガス，うど，コールラビ，セルタスなどをいう。〔成分〕水分含量が多く，葉菜と同様に実質に乏しい。茎菜のビタミンはC以外は見るべきものがない。

けいし　鶏脂　[Chicken fat]　鶏肉の脂質含量は肉の部位，年齢などによって異なり，成鶏では手羽肉18.6%，ムネ肉10.1%，モモ肉2.5%，ササミ0.7%，また若鶏では，手羽肉15.8%，ムネ肉2.4%，モモ肉7.4%，ササミ0.5%となっており，皮の部分は，ムネ42.1%，モモ45.3%と脂質含量が高い。脂肪の融点は30～32℃，ヨウ素価58～80で，牛脂，羊脂にくらべて脂肪酸の不飽和度は高い。

ケイそ　ケイ素　[Silicon]　必須元素であり，動物実験では欠乏すると成長率低下，骨形成不全を生じることが報告されている。鎖状ケイ素ポリマーであるシリコーン油は消泡剤として使用され，二酸化ケイ素は食品精製工程におけるろ過助剤として使用される。

ケイち　K値　[K value]　〔定義〕魚介類や肉類の鮮度を表す数値のひとつ。筋肉中のヌクレオチドの加水分解率を示す。次式で示される。

〔測定法〕試料を5〜10％過塩素酸で抽出し，抽出液について高速液体クロマトグラフィーで各成分を分離・定量し，K値を算出する。自動測定装置や簡易測定試験紙なども市販されている。〔解説〕従来，鮮度指標として用いられた揮発性塩基窒素が腐敗の程度を示すのに対し，K値は自己消化の進行を示すもので，魚の生きのよさをよく反映する。K値が小さいものほど鮮度がよく，通常20％以下のものはきわめて新鮮である。一般に即殺魚のK値は10％以下，刺身やすしだねの上物は20％前後といわれている。

$$K値(\%) = \frac{HxR + Hx}{ATP + ADP + AMP + IMP + HxR + Hx} \times 100$$

ATP：アデノシン三リン酸
ADP：アデノシン二リン酸
AMP：アデノシン一リン酸
IMP：イノシン酸
HxR：イノシン
Hx：ヒポキサンチン

けいちょうえいようざい　経腸栄養剤　[Enteral nutrients]　経腸栄養法で用いる食事。これには一般食（常食，軟食，流動食）と治療食がある。流動食はさらに経口流動食と経管流動食（ミキサー食，半消化態栄養剤，消化態栄養剤，成分栄養）に分けられる。半消化態栄養剤は，窒素源として大豆たんぱく，乳カゼインを，炭水化物としてデキストリンや二糖類などを使用し，脂質含量が成分栄養より多く，三大栄養素の熱量構成比が理想的に調節してある。たんぱく質や脂質が未消化状態なので，消化吸収が必要である。消化態栄養剤は，窒素源がアミノ酸やジペプチドおよびトリペプチドから，炭水化物はデキストリンや二糖類から構成されている。脂質は少ないので定期的に脂肪乳剤を補給する。経静脈栄養剤に比べて，経腸栄養剤は投与が簡単で，安価である。経腸栄養剤には，医薬品に属するものと，食品に属するものがある。

げいにく　鯨肉　[Whale meat]　〔種類〕鯨肉はハクジラ肉とヒゲクジラ肉に大別される。ハクジラ肉（マッコウクジラ，イルカなど）は多量のミオグロビンを含んでいるので黒紫色をして色が悪く，また脂質にろう（wax）を含んでにおいが悪く，そのままでは食用になりにくい。ヒゲクジラ肉（ナガスクジラ，イワシクジラ）は美味で従来盛んに食べられていたが，現在では捕獲が禁じられている。現在市販されているものは，南氷洋の調査捕鯨によるミンククじら，近海捕鯨によるツチクジラ，ゴンドウクジラだけである。冷凍および生肉の新しいものは，刺身にしても美味であり，くじら鍋，くじら汁にするほか，牛肉や豚肉と同様，すき焼き，カツなどにして食べられていた。また，魚肉ソーセージ，魚肉ハム，混合プレス・ハムなどにも使われ，焼き肉，味付缶詰などに加工されていた。冷凍肉を刺身にするときは，半解凍状態で食べるのがよく，解凍して時間がたつとクジラの特有臭が強くなる。また加熱調理する場合には凍結したまま加熱するとドリップの流出が少なく，うま味も保持できる。〔尾の身（おのみ）〕尾の近くにだけあ

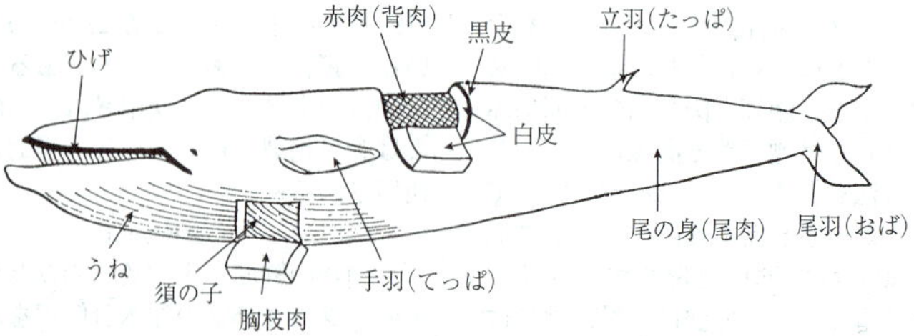

クジラの部位と名称

るしもふり肉で，脂肪が多く美味で値段も高い。刺身，すき焼きに向く。〔尾羽（おば）〕尾ひれ，脂肪を多く含み結締組織が発達していてかたい。尾羽は普通塩蔵する。これを細切りし，熱湯にさらしてゼラチン化させ，冷水にさらしたものがさらしくじらである。酢味噌にすると美味。〔畝（うね）・畝須（うねす）〕ヒゲクジラの下あごから腹にかけての縞状のひだを畝といい，畝の内側の結締組織の多い肉の部分を須の子という。須の子をつけた畝を畝須という。畝は尾羽より品質がおちる。須の子は缶詰の，畝須はくじらベーコンの原料となった。くじらベーコンは畝須を塩漬後，湯煮してやわらかくし燻煙をかけてつくった。〔本皮（ほんかわ）〕背側の黒皮のすぐ下にある脂肪層をいい，鯨油製造にむけられるが，薄く切って味噌汁に入れたり，煮込みにした。本皮は加熱して煎取り（いりとり）油をとったあと乾かしたものが煎皮（いりかわ）で，関西では味噌汁，煮込み，おでん（関東だき）に使った。〔くじらのたれ〕つちくじらの薄く切った肉を塩漬してから乾かしたもので房総半島の特産。あぶって食べる。

けいひ　桂皮　→シナモン

げいゆ　鯨油　[Whale oil]　クジラの脂肪層，骨などより採取した油をいう。〔性状〕鯨油の性状は有鬚鯨と有歯鯨とでは確然とした区別がある。すなわち，シロナガスクジラ，ナガスクジラ，イワシクジラなどの有鬚鯨の体油は一般魚油に比べ高度不飽和脂肪酸は少ないが，ほぼ同様の脂肪酸組成を示し，不けん化物含量は1％内外である。一方，マッコウクジラ，イルカ類など有歯鯨の体油は30％以上の不けん化物を含む。この不けん化物は主としてセチルアルコール，オレイルアルコールのような高級アルコールより成る。そしてこれら高級アルコールは脂肪酸とエステルを形成している。そのため有歯鯨の油は，油というよりも液体のろうというほうが妥当であり，これを食しても人間では消化しにくい。〔用途〕有鬚鯨油は一般魚油と同様の組成を有するため水素を添加して硬化油をつくりマーガリンとした。有歯鯨油は食用とするのが不適当なため，高級アルコールを分離し，中性洗剤の原料として使用した。しかし，現在は商業捕鯨が行われておらず，鯨油そのものが存在しない。また，石油，植物油などの代替品で製造が可能となっている。

けいらん　鶏卵　[Hen's egg]　〔構造〕図に示すように卵殻，卵白および卵黄の3部よりなる。卵殻には気孔とよばれる小孔が無数に存在し，産卵直後はクチクラとよばれる薄層でおおわれているが，容易にはがれて気孔は直接外気に露出するようになる。卵殻の内側にある2枚の卵殻膜は，卵の鈍端部において分かれ，気室とよばれる空間を形成する。卵白は粘度の高い濃厚卵白と，粘度の低い水様卵白とからなり，濃厚卵白は卵黄をとりまいて存在し，卵の両端部で卵殻膜に接している。また，濃厚卵白中に含まれるカラザは卵黄を両端から保持している。卵黄膜で包まれた卵黄の上部には胚盤があり，卵黄の大部分を占める黄色卵黄は，色の濃い部分と色のうすい部分が重なりあって同心円状の縞を形成している。〔成分〕卵の一般組成は表に示すとお

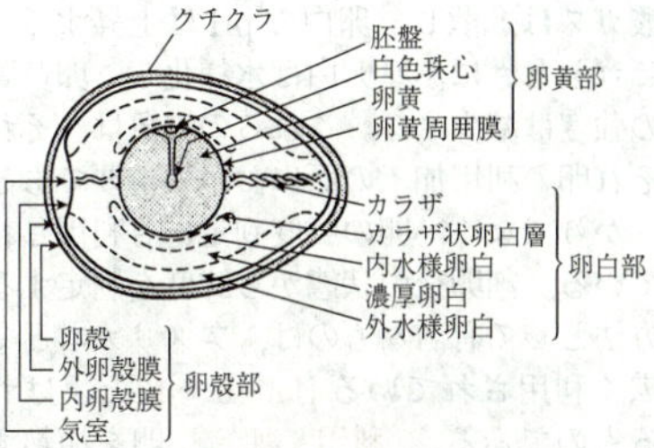

卵の構造

卵の一般組成（100 g 中）　　(g)

	水分	たんぱく質	脂質	炭水化物	灰分
全卵	76.1	12.3	10.3	0.3	1.0
卵黄	48.2	16.5	33.5	0.1	1.7
卵白	88.4	10.5	微量	0.4	0.7

りであり，卵白はたんぱく質が主成分であるのに対し，卵黄は脂質とたんぱく質の両方を多く含む。なお，卵黄脂質のほとんどはリポたんぱく質として存在するものである。〔栄養〕栄養素としてみた卵成分のなかで，もっとも重要なものはたんぱく質である。卵黄，卵白ともに，その構成たんぱく質の必須アミノ酸組成はきわめてすぐれており，食品たんぱく質のなかでももっとも栄養価の高いたんぱく質である。卵は，またほとんどすべてのミネラルを含み，とくに卵黄の Ca 含量は高く，その利用性も大きい。ビタミンについてもビタミン C を除くすべての種類を豊富に含んでいる。なお，卵黄のコレステロール含量はきわめて高く，動脈硬化症との関連からその摂取を心配する向きもあるが，健康人にとって 1 日 1～2 個の卵の摂取は血清コレステロール濃度にはほとんど影響はない。〔変化・鮮度〕卵をそのまま貯蔵すると，気孔を通じて水分が蒸発して重量が減少する。この水分の蒸発とともに気室は次第に大きくなるので，卵の一方から光を当て他方から観察することにより，気室の大きさをみて卵の鮮度を判定することができる（透視検卵法）。また，産卵直後の卵白には多量の炭酸ガスが含まれているが，貯蔵中に炭酸ガスは逸散し，卵白の pH は上昇する。これとともに濃厚卵白は水様化し，卵黄膜の強度は減少する。これらの現象は，それぞれ卵の利用加工の面において重要であるばかりでなく，卵の鮮度判定にも利用されている。割卵後の状態から鮮度を判定する方法として有名なものは，アメリカなどで広く利用されている Haugh 単位とよばれるものである。〔利用・加工〕卵を加熱すると，卵白は 62℃ で凝固が始まり，80℃ で完全に凝固するが，卵黄は 70℃ 以上にならないと凝固しない。したがって，卵を 65℃ 前後の温度に長時間保つと，卵黄が卵白よりかたく凝固したようになり，俗に温泉卵とよばれるものができる。このほか，卵白の熱凝固性は，肉製品や水産練り製品の結着剤として広く利用されている。また，卵白の泡立ち性はきわめてすぐれており，製菓，製パンに広く利用されているし，卵黄の高い乳化性は，マヨネーズの製造の際に重要である。鶏卵をこのような食品加工素材として用いる場合に，産地において割卵し，卵内容物のみをとり出して加工卵として利用することが広く行われている。加工卵には，そのまま利用される液卵のほかに，凍結卵，乾燥卵などの種類がある。〔アレルゲン〕鶏卵アレルギーの症状も，食物アレルギーの一般的な症状と同じで，乳児期に多い。卵白のたんぱく質であるオボムコイド，オボアルブミン，アポトランスフェリンが主要アレルゲンとされている。鶏卵は，栄養学的にも消費量からしても，重要なたんぱく資源であることから，アレルゲン除去を目的とした酵素処理，加熱処理，化学修飾などによって，低アレルゲン性卵白の作製が試みられている。

けいらんそうめん　鶏卵素麺　博多の銘菓で，卵そうめんともいう。〔歴史〕江戸時代，唐船で中国人から伝習された菓子の一種といわれる。寛文年間（1661～1672年），藩主黒田光之侯に献ぜられ，藩主から，参勤交代の際，幕府に献ぜられたという。〔製法〕煮つめた白ざら糖の蜜のなかに，鶏卵の黄身（卵黄）を細く流し出し，麺状に凝固させたもので，黄金でつくったそうめんのように美しい色を呈する。製法は，研究と経験の積み重ねにより会得するもので，むずかしい菓子である。福岡市の松屋が元祖であるが，現在では大阪の鶴屋八幡でもつくっている。

ケーキ　[Cake]　洋生菓子の一般名と考えるのが，もっとも妥当である。本来は，砂糖や小麦粉などの粉粒体が外部の圧力や吸湿，発酵熱などで固形化し，手でにぎっても容易には砕けない状態になったかたまりをいうものであるが，わが国では，いつごろからか，洋生菓子の多くをさすようになっている。また，以下に示すように，ケーキという名称が付いたものもあれば，付かないものもあり，明確な区分はない。また，半生菓子に属するチョコレートケーキやクッキー類に近いロシアケーキなどもケーキという名称が付いているので，広義には洋菓子類の一般名といってもよい。

1. スポンジケーキ類…ショートケーキ，ロールケーキ，トルテ，デコレーションケーキ
2. バターケーキ類…パウンドケーキ，フルーツケーキ，バターケーキ，チーズケーキ，バウムクーヘン
3. シュー菓子類…シュークリーム，エクレア，サントノーレ
4. 発酵菓子類…サバラン，ババ，デニッシュペストリー
5. フィユタージュ類…タルト，ミルフィーユ，フラン，アップルパイ
6. タルト，タルトレット類…クリーム，フルーツ類を使用したタルト，タルトレット類
7. ワッフル類…ワッフル
8. シュトルーゼ類…フルーツ類を使用したシュトルーゼ類
9. デザート菓子類…パンケーキ，クレープ，プディング，ババロア，ゼリー，ムース，パルフェグラッセ，モンブラン，スイートポテト
10. 料理菓子類…ピザ，ミートパイ

ケーキミックス ［Cake mix］ 小麦粉にベーキングパウダー，乳化剤，砂糖，粉乳，油脂などの副原料を混合して，ケーキを製造する際には，ミックスに水もしくは牛乳や卵を加えて焼成，またはフライングするだけでつくれるようにしたもの。〔種類〕大別すると家庭用ケーキミックスと業務用ケーキミックスに分けられ，家庭用ではホットケーキミックス，ドーナツミックスの二種類がその代表的な製品であり，業務用ではスポンジケーキミックス，ドーナツミックス，ホットケーキミックスなどが代表的なものがある。最近では，デニッシュペストリーミックスも市販されている。

ケーシング ［Casing］ ソーセージや魚肉ソーセージを製造する際に肉を詰める袋。〔種類〕天然ケーシング，人造ケーシング，プラスチックケーシングに大別できる。天然ケーシングは羊，豚，牛などの腸が用いられ，おもにウインナーソーセージ，ポークソーセージなどソーセージに用いられる。コラーゲンからつくる人造ケーシングは天然ケーシングと同じように使用される。セルロース系の人造ケーシングは天然ケーシングと同様燻煙処理が可能で，スキンレスソーセージの製造に用いられる。塩化ビニリデン（polyvinylidene chloride）ケーシングは通気性がほとんどないので燻煙処理はできないが，耐熱性がすぐれ，貯蔵性を必要とする魚肉ソーセージなどに用いられる。

ケール ［Kale］ アブラナ科の植物。リーフキャベツ（leaf cabbage）ともよばれ，ふつうのキャベツとは異なり結球せず葉が開いている。食用には若い葉を野菜として用いるが，近年は搾汁することで野菜ジュースなどにしてビタミンやミネラル，食物繊維の給源としても利用されている。飼料としても利用される。

ケガニ　毛蟹 ［Hairy crab］ イワガニ科のカニ。〔生態〕脚には毛が密生し，毛は褐色，体は褐緑色を呈する。体長は7 cm 前後。〔産地〕北海道から台湾までの河または河口付近の海にすむ。〔呼称〕地方によりモズクガニ，ヒゲガニともいう。食用とすることもある。〔オオクリガニ〕俗に北海道で毛ガニといっているのはオオクリガニのことである。これはクリガニ科のカニで，甲はやや楕円形をし，体の表面

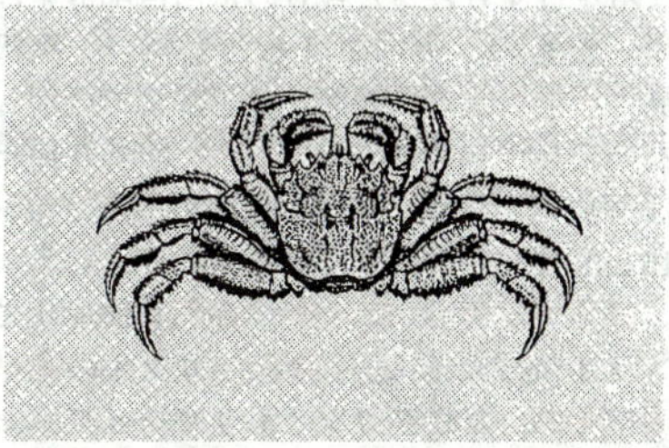

ケガニ（オオクリガニ）

には毛が生えている。体色は茶褐色，毛は黄褐色を呈する。甲羅は15 cmに達し，北海道，北陸，宮城県などで獲れる。味はタラバガニに劣るが，新鮮なものは塩ゆでにするとかなりおいしく，また各種のカニ料理に使う。→カニ

けかび　毛黴　[Mucor]　→ムコール

けし　芥子，罌粟　[Poppy]　ケシ科の一年生草。〔種類〕くろけし，しろけし，インドけしなどの種類がある。〔生態〕5月ごろ花を開き，花は4弁で紅，紅紫，紫色などがありひじょうに美しい。実は細かい球形である。〔用途〕この種子が食用になり，あるいは油を採取するのに用いられる。一般にけしの種子は，金平糖などの掛け物のセンター（核）になったり，菓子やパンの仕上げの際の化粧用に使用される。アヘン含量の多い品種のけしは栽培が禁じられている。

けずりコンブ　削り昆布　[Sliced kelp]　おぼろこんぶともよぶ。乾燥昆布を酢で軟化し，幅3 cm，厚さ0.1 mm以下の薄片に削ったもの。〔原料〕原料のもち味が製品の品質に大きく影響するので，元揃真昆布，利尻昆布など味がよく，白い部分の多い肉厚のものを用いる。〔製法〕昆布を酢に数分浸漬し，1～2昼夜ねかせて酢の浸透をはかる。砂，あかを落とし，葉体左右の薄い部分を切り除く。下ごしらえの終わった昆布の一端を固定し，昆布を伸張させた状態で，けずり包丁などで厚さ0.1 mm以下の薄片に表面からけずりとっていく。〔製品〕黒おぼろは初めにけずりとる昆布外皮の黒い部分。白おぼろは黒おぼろをけずりとった残りの黄白色部分をけずったもの。大白おぼろともいい，高級品。黒白おぼろは表面から芯部まで区別しないでけずったもの。〔品質〕けずり昆布は薄いほどよく，幅3 cm内外，長さ9～15 cm，薄片が分離しているものがよい。

けずりぶし　削り節　節類を薄片状にスライスしたもの。〔原料〕カツオの本枯節や荒節，ソウダガツオ，サバ，イワシ，などの節または煮干しに加工したもの。〔製法〕原料の節や煮干しは一度蒸して肉質を軟化させ，けずり機にかけて薄片とし，60～70℃の熱風で水分14％前後まで乾燥する。近年は香気，肉色を保持し，また，家庭で使用しやすくするため，プラスチックの小袋に詰め窒素ガスで置換したパック製品が主である。→ふしるい

ケチャップ　[Catchup]　catsup, ketchupとも書く。中国語の塩蔵魚の汁（kôechiap）から転じたもので，この魚醤をヒントにヨーロッパ人がケチャップというソースをつくったといわれている。ケチャップは本来，魚介類，果物，野菜，マッシュルームなどを塩で調理した調味料をさす。〔製法〕野菜，そのほかの原料をそのままか，または煮てから裏ごししたのちに濃縮し，香辛料，調味料を加える。〔種類〕トマトケチャップ，マッシュルームケチャップ，くるみケチャップなどがあるが，わが国ではトマトケチャップが広く使用されていることから，その別名ともなっている。

けつえき　血液　[Blood]　動物の体液の一種で，酸素や栄養素を運搬し，二酸化炭素や老廃物を回収する役目を有している。〔一般組成〕水分約80％，たんぱく質18～19％，ミネラル約1％となっている。〔利用〕と場の副生物として利用されるが，全血を利用する場合と血球と血漿（plasma）とに分けて利用する場合とがある。いずれにしても，微生物学的に安全であることが肝要である。従来，わが国では，その利用として，脱水乾燥して血粉とし，飼料に用いるなどにすぎなかったが，と場の近代化にともなって，食用原料としての利用されている。たとえば，血球は着色料として，また，鉄分の多いことが利用され，さらに血漿はたんぱく質原料として利用できる。アメリカ，カナダでは牛血，ドイツでは豚血が利用され，ブラッドソーセージなどの原料となっている。また，コイやスッポンの生血は精力剤として飲用に供されている。

げっけいじゅ　月桂樹　ローリエ（laurier），またはローレル（laurel），ベイリー

フ（bay leaf）ともよばれる。クスノキ科の常緑樹。〔産地〕原産地は東地中海沿岸で，ギリシア，トルコなどで栽培されている。〔用途〕葉と漿果から精油を調製する。乾燥葉をスパイスとして，ソース，シチュー，スープなどに用いる。ブーケガルニ（ハーブスパイスの束）をつくるときには欠かせない。使用時，葉をもんだりすると一層香りが強まるが，あまり長く煮込み過ぎると苦味を強く感じる。肉や魚の臭みをとるのに効果がある。芳香成分のシネオールを含む。

けっしょうエックスせんかいせつ
結晶X線回折　→エックスせんかいせつ

けっしょうブドウとう　結晶ブドウ糖
［Crystal glucose］でんぷん糖の一種で，でんぷんを酸または酵素で分解してできる製品のうち，もっともブドウ糖の純度の高いもので，白色の結晶状のものをいう。〔製法〕でんぷんを酸または酵素（はじめに α-アミラーゼで液化し，ついでグルコアミラーゼで糖化する）で，その構成糖であるブドウ糖まで加水分解し，この糖化液を精製後，徐々に結晶を析出させ，遠心分離機で結晶を分離し，水洗乾燥した分蜜糖である。したがって化学的にもほぼ純粋なブドウ糖である。その製造工程は図のようである。〔種類〕結晶ブドウ糖には，無水ブドウ糖と含水ブドウ糖との二種類がある。〔含水ブドウ糖〕でんぷん分解物の精製液を濃縮して，攪拌しながら徐々に冷却すると，30℃付近で結晶するが，これは1分子の結晶水を有しており，含水ブドウ糖といわれ，9.1～9.5％の水分をもつ。これを110℃で約2時間加熱乾燥すると，結晶水を失い，脱水ブドウ糖となる。この脱水ブドウ糖は，無水ブドウ糖と異なり相対湿度70％以上の大気中におけば，速やかに吸湿して含水ブドウ糖にかえる。〔無水ブドウ糖〕メタノールやエタノールなどの有機溶剤から結晶させるか，または，精製したブドウ糖水溶液を真空濃縮結晶カンに入

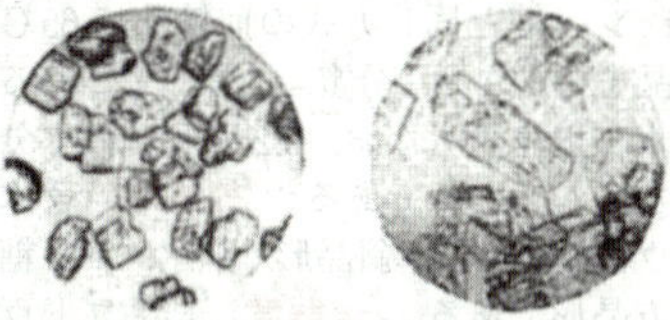

含水結晶ブドウ糖　　無水結晶ブドウ糖

結晶ブドウ糖の溶解度

	20℃の水100gに溶ける量	飽和溶液100g中の重量（20℃）
ブドウ糖	83.1g	49.7g
ショ糖	203.9g	67.1g

含水ブドウ糖の甘味度
（それぞれの濃度におけるグラニュー糖の甘味度を100とした場合）

濃度＼温度	3℃	18℃	40℃	60℃
5％液	62.2	61.4	61.1	59.2
10％液	71.4	69.1	68.2	67.8
15％液	74.1	71.5	70.3	70.3
20％液	82.0	81.1	80.2	74.4

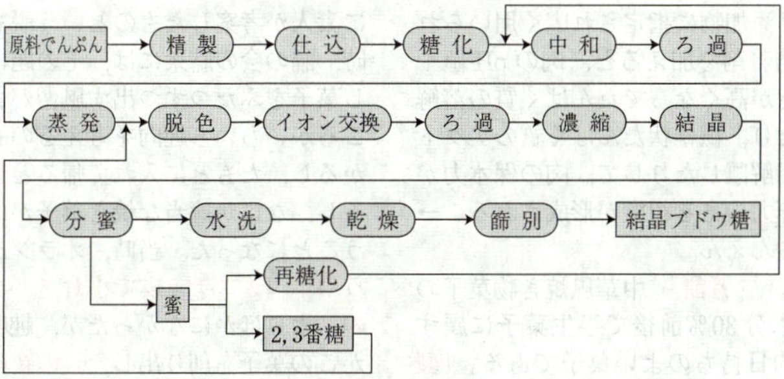

結晶ブドウ糖の製法

れ，ショ糖と同じ方式の煎糖法で65℃で結晶を析出させ，分蜜，乾燥してつくる。無水ブドウ糖もなお，0.2〜0.5%の水分を含むのがふつうである。〔結晶形〕含水ブドウ糖の結晶は単斜晶形，無水ブドウ糖は斜方晶形である。〔溶解度〕結晶ブドウ糖は水に溶けやすいが，その溶解度は表に示すように，ショ糖に比べてかなり低い。結晶ブドウ糖の溶解する速さは，結晶の大きさ，撹拌の程度，共存溶質の種類，温度などによって差異があるが，60メッシュ以上の大きさではグラニュー糖と同じ程度である。吸湿性もグラニュー糖と，ほぼ同程度と考えてよい。しかし砂糖に10〜50%混入すると吸湿性がいちじるしく増大する傾向がある。〔甘味度〕ブドウ糖の甘味度はα型とβ型で異なり，α型のほうが甘く，$\alpha : \beta = 3 : 2$といわれる。α型のブドウ糖を水に溶解すると，その一部はβ型に変わっていくので，時間がたつとともに甘味度が減じてくる。結局は，αとβが平衡に達し，両者の割合が一定となる。この平衡の位置は温度によりそれほど影響されない。結晶ブドウ糖の温度ならびに濃度による甘味度の変化は表のようである。なおブドウ糖の甘味は，一種の清涼感をともなう独特の風味をもっている。〔用途〕食品の甘味料としてばかりでなく，医薬用，化学工業用にも使用される。

けっちゃくざい　結着剤　[Binding agent]　肉製品，魚肉製品の加工の際，製品の保水力および弾力を強めるために用いる化学物質。ポリリン酸塩やメタリン酸塩などが食品添加物に指定され広く用いられている。結着剤を加えると，肉のpH値やイオン強度が高くなってたんぱく質の溶解性が増したり，繊維状たんぱく質のアクトミオシンが解離したりして，肉の保水力が強まり，弾力のある組織が形成される。→ポリリンさんえん

げっぺい　月餅　中華風焼き物菓子の一種で，水分30%前後で半生菓子に属する，比較的日持ちのよい菓子である。〔製法〕砂糖，卵，油脂，膨張剤に小麦粉を加えてこねて月餅皮のたねをつくるのが基本。ただし原料配合にはいろいろあり，たとえば，油脂はふつうラードを用いるがそのほかにバター，ショートニング，ピーナッツ，サラダ油などを用いたり，砂糖のほかに水あめ，蜂蜜を用いたり，牛乳を加えたり膨張剤のイスパタのかわりにかん水を用いたりすることもある。中あんは小豆あんまたは白あんをベースにして，これに砂糖，干しがき，干し竜眼肉，干しなつめ，松の実，白ごま，はすの実，くるみ，レーズン，かぼちゃの種，すいかの種，白小豆の蜜漬けなど，多彩な材料を使う。前記の皮のたねを小さくちぎってこのなかあんを包み，中国の古鏡の模様を彫った月餅木型で打ち抜き鉄板に並べ，表面につや出し液をぬって180〜200℃で焼く。〔由来〕南宋の雑事を記した『武林旧事』によると，13世紀の初頭，チベット仏教（ラマ教）の影響が強まり弊害が出てきたため，ラマ僧を追放するため，「八月十五日の名月の夜を期して総攻撃をかける」との秘密文書を，まんじゅうのなかに入れて村々に指令した故事によるものである。その結果，ラマ僧は明国の人びとによって追放された。しかしラマ僧のいなくなった明帝国は，すぐには月餅ができなくなって，八月十五夜の前など悲しみのどん底に陥ったということである。このようなことにより月餅は，八月十五日の中秋節には中国の家庭では欠かすことのできない菓子とされている。また，日本では江戸時代の中期文化元年（1804年）ごろ，謡の会のみやげ菓子に素人が考案したものという説もある。当時，謡の会の聴衆には，その題に応じた蒸し菓子をふたつずつ出す風習があった。ところがいちいち趣向を考えるのも手数がかかるし，たもとに入れて帰ると湿ってぬれるし，なにか適当な焼き菓子がほしいということになった。当時，オランダ菓子という中華（カステラ皮で小倉あんを包んだもの）よりほかになかったが，趣味の深い人がこの菓子を創り出し，月の夜は雨もなくぬれないという意味で月餅と名付けたとい

〔加水分解〕

RCOOR′(エステル) + H_2O → RCOOH + R′OH

RCONR′R″(アミド) + H_2O → RCOOH + R′R″NH

〔酸化〕

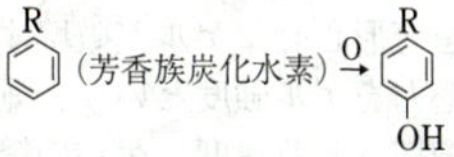

$RCH_2CH_2CH_3$(脂肪族炭化水素) $\xrightarrow{O}$ $RCH_2CH_2CH_2OH$

N-脱アルキル化：R-$NHCH_3$ $\xrightarrow{O}$ $RNH_2 + CH_2O$

O-脱アルキル化：$ROCH_2R'$ $\xrightarrow{O}$ ROH + R′CHO

S-脱アルキル化：$RSCH_3$ $\xrightarrow{O}$ RSH + CH_2O

エポキシ化：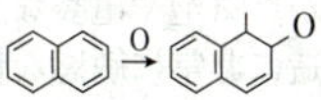

N-酸化：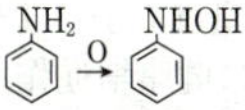

S-酸化：$R-S-R' \xrightarrow{O} R-\overset{O}{\underset{O}{S}}-R'$, RCH_2NH_2(アミン) $\xrightarrow{O}$ RCH＝NH,

C_2H_5OH(アルコール) $\xrightarrow{O}$ CH_3CHO,　RCHO(アルデヒド) → RCOOH

〔還元〕

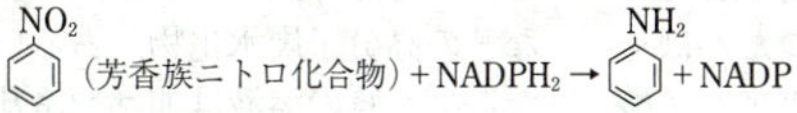

〔抱合〕

グルクロン酸抱合：R-OH(アルコール) + グルクロン酸 → R-O-グルクロン酸

R-COOH(カルボン酸) + グルクロン酸 → R-COO-グルクロン酸

R-NH_2(アミド) + グルクロン酸 → R-NH-グルクロン酸

RSH(チオール) + グルクロン酸 → R-S-グルクロン酸

硫酸抱合：ROH → $ROSO_3^-$

〔アシル化〕

水酸基, スルフヒドリル基, アミノ基などの水素をアシル基(R-CO-)で置換する反応.

〔N, O, Sのメチル化〕

分子内に存在するN, O, Sにメチル基(-CH_3)が結合する反応.

われている。

ケトース　[Ketose]　単糖類のなかで, 分子中にケトン基 (-CO) をもったもの。フラクトース, ソルボースは, ケトヘキソースに属する。

げどく　解毒　[Detoxication]　生体内における有毒物質を無害物質への変換。主として肝細胞の可溶性分画, ミトコンドリア, ミクロゾームにおいて行われる酵素的な代謝反応によって解毒が行われる。代謝反応の様式としては, 加水分解 (hydrolysis), 酸化 (oxidation), 還元 (reduction), 抱合 (conjugation) などが知られている。通常ひとつの有毒物質は, 複数の反応様式を含む順次的な反応によって代謝され, 最終的に抱合を受ける。しかしすべての有毒物質が解毒されるわけではなく, 物質によっては代謝されることによって, より毒性が強くなるものもある。また, 動物種, 年齢の相違によっても解毒機能が異なること, 肝臓が障害された場合に解毒機能が低下することが知られている。諸種反応を上の図に示す。

ケフィア　[Kefir, Kefyr]　〔原産地〕カフカス (コーカサス) 地方で飲用に供される酸乳飲料。羊, やぎ, 牛などの乳を発酵させたもの。〔製法〕加熱後冷却した乳に温水に溶かしたケフィア種を加え, 20℃

で，一昼夜放置して酛（もと）をつくり，これに約5倍の加熱冷却乳を添加してよく攪拌する。2〜3か月たつと飲用に供し得るものができる。〔ケフィア種〕黄色の豆粒大の玉であって発酵微生物（乳酸菌と酵母）を含んでいる。この微生物群は乳のなかで繁殖して発酵乳をつくるが，球菌に属する乳酸菌が初期に乳酸発酵を行い，つぎに特殊な乳糖発酵酵母がアルコール発酵を行って酸味を有し，泡だちのある酒を生成する。アルコール含量は0.6〜1.1％程度である。クミスと同様に健康増進作用があるといわれている。→クミス

ケミカルスコア　［Chemical score］たんぱく質の栄養価を表す指標のひとつ。たんぱく質の栄養価は，構成アミノ酸の割合（パターン）によってきまるという考えに基づいている。すなわち，動物にとって理想的なアミノ酸パターンをもつたんぱく質に対し，試験たんぱく質の構成アミノ酸のなかでもっとも不足しているアミノ酸（第一制限アミノ酸という）の割合（％）で算出する。理想的たんぱく質としては全卵あるいは人乳が用いられる。前者を用いた場合は卵価，後者を用いた場合は人乳価という。また，FAO（国際食糧農業機関）とWHO（世界保健機関）の専門家委員会により，仮想の理想たんぱく質のアミノ酸パターンを1973年に提唱し，これを用いて算出するケミカルスコアをとくにアミノ酸スコアという。動物実験を行わずに，アミノ酸分析の結果から栄養価を判定できる利点があるが，栄養価が低いところでは生物価と一致しない。→アミノさんスコア，アミノさんパターン，せいげんアミノさん

ケラチン　［Keratin］　動物の角，爪，蹄，毛などに含まれるアルブミノイド（硬たんぱく質）の一種である。物理的にかなりの硬度を有する。ケラチンには含硫アミノ酸の含量が多いが，食べても消化されない。ケラチンには，α-ヘリックスを形成しているα-ケラチンとβ-構造をつくっているβ-ケラチンとがある。→たんぱくしつ

げりせいかいどく　下痢性貝毒　［Diarrhea by shellfish toxin］　→かいどく

ゲルきょうど　ゲル強度　［Gel strength］　応力を少しずつ増加させて，ゲルを変形させ，ゲルが破壊する直前の瞬間の応力をゲル強度という。測定温度や応力を増加させる速度，ゲルの境界条件などによって，ゲル強度の値は異なるので，これらの条件を明確にしておくことが必要である。また，本来，破壊現象はゲル中のわずかな気泡や亀裂などによって左右され，構造に非常に敏感な性質のものなので，上記の諸条件を一定にした，同一試料を用いた実験においてさえ，再現性のよい測定値を得るのは，それほど簡単なことではない。→ゼリーきょうど

ゲルけいせいのう　ゲル形成能　〔定義〕でんぷん，ペクチン，マンナン，寒天などの高分子炭水化物，あるいはある種のたんぱく質の溶液は加熱や冷却によってゲル化する性質がある。これをゲル形成能という。〔ゲル化条件〕それぞれの物質によって異なる。でんぷん：水と加熱すると糊状となり，そのまま冷却すると固まってゲルとなる。寒天：水とともに加熱すると溶解し，冷却するとゲル化する。このゲルは加熱すると再び溶解する可逆的ゲルであり，でんぷんと異なる。卵白：水に溶け，加熱により白く濁ったゲルを形成する。このゲルは冷却しても，元の溶けた状態には戻らず，不可逆ゲルである。たんぱく質の場合不可逆ゲルの形成には-S-S-結合のような共有結合，可逆性ゲルの形成には水素結合，イオン結合，疎水結合が必要である。〔ゲル化に影響をおよぼす条件〕濃度，pH，塩類濃度などがあり，これらの条件によってはまったくゲル化せず，また，ゲル化のかわりに凝固，沈殿してしまうこともある。たとえばゼラチンは加熱，溶解後冷却するとゲル化するが，酸性があまり強いとゲル化しにくくなる。また卵白は薄くなると加熱で沈殿する。

ケルセチン　［Quercetin］　植物に含まれるフラボン化合物の一種。大豆やトマト

の葉および西洋紫玉ねぎに含まれる。ポリフェノール化合物であるので抗酸化力があり，天然の酸化防止剤として用いられる。〔製法〕工業的に生産するには，ブナ科のかし属の Quercus の樹皮から抽出する。〔性質〕水，熱エチルアルコールに可溶。強い苦味をもつ。エームス試験による変異原性試験で，強い陽性の結果が出ている。

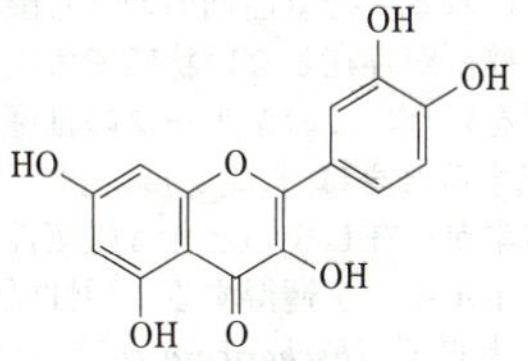

ケルセチン

ゲルトネルきん　ゲルトネル菌　[*Bacillus gärtner*]　食中毒菌のひとつ。発見者 Gaertner にちなむ。その後，*Salmonella enteritidis* と統一的名称に整理された。グラム陰性の周毛をもつ運動性の桿菌である。ねずみ，家禽家畜，卵などからの検出率が高く，しばしば世界各地で食中毒の原因となっている。

げんえんしょうゆ　減塩醤油　[Low-salt soy sauce]　病者用に醤油としての味や香りはそのままで，食塩含量を少なくした醤油。健康増進法（2002 年制定）に定める特別用途食品の病者用食品のうちの低ナトリウム食品として，醤油 100 g 中のナトリウムは 3,550 mg（食塩として 9 g）以下のものと規定されている。ほかに表示の範囲についても低ナトリウム食品として規定されている。〔製法〕再仕込み醤油製造法に準じて，濃厚な醤油をつくり，これを水で適宜希釈する。ふつうの醤油を減圧濃縮し，食塩を結晶として析出させ，分離した後ふたたび水で希釈する。ふつうの醤油をイオン交換膜処理によって脱塩し，これにふつう醤油を調合する。これらの方法を適宜組み合わせて，醤油 100 g 中の塩分を 9 g 以下に低下させる。

げんえんしょくひん　減塩食品　[Low-salt diet]　病者の食事療法の素材となるものや，生活習慣病などの予防のために，ふつうよりも食塩添加量を少なくするなど，通常の同タイプの食品よりも食塩含量を低減させた食品をさす。一般食品にいわゆる減塩のような栄養成分にかかわる強調表示を行う場合には，健康増進法第 31 条に基づき必要な基準が規定されている。

けんか　鹸化　[Saponification]　〔定義〕広義にはエステルを加水分解してカルボン酸とアルコールに変える反応をいう。一般には油脂をアルカリと加熱して，脂肪酸のアルカリ塩，すなわちせっけんとグリセロールを得る反応をいう。〔応用〕せっけんの製法として工業的に行われている。また油脂の特徴を示す指標のひとつである鹸化価は，油脂 1 g を鹸化するのに必要な水酸化カリウムの mg 数と定義され，構成している脂肪酸の平均分子量を反映する数値である。また，鹸化後の反応液から，有機溶剤に可溶なステロール，高級アルコール，炭化水素などが不鹸化物から分離される。

$$\begin{array}{l} CH_2OCOR_1 \\ | \\ CHOCOR_2 \\ | \\ CH_2OCOR_3 \\ \text{油　脂} \end{array} + 3NaOH \rightarrow \begin{array}{l} R_1COONa \\ \\ R_2COONa \\ \\ R_3COONa \\ \text{せっけん} \end{array} + \begin{array}{l} CH_2OH \\ | \\ CHOH \\ | \\ CH_2OH \\ \text{グリセロール} \end{array}$$

げんかいデキストリン　限界デキストリン　[Limit dextrin]　でんぷんにアミラーゼを徹底的に作用させた場合に，ある限度以上は分解が進まないで，最後にデキストリンが残る。これを限界デキストリン，またはリミットデキストリンという。使用した酵素によって α-リミットデキストリン，β-リミットデキストリンなどが生ずるが，それらの性質や化学構造は酵素の種類，でんぷんの種類によって異なる。ただ同じ酵素で調製した限界デキストリンは，基質が異なっていても，特徴のある共通な部分構造をもっている。〔α-リミットデキストリン〕α-アミラーゼを作用させたときに生ずる。重合度は 4 から 14～15 といわれる。そこでデキストリンといっても，実際はオリゴ糖である。ヨウ素反応を呈さず，還元力がある。〔β-リミットデキストリン〕β-アミラーゼを作用させたときに生ずる。アミロペクチンの外部鎖を，非還元性末端からマルトース単位で切りとりながら，でんぷん分子の分枝点 1,6 グルコシド結合から数個のグルコース残基を残して分解が止まったもの（分解率 53～63％）で，枝分かれした巨大なデキストリン分子である。ヨウ素反応は，なお赤または紫色で，ほとんど還元力を示さない。これに α-アミラーゼを作用させると，さらに分解が進む。ネゲリのアミロデキストリンは酸ででんぷんを軽度に分解した際の一種の限界デキストリンといってよい。

けんかか　鹸化価　［Saponification value］　油脂 1 g をけん化するのに要する水酸化カリウム（KOH）の mg 数をいう。〔けん化〕油脂を水酸化カリウム（または水酸化ナトリウム）の溶液とともに煮沸するとき油脂から石けんとグリセロールを生ずる反応をいう。

$$\text{油脂} + \mathrm{KOH} \xrightarrow{\text{けん化}} \text{石けん} + \text{グリセロール}$$

油脂を構成している脂肪酸の分子量の大小を大まかに示すもので，脂肪酸の分子量が小さいほどその価が高く，大きいと低くなる。油脂の種類によって，おおよそ一定の価を示すので，油脂鑑定の一助にもなる。天然油脂のけん化価はおよそつぎのようである。大豆油 193～195，綿実油 193～198，ごま油 186～193，なたね油 172～185，米ぬか油 182～185，クジラ油 188～197，バター脂 218～235，牛脂 194～200。

けんきせいきん　嫌気性菌　［Anaerobic bacteria］　無酸素状態で生育する 1 群の細菌。嫌気性細菌は，偏性嫌気性細菌と通性嫌気性細菌に分けられる。〔偏性嫌気性細菌（strictly anaerobic bacteria）〕は絶対嫌気性細菌（obligately anaerobic bacteria）ともいう。偏性嫌気性細菌は嫌気性細菌のうち酸素存在では生育できない細菌をいう。偏性嫌気性細菌は酸素により死滅したり，生育阻害を起こすことが原因である。偏性嫌気性細菌は有機物質の嫌気性発酵（anaerobic fermentation，単に発酵ともいう）によってエネルギーを獲得する。嫌気性発酵には乳酸菌による乳酸発酵，メタン細菌によるメタン発酵，クロストリジウム属菌によるアセトン・ブタノール発酵などがある。〔通性嫌気性細菌（facultative anaerobic bacteria）〕は条件的嫌気性細菌ともいわれる。嫌気性細菌のうち酸素存在下でも酸素が存在しない状態でも生育できる細菌をいう。このグループの細菌は酸素が存在するときは呼吸（respiration）により，酸素が存在しないときは嫌気性発酵によりエネルギーを獲得する。通性嫌気性細菌には大腸菌（*Escherichia coli*）など多くの腸内細菌，乳酸菌，酵母などがある。細菌をとりまく環境を酸化還元電位，*Eh* で示すと，偏性嫌気性細菌は酸化還元電位が －0.2 V 以下が要求される。通性嫌気性細菌では＋0.2～＋0.4 V で生育できる。なお，酸化還元電位の下限は水素が多量に存在する環境で *Eh* ＝－0.42 V（pH7），いっぽう酸化還元電位の上限は酸素が多量に存在する環境で *Eh* ＝＋0.82 V（pH7）である。→はっこう

けんきせいふはいきん　嫌気性腐敗菌　〔腐敗〕嫌気性条件下で腐敗に関与する細菌。有機化合物が微生物の働きにより悪変する現象を広義の腐敗という。狭義には，有機窒素化合物を含んだ物質が微生物の作用によりおもに嫌気的に分解する複雑な現象をさす。嫌気性腐敗細菌にはクロストリジウム スポロゲネス（*Clostridium sporogenes*），クロストリジウム ブチリクム（*Clostridium butylicum*），クロストリジウム プトレファシエンス（*Clostridium putrefaciens*），クロストリジウム レントプトレッセンス（*Clostridium lentoputrescens*），クロストリジウム ボツリヌム（*Clostridium butulinum*），クロストリジウム パーフリンゲンス（*Clostridium perfringens*）などの細菌がある。〔食中毒細菌〕嫌気性細菌による食中毒ではボツリヌス菌（クロストリジウム ボツリヌム）によるボ

ツリヌス中毒とウエルシュ菌（クロストリジウム パーフリンゲンス）によるウエルシュ菌中毒が重要である。1）ボツリヌス中毒：ソーセージや缶詰など嫌気性状態に保蔵した食品中に芽胞として入ったグラム陽性の嫌気性桿菌クロストリジウム ボツリヌムが生育し，神経毒であるボツリヌス毒を産生し，その毒素による呼吸筋麻痺により人のみならず多くの動物を死にいたらしめる。ボツリヌス菌には抗原性の違いから，A型，B型，C型，D型，E型，F型，G型がある。これらの菌の生産する毒素型や，芽胞の耐熱性は表に示すように差がみられる。ボツリヌス毒素はすべて単純たんぱくである。分子量的には90万，50万，30万のもの三種がある。2）ウエルシュ菌中毒：ウエルシュ菌クロストリジウム パーフリンゲンスはグラム陽性の桿菌で，古くからガスえその原因菌として重要視された。その後下痢起因物質の単純たんぱくからなる毒素（エンテロトキシン enterotoxin）をつくる食中毒の原因菌としても注目されるようになった。ウエルシュ菌は抗原性の違いからA型からE型まで分類される。

ボツリヌス菌の分類

群	I	II	III	IV
毒素型	A，B，F	B,E,F	C,D	G
芽胞耐熱性	120℃，4分	80℃，6分	100℃，15分	

けんこうしょくひん　健康食品

［Health food］　通常の食品より積極的な意味での保健，健康維持・増進などの目的をもった食品。少なくともそうした効果を期待させる食品への消費者の関心は高くなっているが，商業・産業的用語であって，いわゆる学術的用語ではない。自然食品，保健食品などの用語も，広義には健康食品として使われている。1965年ごろから健康食品と称する食品が市販されるようになり，近年はその種類が大量に増加し，およそ1,000種類もあるといわれている。非常に種類が多いが，大別すると，ダイエット食品，美容食，栄養補助食品，各種の効能を目的とした食品，自然食品，無添加食品などがある。厚生労働省では，「栄養成分を補給し，または特別の利便の用途に適するものとして販売の用に供する食品」と定義づけている。日本健康・栄養食品協会が自主規格を設けている。

けんこうぞうしんほう　健康増進法

［Law of health promotion］　高齢化の進展，疾病構造の変化を背景に，国民の健康増進の総合的な推進に関し基本的な事項を定め，健康の増進，国民保健の向上を図ることを目的とした法律（2002年成立）。この法律制定とともに従来の栄養改善法が廃止された。国民の責務として，健康な生活習慣の重要性に対する関心と理解を深め，生涯にわたって，自らの健康状態を自覚し，健康の増進に努めなければならないとしている。また，国および地方公共団体は，教育活動および広報活動による正しい知識の普及，情報の収集，整理，分析および提供並びに研究の推進並びに人材の養成および資質の向上を図り，関係者に対し，必要な技術的援助を与えることに努めなければならない。さらに，健康教育，健康相談そのほか国民の健康の増進のために必要な事業（健康増進事業）を積極的に推進するよう努めることも掲げている。

けんこうにっぽんにじゅういち　健康日本21

厚生労働省主唱で2000年から始まった国民健康づくり運動。一人ひとりの取り組みを社会のさまざまな健康関連グループが支援し，健康を実現することを理念とし，疾病による死亡，罹患，生活習慣上の危険因子の改善などの健康にかかわる具体的な目標を掲げている。全国の自治体，企業，団体，学校などが協力し合って，個々人に見合った健康を自分の力で実現させるような支援環境をつくり，計画的に健康づくりの総合的推進をめざすとしている。生活習慣や生活習慣病の9分野について，2010年をめどに改善目標値を設定していたが，現在運動期間は2012年度までで，次期計画も検討されている。たとえば，肥満者（BMI ≧ 25）の割合を20〜60

歳代男性15％以下，40～60歳代女性20％以下を目標にしている。また，20～40歳代の1日平均脂肪エネルギー比率を25％以下，1日平均食塩摂取量を10g未満，1日平均野菜摂取量350g以上など細かく目標値が掲げられている。

ケンサキイカ　剣先烏賊　ジンドウイカ科のイカ。〔形態〕体は大きく胴は35cmに達する。〔主産地〕わが国南海方面に多い。〔調理・製品〕肉は厚い。生で食べてもおいしいが，とくにスルメは甘味があり，スルメ中最上のものである。→スルメ

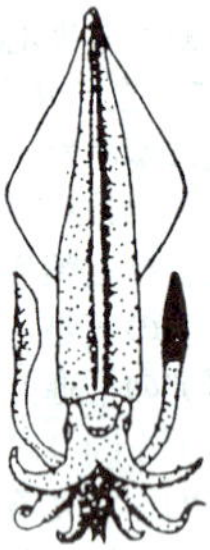

ケンサキイカ

けんだく　懸濁　[Suspend]　液体のなかにコロイド粒子より大きな固体粒子が均一に分散している状態を懸濁といい，このような液を懸濁液という。また，固体のコロイド粒子が液体のなかに分散しているものを懸濁コロイド液という。長時間懸濁状態を保持するためには，ゼラチンなどの適当な安定剤を加える。また，懸濁物をすみやかに沈殿させるためにはアルミニウムイオンのような多価の陽イオンを懸濁液に加える。液体のなかに液体の粒子が分散している状態を乳濁といい，このような液を乳濁液という。

ゲンチオビース　[Gentiobiose]　ブドウ糖が2分子結合した二糖類である。〔存在〕自然界に遊離状態では存在しない。三糖類のゲンチアノース，または苦扁桃そのほかの果実の配糖体であるアミグダリンの成分である。でんぷんの酸加水分解後結晶ブドウ糖を分離したあとの廃糖蜜，ハイドロール，酸糖化液の発酵残さ，酒などのなかに存在して，酵母では発酵されない。〔生成〕でんぷんの酸分解によっていったん生成したブドウ糖が，逆合成によって2分子結合してできる。〔性質〕白色の結晶。α-型は融点85～86℃，$[\alpha]_D+9°$。β-型は融点190～195℃ $[\alpha]_D+9°$。図のような構造で，そのなかにあるC_1-C_6のβ結合のために苦味がある。これまでの酸糖化法によるブドウ糖製品の苦味の原因であった。ブドウ糖が酵素糖化法に切り替えられてからは，ゲンチオビースはまったく生成しないので，苦味の問題は解消した。

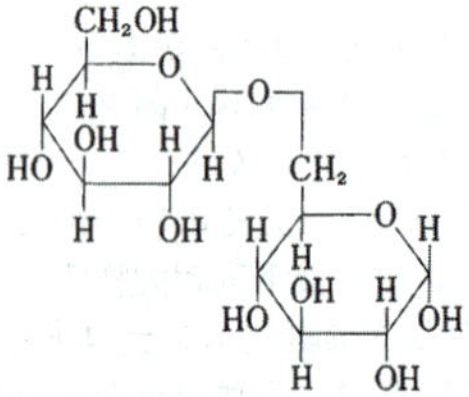

ゲンチオビース

けんちんじる　巻繊汁　豆腐を油で炒めたものと根菜類とを入れてつくった汁の多い煮物で，巻煎，巻繊などと書く。もともとは，中国から伝えられたしっぽく料理の一種。〔材料〕だいこん，ごぼう，にんじん，さといも，しいたけ，豆腐，油，煮だし汁，醤油，塩，七味とうがらし。〔つくり方〕だいこん，にんじんはいちょう切り，ごぼうはささがき，さといもは1cmぐらいの輪切りにする。豆腐はふきんに包んで軽く重しをし，水気をきっておく。鍋に油を熱して野菜を炒め，つぎに豆腐を入れてくずしながら炒め，煮だし汁を加えて煮込み，塩，醤油で調味する。椀に盛り，七味とうがらしをかけて供す。

げんまい　玄米　[Husked rice, Brown rice]　もみ米からもみがらをとり去ったもので，わが国では農家がゴムロール式もみすり機を用いて玄米にし，麻袋，紙袋などにつめる。その後貯蔵輸送はすべて袋詰の玄米の形で行われる。外米ではもみ米か

ら一気に精白を行うので玄米は市場に出ないことが多い。〔構造〕玄米の構造は果皮，種皮，糊粉層などのぬか層とよばれる部分と，米粒の基部に小部分を占める胚芽と，残りの大部分の胚乳からできている。各部分の玄米全粒に対する重量比はぬか層5〜6%，胚芽2〜3%，胚乳92%である。胚乳が白米として食用となる部分である。〔特質〕玄米は白米に比べて貯蔵性がよく，害虫や微生物の害が少ない。また白米よりたんぱく質，脂質，ビタミン類が多い。しかし消化はかなり劣る。漢方では粳米（こうべい）といわれ，胃腸を補う。

げんまいちゃ　玄米茶　煎茶，または，番茶を強火で加熱したものと，玄米を蒸して煎ったものを，同量程度混ぜたものである。こうばしい香りがあり，温和で軽い感じの味である。

げんまいパン　玄米パン　雑穀混入パンの一種であり，小麦粉に玄米粉を混入してつくる。〔原料配合の一例〕小麦粉50，玄米粉50，食塩3，砂糖4，脂肪4，イースト1の割合である。〔製法〕まず玄米粉を1〜2%の食塩水に1〜3時間浸漬する。この浸漬物にほかの原料を加えてこねあげて生地をつくる。焼く際に，ふつうの場合より時間をかけて低温（160〜180℃）で蒸気を多量に供給しながら焼くことが必要である。→パン

こ

コイ　鯉　[Carp]　コイ科の淡水魚。〔生態〕体の背部は暗灰色で腹側は淡灰色，口のまわりに大きなひげをもつ。大型のものは1mに達する。中国を原産地とする。比較的水温にかかわりなくよく育ち，また飼いやすい魚なので世界中にひろがり，日本でも盛んに養殖されている。〔産額〕年産量は天然物468t，養殖物2,981t（2008年）程度である。〔養殖物〕天然産の物に比べて体は丸味を帯びやすい。〔天然物〕味は天然のものがすぐれ，とくに利根川産のものは有名。〔調理〕12月より翌年3月までが旬の時期である。欧米では，中欧などで古くから食べられてきた。日本および中国でも，昔から盛んに食べられ，あらい，刺身，こいこく，紅焼鯉魚（ホンシャウリーユイ），全鯉魚（ツュンリーユイ）などとする。こいこく（鯉濃汁）はコイの筒切りを味噌汁で煮込んだものだが，調理の際，俗にきもとよばれている胆嚢を注意深く除く必要があり，つぶすと胆汁が入りこんでひどくにがくなる。なお養殖コイは切った肉を食塩水で洗うと臭気が除ける。紅焼鯉魚は丸のまま油で揚げたコイに，水溶きしたでんぷんに野菜，酢を加えた液をかけたもの。全鯉魚は油で炒めたコイを醤油，砂糖，小麦粉などで煮たものである。〔変種〕観賞用のヒゴイや各種の変わりゴイはいずれもコイの変種である。

こいくちしょうゆ　濃口醤油　[Koikuchi soy sauce]　五種類（濃口，薄口，溜まり，再仕込，白）ある醤油のうちのひとつで，濃い赤褐色をしたもっともふつうの醤油。すべての醤油の生産量のうち，約85%を占める。〔成分〕100g中，水分67.1g，たんぱく質7.7g，炭水化物10.1g，灰分15.1g，カルシウム29mg，リン160mg，鉄1.7mg，ナトリウム5,700mg，カリウム390mg，ビタミンB_1 0.05mg，B_2 0.17mg，ナイアシン1.3mg，比重1.18，食塩相当量14.5g。→うすくちしょうゆ，しょうゆ

こいこくじる　鯉濃汁　コイを筒切りにして味噌で煮込んだ汁。コイをまな板の上に置き，えらぶたを押えて持つ。出刃包丁で鼻の上を強く打つと静かになる。まず頭を落とす。このとき胸ビレは頭側に付ける。つぎに側線のところで頭の方から数えて3〜4枚目のうろこの部分に包丁を入れて胆のうを破らないように注意して取り除いた後，3〜4cm厚さの筒切りとし，頭は縦にふたつに切る。切り身は重ねないようにして切り口を鍋底につけて並べ入れ，魚の1/3高さぐらいまで酒（または酒と水とを混ぜたもの）を入れて蒸し煮にする。火

が通ったら，水をたっぷり加え，煮立ったら弱火でさらに30分程煮る。煮汁の10%程度の味噌を加えてうろこがやわらかくなるまで煮る。椀に盛り，粉ざんしょうをふるか，さんしょうの芽を添える。

5'-イノシンさんナトリウム　5'-イノシン酸ナトリウム　[Sodium5'-inosinate] →イノシンさん

こうえんせいさいきん　好塩性細菌　[Halophilic bacteria]　〔好塩性細菌と耐塩性細菌〕食塩水中に発育する細菌のうち，濃厚な食塩水中だけに発育し，希薄な食塩水では発育しない細菌。これに対し耐塩性細菌（halophobic bacteria）は食塩の濃度に関係なく発育するものをいう。〔腸炎ビブリオ〕魚類の腐敗細菌である水中菌アクロモバクター（*Achromobacter*）やフラボバクテリウム（*Flavobacterium*）などもこれに属するが，食品衛生上重要なのは腸炎ビブリオ（ビブリオ パラヘモリティカス *Vibrio parahaemolyticus*）である。病原性好塩菌ともいわれる。1955年食中毒患者の糞便から初めて分離され，その後本菌による食中毒は年々数を増し，これまでの細菌によるものよりはるかに多いので注目されている。グラム陰性の短桿菌で一端に1本の鞭毛を有し，60～65℃で死滅し，真水または酸に対しては弱い。

こうえんせいびせいぶつ　好塩性微生物　[Halophilic microorganisms]　0.2モル以上の食塩濃度でよく生育する微生物。一般の微生物は0.2モル以下の食塩濃度でよく生育する。よく生育する食塩濃度の範囲によって，表のように食塩濃度依存性による微生物の分類をすることができる。食塩濃度依存性のいちじるしい微生物を高度好塩性微生物（extremely halophilic microorganism）という。このタイプの微生物は2.5～5.2モル（飽和）食塩中でよく生育する。塩蔵魚を赤く着色する原因菌にサルシナリトラリス（*Sarcina litoralis*），バクテリウムトラパニクム（*Bacterium trapanicum*），セラチアサリナリア（*Serratia salinaria*），セラチアクティルブラ（*Serratia cutirubra*）などがある。動物の塩漬皮から赤色好塩菌サルシナリトラリス（*Sarcina litoralis*），セラチアサリナリア（*Serratia salinaria*），セラチアクティルブラ（*Serratia cutirubra*）が分離されている。自然界からは，アメリカ・ユタ州のグレートソルト湖は27.5%の塩分を含む湖だが，この湖から偏性好塩細菌が分離されている。また，ヨルダンの死海から三種の偏性好塩細菌，グラム陰性のハロバクテリウムマリスーモルツィ（*Halobacterium marismortui*），ミクロコッカスモルフェ（*Micrococcus morrhuae*），サルシナ（*Sarcina*）様菌が分離された。いずれも赤色～紅色菌で10%以上の食塩培地に生息する。Bergey細菌同定便覧の第8版では，グラム陰性の好気性桿菌または球菌で，生育のために12%（w/v）以上の高濃度の食塩を要求

食塩濃度依存性による微生物の分類

分　類	もっともよく生育する食塩濃度	例
非好塩性	0.2 M以下	多くの真性細菌，淡水産微生物
低度好塩性	0.2～0.5 M	海洋細菌
中度好塩性	0.5～2.5 M	ビブリオコスティコラ（*Vibrio costicola*） ハロコッカスハロデニトリイカンス（*Paracoccus halodenitrificans*）
高度好塩性	2.5～5.2 M	ハロバクテリウム（*Halobacterium*），ハロコッカス（*Halococcus*）
（注）耐塩性	0.2 M以下でよく生育するが0.2 M以上でも生育する	スタフィロコッカスアウレウス（*Staphylococcus aureus*） 耐塩性酵母，藻類

する株をハロバクテリアセアエ（Halobacteriaceae）と定義している。〔好塩微生物の応用〕醤油醸造では食塩18％で発酵するチゴサッカロミセスルウキシイー（*Zygosaccharomyces rouxii*，以前サッカロミセスルウキシー：*Saccharomyces rouxii* とよばれた）がある。

こうおんたんじかんさっきん　高温短時間殺菌　HTST（High-temperature short-time sterilization）ともいう。瞬時殺菌法のひとつ。72～75℃で約15秒間加熱する方法によって殺菌する牛乳での処理がその例である。〔加熱〕このためにはチューブラーヒーター（チューブのなかを牛乳が通り，外側を熱湯で加熱する）またはプレートヒーター（プレートの片側を牛乳が通り，もう一方の側を熱湯が通り，熱を交換して所定の温度まで加熱する）を用いる。〔冷却〕加熱後の冷却には同様に熱交換を行って熱の有効利用を図っている。〔殺菌効果〕従来の63℃，30分間の加熱にほぼ匹敵し，風味は生牛乳にもっとも近いといわれる。設備能力の関係で大量処理に適している。〔UHT乳〕また超高温瞬間殺菌乳といって，130℃で1～3秒間加熱された牛乳もある。この方法による殺菌効果は滅菌に近くなっている。UHTの加熱は，ほとんど滅菌の条件に近いので，標準の殺菌乳とは異なった加熱臭を呈することがある。〔利点〕高温短時間法の利点は，1）作業面積が少なくてすみ（従来のバッチ法に比べて20％にすぎない）乳質に及ぼす加熱の影響を少なくできる。2）好熱性菌による変敗のおそれが少ない。3）全工程をほとんど自動的に行うことができ，牛乳を一様に所定の温度，時間に保つことができるなどである。→かんづめ

こうかくるい　甲殻類［Crustacea, Crustacean］　節足動物の一類。頭部と胸部が合して頭胸部を形づくっているものが多い。えらで呼吸し，多くは水中または水辺にすむ。→エビ，カニ

こうかゆ　硬化油［Hardened oil］〔製法〕魚油や植物油に，還元ニッケル，ラネーニッケルなどを触媒にして高温（120～220℃）下で水素を吹き込むと，不飽和脂肪酸の二重結合に水素が結合して飽和脂肪酸となる。そのまま反応を続けると次第に融点が高くなり，液体の油が固まって脂肪となる。油がかたくなるので，この反応を硬化とよび，できた油を硬化油という。〔硬化の程度〕使用する目的によって都合のよい融点で止まるように調節する。〔製造目的〕マーガリン，ショートニング原料などに用いるために油をかたくするだけでなく，魚油などの不快なにおいを除くことにもなる。〔種類〕食用硬化油の原料には，大豆油，イワシ油などが用いられる。消化吸収の点からは融点32～36℃の硬化油が食用にはよいが，夏期のマーガリン製造用には融点40℃ぐらいの硬化油も用いられる。〔トランス異性化〕天然油脂中の不飽和脂肪酸の二重結合はすべてシス型であるが，部分的に硬化した油脂では工程中でトランス異性化が起こるためトランス酸（トランス型の不飽和脂肪酸）が生じる。近年，トランス酸（トランス脂肪酸）の摂取が心臓疾患のリスクを高めることが指摘されており，WHO／FAOは「1日にとる総カロリーの1％未満」という推奨値を示している。→マーガリン，すいそてんかゆし

こうき　香気　［Odor, Flavor, Aroma］〔odorとflavor〕直接鼻腔から受ける香りを英語ではodorという。これに対して口にふくんだときに受ける香りを総称してflavorとよんで両者を区別する。しかしflavorのなかには香りと味の両方の刺激が含まれる場合も多い。〔flavorとaroma〕香気をaromaとflavorとに区別することもある。この場合，aromaは，嗅いだときに鼻腔からうけとるodorのほかに清涼感，燃えるような感じ，ぴりっとする感じなどを含むものとし，flavorは食品を食べるときに舌，口，のど，鼻からうける刺激についての味や，香りのほか，ねばり気とか硬軟を含む触感，収斂（しゅうれん）性の味などを含むものとする。古くから用い

られている風味という言葉は，科学的には定義されてはいないが，flavor の意味するところに近い。味と香りの科学的研究が進むにつれて，再び両者の関係，関連の強さが再確認されてきた。→こうみ

こうきせいがほうきん　好気性芽胞菌　［Aerobic sporeformer］　枯草菌（*Bacillus subtilis*）で代表されるバチルス属（*Genus Bacillus*）の腐敗細菌でグラム陽性，耐熱性芽胞を形成する好気性の桿菌。芽胞の形態，生化学的性状などから Bergey は 48 菌種に分類しているが，食品細菌の立場からは 4 群に分けて考えられている。第 1 群は subtilis-cereus-megatherium group で自然界に広く分布し，でんぷん質の食品にとくに高率に存在する。第 2 群は polymyxa-macerans group で，分布はあまり高くないが，炭水化物，とくにでんぷんからガスを産生する。第 3 群は alvei-circulans-brevis group で，比較的高率に分布し，でんぷん質食品やたんぱく性食品に対して強力な腐敗能力を有しているので腐敗細菌として重要である。第 4 群は coagulans-stearothermophilus group で，分布は低いが，瓶詰，酸性缶詰，魚肉ハム・ソーセージといった加熱処理された食品中でも芽胞は生存する。とりわけ耐熱性が強い。

こうきせいきん　好気性菌　［Aerobes］　生育に酸素の存在を必要とする細菌。これに対し，酸素が存在しない環境でのみ生育する嫌気性菌がある。しかし両者の中間に酸素が存在する環境でも，存在しない環境でも生育できる菌があり，これを通性嫌気性菌という。食品に関連の深い好気性菌としては，*Pseudomonas*，*Micrococcus*，*Bacillus*（枯草菌）などの細菌とかびが含まれる。通性嫌気性菌には *Escherichia*（大腸菌群），*Sallmonella*，*Vibrio* などの細菌と酵母が含まれる。好気性菌は一般に食品の表面でよく繁殖する。→けんきせいきん

こうこつぎょるい　硬骨魚類　［Teleosts］　〔定義〕魚類のなかで骨化した骨格をもつものをいい，脊椎動物のなかの一種とされる。サメ・エイ類などの軟骨魚類を除いたすべての魚が含まれる。〔分布〕全世界の海洋，汽水，淡水に広く分布する。〔利用〕水産物のなかでもっとも重要であり，良質のたんぱく質源として栄養価値が高い。また含まれる脂質は高度不飽和脂肪酸に富むのが特徴である。

こうさい　香菜　セリ科に属し，コエンドロ，コリアンダー，シャンサイ，中国パセリなどの別名がある。原産地は地中海沿岸で，中国各地での栽培が多く，ヨーロッパでも栽培されている。〔性状〕せりに類似し，葉が細く，特有の香りをもつ。〔栽培〕春，秋に種子をまき，草丈 20 cm 程度から，随時葉を摘みとって利用する。〔成分〕ビタミン A, C に富む。〔用途〕強烈な匂いがあるため，肉や魚の臭み消し，スープ，サラダやあえ物にする。

こうさいたい　紅菜苔　アブラナ科に属し，華中（武漢）の原産で，長江中流域の湖北省，湖南省に栽培が多い。紅菜花（べになばな），紫菜苔（しさいたい），紅菜花（こうさいか）ともよばれ，中国野菜のひとつ。〔性状〕わが国のなばなと同様，とう立ちした茎とつぼみを食べる。葉脈や花茎が紫紅色で，花は淡黄色，わき芽の発生力が強く，側花茎を数多く出す。葉は地に近く横に広がる。〔栽培〕耐寒性が高く，秋から冬にかけて栽培し，早春に収穫する。〔成分〕ビタミン A, C に富む。〔用途〕肉質はやわらかく，独特な甘味と粘り気がある。加熱すると緑色に変わる。味にくせがなく，炒め物，おひたし，あえ物にする。

こうさんかざい　抗酸化剤　［Antioxidant］　→さんかぼうしざい

こうさんかせいぶっしつ　抗酸化性物質　［Antioxidant］　脂質の酸化を防止する作用をもつ物質。天然に存在するものと化学的合成品がある。〔天然抗酸化性物質〕フェノール化合物：トコフェロール（ビタミン E），グアヤク脂，ノルジヒドログアヤレチック酸（NDGA），これらは食品添加物として指定されている。アミノ化合

物：トリプトファン，チロシン，ヒスチジンなどのアミノ酸，メラノイジンなど。オキシ酸類：クエン酸，酒石酸，リンゴ酸など。金属イオン封鎖作用により抗酸化性をもつ。リン酸およびその誘導体：フィチン酸，レシチンなど。コーヒー酸誘導体：クロロゲン酸，ジヒドロコーヒー酸など。フラボノイド：植物に含まれる。ケルセチンなど。〔合成抗酸化性物質〕ジブチルヒドロキシトルエン（BHT），ブチルヒドロキシアニソール（BHA），dl-α-トコフェロール，エリソルビン酸およびエリソルビン酸ナトリウム，没食子酸プロピル（PG），エチレンジアミン四酢酸カルシウム二ナトリウム（EDTA・Ca Na_2），エチレンジアミン四酢酸二ナトリウム（EDTA・Na_2），クエン酸イソプロピルが食品衛生法で使用が許可されている。→さんかぼうしざい

こうじ　麹　[Koji]　米，大麦，大豆などに麹菌を繁殖させたものを麹という。〔歴史〕麹は醸造食品の原料として古くから東洋で発達してきた。麯子（きょくし）と称する中国，朝鮮の麹は日本の麹の原型とも考えられるもので，あら砕きした小麦を水で練り，圧搾して円盤（えんばん）状にしたものを適当な温度で1～2週間保存して，自然に微生物を繁殖させたものである。微生物としてはリゾープス属，アブシジア属などのかび類，酵母類，種々の細菌（乳酸菌，酪酸菌）があり，これらの微生物の糖化作用，発酵作用を利用して発酵食品や酒類が醸造される。わが国の現在の麹は自然に微生物を繁殖させるのではなく，おもに麹菌の *Aspergillus oryzae*，または *Asp. awamori* などの胞子を純粋培養してつくったたね麹を使用してつくる。〔目的による分類〕麹をつくるのは微生物の生産する糖化酵素とたんぱく質分解酵素をおもに利用して加工を行うためで，利用の目的により麹の原料も異なってくる。使用目的によって分類すると，つぎのようである。1）直接食用を目的とするでんぷん糖化：これは麹菌単独の作用を利用するもので，おもな用途に甘酒，みりんがある。2）アルコール発酵や有機酸発酵などの前段階としてのでんぷん糖化を目的とするもの：アルコールを主目的とするものはかびと酵母の併用，有機酸発酵では，かび単独使用のものと細菌を併用するものとがある。アルコールを主とするものは清酒，焼酎（しょうちゅう），エタノールなどの製造，有機酸では乳酸，酢酸の製造などがある。3）大豆のたんぱく質分解を主目的とし，でんぷん糖化は従となるもの：醤油，味噌，溜まり（たまり）。4）麹菌にともなう菌類（酵母，酢酸菌，乳酸菌など）の協同作用を目的とするもの：濁酒，食酢，菓子パン用麹。5）酵素の製造原料とするもの：ジアスターゼなどがある。〔原料の種類〕上記の目的に応じ，麹製造の主原料として種々の穀類が用いられる。清酒，焼酎，濁酒，甘酒，みりん，食酢，味噌用などの麹には米が原料となる。また，醤油麹は大豆と小麦あるいは脱脂大豆と小麦の混合物を原料とし，溜まり，豆味噌には大豆を，麦味噌の場合は大麦を原料とする。酵素剤製造用とアルコール製造用のものはふすまやぬかを原料とする。このほか穀類では，ひえ，あわ，とうもろこし，こうりゃんなどが利用されるし，コプラ粕，でんぷん粕なども代用原料として用いられる。なお，醤油製造には小麦のかわりに醤麦を用いることもある。〔製法〕麹の製造（製麹）は，麹の種子である種麹を蒸煮（じょうしゃ）

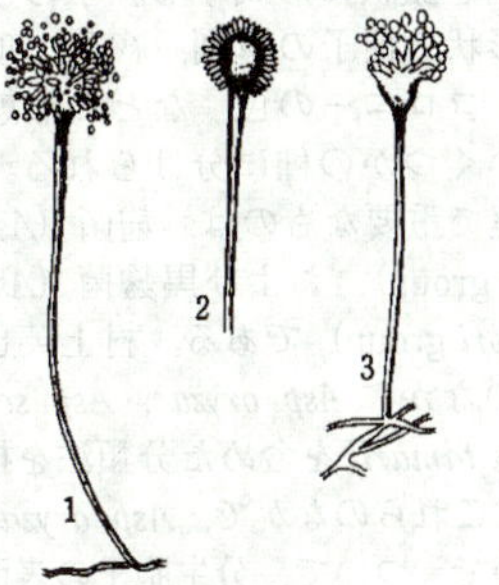

1 芽胞子柄
2 芽胞子発育状態
3
Aspergillus oryzae（麹かび）

した穀類，豆類などによく混合して，温度30℃，湿度96％以上の条件で胞子を発芽させる。ついで菌糸の生育をはかるが，これは保温効果の高い麹室（むろ）のなかで行う。しかしこの方法は労力を必要とするので，近年は自動温度調節装置による自動製麹法（機械製麹法）によって，堆積培養される。多くの発酵食品には固有のフレーバーをつくる多くの酵素を含んでいる固体麹が用いられている。アミロ法などに用いる液体麹の製造は糖質そのほかの菌の栄養素を含む液状培養基に，多量の空気を無菌的に吹き込んで菌を発育させ，酵素を生産させることを骨子としている。日本で一般に用いられる黄麹（*A. oryzae*，*A. sojae*），黒麹（*A. awamori*）のほか，中国産酒の麹に麯子（きょくし），紅麹（べにこうじ），麦麯，白糀（ペイカ）があり，薬用とする淡鼓（たんし），神麹（しんきく）など消化剤としての作用を利用するものもある。

こうじかび　麹黴　[*Aspergillus*]　東洋における醸造工業で広く利用されている黄色，緑色，褐色および黒色の菌叢をもつかび，分類上は，菌類→真菌類→子のう菌類→真正子のう菌類→不整子のう菌類→麹菌目→*Aspergillus* 属（麹黴属）の系統に入る。隔壁を有する菌糸のなかに，柄足細胞ができ，そこから分生胞子柄が立ちあがり，その頂は頂のうとなり，その表面に梗子（こうし）を付け，その先端には分生胞子を鎖状に形成する。子のう胞子の色，形状，梗子の単列，複列，頂のうの形状，コロニーの色，などの形態に基づいていくつかの種に分けられる。食品との関連で重要なものは，麹菌（*Aspergillus oryzae* group），および黒麹菌（*Aspergillus awamori* group）である。村上英也博士は麹菌のなかに *Asp. oryzae*，*Asp. sojae* および *Asp. tamarii* を含めた分類法を提唱している。これらのなかで，*Asp. oryzae* が主要なもので，ついで，分生胞子の表面に小突起があり，梗子は単列，胞子柄壁はしばしば平滑の *Asp. sojae* があり，さらにその数は少ないが，胞子の表面は褐色色素がありこぶ状（凹凸）を呈する *Asp. tamarii* がある。*Asp. sojae* はたんぱく分解酵素力の強いもので，醤油醸造に適し，広く利用されている。このグループの特徴は，醸造用の実用菌として飼い馴らされたものが多く，野生株のようなマイコトキシン生産性がないことである。これに対して，*Asp. flavus* group と称する野生菌のグループがあり，これらのなかには，アフラトキシンのようなマイコトキシン生産性の株が含まれる。これらのグループとは異なり，菌叢色が黒褐色ないし黒色のもので黒麹黴（Black *Aspergillus*）とよばれるグループがある。黒麹菌の代表である *Asp. awamori* は沖縄の泡盛など焼酎の醸造に用いられる。また，黒麹菌とは別に扱われるが，黒かびの代表的なものとして，クエン酸などの有機酸発酵に利用される *Asp. niger* がある。→アスペルギルス オリゼ，くろこうじきん

こうじきんアミラーゼ　麹菌アミラーゼ　麹菌の生産するでんぷん分解酵素でα-アミラーゼがもっとも強く，量的にも多い特色がある。〔性質〕この酵素の作用はでんぷん分子のα-1，4結合を任意に切ることであり，これによりでんぷんは大まかに分解され粘度は急激に減少し，ヨウ素反応は青から紫，赤を経て消失する。この場合はグルコース3～6個からなる還元性デキストリン，およびマルトースが生ずる。発見者の高峰譲吉の名にちなんで taka-amylaseA とよばれる。このほかでんぷんから直接グルコースを生じる糖化酵素があり，これは taka-amylaseB とよばれる。この酵素はヨウ素反応青紫色の分子を残留する。〔用途〕おもな用途は医療薬品（消化薬），アルコール酵素工業における糖化剤，でんぷん加工剤，（織物のサイジング，紙のコーティング），糊抜剤，食品おもに清酒，麦酒などの清澄剤，シロップ製造用，果汁の清澄用など用途が広い。〔製法〕麩麹法，液体培養法により生じたアミラーゼをアルコール，アセトンで沈殿させ精製する。→タカジアスターゼ

こうじさん　麹酸　[Kojic acid]　麹菌

などの糸状菌によって，グルコース，ペントースなどの糖類からつくられる環状エーテル結合をもつ有機酸である。麹菌以外のほかの菌種によってもつくられる。最適条件においては原料糖の50〜60％の収量で得られる。3価鉄イオンで赤色を呈し，微弱ながら変異原性がある。特定の細菌やかびに生育阻止効果を示す。

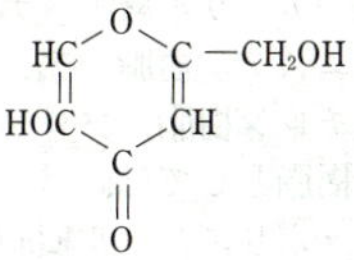

麹　酸

こうじづけ　麹漬け　米麹を含む漬け物である。〔べったら漬け〕だいこんを皮むきして塩漬けを2回くり返してやわらかくし，米麹と砂糖を使って樽に漬け込む。樽に漬けて10日ぐらいのものをそのまま製品として販売する場合もあるが，ふつうはこれを小袋に密封し加熱殺菌して市販する。食塩3％，砂糖15％が平均の値である。色の白いものが尊重される。〔三五八（さごはち）漬け〕福島県会津地方に伝わる食塩3，米麹5，米8（飯に炊いて加えるので20になる）配合の麹漬けである。床をつくっておき，野菜，肉，魚などにとり分けてまぶして，1〜2日おいて床がしみたら野菜は洗って肉や魚は床を除いて焼いて食べる。〔ニシン漬け〕北海道の冬の家庭漬け。身欠きニシンを2 cmに切ったものにキャベツ，だいこんのざく切りを加え米麹と食塩で漬けた漬け物。近年，同じく北海道でサケ，はくさい，キャベツを米麹，食塩と漬けたものも出回っている。いずれも食塩2〜3％で酸が出ると価値を失う。ニシン漬けをいずしの一種とみることもある。→いずし

こうしつこむぎ　硬質小麦　［Hard wheat］　強力粉の原料となる小麦で，粒が非常にかたい。粒を切断すると切り口が半透明でガラスのようなので，ガラス質小麦ともいわれる。〔生態・種類〕硬質小麦は一般に春播きで比較的低温で乾燥したところにでき，また皮が赤色をした小麦が多い。カナダのマニトバ小麦や，アメリカのダークノーザン・スプリングは硬質小麦である。わが国でははるひかり，あおば小麦などがこれに属するが，生産量は少ない。〔成分〕硬質小麦は一般にたんぱく質の量が多く，100 g中，11〜13 gに及ぶ。〔用途〕これから得られる小麦粉は製パン用に向いている。→こむぎ，こむぎこ，きょうりきこ

こうしつまい　硬質米　→こめ

こうじまめ　麹豆　〔製法〕蒸した大豆に麹菌を付けた後，乾燥したものである。浜納豆の製法に似ているが，食塩水を用いないので外観も風味もまったく別のものである。〔用途〕麹豆は米に混ぜて炊いても口あたりがよく，消化もよい。〔収量〕麹豆の収量は乾物量で92.5％。〔組成〕その分析例は，100 g中，水分9.1 g，たんぱく質41.1 g，脂質19.1 g，炭水化物14.0 g，ビタミンB_1 0.34 mg。

こうしゅうは　高周波　［High frequency］　高周波とは，一般に周波数の高い電磁波のことをいうが，無線関係では10 kHz，電力関係では100 kHzを中心にした周波数の電磁波をいう。高周波は通信などに用いられるほか，食品の分野では加熱の手段としても用いられる。加熱方法には電磁誘導を利用した誘導加熱法と発振機を利用した誘電加熱法がある。

こうしゅうはかねつ　高周波加熱　［High frequency dielectric heating］　高周波加熱は交流電流を熱エネルギーに変換する方法のひとつで，誘電加熱と誘導加熱の二種類がある。誘電加熱は2枚の電極板の間に物質（食品）を密着させるか，間隔をおいて挿入し，高周波を発振すると，物質の分子（食品の場合は主として水）が周波数に応じて配向（orientation）するので，結果としては分子相互の摩擦によって熱が発生する。すなわち，物質の内外部同時に発熱する。ビスケットの焼きあげ，食品の乾燥，冷凍品の解凍，穀物中の害虫の殺虫などには50〜100 MHzの周波数の高周波

が使用される。誘導加熱は，金属など導電性物質を，高周波電流を流したコイルの磁界中に置き，電磁誘導作用により物質内部に発生する渦電流の熱作用で，物質自身を加熱する方法である。おもに金属の焼き入れ，溶解などに利用され，食品の加熱にも用いられる。

こうしゅうはさっきん　高周波殺菌　→マイクロはさっきん

こうしんりょう　香辛料　[Spice]　主として熱帯から温帯地方に産する植物の乾燥した種子，果実，花，蕾（つぼみ），葉茎，木皮，根などから得られるもので，特有の刺激性の香味を利用し，料理の味をひきたて食欲を増進させるために使われるものの総称である。わが国で薬味として用いられるわさび，さんしょうなども一種のスパイスである。〔種類〕おもなものを使用部位別にあげると，1）種子：マスタード，ナツメグ，メース，キャラウェイ，カルダモン，2）果実：こしょう，オールスパイス，コリアンダー，とうがらし，3）花蕾：クローブ，4）葉茎：セージ，タイム，バジル，ローレル，セロリ，しそ，5）木皮：シナモン，6）根：ジンジャー，ガーリック，オニオン，ターメリック，わさび，などで，その種類はきわめて多い。〔効能〕含有される成分によって異なるが，次のような作用を示す。1）矯臭作用（臭み消し）：肉や魚の生臭さを消す。2）賦香作用（におい付け）：食品に独特の芳香を付ける。3）辛味作用（からみ付け）：刺激的な味により食欲を増進させる。4）着色作用：料理に独特の色合いを付ける。さらに香辛料には，抗菌作用，抗酸化作用を示すものもある。

こうすい　硬水　[Hard water]　→みず

ごうせいしゅ　合成酒　→ごうせいせいしゅ

ごうせいじゅし　合成樹脂　[Plastics, Synthetic resins]　〔定義〕化学的に合成された高分子重合体または縮合体の総称。1909年，ベークライトが工業的につくられるようになり，外観が天然樹脂に似ているところから合成樹脂とよばれるようになった。天然樹脂と似た物理的性質をもつが，化学構造はまったく異なる。〔種類〕重合系樹脂と縮合系樹脂に分かれる。重合系樹脂としては，塩化ビニル樹脂，塩化ビニリデン樹脂，酢酸ビニル樹脂，ポリビニルアルコール，ビニルアセタール樹脂，スチレン樹脂，アクリル酸エステル樹脂，メタクリル酸エステル樹脂，アクリロニトリル樹脂，エチレン樹脂，プロピレン樹脂など。縮合系樹脂としては，ポリアミド樹脂（ナイロン），ポリエステル樹脂，ポリカーボネート樹脂，ポリエーテル樹脂，エポキシ樹脂，ポリウレタン樹脂，シリコン樹脂，フェノール樹脂，イオン交換樹脂，ユリア（尿素）樹脂，メラミン樹脂などがある。〔用途〕合成樹脂は，型に入れたり，押し出したりして成型すると，その形を保持する性質があり，各種プラスチックフィルム，成型品，合成繊維などに用いられるほか，塗料，接着剤，緩衝材，合成ゴムなどにも用いられる。

ごうせいす　合成酢　→しょくす

ごうせいせいしゅ　合成清酒　[Synthetic sake]　アルコール，糖，有機酸，アミノ酸，無機塩を適宜混和して，清酒類似の香味をもたせた酒。酒税法では混成酒類に分類される。単に合成酒ともよばれている。新清酒とよんだこともある。生産量は少ない。〔基準的配合例〕アルコール（30％）6.75 *kl*，ブドウ糖（70％）600 kg, 水あめ 50 kg, コハク酸 11.1 kg, 乳酸（75％）3.33 *l*，グルタミン酸ナトリウム 2.3 kg, グリシン 1.2 kg, アラニン 1.2 kg, コハク酸ナトリウム 2.22 kg, 食塩 1.6 kg, 無機塩 1.4 kg, 色素適量，水 2.5 *kl* を合わせて 20％の原酒 10 *kl* を得る。これを水で薄めてアルコール 15～16％，酸度 1.4～1.6 m*l*，アミノ酸度 0.6～1.2 m*l*，糖分 3～4％の規格に合わせる。香味をより清酒に近づけるために特殊な方法で醸造した清酒を米に換算して 5％加えている。

ごうせいちゃくしょくりょう　合成

着色料　[Synthetic dyes]　石油，石炭，天然ガスなどから化学的に合成された色素，または天然物を原材料に，これに化学的処理をした誘導体色素で，食品，医薬品，化粧品などに用いる。人工着色料ともいう。〔種類〕一般的には食品用途以外の繊維の染色などの目的で製造されるものが多い。日本で使用が許可されている食品添加物のうち化学合成品は，タール色素ともいう水溶性のタール色素12種と8種の水不溶性のタール色素のアルミニウムレーキ，ならびに三二酸化鉄 Fe_2O_3（褐色），二酸化チタン TiO_2（白色），水溶性の銅クロロフィル（緑色），銅クロロフィリンナトリウム（緑色），鉄クロロフィリンナトリウム（緑色），水溶性アナトー（橙色），リボフラビン（黄色），リボフラビン酪酸エステル（黄色），リボフラビン5′-リン酸エステルナトリウム（黄色）と油溶性のβ-カロテン（赤橙色）がある。→てんねんちゃくしょくりょう

こうせいぶっしつ　抗生物質　[Antibiotics]　微生物がつくり，ほかの微生物の生育を阻害する物質。抗生物質として使用された最初のものはペニシリン（penicillin）であり，これは青かびの一種がつくる物質で，多糖類の細菌の生育を阻止する。ペニシリンのほか，ストレプトマイシン，クロラムフェニコール（クロロマイセチン），オーレオマイシン（クロールテトラサイクリン），テラマイシンなどをはじめ，多種類のものがみつけられ，化学療法剤としてきわめて有効な薬である。医療用のほか，農業用薬剤（農薬）として使用されるものもある。〔食品，飼料における使用〕食品防腐剤としての使用が許可されている国もあり，オーレオマイシン，テラマイシン，ナイシンなどが使用されているが，わが国ではナイシンが許可されている。しかし家畜や養魚の餌には使用が許されており，ペニシリン，オーレオマイシン，テラマイシンなどを餌1tあたり数mg添加すると，動物の成長が早くなる。また，遠海魚の鮮度保持のため，冷蔵用の氷に添加（オーレオマイシン，5 ppm以下）することが許可されている。これらの場合，食品中に抗生物質が移行し，そのために耐性菌（抗生物質に抵抗性のある菌）がはびこるおそれがあるので，食品中に抗生物質を含有してはいけないことになっている。

ごうせいりつ　剛性率　[Rigidity, Shear modulus]　ずり（せん断）変形に対する弾性率。図のように，直方体の上面に接線方向の力Fを加えて，平行六面体に変形させるとき，これをずり変形という。上面の面積をSとすると，上面にはたらく単位面積当たりの力 $f = F/S$ をずり応力という。このとき，角度θが微小とすれば，この変形によって体積は変わらない。単位高さ当たりのずりの量 $d/h = \tan\theta \fallingdotseq \theta$ をずりひずみという。剛性率Gはずり応力とずりひずみの比 f/θ によって定義される。Gはずり変形のしにくさを表す。Gが大きいほど，同じ力fに対して，小さいずりひずみθしか生じない。ねじれ変形に対する弾性率も剛性率である。→フックのほうそく

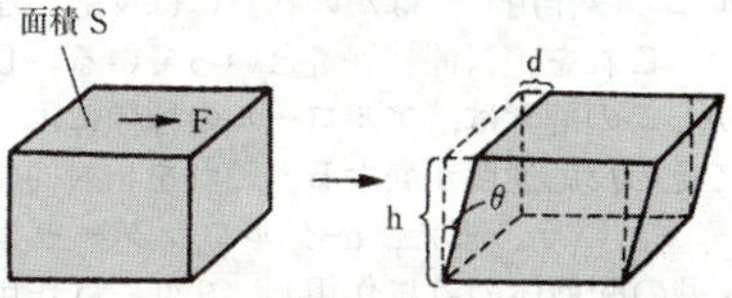

ずり変形

こうせん　香煎　麦こがし（roasted barley flour）ともいう。〔製法〕大麦，裸麦などの麦類を炒って粉末としたもので，大麦を使用するのが関東風，裸麦を使用したものが関西風である。麨粉（はったいこ）ともいう。〔食べ方〕甘味，あるいは塩味を付けてそのまま食すか，あるいは熱湯を加えて湯がいて食べる。〔成分〕関東と関西風で若干異なるが，関東風では100g中，水分3.5g，たんぱく質12.5g，脂質5.0g，炭水化物77.1g（うち食物繊維15.5g），灰分1.98g，エネルギーは391 kcalである。→はったいこ

こうそ　酵素　[Enzyme]　酵素とは，生活細胞によって生産され，触媒作用をもった高分子の有機物質で，細胞組織から分離してもその作用を失わないものをいう。〔名称〕酵素は一般に，基質や酵素作用の名のあとにアーゼを付けてよばれる。前者の例としてはマルターゼ，プロテアーゼ，カルボヒドラーゼなど。後者ではヒドロラーゼ，オキシダーゼなどがある。また，細胞から分泌されるかどうかによって，エキソエンザイム（exoenzyme）と，エンドエンザイム（endoenzyme）の別がある。〔一般的性質〕酵素はその本体はたんぱく質様性質のものであるから，たんぱく質の一般的性質をもっている。すなわち，1）その溶液はコロイド性である。2）熱にきわめて不安定で，熱すれば凝固して作用を失う。3）強酸および強アルカリで変性して作用を失う。4）たんぱく質沈殿剤によって沈殿する。以上のほか，次のような特徴をもっている。A）特異性：酵素の多くは，一定の基質にしか働かない。その基質特異性はきわめて高いのである。たとえばアルコール脱水素酵素は，アルコールにのみ作用し，ほかの物質には反応しない。これを絶対的特異性といっている。しかしこの酵素は，アルコールの種類によってその反応速度が異なる。これを相対的特異性という。また，α-グルコシダーゼはα型の配糖体のみに作用し，β型には作用しない。これを立体化学的特異性といっている。このように酵素の特異性は顕著であり，無機触媒の作用と異なっている。Fischerはこのような基質と酵素との関係を鍵と鍵穴との関係にたとえている。B）最適温度，最適 pH：ある温度範囲内では，温度を増すと，酵素による反応は速度が増大する。しかし熱による酵素の破壊がおこるようになると反応速度は減少するから最適温度というものが存在することになる。しかし最適温度は，反応の時間，そのほかの反応条件によってそれぞれ異なることがあるから，一元的に酵素の最適温度を決めることは困難である。最適 pH についても

酵素の作用別の分類

名　称	英 語 名
Ⅰ. 加水分解作用	(hydrolysis)
A. ホスファターゼ	phosphatase
B. プロテアーゼ	protease
C. グリコシダーゼ	glycosidase
D. エステラーゼ	esterase
Ⅱ. 転移作用	(transference)
A. リン酸基転移酵素	transphosphorylase
B. グリコシド転移酵素	transglycosidase
C. ペプチド転移酵素	transpeptidase
D. アミノ基転移酵素	transaminase
Ⅲ. 添加作用	(addition)
A. エノラーゼ	enolase
B. フマラーゼ	fumarase
Ⅳ. 異性化作用	(isomerization)
A. 幾何学的異性化酵素	stereoisomerase
B. 構造的異性化酵素	structural isomerase
Ⅴ. 脱炭酸作用	(decarboxylation)
ピルビン酸カルボキシラーゼ	pyruvate carboxy-lase
アミノ酸脱炭酸酵素	amino acid decar-boxylase
Ⅵ. 呼吸作用	(respiration)
A. ピリジン脱水素酵素	pyridine uncleotide dehydrogenase
アルコール脱水素酵素	alcohol dehydro-genase
乳酸脱水素酵素	lactic dehydroge-nase
B. フラビン脱水素酵素	flavin nucleotide dehydrogenase
アミノ酸脱水素酵素	amino acid de-hydrogenase
黄色酵素	yellow enzyme
C. 鉄を含む酵素および金属酸化酵素	iron-containing enzyme and the metal oxidase
1) ヒドロペルオキシダーゼ	hydroperoxidase
カタラーゼ	catalase
ペルオキシダーゼ	peroxidase
2) チトクローム	cytochrome
チトクローム a, b, c	cytochrome a, b, c
3) 銅を含む酸化酵素	copper oxidase
チロシナーゼ	thyrosinase
アスコルビン酸オキシダーゼ	ascorbic acid-oxidase

まったく同様である。C）補酵素：酵素にはたんぱく質のみからなるもの（たとえば

ウレアーゼ）もあるが，たんぱく質と低分子の活性物質とが結合して酵素作用を営むものがあり，これらの結合状態によって二種に分けることができる。1）は活性物質とたんぱく質の結合が強固な場合は補欠分子族（prosthetic group）とよぶ。2）は結合がゆるく可逆的な場合，活性物質を補酵素（コエンザイム）という。このような酵素では，たんぱく質部分をアポ酵素（apoenzyme），全体をホロ酵素（holoenzyme）とよぶ。

holoenzyme = apoenzyme + coenzyme

黄色酵素におけるフラビンヌクレオチド，アルコール脱水素酵素におけるピリジンヌクレオチド，カルボキシラーゼにおけるコカルボキシラーゼなどが，補酵素の例である。D）酵素原（proenzyme, zymogen）：酵素は前駆物質（precursor）の形で存在する場合がある。それが酸や，活性化する酵素の作用を受けて初めて酵素に変わることがある。たとえばトリプシンは，最初トリプシノーゲンの形で分泌され，これがエンテロキナーゼやトリプシンの作用を受けてのち初めてトリプシンになる。トリプシノーゲンをトリプシンの酵素原という。E）影響物質：酵素作用に影響を与えるものに，賦活，阻害，破壊物質などがある。賦活物質は，酵素作用を強めるもので，パパインのようなプロテナーゼは青酸のような還元剤によって賦活される。阻害物質は，酵素作用を害するが，それは可逆的であって透析などの方法で除けば再び元の作用を回復する。カタラーゼに及ぼす青酸，コハク酸脱水素酵素に対するマロン酸などがその例である。破壊物質は，酵素を破壊し不可逆的阻害をするものである。過酸化水素，オゾンなどはその例である。〔酵素の分類〕酵素の分類法にはこれまでいろいろあるが，現在のところ決定的なものはない。Neilands らに従っておもな酵素名を作用別に分類すると表のようである。

こうそうるい　紅藻類　[Red algae]　紅藻類に属する海藻類をいう。〔生態〕体は葉緑素のほかにフィコエリスリン，フィコシアニン，カロテンなどを含むため紫紅色，紅褐色，黄赤色，藍緑色などを呈する。暖海，寒海に産するが，ことに暖海に多い。わが国には約 670 種が知られている。〔用途〕アマノリ類，トサカノリ，オゴノリなどは食用として，またテングサ類，オゴノリなどは寒天原料，フノリ，ツノマタなどは糊料として用いる。このほか海人草は駆虫剤とされる。→かいそう

こうそざい　酵素剤　[Engineous preparation]　酵素剤とは，目的とする酵素の作用を利用するために，必要な一定の酵素活性量を含有するよう酵素給源から調製して，利用しやすい性状にしたもの。液状，粗砕物，粉末状，凍結品などさまざまである。〔酵素剤の起源〕植物，動物および微生物それぞれの酵素があるが，近年は微生物酵素が中心になっている。〔用途と給源〕食品に利用されるおもな酵素剤の用途とそれらの給源を下と次頁の表に示す。

酵素剤の起源

起　源	酵　素　剤
植　物	麦芽アミラーゼ，パパイン，フィチン，ブロメライン
動　物	パンクレアチン，プロテアーゼ，レンニン
微生物	アミラーゼ，プロテアーゼ，リパーゼ，ペクチナーゼ，インベルターゼ，セルラーゼ，グルコースオキシダーゼ

こうたけ　皮茸　広葉樹林内の地上に発生するきのこ。ししたけとよぶ地方もある。〔形態〕傘は径 10～25 cm，中央部は深くくぼむ。表面は茶褐色～黒褐色で，そりかえった厚い鱗片におおわれる。傘の裏は灰白色～褐色の針が密生する。〔似た仲間〕

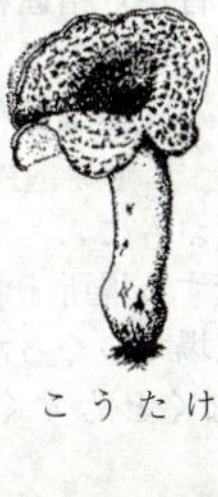

こうたけ

酵素剤の用途と給源

酵素剤	用　途	給　源
アミラーゼ	グルコース，オリゴ糖，水あめの製造	細菌，麦芽，かび
	アルコール発酵，清酒の醸造	〃
	製パン	かび，細菌
プロテアーゼ	味噌，醤油	細菌，かび
	チーズの製造	レンニン，かび，細菌
	たんぱく混濁物の除去	植物，かび
	食肉軟化剤	細菌，かび，植物
リパーゼ	フレーバー酵素	かび，動物
ペクチナーゼ	果汁の清澄化	か　び
セルラーゼ	穀物，野菜の加工など	か　び
インベルターゼ	転化糖の製造	酵母，細菌
ナリンギナーゼ	果汁の苦味除去	か　び
ヘスペリジナーゼ	みかん缶詰の白濁防止	か　び
グルコースイソメラーゼ	グルコースから果糖の製造	放線菌
グルコースオキシダーゼ	食品の酸化防止，乾燥卵の製造	か　び
アシラーゼ	L-アミノ酸の製造	細　菌
ラクターゼ	低乳糖牛乳の製造	細　菌

ししたけ（獅子茸）はおもに針葉樹林に発生する。傘のくぼみは浅い。〔調理〕特有の香りがあり，昔から精進料理の材料とされた。煮汁が黒くなるので，一度ゆでこぼしてから調理する。乾燥保存に向く。

こうちはくとう　耕地白糖　砂糖の原料となる作物（おもにさとうきびおよびてんさい）を生産する場所，すなわち耕地に建設した製糖工場でつくった白砂糖を意味する。精製しなくともすぐ消費できる砂糖，すなわち直消糖である。〔精製糖と耕地白糖〕ふつうわれわれが使用している甘ショ糖は精製糖である。これは栽培地で大量の原料から直接結晶化して粗糖（原料糖）をつくり，これを消費地に運び，ふたたび水に溶解して，清澄脱色などの精製作業を行って濃縮，再結晶してつくったものである（→せいせいとう）。一方で，できれば粗糖の結晶をつくらず糖汁の精製をよく行い，1回の結晶操作によってただちに使える白糖を得れば加工費が減るという理由から，耕地白糖がつくられている。日本でつくられる耕地白糖は，北海道のてんさい糖で，主としてグラニュー糖である。〔製法の要点〕耕地白糖製造の要点は糖液の清澄法である。清澄法には種々あるが，現在実際に採用されているのは亜硫酸法（sulphitation process）と炭酸法（carbonatation process）との二種である。〔亜硫酸法〕石灰のほかに亜硫酸ガスを用いて，糖汁の漂白と清澄を同時に行うものである。清澄糖汁の蒸発濃縮は微酸性で行い，糖液の着色を防ぐ。亜硫酸法は石灰と亜硫酸ガス添加順序および添加回数によって，つぎの三種に分けられる。1）酸性亜硫酸法（ルイジアナ法）：冷糖汁にまず亜硫酸ガスをじゅうぶん飽和させ（pH 3.4～3.8とする），ついで石灰を加えて微酸性（pH 6.0～6.6）にし，これを約90℃に加熱して沈殿物をろ過して除去した清澄汁を蒸発濃縮する方法。2）アルカリ性亜硫酸法（ジャワ法）：糖汁を60～70℃に加熱し，多量の石灰を加えてアルカリ性とし，ついで亜硫酸ガスを通じて中和し沈殿物をろ過して除去した液を蒸発濃縮し，濃厚液にふたたび亜硫酸ガスを通じ，微酸性として煎糖する方法。3）交互処理法（Bach氏法）：糖汁に石灰を加え，亜硫酸ガスを通じて中和し，これを加熱沸騰して生じた沈殿物を除いた後，清澄汁を濃縮し，冷却後さらに石灰を加え亜硫酸ガスを通じ中和し，90℃に加熱してろ過する。ろ液をふたたび90℃に加熱して酸性亜硫酸カルシウムを分解沈殿させ，冷却後ふたたび亜硫酸ガスを通じ微酸性（pH 6.1）として，煎糖する方法。この方法によれば優良な製品が得られる。〔炭酸法〕糖汁に，多量の石灰を加えて強アルカリ性とし，色素とコロイド性不純物をじゅうぶんに凝結させ，ついで炭酸ガスを通じて，中和と同時に炭酸カルシウムの沈殿を生成させて，残余の不純物を吸着させ，清澄汁を得る方法である。これを大別すると単一炭酸法（single carbonatation）と複式炭酸法（double carbonatation）との二種になる。1）単一炭酸法：全石灰をただ1回の炭酸ガス処理で中和する方法であるが，清浄効果が劣るので，現在は行われていない。2）複式炭酸法：炭酸ガスによる中和を最初ある程度に止め，液がまだ強アルカリ性の間にいったんろ過して，可溶性有機酸塩，色素，炭酸マグネシウムなどの不純物を除去し，ついでさらに炭酸ガスで中和する方法である。複式炭酸法によればいったん沈殿したものが再び溶出するおそれがなく，それだけよく精製されるわけで現在広く行われている。複式炭酸法では良質の耕地白糖が得られるが，設備費が亜硫酸法より高く，石灰そのほかの副資材の使用量も多く，生産費が高くつく。そこで良質の耕地白糖をめざすときは複式炭酸法を行い，品質にこだわらず簡易に白糖を製造したい際には亜硫酸法が行われる。

こうちゃ　紅茶　［Black tea］　茶芽をしおれさせて（萎凋＝いちょう），よくもみ，酸化酵素をじゅうぶん働かせて（発酵させて）つくったものを発酵茶（紅茶）という。タンニンが酸化されて特有の赤色の色素になった赤黒色の茶で，甘い花や果実様の芳香がある。〔製法〕図に示すように，萎凋，揉捻（じゅうねん），篩分（ふるい分け），発酵，乾燥の工程で製造する。萎凋は，茶芽の水分を蒸発させ，柔軟にするとともに酵素の活動を起こさせる。揉捻は茶芽をもみ砕き，酸化酵素を働かせる。篩分は茶葉のかたまりをほぐし，大小の粒度に分け，大きい粒度の区分を再度揉捻する。発酵は湿度95％，温度25℃で，2～3時間行い，酵素をじゅうぶん働かせる。〔産地・特徴〕ダージリン茶：北東インドのヒマラヤ山麓の高地産で，中国雑種と中国種の茶樹からつくられる。ダージリンフレーバーといわれる，マスカットに似た甘い花様の最高の香りがあるので有名である。アッサム茶：北東インドのアッサム平原（世界最大の生産地）産で，アッサム種の茶樹からつくられる。濃厚な水色（すいしょく）とやわらかい香り，マイルドでしかも強い味を特徴とする。セイロン茶：スリランカ産の紅茶。高地産茶は高い芳香と強い味，美しい明るい水色をもっており，ウバ茶は最高級品として有名である。キーモン茶：中国紅茶は，中南部の山岳地帯で生産され，中国種特有の芳香がある。なかでも，キーモン紅茶は有名である。その他：インドのドアース，テライ，ニルギリ，東アフリカのケニア，インドネシア，ロシアなどで生産されている。〔香り〕多くの香気成分が関与しているが，重要なものは，新鮮な香りに関与する青葉アルコールやトランス-2-ヘキセナールなどと，芳香に欠かせないリナロール，ゲラニオールを主とするテルペンアルコールとそのオキサイド，ベンジルアルコール，2-フェニルエタノール，メチルサルチレートなどである。紅茶の香りは，花や果実のような，高貴な感じのものがよいとされるが，セイロン紅茶には，さわやかなスズラン様の香りがあり，ダージリン紅茶には，重厚なバラ様の香りがある。これは，品種によるテルペンアルコールの組成の差による。〔味〕渋味は強いが，爽快でこくがあり，しかもさっぱりした感じのあるものがよい。発酵が適度で，テアフラビン，テアルビジンなど適度のカテキン酸化重合物が多いことが望ましい。〔水色（すいしょく）〕鮮やかな濃い紅黄色で透明なものがよい。オレンジ色のテアフラビン，濃赤色のテアルビジン，赤褐色の酸化重合物の組成が良否を左右するが，前二者の多いものがよい。〔外観〕葉形を残したリーフスタイルと細かく砕いたブロークンタイプに分けられる。色は紫黒色，または紫赤色で，つやのあるのがよい。葉緑素など茶葉に含まれる色素類が変化し，カテキンの酸化により赤色の色素が生成されるので赤黒色を呈する。〔いれ方〕スプーン1杯（2.5～3 g）に，熱湯150 ml を注ぎ，2～3分おいて飲用するのがよい。ただしティーバッグでは，熱湯を注いだら，ストレートまたはレモンティーの場合30～60秒，ミルクティーの場合1～2分おくとよい。→はっこうちゃ

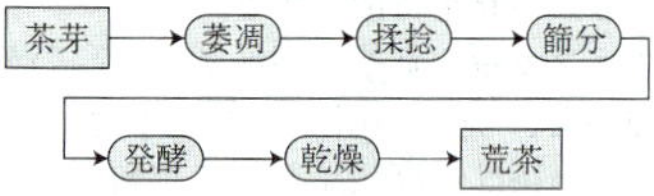

紅茶の製法

こうちゅう　鉤虫　[Hookworm]〔分類〕線虫目，鉤虫科に属する寄生虫。十二指腸虫といわれたこともあるが，正しくは鉤虫と称する。わが国における人体感染の鉤虫はズビニ鉤虫（*Ancylostoma duodenale*）およびアメリカ鉤虫（*Necator americanus*）の二種類があるが，沖縄には東南アジア各地で人体感染が報告されているセイロン鉤虫（*Ancylostoma ceylanicum*）の犬からの報告があり，ベトナム難民からも見いだされている。〔症状〕成虫は口でもって腸中央部の絨毛に咬着寄生し吸血するので，貧血，心悸亢進，呼吸促進，浮腫，食思不振，胃部膨満感，胸やけ，吐気，腹部膨満感，嘔吐が起こる。そのほか，爪甲の変化（さじ爪）や皮膚炎（アメリカ鉤虫の経皮感染時），幼虫の肺移行時にみられる肺炎様の症状（過去に若菜病の名でよばれた）がみられ，好酸球増多が顕著である。ただし，以上のような症状，とくに貧血などは鉤虫の種によって異なる。一般にアメリカ鉤虫150匹，ズビニ鉤虫30匹以上の寄生によって貧血がみられるようになるといわれる。〔生活史〕成虫が排出する虫卵は土壌中で，卵内細胞が発育し幼虫となって虫卵から遊出，さらに発育して感染幼虫となって人に感染するが，ズビニ鉤虫幼虫は経口主導，アメリカ鉤虫幼虫は経皮主導で感染が起こる。〔診断〕診断は糞便の集卵検査，とくに，浮遊法による検査を行うと虫卵の検出率が高くなるが，虫種を知るためには培養法によって感染幼虫を求めて種の同定を行い，疫学的解析の一助にするとともに，駆虫薬の選定にも役立てる必要がある。〔治療〕現在わが国での鉤虫の駆虫薬には Pyrantel pamoate が用いられ，10 mg/kg 1回投与で，きわめて高い駆虫効果を得ている。〔予防〕糞尿の衛生処理を行うとともに，その地区に流行する鉤虫種を決めて，ズビニ鉤虫優占地であればその感染源である野菜などをよく洗うか，生食をさけること（50～55℃，5分で死滅），アメリカ鉤虫優占地区であれば，流行地での作業は素手，素足で行わないことである。

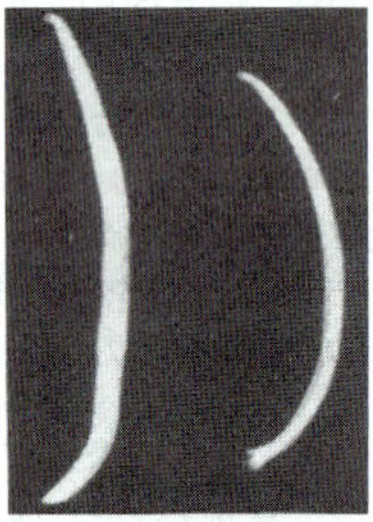
ズビニ鉤虫の成虫
（左：雌，右：雄）

こうちょくかいじょ　硬直解除　[Resolution of rigor, Rigor off]　筋肉はと殺後 ATP の消失にともなって硬直し，やがて最大硬直に入るが，さらにこれを放置しておくとふたたびやわらかくなり，肉の保水力も増してくる。このやわらかくなる現象を硬直解除または解硬とよんでいる。この現象は ATP の完全に消失した状態で起こることから収縮した生筋の弛緩とはまったく異なっている。この機構としては，硬直時形成されたアクチンミオシン複合体が筋肉組織中のプロテアーゼやパラトロポミオシンにより脆弱化するとともに，カルシウム依存症プロテアーゼやカルシウムイオンの作用により筋原繊維の Z 線やコネクチンの弾性繊維が脆弱化するためと考えられている。

こうつきスルメ　甲付き鯣　→スルメ

こうどふほうわしぼうさん　高度不飽和脂肪酸　[Poly unsaturated fatty acid]　二重結合4個以上を有する不飽和脂肪酸を高度不飽和脂肪酸というが，二重結合2個以上の多価飽和脂肪酸と混用されることがある。〔存在〕この酸は魚油に広く分布している。代表的なものはイコサペンタエン酸（IPA），ドコサヘキサエン酸（DHA）である。〔性質〕高度不飽和脂肪酸はきわめて酸化されやすく，酸化したものは毒性を有する。二重結合を水素で飽和し，硬化油とすればこの欠点は除かれる。→ぎょゆ，しぼうさん

こうねつせいさいきん　好熱性細菌　[Thermophilic bacteria, thermophile]　高い温度領域で生育する1群の細菌。高温（性）細菌ともいう。好熱性細菌に関する明確な定義のようなものはないが，1例を示すと表のようになる。〔高度好熱菌〕もっとも典型的な高度好熱菌には十種ほどの菌が知られている。サーマス サーモフィルス（*Thermus thermophilus*）はグラム陰性の桿菌である。伊豆の温泉から分離された菌の生育最適温度は65～75℃である。黄色の色素を生産する。アメリカのイエローストンの自噴泉から分離されたグラム陰性の桿菌サーマス アクアティクス（*Thermus aquaticus*）は70℃が生育最適温度である。同じくイエローストンの自噴泉から分離されたサーモミクロビウム ロゼウム（*Thermomicrobium roseum*）はグラム陰性の不規則な桿菌で85℃で生育する。また，バチルス・カルドテナックス（*Bacillus caldotenax*）はグラム染色不定で有胞子桿菌で生育適温は80℃である。〔好熱菌の酵素〕すべて熱に対し安定であり，細胞からとり出しても熱安定性に変化はみられない。熱安定性の秘密は酵素の分子構造にある。好熱菌の酵素は熱安定性以外は常温性菌の酵素と性質は似ているものが多い。好熱性菌の酵素は一般的にたんぱく質変性剤などにも抵抗性が高い。いままでの研究をまとめると，好熱菌の酵素の熱安定性は，常温生物の相当する酵素の化学構造をほんの少し変化させるだけで得られたものと推定されている。

こうビタミン　抗ビタミン　[Antivitamin]　→アンチビタミン

こうふくち　降伏値　→そせいりゅうどう

こうぼ　酵母　[Yeast]　〔定義〕大部分の生活環を単細胞で経過する菌類（fungi）をいう。〔分類〕Kregervan Rij による『酵 母』（The Yeasts, a taxonomic study, 1984）によると60属500種に分類されている。酵母の分類体系を全般からみると，

好 熱 性 細 菌 の 分 類

グループ	生育温度（℃）	細　菌　名
適性好熱性 （facultative thermophile）	50～60	バチルスズブチリス （*Bacillus subtilis*） クロストリジウム （*Clostridium*）
絶対好熱性 （obligate thermophile）	55～65	バチルスコアキュランス （*Bacillus coagulance*） バチルスステアロサーモフィルス （*Bacillus stearothermophilus*）
高度好熱性 （extreme thermophile）	70～75	サーマスアクアティックス （*Thermus aquaticus*） サーマスサーモフィルス （*Thermus thermophilus*）
超高度好熱性 （ultra-extreme thermophile）	90～92	イオウ細菌 （*Sulfar bacteria*）

1）有胞子酵母：33属183種，ピヒア（*Pichia*）属56種，ハンゼヌラ（*Hansenula*）属30種，チゴサッカロミセス（*Zygosaccharomyces*）属8種，サッカロミセス（*Saccharomyces*）属7種，などからなる。2）担子菌酵母：10属36種。3）不完全酵母群：17属218種，カンディダ（キャンディダ *Candida*）属196種などを含む。〔形態〕大きさは5～10 μmで，形は種類によって異なり，円形，楕円形，卵形，レモン形，円柱形，腸詰形などがある。〔構造〕一般的な細胞の構造を示すと図のようであり，外側をとりまく細胞膜と内部を構成している原形質よりなっている。原形質のなかには，液胞（vacuole），核（nucleus），グリコーゲン胞などが存在している。〔性質〕一般に，pH 4.2付近の微酸性でよく繁殖し，繁殖適温は27～30℃である。硝酸塩は同化しないが，硫酸アンモニウムなどの無機窒素物および尿素を同化してたんぱく質を合成する能力をもっている。〔増殖〕ふつう出芽によって行われるが，外界の状況によっては胞子を細胞内に形成して，それによっても増殖を行う。かつてトルラ（*Torulopsis utilis*）とよばれた食・飼料微生物カンディダ（キャンディダ）（*Candida utilis*）は，胞子をつくらないので，分類学上は酵母菌のなかには入れず，不完全菌として分類されているが，これも一般には酵母とよばれている。〔醸造食品〕これには，ほとんですべて酵母が関与してつくられているといってよい。利用される菌株は，それぞれ食品の種類によって異なっており，これらは食品に特有の風味を付与している。このような場合その使用目的によって，それぞれの名前が付けられている。たとえば清酒酵母，アルコール酵母，ビール酵母，ワイン酵母，パン酵母のようである。これらの酵母は，いずれも糖を分解してアルコール発酵を行う。もっとも発酵しやすい糖は，グルコース，フラクトース，マンノースで，これらは発酵性糖（zymohexose）とよばれている。このほか，マルトース，ショ糖のような少糖類も発酵さ

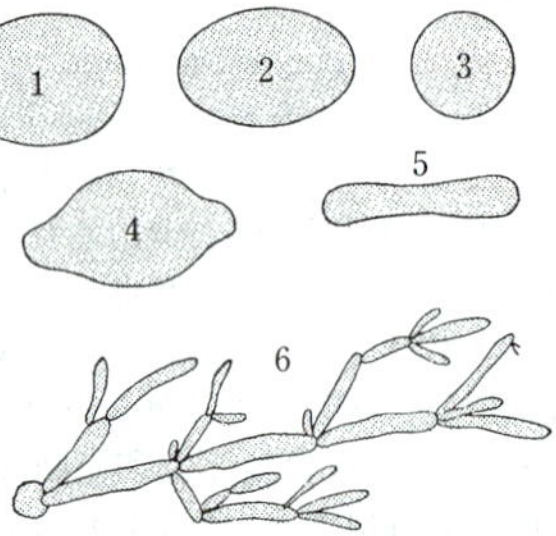

1. セレビジエ型　2. エリプリティデゥス型
3. トルロプシス型　4. レモン型
5. ソーセージ型　6. シュードマイセリウム

酵母の形態

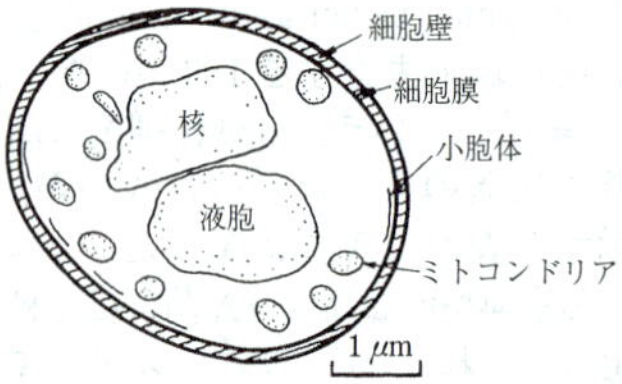

酵母の断面図

れる。六炭糖でもガラクトースは発酵されず，五炭糖もふつうの酵母では発酵されない。酵母は空気が不十分な状態では発酵を行うが，好気的な条件では発酵が抑制されて呼吸が行われ，菌体の生長がさかんに営まれる。この性質を利用して，むしろ発酵を行わせずに，菌体を増殖させて利用する場合がある。すなわち，パン酵母，食用酵母，飼料酵母の製造などがこれに属する。〔栄養価〕酵母の菌体成分はたんぱく質が多く，かつビタミン，酵素類に富んでいるので，栄養価はきわめて高い。

こうみ　香味　[Flavor]　食物を食べたときに感じる香りと味とを総称して香味という。風味も同様な意味で使われる。鼻で嗅いだときに感じるにおいをaromaといい，これと口に入れてから口と鼻とで感じる感覚とを合わせたものをflavorというように区別することもある。〔役割〕香味は食物として適しているか否かを判別するためと，食欲をそそるか否かを知るためとに重要な役割をもち，これを除外しては食

物の評価は不十分にならざるを得ない。〔調味料〕香味の不足した食品や香味の劣るものには，調味料である塩，油，食酢，砂糖，味噌，醤油，うま味調味料，香辛料などを加えて調理が行われ，食物をおいしく食べられるようにする。〔香味のし好〕一般に民族性，地域性，健康，年齢，食習慣などによってさまざまに変化する。また，外国との文化の交流によっても新しいし好が輸入されており，しだいに同化されて香味についての新しいし好ができていく。→かおり

こうみえき　香味液　合成清酒に清酒に似た香味を賦与するために使用される液であり，純粋な化学薬品では求められない清酒独特な香気と濃味を補うために，米を原料としてつくる。したがって，いわば一種の清酒である。合成清酒に加える量は原料米換算で5/100以下と規定されている。

こうメトキシルペクチン　高メトキシルペクチン　[High methoxyl pectin]　ペクチンのなかでメトキシル基含量が7～16.32％であるもので，7％以下の低メトキシルペクチンと区別している。これは利用上からの区別で，ふつうのジャム（高糖度ジャム）のゼリー化は高メトキシルペクチンおよび酸と糖によって形成される水素結合型ゲルである。一般に果実などの未熟果または適熟果に含まれる水溶性のペクチンはおもに高メトキシルペクチンの形で存在する。→ていメトキシルペクチン，ペクチン

こうりゃんしゅ　高粱酒　[Kao liang chiew]　中国北部を中心につくられる蒸留酒である。白乾児（パイカル），醸酒（ニアンチュウ）ともいう。〔原料〕こうりゃんを原料とする。〔製法〕蒸したこうりゃんに，大麦，小豆を原料として *Absidia*, *Rhizopus* などのかびを繁殖させてつくったれんが状の麹（チャウズ，麯子）を加えて土中の発酵槽のなかで10日間発酵させた後，蒸留した酒で，容器中に貯蔵して酒味醇化してから販売に供する。〔成分・性質〕アルコール含量は40～60％，微酸性を呈し，特有の香味をもっている。

こうりょう　香料　[Flavoring agent]　香料とは，広くさまざまな製品に香りを付与するもので，香気を有する化合物またはそれらの混合物である。食品以外にも化粧品をはじめ，さまざまな生活用品に用いられる。食品用香料には天然香料と合成香料がある。また，さまざまな香料を調合した調合香料がある。天然香料は，おもに植物体から抽出した精油（essential oil）で，エーテル，エステル，アルデヒド，テルペンなどからなる。抽出には，圧搾，浸出，蒸留などの方法があるが，近年は超臨界流体抽出なども行われている。合成香料には天然の有香成分を化学合成した場合と新しい化学構造物を合成した場合とがある。合成香料は単一物質からなる香料（単品香料）であるが，使用時にはさまざまな組み合わせで調合して使用される。食品に加える食品用香料は食品添加物としてとり扱われるが，天然香料と合成香料では食品衛生法での規制が異なる。食品香料の目的としては，1）食品の香りの付与，2）製造過程などで失われたり弱まった香りの補香，3）好ましくない香りのマスキングなどがある。

こうれいさいきん　好冷細菌　[Psychrophilic bacteria, Psychrophile]　7℃以下で10日以内に肉眼で認められる集落を固型培地上に形成しうる細菌。この種の菌は自然界に広く分布しているが，その本来の生息場所は水中，土壌中で，食品は生産過程において直接，間接に汚染をうける。低温流通食品の普及にともない注目をされている。多くの菌種が存在し，食品の種類により分布は異なるが，*Pseudomonas*, *Vibrio Achromobacter* などのグラム陰性無芽胞菌群と *Micrococcus*, *Bacillus* などのグラム陽性菌群がある。冷蔵保存中の生鮮食品で増殖し菌体外酵素としてリパーゼ，プロテアーゼなどを産生し食品の変質，腐敗を起こす。とくに汚染された食品では低温貯蔵中に徐々に増殖，常温下で急激に増える。したがって冷凍食品でも解凍したのち

繁殖する恐れがあるので，一度解凍したものの再冷凍は避けるのが賢明である。

コエンザイム [Coenzyme] →ほこうそ

コエンザイムA [Coenzyme A] 補酵素Aともいわれる。パントテン酸の活性型で，パントテン酸にリン酸とシステインが結合したホスホパントテインとAMPが結合した構造。パントテン酸は肉類，肝臓，卵に多く含まれているビタミンである。コエンザイムAは生体内代謝の多くの反応に関与しており，補酵素として機能している。アシル誘導体であるアセチルCoAはTCAサイクルへ導入する反応や脂肪酸のβ酸化などに関与している。

コエンザイムQ10 [Co-enzyme, Q10, Co-Q10] ユビキノンともよばれるビタミン様物質。ミトコンドリアに存在するエネルギー発生代謝経路であるTCA回路において，高エネルギー物質であるATPの産生に関与する。すなわち，NADH→NADの変換において電子の伝達に関与する。そのため，細胞におけるじゅうぶんなエネルギー産生にCo-Q10が欠かせない。Co-Q10は，脂溶性の抗酸化性物質としても生体内で働き，血中のLDLの酸化を防ぐ。また，生体内で酸化したビタミンEの再生に役立つ。また，TNF-αを増強することから，免疫系の活性化に役立つ。食品ではイワシに多く含まれている。

コエンチーム [Coenzyme] →ほこうそ

コージビオース [Kojibiose] 清酒，麹汁，各種の発酵産物，蜂蜜，ハイドロールなどのなかに存在する二糖類。〔性質〕白色結晶。融点188℃，$[\alpha]_D$ + 137℃。酵母によって発酵されない。〔構造〕2個のD-グルコピラノース基が，α-1，2結合をした特殊な二糖類である。

ゴーダチーズ [Gouda cheese] オランダ南部の町Goudaを中心につくられていたので，この名前がある。ハウダチーズともいう。製品脂肪率がやや高いこと（固形分中46%以上）を除いてはエダムチーズによく似た性質をもつ半硬質～硬質のチーズである。外観は平円板状または方形。〔製法〕殺菌した牛乳に30℃で乳酸菌スターターを約1%加え，酸度が0.19%になったところでレンネットを加えてカードを形成する。つぎにカードナイフでさいころ状にこま切れにし，クッキングして40～60分で37～38℃まで上昇させる。ホエーを排除し，型詰め，プレスした後に，塩漬けしてから，15℃相対湿度95%で3～4か月熟成して仕上げる。〔性質〕水分約42%，脂肪分29～30%，たんぱく質含量25～26%，食塩1.5～2.0%である。ゴーダ型チーズはわが国でも北海道を中心に昭和初期から製造されており，わが国ではもっともポピュラーなナチュラルチーズのひとつである。デンマークのサムソー（samsoe）チーズもゴーダ類似タイプのチーズである。

コーデックス [CODEX・Codex Alimentarius] コーデックス・アリメンタリウスというラテン語からきたことばで，食品規格という意味をもっている。世界的に通用する食品規格であり，コーデックス規格ともいう。また，コーデックス規格の策定を通じて，消費者の健康を保護するとともに，公正な食品の貿易を確保する委員会をコーデックス委員会といい，消費者の健康の保護，食品の公正な貿易の確保等を目的として，1962年にFAOおよびWHOにより設置された。わが国は，1966年より参加している。食品の種類や品質は地域の環境や食文化によって大きく左右されるため，コーデックス規格をつくるうえでもっとも重要視されるのが各国の合意（コンセンサス）であり，作成には，規格案作成やコーデックス・アリメンタリウス委員会の承認を含む8つのステップのなかに，各国コメント提出のステップが2回含まれている。

コーヒー [Coffee] アカネソウ科コーヒー属の植物から採ったコーヒー豆（核の皮を除去した種子）の実を乾燥し，煎って粉末にしたものを飲料に供する。〔コー

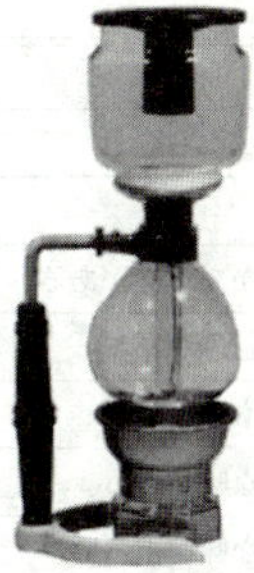

サイフォン式

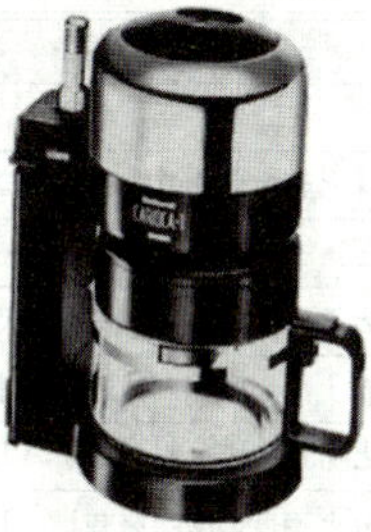

コーヒーメーカー
（形状記憶合金使用）

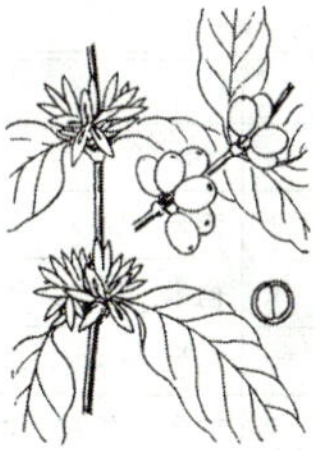

コーヒー

ヒー豆〕さくらんぼに似た実の種子であって，ふつうの粒の種子がひとつの実に入っている。実を収穫して乾燥式あるいは水洗式のいずれかの精製法により，種子すなわち豆を実から取り出す。産地は熱帯で，品種によって，別表に示すような特徴がある。なおコーヒー豆は，わが国では産出しないので，すべて輸入品である。輸入されたコーヒー生豆は図に示したような製造工程で，レギュラーコーヒーまたはインスタントコーヒーに製造される。また近年はコーヒー飲料（カンコーヒー）の需要が多くなっている。〔焙煎法〕コーヒー豆は，そのままでは飲用に供することができない。必ず焙煎して用いる。焙煎は200～250℃くらいの温度で焙るのであるが，この焙り方でコーヒーの芳香は左右される。焙煎方法は加熱原理と熱源の違いによって，1）直火，2）熱風，3）遠赤外線，4）マイクロ波，5）過熱水蒸気焙煎などがある。煎り豆は1粒噛んでみて，カリッと音がして割れるものがよい。〔豆の挽き方〕いろいろあるが，コーヒーを入れる器具に合わせる。サイフォン式，ドリップ式用には細挽き，ボイル式用には中挽き，パーコ

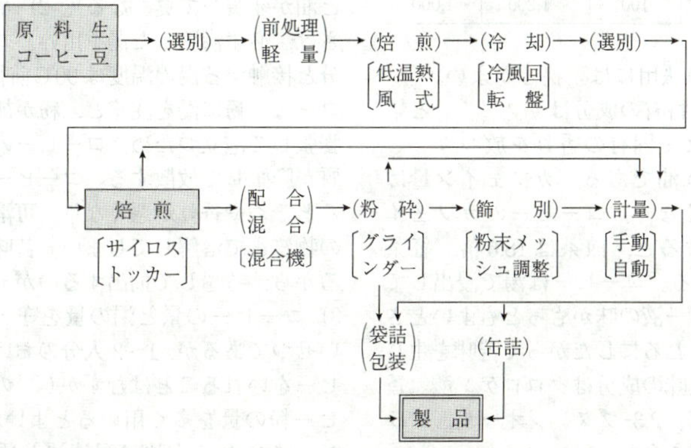

レギュラーコーヒー製造工程図

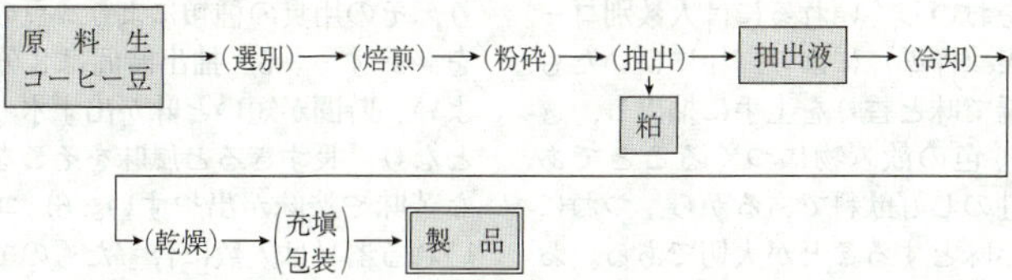

インスタント・コーヒー製造工程図

コーヒー豆の品種別特徴

品種名	産　地	香味のタイプ
モカ	イエメン	独特な香りと，まろやかな酸味とコクがある。
ブラジル	南米，ブラジル	適度の酸味と苦みがあり，香りが高い。
コロンビア	南米，コロンビア	甘い香りと，やわらかな酸味，まろやかなコクがある。
ベネズエラ	南米，ベネズエラ	軽い酸味と適度の香りと，やや独特の苦みがある。
グアテマラ	中米，グアテマラ	甘い香りと上品な酸味，芳醇な風味をもつ。
メキシコ	中米，メキシコ	酸，香りとも適度で，やわらかい上品な味がある。
コスタリカ	中米，コスタリカ	芳醇な香りと適度の酸味を有し，上品な味がある。
ブルーマウンテン	西インド諸島，ジャマイカ	単品で味の調和のよくとれている最高級品。
コナ	ハワイコナ島	強い酸味と甘い香りがある。
ロブスタ	インドネシア，アフリカ	強い酸味と特異な香りがある。
マンデリン	スマトラ	コクのあるやわらかな苦みと，上品な風味がある。
キリマンジャロ	アフリカ，タンザニア	強い酸味と甘い香りと上品な風味がある。

人数別コーヒー分量表（標準）

人数（人）	いれる時間（分）	粉の分量（g）	お湯の分量（ml）	できあがり分量（ml）
1	2～2.5	11	150	100
3	3	33	400	300
5	3	50～55	600	500
10	3	100	1,200	1,000

レーターろ過法用には荒挽きがよい。〔成分〕コーヒー特有の成分はカフェインと焙煎豆にコーヒー固有の香りを放つカフェオールという油である。カフェイン量はそれほど多くなく，コーヒーのカフェイン量を1とすると，煎茶は18.6倍，紅茶は1.8倍である。コーヒーは湯で浸出して用いるが，第一液の味がもっともよいとされ，浸出を重ねるにしたがって苦味を生じてくる。苦渋味の成分はクロロゲン酸。香り物質として，2,3-ブタンジオール，フラネオールなどを含む。〔コーヒーのいれ方〕コーヒーをおいしくいれるには人数別コーヒー分量表（標準）により，粉にひいたものを，熱湯で味と香りを上手に抽出し，透明なこはく色の飲み物につくることである。習慣性のし好飲料であるから，つねに変わらない味とすることが大切である。おいしいコーヒーは香りが高く，できたものに濁りがなく，まろやかな風味とこくがあり，あと味がさらりとしている。〔コーヒーのいれ方の注意〕1）コーヒー豆は煎りたて，ひきたてを用いるのがよく，つくるつどコーヒーミルでひいて用いれば香りが高い（長く煎った豆を長時間おいておくと油が変質して臭くなる）。2）水は硬水をさけ，必ず沸騰した湯を用い，コーヒー成分と接触する湯の温度は90℃前後がよい。コーヒー粉に湯を注ぐと，粉が加熱され，膨張して泡立つため，コーヒーの揮発性物質が膨張して放散する。コーヒーは煮たてるとこくや香りが悪くなり，可溶成分以外の物質まで溶解してしまい，苦味が強くなるから，ろ過して抽出するのが一番よい。3）コーヒーの量と湯の量を守ることがたいせつであるが，1～2人分のおいしいコーヒーをいれることはむずかしいので，コーヒー粉の量を多く用いるとよい。4）コーヒーをいれる方法は浸漬法と透過法があり，その用具の種類により，豆のひき加減を調節する。5）抽出時間は3分ぐらいがよい。時間が短いと味が出ず水っぽいものとなり，長すぎると風味をそこない，いやな苦味や渋味が出やすい。6）コーヒーをいれる器具は人数に合ったもので，金属製はコーヒーの味を悪くするから，耐熱ガラ

ス，陶磁器，ホーローびきを用いる（やかん，ポットなど）。7）使用前に必ず，ポット，カップをあたため，コーヒーがさめないようにする。供卓温度は80℃ぐらいがよく，し好適温は70℃前後である。〔コーヒーをいれる用具と使い方〕1）ハンドグリップ式：コーヒーの味をもっともよく抽出するもので，ほうろうびきのポットに片面起毛ネルのこし袋をあて，このなかにコーヒー粉を入れる。湯を最初は粉全体に湿りを与える程度に少し注ぎ，泡立ったら，あと3分以内に何回かに分けてまんべんなく注ぎかける。泡が消える寸前につぎの湯を注ぐようにする。湯はコンロにかけて温度が下がらないようにしておく。このほか，ろ紙のフィルターが装着できる器具もあり，小人数のとき使うのに便利であり，ろ紙を1回ごとに使い捨てできる。ろ過器とポットが一組になっているものは，ドリッパーで操作が簡単である。2）サイフォン式：硬質ガラスの用具で，上のロートと下のフラスコによるもので，ガラスを通して内部の状態がみえる。また，アルコールランプを用いるためムードが楽しめる。3）パーコレーター式：ポットのなかにあるこし器にコーヒー粉を入れ煮立てる。手軽で，色の濃いコーヒー液となる。〔コーヒーの飲み方〕薄いコーヒーはお茶代わりに飲み，濃いコーヒーはクリームや砂糖を加える。砂糖は苦味をやわらげ，ミルク類はコーヒーの酸味をやわらげる効果をもつ。食後に，ごく濃く抽出したコーヒーを小さなカップで飲むのをデミタスといい，これはコーヒーのもつカフェインにより消化を助ける働きをもち，疲労をやわらげる効果をもっている。そのほか，飲み方のバリエーションは数多い。1）ウィンナーコーヒー：口の広いカップに濃く熱いコーヒーを注ぎ，液面にゆるく泡立てた生クリームをたっぷりと浮かせる。2）カフェオレ：フランス風の朝のコーヒーで，強く煎った苦みの強いコーヒーと，牛乳をごく熱くし，ふたつのポットを両手にもって，口の広い大きなモーニングカップ（240 ml）に両方から同時に同量ずつつぐもので，牛乳の多いコーヒーといえる。3）カフェカプチーノ（イタリア）：温めたカップに深煎りの濃いコーヒーを8分目ほど注ぎその上にやや固めにホイップした生クリームをカップいっぱいに浮かべ，肉桂棒を添える。肉桂の棒をスプーンがわりに用いる。4）カフェロワイヤル（ヨーロッパ）：強く煎ったコーヒーを濃く抽出し，温めたデミタスカップに入れ，先を鍵のように折り曲げたスプーンに，大型の角砂糖1個のせ，ブランデーをその上から注ぎ，コーヒーカップにとりつけてブランデーに火をつける。青白い炎がつき，角砂糖が溶けはじめ，ブランデーの火が消えたら，スプーンをコーヒーの中に入れて攪拌して飲用する。5）アイスコーヒー：細かく砕いた氷をゴブレットに入れ，濃く抽出したコーヒーとシロップを氷の上に一度に注ぎ入れて，急冷したもの。6）エスプレッソ：専用の器具で深煎りコーヒー豆を圧力をかけて抽出した濃いコーヒー。

コーヒーいんりょう　コーヒー飲料 [Coffee beverage]　し好飲料のひとつで，通称缶コーヒーといわれているもので代表される。1977年にコーヒー飲料等の表示に関する公正競争規約が制定され，つぎのように定義している。コーヒー飲料等とは，コーヒー豆を原料とした飲料およびこれに糖類，乳製品，乳化された食用油脂そのほかの可食物を加え，容器に密封した飲料であって，内容量100 g中コーヒー生豆換算で1 g以上2.5 g未満のコーヒー豆から抽出または溶出したコーヒー分を含むものをコーヒー入り清涼飲料，同じく2.5 g以上5 g未満の豆からのコーヒー分を含むものをコーヒー飲料，同じく5 g以上の豆からのコーヒー分を含むものをコーヒーとしている。ただし，牛乳，加工乳および乳飲料の表示に関する公正競争規約の適用を受けるものは除かれることになっている。

コーヒーぎゅうにゅう　コーヒー牛乳　脱脂乳または還元脱脂乳にコーヒーエキス，砂糖・異性化糖そのほかの糖類，甘味料，着色料（カラメルなど），着香料などを加えて殺菌・調製したもの。乳等省令上の分類は乳飲料に属し，乳またはこれらを原料として使用した食品を主要な原料とすることが義務づけられているが，成分規格は細菌数 30,000/ml 以下，大腸菌群陰性のみであって，大幅に調合の自由が認められている。なお，公正取引委員会で認定された業界の自主規約である公正競争規約では，乳固形分を 3.0% 以上含むことが定められている。また，現在は「牛乳」と表記してはいけないことになっている。保存の方法については，保存性のある容器に入れ 120℃で 4 分以上加熱殺菌する方法，または同等以上の殺菌効果を有する方法により加熱殺菌したものを除き，牛乳と同様に要冷蔵が義務付けられている。

コーヒーシュガー [Coffee sugar] コーヒー用として製造された茶褐色の小粒の氷糖で，形に凹凸がある。カラメル溶液を加えて着色させた糖液から，氷糖と同じ方式でつくるので，色素が結晶の内部まで収蔵され，洗浄しただけでは，茶褐色の色は落ちない。

コーヒーホワイトナー [Coffee whitener] コーヒー，紅茶などの飲用時に加えるためのクリーム類のひとつで，粉末や液体のものがある。粉状では乳などを主原料に植物性脂肪，コーンシロップなど，液状では植物性脂肪，カゼイン，脱脂粉乳，糖類，香料などが配合されているが，製品によって配合割合は異なる。〔成分〕主要成分の例をつぎに示す。1) 粉末状，乳脂肪の場合 / 植物性脂肪の場合：100 g 中，水分 2.8 g/3.0 g，たんぱく質 7.7 g/2.8 g，脂質 27.6 g/38.3 g，炭水化物 60.1 g/53.1 g，灰分 1.8 g/2.8 g，2) 液状，乳脂肪の場合 / 植物性脂肪の場合：100 g 中，水分 70.3 g/68.4 g，たんぱく質 5.2 g/4.3 g，脂質 18.3 g/24.8 g，炭水化物 5.5 g/1.8 g，灰分 0.7 g/0.7 g。

コーラいんりょう　コーラ飲料 [Cola beverage] コラ樹の種実のエキスや各種香味料による特有の風味を有する炭酸飲料。〔コラ〕コラ（cola）は南アフリカ，西インド諸島，ブラジルに生育する高さ 6～9 m に達する樹林で，この種実コラナットのカフェイン含量は 1.5～2.5% に達する。住民はこれを興奮剤または医薬用として使用する。〔製法〕コーラ飲料はコラ種実の抽出液を用い，さらに風味を出すため，肉桂油，レモン油，オレンジ油などを併用する。またコラ種実をアルコールで抽出したエッセンスも使用され，着色料には多くカラメルが用いられる。コーラ飲料は炭酸ガス入りの飲料として愛用されている。

こおり　氷 [Ice] 0℃以下の温度で固体になった水。食品の冷蔵，冷凍に用いられるほか，氷菓子として，また，アルコール飲料，清涼飲料の冷却用として，夏期にはとくに多用される。〔寒剤〕冷却用に用いるときは，氷単独では 0℃付近までしか冷却できないが，寒剤として食塩と混ぜて用いると，－20℃付近まで冷やすことができる。氷と寒剤を使用したときの降下温度は表のとおりである。〔種類〕氷には天然氷と人造氷とがあるが，人造氷のほうが衛生的なので，食用には主としてこれが用いられる。人造氷は，液体アンモニア，フレオンなどが気化するときに周囲の熱をうばって温度が下がる性質を利用して製造される。この製品の氷 1 個の重さは 135 kg である。

降 下 温 度

寒剤(g) / 氷 100 g		降下温度℃
塩化ナトリウム	33	－21.2
塩化カリウム	30	－11.1
塩化アンモニウム	25	－15.8
塩化カルシウム	143	－55.0

こおりこんにゃく　凍り蒟蒻 食用こんにゃくを凍結させ，脱水，乾燥したもの。〔用途〕風味は生のこんにゃくと異なり，乾物類として料理用に用いられる。〔原料〕おもにこんにゃくいもであるが，こんにゃく精粉を使うこともある。〔製法〕石灰乳で固めたこんにゃくを薄く切ってか

ら，あらかじめ石灰を加え沸騰させておいた熱湯に入れて固めたものを，すのこの上に並べて，寒気にあてて凍結させる。これを日光のよくあたるところに並べて，氷を溶かして水分を除き，天日乾燥して製品とする。

こおりざとう　氷砂糖　[Rock candy sugar]　氷糖（ひょうとう）ともいう。砂糖のうちもっとも結晶が大きく，しかもショ糖の純度がもっとも高い。〔種類〕透明で結晶形がばらついている不整形型と，不透明なショ糖の結晶形型とがある。これらの種類は製法上の相違から生ずるものである。前者を氷糖，後者をクリスタル氷糖という。〔製法〕氷糖（rock sugar）をつくるには，原料糖をじゅうぶんに清澄精製するか，または，高級の精製糖（グラニュー糖あるいはざらめ糖）を溶解して，ブリックス 70～72 度の濃厚純糖液をつくり，これを浅い容器に入れ，製品をふるい分けにする際に下に出る小塊（径 5～6 mm）を結晶母として加えて 40℃に加温した密閉室中に約 2 週間おくと，巨大な結晶ができる。静置式の製造法である。クリスタル氷糖（crystal candy）製品の 1 粒ずつが，ショ糖の結晶に近い形状である。結晶母を円筒形の金網かごに入れ，50℃に保温した糖液中で回転（1.5～2 rpm）させる。結晶がかごいっぱいに大きく成長したら，その一部を種糖として，別の金網かごに移し，ふたたび結晶を育成する。最終的には 1.5～2 cm くらいの大きな氷糖が得られる。このようにクリスタル氷糖は，最初の結晶母から一度に製品になるのでなく，徐々に結晶を大きくする。結晶は遠心分離機にかけて分蜜し，乾燥して製品とする。〔用途〕純度が高く，甘味は上双（じょうざら）と同じく淡白である。果実酒をつくる際に，果物の風味をひきたてるのと，大型の結晶がゆっくり溶け出るのが製造上好都合であり，梅酒製造などにもっともよく利用される。長期保存に耐えるので，登山などの携帯食料や非常食用として利用される。氷糖を分蜜する際の母液は，氷糖蜜とよばれ，夏場のかき氷の蜜や，蜜豆に使用される。→さとう

こおりどうふ　凍り豆腐　[Freeze-dried tofu]　豆腐を凍らせた後，乾燥させたもので，高野豆腐ともいう。〔沿革〕起源については，高野山の僧の手によるという説や，武田信玄らが兵糧として考えついたという説などがあり，あまり明らかでない。元来，生豆腐を冬の夜の低温下で凍らせてつくられたものであるからしみ豆腐ともよばれる。最近ではほとんどが冷凍機を使用するいわゆる人工冷凍によりつくった凍り豆腐である。〔製法〕凍り豆腐をつくるにはおおむねつぎのような順序で行う。1）凝固剤には塩化カルシウムを使うところが多い。これを豆乳に入れた後じゅうぶんに撹拌して細かい凝固物をつくり，ふつうの豆腐よりずっとかために仕上げる。2）これを型箱に入れておしをして脱水成型後薄い長方形に切り，薄い面を下に並べて低温（－15℃）で数時間のうちに凍結させる。3）完全に凍結したら，さらに 3 週間ぐらい氷の溶けない程度の温度（－2～－1℃）に置く。この操作をもやという。4）もやが終わったら水で氷を溶かす。溶かした豆腐は海綿状の多孔質の構造をもっ

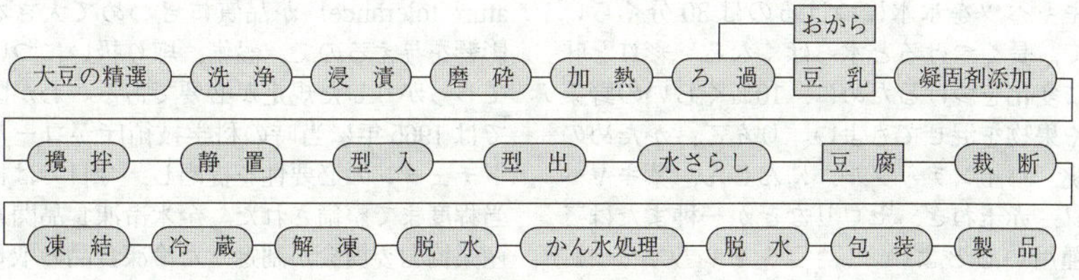

凍り豆腐の製法

ており，圧搾して水をきる。5）これを火力で8分通り乾燥し，さらに室内に放置して仕上げ乾燥する。6）出荷に先立ってアンモニアガス中に一定時間放置する。これは調理による凍り豆腐の戻りをじゅうぶん大きくするためとスポンジ状の食感を付与するために行い，膨軟加工といわれる。近年はかん水（炭酸カリ，リン酸カリなどの混合溶液）を乾燥前の豆腐に加えて同じ効果をあげているところが多い。その加工工程を図に示す。天然凍結の場合は風があってじゅうぶん温度が下がると予想される晩に，切った豆腐を屋外に出し，凍結させる。この場合にはもやの時間が短く，10日くらいで，じゅうぶん多孔質で海綿状のものが得られる。〔生産〕以上のような方法で通常大豆1 kgから凍り豆腐（1個が約20 g）が約22個できる（歩留まりはもとの大豆に対して45％前後）。凍り豆腐製造に利用される大豆の量は年間約3万t程度で長野県が多い。消費は関西が多い。〔品質〕凍り豆腐はたんぱく質50％，油33％を含み，カルシウムも豊富でしかも消化がよく生豆腐よりも輸送貯蔵が容易で，すぐれた食品といえる。貯蔵中高温多湿に置かれると褐色の斑点ができ，商品価値が低下する。

コールスロー　［Cole slaw］　生キャベツを刻んだサラダのこと。オランダ語でコールは玉菜，キャベツのこと，スローはサラダを意味する。キャベツはやわらかな中心部のほうがよいが，一般には1個を1/4のくし型に切り，芯を取り，小口よりごく細く刻む。これを氷水にさらすとパリッとしてくるので，供する直前に水気を十分にきり，ドレッシングあえにする。キャベツを氷水につけるのは30分くらいで，長くつけると水っぽくなる。彩りと味に変化をつけるために，10％くらいの野菜や果物を混ぜてもよい。りんご，かための桃，パインアップル，にんじん，紫キャベツ，赤玉ねぎ，セロリなどが一種または二種用いるとよい。〔サラダドレッシング〕キャベツに水気があるので，普通より塩味をきつめにする。ヨーグルトドレッシング，サワークリームドレッシング，クックドサラダドレッシング，フレンチドレッシングなどがよく合う。好みによっては，刻みパセリやキャラウェイシードのあら切りをふりかけて供する。〔用途〕キャベツは安価なうえ，簡単にできるので，コールスローは給食向きのサラダとして使用されている。

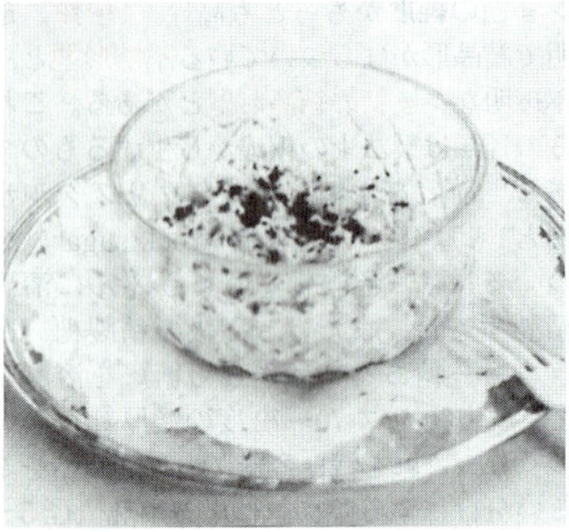

コールスロー

コールドチェーン　［Cold chain］　低温流通機構のことをいう。食品を生産から消費まで連続した低温の環境下で流通していく機構。変質しやすい食品を生産地で急速に低温度に下げ，家庭で消費されるまで，冷蔵庫，低温輸送車を設備し，流通のどの段階でもとぎれることなく低温を保って，食品を高品位の状態で消費者に提供する。生鮮食品の場合の0～5℃付近の温度帯と，冷凍食品のための－18℃以下の温度帯とがある。〔取り扱い〕生鮮食品でも冷凍食品でも，出荷されてから消費されるまでの間で保持された食品の温度と経過時間の積（許容温度時間，TTT, time temperature tolerance）が品質にきわめて大きな影響を与えるので，設備，取り扱いについてしっかりした規定が必要である。わが国では1965年に当時の科学技術庁がコールドチェーンの必要性を提唱し，今日では相当程度まで整備された。全米冷凍食品関連産業協力委員会が制定した冷凍食品の取り扱い勧告（1961年）は次のとおり。

冷蔵倉庫……－18℃以下
輸送設備……－18℃を原則，－15℃まで許す
輸送中の食品温度……－15℃以下
小売店への配達……3時間以内の輸送
小売店の設備……－18℃以下

生産地冷蔵庫 → 低温輸送車 → 消費地冷蔵庫 → 低温輸送車 → 小売店冷蔵庫 → 家庭冷蔵庫

コールドチェーン

コールラビ　[Kohlrabi]　アブラナ科の二年草。キャベツの一変種で，茎の根元がかぶのように肥大したもの。ヨーロッパや中国では食用以外に飼料用としても栽培されているが，わが国での栽培は少ない。かぶと同じく，クリーム煮，クリームあえ，豚肉などとの煮込みなどに球茎が利用される。〔成分〕100 g 中，水分 93.2 g，たんぱく質 1.0 g，炭水化物 5.1 g，食物繊維 1.9 g，灰分 0.6 g，Ca 29 mg，P 29 mg，Fe 0.2 mg，Na 7 mg，K 240 mg，ビタミン A 1 μg レチノール当量，ビタミン C 45 mg。

コーンカップ　[Ice cream cone]　アイスクリームをいれる小麦粉製のカップを意味する“コーンカップ”は和製英語。コーン（cone）は本来“円錐形”を意味する。英語ではアイスクリームコーンといい，アイスクリームといっしょに食べる小麦粉製のアイスクリーム容器の総称である。主として，ソフトアイスクリーム，アイス最中など，アイスミルクやアイスケーキに用いられる。〔原料・製造〕コーンの原料は，小麦粉を主体としてコーンスターチ，砂糖，油脂，膨張剤，食塩，香料，色素などであるが，これらの配合と製法によってできあがりに大きな差が生じる。なお，焼き方においても，焼成温度と加熱時間は，後で香ばしさや耐湿性に大いに関係してくる。〔効果〕銀メッキの皿にのせたアイスクリームでも，ウエハース，ビスケットなどを添えて冷たいアイスクリームの舌休めに用いられるように，小麦粉が焼かれた香ばしさと乾いた感触とは，アイスクリームの風味を強調するとともに，冷たさからくる味覚神経のまひを防ぐ効果があるといわれている。

コーンシロップ　[Corn syrup]　液状でんぷん糖のことを欧米ではコーンシロップと総称する。日本の規格で液状ブドウ糖から水あめまでがこれにあたり，製菓用甘味料として用途が広い。コーンシロップの語は，欧米ではでんぷん糖の原料がおもにとうもろこしでんぷんであることからきていて，ほかのでんぷん原料から製造されたものもこのなかに含める。でんぷんの加水分解度の違いが DE（dextrose equivalent）で表されるのは，世界共通で，国際規格で DE20 以上となっている。加水分解法は酸分解法，酵素分解法ともにある。グルコースシロップも同じ意味。

コーンスターチ　[Corn starch]　とうもろこしの穀粒からとったでんぷんである。〔製法〕原料とうもろこしを，選別機にかけて不純物を除いてから，0.1～0.3％の亜硫酸を加え pH 3～4 とした浸漬槽のなかで，48～52℃で 40～48 時間つける。〔浸漬の意義〕浸漬中にとうもろこしは水分をほぼ 45％吸収してやわらかくなり，あとの粗砕がやりやすくなる。また，浸漬中に，可溶性のたんぱく質や糖分を抽出し，また，でんぷんと結合しているたんぱく質を変性・崩壊させて，あとのでんぷん分離を容易にし，収量増大と品質向上に有効である。さらに雑菌の汚染を防ぐ効果がある。浸漬条件によりでんぷんの粘度その他の性質が変化するので，製品の品質を一定にするため浸漬条件をコントロールすることは必要であり，重要な工程である。〔胚芽分離〕つぎに浸漬したとうもろこしに，亜硫酸水をかけながら，粗砕機で粗砕する。この粗砕機は特別の構造で，胚芽を粉砕しないようになっている。粗砕したものを胚芽分離機（ジャームセパレーター）にかけて胚芽を集め，残りのでんぷん，グルテン，繊維質の混合物を磨砕し，150 メッシュのふるいにかけると，でんぷんと

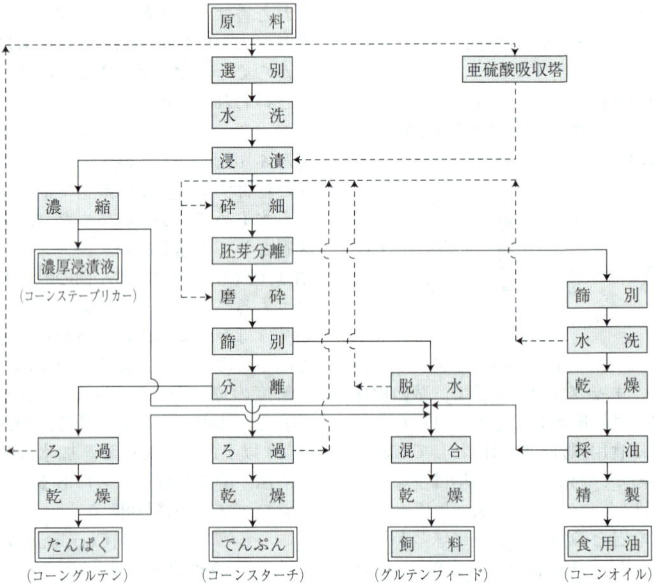

循環型湿式密閉法による製造工程

グルテンを含む液がふるいの目を通る。これをスターチセパレーター（ノズル型遠心分離機）で，でんぷんとグルテン（たんぱく質）を分離する。次にでんぷん乳中の少量のたんぱく質を分離するために，多段式ハイドロサイクロンまたは数段のリファイナーで，向流方式ででんぷんをじゅうぶんに洗浄する。さらにでんぷん乳は，真空脱水機や遠心脱水機により脱水して，フラッシュドライヤーで水分 13％に乾燥し，製品とする。歩留まりは 67～70％。〔副産物〕とうもろこし工業では，原料中のでんぷん以外の成分が完全に製品化されることが特徴である。グルテンは脱水後乾燥して，グルタミン酸ナトリウムの原料または飼料とする。胚芽からはマソラ油がとれるが，これは良質のサラダ油として利用される。すなわちリノール酸が 56％と多く，飽和酸が少ないので，動脈硬化の予防に注目されている。胚芽からマソラ油を搾ったかすは，原料とうもろこしの皮とコーンスティープリカー（corn steep liquor）と混合して，グルテンフィードとして飼料にする。また，とうもろこしを亜硫酸に浸漬した液には，原料とうもろこし中の乾物の 6～6.5％の可溶性成分が移行するので，濃縮してコーンスティープリカーとし，ペニシリンその他抗生物質製造の培養液，その他各種発酵の際の特殊栄養源として用いられる。コーンスティープリカーは水分約 50％の茶褐色粘稠な液で，その組成は 100 g 中，水分 48～50 g，全窒素 3.6～4.0 g，アミノ態窒素 0.9～1.4 g，還元糖 1.0～5.0 g，乳酸 9.0～14.0 g，無機物 8.0～10.0 g，pH 3.8～4.0 である。全窒素の 1/4

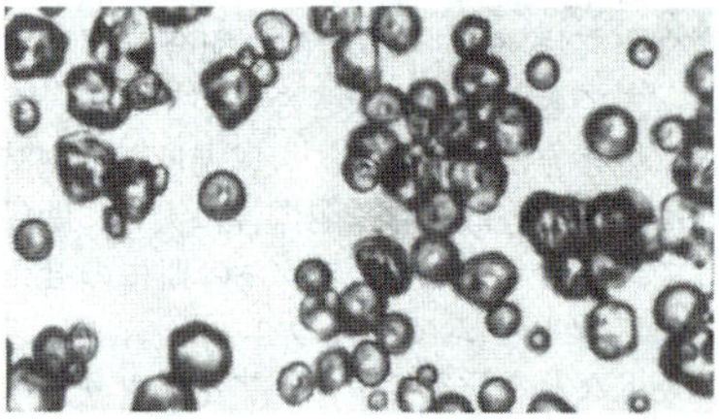
コーンスターチ

以上がアミノ酸で，ほかに水溶性ビタミン，イノシトールや核酸分解物などが含まれる。〔生産〕世界的に工業的規模で生産されるでんぷんのなかでは最大の生産量（年間約1,200万t）で，食用および工業用でんぷんの代表である。とうもろこし原料のすべての成分が製品となるので，副産物の収益が加工費でカバーできる利点がある。また，年間操業が可能で，スケールメリットが大きいため，工場が大型化し，コストのもっとも安いでんぷんとなった。〔特性・用途〕コーンスターチは品質がよく安価なため用途は広く，でんぷん利用のすべての分野で利用されている。とくに糖化原料として大量に使用される。コーンスターチは，でんぷん類のなかでも純度が高く，純白（白色度はでんぷん中で最高），無臭であって，夾雑物がほとんどなく吸湿性が低いので，食品，製菓，ビスケット，冷菓，調理用に広く使用される。また，粒子が細かく（平均13〜15 μm），粒径が2〜30 μmと比較的よくそろっていて，糊化した際の粘度が温度変化や攪拌操作などに安定性がある。ほかのでんぷんより酸や塩類に耐性があり，さらに糊の浸透性も強いので繊維，紙類の糊料としても広く用いられる。

コーンフラワー　[Corn flour]　コーングリッツ製造過程中に粉質胚乳部より生ずる微細な粉末。歩留まりは4〜12%。製菓，スナック食品，水産練り製品用などに用いられる。〔成分〕100 g中，水分14.0 g，たんぱく質6.6 g，脂質2.8 g，炭水化物76.1 g，食物繊維1.7 g，灰分0.5 g，ビタミンA 11 μgレチノール当量，B_1 0.14 mg, B_2 0.06 mg, ナイアシン1.3 mg。

コーンフレーク　[Corn flakes]　とうもろこし粒をひき割り圧扁した後，味付けして煎った食品。〔製法〕まず，とうもろこしをひき割り，外皮と胚芽とを除く。つぎに砂糖，麦芽，食塩などを溶かした水を加え，圧力釜のなかで1〜2時間加熱する。これによって水分を33%程度にする。これを取り出し，かたまりがあればほぐしてから，乾燥機でかわかして水分を20%くらいにした後，さらに水分を均一にゆきわたらせるため数時間ないし一昼夜放置しておく。これを大きな鉄ロールで圧扁する。このロールのシリンダーは1分180〜200回転しており，かつ内部に水を通して冷やしてある。ロールを出たフレーク（圧扁物）は回転トースト機にはいる。トースト機は普通はガス焰で熱せられており，内部の温度は約300℃，このなかを数分かかって通る間にトーストされ，同時に水分は3%内外になる。出てきたフレークは室温で冷やされ，包装して製品となる。この間にビタミンB_1，B_2，ナイアシンを添加，強化することもある。〔調理〕朝食用として牛乳をかけて食べるのが一般的である。

コーンポタージュ　[Corn potage]　とうもろこしのクリームスープのことで，コーンスープともいう。また，とうもろこしの最大の産地がアメリカであるところから，ポタージュワシントン（Potage Washington）の名も使われる。生のとうもろこしには特有の香気ともち味があるが，出回るのは7〜8月で時期が限られている。一方で，冷凍品があるため，1年中つくることができる。これらは実をブイヨンでやわらかく煮てから用いなければならない。缶詰品のなかでクリーム状のものは，スイートコーンといわれる甘味種を用いてやわらかく加工されたもので，そのまま使うことができる。いずれの場合もクリームスープの場合はごくなめらかなものがよいため，裏ごしする。〔つくり方〕玉ねぎをバターで色がつかない程度に炒め，これに小麦粉を加えてルウをつくる。とうもろこしのこしかすがあれば加えて，ブイヨンでやわらかく煮て，さらにこれをこし，とうもろこしのこしたものと牛乳を加えてごく軽いとろみが出るまで煮る。とうもろこしは鍋底がこげやすいので注意して煮る。調味した後，好みによっては生クリームとバターを加えて仕上げる。クルトンを添えて，ごく熱いところを供卓する。コンビニエンスフーズとしてのコーンポタージュも市販されており，固形，粉末，顆粒状，ペースト状の製品がある。これらは，湯や熱い牛乳を加えるだけで簡単にスープができ，品種も多く，好みのものが選べる。

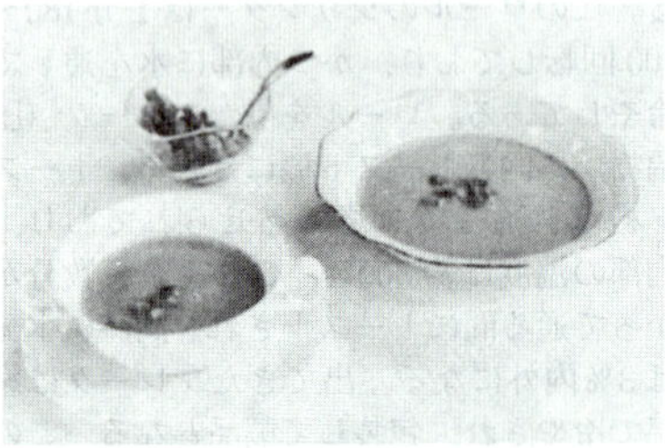

コーンポタージュ

コーンミール ［Corn meal］ とうもろこしを粉砕したもので，小麦粉に混ぜてパンを焼いたり，菓子原料とする。乾燥とうもろこしを小麦製粉機に似たロール製粉機によって製粉する。歩留まりは約70％である。

こか 糊化 ［Gelatinization］ でんぷんに水を加えて熱すると，でんぷんの種類により差はあるが，70～75℃ぐらいででんぷん粒の形がこわれて，全体が半透明なコロイド状態の，いわゆるのりになる。この現象を糊化という。でんぷん粒の糊化現象は，ある温度ですべてのでんぷんが糊化をするのではなく，温度幅を有している。最初の粒が糊化した温度から最後の粒の温度までを糊化温度範囲とよぶ。糊化開始温度は，測定法によっても異なるが，偏光顕微鏡で観察していて粒の偏光十字が消失し始める温度に近い。この温度に近いところで変化を示す測定法としては，フォトペーストグラフィー，示差熱分析，アミラーゼ分解法などがある。アミログラフィーのような粘度法の立ち上り温度は，これより高い温度にあることが多い。糊化温度，膨潤度，溶解度，粘度などの一連の性質は各種でんぷんにより異なり，これを糊化特性ということばで表現することが多い。このの りの性質は，でんぷんの種類，濃度によることはもちろんであるが，加熱の方法や攪拌の有無または速さなどの各種条件によっていちじるしく異なる。天然の状態で植物に蓄積されたでんぷんは，生でんぷん（raw starch）とよばれ，これを水のなかで加熱すると不可逆反応で糊化をおこす。このような状態のでんぷんを糊化でんぷん（gelatinized starch）とよび，これを放置しておくと老化をおこす。このようになったものを老化でんぷん（retrograded starch）とよぶ。このような三つの状態をそれぞれβ-でんぷん，α-でんぷん，β'-でんぷんとよぶこともあるが，これは日本だけのよび方で，外国にはない。〔工業用糊化〕一般に工業用に使用される場合は，のりの濃度は5～10％程度である。〔食用糊化〕米，麦，いもなどの食用でんぷん質も，ほとんどが水を加えて加熱し，糊化して食用にする。ただ食用の場合は，工業用の場合よりもいちじるしく高濃度であることが特徴。たとえば米飯では40％，食パンでは65％，もちでは70％程度となっている。食用でんぷん質を糊化するのは，でんぷん分子のミセル構造のもつ結晶性をくずし，消化酵素の作用を受けやすくするためである。〔糊化現象のでんぷんの構造上からの考察〕でんぷんはアミロペクチンやアミロペクチンの直鎖成分が，規則的に集まってミセルをつくっているが，このミセル内の結合，およびミセルとミセルの間の結合は強く，常温では，水の分子は，その間隙に入れない。そのために，でんぷん粒は水のなかでは安定である。これに熱を加えると，熱のために分子の運動が活発になり，ついに運動のエネルギーが結合のエネルギーより大きくなると，ミセル構造がゆるんでミセルの間が広がり，間隙ができてその間に水の分子が入ってくる。この状態を膨潤という。でんぷんの鎖状分子にある-OH基（水酸基）は親水性であるので，水はでんぷん分子をとり巻き，でんぷん分子同士の結合を弱めるので，大部分のミセルは溶ける。このように，アミロースもアミロペクチンも，ひとつずつの単分子になって，大量の水分子にとりかこまれて，ほとんど溶液の状態になるが，アミロース

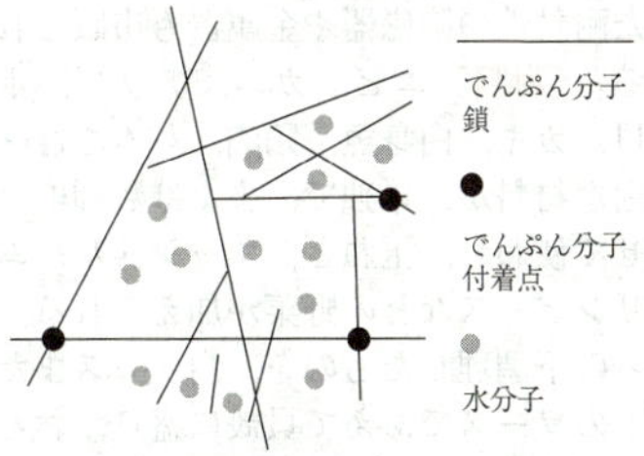

でんぷんの糊化状態

およびアミロペクチンは，長い鎖や枝分かれをもった巨大分子であるので，全部がこのような溶液にならないで，どこか隣の分子と結合して，目の荒い網状の構造をつくる。そのためにひとつの分子が動けば，ほかの多くの分子も引きずられて動くので，ここに粘性が生ずるわけである。この状態の模式図を上に示す。この図をミセルの項の図と比較すると，糊化の機構がよくわかる。でんぷんの糊化をこのように理解すると，でんぷん糊とは「多少なりとも構造の破壊されたでんぷん粒が濃淡いろいろの真のでんぷん溶液中に不連続の相として漂っている異相混合体である」と表現してほぼ妥当と考えられる。それでのりは固体でもなく，溶液でもなく，その性質はレオロジー（流動学，rheology）の見地から考察する必要がある。〔糊化温度〕でんぷんの種類により異なるが，同一種類のでんぷんでも，粒子が小さくなるほど糊化温度が高くなる傾向がある。〔魚肉練り製品中のでんぷん〕かまぼこなどの魚肉練り製品には，魚肉のすり身に対して，5～10％のじゃがいもでんぷん，小麦でんぷん，さつまいもでんぷんまたはコーンスターチが加えられているが，その製造過程において，でんぷんは魚肉中の水分を吸収して膨潤し，加熱されて糊化する。このでんぷんは膨潤しても粒形態は崩れないで，変性した魚たんぱく質中に存在して，あしの強さを補強している。糊化の研究には温度を一定速度で上昇させて，その際の粘度変化を自動記録するアミログラフ，ビスコグラフやでんぷん糊の透明度を測定する装置（フォトペーストグラフ）などが用いられる。

こかおんどはんい　糊化温度範囲　→こか

こかかいしおんど　糊化開始温度　→こか

こがたきゅうけいウイルス　小型球形ウイルス　［Short round virus,SRV］その形態から小型球形ウイルスといわれているが，人の食中毒原因となるものは，ノロウイルスと命名されている。魚介類とくにカキを汚染することが多い。近年ノロウイルスに起因する食中毒が増加している。感染からの潜伏期間は8時間～4日（通常24～48時間）で，症状は吐気，嘔吐，下痢などの胃腸障害である。重篤になることはない。予防法は，食材を加熱することである。

こかでんぷん　糊化澱粉　でんぷんに水を加えて加熱すると，60～75℃ででんぷん粒は水を吸って膨潤し半透明のコロイド状になる。これを糊化（gelatinization）といい，このような状態になったでんぷんを糊化でんぷんという。〔特性〕でんぷん粒は複屈折性を失い，X線回折像も結晶図形を失う。粘度が上がり，酵素作用や化学作用を受けやすくなるが，食品中のでんぷんが糊化すれば食感がよくなり消化・吸収もよくなる。また，糊化のことをα-化，糊化でんぷんのことをα-化でんぷん，α-でんぷんともいう（α-化の語は国際的には一般に使われないので注意が必要である）。でんぷんの糊化は顕微鏡下の観察による方法もあるが，実用的には懸濁液を撹拌しながら加温して粘度上昇を記録するアミログラムによる方法で調べられる。糊化が始まると粘度が急上昇し，やがて最高値に達するが，これはでんぷん粒が吸収膨潤するからである。さらに加温を続けると再び粘度が下がるが，これはでんぷん粒が崩壊し始めるためである（ブレークダウン）。でんぷんの性質は，糊化温度，最高粘度，ブレークダウンの程度でほぼ示される。一般にじゃがいもでんぷんやタピオカでんぷんのようないも類でんぷん，もち種でんぷんは最高粘度が高くブレークダウンも大きいが，強い粘りや弾力のある食感を与える。穀類でんぷんは最高粘度は低いがブレークダウンが小さく安定な粘度を保つ。糊化は水を必要とするので，薄い顕濁液で糊化させるときよりも通常の食品中のでんぷんの糊化の方が高い温度，あるいは長い時間が必要である。この違いは，水分の少ないほど，また，かたい組織中にでんぷん粒が入っているほど大きい。糊化でんぷんは，長時間放置すると老化し粘りを失う。老化は，水分30〜60％，温度2〜4℃で起こりやすいが，水分が乾燥で少なくなっているか，凍結していれば老化は起こらない。老化は糖類や糖アルコールなどが共存しても抑制される。

こかとくせい　糊化特性　→こか

ごかぼう　五家宝　掛け物類に属する雑菓子の一種。〔起源〕江戸時代の創製である。〔製法〕水あめにきな粉（大豆を炒って粉末にしたもの）を加えてかためにこね，0.5 cm ぐらいの厚さにのばす。その上に南部おこしだね（もち米を水漬け後，蒸して臼でつき，のばして小さく刻み，天火で白く炒ってあら砕きしたもの）を，砂糖と水あめの混合蜜に混ぜたものをのせ，これを巻いて棒状にし，冷えたときに適当な大きさに切る。これは，現在は埼玉県熊谷市の銘菓。熊谷のものは，直径3〜4 cm，長さ18 cm の円柱形で，外側に青きな粉が付けてある。

コカルボキシラーゼ　[Cocarboxylase]　→ビタミンB_1

コキール　[（仏）Coquille]　〔名称〕コキーユが正式である。コキーユとは，本来，フランス語で貝殻を意味するが，料理の場合は貝殻に盛った料理を総称する。グラタン皿で焼き付けた料理をグラタンというように，同じ材料を貝殻に入れて焼き付けた料理を日本ではコキールという。〔貝殻〕皿の形に近い天然のホタテ貝の殻（coquille Saint-Jacques）が一番多く使われる。このほかに，大きいハマグリの貝殻も器として用いられる。また，貝型につくられた耐熱性の陶磁器や金属器も市販されている。〔材料〕エビ，カニ，アワビ，ホタテ貝，カキ，白身魚，鶏肉，ハムなど味の淡白な材料が，単独で，または数種取り合わせて使われ，玉ねぎ，マッシュルーム，グリンピースなどの野菜が加えられる。これらの下調理したものを，白ソースまたはほかのソースであえて貝殻に盛り，おろしチーズや溶かしバターをふりかけ，上火のきいた210℃程度に熱したオーブンで，表面に焼き目をつけて仕上げる。貝のふちにマッシュポテトを絞り出し，飾りをつけてもよい。焼き立てのごく熱いところを，貝殻ごと敷き皿の上にのせて供卓する。比較的少量であるため，一品の温前菜となる。

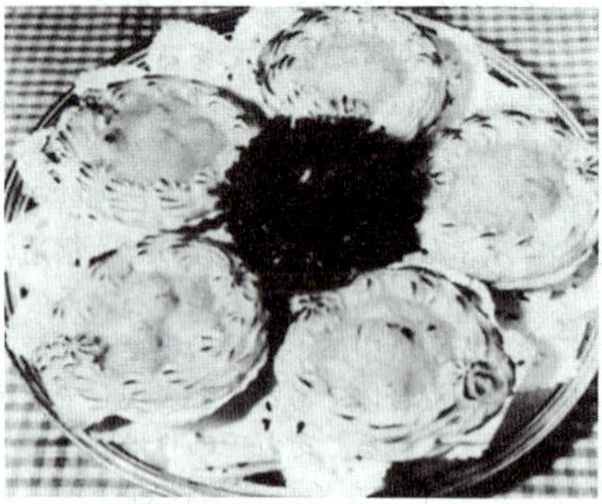

コキール

ゴキブリ　蜚蠊　ゴキブリ目に属する昆虫。〔種類〕全世界から28科4,000種が知られている。日本には40種のゴキブリが生息するが，大半は野外性の種類で，衛生害虫として重要なものは次の5種である。ヤマトゴキブリ（*Periplaneta japonica*），クロゴキブリ（*P. fuliginosa*），ワモンゴキブリ（*P. americana*），トビイロゴキブリ（*P. brunnea*），チャバネゴキブリ（*Blattella germanica*）。〔生態〕卵は卵鞘のなかに並んで入っており，チャバネゴキブリでは腹端から卵鞘が落ちると同時に約40頭の幼虫がふ化する。ヤマトゴキブリやクロゴキブリでは卵鞘をひそみ場所に産みつけ，40〜60日後に20〜25頭の幼虫がふ化する。幼虫は6〜10回以上脱皮して，チャバネゴキブリでは約2か月，クロゴキ

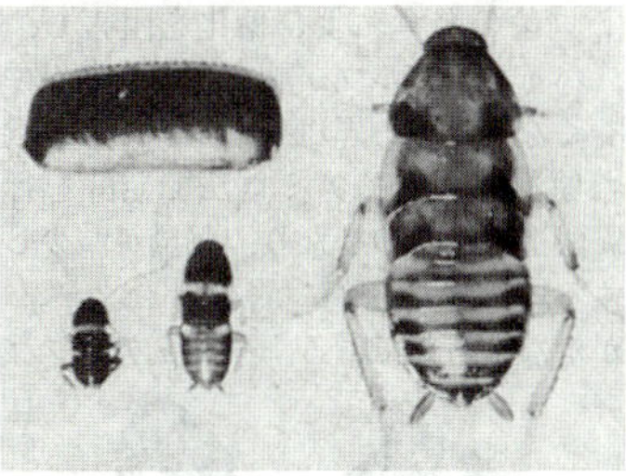

クロゴキブリの幼虫と卵鞘（左上）

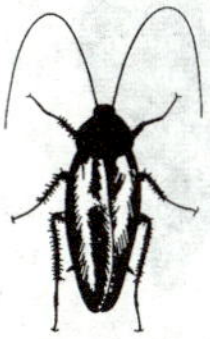

クロゴキブリの成虫

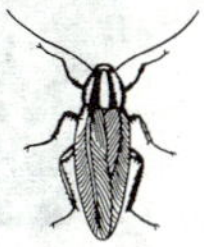

チャバネゴキブリの成虫

ブリなどの大型種では半年かかって成虫になる。ゴキブリ類は主に夜間，ひそみ場所からはいだして摂食などの活動を行う。ひそみ場所は調理台の引き出しや開き，流しの下，冷蔵庫の裏，あげ板の下などにあり，集合して生活する習性がある。ゴキブリが台所や調理場に多い理由は，食物と水が豊富なこと，火を用いる暖かい環境が好きなこと，ひそみ場所に恵まれていることなどである。〔ゴキブリの害〕1）不快感，2）悪臭（油くさいにおい），3）病原菌の運搬，4）食品の加害である。〔防除〕1）調理場の清潔・整頓，2）殺虫剤処理（フェニトロチオンなどの残留処理，燻煙剤や毒餌の使用），3）捕獲器の使用があげられる。

こきゅうこうそ　呼吸酵素　［Respiratory enzyme］　チトクロムオキシダーゼのことで，還元型チトクロムCの分子状酸素による酸化を触媒する酵素，色が赤いので黄色酵素に対して赤色酵素ともいわれる。〔酸素の活性化〕生体酸化において，呼吸によって入ってくる分子状の酸素は，あらかじめ活性化されなければ利用できない。この分子状酸素の活性化を行う酵素がチトクロムオキシダーゼで，この酵素はFeを含み，1個の電子を失って酸化型となり，同時に酸素は活性化される。

$$2Fe^{++} + 1/2\,O_2 \rightarrow 2Fe^{+++} + 1/2\,O_2^{-}$$

これがWarburgの呼吸酵素であるが，このほか呼吸に関与する酵素を総称して呼吸酵素とよぶことがある。→こうそ

こきゅうしょう　呼吸商　［Respiratory quotient］　〔計算法・目的〕発生したCO_2の量と消費したO_2の量との比。RQと略す。これをモル比あるいは容積比として計算し，体内でエネルギー源となっている栄養素を知るための指標としている。〔例〕1）炭水化物が酸化される場合：$C_6H_{12}O_6 + 6O_2 \rightarrow 6CO_2 + 6H_2O$となり，その呼吸商は（$CO_2$のモル数）÷（$O_2$のモル数）＝6÷6＝1である。2）脂質としてトリステアリンが酸化される場合は114÷163＝0.70となる。3）たんぱく質の代謝量は尿中への尿素排泄量から求めることができ，その結果から間接的に求めた呼吸商は約0.8である。〔利用〕炭水化物を多量に摂取したため，これが脂肪に変わり体内に貯蔵されると呼吸商は1より大きくなることがある。また，糖尿病のように体内の糖代謝に異常が生じると呼吸商は低下する。呼吸商を利用して生体のエネルギー代謝量を計算することができる。

こく　酷　［Rich taste］　こくは穀物が熟することから転じて，醤油，醸造食品，調味料などの呈味の濃厚度合を示すことばであるが，特定の呈味性物質として単離されてはいない。ビールなどの味の検査用語で香味を表現する用語にボディー（body）があり，かたさや粘度の程度を示すconsistencyと同意義に用いられている。このボディーとこくを同意味ととらえる人もいる。また，味の尺度（gust）にも似ている厚みという表現でとらえる人もいる。でんぷん，トリグリセリドなどの溶液には，味は感じられないが，水とは異なった質感がある。この場合も，比重，粘度等の差として測定される。こくの一種である。さらには，にんにく抽出物をスープに添加すると五基本味に変わりはないが，厚みや持続性

が強まる。原因物質としてアリインほかのS-メチル化合物などがあげられる。最終的に脳において質感，味の広がりなどの要素を総合して認知されるものであろう。

5'-グアニルさんナトリウム　5'-グアニル酸ナトリウム　→グアニルさん

こくさいたんい　国際単位　[International unit, IU]　→ビタミン

こくはんびょう　黒斑病　[Brack rot]　黒斑病菌，学名は，*Ceratostomella fimbriata* (E. et H.) ELLIOT または *Endoconidiophora fimbriata* (E. et H.) DAVIDSON。さつまいもに寄生して起こる病気。〔症状〕黒斑病にかかったさつまいもの病斑部は黒褐色となり，特有の臭気を発し，激しい苦味を生じる。蒸しいも，焼きいもなどの食用にはまったく使用できない。苦味の主成分はイポメアマロン (ipomeamaron) である。これは有毒で，黒斑病さつまいもを牛，馬の飼料にして，中毒死した例もかなり多い。アミロ菌の発育および糖化を阻害し，また，パイプ，バルブが詰まって作業がやりにくくなるので，黒斑病さつまいもが混入した原料を用いてアミロ法で発酵を行うと，醸造日数がのびたり，収量が減少したりする。これを防ぐには，キュアリング処理がかなり有効である。→キュアリング

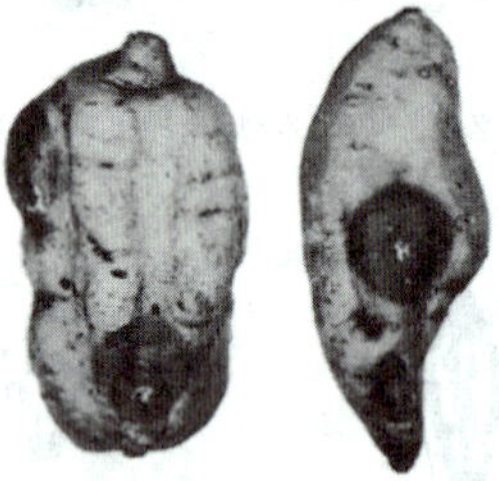

黒斑病におかされたさつまいも

こくふん　穀粉　穀粉は米を原料として，これをそのまま，または加熱糊化後，乾燥製粉したものである。主として和菓

		(使用原料)	(種類)	(用途)
穀粉	生粉製品 (β-型)	もち米	白玉粉	もちだんご / しるこ / 大福もち等
			もち粉	白玉粉に同じ
		うるち米	上新粉	だんご / 柏もち / 草もち / ういろう / かるかん・饅頭等
	糊粉製品 (α-型)	もち米	寒梅粉	押菓子 / 豆菓子 / 製菓用 / のり用 / 重湯用等
			みじん粉	和菓子等
			らくがん粉	落雁
			道明寺	桜もち / おはぎもち
			上南粉	玉あられ / 桜もち / つばきもち / おこし / 天ぷら粉用等
		うるち米	みじん粉	和菓子等
			上南粉	和菓子等
			乳児粉	乳児食 / 重湯用等

穀粉の分類

子の原料として使用される。製法により生粉製品（β-型）と糊化製品（α-型）に大別され，さらに使用する原料米および用途により数多くの種類に分類される。〔種類〕穀粉の種類や名称には現在はっきりした定説はないが，おおむね表のように分類される。この分類のうちおもなものは次のとおりである。上新粉：別項新粉で説明（→しんこ）。上南粉：蒸米またはもちを乾燥後，粉砕して粒子をそろえたものを，200℃前後の平煎機上で炒り上げたもので，大は米粒状から小は80メッシュ以下の細粒までいろいろあるが，粒形は球状に膨化している。大は洋菓子あるいはおこし用に，小はみじん粉同様押し菓子などに使う。うるち米を用いて同様の方法で製造したものがうるち上南粉である。もち粉：生もち粉あるいは求肥粉とよばれる粉で，もち精白米を水洗，水切り後，主として杵式製粉機により粉砕し，回転篩（ふるい）で篩別し，乾燥して製造する。白玉粉と同様の製菓用として使用される。白玉粉：別項で説明。道明寺粉：蒸したもち米を乾燥してほしいいにし，これを適当な粒子，たとえば二つ割り，三つ割り程度に粗砕したもので，桜もちなどの原料になる。

こくもつ　穀物　［Cereal grain］　一般には食用に供される禾穀類の種実を穀物というが，ときにこれに豆類を含むことがあり，そばも禾穀類ではないが，穀類に数えられることが多い。したがって穀類には，米，大麦（裸麦を含む），小麦，ライ麦，えんばく，とうもろこし，ひえ，あわ，もろこし，きびなどの禾穀類のほかに大豆を主体とする豆類およびそばが加わることになる。なお，ひえ，あわ，とうもろこし，きびは国によっては食料に用いないことからこれを除外する。わが国で古来五穀と称するのは，米，麦，あわ，ひえ，豆のことである。

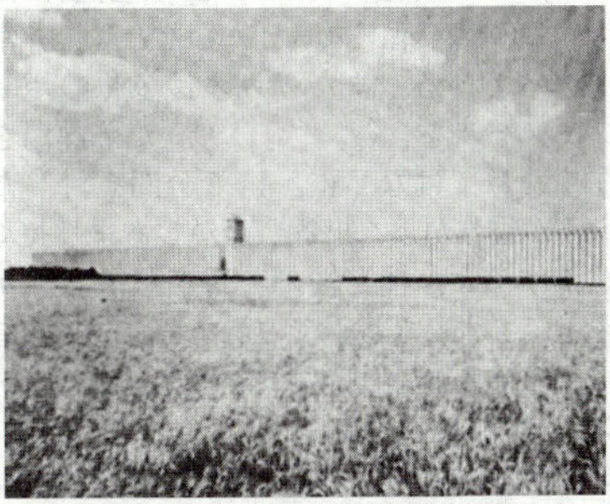
アメリカ・カンザス州の穀物倉庫

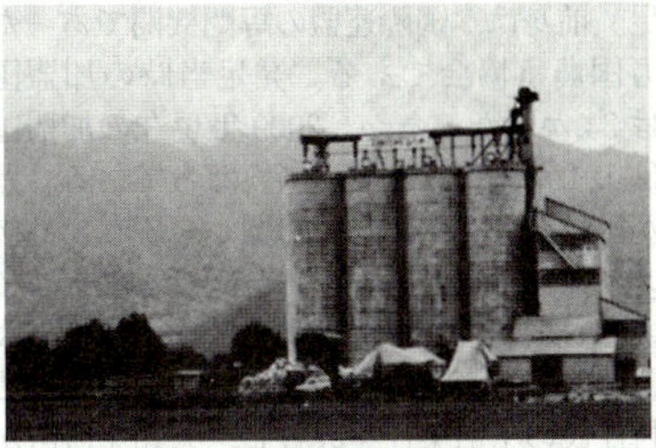
生産地の穀物バラ貯蔵施設

こくるいたんぱくしつ　穀類たんぱく質　穀類のたんぱく質含量は米，麦，雑穀それぞれ若干異なるがほぼ7～16%（乾物）である。〔種類〕溶剤に対する溶解性によってアルブミン，グロブリン，プロラミン，グルテリンに大別される。〔溶解性〕アルブミン：水に溶けるもの，グロブリン：水に溶けず，薄い中性塩溶液（たとえば5～10%食塩水）に溶けるもの，プロラミン：水および中性塩溶液に溶けないが，50～80%アルコールに溶けるもの，グルテリン：水，中性塩溶液およびアルコールに溶けないが，薄い酸あるいはアルカリ溶液に溶けるもの。〔主要たんぱく〕米はグルテリン，えんばくはグロブリンであるが，麦，雑穀類はプロラミンとグルテリンで両たんぱくが各40%前後である。〔アミノ酸〕穀類たんぱくはアミノ酸組成から判断すると，リジン，トレオニン，トリプトファンなどの必須アミノ酸含量が少ない。

こくれんしょくりょうのうぎょうきかん　国連食糧農業機関　［Food and Agriculture Organization of United Nations, FAO］　国際連合食糧農業機関が正式名称。FAO（エフ・エー・オーあるいはファオ）と略される。1945年10月16日に発足。前身は，国際連盟の専門機関であった万国農事協会である。発足当時の加盟国は34か国だったが，2009年現在の加盟国は191か国プラスEUにのぼっている。わが国は1951年11月に加盟し，現在ではアメリカについで2番目の分担金を納入している。〔目的〕世界の食糧生産・流通の改善に努め，栄養と生活水準を向上させ，農村住民の生活条件を改善し，人類を飢餓から解放することを目的とする。〔活動〕1) 主として開発途上国の農業開発プロジェクトの支援，2) 食糧・農業に関する統計資料の収集と公表，3) 国際的な食糧・農業に関する問題を解決するための諸会議の開催と，勧告の提言。とくに，栄養・医療分野では世界保健機関（WHO）と合同で，会議の開催や勧告を行っている。国際食品規格委員会（CODEX），食品添加物専門家委員会などは，その重要な活動の一部である。〔出版物〕機関誌『Monthly Bulletin of Statistics』，統計資料としては『The State of Food and Agriculture（世界農業白書）』『Agricaltural Production Yearbook（農業生産年報）』，技術的出版物『Technical Report Series』などがある。

こけいし　固形脂　→すいそてんかゆし

こけいしょうゆ　固形醤油　粉末や顆粒など固体状の醤油。おもに粉末醤油をさす。もとは携帯用につくられたが，現在はインスタント食品の調味素材をはじめ各種食品素材として利用される。吸湿性が高いので，防湿性の容器や包装が用いられる。〔製法〕噴霧乾燥方法によるものと，合成法によるものがあり，噴霧乾燥法によるものは，醸造醤油を噴霧乾燥機を用いて乾燥する。合成法はアミノ酸，クエン酸，コハク酸，グルタミン酸ナトリウム，砂糖，食塩，カラメル，甘草エキスなどを計算量ずつ混合し濃縮乾燥して容器に密封して貯蔵する。

こげみつ　焦蜜　しょうみつと音読される場合もある。〔つくり方〕砂糖に少量の水を加えて煮詰めて焦がし，再び水を加えて，同様に煮詰めて焦がす。この操作を4～5回くり返し，焦色の蜜をつくる。〔用途・製品〕ビンなどに保存しておき，使用に応じて，これを淡蜜として着色用に用いる。一般には，寒天を用いてつくる和菓子・錦玉に着色剤として用いられるほか，干菓子などにも利用される。なお，この着色された錦玉かんは風味がよく，焦蜜かんといわれる。

こけもも　苔桃　ツツジ科に属する。越橘ともいう。〔産地〕北半球の高山地帯に生ずる。〔生態〕常緑の灌木で，高さ10～20 cmに達する。〔葉〕葉を蒸すか，80℃以下に熱するかして酵素の活性をとめ，乾燥したものが，局方生薬のこけもも葉である。〔果実〕球形の漿果で紅熟する。甘味（少ない）と酸味（おもにリンゴ酸）があって食用となり，ジャム，シロップのほか，発酵させて果実酒もつくる。

ココア　[Cocoa]　カカオ樹の実のカカオ豆を焙炒してから，殻を除いた果肉を加熱したものをココアペーストといい，これを圧搾して脂（ココアバター）を除いて，粉砕したものをココアという。〔ココアとチョコレートの違い〕ココアとチョコレートの違いは，ココアペーストからココアバターを除いたものがココアで，ココアバター，その他のものを加えたものがチョコレートである。〔成分〕したがって，ココアはチョコレートにくらべて脂質が少なく，100 g中21.6 gである。脂質のほかに，たんぱく質18.5 g，炭水化物42.4 gを含み，かつ消化がよいので，栄養価は高く，この点，茶，コーヒーなどとは，非常に違っている。またカカオは多くのポリフェノールを含む。〔用い方〕ただ熱湯を注ぐだけではなしに，4～5分間煮沸したほうが香りがよく出る。しかしあまり長く煮沸すると，揮発性の芳香が蒸散してかえってまずくなる。この点を考慮して湯を注ぐだけでおいしいココアになるインスタントココアが売り出されている（→チョコレート）。ココアはコーヒーより刺激性，生理的作用が弱いので子どもや不眠の人の飲み物によい。茶や，コーヒーと異なり，材料全部を飲むのが特徴で脂質含量の多い上等なココアを使ったほうがよりおいしい。また煮たほうが，香り，味がよいから，つくるには鍋を使うのがよい。〔つくり方〕材料（4人分）：ココア粉大さじ3，砂糖40 g，塩ひとつまみ，水大さじ3をかたまりができないように練っておく（ココア粉は水分になかなか分散しない）。ここへ練乳を小さじ2杯加えておく。別に厚手の片手鍋に牛乳500 cc入れ，60℃にあたためたものを，練りまぜたココアに少しずつ加え入れよく溶きほぐしたら，再び鍋にもどし入れて木じゃくしでよく攪拌しながら，2分間煮立てて，なめらかにする。煮上がった熱いところをカップに盛る。マシュマロを1個浮かしたものを，ココアコンチネンタル（cocoa cotinental）という。マシュマロの代わりに泡立てた生クリームを浮かべてもよい。よく煮上がったココアは，表面に白い小さい泡が多く浮き，し好適温は65℃前後である。

ココアし　ココア脂　[Cocoa butter]　→ココアバター

ココアバター　[Cocoa butter]　カカオ豆から得られる脂質で，従来はココア脂とよばれた。〔製法〕選別したカカオ豆を焙炒して，特異の芳香を生じさせた後，粉砕，脱穀して果肉を分ける。粉砕された果肉の小片（cacao nibsという）を加熱してグラインダーですりつぶすとドロドロのペースト状になる（cacao paste）。これを冷却して固めたものがプレーンチョコレートである。ココアペーストを圧搾して採った脂質がココアバターであり，搾粕からは，ココアパウダーがつくられる。カカオペーストにココアバター，砂糖を適量配合したものがスイートチョコレートである。〔性質〕ココアバターはチョコレート様の芳香を有し，かすかに黄色を帯び，融点は30～36℃，比重は0.990～0.998，けん化価は192～198，ヨウ素価は39～40，ライヘルト価は1.0，ポレンスケ価は0.5，屈折率は1.4565～1.4570である。融点が30～36℃であることが特徴で，このために人体の体温で容易に溶ける。チョコレートのうま味のひとつは口のなかで溶けることにある。またこの性質は医薬品にも利用される。またココアバターはきわめて変質しにくく，長年たってもその特有の芳香を失わない。→チョコレート

ココナッツ　[Coconut]　ここやしともいう。ヤシ科に属し，熱帯アジアに産する。樹高から15～30 mのものとその半分の矮（わい）性のものがある。生食のほか，成熟果の胚乳を薄切りし，乾燥したものは洋菓子の材料に用いられる。この乾燥粉末品（ココナッツパウダー）は100 g中，水分2.5 g，たんぱく質6.1 g，脂質65.8 g，炭水化物23.7 g。このように油分が多いので，これから抽出した油（やし油）は食用になる。未熟果は液状とし，ココナッツミルクとして料理用に利用される。→やしゆ

ここのえ　九重　仙台の銘菓で，九重本舗玉澤が製造販売する掛け物類に属する菓子である。〔原料〕もち米，砂糖，ゆず，ぶどう，ひき茶など。〔製法〕先の原料を混ぜて小さい粒状にしたもので，外側はゆず糖衣がかけてある。〔用途〕色は黄色で，茶のかわりに飲む。飲み方としては，少量を湯のみ茶碗に入れ，熱湯を注いで約1分（冷水では約3分）すると，表面のゆず糖が溶け，しんは上に浮きあがり，湯は黄色くなる。これを飲むとゆずの芳香がする。

ごしきまめ　五色豆　豆掛け物菓子の一種で，五色砂糖豆ともいう。白えんどうを適当に水漬けし，水きりした後，炒りあげ，白，赤，茶，青，黒の五色の砂糖を衣がけしたものである。京都夷川の豆政の夷川（えびすがわ）五色豆は，京都の名物菓子として有名。ここの五色豆は，かたい黒豆のかわりに黄色のえんどう豆を使っている。〔由来〕西陣の織工は，炒り豆や油で揚げた豆をよく買って食べたという。この西陣で，弾け豆や塩豆に工夫を凝らし，五色豆が案出されたといわれている。

こしのゆき　越の雪　干菓子の一種で，新潟県長岡の銘菓である。和三盆糖と道明寺だねを配合したもの。製法は，一子相伝の秘法に属し，操作は丁重をきわめるといわれる。〔用途〕雪のように純白で，縦横ともに約2.5 cm，厚さ2 cmで，茶人などに愛用され，抹茶の点心として珍重される。口に入れると，その感触はさわやかで，溶けるのがあたかも春の淡雪のようであるのでこの名がある。

ゴシポール　[Gossypol]　植物性有毒成分のひとつ。〔存在〕綿実の核中に0.6%程度含まれる。綿実中では脂溶性紫黒色のゴシプルプリン（gossypurpurin）の形をしているが，綿実から油をとる際，分解して黄色の色素ゴシポールになる。〔除去法〕油に溶けたゴシポールはアルカリ精製およびアニリン処理（ゴシポールはアニリンと難溶性の複化合物を形成する）によって容易に除くことができる。〔症状〕ゴシポールは有毒で，これを含む飼料を牛に与えると浮腫を起こし，大量の場合は斃死（へいし）する。

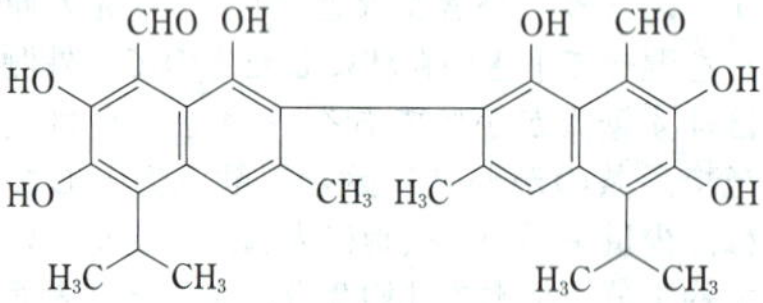

ゴシポール

こしょう　胡椒　[Pepper]　コショウ科のつる性多年草の実で，代表的なスパイスのひとつである。〔産地〕原産地は南西インドのマラバール地方で，インド，マレーシア（サラワク），ブラジル，スリランカ，インドネシアなどで栽培されている。〔製法〕黒こしょう（black pepper）：未熟の実を摘み取り，数日間堆積してから3日から1週間，天日乾燥する。乾燥すると実がしなびて暗褐色～黒褐色になる。黒こしょうのから味のもととなっている成分，ピペリンの構造は図のとおり。白こしょう（white pepper）：完熟した実を摘み取り，池や貯水槽などに10日から2週

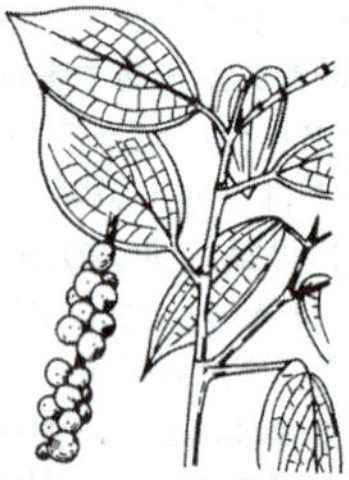
こしょう

間浸漬し，表皮が発酵してやわらかくなったら外皮をはがし，天日乾燥して乳白色に仕上げる。〔成分・香味特徴〕こしょうのさわやかな香味，から味は外皮に多く含まれるので，外皮をつけたまま乾燥した黒こしょうの方が，香味ともに白こしょうより強い。香味成分はアルカロイドであるピペリン，チャビシンなどに由来し，5～9%含まれる。黒こしょうの水蒸気蒸留によって精油が0.6～2.6%得られ，その主成分はピネンやリモネンなどのモノテルペンである。〔用途〕肉の臭みを消す作用があるので，ハムやソーセージなどの肉の加工品には欠かせないスパイスである。またカレー，ドレッシング，ピクルスなどにも用いられる。黒こしょうは，あらゆる肉料理によく合うが，色が黒いので濃色の料理（牛肉，煮込みもの）に向く。一方，白こしょうは色のうすい料理，たとえばホワイトソース，ホワイトシチュー，白身の魚料理，ムニエル，グラタンによく合う。またテーブルこしょうとしても用いる。アメリカでは黒こしょうが多く，ヨーロッパでは白こしょうが多く使われる。日本独自のものとして白こしょうと黒こしょうをミックスしたものがある。

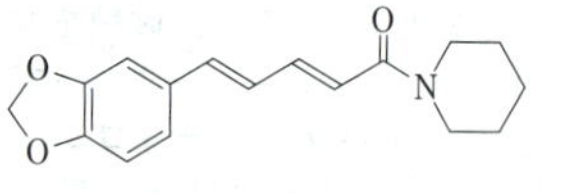

ピペリンの構造

こしょく　個食，孤食　[Eating alone]　家族が団欒せずにひとりで食事をとること。もしくは一人ひとりが異なる時間に食

事をとることなどをいう。1食分や1人分で小分けされた食品を個食とよぶこともある。

ごじる　呉汁　大豆を水につけて，やわらかくし，生のままでたんねんにすりつぶしたもの（呉）を入れた味噌汁。〔材料〕（1人分）：大豆10 g，だいこん40 g，青菜10 g，けずり節3 g，味噌15 g，水140 cc。〔つくり方〕大豆は前夜より水にひたしてやわらかくし，すりつぶしておく。だいこんはせん切りに，青菜は適当な大きさに切る。鍋に約140 ccの水，けずり節，だいこんおよび大豆を入れて煮る。材料がやわらかくなったときに味噌と青菜を入れて一煮立ちさせて火からおろす。また，水にひたした大豆の代わりに，えだ豆をすりつぶして用いることもある。

こせい　糊精　→デキストリン

こそうきん　枯草菌　[*Bacillus subtilis*]〔存在〕腐敗菌の代表的なもので，自然界にきわめて広く分布していて，肉類，牛乳などの腐敗の原因をなしている。産業分野ではたんぱく質分解酵素の製造に，また，発酵製品の製造に用いられている。〔性状〕好気性の桿菌で周毛をもち胞子をつくり，熱に対する抵抗性がいちじるしく高い。発育の適温は37～40℃で肉汁や果汁の上面に繁殖すると薄い被膜をつくり，腐臭を発生し，液を混濁する。〔利用〕たんぱく質や炭水化物（でんぷんなど），油脂，ペクチンなどの高分子化合物を分解する酵素の生産力の高さを利用して，たんぱく質，でんぷんなどの分解酵素の製造に利用される。酵素以外にも，抗生物質をはじめ，多くの発酵生産物をつくるので発酵工業では重要な微生物である。枯草菌は各種の酵素の分泌力が強いことから，遺伝子工学における宿主菌として注目されている。〔熱処理〕低温加熱処理によっては胞子を全滅させることが困難なため，包装加工食品が悪変する原因となることが多い。胞子の121℃におけるD値（生残菌数が1/10に減少するのに要する時間）は0.08分である。〔Bargeyの分類〕従来，枯草菌とは別の種として扱われていたばれいしょ菌（*Bacillus mesentericus*），納豆菌（*Bacillus natto*）なども枯草菌の群に分類されるようになり，*Bacillus subtilis* の変異種などとしてとり扱われている。

ごたんとう　五炭糖　→ペントース

コチ　鯒　[Flathead]　コチ科の魚。〔生態〕体は平たくハゼを大きくしたようなかたちをしている。50 cmぐらいになり，背中側は褐色で腹側は白い。5月ごろ卵を産む。冬の間はあまり餌を食べず海底でじっとしているようである。〔呼称〕マゴチともいい，瀬戸内海ではガラゴチなどとよんでいる。〔調理〕夏が旬の時期である。あらい，刺身（とくにポン酢），煮付け，天ぷらなどとして賞味される。〔産地〕南日本に多く，岸寄りの砂や泥の海底にすむ。

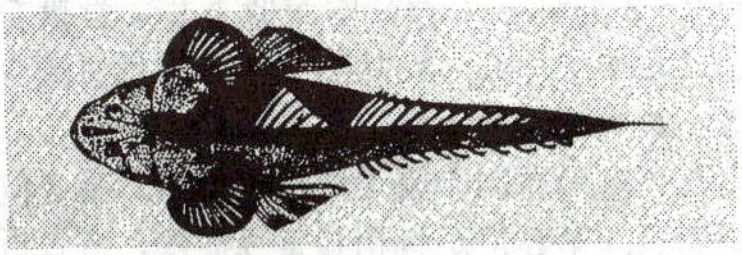

コ　チ

コチニール　[Cochineal]　コチニールカイガラムシ科の昆虫で学名は *Dactylopius coccus*。貝殻虫。体の色が赤いのでえんじむしともよばれる。おもに，メキシコなどの中南米のサボテンに寄生している。雌の虫体から赤色の色素コチニール紅が得られる。主成分はカルミン酸。コチニール紅は，タール色素が開発されるまでは，食紅や口紅の原料として広く用いられていた。→コチニールべに

コチニールべに　コチニール紅　コチニール洋紅，カーマイン，あるいはただコチニールともよばれる。〔産地〕コチニール（cochineal）はカナリア諸島，メキシコ，グアテマラなど中南米などに生育する仙人掌（サボテン）属に寄生する貝殻虫の雌より得られたもの。〔製法〕これらの虫を集めて熱湯に入れて消毒し，乾燥させて，黒色コチニールを得る。このまま貯えると，銀白色コチニールブランコが得られ

る。コチニール洋紅液体は，この銀白色コチニールを挽砕してから，熱湯中に長時間浸漬して調製する。粘度の高い溶液ができるので，これにミョウバンと石灰水を加え，色素を定着する。色素の主成分はカルミン酸。コチニールの煮出し液は黄色味を帯びた赤で，アルカリを加えると紫色に変色する。カーマイン（carmine）溶液も，コチニールと同様な操作をするが，その製品は酸によって処理される。〔用途〕一般にコチニールは，カーミンレーキといわれ，菓子類，ケチャップ，ソーセージなどの着色に用いられる。→カルミンさん

こつそしょうしょう　骨粗しょう症
［Osteoporosis］　加齢とともに骨量，骨密度が低下し，骨が脆弱化する疾病。骨形成はおおむね18歳ごろをピークに，年齢とともに少しずつ骨量は減少するが，骨量が2〜3割減って骨密度が低下して骨折を起こしやすくなった状態である。骨量減少は，おもに骨中カルシウムの減少による。寝たきりの原因の第1位が脳卒中，第2位が老衰，第3位が骨粗しょう症による骨折であり，高齢社会における深刻な問題になっている。自覚症状が出るのはその多くが更年期を過ぎてからで，転倒骨折のほか圧迫骨折を起こしやすい。カルシウム摂取不足，骨形成に関連するホルモン分泌不足などにより骨代謝が低下に起因する。骨はつねに骨の一部を壊して（骨吸収），新しい骨につくり替える働き（骨形成）をくり返している（骨のリモデリング）。リモデリングは成長期を過ぎた後も一定のサイクルで続くが，加齢や，運動不足などの生活習慣が原因で破骨と骨形成のバランスがくずれて骨粗しょう症の原因になる。骨粗しょう症は女性に多くみられ，女性は骨量が少ない上に，閉経によって骨形成に必要な女性ホルモンの分泌低下が起こるためである。骨密度測定によって簡単に検査診断が可能である。また，X線検査によって骨折状況を検査する。骨粗しょう症には加齢や閉経後に起きる原発性骨粗しょう症とステロイド剤投与や，糖尿病，卵巣摘出などが原因で起こる続発性骨粗しょう症がある。骨粗しょう症の危険因子には，1）遺伝的因子（閉経の時期，やせ型，家族歴），2）生活習慣因子（偏食，運動不足，アルコールの多飲，喫煙，日光浴不足），3）病気による因子（胃切除，糖尿病，甲状腺機能亢進症，高カルシウム尿症，副腎ステロイド投与，原発性副甲状腺機能亢進症，腎不全）などがあげられる。骨粗しょう症を予防するための三原則は食事・運動・日光浴。カルシウムの多い乳製品や大豆製品，小魚，緑黄色野菜，海藻などの摂取に心がける。また，カルシウムの吸収利用を高めるために，良質たんぱく質やビタミンDの多い食品と合わせて摂取する（カルシウムは1日600 mg〜800 mg）。骨は荷重をかけることによって形成されるので，適度な運動による骨への刺激が重要である。さらに，日光の紫外線によって，カルシウムの吸収利用に不可欠のビタミンDが皮膚でつくられるので，規則的な日光浴を心がける。

コッペパン　［（仏）Coupée］　コッペというのは，フランスで小型パンの名称であるクーペ（coupée）からとられたものであるから，単にコッペというのが妥当であるが，一般にはコッペパンとよんでいる。〔コッペパンと食パンの違い〕原料配合およびつくり方など，ほとんど食パンと同様であるが，食パンは型に入れて焼く型焼きであるのに対し，コッペパンは型に入れることなく焼き鉄板（天板という）に直接のせて焼く直（じか）焼きである。

こつみつど　骨密度　［Bone mineral density, BMD］　骨塩密度（g/cm^3）。骨の実質を構成するミネラル成分の量をいい，骨の強度の指標となる。骨密度は加齢とともに低下するが，とくに閉経にともなうエストロゲン分泌低下により性成熟期の約50％にまで低下する。海綿骨における低下がいちじるしく，脊椎や大腿骨頸部の骨が脆化する。骨密度低下が進行した状態を骨粗しょう症という。日本骨代謝学会の診断基準では，若年成人平均値（20–40歳）の

80%以上を正常，70%以上80%未満を骨量減少，70%未満を骨粗しょう症としている。骨密度測定には，多くはX線を用いるが，超音波も利用される。測定部位は，全身，脊椎（腰椎），大腿骨，とう骨（前腕の遠位部），第二中手骨（手），踵骨（かかと）など。SPA法（単一光子吸収法），DPA法（二重光子吸収法），DEXA法（二重エネルギーX線吸収法），QCT法（定量的X線CT法）などがある。各方法ともデータ解析には注意が必要である。

ごとなっとう　五斗納豆　→なっとう

こなあめ　粉飴　［Dried glucose syrup］　水あめを噴霧乾燥または真空乾燥して，水分の少ない（1〜5%）粉末にしたもの。〔製品〕でんぷん糖の吸湿性はDEに比例して大きくなり，DE50以上の水あめは粉末化が困難であり，通常DE15〜40のものが粉あめにされる。真空加熱乾燥の製品は，大きく不定形で粉塵が立ちやすい。噴霧乾燥の製品は，形状が球形または液滴状で外観がよく，広く使用される。〔性質〕水分3〜5%まで急激に乾燥するので，製品は無定形で，水にきわめて溶けやすい。DEの低い水あめは，粘度が大きく，吸湿性が小さく，冷菓に使用した時の氷点が高いなどの特殊な性質がある。〔用途〕1）増醸酒をつくるときに用いられる。これはふつうの水あめやブドウ糖よりDEが低く，でんぷんに近い性質があるので，もろみ（醪）の酵素による分解を多く受けて，本来の酒の性質，成分に近くなるからである。2）アイスクリーム原料として用いられる。オーバーラン（かさぶえ）が多く，また，氷点が低分子の糖に比べ高いので製造能率が上がり，品質向上に効果がある。3）少量ではあるが，製菓用として粘度および吸湿性の特性を利用する。4）粉末飲料，乳製品，つくだ煮，醤油，缶詰などの粘度およびボデーを要求される用途に利用される。

こなざとう　粉砂糖　［Powder sugar］　パウダーシュガー，粉糖，挽糖などの名称でもよばれている。〔製法・性質〕精製糖の白双（しろざら），あるいはグラニュー糖を，クラッシャーやロールミルで細かい微粉状にし，溶解しやすくしたもので，サラサラしているが，少しでも吸湿するとすぐ塊状になる性質がある。原料の砂糖に微量の転化糖や水分があると，粉砕するときに粘着して微粉とならないし，また，すぐ吸湿するので，水分や転化糖の少ないグラニュー糖または白双を使用する。製造直後に使用する際には問題ないが，時間がたつと固結する。そこで粉砕の際にコーンスターチを0.5〜3%程度固結防止剤として加えて微粉化する。でんぷんを加えると風味がそこなわれる難点がある。〔用途〕製菓原料としておもに装飾用に使用する。たとえば和菓子では打ち物，雲平だね，菓子の表面に描く模様の材料など。洋菓子では，バタークリームのなかに用いるとか，デコレーションケーキをつくる場合に，カステラの上面や側面に模様を描くとか，衣掛けするなど，その使用範囲は広い。

こなしょく　粉食　→ふんしょく

コナダニ　粉蜱，粉壁蝨，粉蟎　節足動物蛛（ちゅ）形綱ダニ目コナダニ上科に属する小動物。コナダニ科，ニクダニ科，サトウダニ科などに分類される。〔種類〕コナダニ科に属するケナガコナダニ（*Tyrophagus dimidiatus*），コウノホシカダニ（*Lardoglyphus kono*），ニクダニ科に属するサヤアシニクダニ（*Glycyphagus destructor*），サトウダニ科のサトウダニ（*Carpoglyphus lactis*）などがおもなコナダニである。〔形態〕ダニは昆虫と違って頭，胸，腹部の区別がなく，触角を欠き，多くの種類は

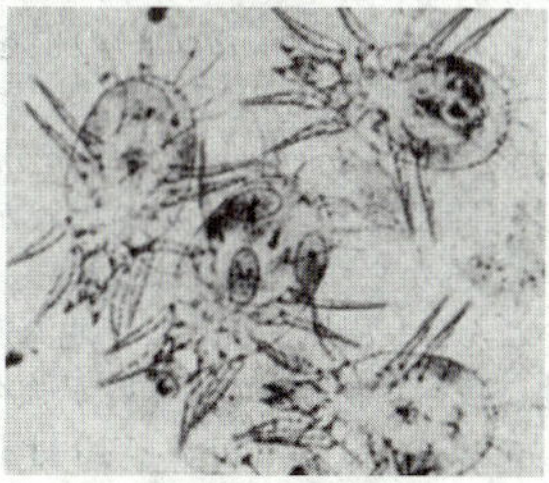

ケナガコナダニ

目がない。成虫の脚（足）は4対8本，幼虫では3対6本である。〔生態〕変態は複雑で，卵→幼ダニ→前若ダニ→後若ダニ→成ダニの順に生育する。前若ダニと後若ダニの間に移動若ダニ（hypopus）という時期をはさむ種類もある。コナダニ類の繁殖には，栄養，温度，湿度が重要な因子となる。種類によって食性の幅が異なるが，ケナガコナダニの食性はもっとも広範で，穀類，菓子，乾魚のような食品から畳のわらにも及ぶ。サトウダニは砂糖と味噌に限られ，ホシカダニはおもに乾魚で繁殖する。最適温度は25～28℃で，これより遠ざかるにつれて繁殖力が低下する。湿度は75～85％が好適で，これより低湿度では発育が阻害されて死滅する。〔コナダニの害〕コナダニが繁殖すると食品の質・量ともにそこなわれる。コナダニ自身は人の皮膚を刺すことはないが，コナダニが大発生すると，これを捕食するツメダニが繁殖し，人の皮膚を刺して皮膚炎を起こす。ツメダニはツメダニ科に属し，ホソツメダニ（*Cheyletus eruditus*）がおもな種類である。〔防除〕1）60℃以上1時間の熱処理で死滅する。2）低温にはかなり強く，一般家庭の冷蔵庫くらいでは殺すのが困難であるが，繁殖は阻止できる。3）低湿度処理，すなわち乾燥は有効で湿度60％以下では死滅し，卵も発育できない。4）殺虫剤としては，貯蔵食品の倉庫におけるジクロルボス樹脂蒸散剤，あるいは臭化メチルなどの燻蒸が有効である。

こなわさび　粉山葵　［Horse radish powder］　わさびだいこんまたは西洋わさびといわれるアブラナ科の植物（horse radish, *Cochlaeari armoracia*）の根を熱風乾燥して粉砕したものである。沢わさび（みずわさび，*Eutrema wasabi maxim*）を乾燥し粉砕したものではない。わが国で1940年ごろからつくられはじめた。わさびだいこんは長野県，群馬県，北海道など高冷地に栽培されるものが辛味が強く，原料としてよい。9月下旬から10月下旬に収穫され，地中，穴ぐらに貯蔵される。乾燥には頂部と細根を切り，2～3 mm厚に切断し，薄い亜硫酸塩の溶液に浸漬してから乾燥する。トンネル乾燥機，バンド乾燥機で65℃以下の温度で水分5％以下まで乾燥させる。乾燥品は衝撃式粉砕機で粉砕し，湿気を通さない包装が施されて製品となる。粉わさびの辛味は，沢わさびと同じ成分で，シニグリンにミロシナーゼ（酵素）が作用して生成するアリルイソチオシアネートが主成分である。風味はわさびに比べてかなり劣る。市販品には着色料を加えて緑色とし，辛味を強調するためにとうがらし粉を混合したものもある。現在，家庭ではチューブタイプの練りわさびが一般的であり，こちらでは本わさびを混ぜているものもある。

コニャック　［（仏）Cognac］　〔産地〕フランス西部，ビスケー湾に面したシャラント県のコニャックを中心とする地方で，一定の方式によって製造されたぶどうブランデー。〔製法〕原料ぶどうはユニ・ブランで，まず白ワインをつくり，次に独特の形をしたポットスチルで2回蒸留し，アルコール分60～70％の中留液を集める。これをリムーザンの森からとれる新しい樫だるに貯蔵し，数個のたるの酒を調合して製品とする。〔特徴〕コニャックはウイスキーに比べて一般に貯蔵年数が長いため高価である。コニャック，アルマニャックの両地方以外でつくられたぶどうブランデーは，フランス産であってもコニャック，アルマニャックの名を付けることは許されずオードヴィー（eau de vie）とよばれる。→アルマニャック

コノシロ　鰶　［Gizzard shad］　ニシン科の魚。〔生態〕イワシ科のサッパによく似ている。体の背中側は黒青色，腹側は銀白色に輝く。肩のところに大きな黒色の斑紋がある。体長は20 cmぐらいまでで，海底の泥や珪藻などを餌としている。産卵期は4～5月。〔産地〕南日本に多く，北は東京湾付近まで分布する。〔呼称〕東京辺では15 cm以上の大型のものだけをコノシロとよび，中型のものはコハダ，小型の

ものをシンコとかジャコなどという。また地方により方言が多く，関西や九州では大型のもののみを東京同様コノシロといい，中・小型のものはツナシという。また新潟県下では大型のものをギュンネコ，小型をツナシという。〔調理〕コノシロは，1年中それほど味が変わらないとされているが，大型のもののほうが美味。大型のものは塩焼き，煮付けなどに向くが，小骨が多いので身に包丁を入れ骨切りするほうがよい。コハダはすし，酢の物，粟（あわ）漬けとする。粟漬けは頭，内臓などを除いたものを軽く塩蔵後酢に漬け，あわととうがらしをまぶしたものである。

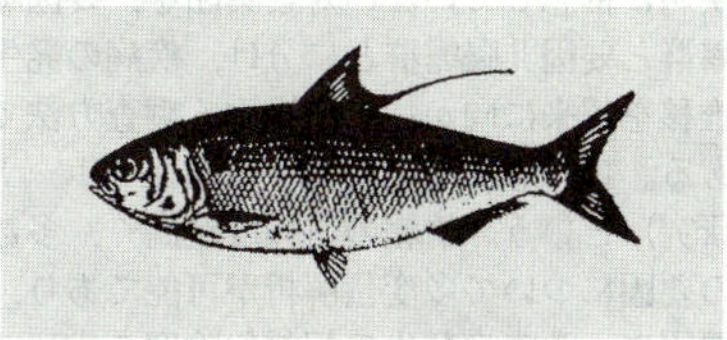

コノシロ

このわた　海鼠腸　ナマコの腸からつくった塩辛。〔製法〕ふつう，きんこ（海参，ナマコの肉を煮て乾したもの。中華料理の材料）製造の際の副産物の内臓を利用する。脱腸器または箸などをつかって抜きとったナマコの腸を集め，砂や汚物を海水中でていねいに除き，さらによく洗ってざるにとり，水きり後，20～30％の食塩をかきまぜながら加え，そのまま数時間おいたのち，たる，竹筒などに詰めて熟成させる。たる詰め後，1週間を経たときが食べごろで，それ以上たつと黒味をおびてくる。〔品質〕腸の長いものほど良品とされ，また寒中につくったものが最上とされる。〔調理〕酒の肴として好まれるほか，熱い燗酒をそそいだこのわた酒は香味のすぐれたものである。〔一般組成〕100 g 中，水分 80.2 g，たんぱく質 11.4 g，脂質 1.8 g，炭水化物 0.5 g，灰分 6.1 g。〔主産地〕おもに北海道，青森，京都，三重，愛知，岩手などの諸県で生産される。〔三河のこのわた〕徳川時代，三河のこのわたは長崎のからすみ，越前のウニとともに天下の三珍とよばれ賞味されたが，今でも愛知県ではナマコをこのわた製造を主目的としてとっている。そのため腸の取り出し方もほかの地方とはちがい，ナマコの腹を縦または横にすこし裂き，そこから腸をていねいに引き出し，製品とする。値段は高いが食通にはとくに好まれている。→しおから，ちんみ

コハダ　小鰭　→コノシロ

コバルト60　［Cobalt-60］　コバルトの放射性同位体。コバルトの中性子照射により比較的容易に得られる。半減期は 5.26 年で，β-崩壊に伴い 1.17 MeV あるいは 1.33 MeV の γ 線を放出する。放出エネルギーが強く，半減期が長いことから，γ 線源としてすぐれており，放射線殺菌，食品照射，植物の品種改良，放射線治療，透過検査などに広く利用されている。このうち食品照射への利用について，わが国ではじゃがいもの発芽防止に，コバルト（^{60}Co）の γ 線を用いて 15,000 rad（150 Gy）以下の吸収線量となるように照射することが認められている。しかし，このように特別に認められた場合を除いては，食品に吸収線量が 10 rad 以上の放射線を照射してはならないことになっている。

コピーしょくひん　コピー食品　もどき食品ともいわれる。組み立て食品は動植物原料から成分を分離し，組み立てた食品であり，成形食品が部位は違っても同種の原料を用いてつくった食品であるのに対して，これは異種の原料で模造した食品。従来からあるマーガリン，魚肉ソーセージなどもコピー食品といえるが，新しく出回ってきている食品には水産加工品が多い。カニ風，ホタテ風のかまぼこ，数の子風としてシシャモの卵をすり身で固めたもの，シシャモ風として北欧産カペリン，カラスミ風としてサワラのようなほかの魚卵，カワハギの干物風としてウマヅラハギなど。その他代用カカオ脂，コーヒーホワイトナーなどもコピー食品といえる。

ごぶがゆ　五分粥　→かゆ

こぶまき　昆布巻き　ハゼなどの魚を昆布で巻き，醤油，砂糖，酒などで調味したもの。正月のおせち料理に用いられる。昆布巻の芯には，ハゼのほかに，ワカサギ，干しアユ，身欠きニシン，煮干しなどが用いられる。〔つくり方〕水で戻した昆布で魚を巻き，水戻ししたかんぴょうでしばる。鍋に昆布巻きを並べてかぶるくらいの水を入れ，1時間くらい弱火で煮た後，砂糖，酒，醤油で調味する。調味料は，煮汁1カップに対し，酒大さじ2，砂糖大さじ6，醤油大さじ2～3くらいである。

ごぼう　牛蒡　[Edible burdock]　キク科に属する根菜。〔産地〕欧州原産であるが，栽培の盛んなのはわが国のみである。4～5月に種子をまき秋に収穫するものと，9月下旬にまいて翌春収穫するものがあるが，初夏にかけて収穫される新ごぼうがおいしい。茨城，千葉，北海道，青森などで耕土の深い畑で栽培される。〔品種〕東京の滝の川という品種から改良されたものが多い。〔成分〕炭水化物が主であるが，これはイヌリンで，7％内外である。ビタミンは少ない。〔青変〕ごぼうを煮るとき，青くなることがあるが，これはごぼうに含まれるK, Na, Ca, Mgなどのアルカリ性のミネラルが溶け出し，アントシアン系色素を青色にするためである。〔黒変〕また，ごぼうを細く切って皿に入れて置くと黒くなってくるが，これはタンニン系のポリフェノール化合物（主成分はイソクロロゲン酸）がごぼう中に含まれる酸化酵素の作用によって，空気中の酸素で酸化されるためである。酢につけるとpHが酸性になり，酸化酵素を抑えるとともにタンニンが酸に溶けるため黒変しない。ごぼうの酢漬けはこの原理により白くなる。〔用途・製品〕きんぴらごぼう，柳川鍋など煮物としていろいろに調理されるほか，味噌漬けなどにも利用される。缶詰には水煮，きんぴらごぼう，混合野菜煮などがある。なお，山菜味噌漬けとして販売されている山ごぼうは別種のものである。果実は牛蒡子（ごぼうし）という漢方薬で，のどの痛みなどに効果がある。

ごぼうまき　牛蒡巻き　1）紀州田辺の南蛮焼をつくる際に出る魚の皮をごぼうに巻きつけた製品。ウナギなどの八幡巻にならったもの。醤油，砂糖などでつくったたれで味を付けたごぼうにかまぼこのすり身をつなぎとしてエソ，グチなどの皮を巻きつけて蒸す。これを，数回たれをつけながら焼き，薄く輪切りにして食べる。2）ごぼうの細片を芯にして，かまぼこのすり身で巻き込んでつくる揚げかまぼこの一種。→あげかまぼこ，やわたまき

コホートけんきゅう　コホート研究　[Cohort study]　疫学的研究法のひとつ。疾病に罹患していない対象集団を，要因曝露群と要因非曝露群とに分け，疾病の発生推移を将来に向かって監視する調査方法である。これを前向き研究（前向きコホート研究）という。情報の信頼度が高く，多数の要因について多変量解析が可能であり，要因による疾病発生の相対危険度を求めることができる。半面，研究に多大の時間，費用，労力を要し，発生がまれな疾患の調査には不適当である。たとえば血清コレステロール値と心筋梗塞発生との相関研究がある。一方，すでに対象群がある要因に曝露されてしまった後で，当該疾病の発生状況を事後的に調べ，さらにその集団を追跡調査することで要因と疾病との因果関係を確認する研究方法を後ろ向きコホート研究という。たとえば原発事故により汚染物質に曝露された集団のがん発生率をみる場合などがある。

ごま　胡麻　[Sesame]　学名は*Sesamum indicum* L.でゴマ科の種子。〔原産地〕インド，マレーシア，エジプト地方。〔産額〕産額の多いのは中国，インド，ビルマなどで，大半は中国である。わが国でも栽培されるが，量的には少なく，99％以上が輸入されている。〔製油原料〕ごまは製油原料として重要である。白色，褐色，黒色の三種があるが，白色のものが含油量が高く55～56％，黒色のものはやや少なく，50％内外である。とくに不飽和脂肪酸であ

るリノール酸やオレイン酸を多く含む。またたんぱく質も比較的多く（17～20％），トリプトファン，メチオニンが多いので栄養的にすぐれている。また，γ-トコフェロールやセサミンなどの抗酸化物質を多く含む。〔その他の用途〕製油原料のほかに，その香味を重んじて製菓用，ごま塩，ごまあえなど料理用に供する。また，ごま豆腐をつくって賞味する。セサミンなどのリグナン類を含む。ゴマ油は漢方でも使われている。→ごまあぶら

ごまあえ　胡麻和え　煎りごまをすって塩，砂糖，醤油で調味したもので野菜類をあえたもの。ごまよごしともいう。野菜は，ほうれん草，せり，しゅんぎく，みつばなど，香りのよい菜類やたけのこ，さやいんげん，ずいきなどをゆでて使う。〔せりのごまあえ〕材料は，せり，白ごま，醤油，砂糖。せりをさっとゆでて水を切り，醤油少々を振りかけておく。白ごまを煎ってすり，調味料を加えてあえ衣をつくっておく。供卓直前にせりの水気を絞って3 cmくらいの長さに切り，ごま衣であえる。あえ衣の割合は，ごまは材料の10％前後，塩分は1％（塩と醤油），砂糖は2～4％が一般的である。

ごまあぶら　胡麻油　[Sesame oil]　ごまの種子（含油量45～55％）を圧搾して得られる油。〔主産地〕インド，中国，アメリカ。〔採油〕油をとるには種子を煎り，粉砕したものを蒸して圧搾する。この油は風味に重点がおかれるので，香味を生じさせる目的で比較的高温で煎って搾油し，精製もとくに行わず，不純物を沈殿させる程度に止める。外国では冷圧して採油している。〔性状と成分〕比重0.917～0.924，けん化価187～194，ヨウ素価103～116，不けん化物0.1～1％であり，脂肪酸の組成（％）はオレイン酸48.1％，パルミチン酸7.7，ステアリン酸4.6，リノール酸36.8，アラキドン酸0.4程度である。不けん化物としてフィトステロール，セサミン，セサモール，セサモリンがある。セサモールは抗酸化性が強く，ごま油を酸化に対し安定なものにしている。〔用途〕特有の香味があり，天ぷらや中華料理に賞用される。比較的高価なため，市販品には大豆油，なたね油などを混ぜ合わせた調合油が多い。

ごまいおろし　五枚卸し　ヒラメやカレイなどのような，魚体が扁平な魚のおろし方をいう。片身を側線を中心として，上下二枚におろし，もう一方の片身も同様におろすので四枚，それに中骨を加えて五枚になるので，五枚おろしという。

こまいしゅう　古米臭　収穫した米を1年以上普通の倉庫に貯蔵しておくと新米の香りが消えて貯蔵米特有のにおいがつく。これを古米臭という。日本人は新米の米飯の香りを好み，古米の米飯のにおいをきらう。〔成分〕古米では揮発性アルデヒド類の化合物量が多いばかりでなく。*n*-バレルアルデヒド，*n*-カプロアルデヒドの割合が増える。これらのアルデヒドは非常な低濃度で異臭として感じられ，新米に添加して炊飯すると古米臭がすることから，古米臭の重要な成分とみられている。なおこれらはリノール酸，リノレン酸から変化して生じたと考えられている。しかし米飯中には100種類近い揮発性化合物が見いだされており，古米のなかに上記のアルデヒド以外にそのほかのアルデヒド類，ケトン類，4-ビニルフェノールなどの増加を認めた報告もあり，古米臭はもっと多くの化合物の混合によって形成されているといわれている。

ゴマサバ　胡麻鯖　〔定義〕サバ科の魚で，一般にマサバ（本サバともいう）と共にサバ類とよばれているが，マサバとは別種である。マルサバともいう。〔特徴〕マサバより体は丸く，横断面は円に近い。腹側にはっきりした多くの小黒点がある。〔分布〕マサバより南方系で，大群で回遊し，夏に多獲され，この時期には味の落ちるマサバより美味である。→サバ

こまつな　小松菜　アブラナ科に属する菜類で，冬の葉菜として喜ばれる。〔栽培〕こまつなは四季を通じて栽培でき，夏

で 25 日，冬で 60 日くらいで収穫できる。耐寒性があり，冬中でも採ることができるので，冬菜または雪菜ともいう。つまみな（貝割れ菜）とは二葉になった若草をいい，間引いたものをおひたし，汁の実などに入れて食べる。〔成分〕ビタミン類が多く，とくに A は 100 g 中，260 μg レチノール当量，C は 39 mg も含む。また Ca 170 mg, Fe 2.8 mg も多く含む。〔調理〕あくが少ないのでひたし物，あえ物，味噌汁の実，漬け物などに用いられ，東京の雑煮には欠かせない。

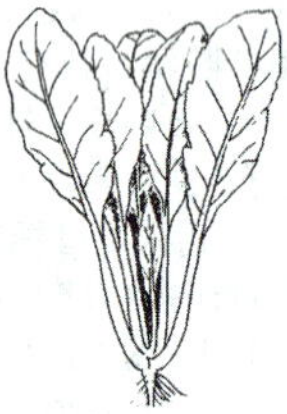

こ ま つ な

ごまどうふ　胡麻豆腐　ごまを煎ってよくすりつぶし，これにくずでんぷんと水を加えて加熱し，固めたもの。ごまの風味と滑らかな口ざわり，適度なゲルの弾力や歯切れを賞味する，代表的な精進料理である。あん，薄味のだし，醤油などをかけ，おろししょうがやおろしわさびを添えて供卓する。〔つくり方〕白ごまを用いることが多いが，黒ごまを使う地方もある。白ごまは色がつかないように香ばしく煎り，すり鉢で油が出るまでよくする。くずでんぷんを加えて塊がなくなるまでよくすったら水を加えてのばし，こす。食塩を加えて加熱する。中火～弱火で攪拌しながら時間をかけて（量によるが，15～50 分）練り上げる。〔材料の配合〕ごまが多い方が風味はよいが滑らかさが低下するため，ごまとくずでんぷんは同量がよい。ごまの 10 倍量の水を加え，ごまおよびでんぷん濃度を各 12％程度に仕上げると好ましいごま豆腐ができる。

こむぎ　小麦　[Wheat]　〔栽培〕小麦の原産地は西アジアといわれるが，北米，オーストラリア，ヨーロッパ，ロシア，中国などの比較的寒冷で乾燥した地帯で多く栽培される。〔産額〕生産量は年 6.8 億 t（2009 年）に達する。このなかでアメリカ，カナダ，フランス，オーストラリア，アルゼンチンなどは輸出余力をもっている。わが国では生産量が年々減少し，年 20 万 t 台にまでなったが，最近稲作転換作物として増産され，年 67 万 t になっている（2009 年）。生産県は北海道から鹿児島にまでおよんでいる。なお上記各国から 2009 年では 470 万 t 以上の小麦を輸入している。現在世界市場に出回っている小麦はほとんどすべてパン小麦（*Triticum aestivun* L.）と称される種類である。ただしアメリカ西北部に栽培されるホワイトクラブ小麦はクラブ小麦（*T. compactum*）に属し，パン小麦に属するソフトホワイト小麦と混合し菓子用に供される。〔分類〕播種期，粒の硬さ，皮の色などによるのが普通である。冬播きのものを冬小麦，春播きのものを春小麦といい，粒の硬軟で硬質小麦，軟質小麦とその中間の中間質小麦，粒の色で赤小麦，白小麦に区別する。春小麦には粒のかたいもの，粒の色の赤いものが多く，冬小麦には硬軟，赤白両方がある。わが国の小麦は大部分が赤色中間質冬小麦である。〔たんぱく質〕小麦中のたんぱく質の量は小麦粉の用途に直接関係があり重要なものであるが，一般に春小麦は冬小麦より，硬質小麦は軟質小麦より，赤小麦は白小麦よりたんぱく質が多い傾向がある。〔製粉〕小麦は胚乳が粉になりやすく皮は粉になりにくいから，製粉して両者を篩（ふるい）分ければ皮の少ない小麦粉が得られる。小麦粉は水と混ぜてこねるといわゆるグルテンができて粘弾性のある生地（きじ）となり，これによって麺やパンをつくることができる。小麦を粒のまま，あるいは米のように精白したのでは，皮が十分に取れず消化が悪い。したがって小麦は小麦粉にして食用にするのがもっとも合理的である。しかも小麦粉の消化は皮の混入を少なくした低歩留まりのものほどよ

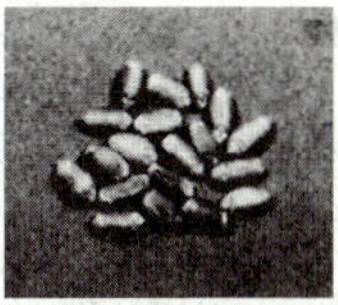

マニトバ（カナダ）

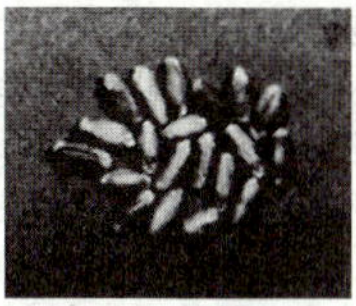

ダークハードウインター（アメリカ）

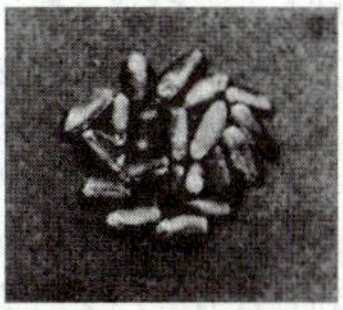

ダークノーザンスプリング（アメリカ）

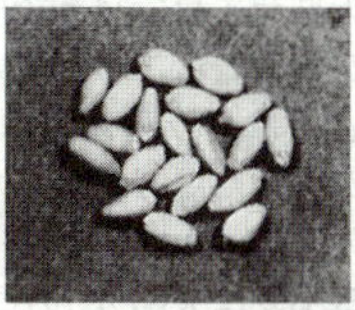

ウエスタンホワイト（アメリカ）

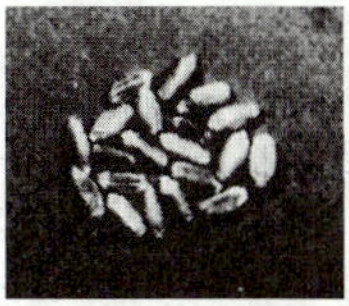

アルゼンチン小麦

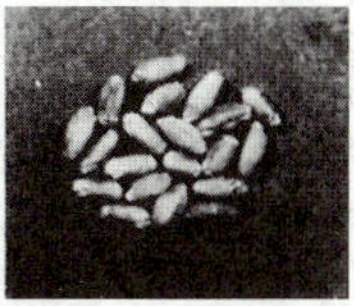

オーストラリア小麦

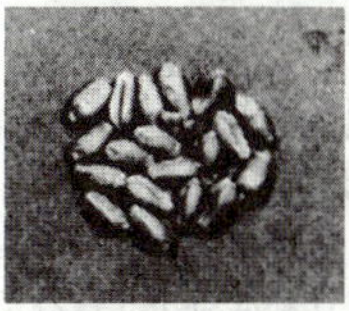

農 林 61 号

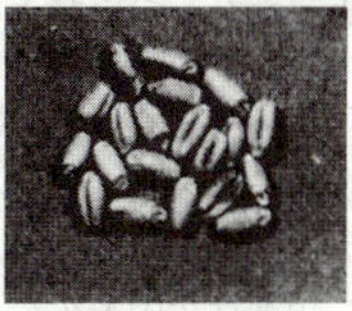

農 林 26 号

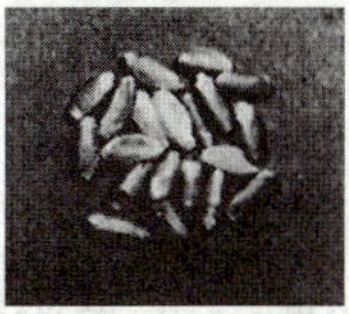

デュラム小麦（アメリカ）

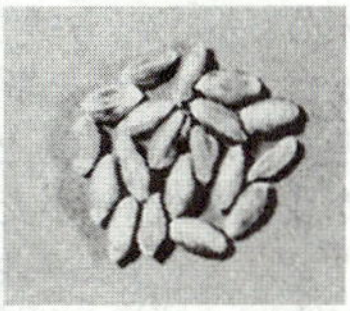

農 林 27 号

い。小麦の製粉は農村など小規模な場合には石臼や金臼を用いるが，そのほかはすべてロール製粉である。この方法は 18 世紀以来行われ，これによって製粉の能率と小麦粉の品質は非常に向上した。わが国では明治以前はすべて石臼，金臼を用いて製粉していてこれをうどん粉と称していたが，その後外国小麦をロール製粉によって製粉したものが輸入され市場に出るようになって，これをとくにメリケン粉と称した。ロール製粉というのは，反対方向に回転するふたつのロールの間に小麦を通し，これを圧砕していく方法である。この際皮の混入を少なくするため小麦を一気に粉砕せず，ロールの間隙を調節して少しずつ何台かのロールを順次通して，そのたびごとにふるいを使い粉をとっていき最後にふすま（麬）を残すようにする。この間，胚乳部分を粗く砕いたいわゆる粗粒（セモリナ）だけをピュリファイヤーによって取り分けて粉砕したものをパテント粉といい，ピュリファイヤーにかからない粉をクリヤー粉とよぶ。パテント粉は灰分が少なく，上等粉である。小麦粒の粉砕にはブレーキロールが用いられるが，これはロールの表面に溝が掘ってある。一方ブレーキロールによって得られる胚乳部を粉にするのには表面の平滑なスムースロールが用いられる。こうして同じ小麦粒から各々のロール下に何種類かの小麦粉が得られるわけで，これを適当に混ぜて市販の小麦粉とする。原料小麦に対する小麦粉全量の百分比すなわち歩留まりは国により，また時代により，さらにまた小麦の種類によってまちまちである。わが国では現在おおよそ 70～75％ぐらいで終戦前後は 90％ぐらいのこともあった。〔ふすま〕製粉によって分取したふすまは多くが飼料に用いられる。かつて醤麦といわれたものは胚乳部のかなり残ったふすまで醤油原料として小麦の丸粒にかわって用いられた。〔パン原料〕わが国で製粉される小麦のうちパンの原料になるものはカナダのマニトバ小麦，アメリカのダークハードウインター，ダークノーザンスプリング，および内地硬質小麦である（農産物規格規定によると内地硬質小麦を強力小麦とよんでいる）。これらの小麦はたんぱく質量が 11～13％程度ある。〔製麺原料〕これには中間質小麦（ホクシン，農林 61 号，シロガネコムギなど）が使用され，たんぱく質量 9～10％のものが多い。最近はオーストラリア小麦やアメリカのウ

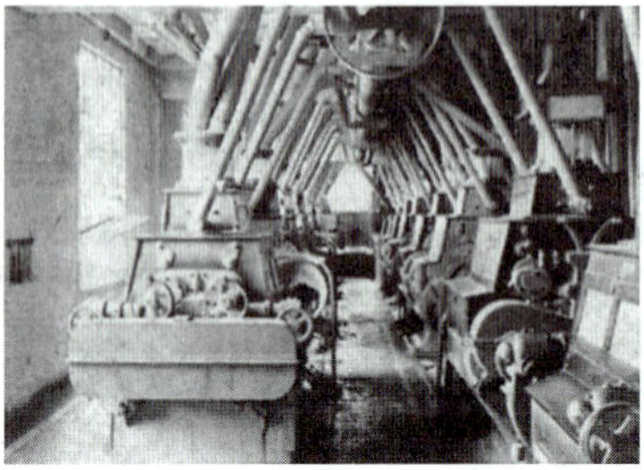

製 粉 機

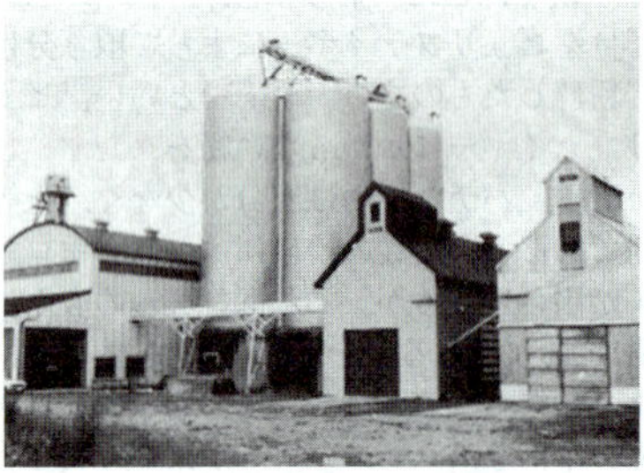

小麦倉庫（サイロ）

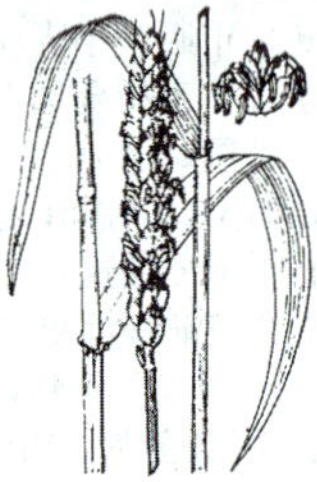

小 麦

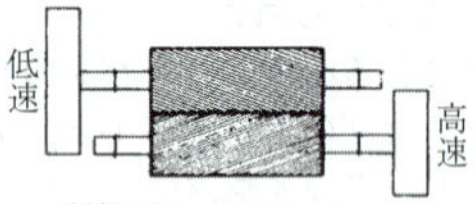

製粉ブレーキロール

エスタンホワイト，ダークハードウインターなどが多く用いられている。〔製菓原料〕アメリカのウエスタンホワイトのような軟質小麦が使われ，たんぱく質量8％内外である。〔品質〕小麦粉の品質は上記たんぱく質量のほかに小麦の皮の量，皮の色あるいは胚乳の色が影響する。皮の多い小麦では同じ歩留まりで粉をとる場合，小麦粉中に混入する皮が多くなり，また歩留まりを上げると皮の混入が多くなる。皮の色の赤い小麦では小麦粉の色が濃くなる。〔輸送・貯蔵〕わが国では小麦は60 kg 入俵または叺（かます）にして輸送貯蔵が行われる。外国とくにカナダ，アメリカでは大型サイロでバラで貯蔵し，かつバラ輸送が行われる。したがってわが国の輸入小麦も船にバラ積みされ，港で麻袋に詰めるか，または製粉工場などのサイロに直接搬入貯蔵される。〔用途〕わが国で消費される小麦は大部分が小麦粉となり，パン，菓子，麺などにされるが，一部は醤油原料および飼料に用いられる。デュラム小麦：パスタ専門の小麦にデュラム小麦と称するものがあるが，これは *Triticum durum*（デュラム小麦属）に分類されるもので，ヨーロッパおよび北米の一部に栽培されており，わが国にも輸入されている。→こうしつこむぎ，こむぎこ，ちゅうかんしつこむぎ，なんしつこむぎ

こむぎグルテン　小麦グルテン

[Wheat gluten]　小麦粉を水とこねて得られる小麦の主たんぱく質である。〔分離法〕小麦粉に水を加えて混ねつすると次第に粘弾性が出てかたまりとなるが，これにさらに水を加えてこね続けるとでんぷんは水のなかに洗いだされ，これを繰り返すなかにでんぷんの大部分がほかの可溶成分とともに除かれ，あとにもちのようなものが残る。これが小麦グルテンである。〔特性・種類〕小麦グルテンは小麦粉の種類によって量および質が異なるが，簡単には小麦粉から分離されるグルテン量を調べることにより小麦粉の種類を判定することができる。得られるグルテンの含水物のままの量を湿ぷ（wet gluten）量といい，いったん加熱，乾燥したものの量を乾ぷ（dry gluten）量という。パンに適する強力1等粉では湿ぷ量で40～45％，乾ぷ量で13～15％，めんに適する中力粉では湿ぷ量で25～30％，乾ぷ量で8～10％，洋菓子，クッキーに適する薄力粉では湿ぷ量

で20～25%，乾ぷ量で7～8%である。グルテンは物理的性質も小麦粉の種類で異なり，ファリノグラフ，エクステンソグラフなどの生地試験機によってその種類をおおよそ判別することができる。〔グルテン形成〕小麦グルテンは小麦粉中のグルテニン（グルテリンの一種で分子量数100万）とグリアジン（プロラミンの一種で分子量10万以下）が混ねつ中に-S-S-結合などを通じて絡み合いができたものと考えられており，グルテン形成とよぶ。小麦独特の性質であってほかの穀類では小麦グルテンのような粘弾性は見られない。〔アミノ酸組成〕リジン，トレオニンが少なく，プロテインスコア（たんぱく価）50であり，大豆，米より低い。〔工業生産〕等級の低い強力小麦粉から小麦グルテンが工業的規模で生産され，ふに用いられるほか，水産練り製品，魚肉ソーセージ，植物性たんぱく食品の原料に用いられる。水分を含んだ状態のものは変敗しやすいので凍結状態で流通するか，変性を避けながら乾燥されてバイタルグルテンの名で流通している。なお小麦グルテンはグルタミン酸を多く含むので，かつては塩酸加水分解物からグルタミン酸ナトリウムがつくられていた。→こむぎこ，れいとうグルテン

こむぎこ　小麦粉〔Wheat flour〕小麦粒の胚乳を，できるだけ皮部を除いて，粉にしたものである。〔ロール製粉〕かつては石臼や鉄臼によって粉にしたが，このような製粉法は現在ではきわめて限定的に行われているにすぎず，ほとんどが製粉工場のロールによって製粉している。したがって小麦粉といえばロール製粉をさすと考えてよい。〔種類〕小麦粉を水とこねると，次第に粘性と弾性が増し，いわゆるグルテンができる。これは小麦粉中のたんぱく質によるもので，一般には小麦粉中のたんぱく質の多いもの（12%内外）は粘弾力が強く，強力粉と称せられ，たんぱく質の少ないもの（8～9%）は粘弾力が弱く，薄力粉とよばれる。小麦粉の質の違いは，おもに原料小麦の種類によるもので，強力粉はおもに硬質小麦，中力粉は中間質小麦，薄力粉は軟質小麦から製粉される。〔種類の判定法〕このような小麦粉の種類を区別するには，小麦粉を一定の方法で流水中でもみ，ねばねばしたグルテンをとり出し，水をよくきってこの量を計って湿麩（ウェットグルテン）量とし，その多少によって行う。また，これらの小麦粉は種類によって用途が違い，強力粉，準強力粉は製パンに，中力粉は製めんに，薄力粉は製菓用，てんぷら用に使われる。しかし小麦粉の用途に対する適性はグルテン量だけから判定することは必ずしも正確ではない。現在では各種の生地試験機を用いて小麦粉を水とこね，そのときの生地の物理的性質の時間的な変化を記録し，判定を行っている。つぎにその一例としてファリノグラムを示す。〔等級〕小麦を製粉して得られる小麦粉の歩留まりを高くしようとすると皮部の混入が多くなり，また，製粉技術が劣っていても，同様に皮部の混入が多くなる。小麦粉の皮部混入率は小麦粉の加工に大きな影響があるので，小麦粉の等級を皮部の混入率で分けている。通常は小麦粉の灰分を測定すれば皮部混入の度合を知ることができる。たとえば小麦粉の灰分0.3～0.4%を1等粉，0.4～0.5%を2等粉，0.5～0.6%を3等粉，0.6～1.00%を等外とする。ふ（麩）やグルタミン酸ナトリウムをつくるには，たんぱく質の多いことがもちろん望ましいが，皮は多少多くても差し支

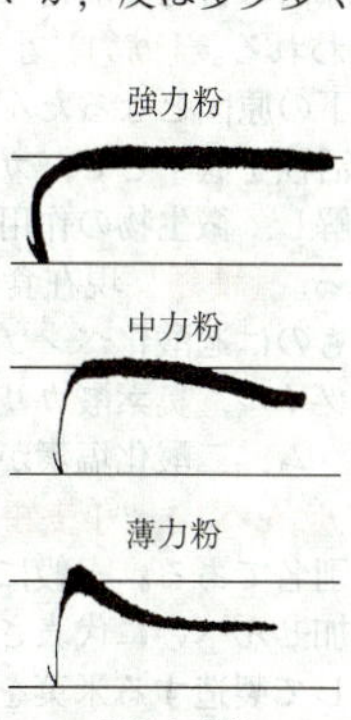

各種小麦粉

えない。駄菓子やそばの配合にも灰分の多いものを用いる。これら灰分の多い粉は末粉とよばれる。〔ビタミン強化〕小麦粒中のビタミンB群の分布は，米のようにかたよりはないが，歩留まりの低い粉では，かなり少なくなっているので，添加して栄養強化を行うことがある。わが国でも学校給食用小麦粉には100 g中，ビタミンA 500 IU, ビタミンB_1 0.7 mg, B_2 0.35 mgを含むことが規定されている。この際ビタミン類は製粉工場で小麦粉に添加混合される。〔メリケン粉〕優良小麦粉とでもいう意味に用いられたことばであるが，今日では小麦粉の代用語として使われることが多い。メリケン粉とはいうまでもなくAmerican flourのことである。明治以前わが国の小麦粉は，内地小麦を原料にして石臼でひいてつくられていたが，外国からロール製粉による品質のよい小麦粉が輸入され，続いてロール製粉機が輸入されて，外国小麦を原料にして国内でも大規模に小麦粉が生産されるようになった。そこで当時これらの粉をメリケン粉と称して従来の小規模製粉でつくったうどん粉と区別したのである。→こむぎ，きょうりきこ，ちゅうりきこ，はくりきこ

こむぎこかいりょうざい　小麦粉改良剤　[Flour improving agent]　小麦粉は品質改良のため製粉後2〜3か月貯蔵する必要がある。小麦粉改良剤はこの熟成期間の短縮および漂白の目的で加える。小麦粉処理剤ともいわれる。〔効力〕小麦粉の貯蔵中の品質低下の原因となるたんぱく質分解酵素などの活性を低下させ，カロテノイド系色素を分解し，微生物の作用を抑制することができる。〔種類〕現在食品衛生法で使用可能なものは過酸化ベンゾイル，希釈過酸化ベンゾイル，臭素酸カリウム，過硫酸アンモニウム，二酸化塩素がある。

こむぎこせんべい　小麦粉煎餅　甘味せんべいの別名である。一般にせんべいというと，草加せんべいに代表されるうるち米を原料として製造する米菓を意味するので，それと区別するために主材料の名称を付したものである。せんべいの伝来は古く，806年に空海が唐で製法を聞き帰り，伝えたといわれる。当時，小麦粉に果実の糖液を加えたものと，米粉を塩で味付けし，蒸して薄くのばし，型抜きして天日で干したものを焼いた，とある。このことから両方とも，同時に伝わり，それぞれ発展したものと思われる。小麦粉せんべいは亀の甲，瓦せんべいをはじめとして，全国いたるところで，みやげ物や銘菓として親しまれている。製法は，小麦粉と砂糖をほぼ等量配合し，これに卵やそのほか，特徴付けになるものを加え，牛乳または水を加えた生地をこね，いわゆる水だねとしてせんべい型に流し，焼きあげる。型によって厚さを加減し，焼きあげ直後の熱いうちに仕上げ加工を行い，そりを付けたり，巻き物にしたりする。

こむぎたんぱくしつ　小麦たんぱく質　[Wheat protein]　〔存在〕小麦粒にはたんぱく質が8〜13％程度含まれるが，外側に近い方が多く，内部に入るにしたがって少なくなる。〔種類〕小麦たんぱくの主体はグルテニンとグリアジンで両者ほぼ同じ量が含まれ，全体の80％を占める。ほかにアルブミン，グロブリンおよび低分子窒素化合物がある。グルテニンはグルテリンに属するアルカリ溶解性のたんぱく質で分子量数100万の巨大分子であるが，グリアジンはプロラミンに属する酸およびアルコール可溶性のたんぱく質で分子量10万以下である。硬質小麦はたんぱく含量が高く（13％），軟質小麦は低い（8％）。小麦アレルギー原因物質（アレルゲン）のひとつ。〔グルテン〕小麦を製粉する際，皮の部分およびこれに接する胚乳部分はふすまおよび末粉として除かれる。したがって小麦粉のたんぱく質量は原料小麦のたんぱく質量よりやや低い。小麦粉を水と混ぜてこねるとしだいに粘り気を生ずるが，これは小麦たんぱく質であるグルテニンとグリアジンが吸水，膨潤して互いに絡み合ってできるものでグルテンとよばれる。グルテンは小麦粉の用途と密接に関係しており，パン用

の強力粉ではグルテンの粘弾力が強く，その量も多い。また，麺に用いられる中力粉は中間，菓子用の薄力粉は粘弾力が弱い。〔定量および測定法〕小麦中たんぱく質の定量はケルダール法による窒素測定値に5.83（小麦粉の場合5.70）を乗ずる。小麦粉の場合，ケルダール法によるほかに，湿ぶまたは乾ぶ量を定量する方法がある。また，小麦粉中のグルテンの粘弾性を調べるのにファリノグラフなどの生地試験機を用いる。→こむぎこ，こむぎグルテン

こむぎでんぷん　小麦澱粉　[Wheat starch]　小麦からとったでんぷんで，小麦粉からグルテンやふ（麩）を製造する際の副産物として得られる。〔産額〕国内の生産量は年間約2万t（2008年）。一方，輸入量は3.7万t（2008年）となっている。〔製法〕小麦粉に水と食塩を加えて，捏和機（ニーダー）のなかで練り，小麦たんぱく質が膨潤，粘着してドウ（dough）が形成されたら，その3倍量ぐらいの水を加え，でんぷんをドウから洗い出す。このでんぷん乳をふるい分けしたのちに，テーブルに流して沈殿させる。テーブルに沈殿するのは上質の小麦でんぷんで沈（じん）といわれ，特等または1等製品（20～30 μm）となる。テーブル末端から出る液には小さいでんぷん粒子が含まれているので，これから分離したものが2等でんぷん（2～8 μm）となる。大型工場では連続式遠心分離機を使用してでんぷんの粒子の大きさにより分別して（これを分級という）各種等級の製品を製造している。〔用途〕小麦でんぷんは大部分が経糸糊，仕上糊，染色，捺染などの織物用糊料として使われ，繊維製品に独特の風合（ふうあい）を与えて喜ばれる。一部はダンボールなど紙の接着剤に利用される。またかまぼこの補強剤（5～15％混入）としての使用量も多い。小麦でんぷんの糊化特性がうるち（粳）米と似ているので，米菓原料のうるち米粉に10～30％混合すると，米菓の型上がりがよく，焼き上げの外観もよくなる。ほかにくずもち，干菓子，ビスケット，とんカツソースの粘稠剤に用いられる。でんぷんを分けた残りのグルテンはこれまでは乾燥してグルタミン酸ナトリウム（うま味調味料）の原料としていたが，発酵法や合成法でグルタミン酸ナトリウムが製造されるので，噴霧乾燥してバイタルグルテンを製造するようになった。また，植物性たんぱく食品の原料にも用いられる。

こめ　米　[Rice]　〔主産地〕米は高温多雨の地帯によくでき，とくにアジアのモンスーン地帯に多い。〔産額〕世界の米（もみ）の年間生産量は6.8億t（2009年）に達し小麦とならんで世界の穀物生産の首位を占めている。中国，インド，インドネシア，バングラデシュ，タイ，ベトナム，ミャンマー，日本はその主要生産国である。わが国の年間生産量は玄米で848万t（2010年）あまりである。1970年以降，米の消費量の減少により繰り越し量が増加したため生産調整が行われている。〔種類〕稲にはわが国で作られているジャポニカ米と，東南アジアを中心に世界的に広くつく

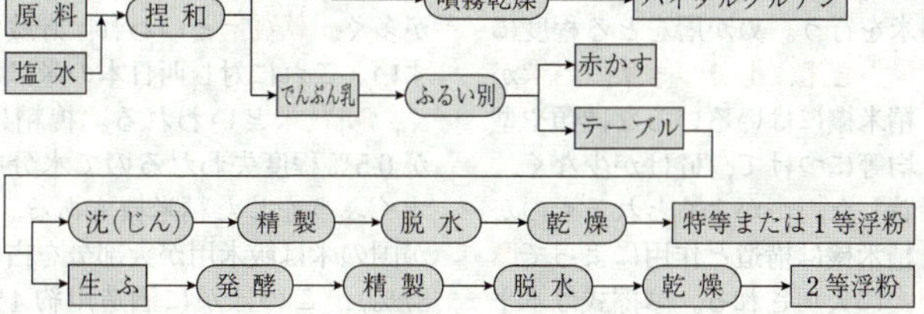

小麦でんぷんの製法

られるインディカ米とある。両者の性状はかなり違い，交配すると不稔性となることから類縁関係はうすいといわれる。ジャポニカ米は穀粒は円粒で，砕米になりにくく，搗精歩留まりが高い。また炊いたときに粘り気がある。また稈（かん）が強力で縄や筵（むしろ）の製造に適している。これに対しインディカ米は穀粒は長粒で，砕けやすく，搗精歩留まりが低い。また炊いたとき粘り気がなく，いわゆる外米食味を呈す。東南アジアの米は，ほとんどインディカ米である。米にはまた，うるち米ともち米とあって，わが国ではうるち米は飯米，味噌，酒などの原料に，もち米（糯）はもち（餅）や赤飯に用いられる。わが国の産米の95％はうるち米である。わが国にはまた水稲と陸稲とあるが，99％以上は水稲である。陸稲は関東台地の一部で作られる程度で，反当たり収量は水稲よりはるかに少ない。わが国は南北の広い地域にわたって，おもに水稲が栽培されているので品種がはなはだ多い。代表的な品種であるコシヒカリは東北の南部から九州まで広く栽培されているが，栽培の中心は新潟，福島などである。品質，食味ともにきわめてよく，なかでも新潟の魚沼産コシヒカリは人気が高い。最近では食味のよい品種が多く栽培される傾向にあり，そのおもなものは自主流通米銘柄として指定されている。ひとめぼれやヒノヒカリ，あきたこまちなどが栽培されている。〔精米〕農家で収穫されたもみ米はライスセンターなどでゴムロールを用いてもみすりを行い，もみ殻をとり，玄米とする。これを包装容器（麻袋，紙袋など）につめて，輸送，貯蔵を行う。玄米は消費地の精米所でぬか層を取りいわゆる精米を行う。ぬか層をとる程度にしたがって半つき米，七分づき米，白米が得られる。精米機にはいろいろな種類や型があるが，均等につけて，砕けが少なく，かつ米に付着したぬかがよくとれるものが望ましい。精米機は構造と作用によって摩擦式と研削式に大別される。摩擦式は水平の円筒内をロールが回転していて米はロールのらせんで送られる間に，円筒壁または米粒相互の摩擦で搗精され，研削式は縦の円筒内に回転する金剛砂のグラインダーがあり，米は上から流下する間に表面をけずられて搗精される。研削式は摩擦式に比べると搗精能力大きく，砕米が少なく温度も低い。精米の表面が粗くなり，米の両端がけずられるため丸く仕上がる傾向がある。また搗精の間に失われた水分を補うための調節機の付いたものもある。石抜き機，色彩選別機を通してから使用する。最近は家庭用のものも多い。〔歩留まり〕玄米100から得られる精米の量がいわゆる歩留まりであるが，白米は歩留まり92％で得られる。半つき米はぬかを50％とったものであるから歩留まりは96％，七分づきでは94％である。酒造米ではとくによくついて歩留まり75％くらいにする。また米をつくときに胚芽を残すようにくふうすると胚芽米が得られる。〔無洗米〕精米にぬかが付着していると炊飯のときにとぎをしなければならず，B_1の損失を考えると好ましくないので，いわゆる無洗米が開発されている。〔成分〕米はでんぷん75％内外，たんぱく7～8％で，でんぷんに富んでいて，日本人の食糧の重要なエネルギー源となっている。たんぱく質の主体はオリゼニン（oryzenin）と称するグルテリンたんぱくで，ほかにアルブミン，グロブリンを少量含む。ぬか層，とくに胚芽にはビタミンB_1が多く含まれる。したがって胚芽米や七分づき米はビタミンが多く，精白すれば少なくなる。しかし白米は七分づき米や半つき米に比べると消化率がよい。わが国の玄米の水分は13～14％が普通であるが，裏日本および北日本の米は一般に水分が多く，軟質米といわれ，貯蔵中変質しやすい。これに対し西日本の米は水分が少なく，硬質米といわれる。搗精により水分が0.5％程度失われるので水分をもとに戻すくふうをした精米機もある。〔用途〕わが国の米は飯米用が大部分を占め（全体の87％），このほかに酒造用約4％，もち約4％，菓子約2％，味噌，酢などに約1％，

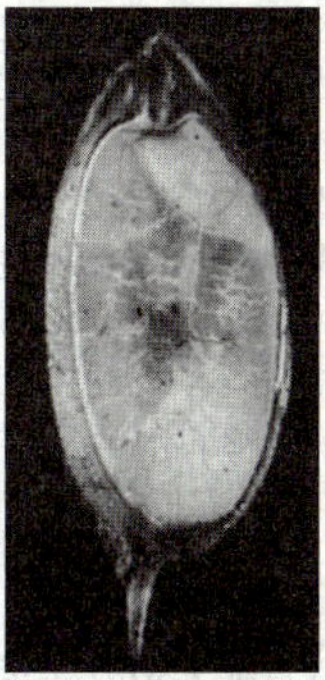

もみ米の縦断面

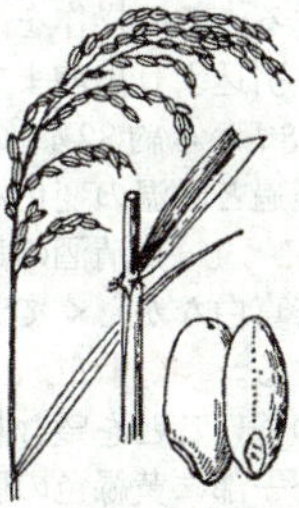

いね

種子用約1%，その他0.5%内外といわれる。米を製菓原料にするときは新粉，白玉粉，各種のいり粉，みじん粉，春雪粉，寒梅粉，らくがん粉などの形に加工したものを用いる。〔強化米〕白米にはすでに述べたようにビタミンB_1が少ないから，化学合成により作ったB_1を濃厚に加えた白米をつくり，これを混炊すればB_1の摂取が増加する。近年ではビタミンB_1以外のビタミンやカルシウム，鉄分を配合した強化米も出回っている。また東南アジア，中近東などの現地住民が常食するパーボイルドライスやこれを大量生産化したコンバーテッドライスはもみ米を蒸すときぬか層のB類が胚乳中に移行しているので，白米でもかなりB類含量が多くなっている。〔アルファ米または即席米〕いったん炊いた飯を急速に乾燥したもので，熱湯または短時間の炊飯で飯にできる。〔レトルト米〕炊いた飯をプラスチックフィルムに入れ，加熱殺菌したもので，袋ごと熱湯中で加熱すれば飯として食べることができる。保存は常温でよいので非常用・携帯用によい。〔ぬか〕精米を行う際に副産物の米ぬかができる。これには油が20%以上含まれているので米ぬか油が得られる。東南アジアの精米ではぬかはもみ殻といっしょになって得られ，もっぱら精米所の燃料に用いられている。〔品質〕米の品質を鑑定するには，まずそれが品質特有の性状を具備していること。つぎにその形状が豊満で粒ぞろいがよく，被害粒，胴割粒，死米，着色粒などの異常粒がなく，粒重が十分あることをみる必要がある。また粒のかたさ，光沢，乾燥の程度も十分吟味しなければならない。〔米食の歴史〕わが国で米を食べるようになったのはかなり昔からであるが，一般に精白して食べるようになったのは，徳川時代の元禄以後である。もっともそれ以前でももみ摺りを臼や土臼で行っていたので，玄米といっても，かなりぬか層がいためられていて今日の半つき米に近い状態であったろうといわれている。〔米価〕米価には生産者が政府に売り渡すときの生産者米価と，政府が米販売業者に売り渡すときの政府売渡価格と，消費者が米を買うとき消費者米価とがあり，別々に定められたため，いわゆる逆ざや（政府の買い入れ価格より売り渡し価格のほうが安い）がおこり，食管赤字を生み政治問題となった。これをさけるため1969年から，政府を通さずに売れる自主流通米が発足した。また1972年から消費者米価について物価統制令の適用が除外され，自由価格になったが，まったく自由にして小売価格が上昇することは消費者に不安を与えるので，基準価格米をつくり，一定の価格で売るようにした。その後1993年にWTO協定で米の輸入自由化を受け入れた。その結果，ミニマムアクセス米として年間77万tが輸入されている。→がいまい，はくまい，プレミックス

こめあぶら　米油　[Rice oil]　→こめぬかあぶら

こめこうじ　米麹　[Rice koji]　蒸し

た米に麹菌を繁殖させたもので，酒や味噌の製造原料となる。菌糸の発育がよく，かんで甘味を感じ，芳香を呈するものが良品である。米麹の製造には伝統的な手法と用語が使われる。清酒に使う麹は，精白度のいちじるしく高い白米を用い，麹菌は単に酵素力が強ければよいというわけではなく，風味を重んじるから，ある場合には酵素力を多少控え目にしても，よい香味を出すものを選ぶ。〔製麹原料〕細心の注意を払って製麹する。酒造米と称する上質の軟質うるち米を用い，通常の完全精白米の精米歩合（92％）の2割減以上に精米した米をよく洗い，1〜2昼夜水に漬け，甑（こしき）（蒸器のこと）に入れ，むしろ（蓆）でおおい，強い蒸気で1〜1.5時間の間に蒸しあげる。蒸しあげるとき指間でひねると，もち状となって弾力があるが表面はねばらないのがよく，飯のようになってはいけない。〔引込〕蒸した米をとり出して35℃ぐらいまで放冷し，麹室（温度，湿度の調節できる部屋）内に運び，床にむしろを広げた上に丘状に盛りあげ，つぎにむしろでおおい蒸米の温度を平均させる（これを引込（ひきこみ）という）。〔床揉〕3〜5時間後，堆積を崩して蒸米を広げ，種麹（白米180 *l* に130〜150 g）を撒布し，両手で蒸米のかたまりを激しくもみほぐしながら種麹の分配を均一にする。米粒の表面を傷つけて麹菌が米粒内部に繁殖しやすくするためである。この操作を床揉（とこもみ）という。〔切返〕終わればまた盛りあげてむしろをかぶせておく。12〜14時間後蒸米の山を切り返して温度の均一を計る。この操作を切返（きりかえし）という。〔盛込〕この品温は35℃を最適とする。3〜5時間後，菌糸の発育（はぜこみ）がややいちじるしく品温が上昇するころ，山をくずし麹ぶた（浅い木箱）に分け入れる。この操作を盛込（もりこみ）という。〔仲仕事〕4〜5時間後，品温が34〜35℃になったころ菌の発育により生ずる熱と炭酸ガスを発散させるため，指で麹ぶたの内容を攪拌して薄く広げ，あるいは共ぶたをし，かつ麹ぶたを積み換え，これによって温度の部分的な上昇を防ぐ。この操作を仲（なか）仕事という。〔仕舞仕事〕さらに5〜7時間後品温がふたたび上がるころ同様の操作を反復する。この操作を仕舞（しまい）仕事という。〔積替〕3〜5時間後，麹菌の発育が絶頂に達し温度の上昇，炭酸ガスおよび水分の発生がいよいよ急激となるころ3度目の麹ぶたの積替を行う。この操作を積替（つみかえ）という。〔出麹〕2〜6時間後，菌糸がよく繁殖し，はぜこみ，結塊がともにじゅうぶんとなるころ，共蓋をとり室外にとり出し，むしろ上に麹を落として放冷する。この操作を出麹（でこうじ）という。引込より出麹まで約2昼夜を要し，白米18 *l* から約32.4 *l* の麹が得られる。製麹の経過と品温の変化を図に示す。〔若麹（わかこうじ）〕清酒の麹は菌糸の着生がまだらで真白なかたくて芳香の高いものを目標とする。〔老麹（ひねこうじ）〕おもに糖化力の強いことを望む甘酒では，菌糸が長く伸び一部に黄緑色の胞子の着生が見られるかび臭の強いものをつくる。したがって蒸米を麹室にとり込んでから出すまでの製麹時間も異なっている。若麹は2日ぐらいで出麹とするのに対して老麹は約3日間を要する。また，製麹中の最高温度は清酒用麹では38〜42℃であるのに対し，後者では41〜43℃にする。〔機械製麹法〕本法は温度，湿度を適当に調節した空気を種麹をまいた蒸米層に通して，品温を調節しつつ麹をつくる方法である。製麹機に引込んだ後は出麹まで機械の管理以外まったく人手がいらない上に，その管理の条件がいったん定められると，経験に乏しいものでもつねに均一の麹が得られる。完全自動の高価なものから，麹室を利用し，盛り以降の管理を機械にさせるといった簡易なものまで，いろいろの型が考案されている。〔実施例〕たね切した30〜32℃の蒸米を厚さ約30 cmに，かつ表面を平らに広げ，温度32℃。相対湿度96〜99％程度の通風をして，品温を一定にし，約20時間放置し，切返を行う。以後25時間目に35℃，

30時間目に38℃と品温を上げる。湿度は30時間目ごろより順次減らして80%程度とし，品温38〜40℃を持続して，36〜40時間目に出麹する。また切返後に35〜37℃の一定品温で製麹する方式も行われている。朝引込んで翌日夕刻，あるいは午後引込んで翌々朝に出麹とする。→こうじ，しゅぞうまい

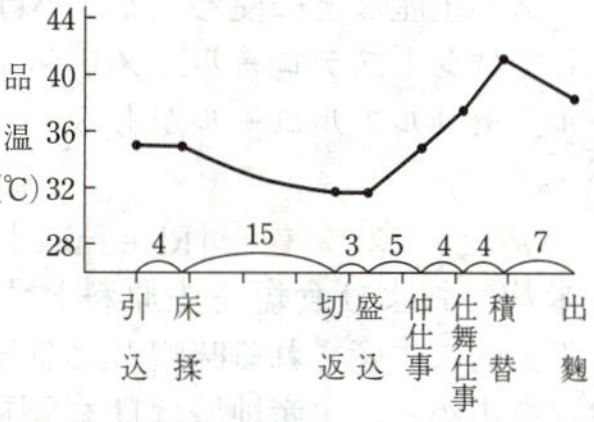

製麹経過と品温の変化

こめでんぷん　米澱粉　[Rice starch]　米からとったでんぷんをいう。米のでんぷん粒は直径2〜8 μm, 平均5 μm, 粒形は角状の多面体で，各種のでんぷんのなかでもっとも小さい。〔製法〕米のでんぷん粒は，不溶性のたんぱく質に包まれているので，苛性ソーダ液を用いて，たんぱく質を溶かしてから，でんぷんを分離する。すなわち米の2倍量の0.2〜0.5%の苛性ソーダ液のなかに，米を24時間浸漬する。浸漬中は6時間ごとに攪拌する。空気攪拌方式が効果がある。24時間後浸漬液を抜きとって，さらに新しく苛性ソーダ液を加えて，前回同様6時間ごとに攪拌しながら，24〜48時間浸漬すると，米粒がもとの大きさの2倍にふくれ，指の間で押しつぶせるくらいにやわらかくなる。この処理で米粒中のたんぱく質の半分が除去される。これに1〜2倍量の苛性ソーダ液を加えながら，磨砕機で磨砕し150メッシュのふるいを通したでんぷん乳を，沈殿法または遠心分離法で水洗して精製する。数回の水洗を終えアルカリを除去したでんぷん乳を，遠心型またはろ過型脱水機にかけて生でんぷんを得る。これを流動式乾燥機またはフラッシュドライヤーで水分13%程度に乾燥し，アトマイザーで粉砕して製品と

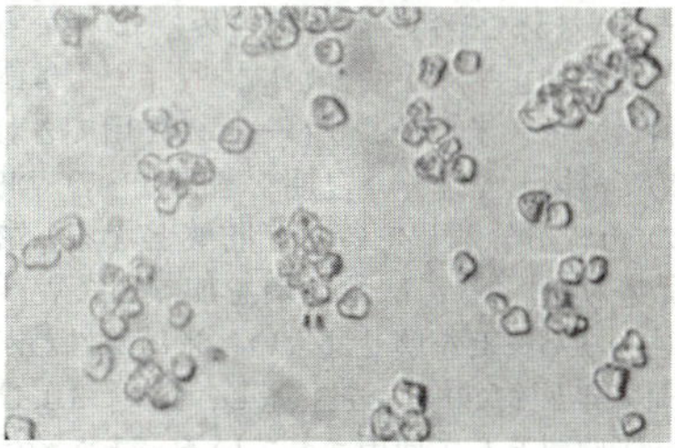
米でんぷん

する。〔歩留まり〕原料精白米に対して58〜60%。〔用途〕米でんぷんは粒子が小さいので，布目や繊維の間に浸透しやすい。そこで接着力が強い性質を利用して洗濯の仕上げのりに利用される（イギリス，アメリカ，フィリピンなど）。また，染め抜き，染色の際に鮮明な模様が得られるので捺染（なっせん）糊によい。また，粒が多角形で微細なため，皮膚に付着しやすく，皮膚の凹凸によく固着する。さらに中性で吸水性があり，粒が角型で脱落しにくいので化粧くずれせず，白粉にとくに適する。また，塩基性色素の吸着性が大きいので，そのおだやかな還元性とも関連して，色が鮮明になり，紙の表面の凹凸をよく埋める特性を利用して，カラーフィルムの印画紙やカラー写真の印刷に用いられる。錠剤，散剤などの製薬用やチョコレート，キャンデー類の品質改良剤，ゴム工業における滑剤，病人用ドライシャンプー，ボデーパウダーなどの用途が増えた。〔価格〕ふつうのでんぷん価格の3倍もするが，特性があるので使用される。

こめぬか　米糠　[Rice bran]　玄米を搗精して白米にするときとれる果皮，種皮および糊粉層の粉砕物をいう。〔組成〕化学組成は搗精の度合によって多少異なる。米ぬかのたんぱく質は米のたんぱく質に類似している。炭水化物はでんぷん40%，ペントザン30%，その他である。灰分はK, Mg, Pに富むが，リン酸のうち80%はフィチンの形態である。またヌカインという配糖体を含む。米ぬかはビタミンB_1を100 g中2 mg含み，ビタミンEも多い。

また，15～20％の脂肪を含み，これからとった油を米ぬか油といい，脱脂ぬかは飼料となる。米ぬかはリパーゼの作用できわめて酸敗しやすく，夏期1週間ぐらいで油の40％が分解して遊離脂肪酸となる。酸敗を防止するには米ぬかを加熱して乾燥し，リパーゼを壊せばよい。米ぬかはわが国で年間約80万tを生産し，飼料および油脂原料として使用されている。また漬け物のぬか床にも利用される。〔もみ殻〕なお，南方地域その他の諸外国では玄米をつくらず，もみ米から一気に白米に精白する。そしてこの際に生ずるものをぬかとよんでいる。したがってこのような場合はもみ殻もぬかに含まれることになる。

米の搗精度と〈ぬか〉の組成

	搗精歩合	96%	94%	92%
ぬかの組成	水分	10.7	11.1	11.2
	たんぱく質	14.5	14.5	13.5
	脂質	16.3	17.4	18.0
	可溶無窒素物	42.2	40.9	41.9
	食物繊維	7.9	7.9	7.2
	灰分	8.2	8.2	8.3

こめぬかあぶら　米糠油　[Rice bran oil, Rice oil]　米油ともいう。米ぬかには脂肪が15～20％含まれているが，これを圧搾法や抽出法により採った油をいう。〔米ぬか油〕原料米ぬかの新古によりいちじるしく酸価が異なり，酸価の多いものは精製が困難で食用油にはならない。採った油の酸価をできるだけ低くするため，米ぬかの集荷を迅速化すること，米ぬかを精米所で加熱処理することが行われる。〔性状〕原油は赤黄色ないし緑黒色を呈するが，これから脱ろう，脱酸，脱色，脱臭の処理を経て食用油が得られる。現在市販されているものには不けん化物が3％あまりあるが，色はうすく，味はよい。油の性状は比重0.913～0.918，けん化価180～190，ヨウ素価92～115，不けん化物3.0～4.0％であり，脂肪酸の組成は100g中α-トコフェロール25.5mg，脂肪酸ではパルミチン酸16,000mg，オレイン酸39,000mg，リノール酸32,000mg，α-リノレン酸12,000mg，ステアリン酸1,700mgとなっている。ポテトチップスの生産などに使われる。不けん化物としてはシトステロール，メリシルアルコール，セリルアルコールがある。→こめぬか

こめみそ　米味噌　[Rice miso]　大豆，米麹，および食塩を主原料とする味噌。工業的に生産される味噌の大部分（約80％）を占める。生産地域は日本全国に及んでいる。〔製法〕米は精白（精米歩合90～93％）し，水洗，浸漬，水きりをして蒸す。放冷し，品温35℃程度になったとき，たね麹（糠層を少しけずった玄米を蒸し，木灰を少量添加したものの表面に麹菌を純粋に培養したもの）を原料米の1,000分の1相当を接種し，30℃，飽和湿度の条件で，約40時間かけて米麹をつくる。大豆は洗浄し，一夜浸漬し，翌日水をきり，0.7 kg/cm^{2}の加圧下で30分程度蒸煮する。蒸煮大豆を大型のチョッパーを通して，つぶし，米麹と塩の三者を混合する。この際水分調整のために全体の5％程度の水を加えるが，これを種水とよんでいる。最近は，味噌の発酵を促進させるために，培養酵母や培養乳酸菌をこの種水中に混合して使用するケースが増えている。全体をよく混合した上に，再度大型チョッパーを通し，発酵槽に仕込む。表面をビニールシートでおおい，上に重石をのせて，発酵させる。発酵の適温は30℃。2～3週間後に切返しといって，ほかの槽に移す。発

味噌の成分　（％）

種類	水分	たんぱく質	脂質	炭水化物	食物繊維	灰分	食塩	カルシウム
甘味噌	42.6	9.7	3.0	37.9	5.6	6.8	6.1	0.08
淡色辛口味噌	45.4	12.5	6.0	21.9	4.9	14.2	12.4	0.10
赤色辛口味噌	45.7	13.1	5.5	21.1	4.1	14.6	13.0	0.13

酵・熟成の終わったものは，味噌こし機を通してこし，包装して，市販する。〔種類〕甘味噌（白味噌と江戸甘味噌），淡色甘口味噌，淡色辛口味噌，赤色甘口味噌，赤色辛口味噌に大別される。地域別には，関東から越後・佐渡，東北・北海道にかけては赤色辛口味噌が多く，仙台味噌，津軽味噌，秋田味噌，越後味噌，佐渡味噌などがある。淡色辛口味噌としては信州味噌がある。→こうじかび，たいえんせいにゅうさんきん

ごもくめし　五目飯　炊き込み飯の一種。飯のなかに鶏肉，干ししいたけ，油揚げ，ごぼう，れんこん，にんじん，たけのこ，グリーンピースなどのうち，季節のものを数種炊き込むか，または煮しめて混ぜる。味は醤油味を主とする。塩分濃度は，米の 1.5％程度とする。炊き上りの約 0.7％程度になる。→さくらめし

こもちかんらん　子持甘藍　→めキャベツ

こもちコンブ　子持ち昆布　コンブ目の海藻にニシンの卵が着生したものをいう。こもちワカメともいう。市販されているものは日本産ではなく，アラスカ沿岸でとれたもので，すべて輸入品である。海藻とかずのこの取り合わせがよく，酒の肴によい珍味である。塩蔵物なので，塩抜きしてから食べる。適当な大きさに切り，生醤油，二杯酢，酢味噌，ごま味噌などで食べる。

コラーゲン　[Collagen]　動物の真皮や結合組織中の主成分である硬たんぱく質をいう。膠原質ともいう。〔存在〕結合組織は筋繊維を包むもの，脂肪組織を包むもの，筋肉を他組織と結ぶもので，そのおもなものは膠原線維（コラーゲン）と弾性線維（エラスチン，elastin）である。したがって腱，靱帯（骨と骨とを結ぶもの），筋膜なども大部分はコラーゲンからできている。〔性質〕酸，アルカリ，酵素の作用を受けにくいが，長時間水と加熱すると不可逆的変化を起こして水に溶けるゼラチンになる。アミノ酸組成では含硫アミノ酸やチロシンがほとんどなく，グリシン（全アミノ酸残基の約 3 分の 1），プロリン（10～12％），オキシプロリン（6～14％）などが多いことが特徴である。分子量はⅠ型で約 30 万。X 線回折や電子顕微鏡によって，糸状のたんぱく分子が，ある方向性をもって一定の周期的配列をとっていることが示されている。

ゴリ　鮴　[Sculpin]　石川県では，カジカとハゼ類をゴリという。とくにカジカはもっとも美味とされ，マゴリという。金沢のゴリ料理は名高く，照り焼き，あめ煮などのほか，小形のものは卵とじにする。→カジカ

コリアンダー　[Coriander]　セリ科の 1 年草。〔産地〕原産地は南ヨーロッパ，地中海沿岸地方で，ロシア，インド，モロッコ，ポーランド，ルーマニア，アルゼンチン，アメリカなどで栽培されている。中国では香菜とよばれる。〔収穫法〕春に種をまくと，3～4 か月で成熟する。種子の色が緑から黄褐色に変わるころに収穫し，乾燥して直径 5 mm ぐらいの球形の種子を得る。〔成分〕乾燥した完熟果の水蒸気蒸留により，約 0.2～1％の精油が得られる。精油の主成分はリナロールで，精油中の 60～70％を占める。〔性質・用途〕甘い特徴的なマイルドな味で，かすかなから味があり，セージとレモンをミックスした香りがする。種子はピクルスに欠かせない。粉末は，とくにカレー用スパイスとして大量に用いられる。またクッキー，パン，ソーセージ，キャンデー，リキュールなどに用いられる。精油は洋酒ジンのフレーバーやせっけん香料とする。薬用として健胃剤，駆風薬として用いる。

5′-リボヌクレオタイドナトリウム　[Sodium 5′-ribnucleotide]　イノシン酸，グアニル酸，シチジル酸，ウリジル酸の混合物である。〔製法〕酵母の RNA を酵素により分解し，分離・精製する。〔性状〕特殊なうま味を呈する。味の閾値は 0.0063％であるが，0.08％グルタミン酸ナトリウム溶液中では 0.000031％となる。

〔用途〕グルタミン酸ナトリウムと味の相乗作用があるので，混合して複合調味料として用いられる。発酵食品では，本品を加水分解する酵素（ホスファターゼ）が存在するので，あらかじめ加熱により酵素を失活しておく必要がある。

こりょう　糊料　[Thickening agent]　もともとは接着剤の糊（のり）に由来しているが，食品分野で糊料といった場合は，食品に添加し，食品のコロイド状態を安定に保ち食感を向上すると同時に，ボリューム感を与える物質のことをさす。アイスクリームの材料の牛乳に含まれているカゼインや，プリンの材料の卵白に含まれているアルブミンも，糊料として働いている。食品添加物として許可されている糊料には次のようなものがある。アルギン酸ナトリウム，アルギン酸プロピレングリコールエステル，繊維素グリコール酸カルシウム，繊維素グリコール酸ナトリウム，でんぷんグリコール酸ナトリウム，でんぷんリン酸エステルナトリウム，メチルセルロース，ポリアクリル酸ナトリウムなど22種。いずれもアイスクリーム，ケチャップ，ソース，クリーム，チョコレートなどに用いられる。しかし，これらを使用した場合，その旨表示の義務があるので，最近は天然の糊料の使用が増加している。天然糊料の種類，由来，用途は表に示した。→しょくひんてんかぶつ

コリン　[Choline]　コリンはレシチンの一成分である。〔生理作用〕生理上重要な物質で，不足すると肝臓に脂肪が蓄積される。すなわち，脂肪肝（fatty liver）を予防する効力を有する化合物である。コリンは体内でメチオニンとグリシンから合成されるから，これらを摂取すれば，コリンはなくてもすむことになる。〔存在〕レシチンの形で，すべての細胞にあり，卵黄，肝臓，大豆などに多い。→レシチン

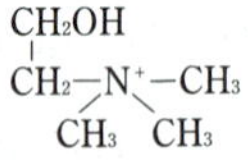

コリン

コレステロール　[Cholesterol]　コレステリン［(独) Cholesterin］ともいう。$C_{27}H_{46}O$，分子量386.66。もっとも代表的なステロールで，動物油脂中のものはほとんどがこれである。植物にはない。シクロペンタノフェナントレン環の3位にOH基，17位に側鎖をもつ。水，アルカリ，酸に不溶。有機溶媒に可溶。ただし冷アルコール，冷アセトンに難溶。動物のほとんど全細胞の通常成分として，遊離状もしくは脂肪酸とのエステルの形で存在する。とくに脳神経組織，副腎，肝臓などに多く含まれる。〔生理的・病理的意義〕1）細胞膜，オルガネラ膜，ミエリン鞘などといった生体膜の構成成分である。2）肝臓で胆汁酸の材料となる。3）副腎皮質でグルココルチコイド，ミネラルコルチコイド，性ホルモンなどの副腎皮質ホルモンの材料となる。4）性腺において性腺ホルモンの材料とな

おもな天然糊料

由来	名称	用途（JAS規格品）
植物	グアーガム	調理冷凍食品，ジャム類，ドレッシング，即席麺，スープ
	ローカストビーンガム	調理冷凍食品，ジャム類，ドレッシング，即席麺，スープ
	ペクチン	調理冷凍食品，ドレッシング，即席麺，アイスクリーム
	トラガントガム	ドレッシング
	タマリンドシードガム	ドレッシング，チルドハンバーグソース，即席麺
海藻	アルギン酸	即席めん
	カラギーナン	調理冷凍食品，ドレッシング
	寒天	調理冷凍食品，アイスクリーム
微生物	キサンタンガム	ドレッシング

る。5) 肝臓においてビタミンD_3（コレカルシフェロール）の前駆体である7-デヒドロコレステロールの材料となる。6) 血漿中に150〜200 mg/100 m*l* の濃度で存在し，肝臓と組織間を移動しているが，高濃度が続くと動脈膜に侵入し動脈硬化の原因となる。7) 胆石生成の材料となる。〔代謝〕人では1日に0.2〜0.3 g が食事から供給され，一方，体内ではアセチルCoAを原料としておもに肝臓と小腸壁で1.0〜1.5 g が合成される。食事由来のものが多くなると合成は抑制される。この調整範囲を超えて摂取すると血中や組織コレステロール値の上昇をまねく。人ではコレステロールの80〜90％は胆汁酸塩に変えられ胆汁として分泌されるが，かなりの量が回腸で再吸収され再利用される。〔食事との関係〕植物性ステロールやある種の食物繊維はコレステロールの腸管吸収を阻害する。飽和脂肪酸は血中コレステロール値を上昇させ，高度不飽和脂肪酸は胆汁酸への分解を促進して低下させる。コレステロール含量の高い食品にはウナギ，イカ，貝類，魚卵，鶏卵，肝臓などがあるが，これらの血中コレステロール値上昇効果はわずかであるといわれる。

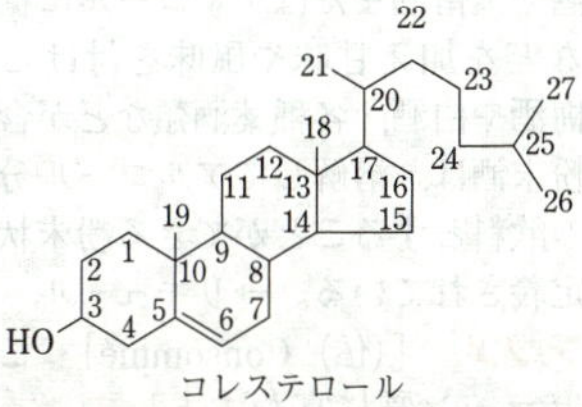

コレステロール

コレラきん　コレラ菌　[*Vibrio cholerae*]〔性状〕グラム陰性，両端鈍円で，ややわん曲したコンマ状の桿菌。一端に1本の鞭毛を有し活発に運動する。芽胞，莢膜はない。60℃30分，1％フェノール液で5分，乾燥状態で日光にあてると1時間で死滅する。ただし低温に対しては比較的強く，また，海水中には約3週間存在するという。〔感染〕コレラ菌は経口伝染病の病原菌で，患者，保菌者の糞便，吐瀉物中に存在し，これらが井戸水，河水などを汚染し，また，直接手や指，ハエなどを介して飲食物に付着して感染を起こす。近年にいたり世界的傾向として *Vibrio cholerae* によるいわゆる古典コレラが減少し，かわって元来セレベス島の風土病であった *El Tor vibrio* を病原体とするエルトールコレラがわが国や欧米諸国を含め世界各地で散発している。

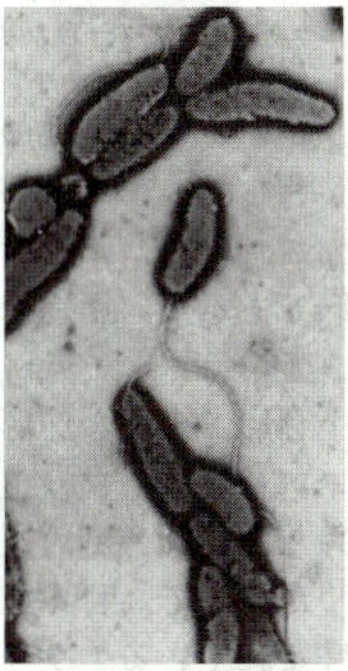
コレラ菌

コロイド　[Colloid]　膠質のこと。一般的には特定の物質をさすのではなく，微粒子（分散質）がほかの物質（分散媒）中に浮遊，分散している状態をコロイド状態またはコロイドという。通常，微粒子の大きさが1〜100 μm の範囲のものをいう。固体，液体，気体いずれも分散質にも分散媒にもなり得るので種々のコロイドを生ずる。たとえば，エマルション（乳濁液：液体-液体コロイド）は液体中に液体が分散したもので，クリーム，マヨネーズ，牛乳などである。サスペンション（懸濁液：固体-液体コロイド）は固体が液体中に分散したもので，卵白，寒天，ゼリー，石灰乳などである。気体が液体中に分散したもの（気-液コロイド）はビールやサイダーの泡，泡立てたクリームや卵白などである。

コロッケ　[Croquette]　フランス語のクロケットがコロッケになったもので，コルク栓状の形から名づけられた。コロッケにはじゃがいもをつなぎとしたポテトコロッケと，白ソースをつなぎとしたクリー

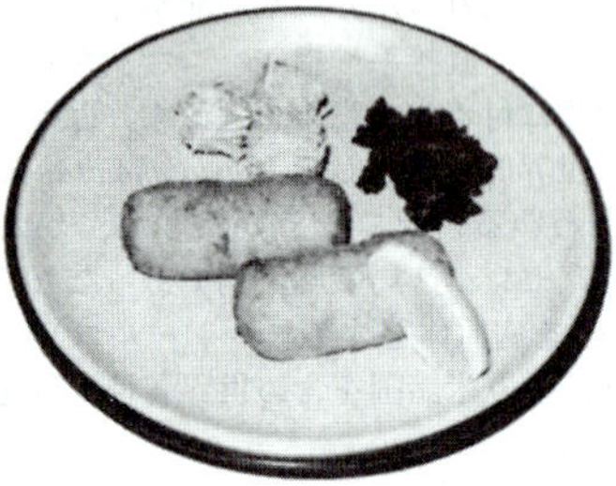

クリームコロッケ（コルク栓型）

ムコロッケとがある。小型につくった場合は温かい前菜として，または料理の付け合わせとして出される。コルク栓形が本来のコロッケの形であるが，用途により，木の葉形，西洋梨形，ピラミッド形，コートレット形，小判形，小さな球形につくられる。ポテトコロッケは，マッシュしたじゃがいもに炒めたひき肉と刻み玉ねぎなどを加えて成形したもので，日本では広くそうざいとして好まれている。クリームコロッケは，粘度のあるごく濃い白ソースと調理された材料を合わせ，熱いうちにオイルをぬった平らなバットに広げてさまし，さめてから形をつくる。コロッケのなかでもカニクリームコロッケが有名である。形を整えたら，どちらのコロッケも，成形したら，小麦粉を薄く付け，溶き卵，パン粉の順に付けて，さらに形を美しく整える。揚げ油の温度は180℃で，芯まで熱くして，全体に薄い揚げ色が付くくらいに揚げる。パン粉は生パン粉のほうが，乾燥パン粉より口あたりがやわらかくできる。ソースは，ウスターソース，とんかつソース，トマトソース，そのほかごまを入れたソースなど，好みで用いる。レモンのくし形切りを添えて，レモンの酸味だけで食することもある。

こわめし　強飯　→せきはん

こんさい　根菜　〔種類〕根（地下茎を含む）を食用とする野菜で，いも類（じゃがいも，さつまいも，さといも，ながいもなど），だいこん，にんじん，ごぼう，かぶ，しょうがなどがこれに属する。〔性質〕根菜類は比較的貯蔵性に富み，かつては冬の野菜の端境期（はざかいき）に役立った。〔成分〕いも類は水分含量が少なく，炭水化物とくにでんぷんを多く含み，主食の代用ともなる。きくいもはイヌリンが主である。ごぼうの炭水化物も同じくイヌリンからなる。ごぼう，にんじん以外は水分含量は少ないが，ごぼう，にんじんの場合は多く95％内外で実質に乏しい。にんじん，かぶにはブドウ糖，ショ糖など糖分が相当含まれる。ビタミンはAは一般に少ないが，ただにんじんのみがカロテンを豊富に含んでいる。B_1，B_2はともに少ないが，Cはだいこん，かぶ，じゃがいもなどにかなり含まれる。

こんせいしゅ　混成酒　[Compound alcoholic beverage]　酒税法では，合成清酒，みりん，甘味果実酒，リキュール，粉末酒，雑酒の六種を混成酒として分類・定義している。合成清酒は，アルコールや各種酒類を原料に製造された清酒に類似する酒類である。みりんは，米や米こうじに焼酎またはアルコールその他を加えて糖化・熟成したもので，調味料として用いられる。甘味果実酒は，果実酒に糖類，ブランデーなどを混和したもの。リキュールは，醸造酒や蒸留酒またはアルコールに糖類や果実などを加え甘味や風味を付けた酒類で，梅酒や白酒，各種薬酒類などが含まれる。粉末酒は，溶解してアルコール分1度以上の飲料とすることができる粉末状のものと定義されている。→リキュール

コンソメ　[（仏）Consommé]　こはく色でゼラチン質に富むすましスープのこと。ブイヨン（仏）あるいはスープストック（英）をベースにして二度取りしたスープである。濃い肉の風味と香味野菜の混合した，特有のうまみをもつ奥行きのある味が特徴である。コンソメは正式な食事コースの始めに出されるものであり，食べる人の味覚が鋭敏なときに味を評価されるものでもあるため，そのできばえによって後の料理の味まで影響されるので，心をつかって仕上げなければならない。コンソメのな

かに含まれているエキス分が消化器を刺激し，胃液の分泌が盛んになることで食欲が起こるので，食事の始めに出されることは効果的である。〔つくり方〕1）牛スネ肉，鶏モモ肉の骨は細かく砕き，香味野菜はあら切りして材料の芳香とうま味が短時間で出やすくする。色付け用としてから焼きして焦げ色を付けた玉ねぎも加える。鍋は，煮詰まるのを防ぐため深鍋を用い，肉，鶏骨，卵白を入れてよく混ぜ，香味野菜，焦がした玉ねぎ，香辛料（ローリエ，粒こしょう，タイムなど）を加え，冷たいブイヨンを注いで火にかける。2）内部温度が80℃になるまで木じゃくしでたえずかき混ぜ，卵白があくや肉や野菜を包み込んだまま固まって浮き上がり，煮立つ気配がみえたらすぐ攪拌をやめ，火力を調整する。卵白があくを吸着し，液が次第に澄んできて，やがて中央1か所に小さな液状の沸騰がみえたら，そのままの火力で1時間煮詰める。このときの温度は93℃前後がよく，沸騰が激しいと透明にでき上がらず，温度が低いと味が十分に煮だせない。3）火を止めて5分蒸らした後，卵白が固まった間から上澄み液を玉じゃくしですくって布ごしする。布はネルの片面起毛の厚地のものを用い，一度水につけて絞ったもので煮汁をこす。こした後の肉や野菜は，さらに最初の量の半量の水を加えて二番だし汁をとるとよい。液面には多少脂肪が浮くが，これらは冷やすと白く固まるから，完全に脱脂できる。冷やす時間がないときは，和紙か紙ナプキンを表面にさっとつけて手早く吸いとらせ，脱脂する。塩味は布ごしした後に行う。最初のブイヨンが約0.3％の塩味をもつので，加える塩の量は仕上げ量の0.5～0.6％くらいでよいが，温製か冷製かの仕上げにもよっても異なるので調味には注意する。スープの量は1人分約150 mℓ前後である。ごく上等なコンソメは，エストラゴンの葉を1～2枚浮かすなど，浮き実を多く使わない。浮き実は色彩を増し，舌に変化を与える。材料や形状によりコンソメの名称が変わり，卵豆腐の小角切りが入ればコンソメロワイヤル（consommé à la royale），野菜のせん切りが入ればコンソメジュリエンヌ（consommé julienne）となる。このほか浮き実としては，ひき肉のすり身を小形につくり仕上げたクネール（quenelles）やタピオカ（tapioca）の煮たものなどが知られている。コンソメは，筋の多いスネ肉や骨などを用いるので，結合組織であるコラーゲンが煮だされてゼラチン質が多くなり，濃く仕上げたものは冷やすとゆるいゼリー状に固まる。コンソメはブイヨンカップに注いで温製または冷製で供卓されるが，温製は器を温め，冷製のときは器のまわりを氷で囲んで出すというような供温の心づかいも大切である。

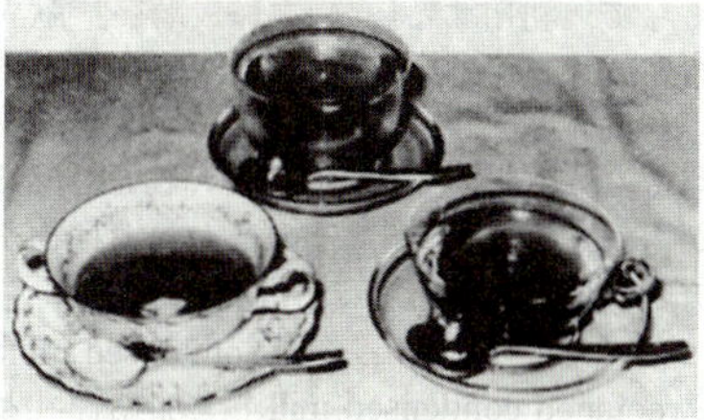

コンソメ三種の供し方

こんだて　献立　食事の計画のことをいう。〔種類〕日常食，特別食（乳幼児食，病人食など），行事食，供応食，非常時食（救荒食）などがある。〔献立表〕一般に献立表に記載する項目は，調理名，食品名，正味量，発注量，廃棄率，調理法，栄養量，価格などである。〔目標〕日常食の献立作成の目標としては，1）栄養をじゅうぶんにとるようにすること，2）経済的に可能なものであること，3）簡単で，しかも日々の食事にうるおいと変化を与える料理を選ぶこと，4）家族のし好を考えてつくること，などがあげられる。以上のほかに，行事食や供応食は，その行事や供応の目的に合っていること，病人食は病気の種類や病状を考慮することなどがあげられる。〔材料・分量〕実際に，どのような食品をどれだけ用意したらよいかを決めるのは，ふつう経験により行っており，それでおおむね差し支えない。しかし，栄養的見地からはつぎのような方法で分量を定める。食事摂取基準を充足させ，栄養を過不足なく摂取するために，栄養上類似した食品を食品群にまとめ，そのおよその摂取量を定めたものを「食品構成」または「食品群別摂取量のめやす」という。これは，年齢別，性別にそれぞれひとり1日あたりの摂取量を食品群別に定めたものなので，各自の該当する分量を，献立材料の分量の目安とする。3回の食事への分配は，かたよりがないように注意する。一般には，各1/3，または，2/8，3/8などの分配法が用いられるが，対象の生活に合わせるように配慮する。なお食品構成は，集団給食などではその集団に適するものをつくって，利用する。〔献立作成順序〕献立を作成する順序は，1）飯，パン，麺のいずれにするか主食を決める。2）主菜を決める。3）副菜を決める。4）汁物を付けるか否かを考える。5）そのほか，漬け物やデザートなどを加えるか否かを考える。

コンデンスミルク　[Condensed milk, Sweetened condensed milk]　加糖練乳ともいう。原料の種類により加糖（全脂）練乳と加糖脱脂練乳に分けられる。〔製法〕原料牛乳に対し16～17％に相当するショ糖を加えてあら煮を行う。加糖の目的は単に甘味をつけるだけではなく，濃厚ショ糖溶液によって浸透圧を高く保ち，細菌の増殖を抑制し，製品に保存性を与えるためのものである。シュガーレシオ（ショ糖比(％)＝{ショ糖÷（ショ糖＋水分)}×100）が62.5～64.5％の範囲となるように調整することが必要であり，これを目安として減圧濃縮を行う。62.5％よりも低いと微生物の発育を招きやすいし，64.5％より高いとショ糖の結晶が生ずる原因となる。濃縮の終了は煮沸が弱まって表面に光沢が認められ，泡の状態が異なってくるので経験的にはガラス窓から観測して判定できるが，ふつうはテストコックの部分より濃縮乳をとり出し比重を測定して行う。これを仕上げ（ストライキング）という。冷却し，一夜放置したあと，充填する。カンに充填の場合にはカンの上部に空隙を生じないように最終的にはカンを回転しながら行う。加糖練乳は殺菌を行わない。〔定義・成分規格〕厚生省令第52号（1951年）の乳及び乳製品の成分規格等に関する省令（乳頭省令）では，「加糖れん乳とは生乳，牛乳又は特別牛乳にショ糖を加えて濃縮したものをいう」と定められている。乳固形分28.0％以上，うち乳脂肪分8.0％以上，水分27.0％以下，糖分（乳糖を含む）58.0％以下，細菌数50,000/g以下，大腸菌群陰性。また，「加糖脱脂れん乳とは，生乳，牛乳又は特別牛乳の乳脂肪分を除去したものにショ糖を加えて濃縮したものをいう」と定められている。成分規格は乳固形分25.0％以上，水分29.0％以下，糖分（乳糖を含む）58.0％以下，細菌数50,000/g以下，大腸菌群陰性。〔用途〕古くは加糖練乳を乳児用に用いたことがあったが，現在ではショ糖が多すぎるのでほとんど用いられない。開カン後も比較的長く保存できるので一般家庭用としても便利である。業務用としては製菓用，アイスクリーム類製造用などに適している。〔品質〕加糖練乳に添加されたショ糖は製品中の水に溶解している。一方，乳糖は過飽和となっており，その大部分は数μmの細かい結晶となって均一に分布している。保存中の温度条件などにより乳糖の結晶が大きくなるとザラついた口あたりとなり，さらに大きな結晶になるとカン底に糖沈を起こす。加糖練乳は粘度を増し，最終的にはその流動性を失うにいたる。これを濃厚化という。

コンドロイチン　[Chondroitin]　酸性ムコ多糖類に属する。牛などの眼の角膜，スルメイカ，マダコの皮から単離されている。化学構造は，N-acetyl-2-amino-2-deoxy-D-galactose（N-acetyl galactosamine）の3位の炭素にD-glucuronic acidがβ-グリコシド結合した二糖類の反復結合したものである。比旋光度$[\alpha]_D - 23°$（$C=1.0$，水）。その生理的意義はよくわかっていない。コンドロイチンのN-acetyl galactosamineの4位と6位の炭素のいずれかあるいはその両方に硫酸がエステル結合したものがコンドロイチン硫酸である。これは軟骨，骨，頸靭帯，角膜，大動脈，腱，血管壁などの結合組織一般に広く分布している。酸性多糖類で負に荷電しているため，生体内ではたんぱく質と静電気的に会合して，コンドロムコたんぱく質として存在している。ナトリウム塩，すなわちコンドロイチン硫酸ナトリウムは食品添加物として使用される。これは無色，無臭の白色粉末で，吸湿性があり，水によく溶けるが，アルコール，アセトンなどの有機溶媒には溶けにくい。水溶液は粘稠性を示し，酸とアルカリにはやや不安定。〔コンドロイチン硫酸ナトリウムの用途および使用法〕保水剤，魚臭除去剤，乳化安定剤として使用される。魚肉ソーセージ，マヨネーズおよびドレッシングに対してのみ使用が許可されている。使用基準は，魚肉ソーセージでは3 g/kg以下，マヨネーズとドレッシングでは20 g/kg以下となっている。

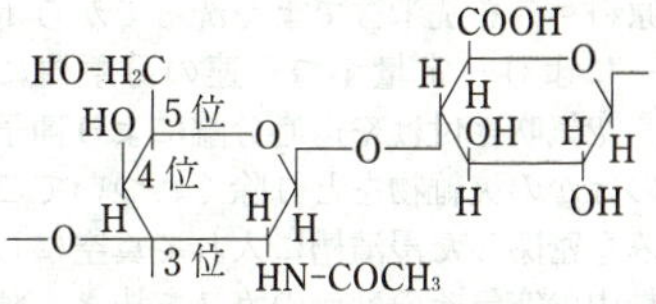

コンドロイチン

コンドロイチンりゅうさん　コンドロイチン硫酸［Chondroitin sulfate］　動物の腱や軟骨に多く含まれる多糖類。D-グルクロン酸とN-アセチル-D-ガラクトサミンを基本単位とし，たんぱく質に結合したプロテオグリカンとして存在する。前者の2位，後者の4位，6位は硫酸化されている。

こんにゃく　蒟蒻　学名は*Amorphophallus konjac* K. Koch，英名はElephant footというサトイモ科の多年生作物の塊茎であるこんにゃくいもを原料にしてつくるゲル状食品。〔原産地〕インドネシア，インド，スリランカ，ベトナムといわれる。日本へは中国を通じて伝来した。〔主産地〕群馬，福島で，栃木，茨城，広島，埼玉，長野，山梨がそれについでいる。〔作付面積〕約2,428 haで，生産量は6.4万t（2007年）である。〔品種〕在来種は品質が良いので全国的に栽培され，かつては作付面積の90％以上を占めたが，収量が少ないため，はるなくろ，あかぎおだまなどの多収性品種が増加した。植えつけ後約3年で収穫する。〔製法原理〕グルコマンナンは，水を吸収すると膨潤して容積が非常に大きくなり，粘度が高くなる。これに石灰乳を加えて加熱すると，カルシウムイオンの架橋ができてゲル化する。これを冷却すると不可逆性の弾性ゲルとなり，凝固して半透明の弾力のある固形物のこんにゃくになる。〔荒粉・飛粉・精粉〕収穫されたこんにゃくいもは，短冊状に切って乾燥され荒粉（あらこ）になる。これを鉄製の臼のなかで突くと，グルコマンナンの部分はかたく重い粒子となって臼のなかに残るが，それ以外の繊維やでんぷんの粉は軽いので，風で簡単に吹き飛ばされる。風で飛ばされた粉を飛粉（とびこ）という。さらに風選し，グルコマンナンの部分だけ集めたものを精粉（せいこ）という。精粉から製造したこんにゃくは白色で，なかで

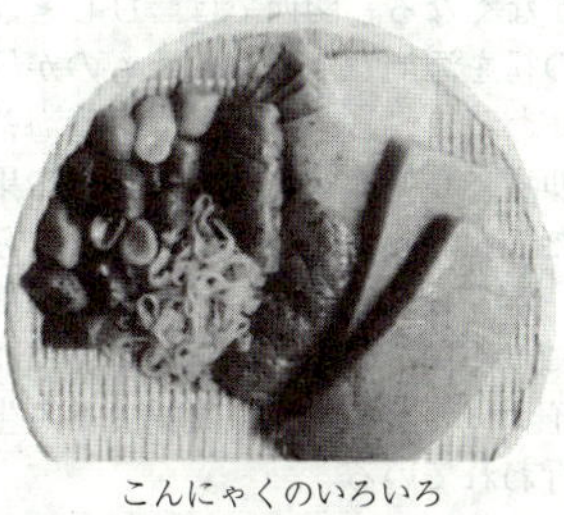
こんにゃくのいろいろ

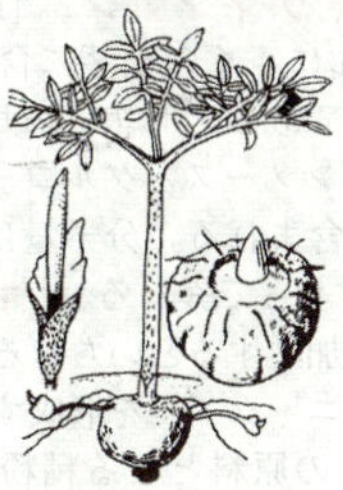
こんにゃくいも

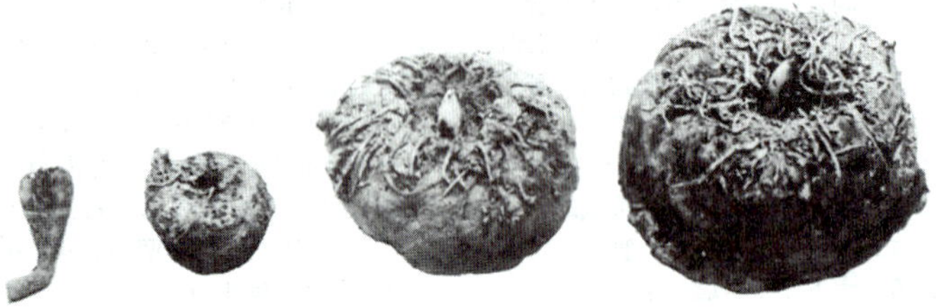

生子（きご）　一　年　生　　二　年　生　　三　年　生

も光沢があり，膨張力，粘着力の強いものが喜ばれる。〔製造法〕水または40～50℃程度の微温湯1 l に，精粉2.5 gをかき混ぜながら少しずつ加える。そのまま15～30分かき混ぜ続けると，全体に粘りが出て糊状になる。これを1～2時間放置すると，マンナンが完全に膨潤して均質な糊状になる。これに石灰乳（石灰0.25 gに水5 ml を加える）を加え，素早くよくかき混ぜて型箱に入れ，40～50分放置するとかなり固まるので，これを所定の形に切り，別にあらかじめ沸騰させておいた湯（水100 l に石灰4 gを溶かす）のなかに入れ，加熱凝固させる。これを冷水中に漬けておくと，過剰のアルカリが溶出して，あく味がなくなる。関西では，ひじきなどの海藻の粉を添加して黒くしたものが好まれる。変わりこんにゃくとして，青海苔，ごま，ゆず，しそなどを加えたものや果実を混ぜたこんにゃくゼリーなどがつくられている。新しい製造法として，石灰を加えたこんにゃく糊をプラスチックの袋に詰め，リテイナーのなかで加熱凝固させる生詰め法が行われている。

コンニャクマンナン　[Konjak mannan]　こんにゃくの根茎に含まれる多糖類の主成分であるグルコマンナンをいう。構成糖はマンノースとグルコースで，2対1の割合で含まれる。分子量は約67～190万で品種によって異なる。〔性質〕アルカリを加えて加熱するといちじるしく粘稠になり，コンニャクゲルを形成する。〔製法〕こんにゃくの原料となる精粉を水に溶解し，フェーリング液を加えると銅-マンナン複合体を形成する。洗浄後，イオン交換樹脂で銅イオンを除去すると精製マンナンが得られる。〔生理作用〕腸管を刺激して整腸作用を活発にし，コレステロール値の上昇を抑制する作用がある。

コンバーテッドライス　[Converted rice]　アメリカが第二次世界大戦中，パーボイルドライスの製法，原理を生かして能率のよい生産工程に改良してつくった加工米の一種。〔製造工程〕工程は脱塵→浸漬→蒸熱→乾燥の4段階からなっている。まず原料もみを洗米機でよく洗ってからホッパーにより一定量ずつ一連の分離機にかけ，空気吹き付けや遠心分離により種子やそのほかの夾雑物をとり除く。ついでこのもみを密閉した浸漬槽に入れて真空にし，米粒中の空気そのほかのガスを抜き，続いて93℃の熱湯を注ぎ，100ポンドの圧力をかけ，約190分浸漬する。すなわち真空処理および加圧浸漬により，従来のパーボイルドライスで一昼夜浸漬したものを3時間に短縮したわけである。この浸漬した米を蒸気加熱のできる真空乾燥機に入れて生蒸気を吹き込んで米粒のでんぷんを糊化し，減圧にて乾燥し，精白に適当な水分とし，精白研米して製品とする。これらの処理によって搗精の際の砕米の発生が少なくなる。また，パーボイルドライス同様，米粒のぬか層，胚芽のビタミンやミネラルが胚乳中に移行するため精白米中の含量が高くなる。製品の色はほとんど白色であるが，100 g中0.2 mg程度のビタミン B_1 を含んでいる。→パーボイルドライス

コンビーフ　[Corned beef]　わが国で

は，牛肉（なるべく脂肪の少ない赤肉，老肉牛の赤肉など）に約3％の食塩，硝石・亜硝酸ナトリウム（食塩に対し約5％），ショ糖などの混合物を添加し，約3℃で1週間塩漬を行ったのち，二重釜で約1時間煮熟し（脂肪の部分をなるべくとり去り），放冷後肉塊の部分（筋線維の方向に肉塊をほぐすときもある）を枕型のコンビーフ缶に圧搾して詰め（スタッフィングマシンを用いるときもある），密封後加熱殺菌したものである。〔起源〕17世紀ごろまでは粒状（コーン）の粗塩を用いて塩蔵したのでコンビーフ（塩蔵牛肉）の名が生じたといわれる。〔性質〕アメリカでは精肉として市販に不適な肉を原料とする。したがってコラーゲンを含む腱や筋が多量に含まれ，それらから生ずるゼラチンのため缶詰肉はよく凝固している。コンビーフに脂肪を加えると肉の風味はよくなるが，コンビーフ缶詰肉に重要な凝固性が少なくなる。〔一般鑑定法〕良品は，脂肪が少なく，肉色は薄桃色を呈し，結合組織はよくゼラチン化して凝固を助け，肉は適当な湿りを有し，切断して香気があり，凝固した肉塊の大きいものとされている。JAS規格では，牛肉を用いた製品のみがコンビーフと称することができる。牛肉以外の食肉を用いた製品はコーンドミートとし，そのうち牛肉と馬肉を併用し，牛肉の重量が全肉量の20％以上のものに限って，ニューコーンドミートまたはニューコンミートと称することができる。

コンビニエンスストア [Convenience store]　24時間営業を基本とした長時間営業と，多品目陳列を特徴とした小規模量販店の業態。一般に精肉，鮮魚は扱わない。店舗面積が狭いので，ブランドは限定され，商品寿命も短い。POSシステムを利用して品ぞろえを行い，売れ筋商品に特化する。

コンビニエンスフード [Convenience food]　簡便な食品という程度の意味で，明確な定義はない。強いて定義付ければ，一般消費者あるいはホテル，大型食堂，特定給食などの外食産業使用者にとり，購入しやすく，持ち運び，保管調理に便利かつ配食または配膳に便利で，さらにある程度の保存性のある食品をいう。したがってインスタント食品，缶詰，乾燥食品，冷凍食品の多くがコンビニエンスフードの対象となる。〔種類〕コンビニエンスフードを大別すると，1）完全調理済み食品で，熟練した調理人の手をわずらわさないで，簡易な作業で食膳に供することのできるもの。たとえばテレビディナー，その他のインスタント食品がこれにあたる。2）一定の料理を食膳に供する場合に，下調理や本調理の手間や時間の一部をはぶけるようにあらかじめ処理加工してある料理素材。缶詰，凍結乾燥品，袋詰食品，冷凍食品（いずれも素材的な貯蔵食品）がこれにあたる。最近は，冷凍した料理素材が外食産業あるいは一般家庭において多く使用されるようになり，狭義にコンビニエンスフードといった場合は調理済み冷凍食品をさすことがある。〔特徴〕コンビニエンスフードは食品加工工場で相当程度まで調理操作を済ませているものであり，一定の品質規格，寸法重量規格もあり，貯蔵に耐え得る処理あるいは包装が施されている。したがって，調理場の面積を大幅に節約できること，調理場における省力化が可能なこと，各種の料理を計画的に用意できること，一定品質の料理をつねに提供できること，調理素材の保管庫の容量に見合った購入が可能なことなど，家庭および事業場における料理の準備，調理の体系化ができるなどの利点が多い。〔将来〕コンビニエンスフードの普及によって料理あるいは食生活の画一化が進み，食に対して味気ないという批判が生まれる可能性がある。この批判に対しては，加工技術の改善，貯蔵技術および貯蔵設備の改善，あるいは新食品の創造など，食品科学，食品工学の発展により，熟練した調理人の経験からの勘による料理を機械的に再現し，自動化，量産化が可能となり，バラエティーに富んだ料理を一般消費者が楽しめるように努力されている。

コンブ　昆布　[Kelp]　褐藻類コンブ科コンブ属に含まれる海藻の総称である。〔種類〕日本周辺では 18 種ぐらいが知られている。重要なものは真昆布，利尻昆布，細目昆布，長昆布，三石昆布，羅臼昆布（鬼昆布）などである。海藻中でもっとも産額が多い。〔生態〕寒流水域のうち外洋の水がおよんでいる海岸に育つ。東北地方では北部の沿岸に産するが，ことに北海道沿岸に多産する。干潮線より 40 m ぐらいの水深のところまでに生育し，とくに 10 m ぐらいの深さの岩礁上によく育ち，春夏に繁茂する。体は根，茎，葉類似の部分に区別される。茎は円柱状または扁圧円柱状で葉につながる部分は平たくなっている。葉は 1 枚の幅広い帯状で平たく，ときには掌状に分岐しているものがある。3～4 年生の海藻で，毎年秋になると葉片の大半は枯死して流失する。しかし，基部にある生長点の活動で間もなく新葉を生じる。〔採取〕昆布は主として夏期，カギサオ，ネジリサオなどの専用のサオを使って刈り取ったり，ねじ切って採取する。〔製品〕昆布製品の種類は多いが大部分は昆布をそのまま乾燥した素乾品で，これには製法，結束の仕方によりそれぞれ特有の名が付けられている。〔長切（ながきり）昆布〕昆布製品中 7～8 割を占め，もっとも重要なものである。これをつくるには長昆布，利尻昆布，三石昆布など葉の長いものを使い，根，茎を除き，1 枚ずつ砂の上に広げ，1 日 2～3 回乾いた砂の上で置き換えて乾燥を早めながら日乾し，夜間はむしろでおおう。3～5 日乾燥させたのち，納屋に入れ，むしろをかぶせたまま十数日おくと昆布特有の色沢を生じてくる。これより赤葉その他の悪い葉を除いてから束ねる。〔元揃（もとぞろえ）昆布〕おもに真昆布，利尻昆布を使う。葉の皺を伸ばしながら乾燥し，夕刻，むしろの上に積み，板をのせて重石をおき一夜圧搾する。その後 1 日に 2 時間ぐらいずつ日乾して圧搾することを 4～5 回繰り返して結束する。このほか折（おり）昆布，花折（はなおり）昆布などとよばれるものがあるが，いずれも乾燥後，それぞれの方法で結束したものである。生昆布からとれる量は 2～3 割である。干し昆布は黒味を帯び艶のあるものがよく，黄味がかり艶のないものは良品とはいいがたい。干し昆布は種類により使用法が異なり，真昆布は料理用に向き，とくに函館付近でとれるものは甘味が強く最上とされる。また利尻昆布，長昆布，三石昆布などはだし汁用に向き，なかでも礼文島の利尻昆布は濃厚なうま味が出るとされている。とろろ昆布は大阪付近で主としてつくられ，いくつかの製品がある。〔黒とろろ〕元揃昆布または花折昆布のうち厚葉のものを選び，5 分ぐらい酢につけ軟らかくしたものを荒削りし表面の汚物を除く。これにまた酢を塗り，鋸歯のある包丁で表面を薄くけずり，葉の心の白い部分が現れると止める。この黒とろろを削り去ったものは白板昆布で祝賀用やばってらに使われる。〔白とろろ〕黒とろろを削り去ったもの，すなわち白板昆布を黒とろろの場合同様に削ってつくる。〔初霜（はつしも）昆布〕白とろろを削ったあとの部分を数十枚重ね，横から鉋（かんな）で削ったもの。したがって製品は細い白糸のようなもので，細いほど上等とされる。〔おぼろ昆布〕白板昆布を独特の包丁で薄く紙のように削ったもの。えびすめとよばれる乾燥塩昆布は昆布のつくだ煮を乾燥し，うま味調味料，食塩などでまぶしたもので大阪の名産品である。また昆布茶は昆布をうすい酢酸に漬けたのち包丁で細かく刻み，日乾および焙乾したもの。〔歴史〕日本で昆布を利用しだした歴史は古く，『続日本紀』元正天皇の霊亀 6 年の条に昔から昆布をとっていたことが記されている。現在も日本人は昆布をよく食べるが，日本以外で食用とするのは中国，北アメリカ，ノルウェーぐらいであったが，近年は日本食ブームから，ロシア，ウクライナなどでの昆布の消費が増えている。〔一般組成〕種類により多少違うが，真昆布は 100 g 中，水分 9.5 g，たんぱく質 8.2 g，脂質 1.2 g，炭水化物 61.5 g，灰分 19.6 g である。すなわち昆布は炭水化物を主とする食品である。この炭水化物のうちの 5～10％は食物繊維だが，残りはアルギン酸を主体とし，フコイジン，ラミナリンなどの多糖類よりなる。これらは消化されにくい形なので，食べても栄養価値は低い。〔用途〕このほか，マンニット（マンニトール）とよぶ糖類（糖アルコール）も含むが，これは昆布の甘味成分として知られ，干し昆布の表面に白く付着する粉はこれである。アルギン酸のナトリウム塩は織物糊，食品安定剤として用いられる。昆布がだし汁用に使われるのはグルタミン酸およびエキス分を多く含むためである。昆布には K, I, Ca などのミネラルが多量に含まれるから，これらミネラルの補給源として少量ずつ食用とするのが望ましい。→おりこんぶ，とろろこんぶ，はなおりこんぶ，ほそめこんぶ

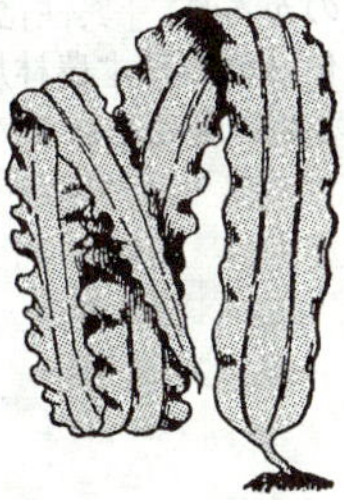

昆　布

コンフリー　［Comfrey］　またはシンフィツム。ムラサキ科に属し，古くからコーカサスやヨーロッパ一帯に自生し，また薬用植物，牧草としても栽培されていた。わが国では 1958 年ごろから栽培され始めたといわれる。別名ヒレハリソウ。繁殖力が極めて盛んである。利尿作用，心臓，胃腸障害にとくに効果があるとされる。食用としては生薬を利用して，天ぷら，おひたし，あえ物，汁の実などにし，乾燥したコンフリー茶はとくに高血圧に効くともいわれる。粉末は加工品に利用され，根は漬け物などにする。しかしその後，肝障害が報告され，2004 年に販売禁止となった。

コンプレストフーズ　［Compressed foods］　主として，生鮮または調理済食品を圧搾によってある程度脱水し，容積を小さくしたうえで乾燥させた食品をいう。水で戻すことによって，脱水乾燥前に復元する。〔目的〕容積を小さくするのは携帯に便利にするためで，軍隊用や登山用に供される。〔製法〕圧搾脱水の際，これが過ぎると組織が破壊され，水で復元しなくなる。したがって，どの程度まで脱水するかを個々の食品であらかじめ明らかにしておく必要がある。→せいけいしょくひん

こんぺいとう　金平糖，金米糖　和干菓子の掛け物菓子の一種。〔歴史〕有平糖の製法より案出された菓子である。最初，中国から渡来した当時は，製法がわからなかったが，その後，南蛮菓子の渡来などにより，長崎でつくり始めたものであるといわれる。〔製法〕けしの種子または砂糖の結晶を掛け物釜に入れ，4～5 回衣蜜（ころもみつ）をかけて力強くもむ。これを，攪拌しつつ掛け物蜜を 14～15 回かけて仕上げる。角（ツノ）を落とさないように注意する。一般に，赤，青，黄，紫，白など，美しい彩りが付けてある菓子である。→あるへいとう

コンポート　［Compote］　コンポートとは，とろけるほどにやわらかく，つやよく煮込んだ料理をさし，ほとんどの場合，果物のシチューに使われる。果物を煮た物はあっさりした甘味と酸味をもち，やわらかく，デザートとしてどの料理にでも合う。果物が生食には適さないときや多すぎて食べきれないときなどにつくっておくと重宝する。りんご，洋梨，パインアップル，いちじく，びわ，プラム，あんず，桃，ルバーブなどの果物が合い，丁字やリキュールで香りを付け，レモンを加えて酸味を増し，砂糖液で甘くやわらかく煮て仕上げる。煮るときには，果物に応じて丸のまま用いても，皮，種子などをとってもよいが，皮がないと煮くずれしやすいので，この場合は，ごく弱火で静かに煮るようにする。乾燥した果物（干しあんず，干しプ

ラム）を水で戻して煮てもよい。煮汁に漬けて数日おくと，コンポートは一層美味になる。供するとき，ごく冷たくしてあめの糸・シュクルフィレ（sucre file）で飾ったり，コンポートを熱くして銀盆に盛り，食卓でキルシュをふりかけて火をつけ，炎を楽しみつつ，熱いところを取り分けたりする。コンポートの煮汁にリキュールやいちごなどのピューレを加えてソースとする。

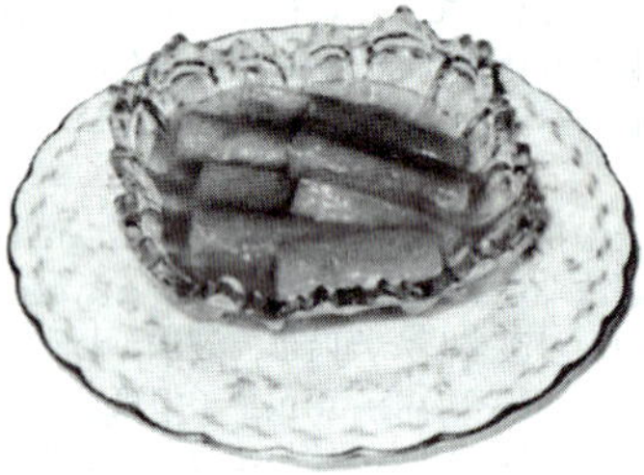

ルバーブのコンポート

こんわとう　混和糖　［Mixed sugar］糖類どうしを混合したものを意味するが，ふつうは砂糖とブドウ糖を混合して，砂糖と同等に使えるものをいう。〔混和糖の甘味度〕糖類は一般に，混合されると単一の場合に比べ，一定の配合範囲内では溶解度，吸湿性，甘味度などを増す性質がある。とくに甘味度には特徴がある。ブドウ糖の甘味度は，ショ糖を100とすると70～75程度でいくらか低い。ブドウ糖を，ショ糖に対して15～25％加えると，混合糖の甘味が強くなる現象がみられる。このような一種の相乗効果を混合対比効果といい，混和糖はこの性質を利用したものである。1963年日本農林規格が制定された。これにより使用する砂糖は上白・中白・三温の三種類で，混和するブドウ糖は，日本農林規格合格の結晶ブドウ糖および精製ブドウ糖で，混入割合も25％限度になるように，ショ糖分，ブドウ糖分の数値が規定されたが，現在はこのタイプの混和物は製造されていない。類似のものとして，異性化糖であるブドウ糖果糖液糖などにショ糖を加えるものがあり，「異性化液糖及び砂糖混合異性化液糖の日本農林規格」（1970年制定）のなかに規定されている。

さ

ザーサイ　搾菜　ザーツァイともいわれる。おもに中国の四川省で生産される中国を代表する漬け物で，製品と同じ名前をもつ原料のザーサイ（*Brassica juncea* Goss. var. *tsatsai* Mao）は植物学的にはからし菜の変種であり，食用部は茎の肥大した塊茎である。〔製造法〕漬け物のザーサイは，原料のザーサイ塊茎部を竹の串に刺して約1週間日乾し，これに約5%の食塩を加えて二度塩漬した後，回香，しょうが粉，肉桂，山奈，さんしょうなど，数種類の香辛料およびとうがらし粉，食塩などを加えてかめに漬け込み，密封して約1か月間熟成させ，長期保存に耐えるようにする。〔性状〕ザーサイは食塩濃度13%以上，水分含量65%以下で，水分活性約0.87の伝統的中間水分食品のひとつである。微生物による変敗は少なく，独特の風味とテクスチャーが特徴である。しかし，ザーサイをかめから取り出し酸素に触れさせると，短期間に褐変が進行し，独特の風味とテクスチャーが失われる。〔用途〕中国では，そのまま，あるいは炒め物，スープ，煮物として広く用いられる。日本ではそのまま漬け物として食べることが多い。

ザーツァイ　搾菜　→ザーサイ

サーディン　[Sardine]　日本産のマイワシを含め，これに近い種属の魚に対し，産業上使われている英語である。〔種類〕世界各地に五～六種のものがあり，大型のものをピルカード（pilchard）という。また，カタクチイワシに類似した小型のものはアンチョビ（anchovy）という。さらに地域や商品によっては，マイワシ程度の小型のニシンをいう場合もある。〔缶詰〕オイルサーディン，トマトサーディンなどがあるが，これらはいずれも上記魚種を原料とする。→アンチョビ，イワシ

サーロイン　[Sirloin]　牛枝肉を分割して背肉（ロイン）の部分を除骨，整形した後，10～11胸椎間に相当するところを背線に直角に切断して分割したときの後部分をいう。前部分はリブロース（ともロース）である。

さいきん　細菌　[Bacteria]　ホイタッカー（Whittaker）の生物を五界に分ける分類によると，細菌はモネラ界（Monera）に属する生物。モネラ界の生物はほかの動物界，植物界，菌類界，原生生物（プロティスタ）界の生物と異なり，遺伝の情報をもつDNAが核膜に包まれていない。また，たんぱく質合成の場である細胞内顆粒リボソームの性状が，モネラ界の生物とほかの四界の生物とでは異なる。分裂菌とも細菌とも通称する。〔種類〕食品の腐敗菌，病原菌などの有害菌と食酢，乳酸などの製造菌，硝化細菌，根瘤菌などの有用なものとある。細菌は微生物中もっとも微細なもので顕微鏡で800倍以上に拡大しないとはっきりみえない。細菌はおおむねその正常の形として，球状，桿状，および螺旋（らせん）状の三種に分けられる。〔球菌〕コッカスおよび，分裂後の形状により，(a) 単球菌（*Monococcus*），(b) 双球菌（*Diplococcus*），(c) 連鎖球菌（*Streptococcus*），(d) 四連球菌（*Tetracoccus*），(e) 八連球菌（*Sarcina*）および，(f) ブドウ球菌（*Staphylococcus*）などに区別される。次頁の図はその形を示す。〔桿菌〕桿状でバチルス（*Bacillus*）とバクテリウム（*Bacterium*）に分かれ，前者は胞子をつくり，後者はこれをつくらない。〔螺旋菌〕螺旋状をなしている細菌のこと。1) ビブリオ（*Vibrio*）は螺旋が短くコンマ状，2) スピリルム（*Spirillum*）はS字形に近いもの。3) スピロヘータ（*Spirochaete*）はたとえば栓抜きのような形状をしており，とくに長螺旋形である。〔細菌の大きさ〕温度，培養基，細菌の老若によりいちじるしく異なり，球菌は径0.15～4 μm（マイクロメータ），桿菌は10 μmに達するものもある。一般の球菌は，約50個を並べると1本の髪毛の径に及ぶくらいの大きさである。〔ロイコノストック菌〕細菌は細胞膜が膨張して包嚢とか菌簇をつくり，膠状に

なるものがあり，*Leuconostoc* 菌は有名である。〔鞭毛〕細菌には液体中で運動性のものと，動かないものがあり，自発的に運動するものは鞭毛をもち，コレラ菌，大腸菌，チフス菌，枯草菌などは鞭毛をもつ。〔細菌の繁殖〕自分の体を分裂して行うので，分裂菌とも称する。環境の条件がよいとたえず迅速に分裂し，短時間に驚くべき数になる。新細胞が生長してふたたび分裂するまでに要する時間は，コレラ菌は約20分，枯草菌は約30分で，たとえば牛乳1 m*l* 中の細菌が30℃で繁殖する速度は，当初37万個であったものが，3時間後には1,275万，6時間後は22,600万，12時間後は807,000万，18時間後には3,224,300万となる。液体中では混濁，沈滓，被膜などを生じ，固体の上では群落をなして繁殖する。とくに培養基上の群落をコロニーといい，その形，色，光沢が菌種の鑑別に役立つ。〔胞子〕桿菌のなかで有胞子性のバチルスの類は栄養温度が分裂に不適になると自体が死ぬ前に，細胞内に抵抗力の強い胞子をつくり種族の存続をはかる。腐敗菌の胞子は熱に対して抵抗性が強く，1～2回の煮沸では絶滅できない。外界の状態が良好になると胞子は水分を吸収して膨張，発芽し，ふつうの生態細胞の2倍ぐらいにのびると中央に隔壁ができて分裂を起こし，以後ふつうに分裂増殖する。

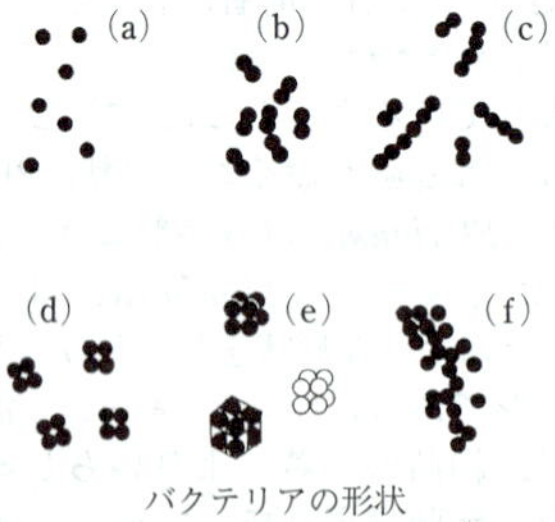

バクテリアの形状

さいきんせいかんせんしょう　細菌性感染症　[Bacterial infectious disease]　細菌感染により発症する疾病。ウイルス，リケッチア，クラミジア，細菌，真菌，原虫，スピロヘータなどの微生物および寄生虫などが，動物体あるいは人体に侵入し，宿主の抵抗性を排除して生体内で増殖する現象を感染といい，感染によって起こる疾病を感染症という。感染しても発症しない状態を不顕性感染という。伝染性感染症は伝染病とよばれるが，感染症という表現のほうが広い概念といえる。細菌性感染症には，伝染性のコレラ，赤痢，腸チフス，パラチフス，ジフテリア，しょう紅熱，ペスト，百日ぜき，結核，性病など，非伝染性の破傷風や敗血症などが知られている。また，特殊な例として，近年平素無害菌による日和見感染などが問題となっている。細菌性食中毒は，原則として食品中で増殖した食中毒菌の多量の生菌を，もしくは菌増殖中に産生された毒素を食品とともに摂取して発症した場合をさし，そのうち前者を感染型の細菌性食中毒といってきた。しかし，1983年以降，ナグビブリオやカンピロバクターなど従来の概念であれば感染症の範ちゅうでとらえられていた八種類の菌を，食品衛生分野において食中毒対策の一環で取り扱うことが食品衛生調査会の勧告に従った環境衛生局長から各都道府県の関係方面に対して通達された。

さいきんせいしょくちゅうどく　細菌性食中毒　[Bacterial food poisoning]　食品内で増殖した細菌が原因でひき起こされる急性胃腸炎。一般的症状として嘔吐，下痢，腹痛，発熱などをともなう。食品中で増殖した食中毒原性をもつ多数の生菌を食品とともに摂取して起こる感染型食中毒と，食品内で菌が増殖する間に産生される毒素を食品とともに食して起こる毒素型食中毒とに大別される。感染型の場合，細菌が腸管にいたってからそこで増殖し，発症するまでの潜伏時間（潜伏期）は一般に8～20数時間前後である。毒素が吸収されて発症する毒素型の場合，その潜伏時間は感染型よりは短く，ブドウ球菌エンテロトキシンのように3時間前後（30分～数時間）からボツリヌス中毒の10数時間前後（4～72時間）である。

さいくかまぼこ　細工蒲鉾　おもに祝

儀用に使う装飾用の蒲鉾。〔種類〕切り出し，摺（す）り出し，絞（しぼ）り出し，一つ物（ひとつもの）などがある。〔切り出し〕どこを切っても同じ絵，模様が出るように，包丁で着色したすり身を適当にもりあげ，加熱する。包丁の使い方に熟練が必要。近年は切り出しかまぼこ用の成形機がある。鶴，富士山などの図や寿の字が多い。〔摺り出し〕型紙にいろいろの模様を切り抜き，一度蒸してあるかまぼこにあてがって着色したすり身をすり込み，さらに加熱する。数十枚の型紙を使うこともある。〔絞り出し〕かまぼこの表面に着色したすり身を絞袋の先の口金から押し出して絵や字を書き，加熱固定する。〔一つ物〕花，鶴，鯛などの木型にすり身を詰め加熱して，さらに着色をほどこす。

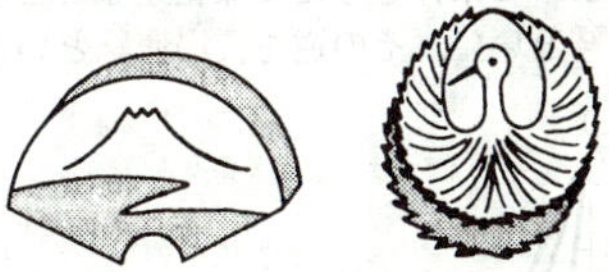

切出し　　一つ物

細工かまぼこ

サイクラミンさんナトリウム　サイクラミン酸ナトリウム　[Sodium cyclamate]　化学名はシクロヘキシルスルファミン酸ナトリウムで，チクロともいう。人工甘味料の一種で，1956年より1969年まで食品添加物として認可されたが，現在は使用禁止となっている。〔性質〕白色の結晶性粉末で，水に溶けやすく，アルコール，エーテル，ベンゼンに溶けにくい。安定な化合物で煮沸しても分解しない。甘味は砂糖の40～60倍である。〔毒性〕急性毒性，慢性毒性は低いが，生体内分解物のシクロヘキシルアミンに発がん性が認められた。また催奇形性も疑われている。

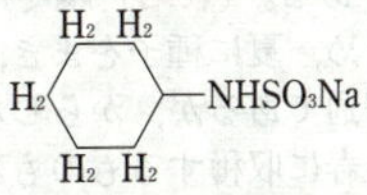

サイクラミン酸ナトリウム

サイクロデキストリン　[Cyclodextrin]　シクロデキストリン，シャルジンガーデキストリン（Schardinger dextrin），サイクロアミロースともいう。バチルスマセランス（*Bacillus macerans*）などのおもに*Bacillus*属の細菌の分泌するCyclodextrin glucanotransferase（サイクロデキストリン合成酵素）をでんぷんに作用させる際に得られる環状デキストリン。〔性質〕還元性はなく，重合度6～8の環状デキストリンである。重合度6，7，8のものをそれぞれα，β，γ-サイクロデキストリンという。これは内部にある孔隙に，一定の大きさの分子を包接する性質がある。その用途として，1）香料，顔料などの保持剤，2）ビタミンそのほかの不安定物質の安定剤，3）疎水性物質を包接して，水に不溶性の物質を水に可溶化するなどがあり，食品や医療などへの利用が注目されている。かまぼこなどの加工食品に添加するとオフフレーバーを抑えることができる。

さいしこみしょうゆ　再仕込み醤油　[Saishikomi soy sauce]　再製醤油ともいうがJAS規格ではこの名前となっている。醤油もろみの仕込み時に塩水のかわりに生（なま）醤油を使うので，成分の濃厚なものとなる。別名甘露醤油（山口県柳井市）ともいう。そのほか山陰地方，九州などでも広く生産されている。刺身やすしのかけ醤油として使われる。〔成分〕100 g中，水分60.7 g，たんぱく質9.6 g，炭水化物15.9 g，灰分13.8 g，カルシウム23 mg，リン220 mg，鉄2.1 mg，ナトリウム4,900 mg，カリウム530 mg，ビタミンB_1 0.17 mg，B_2 0.15 mg，ナイアシン1.3 mg，食塩12.4 g。→しょうゆ

さいしん　菜心　アブラナ科に属し，漬け菜の仲間。ゆさいしん（油菜心），さいたい（菜苔），ゆさい（油菜）ともいう。中国原産で，華南に栽培が多い。〔性状〕菜の花を小型にした感じで，とう立ちした茎葉とつぼみを食用とする。とうは30 cm前後，葉は小さく，黄緑色や濃緑色のものがあり，つやがある。茎はやわらか

く，黄色の花をつける。〔栽培〕花芽分化に低温を必要とせず，播（は）種期に無関係に夏でもとう立ちする。したがって，春から秋まで，種子をまき，約2か月で，とうが20～30 cmになったころに収穫する。収穫後わき芽が伸びて，再収穫できる。〔成分〕ビタミンA, Cに富む。〔用途〕特有の香りと苦みがあり，油炒め，ごまあえ，おひたし，サラダ，天ぷら，酢漬け，味噌漬け，粕味噌漬け，汁の実などにする。

さいせいしゅ　再製酒　醸造酒，蒸留酒または原料用アルコールに着色料，香料，草根木皮の浸出物，甘味料，調味料などを加えたもの。混成酒ともいう。いわゆる一般にリキュールといわれるものが相当する。ただし，酒税法でいうリキュール類とは，酒類と糖類その他の物品（酒類を含む）を原材料とし，エキス分2度以上のものであって，清酒，合成清酒，焼酎，みりん，ビール，果実酒，甘味果実酒，ウイスキー，ブランデー，発泡酒（雑酒）を除くと限定している。→こんせいしゅ

さいせいしょうゆ　再製醤油　→さいしこみしょうゆ

さいせいとう　再製糖　再製糖とは，各種の粗糖や糖蜜など，二種以上の原料を混ぜて製造した含蜜糖をいい，以下のようなものがある。1）赤ざらを主原料に椀糖（黒砂糖の一種）を混ぜて再製：人造玉（じんぞうだま），人玉（じんだま），新玉（しんだま），2）椀糖を主原料に黄ざらを混ぜた調合品：目潰（めつぶし），白飛（しろとび）など，3）椀糖，黒糖，赤ざら，糖蜜などを調合：焚黒（たきぐろ），4）原糖に2番糖を混ぜ，糖蜜でしっかりさせたもの：花見糖，5）赤ざらや黄ざらに白下糖を混ぜて調合したもの：天光，初雪，6）廃糖蜜のなかに沈積している砂糖の結晶を袋に入れ時間をかけて自然に分蜜：袋糖。

サイダー　[Cider]　ciderとは本来りんごの果汁をアルコール発酵させたりんご酒（シードル）のことである。わが国では明治時代に，ソーダ水をシロップに混和し，これに輸入したりんごの香料を加えてサイダーとして発売したので，ガス入り清涼飲料のひとつの名となっている。→せいりょういんりょうすい，たんさんいんりょう

さいだいひょうけっしょうせいせいたい　最大氷結晶生成帯　[Zone of maximum ice crystal formation]　食品を凍結するときの温度低下の時間経過を示したのが凍結曲線または冷凍曲線であり，－5～0℃までの部分を最大氷結晶生成帯といっている。この温度帯で食品のなかの水の大部分が氷となる。この温度帯で外部からの低温（冷風または冷却板による）は氷結潜熱として消費されるので，温度の低下はゆるやかになる。最大氷結晶生成帯を早く通過させるような条件を与えて凍結することを急速凍結といい，その逆を緩慢凍結という。

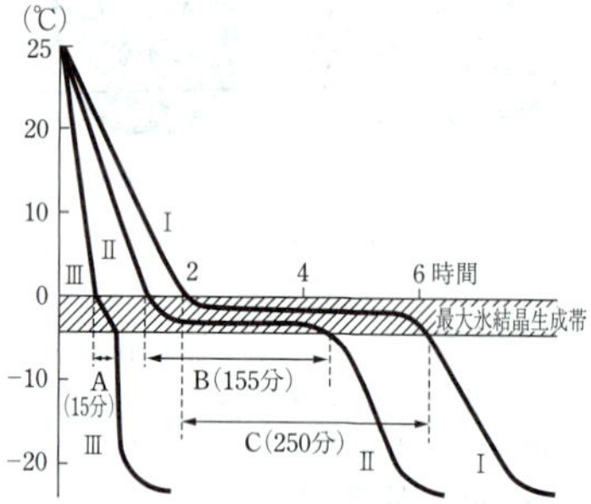

最大氷結晶生成帯
（ⅠおよびⅡは緩慢凍結，Ⅲは急速凍結）

サイリウム　[Psyllium]　オオバコ科の植物サイリウムの種子の粘着性のある外皮から精製した水溶性の食物繊維。整腸作用がある。

さいるい　菜類　〔アブラナ科の菜類〕はくさい，さんとうさい，たいさい，きょうな（みずな），こまつな，からしな，とうななどがある。〔栽培〕越冬用，漬け物用とするため，夏に種子をまき，秋に収穫するのが普通であるが，からしなのように秋にまき，春に収穫するものもある。しかしいずれも四季を通じて栽培することがで

きる。〔成分〕ビタミン類に富み，やわらかい野菜として喜ばれる。ビタミンとしては，A, Cが多い。からしな，その他菜類の種子は，シニグリンという配糖体を含有しこれが酵素により分解してからし油を生ずる。からしな類の辛味成分はこのからし油がその成分と考えられる。→ようさいるい

サイレージ　[Silage]　水分含量の多い飼料の貯蔵法のひとつ。サイレージの材料としては，牧草，とうもろこし，いも類，各種製造粕などが用いられる。これをサイロに詰め込むと，貯蔵中に嫌気状態になって，主として乳酸発酵が行われ，良質の多汁質飼料が得られる。

サウザンアイランドドレッシング　[Thousand island dressing]　アメリカのサラダ用ソース。ピンク色で濃厚な味をもち，粘稠であるが口あたりがやわらかなので，サラダ，魚，鶏肉料理などに合う。マヨネーズが主体となり，これに同量までみじん切りの好みの材料を加えたものがぶつぶつしているのが千の島のようであることから名付けられた。〔加えられる材料〕玉ねぎ，セロリ，ピーマン，赤ピーマン，クルミ，オリーブ，パセリ，ゆで卵，きゅうりのピクルスなどで，玉ねぎ，セロリは，軽く塩もみをして，水でさらしたものを用いる。〔香辛料〕パプリカ，こしょう，エストラゴンなどで，調味と色付けをして，ケチャップ，チリソース，生トマト，砂糖が好みで使われる。生クリームの軽く泡立てたものが加わると，きめの細かい味の複雑なソースとなる。このドレッシングは，多くはソースポットに入れるか，サラダに添えて出され，食卓でドレス（あえること）される。とくに，玉レタスを6つ割りか8つ割りにして芯を取ったくし形状のサラダのソースとして知られている。

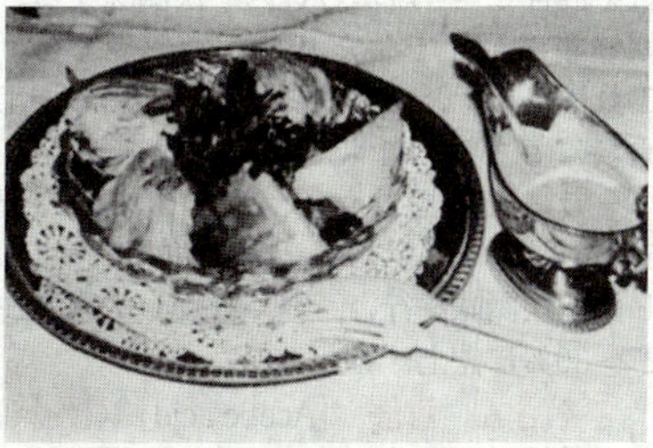
サウザンアイランドドレッシングを
玉レタスのサラダに添えたもの

さおしぐれ　棹時雨　和菓子の蒸し物で，揉餡（もみあん）菓子の一種。〔原料〕白あん，砂糖，新引だね（しんびきだね：もち米を蒸して乾燥させ，臼でつき砕いて，細かくして炒った白い小粒のもの），着色料などである。〔製法〕砂糖を加えて練りあげた白あんの一部を適当な色に着色し，新引だねを混ぜてもみそぼろあんをつくる。白あんを適宜の太さの棒状にして，これを中心にして外側を着色したそぼろあんで棒状に包み，さらにす（簀）で巻きせいろ（蒸籠）で蒸し，冷やしてから適当な大きさに切る。

さかな　魚　[Fish]　脊椎動物魚鋼に属する動物の総称。円口類（ヤツメウナギの類）は除外される。〔生態〕体はいわゆる魚形をなし，鰭（ひれ）をもち，鰓（えら）で呼吸する。多くは卵生で，終生水中で生活する冷血動物。世界中に約13,000種が淡水，海水およびその両者の混ざり合う場所に生息している。〔分類〕サメ，エイなどの軟骨魚類とタイ，マグロ，イワシ，ヒラメなどの硬骨魚類に大別する。〔寿命〕魚の寿命はアユ，ワカサギのように1年生のものから，コイ，ナマズのように数十年も生存するものまである。魚の年齢は主としてうろこの表面に現れる年輪により判定する。〔繁殖〕サメの類，ウミタナゴなど胎生のものを除き，大部分は雌の体内より出された卵に雄が精子をかける体外受精による。〔分布〕魚類は冷血動物のため，水温により生息場所を制限される。すなわち，北の海には低温を好む魚，南海には高温を好む魚が分布する。しかし回遊性の魚は南より北，あるいは北より南へと移動するため，地図上に分布区域をはっきりと記すことは困難である。大別すると，サケ，マス，ニシン，マダラ，スケトウダ

ラ，メヌケ類，ホッケなどは北海に，トビウオ，マグロ，カジキなどは南海に分布する。また深浅よりみると，高山の渓流より深海の底まで分布し，渓流にはイワナ，ヤマメ，深海にはアイザメ，アンコウのようなもの，さらに深いところには珍奇な魚が分布している。〔旬〕食用とする魚類は一般に旬とよび，味がとくによくなる時期があるが，これは主として産卵期との関連である。すなわち魚は卵を産む数か月前から産卵にそなえて盛んに餌を食べるので体は太り，種類によっては脂がのりうま味を増す。ところが産卵期になると，この栄養分は卵や白子をつくるのに使われるので体はやせ，脂は少なくなる。そのため魚は一般に産卵期の数か月前がもっともおいしいことになる。俗に脂がのると魚はうまくなるといわれるが，これはサバ，サンマ，イワシなどの表層魚に対していえることで，タイ，ヒラメ，フグなどは脂がのらなくても旬の時期にはいるとうま味を増す。これについては不明の点も多い。なお卵を産まない幼魚の味は一年中あまり変わらない。これは生殖巣が熟さないため栄養分を失わないせいだが，味に関しては旬の時期の親魚には劣る。

さかまんじゅう　酒饅頭　酒まんじゅうは酒だね（さかだね）を使い，発酵による二酸化炭素を利用してまんじゅうの皮をふくらませたものである。〔製法〕うるち米，ふ，焼きミョウバンなどで，元酒（もとざけ）をつくり，これにもち米のかゆを混合して発酵させ，これをふるいまたは布でよく絞り，仕上酒をつくる。この仕上酒を小麦粉に加えてこね，発酵させ，まんじゅうの皮だねをつくる。これを板の上に取り，よくもみ，たねをしめるようにして小さく切り取ったら，微温のあるうちにあんを包む。これを上新粉をたくさん敷いたほいろ（焙炉）に入れ，じゅうぶんにふくらませたらせいろ（蒸籠）に入れて霧吹きで水をかけて蒸しあげる。蒸した後，いくぶん冷えたとき，平鍋に伏せてまんじゅうの頭部を焼く。〔組成〕100 g 中，水分 35.0 g，たんぱく質 4.8 g，脂質 0.5 g，炭水化物 59.2 g（うち食物繊維 2.9 g），灰分 0.5 g。

さかむし　酒蒸し　材料に酒をふりかけて蒸す，蒸し物の一種である。おもに魚介類，鶏肉などに用いられる。酒のなかに含まれるアルコール分，エキス分の香りが材料にうつり，魚や鶏肉のもっている特有の臭みを消し，また，酒のうま味が加わって，酒蒸し独特の風味を出す。〔ハマグリの酒蒸のつくり方の一例〕材料（4 人分）：ハマグリ大 8 個，酒 80 *ml*。つくり方：水 80 *ml*，砂をはかせたハマグリの蝶つがいを取り，浅い鍋に貝を並べる。酒と水を同量に合わせたものを入れ，ふたをして強火で 10 分内外煮る。好みにより，レモンを添えることもあり，手早く塩をふりかけておくこともある。

さきイカ　裂き烏賊　調味したイカを細く裂いた乾燥製品。〔種類〕スルメを原料とするスルメ裂きイカと，生鮮または冷凍いかを原料とする生裂きイカ（ソフト裂きイカ）があるが，近年では生裂きイカの生産がはるかに多い。〔産地〕イカの水揚げ地である函館，八戸では生裂きイカをつくり，スルメや調味半乾燥イカ胴肉（ダルマ）を原料とした製品は関東，関西など消費地の工場でつくられる。〔原料〕スルメイカ，アカイカ，ニュージーランドスルメイカなど。〔生裂きイカの製法〕イカの胴肉を 55℃の温湯中で攪拌して皮をむき，水洗後 70℃で 1～2 時間加熱する。砂糖，食塩，グルタミン酸ソーダなどの混合調味料を混合し，一晩漬け込み一次調味する。乾燥機にかけて水分 40％まで乾燥する。これはダルマとよばれ，消費地工場の加工原料にもなる。110℃で押し焼きし，軽くローラーで伸展した後，引き裂き機で幅 5 mm 程度に引き裂く。粉末調味料をまぶして二次調味を行い，軽く乾燥して水分を 27～30％に仕上げる。

さくさん　酢酸　[Acetic acid]　〔性状〕一塩基性の有機酸で酸味が強く，揮発性で強い刺激臭をもっている。〔存在〕食酢の主成分であるが，このほかに芳香族アルコールと結合してエステルとして存在し，果実の香気成分をなしている。〔製法〕アルコールの酸化によって，あるいは酢酸発酵によって生成される。

$$\underset{\text{アルコール}}{CH_3CH_2OH} \xrightarrow{\text{酸化}} \underset{\text{酢　酸}}{CH_3COOH}$$

$$\underset{\text{酢　酸}}{CH_3COOH} + \underset{\text{イソアミルアルコール}}{\begin{matrix} CH_3 \\ CH_3 \end{matrix}\!\!\Big\rangle CH\cdot CH_2CH_2OH}$$

$$\longrightarrow \underset{\text{酢酸イソアミル}}{CH_3COOCH_2CH_2CH\Big\langle\!\!\begin{matrix} CH_3 \\ CH_3 \end{matrix}}$$

さくさんきん　酢酸菌　[Acetic acid bacterium]　好気性細菌であって，*Pseudomonadaceae* に属し，アルコールを酸化し酢酸を生ずる細菌類の総称である。〔生態〕細胞の形はふつう，球状，だ円または短桿状である。細胞は単一，二連または短い連鎖状あるいは長い連鎖状をなし，胞子は形成しない。一般には非運動性である。発酵液の表面に繁殖して菌膜をつくることが特徴。〔性質〕発育適温は30℃付近である。酸の生産量は菌の種類によって異なり，1％以下から10％に及ぶものまである。なお，食塩に対する抵抗力が弱く，2％以上の食塩水に耐えるものはまれである。〔用途〕食酢の製造上もっとも有用な菌は，*Acetobacter aceti* という酢酸菌である。

さくさんはっこう　酢酸発酵　[Acetic acid fermentation]　清酒を開栓して，放置すると液面に白い膜ができ，液が次第に混濁して酢の香味を帯びてくる。これは清酒中のアルコールが空気中から入った酢酸菌によって酢酸に変化したためで，この作用を酢酸発酵という。〔化学変化〕次式のようにエチルアルコールは，まずアルコールデヒドロゲナーゼの作用によって酸化されてアセトアルデヒドになり，これがさらにアルデヒドデヒドロゲナーゼの作用によって酸化されて酢酸となる。〔利用〕食酢の醸造は，酢酸発酵を利用したものであり，その来歴は酒類と同様かなり古い。

$$\underset{\text{エチルアルコール}}{CH_3CH_2OH} + (O) \rightarrow \underset{\text{アセトアルデヒド}}{CH_3\overset{\overset{O}{\|}}{C}H} + H_2O$$

$$\underset{\text{アセトアルデヒド}}{CH_3\overset{\overset{O}{\|}}{C}H} + (O) \rightarrow \underset{\text{酢　酸}}{CH_3COOH}$$

サクラエビ　桜海老　[Spotted shrimp]　サクラエビ科のエビ。〔産地〕駿河湾，相模湾などで獲れる。1960年代から70年代にかけて，公害のため産額が減ったが，その後，回復し現在は安定している。〔生態〕体はほとんど透明で発光器をもつ。また多くの赤色の点がちらばっているので淡赤色を呈する。〔調理〕素干し，煮干しなどとし，天ぷら材料としてはサクラエビのかき揚げは美味である。→ほしえび

サクラダイ　桜鯛　→アサヒダイ

さくらにく　桜肉　→ばにく

さくらぼし　桜干し　イワシのみりん干しの別名。〔由来〕1912年に長崎県でイワシを醤油で味をつけて乾燥し，缶詰にして海軍に納入し，海軍の記章にちなんで桜干しとよんだ。これを1926年に長崎県水産試験場が現在のような調味をして製品化したのが始まりとされる。→みりんぼし

さくらみそ　桜味噌　〔製法〕熟成した金山寺（きんざんじ）味噌に水飴や砂糖を多量に混ぜてつくった醸造嘗（なめ）味噌の変種である。〔性質〕甘味が強く色沢は赤味を帯びている。→きんざんじみそ

さくらめし　桜飯　醤油味の飯で，具の入らないものをいう。〔つくり方〕塩味飯の食塩の代わりに醤油を用いるが，全部を醤油にすると飯の色が濃くなりすぎるので，必要な食塩の量の2/3に相当する塩味を醤油でつけ，1/3は食塩を用いる。なお，水分の10％ぐらいを酒に替えてもよい。醤油や酒を用いた量だけ水の量を少なくする。さくら飯は，白飯に比べて飯粒の外側は水っぽく中心部はかたくなりがちで

ある。これは醤油の影響で，米を水に浸漬するとき，醤油が共存すると米の吸水が悪くなり，また，加熱中の飯粒の重量の増加も少なくなるからである。醤油添加の時期を加熱直前とし，また，加熱時間を普通よりやや長くすることによって，この欠点は補われる。〔調味料の割合〕米 140 g のさくら飯を炊くのに必要な調味料の割合はつぎのとおりである。米 140 g，水分は米の重量の 1.5 倍の 210 g（酒 20 g，醤油 8 g，水 182 ml），塩 2.1 g（水分の 1%）。

さくらもち　桜餅　和菓子焼き物の一種で，塩漬けした桜の葉で巻いた菓子である。〔材料〕（10 個分）：あん 250 g，小麦粉 50 g，砂糖 5 g，水 80 ml，桜の葉（塩漬けにしたもの）10 枚，食用紅少々，油少々。〔つくり方〕あんはやや長めに 10 個に丸めておく。塩漬けした桜の葉は，湯で洗って水気をきっておく。小麦粉は一度ふるい，器に砂糖とともに入れて水を少しずつ入れ混ぜる。焼き板またはフライパンを火にかけて油をひき，材料の約 1/10 量を楕円形に流して焼き，返して両面に火を通し，皮をつくる（白色の皮 5 枚，紅色の皮 5 枚とする）。できた皮であんを巻き，その上を桜の葉で巻く。小麦粉のかわりに道明寺だね（ほしいい）を用いることも多い。その場合はもち菓子に属する。

さくらんぼ　桜ん坊，桜桃　[Cherry] おうとうともいう。バラ科に属する西洋みざくらの果実で，明治のはじめころから東北，北海道など寒冷地で栽培され，6 月上旬から 7 月上旬にかけて成熟する。〔形質〕果実は直径 2 cm 内外の球形の核果で，淡黄色に紅色をさしたもの，黒赤色のものなどがある。多肉多漿質で，独特の外観とあまずっぱい風味は，他の果実には得がたいものである。〔産地〕山形が圧倒的に多く，全生産量の 73% を占め（2010 年），そのほか青森，山梨など。〔品種〕甘果桜桃（スイートチェリー）と酸果桜桃（サワーチェリー）がある。甘果桜桃はわが国の栽培品種で，酸味が少なく，甘味に富み，日の出，黄玉，佐藤錦，高砂などのように果皮のうすい果肉のやわらかいものと，ナポレオン，ビンクなどのように果皮の厚く，果肉のかたいものとがある。ナポレオンは 6 月下旬に熟する晩生種でわが国の代表的品種。長いハート型で大粒，帯赤黄色で品質はきわめて優良である。酸果桜桃はおもに加工用で，甘果桜桃よりも成熟がゆるやかで，いたみにくい。〔成分〕100 g 中，国産は水分 83.1 g，炭水化物 14 g，ビタミン C 10 mg であるが，アメリカ産は水分 81.1 g，炭水化物 15.7 g で甘味が強い。酸は 0.4% 内外，主要な酸はリンゴ酸，果肉の鮮明な紅色はアントシアン系色素のシアニジン-3-モノグルコシドである。〔加工品〕生食のほか瓶・缶詰，砂糖漬けなどの加工品がある。缶詰にするには果梗を除いたのち，果実の酵素作用をとめるために熱湯に 2～3 分間浸してから肉詰する。缶詰としては小型カンのほかに，5 ガロンカン入りもある。シロップ漬けは開カン時 18% 以上の糖度とする。〔砂糖漬け〕製菓原料，カクテル用，フルーツ・ポンチ用として濃紅な甘味の強いもので，なかば飾りつけをかねて使用される。果実のもっている天然色素を脱色し，果肉を長い間貯蔵できるよう炭酸石灰を含む亜硫酸液に浸し，核をのぞき，水にさらしたのち，赤色色素を用いて染色，酸で色素を定着させる。これを 35% 以上の糖度の砂糖漬けにする。なおマラスキーノチェリーとは本来は欧米でマラスキノというさくらんぼ（品種）の果汁をしぼり，発酵蒸留してマラスキーノ酒をつくり，そのなかにマラスカ種の生果実を浸漬して得た製品のことをいう。しかし，JAS 規格では糖度 35% 以上になるまで糖液に浸透させ容器に密封したものをマラスキーノスタイルチェリーという。それに対して，糖度 70% 以上になるまでにして，糖液から取り出したものをドレンチェリー，糖液浸透後表面に糖類の結晶を析出させたものをクリスタルチェリーという。

ざくろ　石榴，柘榴　[Pomegranate] ザクロ科に属する落葉高木である。〔生態〕高さ 10 m にも達する。幹は多数の枝を出し，とげがある。原産地はイランからインド北西部とされ，アジア南部に多く，わが国では古くから人家で栽培されていた。梅雨期に花を開き，秋に果実を結ぶ。〔果実〕果実は花托の発達したもので，種子の外側についている外種子の変化した果肉様の部分を食用とする。ざくろには甘種と酸種があり，よく熟した果実は一種の香りと甘味を有する。〔成分〕100 g 中，水分 83.9 g，炭水化物 15.5 g，ビタミン C 10 mg，色素の主成分はアントシアンの紅色のデルフィニジン 3,5-グルコシドである。〔用途〕樹皮と根皮を剥離し，乾燥したものが局方生薬のざくろ皮で，アルカロイドを含み，条虫駆除薬として煎じて用いる。大量に摂取すると副作用がある。俗に「女性の更年期障害を緩和する」といわれているが，人での有効性について信頼できるデータは見当たらない。

サケ　鮭 [Salmon]　サケ科の魚。太平洋産のサケは五種類で，マスノスケ，ベニザケ，ギンザケ，カラフトマスとシロザケである。日本ではシロザケが多いためサケといえばシロザケをさす。〔呼称〕北海道では，秋アジとかトキシラズという。〔産地〕北太平洋に広く分布する。日本では日本海岸一帯，利根川以北の太平洋岸に産する。体長は 70 cm に達し，背部は藍灰色，腹側は銀白色を呈する。ただし産卵期になると赤紫色の斑点が現れる。これを婚姻色という。〔ブナザケ〕婚姻色を帯びたサケのことを一般にブナザケという。ブナザケの雄は頭の形も変わり上顎がかぎ鼻のように曲がる。産卵期は 9 月～翌年 1 月で，川を上り河床の砂礫に穴を掘り産卵する。〔漁獲〕従来，主として北洋漁場で流し網を用いて獲っていたが，1993 年には公海上でのサケマス漁は全面禁漁となり，北洋産のものは減少傾向にある。一方，北海道，東北地方の河川に入ってきたサケの腹から卵巣を取り出し，精子をかけて人工授精を行い，その後餌を与えて数 cm まで育てたのち放流する方法が盛んに行われるようになり，回帰率の上昇により，国内産サケの生産は増加している。〔サーモンピンク〕サケの肉はサーモンピンク（salmon pink）ということばがあるように淡紅色をしているが，これはカロチノイド，とくにアスタキサンチンを含むためである。〔旬〕産卵場に向かうサケの体には多くの脂が含まれているが，川を上りだすとまったく餌を食べないため産卵場についたときには脂は抜けたんぱく質の量も少なくなり，水分が多くなる。そのため産卵後のサケは食用とならないほどまずくなる。一般にもっとも味のよい時期は川に入る前，ないし沖獲りのものとされている。〔調理・製品〕サケは塩焼き，フライ，三平汁，うの花汁，かす汁などのほか，新巻，缶詰，燻製などとする。また卵はすじこ，イクラとする。目と目の間にあるひず（氷頭）という軟骨質の部分は，三杯酢にするとおいしい。腎臓の塩辛はめふんといい，酒の肴として喜ばれ，心臓，胃も美味である。またえらを塩蔵したものはささめという。→アスタキサンチン，イクラ，スジコ，トキシラズ

さけかす　酒粕　清酒もろみを酒袋に入れ，酒槽内に積み重ね加圧圧搾して清酒をとった残さを酒粕という。原料の白米 100 kg から 20～25 kg の酒粕を得る。〔用途〕酒粕は粕取焼酎，奈良漬け，合成清酒，粕酢などの製造原料に供する。〔成分〕酒粕 100 g の成分は，アルコール 8.2 g，炭水化物 23.8 g，たんぱく質 14.9 g，灰分 0.5 g である。

サケマスかんづめ　鮭鱒缶詰 [Canned salmon]　サケ・マスの頭，内臓，ひれを除去した魚体を輪切りにし，少量の食塩とカンに詰め密封，加熱殺菌したもので，北海道の陸上工場および北洋の母船式工船で製造される。〔原料〕ベニザケ（red salmon），ギンザケ（silver salmon），カラフトマス（pink salmon），シロザケ（chum salmon），マスノスケ（king salmon）がおもなもので，ベニザケは肉色が赤く，脂肪に富み，もっとも美味である。ギンザケはベニザケにつぐ高級品で肉色はやや薄い。マスノスケは大型で美味で

あるが漁獲が少ない。シロザケ，カラフトマスは肉色が薄く，国内向けである。〔製法〕ヘッドカッター（head cutter）で頭を切り，卵巣（すじ子）を抜きとり，開腹内臓を除去し，腎臓（メフン）をとる。アイアンチンク（iron chink）で開腹，内臓除去を機械的に行うことも多い。フィッシュカッター（fish cutter）でカン高に合わせて輪切りにし，カンに詰め，食塩を加えて密封，殺菌加熱する。平1号カン（内容総量460 g）で115℃，80分，平2号カン（内容総量235 g）で115℃，60分である。〔缶詰のクレーム〕肉がカンの内面に固着するアドヒージョン，肉の表面に豆腐状の凝固物が発生するカード，石油臭などがある。アドヒージョン防止法としてはカンの内面を樹脂加工したり，植物油をぬる方法があり，カードを発生しやすい冷凍魚を原料とするときは，肉を切断後15％食塩水に3〜4分浸漬する。北洋産シロザケ缶詰では石油臭を発生することがあるが，餌としてみじんうきまいまいを多く摂取し，それに含まれるdimethyl-β-propiotheinが体内に移行，加熱分解してジメチルサルファイド（dimethyl sulphide）に変わるためである。

サゴでんぷん　サゴ澱粉　［Sago starch］　サゴやし（sago palm）の幹から得られるでんぷん。サゴやしは，熱帯アジア島しょ地域に分布しその地域の重要なでんぷん原料植物であるが，工業的なでんぷん製造はボルネオを中心に行われている。サゴやしの種類は本サゴ（*Metroxylon sagus*）（図），トゲサゴ（*Metroxylon.rumphii*）があり，成木のでんぷん含量は15〜40％である。15年で開花しその幹は枯死するが，でんぷん含有量は生長とともに増加し開花前に最大になる。8〜12年の幹がでんぷん製造に用いられる。〔性質〕サゴでんぷん粒は粒径10〜65 μmで工業的に生産されるでんぷんとしてはじゃがいもでんぷんについで大きい。アミロース含量は約27％でほかのでんぷんより高く，糊液は老化しやすく，またゲル化しやすい。〔製造〕幹の髄をけずりほぐして水中ででんぷんを集める。製造工程中サゴやしは酸化的褐変を起こしやすく，この褐色色素はでんぷんに移行すると除去しがたい。また，現地の水洗用水に鉄分が多い場合もあって，着色のある品質の悪いものがある。生産地で種々加工して，生産地の主食や一般食品とされる。価格低廉のため，輸出されたでんぷんはでんぷん糖，化工でんぷん原料としても用途が広い。粒状に糊化乾燥したサゴパールは現地で食用に用いられるほか，輸出もされる。

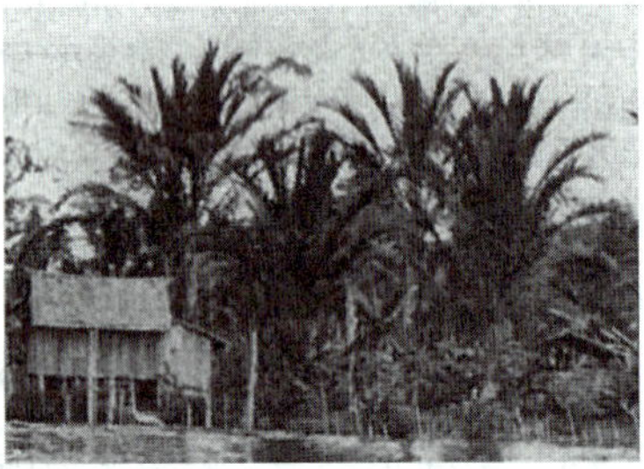

サゴやし

ささあめ　笹飴　生地あめの一種で笹の葉に包んだもの。新潟県上越市高田の名物菓子。水あめを煮つめたあめ生地を薄くのばして指頭大にちぎり，熊笹の一枚の葉を真ん中からふたつ折りにしてはさみ押さえたもので，笹の香りが移った淡泊な風味で素朴なものである。笹あめの名は，夏目漱石の『坊ちゃん』のなかで，ばあやのお清のエピソードとともに親しまれている。江戸っ子の漱石は田舎くさいこのあめに，お清の素朴な人柄を託したくなったのだろうと偲ばれる。風土の香りのしみた菓子である。上越市の高橋孫左衛門商店の特製品で，同店の粟飴，高田飴とともに有名である。

サザエ　栄螺　［Top shell］　リューテン科の巻き貝。〔生態〕殻高10 cm。殻径8 cm程度。殻の表面は褐色で内面は白色，真珠光沢をもつ。本州，四国，九州の沿岸地方のうち外洋に面した岩礁地帯にすみ，海藻を餌としている。〔調理〕肉はやや硬いが，美味で，刺身，壷焼きなどとされる。外套膜縁は苦く，サザエの褌（ふんどし）とよばれる。調理の際は除くほうがよい。→つぼやき

ささげ　豇豆　[Cowpea]　マメ科の一年草。小豆と似た色と形の豆で，大角豆，天向豆などともいう。〔産地〕インド，中国に多いが，わが国では千葉，岡山，広島，新潟など全国的に広く栽培されている。〔用途〕飯に入れて赤飯に炊いたり，あん，菓子などに用いられる。さやのやわらかいものを野菜として食べることもある。中国から小豆の代用品として輸入されている。〔成分〕100 g 中（全粒，乾），炭水化物 55.0 g，たんぱく質 23.9 g，たんぱく質の多くはグロブリンで，これをビグニンと称する。

さしみ　刺身　魚肉を生のまま食べる料理。京阪地方ではつくり身という。刺身になる部分は魚種によりかなりの差があるが，だいたい全重量の 50％以下である。〔材料〕刺身にする魚介類のおもなものは，マグロ類，カジキ類，カツオ，イカ，タイ，ヒラメ，サワラ，ブリ，エビ，貝類などである。〔調理〕主として薄く長方形に切るが，マグロのように肉のやわらかいものは厚めに，フグのように硬いものは薄く切る。小魚は背越といい，魚体を輪切りにする。また，タイやヒラメの肉をかきむしってつくることもある。肉のやわらかいものは酢，塩で肉を絞める。コイ，スズキ，コチ，ボラなどは冷水で洗ってかたくし，あらいとする。また，タイなどは皮付きのまま造ることもある。このほか，皮付きのものにはカツオのたたき，サヨリ，キスなどを細かく切った糸造りなどがある。また，切り方としてはぶつ切り，平たく切った平造り，斜め角型にそいだそぎ造りなどもある。普通，刺身はわさび醤油で食べるが，おろしだいこん，おろししょうがも用いる。付け合わせるつまには，おご海苔，生海苔，モズク，ぼうふう，たで，だいこんなど，海藻や植物性のものを用いる。〔衛生〕刺身は消化されやすく栄養価は高いが，調理時にあまり洗えないため，大腸菌や好塩菌などで汚染されやすいのが欠点である。→あらい

サッカラーゼ　[Saccharase]　→インベルターゼ

サッカリン　[Saccharine]　ショ糖の約 500 倍の甘味を有するが，そのまま尿中に排泄されるので，栄養にはならない。〔原料〕トルエン，クロールスルフォン酸，アンモニア，過マンガン酸カリウム，水酸化ナトリウムなどを原料として製造する。〔性質〕化学名は，安息香酸スルファミド，無色の結晶で水に難溶である。ナトリウム塩にした，いわゆる溶性サッカリンは，大きな結晶となり水に溶けやすく，非常に甘く濃厚なときは，むしろ苦味を感ずる。とくに，濃度が薄いときも甘味があるので，いつまでも口中に甘味が残り，いわゆる「あと味」の悪さがある。〔用途〕微生物の成育を阻害しないので，ショ糖を用いると発酵が阻害されてしまう漬け物類の甘味料としてなくてはならないものである。〔使用基準〕サッカリンはチューインガムについてのみ使われ，溶性サッカリンも使用できる食品は限られている。

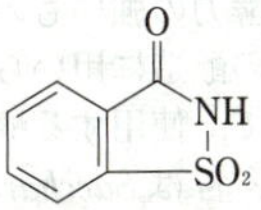

サッカリン

サッカロミセス　[*Saccharomyces*]　*Saccharomyces* 属は酵母に含まれる微生物の属名で，Kurtzman と Fell 編の『酵母』(The Yeasts, A Toxonomic Study,1998) によると，14 種からなる。酵母は生活史の大部分を球形などの単細胞ですごし，主として出芽によって増殖する真菌類の総称である。*Saccharomyces* 属酵母は酵母の代表的な存在である。〔エネルギー獲得法〕*Saccharomyces* などの酵母は，酸素が存在する状態では呼吸によりエネルギーを獲得し生活するが，酸素がない状態では発酵（fermentation）によりエネルギーを獲得する。呼吸の方が効率的にエネルギーを

獲得することができるので，同じエネルギーを得るためには，好気条件よりも嫌気条件の方がグルコースの消費が速い。酸素が存在することにより酵母のグルコースの消費が減ることをパスツール効果（Pasteur effect）という。〔酵母の生活史〕栄養増殖法：酵母の増殖法には栄養増殖法と子のう胞子の形成を伴う生殖のふたとおりの方法がある。栄養増殖は *Saccharomyces* も大部分の酵母と同様に出芽（budding）によって行われる。もとの細胞を母細胞（mother cell），出芽でできた細胞を娘細胞（daughter cell）という。出芽は細胞の複数の箇所で起こることが多く，これを多極出芽（multilateral budding）という。生殖法：有胞子酵母である *Saccharomyces* は栄養増殖中の細胞が1倍体（haploid）のものと，2倍体（diploid）のものがある。2倍体（2 n）の栄養細胞から胞子をつくるときには，減数分裂によって細胞内に通常4個の1倍体（n）の細胞（子のう胞子）ができて，細胞はそのまま子のうとなる。*Saccharomyces* では発芽した子のう胞子が接合して2倍体の細胞（接合胞子）になる。〔発酵工業〕*Saccharomyces* 属酵母はアルコール発酵力の強いものが多く，古くから各種の酒の醸造に用いられてきた。酒の種類によって，使用する酵母は異なる。清酒酵母（学名は *Saccharomyces sake* といったが，*Saccharomyces cerevisiae* に包含されている），下面発酵のビール酵母（以前 *Saccharomyceses carlsbergensis* あるいは *Saccharomyces uvalum* といわれていたが，*Saccharomyces cerevisiae* となった），上面発酵のビール酵母（*Saccharomyces cerevisiae*）などがある。またパンの製造にも *Saccharomyces* 属酵母は欠かすことができない。発酵の結果できる二酸化炭素は，生パンのなかで封じ込められ，パンをふくらませる。

$$C_6H_{12}O_6 \xrightarrow{\text{酵母}} 2C_2H_5OH + 2CO_2$$

ブドウ糖　エチルアルコール　二酸化炭素

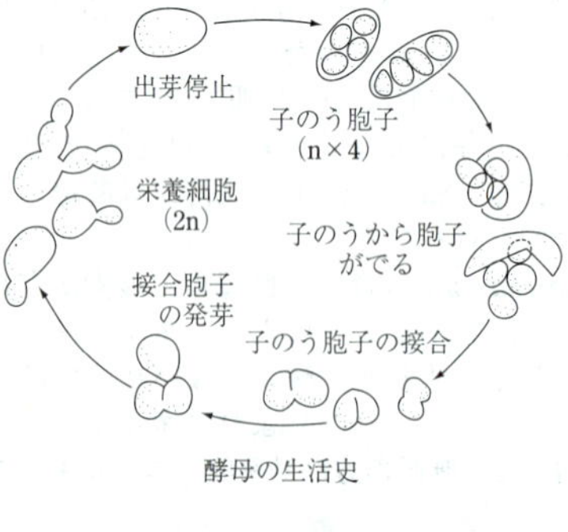

酵母の生活史

さっきん　殺菌　[Sterilization]　〔定義〕有害微生物を殺滅することを殺菌という。微生物の死滅の程度によって消毒，滅菌，殺菌ということばが用いられており，消毒は病原菌を死滅させ，感染症を防止すること。滅菌は食品，器具などに付着している微生物をすべて死滅させること。殺菌は目的に応じて菌数を問題のない範囲内にまで減少させることをいう。しかし，一般的にはかなり漠然としたことばとして使われることが多い。〔方法〕殺菌には化学的方法，物理的方法，両者の併用の三つの方法がある。1）化学的方法：殺菌作用をもつ物質を使用して殺菌するもので，エチレンオキサイド，過酸化水素，オゾン，アルコール，次亜塩素酸，塩素，亜硫酸ガスなどがある。医療用には石炭酸，クレゾール，ホルマリン，逆性せっけんなどが用いられる。多くの有機酸（ギ酸，酢酸，プロピオン酸，酪酸，バレリアン酸など），無機酸（塩酸，硫酸，硝酸，リン酸など）も殺菌作用をもっている。特殊な用途にはクロロホルム，トルエン，エーテル，水銀化合物，サルファ剤，抗生物質なども用いられる。食品の殺菌に利用できる殺菌剤としては，有機酸，アルコール，溶菌酵素，スパイスなどの天然物以外に，用途を限定した次亜塩素酸，亜硫酸ガス，残留しないことを条件に過酸化水素がある。2）物理的殺菌法：加熱殺菌法と冷殺菌法に分けられる。食品を対象にした場合，110～120℃の高温度で行う高温殺菌（加圧殺菌）と，牛乳，果実缶詰，果実飲料，ビールなどで行われる65～95℃の温度での低温殺菌という用語が使われている。缶詰，瓶詰，レトルトパウチ詰めなどの殺菌は高温殺菌の場合でも殺菌学でいう滅菌（完全殺菌）ではなく，病原微生物や変敗に関与する微生物の殺滅を目標にした加熱処理のことで，製品は必ずしも無菌状態とはいえない。完全に無菌状態にすることは，食品中の栄養素の損失と風味の劣化が進み，殺菌に要する経費がかさむことになる。したがって，上記の高温殺菌，低温殺菌を商業的殺菌（commercial sterilization）といい，製品は商業的無菌状態にあるという。魚介類，畜肉類，野菜の缶詰の殺菌は110～120℃で40～90分以上，レトルトパウチ詰の殺菌は110～140℃で10～40分以上処理する。これは主としてボツリヌス菌などの耐熱性芽胞（胞子）の殺菌を目標にしている。牛乳の殺菌は63～65℃で30分加熱する低温殺菌が行われ，パスツリゼーション（pasteurization）といわれている（牛乳の高温殺菌とは75℃，15秒の殺菌をいう）。パスツリゼーションという言葉は，ワインの保存が低温殺菌で行えることを初めて発見したパスツール Pasteur の名を付けたものである。牛乳の低温殺菌は牛型結核菌の殺菌を目標とし，果実，果実飲料缶詰では酵母や乳酸菌などの殺菌，ビールでは酵母の殺菌と酵素の不活性化を目標に低温殺菌が行われている。1975年ごろから効率のよい熱交換殺菌装置が開発され，牛乳，果汁など液状の食品は120～140℃で2～4秒で滅菌できるようになった。この殺菌法を高温短時間殺菌（HTST：High temperature short time sterilization），超高温短時間殺菌（UHT：Ultra high temperature short time sterilization）といっている。UHTにより殺菌された牛乳，果汁などは常温で保存しても3か月以上の賞味期間があり，微生物による変敗は長期間まったくないので long life milk, juice（LL牛乳，LL果汁）といわれている（低温殺菌牛乳は10℃以下に冷蔵しても7～10日で変敗する）。冷殺菌法には紫外線殺菌，放射線（γ線，X線，電子線など）殺菌などがある。紫外線は古くから日光消毒や殺菌灯という形で用いられてきたが，現在は強力な紫外線ランプが包装資材，食品，医療器具などに広く利用されるようになっている。殺菌力は254 nmの波長がもっとも強く，殺菌線とよばれている。放射線には，透過力の強いγ線，X線と透過力の弱い電子線（β線）があるが，わが国では殺菌を目的とした食品への利用は，いずれも許可されておらず，おもに医療器具，包装資材，飼料などの殺菌に用いられている。3）物理的方法と化学的方法の併用法：過酸化水素と加熱，過酸化水素，オゾンと紫外線，ホルマリンと蒸気などの例があり，ふたつ以上の殺菌法を併用して効果の増大をねらっている。

さっきんりょう　殺菌料　［Antimicrobial agent］　食品の腐敗細菌，一般細菌などの殺菌を目的として，食品に添加したり，食品製造用の機械・器具の殺菌や漂白に用いる化学的合成品をいう。保存料と異なり殺菌作用があるため毒性も高い。食品添加物としては過酸化水素，亜塩素酸ナトリウム，次亜塩素酸ナトリウム，次亜塩素酸水，高度さらし粉がある。〔過酸化水素〕H_2O_2は分解して発生期の酸素を生成するため，広範囲の微生物に対し殺菌作用を示し，熱を加えることにより *Clostridium* の胞子も短時間で死滅する。3～7％水は食品用の容器や器具の殺菌・洗浄に有効。〔次亜塩素酸化合物〕次亜塩素酸ナトリウム（$NaClO\text{-}5\,H_2O$），高度さらし粉があり，塩素作用により殺菌が行われる。塩素処理は一般に有効塩素濃度（ppm）を基になされるが，pHが低いほど，また高温ほど殺菌力は強い。次亜塩素酸ナトリウムは70～100 ppm濃度で野菜・果物の殺菌に用いる。〔AF-2（フリルフラマイド）〕発がん性が示されたため1974年より使用禁止となった。また，次亜塩素酸は1991年に，さらし粉は1993年に使用禁止となった。

ざっこく　雑穀　米，麦，大麦，小麦および豆類を除いた穀物を総称した名である。〔範囲〕えん麦，ライ麦，はと麦，そば，あわ，ひえ，きび，もろこし，とうもろこしなどがこれに含まれる。ときに大豆を加えることもある。〔生産〕わが国では，かつての主要穀物であったが，昭和中期から米の増産に伴い生産量が減っていった。近年では，食物繊維やビタミン類が豊富であることから健康食品として見直され，五穀米や十穀米など食用として利用されるようになり，少しずつ栽培面積，生産量が増えてきた。しかし，現在日本で流通している雑穀の90％以上はアジアなどから輸入されている。〔成分〕雑穀は成分的にはいずれもでんぷんを主とし10％内外のたんぱく質を含んでいる。雑穀の種類によっても異なるが，食物繊維，ビタミン，ミネラル，また抗酸化性に優れたポリフェノールを含む，雑穀は一般にふ（稃）をとり，皮をけずるために搗精機にかけることが多い。消化率はじゅうぶん精白したものであればかなりよい値を示している。〔用途〕食べ方にいろいろの工夫を要する点があり，また収量，栽培期間，耐気候性などの点で一致しにくい。

さっそざい　殺鼠剤　[Rat poison]　ねずみを化学的に駆除する薬剤。殺鼠剤の具備すべき条件として，1）ねずみに対する毒力が強いこと，2）忌避性が小さいこと，3）人畜になるべく安全であること，4）使用法が簡便なことなどが挙げられる。〔種類〕殺鼠剤の成分としては，シリロシド，リン化亜鉛，ノルボルマイド，硫酸タリウム，クマリン系剤（ワルファリン，フマリン，クマテトラリル）が主として屋内のねずみ駆除に用いられ，野鼠（やそ）に対しては，モノフルオロ酢酸ナトリウムも使用される。また，船舶や倉庫のように，密閉度が高く，適切な配慮の下で行えば人間への危険が避けられる場所でのねずみ駆除には，青酸ガス，臭化メチルなどによる燻蒸法も用いられる。剤形としては，固型剤，粉末，液剤などがある。忌避剤はねずみをよりつかなくさせる作用をもつ薬剤で，抗生物質の一種シクロシキシイミドが用いられている。

さっちゅうざい　殺虫剤　[Pesticide]　害虫の化学的防除に用いられる薬剤。衛生害虫用（防疫用，家庭用），農業害虫用（農薬），衣類用などに大別される。〔種類〕衛生害虫用殺虫剤は成分から，1）有機塩素系殺虫剤，2）有機リン剤，3）カーバメート剤，4）ピレスロイド剤に分けられる。DDT, γ-BHCなどの塩素系殺虫剤の多くは慢性蓄積毒のために製造が中止され，汲み取り便所の殺蛆（さっそ）用としてのオルソジクロルベンゼン製剤としろあり駆除用のクロルデンが残されているのみであり，ほとんどが有機リン剤とピレスロイド剤である。貯蔵食品の害虫駆除には，臭化メチル，クロルピクリンなどの燻蒸剤が用いられている。また，広義の殺虫剤として，昆虫成長阻害剤（メソプレン，ジフルベンズロン）や細菌性殺虫剤も実用化の時代に入っている。有機リン剤のおもなものは，ダイアジノン，ジクロルボス（DDVP），トリクロルホン（ディプテレックス），フェニトロチオン（スミチオン），フェンチオン（バイテックス），プロチオホス（トヨチオン），テメホス（アベイト）などである。ピレスロイド剤のおもなものは，ピレトリン，アレスリン，フタルスリン，レスメトリン，フェノトリン，ペルメトリンなどである。カーバメート剤では，プロポクスル（バイゴン）がごきぶり用として使われている。また，ピレスロイド剤には共力剤としてピペロニルブトキサイドなどが配合されていることが多い。殺虫剤の剤形には，油剤，乳剤，水和剤，粉剤，フローティング粉剤（浮遊粉剤），粒剤，樹脂蒸散剤，燻煙剤，蚊取線香，電気蚊取器，エアゾール，毒餌などがある。〔作用機構〕殺虫剤の作用機構は，1）代謝阻害，2）神経系阻害に大別されるが，有機リン剤やカーバメート剤は主としてエステラーゼを阻害することによって効果を発揮する。殺虫剤の昆虫体内への侵入経路は，1）皮膚から（経皮），2）口から（経口），3）気門から（経気門）の三つがある。おもなものは経皮であり，接触毒として作用する。ゴキブリやハエに対する毒餌（ベイト剤）は経口毒を利用したものである。煙霧，蚊取線香や燻煙剤の煙，蒸散剤や燻蒸剤の揮発ガスは呼吸の際，気門から侵入する。殺虫剤の効力は，実験に供試した昆虫を50％殺すに要する薬量や濃度によって示されることが多く，これをLD_{50}値，またはLC_{50}値と称する。殺虫剤の速効性を比較するには，時間の経過にともなう落下仰転虫数率から供試虫が50％ノックダウンした時間（KT_{50}値）を算出して行う。速効性の強い薬剤はピレスロイド，ジクロルボス，中程度の薬剤は多くの有機リン剤，遅効性の薬剤はプロチオホス，トリクロルホンなどである。また，残留噴霧を行う場合は残効性の長い薬剤が有効である。〔殺虫剤抵抗性〕抵抗性が防除の障害になる例が年々増えている。対策としては，交差抵抗性のない別系統の殺虫剤に転換すると効果を期待できる。

サッパ　鯯　［Sardinella zunasi］学名は*Japanese shad*。ニシン科の魚。〔呼称〕関西や高知ではハラカタ，瀬戸内沿岸でママカリ，熊本ではハダラという。〔生態〕体の背部は青黒色，腹側は銀白色を呈する。体長は15 cm程度。産卵期は5～6月。〔産地〕南日本に多い。〔用途〕西日本で食用とされ，なかでも，瀬戸内海ではママカリ（飯借り）というように，人の飯を借りても食べるほどおいしいという。

さつまあげ　薩摩揚げ　揚げかまぼこの関東地方の呼名。→あげかまぼこ

さつまいも　薩摩芋　［Sweet potato］かんしょ（甘藷），りゅうきゅういも，からいもなど異名は多い。学名は*Ipomoea batatas*でヒルガオ科に属する。〔産地〕原産地はメキシコ，コロンビアなどの中央アメリカといわれる。その塊根を食用する。塊根中には多量のでんぷんを含むが，単位面積当たりのでんぷん収量あるいはエネルギー生産量は世界的に最大で，作物中群をぬいており，10アールあたり180～200万kcal程度となる。さつまいもは米，麦に比べて栽培管理が簡単で労力・肥料も少なくてすみ，台風，干ばつなどの気象条件の変化にも抵抗力が強いので，南九州ではもっとも安定した作物である。〔産額〕わが国の年産量は戦前375万t程度だったが，1955年の718万tをピークとして，1965年に495万t, 1976年には127万tと激減した。その後も減少傾向にあり，2010年は86.3万tとなっている。〔成分〕品種，気候，栽培条件，土質などで変動がはげしい。100 g中，水分66.1 g，炭水化物31.5 g，糖分1～3 g，たんぱく質1.2 g，脂質0.2 g，食物繊維2.3 g，灰分1.0 gである。この数字からさつまいもの成分的特徴としては，水分が多いこと，でんぷん質に偏りすぎること，たんぱく質がきわめて少ないことがわかる。このように水分が多いために，さつまいもの貯蔵が困難であり，同一エネルギーを運ぶにも，米，麦の約3倍の重量を運ばなければならないという難点がある。この水分が減少するという特徴から，さつまいもの乾燥が行われるが，乾燥製品はアルコール原料には適しているが，食用には向かない。それはさつまいもを切断して乾燥する間に，さつまいもの酸化酵素がクロロゲン酸などのポリフェノールに作用し，着色するとともに味も悪くなるからである。これを防ぐために，亜硫酸処理または加熱処理によって，酸化酵素を不活性化して，着色していないいも粉をつくることができるが，まだ用途の開拓がじゅうぶんでなく，工業化はされていない。〔用途〕さつまいもの食用法としては，収穫期のまたは貯蔵した生いもを，蒸すか焼くかするいわゆる生食用がもっとも広く行われる。さつまいものなかには強いアミラーゼがあり，加熱により相当量のでんぷんが麦芽糖とデキストリンに変わるので，この加熱による調理法は合理的である。さつまいもの用途は，でんぷん用，飼料用，生食用（野菜として市場販売されるものを含む）が主である。〔消費状況〕これまででんぷん用がもっとも多かったが，1973年から生食用が第1位になり，1977

年では38.5%とでんぷん用の26.6%を大きく上回り，1992年には生食用54%，でんぷん用24%，2007年には生食用48%，でんぷん用15.3%となっている。飼料用は1970年には31%であったものが，2007年0.6%となっている。その他の用途は発酵原料22.6%，加工食品用9.2%，種用が1.7%である。〔品種〕このように，さつまいもの用途面がはっきりしてきたので，品種もそれぞれの用途に適する性質のものが育成され普及されてきた。これまでは多収性と品質のよいことという，二重の目標があったため，用途別の専用品種というものが得られなかった。食用としては高系14号が全品種の40%で，粉質で美味で全国的に好まれる。つぎに農林1号（とくに焼きいも用にはこれにまさるものがない），農林2，3，5，10号，金時（キントキ），紅赤（ベニアカ），太白（タイハク）などを用い，でんぷんそのほかの工業原料としてはコガネセンガンがもっとも多く，ほかに農林1，2号，クロシラズ，沖縄100号，オキマサリ，玉豊（タマユタカ），サツマアカなどの品種がある。飼料用として農林6号，農林8号，シロセンガンをおもに使用するといったふうに，品種の特性をその用途に利用するようになった。さつまいも中には，ビタミンB_1，ビタミンCがかなり含まれている。すなわち100 g中B_1は0.11 mg, B_2は0.03 mg, Cはとくに多く29 mgである。また農林6号，隼人，ベニハヤトなどの，肉質がだいだい色の品種には非常に大量のカロテンが含まれている。最高はベニハヤトの12 mg/100 gである。このようなさつまいもはカロテンいもといわれるが，かつては飼料に用いるほか蒸し切り干し，マッシュスイートポテトなどの菓子類や，芋焼酎の原料にも使用されている。さつまいも中の微量成分としては，クロロゲン酸，ヤラピン，タンニン，マンニット，キサントフィル，スチロールなどが分離されている。

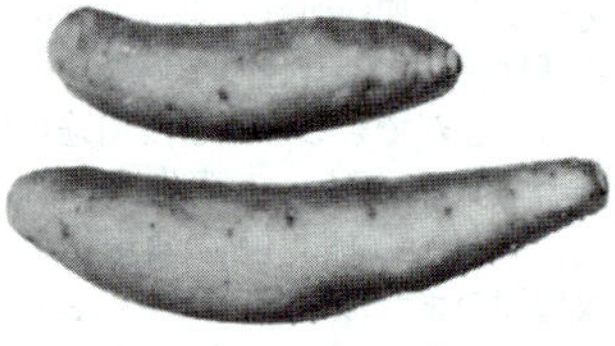

金　時

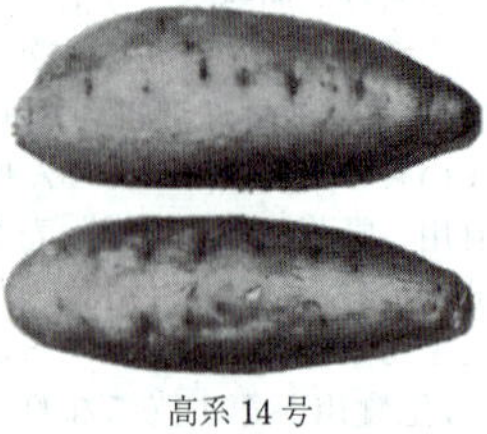

高系14号

さつまいもでんぷん　薩摩芋澱粉

[Sweet potato starch]　さつまいもの塊根からとったでんぷんをいう。〔生産〕かつてわが国でもっとも多く生産されたでんぷんで，年間生産量は1963年に約75万tの最高記録を示したが，その後農業構造の変化により原料さつまいもが激減し，現在では年間10万t前後の生産となっている。鹿児島県だけで全国生産量の約9割を占める。〔製法〕さつまいもは寒さに弱く低温での貯蔵時に腐敗しやすいので，さつまいもでんぷんの製造時期は気温の影響を受ける。通常，関東地方では9月下旬から11月中・下旬まで，九州地方では11月上旬から12月上旬ごろまでに製造を終了する。〔製造工程〕小規模の在来方式と，近代化された大型工場での連続方式と，まったく内容の異なる製造法が同一地域で行われているのが，わが国のさつまいもでんぷん製造の特異な点である。在来方式は次のとおりである。マレーシアなど東南アジアでもこの方法で製造される。原料さつまいもを磨砕ロールですりおろし，ふるい分けして，粕とでんぷん乳を分離し，すり込み沈殿池中で10時間ほど静置沈殿させる。この際沈殿するでんぷんは，まだ不純物が多いので，あらでんぷんというが，その上に黄褐色のドロドロした渋（しぶ）が沈殿する。この渋は原料さつまいも中の水

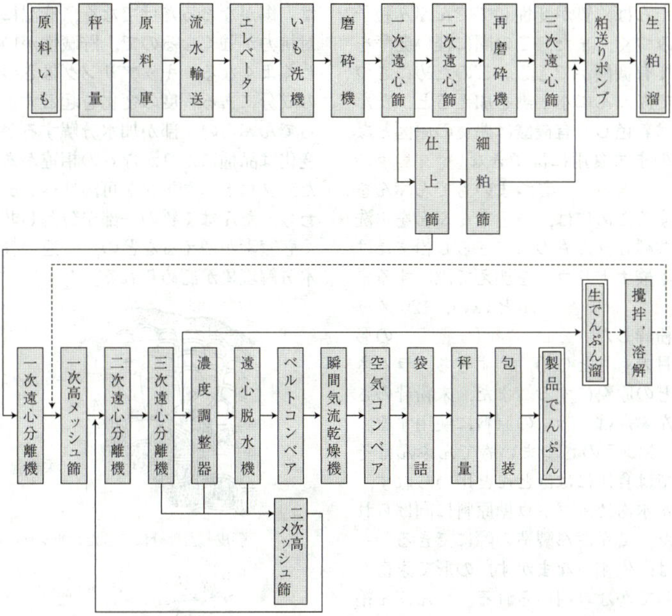

さつまいもでんぷん製造工程図

溶性たんぱく質や樹脂質，脂質などが変性して，細かいでんぷん粒子とからみ合ったものである。上澄液および渋を排出してから，このあらでんぷんにさらに水を加えて，よく攪拌して精製するが，これを寄込（よせこみ）作業という。そのために18ボーメ度ぐらいのでんぷん乳として，寄込沈殿池に送る。これを30～50時間放置すると，最下層に土砂が少し混じったでんぷん層，その上にでんぷん層，最上部に土肉（どにく）層と三層に沈殿する。土肉とは，原料さつまいも中の食物繊維やたんぱく質が，細かいでんぷん粒子とからみ合ったものである。この土肉層を除去してからでんぷん層を掘り出して，乾燥枠に入れて陰干して，水分17～18％まで乾燥する。大型方式は，原理はまったく在来方式と同じだが，処理能力が増し，ふるい分け，沈殿，脱水，乾燥などの工程を連続化している。連続式遠心分離機によるでんぷんの分離，精製，土肉分離作業の連続化の成功により，品質のよいでんぷんを迅速に量産できるようになった。また，でんぷん乳を遠心脱水してフラッシュドライヤー（気流乾燥機）で数秒間に乾燥する火力乾燥法の成功が大型化の機運を助長している。〔製品〕自然乾燥したままのものは，ぼろぼろした小さいかたまりとなっていて，未粉（みふん）といわれる。歩留まりは原料さつまいもによって差があるが，23～29％程度である。渋および土肉には小粒子ではあるが，かなりのでんぷんが含まれているので，原料さつまいものすり込みが終了してから，またはすり込み作業の間に，でんぷんを分離する。これは寄込沈殿池で得られるでんぷんより品質が落ちるので，二番粉（にばんこ）という。また，沈殿池で，上水を排水したばかりのでんぷんは水分約45％であるが，これを生粉（なまこ）または生でんぷんという。さつまいもには小さい粒子がかなりあるので，前記のように沈殿に10時間もかかるが，その間に原料中の水溶性たんぱく質が変性してでんぷん粒子にからみつく。また，この間に軽い発酵を起こして有機酸ができる。このためにさつまいもでんぷんに水と熱を加えると，たんぱく質は着色し，有機酸は悪臭の原因となり，そのまま食用にはできない。〔食用さつまいもでんぷん〕さつまいもでんぷんを食用にするためには，あらでんぷんを水洗して再沈殿させたものに，さらし粉または次亜塩素酸ナトリウムを加えて漂白する。これをさらしでんぷんといい，120 メッシュに粉砕したさらし浮粉（うきこ）の形で，正月のもちとり粉，くずもち，ラムネ菓子などの原料にする。また，未粉砕のさらしでんぷんは，春雨の原料に使用する。〔用途〕ふつうのさつまいもでんぷんはそのままでは食用にはほとんど用いられず，大部分が水あめ，ブドウ糖原料に向けられる。また，でんぷん製造の際にできるでんぷん粕は，生粕（なまかす）の形で家畜の飼料としてかなり用いられる。でんぷん粕の成分は，製造条件で相当に差があるが，水分 13〜15％，でんぷん 55〜65％，たんぱく質 2〜4％，脂質 0.8〜1.5％，食物繊維 5〜14％，灰分 2〜10％程度である。

さつまいものキュアリング　薩摩芋のキュアリング　[Curing of sweet potato]　さつまいも表面の傷をなおすための操作をいう。さつまいもは堀りとりの際に，どうしても傷がつくが，その傷口から黒斑病菌や軟腐病菌が侵入して貯蔵中の腐敗の原因となる。さつまいもを温度 31〜35℃（最適温度は 33〜34℃），相対湿度 95％以上という，高温多湿のところに 4〜6 日置くのが，キュアリングである。この操作によって，さつまいも表面の傷の下に，急速に癒傷（ゆしょう）組織が発達して，同時に表面の傷を受けた細胞層はコルク化する。このコルク化した細胞層と癒傷組織の両者が，病原菌の侵入を防ぐが，その抵抗力は後者のほうがはるかに強い。また，黒斑病に少しくらい侵されていても，その下にコルク層ができて，それ以上の侵入を防ぐことができる。キュアリングの効果としては，傷がなおるだけでなく，低温に対する対抗力が強くなるので，貯蔵性がいちじるしくよくなる。キュアリングはさつまいもの成分にある程度の変化を起こす。すなわちでんぷんの一部が加水分解するが，この変化は品種によりかなりの相違がある。また，プロトペクチンが可溶性ペクチンに変わり，たんぱく質の一部が分解し非たんぱく態窒素が増えるなどの，一連の軽度の加水分解現象が認められる。

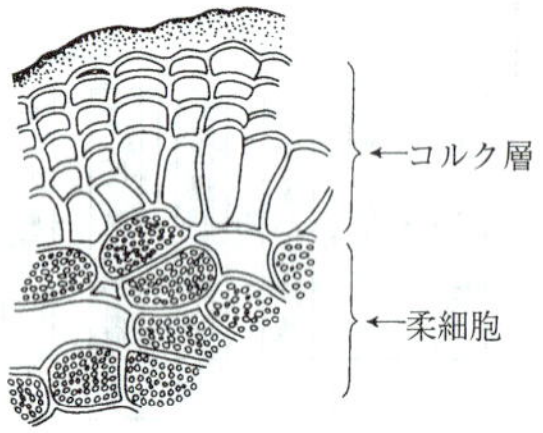

剥皮した部分にできたコルク層

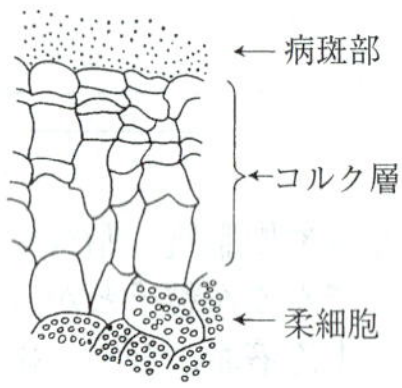

黒斑病病斑部と生存柔細胞の中間にできたコルク層

さつまじる　薩摩汁　濃厚な味の味噌汁の一種。薩摩の国で始められたのでこの名がある。元来は，鶏の骨付きぶつ切りに根菜類やねぎ，しょうがを用いるが，鶏肉の代わりに豚肉を用いることもある。〔材料〕（1 人分）：骨付き鶏肉 50 g，だいこん，さといも（または，さつまいも），にんじん，ごぼう，こんにゃく，干ししいたけなど取り混ぜて 100 g，ねぎ，しょうが各少々，水 200 m*l*，味噌 20 g，油小さじ 1。〔つくり方の一例〕鶏肉はぶつ切り，だいこん，にんじんはいちょう切り，いもは 2 cm ぐらいの輪切り，ごぼうはささがきにしてあくを抜く。ねぎは小口切り，しょうがはみじん切りにする。鍋に油を入れて熱し，鶏肉およびしょうがと少量のねぎを入れて炒め，水とねぎ以外の野菜を入れて煮る。野菜がやわらかくなったら味噌を入れ，弱火で煮込み，最後にねぎを入れる。

ざつまめ　雑豆　大豆，小豆および落花生を除いた豆類。すなわちいんげん豆，そら豆，ささげ，えんどうおよび緑豆を総称した名である。〔成分〕雑豆はほぼ成分的に類似しており，でんぷんに富んでいる。輸入いんげん類にはシアンを含むものがあり，この場合用途は製あん用に限られる。〔用途〕煮豆，製あん，甘納豆など用途も似かよったものが多い。

さといも　里芋　[Taro]　サトイモ科に属する根菜で東南アジア原産。〔生産量〕約16.7万t（2010年）。〔主産地〕千葉，宮崎，鹿児島，埼玉，栃木，熊本，静岡などで根および茎が食用に供せられる。その葉柄はずいきといい，多肉である。〔品種〕大別すると，白芽と赤芽に分かれ，赤芽にかぎり親いもも食べられる。栽培品種として子いもを食用とするものには土垂（どだれ），石川早生，豊後，鳥播（ウーハン），親いも用品種には八つ頭，唐芋（とうのいも），筍芋（たけのこいも），親子兼用種としては赤芽，海老芋（えびいも）が全国的につくられる。俗にきぬかつぎといわれるものは円形の石川早生で，品質の上等なものである。市場でさといもというのは，普通子いもだけをさす。〔成分〕炭水化物が主で，そのうちでんぷんが多く，ガラクタン，デキストリン，ショ糖なども含む。ビタミンは少ない。粘り気はガラクタンの性質によるといわれる。〔調理〕おもに煮食され，串いも，香り焼き，串田楽，こんにゃくとの味噌おでん，さつま汁，けんちん汁などのほか，水煮缶詰もつくられている。→タロ

さとう　砂糖　[Sugar]〔分類〕ショ糖の工業的製品の総称。砂糖は原料，製法，精製程度，色相などの諸点から，つぎのように大別される。

1) 原料によって…甘ショ糖，てんさい糖（ビート糖），やし糖
2) 製法工程によって…含蜜糖，分蜜糖
3) 精製程度によって…粗（製）糖，精製糖

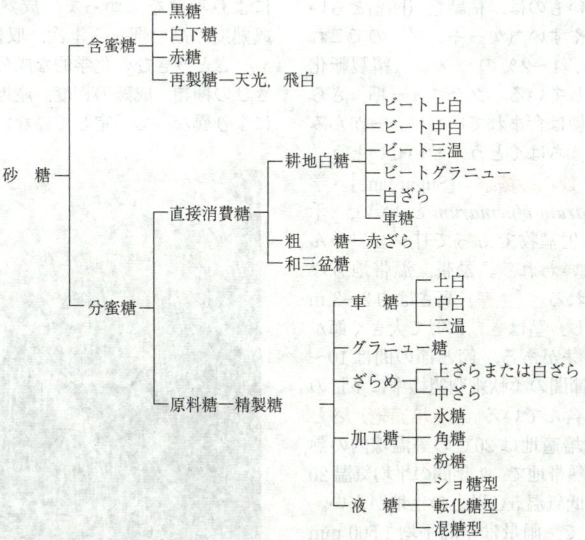

砂糖の分類

4) 色相によって…白砂糖，赤砂糖，黒砂糖
5) 加工形態によって…粉糖，角糖，氷糖
6) 二種以上の混合形態…花見糖，天光糖，初雪糖

上記の各分類をさらに細別したものをまとめると，図（p.407）のようになる。〔砂糖の良否鑑別法〕1）色が純白で光沢があるものは良品である。2）夾雑物の有無を，コップのなかに砂糖を入れ湯を加えて攪拌し検する。透明なものは良品である。3）良質な砂糖は，170℃にその煮つめ液を加熱しても着色しない。〔成分〕砂糖の水分は，白下糖 7.17％，赤糖 5.78％，黒糖 3.56％，耕地白糖 2.20％，精製上白 0.82％，中ざら 0.03％，精製ざらめ 0.01〜0.02％がふつうである。砂糖の成分を化学的にみると，ショ糖，転化糖，灰分，有機非糖分，水分の五つに分けられる。主成分はショ糖で，その含量は精製ざらめでは 99.9％，中ざらでは 99.7％，耕地白糖で 99.8％，車糖の上白で 97％，含蜜糖で 80％が基準となっている。転化糖は含蜜糖に多く 5〜10％含まれる。分蜜糖では車糖のように結晶粒の小さいものは，粘結を（団結ともいう）起こしやすい（ケーキング）のでこれを防ぐため，1〜2％のビスコ（精製転化糖）を添加している。グラニュー糖，ざらめには転化糖は含まれていない。→がんみつとう，こうちはくとう，せいせいとう

さとうきび　砂糖黍　[Sugarcane]　学名を *Saccharum officinarum* といい，禾本科の多年生植物であって甘ショ（かんしょ）ともいわれる。熱帯，温帯地方などに栽培される。〔生態〕高さは約 2〜3 m ぐらいに達し，茎はきびに似て大きく節があり，節に芽がある。節と節の間は 10〜15 cm で，節間の柔軟細胞組織中に多量のショ糖液を含んでいる。〔栽培適地〕さとうきびの栽培適地は 20℃の等温線内の熱帯および亜熱帯地で，1 年間の平均気温 20〜30℃，最低気温 5℃以上の土地がよい。空気は湿潤で，雨量は年間平均 1,500 mm 以上が好ましく，しかも成熟期には乾燥しているところがよい。〔産地〕さとうきびの産地は世界的にはキューバ，ブラジル，アルゼンチン，オーストラリア，ジャワ，台湾，フィリピン，インドネシア，インドなど。わが国では四国の徳島，高知などで少量栽培されるほか，九州の鹿児島南部，南西諸島ではかなり多く栽培され，沖縄本島，宮古島，久米島，石垣島などでは特産物として栽培され，さとうきび工場もある。〔栽培法〕さとうきびの栽培はふつうにはさとうきびを切って苗とする種苗法が行われるが，ときとしては切り株をそのまま残して発芽させる株出し法も行われる。苗を植付けて 2〜3 週間経つと，茎の節のところから芽を出してくる。生育期間は 10〜18 か月で，北半球では 2 月か 3 月頃，南半球では 8 月か 9 月頃に成熟する。この間に中耕，除草を数回行い，ときどき肥料を施し，必要に応じて灌漑（かんがい）を行う。さとうきびは成熟するにしたがってショ糖分，繊維量が増加し，還元糖とくに果糖の含有量が減少し，純糖率（液汁中の固形分に対するショ糖含有率）が高くなってくる。成熟期になったら簡易屈折計などにより糖度をはかって，成熟度を調べ，成熟度の高い畑から漸次，収穫する。〔組成〕さとうきびの化学的な成分は，さとうきびの種類，成熟の程度，産地，肥料などにより異なって一定していないが，成熟し

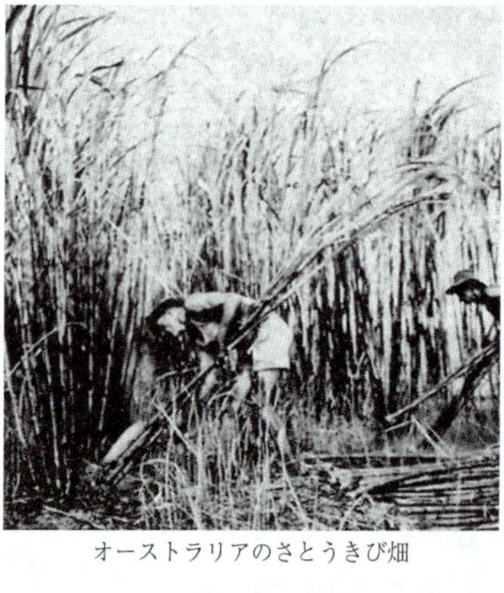
オーストラリアのさとうきび畑

たさとうきびの組成は，100 g 中，水分 70〜77 g，ショ糖 11〜17 g，食物繊維 9.5〜15 g，還元糖 0.4〜2 g，非糖有機物 0.5 g，灰分 0.5〜1 g。〔用途〕さとうきびを搾汁し，汁液を精製，濃縮，結晶化して砂糖を製造する。最近ではバイオエタノールの原料にも使われる。

さとうづけ　砂糖漬け　砂糖の防腐性を利用し，果実，野菜などの長期貯蔵を目的とした漬け物である。〔種類〕わが国では昔からてんもんとう，夏だいだい，あんず，ぶんたん，ふき，しょうが，ゆずなどの砂糖漬けが，各地の名物珍味として，口取（くちとり）物や茶菓子に用いられている。〔製法〕原料を適当な大きさに切り，やわらかく煮て乾燥させるか，または，糖液で煮て乾燥させ，桶や壺のようなものに砂糖をふりかけながら入れ，上部には多量の砂糖をおいて軽く重しをしておく。みかん，きんかんなどは，その酸味を除いた後で，砂糖煮をしないと腐敗しやすい。なお，これに使う砂糖は，純度の高い白ざら糖がよい。桜桃の砂糖漬けであるドレインドフルーツ（糖菓）は，洋生菓子の飾り菓子用として使用される。

サバ　鯖　[Mackerel]　サバ科の魚。〔産地〕全国各地で獲れるが，北海道釧路沖，千葉より静岡までの沖合，対馬東海岸などで多獲される。〔生態〕海面近くを活発に泳ぐ活動性の魚。マサバ（本サバともいう）とゴマサバの二種がある。マサバは腹側が銀白色に輝いているが，ゴマサバはこの部分にちょうどごまをまいたように見える小さい黒点が散らばっている。またマサバの体はいくぶん平たい感じがするところからヒラサバともいう。これに対しゴマサバの体は丸味を帯びているのでマルサバともいう。マサバは太平洋の中部以北と日本海に多く，ゴマサバは多少南方系のものである。またマサバは海岸近くに生息するが，ゴマサバは沖合に生息し，あまり沿岸には近づかない。〔調理〕秋サバは嫁に食わすなということばがあるように，サバは秋になると脂がのりうま味を増す。つまり，サバは夏のうちは数％しか脂を含まないが，秋になると 15％前後も含むようになる。この脂の一部はまぶたにも貯えられ，目が乳白色に濁ってみえるほどになる。従来，秋うま味を増すのはマサバのほうでゴマサバは一年中味が変わらないとされているが，脂の量はどちらも夏少なく，秋になると脂がのることから考え，どちらも秋が旬と考えられるが，マサバのほうが美味とされる。サバは塩焼き，煮付け，味噌煮，ムニエル，すし，酢の物などに向くほか水煮，味付け，トマト漬けなどの缶詰，さば節などとされる。またサバの卵を塩蔵後米麹としその葉を混ぜて漬け込んだものは宝漬けとよばれ，酒の肴（さかな）として喜ばれる。〔サバの生き腐れ〕サバは生き腐れといわれるほどいたみやすい魚だが，これはモルガン菌により赤身の魚に多く含まれるヒスチジンが，ヒスタミンとなるためにおこるヒスタミン中毒である。古いサバの干物などで起こりやすい。

サバイヨン　[Sabayon]　卵黄，砂糖，白ワインなどでつくられたムース状のクリームのデザート。なめらかな舌ざわりと身体が温まるので好まれる。また，温かいプディングにかけられる。イタリアのツァバリオーネ地方に伝わっていたサバイヨンが，フランス王アンリ 2 世と結婚したメディチ家のカトリーヌのお供の菓子職人ポプランによってフランスへ紹介されたといわれる。〔つくり方〕ボウルに卵黄，砂糖を入れてすり混ぜ，白ワインでのばしてバニラ香料を加え，湯煎をしてじゅうぶんに泡立てる。全体がなめらかにとろりとしてきたら，泡立てた生クリームを加えてさらに泡立ててから湯煎よりおろし，ブランデーまたはラムとレモン汁を加える。温かいうちにシャンペングラスやクリームソーダグラスのような足高のグラスを温めておき，ひとり分 100 ml 程度を入れる。上に彩りとして木の実を刻んだものやクリームシャンティイを絞って浮かせてもよい。アイスクリームにウエハースを添えるように，小型の棒状のビスケットを添える。ビスケットは，蜂蜜やシナモンの風味を付けたものが合う。

サバイヨンソース　[Sauce sabayon]　サバイヨンを白ワインを多くしてつくった甘味をもつソースの一種で，フランス料理でもっとも多くデザートに用いられる。温かいプディングやスフレのソースとして，白ワインの香りと卵黄の濃厚な味と，黄色の泡立ちのある軽さが好まれる。このソースは，つくっておくと時間が経つにしたがい泡が消えて量も減り，見ばえが悪くなるため，供卓の直前につくり，なるべく1回で使いきったほうがよい。〔つくり方〕ボウルに全卵1個と卵黄2個を入れ，砂糖125 gを加えて泡立器でよくかき混ぜ，ついで85℃ぐらいの湯煎のなかで鍋底を温めながらよく泡立てる。白ワイン125 m*l*を5～6回に分けて加える。熱が加わると卵黄のくさみが消え，色も白さを増して濃くなめらかになり，泡立て器からソースがリボン状に落ちる濃さになる。82℃以上になるとソースが分離しはじめるため注意する。ボウルを湯煎からおろし，約2分ぐらい泡立て続け，あら熱がとれるまで行う。ソースが40℃になったら最後にブランデーまたはラムを大さじ1加え，ソースポットに入れて供卓する。→サバイヨン，ソース

さばぶし　**鯖節**　さばからつくるかつお節類似品。〔製法〕さばを二枚におろし，75～80℃で30～40分煮熟後，4～5回焙乾する。また，かび付けすることもある。〔用途〕おもにけずり節の原料とされる。濃厚なだし汁が得られるので，関東のそば屋で重宝される。→かつおぶし，ふしるい

サバラン　[（仏）Savarin]　イーストでふくらませてオーブンで焼いたパン菓子を，キルシュまたはラム入りのシロップに浸し，やわらかく酒の味を付けた菓子。この菓子は，1845年にジュリアン兄弟が，有名な美食家，ブリヤ・サバラン（Brillat Savarin）を記念するため創作したものといわれる。サバランは，シロップ漬けにすると，海綿状のパンのなかまでシロップが入りやわらかく大きくふくれるので，外皮がよく焼き上げられていないときはくずれやすい。アルミケース，またはプラスチックカップのなかに入れて，形をこわさないように供する。また，シロップを何度か菓子の上からかけて，芯（しん）までシロップを入れないで仕上げる場合もあり，この際は，甘味，酒の味が少ない。サバランと同じパン菓子にババオロム（baba au rhum）がある。ラムの入ったシロップで仕上げたもので，サバランより古く，パリの菓子屋がアラビアンナイトの主人公，アリババから名を付けて売り出したものといわれる。生地に干しぶどうを混ぜ，プリン型のような円柱状の型に詰めて焼き上げ，シロップにつけた後，あんずジャムの薄めたものを全体にぬり付け，仕上げた菓子。〔つくり方〕ふるった小麦粉に卵，砂糖，塩，イーストを加えてよく練り合わせたら，溶かしバターを加えて混ぜ，ごくやわらかなパン生地にととのえる。これにぬれぶきんをかけて倍量になるまで発酵（約30℃で1時間前後）させ，ガス抜きする。この生地を，絞り袋に入れ，バターをぬったサバラン型（蛇の目型）に型の高さの1/2まで絞り入れる。再び約30℃のところへ置いて倍量まで発酵させ，220℃のオーブンで約20分，きれいな焼き色がつくまで焼き，型よりはずす。シロップは多めに用意し，シロップの8%のラムまたはキルシュを加え，パン菓子を焼き上げてすぐ仕上げる場合は冷たくして，パンがさめてから仕上げる場合は温めて（50℃），約

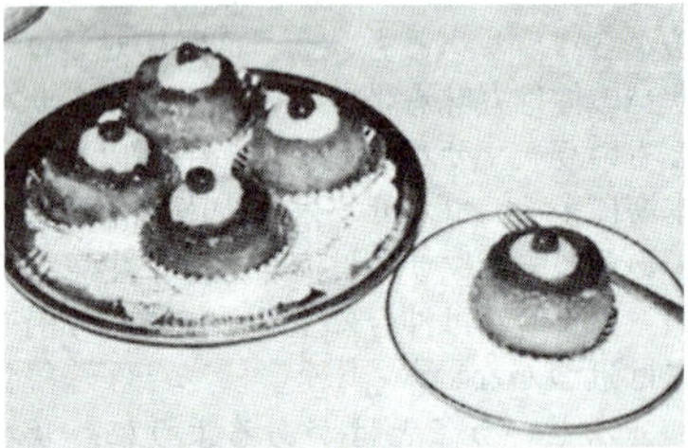

サバラン

3倍の大きさになるまで浸し，網に取り上げて余分なシロップ分をきる。あんずジャムをぬれるぐらいにやわらかくのばし，これを熱くして表面にぬり，なかのくぼみにカスタードクリーム，またはクリームシャンティイを詰め，上に赤いチェリー（砂糖漬け，マラスキノ漬け）を飾る。焼き上げたパン菓子は1週間ぐらいもつので，一度に焼き上げておき，好みのときに仕上げてもよい。

サフラワー　[Safflower]　キク科に属する一年草で，紅花ともいう。種子からサフラワー油（紅花油）をつくる。サフラワー油はリノール酸含量（67％）が高いことが特徴であったが，オレイン酸含量（81％）を高めたハイオレイックサフラワー油もつくられている。→べにばな

サフラン　[Saffron]　アヤメ科に属し，香辛料のひとつである。学名 *Crocus sativus* L.。原産地は地中海沿岸で，わが国では明治の初期から兵庫，岡山で栽培されている。食用にするのはサフランのめしべを乾かしたもので，芳香を有し，鶏，魚類の料理に使用される。サフランはまた赤黄色着色料ともなるが，その色素はおもにカロテノイド系色素クロシン（crocin）で，ほかにカロテン，リコピン，ゼアキサンチンなども含まれる。中国漢方では月経不順などに用いられるが，大量摂取には副作用がある。

サプリメント　[Supplement]　栄養補助食品。ミネラル類（亜鉛，カルシウム，鉄，銅，マグネシウム，ナトリウム，カリウム，リン，マンガン，ヨウ素，セレン，クロム，モリブデン）とビタミン類（ナイアシン，パントテン酸，ビオチン，ビタミンA，ビタミンB_1，ビタミンB_2，ビタミンB_6，ビタミンB_{12}，ビタミンC，ビタミンD，ビタミンE，ビタミンK，葉酸）などが主な対象。錠剤などで簡便に栄養素を補給することを目的に，多数の商品が市販されている。これらのうち，表示基準を満たしているものを栄養機能食品という。飽食の時代にサプリメント利用者が年々増えている。栄養に関する知識が豊富になっている半面，多飲酒習慣，不規則な食習慣，過度な外食，独身，単身赴任，マスコミの健康情報への過度な反応，などが要因となって新たなタイプの栄養失調・偏食の人が増えている。自他覚症状（立ちくらみ，食欲不振，疲労感など）があるか，食品に過不足があるかをチェックしてサプリメントを選択をすることが必要。日常の食事を基本に，過剰摂取にとくに注意する。

サブレ　[（仏）Sablé]　バターを多く使い，もろさをもつ焼き菓子。良質のバター，卵のとれるノルマンディ地方の特産の菓子である。サブレとはフランス語で砂の意味で，砂のようなさくさくした歯ざわりと，割るとぱらぱらと砂のようにくずれるところから，この名がついたといわれる。英語ではサンドケーク（sand cake）という。〔生地のつくり方〕小麦粉250 gをよくふるい，固いバター（粉の重量の70～80％）を加えて両手ですり合わせるようにして細かく平均に混ぜ，板の上にリング状にする。その中央に卵黄1個，砂糖（粉の重量の約50％），塩ひとつまみ，レモンの皮のすりおろし1/2個分，バニラ香料小さじ1を入れ，指先で練り合わせ，徐々に外側のバターが合わさった粉と合わせていく。ついで，練らずに空気を入れながら生地をまとめるため，手のひらですり混ぜる動作を2回行う（フレーゼという）。生地にはバターが多く入るので，冷蔵庫で冷やして作業をしやすくする。〔形のつくり方〕棒状にまとめ，周囲にグラニュー糖をまぶし，生地の芯までかたく締まったも

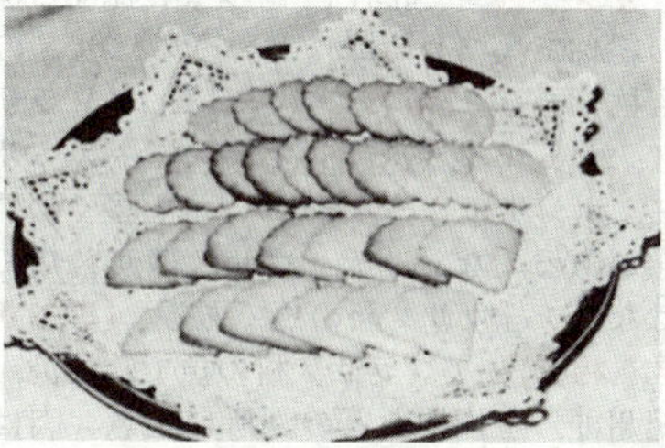

サブレ二種の形

さふ

のを小口切りにしたり，かたい生地を薄くのばし，型抜きしたりする。〔焼き方〕天板にごく薄く油をひき，その上に霧を吹きつけて生地を並べると動かない。表面に水溶きした卵黄をぬり，フォークで筋を入れて模様をつくり，160〜180℃のオーブンで約12〜15分焼く。サブレ生地の変化として，粉の1/6量のアーモンドパウダーを加えると，アーモンド風味サブレができる(sablé aux amandes)。オランダのサブレ(sablé hollandaise) といわれるものは，先述のサブレ生地と同じ生地にココアの粉末を50g加えた黒いサブレ生地をつくり，この2色を海苔巻き状に交互に組ませて棒状にして固めたものを，小口切りにして焼き上げたもので，大理石模様や，市松模様のものもつくれる。

サポニン [Saponin] 広く植物中に分布している成分で，配糖体として存在する。種類はきわめて多く，加水分解するといずれも糖類とアグリコンであるサポゲニン (sapogenin) に分かれる。〔性質〕水で石けん様の泡をつくる。サポニンの多くは溶血作用をもっており，植物性有毒成分のひとつと考えられている。しかし，大豆，小豆，ほうれん草などに含まれるサポニンは溶血作用が弱く，ほうれん草のスピナチン (spinatin) はかえって消化を促進するといわれている。〔サポニンのあく〕救荒植物として利用されるとちの実，茶の実，ききょう根などはサポニンを多量に含むので，じゅうぶんにあく抜きしなければ食用にならない。

ざぼん →ぶんたん

サメ　鮫 [Shark] サメ類に属する魚の総称で，フカ (鱶) というのはサメの俗称である。〔種類〕アイザメ，アブラザメ，シュモクザメ，アオザメ，ネズミザメ，ホシザメ，ヨシキリザメなど多くの種類がある。なお，チョウザメはサメ類ではなくチョウザメ科の魚である。〔アイザメ (相鮫)〕アブラザメ科の魚で駿河湾，紀州沖，土佐沖などの深所に生息。肉は1%程度しか脂肪を含まないため練り製品に向く。肝臓は85%もの肝油を含み，この肝油の70〜80%はスクアレンである。卵は卵焼原料にすることもある。〔アブラザメ (油鮫)〕北日本に多く，肉は主として練り製品とし，また皮を剥いで棒ざめとして販売する。〔シュモクザメ (撞木鮫)〕大阪や高知でカセブカ，和歌浦でカネタタキという。頭部の額にあたる部分がいちじるしく横へ張り出し撞木状となり，その両端に目がある。体は3mに達する。熱帯，温帯に広く分布する。肉は赤く，多少臭みがあるが，美味。かまぼこの原料とされる。アオザメ (青鮫)，ネズミザメ (鼠鮫) はアオザメ科の魚でともに性質が荒い。〔アオザメ〕体長は7mに達し，本州中部以南より熱帯地方に分布する。〔ネズミザメ〕体長は3mに達し，寒帯性で北日本に多い。ともにかまぼこの原料とする。〔ホシザメ (星鮫)〕ホシザメ科の魚で，背中側と側面に小さな白い点が散在している。体長は1.5mぐらいにしかならない小型のサメである。全国各地の内湾に生息するが，とくに南日本に多い。大阪，高知でホシブカとかマブカ，瀬戸内海沿岸でオソブカ，長崎ではマノオソという。肉は臭気が少なくて美味。上等のはんぺん，かまぼこの材料とするほか，酢味噌としたり，エビと混ぜておぼろとする。〔ヨシキリザメ (葦切鮫)〕ホシザメ科の魚で，温熱帯地方に広く分布する。体長は6mに達する。大阪ではアオブカとかミズブカ，高知ではミズブカとかコンジョウブカ，三陸地方ではアオナギなどという。肉はやや臭気をもつが，白いためはんぺんに向く，また，このひれはサメ類中でもっとも品質がよいとされている。〔肉の臭気〕サメ肉は一般にアンモニア臭を有するため嫌われがちだが，これはサメ肉中には1〜2%の尿素が含まれ，これが組織中のウレアーゼの作用により分解されてアンモニアを生ずるためである。この臭気は酢に漬けると消失する。〔調理・製品〕サメの肉は一般に寒中がおいしく，新しいものは刺身にも向く。また照り焼き，フライ，煮付け，酢味噌などとするが，大半はかまぼこ，ちくわ，はんぺん，さつま揚げなどの練り製品の原料とされる。また肝臓からは肝油をとり，ビタミン油とする。サメのヒレを干したものはフカヒレ，魚翅（ユイチイ）とか鯊翅（シャーチイ）とよばれ中華料理に使われる。これは色により白翅と黒翅に大別される。白翅（パイチイ）とは，メジロザメ，マブカザメからつくるもので，黒翅（ヘイチイ）は，アオザメ，ヨシキリザメ，ネコザメなどからつくる。これをつくるにはヒレを切り取ったのち，真水で洗い，日乾する。品質は尾ビレ，背ビレ，胸ビレの順に良いとされる。サメの軟骨を熱湯に浸して冷水で洗い，干したものを明骨といい，中華料理に使う。ただし近年，サメの乱獲によりサメが減少しているため捕獲を禁止している国もある。→スクアレン

サメかんゆ　鮫肝油　[Shark liver oil] サメ類の肝臓より製した油。〔性質〕比重 d_4^{10} 0.9 以下のものはスクアレンを多く含み，0.9 以上のものはスクアレンがまったくないか，ごくわずかしか含まない。〔種類〕比重の大きいもののうち，わが国に産するものとしてはネズミザメ，アブラザメ，ヒラガシラ，ヨシキリザメなどの肝油がある。アブラザメ肝油およびヒラガシラ肝油はビタミンAを濃厚に含むためビタミン油とされる。また比重の小さいものにはアイザメ，ビロードザメ，ユメザメ，ヘラツノザメなどの肝油があり，不けん化物が多く，スクアレンを多量に含むが，ビタミンA含量はわずかである。現在，日本ではほとんどサメ肝油を製造していない。スクアレンに富む深海産サメ肝油がフィリピンから輸入され健康食品として売られているが，有効性については，現在のところ認められていない。→スクアレン

さめすが　鮫氷　マンボウのひれの軟骨を薄く削って乾かしたもの。宮城県気仙沼の名産。〔製法〕マンボウの背びれと尻びれから軟骨を取り出し，よく水洗してかんなで薄くけずる。これを竹籠の上に並べて天日乾燥する。製品はやや白色で透明。〔調理〕熱湯に入れて煮沸して戻し，細かく切ってくらげと同じように中国料理に用いる。また，ウニであえたり，酢の物として食べる。

さやいんげん　莢隠元　いんげんまめ（菜豆）のさや豆で，濃緑色で歯切れがよく，繊維の少ない野菜である。〔産地〕福島，千葉，鹿児島，茨城などで栽培される。4，5月ごろ種子をまき，夏から秋にかけて収穫する。つる性種が多いが，つるなし種もある。また，さやの色によって緑莢種グリーンビーンと黄莢種ワックスビーンにも分けられる。一般に喜ばれるのは大さやのどじょういんげん（ケンタッキーワンダー）で，小さやのマスターピースも用いられる。〔調理〕色よくさっと塩ゆでにし，炒め物，あえ物，汁の実，煮物など，いろいろに調理される。水煮缶詰もあるが，わが国ではあまり利用されない。〔成分〕さや部にはたんぱく質のほかいろいろな窒素化合物があり，これが熟するにつれ，種子に移行する。ビタミンを含み，Cは 8 mg/100 g である。→いんげんまめ

さやえんどう　莢豌豆　[Garden pea] えんどうにはさやえんどうと実えんどうがある。さやえんどうには，矮（わい）性大ざや群（オランダ，フランス大ざやなど），矮性小ざや群（伊豆赤花，渥美白花など），高性小ざや群（白花絹ざや，赤花絹ざやなど）のグループがある。やわらかいので，さやごと食用にする。一般に秋に種子をまいて翌春収穫するが，春に種子をまいて秋に収穫するところもあるので，年間出回っている。〔産地〕鹿児島，和歌山，福島，愛知，徳島など全国的。〔調理〕汁の実，煮物，炒め物をはじめ料理の付け合わせとして広く利用され，彩りをそえる。〔成分〕ビタミンCを 60 mg/100 g 含む。ほかは少ない。

サヨリ　細魚，針魚　[Halfbeak]　サヨリ科の魚。〔呼称〕和歌山でヤマキリ，茨城でヨドとかサイレンボウ，東京では大形のものをカンヌキザヨリなどという。〔生態〕体は細長く，体の背部は青緑色，

腹側は銀白色を呈する。体長は40 cmに達する。下顎が長く突き出し，その先端は赤い。産卵期は4〜8月。〔産地〕北海道より台湾辺まで広範囲に分布する沿岸性の魚でとくに南日本に多く，川へ上ってくることもある。〔調理〕春から秋までが美味。吸物種，酢の物，刺身とするほか，照り焼き，ウニ焼きなどとして賞味される。

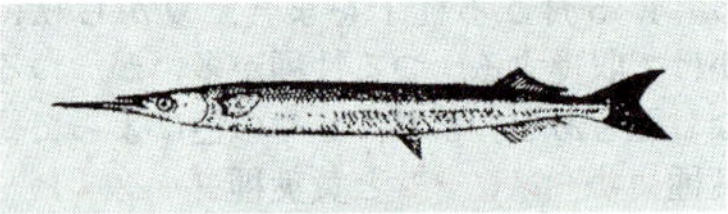

サヨリ

さらしあん　晒し餡　乾燥あんまたは粉末あんの通称である。〔製造〕じゅうぶんに水さらしを終わったあん汁を脱水して生あんを採取し，これを乾燥，粉末化したもので，現在は図のような工程で製造されている。脱水機までは生あんの場合と同じである。〔特徴〕生あんはあんの本来の姿であるが，水分63〜68％で，きわめて変質しやすく，保存性，重量，体積などから，遠隔地への流通には不便である。乾燥あんは水分5〜8％になり，60％もの重量軽減となり，体積も30％小さくなるので，流通上はきわめて有利になる。乾燥にはいろいろな方法があるが，工業的には平鍋式乾燥法，流動乾燥法，気流乾燥法（フラッシュドライ）などがあり，もっとも合理的なのは気流乾燥法とされている。これら乾燥法の違いによって，得られる乾燥あん粒子の物性も異なってくるが，フラッシュドライヤーで製造したあんは，膨潤度が高く，やや粘稠性があるが，吸水性にすぐれる特徴がある。また，従来のさらしあんは，日向臭や異臭をともなっていたが，フラッシュドライでは，異臭の発生はほとんどない。〔用途〕各種練りあんへの利用も行われるが，即席汁粉などのような，プレミックスとしての利用も多い。

さらしクジラ　晒し鯨　クジラの尾羽の薄片に熱湯をかけ，冷水でさらしたもの。〔製法〕クジラの尾羽を5 cm幅に切断し30〜40％の食塩で塩漬けとし，4×5×0.3 cmの薄片にスライスする。スライスしたものが包装され，市販される。〔さらし〕塩蔵薄片をざるに入れ，上から熱湯をかけながら攪拌し，ザルのまま冷水につ

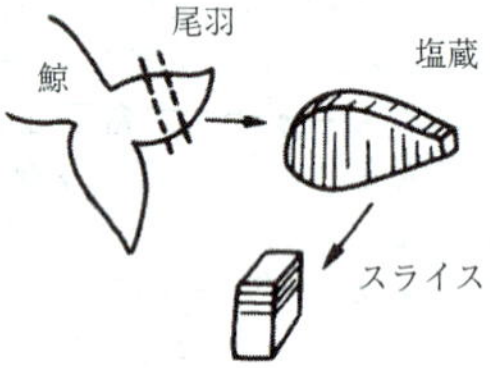

さらしクジラ

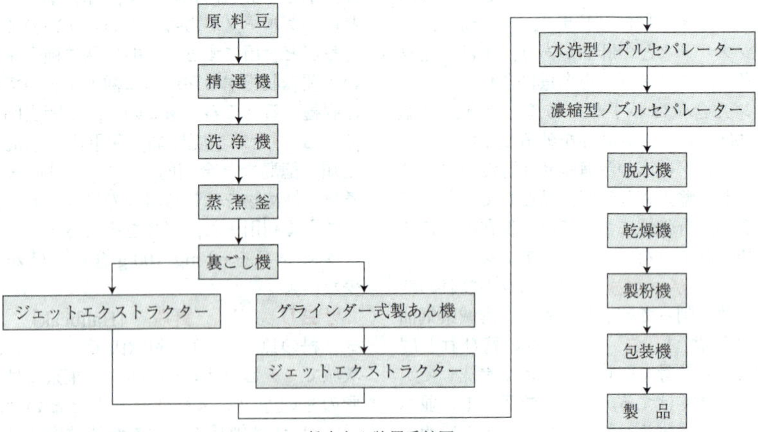

粉末あん装置系統図

け急冷する。これを3回繰り返すと収縮した白いさらしクジラができる。ふつう，酢味噌で食べる。

さらしこ　晒し粉　[Bleaching powder]　殺菌料の一種で，塩素の殺菌・漂白作用を利用する。さらし粉と高度さらし粉があり，さらし粉（$Ca(OH)_2$）は1993年に食品添加物から削除された。高度さらし粉（$Ca(ClO)_2$）は65〜70％および90％以上のものがある。〔性質〕さらし粉は白色粉末で，塩素の臭気を有する。水に溶け，エタノールに一部溶ける。湿気や光により分解するため，保存は遮光容器に入れ冷所に保存するほうがよい。〔使用法〕でんぷん，果菜，果皮，油脂の漂白，水道水，プール，浴場，家具，器具の殺菌・消毒，脱色・脱臭に用いる。0.2％濃度（有効塩素500 ppm以上）で5分間でほとんどの細菌を殺菌する。水の消毒には有効塩素0.4〜1 ppm，野菜果物の消毒には50〜100 ppm，食器・器具の消毒には100〜200 ppmを用いる。

サラダ　[Salad]　生野菜やゆでた野菜を，酸味の強いソースで味をつけた料理である。サラダの語は，ラテン語のサル（Sal，塩）からきたもので，肉料理に付け合わせる野菜に塩をかけて食べていたことから派生した。サラダは，新鮮な野菜のもっている色彩や香り，快い歯ごたえなども大切にし，さわやかな酸味により口のなかをさっぱりさせる目的をもつ。また，サラダがもつ酸味や香り，野菜の繊維は，味覚や栄養上からも重要な役割を果たしている。サラダは，前菜，冷製料理の付け合わせや，一品料理としても供される。一品料理となるサラダは，肉・魚介類などに生野菜や果物をあしらったものが多く，チキンサラダ（chicken salad），シュリンプサラダ（shrimp salad），クラブミートサラダ（crab-meat salad），サーモンサラダ（salmon salad）などがある。また，調理した肉や野菜を美しくゼリーで固めたサラダは，マヨネーズを添える。デザートに出されるサラダは，甘味が少しあり，さっぱりとして口あたりがよく，胃にたまらぬものがよい。フルーツサラダとして，ヨーグルト，クリームチーズなどであえたものが出される。〔種類〕1）単菜のサラダ：プレーンサラダ（plain salad）または，サラドサンプル（salad simple）という。原則的には一種類の生野菜だけでつくられ，ローストなどの主料理の後に出されるものである。し好温度は10℃前後で，材料はレタス，チコリー，クレソン，たんぽぽ，アスパラガス，赤かぶ，キャベツ，きゅうり，にんじん，トマトなどである。2）混合サラダ：生または調理された野菜を，ほかの材料と混ぜ合わせてつくる。コンビネーションサラダ（combination salad），ミックスサラダ（mixed salad）ともいう。フランス語では，サラドコンポーゼ（salade composé）という。二種以上の材料を合わせ，その色彩と味を考え，装飾的なバランスもはかるもので，ニース風サラダ（salade niçoise），マゼドワーヌサラダ（salade macédoine），マカロニサラダ（macaroni salad），ウォルドルフサラダ（waldorf salad）などは用途が多い。〔注意点〕1）材料は新鮮なものを用い，盛り付けはシンプルで，食欲をそそるものでなければならない。2）サラダ材料やサラダボウルはじゅうぶんに冷やしておき，ソースや調味は供卓直前に合わせ，冷感をもたせる。3）味が入りにくい材料（じゃがいも，きゅうり）は下味をつけておく。また，レタスなど手で

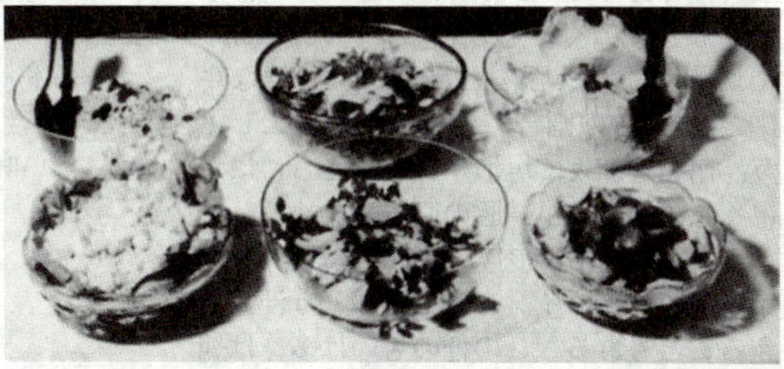

サラダ六種

ちぎれるものは，なるべく刃物を用いないこと。4）生野菜などは，よく水気をきってからソースや調味をして，これが材料全面に衣をまとうように付着させ，適度な放水がされ，少ししんなりする状態が味覚的に好ましい。5）サラダ用ソースは，塩，酢，サラダ油を基調としたものが多く，サラダボウルやサーバーなどの器具は，金属器をさけ，ガラス製，木器，陶磁器，ほうろう製，プラスチック製のものがよい。6）サラダの調味は塩味をしっかり付けたほうがよい。風味と塩味を添えるものとして，クリスプベーコン，チーズ，きゅうりのピクルス，アンチョビ，オリーブの塩漬け，ケッパーなどを，飾りをかねてサラダの上に散らすこともある。

サラダドレッシング →ドレッシング

サラダな　サラダ菜 →ちしゃ

サラダゆ　サラダ油　[Salad oil]　生菜料理に使われる香味のよい高級食用油をいう。〔原料〕もとは地中海沿岸に産するオリーブ油を主として用いたが，現在は油の精製技術が進歩したため，大豆油，なたね油，とうもろこし油などの植物油を原料としてつくられる。〔製法〕これらを油臭のほとんどなくなるまで脱臭精製し，冬期や冷蔵中に混濁を生じないようにウィンタリングにより固体脂をじゅうぶんにとり去りサラダ油とする。〔用途〕サラダ油は生のまま食べるものだが，マヨネーズ，油漬けなどにも用いる。また，てんぷら油としても好まれる。色沢と風味のよいのが生命である。

サラミ　[Salami]　ドライソーセージの一種であってイタリア，ハンガリー，ドイツなどで広く製造される。〔製法〕あらく切った新鮮な豚肉と細砕した新鮮な牛肉とを2：1の割合に混ぜ，食塩，こしょう，硝石を加えて塩漬を行い，さらににんにくを添加し，牛，豚の直腸に詰める。香辛料として肉桂，肉荳蔲（にくずく），丁字を用い，赤ワインあるいはぶどう汁を加えることもある。この種のものは多くは燻煙を行わず，ただちに乾燥に移すものであって，10℃付近の乾燥室で36～48時間乾燥したのち麻糸でしばり，さらに50～60日間徐々に乾燥して仕上げる。日本農林規格（JAS規格）ではドライおよびセミドライソーセージのうち，牛肉および豚肉のみでつくられたものにサラミということばを用いている。〔貯蔵〕長期の保存に耐える。→ソーセージ

ざらめとう　双目糖　[Hard sugar]　〔種類〕砂糖の一種で，結晶が大きく，糖度が高い砂糖である。色相によって白ざら，黄ざら，中ざらなどに分けられる。〔性質・用途〕ざらめは水分，転化糖，灰分などがきわめて少なく，ひじょうに純度が高い。したがって微生物が繁殖しないので，貯蔵性がある。また100～150℃に加熱しても着色することが少ない。そのため純度の高い砂糖を必要とする練粉乳添加用，あるいは煮詰め温度を高くするキャンディ用，無色の製品を要する菓子原料などに使用される。〔白ざら〕上ざらともいう。成分は100 g中，ショ糖99.9 g，転化糖0.01 g，灰分0.00～0.01 g，水分0.01 gとショ糖そのものといってよい。結晶粒径は1～2 mmと大きく，無色透明の光沢ある白砂糖，甘味が淡白なので，高級和菓子，清涼飲料水，果実酒などに用いられる。〔中ざら〕結晶の大きさは上ざらよりやや大きい。カラメル溶液を結晶表面にふりかけるので，うすい黄褐色である。成分（%）はショ糖99.7，還元糖0.09，灰分0.03，水分0.03，独特の風味があり，奈良漬け，福神漬け，そのほかの漬け物類やつくだ煮，水産缶詰類に用いられる。

サリチルさん　サリチル酸　[Salicylic acid]　1975年以前に，清酒，酢，マーマレード，魚貯蔵品に防腐剤として使用された。〔性質〕白色の針状結晶で無臭。甘酸っぱい味がする。エーテル，アルコール

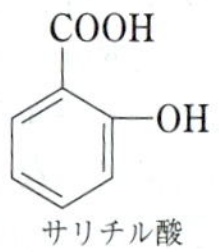

サリチル酸

によく溶け，水に溶けにくい。〔毒性〕皮膚，粘膜を刺激し，中枢神経麻痺を起こす。

サルモネラぞくきん　サルモネラ属菌　[*Salmonella*]　チフス菌，パラチフス菌などを含む病原性腸内細菌。代表的な感染型細菌性食中毒菌として集団的に多数の患者を発生した例が多い。中毒症状は急性の胃腸炎で，食後6～24時間の潜伏期間の後，腹痛，下痢，嘔吐，頭痛などの症状を起こす，グラム染色陰性で長さ1～3 μm，幅0.4～0.6 μmぐらいの無芽胞性桿菌である。〔性質〕サルモネラ菌の代表的なものはゲルトネル菌，ネズミチフス菌などで，病鼠の糞尿などが食品を汚染して集団中毒発生をみる。パラチフス菌，腸チフス菌などもこの種に属する。〔種類〕サルモネラは人および家畜に対する病原性から，つぎの三種に分けられる。1）人のみをおかす病原菌で *S. typhi*，*S. paratyphi* などチフス性疾患を起こす。2）おもに家畜，ねずみなどをおかす病原で，これが人に食物中毒を起こさせる。日本で報告された例は，*S. typhimurium* あるいは *S. enteritidis* による胃腸炎と *S. paratyphi C* あるいは *S.choleraesais* による敗血症である。3）本来家畜の病原で人に病気を起こすことのない場合で，鶏の白痢を起こす *S. pullorum*，馬の流産を起こす *S. abortusegui* などがある。

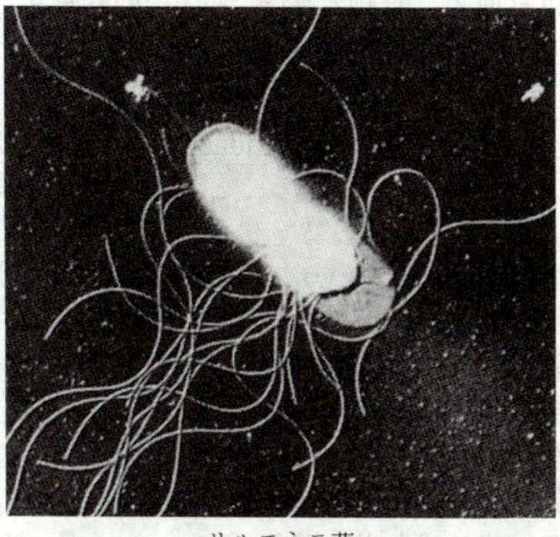

サルモネラ菌

サワー　[Sour]　蒸留酒（ウイスキー，ウォッカなど）をベースに，レモン汁またはジュースで割り，少量の甘味を加えた混成飲料。ウイスキーサワーはよく知られている。サワーという名のとおり，酸味がきき，冷たい単純な素材の飲み物で，サワーグラス（120 m*l*）に注がれる。供卓温度は約6℃で，フィズにくらべて酒の量が多い。

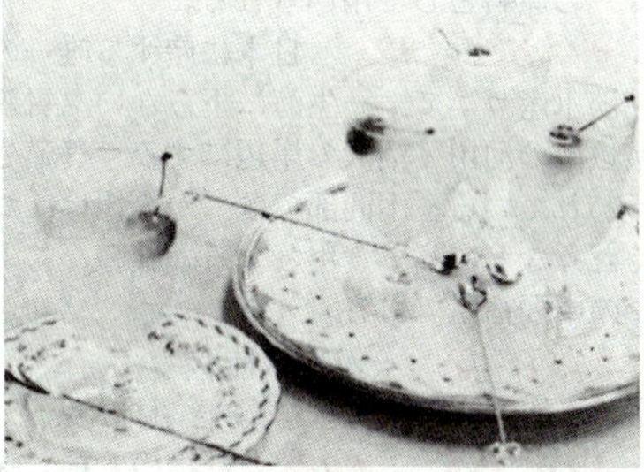

ウイスキーサワー

ザワークラウト　[（独）Sauerkraut]　キャベツを低塩で乳酸発酵させた漬け物で，そのままでも市販されているが，缶・瓶詰になったものがシチューの酸味料，炒め物など，欧米の食生活に広く用いられている。〔製法〕キャベツを2 mm幅の細切りにし，これに2.5％の食塩を加えてタンクに漬け込み，強く圧してビニールシートで表面を覆い，さらに重石をし，産膜酵母の発生を防いで乳酸発酵させる。20～25℃で20日くらいかけ，乳酸換算で1.5％くらいの酸を生じて完成する。一部では，乳酸菌スタータを使う製造も行われている。赤キャベツを使ったザワークラウトもあるが，これは細切りしたものをカンに詰め，食酢系の注入液を入れて密封，加熱殺菌している。〔利用〕サラダに加えたり，サンドイッチにはさんだりする。また，バターで炒めたりワインで煮たものを肉料理の付け合わせにする。

サワークリーム　[Sour cream]　クリームを乳酸発酵したものをいう。これに対して未発酵のものは，スイートクリームとよばれる。1870年代にセパレータの導入によりクリームの大量生産が実現し，広く供給されるようになったが，冷却システムの不備などにより発酵し，酸味を帯びることが少なくなく，欧米では伝統的に発酵クリームが多く賞味されてきた。現在は自然発酵でなく，酸生産性乳酸菌と香気生産性乳酸菌を組み合わせたスターターを接種して発酵させる。〔用途〕飲用，コーヒー用，調理用のものもあるが，多くは発酵バターの原料として用いられる。

サワガニ　沢蟹　日本に産する唯一の純淡水産カニで，一生海に下らない。青森県以南の河川・沼沢の岸辺にすみ，養殖も行われている。山間部では，から揚げ，つくだ煮などにして食用とする。肺臓ジストマの中間宿主である。

さわし　醂　→かき（柿）

さわしがき　醂柿　→かき（柿）

さわにわん　沢煮椀　汁物の一種。豚の脂身と季節の野菜四〜五種をせん切りにして入れた，実の多い汁物である。沢煮のような汁物というところから沢煮椀と名付けられたともいわれる。また，上に浮いた脂身が，ちょうど，春先の沢に浮いた雪のようだというところからこの名が付けられたともいわれている。沢の雪というところから春から初夏によくつくられるが，その季節の野菜を用いれば四季を通じて食卓に供せられる経済的な汁物である。〔材料〕（4 人分）：豚の脂身 40 g，塩少量，にんじん 20 g，ごぼう 20 g，うど 20 g，干ししいたけ 2 枚，みつば 10 g，煮だし汁 600 m*l*，塩 4.8 g（汁の 0.8％），醤油 4 m*l*（汁の 0.6％）。〔つくり方〕豚の脂身は短冊に切り，塩をふって熱湯にくぐらせる。野菜はせん切りにする。煮だし汁を火にかけ，にんじん，ごぼう，しいたけ，豚の脂身を入れて調味料で味付けをし，煮立ったらうど，みつばを入れる。野菜はあまり煮すぎず，シャキシャキしたテクスチャーが残るようにする。

サワラ　鰆　［Spanish mackerel］　サバ科の魚。〔生態〕体は細長く，体の上部は青灰色，腹部は銀白色をし，背中側には青褐色の斑点が数列散在している。体長は 1 m に達する。北海道南部から九州まで広く分布しているが，とくに瀬戸内海で多く水揚される。〔呼称〕関西，四国，九州ではサゴシとよび，東京では小型のものをサゴチという。〔調理〕やや水分が多いため，味噌漬けなどにすると美味で，高級料亭でも供される。4〜5 月ごろ内湾で産卵するため，夏の間は食に向かないとされるが，10 月から翌年 3 月までは味がよくなり，とくに寒ザワラという名があるように冬うま味を増す。また，ふつう，魚は頭に近い部分が美味とされているが，サワラは逆で，尾のほうがおいしいという。照り焼き，刺身，かす漬けなどに向く。

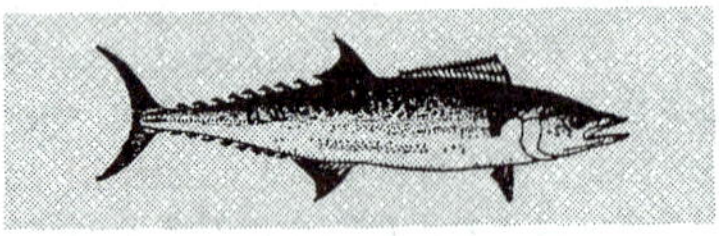

サ　ワ　ラ

さんおんとう　三温糖　→くるまとう

さんか　酸価　［Acid value］　油脂中の遊離脂肪酸の量を示す数字で，油脂 1 g 中に含まれている遊離脂肪酸を中和するのに要する水酸化カリウム（KOH）の mg 数で表す。酸価は，精製された食用油では一般に 1 以下であるが，長く貯蔵して古くなったものや酸敗したものでは，油脂が分解して脂肪酸を生ずるため価が高くなる。酸価は食用油の品質の良否を見分けるのに重要な数値であって，酸価の高い油脂は風味が悪く，食用に適さない。2009 年 5 月現在の JAS 規格では即席めんの油脂について 1.5 以下と決められている。

さんか　酸化　［Oxidation］　狭義には物質が酸素と化合することをいうが，一般には電子を奪われる変化またはそれにともなう化学変化をいう。したがって酸化にはいろいろな場合があり，たとえば，金属が酸化されて金属酸化物をつくるときには，金属が電子を奪われて陽イオンになる変化をともなう。また，原子や原子団の正の電荷が増す場合（$Fe^{2+} \rightarrow Fe^{3+}$ など），逆に負の電荷が減少する場合（$2I^- \rightarrow I_2$ など）も酸化である。また，水素を奪われる反応も酸化とみなされる。(アスコルビン酸→酸化型アスコルビン酸など)。〔食品の酸化〕食品成分のなかには酸化されやすいものが多く，さまざまな原因で酸化が起こって風味を害したり，毒性物質を生じたりする。酸化は普通，空気中の酸素によって起こるが，酸化酵素が作用する場合はひじょうに速やかに酸化が進む。加熱したり光が当たると酸化が早くなるが，冷蔵しても完全には酸化は止まらない。とくに酸化されやすい食品成分としては，脂質，テルペン，ビタミン類，カロテノイドおよびタンニンやフラボノイドなどのフェノール性成分があげられる。〔自動酸化（autoxidation）〕空気中の酸素によって自然に起こる脂質の酸化をいう。自動酸化は食品の加工，貯蔵中に起こる悪変の原因として重要な現象であり，微生物や酵素の作用なしに起こる。〔脂質の酸化〕不飽和度の高い油（ヨウ素価の高い油）ほど酸化されやすい。リノレン酸を含む大豆油，高度不飽和酸の多い魚油などは酸化されやすく，酸化するとまずヒドロペルオキシドを生じ，ついでこれが分解してアルデヒドやケトンを生じ，異臭（酸化臭）が出る。また，酸化によってできるヒドロペルオキシドおよびその分解物（各種カルボニル化合物）は有毒である。食用油や油脂を多く含む食品は酸化によって悪変する。果実，果汁などの芳香成分（テルペン類）も酸化されるとにおいが悪くなる。〔ビタミンの酸化分解〕脂溶性ビタミンのなかでは，ビタミンAが酸化を受けやすく，とくにリポキシゲナーゼ（脂肪酸を酸化する酵素）があると，油の酸化にともなって酸化される。ビタミンDは比較的安定である。ビタミンE（トコフェロール）は天然の抗酸化剤であるが，それ自身は酸化されやすい。水溶性ビタミンでは，ビタミンC（アスコルビン酸）はひじょうに酸化を受けやすく，酸化型ビタミンCになると容易に分解される。→かんげん，さんかぼうしざい

さんかがたビタミンC　酸化型ビタミンC　→ビタミンC

さんかかんげんこうそ　酸化還元酵素　[Oxidoreductase, Oxidation-reduction enzyme]　生体物質の酸化還元を触媒する酵素の総称で，酵素分類の主群のひとつである。生体は数多くの有機・無機化合物を酵素的に酸化還元し，それによって必要な物質を合成し，不必要な物質，有害な物質を代謝し，生活に必要なエネルギーを得る。酸化還元反応においては，電子供与体となる物質と受容体になる物質が必要であるが，生体内では一方が比較的限定された物質である。それは，NAD, NADPなどのピリジンヌクレオチド補酵素，キノン類，ジスルフィド化合物，チトクロム，鉄-イオウたんぱく質，酸素，アスコルビン酸，過酸化水素，プテリジンなどである。酸化還元反応の様式，性質，供与体や受容体の種類などによって，脱水素酵素（デヒドロゲナーゼ），還元酵素（レダクターゼ），酸化酵素（オキシダーゼ），酸素添加酵素（オキシゲナーゼ）などに分類される。

さんかこうそ　酸化酵素　→オキシダーゼ

さんかぼうしざい　酸化防止剤　[Antioxidant]　脂質の酸化を防止する作用をもち（抗酸化性物質），食品に添加される物質。抗酸化剤ともいう。わが国の食品衛生法では，2011年現在で使用基準のあるものでは亜硫酸ナトリウム，次亜硫酸ナトリウム，二酸化硫黄，ピロ亜硫酸カリウム，ピロ亜硫酸ナトリウム，エチレンジアミン四酢酸カルシウム二ナトリウム（EDTA-CaNa$_2$），エチレンジアミン四酢酸二ナトリウム（EDTA-Na$_2$），エリソルビン酸，エリソルビン酸ナトリウム，グアヤク脂，クエン酸イソプロピル，ジブチルヒドロキシトルエン（BHT），*dl*-α-トコフェロール，ノルジヒドログアヤレチック酸（NDGA），ブチルヒドロキシアニソール（BHA），没食子酸プロピル（PG）が許可されている。〔BHA（butylated hydroxyanisole）〕アメリカの製品。PGと併用したり，クエン酸と併用したりすると抗酸化力が強くなる。油脂，バター，魚介乾製品

〔BHT (dibutyl hydroxy toluene)〕

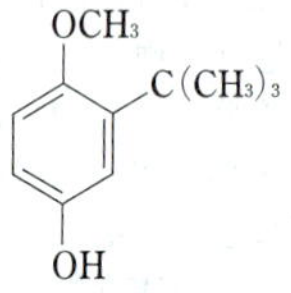

BHA

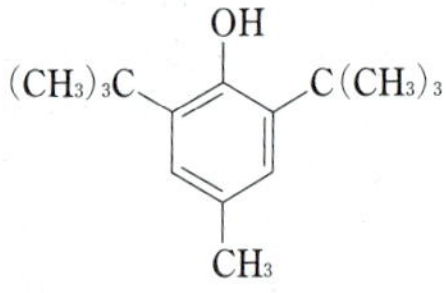

BHT

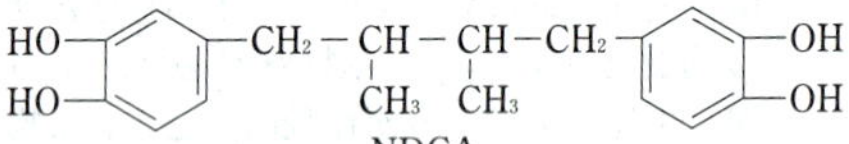

NDGA

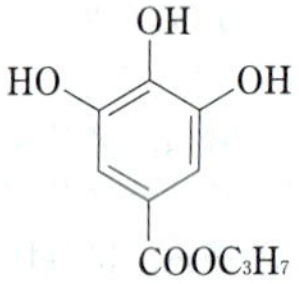

没食子酸プロピルガレート

に対する使用量は，0.02％以下が許可されている。〔BHT (dibutyl hydroxytoluene または butylated hydroxytoluene)・エリソルビン酸，エリソルビン酸ナトリウム〕酸化防止の目的に限り使用が許可されている。〔没食子酸（エステル)〕没食子酸は天然の物のみ既存添加物として使用が認められている。この酸のエステル類はいずれも抗酸化力が強く，*n*-プロピルエステルが許可されている。日時が経つと変色するきらいがあるが，安価なので広く用いられている。熱には安定である。プロピルガレート(propyl gallate, PG) は油脂類に対して0.02％以下，バターに対して0.01％以下が許可されている。〔EDTA (ethylenediamine tetra acetate)〕缶・瓶詰に使用が許可されている。〔天然酸化防止剤〕加工食品に化学合成添加物の使用を避けるため既存添加物として指定されている天然由来の添加物を使用する傾向がある。53種が認められているが，実際に使用されているものはトコフェロール（ビタミンE）がもっとも多い。→こうさんかせいぶっしつ，ビタミンE

さんかゆ　酸化油　[Oxidized oil]　〔定義〕空気中の酸素によって酸化された油の総称である。酸化温度によって反応機構や生成物が異なるので，常温付近で生成する自動酸化油 (autoxidized oil) と揚げ油のような高温加熱時に生ずる熱酸化油 (thermally oxidized oil) に大別される。〔自動酸化油〕自動酸化反応はラジカル連鎖反応で，一定の誘導期以降急速に進行する。図にリノール酸メチルの経時変化を示したが，リノール酸を主体にしている食用植物油では，この図と同じように酸化油に含まれる酸化生成物は酸化が非常に進ん

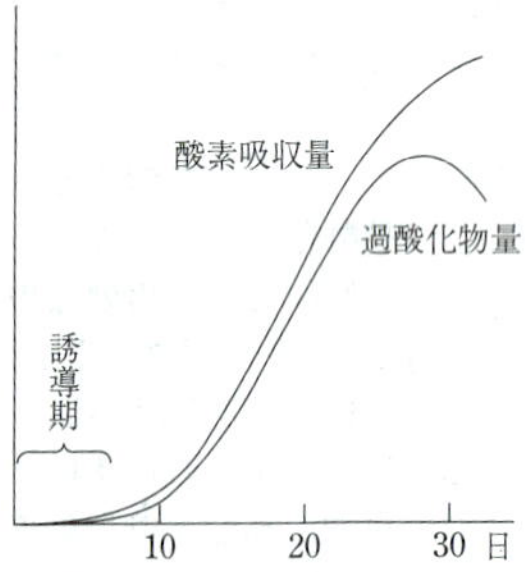

リノール酸メチルの自動酸化

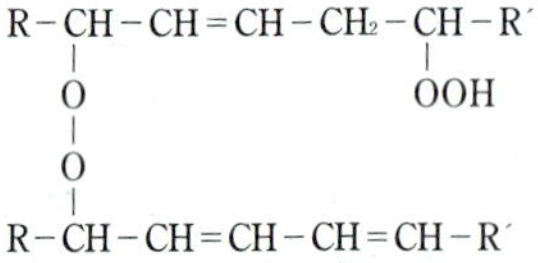

二量体の例

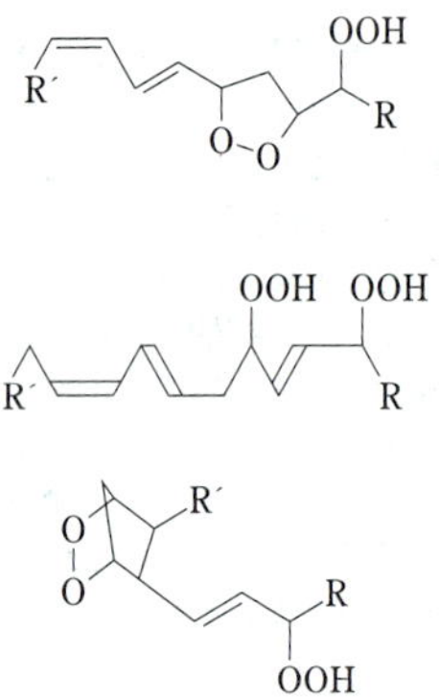

リノレン酸の酸化二次生成物

酸化大豆油から見いだされた揮発性化合物

種　類	化　合　物
アルデヒド	アルカナール：C_1, C_2, C_3, C_4, C_5, C_6, C_7, C_8, C_9 アルケナールΔ^2：C_4, C_5, C_6, C_7, C_8, C_9, C_{10}, C_{11} アルケナールΔ^3：C_6 ジエナール$\Delta^{2,4}$：C_6, C_7, C_8, C_9, C_{10}, C_{12} ジエナール$\Delta^{2,5}$：C_8 ジエナール$\Delta^{2,6}$：C_9 トリエナール$\Delta^{2,4,7}$：C_{10} ジアルデヒド：マロンジアルデヒド，マレインジアルデヒド，ヘキセン-1,6-ジアール
ケトン	2-アルカノン：C_4, C_5, C_6, C_7, C_8 3-アルカノン：C_8 不飽和：1-ペンテン-3-オン，4-オクテン-3-オン，2-メチル-5-オクテン-4-オン，7-メチル-2-オクテン-4-オン，3,6-ノナジエン-5-オン
アルコール	飽　和：C_2, C_3, C_4, C_5，イソ C_5, C_6, C_7 不飽和：1-ペンテン-3-オール，1-オクテン-3-オール
エチルエステル	C_1, C_2
炭化水素	飽　和：C_2, C_3, C_5, C_6, C_7, C_8, C_9, C_{10}, C_{11} 不飽和：2-ペンテン，1-ヘキセン，2-オクテン，1-デセン，1-デシン
そ の 他	2-ペンチルフラン，ラクトン類，ベンゼン，ベンズアルデヒド，アセトフェノン，水

だ段階を除けば主成分はヒドロペルオキシドである。二重結合を3個もつリノレン酸では，ヒドロペルオキシドがリノール酸より不安定で，ヒドロペルオキシド由来の二次生成物が早い段階から生成する（p.420の図参照）。魚油の成分であるイコサペンタエン酸（IPA）やドコサヘキサエン酸（DHA）では，ヒドロペルオキシドがより不安定なため，二次生成物の生成が酸化初期からいちじるしい。ヒドロペルオキシドから生成する二次生成物のうち，もっとも量の多いのは二量体をはじめとする重合物で，このため酸化油は反応の進行とともに粘度を増す。自動酸化油中の二量体は複雑な組成をもつが，リノール酸メチルから生成する二量体の例を図（p.420）に示す。ヒドロペルオキシドは一方では分解反応も起こし，短鎖のアルデヒドを主成分とする多数の化合物が生成する。表に酸化大豆油から見いだされた揮発性化合物を示す。これらが自動酸化油独特の刺激性のある酸敗臭の原因となる。このように自動酸化油はにおいが悪くなるが，また，栄養価も低下し，毒性も生じてくる。酸化油成分の毒性を比較すると，ヒドロペルオキシドよりも低分子の二次生成物の方が強いので，酸化が進み，酸敗臭の生じた油脂食品の摂取には注意が必要である。酸化油はまた各種酵素を不活性化し，アミノ酸を破壊することが知られており，たんぱく質と難消化性の複合体を形成するので，たんぱく質の栄養価も下げる。以上のような理由から酸化油の摂取は極力避けるべきである。〔熱酸化油〕熱酸化油は，揚げ物のように油脂を高温加熱する際に生ずる。一般の揚げ物は180℃前後で行われるが，このような高温では酸化第一次生成物のヒドロペルオキシドは速やかに分解されるため，過酸化物価はあまり上昇しない。したがって熱酸化油では，重合物の生成，加水分解による遊離酸の生成，揮発性分解物による刺激臭の発生などが主反応となる。重合物は，自動酸化油の重合物と異なって炭素-炭素結合によって重合しており，水酸基などの極性基

をもつため泡立ちの原因となる。熱酸化油の刺激臭はアクロレインなどの低分子カルボニル化合物が主因である。熱酸化油は酸化が進むにつれて栄養価が低下し，極端に加熱した油では毒性を示すこともある。

さんさい　山菜　[Edible wild grass]　山でとれる野菜で，わらび，ぜんまい，ふきのとう，たらの芽などが含まれる。最近では観光客用などの需要が多く，栽培が行われ，また台湾などより輸入されている。山菜は，K, Mg, Ca などのミネラルが多いが，あくが強いので，ゆでてあく抜きをして食べるのが好ましい。

さんしょう　山椒　[Japanese pepper]　ミカン科に属し，山地に自生する落葉灌木で，葉および果実に辛味と芳香を有する。〔利用法〕吸い物，味噌あえ，さんしょう昆布，木の芽あえなどに用いる。木の芽は4～5月ごろの若芽，若い枝を水につけ，あら皮を除いた皮を日光で乾す。これを水につけ，白い内皮を除き細かく刻み，塩漬けまたは醤油で煮つめる。あおさんしょうは6月下旬未熟の緑色の果実を陰干しにし，水とともに煮たあと，塩水漬けにして貯蔵したものである。完熟果は黄紅色で乾かすと果実がさけて赤い果肉をみせるので貯蔵調味料とし，七味とうがらしにも加える。健胃，駆虫の効果があるので，果皮は漢方薬に用いられてきた。〔成分〕さんしょうの香気成分は精油（2～3％を含む）に含まれ，その主成分は50％のジテルペンで，そのほかゲラニオール，シトロネラールを含む。から味成分にサンショオールやサンショアミドがある。→きのめあえ

さんせいアミノさん　酸性アミノ酸　→アミノさん

さんせいしょくひん　酸性食品　[Acid-forming food]　P（リン），S（イオウ），Cl（塩素）などの体内でリン酸，硫酸，塩酸などの酸をつくるミネラルが，Na, K, Ca などに比べて多い食品。酸味食品を酸性食品というのではない。酸性食品には肉類，卵，穀類などがある。肉，卵のようにたんぱく質の多い食品が，酸性になる原因のひとつは，たんぱく質中に含硫アミノ酸に含まれるS（イオウ）が，体内で酸化されて，硫酸を生じるためであり，穀類の酸性はP（リン）の含量がいちじるしく多いためにリン酸を生ずるからである。食品の酸度を表すには，100 g の食品を焼いて得た灰分を中和するのに要する1 N（規定）のアルカリ溶液の *ml* 数をもってする。食品の酸度：白米飯 2.6，白パン 2.2，魚肉（サバ）12.7，牛肉 18.5，鶏卵 16.2。食品の摂取にあたっては，野菜などのアルカリ性食品と組み合わせてとるのがよい。しかし酸性食品をとったからといってただちに血液が酸性になることはない。血液の中の炭酸水素塩，リン酸塩，たんぱく質が血液の pH を一定に保つように働くからである。→アルカリせいしょくひん，かいぶん，ミネラル

さんど　酸度　[Acidity]　食品の酸度は 100 g の食品を焼いて得た灰分を中和するのに要する一規定のアルカリ溶液の *ml* 数をもって表す。例としていくつかの食品の酸度を示すと，白米飯 2.6，白パン 2.2，魚肉（サバ）12.7，牛肉 18.5，鶏卵 16.2。これらの食品を酸性食品という。酸性食品を摂取すると，血液の pH が正常値以下に低下する症状であるアシドーシスになり，健康を害するといわれたこともあるが，腎臓機能が健全である限り血液中の重炭酸塩，リン酸塩，たんぱく質が血液の pH を一定に保ち健康上支障をきたすことがないというのが現在の考え方である。→さんせいしょくひん

サンドイッチ　[Sandwiches]　薄切りにしたパンの片面にバターをぬり，味の付いた材料を挟んだもの。軽いランチ，弁当，ティータイム，立食パーティなどに，季節を問わずに利用される料理。〔由来〕この名前は，今から 220 年ほど前，イギリスのサンドイッチ伯爵が，カード遊びに熱中して食事をする時間を惜しんだため，イギリスパンの薄切りにローストビーフを挟んで側に置いて食べたのが始まりという。〔種類〕1）クローズドサンドイッチ：2枚

のパンの間に挟む。この多くは，パンの耳を除く。2) オープンサンドイッチ：薄切りパンの上に具材をのせるもの。つまみやすいように，パンの耳はそのままにしておく。3) ロールサンドイッチ：パンの耳を取ったごく薄いパンで材料を巻いたもの。4) リボンサンドイッチ：パンとパンの間に同じ厚さのチーズや色の違うパンを入れ，バターをたっぷりぬりつけて，冷やし固めたものを小口に切り，しま模様の切り口とするもの。5) クラブハウスサンドイッチ：3枚のトーストしたパンの間に，それぞれ違った材料を挟んで合わせたもの。トーステッドサンドイッチともいう。以上のほか，材料の組み合わせ，形の変化により自由に仕上げる。〔サンドイッチに向くパン〕パンは，焼かれて6時間くらいの角型のパンがよい。昼食用には，1斤を8〜10枚切りにしたものを用いる。ロール状に巻いたりする場合は，1斤を20枚切りにしたものがよい。ティータイムには，1斤を16枚切りにしたものが適当である。ライ麦パンや黒と白のねじりコッペパンなどを用いると，盛りばえがする。〔バター〕パンの片面にバターを薄くぬるが，これは，サンドイッチに油脂味を加え，さらに挟む材料から出る水分をパンにしみ込ませないためである。バターは，やわらかな薄切りパンに平らにぬれるようにポマード状に練って用意する。肉類を挟むときにはからしバターがよく，スモークサーモン，カニなどを挟むときにはレモンバターがよい。野菜や卵のときにはバターをぬった上にマヨネーズを重ねてぬると，より美味なものとなる。〔材料〕水分の出にくい味のよいものを，パンの厚さより控え目に用いる。これらは一種でなく，数種を取り合わせることが多く，色彩，味のバランスを考えて組み合わせることが大切である。肉類（牛肉および鶏のロースト，豚肉カツレツ），加工肉（ロースハム，コーンビーフ，ソーセージ，クリスプベーコン），卵（ゆで卵，イクラ，タラコ），チーズ（プロセスチーズ，ナチュラルチーズ，クリー

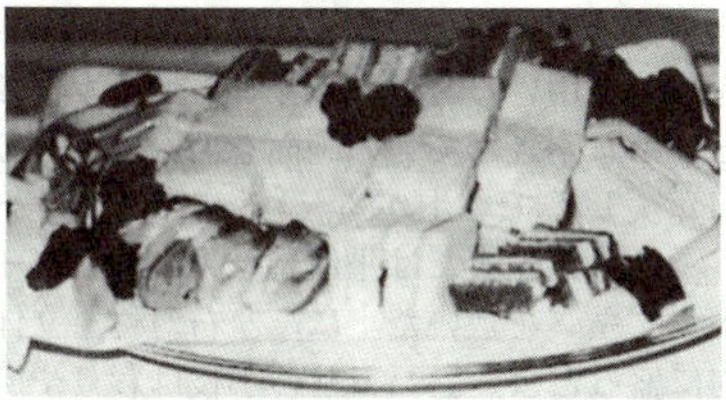

クローズドサンドイッチ

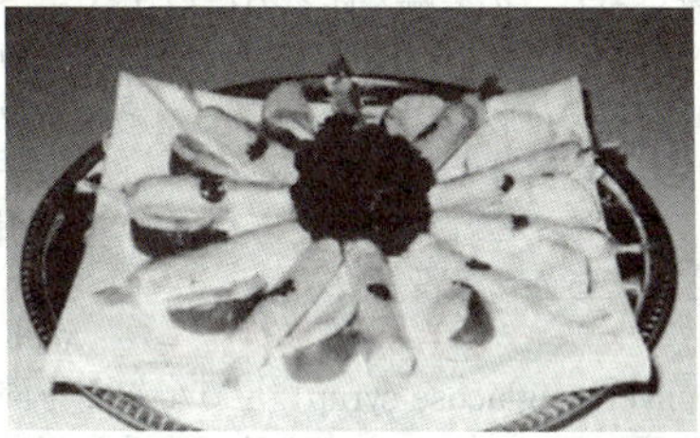

ロールサンドイッチ

ムチーズ），魚介類および加工品（カニ缶詰，サケ缶詰，マグロ水煮，オイルサーディン，燻製サーモン，芝エビ），生野菜（トマト，きゅうり，セロリ，サラダ菜，うど，クレソン），ゆでた野菜（アスパラガス，じゃがいも，にんじん，グリーンピース，カリフラワー，しいたけ，くり），酢漬け（きゅうりピクルス，小玉ねぎピクルス），果物（パインアップル，りんご，バナナ，レーズン，オレンジ，プラム），甘味類（あんずジャム，マーマレード），ペースト類（レバーペースト，サンドイッチスプレッド）など。〔材料の挟み方〕中身の厚さは0.3〜0.5 cmくらいがよく，材料をあらかじめ切っておくか，ペースト状のものは，その厚さにぬる。パラパラするものはマヨネーズやバターであえるとよい。パンに挟んだ直後はなじみが悪いので，かたく絞ったぬれ布きんでくるみ，軽く押しをかけておく。30分くらいおくと全体がしっとりとまとまって切りやすくなる。〔切り方〕供卓直前にパンの耳を切り落とし，好みの形にする。切り方は，四角，長方形，三角形，短冊などがある。ティータイム用には白大角食パン4つ切り，立食パーティ用には6つ切りのものが

大きさとしてよい。20 cm 以上の長さの牛刃包丁を用いると切りやすく，切るたびごとにぬれぶきんで刃の両面をぬぐうと切り口が美しくでき上がる。〔供し方〕サンドイッチは銀盆または平皿にレースペーパーかナプキンを敷いた上に，左右対称，立体的に盛るとよい。パセリの小枝は彩りや飾りとして添えるが，このことにより，葉の水分がパンの乾燥を防ぐのに役立つ。〔サンドイッチの飾り〕パセリのほか，生セロリの芯，花形のラディシュ，きゅうりピクルス，塩漬けオリーブなどをサンドイッチに添える。これらはサンドイッチの味を引き立てるのにも役立つ。

さんとうかあめ　酸糖化飴　[Acid-converted glucose syrup]　でんぷんを酸で糖化してつくった水あめである。酸糖化水飴ともいう。〔製法〕原料にはコーンスターチ，さつまいもでんぷん，じゃがいもでんぷんが使用される。原料でんぷんを精製後，ボーメ 20〜22 度のでんぷん乳をつくり，これにシュウ酸を原料でんぷんの無水物に対し 0.2〜0.5％加え糖化カン中で 120〜130℃で，20〜40 分ぐらい糖化（加水分解）する。これを中和してからろ過し，さらに三重効用カンで 50〜55％濃度ぐらいまで濃縮してから，活性炭を加えて脱色する。これをイオン交換樹脂塔を通し，さらに真空蒸発カン（仕上カン）で 82〜85％濃度まで濃縮して製品とする。最近は，大口消費先に水分 25〜30％ぐらいまでにとどめて流動性のあるものをタンクローリーで輸送する。〔用途〕キャラメル，ドロップおよびそのほかのキャンディなど菓子類，ジャム，つくだ煮，冷菓の製造に用いられ，そのほか清涼飲料，乳製品，缶詰，酒造，医薬分野にも用いられる。→でんぷんとう

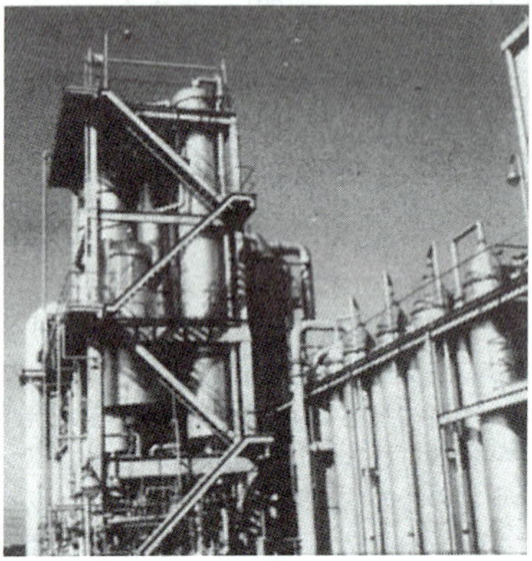

糖液濃縮カン（蒸発カン）

さんとうさい　山東菜　アブラナ科に属する菜類で，はくさいの変種であるが，おもに半結球性である。越冬用の漬け物として利用される。12 月いっぱい出回るが，はくさいと違って漬け込み期間が長いので，繊維のやわらかいものを選んで漬け込まないと食べごろの 2，3 月になってもすじばっておいしくない。〔産地〕さんとうさいは関東独特のもので産地も東京周辺の埼玉，東京，千葉，神奈川に限られる。〔成分〕はくさいと似ているが，ビタミン A, C が比較的多く，ビタミン C は 35 mg/100 g である。

さんとうるい　三糖類　[Trisaccharide]　単糖類が 3 個結合したオリゴ糖，その結合様式によって還元性と非還元性とがある。〔存在〕でんぷんなどの天然高分子を加水分解する際に，中間生産物としてその構成糖が 3 個結合したものができる。

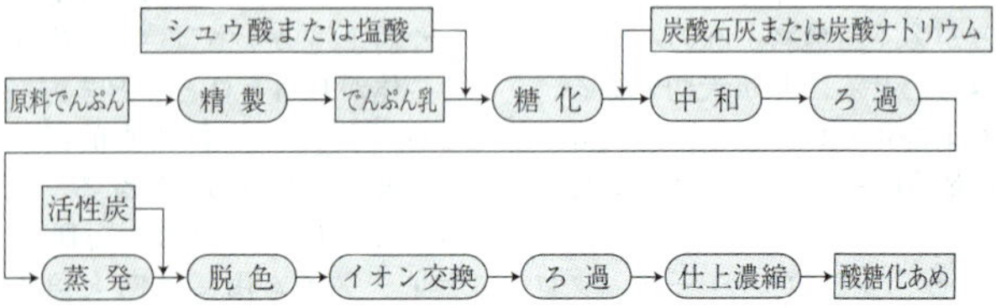

酸糖化あめの製法

したがって水あめのなかにはマルトトリオースやパノースなどが存在する。植物界に存在する三糖類としてはラフィノース，ゲンチアノース，メレチトースが非還元性であり，ラムニノース，ロビノースが還元性である。〔ラフィノース〕上記のうちラフィノースはてんさいに含まれ，てんさい糖の糖蜜中に多い。また，てんさい糖の結晶の際には，結晶形を異常にする作用があるので結晶化する場合の阻害物質となっている。D-ガラクトース，D-グルコースおよびD-フラクトースよりなる。5分子の結晶水をもち，融点80℃，$[\alpha]_D + 105°$。てんさい糖製造に際して，母液中のラフィノース濃度が6%をこえると，ショ糖の結晶が異常となるので，廃糖蜜として排出してきた。*Mortierella vinacea* の生産する α-ガラクトシダーゼで，ラフィノースをショ糖とガラクトースに分解する無廃蜜法が工業化され，ショ糖収量を3～4%増大することに成功した。

さんにゅう　酸乳　[Sour milk]　酸乳とは，乳を乳酸菌で発酵させたもので，いわゆる発酵乳をさす。乳酸発酵によりもたらされる酸味と香気を有し，糊状や液状のものがある。ヨーグルトが代表例である。原料とする乳や乳製品，用いる乳酸菌などのスクーターの種類，製造法などによりさまざまなものがあり，ヨーグルト以外には，発酵バターミルク，アシドフィラスミルク，ブルガリアンミルクなどがある。また，乳酸菌と酵母の併用をしているものも多く，なかには乳酸発酵とともに酵母のアルコール発酵が進んでいるものもある。クミスやケフィールはこの例で，これらをアルコール発酵乳とよんで区別することもある。わが国の乳等省令では，「発酵乳」を，「乳又はこれと同等以上の無脂乳固形分を含む乳等を乳酸菌又は酵母で発酵させ糊状又は液状にしたもの又はこれらを凍結したもの」，「乳酸菌飲料」を，「乳等を乳酸菌又は酵母で発酵させたものを加工し，又は主要原料とした飲料（発酵乳を除く）」と定義し，さらに成分規格で，無脂乳固形分や生菌数などを規定している。

さんぱい　酸敗　[Rancidity]　食用油，マーガリン，バター，粉乳などを空気中に長くおくと次第に不快なにおいを発し風味を悪くし，遊離脂肪酸を増してついには食用に適さなくなる。これは主として油脂に変化が起こるためでこの現象を酸敗という。〔酸敗の原因〕水，酸素，日光，酵素，微生物，金属塩などの存在により，油脂が酸化および分解することによる。真空中，二酸化炭素，窒素ガスのような不活性ガス中では油脂は酸化しない。酸化は不飽和脂肪酸の二重結合あるいは，その隣の炭素に酸素が結合して，過酸化物（ヒドロペルオキシド）を生ずることによって起こる。したがって，飽和脂肪酸の多い油脂は不飽和脂肪酸の多いものより酸化しにくい。酸化がさらに進むと脂肪酸を分解してアルデヒドやケトンを生じ油の風味を一層低下させる。〔加水分解による酸敗〕古いバターでよく起こり，低級脂肪酸，ことに酪酸が生じ悪臭を放つようになる。高級脂肪酸の場合はにおいは生じない。〔酸敗の防止法〕酸敗を防ぐには抗酸化剤を加えるとよいが，天然にもトコフェロールや植物成分抽出物など酸化を防止する効力をもったものがある。保存上の注意も大切で，なるべく低温で湿気が少なく，光の当たらない場所に，容器の空間を少なくして密封して置くとよい。→こうさんかせいぶっしつ

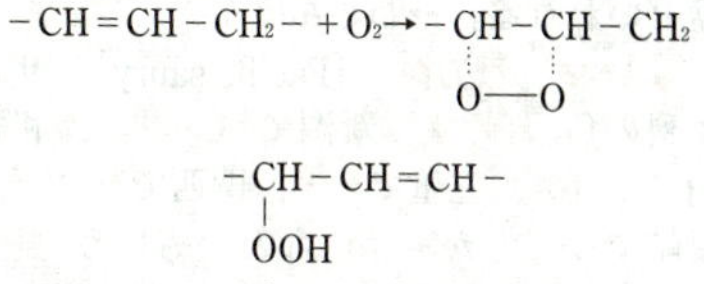

ヒドロペルオキシド

さんばいず　三杯酢　調味酢の一種。〔製法〕食酢，醤油または塩，砂糖またはみりんを合わせたもの。材料の10～15%の食酢，1%の塩分（醤油または塩），2～6%の糖分（砂糖またはみりん）で混ぜ合わせる。色を白く仕上げたいときは，塩を用いる。また，食酢の一部をかんきつ類の汁に代えると風味が加わる。野菜，海藻，

きのこ類，魚介類，鶏肉の酢の物などに，幅広く使われる。

さんぶがゆ　三分粥　→かゆ

さんぺいじる　三平汁　北海道の郷土料理。現在は，広く一般でもつくられている。塩蔵魚の塩分とうま味を利用し，野菜を加えて塩味でととのえた汁物である。昔は塩ニシンを用いたが，近年は塩ザケ，塩マスが用いられる。〔つくり方〕塩蔵魚（あらも利用）を薄く切り，じゃがいも，だいこん，葉菜類など，好みの野菜を入れて長時間煮込み，塩味でととのえる。さらに，酒粕を入れて粕汁にしたり，おからを入れてうの花汁にしたりする。

さんぼうかん　三宝柑　[Sanbokan]　だいだい系統の雑柑である。〔産地〕和歌山県の海岸地方に多く栽培されるかんきつである。〔生態〕果実は3～4月に熟し，果重は250～300 g。美味であり，形も壺形で少し変わっているので盛りかご用としてはおもしろい。種子多く，果皮およびじょうのうの皮が厚い。果皮は剥皮しやすい。収穫盛期は3～4月。〔風味〕果肉は甘味に富み，風味はなつみかんにまさる。〔成分〕砂じょう100 g中，水分87.6 g，炭水化物10.9 g，ビタミンC 39 mg。→かんきつるい

さんぼんじろ　三盆白　砂糖の一種。江戸時代からわが国の四国地方でつくられた在来法の分蜜白糖のことで，現在は和三盆といわれる。→わさんぼん

サンマ　秋刀魚　[Pacific saury]　サンマ科の魚。〔呼称〕新潟でバンジョ，和歌山でサヨリ，三重でカド，関西でサイラ，長崎でサザとかセイラなどともいう。〔生態〕冷水性の魚で体長は30 cmに達する。秋刀魚という名が示すように体は細長く，体の上面は黒紫色を呈し，腹部は銀白色に輝く。産卵期は太平洋岸のものは10～12月，対馬，佐渡では5～8月ごろである。〔産状・産額〕戦後急に漁獲量が増し，年産量25～30万tにも達し，重要魚種のひとつである。サンマは北太平洋岸に広く分布する魚なので，1年を通じ多少はとれるが，もっとも多くとれるのは9～12月である。これは太平洋岸のサンマが産卵期に入るためである。すなわち，8月になるとサンマは群をつくり，千島の占守（シムシュ）島辺より太平洋岸を南下し始める。そのため8月の中旬には北海道釧路沖のあたりで，はやくも漁獲がある。この頃のサンマはまだ小さくやせているが，魚群は南へ下るにつれ餌を盛んに食べるので，三陸沖へ来る10月ごろにはよく太り脂がのる。このサンマの群は11月には房州沖へ達するが，このころには，かなり産卵を済ませている。しかし，サンマは，なお南下を続け，12月には静岡，1月には和歌山辺に達する。〔成分・変化〕このようにサンマは卵を産みながら移動するので体の栄養状態も産卵とともに大きく変わる。すなわち8月北海道辺で獲れるサンマは10％前後しか脂を含まないが，10月に獲れるものは20％もの脂を含む。また脂の含量が多くなるにつれ水分量は少なくなる。ところが11月になると脂の量は再び減りだし10％ぐらいとなり，12月になると5％程度とまったくやせてしまう。そのためサンマの旬は10月である。サンマの血合肉中には他の魚に比べてビタミンB_{12}が多いことが知られている。またサンマの尾の付け根のところが黄色を呈するものがあるが，こうしたものは体の栄養状態がよいために黄色が現れると考えられている。〔調理〕刺身，酢の物，塩焼き，味噌焼き，フライ，かば焼き，さんま飯などとするほか干物，塩蔵，燻製などとする。

さんまいおろし　三枚卸し　魚をおろす方法のひとつ。魚の頭を除いた後，まず腹側に頭から尾の方に向けて包丁を入れ，中骨の中心まで上身を切る。ついで背側を尾から頭に向けて中骨の中心まで切る。尾の部分に包丁をさし込み，尾をしっかり持って包丁を頭方向に進めると，上身が中骨より離れる。これを二枚におろすという。つぎに下身を上に向け，同様にして下身を切り離す。上下の身と中骨で三枚になるところから，三枚におろすという。

さん

さんまくこうぼ　産膜酵母　［Film yeast］　皮膜酵母ともいい，糖液に培養すると光沢のない皮膜を液表面に形成する酵母である。〔性質〕エステルをつくるものが多く，アルコール発酵力は弱いかまったくない。〔種類〕*Pichia*, *Willia*, *Hansenula* 属のもので，アルコール分の低い果実酒に繁殖することがある。以上の真性産膜酵母のほかに仮性産膜酵母とよばれる一群があり，醤油，味噌の表面に白い膜をつくるので白かびといわれる *Zygosaccharomyces rouxii* var. *halomembrams* やワインに皮膜をつくる *Saccharomyces bayanus*, *S. oviformis* などの有害菌である。後二者はスペインのシェリー製造では有用菌となる。

さんみ　酸味　［Sour taste］　酸っぱいという基本的な味覚のひとつで，水素イオンの味覚である。したがって酸味をもつものは化学的に酸であるが，酸の塩類も水に溶けて水素イオンを解離すると酸味を呈する。〔酸味の強さ〕水素イオンの解離度によるばかりでなく，同じ pH でも陰イオンの違いにより酸味の強さは異なり，酢酸は酸味が強い。酒石酸の酸味は 0.0015％が最小の酸味を感じる濃度で，つまり 0.0015％の水溶液濃度が閾値に相当する。〔用途〕乳酸，クエン酸，酒石酸などの有機酸は，良好な爽快味があるので清涼飲料などの味付けに利用されるが，酸味料として食品添加物の指定を受けたものでないと使用できない。〔閾値 pH と酸の種類〕鉱酸 3.4〜3.5，クエン酸ナトリウム 6.3，有機酸 3.7〜3.9，リン酸ナトリウム 6.4，酢酸マグネシア 5.3，酢酸カリウム 5.6 である。なお，コハク酸，イノシン酸などが酸味のほかに特別な副生味を生ずるのは陰イオンによるものである。

さんみりょう　酸味料　［Acidulant］　加工食品に酸味を付与する目的で加える添加物をいう。おもに有機酸が用いられ，有機酸は同時に pH 調整，保存，抗酸化作用も示す。食品添加物としてはクエン酸，酒石酸，グルコン酸，グルコノデルタラクトン，リンゴ酸，フマル酸，乳酸，アジピン酸，酢酸などがある。〔クエン酸〕果汁の酸味成分で，金属封鎖作用があり，酸化防止性を示すため，果汁のビタミン C の損失防止，食用油脂の酸敗防止に用いる。〔グルコン酸液〕グルコン酸とグルコノデルタラクトンを含む。〔グルコノデルタラクトン〕水中で加水分解され，グルコン酸を生成する。シャーベット，ゼリーの酸味料，絹ごし豆腐の凝固剤，膨張剤の成分，乳製品・ビールの pH 調整，食肉・魚肉練り製品の pH 降下剤などに用いる。〔*d*-酒石酸, *dl*-酒石酸〕飲料，アルコール飲料に用いる。〔*dl*-リンゴ酸, *dl*-リンゴ酸ナトリウム〕pH を酸性とし，細菌を抑制するため，腐敗防止作用がある。〔フマル酸・乳酸〕防腐効果もある。〔アジピン酸〕クエン酸と同様に用いる。〔酢酸〕刺激性で食酢中濃度は 3〜8％である。〔二酸化炭素〕CO_2 水溶液中の炭酸は刺激性のある弱い酸味を示すため，爽快感を必要とする清涼飲料水に用いる。

3,4-ベンズピレン　［3,4-Benzpyrene］　万国命名法ではベンゾ〔a〕ピレン（benzo〔a〕pyrene）。多環芳香族炭化水素のひとつで，環境汚染物質として注目されている。〔生成〕石油，石炭などを含む有機物の不完全燃焼，または還元雰囲気での熱分解による。〔存在〕大気，タバコの煙，排煙，排ガス，コールタール，土壌，水，食品など，環境全般にわたる。〔がん原性〕強力ながん原性物質。毒性発現には，肝，そのほかの組織の小胞体チトクロム P-448 による代謝活性化を必要とする。しばしば環境中のがん原性物質の全体像を示す指標となる。

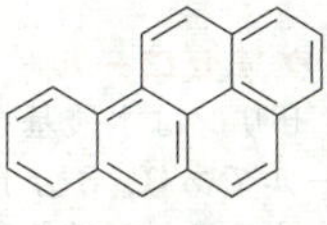

3, 4-ベンズピレン

さんらんけい　産卵鶏　［Layer］　産卵鶏の品種としては，白色レグホン，褐色レグホーン，ミノルカ，カリフォルニアグレイ（以上卵用種），横斑プリマスロック，ロードアイランドレッド，ニューハンプシャー，オーストラロープ（以上，卵肉兼用種）などが知られている。しかし，世界でもっとも多く飼育されているのは，白色レグホーンであり，日本でも産卵鶏の約70％を占めている。実際に産卵鶏として用いられるものは，品種内の異なった系統間の交配による雑種鶏や，異なった品種間の交配による雑種鶏が主体となっている。すぐれた産卵鶏を選抜するために要求されるものは，産卵数，卵重，卵質，体重，飼料要求率，生存率，抗原性などであり，同じ白色レグホン種でありながら，実用鶏としてはさまざまな改良種が知られている。なかでも，アメリカのデカルブ，ハイライン，バブコックなどは有名である。

し

じあえんそさん　次亜塩素酸　［Hypochlorous acid］　HClO。殺菌剤の一種であるが食品添加物としての利用は1991年に使用禁止となり，現在は次亜塩素酸ナトリウム（NaClO）が使用許可されている。〔性質〕無色か淡黄緑色の液体で，強い塩素臭を有し，殺菌は塩素作用による。〔用途〕消毒殺菌剤として，水道水，プール，浴場，食品製造用機械器具の消毒殺菌，手指の消毒，果実・野菜の消毒に用い，織物，パルプ，洗濯物の漂白にも用いる。次亜塩素酸ナトリウムは食品ではごまに使用してはならないことになっている。〔毒性〕飲食により，口腔，食道粘膜を刺激し，水腫を生じる。長時間の皮膚接触で，温疹壊疽を生じる。

ジアシルグリセロール　［Diacylglycerol］　グリセリンは水酸基を3個もつ3価のアルコールであり，3分子の脂肪酸とエステル結合することができるが2分子の脂肪酸と結合したものをジアシルグリセロールという。これは，トリアシルグリセロールに再合成されにくく，肥満しにくい脂質である。なお，ジアシルグリセロールを関与成分とする特定保健用食品が市販されていたが，不純物として含まれるグリシドール脂肪酸エステルが発がん性のグリシドールに変化するおそれがあることが判明し，販売中止になった。

ジアスターゼ　［Diastase］　でんぷんを分解する酵素である。1833年，Payen および Persoz は，麦芽液にアルコールを加えて生ずる沈殿を乾燥粉末にしたものが，でんぷん糖化作用を有することを認め，これを diastase と名づけた。この diastase は，ギリシア語の分離するという語に基づいてつくられたことばで，それ以後フランスでは，でんぷん分解酵素という狭い意味のことばとしてではなく，酵素に相当する意味の語として使用されている。これは酵素を純粋に得た最初のものである。こうして，でんぷん分解酵素をジアスターゼとよんできたが，酵素の命名法が一定の形式に従うようになってきてから，でんぷん（Amylum）の名をとってアミラーゼとよばれるようになった。このようにして，ジアスターゼの名は，学問的には影をひそめるようになったが，消化酵素剤としてその名が広く通用している。この名の商品は，アミラーゼのほかに，プロテアーゼ，そのほかのきわめて多くの酵素を含有する複雑な酵素の集団である。→アミラーゼ

シアニジン　［Cyanidin］　アントシアン系色素を構成するアグリコンの一種。3の位置にグルコースが結合したものがいちごの色素であるクリサンテミン，3，5の位置にグルコースが結合したものはしその色素であるシソニン，3の位置にガラクトースが結合したものはクランベリーの色素であるイデインとなる。

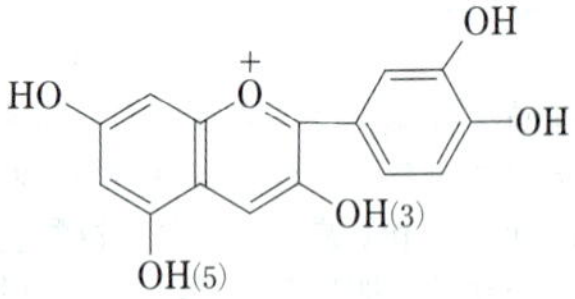

シアニジン

シアノコバラミン　［Cyanocobalamin］

ビタミンB_{12}の別名で抗悪性貧血因子である。コバルトを含み，赤色を呈しており，コバラミンにシアノ基が配位したものである。貝類，肝臓などに多く含まれている。また，卵や乳製品にも含まれている。欠乏すると悪性貧血や神経障害などをともなう。

ジアルデヒドでんぷん　ジアルデヒド澱粉　→かこうでんぷん

シー・エーちょぞう　CA 貯蔵　[Controlled atmosphere storage]　気密性の貯蔵庫または容器を用い，環境気体の組成を調節して行う貯蔵法。ガス貯蔵のひとつ。大気のガス組成は酸素約 21％，窒素 79％，二酸化炭素 0.03％であるが，環境気体の窒素，酸素，二酸化炭素のガス組成を一定の割合に人工的に制御することによって，青果物などの呼吸作用を抑制し，品質（鮮度）劣化を防ぎ，長期貯蔵が有効となる。なお，同時に低温貯蔵と併用することが効果的である。適正ガス組成は，青果物の種類によって生理的ガス耐性が異なるため，違ってくる。CA 貯蔵はわが国ではりんご貯蔵に一番よく利用され，その適正ガス濃度は酸素，二酸化炭素がそれぞれ 3％，窒素が 94％とされている。この方法は単なる低温貯蔵に比べて，緑色の保持，長期貯蔵に利点がみられるが，設備に多額の経費を要するところが問題である。

シー・エナメルカン　C－エナメル缶　[C-enamel can]　通常の缶詰カン（ブリキカン，白カン）の内面をオレオレジナス系塗料に少量の酸化亜鉛の微粉末を混合した塗料（エナメル）で塗装したカンのことをいう。たんぱく質および含硫アミノ酸を多く含む食品を白カンに充填，密封，殺菌すると硫化水素の発生によって，スズおよび鉄と反応し，その硫化物ができるために異変が起きる，C-エナメルをほどこしたカンの場合は，灰白色の硫化亜鉛となるので異変を防止できる。アメリカで発明されたもので，カニ（crab），コーン（corn）の頭文字をとって C-エナメルといっている。〔用途〕カニ，スイートコーンのほか，マグロ，鶏肉，貝，タバコなどの缶詰カンとして使用される。→とそうかん

シー・エム・シー　[CMC]　→カルボキシメチルセルロース

ジー・エム・ピー　[GMP]　Good manufacturing practice の略で，適正製造基準のこと。アメリカの FDA では 1963 年に医薬品の GMP を制定し，翌年から実施したのが初めてである。わが国では，農林水産省の食品製造流通基準がある。これは加工食品の安全性の確保および品質の保持向上を図るため，製造に際して，原材料から製品にいたるまで，一定の基準に沿った製造，流通および管理方法によって適正に行われることを目途に，製造・流通基準を策定し，企業に遵守するよう指導するものである。基準としては，施設関係，製造工程関係，作業者の衛生関係をとりまとめた製造に関する事項，製品の有害物質，異物の混入の防止，製品の変質防止のための製品のとり扱い，輸送上の問題，保管陳列の必要条件などの流通に関する事項，基準の遵守を管理する組織，管理記録の作成保持などの管理組織に関する事項に分かれている。現在いくつかの品目について品目別に定められている。また厚生労働省では，食品衛生法に基づき，食品の衛生規範が設けられている。これは微生物制御を中心に，原料の受け入れから製品の販売にいたるまでの，全過程における施設・設備の構造および管理ならびに食品等の衛生的とり扱い方法等に関する指針を示したもの。技術的行政指導指針として，現在いくつかの品目について品目別に定められている。なお，国際食品規格委員会（Codex Alimentarius Commission）でも衛生規範（Code of hygienic practice）が検討されている。

シー・オー・ディー　[COD, Chemical oxygen demand]　化学的酸素要求量のことをいう。BOD, TOD などとともに，水の汚染度を示す。水の汚染度とは水中に存在する有機物の量に対応するもので，排水基準の重要な指標となっている。BOD が微生物による有機物の分解に必要な酸素

量を示しているのに対し，COD は酸化剤で化学的に酸化させるに要する酸素量を示す。したがって，微生物に分解されにくい有機物も測定し得るが，化学的に安定な物質は測定されないことがあり，また，無機性亜酸化物が測定されてしまう。COD の測定は，過マンガン酸カリウムによる高温酸化法が一般的である。ほかに重クロム酸カリウムを使用する方法がある。測定法により得られる数値には差があるので注意が必要である。COD の測定値は，BOD の測定値より安定している。

シイクワシャー　[Shekwasha]　沖縄などで生産されるかんきつの一種。ヒラミレモンともいう。別名のように，酸味，フレーバーは少ないが，ライム，レモンに近い風味をもっている。全果としてではなく，おもに果汁を酸味料または果実飲料として利用する。果実飲料としては果汁含有率 10％程度の果汁入り清涼飲料に用いられる。〔成分〕果汁 100 g 中，水分 90.9 g，炭水化物 7.9 g，ビタミン C11 mg。

シーズニング　→ちょうみりょう

しいたけ　椎茸　[Shiitake mushroom]　春と秋の二季，広葉樹の枯木に発生するきのこ。学名は *Lentinula edodes*。〔形態〕傘は径 5～10 cm，表面は淡褐色で，鱗片におおわれる。茎は高さ 3～6 cm，繊維状で，内部は充実。〔栽培の歴史〕しいたけ栽培の歴史は古く，その始まりは 17 世紀の九州豊後の国（大分県）とも伊豆の天城山ともいわれる。その当時はくぬぎの原木に鉈目（なため）を入れて，胞子が飛んでくるのを待つというきわめて原始的な方法であったが，その後種々の改良が加えられた。昭和になって純粋培養種菌・種駒が考案され，栽培は飛躍的に発展した。〔栽培〕秋から冬の間に伐倒し，ある程度乾燥させた，こなら，くぬぎ，しいなどの原木を用いる。種駒（木片に菌糸を純粋培養した種菌）を接種した原木はほだ木とよばれ，菌糸の生長と材腐朽を促すため，通風のよい林内に並べる。これを伏せ込みという。干ししいたけの栽培では，翌年の秋から春にかけてほだ木をいくぶん湿度の高い林内に移して，採取しやすいように並べ変える。これをほだおこしという。生しいたけの栽培では，完熟ほだ木を浸水し，フレーム内できのこを発生させるが，浸水の適期は品種によって異なる。それぞれの作型に合った品種を組み合わせれば，周年栽培ができる。〔干ししいたけの銘柄〕品種の違いではなく，きのこが育つ環境と収穫する時期によってきまる。冬菇（どんこ）は晩冬から初春の気温の低いときに，徐々に育ったきのこを傘が開く前に収穫したもので最高級品。香信（こうしん）は春や秋になって温度も湿度も高くなったときに，急速に育って傘が開いたもの。香菇（こうこ）は冬菇と香信の中間の時期に収穫したもの。〔産地〕主産県は

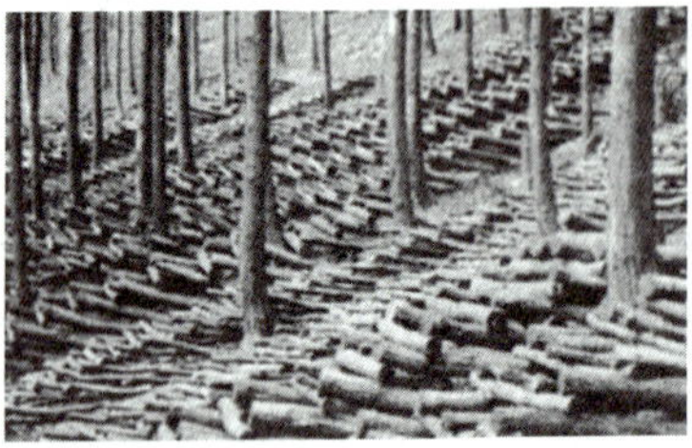
ほだ木の伏せ込み地

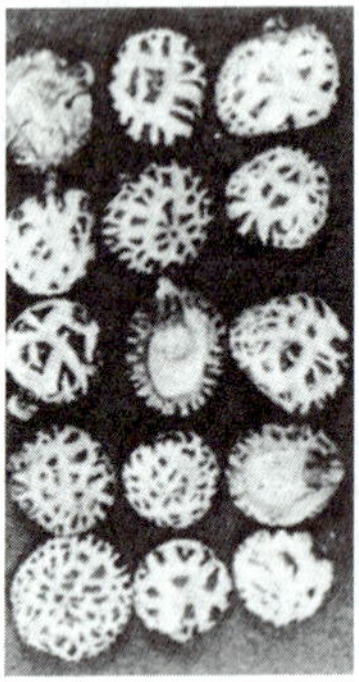
冬　菇

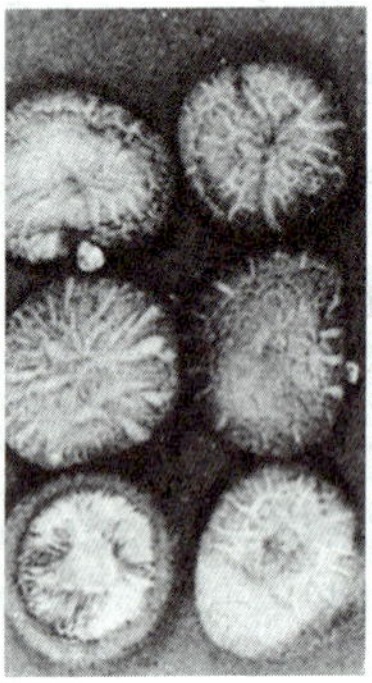
香　菇

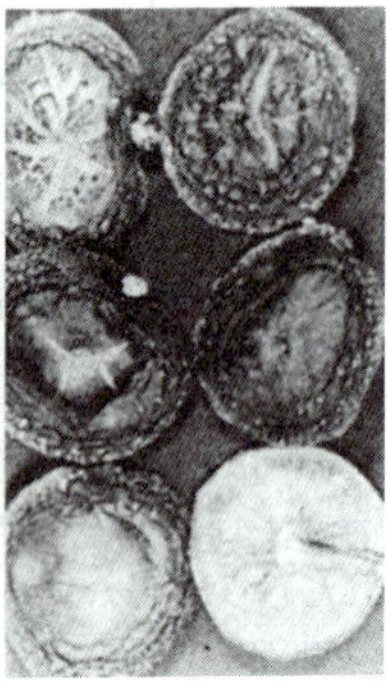
香　信

徳島，群馬，岩手など（生しいたけ），大分，岩手，宮崎など（干ししいたけ）である。〔成分〕100 g 中，水分 91.0 g，たんぱく質 3.0 g，脂質 0.4 g，炭水化物 4.9 g，食物繊維 3.5 g，灰分 0.7 g。うま味の主成分は核酸成分の一種である5-グアニル酸（5-guanylic acid）で，乾物 100 g 中に 87～131 mg 含まれる。香りの主成分はレンチニン酸の分解によって生成されるレンチオニン（lentionine）である。〔薬理効果〕抗腫瘍作用をもつ多糖類レンチナン（lentinan）を含む。レンチナンは β-1, 3 に β-1, 6 結合の分枝を有する分子量約 40 万の β-1, 3-グルカンで，T リンパ細胞とマクロファージを活性化する。そのほか，コレステロールを低下させるエリタデニン（eritadenine），インターフェロン誘起能をもつ二本鎖リボ核酸（ds-RNA）などを含む。〔調理〕生しいたけは焼き物，炒め物，天ぷら，きのこ飯など。干ししいたけは水で戻してスープ，煮物，五目飯などに使う。

しいのみ　椎の実　[Sweet acorn]　しいの木になる堅果の殻をとったもので，渋味が少なく，そのまま食べられ，炒めれば香ばしくてなおよい。秋季熟して落下するのを待って食べる。実をとるために栽培されてはいないが，山林に自生するものを採取する。〔成分〕100 g 中，水分 37.3 g，たんぱく質 3.2 g，脂質 0.8 g，炭水化物 57.6 g，食物繊維 3.3 g，灰分 1.1 g。またビタミンとしてカロテン，B_1，B_2 を含む。なお，堅果 100 から殻および渋皮をとると 70 のしいの実が得られる。炭水化物の大部分はでんぷんである。

シイラ　[Dolphin-fish]　シイラ科の魚。〔呼称〕関西地方ではトオヒヤク，熊本ではマンビキ，高知ではクマビキなどという。〔生態〕体は平たく，背部は紺青色，腹部は黄色を呈する。頭部は突き出ており，とくに老年の雄はいちじるしく突出する。体長は 150 cm に達する。外洋性の魚で，本州中部以南に多い。産卵期は 7～8 月。〔用途〕夏期に味がよくなるとされる。ただし，日本ではやや水分が多いため，あまり上等な魚とはされていない。塩焼き，味噌漬け，粕漬け，干物および練り製品材料とされる。

シェラック　[Shellac]　東南アジアのマメ科あるいはクワ科の植物に寄生するラックかいがらむし（*Laccifer lacca* Kell）の分泌する天然樹脂。インド，タイが主産地。〔性状〕成分はアリュリチン酸（40%），シュロール酸（40%），キャラリン酸およびラックショリン酸（20%）からなる。水に不溶，エチルアルコール，有機溶剤に可溶。〔用途〕チョコレートなど洋菓子のつや出し，かんきつ類の被覆剤として用いられる。

シェリー　[Sherry]　〔産地・語源〕スペイン南部，ジブラルタルに近いヘレスデラフロンテラ（Jerez de la Frontera）で一定の方式にしたがってつくられるワインで，Sherry の名はヘレスの古名 Sherrisch に由来している。〔製法〕Palomino 種のぶどうを一日天日乾燥した後，圧搾し，果汁に石こうを加えて発酵させる。発酵終了後，白ワインを樽に 3/4 くらい入れて貯蔵すると，2～3 週間で表面に薄い膜ができる。これはシェリー酵母 *Saccharomyces bayanus, S.oviformis* が生育したもので，フロールとよばれる。このフロールの作用によって白ワインの香味が変化し，シェリー独特の芳香が形成される。次にこれをソレラとよぶ長期熟成工程で処理する。これは，約 100 個の樽を 3 段に重ね，新しい酒を樽に入れるには，まず最下段の樽から一定量の酒をフロールを壊さないように抜き，次に中段の樽から減った分を補充する。同じことを最上段の樽についても行い，その後に新しい酒を補充するのである。ソレラはフロールによるシェリー化と同時に，熟成とブレンドを行う独特の方法である。製品にするときはブランデーを添加してアルコール分 18% とし，ペドロヒメネス種のぶどうの濃縮果汁を加えて甘味を付けることもある。

シェルフライフ　[Shelf-life]　→しょうみきかん

しお　塩　→しょくえん

しおあじめし　塩味飯　炊き込み飯の一種。具の色を生かすために，味付けを食塩だけで行ったもの。たとえば，いも飯，青豆飯，菜飯，小豆飯など。〔具の使用量〕さつまいもなどは米重量の70～80％，まめ類や栗は30％程度，ただし，小豆や大豆は習慣的に10～15％，青菜は15％程度用いる。〔つくり方〕乾物を炊き込むときはあらかじめ煮ておくか，水で戻しておく。いも，えんどうなど，加熱による水分の出入りの少ないものは，水加減は米のためだけに行えばよい。加熱によって水分を多く出すものは水加減を控える。味付けのための食塩の使用量は，必要な水の1～1.5％とする。また，水の15％ぐらいを酒に代えると味がよくなる。いものように加熱によって色の変わらないものは米と一緒に入れて炊く。青豆は緑の色を残したいので，煮立ったときに入れる。菜飯の菜のようなあくのあるものは，一度ゆでてあく抜きをしてから細かくきぎみ，そのまま，あるいは軽く油炒めをして混ぜるとよい。

しおえんどう　塩豌豆　青えんどうを煮て，塩で調味したもの。→えんどう

しおかずのこ　塩数の子　[Salted herring roe]　ニシンの卵巣の塩蔵品。〔製法〕ニシンの成熟した卵巣を希薄食塩水に付けて血抜きし，30％の食塩をふり塩して10日間塩漬けする。塩蔵したものを飽和食塩水に漬け込んでカンに詰めるか，さらにふり塩して箱詰めし，－15～－10℃で貯蔵する。アラスカ，カナダ，ロシアでつくられ日本に輸入される。〔利用法〕かずのこ加工業者が脱塩，漂白処理して生数の子として市販する。干し数の子を戻したものより色が明るく食感がよい。醤油漬け，粕漬けの原料とする。

しおがま　塩釜　和菓子の押し物の代表的なもので，江戸時代に創案され，宮城県塩釜市の名物として知られている。〔製法〕上白糖に，その約2.5％の食塩を加えてよく混合し，ネキ水（水あめ液）を加えてじゅうぶんにもむ。ここにしとりを与え，上白糖の20％の上南粉を加えてよくもみ，同じく45％の焼きみじん粉を混合してもみ混ぜ，最後に1～1.5％のゆかり（塩漬けのしその葉）を加えて生地とする。これをとい舟に半分ほど入れて押し，ネキあんを棒状にしたものを置いてその上にふたたび生地を入れて押し，よくなじませたら型出しし，包装，製品とする。

しおから　塩辛　[Shiokara]　魚介類の肉，内臓，卵などを塩漬けとし，これらに含まれている酵素またはほかから加えた酵素の働きによって熟成させた食品で，酒の肴などに喜ばれる。〔歴史〕日本で塩辛をつくりだした歴史はかなり古く，アユの塩辛うるかのようなものは平安朝のころ，すでにつくられていたという。〔原料〕カツオの内臓，イカ肉，ウニ卵巣，ナマコの腸このわたなどを用いて塩辛がつくられ，さらにマグロ，サワラ，サバ，サケ，マスなどの内臓，アサリ，ハマグリ，カキなどの肉，アワビの内臓，サバ，タイなどの卵巣からも製造されている。〔化学変化〕塩辛は原料に食塩を加えて腐敗を防ぎ，さらに原料とくに内臓に含まれている強力な酵素の作用により魚介類の成分を分解させ，香味をよくしたものである。魚介類の内臓にはトリプシン，アミラーゼ，リパーゼなどの酵素があり，これらは原料中のたんぱく質，炭水化物，脂肪を加水分解する。その結果，ペプチド，有機塩基，ブドウ糖などが増え，さらにアミノ酸を生じてうま味を増す。この時期には各種の細菌類，酵母などが繁殖し，その作用によりアミノ酸の生成はさらに促進され，有機塩基や乳酸も増加する。また，イカ，カツオなどの塩辛に米麹を加えるとうま味を増すが，これは麹の出す酵素が塩辛の熟成を助けるとともに麹中のでんぷんにアミラーゼが働き，甘味を増すからである。〔食塩の量〕塩辛に加える食塩の量は完全に腐敗を抑えるほど多くないため，日数の経過とともに細菌類の繁殖がさかんとなり，アンモニアなど味を低下させるものが増え，ついには腐敗する。そのため塩辛は完全な貯蔵食品とはい

えず，食べどきを選ぶ必要がある。〔栄養価〕塩辛は動物性たんぱく質がいくぶん消化されたような形となった食品なので，消化されやすく栄養価は高いが，食塩を過剰にとりやすいのが欠点である。塩辛を製造するにはなるべく原料中の脂肪が少ないものがよい。〔カツオの塩辛〕秋にとれるものより夏のもののほうが脂肪が少ないので原料に適している。これは酒盗（しゅとう）ともよばれる。かつお節製造の際に生ずる内臓のうち，とくに胃，腸，幽門垂などを使用するので，鹿児島，高知，静岡，千葉，茨城などカツオ漁の盛んな太平洋岸の各県で多くつくられる。カツオの塩辛をつくるには胃，腸などは切り開き内部をよく洗ったのち，適当な大きさに切り，原料 1.8 *l* に対し食塩を夏は 540～720 m*l*，秋は 360～540 m*l* 加え，たるや桶に漬け込み毎日かき混ぜていると 1 週間ぐらいでできあがるので，これを冷所に保存する。〔イカの塩辛〕肉を細かく切り，肝臓を加え，場合によっては麹を加えて塩蔵し熟成させる。白づくり，赤づくり，黒づくりの三種がある。白づくりはイカの皮をむいたもの，赤づくりは皮つきのままのものをいい，黒づくりは富山の特産で，スルメイカの墨袋を加えてつくるため製品は黒色となる。〔ウニの塩辛〕バフンウニ，アカウニ，ムラサキウニなどの生殖腺を用いてつくる。〔めふん〕サケの腎臓のみでつくる塩辛はめふんとよばれ食通が好む。〔うるか〕アユからつくる塩辛。→あかづくり，ウニ，うるか，くろづくり，このわた，しゅとう

しおコンブ　塩昆布　塩吹き昆布，乾燥塩昆布ともよぶ。角切りした乾燥昆布をたまり醤油などの調味料で煮込み，液切りした後，熱風乾燥し，グルタミン酸ナトリウム，食塩を混合した粉末調味料をまぶしたもの。もともとは醤油で煮た昆布を乾燥したもので，表面に塩が吹き出し，かたく塩からい製品であった。〔製法〕真昆布など高級昆布の肉の薄い部分を除き，角切りする。たまり醤油，砂糖，みりん，グルタミン酸ナトリウムなどの調味液で液がほとんど残らなくなるまで焦げ付かないよう注意して煮込む。取り上げてひと晩調味液をきり，70℃の熱風で 3～4 時間乾燥，ひと晩放冷を 2 回くり返す。食塩 40～60％，グルタミン酸ナトリウム 68～40％のまぶし粉を昆布の 10％程度ていねいに混ぜる。形の悪い昆布片を除き仕上げる。〔貯蔵性〕常塩では半年くらいで酸味をおびるので，長期には低温貯蔵がよい。

しおサバ　塩鯖　[Salted mackerel]　サバの塩蔵品。青切りともよぶ。〔産地〕大形の脂肪の多いマサバがとれる千葉，静岡，青森，岩手，鳥取など。〔原料〕脂肪の多い秋，冬に獲れる体重 500 g 以上のマサバを用い，ゴマサバは使わない。冷凍した魚も用いる。〔製法〕原料の良否と鮮度がもっとも重要な要因であり，原料の選択，とり扱いに細心の注意が必要。冷凍魚は 3～4％の食塩水中でゆっくり解凍する。頭のつけ根から包丁を入れて背開きし，えら，内臓を除き，さらに背骨にそって付着する腎臓を除きていねいに水洗する。水切り後魚体の両面に粉砕塩を 4～5％ふり付け，さらに腹腔部，頭部，眼にはとくにじゅうぶんな食塩を加え，箱詰めする。貯蔵性が低いので低温で流通し，製造後 1～2 日以内に消費する。頭部とくに眼で鮮度を判定する。〔用途〕業務用のしめさば，さばずしなど関西地方のサバ料理の材料とされてきた。最近は三枚におろした薄塩の塩サバ製品がつくられ，塩焼き，フライ種などそうざい向けにされる。

しおづけ　塩漬け　[Salted pickles]　野菜を食塩だけで漬けた漬け物である。つけな・はくさいの塩漬け，きゅうり・なすの塩漬け，亀戸だいこんの塩漬け，梅漬け，梅干など単純にして奥深い風味の漬け物が多い。塩漬けは食品衛生法上は合成保存料が使えない。また，最近の傾向として，市販品では塩漬けした後，調味液に浸して味を付けたもの（調味浅漬け，調味梅干など）が多くなり，純粋の塩漬けが減少している。〔食塩量〕梅干，梅漬け（食

塩12％前後）以外はすべて2～3％の塩度が主流になっている。この量は調味しても変わらない。〔塩蔵〕そのまま食べるわけではないが，調味漬けやたくあん加工のために野菜の出盛り期に20％以上の食塩を使ってたくわえることがある。この塩蔵野菜も塩漬けである。そして製造時にこれを掘り出して切断，脱塩，圧搾して調味液に漬けて製品とする。〔方法〕野菜に直接食塩を散布し，重石をして漬けることを振り塩漬け，撒き塩漬けという。一般に行われるのは本法である。これに対し，食塩水をつくっておき，そのなかに野菜を沈めて漬けるのを立て塩漬けという。細胞内液が外に出るのを嫌うとき，早く漬けあげたいときに使う。韓国のキムチのはくさいは本法による。水産物の塩干品はこの2法の区別がもっとはっきりしていてスキミダラのように高塩で長くたくわえるものはふり塩法，アジ，サバ，サンマの干物のようにすぐ食べてしまうものは立て塩漬けを行う。伊豆大島の新島のくさやはこの立て塩漬けの食塩水の反覆使用により臭気が強く付いた例である。→しおづけにく

しおづけにく　塩漬け肉　［Cured meat］　塩漬け肉をつくる場合，原料肉を食塩，発色剤（$NaNO_3$，$NaNO_2$），砂糖，香辛料など（塩漬剤という）とともに，一定期間，低温（2～4℃くらい）で漬け込む。野菜などを食塩のみで漬け込むことは塩漬け（salting）であるが，肉加工の場合には食塩と発色剤とを必ず併用するのでこの塩漬けは塩漬（えんせき：curing）といってふつうの塩漬けと区別している。肉を食塩のみで塩漬けしてもその加熱肉はよい肉色にならないが，塩漬すると加熱肉の色は鮮紅色のよい肉色になるし，肉の風味，肉質，保存性もよくなる。肉製品の品質は塩漬の影響が大きい。ハム，ベーコンのような肉塊からつくる製品では，塩漬剤を水に溶かさず，直接肉にすり込む乾塩漬，塩漬剤を溶かした塩漬液（ピックル）に肉塊を漬け込む湿塩漬，ピックル注入などの方法が行われ，また，ソーセージのような細切肉からつくる製品では，小肉塊に切ったものを乾塩漬するか，カッティング時に塩漬剤が添加される。

シオフキ　潮吹　バカガイ科の二枚貝。〔生態〕殻頂は高く突き出し，外形は三角形に近い。殻の表面は黄褐色，内面は灰白色を呈する。殻長は4～5 cm，殻高3～8 cm，幅は4～5 cmに達する。産卵期は4～7月。〔産地〕本州，四国，九州に分布する。〔調理〕肉はむき身として各種料理に用いるほかつくだ煮とする。また，貝柱は天ぷらの材料とする。

しおぼしひん　塩干し品　→えんかんひん

しがいせんさっきん　紫外線殺菌　［Ultraviolet sterilization］　紫外線に殺菌効果があることは古くから知られていたが，そのなかでも254 nmの波長の紫外線がもっとも殺菌力が強く，殺菌線とよばれている。そのメカニズムは，細胞内にある遺伝子や核たんぱく質が紫外線のエネルギーを吸収して破壊されることによる。〔用途〕従来から紫外線は医薬品工場，病院などで空中の浮遊微生物を減らしたり，食品や器具の表面に付着している微生物の数を減らしたり，飲料水の殺菌に使われたりしていたが，さらに強力な紫外線（殺菌線）を発生させるランプが開発され，包装材料や食品の殺菌に用いられている。〔効果〕強力なランプを用いると，枯草菌などの耐熱性菌であっても10㎝の距離から1秒照射しただけで，菌数が4ケタ程度減少する。〔長所〕紫外線殺菌は操作も簡単であり，作業環境が清潔で，安全性も高い。加熱やアルコールなどとの併用ができるなどがある。〔欠点〕紫外線のあたらない影の部分では効果がまったくない。また，菌数が多くなると長時間照射しても数個以下になかなかならない。これは微生物同士の重なり合いによる陰影効果によるものと考えられている。かびに対する効果が弱いこともひとつの欠点である。さらに，紫外線照射による殺菌効果は，ランプからの距離，照射角度，対象物の形状，環境湿度，ほこりに

よる汚染，微生物の種類，性質などによっても大きく影響される。

しかくまめ　四角豆　[Winged bean]　学名は，*Psophocarpus tetragonolobus* (L.) D. C. でいんげんやささげの近縁とされている。〔名称〕さやの断面が四角形なのでこの名があるが，さや全体を見ると翼を備えているようにみえるため，ウイングドビーンともよばれる。〔産地〕北緯20度と南緯10度との間の東南アジアの広範な地域（パプアニューギニア，フィリピン，インドネシア，タイ，南インドなど）に多く，家庭用または小規模な販売作物として栽培されている。〔成分〕完熟したものはたんぱく質30～40％，脂質13～20％を含み，大豆と似た組成をもつ。たんぱく質のアミノ酸組成はリジンが多い。構成脂肪酸はオレイン酸が多く，リノール酸も大豆よりは少ないが32～39％含まれる。未熟な若さやは100 g中，水分92.8 g，たんぱく質1.9 g，炭水化物3.8 g，灰分0.8 g，ビタミンC16 mgを含む。〔用途〕荒地でよく育ち，病虫害を受けにくく，植物体は豆のほか茎葉，塊根などすべて食用できるので古くから自家用に栽培されている。最近は新たなたんぱく質および油脂資源として注目されている。

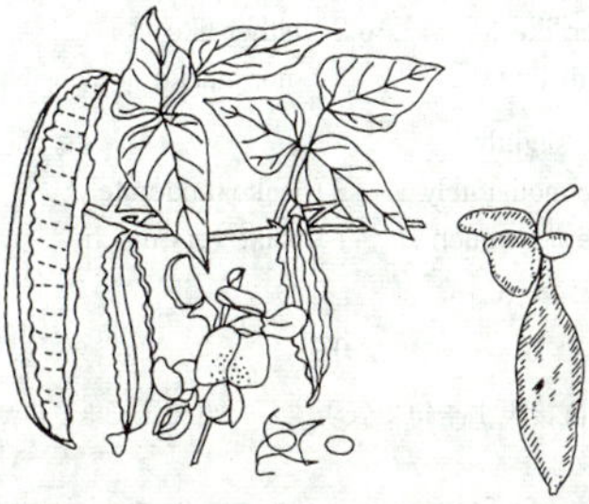

四　角　豆

シガテラ　[Ciguatera]　熱帯海域のさんご礁近くに生息する有毒魚を食べて起こす食中毒。〔症状〕下痢，麻痺，関節痛，倦怠感，ドライアイスに触れたときに感ずるようなドライアイスセンセーションを起こすが死亡率は低い。〔発生因・特徴〕タルミ科，ハタ科，カマス科，ウツボ科，ニザタイ科など分類上特定の科の魚にかたよって発生する。シガトキシンという油溶性の毒成分が原因物質とされている。狭い地域性が特徴で，また，個体差がいちじるしい。毒性は魚体の大きい魚ほど強く，内臓は肉よりも毒性が強い。わが国で中毒の原因となったシガテラ魚には，オニカマス（毒カマス），バラフエダイ，ドクヒラアジ，ヒラマサなどがある。

しきそ　色素　[Pigment]　可視部の光を吸収する化学構造をもつ物質。吸収する波長により，特有の色を示す。食品のなかで果実や野菜は美しい色をもつが，その色は，含まれる色素による。色素は，食品の加工過程の熱やpHの変化により変化しやすい。また，食品の色はし好に大きな影響を与える。そこで，加工食品には色素による着色が行われる。着色には，天然の色素と人工色素が用いられる。→じんこうしきそ，てんねんしきそ

- 色素
  - 天然色素
    - 天然着色料として用いられるもの
    - その他
  - 人工色素
    - 合成着色料として用いられるもの
    - その他

しぎやき　鴫焼き　なすの味噌焼きのこと。なすのなかをくり抜き，シギの肉を詰めて焼いたものから転じたとも，仕上がりがシギに似ているからともいわれる。〔材料〕（1人分）：なす100 g，油少々，味噌20 g，砂糖15 g，酒大さじ1。〔つくり方〕味噌と砂糖と酒を鍋に入れて火にかけ，練り味噌をつくる。なすはへたを取り，縦に2つ割りまたは厚さ2 cmぐらいに切って水に浸してあくを抜く。水気を拭き取って串に刺し，両面に油を塗って強火で焦げ目が付くまで焼く。つぎに練り味噌を両面に塗り付けてさらにざっと焼く。

ジグリセリド　→ししつ

しぐれに　時雨煮　〔材料〕ハマグリ，アサリ，赤貝などの貝類やカツオ，マグロの角切りを材料とし，つくだ煮のように醤油をきかせてつくった煮物である。〔調理

法〕材料の重量の約25％の醤油，酒とみりんを半々に混ぜたものを醤油と同量，砂糖6％，しょうがを用意する。調味料にしょうがの薄切りを入れ，火にかけて煮立ったときに材料を入れて煮る。火が通ったら材料を引きあげ，煮汁を半量ぐらいになるまで煮つめて，再びこれに材料を戻し入れて煮る。これをもう一度くり返し，煮汁が材料にからまるまで煮る。

しぐれみそ　時雨味噌　混成嘗（なめ）味噌のひとつである。〔製法〕甘口の赤味噌に味噌の3〜5割の砂糖とみりんまたは清酒を加え，混ぜ合わせて鍋に入れ，弱火で砂糖が溶けるまで練る。できた練り味噌に，ハマグリのむき身を弱火で炒ってみりんで味付したものを加え，再び練って仕上げる。粉さんしょうを少量添加することもある。このほか，貝類としてカキを用いたカキ味噌もある。

シクロデキストリン　［Cyclodextrin］
→サイクロデキストリン

しこう　し好　［Hedonic preference］食品の特性として，風味の内容を分類し，その属性について認識される知覚を表現することと，感情的かつ主観的な好ましさについての感覚がともなうことは，古くから気づかれていた。食品がほかの生物のなかから選び出された初めの動機は，もちろん感情的な調子（feeling tone）によるものである。感情の基本的次元は「快-不快」であり，これをhedonic toneという。官能検査の方法を大別すると，Ⅰ型とⅡ型の二種がある。Ⅰ型が，食品の諸性質を記述する客観的な立場で，感覚をあたかも測定機器の一種として用いるもので，Ⅱ型が，むしろ主観的なし好そのものを問題にするものである。し好に関する研究には，1）選択法（preference），2）産出法：もっとも美的と思われるものを作成させる。美術学校，音楽学校などの教育法，3）使用法：日常生活に用いられる形，大きさなどを統計的に調査して，美的，快適さの基準を求めようというもので，経験的，現状肯定的なデータが提供されるのであるが，

9.7.5カテゴリーし好尺度

9もっとも好き	Like extremely		
8かなり好き	Like very much	7 Like very much	5 Like very much
7すこし好き	Like moderately	6 Like moderately	4 Like moderately
6やや好き	Like slightly	5 Like slightly	
5好きでも嫌いでもない	Neither like nor dislike	4 Neither like nor dislike	3 Neither like nor dislike
4やや嫌い	Dislike slightly	3 Dislike slightly	
3すこし嫌い	Dislike moderately	2 Dislike moderately	2 Dislike moderately
2かなり嫌い	Dislike very much	1 Dislike very much	1 Dislike very much
1もっとも嫌い	Dislike extremely		
［信頼係数］	0.96	0.89	0.92

消費意欲尺度　Fact scale（別に食べたさを行動のタイプで直接現す語句で表現する尺度である）

9食べる機会があればいつも食べたい。
8始終この食品を食べたい。
7いつもこの食品を食べたい。
6好きだからときどき食べたい。
5たまたま手に入れば食べてみる。
4好きではないが場合によっては食べる。
3おそらく食べる気にならない。
2もしこれ以外の食品を選ぶことができないならば食べる。
1もし食べることを強制されれば食べる。

ローカル色，異質文化の芸術を探索する場合は比較美学とよばれる。3つの方法のなかでもっとも多く使われるのが選択法で，多数の対象のなかから，もっとも好きなもの，よいと思うものを一点または数点選ばせる方法である。品評会の審査や各種のコンクールは，おおむねこの方法によって行われる。不特定多数を対象とする場合と，代表者による，少数の専門家の観点を肯定する立場のものがある。選択法は，さらに次の三種のタイプに分かれる。1）順位付け（ranking）：もっともよいもの，悪いものを選ぶだけでなく，中間段階にも配列させる。2）一対比較法：数個の対象を多数並べて判断すると，判断が平均的な水準に引き寄せられる（中心化傾向）ことが多いのを防ぐため，対象を2個ずつ取り出して比較する方法が提案された（Fechner）。3）単独刺激法または絶対判断法，価値段階法：1個ずつ取り出して，きわめて快，かなり快，かなり不快，きわめて不快といった数段階の範ちゅう（Category）に割りあてるもので，順位法では等順位（tie）を原則として許さないことがあるが，この場合は何個でもよい。判断基準は各人の脳裏にあり，個人的に標準の差があるため，同一であるという保証はない。長年の社会的経験によって用語法が訓練され，ある程度は収れんしているために，実用上は有効な結果が得られる。category 尺度の構成については，アメリカの Quarter Master による大量観察による研究によって，9段階の hedonic scale し好尺度を開発し，その効果についても発表されている（D.R.Peryam ら）。表のキャプションに，吉川らが日本語について構成した9段階尺度と hedonic scale とその信頼係数（第1回，第2回目の試験でのし好度の相関係数）を示す。

しこういんりょう　し好飲料　［Beverage］　一般飲料のうち，栄養摂取を目的とせず，香味や刺激を得るなど，し好性の強いものを広くし好飲料という。このうちし好的要素がとくに強く，狭義のし好飲料として扱われるものに，茶類（緑茶，紅茶，ウーロン茶など），コーヒー，ココア飲料類，アルコール飲料類，炭酸飲料類（コーラ，サイダー，果実着色炭酸飲料）などがある。

しこうしょくひん　し好食品　栄養を主とした食品に比べ，し好を満足させる点に重点がある食品をいう。〔分類〕ふつうは清涼飲料，コーヒー，ココア飲料，茶などの飲料と，酒類，アルコール性飲料を区分して扱う。酒税法では，アルコール分1度以上の飲料がアルコール性飲料である。清涼飲料を drinks と称する食品成分表などでは，beverages をし好飲料類と訳し，アルコール飲料（alcoholic beverages）とそれ以外の飲料を，茶類，その他の飲料に分類している。その他の飲料には，甘酒，ココア，コーヒー，昆布茶，炭酸飲料，麦茶が小項目として取りあげられている。アメリカの成分表の非アルコール性炭酸飲料には，炭酸水として甘味のあるキニーネソーダと無甘味のクラブソーダ，コーラタイプ，クリームソーダ，果実系ソーダ，ジンジャーエール，ペールドライとゴールデンルートビア，特殊ダイエタリードリンク（合成甘味料使用）などを取りあげている。beverage の分類，定義は，商品の開発，流行の変化が激しいために名称と内容が混乱し，各国で一致しないことがある。

しごかいとう　死後解糖　［Postglycolysis］　死後の筋肉組織では，酸素の供給が絶たれているので，嫌気的な解糖系を通じた代謝のみが進行するようになっている。筋肉内蓄積グリコーゲンからグルコース，乳酸という解糖系によって，単位グルコース1モルあたり2モルの乳酸を生じ，肉の pH 値は次第に酸性側に傾き（肉中1%の乳酸が形成されると，pH は約1.8単位低くなる），通常最終的には pH 5.4～5.5 の値を示すようになる。この pH 値になると，解糖系中の一部酵素が失活するため，解糖作用は自動的に停止する。このときの到達 pH を極限 pH（ultimate pH）値という。また，この解糖系によって ATP が生産される（2モル ATP/1モルグルコース）

が，そのATPも次第に消費され，死後硬直に入る。ATPが最終的に消失すると硬直は完了する。

じこしょうか　自己消化　[Autolysis]　自己分解ともいう。一般的には細胞，組織が死後，その組織に含まれている各種酵素により分解されることをいう。〔種類〕そのおもなものは組織たんぱく質が組織に含まれるたんぱく質分解酵素によってペプチドやアミノ酸にまで分解されることである。〔肉の熟成〕と殺直後の食肉はやわらかく，保水性も高いが，味や香りに乏しい。また，しばらく放置しておくと死後硬直によりかたくなり，保水性も低下する。しかし，低温でさらに貯蔵するとやわらかさを取り戻し，保水性も一部回復して，味や香りも向上する。このような死後硬直期以後の貯蔵によって，食肉のおいしさが向上することを熟成という。この際，筋肉組織に含まれるたんぱく質分解酵素が大きな役割を果たしている。ただし魚肉のように，組織のやわらかいものは自己消化により食味が減じ，細菌による腐敗作用を促進するおそれがある。〔自己消化速度〕鶏肉および豚肉の自己消化速度はpH5付近で最大であり，鶏，豚，馬，牛肉の自己消化速度は，温度38℃で最大となる。魚肉では赤身のものは白身の魚より自己消化が速く，pH5.4で最大であり，その最適温度は40～45℃である。しかし淡水魚では23～27℃と低い。〔利用〕肉の自己消化を利用したものには，肉の熟成のほか塩辛やペーストの製造がある。臓器中では酵素の作用が強いので肉のときよりいっそうすみやかに自己消化が行われ，自己消化の進行にともない変敗がすみやかに生じやすい。塩辛は食塩の添加によって，変敗を防ぎつつ自己消化を行わせて，呈味成分を増加させた食品である。

じごな　地粉　その地方でできる内地小麦を原料にして農村の小規模なロール製粉または石臼，金臼による製粉で得られた小麦粉をいう。〔特質〕地粉は一般に大規模のロール製粉による小麦粉よりも灰分が多く，精選が不十分のため色相が劣る。また，内地小麦は中間質小麦であるので地粉の用途は製麺用が主で製ふに用いることもある。なお，地粉は歩留まりが高く，ふすまの混入が多いので，ビタミン類が多く，また，風味がすぐれているといわれる，いわゆるうどん粉はわが国にロール製粉機の入る以前から小規模製粉で内地小麦を原料として得られていた小麦粉をいうので，うどん粉とは元来は地粉をさすものと考えてさしつかえない。→こむぎこ

じざいもち　自在餅　〔由来〕神在もちがなまったもので，神在もちは善哉（ぜんざい）の転語であるといわれている。延宝年間（1673～1680年）の菓子譜に記載されているというから，昔からあったものである。〔製法〕赤小豆を煮て汁を多くし，もちを入れて食べるということから，いまの汁粉のようなものであろう。

じざけ　地酒　大規模業者の生産する全国的なブランドの清酒に対して，地方の中小業者の生産する清酒を地酒という。販売地域のごく限られているものが多い。品質は玉石混淆である。じしゅと読めばまったく別の酒である。

ししつ　脂質　[Lipid]　食品の成分のなかで，水に溶けず，エーテル，石油エーテルなどに溶ける化合物の総称。食品の脂質定量法は，食品ごとに異なるが，エーテル抽出法，酸分解法，クロロホルム・メタノール混液抽出法，レーゼゴットリーブ法などがある。食品中の脂質の主成分は油脂であり，その内容を分類すればつぎのようになる。〔単純脂質（simple lipid)〕1）油脂：グリセリンと脂肪酸とのエステル。脂質のうちでは，もっとも主要なもの。グリセリンに3個の脂肪酸が結合したトリグリセリド，2個結合したジグリセリドと1個結合したモノグリ

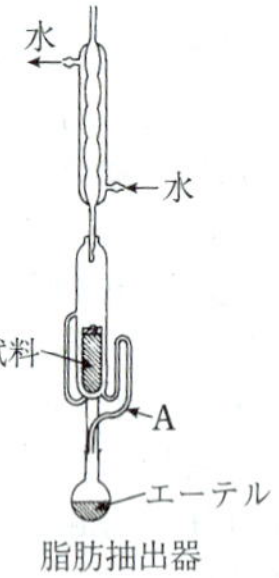

脂肪抽出器

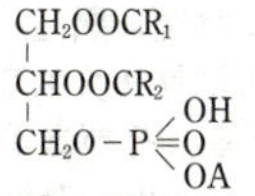

$$\begin{array}{ll}
\text{CH}_2\text{OOCR}_1 & \text{CH}_2\text{OOCR}_1 \\
\text{CHOOCR}_2 \quad\quad\;\;\text{OH} & \text{CHO}-\text{P}{=}\!\!\!\begin{array}{l}\text{O}\\\text{OA}\end{array}\;\;\text{OH} \\
\text{CH}_2\text{O}-\text{P}{=}\!\!\!\begin{array}{l}\text{O}\\\text{OA}\end{array} & \text{CH}_2\text{OOCR}_1 \\
\alpha\;\text{型} & \beta\;\text{型} \\
R_1,\,R_2\text{は脂肪酸基} & A\text{はアルコール}
\end{array}$$

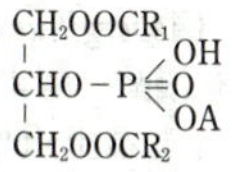

$$\begin{array}{l}\text{NH}_2-\text{CH}-\text{CH}=\text{CH}(\text{CH}_2)_{12}\text{CH}_3\\ \quad\quad\quad\;\;|\\ \quad\quad\quad\text{CHOH}\\ \quad\quad\quad\;\;|\\ \quad\quad\quad\text{CH}_2\text{OH}\end{array}$$

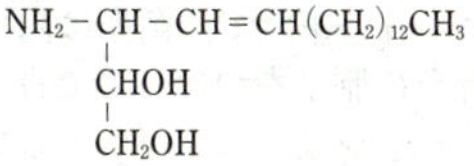

スフィンゴシン

セリドがある。2) ろう：高級アルコールと脂肪酸とのエステル。〔複合脂質（compound lipid）〕加水分解によって脂肪酸，またはその誘導体を生じ，PとNのいずれか，またはその両者を含むもの。1) リン脂質（phospholipid, phosphatide）：グリセリン1分子と脂肪酸2分子とリン酸とが結合したもので，リン酸にさらにアルコールがエステル型に結合している。次のような構造のもので，α，βの2種類がある。リン脂質に属するものには，a) レシチン（lecithin），b) リゾレシチン（lysolecithin），c) ケファリン（cephalin），d) スフィンゴミエリン（sphingomyelin）がある。ケファリンのアルコール基はエタノールアミン $NH_2CH_2CH_2OH$ で，脳に多く存在。スフィンゴミエリンはスフィンゴシン（sphingosine）に脂肪酸とリン酸とコリンが結合したものである。2) 糖脂質（glycolipid, cerebroside）：ガラクトースとsphingosineと脂肪酸の化合物でNは含むが，Pは含まない。脳や神経組織に多く植物界からは発見されていない。〔誘導脂質（derived lipid）〕上記の諸化合物を加水分解して得られる物質で，脂肪酸，アルコール，ステロール，有機塩基などがある。なお，エーテル抽出物中には上記のほかにカロテノイド系色素，ビタミンA, D, E, ステリン類などが含まれる。→しぼう，ゆし，リゾレシチン，レシチン

**ししとうがらし　獅子唐辛子　**[Sweet pepper]　青果用のとうがらしのうち，比較的大型の果実を付けるものをピーマンというが，ししとうがらしは，そのうちの比較的小型の青果用品種（ししとう）に対する呼称。とうがらしの一変種（甘味種）で，周年出荷されている。〔成分〕100 g中，水分91.4 g，たんぱく質1.9 g，炭水化物5.7 g，食物繊維3.6 g，灰分0.7 g，Ca 11 mg, P 34 mg, Fe 0.5 mg, Na 1 mg, K 340 mg，ビタミンAは44 μgレチノール当量，ビタミンC 57 mg。→とうがらし

**シジミ　蜆　**[Corb shell]　シジミガイ科に属する二枚貝の総称。〔種類〕マシジミ，ヤマトシジミ，セタシジミ，アワシジミ，ニホンシジミ，ヒメニホンシジミ，ムラサキシジミなどがあるが，マシジミが一般的である。〔生態〕一般に三角形の殻をもつ。殻の表面は幼時は淡黄緑色だが成熟すると黒味を増す。産卵期は主として夏とされる。〔産地〕北海道を除き全国各地の河川や池にいるが，とくに浅くて水が清く砂地の場所を好む。一般に殻長は3～4 cm，高さ2.5～3.5 cm，幅1.7～2 cmぐらいだが，台湾産のオオシジミはハマグリぐらいになる。またセタシジミは小型だが関西方面では好まれる。〔調理・用途〕シジミは古来盛んに食され，味噌汁の実，つくだ煮などとする。黄疸に効くといわれる。コハク酸含量が多く，生肉中に0.4％に及ぶ。

**シシャモ　柳葉魚　**[Shishamo smelt]　ワカサギ科の魚でシシャモはアイヌ語。〔生態〕ワカサギによく似ているが大型で15 cmぐらいになる。秋，北海道十勝川などに産卵のため群をつくり海から上ってくる。サケ，アユ同様，産卵期には婚姻色を生じ，雄は黒くなる。〔調理〕産卵前でも味が落ちず，フライ，天ぷら，塩焼きなどに向く。産卵直前のものはやせ，味が落ちる。都会地では干物が多いが，油焼けのないものを選ぶ。産量が少ないため，北欧から同族のカペリンを20,000t程度輸入している。

**じしゅ　地酒　**鹿児島でつくられている酒で，赤酒と同じ製法のもの。島根では同じ酒を，地伝酒（じでんしゅ）という。地酒をじざけと読めば別の意味になり，灘，伏見など主産地の清酒に対して，地方

でつくられ販路も限られた清酒のことになる。→あかざけ

しじょうきん　糸状菌　[Mold, Fungi]　細い糸状に繁殖する微生物の総称である。俗にかびともいう。〔分類〕ホイタッカー（Whittaker）による生物を五界に分ける分類からは，糸状菌は菌類界（fungi）に属す。このうち，真菌類には藻菌類，子嚢菌類，担子菌類，そして不完全菌が含まれる。糸状菌は，藻菌類，子嚢菌類，そして不完全菌に含まれるものが多い。個々の糸を菌糸（hyphae）といい，菌糸の集まりを菌糸体（mycelium）とよぶ。〔種類〕菌糸に隔壁（septa）をもつものと，もたないものとがあり，前者は子嚢菌類に属し，後者は藻菌類に属している。藻菌類（Phycomycetes）のおもなものには，けかび（*Mucor*）属，くものすかび（*Rhizopus*）属などがある。子嚢菌（*Ascomycetes*）のおもなものには，モナスカス（*Monascus*）属，アカパンかび（*Neurospora*）属などがある。不完全菌（fungi imperfecti）には，麹菌などが含まれる。アスペルギルス（*Aspergillus*）属，青かび（*Penicillium*）属，トリコデルマ（*Trichoderma*）属，ボトリチス（*Botrytis*）属などがある。これらの糸状菌は，味噌，醤油，清酒，貴腐ワインなどの製造にきわめて重要な役割を果たしている。〔けかびの類〕糸状菌のなかで，これに属するもののみが藻菌類に属している。けかび（*Mucor*）もくものすかび（*Rhizopus*）も，ともに広く分布し，果実，さつまいも，麹，パン，その他の食品に繁殖して，その品質を悪くする。しかし，なかには糖化力の強いものがあり，アミロ菌としてアルコール製造上，アミロ法に利用されるものもある。〔麹菌の類〕完全世代をもたない不完全菌に属する糸状菌で，自然界に広く散在している。麹菌アスペルギルス・オリゼ（*Aspergillus oryzae*）は，古くから麹の製造に用いられている菌株で，菌叢は多く黄緑色で，清酒，アルコール，焼酎，味噌，醤油，甘酒などの製造に利用されている。黒かびアスペルギルス・ニガー（*Aspergillus niger*）は菌叢黒色の菌株で，有機酸，酵素，生理活性物質生産などで発酵工業上重要である。そのほか，近縁の有用菌株である *Aspergillus glaucus* は菌叢が青く，青麹かびの名があり，かつお節のかびつけの主要菌である。〔青かび（*Penicillium*）〕筆状で，菌糸は白いが，多数の黄緑色の胞子をつけるので青色を呈している。ペニシリンの生産菌として有名であり，また，チーズの熟成に用いられる。→きんるい，マイコトキシン

ジスきかく　JIS 規格　→にほんこうぎょうきかく

シスタチン　[Cystatin]　パパインファミリーに属するシステインプロテイナーゼ群を特異的に阻害する内在性のたんぱく質。高等動物だけでなく，米・小麦・大豆などの食糧種子中にも存在が認められている。米のオリザシスタチンが有名。

シスチン　[Cystine]　〔存在〕含硫アミノ酸のひとつ。羊毛，毛髪，爪，角などケラチンのたんぱく質に多く含まれる。また，血清アルブミン，ラクトアルブミン，小麦グリアジンなどにもある。〔性質〕水に溶けにくい。還元するとシステインに変化する。→がんりゅうアミノさん

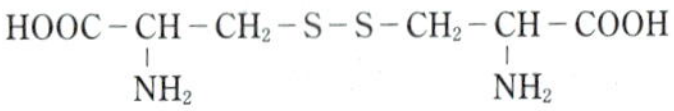

シスチン

システイン　[Cysteine]　〔存在〕含硫アミノ酸の一種。たんぱく質の成分として広く分布している。〔性質〕遊離のシステインは不安定で，酸化によりシスチンとなる。たんぱく質中のシステインは，多くの場合反応性に乏しいが，加熱や薬品で変性を受けると反応性が現れ，たとえばニトロプルシド反応を示すようになる。変性によってたんぱく質の高次構造がくずれたために反応しやすくなったものと考えられる。小麦粉たんぱく質中のシステインはグ

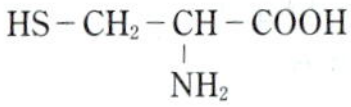

システイン

ルテン形成の間に分子間－S－S－結合をつくり，これがグルテンの粘弾性に関係する。→アミノさん

しせつえんげい　施設園芸　農業は，土地と自然条件のほかに広義の技術がこれに加わった一種の装置産業であるといわれている。なかでも園芸作物はこの性格が強く，一部の野菜はガラスまたはビニールでおおわれたハウスのなかなどで1年中栽培されるようになった。このような栽培形式をさして施設園芸とよぶ。〔施設の分類〕施設園芸の施設を分類すれば，フレーム，トンネル，ハウス，ガラス室などに分けられるが，いずれも温度，湿度，肥料の管理などが人工的に行われ，自動化の方向に向かっている。〔発達の要因〕施設園芸の発達には，ポリ塩化ビニル（一般にビニールといわれている），ポリエチレン等の合成樹脂資材が得られるようになったこと，生鮮野菜の需要が高まり，周年栽培が望まれるようになったことなどの背景がある。〔施設園芸の種類〕中心は，マスクメロン，きゅうり，トマト，すいか，いちご，なす，ピーマンなどの果菜類であるが，このほか，レタス，セロリ，パセリなどの洋菜類が次第に増加しつつある。マスカット，そのほか高価なぶどうは従来からガラス室で栽培されているが，最近，みかん，ぶどうをはじめ，そのほかの果実の熟期を早める目的で，ビニール張りの圃（ほ）場栽培も増加している。また，光，温湿度，肥料を完全に人工的に制御して，レタス，ほうれん草などを連続的に栽培する野菜工場も各地で稼動している。

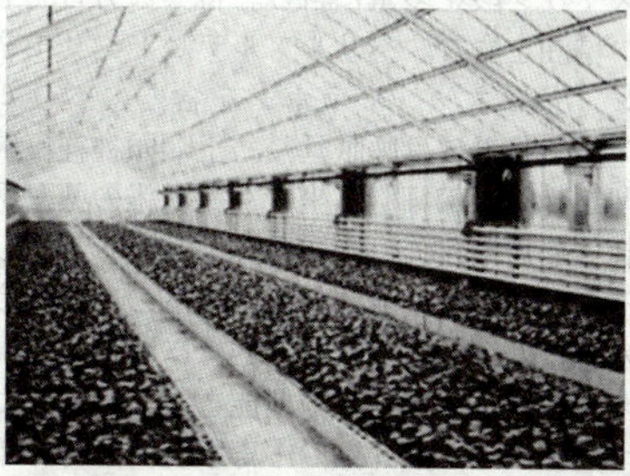
施設園芸

しせつやさい　施設野菜　露地野菜に対する言葉で，ハウスやガラス室などの施設内で栽培される野菜をさしていう。もっとも栽培が多いのは果菜類で，きゅうり，メロン，すいかなどのウリ科，トマト，なす，ピーマンなどのナス科，それにいちごなどである。これらは，暖房をして栽培するものもあり，そのおかげで真冬でも，果菜類が食べられるようになった。また，最近では葉・根菜類のうち，だいこん，レタス，春菊，セロリなどの施設栽培も始まっている。また，パイプハウスの上部だけ，フィルムを被覆した簡易なもので雨よけをして，夏季・高冷地でトマト，きゅうり，ほうれん草などの栽培が行われている。〔利点・問題点〕施設では，自然災害や病害虫から作物を保護し，人為的に好適な環境条件をつくり出すことができるので，生産性が高く，また，薬剤散布の回数が少ないなどの利点があるが，一方で，冬期日照不足となり，糖分やビタミンC含量が少ないなどの問題がある。

しぜんえん　自然塩　イオン交換膜濃縮法以外の製法でつくられた塩。天日で海水を濃縮する天日塩，海水を釜で煮詰めて結晶化する平釜塩，鉱脈から採掘する岩塩などがある。海外から輸入した原塩（天日塩）を海水で再溶解した後，結晶化する再生加工塩も自然塩とよばれることが多い。

しぜんかいとう　自然解凍　常温または冷蔵庫内の環境（5～20℃）に冷凍食品，冷凍魚，冷凍肉を静置しておき，徐々に自然に解凍させることをいう。緩慢解凍の一種である。

しぜんしょくひん　自然食品　生産から製造までの過程において，工業的な手段の介入を排除した食品。大きく分けて，生産の段階において工業的手段を排除したものと，製造の段階において排除したものがある。前者の代表的なものは，駆虫剤や除草剤などの農薬の使用を排除した無農薬野菜と，農薬と化学肥料の使用を排除し，堆肥を用いて栽培した有機農法作物である。

自 然 食 品 の 種 類

分 類		例
生産段階における工業的手段の排除	農薬の非使用 農薬と化学肥料の非使用 化学飼料の非使用	無農薬野菜 有機農法作物 有機農法卵
製造段階における工業的手段の排除	食品添加物の非使用	無添加食品
	加工操作の省略	無調整牛乳 無漂白小麦粉

後者には，化学的合成品である食品添加物の使用を排除した無添加食品や，成分の調整を行わない無調整牛乳などがある。ただし，「無添加」といった場合，原材料に含まれている食品添加物は無視しているものも多い。〔背景〕自然食品が消費者に受け入れられる背景には，(1) 加工食品の消費の増加の反動としての「手づくり」への懐古，(2) 1950年代から発生した食品公害に起因する，化学製品への疑問，などがある。

しぜんどく　自然毒　[Naturally occurring poison]　自然界に存在する動植微生物の食中毒原因毒の総称。〔分類〕自然毒の分類の仕方には二種類の方法がある。ひとつは毒成分の分子の大きさにより，高分子毒および低分子毒に，一方，毒の産生，または毒の由来により，植物性，動物性とに大別される。高分子毒にはたんぱく質系毒（ボツリヌス毒素などの細菌毒，とうごま〈ひま〉種子のリシンなどの植物性毒）やペプチド系毒（きのこ毒のアマニチンなどの植物性毒など）が属する。低分子毒にはグアニジン誘導体系毒（フグ毒のテトロドトキシン，まひ性貝毒のサキシトキシンなどの動物性毒），アルカロイド系毒（とりかぶとのアコニチンなどの植物性毒など），あるいはかび毒（アフラトキシン類など）が属する。植物性自然毒には，きのこ毒（べにてんぐたけ，てんぐたけに含まれるムスカリン，たまごてんぐたけ，しろたまごてんぐたけに含まれるアマニチンやファロイジン），毒草（とりかぶとに含まれるアコニチンやリコクトニンなど），有毒種子（毒うつぎの果実に含まれるコリアミルチンやシチン，そてつの種子に含まれるサイカシン）などがある。わが国における植物性自然毒による食中毒の大部分はきのこ毒によるものである。動物性自然毒（おもに魚介類）には，魚類（フグ毒のテトロドトキシン，シガテラ毒のシガトキシン），貝類（まひ性貝毒のサキシトキシン，下痢性貝毒のジノフィシトキシン，バイなどの巻貝類のスルガトキシン，テトロドトキシン）などがある。動物性自然毒による食中毒の発生例ではフグによるものが圧倒的に多く，その死者数は毎年全食中毒の死者数の50～60％を占める。自然毒による食中毒は，不注意や過誤が原因であり，その予防には有毒動植物に対する知識を養っておくことが必要である。

しそ　紫蘇　[Perilla]　シソ科シソ属の植物。学名は *Perilla frutescens* (L.) Britton。中国中南部の原産。食用，薬用として栽培されるシソ科の一年草。赤じそ，青じそ，かためじそがあり，実，葉ともよい香りをもつ。麺類などの薬味として用いられる。梅干といっしょに漬けられることも多い。種子は10月ごろ，採取し，陰干しにする。栄養成分のうちビタミンが多く，葉では100 g中，ビタミンA880 μgレチノール当量，β-カロテン11,000 μg，Cが26 mg，B_2が0.34 mg。実には100 g中，ビタミンA220 μgレチノール当量，Cが5 mgである。またZnも多い。葉にはロズマリン酸を多量に含む。特異な芳香をもつ精油を含む。ペリルアルデヒドやリモネン，α-ピネン，フラボンを含む。ペリルアルデヒドには睡眠延長，上咽頭神経反射抑制，神経節細胞と坐骨神経繊維の興奮抑制（局所麻酔），抗白癬菌作用がある。しその葉には軽い発汗作用があるので，軽度の感冒の初期に用いる。さらに肺機能を調え，咳をしずめ，胃の機能を調える。またカニ・エビ，魚介類の中毒予防，解毒作用があるといわれている。通常の範囲で摂取する限りは安全とされるが，妊娠中や授乳中の女性についての安全性についてはじゅうぶんな情報がない。

シゾサッカロミセス　[*Schizosaccharomyces*]〔性質〕細菌のように分裂法により繁殖する酵母で，細胞の中央に隔壁ができ，ついで外部から内部に向かって分裂する。一般にアルコール発酵性が強い。〔産地〕おもに熱帯地方で醸造用に用いられている。〔種類・用途〕おもな種類シゾサッカロミセスポムベー（*Schizosaccharomyces pombe*）はアルゼンチン，メキシコなどでアルコール飲料の製造に用いられ，シゾサッカロミセス アスポウルス（*Schizosaccharomyces aspoulus*）はキューバの糖蜜から分離されたもので，シゾサッカロミセス メラセ（*Schizosaccharomyces melasae*）はジャマイカのラム酒醸造に使われる上面酵母である。

しそしきそ　**紫蘇色素**　[Shisonin]　シソ科のしそ（*Perilla ocimoidis* var.*crispa*）の葉に含まれる天然色素。〔製法〕葉をそのまま用いるか，エチルアルコールで抽出する。〔成分〕主成分はアントシアン系色素のシソニン（シアニジン-3, 5-ジグルコシドと*p*-クマール酸）である。〔性質〕水，エチルアルコール，プロピレングリコールに易溶，有機溶剤に不溶。酸性では非常に安定な紅色であるが，アルカリ性で緑色となり，やがて褐色になる。〔用途〕古くから梅干漬けの着色に用いられている。漬け物，シャーベット，チューインガムなどの着色と着香に用いられる。→てんねんちゃくしょくりょう

したつづみ　**舌鼓**　和生菓子でぎゅうひまんじゅうの一種である。山口市の山陰堂の創製銘菓で，舌鼓周防の秋のみやげかな兆口といわれるほどの山口市の名物菓子。〔製法〕もち米の粉と砂糖と水あめを混合し，火にかけて練りあげて外皮の生地をつくり，小豆練りあんを包み，小判型やまゆの形に仕上げた白色および淡黄色のまんじゅう。外皮のぎゅうひとあんがひとつの味となり，溶け込むような味わいに特色がある。→ぎゅうひ

シタビラメ　**舌鮃**　[Tongue sole]　ウシノシタ科の魚の総称。クロウシノシタ，アカシタビラメなどがある。〔クロウシノシタ〕北海道南部より九州まで日本全国いたるところの沿岸にすむ底魚だが，暖海性のため北日本には少なく，また有明海にはいない。体長 30 cm に達し，有眼側は灰褐色で黒色の斑点が散らばり，無眼側は白色である。方言が多く，東京，佐賀ではシタビラメといい，また佐賀ではクツゾコともいう。このほか高知ではクロベタ，新潟辺ではネズリ，ネズラ，マジリガレイ，セキダカレイ，宮城ではベロなどという。産卵期は 5〜7 月。1 年中味がよいが，とくに夏から秋にかけて美味となり，フライ，ムニエル，煮付け，煮こごりなどに向く。〔アカシタビラメ〕東京以南に多い魚で，有眼側は赤褐色，無眼側は白色を呈し，ひれは黒味を帯びる。体長は 30 cm に達する。アカシタとかデンチョウということもある。ウシノシタ科の魚のうちではもっともおいしく，とくに夏が旬である。煮付け，煮こごりなどにもするが，フライやムニエルに，とくに向く。シタビラメのムニエルはフランス料理の定番である。

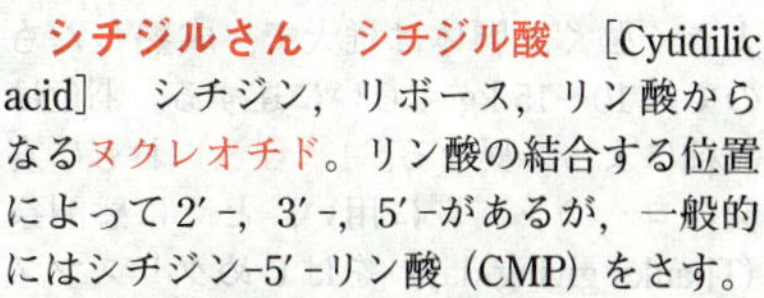

クロウシノシタ

シチジルさん　**シチジル酸**　[Cytidilic acid]　シチジン，リボース，リン酸からなるヌクレオチド。リン酸の結合する位置によって 2′-，3′-，5′-があるが，一般にはシチジン-5′-リン酸（CMP）をさす。酵母の核酸を原料として製造される。複合調味料の一成分である。調味料として利用されるときは，ナトリウム塩である 5′-シチジル酸ナトリウムとして用いられる。→ふくごうちょうみりょう

しちぶづきまい　**七分搗き米**　[Under-milled rice〕 玄米からぬかの70％程度を搗精によって除いた米をいう。ぬかを完全に除き白米にするには，玄米100から8〜10のぬかをとる必要があり，そのとき歩留まりは90〜92であるから，七分づき米の歩留まりは約93〜94である。〔成分〕七分づき米は白米より消化率はやや低いがビタミンB_1の含量は多い。→こめ

しちみとうがらし　七味唐辛子　古くから家庭の常備香辛料になっており，とくに麺類には薬味（やくみ）として用いられている。〔原料〕とうがらし，黒ごま，あさの実，粉さんしょう，ちんぴ，青のりまたはしそ，けしの実の七種類が混合されたものである。とうがらしは，干しとうがらしを丸ごとひいて辛味をつける赤とうがらし粉（赤粉）と，味と香りをもつ黒いりの焼きとうがらし粉の二種類を用いる。ちんぴ（陳皮）はみかんの皮を干して粉にしたものである。〔製品〕混合割合には大辛，中辛，小辛とあり，カン入は，ふつう中辛で，これはとうがらし粉が50〜60％含まれているもので，ほかは等分に入れたものである。

しちめんちょう　七面鳥　［Turkey］学名は*Meleagris gallopavo*。北アメリカ原産の肉用家禽で，とじゅけい（吐綬鶏）ともいう。じゅんけい（鶉鶏）類中，もっとも大形の種で，欧米では鶏について重要な家禽で，その肉は美味で，ことにクリスマスの食卓には必ずだされる。〔生態〕頭部には肉いぼがあり，これが鮮赤色から，卵白色に変色する。首は長く湾曲し，翼は大きく強く，胴体は雄大で，成熟したものでは10〜15 kgぐらいに達する。羽色は品種によって異なる。〔調理法〕おもに宴会のロースト料理に用い，とくに感謝祭（Thanks giving day）をはじめクリスマスや婚礼などの祝料理に多く使われる。6 kgから10 kgぐらいのものが適当で，羽毛を除き，内臓を抜き，頸骨は切り取るか，頭とともに飾る場合もある。調理法はチキンと同じく，麻ひもでかたくしばり，脚を固定させ，脚を焦がさないように油を塗った紙で巻き，全体に油をかけ，香味料，野菜とともにオーブンで50分〜1時間20分焙焼しながら美しい焼き色をつける。焼きあがったら麻ひもと脚の紙を取り，胸肉だけを10人分ぐらいに切りわける。クランベリーソース，グレービーソースなどを添える。スタフィング（詰め物）をするときは胃袋を除いたところに，パンを土台にし，卵，バター，塩，こしょうを加えてつくり，セージなどを加えたものを詰める。七面鳥料理にはこのほか，ブレーセ（煮焼），ボイル，クリーム煮などがあるが，日本ではあまり行われない。

シチュー　［Stew］　肉，鶏，野菜などを，弱火で長時間，汁のなかで煮込んだ料理，また，煮込むこと自体をいう。スチュウ（stew）が正しいが，日本ではシチューという。フランス語のラグー（ragout）は煮込みの総称で，主材料の肉の種類によって煮込みにもいろいろと名称がある。〔名称〕牛肉：ドーブ（daube），仔牛：ブランケット（blanquette），羊：カッスレー（cassoulet）やアリコー（haricot），鶏：フリカッセ（fricassée）など。これらはアントレ（entrée）のコースに出る料理である。〔材料〕シチューに使われる主材料は，牛肉，豚肉，仔牛肉，羊肉，鶏肉，うさぎ肉などの肉類が多く，かたいが味のある部分（肋肉，肩肉，背部肉）を用いる。牛の胸部肉・ブリスケット（brisket）は濃い肉味をもち，脂肪もあり，長時間煮込んでもぱさつかないため，煮込み用肉として知られている。一般に，仔牛，豚，鶏肉などの白い肉では仕上げのソースを白色またはクリーム色とし，牛，羊肉，うさぎ肉，野禽などの濃い赤肉は赤ワインや茶色のルウを使って褐色系のソースで仕上げることが多い。魚介類もシチューとして煮込まれ，セロリなどの繊維のかたい野菜もトマトソースで煮込み，仕上げられる。いずれもつくる際は，量が多いほうが味がよい。そのほか，名が知られているものとして，ビーフシチュー（stewed beef），牛尾シチュー（oxtail stew），牛舌

シチュー（tongue stew），ハンガリー風煮込み（goulasch），アイルランド風シチュー（Irish stew）などがある。〔調理の要点〕1）肉類を煮込むときは，フライパンに油脂を熱し，調味した肉の各面を炒め焼く。内部まで火を通す必要はない。表面に焼き目を付けて壁をつくることで，長時間煮込んだ場合，肉はやわらかくなるが肉の味が抜けにくくなる。粉をまぶして炒めると，でんぷん膜ができて一層強化される。肉を炒めた後の鍋底の焦げはうま味をもつので，余分な脂をすて，甘味のないワインでよく溶かして煮汁に加えるとよい。2）煮だし汁の量は材料がじゅうぶんかぶるくらいがよい。煮ているうちに上に浮いてくるあくや脂肪はよく取り除く。肉類は93℃前後の温度で3時間くらい煮込むので，鍋を選ぶことも大切である。シチュー鍋は厚みと深さがあって，きっちりふたができるものがよい。ふたをして弱火で静かに煮るが，オーブンに鍋ごと入れて煮込んでもよく，こうすると材料の持ち味や香りを逃さずにできる。3）副材料は味を増し，彩りのよい野菜類を加える。野菜類はやわらかくなる時間を知って，でき上がり時間から逆算して加え，すべての材料が同じやわらかさに煮上がるようにするとよい。これら野菜類も，肉と同様，炒めてから煮込むと煮くずれが少なくなる上，味がよくなる。あくを取ったら塩味を付けるが，煮汁の量の0.5％くらいがよく，仕上げにさらに不足の味を加える。香辛料はローリエが一般的である。ブーケガルニを加えてもよく，これらは約1時間で香りが加えられる。羊肉や内臓のシチューは，酒や，香辛料を多く使う。シチューの多くは，煮込んだ煮汁をソースのだし汁（フォン）とし，ルウまたはブールマニエでとろみをつけて仕上げる。さらに卵黄，生クリームやバターを加え，よりなめらかな舌ざわりと色，光沢，風味を増す。最後に，できたソースのなかにすべての材料を加え，5分ほど弱火で味をなじませて仕上げる。温めた深皿に盛り，青味を散して供卓する。

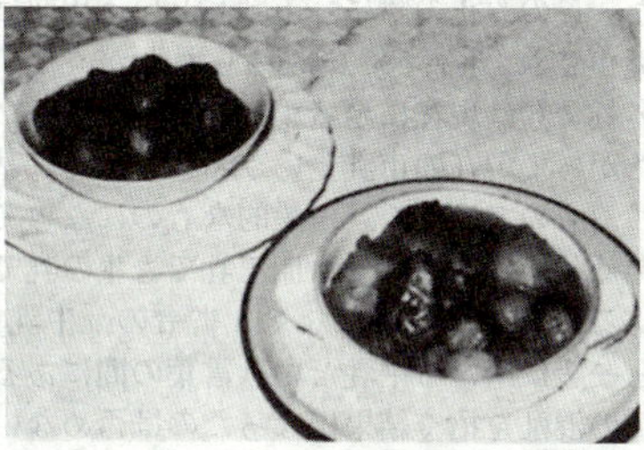

ビーフシチュー

しっぷ　湿麩　[Wet gluten]　〔存在〕小麦粉中の含水グルテンのことで，その量は小麦粉の種類を判別するのに用いる。〔測定法〕小麦粉に水を加えてよくこね，しばらく放置後ボールなどの容器中で水を流しながら生地塊をもみ洗いするとでんぷんなどは水中に流出してもち状のグルテンが手中に残る。ちぎれて容器の底にたまったグルテンは60メッシュ程度のふるい上に回収してグルテン塊に合わせる。洗い水が濁らなくなってからグルテン塊をじゅうぶん水切りして重量を計り，供試料に対する％で表して湿ぷ量とする。強力1等粉で40～45％，中力1等粉で25～30％，薄力1等粉で20～25％である。湿ぷ量の測定は必ずしも再現性がよくなく，個人差が大きいので一定条件で行えるような装置（グルテンウォッシャー）が開発されているが，最近，湿ぷ量の重量測定にかわって窒素測定が行われている。→こむぎこ

しっぽくりょうり　卓袱料理　卓袱とは中国風の料理に用いる卓の名であり，膳の代わりにひとつの卓を用いるのが特色の料理である。〔種類〕椅子に腰かける場合と座る場合とがある。〔由来〕江戸中期に，そのころの貿易の中心地であった長崎に起こったので，長崎料理ともいう。本来，支那風の精進料理が日本に伝来し，隠元禅師がこれを普茶料理として広げた。一方，長崎において，この料理に土地に産する魚肉や獣肉類を合わせた料理が広がり，これを卓袱料理というようになった。〔献立〕ひれ吸い物，茶碗，大鉢，中鉢，小菜，煮物，汁粉，果物などが供される。小

菜はたいてい五菜，七菜，九菜というように奇数にするが，多くは七菜である。はじめ，小菜をすべて卓上に配置しておき，客がこれを食べているところへ，ひれ吸い物，そのほかの料理を供する。

じでんしゅ　地伝酒　→じしゅ

しとうるい　四糖類　［Tetrasaccharide］　六炭糖が4つ結合して $(C_6H_{10}O_5)_4$ の分子式をもつもの。天然にはスタキオース（stachyose）がこれに属する。〔存在〕チョロギの球根，大豆，えんどうなどのマメ科植物のなかに存在する。〔性状〕ガラクトース2分子，グルコース1分子およびフラクトース1分子よりなり，還元力はない。4分子の結晶水をもち，融点101～105℃，$[\alpha]_D+132°$。また，スコロドース（scorodose）は，果糖が4つ結合したもので，にんにくの根，らっきょう，あさつき，わけぎなどのねぎ類の鱗茎のおもな炭水化物である。

シトステロール　［Sitosterol］　→ステロール

シナモン　［Cinnamon］　和名は桂皮，肉桂。クスノキ科の常緑樹で，葉，枝根部に独特の芳香をもち，おもに樹皮がスパイスとして用いられる。同類のものにカシアがあり，シナモンとおなじようにスパイスとして用いる。〔産地〕シナモンはスリランカで，カシアはベトナム，インドネシアで栽培されている。〔精油・香味特徴〕シナモンの場合は樹皮，または葉と小枝を水蒸気蒸留して精油を得る。収率は樹皮の場合で1.0～1.5％である。カシアの場合は根皮，花蕾，花茎などから精油を得ることもある。精油の主成分はシンナムアルデヒドで，シナモンでは精油の55～75％，カシアでは精油の75～95％を占める。シナモン，カシアともさわやかな清涼感と甘い香りと刺激的な甘味がある。シナモンは採集部位，産地，種類などによって成分がやや異なり香味に差がある。一般的にシナモンの方がカシアより香りが繊細で上品である。〔用途〕シナモンもカシアも，甘い香味のある食材によく合うため，ケーキ，クッキー，プディングなどに使われる。甘いフルーツの香りともよく合うのでりんごジャムやシロップ煮に使う。シナモンスティック（原形の棒状のもの）はピクルスやフルーツを煮るときに用いたり，シナモンティー，シナモンコーヒーに使われたりする。シナモンの粉末と砂糖を混合したシナモンシュガーはバターをぬったトーストにふりかけると美味である。中国の複合香辛料である五香（ウーシャン）の重要な成分のひとつである。

しにゅう　市乳　［Market milk］　販売されている飲用牛乳のことをさす。厚生労働（乳等）省令による「牛乳」「特別牛乳」「成分調製牛乳」「低脂肪牛乳」「無脂肪牛乳」「加工乳」「乳飲料」の一部などがこれに含まれるものと解釈される。〔来歴〕法律用語としては，1951年に厚生省令（乳等省令）が定められたときに，「この省令で乳とは生乳，市乳，特別牛乳，生山羊乳及び殺菌山羊乳をいう。市乳とは直接飲用に供する目的で販売する牛乳をいう」と定義された。なお，「還元牛乳」は乳製品扱いで「市乳」には含まれない。ただし，この省令では「還元牛乳」は100％還元の意味であって，生乳と還元乳を混合したものは「乳飲料」扱いとなるという不合理があったために，1958年6月に省令が改正され，生乳，牛乳もしくは特別牛乳またはこれらを原料として製造した食品を加工しまたは主原料としたものであって牛乳に類似する外観を有し，かつ直接飲用の目的で販売するものとして加工乳（脱脂乳，はっ酵乳および乳酸菌飲料を除く）が定められた。この改正の際に「市乳」という用語は廃止され，「牛乳」に改められたが，この名称分類は現在に至るまで続いている。したがって現在の市乳という名称は法律に基づくものではなく，一般的なものになっている。なお，生乳でも加工乳でも牛の乳であることに変わりはなく，省令の「牛乳」と一般に用いる牛乳という言葉の間にある種の混乱を招く結果になったのは否めない事実である。通俗的に普通牛乳とよばれるものが省令による「牛乳」をさすものと考えてよい。加工乳についてはビタミン，ミネラルなどの添加が認められていたので，粉乳・クリームなどの還元量を調整することと相まって，濃厚牛乳，強化牛乳などの商品名を冠したデラックス加工乳が流行した。しかし，1970年代に入ると加工乳の生産量は減少しはじめた。1972年6月に衆議院社会労働委員会は食品衛生法の一部改正法律案の付帯決議として，加工乳の制度について3年後をめどに生乳の混合割合を70％，原料は生乳と濃縮乳のみとすべきことを示している。この結果，1973年3月に省令の改正が行われ，加工乳の性質を牛乳になるべく近いものにするために原材料の規定を改め，微量成分の強化を禁止した。また，1979年4月には乳脂肪分3.0％以上の規定をも削除し，脱脂乳や部分脱脂乳についても還元乳による調製の道を開いた。飲用牛乳に対する消費者のニーズの多様化に対応して，乳脂肪分1～2％のローファットミルクがわが国の市場に登場したのは1976年10月であった。戦中戦後の栄養不足の時代から20年を経ずしてわが国は飽食時代に移行し，低エネルギー・低コレステロールのダイエットフードの流行に合わせて，飲用牛乳も製品の多様化に迫られ，消費の伸びの鈍化を打開する目的のためにも，ローファットミルクの登場となった。ローファットミルクは発売当初は無脂乳固形分の強化がなされ，β-カロテンで着色してクリーム様の外観をつくり出したものも少なくなく，乳飲料として取り扱われていたが，1979年4月の省令改正で「部分脱脂乳（乳脂肪分0.5％以上2.0％未満）」（現在の「低脂肪牛乳」（乳脂肪分0.5％以上1.5％以下））が新設され，大部分はこれに含まれることになった。なお，この改正により，「脱脂乳」（現在の「無脂肪牛乳」）は乳脂肪分0.5％未満のものに限定されることになった。「特別牛乳」については，省令の制定時から市乳のうち特殊なものとして定められていた。アメリカのCertified milkを参考にして細菌学的化学的品質のすぐれたものについて与えられる種類別名称であるが，これを保証牛乳と訳すと商標とまぎらわしいので特別牛乳と名付けたものと考えられる。細菌数30,000/mℓ以下（牛乳は50,000/mℓ以下）と規制されており，殺菌は63～65℃30分のみが認められている。なお，衛生学的品質が保証される場合には殺菌を省略してもよい。〔市乳の均質化処理〕牛乳の脂質のほとんどは脂肪球（fat globule）として乳濁状（emulsion）で存在する。その大きさは直径0.1～10 μm，平均3 μmである。脂肪球の比重は他の成分（脱脂乳区分）よりも低いので，牛乳を静置しておくと，脂肪に富んだクリーム層と脱脂乳区分に分離する。これをクリーム分離という。牛乳を10～20 MPaの高圧で処理すると脂肪球は約1 μmまたはそれ以下に細分化され，たんぱく質の表面吸着が2.2％から25.2％に増加するために脂肪球が浮上しなくなる。高圧均質機（ホモジナイザー）を流速100～300 m/秒で約100 μmのバルブの隙間を通過する際に生じる微少乱流やキャビテーションに剪断力が加わり脂肪球が細分化される。ホモジナイザーには種々のものが考案されているが，わが国で普遍的に用いられているのはGaulin式ホモジナイザーである。省令には市乳の均質化処理の規定はなく，戦前はクリームがキャップの裏についた未均質乳が配達されていたが，現在ではほとんどすべての飲用牛乳が均質化処理乳である。牛乳を均質化処理すると脂肪球の細分化によって消化されやすくなっており，また胃内でできるカードもやわらかくなるのでたんぱく質の消化性もよくなるという効果が認められている（ただし，最終消化率は不変である）。均質化処理が導入された1950年代にはホモ牛乳と通称されたことがあったが，現在ではこれは登録商標名になっている。〔市乳の殺菌〕牛乳は人や哺乳動物にとって栄養価の高い食品であるが，同時に微生物の生息・増殖にとっても好適な培養基となるので，消費者の飲用に供するまで衛生学的品質を確保するために殺菌が行われる（特別牛乳における省令を除く）。殺菌法としては厚生労働（乳等）省令では保持式により63℃で30分間加熱殺菌するか，またはこれと同等以上の効果を有する方法で加熱殺菌すべきことを定めている（特別牛乳では加熱殺菌する場合は63～65℃，30分のみ）。すなわち一般に市乳では加熱殺菌の最低条件を規定しているだけで，とくに上限は定めていない。なお，加熱（滅菌）後，無菌充てんを行うLL牛乳を除いては直ちに10℃以下に冷却すべきこととなっている。低温殺菌法はパスツールがワイン製造用ぶどう果汁の異常発酵防止のために50～60℃で一定時間保持したのが始まりであり，パスツリゼーション（pasteurization）とよばれ，1880年ころから牛乳の処理法として利用され始めた。わが国でこの方法が実用化されたのは1930年代のことであって，1950年代にHTST殺菌法が導入されるまで広く利用されていた。HTST（high-temperature short-time）殺菌法は牛乳処理能率の向上，風味の改良などを目的として開発されたもので72～75℃，15秒を基本とする。ヨーロッパで1937年以降に実用化された。初期にはflash pasteurizationとよばれたこともある。その本質はプレート式熱交換機よりなる。なお，このHTSTに対してバッチ式の低温保持殺菌をLTLT（low-temperature long-time）法とよぶようになったのはのちのことである。このHTSTは保持殺菌（63℃，30分）と病原菌や酵素に対する殺菌効果はほぼ同じであり，しかも均質に与える影響は少なく，連続的でエネルギー消費も少ないところから，1950年代にわが国の大型乳業工場に普及した。ただし，本法は一般細菌に対する殺菌効果はLTLT法よりもやや弱く，夏季の細菌数の高い原料乳を使用した場合には製品中の細菌を限度以下に維持することが困難になり，85℃に温度を上げる変則HTSTも行われるようになり本来の長所は失われた。1960年代にUHT加熱方式が導入されるとほとんどこれに代わったものの，原料乳の品質向上にともない，HTSTの利用価値が見直されている。UHT加熱処理（ultra-high-temperature heating system）は製品の保存性を改良するために開発されたものであって，殺菌を目的とした場合は120～150℃，1～3秒間で，滅菌を目的とした場合は140～150℃で2～5秒程度の加熱を行うものである。HTST殺菌には耐性があるが，135～150℃で1～4秒の加熱で敏感に傷つきやすい微生物としては，腸内細菌のようなある種の耐熱性栄養細菌，ある種の*Micrococcus*，*Microbacteria*，高温性*Lactobacillus*（*L.bulgaricus*と*L.lactis*），*Str.thermophilus*などがある。加えて好気性および嫌気性芽胞形成菌（*Bacillus*属および*Clostridium*属）の耐熱性胞子はHTSTで生残し，さらにこの処理で休眠胞子は活性化され，発芽を始めて栄養細胞を産みだすことも考えられる。UHT加熱に耐熱性の微生物としては*Bacillus stearothermophilus*，*B.subtilis*および*B.cereus*の胞子をあげることができる。UHT加熱処理方法には熱交換機を使用する間接加熱方式と直接蒸気加熱方式に大別することができる。前者に使用される熱交換機は大部分がプレート方式である。一方，直接加熱方式は，牛乳のなかに直接過熱蒸気を注入するスチームインジェクション方式と高圧過熱蒸気の充満しているチャンバー内に牛乳を噴霧させるスチームインフュージョン方式とがある。間接法と直接法を比較すると，同一温度・時間では直接法の方が瞬間的に加熱できるために牛乳の風味などに与える影響は少ない。このように直接加熱方式はきわめて有効な方法であるが，牛乳中に蒸気が一部凝結水となって混入するので，余剰水分は，減圧室内で注入された水分と同量の水分を蒸気として正確に取り出される。なお，飲用牛乳の殺菌に関する規定は1968年7月に整理され，「62～65℃までの間（現在は63℃）で30分間加熱するか，またはこれと同等以上の殺菌効果を有する方法で殺菌すること」と改められ，最低の基準を示すにとどまり，承認制度（1958

年に認可権者を都道府県知事から厚生大臣に変更）も廃止された。なお，1968年8月9日の乳肉衛生課長通達（還乳第7059号）では，「これと同等以上の殺菌効果を有する方法」の例として，具体的には次の方法のいずれかによることを示している。1）120～150℃1～3秒で殺菌（UHT），2）72℃以上で15秒以上殺菌（HTST），3）75℃以上で15分以上保持殺菌。UHT法で加熱滅菌して，紙製容器などに無菌充てん（asepticfilling）すると，常温に放置しても数か月間腐敗することなく保存することができるので，このようなミルクは長期保存乳（ロングライフミルクまたは，LL牛乳）とよんでいる。貯蔵・輸送における冷却設備の省略，配達コストの低減，遠隔地への販売および企業の操業時間の短縮など，製造・販売面での数多くの利点を有する。ただし，新鮮牛乳の風味がある程度失われることはやむをえない。

飲用牛乳生産量の推移（単位：1,000 kℓ）

年次	飲用牛乳合計	牛乳	加工乳
2003	4,362	3,946	416
2004	4,454	3,971	483
2005	4,289	3,822	467
2006	4,150	3,702	448
2007	4,038	3,592	446
2008	3,950	3,509	441
2009	3,804	3,180	624
2010	3,746	3,069	677

シネルギスト　[Synergist]　相乗剤，協力剤ともいう。一般にある物質を単独で用いた場合に比べて，二種以上の物質を併用した際，その効果がいちじるしく向上した場合を相乗作用といい，このような作用を示す物質を相乗剤あるいはシネルギストという。グルタミン酸ナトリウムに対するリボヌクレオチドのうま味増強などはこの例である。抗酸化剤に関しては，単独では効果がないかあってもきわめて弱いが，ほかの物質と併用すると抗酸化力をいちじるしく強める物質をシネルギストとよび，抗酸化剤と区別する。トコフェロールやBHAなどのフェノール系抗酸化剤に対して，クエン酸，リン酸，リン脂質，アスコルビン酸などはシネルギストとして作用する。

シノワ　[Chinois]　スープやソースをこすときに用いる漏斗状の柄の付いた目の細かいステンレス製のこし器。骨や野菜をさっとゆでたとき，ゆで汁をきるときにも用いられる。スタンドつきのものは手で支える必要がないので，量の多いものをこすときには，両手が使えて便利である。〔由来〕円錐形の形が，かつての中国労働者の作業帽であったかさに似ているところから，この名がつけられたといわれている。〔用途〕煮込んだ固形物が多く，温度が高い褐色系のソースや，ソースが大量の場合は，シノワでこすと安全であり，継ぎ目がないので操作が手早く行われる。〔こし方〕容器の上でシノワの柄を持ち，容器の縁に固定かぎをかけて煮汁を入れる。上から木じゃくし，すりこぎ，小立て器などで軽く押しつけ，シノワの目から出るものだけをこす。

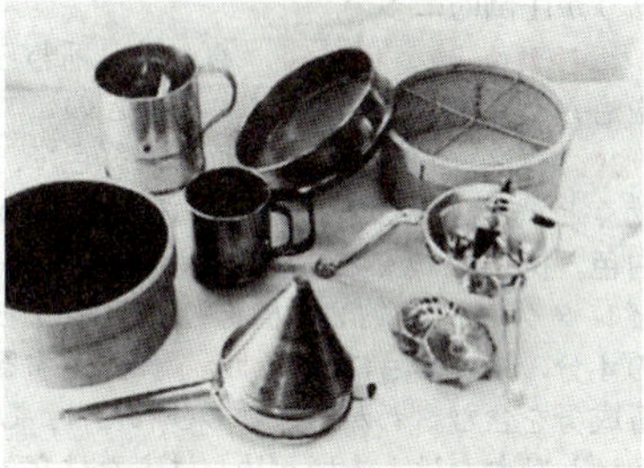

各種のこし器（中央手前がシノワ）

シバエビ　**芝海老**　クルマエビ科のエビ。〔生態〕殻は薄くてやわらかい。体色は淡青黄色，尾はいくぶん濃青緑色を呈する。〔産地〕東京湾以南の内海の砂泥地に

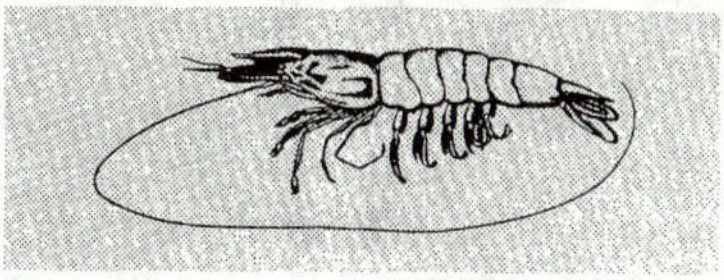

シバエビ

棲む。雄は 12 cm, 雌は 15 cm に達する。〔調理〕天ぷら（かき揚げなど），すし，中国料理などに用いるほか，各種料理に彩りをそえるために用いる。また干しエビとする。→エビ

しばづけ　柴漬け　京都を代表する発酵漬け物である．なす，きゅうり，しょうが，みょうが，ししとう，しその葉を切断し，野菜重量の 6％の食塩を散布しながら大樽に重石をきつくして漬け込み乳酸発酵させる。20 日の漬け込みで乳酸が 1.5％以上になるので少量のうま味調味料を加えて小袋に密封。加熱殺菌して出荷する。しその葉の色素が乳酸でさえて美しい色調を示す。発酵漬け物の少ないわが国で，同じく京都のすぐきと並んで一定の生産量がある。〔しば漬け風調味酢漬け〕塩蔵しておいたなす，きゅうり，しょうが，みょうが，しその葉を切断，脱塩し圧搾したのち醤油，食酢，有機酸，うま味調味料などからなる調味液に浸漬した調味酢漬けである。発酵しば漬けが京都に限定されるのに対し，全国でつくられるので生産量はこのほうが圧倒的に多い。

しびれたけ　痺れ茸　夏～秋，稲わらやもみ殻の堆積上に発生する毒きのこ。〔形態〕傘は径 3～6 cm, 表面は青緑色で，乾くと黄土色となる。茎は高さ 5～10 cm, 白色。肉は傷つくと青変する。〔種類〕シビレタケ属には約 200 種あり，そのうちの 4 分の 1 はおもに中枢神経系に作用する毒成分を含む。わが国にはしびれたけ，ひかげしびれたけ，あいぞめしばふたけなどが分布する。〔中毒症状〕幻覚，手足の麻痺，瞳孔の拡大，呼吸の乱れ，血圧の上昇など。〔毒成分〕インドール化合物であるシロシビン（psilocybin）とシロシン（psilocin）。これらは幻覚性きのこ（マジックマッシュルーム）に含まれる麻薬である。

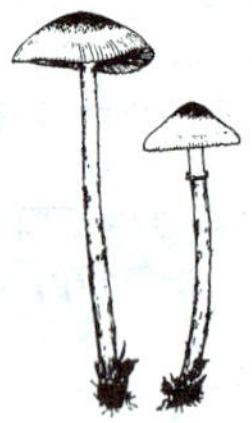

しびれたけ

ジフェニル　[Diphenyl]　ジフェニール，ビフェニルともいう。分子式 $C_{12}H_{12}$。〔用途〕グレープフルーツ，オレンジ，レモンなどかんきつ類の表面のかびの発生防止。〔使用基準〕貯蔵または運搬に用いる容器のなかに紙片に浸潤させて用いる。2011 年現在の基準は残存量 0.07 g/kg 以下。→ほぞんりょう

しぶかわに　渋皮煮　栗の渋皮を付けたまま煮たものである。渋皮の渋味により，栗を煮たものとはまた違った味になる。〔つくり方〕渋皮を残してむいた栗は，筋を取り，渋皮がじゅうぶんやわらかくなるまで，1％の重曹を加えた湯でゆでる。ゆで汁が栗の渋で赤くなったらゆで汁を替える。栗の 3～4％の砂糖と 5～6％の醤油で煮詰める。また，醤油は使わず甘味をもう少し濃くしたり，醤油の代わりに塩を用いたりすることもある。

ジブチルヒドロキシトルエン　[Dibutyl hydroxy toluene]　化学的に合成した抗酸化剤の一種で BHT と略称する。〔性質〕無色か白色の結晶または結晶性粉末で，においはない。水に溶けないが，エタノール，食用油によく溶ける。〔効力〕多価不飽和脂肪酸を含む動植物油脂に添加すると，BHT 自体が酸化され酸敗の発生を一定期間延長できる。たとえば 0.01％量を豚脂に添加すると酸敗の開始は 2 倍遅くなる。〔使用法〕魚介塩蔵品では BHT のエタノール溶液をスプレーする。冷凍品では懸濁液を水希釈した液に魚介類を漬けた後冷凍する。〔毒性〕吸収は速く，肝脂肪に

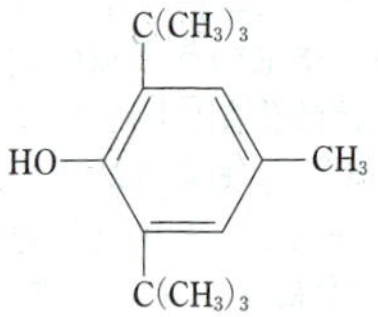

ジブチルヒドロキシトルエン

蓄積するが，尿中に排泄される。〔使用基準〕魚介冷凍品の浸漬液に 1 g/kg 以下，油脂，バター，魚介乾製品，魚介塩蔵品，乾燥裏ごしいもに 0.2 g/kg 以下，チューインガムに 0.75 g/kg 以下使用できる。

しぶみ　渋味〔タンニン酸物質〕渋がき，茶，ワインなどにあるポリフェノール類のうちタンニン酸物質に特有な食感であり，舌粘膜の収斂（しゅうれん）によって起こる味覚のひとつである。一般には好まれないが，特殊な呈味として珍重されることもある。〔脂肪の酸敗〕渋味はタンニン以外の物質でも感じられることがある。主として脂肪が酸敗したもので，身欠鰊（みがきニシン）などのような乾燥魚類の不飽和脂肪酸が酸化分解したものとアルデヒドが舌粘膜に粘着して渋味を生ずる。〔えぐ味〕渋味にちょっと似た味覚にえぐ味と称するものがあり，さといも，なす，ふき，ごぼう，たけのこのあくなどは痒感（かゆみ）をともなう。

ジペプチダーゼ　[Dipeptidase]　グリシルーグリシン（Gly-Gly）などのジペプチド中のペプチド結合を加水分解する酵素をいう。豚腎酵素は分子量 4.7 万で 1 原子の Zn を含む。キレート試薬により酵素分子中の金属を取り除くと，活性はまったく失われる。活性にかかわりのある金属を加えると活性は再び元にもどる。動物の消化管などいろいろな臓器に存在している。微生物にもひろく存在している。

しぼう　脂肪　[Lipid, Fat]　食品成分のうち，有機溶媒に溶ける物質の総称。中性脂質に属する油脂のうち，常温で固体のものをさす。〔脂肪の体内生理〕脂肪は消化管内で，一部は膵液中のリパーゼの作用で加水分解されて脂肪酸となって吸収され，一部は分解して生じたモノ・ジグリセリドや胆汁酸が乳化剤となって乳化され微粒子となって腸壁から吸収される。この吸収は脂肪の融点と関係があり，体温に比べて脂肪の融点が高くなるほど吸収は悪くなる。吸収された脂肪は体内で酸化燃焼してエネルギーを生ずるが，一部は体内に脂肪の形で貯蔵され，必要に応じてエネルギー源として消費される。このような脂肪を貯蔵脂肪という。〔エネルギー源〕脂肪は 1 g について 9 kcal のエネルギーを有し，炭水化物，たんぱく質の 2.25 倍の高エネルギーをもっている。〔保全素〕脂肪は必須脂肪酸の給源となる。ビタミン A, D などの脂溶性ビタミン類も脂質の一種である。〔日本人の摂取量〕日本人の脂肪の摂取量は総エネルギーの 25 %（1 日約 60 g くらい）が適当であるとしている。→しし つ，しぼうさん，しょくようゆし，ゆし

しぼうさん　脂肪酸　[Fatty acid]　油脂をけん化し，酸性にすると得られる酸。天然に存在する脂肪酸は，ほとんどが偶数個の炭素原子（C）をもち，一端にカルボキシル基（COOH）をもつ直鎖状の一塩基酸だが，奇数個のものも存在する。〔種類〕

飽　和　脂　肪　酸

名称		分子式	分子量	融点（℃）	所在
酪酸	butyric acid	$C_4H_8O_2$	83	− 8	バター
カプロン酸	caproic acid	$C_6H_{12}O_2$	116	− 1.5	バター
カプリル酸	caprylic acid	$C_8H_{16}O_2$	144	16	やし油
カプリン酸	capric acid	$C_{10}H_{20}O_2$	172	31	やし油
ラウリン酸	lauric acid	$C_{12}H_{24}O_2$	200	43	やし油
ミリスチン酸	myristic acid	$C_{14}H_{28}O_2$	228	53	やし油
パルミチン酸	palmitic acid	$C_{16}H_{32}O_2$	256	62	大豆油その他
ステアリン酸	stearic acid	$C_{18}H_{36}O_2$	284	71	大豆油その他
アラキジン酸	arachidic acid	$C_{20}H_{40}O_2$	312	77	落花生油
ベヘン酸	behenic acid	$C_{22}H_{44}O_2$	340	82	落花生油
リグノセリン酸	lignoceric acid	$C_{24}H_{48}O_2$	368	86	落花生油

不　飽　和　脂　肪　酸

名	称	一般式	分子式	二重結合の数	ヨウ素価	所　在
デセン酸	decenoic acid	$C_nH_{2n-2}O_2$	$C_{10}H_{18}O_2$	1	149.1	バ タ ー
オレイン酸	oleic acid	〃	$C_{18}H_{34}O_2$	1	89.9	大豆油その他
エルシン酸	erudic acid	〃	$C_{22}H_{42}O_2$	1	81.8	な た ね 油
リノール酸	linoleic acid	$C_nH_{2n-4}O_2$	$C_{18}H_{32}O_2$	2	181.1	大豆油その他
リノレン酸	linolenic acid	$C_nH_{2n-6}O_2$	$C_{18}H_{30}O_2$	3	273.5	あ ま に 油
アラキドン酸	arachidonic acid	高度不飽和	$C_{20}H_{32}O_2$	4	333.5	肝　　油
イコサペンタエン酸	icosapentaenoic acid	〃	$C_{20}H_{30}O_2$	5	335.7	魚　　油

脂肪酸は分子内に二重結合を有する不飽和脂肪酸と，二重結合のない飽和脂肪酸とに分けられる。〔飽和脂肪酸（saturated fatty acid）〕飽和脂肪酸は $C_nH_{2n}O_2$ なる一般式で示され，C_2 の酢酸から C_{30} のメリシン酸までであるが，天然に存在するものの大部分は C_{12}～C_{20} の範囲にあり，とくに C_{16} のパルミチン酸，C_{18} のステアリン酸は広く分布している。C が増すにつれて水に溶けにくくなり，融点は上昇する。C_{10} 以上は常温で固体である。C_{10} 以下の脂肪酸を低級脂肪酸というが，これには揮発性のものが多いので，特有の臭気がある。〔不飽和脂肪酸（unsaturated fatty acid）〕いずれも二重結合を有するが，二重結合（F）の数によって，オレイン酸系（F 1 個），リノール酸系（F 2 個），リノレン酸系（F 3 個）などに分かれる。さらに二重結合 4 個以上のものを高度不飽和脂肪酸と総称する。高度不飽和脂肪酸は魚油に多く含まれる。不飽和脂肪酸は一般に液状で酸化されやすい性質をもっている。〔その他〕特殊のものとして，水酸基（OH）を有するもの，環状構造を有するもの，側鎖を有するもの，三重結合を有するものなどがある。→グリセリド，こうどふほうわしぼうさん，ししつ，ひっすしぼうさん

しみもち　凍み餅　餅を凍らせ，水分を除いて乾燥させた食品である。寒気の強い地方で製造される。餅に，細かく切った葉物を入れたものもある。以下は，長野県諏訪地方の例である。〔製造期〕1～2 月下旬から 4 月上旬までの厳寒のころ。〔製法〕もち米を洗い，一昼夜冷水に漬ける。つぎに石臼で米 1.5 kg に水 1.44 l を加えて挽いて，絹ふるいでろ過する。ふるいを通った米粉の懸濁液を，釜のなかで 7 時間湯煎する。内容物をくみ出し，冷却したものを，亜鉛板製の型箱（幅 20 cm, 長さ 85 cm, 深さ 4 cm）に入れ，夜は屋外に出し，昼は屋内に入れて凍結させる。凍結したものをのこぎりで一定の形に切り，四方をかんなで削って，紙に包んでわらで結んだものを，竹竿に吊して屋外で 7 日間陰干しにし，さらに 35 日間天日乾燥する。〔食べ方〕水に漬けて戻し，乾燥していない餅と同じようにさまざまに調理する。

しめサバ　締め鯖　三枚におろしたサバに塩をふって塩締めした後，酢に漬けて酢締めしたものである。刺身，サバずし，にぎりずし，酢の物などに用いられる。魚肉を酢に浸すと，酢の作用でたんぱく質の変性が起こり，歯ぎれがよくなる。このほか，酢による殺菌の効果もある。すし飯に，しめサバと白板昆布をのせてつくったサバずしは，保存性があり，旅行用の弁当，おみやげなどとしても売られている。〔材料〕（4～5 人分）：サバ 1 尾（600～700 g），塩は身の重量の 5%，酢は身の重量の 30%。〔つくり方〕新鮮なサバを選び，三枚におろす。塩をふり，流れ出る塩水を器に受けながら，1～2 時間おく。小骨を抜き，酢に約 1 時間漬ける。ただし，塩締めする時間は，サバの大きさと塩の量によって，また，酢に浸す時間は，サバの大きさ，用途，好みなどによって，多少変える。酢から取り出したサバはまな板にのせ，薄い皮をむく。刺身の場合は，これを

皮つきのほうを上にして，厚さ約0.7 cmの平造りにする。サバに添える辛味は，わさびよりもしょうがのほうがよく合う。好みにより三杯酢を添える。

しめじ　占地　[Shimeji mushroom]　きのこの一種であるほんしめじやひらたけなどを表す俗称であり，分類学上の和名ではない。一般には，古くから「においまつたけ，味しめじ」といわれるしめじ（占地），すなわちほんしめじ（方言名だいこくしめじ）をさす。現在はほんしめじとしゃかしめじ（方言名せんぼんしめじ）は区別されているが，以前はこの二種のきのこは混同されていたので，しゃかしめじもしめじとして扱われていたものと思われる。一方，最近はしめじというと多くの人はひらたけを思い浮かべるようになった。これはひらたけの栽培品が○○しめじという商品名で広く販売されているためである。そのほか，うらべにほていしめじをしめじとよぶ地方もある。以上のようにしめじの名称の用いられ方はさまざまである。→ほんしめじ，ひらたけ

ジメチルアミン　[Dimethylamine]　〔含量〕魚介類に含まれる揮発性の二級アミンで，トリメチルアミンとともに代表的腐敗アミンの一種である。新鮮な魚介類中の含量は一般的に低く10 ppm以下だが，魚卵中の含有量は高く100～300 ppm含まれる。〔生成機構〕魚介類では鮮度の低下に伴い含有量が増加することから，腐敗過程で微生物によりトリメチルアミンオキサイドなどから生産されると考えられている。また，トリメチルアミンオキサイドの加熱により生ずることも知られており，サバ，イカなどでは焼き物，煮物，塩辛，燻製，瓶詰，缶詰などの調理，加工によって含有量が急増することが認められている。〔性質〕アンモニアに似た強い臭気を有する気体で水に溶けるとアルカリ性を示す。

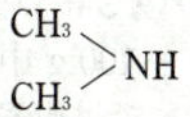

ジメチルアミン

酸性下では亜硝酸と反応して強い発がん性を示すジメチルニトロソアミンを形成する。本生成物は白ねずみの肝臓，肺臓，鼻腔などに発がん性を示すことが実験で示されている。

シャーベット　[Sherbet]　一般によく使われる名称であるが，とくに法令による規定はない。アイスクリームとは異なる特徴として，果汁分を含むこと（または果汁様風味を有すること），オーバーランは概してアイスクリームよりも低い（20～50％）かまったく出さないこと，乳成分を含まないかあるいは含んでも少量であること，強い甘味を有すること，などがあげられる。食品衛生法上はラクトアイス（lacto-ice：乳固形分3.0％以上であってアイスミルクやアイスクリームに属さないもの）または氷菓に属する。高級品から大衆品まで，多種類が出回っている。

シャーレントゥスー　蝦仁吐司　芝エビのすり身を食パンにぬり，油で揚げた料理。西洋料理の影響を受けた点心の一種。蝦仁吐司の蝦仁とはエビのことで，吐司は油でパンを焼くことから，toastの音訳である。したがって，音だけを合わせて，種々の文字が使われている。たとえば，吐絲（トゥスー），土司（トゥスー）と書くこともある。食パンの形を四角でなく，丸く切った棋子吐絲，金銭吐絲などもあり，調理法は同じである。〔材料〕（4人分）：食パン2枚，芝エビのむき身160 g，卵1/2個，塩1.6 g，砂糖1.6 g，酒4 *ml*，でんぷん8 g。〔つくり方〕芝エビのむき身はたたいてすり鉢に入れ，塩，砂糖，卵，酒，でんぷんと一緒によくすり混ぜる。厚さ0.6 cmぐらい，3 cm四方ぐらいに切った食パンの片面にすり身を山形にぬり，油で揚げる。すり身の上にハム，パセリのみじん切りを押しつけて，油で揚げることもある。花椒塩を添えて供する。

シャオシンチュウ　紹興酒　→しょうこうしゅ

シャオマイ　焼売　→シューマイ

じゃがいも　じゃが芋　[Potato]　学

名は *Solanum tuberosum*。ナス科に属する一年生作物で，その塊茎を食用とする。〔呼称〕馬鈴薯（ばれいしょ），じゃがたらいも，八升いも，甲州いも，二度いも，弘法いもなどの別名がある。〔原産地〕南米のペルー，ボリビアなどの中央アンデス山地。〔エネルギー生産量〕塊茎中にはさつまいもほどではないが，かなり多量のでんぷんがあり，単位面積あたりのエネルギー生産量はさつまいも，米には劣るが，麦よりは多く，10 アールあたり 150 万 kcal 程度である。しかし，生育期間が 2〜3 か月ときわめて短いのに，10 アールあたり平均北海道で 3.4〜3.6 t，本州で 1.8 t と反収が多いことが特徴で，各種の食糧作物のなかで，一定の期間当たりのエネルギー生産量はもっとも大きく，能率のよい作物である。〔特質〕じゃがいもはもともと冷涼な気候を好み，冷害に強いので，北海道における寒冷農業のもっとも重要な安定作物である。また，いろいろな形の輪作が可能で，労力の調節，耕地利用の高度化のほかに，地力を増進する効果があり，これも北海道のような大農経営に適している。〔産額〕わが国の年産量は，戦前は 1941 年で 196 万 t，作付面積 18 万 ha であったのが，2000 年では収穫高 290 万 t，作付面積 9.5 万 ha となり，そのうち北海道で 216 万 t が 5.9 万 ha の地域で生産される。〔成分〕気候，栽培条件，土質などによって変動がはげしいが，100 g 中，水分 79.8 g，炭水化物 17.6 g，たんぱく質 1.6 g，脂質 0.1 g，食物繊維 1.3 g，灰分 0.9 g を含む。この数字からわかるように，じゃがいもの食物的意義はエネルギー源としての炭水化物が主体である。〔性質〕水分が多いことと，炭水化物に偏りすぎているという，いも類一般の性質はさつまいもと同様であるが，同じいも類であっても，じゃがいもは食物として有利な特徴をもっている。それはさつまいもとちがって糖分（ブドウ糖，果糖，ショ糖が大部分）が少ないため，味が淡泊で和洋各種の料理に用いられるという長所がある。また食物繊維がさつまいもの半分ぐらいだが，逆にたんぱく質が多いのも有利である。この味が淡泊なことは，常食となり得る基礎条件である。そのためドイツ，またポーランド，ロシアなど東欧各国では，黒パンとともに炭水化物食品の主体とされている。さらにじゃがいもはさつまいもよりも，はるかに貯蔵が容易で，広く栽培されるので，1 年中いつでも消費地に入荷されるため，さつまいもよりも生食用に利用される期間が長い。とくに冬から春先の生野菜の少ない時期に，都会，農村いずれでも重宝がられる。〔調理〕ゆでいも，蒸しいも，煮物，揚げ物，炒め物，マッシュポテト，ポテトサラダ，スープ，シチューなどさまざまな料理に利用される。食品産業的にはコロッケ，ポテトチップス，フライドポテトなどに大量に利用される。じゃがいもは生食用（蒸し煮，サラダ，シチューなど），加工用（ポテトチップス用など），でんぷん原料用などに大別され，それぞれに適した種類が用いられる。じゃがいもを食用にする際には，料理のしやすさ，味，肉質，形，色，つやなどの外観で品質がきめられる。外観としては 1 個の大きさが 75〜113 g で目が浅く，やや長目のものが料理しやすいので喜ばれる。色は一般に白いもが好まれる。外国では赤いも（たとえばアーリーローズ種）が好まれる。肉質は一般に粉質で，熱を加えたときにホクホクした状態になるものが好まれる。〔褐変・黒変〕チロシナーゼ（ポリフェノールオキシダーゼ）を含むため，剥皮後に空気中に放置すると，酵素的に褐変する。また，糖含量が多いと，ポテトチップスなど高温加熱したときに，非酵素的に褐変する。じゃがいもをゆでたり蒸したりした後に，内部が黒変するが，これは塊茎中のクロロゲン酸と第一鉄イオンが錯体を形成後，空気中の酸素により，イオンが酸化されて起こる現象である。〔ビタミン〕じゃがいもにはビタミン C がかなり多く，生いも 100 g 中には 35 mg が含まれ，ヨーロッパでは野菜のない冬期の C のもっとも安価な供給源である。じゃがいい

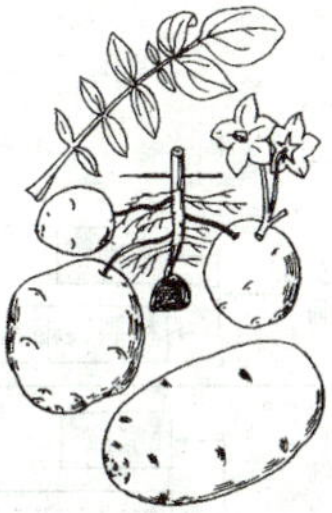
じゃがいも

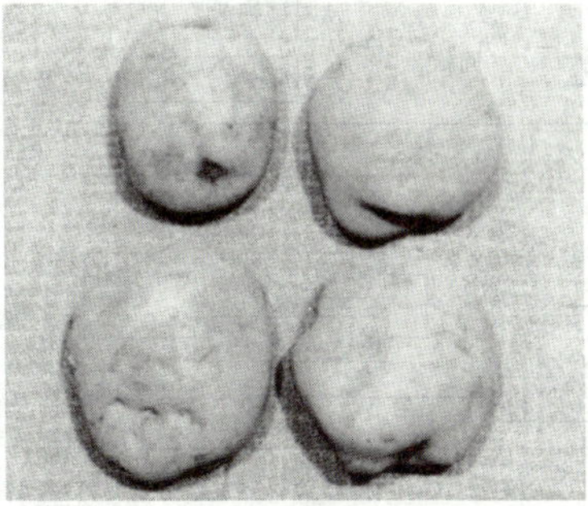
男　爵

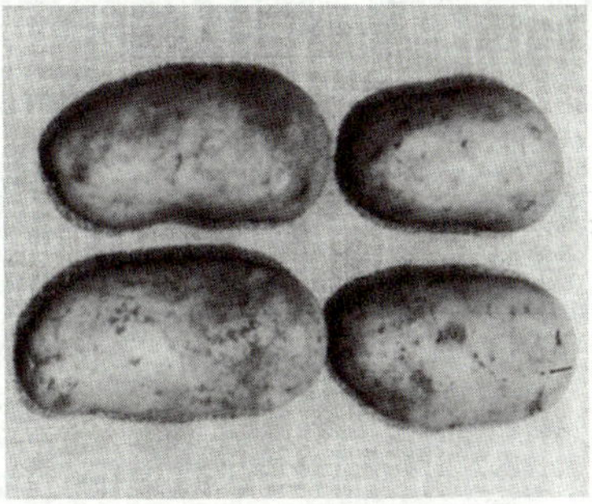
メークイン

ものCは，加熱調理の際あまり破壊されない特長がある。〔ミネラル〕Fe，その他のミネラルも多い。Kが多いので，食塩と併用するとよい。〔ソラニン中毒〕じゃがいもを食用とするには，アルカロイド配糖体であるソラニンの中毒に注意する必要がある。予防としては，ソラニンの含量の多い新芽をよく除いて，皮は緑の部分を厚くむくのがよい。〔用途〕生じゃがいもは食用以外にでんぷん原料に大量に使われ，そのほかマッシュ，チップその他加工用に用いられる。2003年のこれらの用途への比率を示すと，農家自家食用7.6％，飼料用0.3％，市場販売用（野菜）21.5％，でんぷん用39.3％，マッシュポテトその他加工用18.3％である。自家食用が減少し，販売用と加工用の消費量が徐々に増える傾向である。〔品種〕おもな品種としては，だんしゃくいも（早生，白いも，粉質または中間質で食用，目が深く剥皮しずらい，剥皮後に褐変しやすい，空洞が発生しやすい），メークイーン（白いも，中間質またはやや粘質で食味良好，煮くずれしにくく煮物に適する，料理用に優良），コナフブキ（白いも，でんぷん収量が高くでんぷん原料用），紅丸（赤いも，粘質，極多収ででんぷん原料用），などがある。またスナック食品などの加工用として，トヨシロ，ワセシロなどがある。還元糖量が少なくポテトチップにしたときに褐変しにくい。

じゃがいもでんぷん　じゃが芋澱粉
［Potato starch］　じゃがいもからとったでんぷんをいう。〔産額〕年間生産量は20～30万tで，コーンスターチにつぐ生産である。〔産地〕主として，北海道で生産される。〔製法〕9月はじめから製造を開始し11月末または12月上旬，原料じゃがいもが凍結する前に作業が終わる。1950年代半ばまでは，原料じゃがいもを磨砕ロールで摺りおろし，ふるい分けして粕とでんぷん乳とに分離し，でんぷん乳から，沈殿池またはテーブルででんぷんを沈殿させた。じゃがいもでんぷんは粒子が大きいので沈殿しやすく，また沈殿中にでんぷん粒

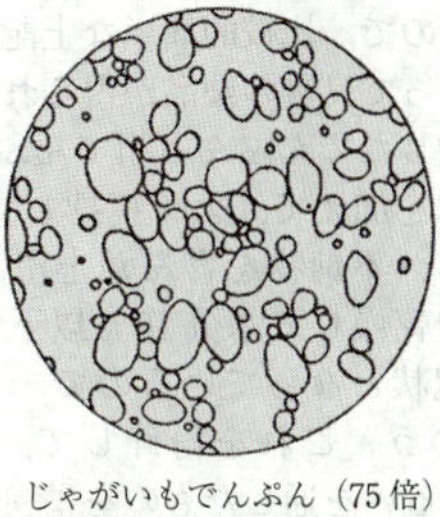
じゃがいもでんぷん（75倍）

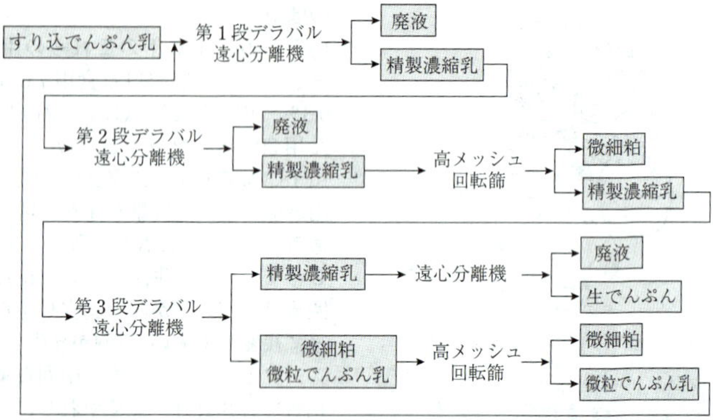

合理化工場フローシート（I）

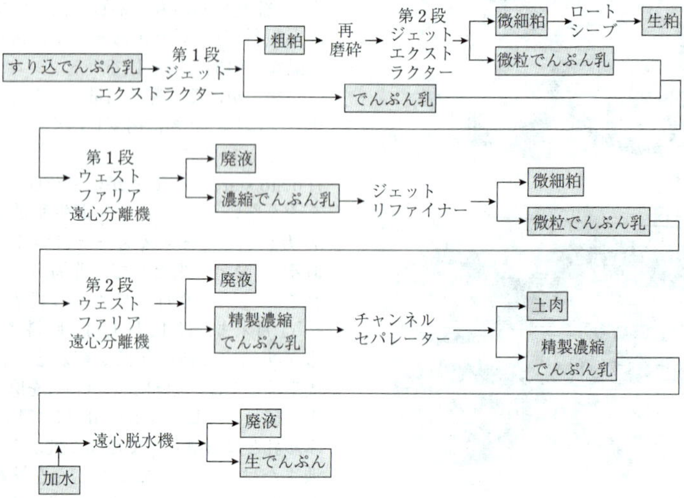

合理化工場フローシート（II）

子がたんぱく質，その他で汚染されることが少ないので，比較的簡単な上記のような工程によって良質の製品が得られる。いったん沈殿したでんぷん（粗でんぷん）に2倍容の水を加えて，よく撹拌して4～5時間静置し，不純物を含んだ上澄み液を捨て，火力乾燥して水分18％以下にする。これは塊状となっているので未粉（みふん）という。これを粉砕して，125メッシュのふるいを通したものを精粉（せいふん）という。工場では大型磨砕機，連続式遠心分離機，遠心篩，回転真空ろ過機，フラッシュドライヤーなどを組み合わせた工程となっている。〔特性〕じゃがいもでんぷんの粒径は，2～100 μm と幅が広いが，20～70 μm のものが大部分で，平均粒径は，30～40 μm で，市販でんぷん中で最大である。じゃがいもでんぷんは，ほかのでんぷんに見られないつぎのような糊化特性がある。1）糊化温度が低い，2）膨潤しやすく，粘度が最高，3) 糊化の際の吸水力・保水力が大きい，4) 糊の流動性が高い，5) 透明度が高い。〔用途〕これらの特性のため，かまぼこその他の水産練り製品，プレスハム，ソーセージ，シューマイの皮，そのほか中華料理など食用に広く使用される。また化工でんぷん原料として，ほかのでんぷんで得られない製品（たとえばα-でんぷん）がある。量的にもっとも多いのは糖化用である。

シャコ　蝦蛄　[Mantis shrimp]　節足動物甲殻類口脚目シャコ科に属する動物。〔産地〕わが国各地の沿岸砂泥地に生息。〔生態〕体色は淡灰褐色。体長は15 cmに達する。〔調理〕塩ゆでとして美味。これをわさび醤油で食べてもおいしい。また，ゆでたものをすし材料とする。なお，ゆでたものは腐敗しても判別しにくい場合があり食中毒を起こしやすい。

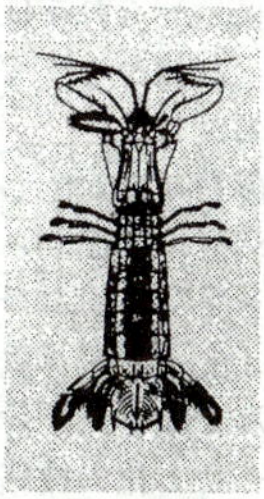

シャコ

シャコガイ　硨磲貝　[Giant clam]　シャコガイ科の二枚貝。〔生態〕現存，貝類中最大のもの。殻長100 cm，幅65 cm，高さ65 cm内外となる。殻はいちじるしく厚い。外形は扇状をなす。殻は波状にうねり，上下は歯牙状に噛み合っている。殻の表面は灰白色を呈する。〔産地〕インド洋，太平洋の熱帯に産する。〔用途〕肉柱はおいしく食用とする。

ジャスきかく　JAS規格　→にほんのうりんきかく

ジャスミンちゃ　ジャスミン茶　[Jasmin (e) tea]　花の香りを付けた茶を花香（ホワシャン）茶といい，その代表的なものが，ジャスミンの花で着香したジャスミン茶，または，シャンペン（香片）茶である。〔産地・製法〕中国の福建，蘇州，安徽などや台湾でつくられる。緑茶（ロンジン茶などと違って，いくらか発酵させたもの）に，茉莉（ジャスミン），もくせい，くちなしなどの半開の花蕾を混合し，積み重ねて香りを吸収させてつくる。包種茶に着香したものもある。〔香り〕花の香りがすばらしく，中国料理を食べたあとの口臭を消し，口に香りをつける。

シャトー　[Château]　西洋料理の野菜の切り方のひとつ。じゃがいも，にんじん，かぶなどを切るときに使う。シャトー切りは，シャトーブリアンステーキ（châteaubriand）に卵型に形をそろえて切ったじゃがいもを澄ましバターで美しい黄金色になるまで炒めたもの（シャトーポテト）を付けたところから名が付いたといわれる。現在では，卵形にむくことはせず，4～5 cmの長さをとり，くし形に切り，これらを一つひとつナイフで面取りしてフットボール形につくる。

しゃぶしゃぶ　鍋料理の一種。涮羊肉（シュアンヤンロウ）という中国風鍋料理を日本人向きにしたものである。〔材料〕牛肉は紙のように薄く切る。豚肉や羊肉を用いてもよい。野菜類は，はくさい，しゅんぎく，長ねぎ，しいたけなど。そのほか豆腐，春雨，うどんなどを用意する。付け汁としては酢醤油，ごまだれなど，薬味にはもみじおろし，みじん切りにしたねぎ，ラー油などを好みによって用いる。〔つくり方・食べ方〕卓上にだし汁を入れた鍋を用意し，汁が煮立ったら肉をはしではさんで二～三度ゆすぐように霜降り程度に煮て，直ちに調味料と薬味を付けて食べる。肉を食べ終わるころには汁が濃くなっているので，これに野菜を入れて煮る。最後に，調味料と薬味の混ざったもののなかに汁を入れて飲む。または，汁をこして飯を入れ，卵も加えて雑炊にする。

ジャム　[Jam]　ジャムは押しつぶす，またはかんで食べるということから転じたことばで，果実の果肉（パルプ）に糖類を加えてゼリー化するようになるまで煮沸濃縮したものである。プレザーブ（preserve）は果実の原形をもたせたジャムであり，ゼリーは果実の搾汁を原料としたもの，マーマレード（marmalade）はかんきつの果皮を含んだゼリーである。〔製造の原理〕酸，ペクチン，糖によりゼリー化を行わせることにあるが，製品の pH は 2.8〜3.2 程度，糖度は高いほどよくゼリー化する。〔原料〕ジャム原料は，おもにりんご，いちご，あんず，みかん，いちじく，桃，ぶどうなどであるが，そのほか，すもも，かぼちゃ，トマトなども用いられる。〔種類〕ジャムには大カンジャム，小型（丸）カンジャム，ビン詰ジャム，小袋詰がある。詰める容器による差であるが，多少つくり方も異なる。大カンジャムは 18 *l* カンなどの大きな容器を用い，おもにパン屋，菓子屋などに送られ，業務用に用いられる。〔製法〕丸カン，ビン詰ジャムは 5 号カンなどの小型容器に入れられるもので，おもに原料果実からただちにジャムをつくり，品質はよい。なお，いちごの原料は輸入品も含めて冷凍果が用いられる。大カンジャムに使うボイルは，原産地で原料を破砕し，多少水を加えて煮沸し，これを 18 *l* カンに密封したもので，原料を貯蔵するための一手段である。これを用いれば，ジャム工場は長い期間にわたり，製造ができることになる。ただ原料の色がかなり退色し，ものによってはペクチンの分解も起こり，製品の品質に大きく影響する欠点がある。ボイルはジャム工場で粉砕されるか，またはただちに裏ごし機（パルパー）で裏ごしされ，種子，皮，しんなどをとり除き，細かいパルプにされる。これに糖類（砂糖，異性化糖，水あめなど）を加え，所要糖度（ふつう 65％以上である）まで煮熱濃縮する。糖と原料との混合割合は原料の種類，熟度によって異なるが，だいたい等量前後である。加熱（仕上げ時の温度は 104℃前後になる）も二重釜がよく，その時間はあまり長いとやわらかいジャムができるので，だいたい 20〜30 分で終わる。つぎにこれを冷却し，カンに入れて密封し，ふたたび冷却する。いちごジャムのように，単独ではペクチンの品質の劣るものは，粉末ペクチンを添加して，ゼリー化力を補う。また，あんずのように原料価格の高いものにりんごボイルなどを混用して，いわゆるミックスジャムとして市販することもある。製品の糖分は JAS では 65％以上と規定されている。しかし，最近は消費者の低カロリー志向から低糖度ジャムの需要が増大している。なお，ジャムの製造のとき，加熱を 60℃前後で，真空濃縮したものを用いれば，色沢はよくなり，また，この際芳香成分を回収し，これを仕上げ直前に加えれば，色沢，香味ともすぐれた製品にすることができる。〔低糖度ジャム〕最近の甘さ離れの消費動向に対応して，40〜55％程度のチルドジャムが出回ってきている。これには低メトキシルペクチンや塩類添加など従来の高メトキシルペクチンによる水素結合ゲルのみでなく，イオン結合ゲルを形成し，そのゼリー化の機構が異なってくるが，低糖度のため，低温流通が必要となる。→ペクチン

シャルトリューズ　［（仏）Chartreuse］　フランスのリキュールで，アルドジオ修道会の僧院，ラ・グランド・シャルトリュースで初めてつくられた。ブランデーをベースとして，アンビリカ，クローブ，コリアンダーなど 130 のハーブを加え，5 回の浸漬と 4 回の蒸留を経てつくる。緑色（ヴェール），黄色（ジョーヌ）

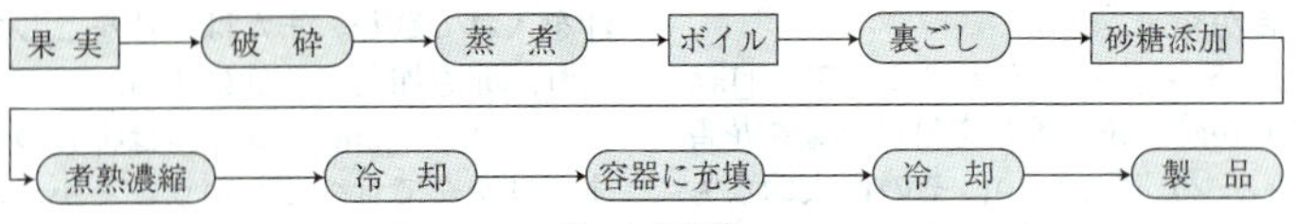

ジャムの製法

の二種類があり，アルコール分はそれぞれ55％，43％である。前者はスパイシーでハーブの香りが豊かであり，後者は蜂蜜の甘味が強くまろやかである。

シャンパン　[(仏) Champagne]　〔産地〕フランス西部のシャンパーニュ地方で一定の方式によってつくられる発泡性ワインである。〔製法〕黒ぶどうのピノー・ノワールと白ぶどうのシャルドネをつぶし，自然流下液（フリーラン）のみを用いて白ワインをつくる。これに計算量のショ糖を加えビンに詰め酵母を加えて密栓し，20℃で3～4年間発酵させる。発酵が終わったらビンを傾けたまま毎日少しずつ回転させ，酵母やおりをビン口（くち）に集める。次にこの部分を－20℃に冷やしておりを凍らせてから栓を抜くと，内部の圧力のためおりがビンの外に飛び出るので，手早く同質のワインまたはシロップを補充してコルク栓を打ち，横にして数年間貯蔵熟成させる。この方法は時間と手間を要し，製品は非常に高価となるので，ビールの後発酵と同様，タンク内で再発酵させる方式が開発された。しかし，この方式の製品はシャンパンとは表示できず，バンムスー(vin mousseux：発泡性ワイン）としなければならない。シャンパンという名称はマドリッド条約で保護されている。

シャンピニオン　[Cbampignon]　→マッシュルーム

シャンペンちゃ　香片茶　→ジャスミンちゃ

ジュ　[(仏) Jus]　〔名称〕肉の加熱の際に出る焼き汁のことをフランス語でジュという。一般にはロースト用のかけ汁のことをジュドロティ（jus de roti）といい，これを略してジュということもある。また，ソースオジュ（sauce au jus）ともいい，英語のグレーヴィー（gravy）のことである。肉類をローストにすると，肉の温度上昇にともない，肉のなかからしみ出る汁や脂肪が焼き汁となり，天板に落ちる。これを脱脂し，天板に焼き付いた分も溶かした褐色の煮汁を煮つめたものである。〔ジュドヴォー（jus de veau）〕仔牛の肉汁の意をもつ。仔牛肉や骨はゼリー分に富むので，色を付けて煮つめ，ソースの仕上げに用いられる。このジュドボーには，澄んでさらりとしたクレール（clair）ととろみをもつリエ（lie）とがある。仔牛の骨や筋を小さめにたたき切り，これを天板に広げ，少しの脂肪をかけ，オーブンで徐々に炒めながら，焼き色を付ける。このなかに，香味野菜（にんじん，玉ねぎ）のあら切りをふり混ぜ，野菜にも少し色が付くくらい炒め焼きし，脂肪は除く。このとき黒く焦がしてはいけない。焦げた部分は苦味となるから取り除く。これを鍋に入れ，液体（ブイヨンまたは水，ワイン）を加えて煮る。あくをじゅうぶんにひいて香辛料（ローリエ，タイム）を加え，そのまま半量に煮つめてこし，浮き脂肪を取り去って褐色の煮汁を仕上げる。この煮汁は，仔牛のエキス分に富んだよい味をもつ汁となる。→グレービー，フォン

じゅうきんぞく　重金属　[Heavy metals]　比重4.0以上の金属の総称。食品衛生では金属と非金属の中間的性質をもつメタロイド（metalloid：ヒ素，アンチモン，セレンなど）も含めている。これらは地殻の正常成分であるから，動植物中に必ず検出される。重金属の内，鉄，銅，亜鉛，コバルト，マンガン，モリブデン，セレン，クロム，スズなどは，動植物体内に積極的にとり込まれ，必須元素として特異的な機能を発揮している。しかしある種の金属は，環境から体内へ受動的に移行した汚染物的な存在で，ニッケル，ヒ素，バナジウム，カドミウムなどのように生理的意義の不明なもの，あるいは鉛，水銀，アンチモンのように有害な作用のみを有するものもある。しかし重金属は一般に低濃度で生理活性あるいは毒性を示し，必須金属といえども一定濃度を超えると，生体に対しさまざまな障害を与える。また，同一元素であっても化学形の差が毒性に大きく影響し，たとえば水銀では，有機型と無機型では体内での吸収，分布，排泄などにいち

食品中の重金属の基準値

対象食品	対象金属	基準値
清涼飲料水	ヒ素，鉛，そのほかの重金属容器に由来するスズ	検出しない* 150 ppm（カン入り）
粉末清涼飲料	ヒ素，鉛，そのほかの重金属	検出しない*
米（玄米）	カドミウム化合物	1.0 ppm （Cdとして）
農作物	ヒ素化合物，鉛化合物	農薬残留基準参照
魚介類**（暫定）	総水銀	0.4 ppm
	メチル水銀	0.3 ppm （Hgとして）

* マグロ類，内水面水域河川魚，深海性魚介類を除く
** 検出限界：As（As_2O_3として）0.2 ppm，Pb 0.4 ppm，Cd 0.1 ppm

じるしい差異が認められる。〔中毒例〕わが国で起こったおもなものは，ヒ素ミルク中毒（1955年），メチル水銀中毒（1956年水俣，1964年新潟県），カドミウム中毒（1945年前後の慢性中毒）である。〔バックグラウンド値〕食品中に重金属は必ず検出されるので，異常な汚染か否かを判断するため，汚染を受けていない各種食品中の重金属含量（バックグラウンド値とよぶ）を把握しておく必要がある。現在いくつかの国内流通食品については実測されている。〔基準値〕食品の安全性を確保するため，汚染のおそれのある食品に規格基準あるいは暫定基準が設けられている（表）。また，直接食品と接触する器具，容器包装およびその原材料についても重金属に対する規格があり，食品への汚染を防いでいる。

シュークリーム　［（仏）Choux à la crème］　フランス語でシューとはキャベツのこと。この形をした皮のなかにクリームを詰めた代表的なフランス菓子。英米ではクリームパフ（cream puff），ドイツでは風の袋という意をもつWindbeutelという。くせのない上品な味で，世界中で好まれている。〔つくり方〕（シュー皮8〜9個分）1）鍋に水100 ml，バター40 g，砂糖3 gを入れて沸騰させ，バターが完全に溶けたら，火からおろしてふるった小麦粉60 gを一度に加え，手早くかき混ぜる。鍋を再び弱火にかけて，透明な球状にまとめる（77℃），卵100 g（2個）を割りほぐし，約70℃になったところで溶き卵を4〜5回に分けて混ぜる。少量を入れて手早く撹拌し，均一にしてから次を入れるとよく混ざり，のびがよくなる。卵液を混合した後のやわらかさは，オーブンで加熱する際の仕上がりに影響するので，最後の卵は木じゃくしですくったものがやっと落ちる程度の状態になるように調節しながら加える。2）天板に薄く油をひき，スプーンか丸い口金を入れた絞り袋を使ってシュー生地を直径3 cmのこんもりした形に間隔をじゅうぶんとって絞る。生地の表面に残った溶き卵をはけぬりするか，霧をふく。下火のきいた約200℃のオーブンのなかで約20分焼き，一気にふくらませる。皮がふくれてしっかりしたら温度を160℃に下げ，約10分焼く。焼き上がったシュー皮のなかの圧力は外の大気圧より低いので，ふくらんで表面に焦げ色が付いた後もじゅうぶんに乾燥焼きしないと潰れる。また，焼いている間はオーブンの扉は開けないようにする。3）焼き上げたシュー生地はあ

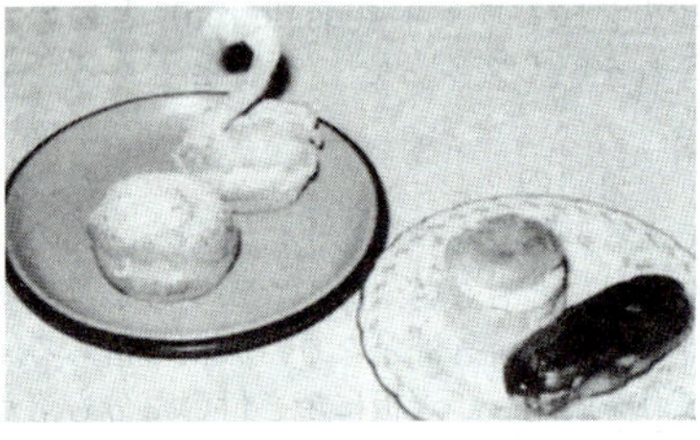

シュー生地で四種の形につくる（右手前はエクレア）

ら熱がとれてから横側に切れ目を入れてカスタードクリームやディプロマットクリーム（生クリーム入りのカスタードクリーム）を詰め，粉砂糖をふる。クリームを詰めて5時間ぐらいがおいしい。水分が約50％あり，傷みやすいので注意すること。〔応用〕シュー生地を形を変えて焼いて仕上げた菓子にエクレア（éclair），白鳥（swans），クロカンブッシュ（croquembouche），パリブレスト（Paris-brest），ガトーサントノレ（gâteau Saint-Honoré）などがある。また，シュー生地をごく小さく焼いてスープの浮き実にしたり，繊細な形に焼き，アイスクリームの飾りに用いるほか，前菜や料理用のケースにもなる。シュー生地を少しかたく調節してつくる揚げシュー（Beignets soufflés）もある。→エクレア

じゅうごうゆ　重合油　[Polymerized oil]　〔構成〕トリグリセリド分子が2個以上結合した粘稠な油。一般にはスタンド油（stand oil）のことをいう。これはあまに油のような乾性油を空気のほとんどない状態で300℃ぐらいに加熱重合させたものである。〔用途〕ペイント用，印刷インキの原料などにされる。このほか，食用油脂を加熱した場合にも重合反応が起こり，これを重合油ということもある。〔食用油脂由来の重合油の種類〕加熱温度，加熱の状態などにより三種に大別される。すなわち，1）熱酸化重合油，2）熱重合油，3）自動酸化重合油である。〔熱酸化重合油〕天ぷら，フライなど食用油を加熱し，調理に用いる場合にみとめられる。すなわち，空気の存在下で高温（160～200℃）に油を保つと生ずる。なお，重合油は乾性油加熱時にもっとも生成しやすく，半乾性油がこれにつぎ，不乾性油は重合しにくい。油脂は重合によりヨウ素価が減少し，粘度，屈折率を増す。揚げ物をしていると，俗に油が疲れるという現象が起こり，泡立ちがひどくなるが，これは図1のような水酸基をふくむ二量体を生成するためとされている。従来，熱酸化重合油中には環状化合物は生成しないとされていたが，最近の研究によると微量ではあるが，図2のような環状化合物やそのほかの化合物を生ずるという。成分：熱酸化重合油中に生成する主成分は炭素-炭素結合による二～四量体で，炭素間に酸素がはいるものは少ないとされている。毒性：熱酸化重合が極端に進行すると，栄養価は低下し，毒性さえも呈するようになるが，この有毒成分は-OH，＝O，エポキシドなどの官能基を有するトリグリセリド二量体とされている（図3）。本有毒成分は，油脂を200℃以上の高温に長時間加熱する際に生ずるものであり，一般のフライ温度（160～180℃）ではほとんど生じないが，古くなった油を揚げ物に繰り返し使用するのは避けたほうがよい。分解生成物：熱酸化重合時，重合以外に分解物も生じ，低分子脂肪酸，ケト酸，オキシ酸，炭化水素，アルコール，エステル，アルデヒドなどの生成が知られている。〔熱重合油〕油脂を不活性ガス中で200～300℃の高温に加熱した際に生ずるもので，主として環状化合物を生成する。従来，本環状化合物は主にDiels-Alder反応により生成するとされていた。すなわち，図4のようである。しかし，最近本反応は主反応ではないといわれるようになった。たとえば，グリセリドそのものではないが，モノエン酸をアルゴン中280℃，65時間加熱した場合，図5のような環状二量体を生ずるという。このほか，リノール酸を真空中で290℃，48時間加熱した場合，共役酸となったのち，双環二量体を生成することが報じられている（図6）。また，熱重合においては分子内環化による環状単量体も生成する。不活性ガス中で食用油脂を加熱する場合，空気中の加熱にくらべ油脂は変敗しにくいが，実際上，このような加熱は困難であり，現在，食品工場においてはごく一部で行われているに過ぎない。極端な加熱により熱重合油も有毒成分を生じるが，その本態は重合物ではなく，環状単量体といわれている。〔自動酸化重合油〕油脂を加熱しないか，加熱しても50℃以下の温

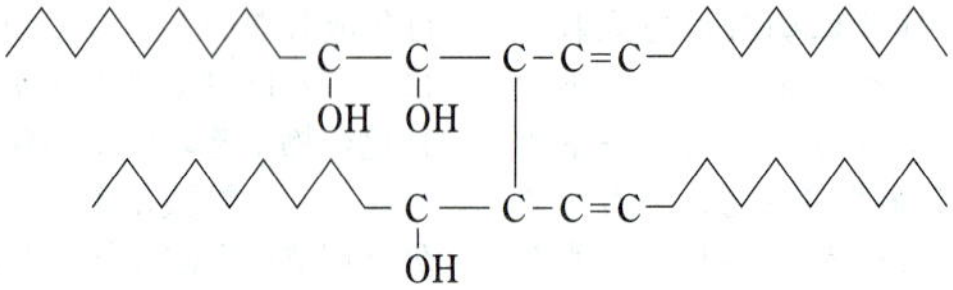

図 1

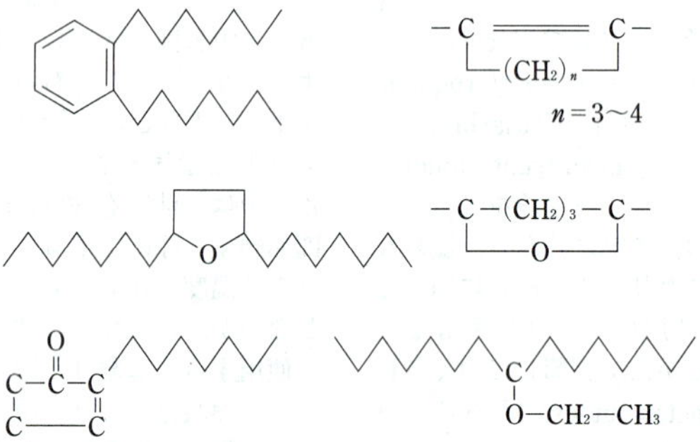

図 2

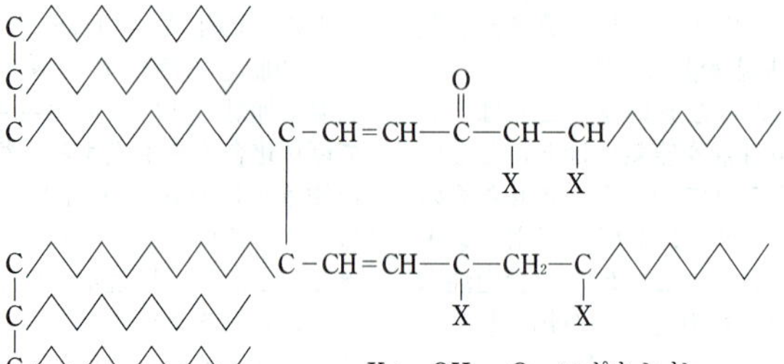

X：−OH, =O, エポキシド

図 3

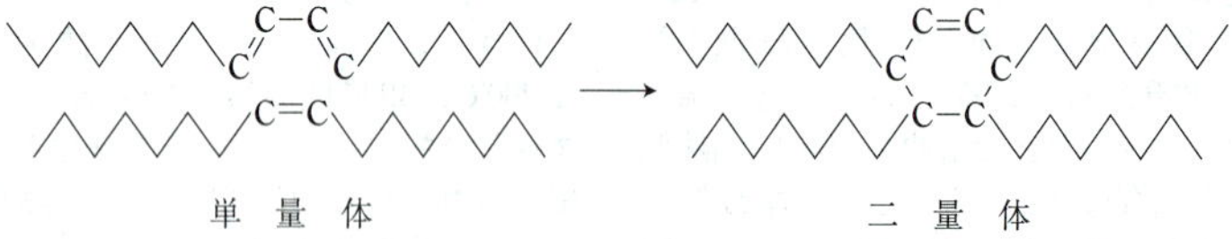

図 4

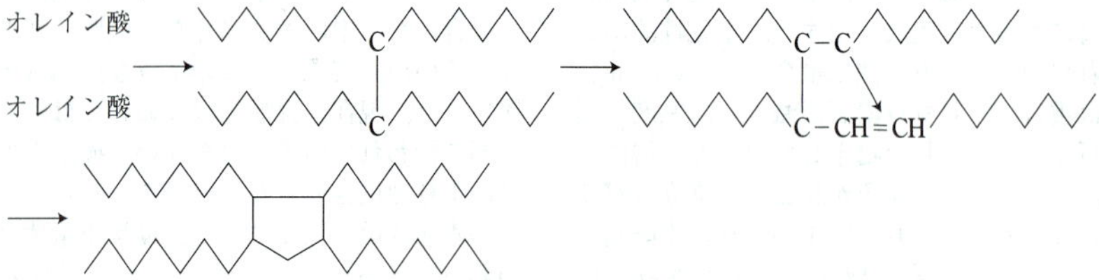

図 5

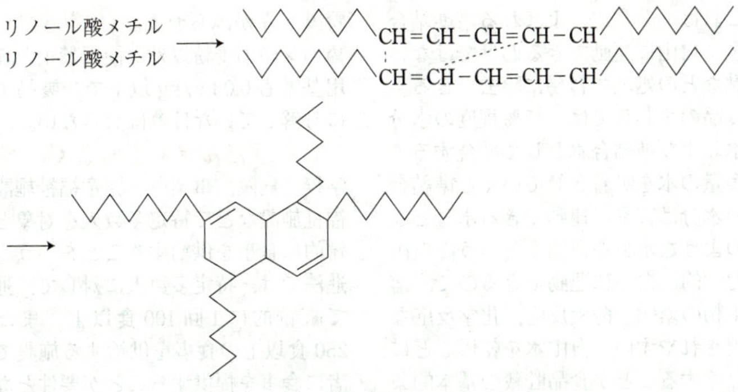

図 6

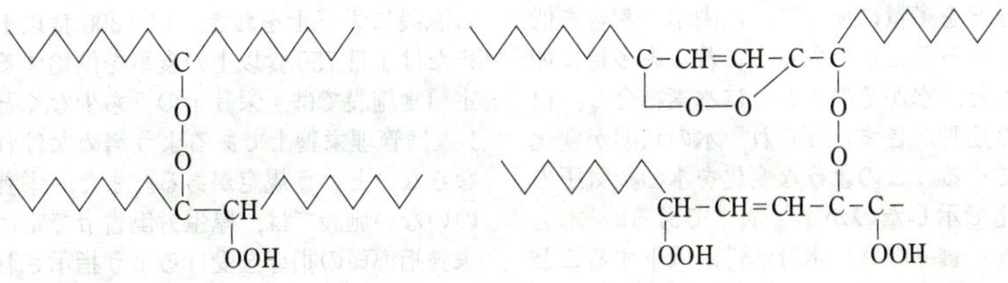

図 7

度で生ずるものである。空気中に放置された油脂は酸化し，まず，ヒドロペルオキシドを生成し，これが分解し，アルデヒドそのほかの分解物を生ずるが，重合物も生成する。自動酸化油中に生ずる重合物は加熱重合の場合とは異なり，酸素架橋による分子間重合が大部分であり，たとえば図 7 のような重合物を生成する。→さんかゆ

ジューサー　[Juicer]　→ジューサーミキサー

ジューサーミキサー　[Juicer mixer]

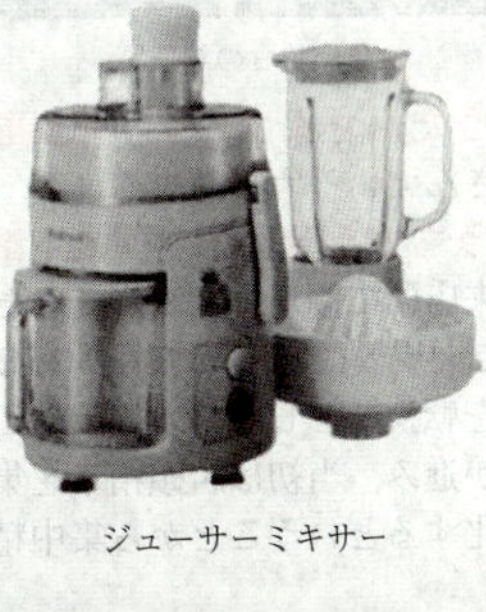

ジューサーミキサー

ミキサーの部分とジューサーの部分に分けられ，1) ミキサー部分は耐熱ガラスのコップの底にカッターが取り付けてあって，これがモーターによって回転し，果実を細切，撹拌する。2) ジューサーの部分は，果実を細切，搾汁し，フィルターでかすを除く。

ジュース　[Juice]　→かじついんりょう，かじゅう

じゆうすい　自由水　[Free water]

〔定義〕食品，生体，土壌などが含有する水の物理化学的な存在状態をいう。食品中の水は，結合水，準結合水，自由水に分けて考えられる。完全な無水状態にあるでんぷん，たんぱく質に少しずつ水分を吸着させていくと，水分子はこれら高分子化合物の表面にある-OH, $-NH^{3+}$, $-COO^-$, ＞NH, ＞C＝O などと水素結合でしっかり結び付き，高分子化合物の表面に膜状に吸着される。この水は固定されているため運動しにくく結合水とよばれる。さらに結合水との間の水素結合で吸着される水が存

在し，これは準結合水とよばれる。準結合水は完全に自由に運動できるわけではないが，加熱などの処理で容易に除去できる。通常の食品のまわりでは，17％程度の水分が結合水および準結合水として結合する。さらに多量の水を吸着させていくと準結合水以上の水分は容易に運動できる水分となる。このような水分を自由水という。自由水は熱力学的に自由に運動できるので，溶媒，微生物の繁殖，酵素反応，化学反応などに利用されやすい。自由水を乾燥などにより少なくすることが食品貯蔵の基本的条件でもある。また，砂糖，食塩，グルコースなどを多量に加えて，自由水の割合を低下させることができる。これらを多量に加えると，水がそのまわりに水素結合し，自由な運動がさまたげられ，水の状態が変化してくる。このような変化を水の蒸気圧の変化で示したのが水分活性である。〔水分活性と食品貯蔵〕水分活性が低下することは，生物が利用できる水分含量すなわち自由水の量が低下していくことを意味している。かび，酵母，細菌の生育と水分活性の関係は食品の貯蔵，品質保持の点から重要である。塩蔵やショ糖の濃厚溶液による貯蔵は，食品の水分活性を低くし，微生物の生育を防ぐことを利用したものである。

じゅうそう　重曹　→たんさんすいそナトリウム

じゅうぞくえいようせいぶつ　従属栄養生物　[Heterotroph]　→しょくもつれんさ

しゅうそさんカリウム　臭素酸カリウム　[Potassium bromate]　$KBrO_3$。小麦粉改良剤として用いる。〔性質〕白色の結晶または粉末で，温かい水によく溶ける。酸化性がある。パンに添加すると分解し，60 ppm 添加で製品に1％残り，40 ppm 添加では不検出となる。〔効力〕製パン時に添加すると，小麦たんぱく質のSH-SS交換反応へ影響を及ぼし，きめ細かいふっくらしたパンが焼きあがる。〔毒性〕ラットに臭素酸カリウム含有飲料水を110週投与したところ，250および500 ppm 投与群で腎臓がんがみられた。〔使用基準〕このためパンの小麦粉以外は使用禁止となり，使用基準も0.03 g/kg 以下で，製品では完全に分解していなければならない。

しゅうだんきゅうしょく　集団給食　学校，病院，事業所，児童福祉施設，社会福祉施設などで特定多数人を対象として継続的に食事を供給することをいう。健康増進法では，特定多数人に対して，通例として継続的に1回100食以上，または1日250食以上の食事を供給する施設で，喫食者に食事を提供することが要件となっている。そして，栄養管理・指導のため，その施設に栄養士をおき，1回300食以上，または1日750食以上の食事を供給する特定給食施設では，栄養士のうち少なくとも1人は管理栄養士であるよう努めなければならないという規定がある。また，栄養士のいない施設では，厚生労働省令で定める栄養指導員の指導を受けるよう指示されている。このように，集団給食には喫食者の栄養管理にじゅうぶんな意を用いているので，学校給食の例にみられるように，国民の栄養改善，健康増進に大きく貢献している。

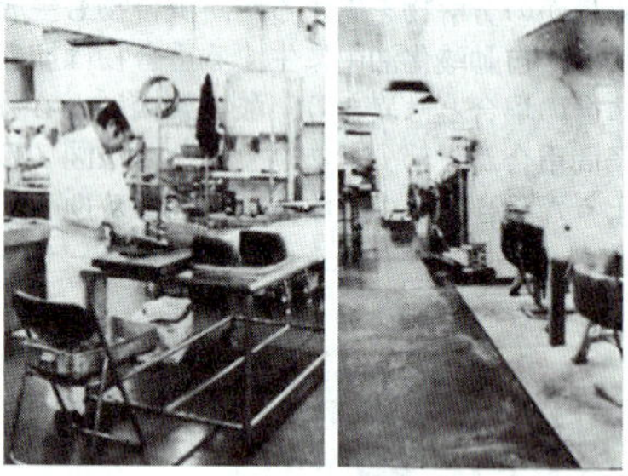

集団給食の調理場

じゅうたんさんソーダ　重炭酸ソーダ　→たんさんすいそナトリウム

しゅうちゅうせいまい　集中精米　米屋が従来店頭で個別に精米していたものを1か所で大規模に集中して行うもの。1962年前後を転換期として精米加工の工場化，大型化が進み，当初は店頭精米を集中し，大規模化するということから集中精米とよばれたが，いまでは工場化された精米加工を大型精米とよんでいる。〔加工工程〕精米加工工程は次のように組み立てられており，これが基本的な条件であり，大型精米の特色である。原料玄米荷受け→原料玄米精選（マグネット，粗選，粒選別，石抜）→調質→搗精→除糠・研磨→色彩選別→精米ブレンド（配合）→計量・包装→検査→製品（別に集糠・集塵工程がある）。操作はできるだけ自動化し，ボタンで機械を操作する集中管理方式がとられ，原料玄米，米ぬかのバラ扱いも行われている。また搗精工程が主体となるが，大型の研削式・噴風式精米器を併用する方式をとっているものが多い。〔利点〕能率化して大量生産をはかる，自動化による労力の節減，充実した設備と管理で歩留まりの向上をはかる，電力費の節減，副産物を有利に処理する，搗精度の均一化と保証された量目の製品を供給する，多種類の混米による食味の向上，などである。

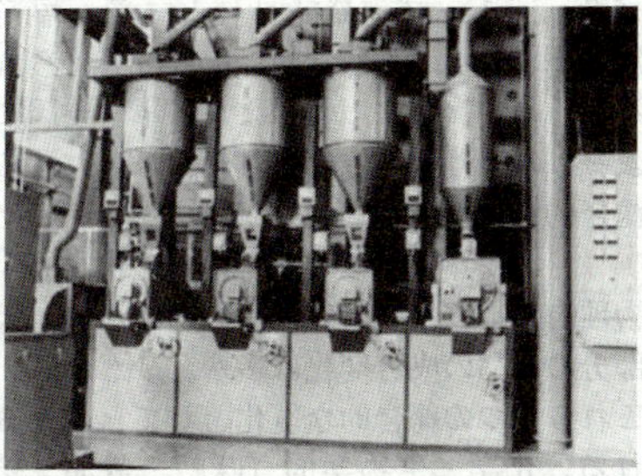

研削式・噴風式精米器の併用装置

じゅうてんどうふ　充填豆腐 [Packed tofu]　〔形態〕豆乳と凝固剤（硫酸カルシウム）を円筒または角型のプラスチックフィルムに入れ，結さつ後加熱によってゲル状に凝固を起こさせ，豆腐に仕上げたものを充填豆腐，ときに袋豆腐，パック豆腐とよんでいる。〔製法〕絹ごし用と同じくらいの濃い豆乳をとり，これをいったんさましてからあらかじめ一定量の凝固剤（硫酸カルシウムまたはグルコノデルタラクトン）と混合し，プラスチック製容器に注入し，密封した後90℃に1時間内外加熱し，冷却，製品とする。絹ごし豆腐同様舌ざわりがなめらかで，豆乳成分のロスがない。また，包装材に印刷，表示ができる。〔特徴〕衛生的でかつ輸送に便利である，大量生産が可能である。しかし，長期保存は無理で，冷蔵庫保存が望ましい。1個200～300 g入りが多い。近年は，無菌充填方式のもので，室温のままで3か月保存することが可能なものも生産されている。

シューマイ　焼売　小麦粉をこね，のばして皮をつくり，豚ひき肉，エビ，カニ，ねぎのみじん切りなどを包んで蒸したもので，点心の一種である。中国南方の発音ではシャオマイという。〔皮のつくり方の一例〕材料（30個分）：小麦粉75 g，微温湯35 ml，打ち粉用でんぷん。微温湯によくふるった小麦粉を入れてこねる。よく練ってから20分ぐらいぬれぶきんに包んでおく。のし板の上にのせ，打ち粉（ガーゼに包んだでんぷん）をふりながら薄くのばし，7 cm四方に切る。できた皮は乾燥しないようにラップなどに包んでおく。〔中身のつくり方の一例〕材料（30個分）：豚ひき肉375 g，玉ねぎ375 g，でんぷん大さじ4，塩小さじ2，醤油少々，砂糖大さじ1。つくり方：玉ねぎはみじん切りにしてでんぷんを混ぜておく。ひき肉とよく混ぜてから，塩，砂糖，醤油で調味する。これを皮で包み，蒸籠（せいろ）にラードを薄く敷いた上に並べ，強火で15～20分間蒸す。

ジュール [Joule]　エネルギー，仕事，熱量などのSI（国際単位系）誘導単位。記号はJ。1 N（ニュートン）の力で作用点が1 m動いたときに力のなした仕事，あるいは，1 W（ワット）の仕事率で1秒間になされた仕事などが1 Jである。栄養学においては熱量の単位としてJのかわりにカロリー（記号はcal）を使うことが多かった。1カロリーは1 gの水を1気圧のもとで定圧的に1℃上昇させるのに必要な熱量である。カロリーは非SI単位で，ジュールとの関係は1 J＝0.24 calである。

しゅ

じゅうろくささげ　十六豇豆，十六大角豆　[Yard bean]　ささげの一変種で，若ざやを食用とする。さやは長大で，多くは淡緑色であるが，淡紫色，白色のものもあり，種子は紅色のものが多い。〔成分〕100 g 中，水分 91.9 g，たんぱく質 2.5 g，炭水化物 4.8 g，食物繊維 4.2 g，灰分 0.7 g，Ca 28 mg, P 48 mg, Fe 0.5 mg, Na 1 mg, K 250 mg, ビタミン A は 96 μg レチノール当量，ビタミン C 25 mg。

シュガーエステル　[Sugar ester]　→しょとうしぼうさんエステル

シュガーピース　[Sugar peas]　砂糖液に漬けた青えんどうの缶詰で，グリーンピースのように銅塩による着色剤などを使用せず，したがって水さらしも行わないので，栄養価の損失も少ない。やや褐変し色沢はよくないがおいしく，固有の風味がある。〔原料〕なるべく甘味種（アラスカ種など）を使用するが，グリーンピースより品質に重きがおかれ，豆の熟度は塩水を用い，比重によって分ける。〔製法〕これを湯煮し（4～6 分），ただちに冷水に漬ける。カンに肉詰するとき砂糖液 10%，食塩 2% の混合液を入れる。〔製品〕缶詰製品として最上のものは原料が糖分に富み，糖液は清澄で濁らないが，ふつうのものは原料でんぷん含量が多く，液が濁りやすい。近年は冷凍した製品が主力になっている。

じゅくせい　熟成　[Aging, Ripening, Maturation]　食品が熟して，じゅうぶんにできあがること。その品質を決定づける色，味および香りがじゅうぶんに発現できるようにすること。〔食品の種類と熟成〕食品の種類によって，その形式，要因，製造工程における役割，品質に及ぼす影響の程度など，多面的なものがある。項目に掲げた英語以外にも，Tempering（マーガリン，ショートニング），Conditioning（畜肉），Storaging（アイスクリームミックス）なども熟成の範ちゅうに入る用語である。さらに，工程によって区別する場合もある。ワインでは樽内を成熟（maturation），ビン内を熟成（aging），果実類では樹上着生時を成熟（maturation），採取後を追熟（ripening），パン生地では物性の時間的変化を熟成（aging），粘弾性の生成を発展生成（development）とよんでいる。〔熟成工程〕食品によっては，貯蔵工程（清酒，ワイン，蒸留酒，食酢，小麦粉，凍り豆腐など），保管工程（果実類，ソース，茶など）のような部分的な工程をいう場合と，製造のほぼ全般にわたるもの（味噌，醤油，納豆，みりん，そのほかの発酵食品），あるいは中間工程，たとえば静置工程（パン生地，麺類，畜肉など）や特殊加工工程（バター，キャンディ，畜肉加工品など）がある。〔熟成要因〕主として，化学反応による清酒，ワイン，食酢，ソース，茶，凍り豆腐（物理的凍結現象が起こる間に溶液の濃縮による分子間での架橋反応），主として，酵素反応（小麦粉，果実類，畜肉，甘味噌など），主として，微生物の作用（ビール，味噌，醤油，納豆，パン生地，バター，チーズ，発酵ソーセージ，塩辛類，そのほかの発酵食品）などに分けられるが，その実態は，このように単一要因によるものよりも，それぞれの組み合わせの総合的な要因によるものが多い。〔熟成と成分変化〕熟成中の成分変化は，化学的・物理的および生物的変化に大別される。大部分の食品の成分変化は多かれ少なかれ，これら 3 つの総合的な変化としてとらえられる。化学・生物学的（味噌・醤油，納豆，ビール，ワイン，そのほか発酵食品），生物学的（バター，果実酵素作用），物理学・生物学的（パン生地，チーズ，畜肉，小麦粉など），物理学的（麺類，マーガリン，ショートニングなど），化学・物理学的（蒸留酒，みりん，食酢，キャンディなど），化学的（清酒，ワイン，茶など）。〔熟成要因〕温度，時間，製法または成分はすべての食品に共通の要因となり，次に水分（湿度も含めて），酸素が関与するパターンが多い。これらについで，酵素・pH の要因（たとえば，チーズ，畜肉，畜肉加工，醸造食品など）がある。これらのなかでは，とくに温度，水分の影響が大きい。〔熟成促進〕人為的に熟成速度をコントロールすることは，食品加工技術の重要課題のひとつとみられ，これまでにも多くの研究とその実用化がなされた。いわゆる速醸とよばれる技術は，味噌，醤油，食酢など比較的長期間の熟成期間を要するもので実用化がはかられてきた。

シュクロース →ショとう

しゅさい　主菜　食品の分類のひとつに，6つの食品群がある。そのうち1群を主菜とし，魚，肉，卵などの動物性食品および大豆製品が含まれている。おかずの主材料となる食品で，良質のたんぱく質と脂肪，カルシウム，鉄，ビタミンA, B_1, B_2の給源である。

しゅしょく　主食　〔意味〕おもに食べるものという意味であるが，食膳構成上からできた考え方で，従来の食膳において茶碗で食べるものと解するのがよいであろう。皿に盛ったもの，椀に入れたものなどは副食である。茶碗で食べるものは米飯であったので，米を主食とよんだが，さらに穀類一般，およびいも類を主食というように変わってきた。パンやいもでも食膳で主体をなすなら，主食といってさしつかえないであろう。〔staple food〕食生活のための基本食品をさし，香辛料まで含まれているので，主食とも主要食糧とも意味が異なる。

じゅずだま　数珠玉　[Job's tears]　イネ科ジュズダマ属に属する熱帯アジア原産の多年草。ハトムギ（鳩麦）の原種とされており，非常に似ているが，ハトムギは一年草である。生薬，民間薬として利用されている。

しゅせい　酒精　[Spirit]　→アルコール

しゅせきさん　酒石酸　[Tartaric acid]　二塩基性の酸味の強い有機酸である。〔性質〕無色柱状の結晶，融点170℃，水およびアルコールによく溶解する。〔存在〕酸味のある果実，とくにぶどうに多量に存在する。ぶどう果汁中では酒石（酸性酒石酸カリウム）の形で存在し発酵中に析出してくる。〔用途〕清涼飲料水，混成ぶどう酒，シロップ，菓子などに酸味料として，また，ベーキングパウダーの酸性原料として使用される。

酒石酸	酒　石
COOH	COOH
|	|
CHOH	CHOH
|	|
CHOH	CHOH
|	|
COOH	COOK

ジュセンノリ　寿泉海苔　福岡県下金川村に産する水前寺海苔の製品名。→スイゼンジノリ

しゅぞうまい　酒造米　[Rice for sake brewing]　〔特色〕清酒の原料となる米。どんな米でも清酒の原料となるが，とくに適した米を酒造好適米という。大粒，心白（しんぱく，米粒の中心に不透明な部分のあること）で，たんぱく質含量の少ないことが特色である。軟質ということばも使われるが，これは食糧関係者のいう意味（水分含量の高い米）とは異なり，吸水が速く被糖化性が大きいことを意味している。好適米は農林水産省から毎年醸造用玄米として品種，産地が指定される。〔品種・産地〕おもなものは山田錦（兵庫），五百万石（新潟，福井，富山），美山錦（長野，秋田），雄町（岡山）である。酒造米の精米歩合（搗精歩留まり）は飯米よりはるかに低く，70～75％であり，吟醸酒には60％以下の精白米が使用される。

しゅとう　酒盗　カツオの内臓でつくる塩辛。〔原料〕かつお節を製造する際に除かれる内臓。脂肪の少ない春節のカツオがよい。〔製法〕カツオの内臓から胃，幽門垂，腸を選び，胃，腸は切り開いて内容物，汚物を除き水洗いする。適当な長さに切った原料に2～3割の食塩を加え，桶か樽に漬け込み，毎日数回撹拌して熟成させる。伝統製品は塩辛いので，これを20％アルコール，2％酢酸混液で洗って塩分を減らし，調味料を加えて熟成，瓶詰にした製品が多い。〔産地〕かつお節製造のさか

んな鹿児島，高知，静岡，茨城，福島など。→しおから

しゅるい　酒類　[Alcoholic beverages]　〔定義〕アルコール含有飲料のことで，わが国の酒税法では1度（1%）以上のエチルアルコールを含有する飲料を酒類としている。〔種類〕酒税法上は，発泡性酒類（ビール，発泡酒など），醸造酒類（清酒，果実酒など），蒸留酒類（焼酎，ウイスキー，ブランデー，スピリッツなど），混成酒類（合成清酒，みりん，甘味果実酒，リキュールなど）の四種に分類される。製造法による以下のような分類もある。

醸造酒
- 単発酵酒…グレープワインそのほかの果実酒
- 複発酵酒
  - 単行複発酵酒…ビール
  - 並行複発酵酒…清　酒

蒸留酒…焼酎，ウイスキー，ブランデー，ウォッカ

混成酒…リキュール，甘味ワイン，合成清酒，みりん，薬味酒

製造法による酒類の分類

しゅん　旬　食品の食用にもっとも適した時期が旬である。野鳥，魚，貝，菜，藻とも，もっとも多くとられる時期で，果実は完熟し，動物では脂がのり，植物では根茎葉が糖，でんぷんを蓄積したピークの一時期が旬である。時期を失したものは，うま味もじゅうぶんにのっていない。日本料理では材料の鮮度を重視するので，各地に特産があり，いちがいにいつが旬とは決められないが，多産されれば値段も安く，新鮮なものを求めやすく，いっそう美味となる。季節の変化を食べ物の質的な変化としてとらえるという食し好の醸成は，もちろん四季の別の明らかな温帯地域に居住する人の間でもっとも起こりやすいが，東洋の照葉樹林系の諸国には，稲作を主食とした農事暦を共用する文化が育った。共同の農作業の必要性が，季節に密着した農耕儀礼を主体とした信仰と年中行事を生み，年間の季節の変化が食の行事にぴったりと結びついて，家々は産神（うぶすな）を中心とした共通の食習慣をもつようになるのである。年間の行事は，暦の発明によって科学的な根拠をもつようになり，農耕の技術と，それによる計画的な食の設計を可能にしたのであって，旬というひと月を三分して10日を単位に，うまい物の出回りを考える風習をも定着させた。

しゅんぎく　春菊　[Garland cbrysanthemum]　キク科に属する軟弱野菜であり，菊菜ともいわれる。南ヨーロッパ原産。葉が濃緑色で大きく，切れ込みが少ない大葉種，小型で切れ込みが大きく，薄肉の小葉種，そして両者の中間でもっとも栽培の多い中葉種とがある。露地のほか，最近はハウスでも栽培されるようになった。〔調理〕香りが高く，色も美しい。野菜としてその茎葉が煮食に用いられるほか，あえ物，鍋物，ひたし物，炒め物などに使われる。〔成分〕ビタミンはAとCが多く，Cは19 mg/100 gを含む。ほかの成分は一般菜類とほぼ同じである。

じゅんきょうりきこ　準強力粉　→きょうりきこ，こむぎこ

じゅんさい　蓴菜　[Water shield]　〔生態・食用部分〕スイレン科に属し，古い肥沃な池や沼に自生する宿根草本。古名をぬなわ（滑の葉）という。食用部分は水中深くにある淡緑褐色の新葉と新茎と花のつぼみ。若葉は巻いて蓮の巻葉に似ており，葉の長さ4～5 cmのものがよく，5～6月ごろから小舟に乗って摘みとる。〔産地〕秋田が主産地である。茎と葉の背面に

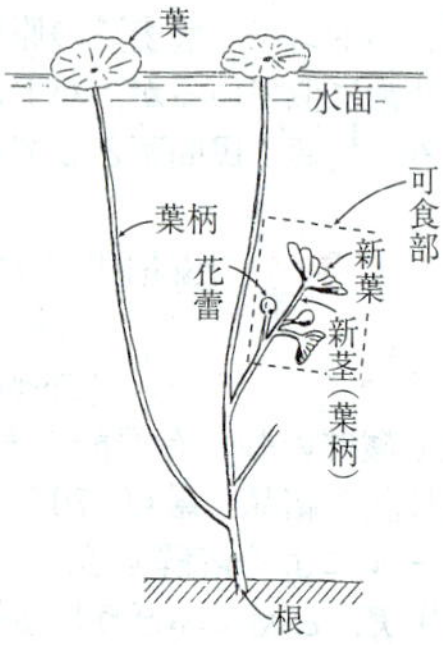

じゅんさい

寒天様の粘液を分泌し，新葉ほど粘質物が多い。〔調理〕酢漬けのほか水煮瓶詰にする。この水煮は吸い物の実として適している。〔瓶詰〕原料を4～5分煮沸し，冷却後水さらしを行い，水とともに煮詰める。製品は粘質物がじゅうぶんで，帯褐色を呈し，黒変しないものがよい。

しゅんせつこ　春雪粉　菓子種の一種〔製法〕もち米を水洗いしてから，ザルに広げて一昼夜ぐらい自然乾燥させ，色の付かないように注意して炒りあげた粉で，一般に炒粉（いりこ）あるいは炒りだねともいわれている。和菓子原料に用いられる。→いりだね

シュンチンホワユイ　燻青花魚　サバを油で揚げて燻製にしたもので，冷葷（ロンフォン）として用いられる。〔材料〕(5～6人分)：サバ600 g前後のもの片身，醤油大さじ4，酒大さじ2，砂糖大さじ1，ねぎみじん切り小さじ2，粉山しょう大さじ3，黄ざらめ大さじ1。〔つくり方〕サバは三枚におろし，刺身のように切る。調味料を合わせ，みじん切りのねぎと魚を入れ，20分ぐらい漬けておく。この汁気をきり，油で揚げる。フライパンに粉さんしょうと黄ざらめを入れて火にかけ，上に金網を置いて揚げた魚を並べ，ふたをして魚の両面をいぶす。

じゅんひっすアミノさん　準必須アミノ酸　[Semiessential amino acid]　→アミノさん

じょうおんきん　常温菌　→ちゅうおんせいさいきん

しょうか　消化　[Digestion]　食品中炭水化物，たんぱく質，脂質の酵素による低分子化。食品成分のうち，水，アルコール，ブドウ糖，無機塩，ビタミンなどはそのまま吸収されて利用されるが，食品中の炭水化物，たんぱく質，脂肪の大部分は分子量が大きいので，消化管のなかで，低分子のものに分解されてからでないと吸収されない。口から大腸にいたる間の消化管中に分泌される消化液に含まれる種々の消化酵素によって，これらの成分は消化される。〔口腔〕まず口腔内で食物は咀嚼（そしゃく）され，だ液（saliva）と混合され，だ液の含む酵素プチアリン（ptyalin）によってでんぷんの消化が開始される。この酵素は最適pH6.6で，でんぷんを分解してマルトースまたはデキストリンとする。〔胃〕胃のなかに入っても胃液で酸性となるまではこの作用は続いて行われる。胃のなかでは胃液が分泌され，胃中にペプシノーゲンが出され，これが塩酸で活性化してペプシン（pepsin）となる。このペプシンの作用でたんぱく質の消化が開始され，食物はどろどろの液状になる。乳児では胃中にレンニン（rennin）が分泌され，乳を凝固させペプシンの作用を受けやすくする。胃のなかでは脂肪の消化がリパーゼ（最適pH8）の作用で始まるが，胃中の酸性が強い（pH1～2）ため，その作用は僅少にとどまる。食物が胃のなかに停滞している時間は，食物の量と質によって異なるが，水や流動物は短時間で去るものの，たんぱく質や脂肪の多いものは平均して4時間ぐらいとどまっている。〔十二指腸・小腸〕胃で一部消化されたものは十二指腸から小腸へと次第に移動する。十二指腸には膵臓から膵液が，肝臓から胆汁が注がれる。小腸には小腸液が分泌される。膵液のなかのアミロプシン（amylopsin）はでんぷんを強力に消化してマルトースとする。さらに小腸にはマルターゼ（maltase）があり，マルトースをグルコースに変える。ショ糖は腸液中のスクラーゼ（sucrase）によってグルコースとフラクトースに分解される。たんぱく質は胃でペプシンによって大部分可溶性となり，プロテオース，ペプトンの段階まで加水分解をうけているが，小腸で膵液からきたトリプシン（trypsin），キモトリプシン（chymotrypsin）の作用をうけてアミノ酸に分解する。腸液中にもエレプシン（erepsin）と総称される三種類のペプチダーゼがあって，ペプチドをアミノ酸に変える。脂肪の消化はもっぱら膵液のリパーゼ，ステアプシン（steapsin）が行い，この際，胆汁は脂肪の乳化

を助け，消化を容易にする。このようにして炭水化物，たんぱく質，脂肪は消化され，小腸でグルコース，アミノ酸，脂肪酸，グリセリンの大部分が吸収される。小腸内を通過する全時間は3～4時間である。〔大腸〕大腸では小腸内の消化吸収の延長が多少あり，水分の吸収と，腸内細菌による発酵分解が行われる。

しょうか　昇華 [Sublimation] 固相から液相を経ないで直接に気相に変化する物理現象のことをいい，またその逆を含めていう場合もある。一般的にはナフタリンが自然に小さくなるとか，ドライアイスが常温で急速に気体の二酸化炭素に変化する現象をさす。食品加工の場合にこの現象を利用した方法が凍結乾燥である。すなわち，氷は常圧では氷→水→水蒸気というような状態の変化をとるが，真空度613 Pa（パスカル：約0.001気圧）以下の真空中では氷水蒸気という状態変化をとる。したがって食品が凍ったまま乾燥できるわけである（凍結乾燥）。

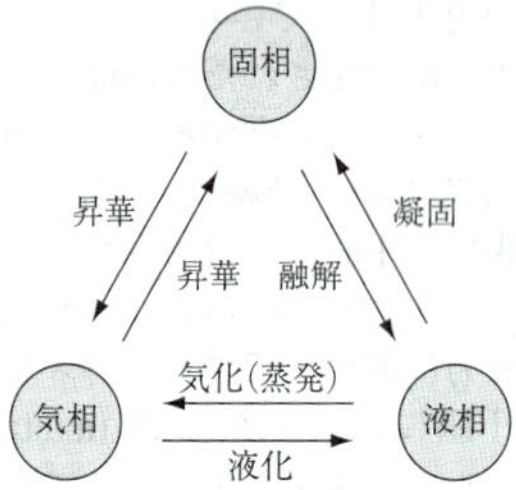

しょうが　生薑，生姜 [Ginger] ショウガ科に属する多年草で，熱帯アジア原産。はじかみともいう。地下茎に特有の芳香と辛味があり，食用，薬用として用いられる。西洋では乾燥したものを用いることが多いが日本では生の香味を生かして使うことが多い。〔産地〕高知，千葉，熊本などが多い。〔用途〕新しょうがまたは根（ひね）しょうがとして利用され，芽（新）しょうがは軽く酢につけて焼き魚に添えたり，根（ひね）しょうがはすりおろして肉，魚の生臭みを取るために加え，また風味を添える。根（ひね）しょうがを薄切りして甘酢に漬けたもの（がり）は，すしの付け合わせに用いられる。そのほか，薬味として種々の料理に用い，加工品としては漬け物（紅しょうが），また菓子原料などでは乾燥粉末にして香辛料としてジンジャーエールなど清涼飲料にも用いられる。〔成分〕辛味成分はショウガオール，ジンゲロール，ジンゲロンである。新しょうがの香気成分はリナロール，ゲラニオール，ゲラニアール，ネラール，ボルネオールなどである。黄色色素としてクルクミン（curcumine）が含まれる。

しょうがつりょうり　正月料理 年の始めを祝う行事食の一種。とそ（屠蘇），ぞうに（雑煮），おせちで新春を祝う。〔とそ〕正月用の祝酒で，山しょう，ききょう，ぼうふう（防風），びゃくじゅつ（白朮），にっけい（肉桂）などの草根木皮を酒に入れてつくった薬酒である。とそさん（屠蘇散）というのは，これらを粉末状にして三角の絹袋に入れたものをいう。これをみりんまたは清酒に浸し，芳香や成分を浸出させる。不老長寿の酒といわれ，平安朝の初期に中国より伝来したという。〔ぞうに〕もちを主材料として，これをゆでたり焼いたりして用いる。汁はすまし仕立てにしたり味噌仕立てにしたりするが，地方の習慣によって違う。〔おせち〕本来，暦上の節目，季節の変わり目などにあたる節日（せちにち，節句）のことを指し，そのときつくられるめでたい料理を御節料理といった。現在では，一般に広く祝う節日は正月のみになったので，とくに正月につくる料理を御節料理といい，単におせちともいう。祝い肴三種（田作り，数の子，黒豆。関西では田作りの代わりにたたきごぼうのこともある），口取り（伊達巻き，二色卵，栗きんとん，昆布巻き，紅白かまぼこ，おたふく豆など），酢の物（なます，酢蓮など），焼き物（ブリ，エビ，タイなどの焼き物），煮しめ（くわい，れんこん，八つ頭，ごぼう，こんにゃく，にんじんなど）などからなる。〔重箱〕おせちは客に供するのに便利なように，重箱に詰める習慣がある。伝統的なおせちは五段重を使うが，省略されて三段重のことも多い。四段重は，控えの重（五の重）を省略した形である。一例をあげれば，一の重：祝肴，二の重：口取り，三の重：焼き物と酢の物，与の重：煮物など。〔特徴〕本来，正月料理は主婦を台所から解放する意味ももつため，腐りやすいものは避け，保存食的なもので成り立つ。味や色の取り合わせに注意し，美しく盛る。においや味の移りやすいものは，ばらん（葉蘭）やアルミホイルなどを使用して防ぐようにする。現代では，重詰料理には日本料理だけでなく洋風や中国風の料理も取り入れられている。

しょうかどうべんとう　松花堂弁当　松花堂縁高（ふちだか）に盛った弁当のことをいう。茶の湯で，正式の懐石でなく軽い形式で出す料理のことを点心といい，この点心用の器のひとつに松花堂縁高がある。形は正方形でかぶせぶたが付き，なかは十文字に4つの仕切りがあり，1か所または2か所小皿を組み入れる。小皿には造りやあえ物など，汁気のものを盛る。そのほかには焼き物，煮物，飯などを配置する。材料は四季折々のものを使い，形・色・味など，調和よく調理して盛る。幕の内弁当に似ているが，これは本膳料理の流れをくむものである。

しょうこうしゅ　紹興酒　[Shaoxing giu]　シャオシンチュウともいう。中国の代表的な醸造酒であるが，一種類の酒をさすのではなく，醸造方法と原料の配合を異にする数種の酒の総称である。〔産地〕紹興，杭州，上海地方を主産地とする。〔製法〕蒸した精白もち米にたね麹（酛を含む）にあたる酒薬（チュウヤオ，米のあら粉末にふすまなどをまぜ，これにリゾープス，アスペルギルス，アブシジア，酵母などの微生物を繁殖させ乾燥したもので，球形，楕円形，さいの目状をなし，大きさはだいたい2～5 cmぐらいのものが多い）と，麹に相当する大麯（小麦をきわめてあらく砕き，これに灌水して菌を繁殖させたもの）を加えて，糖化と発酵を行わせてつくる。〔種類〕淋飯酒（リンファンチュウ），攤飯酒（タンファンチュウ），加飯酒（チァファンチュウ），善醸酒（シャンニャンチュウ）などがあり，あとになるほど高級酒である。〔成分〕アルコール14.1％，総酸0.43～0.50％，エキス分2.83～3.35％である。→ラオチュウ

ショウサイフグ　潮際河豚　[Puffer, Sphoeroides vermicularis]　マフグ科の魚。暗褐色の体色をし，体の中央部から上に不規則な青色の斑紋がある。ひれは淡灰色をし，尾ひれの後部は黒色を帯びる。南日本に多く福岡ではスズメフグという。卵巣，肝臓，そのほか内臓，皮などには毒がある。味はトラフグに劣る。東シナ海でトロールまたは底曳船で獲り冷凍したものは大衆的なふぐ料理屋で使われる。ふぐ料理，塩干し品，みりん干などにするほか，卵巣は猛毒（テトロドトキシン）を含むため，ふぐ調理師免許をもっている人間以外は調理してはならない。→フグ

しょうさんえん　硝酸塩　[Nitrate]　硝酸（HNO_3）の塩。硝石KNO_3や硝酸ナトリウム$NaNO_3$をいう。〔存在〕工業的には硝酸からつくられる。天然には（KNO_3）として産出するほか，窒素肥料を多用したほうれん草，小松菜，セロリなどの野菜中に多量に（硝酸根として数千ppm程度）含まれる。たとえば，キャベツでは全窒素に占める硝酸態窒素の割合は13％である。そのほかの葉菜類は2～7％であり，根菜類は3～5％である。これに対し，果菜類では硝酸態窒素含量は少なく，1％以下である。食品添加物として，肉製品，チーズ，清酒の製造工程で用いられ，最終製品に一部残存することがある。〔性質〕食品中の硝酸塩は，摂取後口腔細菌によって容易に還元されて亜硝酸を生成する。亜硝酸の大量摂取はヘモグロビンの酸化を招き，メトヘモグロビン血症の原因となる。また亜硝酸とアミンの反応で生成するニトロソアミンは強い発がん性を有する。硝酸カリウムの毒性（LD_{50}）はラット経口で3.23 mg/kg

である。人では 8～15 g が致死量である。〔食品添加物〕硝酸カリウムと硝酸ナトリウムはともにチーズや清酒の発酵調製剤ならびにハム，ソーセージ，ベーコンの発色剤として許可されている。低酸度チーズ製造の熟成期には，酪酸菌の増殖によるガス発酵で製品が膨張し，いちじるしい臭気を発生する。硝酸塩を添加すると，それが還元されて生成した亜硝酸塩が酪酸菌の胞子の発芽を抑制し，ガス膨張を防止する。清酒の異常発酵防止にも有効である。〔使用基準〕チーズでは原料乳に対し，カリウムまたはナトリウム塩として 0.2 g/*l* 以下であり，清酒では酒母に対し，0.1 g/*l* 以下とされている。また，亜硝酸ナトリウムとともに発色剤として食肉製品，鯨肉製品の製造工程の塩漬時に使用される。その場合，微生物で亜硝酸に還元されてから作用する。その使用基準は亜硝酸根としての残存量が 0.07 g/kg 以下である。〔定量法〕硝酸イオン電極に用いるイオンメータで定量できる。硝酸態窒素はケルダール分解で定量的にアンモニアに変換しないため，わが国の食品一般成分分析ではサリチル酸を加えてこれをニトロ化した後，ケルダール法でアンモニア化する方法が採用されている。

しょうさんカリウム　硝酸カリウム [Potasium nitrate]　→しょうさんえん

しょうさんかんげんきん　硝酸還元菌 〔硝酸塩還元〕多くの微生物や植物などの硝酸レダクターゼにより硝酸塩（NO_3^-）が亜硝酸塩（NO_2^-）に還元される反応を硝酸塩還元反応という。硝酸還元反応を行う微生物を硝酸還元菌という。〔同化的硝酸還元〕硝酸塩をアンモニア（NH_4^+）として生体構成成分である有機化合物をつくる反応を同化的還元という。この同化的硝酸還元では硝酸還元酵素（nitrate reductase）と亜硝酸還元酵素（nitrite reductase）のふたつの酵素が働きアンモニアを生成する。

$$NO_3^- \xrightarrow{\text{硝酸還元酵素}} NO_2^- \xrightarrow{\text{亜硝酸還元酵素}} NH_4^+$$

〔呼吸型硝酸還元〕有機栄養（従属栄養）を行う生物のうち，嫌気的（anaerobic）な環境で硝酸塩中の酸素により有機化合物を酸化してエネルギーを得る方法を嫌気呼吸の代謝方式のうちの硝酸（塩）呼吸（nitrate respiration）という。脱窒菌シュードモナス デニトリフィカンス（*Pseudomonas denitrificans*）の硝酸塩呼吸では硝酸塩は，

$$NO_3^- \xrightarrow{\text{硝酸レダクターゼ}} NO_2^- \xrightarrow{\text{亜硝酸レダクターゼ}} NO$$

$$\xrightarrow{\text{酸化窒素レダクターゼ}} N_2O \xrightarrow{\text{亜酸化窒素レダクターゼ}} N_2$$

上記の経路でガス状窒素を発生する。これが脱窒（denitrification）である。脱窒菌は土壌，海洋などに広く分布し，嫌気的条件下で脱窒を行い，自然の窒素循環のなかで重要な地位を占めている。

しょうさんナトリウム　硝酸ナトリウム [Sodium nitrate]　→しょうさんえん

しょうじんあげ　精進揚げ　野菜の衣揚げである。〔材料〕にんじん，ごぼう，れんこん，さつまいも，じゃがいも，ねぎ，玉ねぎ，さや豆類，まつたけ，しいたけ，たけのこ，みつば，しゅんぎく，海苔，きくの葉など。〔つくり方〕衣は天ぷらの衣に準じてつくるが，いくぶん濃い目にする。野菜は魚類にくらべて熱が通るのに時間がかかるので，揚げる温度は魚類よりいくぶん低くする。なお，揚げ物は衣といっしょに食べるのがおいしいので，材料の厚さ，大きさを考えて用意する。そのほかは天ぷらに準じてつくる。天つゆ，だいこんおろしを添える。→てんぷら

じょうしんこ　上新粉　米粉の一種である。〔製法〕うるち米を水洗いしてザルにあげ，ふきんをかぶせてから 5～6 時間ぐらいそのままにして放置し，臼でひいて粉末状にする。これをふるいにかけて細かなものと，ややあらいものとの二種類にふるい分けてじゅうぶんに乾燥させる。上新粉は名称のとおり目の細かい上等の粉をさし，並新粉はややあらいもの。関西地方で

は上新粉のことを上用粉とも称する。〔用途〕まんじゅうの主原料をはじめ，だんご，すあまなどの和菓子の原料として使用される。

しょうじんりょうり　精進料理

[Buddhist cuisine]〔由来〕精進とは，美食をしないで粗食をして精進するという意味であったが，仏教で肉食をしないことを精進というところから，肉類を用いないで野菜や海藻を材料とした料理を精進料理とよぶようになった。〔献立〕一汁三菜，二汁五菜，三汁七菜など，本膳式に献立られ，また懐石式にも行われる。料理法は寺院で発達し，とくに京都がもっともすぐれている。献立の一例をあげれば，表のようである。

精進料理献立の一例

〔一の膳〕
- 汁｛ごじる（青豆）／とうがん／小角椎茸
- 鱠｛仏掌薯よせ／ずいき／もずく／山葵酢
- 坪｛ごま豆腐／おろし山葵／つゆ
- 香の物｛白瓜印籠漬／味噌大根

〔二の膳〕
- 二の汁｛蓴菜／小口茗荷子
- 平｛たたみ〈ふ〉／ほうれん草／れんこん薄打
- 猪口…なす鍋しぎ焼

じょうすいのしょうどく　上水の消毒

[Tap water disinfection]〔上水〕住民の飲料用に供する河川水。〔水道法〕施行規則第17条第3号に，都市の水道水は給水栓での遊離残留塩素が0.1 ppm以上，結合塩素0.4 ppm以上になるように，塩素消毒を行うように規定されている。〔消毒法〕物理的方法：都市水道水の急速ろ過法が代表的である。ほかに砂ろ過法，紫外線殺菌法がある。化学的方法（塩素法）：簡単で経済的な方法で，世界各国でもっとも広く用いられている。都市水道水の消毒は全部この方法による。塩素消毒法には，1）塩素ガスを水に直接加える直接法と，2）濃厚塩素水をつくり，これを水に添加する間接法とがある。1）の方法は鉄管が腐蝕するので，2）の方法が広く用いられる。〔消毒の実施〕上水に液体塩素を2 ppm程度加えると，水道の末端では0.2〜0.4 ppmの遊離塩素を含むようになる。簡易水道や小規模水道には次亜塩素酸ナトリウム，またはさらし粉の上澄液を加え，30分後の遊離塩素が約0.2 ppmになるようにすればよい。次亜塩素酸ナトリウムは5％液が市販されるので，500倍に薄めて有効塩素100 ppm程度にして用いる。この0.4〜0.5％溶液は，飲料水の細菌の90％を殺すことができる。これらの塩素化合物による方法は，液体塩素法に比べて，塩素換算で薬品代が10倍かかる。塩素により河川水を消毒すると，塩素と河川水中の有機物（フミン酸）が反応し，有害なトリハロメタンが微量ながら生成する。現在，暫定基準として，水道水中のトリハロメタン量を0.1 mg/l以下とするよう規制されている。

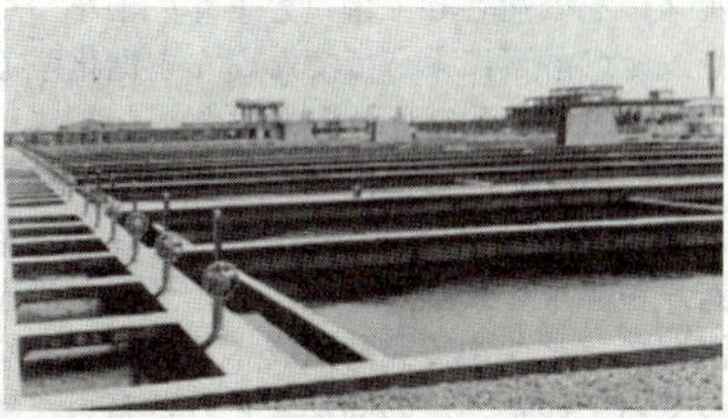

都水道局東村山浄水場

しようせいビタミン　脂溶性ビタミン

[Fat-soluble vitamin]　→ビタミン，ビタミンA，ビタミンD

じょうぞう　醸造

[Brewing]　微生物の働きを利用して，原料にない成分をもつ食品をつくり出す手段をいう。日本では酒類，醤油，味噌，食酢が，それにより創出されたが，広義に考えれば，チーズ，ヨーグルト，バター，漬け物，納豆，塩

辛，魚醤油，テンペ，オンチョーム，乳腐などの発酵食品も同一の範ちゅうに入る。〔歴史〕太古の人間が，野生の果実，木の実，乳，あるいは蜂蜜を原料として酒をつくったことは，容易に推定しうるところである。メソポタミア，インダス文明では酒やパンが人間の手でつくられ，やがて，エジプトーギリシャーローマへと伝えられていったものと思われる。日本の醸造技術は中国を源泉とし，ときに朝鮮半島において改変された技術も含めて，初期においては，それらの模倣から始まり，やがて日本独自の改良の結果として今日の日本独自の醸造品（清酒，味噌，醤油など）が生まれてきたものである。糖化技術：醸造の最重要の技術は，でんぷん質原料を糖分に変換する技術であった。その結果，でんぷんからアルコール飲料をつくることが可能になったのである。紀元前にすでに麦の酒が出現し，今日のビールの原型があった。当然麦芽による糖化技術があったとみられる。これに対して，日本では，古く口かみの酒，つまり米を口中でかんで唾液とともに吐き出し，唾液のアミラーゼによって，でんぷんを糖化した。中国では，穀類に糸状菌（リゾープス，ムコール，アスペルギルス）を繁殖させて麹（きょく）子をつくり，その酵素によってでんぷんを糖化する手法が3,000年の昔からあった。たんぱく分解技術：中国では，かびを穀類に培養した麹の技術が古くからあり，この麹（黄衣，黄蒸）を鳥獣魚の肉に加え，塩と酒を混ぜて，ビン中で発酵熟成させて，醤油をつくっていた。この間にみられるおもな酵素作用はたんぱく分解作用である。後には動物性たんぱくにかわって，大豆のような植物性たんぱくが広く利用されるようになり，後世日本での醤油醸造技術の発展に連なるが，そこではよりたんぱく分解酵素力の強い *Aspergillus sojae* が利用されるようになった。〔微生物〕微生物が実在の姿としてとらえられたのは1674年であったが，それをさかのぼるはるかな昔から，人々は微生物のアルコール発酵を利用して酒類をつくっていた。その多くは，*Saccharomyces cerevisiae* に属す。また，味噌，醤油では耐塩性の酵母，*Zygosaccharomyces rouxii* や *Candida* 属が利用されている。乳酸発酵も醸造では重要なプロセスであって，*Lactobacillus* 属，*Streptococcus* 属，*Pediococcus* 属，*Lenconostoc* 属の乳酸菌が関与している。〔生産物〕微生物の代謝産物として，アルコール類，アルデヒド類，ケトン類，有機酸類，アミノ酸類，フェノール類など多種多様な物質が含まれ，それらが，香味成分として醸造物特有のフレーバーを形成している。

じょうぞうしゅ　醸造酒　［Fermented alcoholic beverage, Fermented liquor］　原料をそのまま，あるいは糖化したのち，発酵させてつくった酒。そのまま，またはろ過して飲用とする。概して，アルコール分が低い（25％以下）ことと，エキス分が高いのが特徴となる。日本では，清酒，果実酒（ワイン，りんご酒），ビールがこれに含まれる。果実酒は糖分があるので，そのまま搾汁して，酵母で発酵するが，清酒の場合は米麹の酵素作用ででんぷんを糖化し，ビールの場合は麦芽の酵素作用ででんぷんを糖化してから酵母で発酵する。醸造酒を蒸留したものが蒸留酒である。

しょうちゅう　焼酎　［Shochu］　わが国古来の蒸留酒で，下記のように分類される。甲類は連続式蒸留機でとった純アルコールを水で薄めてつくった無味無臭の製品，乙類（本格焼酎）は単式蒸留機（ポットスチル）で蒸留して原料の風味を残している製品である。粕取は酒粕を原料としたもの，もろみ取り焼酎はもろみをつくってこれを蒸留したものである。麹は米の白麹（*Aspergillus kawachii* を蒸した米に生やしてつくる）で，加える掛原料の種類がそのまま焼酎の種類となる。泡盛は米の黒麹のみでつくり，掛原料は用いない。焼酎のアルコール分は，甲類では20～35％，乙類では20～45％である。近年は甲類に少量の乙類を混和して特別の風味を付けたものや，にんじん，はとむぎ，じゃがいも，昆布など種々の新しい原料を用いた製品が市販されている。

- 甲類焼酎
  - 粕取焼酎
- 乙類焼酎（本格焼酎）
  - もろみ取焼酎（み取焼酎）
    - いも焼酎
    - 米焼酎
    - 麦焼酎
    - そば焼酎
    - 黒糖焼酎
    - 泡盛

焼酎の分類

じょうちゅうるい　条虫類　[Tapeworm, Cestoda]〔形態〕扁形動物門に属する寄生虫類。1個の頭節と数個から数千個の片節からなる。体長数mmから10mに及ぶさなだひも状の虫体のため，一般にはさなだ虫とよばれてきた。頭節には吸盤，吸溝，鉤などの固着器を有する。各片節内には雌雄の生殖器があり，頭部からへだたるに従って完成し，未熟，成熟，老熟片節と称する。人体寄生の条虫類は大別して擬葉目（Pseudophyllidea）と円葉目（Cyclophyllidea）に分かれるが，前者には各種の裂頭条虫が含まれ，頭の背腹両面正中部に2個の吸溝がある。生殖孔は腹面に開き，近くにある子宮孔より産卵する卵は小蓋があり，水中で卵内細胞は発育して Coracidium になる。後者は頭節に4個の吸盤があり，そのほか鉤を有するものもある。生殖孔は片節の側縁に開くが，子宮孔がないので産卵は行われず，片節が切断されて排出され，体外で破壊されて初めて虫卵が散布される。虫卵はすでに不鉤幼虫（onchosphere）を有する。多くの条虫類はその発育に中間宿主を要するが，種類によってはひとつ必要とするもの（主として円葉目のもの），ふたつを要するもの（主として擬葉目のもの）がある。人体には成虫が寄生して症状をもたらすもの以外に幼虫で寄生して種々の痛害をもたらすものがある。

しょうとうるい　少糖類　→オリゴとう

しょうなごん　小納言　→あずき

しょうばく　醤麦　[Wheat bran for soy sauce]　歩留まりを大体小麦粉60%になるように製粉した際に得られるふすまのことをいう。第二次世界大戦中醤油原料需給が逼迫し，丸小麦が使えなくなり，代用品としてこのように小麦粉部分をある程度残したふすまを醤麦とよび，醤油製造に用いた。〔成分〕水分11.5%，たんぱく質13.1%，でんぷん55.3%，灰分3.2%，ペントース（ペントサン）15.4%。今日では小麦の全粒を用い，醤麦を用いることはほとんどない。

じょうはくとう　上白糖　→くるまとう

じょうはつざんりゅうぶつ　蒸発残留物　[Dry residue]　液体試料を蒸発乾固したときに残る物質をいう。食品衛生法では，食品および食品添加物などと直接接触する器具・容器包装またはこれらの原材料に対して，溶出する物質が，食品を汚染

蒸発残留物の規格

食品	浸出用液	浸出条件	規格（ppm） 金属缶*	規格（ppm） 合成樹脂**
油脂および脂肪性食品	*n*-ヘプタン	25℃60分	30	30〜240***
酒類	20%アルコール	60℃30分	30	30
その他の食品				
pH＞5	水	60℃30分	30	30
pH≦5	4%酢酸	60℃30分	30	30

* 天然の油脂を主原料とする塗料であって酸化亜鉛の含量が3%を超えるものにより缶の内面を塗装した缶を試料とする場合に限る。また，水を浸出用液としたときの蒸発残留物の量が30ppmを超える場合はクロロホルム可溶物量（限度：30ppm以下）を求める。

** ホルムアルデヒドを原料とする樹脂では4%酢酸を浸出用液として用いたものに限る。

*** 合成樹脂の種類によって異なる。

し，人の健康を害することがないように，食品・食品添加物等規格基準により，規格を定め，溶出液の蒸発残留物や重金属などについて規制している。原材料や接触する食品の種類により，その試験方法や規格が異なる。表は2011年現在の金属カン，合成樹脂の規格について，概略を示したものである。

しょうひきげん　消費期限　食品衛生法の規定により，容器包装される加工食品に義務付けられている。製造後おおむね5日以内に消費すべき食品について，年月日で表示される。かつては，製造年月日表示がなされたが，新しい製造年月日を付けるために深夜労働を強いられる，複数の材料を用いた弁当・調理済み食品では個々の食材の製造年月日が不明である，などの理由から廃止された。製造後5日を越える期限をもつものは賞味期限が表示される。→しょうみきげん

じょうびさい　常備菜　家庭でつねに用意しておくと便利なおかずのこと，保存食に準ずる。甘味のもの，塩からいもの，酢味のものと，味に変化のあるものを取りそろえておくとよい。つくだ煮，煮豆，なめ味噌，南蛮漬け，あちゃら漬け（野菜の甘酢漬け），甘酢漬け，れんこんの酒煮，きんぴらなど，箸休めや弁当のおかずにも便利である。

しょうほうざい　消泡剤　［Antifoaming agent］　豆乳などの加熱処理や天ぷらなどの調理の場合，泡が生じて困るとき泡消しに用いるものである。消泡作用にはアルコールのようにできた泡を破壊する場合とシリコン油のように泡のできるのを抑える場合とが考えられるが，食品に添加する消泡剤としては微量で表面張力を下げる効果のあるシリコン樹脂が広く用いられる。ただし，同樹脂は1 kgあたり0.05 g以下の使用が許されている。このほかモノグリセリドなどが用いられる。

しょうみきかん　賞味期間　シェルフライフ（shelf-life）ともいう。直訳では，商品棚における寿命の意味であり，一般には商品寿命，棚持期間，品質保証限界，品質保証期間，実用貯蔵期間などの意味に解釈し使用されている。したがって食品が商品として正常な品質を保持している期間と解釈すべきである。食品のシェルフライフの長短は内容食品の総合的な経時変化に支配される。缶詰の場合はとくに温度による影響が大きく，瓶詰の場合は温度と光線による影響，プラスチック袋詰の場合は温度，湿度，光線および酸素（包装材料の気体透過性）による影響，冷凍食品の場合は温度およびその変動に影響される。賞味期間の終わる日が賞味期限であり，包装された加工食品には表示が必須である。

しょうみきげん　賞味期限　［Shelf life］　食品衛生法およびJAS法で，製造後おおむね5日を越えて品質が保証できる期限を年月日あるいは年月で表示するもの。3か月以内のものは年月日，3か月を超えるものは年月が表示され，最大で3年以内である。食品衛生法では，かつては品質保持期限と表示された。賞味期限は，その食品のし好性を保証するものであるから，賞味期限が超過したからといって，すぐに可食できなくなるわけではない。また，賞味期限は，定められた条件で保存されたときに有効なものであり，開封後は適用されない。

じょうめんこうぼ　上面酵母　→じょうめんはっこうこうぼ

じょうめんはっこうこうぼ　上面発酵酵母　［Top fermentation yeast, Ale yeast］　正式の分類学上の分類ではないが，ビール醸造上の実用的見地から，酵母を発育の状態によって上面発酵酵母と下面発酵酵母に分けてよぶことがある。上面発酵をする酵母の学名はサッカロミセス セレビシェ（*Saccharomyces cerevisiae* Hansen）。〔性質〕上面発酵酵母はメリビオース発酵性がない。上面発酵酵母は呼吸能が高く，発酵タンク内の増殖率も7～10倍と，下面発酵酵母のそれの約2倍に達する。上面発酵酵母は，細胞の多数が，発酵によって発生する二酸化炭素の気泡にともなわれ

て，液の上面に浮かび出るとともに，液をいちじるしく混濁させて乳状にする酵母をいう。しかし，発酵が終わると沈下してくる。その沈殿は非常に不安定なので凝集酵母ともいわれる。エールやスタウトなど香気の強いビールの醸造に用いられる。→かめんはっこうこうぼ

しょうゆ　醤油　[Shoyu, Soy sauce]　醤油は，全国的に用いられる調味料で，大豆または脱脂大豆と小麦を原料として麹をつくり，麹菌の酵素作用を濃厚な食塩の存在下で行い，かつ，この間に酵母，細菌を繁殖させて，呈味成分と香気を醸成させたものである。〔起源〕醤油の起源は古代，中国から伝来した醤（ひしお）である。室町時代以降醤油醸造がさかんになり，徳川時代には，全国的に需要が高まって，各地に製造業が起こった。〔生産地〕関東では野田，銚子，関西では小豆島，竜野が主要な産地である。〔醤油の種類〕醸造醤油には濃口醤油，淡口醤油，たまり醤油があり，特殊なものとしては白醤油，再仕込醤油がある。濃口醤油はもっとも代表的なもので生産額も大半を占める。〔製造方法〕JASでは，醤油の製造法を，本醸造方式，混合醸造方式，混合方式の3つに区分している。〔製法〕大豆を水または微温湯に浸漬し，重量が約2倍になるまで吸水させる。脱脂大豆ならば120％程度の熱湯を撒水，吸水させる。これを蒸煮カンで約2時間蒸煮したのち，炒って割り砕いた小麦を混合して放冷し，種麹を混ぜる。麹原料は麹室に入れ，8～9時間室温26～27℃に保って菌を繁殖させる。同時に熱を発するので室温，湿度を調節し2～3回の手入れ，積み替えにより3日間で麹となる。機械製麹も行われる。種麹には *Aspergillus oryzae, Asp.sojae* のようにたんぱく質分解力および繁殖力が強く，香気の良好なものを選ぶ。できた麹は，食塩水と混和して，木桶，コンクリートタンクまたはFRPタンクに仕込み，熟成させる。この混合物をもろみという。もろみは，ときどき撹拌して空気を補給し，もろみ中の発酵が順調に進行するように管理する。8～12か月熟成したもろみは圧搾機にかけて汁と粕とを分ける。この汁を生醤油という。生醤油は，80℃に加温殺菌火入れをした後清澄させて，おり（滓）を除き，容器に詰めて製品とする。〔製造工程〕図のようになる。〔おもな成分〕塩分と呈味性の窒素化合物が主であるが，窒素の利用率（原料中の窒素のうち醤油になる窒素の割合）は全窒素で75～85％で，全窒素のうちアミノ態窒素は，全窒素の30～45％である。窒素の利用率を上げて香味をととのえるために，本醸造方式以外での製造では，大豆たんぱく質や小麦グルテンなどの化学分解物や酵素

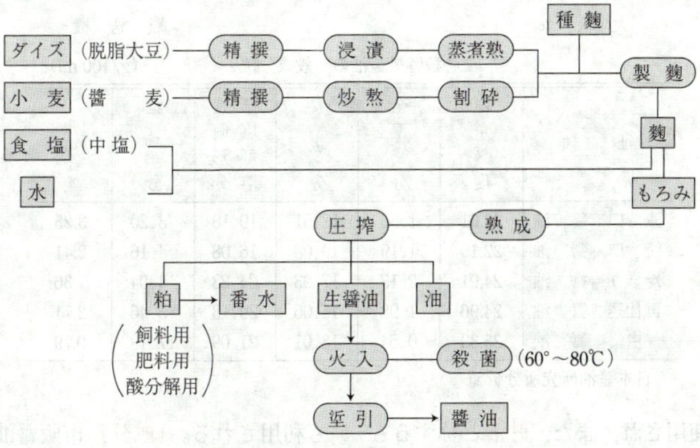

醤油の製造工程

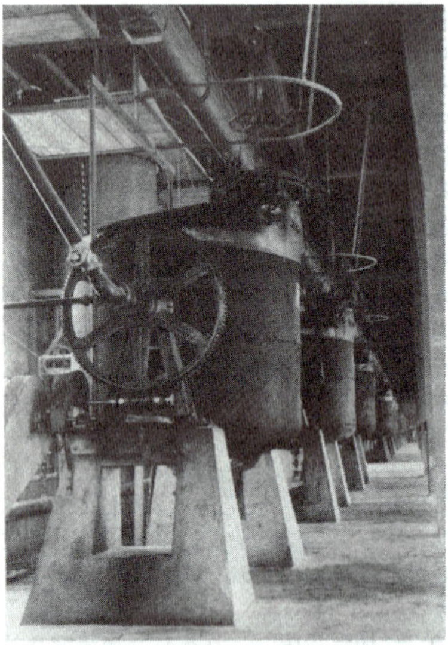

蒸　豆

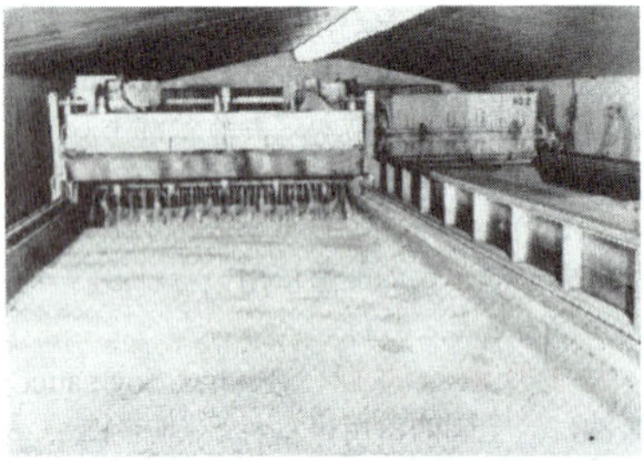

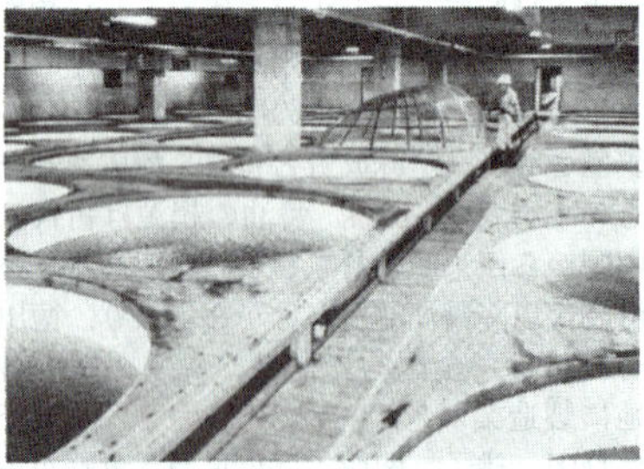

製麹（上），発酵（もろみタンク）

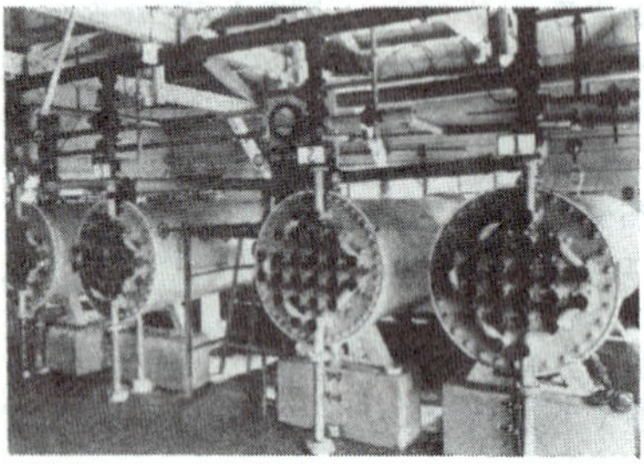

火 入 れ

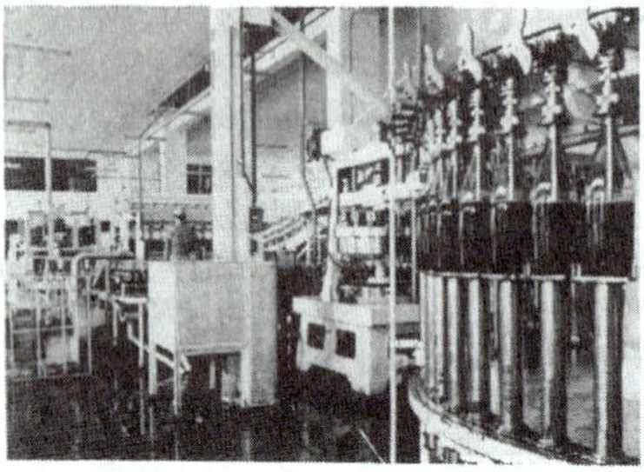

瓶 詰 機

各種特級醬油の一般成分例　　(g/100 ml)

種類	ボーメ度	全窒素分	食塩分	無塩可溶性固形分	糖分	アルコール
濃口醬油	22.01	1.56	17.51	19.18	3.20	3.25
淡口醬油	22.19	1.19	19.08	16.08	4.16	2.41
たまり醬油	24.91	2.13	17.93	24.23	4.04	1.36
再仕込醬油	24.96	1.98	15.06	29.18	5.46	2.71
白醬油	25.33	0.54	18.01	21.09	17.19	0.79

日本醬油研究所分析値

分解物が使用され，また，味液と称するもの（→みえき），あるいはアミノ酸液なども利用される。〔成分〕市販醬油の代表的なものの成分例は，表のようである。

しょうゆづけ　醤油漬け　塩蔵野菜をそのままあるいは切断した後，脱塩，圧搾工程を経て醤油もしくはアミノ酸液，場合によってはこの両者の混合の調味液に漬け込んだもの。きゅうり一本漬け，きゅうり刻み醤油漬け，福神漬けなどがある。→ふくじんづけ

じょうりゅうしゅ　蒸留酒　[Liquor] 発酵したもろみを蒸留して得た酒をいう。発酵もろみではアルコールは20％が限度で，それ以上にはならないので，もっとアルコール分の多い酒をつくるには，蒸留を行う。原料によってつぎのように分類される。〔でんぷん質原料を糖化，発酵，蒸留したもの〕1）穀類を原料としたもの：ウイスキー，アラック，ジン，ウオッカ，焼酎泡盛，米酒（ビーチュウ），こうりゃん酒。2）いも類を原料としたもの：さつまいも焼酎。〔糖を含む原料を発酵，蒸留したもの〕1）果実を原料としたもの：ブランデー，キルシュワッサー。2）糖蜜を原料としたもの：ラム。3）牛乳を原料としたもの：奶酒（ナイチュウ）。〔特質〕蒸留酒は，アルコール分が高いので変質せず，貯蔵に耐える。風味は，淡白で，味よりも香気を尊ぶ酒である。

しょうろ　松露　春と秋，海岸の松林の砂に埋まって発生するきのこ。〔形態〕径1～5 cmの球形～卵形。幼菌は白いが，掘り出すと赤紫色に変わる。若いものは内部が白く弾力がある。成熟すると内部が褐色となる。若いものを食用とする。〔増殖〕発生地に木炭と少量の栄養源を埋めると，しょうろの菌根形成が促進され，きのこの発生量が多くなることが確認されている。〔調理〕日本人の好む風味をもつ。若いものをすまし汁に浮かべる。

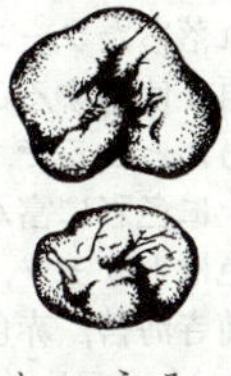

しょうろ

ショートケーキ　洋菓子のケーキの一種で，日本ではスポンジケーキにホイップクリームをぬって，いちごを飾ったケーキをさす。フランスにはショートケーキはなく，アメリカでショートケーキといわれるものは,ビスケット台を使った，その名の通りさくさくした食感（ショートには，短い,もろいの意味がある）をもつケーキである。日本でつくられるようになってからスポンジ台が使われるようになって，名前だけ残ったものである。すなわち，ショートケーキは誤用されて広まった和製英語である。〔つくり方〕1）バターを加えたスポンジケーキ（直径18 cmの型で焼いたもの）1個を用意し，横ふたつに切る。2）生クリーム200 mlをボウルの底に氷水をつけて冷やしながら（7℃くらい）泡立てて，筋が付いてくるようになったら，ふるった砂糖16 g，香料（バニラ），キルシュを加え，さらに静かに泡立てる。生クリームが上に積もるようにかたくなってきたら（8分立てのクリームシャンティイ），下地ぬり用とする。3）ケーキの切り口に8分立ての生クリームを0.2 cmの厚さにぬる。なかに挟むいちごは半分に切り，砂糖を軽くふりかけて，1時間ぐらいおいておくと一層おいしくなるが，挟んですぐに供卓しないときは，生のままを挟む直前に切って使ったほうがよい。上半分のケーキの切り口にも生クリームをぬり，重ねる。この上面にも生クリームを厚くぬり，平らにナイフでのばしておく。4）残りの生クリームをさらに泡立て角が立つぐ

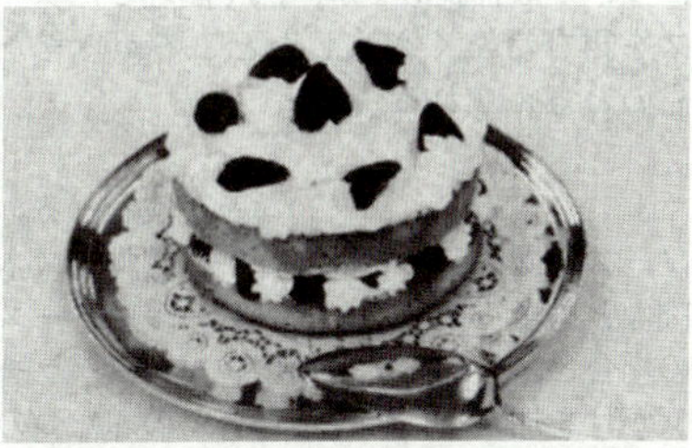

ショートケーキ

らいになったら菊型の口金を付けた絞り袋に詰め，好みのデコレーションをほどこす。ケーキが切り分けやすいように飾るとよい。中央に丸のままのいちごを形よく置き，ほかは半分に切って飾りつける。→スポンジケーキ

ショートニングオイル [Shortening oil] 精製した動植物油脂，硬化油を主原料とし，これに10～20％のガス（窒素ガス，炭酸ガス，空気など），また，種類によっては乳化剤（モノグリセリドなど）を含ませた可塑性油脂食品である。マーガリンと異なり，水分を含んでいない。〔原料〕植物油脂としては綿実硬化油，大豆硬化油など，動物油脂としてはヘット，ラードなどが用いられる。〔製造工程〕乳化の工程を除いてマーガリンとほぼ同様だが，急冷工程中にガス体を注入する装置がついており，とくに捏和が重視され，密閉連続式が広く用いられる。〔用途〕製菓，製パンなどに用いられ，それぞれショートニング性（ビスケット，クッキーにもろく，砕けやすい性質を与える），クリーミング性（空気をよく抱き込む）を与える。

ショーフロワソース [（仏）Sauce chaud-froid, Chaud-froid sauce] ソースのなかにゼラチンを加えたものを料理の上にかけたりぬったりして，冷やし固める。このソースは光沢をもち，料理をおおってその上に細かな模様がデザインできるので，前もって美しくつくり上げる豪華な冷製料理に使われる。〔語源〕フランス語のchaudは熱い，froidは冷たいの意で，このふたつの語を並べてソース名とした起源については各説あるが，熱く調理したソースを再び冷たくさましたところからきたものと考えられる。〔ソース〕ベシャメルソース，ブルーテソース，マヨネーズ，トマトソース，褐色ソースなどが使われる。ソースを固めるときは，仔牛や鶏脚，スネ肉などを多く使ったゼリー分の多いソースの場合と，ゼリー分のないソースにゼラチンだけを加えて仕上げる場合とのふたつの方法がある。ゼラチンで固めるのは簡単であるが，味が単調になるので，あまり多くは使用しないで固めるほうがよい。ゼリー分をもつブイヨンやフォンでソースをつくり，ジュドヴォー，卵黄，生クリーム，レモン汁などでソースの味や色をよく仕上げる。ゼラチンは，ソースが60℃のときに液状に溶かして加えて冷やし，濃さをみながら，固まる寸前に料理の上にかける。この際，2～3回かけて厚さを整えるとよい。〔色〕羊，牛，野禽などの料理には褐色のショーフロワソース（sauce chaud-froid brune），家禽，仔牛，魚，脳みそ（cervelle）などの料理には白色のショーフロワソース（sauce chaud-froid blanche）を使う。卵，魚，甲殻類，野菜は白色のショーフロワソースでもよいが，ピンク色（sauce chaud-froid rosée またはあけぼの色 sauce chaud-froid aurore）にしてもよい。このときには，パプリカ，赤ピーマンの裏ごし，トマトペーストなどを混ぜる。ほかに，緑色のショーフロワソース（sauce chaud-froid verte）もあり，これは，白色のショーフロワソースに，パセリやわけぎのみじん切りを加えたり，ゆでたほうれん草の裏ごしや，葉からとった青よせ（葉緑素）を加える。熱を加えると変色しやすいので，仕上げに色づけとして混ぜるとよい。褐色のショーフロワソースは，ドミグラスソースにグラスドビアンド（極濃肉汁），ゼラチン，赤ワインもしくはマデラ・ワインを加えて仕上げる。〔料理の仕上げ〕味を加え，必ず火を通した材料を冷やしておく。ソースをかけるときには金網に並べ，ちょうどよい濃さのソースを上から全面をおおうように一度にかけて冷やし固める。ソースのかかり具合が薄いときには，さらに何度かかけて全面をおおう。金網の下に流れ落ちたソースは集めて固さを整えると，再び使用することができる。ソースが固まったところで，形とソースの色に合わせて上に色彩に富んだ美しい飾りをつける。黒色はトリュフ，しいたけ，黒オリーブ，水前寺海苔，赤色はにんじん，トマトの果肉，ピメント（赤ピーマン），

緑色は青ねぎのゆでたもの，オリーブ。黄色はゆで卵の黄身，レモン皮，白色はゆで卵の白身などが使われる。さらにこの上に，光沢（つや）出しと飾りが動かないようにアスピック（aspic jelly, gelée d'aspic）をかけて仕上げることが多い。ショーフロワソースを使った料理は，供卓したらあまり長く置かないこと。とくに夏期などは，ゼラチンが溶け出すことがある。→アスピック

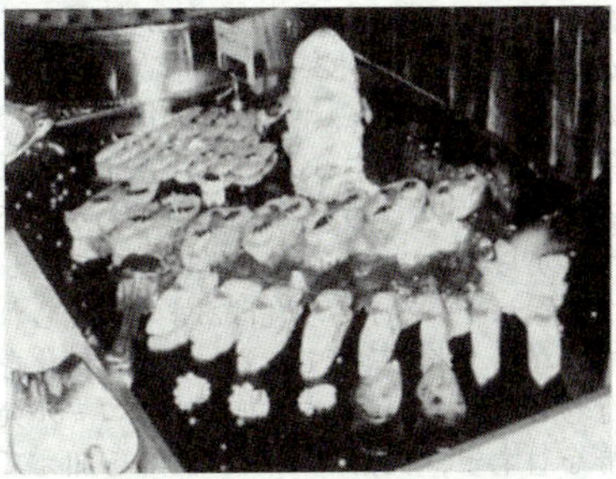

ショーフロワソースをかけて飾ったもの

しょくいく　食育　［Education for eating（dietary）life］　児童生徒を対象とした「食に関する指導」を基本とする教育。現代社会における若年層の食生活の「逸脱現象」に対する危機感から，知育，徳育，体育と並ぶ新しい教育理念として学校教育の場に導入された。食育基本法（2005年）では，安全で安心できる食品を確保し取り入れることにより，1）国民の心身健康と豊かな人間形成，2）食に対する感謝の念，3）子どもの食育における保護者，教育関係者などの役割，4）食に関する体験活動と食育推進活動の実践，5）伝統的な食文化，地域産業の活性化，6）食料自給率の向上への貢献，などを掲げている。その内容として，1）学校や保育所，施設などの食育推進，2）家庭における食育推進，3）地域における食育推進，4）国民的な食育推進運動，5）生産者，消費者との交流の推進，6）食文化の継承のための活動，7）食品の安全性，栄養そのほかの食生活に関する調査，研究，情報の提供，国際交流の推進，などをうたっている。

しょくえん　食塩　［Common salt］　食塩は調味料として欠くことができないものであるが，また，栄養的にも，もっとも多量に必要とする大切な成分である。化学的には塩化ナトリウム（$NaCl$）であるが，多少の不純物を含んでいる。不純物は，塩化マグネシウム（$MgCl_2$），硫酸カルシウム（$CaSO_4$），塩化カリウム（KCl），硫酸マグネシウム（$MgSO_4$）などである。〔製法〕わが国では，古く安土・桃山時代から製塩は塩田法によって行われていたが，この方式は土地と労力を必要とするため高コストにつく。1968年ごろよりイオン交換膜法が実用化された。この方式には工場設備と電力を必要とするが，土地，人力を必要とせずコストを1/3に下げることができる。〔用途〕おもな用途は食卓用，調味用のほか，漬け物用，醤油・味噌醸造用，塩蔵用，水産加工用など。〔食塩の苦味〕食塩は完全に水に溶けて苦味のあるものがよい（20℃で水100 gに36 g溶ける）。苦味のあるものは，焼き塩とすれば苦味が消える。これは，塩化マグネシウムが分解して，水に溶けない酸化マグネシウムとなるため。〔食塩含量〕食塩は，調味および防腐の目的から食品加工に広く使用されるが，おもなものの食塩含量は，醤油100 *ml*中18 g，甘味噌6％，辛味噌12％，塩ザケ8％，イワシ丸干し5％。バター2％などである。〔食塩と人体生理〕食塩は調味料として食欲を進めるだけでなく，体内で血液の浸透圧を一定に保つ機能をつかさどり，血液中0.9％がつねに保たれる。また，細胞の活動に必要なNaを供給する。さらにClは胃酸の分泌に必要である。NaとClは主として細胞外液中に存在し，細胞内液中のカリウム（K）とともに，これら電解質の濃度を一定に保持することは健康を保つ上で不可欠なことであり，体液の恒常性維持とよばれる。〔食塩の適正摂取量〕食塩の過剰摂取を防ぐ意味からナトリウム適正摂取量が設定され，Na量をNaCl量に換算して1日食塩9 gという摂取目標が示された。これは，健康な

人が尿・糞・汗などから排泄または喪失する最低限の Na の総量が基になっており，高熱環境や病的条件下では適用されない。

しょくえんそうとうりょう　食塩相当量　[Salt equivalent]　食品中ナトリウム量×2.54。日本食品標準成分表2010に表示されている食塩量は，食品中の食塩および食塩以外のナトリウム含有化合物（たとえばグルタミン酸ナトリウム，アスコルビン酸ナトリウム，リン酸ナトリウム塩など）などに由来するナトリウム量を基礎に，食塩相当量をもって表している。

しょくす　食酢　[Vinegar]　4～5％の酢酸を主体とする酸味調味料で，酢酸のほかに，揮発性および不揮発性有機酸類，糖類，アミノ酸類，エステルを含有し，芳香とうま味をもつ。〔種類〕食酢は品質表示基準により「醸造酢」と「合成酢」に大別される。醸造酢はアルコールまたは酒類を酢酸発酵させたもの（氷酢酸や酢酸を使用しない）であり，合成酢は氷酢酸または酢酸の希釈液に調味料や醸造酢を調合したものである。この醸造酢や合成酢を主原料として調味料などを加えて加工された酸味調味料（すし酢やポン酢など）は加工酢といわれる。醸造酢は日本農林規格により，穀物酢，果実酢と，そのほかの醸造酢に分類される。穀物酢には米酢，玄米酢，黒酢，麦芽酢，ハトムギ酢，酒粕酢（粕酢）などがあり，果実酒にはりんご酢（アップルビネガー），ぶどう酢（ワインビネガー），かき酢などある。また，そのほかの醸造酢としては，黒糖酢のほか酒精酢（アルコール酢）がある。近年は，穀物酢と酒精酢が全食酢生産量をほぼ2分している。〔わが国の食酢の製法〕1）粕酢（かすず）：清酒粕を1～2年間密封貯蔵の後，水を混ぜて7～10日自然にアルコール発酵を行わせ，圧搾ろ過する。このろ液を澄汁（すまし）という。澄汁の一部を60～70℃に加熱したものを沸汁（わかし）といい，澄汁と沸汁と種酢（1：1：2）を混合して酢酸発酵を行わせる。38～40℃に1～2か月置いてから上澄をとり，3～6か月貯蔵する。この期間に香味が円熟する。その後ろ過，殺菌を行い製品とする。すし用に賞用される。2）米酢（こめず，よねず）：わが国で古くからつくられた酢で，美味なものとして知られているが，現在はあまりつくられていない。米と麹とで，じゅうぶん糖化を行わせた後に，酒母を添加しアルコール発酵を行わせ，発酵の末期に種酢を加えて28～30℃に1～3か月保ち酢酸発酵を終わる。さらに2～3か月貯蔵熟成させる。3）酒精酢：純アルコールを主原料とした酢である。アルコール発酵の手数が省けるために広く，かつ多量に生産されている。アルコールを5～8％に希釈し，酢酸菌の栄養源を添加した後，これに種酢を加えて酢酸発酵を行わせたものである。風味に乏しい欠点がある。市販の食酢の成分は表に示すとおりである。

しょくせいかつししん　食生活指針　[Guide for life-style of eating]　国民が日々

食酢の成分

成分＼製品	A	B	C	D
比重	1.014	1.009	1.007	0.010
総酸（酢酸として）(%)	4.58	4.20	4.32	4.14
揮発酸（　〃　）(%)	4.52	4.14	4.26	4.05
不揮発酸（乳酸として）(%)	0.10	0.03	0.08	0.14
直接還元糖 (%)	1.14	0.45	0.01	0.04
全糖 (%)	1.20	0.49	0.01	0.06
全窒素 (%)	0.025	0.010	0.004	0.026
アミノ態窒素 (%)	0.011	0.009	0.001	0.001
灰分 (%)	0.09	0.08	0.18	0.36

の生活のなかで，具体的に実践できる目標として，国が定めた指針。厚生労働省，農林水産省，文部科学省が連携して策定(2000年)。以下におもな事項を示す。
◯食事を楽しみましょう。・心とからだにおいしい食事を，味わって食べましょう。・毎日の食事で，健康寿命をのばしましょう。
◯１日の食事のリズムから，健やかな生活リズムを。・朝食で，いきいきした１日を始めましょう。・夜食や間食はとりすぎないようにしましょう。
◯主食，主菜，副菜を基本に，食事のバランスを。・多様な食品を組み合わせましょう。・調理方法が偏らないようにしましょう。
◯ごはんなどの穀類をしっかりと。・穀類を毎食とって，糖質からのエネルギー摂取を適正に保ちましょう。・日本の気候・風土に適している米などの穀類を利用しましょう。
◯野菜・果物，牛乳・乳製品，豆類，魚なども組み合わせて。・たっぷり野菜と毎日の果物で，ビタミン，ミネラル，食物繊維をとりましょう。・牛乳・乳製品，緑黄色野菜，豆類，小魚などで，カルシウムを十分にとりましょう。
◯食塩や脂肪は控えめに。・塩辛い食品を控えめに，食塩は1日10 g未満にしましょう。・脂肪のとりすぎをやめ，動物，植物，魚由来の脂肪をバランスよくとりましょう。
◯適正体重を知り，日々の活動に見合った食事量を。・太ってきたかなと感じたら，体重を量りましょう。・普段から意識して身体を動かすようにしましょう。・美しさは健康から。
◯食文化や地域の産物を活かし，ときには新しい料理も。・地域の産物や旬の素材を使うとともに，行事食を取り入れながら，自然の恵みや四季の変化を楽しみましょう。・食文化を大切にして，日々の食生活に活かしましょう。
◯調理や保存を上手にして無駄や廃棄を少なく。・買いすぎ，作りすぎに注意して，食べ残しのない適量を心がけましょう。・賞味期限や消費期限を考えて利用しましょう。・定期的に冷蔵庫の中身や家庭内の食材を点検し，献立を工夫して食べましょう。
◯自分の食生活を見直してみましょう。・自分の健康目標をつくり，食生活を点検する習慣を持ちましょう。・家族や仲間と，食生活を考えたり，話し合ったりしてみましょう。

しょくたくえん　食卓塩　[Table salt, Common salt]　食用の塩のうち，とくに精製されて，食事の際に自己の好みに合わ

塩の品質規格表（（財）塩事業センターの銘柄）

銘柄	塩化ナトリウム	添加物	粒度	摘要
並塩	95%以上		150〜600 μm	80%以上
食塩	99%以上		同上	
食卓塩	99%以上	塩基性炭酸マグネシウム基準0.4%	300〜500 μm	85%以上
クッキングソルト	99%以上	同上	180〜500 μm	85%以上
精製塩	99.5%以上	同上0.3%	180〜500 μm	85%以上
特級精製塩	99.8%以上		180〜500 μm	85%以上
原塩	95%以上		別に定める	
粉砕塩	95%以上		原塩を粉砕したもの	
漬け物塩	95%以上	リンゴ酸0.05% クエン酸0.05%		

（重金属イオン10 ppm以下，原塩と粉砕塩，漬物塩は15 ppm以下）

せて塩味を補うために小ビンに入れ，食卓に出しておく塩を食卓塩という。(財) 塩事業センターの品質規格に定められている食卓塩は，塩化ナトリウム (NaCl) 99％以上，塩基性炭酸マグネシウム ($MgCO_3$) 基準 0.4％，粒度 300～500 μm, 85％以上である。塩基性炭酸マグネシウムは，塩の吸湿の防止用である。味付け食卓塩は食卓塩に調味料を添加したものであるが，規格等は不定で，一般的なものではない。

しょくちゅうどく　食中毒　［Food poisoning］　飲食に起因する健康障害のうち，発熱，嘔吐，下痢，腹痛など急性胃腸炎症状を示す疾病の総称。先進諸国ではそれぞれの食生活とその間に発生する食中毒に対応した基盤的研究と公衆衛生行政上の措置がとられている。多くの場合，慢性的疾病，特定の過敏性体質者にみられる食事性アレルギー，栄養学的健康障害，寄生虫症あるいは異物にともなって起こる物理的障害などはそれぞれに別の立場で整理され，また，飲食を介して伝播する経口伝染病も区別して取り扱われている。食中毒は原因別に表のように大別される。そのほか，アレルギー様食中毒，かび毒による食中毒なども知られている。〔細菌性食中毒〕原則として食品中で増殖した細菌，あるいはその代謝物である毒素を含む食品の摂食によって起こる急性胃腸炎もしくは下痢症をいう。発症機序の特徴から大別して次の3型に整理されている。1) 感染型：食品中で増殖し食品とともに摂取された菌が，さらに小腸内で増殖することによって発症すると考えられている。サルモネラ菌属，病原性大腸菌，腸炎ビブリオ，カンピロバクター，ナグビブリオなど食中毒統計に際して明記して記録される11種の細菌を含む。中毒の発症機序に関しては未解明な点も多い。2) 毒素型：黄色ブドウ球菌およびボツリヌス菌のように，食品中で増殖する間にそれぞれに特異的たんぱく毒素を産生し，それら毒素を含有する食品を摂食して中毒を起こす。3) 中間型：原因菌の増殖過程は感染型に類するが，腸管内で産生されるエンテロトキシンによって下痢症を起こす。毒素原性病原大腸菌，ウエルシュ菌，セレウス菌などによる食中毒を含む。そのほか多数多種の細菌が，飲食にともなう疾病の病因物質を疑わせる状況の下で検出されているが，食中毒統計上の記録には発生頻度，患者数，致命率などを判断基準に15種類の食中毒菌が登録されている。〔化学物質による食中毒〕食品衛生法が施行された1948年当時はメタノール中毒が頻発し，この範ちゅうの食中毒の主因をなした。その後の記録によれば，亜鉛，カドミウム，アンチモン，銅，鉛など金属容器からの溶出物質，ヒ素化合物や有機合成化合物など食品製造過程における事故原因物質を含め多種類の物質が報告されている。過去60年間の全食中毒発生件数，全患者数，全死者数の中に占める割合は小さい。しかし，ヒ素ミルク事件やカネミ油症など大きな社会問題となった。〔自然毒による食中毒〕植物性自然毒のきのこ中毒は秋に多く，過去30年間の年間平均件数80件，患者数平均538名，死者数平均5名が記録されている。フグ中毒はわが国の代表的動物性自然毒であり，かつては200名を超える死者をみたが近年は10名以下に激減した。食品衛生法によって，食中毒を診断した医師は保健所に届け出ることが義務づけられている。知事（市長）を経て厚生労働大臣に届け出られた食中毒は食中毒統計に整理される。1948年来のわが国の食中毒発生状況を概括すると，年間発生件数

食中毒原因別分類

種類		原因
細菌性食中毒	感染型	サルモネラ菌，腸炎ビブリオ，病原性大腸菌，その他
	毒素型	ボツリヌス菌，黄色ブドウ球菌
化学物質による食中毒		メタノール，重金属，ヒ素，有機合成化合物など
自然毒による食中毒	植物性	毒草，毒きのこ
	動物性	フグ，南方毒魚，下痢性貝毒，まひ性貝毒

1,200件前後，患者数35,000名前後と大きな変化はみられないが，食中毒による死者は往時の300名台から近年10名以下に減少した。

しょくちゅうどくきん　食中毒菌 [Causative micro-organisms of food poisoning]　細菌性食中毒原因菌。食中毒の発生頻度ならびに患者数が多いこと，もしくはその頻度・患者数は少なくとも致命率の高いことを基準に，わが国の代表的食中毒菌としてサルモネラ菌属，腸炎ビブリオ，病原性大腸菌，ブドウ球菌ならびにボツリヌス菌などが，食中毒総合統計上の病因物質名の欄に独立した項目として記録され，これら以外の原因菌は一括して「その他」として整理されてきた。しかし，数年にわたる原因不明の下痢症に関する総合研究の成果を背景として，1983年度食中毒統計からは，上記5菌種を含め，表に示す菌を病因物質とする食中毒はそれぞれに独立した項目として整理されることとなった。すなわち，食品衛生調査会食中毒部会の具申意見「(下記の) 細菌に汚染された食品を摂取したことによるそれらの病原菌に起因した急性胃腸炎または下痢症を食中毒とし，適切な食中毒対策を講ずることが適当である」を受けて，厚生省環境衛生局食品衛生課長通達（環食）第59号（昭和57年3月11日）によるものである。これらの菌は過去において急性胃腸炎または下痢症患者の糞便からしばしば分離同定されたものであるが，いまだ未同定の下痢原性細菌の存在も当然考えられ，それらは今後の研究にまたれる。

食中毒菌の種類

〈感染型食中毒菌〉
サルモネラ菌属
腸炎ビブリオ
病原性大腸菌
ナグビブリオ
ビブリオミミクス
カンピロバクタージェジュニ／コリー
エルシニアエンテロコリチカ
エロモナスヒドロフィラ
エロモナスソブリア
プレシオモナスシゲロイデス
ビブリオフルビアリス
〈毒素型食中毒菌〉
黄色ブドウ球菌（エンテロトキシン）
ボツリヌス菌（A-，B-，E-，F-型毒素）
ウエルシュ菌（エンテロトキシン）
セレウス菌（エンテロトキシン）

しょくにく　食肉 [Meat]　畜肉（牛肉，豚肉，馬肉，めん羊肉，やぎ肉），家兎（と）肉，家禽肉を総称して食肉という。肉畜は，一般にトラックなどによってと畜場に輸送され，生体検査を受けた後，と殺解体され，できるだけ急冷却され，枝肉または分割（カット）肉として食肉卸売市場において売買される。枝肉またはカット肉は，食用として適当な状態にするため一定の期間貯蔵される。と殺後の肉は，死後硬直が始まり，一定の硬直期を過ぎると再び軟化してくる。さらに貯蔵によって熟成期に入り，肉自体の酵素作用を受けて風味が増大し，調理に適した状態になる。もっとも，適切な条件下にないと，熟成に伴って微生物の繁殖も盛んとなり，腐敗に至る。そのため食肉の貯蔵に，冷蔵，冷凍，乾燥，塩蔵，その他の肉加工が行われる。食肉は，し好性の高いたんぱく質食品として認められているように，水分を別にすると，その主成分はたんぱく質で生肉の約20％を占めている。一般に幼畜の肉は水分が多く（75〜80％），脂肪やエキス分含量が少ないため風味は乏しいが，結合組織が未発達なため肉はやわらかい。老畜になると，肉色は濃くなり，結合組織が発達しているうえに脂肪の交雑が少ないので，肉はかたく，風味も乏しい。アメリカでは，生後3か月未満の牛を veal，3〜8か月のものを calf，それ以上のものを beef また仔牛を産んだことのない雌牛を heifer とよび，十分に肥育した heifer の肉質は最上とされている。成熟後の去勢牛 stag の肉は成熟前の去勢牛 steer の肉より筋繊維が粗く，肉色が濃い。雌成牛 cow の肉は heifer の肉より品質がやや劣って

いる。雄成牛は bull とよばれる。食肉加工品には，ハム，ベーコン，プレスハム，ソーセージ（スモークソーセージ，クックドソーセージ，フレッシュソーセージ，セミドライソーセージ，ドライソーセージなど），缶詰製品（大和煮，コンビーフなど），特殊製品（ローフ類など）がある。

しょくにくかこうひん　食肉加工品 [Meat products]　食肉，一般的には畜肉を主材とした加工食品の総称で肉製品と同義語である。ときには，ハム，ベーコン，ソーセージの意味でいうこともある。また，食肉を用いたハンバーグ，焼き豚などを含めていうこともある。

しょくにくたんぱくしつ　食肉たんぱく質 [Meat protein]　食肉の一般組成は，動物の種類，年齢，栄養状態，肉の部位などによって異なるが，ふつう，水分含量と脂肪含量は互いに負の関係を示す傾向にあって，脂肪含量の多い肉は，その分だけ水分含量が少なくなり，また，相対的にあらたんぱく質含量が低下するようになる。赤身肉の一般成分は，粗脂肪と水分含量合計約80%，あらたんぱく質含量約20%となる。筋肉たんぱく質は，筋肉組織内における存在位置，機能あるいは各種塩溶液に対する溶解性の違いによって，筋原繊維たんぱく質，筋形質（筋漿）たんぱく質および肉基質（結合組織）たんぱく質の3者に分けられるが，それぞれの含量比は，全筋肉たんぱく質量に対して，筋原繊維たんぱく質（塩溶性画分，ミオシン，アクチン，トロポミオシン，トロポニンなど）約56%，筋形質たんぱく質（水溶性画分，可溶性酵素群，ミオグロビン，ヘモグロビン）約33%，肉基質たんぱく質（不溶性画分，コラーゲン，エラステン，レチキュリン，不溶性酵素群）約11%の割合となっている。たんぱく質のアミノ酸組成は必須アミノ酸に富み，栄養価値が高い。

しょくひん　食品 [Food]　栄養素を一種以上含んでおり，有害物質を含まない天然物およびその加工品を食品という。〔分類〕畜肉，牛乳，魚介類およびその加工品を含む動物性食品と穀類，豆類，いも類，野菜類，果実類およびその加工品を含む植物性食品に大別される。また，畜肉，魚介類，果実，野菜のように水分の多い天然物を生鮮食品，精米，味噌，ハム，ソーセージ，缶詰類など，天然物になんらかの手を加えたものを加工食品として区別する。さらに，食品を食糧あるいは食料と区別する使い方もあり，米，大麦，小麦など主食的性格の強いものを食糧とし，それ以外のものを食品とよんだり，主食的なものだけでなく，豆類，いも類，野菜，畜肉，牛乳，魚介類など原材料を食料とし，これを加工したものを食品あるいは食料品とする場合がある。したがって，食品には市場に出る品物の概念が入っている。一方，食品衛生法では，「食品とはすべての飲食物をいう」と定義され，その範囲は食品のほかに，これらを組み合わせて得られる食物あるいは食事など，さらにまた，飲料水などをも含んでいる。〔種類〕食品は種類が多く，原料によって分類すると米，小麦，大麦，とうもろこしなど穀物およびその加工品（パン，麺など），大豆，いんげんなどの豆類およびその加工品（味噌，豆腐，あんなど），さつまいも，じゃがいも，こんにゃくいもなどのいも類およびその加工品（じゃがいもでんぷん，春雨，こんにゃくなど），各種野菜類およびその加工品（漬け物，缶詰など），茶，各種果物およびその加工品（果汁，果肉缶詰など），海藻およびその加工品（浅草海苔，寒天など），畜肉およびその加工品（ハム，ソーセージ，缶詰類など），牛乳および乳製品（バター，チーズ，粉乳，練乳など），魚介類およびその加工品（干物，缶詰，水産練り製品など）などが含まれ，このほかに砂糖をはじめとする糖類，油脂（原料は大豆，なたね，綿実，魚体など種類が多い），およびその加工品（マーガリン，ショートニングなど），調味・香辛料（醤油，酢，ソースなど），アルコール飲料（日本酒，ビールなど），菓子類などがある。〔成分表〕文部科学省編の日本食品標準成分表

2010では1,878種にのぼる食品100 g中に含まれるエネルギー，水分，たんぱく質，脂質，食物繊維，灰分，ミネラルとしてカルシウム，マグネシウム，リン，鉄，ナトリウム，カリウム，亜鉛，銅，マンガン，ヨウ素，セレン，クロム，モリブデン，ビタミンとしてA, D, E, K, B_1，B_2，ナイアシン，B_6，B_{12}，葉酸，パントテン酸，ビオチン，Cの量の代表的数値をかかげている。〔特殊な食品〕食品に特定の栄養素，たとえばミネラル，ビタミンを添加したものを強化食品とよんでいる。また，特定の栄養素を高濃度に含むものが栄養補助食品の名で市場に出されているが，そのなかには厚生労働省で規格された栄養機能食品がある。加工食品は生鮮食品に対することばであるから，人間が多少とも手をかけたものは加工食品であるが，最近技術の進歩で無菌充てん食品，レトルト食品，冷凍食品など保存性の高い各種の加工食品が市場に出ている。また，農水産物から特定の成分を取り出して新たに組み合わせてできた組み立て食品（例：マーガリン），外観，食味などを本物に似せてつくったコピー食品（例：模造いくら），成形食品（例：成形ポテトチップ，成形ステーキ）などがつくられるようになった。加工食品をただちに食品添加物使用と結び付けることは，必ずしもあたっていない。食品添加物を使わず，これにかわって冷凍によって保存性をもたせた冷凍食品も加工食品の一種である。化学肥料および農薬を用いない生野菜や穀物を有機農産物という。→くみたてしょくひん，コピーしょくひん，せいけいしょくひん

しょくひんあんぜんいいんかい　食品安全委員会　［Food Safety Commission］国民の健康の保護がもっとも重要であるという基本的認識のもと，規制や指導等のリスク管理を行う関係行政機関から独立して，科学的知見に基づき，客観的かつ中立公正にリスク評価を行う機関のこと。リスク評価とは，食品を食べることによって有害な要因が健康に及ぼす悪影響の発生確率と程度（リスク）を評価することである。経済社会の発展にともない国民の食生活が豊かになる一方，わが国の食生活を取り巻く環境は，近年，大きく変化し，国民の食に対する関心が高まってきた。こうした情勢の変化に的確に対応するため2003年7月1日に内閣府に設置された。食品安全委員会は7名の委員から構成され，その下に専門調査会が設置されている。専門調査会は，企画専門調査会，リスクコミュニケーション専門調査会，緊急時対応専門調査会に加え，添加物，農薬，微生物といった危害要因ごとに14の専門調査会が設置されている。

しょくひんえいせい　食品衛生　［Food sanitation, Food hygiene］　われわれの日常摂取する飲食物，およびそれに関連する添加物，器具，容器，包装などについて衛生的な品質を確保することにより人の健康を維持し，食生活を快適，安全なものとすること。人の健康をそこなうおそれのある食品は好ましくなく，このため食品の製造から消費にいたる間の衛生的な管理が必要である。法律的には食品衛生法が制定され，飲食による衛生上の危害の発生を防いでいる。これによって販売または給食に供する食品または添加物の採取，製造，加工，調理，貯蔵，陳列，授受に関して厳しく規定されている。

しょくひんえいせいかんしいん　食品衛生監視員　［Inspector of food sanitation (hygiene)］　食品衛生法第22条で規定している食品衛生に関する指導，取締り

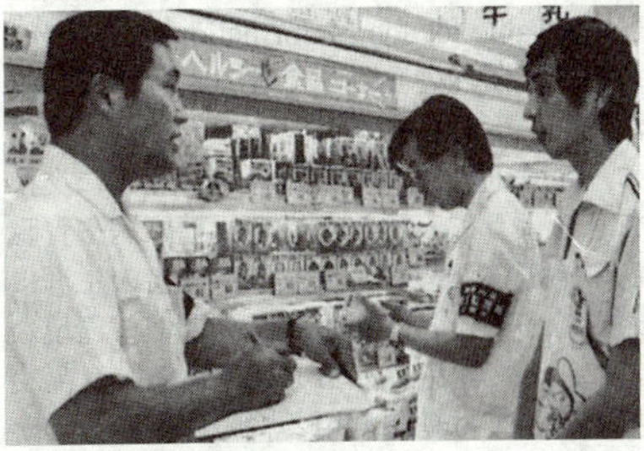

食品衛生監視・指導状況

しょ

の公的資格者。〔任命〕国家公務員または都道府県もしくは保健所を設置する市の公務員のなかから厚生労働大臣または都道府県知事もしくは保健所を設置する市の市長によって任命される。〔権限と任務〕営業の場所に臨検し，販売の用に供しもしくは営業上使用する食品，添加物，器具もしくは容器包装，営業施設，書類そのほかを検査し，必要な限度においてこれらを収去して試験する権限をもつ。また食品衛生に関する指導を行う任務ももっている。

しょくひんえいせいほう　食品衛生法

[Food sanitation law]　食品衛生に関する基本法。戦前の食品衛生に関する法規として，飲食物その他の物品取り締まりに関する法律，飲食物営業取締規則，牛乳営業取締規則等が存在したが，戦後，日本国憲法の制定により，食品衛生に関する基本法として昭和22年12月法律233号として制定され，1948年1月1日から施行された。同法は，飲食に起因する衛生上の危害の発生を防止し，公衆衛生の向上および増進に寄与することを目的としているもので，条文は総則，食品及び添加物，器具及び容器包装，表示及び広告，検査，営業，食品衛生調査会，雑則，罰則の11章，79条からなっており，たびたびの改正を経て今日に至っている。しかし今日では，進んだ社会機構に適応しない点も少なくない。食品衛生法に基づく事務は，国においては厚生労働省生活衛生局が，地方においては都道府県，保健所を設置する市の衛生主管部局が行っている。

しょくひんこうかんひょう　食品交換表

[Table for food information exchange]　一定の制限内の食品をできるだけいろいろ活用し，変化に富んだ献立をつくれるように，栄養的価値が等しい食品と互いに交換できるように表示したもの。糖尿病や腎臓病の治療のための食事療法は患者の生涯にわたるので，各人の好み，食習慣，環境などによって適応させる必要がある。食品交換表としては糖尿病用と腎臓病用のものがつくられている。

しょくひんこうぎょうコンビナート　食品工業コンビナート

[Food industrial complex]　〔施設〕原料，中間製品，製品の受け渡しをパイプで行うなどして，物の流れの結合をはかるように計画された食品，および飼料工場の結合型関連施設あるいは企業集団を食品工業コンビナートという。食品工場は輸入原料を中心とするため，小麦，大豆，とうもろこしなどを原料とする製粉工場，製油工場，飼料工場，食品加工工場を港湾の近くに隣接して建設する方式がとられる。原料貯蔵に必要な大型サイロがこれに加わるのがふつうである。〔経営形態〕食品コンビナートは同一資本系列の企業によるものが多く，1963年以降に企画された。その事業主体は食品会社か総合商社で，大手商社が圧倒的に多い。

食品工業コンビナート

地　区　名	製品，施設名
千葉食品コンビナート	サイロ，製粉，小麦二次加工，製油，配合飼料
船橋コンビナート	製粉，小麦二次加工
名古屋港南部コンビナート	サイロ，製粉配合飼料
神戸コンビナート	サイロ，製粉，製油，配合飼料
水島コンビナート	サイロ，製油，製粉，配合飼料
博多コンビナート	サイロ，製粉，配合飼料

しょくひんさんぎょう　食品産業

[Food industry]　食品産業は，食品製造業，食品流通業，外食産業の3つを含めた総称である。食品製造業は，輸送用機械器具製造業，電気機械器具製造業と並んで日本の経済活動を支える三本の柱になっており，総出荷額の約1割を占めている。食品産業は，これまで食生活の拡大，多様化，高度化の進展などに支えられて順調に発展してきた。食料支出に占める加工食品の割合が増加するとともに，加工，流通部門のウエイトが高まっている。

しょくひんしょうしゃ　食品照射

[Food irradiation]　食品に放射線を照射し，発芽防止や，殺菌・殺虫，熟度調節などの効果を期待する技術。〔食品照射の

〔導入状況〕1950年代後半にアメリカで軍隊食料，とくに牛肉の放射線殺菌が試みられて以来，世界各国で多くの食品の照射が検討され，許可食品の品目や規模は国によりさまざまであるが実施されている。照射処理量が年間1000 t以上の国は，2007年現在，中国，アメリカ，ウクライナをはじめ16か国である。〔食品照射の品目と目的〕2006年にFAO/IAEA（国際原子力機関）から公表された最新のデータベースには，各国の許可食品の品目が目的とともにつぎの8つに分類されており，許可国として57か国が登録されている。1）球根および地下根茎類（発芽防止），2）新鮮果物および野菜（熟度調整，殺虫），3）穀類およびその製粉品，豆類，種実，乾燥果実（殺虫），4）魚介類およびその製品（殺虫・殺菌），5）家禽肉，畜肉およびその製品（殺虫・殺菌），6）乾燥野菜，スパイス，調味料，動物飼料，乾燥ハーブおよびハーブ茶（殺虫・殺菌），7）動物性乾燥食品（殺虫・殺菌），8）そのほか，蜂蜜，宇宙食，病院食，軍用食，卵からの液状増粘剤など（殺菌）。米国NASAでは宇宙食の殺菌に利用している。〔照射食品の安全性〕放射線処理により，食品の栄養価が低下したり，毒性が生じたりしたならば問題がある。照射食品の安全性については，わが国でも国家プロジェクトによりじゅうぶんな試験行っている。また，FAO/ WHO/IAEA合同で，健全性評価がなされ，10 kGy（1 Mrad）までの照射ならば無条件で健全性が保証されるとされている。〔わが国の状況〕わが国では食品衛生法により規制されており，とくに許可された食品以外，食品を照射することは禁止されている。現在許可されているのは，じゃがいもの発芽防止のみである。北海道の士幌には大規模な照射プラントがあり，年間8,000 tの照射が行われている。なお，食品衛生法により，照射食品は照射がされた旨表示する義務がある。〔食品照射の利点と欠点〕利点は，食品の温度を上げないので風味・栄養価の低下が少ないこと，包装したままで処理できることなどであり，欠点は設備費のかかること，消費者の受容性が低いことなどである。

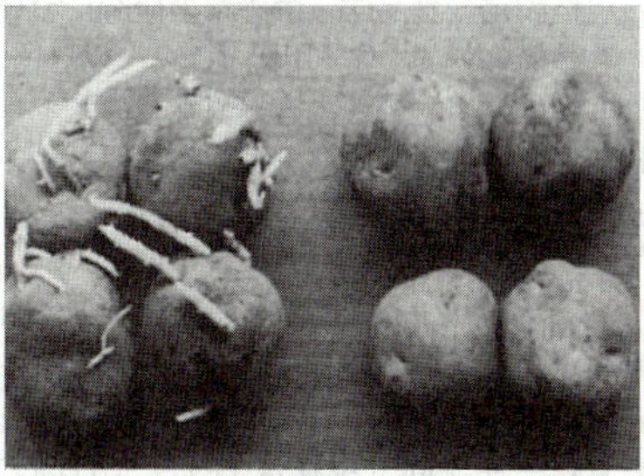

発芽防止の照射処理をしたじゃがいも（右）

しょくひんせいぶんひょう　食品成分表　［Food standard table］　わが国において，常用される食品の標準的な成分値を収載したもの。1950年に初版が発表され，最新のものは2010年11月に発表された『日本食品標準成分表2010』である。作成は，文部科学省科学技術・学術審議会が担当し，複数の出版社から刊行されている。〔収載食品〕18食品群，1,878食品が収載されている。原材料食品は天然物であり，その成分値は種類，生産環境などにより変動する。加工食品にあっては原材料の配合割合，加工方法によって変動する。また，調理食品は調理方法により変動する。成分表では，これらの変動要因にじゅうぶんに配慮しながら，分析値，文献値等を基に標準的な成分値を求め，1食品1標準成分値となっている。〔収載成分項目〕廃棄率，エネルギー，水分，たんぱく質，脂質，炭水化物，食物繊維，灰分，リン，鉄，ナトリウム，カリウム，カルシウム，レチノール，カロテン，レチノール当量，ビタミンB_1，ビタミンB_2，ナイアシン，ビタミンCおよびビタミンDなどが収載されている。さらに「日本食品標準成分表準拠アミノ酸成分表2010」「五訂増補日本食品標準成分表脂肪酸組成表編」がある。〔利用〕成分表は学校，病院等における集団給食や，患者に対する治療食の献立作成において日常的に使用される。行政面では，厚生

しょ

労働省の国民健康・栄養調査における栄養摂取量の算定，農林水産省の食料需給表における栄養供給量の算定に用いられ，食品の規格設定や食品学・栄養学の研究においても基礎資料として利用される。食品は国によって常用される内容が異なるので，世界各国とも独自の食品成分表を作成している。

しょくひんせっしゅりょう　食品摂取量　[Food intake]　わが国の国民の日常的な食品摂取量の指標。国民健康・栄養調査によって求められる。国民健康・栄養調査は，年1回（現在は11月）1日間の食品摂取量を調査するので，季節的影響を受けている。食品摂取量を基に，栄養摂取量が求められる。食品摂取量に対して，わが国の国民にどれほどの食料を供給しているかは，食料需給表によって求められる。食料需給表は1年間の合計を集計していること，家庭での廃棄を考えていないことなどの理由で国民健康・栄養調査の値と一致しない。

食品群別摂取量（2010度）

食品群	摂取量（g/日/人）
穀類	439.7
いも類	53.3
油脂類	10.1
豆類	55.3
緑黄色野菜	87.9
その他の野菜	180.2
果実類	101.7
海草類	11.0
砂糖類	6.7
し好飲料類	598.5
菓子類	25.1
魚介類	72.5
肉類	82.5
卵類	34.8
乳類	117.3

しょくひんてんかぶつ　食品添加物　[Food additives]　食品の製造加工または保存の目的で，食品に添加，混和あるいは浸潤して，食品の品質を向上させるかあるいは保存性やし好性を向上させるために加える化学的合成品および天然物をいう。わが国では，食品添加物の使用はポジティブリスト方式をとり，化学的合成品および天然添加物に関して指定されたもの以外は使用してはならないことになっている。天然添加物とは，天然に存在するか，天然資源を直接原料とし，その目的物質の本質を変えない範囲（蒸留，精製，加水分解）で抽出・加工したものをいい，天然色素，天然甘味料などがある。2011年7月19日には食品添加物として420品目が指定されている。〔使用目的による分類〕1）し好性の向上，味覚の向上を目的とした調味料，甘味料，酸味料，香りの向上を目的とした着香料，色調の向上を目的とした着色料，発色剤，漂白剤。2）変質・腐敗の防止：微生物の発育抑制を目的とした保存料，殺菌料，酸化抑制の酸化防止剤。3）品質の改良・保持を目的とした乳化剤，糊料，小麦粉改良剤，皮膜剤，品質保持剤。4）栄養強化を目的とした強化剤（アミノ酸，ビタミン，塩類，金属類）。5）そのほかの膨張剤，基礎剤など。〔使用基準の作成〕各食品添加物については，不純物，有害性金属などを規制するため，その成分規格，使用基準，表示などの基準を決めており，「食品添加物公定書」に記載することとなっている。使用基準の設定にあたっては，長期毒性試験による最大無作用量から計算したADI（Acceptable Daily Intake）やMTDI（Maximum Tolerable Daily Intake：1日の摂取最大耐量）を，食品中からの最大摂取量が超えないように考慮されている。MTDIは，食品添加物が通常の食品の必須の栄養分であったり，不可欠であったりする場合に用いる。食品添加物の使用に関しては，添加対象食品の種類を制限する，添加し得る最大量を制限する，使用目的を制限する，使用方法を制限すること，などが行われている。〔使用状況〕食品添加物の生産量のうち80％程度が酸，アルカリなどの食品製造用添加物で，残りの20％が調味料，殺菌料，甘味料，酸味料，着色料などである。また，製品別にみると，調味料

が60％以上を占め，そのほか強化剤，糊料，着香料，膨潤剤などである。

しょくひんぶんるい　食品分類　[Food classification]　食品用語には食品，食糧，食料，食料品，食物，食べ物，飲食料品，飲食物など類似のことばがあり，ニュアンスはそれぞれ異なっているが，これらの明確な定義付けはむずかしい。したがって，食品のとらえ方や食品の分類方法もいろいろある。一般には農作物（園芸作物を含む），畜産物，水産物，林産物とその加工品に大別し，それぞれ農産食品（園芸食品を含む），畜産食品，水産食品，林産食品に分けられる。しかし，食生活の多様化に対応して，各種の食品素材を用いた複合食品が現れたため，上述の区分のみでは分類，整理がむずかしくなってきている。食品は日本標準商品分類，日本食品標準成分表，食料需給表，農林水産統計，国民健康・栄養調査，卸売物価指数，家計調査報告，工業統計，日本貿易月表などのほか，食品衛生法，日本農林規格，物品税法などで分類されているが，それぞれの目的に対応して違いがみられる。

しょくひんリサイクルほう　食品リサイクル法　食品産業（食品製造業，食品流通業，外食産業）から発生する食品廃棄物を減量することを各企業に義務付けた法律。減量のためには，発生を抑えること，廃棄物を減量すること，廃棄物を再生利用することの3つが必要である。廃棄物を肥料化して，食材の農産物の施肥に利用するなどの取り組みが行われている。年間100 t以上の食品廃棄物を発生する企業では，減量が達成できない場合は，罰則の規定がある。2007年12月，食品関連事業者の取り組み強化をめざして法改正されている。

しょくひんりゅうつう　食品流通　流通は，生産と消費という別個の経済単位を結び付け，食品を生産から消費にいたるまでの間を円滑に運営させる役割をもつものである。〔流通機能〕流通の機能は大別すると物的流通（物流）と商的流通（商流）に分けられる。物流は財（ここでは食品）を物理的に生産から消費まで移動させる活動で，その間，空間的移動および時間的移動にともなう調節機能を有している。具体的には，包装，荷役，輸送，保管および通信の諸活動からなる。商流は生産された食品が消費者にわたるまでの所有権の移動をめぐる取引（売買）活動で，その間で価格が形成される。〔流通機構〕流通の機構は，これら流通機能を生産から消費にいたる各流通段階の経済組織において分担担当する仕組みとなっている。この流通の組織構造には縦列的構造として，生産組織，卸売組織，小売組織に大別され，一般に食品はこの流通経路を通るが，食品の種類，経済的性格などで，必ずしもこの経路を経ない，産地直結方式もある。横列的構造としては，卸売段階では一次問屋，二次問屋，三次問屋があるが，現在，統合の方向にある。生鮮食品では中央卸売市場，地方卸売市場などがあり，価格形成に重要な役割を果たしている。小売段階では，資本拠出面から分類すると商業資本による独立小売店（よろずや，普通小売店，専門店，百貨店，スーパーマーケット，割賦販売店，通信販売店，ディスカウントストア，コンビニエンスストア）のほか，生産者や消費者の直営小売店または生活協同組合などがある。しかし，最近は各種業態の共同経営や系列化が進められており，ボランタリーシステム，フランチャイズシステムなどの方式もとられている。〔卸売市場〕卸売市場法に基づいて運営されている。卸売市場は多種多様な生鮮食料品の集荷，現物上場と

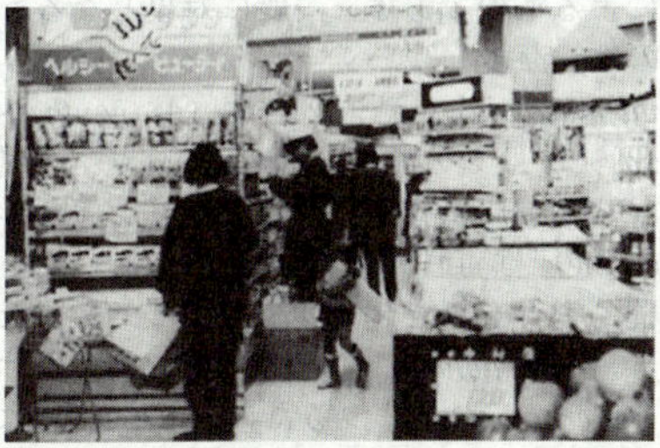

スーパーマーケット

しょ

せり取り引きを主体とした価格形成，小売業者への分荷，販売代金の決済などの機能を有し，これらの業務を卸売業者，仲卸業者，小売業者など，市場関係者が規則に基づいて行っている。

しょくぶつステロール　植物ステロール　［Phytosterol］　動物に多いコレステロール（cholesterol）と異なり，ステロール骨格の24位にアルキル基を有するもの。植物はこれのみで，コレステロールを含まない。コレステロール吸収阻害以外に，脂質異常症や前立腺肥大に対する効果があるといわれている。

しょくぶつせいこうりょう　植物性香料　〔香料採取部分〕花，葉，幹，枝，根，種子，果実，樹皮，樹脂などのあらゆる部分が香料採取の対象となっている。たとえば，レモングラス，パチュリーなどは葉から，バラ，ジャスミンなどは花から，チバーは根から，黒文字オイルは枝葉から採取される。〔採取方法〕圧搾，蒸留，抽出，浸出の諸法がある。収油率は蒸留法で2/1,000ぐらいといわれる。〔品質〕一般に香料がほかの商品と比較して高価であるのは，このように原料に対する採取率が少ないのが原因である。蒸留法でつくったものは，圧搾法のものに比べて風味が劣るといわれる。〔成分〕これらのオイルは，多くは樹脂質，すなわちテルペン属に属する複合物を含有する。→こうりょう

しょくぶつせいしぜんどく　植物性自然毒　［Naturally occuring toxin of plant origin］　植物の有毒成分。植物性自然毒による食中毒の大部分は，きのこと毒草によるものである。一般に対象となるものは，毒きのこ，ベニテングタケ（*Amanita muscaria*），テングタケ（*A. pantherina*），アセタケ属（*Inocybe*）やカヤタケ属（*Clitocybe*）に含まれるムスカリン（muscarine）は毒性はそれほど強くないが，催幻覚性をひき起こす。たまごてんぐたけ（*A.phalloides*），しろたまごてんぐたけ（*A.verna*）やどくつるたけ（*A.virosa*）は見かけは地味で毒々しくないので，しめじなどと誤って食べ，中毒を起こすことが多く，しかも猛毒性のために死亡事故になることがある。有毒成分としてアマニチン（amanitin）やファロイジン（phalloidin）が分離されている。毒草としてとりかぶとの新芽をふくらべと誤食，また，にりんそうと誤食して中毒した例がある。有毒成分としてアコニチン（aconitine），メサコニチン（mesaconitine），リコクトニン（lycoctonine）があり，猛毒である。変わった中毒例として，やまとりかぶと（*A.japonicum*）の密生地の近くで採取された蜂蜜により，軽度のアコニチン中毒が発生した事件がある。ダツラ（しろばなようしゅ朝鮮朝顔 *Datura stramonium*）やベラドンナ（*Atropa belladonna*），ヒオス（*Hyoscyamus niger*），あるいははしりどころ（*Scopolia japonica*）などのナス科植物は，L-ヒオスシアミン（hyoscyamine），アトロピン（atropine），スコポラミン（scopolamine）などの有毒成分を有する。中毒事故としては穀物畑にダツラが繁殖し，穀物に種子が混入したことによる事故，または種子が豆や野菜に混入したための事故がある。ユリ科植物のばいけいそう（*Veratrum grandiflorum*），リシリソウ属（*Zygadenus*）にはプロトベラトリン（protoveratrin），ベラトリジン（veratridine），セバジン（cevadine）などの含量が多く，毒性も強い。山菜のぎぼうしと誤食して中毒した例がある。プロトベラトリンの毒性はアコニチンに匹敵するといわれている。じゃがいもの青い部分，新芽の付近に含まれる，ソラニン（solanine）は多くのナス科植物にも含まれる。ソラニンを含有するじゃがいもを食べると中毒を起こす。成人では死亡例はないが小児では死亡することもある。青酸配糖体である，アミグダリン（amygdalin）はバラ科のうめ，あんず，りんご，なし，アーモンドなどの未熟な果実や種子に多く含まれる。サムブニグリン（sambuniglin）はスイカズラ科のせいようにわとこ（*Sambucus nigra*）に，さらに，しろつめくさ，あおいまめなどのマメ科植

物にも青酸配糖体が含まれている。これらの植物を誤食あるいは食べ過ぎにより中毒を起こす。毒うつぎ（*Coriaria japonica*）の果実は猛毒で，子どもが誤って口に入れて中毒を起こすことがある。有毒成分としてコリアミルチン（coriamyrtine），ツチン（tutine）が分離されている。モクレン科のシキミ（*Illicium anisatum*）は，はなのき，こうのきなどと称され，果実が猛毒で，その成分はアニサチン（anisatine）である。そのほか，毒ぜり，ひがんばなによる中毒などがある。

しょくぶつせいしょくひん　植物性食品　［Vegetable food］〔分類〕穀類，豆類，いも類，野菜類，果実，海藻のほか砂糖，食用（植物）油。〔特質〕植物性食品は一般に，炭水化物，植物性たんぱく質，無機塩類，およびビタミン類の給源であるが，良質たんぱく質，脂肪に欠ける。このなかで豆類はとくにたんぱく質および脂肪に富む食品である。また，一般に繊維に富むことも植物性食品の特徴である。〔調理と植物性食品〕これらの食品は生のまま調理して，あるいは加工して食用に供される。食品成分表に表示されている成分値は標準的なものであるから，実際に調理されて口に入る場合はこわれやすいビタミンなどがかなり量が減ることを考慮すべきである。また，ビタミン類のうちビタミンAは，植物性食品にはカロテンの形で含まれているので，利用率が低い。→どうぶつせいしょくひん

しょくぶつせいたんぱくしつ　植物性たんぱく質　［Vegetable protein］　日本農林規格（JAS 規格）による植物性たんぱく質含有率が 50％を超えたもの。大豆などの採油用の種実もしくはその脱脂物または小麦など穀類の粉末に加工処理を施してたんぱく質含有率を高めたものに，加熱，加圧などの物理的作用で，ゲル形成，粒状または繊維状に成形したもので，これに食用油脂，食塩，でんぷん，品質改良剤，乳化剤，酸化防止剤，着色料，香料，調味料などを加えて製したもの。これには粉末状，ペースト状，粒状，繊維状がある。〔粉末状植物性たんぱく〕乾燥して粉末状にしたもので，水分 10％以下，植物性たんぱく質含有率 60％以上，ゲル形成性，起泡性，乳化性などの機能を有している。〔ペースト状植物性たんぱく〕ペースト状またはカード状のもので，水分 80％以下，植物たんぱく質含有率 70％以上，ゲル形成性，親油性の機能を有している。品温 − 15℃以下の冷凍状態で保管される。〔粒状植物性たんぱく〕粒状またはフレーク状に成形したものであって，かつ，肉様の組織を有するもので，水分は乾燥したものは 10％以下，冷凍したものは 80％以下，植物性たんぱく質含有率は 52％以上。かみごたえ，保水性の機能を有している。冷凍したものは品温 − 15℃以下に保管される。〔繊維状植物性たんぱく〕繊維状に成形したもので，かつ肉様の組織を有するもの。水分は乾燥したものが 10％以下，冷凍したものが 80％以下，植物性たんぱく質含有率は 60％以上。かみごたえ，保水性の機能を有している。冷凍したものは品温 − 15℃以下に保管される。

しょくぶつせいたんぱくしょくひん　植物性たんぱく食品　［Vegetable protein food］　植物性たんぱくを用いた食品の総称。大豆たんぱく食品，小麦たんぱく食品をさす。広義には豆腐類，ゆば，豆乳，ふなど伝統的食品も含まれるが，最近になって開発された食品たとえば繊維状大豆たんぱくを用いてつくったコンビーフ様食品などをいう場合が多い。〔規格〕日本農林規格（JAS 規格）には植物性たんぱくの規格が決められており，さらにこれを原料にしてつくった食品として植物性たんぱく食品（コンビーフスタイル）および植物性たんぱく食品（そぼろ）の規格が定められている。前者（コンビーフスタイル）は繊維状植物性たんぱくに着色料，香辛料，調味料などを加え，食用油脂を混和して粉末状植物性たんぱく，ペースト状植物性たんぱくなどの結着材料を加え，コンビーフ様に調製したものである（食肉を加える場合は

植物性たんぱく量より少ないもの)。後者(そぼろ)は粒状植物性たんぱくまたはこれに食肉または魚肉を加えたもの(その使用量は植物性たんぱく量より少ないもの)に調味料，香辛料などを加えて煮熟し，そぼろ状に調製したものである。ごま，イカ，しいたけなどの風味原料を加える場合も含まれる。→しょくぶつせいたんぱくしつ，だいずたんぱくしょくひん

しょくぶつせいゆし　植物性油脂 [Vegetable fat and oil]　植物からとった油脂。非常に多くの種類があるが，15℃で液状のものを植物油，固状のものを植物脂という。植物油は乾燥性によって乾性油，半乾性油，不乾性油の三種に分けられる。〔乾性油〕ヨウ素価130以上の油で，薄い層にして空気中に放置すると比較的短時間内に粘着性を失って固化乾燥する油。〔半乾性油〕ヨウ素価100～130で乾性油ほどではないが，なおわずかの乾燥性をもつ油。〔不乾性油〕ヨウ素価100以下の乾燥性のない油。おもな植物性油脂の性質を示すと表のようになる。→しょくようゆし，どうぶつせいゆし，ゆし

しょくもつせんい　食物繊維 [Dietary fiber, DF]　〔定義〕植物細胞壁の構造物質であるセルロース，ヘミセルロース，リグニンなどの難消化性多糖類，および細胞内成分すなわち非構造物質でも，植物ガム，ペクチン，粘質物，海藻多糖類などのように難消化性のものの総称。ダイエタリーファイバー，略してDFともよばれる。このほか，同じような性質をもつ食物成分たとえば甲殻類のキチンをアルカリ処理した不溶物質キトサンや化学修飾多糖類(たとえばカルボキシメチルセルロース，CMC)などもDFに加えるようになった。かつては，熱希硫酸に溶けず，かつ熱アルカリに溶けない粗食物繊維が食物や飼料の不消化物の代表と考えられていたが，実際

植　物　性　油　脂

分　類	油脂名	けん化価	ヨウ素価	おもな脂肪酸
乾性油	あまに油	190-193	168-178	リノール酸 リノレン酸
	くるみ油	186-198	142-152	リノール酸
	大豆油	193-195	128-134	リノール酸 オレイン酸
	紅花油	190-193	138-144	リノール酸
	ひまわり油	190-194	130-135	リノール酸 オレイン酸
半乾性油	ごま油	186-193	110-113	リノール酸 オレイン酸
	なたね油	172-175	101-105	フルシン酸
	米ぬか油	182-182	104-107	オレイン酸
不乾性油	オリーブ油	189-193	80-83	オレイン酸
	つばき油	190-193	79-82	オレイン酸
	落花生油	189-194	98-100	オレイン酸
固体脂	やし油	253-258	8-10	ラウリン酸 ミリスチン酸
	パーム核油	241-255	13-16	ラウリン酸 ミリスチン酸
	カカオ脂	192-198	34-40	ステアリン酸 パルミチン酸 オレイン酸

には難消化性成分はその3～5倍もあることがわかってきた。界面活性剤を用いた新しい不消化物の定量法の開発によるところが大きい。〔生理作用〕1950年代にWalkerらが南アフリカの原住民と白人についての疫学調査から食物繊維成分の重要さを示唆したが，1970年代になってBurkitt, Trowellらは，食事性食物繊維の摂取低下が，動脈硬化性疾患，糖尿病，肥満症，脂質異常症，大腸憩室および大腸がんの発生の上昇と密接な関連があることを報告して以来，DFの生理機能として次のようなことがあげられている。1）滞腸時間の短縮：DFが多いと糞便量を増し，消化管を刺激し，食物の腸内通過時間を短くし，排便を促進する。このことが腸内での有害物質の生成を少なくし，生成しても接触時間を短縮することになる。2）血中コレステロール上昇抑制：コレステロールの腸管中での胆汁酸とのミセル形成を妨害してその吸収を抑えるためと考えられている。3）血糖上昇の抑制とインスリン節約：DFは糖の吸収を遅らせ血糖値の急激な上昇がないため，インスリンの節約にもなると考えられる。4）腸内細菌叢への効果：DFは乳酸菌など有機酸を生産する菌を増加させ腐敗菌を減少させるので変異原性物質の生成も抑制することになると考えられている。大腸がんが少ないのは1）とともにこのような腸内細菌叢への影響がある。5）食品中有害物の吸収抑制，色素や食品添加物などの吸収を阻害することが知られている。しかし，微量のミネラルなどの吸収をも抑える可能性がある。

しょくもつれんさ　食物連鎖　[Food Chain]　ある生態系のなかで，食べるものと食べられるものとの関係で結び付いている連鎖的つながりのことをいい，エルトン（C. S. Elton）が，1927年に，『Animal ecology（動物生態学）』のなかで，初めてこの語を用いた。AがBに，BがCに，CがDに捕食される場合，A, B, C, Dは食物連鎖をしているといい，A→B→C→Dと書き表す。たとえば陸上では，植物→うさぎ→きつね→ライオン，あるいは植物→昆虫→かえる→へび→わしなどがそうであり，海洋中では，植物プランクトン→動物プランクトン→イワシ→カツオなどがそれである。食物連鎖の底辺には，一般に，自家栄養生物（独立栄養生物）である植物（植物プランクトンを含む）があり，連鎖の上位には他家栄養生物（従属栄養生物）である動物が位置している。人はその頂点にあるといえる。一般に，上位の動物ほど相対的に数が少なく，底辺ほど多いことから，エルトンはこの現象を数のピラミッドと名付けた。自家栄養生物である植物および植物プランクトンは，体構成分であるたんぱく質をはじめとして多くの必要物質を，二酸化炭素，水，ミネラルなどの無機物を材料に太陽エネルギーを用いて合成することができるので生産者とよばれる。先の例でいえば，植物を食べている昆虫が第一次消費者，それを食べている小鳥は第二次消費者，さらにそれを食べているわしは第三次消費者ということになる。しかし，これらはいずれも，死後，土中の微生物によって分解され，二酸化炭素やアンモニアなどの無機物となり，再び生産者である植物の栄養源として食物連鎖につながり，ひとつのサイクル（食物環とよばれる）を形成している。生産者，消費者という語に対応して，上記の微生物を分解者とよぶことがある。自然界では，多くの食物連鎖が互いに入り組んで複雑な網の目の関係になっているので，これを食物網という。この複雑な食物網があることによって，ある地域の生物の集団は，あるバランスの上で一定の秩序が保たれており，このようなところでは，あるひとつの生物種の密度がずば抜けて高いということがない。これに対して，人為的な力が入ると，秩序が破壊されることが多い。作物をつくることは，この法則を無視することであり，たえず病害虫に悩まされることになるわけである。また，農薬の無計画な使用もこの生態系に大きな影響与える。汚染物質の生物濃縮による食品公害問題などは，食物連鎖の過程を介して起こった生態系の破綻といえよう。

しょくようガエル　食用蛙　［Bullfrog］　ウシガエル（牛蛙）ともいう。体長20 cm内外に達する大形種である。モモ肉が食用に供される。〔産地〕アメリカ北部の湖沼に産するものでわが国に食用ガエルとして輸入されたものであるが，現在各地に野生している。〔生態〕雄は背面が暗緑色で，淡黒色の斑紋がまばらに散在し，腹は白い。雌は背面が褐色で，黒色の斑紋が多い。つねに昆虫，貝類，小鳥などを捕食するが，食物不足のときは共食する。鳴声はすこぶる大きい。〔アカガエル〕またアカガエルも薬用または食用として珍重される。

しょくようぎく　食用菊　［Chrysanthemum］　いえぎく，俗に料理菊といい，花，葉ともに苦味がなく，食用となる。〔種類〕甘菊といって黄色種と白色種があり，普通，黄色菊を用いる。〔成分〕乾燥食用菊（菊のり）は100 g中，水分9.5 g，グルコース20.6 g，ショ糖3.8 g，たんぱく質11.6 g，食物繊維29.6 g，脂質0.2 g，灰分5.2 g，炭水化物73.5 gを含み，比較的たんぱく質に富み風味がよい。葉にはCaが多い。黄色はカロテノイドによる。〔調理〕花を食べるには熱湯をかけ，普通，三杯酢とすることが多い。

しょくようごうせいちゃくしょくりょう　食用合成着色料　［Synthetic food dye］　→ごうせいちゃくしょくりょう

しょくようこうぼ　食用酵母　［Food yeast］　食用として利用される酵母。酵母菌体に含まれるビタミン，ミネラルを利用する場合，酵母菌体のたんぱく質を利用する場合，酵母菌体の特性を利用する場合などがある。前者は，おもにB群ビタミンを利用するものでビール醸造の副産物として得られる酵母を用いることが多い。中者は，第一次世界大戦時のドイツで食糧難を解決するために研究された。わが国でも石油や天然ガスを原料とした食用酵母の製造が研究された。石油たんぱくあるいは微生物たんぱく（single cell protein, SCP）とよばれる。後者は，ビスケットやパンの製造時に原料に添加すると，食感が向上するので用いられるものである。チーズ製造時の副産物であるホエーを原料としたもの（ラクチックイーストとよばれる）などがある。食用酵母に利用される菌は，おもにパン酵母と同種の *Saccharomyces cererisiae* と *Candida utilis* である。→こうぼ，しりょうこうぼ

しょくようしきそ　食用色素　［Food dye］　食品の着色に用いられる色素。天然の色素を用いる場合と，化学的に合成した合成着色料を用いる場合がある。合成着色料には毒性のあるものがあり，食用色素として使用できるものは食品衛生法で定められている。天然に存在する色素でも化学的に合成されたものや抽出した色素をアルカリで中和してナトリウム塩などにしたものも化学合成品として合成着色料に分類される。また，天然の色素を用いた天然着色料であっても，生鮮食品への使用は，消費者をあざむくものとして禁止されている。→ごうせいちゃくしょくりょう，てんねんちゃくしょくりょう

しょくようタールしきそ　食用タール色素　［Edible tar dyes］　古くは石炭乾留のコールタールから得られ，現在は石油精製からも得られるベンゼン，トルエン，キシレン，ナフタリンなどの芳香族炭化水素を原料として化学的に合成された食用の着色料をいう。〔種類〕従来は数多くの食用タール色素が使用許可されていたが，毒性が強いことなどにより，酸性タール色素の食用赤色1号（ポンソー3 R），4号（ポンソーSX），101号（ポンソーR），103号（エオシン），食用橙色1号（オレンジⅠ），食用黄色1号（ナフトールエローS），食用緑色1号（ギネアグリーン），2号（ライトグリーンSP黄口），食用青色3号，食用紫色1号（アシドバイオレット6 B），油溶性タール色素の食用赤色5号（オイルレッドXO），食用橙色2号（オイルオレンジSS），食用黄色2号（オイルエローAB），3号（オイルエローOB），塩基性

タール色素のオーラミン，ローダミンBが使用禁止となり，現在では12種の酸性タール色素が使用許可されているにすぎない。すなわちアゾ系の食用赤色2号（アマランス），40号（アルラレッドAC），102号（ニューコクシン），黄色4号（タートラジン），5号（サンセットエローFCF），キサンテン系の赤色3号（エリスロシン），104号（フロキシン），105号（ローズベンガル），106号（アシッドレッド），インジゴイド系の青色2号（インジゴカルミン），トリフェニルメタン系の緑色3号（ファストグリーンFCF），青色1号（ブリリアントブルーFCF）が許可されている。〔使用状況〕タール色素は黄色系が約60%，赤色系が約35%，青色系が約5%で，個別ではタートラジンがもっとも多く，赤系ではニューコクシンが多く用いられる。〔毛糸染色法〕本法は羊毛が酸性下で，スルホン基，水酸基，カルボン酸基を有する酸性タール色素により染色される性質を利用したものである。すなわち，食品試料または温湯かエタノールで抽出した試料液に酢酸を加えて酸性とし，脱脂羊毛を入れ30分加温する。羊毛をとり出し水洗いする。天然色素は水洗いでほとんど落ちるが，酸性タール色素は羊毛に残る。

しょくようゆし　食用油脂　[Edible fat and oil]　食用油脂とは食用に適する油脂をいう。精製した動植物性油脂のほかに，食用精製加工油脂や食用加工油脂などの加工油脂も含めて広く食用油脂という。農林水産省の加工食品品質基準では，食用油脂の表示を，植物油脂，動物油脂および加工油脂に区分している。〔食用油と食用脂〕食用油脂のうち常温で液状を保つものを食用油といい，大豆油，なたね油，ごま油，紅花油など植物油脂の大部分がこれに属する。これに対して常温で固状のものを食用脂という。バター，ヘット，ラードのような動物脂，カカオ脂のような植物脂がこれに属する。〔品質〕食用油脂は一般に淡色，透明，無臭のものが好まれるが，ごま油のように，その特有の香りで好まれるものもある。一般に完全に精製され。酸価が低く不けん化物の少ないものがよい。これらの油は加熱調理時に泡立ったり，発煙したりすることの少ないものがよい。〔用途別の種類〕食用油脂は用途によってつぎのような種類がある。1）食卓用脂：おもなものはバター，マーガリンである。これらはパンにつけたり調理に用いられる。2）天ぷら油，フライ油：天ぷら，フライなどの揚げ物に使用する。天ぷら油はふつう植物油を用いるが，フライ油は，ラードのような動物脂も使用する。3）サラダ油：主として生菜料理用で，油を生のまま食べるので高度に精製されたものを使用する。4）ショートニングオイル：製パン，製菓に用いる固形脂。5）油漬油：缶詰や料理用の油で，サラダ油ほどでなくてもよいが，精製された良質の油でウィンタリングしたものが望ましい。一般に精製大豆油が用いられる。6）製菓用油：菓子製造用で，酸化しにくいものがよい。チョコレート用にはカカオ脂およびその代用脂，ビスケット，洋菓子用にはバター，マーガリン，ショートニング，やし油，綿実油，ヘット，ラードなどが使用される。7）調理用油：種々の油脂が，し好により，また料理の種類によって使われる。〔貯蔵〕食用油はなるべく新しいうちに使用することが望ましいが，長い間たくわえるときは，容器いっぱいに油を入れて，上部空間を極力小さくして空気が入らないようにし，暗く冷たいところに置くとよい。食用油脂にはJAS規格が制定されている。→ししつ，しぼう，ゆし

しょくりょうこうせい　食料構成　[Food construction]　〔意義〕国の食料の消費あるいは供給の状況を示した食料の具体的組み合わせ。食料構成は国あるいは大きな集団について示されるのがふつうで，家庭における献立の基準とは意味が違う。〔推移・現状〕農林水産省食料需給表，厚生労働省国民健康・栄養調査，FAOフードバランスシートなどに記載されている。〔将来の食料構成〕国の食料政策や栄養施

策の指針となるもので，食料生産の見通し，栄養水準の向上，人口・労働の条件などを考慮した目標値である。文部科学省，農林水産省の日本の将来の食料構成表がある。

しょくりょうじきゅうりつ　食料自給率　[Degree of self-sufficiency in food]　日本の食料は，国内産食料と輸入食料のふたつによって支えられている。日本で消費される食料のうち，国内生産食料の割合を食料自給率という。〔傾向〕わが国の食料自給率は年々低下する傾向にある（次頁の表を参照）。とくに自給率の低い食料は大豆と小麦で，その90％前後を輸入に頼っている。ついで油脂類，砂糖も自給率の低い食料である。自給率の低下，すなわち輸入分の増加は，国の食料政策によることもあるが，気候風土の関係で国内生産に不向きなことによるものが多い。〔注意〕熱量自給率の計算では，国内で生産された肉や卵，牛乳は国内産として扱われているが，これらの食料の生産原料である家畜の飼料は，90％以上が輸入のものである。したがって，この分も輸入食料であると考えて自給率を計算すると，さらに低い自給率が算定される。食料自給率をどのくらいで抑えたらよいかは，なかなか定めにくい問題であるが，輸入飼料分も考慮した自給率で50％を割らないというあたりが限度であろう。現在では，熱量ベース計算で約40％の自給率となっている。

しょくりょうじゅきゅうひょう　食料需給表　[Food balance sheet]　〔食料需給表〕毎年，1年間のわが国の食料の供給の状況をとりまとめて農林水産省が公表する食料に関する一覧表である。この表のなかに，熱量，たんぱく質，脂質などの栄養量も含まれているので，厚生労働省の国民健康・栄養調査と表裏一体となるものである。食料需給表に示される数値は，国全体の食料統計をもとにして計算された末端消費段階（小売店ないし台所）における供給量と考えたらよい（国民健康・栄養調査は世帯における摂取量の調査）。したがって，摂取量よりおよそ2割程度，多めの量である。〔食料需給表の構成〕品目別に，国内消費仕向量（＝国内生産量＋輸入量－輸出量±在庫の増減）を計算し，ついで国内消費仕向量より飼料用，種子用，加工用，減耗量など非食用分を差し引いて粗食料を計算し，さらに粗食料に歩留まりをかけて純食料を求めている。純食料から1人1年あたりの栄養量が計算される。累年の食料需給表の数値から，わが国の食料の推移を知ることができる。

しょっつる　秋田県特産の魚醤油。塩魚汁，塩汁がなまってしょっつるとなったといわれる。〔原料〕はハタハタのほか，マイワシ，イカナゴ，アジ，小サバなど。〔製法〕できるだけ新鮮な魚の頭，内臓を除き，水洗後魚に対し40％の食塩と一緒に壜に詰め，重石で圧をかけながら1年間漬け込む。別法として魚に20％の食塩をまぶし1週間放置して脱水させる。脱水液を煮沸，ろ過し，新たに食塩とともに脱水魚に加え，重石をかけて漬け込む。魚体が完全に液化したときろ過し，煮沸しておりを除く。仕込んでから製品になるまで1.5～2年を要する。〔品質〕独特のにおいはあるが，動物性たんぱく質に由来するアミノ酸のうま味が強く，淡色のものがよい。〔用途〕しょっつる鍋の調味料として欠かせない。イカやハタハタ，タイなど白身の魚に，はくさい，せり，しいたけ，豆腐を加えて，鍋料理にする。→うおしょうゆ

ショとう　ショ糖　[Sucrose, Saccharose]　ショ糖は植物界に広く分布する炭水化物であって，工業製品では普通に砂糖とよばれる。一般に果実に多く含まれているが，根，茎などにも多く，ショ糖の工業的生産の原料植物は，熱帯および亜熱帯に産するさとうきびの茎と，寒帯に産するてんさいの根である。〔甘ショ糖の生産地〕ショ糖の世界生産量は，1.5億トンを超すが，その約2/3はさとうきびから得られる甘ショ糖である。甘ショ糖の世界生産量は，ブラジルとインドで4割を超す。しかし近年，ブラジルでさとうきび糖蜜から発

食料自給率の推移　　　　（単位：％）

		昭和40年度	50	60	平成7年度	12	13	14	15	16	17	18	19	20	21（概算）
品目別自給率	米	95	110	107	104	95	95	96	95	95	95	94	94	95	95
	うち主食用					100	100	100	100	100	100	100	100	100	100
	小麦	28	4	14	7	11	11	13	14	14	14	13	14	14	11
	大麦・はだか麦	73	10	15	8	8	8	9	9	9	8	8	9	11	8
	いも類	100	99	96	87	83	84	84	83	83	81	80	81	81	78
	かんしょ	100	100	100	100	99	98	96	94	94	93	92	94	96	94
	ばれいしょ	100	99	95	83	78	80	81	80	80	77	76	77	76	73
	豆類	25	9	8	5	7	7	7	6	6	7	7	7	9	8
	大豆	11	4	5	2	5	5	5	4	3	5	5	5	6	6
	野菜	100	99	95	85	81	81	83	82	80	79	79	81	82	83
	果実	90	84	77	49	44	45	44	44	40	41	38	40	41	41
	みかん	109	102	106	102	94	96	98	104	99	103	94	99	99	101
	りんご	102	100	97	62	59	58	63	62	53	52	52	49	54	58
	肉類（鯨肉を除く）	90 (42)	77 (16)	81 (13)	57 (8)	52 (7)	53 (7)	53 (7)	54 (7)	55 (8)	54 (8)	56 (7)	56 (8)	56 (8)	57 (8)
	牛肉	95 (84)	81 (43)	72 (28)	39 (11)	34 (9)	36 (10)	39 (10)	39 (10)	44 (12)	43 (12)	43 (11)	43 (12)	44 (12)	43 (11)
	豚肉	100 (31)	86 (12)	86 (9)	62 (7)	57 (6)	55 (6)	53 (5)	53 (5)	51 (6)	50 (6)	52 (5)	52 (6)	52 (6)	55 (6)
	鶏肉	97 (30)	97 (13)	92 (10)	69 (7)	64 (7)	64 (6)	65 (6)	67 (6)	69 (8)	67 (8)	69 (7)	69 (7)	70 (8)	70 (8)
	鶏卵	100 (31)	97 (13)	98 (10)	96 (10)	95 (11)	96 (10)	96 (9)	96 (9)	95 (11)	94 (11)	95 (10)	96 (10)	96 (10)	96 (10)
	牛乳・乳製品	86 (63)	81 (44)	85 (43)	72 (32)	68 (30)	68 (30)	69 (30)	69 (29)	67 (28)	68 (29)	67 (27)	66 (27)	70 (30)	71 (30)
	魚介類	100	99	93	57	53	48	47	50	49	51	52	53	53	53
	うち食用	110	100	86	59	53	53	53	57	55	57	60	62	62	62
	海草類	88	86	74	68	63	62	66	66	65	65	67	71	71	72
	砂糖類	31	15	33	31	29	32	34	35	34	34	32	33	38	33
	油脂類	31	23	32	15	14	13	13	13	13	13	13	13	13	14
	きのこ類	115	110	102	78	74	75	77	77	78	79	81	83	86	87
飼料用を含む穀物全体の自給率		62	40	31	30	28	28	28	27	28	28	27	28	28	26
主食用穀物自給率		80	69	69	65	60	60	61	60	60	61	60	60	61	58
供給熱量ベースの総合食料自給率		73	54	53	43	40	40	40	40	40	40	39	40	41	40
生産額ベースの総合食料自給率		86	83	82	74	71	70	69	70	69	69	68	66	65	70
飼料自給率		55	34	27	26	26	25	25	23	25	25	25	25	26	25

酵法によりバイオエタノールを得，これを価格が上昇する石油燃料に代えて代替エネルギー源とするため，生産量は増えても食料としての使用は減る傾向がある。日本での生産地は沖縄，奄美大島，小笠原諸島が主で，生産量も年間20万トンにも届かない。〔てんさい糖の生産地〕ショ糖の世界生産量の約1/3はてんさいより得られるてんさい糖である。てんさい糖の世界生産量はドイツ，フランス，それにアメリカ，ロシアの北部が主である。日本ではショ糖生産量の3/4がてんさい糖であり，北海道で生産されている。日本のショ糖消費量は生産量の3倍であり，消費の大部分を輸入に頼っている。〔用途〕輸入糖はほとんど甘ショ糖で，原料糖（粗糖）として輸入し，これを国内の精糖工場で精製する。ショ糖は甘味を代表する主要な調味料であ

るが，きわめて水に溶けやすいという性質のために，各種の食品加工業に不可欠な重要な原料となっている。ショ糖の主要な理化学的性状をあげるとつぎのようである。〔物理的性質〕無色透明，単斜晶系の結晶で，比重 1.558，融点 160℃。〔溶解度〕常温で約半量の水に溶解し，温度の上昇とともに溶解度を増す。ショ糖の溶解度は，塩類の存在によって影響を受ける。ショ糖はアルコール，エーテル，クロロホルム，無水グリセリンには溶けない。〔比重〕製糖工場では，ショ糖溶液の比重を Brix 比重計で測る。Brix 度は，ショ糖％に相当するものである。〔比旋光度〕ショ糖水溶液のショ糖の濃度（C）と比旋光度との間には，つぎの関係がある。

$$[\alpha]_D^{20} = 66.435 + 0.00870\,C - 0.000235\,C^2$$

〔加熱変化〕ショ糖を加熱すると 160℃で溶融し，なお注意して熱するとブドウ糖およびフラクトザン（果糖無水物）を生じ190～220℃で黒褐色のカラメルとなり，さらに加熱すると，炭化する。〔転化〕ショ糖水溶液を希酸またはインベルターゼで加水分解すると，ブドウ糖および果糖を生成する。この変化を転化（inversion）と称し，生成したブドウ糖および果糖の混合物を転化糖（invert sugar）と称する。（→てんかとう）。〔ショ糖塩〕ショ糖はアルカリ土類金属の水酸化物と作用して，それらのショ糖塩類（たとえばショ糖カルシウム塩，ショ糖ストロンチウム塩，ショ糖バリウム塩など）を生成する。これらのショ糖塩は，炭酸のような弱酸によって容易に分解されて，ショ糖を遊離する。この性質は工業上廃糖蜜からショ糖を回収するのに応用される（→てんさいとう）。〔構造式〕

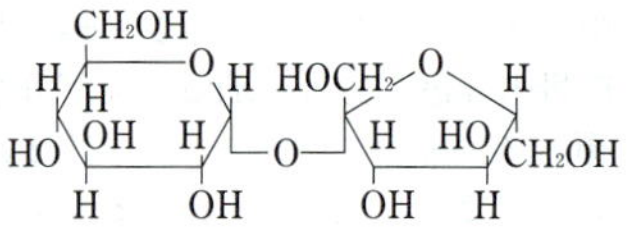

（ブドウ糖）　　（果　糖）

ショ糖

ショ糖はブドウ糖と果糖が，図のようにトレハロース型に結合した二糖類である。したがって還元力はない。→せいせいとう

しょとうしぼうさんエステル　ショ糖脂肪酸エステル　[Sucrose fatty acid ester]　sugar ester ともいう。ショ糖を親水性基とする界面活性剤で，ショ糖と脂肪酸のエステルである。〔種類〕monoester と diester とがあり，前者はショ糖分子の炭素 6 の位置に，後者は 1 と 6 の位置に脂肪酸が結合する。monoester のほうが親水性が高い。1959 年に食品添加物として許可されたが，グリセリン脂肪酸エステルとともに，親水性の高い界面活性剤として利用価値が高い。〔用途〕パンそのほかの老化防止剤として，また，乳化剤やガムベース添加物としてその用途はきわめて広範にわたっている。指定添加物であるが，使用基準はない。→かいめんかっせいざい

しょにゅう　初乳　[Colostrum]　分娩直後約 1 週間に出る乳をいう。これに対してその後のものを常乳（normal milk）という。〔成分〕初乳は外観は濃い黄色で，特異の臭気，多少の苦味があり，固形分が非常に多い。たんぱく質，とくにアルブミンとグロブリン（γ-グロブリンは免疫性を有する）が多く，ビタミン A（常乳の 10～30 倍），Fe（常乳の 7 倍）も多く，脂肪，灰分も常乳より少し多い。ただし乳糖は常乳より少ない。初乳の組成とその変化は表のとおりである。初乳は脂肪が多いが，粘性が強いため普通の遠心分離では，クリームを分離することができないが，約同量の水を加えてうすめれば，クリームを分離し，バターにすることができる。その性質は普通のバターと異なり，変質しやすい。初乳の反応は酸性に傾き，加熱するととくに免疫グロブリン，β-ラクトグロブリンが多いために凝固する。初乳は乳等省令によって分娩後 5 日間のものは販売を禁じられている。なお泌乳期が終わりに近づくと乳量もしだいに減少して脂肪とカゼインが増加してくる。泌乳期による影響はいちじるしく大であり，従来季節の影響と考

初乳の組成変化 (%)

分娩後時間	比重	塩化物	全たんぱく質	カゼイン	ホエーたんぱく質	乳糖	脂肪	灰分	煮沸凝固
直後	1.067	0.153	15.57	5.08	11.34	2.19	5.10	1.01	+
6	1.004	0.163	10.00	3.51	6.30	2.71	6.85	0.91	+
16	1.037	0.156	6.05	3.00	2.96	3.71	3.80	0.80	+
24	1.034	0.156	4.52	2.76	1.48	3.98	3.40	0.86	+

えられたものも，泌乳期によるものが大きいと考えられ，わが国の牛乳が夏季に薄く，秋季に濃いのは，初春の分娩が多いためとも考えられている。

ショルダーハム [Shoulder ham] 豚肉加工品のハム類のひとつ。日本農林規格（JAS 規格）において定義されている。塩漬した豚カタ肉をケーシングに包装して，燻煙と湯煮（蒸煮）または湯煮（蒸煮）のみでつくったもの。

ショルダーベーコン [Shoulder bacon] 塩漬した豚カタ肉（骨付きのものを含む）を整形，豚バラ肉からつくる本来のベーコンと同様につくったもの。

しらあえ　白和え 豆腐をすりつぶして調味したものをあえ衣にしたあえ物をいう。〔材料〕(5 人分)：こんにゃく 100 g，にんじん 100 g，醤油 20 m*l*，下味用砂糖大さじ 1，しめ豆腐 100 g，塩小さじ 1/2（塩の代わりに白味噌を 15 g ぐらい用いてもよい)，白ごま 20 g，あえ衣用砂糖小さじ 2。〔つくり方〕こんにゃくは縦にふたつに切り，厚さ 3 mm，幅 1 cm ぐらいの短冊に切って下ゆでする。にんじんも同じように切って，こんにゃくとともに醤油，砂糖で薄味を付け，汁気のないように煮てさます。衣はごまを煎ってよくすりつぶす。豆腐を入れてさらによくすり，砂糖，塩を加えて味をととのえ，煮だし汁でのばす。供卓前に材料をあえる。豆腐はゆでて使ったほうが衛生的であるが，生のものを用いたほうが味はよい。→あえもの

シラウオ　白魚 [Japanese icefish] シラウオ科の魚。体は細長く半透明。10 cm ぐらいにしかならない。〔産地〕東北より九州にかけての沿岸地方に分布しているがとくに茨城，秋田の両県で多獲される。〔産額〕中国および朝鮮半島沿岸にもいるが欧州にはおらず，東洋の特産魚である。4～5 月ごろ河口付近に産卵のため集まってくるのを四手網，曳網などを用いて漁獲する。そのためとれる時期はおもに春である。〔調理〕あっさりとした上品な味をもつためすまし汁，卵とじ，ちり，天ぷら，あめ煮，干物などとして賞味され，とくに生きたものを鉢に泳がして二杯酢で食べるおどり食いは名高い。ただし，横川吸虫などの寄生虫がいるため，生食には注意が必要。〔歴史〕徳川時代，隅田川でとれるシラウオは有名だったが，これはシラウオを好んだ家康が桑名より移植したものといわれた。しかし今では隅田川ではまったくシラウオはとれない。なお，福岡市室見川でとれるシロウオのおどり食いは名高いが，これはハゼ科の魚である。

しらこ　白子 [Milt] 雄魚の生殖腺のことをいう。〔調理〕タラ，アンコウ，フグなどの成熟した白子は美味で，汁の実，ちりなどとして賞味される。〔成分〕白子の成分は魚種により異なるが，通常 75～82％の水分，1～5％の脂肪を含む。白子のたんぱく質はプロタミン，ヒストンなどの強塩基性たんぱく質を多く含むのが特徴である。プロタミンは成熟したしらこに多く，未成熟のときにはヒストンが多い。このようにしらこのたんぱく質は特異であるため，含有アミノ酸の種類は限定されるが，ビタミン B_{12}，D が豊富に含まれている。〔用途〕生はすしダネ，鍋物に利用される。また白子たんぱく抽出物は弁当やそうざいの日特向上剤（食品添加物）として利用される。

しらしめゆ　白絞油　[Refined oil]　昔は白土などによる精製を行ったなたね油をさしていたが，現在は大豆白絞油のように主として業務用のフライ用の精製油に対して用いられる。脱酸，脱臭，脱色した耐熱性の高い加熱用の精製油である。

シラスぼし　白子干し　カタクチイワシ，マイワシなどの幼魚の煮干し品。幼魚のうちまだ体色素ができず体色が白いころの魚をシラスとよぶ。〔種類〕釜あげシラスはなるべく新鮮な原料を水洗し，6％前後の沸騰食塩水に入れ浮きあがったものをすくいあげ，水きりし，軽く乾燥する。ちりめんシラスは釜あげ同様に煮熟した後，せいろに薄く広げ，天日で半乾燥する。〔食べ方〕だいこんおろしなどと直接食べるほか，ゆかり，ごまなどをあえて茶漬け用に加工される。→にぼし

しらたき　白滝　こくにゃくを細く糸状にしたもの。〔製法〕精粉（こんにゃく粉）に温湯を加えて練るとき，いくらかかために（一般の板こんにゃくの場合は，精粉の量の30～40倍の湯を用いる）こねてから，石灰を加えてかき混ぜ，しらたき製造機のなかに入れる。これは直径約20 cmの円筒で，筒の底に細孔があり，こんにゃくを圧搾機で細長く押し出すようになっている。押し出したこんにゃくを，あらかじめ石灰を加えて沸騰させておいた熱湯のなかに入れ，凝固させて製造する。〔用途〕特殊な歯応えがあるので，すき焼き，そのほかの料理に用いられる。

しらたまこ　白玉粉　かんざらしこ（寒晒粉）ともいう。以前はもち白米を原料に用い，冬の寒さが厳しいころに清潔な流水の得られるところで製造したので，この名前がついた。現在は，輸入もち砕米を原料として，1年中製造される。〔製法〕原料米を水洗いして，夜（12時間）浸漬して吸水させる。これを原料に対して1～2倍の水を加えながら石臼にかけ，水びきにより磨砕して乳液を調製する。この乳液を80～100メッシュのふるいでふるい分けし，粗粒を分離する。この粗粒は再度水びきし，磨砕をくり返す。ふるいを通した乳液を圧搾機で水分40～45％まで脱水する。脱水して得られた生粉をサイの目に切断・整型して60～70℃で熱風乾燥し，水分13％以下として製品とする。〔品質〕じゅうぶんに乾燥して光沢がある純白で微細な粉末のものが良質である。〔用途〕白玉粉はでんぷん粒が1個または数個ずつつながってできているもので，粉というよりはでんぷんに近く，特別の風味がある。料理用，汁粉，ぎゅうひ，大福もちなどの菓子原料になったり，病人や妊産婦や乳幼児用の食事にも用いられる。

しらやき　白焼き　調味料を付けずにあぶり焼きする魚介類の串焼き。ウナギの白焼きは大衆かば焼き店向けの半製品としてもウナギ生産地で多量につくられているほか，台湾などからも輸入されている。〔製法〕関東と関西では，うなぎ割き（割き包丁），割き方，焼き方が異なる。うなぎ割きには，江戸型（背開き用），大坂型（腹開き用），名古屋型（腹開き用，背開きに用いることもある），京型（腹開き用）がある。関東では，背開きにして中骨と内臓を除き，頭を落とし，ふたつに切って竹串を打ち，背側から焼く。一度蒸してから再度焼いて白焼きにする。関西では腹開きにして中骨と内臓を除き，有頭の長いまま数匹並べて金串を打ち，腹側から焼いて白焼きにする。〔食べ方〕わさび，しょうが，だいこんおろしなどを添えた醤油で食べる。たれを付けて焼いてかば焼きにする。→かばやき

しりょうこうぼ　飼料酵母　微生物菌体を飼料とするために，もっとも経済性の高いものは酵母である。飼料酵母の原料である炭素源には，ヘキソースのほか，ペントースを含有する木材糖化液，製紙廃液，亜硫酸パルプ廃液，などがある。生産菌を表に示す。これらの微生物菌体にはたんぱく質がかなり含まれるので，シングルセルプロテイン（SCP）ともいう。→しょくようこうぼ

しりょうこうりつ　飼料効率　[Feed

飼料酵母生産菌

菌種	炭素源	備考
Candida utilis (*Torulopsis utilis*)	パルプ廃液，木材糖化液	ペントース資化性
Candida utilis var. *major*	糖蜜	
Candida utilis var. *thermophila*	糖蜜	
Saccharomyces fragilis	乳糖含有液	
Rhodotorula gracilis	糖液	油脂酵母
Candida tropicalis	炭化水素	
Candida lipolytica	炭化水素	

efficiency〕〔狭義〕飼料効率とは動物を飼育する際の，増体量 / 摂取飼料量をいう。飼料 1 kg あたりの増体量 (kg) である。飼料効率が高いほど飼料の栄養価が高いと考えたらよい。同一飼料を与えて飼料効率が異なる場合は，その動物の栄養効率が異なると考えられる。飼料効率の逆数，すなわち摂取飼料量 / 増体量を飼料要求率という。飼料要求率の高い動物ほど飼料を多く必要とする。〔広義〕広い意味では家畜についてのエネルギー効率，たんぱく効率などをさす。家畜に飼料を与えて肉，卵，牛乳を生産するのが畜産の方式であるが，その際に与えた飼料に含まれているエネルギー，たんぱく量のうち，一部が生産物（肉卵乳）となって得られる。エネルギーの効率についていえば，畜産物平均にして約 13 % 程度であり，畜産物 1 kcal はもとの飼料の 7〜8 kcal に相当する。たんぱく質の効率は 10〜25 % である。→オリジナルエネルギー

シルクプロテイン 〔Silk protein〕 かいこのまゆを構成するたんぱく質。不溶性繊維状のフィブロインと糊状のセリシンからなる。また，これらを分離した製品や加水分解低分子化したシルクペプチドも，シルクプロテインとして化粧品や繊維加工素材，そして機能性食品素材として利用されている。

しるこ 汁粉 小豆のあんを適当に水でゆるめて煮立て，これに焼いたもちや白玉団子を入れたもの。しるこの添え物として，しその穂の味噌漬けや塩漬け，または塩昆布などを用いる。関東ではこしあんでつくることが多く，これを単にしるこ，または御前じるこという。また，つぶしあんを用いたものは田舎じるこという。関西ではつぶしあんでつくることが一般的で，これを善哉（ぜんざい）という。こしあんでつくったものはしるこ，またはこしあんの善哉という。そのほか，白こしあんにひき茶を入れた常盤じるこ，こしあんのしるこに大納言小豆のつぶあんを入れた小倉じるこなどがある。なお，小倉じるこはつぶあんだけのしるこをさすこともある。

シルバー 〔Silver warehou〕 イボダイ科に属する。イボダイに近縁の魚で，ニュージーランド沿岸の水深 400〜700 m に分布している。肉質は適当な脂肪がある白身で，くせがなく美味である。頭，内臓を除いた冷凍品として出回っている。

しるもの 汁物 つゆもの，あつものともよばれ，だし汁とその取り合わせの材料との味の調和を賞味する料理である。汁のうま味成分が食欲を起こさせる。〔種類〕澄んだものと濁ったもの（すまし汁と味噌汁），濃度の付いたものと付かないもの（薄くず汁とすまし汁，ポタージュ・リエとポタージュ・クレール），温度（熱い吸い物と冷やした吸い物），だし汁を用いるものと用いないもの（吸い物と潮汁）などに分けられる。汁のうま味は，だし汁の取り方に影響される（→だし）。〔汁の塩味〕汁の 0.6〜0.8 % 前後の塩味にする。塩と醤油を用いるときは，0.2 % の塩を醤油に置き換える。塩は始めに入れて加熱するが，醤油は長く加熱するとよい香りが揮発するので，おろし際に加える。から味噌は 12 % 前後の，甘味噌は 6 % 前後の食塩を含有しているので，各汁の塩味が 0.8 % 前後の濃度になるように用いる。味噌も加熱に

よって特有のよい香りが立ってくるが，長く加熱すると香りが失われるので，長時間の加熱や煮返しは避けるようにする。〔汁の量〕一椀分の汁の量は，実のことを考え合わせ，およそ 150 m*l* ぐらい用意する。〔汁の実の量〕汁が唯一の副食になる場合，数種の副食のひとつである場合などによって，材料の組み合わせ方や分量を決める。しかし，普通は 50 g ぐらいとし，種類はなるべく動植物のものを取り混ぜ，色や形，香りも調和するようにくふうする。〔汁の温度〕汁は特別の場合を除き，熱い温度ですすめる。一般に，濃度の付いた汁はさめにくいので，冬向きの汁として適している。→みそしる

しろ　白　白物（しろもの），白モツ（しろもつ）ともいう。牛，豚などの可食内臓のうち，肺臓，胃，子宮，大腸，小腸など外見の色が白いものをいう。これに対して，心臓，肝臓に舌（タン），頬肉（ホホニク），横隔膜（ハラミ）などを含めて赤，赤物という。

しろうり　白瓜，越瓜　[Oriental pickling melon]　ウリ科に属する。メロン，まくわうりと同一種であるが成熟しても甘くならない。果実は 20〜30 cm の長楕円形で，外皮は滑らかで白緑色である。主として若い果実を漬け物用とする。〔産地〕徳島，千葉などである。〔品種〕阿波緑（徳島），東京早生，東京大（関東地方の産）。桂うり（京都）などがある。〔調理〕奈良漬け，味噌漬け，いんろう漬けの原料として利用されるほか，三杯酢や生食にも使われる。なお，いんろう漬け（印籠漬け）とは内部を円筒状にぬき，穴をあけてしその葉および実，しょうが，とうがらしの細切りなどをかたく詰め，塩漬けまたは味噌漬けにしたもので，輪切りにして食用とする。

シロカワカジキ　白皮旗魚　〔定義〕マカジキ科の魚でカジキ類の一種。正式和名はシロカジキ。全長 4.5 m。〔分布〕南日本（日本海にも回遊する）をはじめ，インド洋・太平洋の温熱帯に広く分布する。〔漁獲〕主として延縄で漁獲されるが，沿岸の定置網に入ることもある。旬は夏。〔調理〕肉質は白っぽいピンクで脂肪に富み，マカジキについで味がよい。

しろきくらげ　白木耳　[Shiro-kikurage, Snow fungus, Silver ear fungus]　夏〜秋，広葉樹の枯木に発生するきのこ。〔形態〕径 3〜8 cm，白色，半透明のゼリー質のきのこ。形は不規則な花弁状。乾燥すると黄白色になり，収縮してかたくなる。〔似た仲間〕はなびらにかわたけは褐色〜肉褐色で，ゼラチン質のきのこ。乾燥すると黒くなる。〔栽培〕原木およびおが屑栽培ができる。〔産地〕主産国は中国，台湾。〔成分〕乾物 100 g 中にたんぱく質 4.9 g，脂質 0.7 g，炭水化物 74.5 g，食物繊維 68.7 g，灰分 5.3 g を含む。食物繊維が多く，乾物中にペントサンが 14％含まれる。〔調理〕中国では銀耳（ぎんじ）（インアル）とよばれ，古くから不老長寿の強壮食品として珍重されている。スープ，あえ物，フルーツポンチなどに用いる。

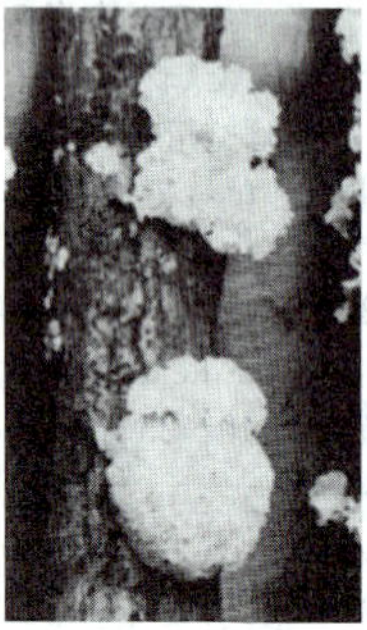

しろきくらげ

しろこしょう　白胡椒　[White pepper]　→こしょう

しろざけ　白酒　もち米とみりんからつくった白濁して甘味のある酒である。3 月の雛祭にそなえられる。〔製法〕蒸もち米 360 *l* にみりん 300〜600 *l* を加えよく混和し，2〜3 週間後，臼で磨りおろして製品とする。また，蒸もち米 250 *l*，麹米 72 *l*，焼酎 180 *l* の割合に混合し約 1 か月後臼引きしてもよい。〔由来〕古来白酒（しろ

き）または酵（しらかす）が変化して江戸時代に初めてつくられたという。

白酒の成分

項　目	数　値	項　目	数　値
比　重	1.17	糊　精	3.61
酒　精	9.02（容％）	でんぷん	0.85
エキス	56.4	たんぱく質	4.15
総　酸	0.22	繊　維	0.15
糖　分	46.5	灰　分	0.22

しろしょうゆ　白醤油　[Shiro soy sauce]　名古屋地方特産の料理向きの醤油。〔性質〕色がすこぶる淡く黄金色，味も淡白，あっさりしていて，独特の香気がある。〔用途〕うどん汁，吸物，鍋料理の汁，自然の色を生かす野菜，魚の煮物に用いられる。〔起源〕江戸時代末期に，三河国碧海郡（現在の碧南市新川町）で，極端に色の淡い醤油をというねらいから，金山寺味噌の上澄液が色淡く，うま味のあるのにヒントを得て，小麦を主とした仕込みを行い，生産を始めたのが起源。現在では生産量は非常に少ない。〔製法〕醸造は小麦 8，大豆 2 ぐらいの配合割合。精白小麦と煎り大豆をおのおの 4～5 時間浸漬し，無圧で蒸煮してから製麹する。多少若麹とし，小麦と大豆の合計量とほぼ同量の塩水とともに仕込み，もろみ攪拌は行わず，約 3 か月ぐらい熟成させて搾汁する。加熱殺菌は行わないので長期の保存はできない。〔成分〕全窒素 0.5％，糖分 15％程度。

シロップ　[Syrup]　シラップともいう。一般に水に糖類を溶かして，香料などを加え調味した糖液をいい，糖類としては砂糖のほか，果糖，ブドウ糖，蜂蜜，異性化糖なども用いられる。〔フルーツシロップ〕いちご，レモン，オレンジ，メロンなどの香料を用いたものがある。〔ガムシロップ〕アラビアゴムを，糖分とともに煮込んでつくられたシロップである。〔グレナデンシロップ〕ざくろの香味を付けた鮮紅色のシロップで，紅色のカクテル用に用いられる。〔メープルシロップ〕北米特産のかえでの樹液よりつくったもので，不透明な液体状をしており，風味はよいが高価である。〔ゴールデンシロップ〕砂糖を精製するとき，結晶を採取した後に残る非結晶性の蜜をいう。天然に黄金色を呈するのでこの名称がある。〔用途〕これらのシロップ類は，アイスクリーム，パンケーキ，ホットケーキ，グリドルケーキなどにかけると，高雅な風味を添える。

シロップづけかんづめ　シロップ漬け缶詰　主として果実類を原料として，これを剥皮後，除核し，全果あるいは切断（半割，4 つ割，スライス，輪切，ダイス）したものを糖液とともにカンに詰めて，密封，殺菌したものをいう。このほか，フルーツカクテルなどのように混合果実製品の場合もある。なお，果実缶詰に充填する糖液について，JAS 規格では糖液濃度（可溶性固形分）が 10％以上 14％未満のものをエキストラライトシロップ，14％以上 18％未満のものをライトシロップ，18％以上 22％未満のものをヘビーシロップ，22％以上のものをエキストラヘビーシロップという。〔製法〕シロップ漬け缶詰におけるシロップは製品の味をよくするばかりでなく，加熱殺菌中の熱伝導を助け，また，空間を満たすことで，カン材ブリキの腐食の原因となる空気をカンから追い出すことにもなる。シロップはふつう純度 99％以上のショ糖を水に溶かして用いるが，ブドウ糖，果糖，異性化糖，砂糖・異性化糖混合液糖などを使うこともある。シロップ漬け缶詰では，一般に，糖度の低い果肉とはるかに糖度の高いシロップとがカン中に同時に密封，加熱殺菌されるので，その後固形量は減り，シロップ量は増し，それぞれの糖度が平均の方向に大きく変化する。果実の種類によっても異なるが，この変化は製造後 2～3 か月続く。したがってその後に開カンして食べるほうが好ましい。

シロナガスクジラ　白長須鯨　[Blue whale]　哺乳動物クジラ目の海獣。〔生態〕体は大きく 24～27 m に達し，まれに 30 m に及ぶものもあり，過去，現在を通じ動物中もっとも大きい。体の背部は青味を帯びた黒色を呈するところから英語ではblue whaleという。腹部は黄色を帯びた淡色で所々に白色の斑紋がある。世界中に広く分布し，南氷洋にも集まったが，その際氷山にくっついて暮らしていた。しかし最近はしだいに頭数が減り絶滅状態となっている。口には歯がなくそのかわりに三角形をした鬚を上顎にもつ。これは1枚の長さが1m以上あり，底の幅は数10cmあってとてもかたく，また弾力がある。この鬚を使ってオキアミとよばれる浮遊生物を海水ごとのみこみ，海水は鬚の間から吐き出す。〔用途〕シロナガスクジラの皮下にある脂肪層は厚く30cmにも達する。また含油量も多く1頭より20t以上もとれ，これはナガスクジラ2頭分，イワシクジラ6頭分にあたるほどである。肉はおいしく，とくに尾の身とよばれる尾の部分は美味である。しかし，現在は捕獲が禁止されている。→クジラ，げいにく

しろぬか　白糠　酒造米をつくるときに出るぬかをいう。酒造米を得るには高度に精白して，ぬか層よりさらに内部の胚乳層の一部をも搗精する。この際出るぬかは胚乳部が非常に多く，白色を呈し，成分も最初出るぬかとはかなり異なり灰分，脂肪が少なくでんぷん質が多くなる。したがってこれを白ぬかと称する。〔用途〕主として製菓原料に用いられる。

しろぶどうしゅ　白葡萄酒　→しろワイン

しろまるだね　白丸種　菓子だねのなかの炒りだねの一種である。〔製法〕もち米を水で洗い5～6時間水に浸してから，よく水分をきって蒸器で蒸しあげた後，乾燥して半びきとし，少量のアンモニアを水で溶かしてふりかけ，さらに乾燥させてから炒りあげて仕上げる。〔用途〕一般に和生菓子の仕上用の化粧に用いられる。

しろみそ　白味噌　色が淡く，甘味の強い米味噌をさす。〔産地〕西京白味噌として京都，讃岐白味噌は香川県，府中味噌は広島県府中，山口県三田尻などで醸造される。〔製法〕淡色に仕上げるために，原料をじゅうぶんに選択し，良質な大豆，鶴の子，白眉などの大粒の臍の白いものを，やわらかく煮て使用する。別に良質の精白した米に着色の少ないたね麹を混ぜ，色の白い麹を繁殖させ，純白で苦汁の少ない上等の食塩の少量を混ぜてよくつき混ぜる。これを煮大豆と混ぜて仕込む。仕込の際に水あめ，みりんを加えることもある。小桶に詰め，布でおおってからふたをし，その上に重石を置き，夏期は4日ぐらい，冬期でも保温すれば約1週間で熟成する。〔製品〕帯黄白色で光沢があり，上品で爽快な甘味と甘い芳香のあるものがよい。豆粒がつぶれすぎたもの，かび臭いもの，甘味が後まで残ったり，酸味，苦味のあるものは不良である。食塩含量が少ないので長くは貯蔵できない。〔原料配合比〕大豆1.0に対し白米2.0で，製品の食塩含量は6%くらいである。→みそ

しろみそじたて　白味噌仕立て　味噌には，白味噌，赤味噌，三州味噌など，いろいろな種類があるが，そのなかで，白味噌を用いてつくった味噌汁を白味噌仕立てという。白味噌は甘味噌の一種で西京味噌ともいわれ，関西地方でつくられる。色は淡く甘味が強い。食塩含量は6%程度であるため，汁に仕立てる際，水に対する味噌の使用量が多くなり，濃厚な味となる。白味噌仕立てによく使われる実には，つみいれ，コイ，タイ，ホウボウ，エビ，ハマグリ，じゅんさい，うど，豆腐，ワカメ，ねぎ，みつば，油揚げなどがある。以下に，白味噌仕立ての一例をあげる。〔豆腐となめこの白味噌汁のつくり方の一例〕材料（4人分）：煮だし汁550 m*l*，白味噌140 g（水の約25%），豆腐120 g（約1/2丁），なめこ60 g，木の芽少々。 つくり方：白味噌を煮だし汁で溶きのばす。溶きのばした味噌汁を火にかけ，煮立ってきたら1cmのさいの目に切った豆腐となめこを入れ，再び煮立ったら火を消す。椀に盛り，木の芽を浮かせる。

しろむぎ　白麦　大麦を搗精，圧扁してできる押し麦には中央部に溝があって，

そこに繊維質の皮の部分が残っており，これは不消化であるし，外見もよくない。そこで特殊な機械を使って丸麦をこの溝に沿って縦割にし，さらに軽く搗精すると皮の部分が除かれる。これを圧扁したものを白麦とよんでおり，色が白く，口ざわりもよく，また消化もよいので，最近では何種類かの市販品が出ている。はくばくともいう。→おおむぎ

しろワイン　白ワイン　[White wine]　ぶどうを潰し圧搾して果汁のみを低温（10～20℃）で発酵させてつくったワイン。樽に詰めて1～2年熟成させる。〔品質〕甘口から辛口まで種々あり，香味が淡泊であるため魚や鳥肉の料理によく合う。国産白ワインの成分の平均値は，アルコール分11.5％，エキス分3.3％，直糖1.28％（0.11％～2.21％），酸度7.7（酒石酸として0.58％），pH 3.1である。ワインは年代の古いものほど上等というわけではない。天候順調で日照多く収穫期に雨の少ない年は，ぶどうの出来がよく，果汁の糖度も高いため，ワインの品質もすぐれたものになる。〔種類〕白ワインの原料ぶどうとしては，セミヨン，シャルドネ，リースリング，またわが国のヨーロッパ系品種である甲州が用いられている。

じん　沈　吟ともいう。小麦でんぷんの最上級のものをいう。粒子がもっとも大きく，製造工程の最初に沈殿するものである。遠心分離機の組み合わせで分級して得られる大粒子部分である。→こむぎでんぷん

ジン　[Gin]　穀類を麦芽で糖化し発酵させたもろみをポットスチルで蒸留する際，アルコール蒸気をジュニパーベリー（杜松の実）の層を通過させ，その香気成分を抽出させてつくった蒸留酒。香料植物としてはコリアンダー，キャラウェイ，アニスシードも用いられ，もろみに入れて蒸留したり，エッセンスとして添加することも行われる。独特の芳香をもつ蒸留酒で，香味重くややあらいジェネバジン（オランダジン）と，辛口で香の軽いドライジン（ロンドンジン）の2タイプがあり，後者はカクテルベースとして用いられる。このほかジンに砂糖で甘味をつけたオールドトムジンやスローベリーの実を浸し砂糖を加えたスロージンがあるが，これらはリキュールに属する。

しんかいぎょ　深海魚　深海は大別して中深層（200～500 m），漸深層（500～3,000 m），深海層（3,000 m 以上）となるが，深海魚の大部分は中深層から1,000 m程度にすむ。一般に大陸棚より深い，200 m以深にすむ魚をいう。深海魚は生息する水深で異なるが，浅海魚と色，眼，口，胃などに明らかな違いがみられ，肉質は脆弱で，風味に欠け，たんぱく変性の速いものが多い。

ジンギスカン　成吉思汗　羊肉を独特の形をした鉄鍋（ジンギスカン鍋）で焼いた，焼き肉料理である。モンゴル帝国の始祖ジンギスカンが陣中でかぶとの上に羊肉をのせて焼いて食べたのでこの名がついたという説があるが，実は，モンゴルとは関係なく，日本で考案された焼き肉料理だといわれている。一説には，中国料理の烤羊肉（カオヤンロウ）がその原形ともいわれる。〔材料〕羊肉のほかに，なす，にんじん，玉ねぎ，かぼちゃ，ピーマン，じゃがいも，きのこ類，ねぎ，にら，しゅんぎくなど，季節の野菜を用意する。〔食べ方〕ジンギスカン鍋で羊肉や野菜を焼きながら，たれや薬味をつけて食べる方法と，あらかじめたれに漬け込んだ羊肉を鍋で焼き，その漬け汁で野菜類も焼きながら食べる方法とがある。たれは，醤油や味噌を基本として，これにみりん，清酒，ごま油などの調味料や各種香辛料，各種香味野菜，

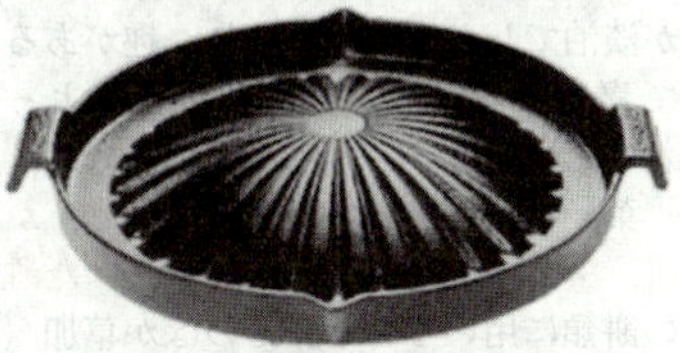

ジンギスカン鍋

しん

果物などを配したものが，何種類もある。

しんくうちょうり　真空調理　新鮮な食品素材を真空包装し，低温（60～70℃）の湯煎やスチームコンベクションオーブン（スチコン）で加熱する調理である。一定の品質の調理をあらかじめつくりおきできることから，業務用として用いられている。たんぱく質食品は58～66℃で，とくに肉の場合，重量の損失が少なく，やわらかくてこれまでとは異なる風味，形態，テクスチャーが得られる。野菜類では90～100℃で行われる。スルメイカは70℃で20～30分ほどの加熱がよいが，ふつう調理よりも必ずしもすぐれた調理法とはいえないものもある。0～3℃で保存し，1週間以内に再加熱する必要がある。

しんくうれいきゃく　真空冷却　[Vacuum cooling]　青果物の予冷法の一種。青果物，とくに葉菜類は輸送中に，いわゆるむれにより損傷を生ずるが，あらかじめ産地で冷却して輸送することにより防ぐことができる。予冷法には冷風冷却法，冷水冷却法および真空冷却法がある。真空冷却法は，野菜を密閉室に入れ，内部を減圧にすることにより水分を蒸発させ，その気化熱により冷却するものである。冷却速度が速く，冷却むらの少ないすぐれた方法で，施設の建設費が高い欠点があるが，大量の野菜を冷却する必要のある産地で導入されている。表面積の大きな葉菜類に適しており，おもにレタス，ほうれん草，サラダ菜，パセリ，しゅんぎく，しいたけなどの予冷に利用される。

しんこ　新粉　[Powder rice]　糝粉とも書く。米粉（こめこ）ともいう。粳米（うるちまい）を粉にしたもの。もち米の粉である味甚粉（みじんこ）と比べると，味が淡泊でしかも重みがあり，趣があるとして喜ばれる。その質や細かさによって上新粉と並新粉の二種に区別される。〔用途〕菓子の材料として，とくに草餅，かしわ餅，すはま，だんご，ちまき，ほだ餅などの餅類に用いられる。そのほか草加（そうか）系統の塩せんべい，ういろう，蒸しようかんなどの蒸棹（むしさお）物のおもな原料である。〔歴史〕これらは平安初期（10世紀）に輸入された唐菓子の大部分が新粉を原料にしていたので，唐菓子の日本化とともに発達したものである。〔新粉細工〕新粉をこねて，いろいろな動植物の形につくり，彩色した細工菓子。平安時代に始まり，明治中期からすたれてきたが，節句や冠婚葬祭の供物としてつくられている。

じんこうかんみりょう　人工甘味料　[Artificial sweetner]　人工甘味料とは，甘味を有する化学的合成品である。〔種類〕2007年12月現在，食品添加物に指定されている甘味料のうち純粋な化学合成品は，サッカリンおよびそのナトリウム塩，アスパルテーム，アセスルファムカリウム，スクラロース，ネオテームである。一般に人工甘味料は甘味が非常に強いため使用量が少なくてすみ，ほとんど無カロリーで，また，ムシ歯にならない甘味料である。なお，中和や，還元など，天然物に一定の化学的処理を行ったものは食品衛生法では化学合成品に分類される。そのためこれらを広義の人工甘味料に数える場合もある。グリチルリチン塩酸，D-ソルビトール，D-キシリトールがこれにあたる。

じんこうしきそ　人工色素　[Synthetic dyes]　天然色素に対してついた用語で，タール色素のように化学的方法によって合成したものである。一般にタール色素類は主として繊維の染色に製造され，とくに食品の着色用に製造されたものはきわめて少なく，その多くは毒性をもつので，食品衛生法で指定された色素以外のものは，食品用に用いてはならない。→ごうせいちゃくしょくりょう，タールしきそ

じんこうちゃくこうりょう　人工着香料　[Synthetic flavor]　合成着香料，合成香料ともいい，エーテル，エステル，アルデヒド，テルペン，アルコールなどの化合物を反応させて，天然香料に似たものがつくられている。現在ほとんどの香気を模造することができるまでに技術が進んでい

る。〔用途〕清涼飲料，アイスクリーム，ゼリー，菓子などの原料には天然香料が高価なため人工香料が代用されている。着香料はその使用量が少ないので，比較的毒性について考慮する必要がなく，多数の化学物質が人工着香料として使用が認められている。→ちゃくこうりょう

じんこうちゃくしょくりょう　人工着色料　→ごうせいちゃくしょくりょう，じんこうしきそ

ジンジャーエール　[Ginger ale]　二酸化炭素（炭酸ガス）含有の清涼飲料の一種である。エール（ビールのタイプのひとつである。→エール）といっても，アルコール入りではない。ジンジャー（しょうが），とうがらし，レモンなどの香料を用い，カラメルで着色したもの。〔使用法〕そのままでも飲用するが，フルーツ，ジュース，シロップなどを添加調合し，いろいろな飲み物やデザートにも多く使われる。〔種類〕ジンジャーエールを主体とした飲み物には，ジンジャーエールクリームシェーキ，ジンジャーエールクーラー，ジンジャーエールコブラー，フランスウィッククーラー，ブルドック，ジンジャーエールフィズなどがあり，いずれも，ひやして，もしくは氷塊を入れてつめたくした飲み物である。

しんしゅ　新酒　[Fresh sake]　一般には，税法上で定められた酒造年度（7月1日から翌年6月30日）内に製造し，同じ年度末までに出荷された清酒を新酒という。酒造りが近代化する以前は，高温にならない冬季に製造（寒造り），火入れで保存性を高めて出荷していたため，火入れを新酒と古酒の境目にしていた。現在は薄れているが，この習慣により，火入れしない酒を新酒とよぶ場合がある。これは，現在の「生酒」にあたる。香気は高いが，火落ちしやすいので低温流通が望ましい。ワインでも樽詰め熟成を行っていない品を新酒（ヌーボー：nouveau）として市販している。

しんしゅうみそ　信州味噌　〔産地〕長野県（信州）で生産される淡色の味噌。〔性質〕辛味噌に属し，食塩濃度は12～13％である。〔製法〕製造には米麹を用い，米の量は大豆の半分あまりである。大豆はできるだけ色をつけないように煮ることが多い。〔沿革〕第二次世界大戦後いちじるしく発展したもので，現在では色の薄い辛口味噌の代名詞となっている。→こめみそ，みそ

しんじょ　真薯，糝薯　練り製品の一種〔由来〕糝（米の粉）と薯（やまいも）を混ぜてつくった練製品をいったが，現在では，魚肉を塩ずりしてつくったすり身に，でんぷん，調味料，卵白を入れだし汁でよくのばして，折箱などに入れて蒸したり，熱湯中に落としてゆでたりしたものをいう。エビの肉でつくるエビしんじょ，モンゴウイカを使うイカしんじょなどがある。〔食べ方〕わさび醤油，しょうが醤油でそのまま食べたり，椀種にする。→ねりせいひん，すりみ

しんせいしゅ　新清酒　→ごうせいせいしゅ

じんぞうにく　人造肉　[Fabricated meat product]　植物性たんぱく食品ともいう。脱脂大豆，大豆たんぱく質，小麦たんぱく質などを原料にして肉に似た歯ごたえをもたせた食物をいう。肉と混ぜる場合と単独で用いる場合とある。1960年ごろアメリカで開発され，現在わが国でも業務用はもちろん，広く市販されている。〔種類〕つくり方によって種類がある。1）ゲルたんぱく：大豆や小麦からとり出したたんぱく質は加水加熱でゲル化する性質があるが，これを利用してできたかまぼこ状食品である。魚肉にこれらのたんぱく質を混合して水産練り製品に仕上げる場合のほか，単独の粒状物を加熱によりゲル化し，これをひき肉などに混用する。2）組織たんぱく：脱脂大豆，粉末状大豆たんぱく，色素，水などを直接蒸煮押出機（エクストルーダー）を通して加熱と強い物理的処理を行うと方向性のある組織ができる。これを適当の大きさにして単独またはひき肉，

畜肉加工品に混合して使用する。3) 繊維たんぱく：大豆から分離したたんぱく質を高温高圧などで水とともに熔融状態にするなどして，細い孔から大気中や水中に押し出して糸に仕上げたものである。適当な長さに切り，単独またはひき肉，畜肉加工品に混合して使用する。〔用途〕人造肉の直接の原料である組織たんぱく，繊維たんぱくともに単独使用の場合は結着剤のほか調味料，香辛料，色素などを添加する必要がある。単用，混用とハンバーグ，中華まんじゅう，シューマイなどのひき肉，ハム，ソーセージ，こま切れ肉の調理品などを対象とするものが多い。人工肉の原料は冷凍あるいは乾燥品で流通するのが大部分で，これを加工業者が製品に仕上げるか，給食施設などで肉と混合して調理される。家庭ではおもに調理済食品や冷凍食品を通じて使われている。

しんとうあつ　浸透圧　[Osmotic pressure]　溶媒は自由に透過するが溶質は透過しない膜すなわち半透膜を中間に固定し，一方にある濃度の溶液を，他方に溶媒を入れておくと，溶媒の一部は半透膜を透過してある圧力で溶液中に浸入する。また，溶液側にある圧力を加えると，溶媒は溶液側に浸入しない。この圧力を浸透圧という。単位体積中に含まれる溶質のモル数をC，絶対温度をT，気体定数をRとすると，濃度があまり大きくない範囲では浸透圧 π は，$\pi = RTC$ である。これをファントホッフの浸透圧の法則という。数種の溶質が含まれているときは単位体積中のそれらのモル数の和をCとすればよいが，電解質の場合は補正が必要である。浸透圧は医学，生物学の分野で重要な意義があり，細胞内の原形質が一定の浸透圧をもっていることはよく知られている。食品の場合，塩漬，砂糖漬けに大きな関係があり，また蒸発，濃縮，吸湿など水の移動との関係が深い。半透膜を境にして溶液側に，溶液の浸透圧以上の圧力を加えると，水だけが半透膜外に透過する現象がある。この原理を利用した一例が逆浸透濃縮法である。各種果汁の浸透圧は，ぶどう果汁 20～22 kg/cm^2，りんご果汁 12～15 kg/cm^2，みかん果汁 12～17 kg/cm^2，トマト果汁 4～6 kg/cm^2 である。したがって，果汁そのほかの液状食品を逆浸透濃縮する場合には，それらのもつ浸透圧以上の圧力が加えられる。

じんにゅう　人乳　[Human milk]　一般に母乳（breast milk）ともよばれているが，母乳は母親の胸から直接乳児に与えられるときに限って使われるべきものであり，いったん容器にしぼりとった乳を人乳とよんで区別するのがよい。母乳は授乳し始めと終わりでは組成（とくに脂肪）と風味が変化し，これが乳児の食欲をコントロールする役割を果たすともいわれる。人乳は乳児にもっとも適した栄養源であることはいうまでもない。他の哺乳動物の乳汁はそれぞれの幼動物にもっとも適した組成を有するものであり，人の乳を馬，牛，豚などと比較すると表のとおりである。人乳はたんぱく質，乳糖，灰分組成から見るとむしろ牛よりも馬の乳にやや似ている。〔脂肪組成〕脂肪含量は人乳と牛乳はほぼ同じであるが，脂肪酸組成はいちじるしく異なる。すなわち，牛乳には揮発性脂肪酸（C_4 − C_{10}）が豊富で約 11.0％を占めるのに反して，人乳では 2.8％にすぎない。吸収性の劣るパルミチン酸，ステアリン酸の含量においても牛乳は人乳よりも高いことが知られる。これに反して，牛乳には，人乳に多く含まれる必須脂肪酸のリノール酸およびリノレン酸含量がいちじるしく低いことが知られる。また，人乳ではパルミチン酸がトリグリセリドの2の位置に多く分布しており，これが腸内で分解されると多くの2−モノパルミチンが形成され，これがミセル形成を助け，脂肪酸の消化吸収を促進するといわれるが，牛乳にはこのような傾向は認められない。また，人乳では1または3の位置（α-位）に不飽和脂肪酸が多いのに対して，牛乳脂肪では2の位置（β-位）に多く，これも牛乳脂肪が人乳脂肪に対して消化性のよくないひとつの原因となっている。〔たんぱく組成〕人

人乳と牛乳の脂肪酸組成の比較 (%)

種類	C_4 (酪　酸)	C_6 (カプロン酸)	C_8 (カプリル酸)	C_{10} (カプリン酸)	C_{12} (ラウリン酸)	C_{14} (ミリスチン酸)	C_{16} (パルミチン酸)
人乳	0.1	0.1	0.2	2.4	9.4	10.7	22.7
牛乳	3.9	2.6	1.4	3.0	3.2	11.1	29.8
種類	C_{18} (ステアリン酸)	飽和酸 (計)	$C_{16:1}$ (パルミチン酸)	$C_{18:1}$ (オレイン酸)	$C_{18:2}$ (リノール酸)	$C_{18:3}$ (リノレン酸)	不飽和酸 (計)
人乳	5.7	51.3	4.6	28.4	28.4	13.2	48.7
牛乳	12.0	67.0	3.0	3.0	27.9	1.7	33.0

乳のたんぱく含量は牛乳の1/3に過ぎない。しかも牛乳のたんぱく質は80%がカゼインであるのに対して人乳ではカゼインは総たんぱく質の1/3であって，絶対量では牛乳の1/7にすぎない。カゼインは胃内での凝固物（カード）の形成に関与するたんぱく質であり，牛乳では硬質なカードを生ずるが，人乳ではやわらかいのはカゼイン含量が低いこと，およびカルシウム含量の少ないためであると考えられる（実際に in vitro で人乳に酸を加えて pH を4.6の等電点にもっていっても白濁するだけで凝固しない場合もある)。したがって，育児用粉乳の調製にあたっては，粉乳のソフトカード化が重要なポイントのひとつになる。人乳カゼインの成分については命名法が確定していないが β-様および，κ-様カゼインよりなると考えられている。牛乳カゼインにもっとも多い成分である α_{s1}-カゼインは人乳ではわずかな存在である。一方，ホエーたんぱく質については，牛乳にもっとも多く含まれる β-ラクトグロブリンは人乳には含まれず，逆に α-ラクトアルブミンは人乳のほうがやや高くなっている。α-ラクトアルブミンは乳糖の生合成に関与することが知られており，人乳にこれが多いことは人乳の高い乳糖含量と関係があるものと考えられる。人乳にはラクトフェリン，リゾチームなど牛乳にほとんど存在しないたんぱく質や酵素を含む。前者は Fe の供給源であり静菌作用を有し，後者は感染防止，消化吸収などに重要な役割を果たしている。人乳と牛乳の免疫グロブリン含量はほぼ同じであるが，人乳では大部分が IgA タイプであり，牛乳で IgG が主であるのと異なっている。牛の IgG は子牛に吸収されて免疫性を付与するが，人乳免疫グロブリンは出生直後の乳児ではある程度吸収されるが，一般に IgA は腸管

数種哺乳動物の乳汁組成 (%)

	総固形分	脂肪分	たんぱく質含量		乳糖含量	灰分
			ガゼイン	ホエー		
人(霊長目)	12.0	3.5	0.35	0.65	7.2	0.2
馬(奇蹄目)	11.2	1.9	1.3	1.2	6.2	0.5
牛(偶蹄目)	11.4	3.3	2.3	0.6	4.5	0.7
豚(偶蹄目)	18.8	6.8	2.8	2.0	5.5	–

人乳と牛乳のたんぱく質の比較 (%)

種　類	人　乳	牛　乳
総たんぱく質	1.1	3.3
カゼイン	0.35	2.30
ホエーたんぱく質	0.65	0.60
α-ラクトアルブミン	0.17	0.10
β-ラクトグロブリン	0	0.26
ラクトフェリン	0.17	こん跡
血清アルブミン	0.06	0.03
リゾチーム	0.06	こん跡
免疫グロブリン	0.11	0.09
その他のたんぱく質	0.08	0.13

数種哺乳動物の乳汁組成 (mg/100ml)

種　類	人　乳	牛　乳
ナトリウム	15	41
カリウム	48	150
カルシウム	27	110
マグネシウム	3	10
リン	14	93

のムチンと結合し腸内の病原菌感染を予防し，種々の異種たんぱく質や細菌の腸管透過を阻止するのがおもな効果であるといわれている。〔糖質〕人乳は牛乳にくらべて乳糖含量が高いほかにグルコース，ガラクトースなどの単糖，フコース，D-アセチルグルコサミン，N-アセチルノイラミン酸などを構成成分とするオリゴ糖が含まれており，乳児の腸内菌叢（きんそう）におけるビフィズス菌の発育因子として重要である。〔ミネラル〕人乳には牛乳の1/3以下のミネラルしか含まれない。人乳のCaは牛乳の1/3以下であり，しかもそのほとんどが可溶性であるが，牛乳では可溶性のものは30％にすぎず，その他はPやカゼインと結合して不溶性の形で存在する。Fe, Zn,Cu,Seなどの微量元素は牛乳・人乳ともに含まれるが，牛乳では粉乳の製造工程での損失も考えられるので，調製粉乳においては強化が必要な場合もでてくる。

しんびきだね　真挽き種　製菓原料の一種。〔製法〕もち米を蒸して乾燥し，臼でつき砕き，細かくして煎ったもので，白い不透明な状態を呈している。〔用途〕主として，蒸時雨，豆らくがん，そのほかの菓子の原料に用いられる。〔呼称〕関西では中みじん粉，いら種，東北方面ではきはら種などともよばれている。荒粉種をさらに粉砕して細かくしたものといえる。〔みじん粉〕真びき種をさらに細かくすると，みじん粉とよばれる。

しんぶし　新節　軽度の培乾をした水分含量のかなり高いかつお節。〔製法〕かつお節と同様にカツオを調理，煮熟，焙乾を行うが，焙乾は3～4回にとどめる。表面の黒褐色の汚い部分，脂肪をけずりとると同時に整形する。ふたたび80℃で1～2時間焙乾を行う。水分が30％と高く貯蔵性が低いため，真空包装する。〔食べ方〕薄くけずってだいこんおろし，豆腐などの添えものにする。ほかに醤油，マヨネーズであえる。ソフトな独特な食感がある。→かつおぶし

しんぶばいようほう　深部培養法　[Submerged culture]　工業的に微生物の液体培養を行う際に，表面培養は設置面積あたりの効率がよくない。そこで，液体培地を強制的に攪拌し，培地の深部での培養を可能にするのが液体深部培養法である。好気培養には通気を行い，嫌気培養には二酸化炭素などによる攪拌を行う。大部分の発酵生産がこの方式によっている。

す

スイーティー　[Oroblanco]　アメリカで，無酸種のぶんたんに4倍体のグレープフルーツを交配して育成された，種なしのグレープフルーツ様の品種である。10月から2月にかけて収穫され，果皮が緑色の時期も酸味が薄く，糖度が高い。その後，果皮は黄色になる。果肉は白色である。イスラエルから輸入されるものが，スイーティーの名でよばれる。

スイートポテト　[Sweet potato]　さつまいもでつくる日本式洋菓子の一種。関東大震災後，レストランでホットデザートとして出されたのが始まりといわれている。いもを裏ごししたものにバター，卵黄，砂糖を加えて練り上げる。一般にはさつまいもの皮をケースとして用いるが，舟型のアルミケースを使ってもよい。〔材料〕4個分：さつまいも（金時，高系14号）3本（裏ごししたもの300 g），いもの皮のケース4個，砂糖75 g，牛乳40 *ml*，バター30 g，塩，バニラ香料，キルシュ，卵黄1個，みりん小さじ1。〔つくり方〕1）さつまいもを皮ごとアルミホイルで包み，210℃のオーブンで50分間蒸し焼きにする（電子レンジや蒸し器を用いてもよい。なお電子レンジの場合はラップで包む）。2）熱いうちに縦ふたつに切り，中身をくりぬいて裏ごしする。砂糖，バター，牛乳，バニラ香料または蜂蜜，塩1つまみを加え，火にかけてなめらかになるまで練り上げる。火からおろした熱いところに卵黄，キルシュを加える。3）いもの皮をはさみで形よく切りととのえ，いものマッシュを詰

める。卵黄とみりんをはけで二度ぬりし，220℃の上火の強いオーブンで8分ほど焼く。〔供卓〕スイートポテトは焼き立ての熱いものでも，冷たくしたものでもよい。日持ちのよい菓子である。

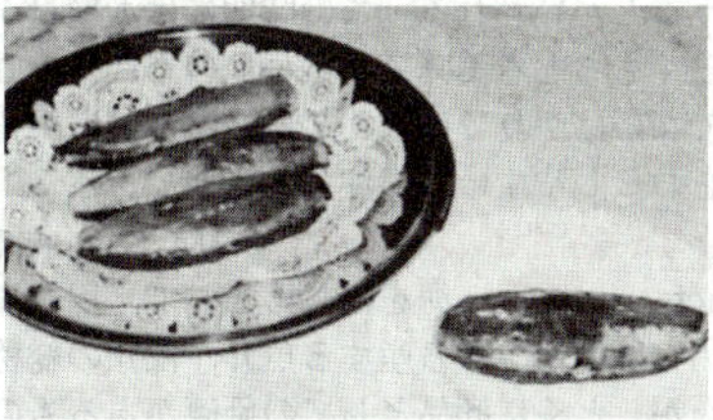

スイートポテト

スイートワイン [Sweet wine] 甘味の強いワインの総称である。貴腐ワインのように，1) 通常の製法で糖分が多く残り，甘口になるタイプや，2) ポートワインのように，アルコール発酵の途中でブランデーなどの高濃度アルコールを加え，発酵を停止させて糖分を残したタイプ（アルコール強化ワイン），3) 果実酒に糖を加えてアルコール発酵したものや，完成した果実酒に糖類などの甘味料を加えたもの，などがある。なお，日本の酒税法では，1) 以外の多くは甘味果実酒に分類される。

すいか 西瓜 [Watermelon] ウリ科に属する果菜で，アフリカが原産地。わが国で栽培が盛んになったのは明治中期以降である。〔産地〕熊本，千葉，山形，鳥取，新潟，茨城など。〔品種〕大型・中型・小型・丸型・だ円球型，しま有・無，赤肉・黄肉などの組み合わせで数多くの品種がある。また，2倍体と4倍体の交雑による3倍体の種子なしすいかもある。〔栽培〕つる割病を防止するために，おもにゆうがおの台に接木される。露地やトンネル栽培のほか，最近ではハウス内で立作り栽培も行われるようになった。〔果汁〕糖分に富み，果糖，ショ糖が主である。アミノ酸として利尿作用を高めるシトルリン（citrulline）が多く，腎臓病に予防効果があるといわれる。すいかの赤色素はカロテノイド系色素で2〜8 mg/100 g含まれている。リコピン（lycopene）およびカロテンの比は約9：1である。ビタミンは比較的少ない。〔用途〕生食がほとんどで，果肉のシロップ漬もある。外皮は煮たり，漬け物として利用できる。種子は中国で瓜子（クウァツ）といい，とくに大きな種子の多くできる専用品種からとったものを食用とする。すいか糖は果肉を煮詰めてあめのようにしたもので，瓶詰にすれば2，3年は貯蔵できる。

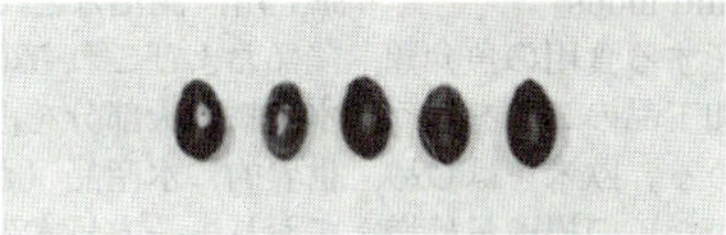

すいかの種

ずいき 芋茎 [Zuiki] さといもの茎のことで，これを干したものをいもがらという。えぐ味の少ない唐芋（とうのいも），八つ頭などが用いられる。〔調理〕ずいきは水分が多いので，これを生かして酢の物にするとアントシアニンの赤色が美しく歯ぎれよく食べられる。またあえ物，煮物などにする。干し物はひなびた味で美味。熱湯に10分ほどつけて戻し，煮付けたり，味噌汁などに入れる。

すいこうさいばい 水耕栽培 [Water culture] 土を用いず，肥料を溶かした水を根から吸収させる植物の栽培法。また，水気耕（ハイポニカ）栽培といって，根の呼吸量を増加させ，いちじるしく大きな植

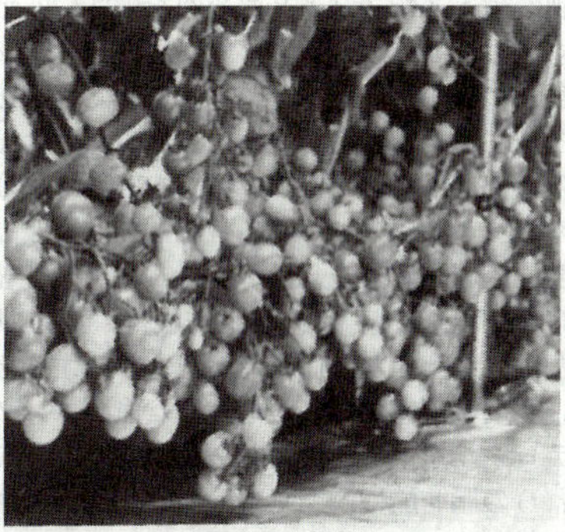

トマトの水耕栽培

物体を得る栽培法も考案されている。自然の日照のかわりに人工照明を，大気のかわりに調整空気を用いる植物工場もつくられている。密閉系であるので農薬の使用を減らすことができるほか，植物の生育に最適な環境をつくり出せることから，成長が速いという利点をもつ。ひとつの植物体で1万個以上の実を結実させたトマトの例もある。

すいさんしょくひん　水産食品　[Marine foods]　〔定義〕海，川，湖沼などで産する食用の魚介類，藻類およびこれらの加工品のことをいう。水産物の大部分を占める。欧米をはじめ，世界的に水産品（さかな）の摂取量は増えており，一方日本人のさかな摂取量は減少気味である。〔消費形態〕食用水産物のうち約40%は生鮮あるいは冷凍品として消費されるが，残りは種々の加工食品とされる。加工は生鮮のままでは腐敗しやすい漁獲物に貯蔵性を与えて流通性を高め，さらには食味をよくするなど付加価値を高めるために行われる。おもな加工法としては，かまぼこ，ちくわなどの練り製品，塩干し，煮干しなど干製品，燻製，節類，塩蔵品，つくだ煮などの調味加工品，缶詰などがある。このなかでは練り製品の産額がもっとも多く，従来からあるかまぼこのほかにかに足かまぼこなど新しいタイプの製品も出されている。〔水産食品の栄養特性〕魚介類のたんぱく質は必須アミノ酸のバランスがよく生物価，アミノ酸スコアとも畜肉や牛乳に匹敵する値となっている。とくに魚肉のリジン含量の高いことは，リジン含量の低い穀類と一緒に食べる場合には意義深い。魚介類の脂質では，イコサペンタエン酸（IPA）やドコサヘキサエン酸（DHA）などの高度不飽和脂肪酸の含量が高いことが大きな特徴である。これらの脂肪酸は，心筋梗塞，脳梗塞などの血栓性疾患を予防するという疫学調査がでており，また血中コレステロールを下げる作用がある。ただし，これらの脂肪酸は，空気中の酸素によって酸化しやすいので注意が必要である。このほか，IやCaなどのミネラルも豊富である。海藻は多糖類に富み，これらは食物繊維として整腸作用などがある。〔水産食品の季節性〕魚介類の漁獲には季節性があり，このため多くの魚介類で，しゅん（旬）ということがいわれる。この時期には漁獲量が多くもっとも美味である。他の季節は美味でないばかりではなく，貝類などでは中毒をおこしやすいので注意が必要である。

すいさんぶつ　水産物　[Marine products]　〔定義〕海をはじめとして，川，湖沼などの水中から産する魚介，藻類の総称だが，とくに商品としての価値があるものをいう。工業用原料，肥料などにも利用されるが，主として食料として利用されている。〔重要性〕わが国では牧草地の不足，飼料穀物の自給困難などの理由から畜産物の価格が高く，水産資源は動物たんぱく給源としてきわめて重要である。わが国の食生活において，動物たんぱくに占める水産物の割合は近年減少しつつあるが，それでも2006年度で約40%にあたり，この割合は世界各国のなかでもとくに高い。〔需給動向〕わが国の水産物の年間総供給高は約570万t（2008年）で，ピーク時に比べると（1200万t, 1984年）半減している。輸入も増加し自給率は2008年度に62%となっている。このうち，約70%は食用とされている。非食用としては飼肥料，および漁業用餌料がおもなものであるが，そのほか工業用原料としては魚油，魚膠（ゼラチン），糊料（アルギン酸）があり，工芸品（真珠，サンゴ），医薬品（肝臓エキス，肝油，コンドロイチン硫酸）も製造されている。〔漁業部門別生産量〕2006年には沖合漁業が44%でもっとも多く，ついで沿岸漁業（海面養殖を含む）が25%，各国の経済水域設定で減少した遠洋漁業は9%，海面養殖業は20%，内水面漁業養殖業1.5%である。〔輸出入〕2010年度の輸入額は，1兆3700億円で輸出額の約8倍である。輸入内訳ではエビ類がもっとも多く約13%を占め，ついでマグロ・カツオ類がおもなものである。輸出品では真珠，魚肉缶詰，冷凍魚，練り製品などが多い。
→すいさんしょくひん

すいしつきじゅん　水質基準　[Standard of water]　水は日常の生活や食品の加工にとって非常に重要であり，病原微生物や化学物質で汚染されないよう，じゅうぶんに安全が確保されなければならない。そのため，水道法により水質基準値と検査方法が定められている。近年，水源水の汚染，水質汚濁，異臭味，トリハロメタンの生成などが問題となり，2003年4月に約30年ぶりに大幅な見直しが行われ，従来の26項目から50項目に拡充強化されるとともに，水質基準を補完する項目として，管理目標項目（27項目）が定められた。

スイゼンジノリ　水前寺海苔　藍藻類に属する淡水産藻類。かわ海苔，かわたけ海苔ともいう。〔生態〕藻体は不安定，寒天状の塊で，親指大から直径40 cmくらいのものまである。色は暗緑色，青黒色，黄褐色などいろいろに変化する。〔産地・性状〕熊本県，福岡県下で産し，清水の湧き出るゆるい流れで底が砂のような場所に育つ。水底または水中に浮遊しており，粘状のかたまりがちぎれて増殖する。熊本市の水前寺公園付近に自生するものは天然記念物に指定されている。食用の水前寺海苔は養殖したもの。〔調理〕1～6月，または9～10月に採取し，よくこねてから素焼きがわらの上にぬり，かげ干しする。乾燥品はかたく皮のようであるが，水に漬けると10倍ぐらいになる。乾燥品は現在ではほとんどつくられていない。三杯酢や吸い物の種，刺身のつまなどとして喜ばれる。また，油で炒めて白あえにしたものも風味がある。このほかつくだ煮，粕漬け，味噌漬け，みりん漬けなどにしたり，生のものを砂糖または塩に漬けたりしてもおいしい。

すいそけつごう　水素結合　[Hydrogen bond]　〔定義〕N, O, Clなどのような電気陰性度の高い原子（陰性原子）が，それに結合している水素原子の介在によって，ほかの陰性原子を引きつけてできる結合を水素結合という。たとえば水や脂肪酸が分子量のわりに高い沸点をもっているのは，分子間の水素結合のためである。〔性質〕水素結合は一般の化学結合より弱く，結合エネルギーは2～8 kcal/mol程度であるが，分子間の水素結合は物質の蒸発熱，誘電率等物理的性質にいちじるしい影響を与える。また，生体の機能や食品の特性に重要なかかわりあいをもっていると考えられている。たとえば，たんぱく質は冷凍すると変性しやすく，スケトウダラのすり身は凍結すると変性してかまぼこ形成能が失われる。しかし，糖を保護物質として加えると変性が防止され，かまぼこ原料として使用できる。この保護作用には，糖-たんぱく質間や糖-水分間の水素結合が重要であることがわかっている。

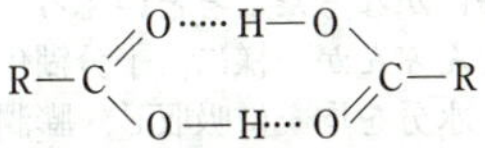

R：炭化水素基

脂肪酸分子間の水素結合

すいそてんかゆし　水素添加油脂　[Hydrogenated fats and oils]　〔定義〕液状油に含まれる不飽和脂肪酸の二重結合にニッケルなどの金属触媒を用いて水素を付加する反応を水素添加（hydrogenation），略して水添といい，こうしてできた油脂を水素添加油脂，あるいは硬化油（hardened oil）とよぶ。〔性質〕ポリエン酸を多く含む液状油は融点が低く，酸化安定性が悪い。水素添加を行うことによって融点が上昇し，水素添加の程度により半乾性油もしくは不乾性油や固形脂とすることができ，同時に保存性も向上する。〔選択水添〕水素添加の条件を選ぶとポリエン酸（リノール酸，リノレン酸など）を選択的に部分水添し，モノエン酸にかえることができる。このようにすると適当な融点をもつ油脂が得られるので，マーガリン，ショートニングの製造に利用されている。この方法の問題点はトランス酸が生成することで，心臓疾患を引き起こすリスクを高めることが指摘されている。摂取量については，WHO/FAOが推奨値を示しており，食品への表

示も各国で検討されている。→こうかゆ

すいはん　炊飯　米を飯にする操作をいう。すなわち，水分約15％の米に水を加えて加熱し，水分約60％の飯にする過程をいう。〔炊飯の要領〕水加減，浸漬，加熱の仕方，消火後の処置のいかんが飯のおいしさに大きく関与する。〔水加減〕新米と古米によって多少異なるが，体積で米の2割増し，重量で5割増しが一般に行われている水加減である。米は洗うことによって，重量の約1割の水が付着したり吸収されたりする。したがって，この水の量を計算に入れて水加減をするかどうかで，でき上がりの飯のかたさに関係してくる。〔浸漬〕昔から飯を炊くときは1食前に米を洗って仕掛けておけといい伝えられているが，これは理にかなったことといえる。米の組織内のでんぷんが一様に，十分糊化するためには，水分を均一に吸収し，膨潤することが必要である。1食前に用意するのは，この水分吸収の時間を十分に与えるためである。常温で米が吸い得る水分量は，だいたい米の重量の25％前後で，所要時間は約2時間である。吸水速度は，最初の30分ぐらいがとくに速い。したがって，2時間の余裕がない場合は30分の浸漬でも，かなり効果をあげることができる。〔加熱の仕方〕沸騰まで10分前後かかる程度の火加減で加熱する。ここが重要で，短時間だと米の吸水が不足し，長時間だと鍋の上と下の米でやわらかさの異なる飯ができる。沸騰し始めたら吹きこぼれない程度に火を弱めて5分間加熱を続け，つぎに弱火にして10～15分加熱する。米粒中の米でんぷんがα化するには98℃以上で20分間は加熱する必要がある（むらし時も含める）といわれている。このことは，米の量の多少には関係しない。米に吸水させる時間的余裕がない場合には，沸騰にいたるまでの間の火力を幾分弱くし，この間に米に水を吸収させる時間を与えるとよい。〔消火後の処置〕消火後は，10～15分そのまま置いてむらす。その間に，飯表面の水は飯中に入り，均一化していく。このときに，温度を低下させないよう高温に保つことが重要である。むらしが終わったらふたを取り，飯粒をつぶさないように注意して下部と上部を混ぜ合わせ，飯の状態を均一にすると同時に，余分な水分を逃がす。これを飯櫃（めしびつ）に移せば，余分な水分が飯櫃に吸収され，おいしい飯になる。炊飯器の上に乾いたふきんを置いてふたをし，水滴の落下を防ぐようにしてもよい。〔大量炊飯〕大量の米を炊くときは，湯炊きにしたほうが失敗も少なく，味もよいといわれる。これは，大量の米を水炊きにすると熱が均一に行きわたらず，釜肌に接している部分は煮立ったのに中心部はまだ火が通らないというようなことが起こりやすいからである。湯炊きは，定量の水を沸かし，そのなかへ米を入れて全体を撹拌するので，熱が均等に伝わりやすい。水温が高い方が米は吸水が早いため，浸漬しないことによる不利な点も補われ，しかも大量であるため，むらすときに冷めにくく，おいしい飯になる。〔その他〕ほどよいかたさの飯は，米の重量の2.2～2.4倍ぐらいである。→ごもくめし，さくらめし

すいはんき　炊飯器　米を炊いて飯にするための機械。熱源が電気のものとガスのものがあり，電気釜，ガス釜ともいう。家庭用は1合～10合炊きの電気式が主流であり，業務用はガスを使った大型の機械が多い。初めて製品化されたのは1955年で，自動電気釜という名前の二重釜間接炊きの手法を取り入れたものであった。その後，さまざまに改良されて進歩し，1980年代よりマイコン制御が取り入れられ，多機能化した。80年代末にはIH（Induction Heating, 電磁誘導加熱）方式を採用した機種が出始め，現在はこれが主流である。近年は，内釜を工夫したり，1.2～1.7気圧の圧力を加えたり，スチーム加熱機能を備えた機種なども出ている。

すいぶん　水分　[Moisture, Water]　〔種類〕食品のなかに含まれる水分には，組織のなかに含まれている遊離水（free water）とよぶ水分と，たんぱく質，炭水

化物などの物質と化学的に結合している結合水（bound water）という水分の二種がある。〔水分のはかり方〕ふつう，食品成分表にのっている水分は食品を105℃内外の乾燥器に入れて乾かし，重さが減らなくなったときに，乾燥によって減った量をもとの食品に対して水分％として表している。したがってこれは遊離水と結合水の合計を示すことになる。また，105℃ぐらいで揮発するものもあり，これも水分のなかに入る（アルコールの多いものは別にはかる）。水分のはかり方はこのほかにも130℃乾燥法，減圧乾燥法，蒸留法，電気的測定法などいろいろある。〔水分活性（water activity, Aw）〕食品中に存在している自由水の割合をあらわす数値で，食品保存の指標となる。米・豆0.70，肉・魚0.98，野菜・果実0.99程度である。水分活性は食品の貯蔵性と関係があり，水分活性の高いものは微生物の被害を受けやすい。〔水分量による食品の分類〕水分の量によって食品を分けると水分80％以上：野菜，果物，きのこ類，こんにゃく，豆腐，牛乳，80～40％：いも類，魚介類，肉，卵，飯，味噌，醤油，40～20％：魚介干物，食パン，ジャム，チーズ，20～10％：穀類，豆類，海藻類，バター，10％以下：乾パン，砂糖類，おこし，粉乳となる。〔水分量の意義〕食品の水分量は非常に重要な意義をもつ場合がある。たとえば穀類で水分14％と16％とではそれを貯蔵する場合に大変な差が出てくる。すなわち14％では微生物がほとんど繁殖できないが，16％になると微生物が繁殖し貯蔵性がきわめて悪くなる。〔水分と人体〕水は生物にとって不可欠なミネラルのひとつと考えられる。ふつう1 calについて1 mlの水が必要といわれている。〔代謝水〕水は体内で栄養素が酸化されるときにも生成し，これは利用されるが，この水を代謝水（metabolic water）とよぶ。炭水化物が100 cal燃えると15.9 gの水を生ずる。水は体内に摂取された栄養素を運搬し，生体内のすべての化学反応すなわち代謝の媒体となる。また，発汗により体温を調節するのに役立つ。

すいもの　吸い物　汁物の一種であるが，客膳向きにとくに手を加えたものをこのようによんでいる。〔種類〕かつお節と昆布でとった一番だしを用い，塩と醤油で調味したすまし汁のほか，潮汁なども含まれる。汁の実は汁とは別に用意するが，主になるもの（椀だね）とあしらいになるもの（椀づま），および吸い口で構成される。〔すまし吸い物〕椀だねには脂肪の少ない白身の魚肉，エビ，しんじょ，貝類，卵，鶏肉などが用いられ，美しく形をととのえ，味を付けて加熱しておく。椀づまには季節の野菜で椀だねを引き立てるものを用意する。さらに，色どりに緑色の美しい野菜を添える。これらはいずれも下処理をしておく。吸い口は汁の香味を引き立てるもので，ごく少量用いる。ゆず，しょうが，さんしょうの芽，みょうが，穂じそ，ふきのとうなどがよく用いられる。椀だねと椀づまを椀に盛り味をととのえた汁を注ぎ，吸い口を添える。〔その他〕一口吸い物がある。これは懐石料理や品数の多い会席料理の終わり近く，あるいは中間に出される吸い物のことである。口直しをして，つぎに出される料理の味を引き立てるものであるから，汁のうま味は薄味にして，珍しいもの，あるいはあっさりした実を少量用い，軽い感じにつくって少量をすすめる。普通，薄い昆布だしを用いて薄い塩味仕立てにする。うめぼし，しゅんらん（春蘭），さくらの塩漬けを用いる場合には，熱湯を注ぐだけのこともある。湯吸い物，箸洗いともいう。

すいようせいビタミン　水溶性ビタミン［Water soluble vitamin］→ビタミン

すいようらんぱく　水様卵白　［Thin albumen, egg white］　卵白は粘度の異なる濃厚卵白と水様卵白からなるが，水様卵白はさらに卵の内部での存在位置から外水様卵白と内水様卵白とに分けられる。外水様卵白は新鮮卵白の約23％，内水様卵白は約17％を占めている。卵が古くなると，卵白のpHは上昇し，これによって濃厚卵白の組織をつくっているオボムチンの性質が変化するため，濃厚卵白はみかけ上水様卵白に近い状態に変わる。これにより水様卵白の割合が増加する。

すいわ　水和　[Hydration]　水分子がほかの物質と相互作用により結合する現象。水溶液中で，食塩（NaCl）はNa^+，Cl^-のイオンとなって解離しているが，これらと水分子は静電的に結合し，イオンのまわりの水は結合水となる。また，砂糖，でんぷんのような非電解質分子では，その水酸基と水分子の間に水素結合がはたらき，結合水による水和層ができる。〔性質〕このような水は普通の自由水と異なり，通常の加熱によっては除去できない。微生物によっても利用されないため腐敗をおさえられる。これは食品貯蔵の基本である。水和によって結合水が増えれば，それだけ水分活性は低くなるので，食品の保存性は増加する。〔利用〕塩漬，砂糖漬け，シロップなどはこの現象を利用したものである。水分活性を下げる目的で食品に加える塩や糖を水和剤とよぶことがある。

スー　絲　中国料理の切り方のひとつで，せん切りのことをいう。中国料理では，その料理で用いる切り方を料理名として表現した名前がある。涼拌三絲（リャンバンサンスー）は，三種の材料をせん切りにした酢の物。清湯三絲（チンタンサンスー）も，三種の材料をせん切りにしたスープ。肉絲蛋捲（ロウスータンチュワン）は，せん切りにして炒めた肉と野菜を薄焼き卵で巻き，合わせ目に水溶きかたくり粉を付けてとじ，揚げたもの。

スーパーオキシドジスムターゼ　[Superoxide dismutase, SOD]　活性酸素を分解する抗酸化酵素。スーパーオキシドに作用して，酸素と過酸化水素を生成させる。広く生物界に分布し，動物では肝臓，副腎などに多く存在する。老化やがんなどの疾患の発生とかかわりが深いといわれる。

スープ　[Soup]　西洋料理の食事の初めに出される汁物を総称してスープという。フランス語のスープ（soupe）は，数種の野菜をバターで炒め，水で煮だした家庭的な汁物をさしている。ポタージュ（potage）は肉のブイヨン（bouillon）をベースとした汁物の総称であるが，日本では単にポタージュというとクリームスープ（またはポタージュリエ）と解されている。〔歴史〕フランスの家庭料理であるポトフ（pot-au-feu）がスープの原型を示すものといわれている。現在のように汁を主体にして，野菜を少量にし，しかも煮つぶしたり，裏ごししたりして，なめらかな汁物にするようになったのは19世紀の初めといわれ，次第にスープとしての特徴をそなえて今日に及んでいる。スープは昼食，夕食，夜食に供されるが，欧米では朝食には用いない。ただし昼食においてもオードブルがあればスープを略することもあり，つくる手間がかかり，味も吟味しなければならないので，レストランのディナーでもはぶかれることがある。〔種類〕大別すると三種類に分けられる。1）清羹汁。汁が清く澄んでいるもの。クリアースープ（clear soup）またはポタージュクレール（potage claire）。2）濃羹汁。濁って濃厚な流動状のもの。クリームスープ（cream soup）またはポタージュリエ（potage lié）。3）特殊羹。実の多い汁，または地方色のある特殊なスープ。スープの種類は，食事の内容により決められる。ディナーのときにはポタージュクレールの代表的スープであるコンソメがよく，皿数の少ないときにはボリュームのあるクリームスープや，実の多いスープがよい。スープは食事の最初に供されるため食べる人の期待もあり，その味や心づかいが後に続く料理を推察するものともなるため，念入りに仕上げることが大切である。コンソメのように肉をじゅうぶんに使ったスープは胃に快い刺激を与え，胃液の分泌を盛んにして食欲を増す。〔材料〕汁の土台となるものは肉や骨からとったブイヨンで，このほかに牛乳や，野菜のゆで汁，貝のゆで汁などを用いる。好みに

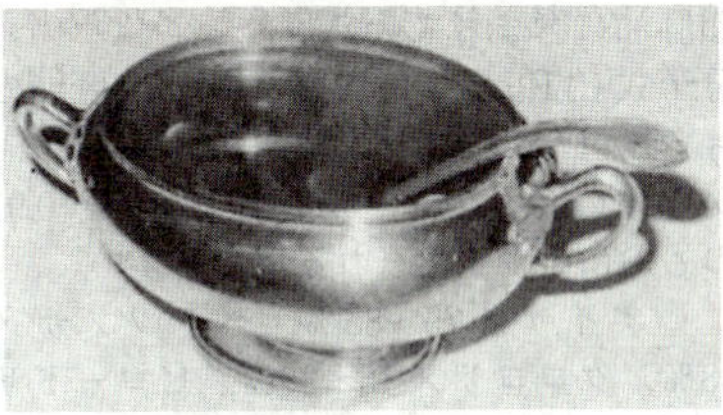

清 羹 汁

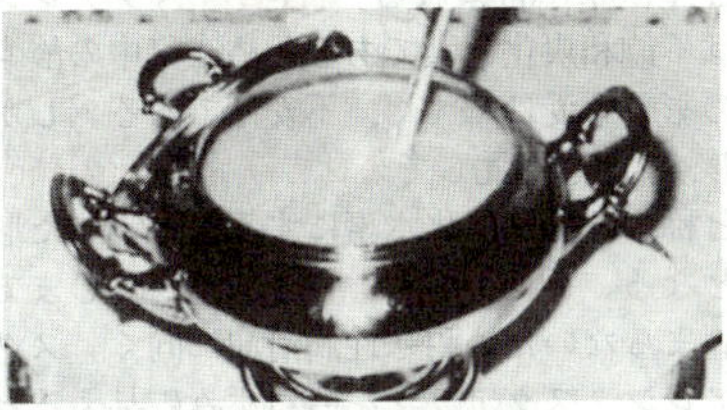

濃 羹 汁

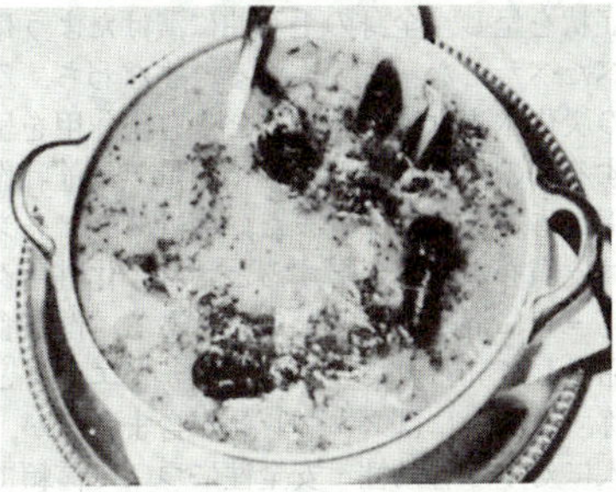

特殊羹（ムール貝入りスープ）

よっては，仕上げに生クリームやエバミルクも使われる。副材料としては，野菜類（じゃがいも，にんじん，玉ねぎ，アスパラガス，ほうれん草，とうもろこし，かぶ，そらまめ，グリーンピース，生いしたけ，マッシュルーム，米，カリフラワー，栗，トマトなど）のなかから単独でまたは何種か組み合わせて使う。味が淡白でくせの少ない鶏肉，エビ，白身魚などは，軽く火を通して汁に加え，形のまま，または裏ごしして用いてもよい。貝類は裏ごしが困難であるから，ゆで汁をスープのだし汁として，身は浮き実とする。〔供卓〕スープには，ごく熱いスープと，ごく冷たくしたスープとがある。熱くして出すスープは前もって皿も温めておき，仕上がったスープを注いだらすぐに供卓するか，食卓でスープを取り分ける。食べごろは60～66℃である。冷たいスープは，冷えると味が薄く感じるので，少し塩味を強めにする。器やスープを直前まで冷やしておき，供卓時には器のまわりも砕いた氷で冷やし，10～15℃で出す。→ポタージュ，ポトフ

すがき　酢牡蠣　ごく新鮮なカキに二杯酢をかけ，生で食べる酢の物。カキは殻付きのものがよいが，むき身の場合は，ごく新鮮なものを選ぶ。約2％の塩水でふり洗いをし，さらに，酢洗いをしておく。カキの重量の20％ぐらいの量の二杯酢をつくり，食卓に供する前にかける。二杯酢のほかに，レモン，だいだいのしぼり汁などをかけることもある。

すがたやき　姿焼き　魚の姿をそのまま焼くことをいう。〔材料〕タイ，アユ，アジ，アマダイ，黒ダイ，イサキなどを使う。〔つくり方〕新鮮な魚を用意してうろこを落とし，えらを取り去る。下身になるほう（頭を左にして腹を手前に置いたとき上になるほうが上身）の腹部に包丁を入れて内臓を取り出し，よく洗う。魚の重量の2％の塩を全体（腹のなかも）にこするように付け，盆ザルに置く。20分ぐらいたったら手早く水洗いし，水気をふき取り串を刺す。頭と尾が上がるように中骨をぬって刺したら（本串，またはうねり串），もう1本まっすぐに添え串を刺す。すべてのひれに塩をすりこみ，上身に化粧塩をふって上身から先に焼く。ほどよく焼けたら，下身のほうからじゅうぶんに火を通す。焼けたら熱いうちに串を回しておき，さめてから抜く。鉄灸（てっきゅう）を使うと焼きやすい。金網で焼くときは，網がよく焼け

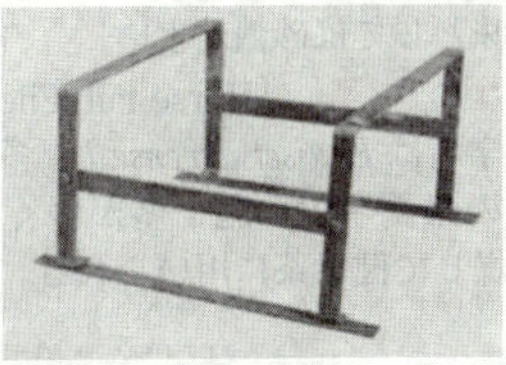

鉄　灸

てから材料をのせ，上身から先に焼く。

スカッシュ　［Squash］　スカッシュには，本来，押しつぶす，つぶれたものという意があり，果実のパルプが多量に混じっているのが特徴である。〔市販品〕果汁と砂糖またはシロップの混合物に，香味をよくするためクエン酸，精油またはエッセンスを加えたものである。〔果実〕かんきつ類，桃，いちご，パインアップル，メロンなどが用いらる。絞り汁にするが，桃，パインアップル，メロンなどはミキサーを使って絞り汁にしてもよい。一般にパルプ質を多く含んだ混濁状態にするが，かんきつ類のライムの場合はパルプを含まないのが普通である。〔果汁含量〕スカッシュ中の果汁含量は規定はないが，25～30％（容量）がふつうである。糖度30～45度で，3～4倍に希釈すると飲用に適する。〔果汁の調合〕果汁は単一のものより，異種果汁を調合するほうが風味のよいものが得られる。かんきつ類（レモン，オレンジ，ライム，グレープフルーツ，みかんなど）のときには，一種の絞り汁より，二種ぐらいを混ぜ合わせるとよく，オレンジ果汁に少量のレモン果汁を混ぜたり，2/3量のオレンジ果汁に1/3量のグレープフルーツ果汁などを混ぜたりするとよい。かんきつ果汁は一般には酸が多いが，スカッシュの飲用時には希釈されるので，糖に対して酸が不足する場合はクエン酸を加える。皮はおろし金でおろして少量加えると香りが増す。オレンジのように香気が弱いものの場合は，フレーバーを増すために精油を加える。炭酸水の代わりに，炭酸入りミネラルウォーターを使うこともある。ミネラルウォーターによっては鉱泉そのものに炭酸が含まれているので，炭酸の持続性が長い。甘味としては砂糖がよい。

スギナ　杉菜　［Horse tail, Filed haretail］　学名は*Equiset arvense L*。多年生シダ植物の栄養茎で，胞子茎がつくしである。乾燥して健康茶に用いられる。→つくし

スクアレン　［Squalene］　深海産サメ類肝油に含まれている不飽和炭化水素。分子式$C_{30}H_{50}$。〔存在〕深海産サメ肝油のうち比重（d_4^{15}）0.9以下のものには必ず，かなりのスクアレンが存在し，0.9～0.91のものにも少量含まれる場合が多い。〔含量〕アイザメ75～85％，ヘラツノザメ58％，クロコザメ15～36％，ビロードザメ30％，また，野菜類，オリーブ油にもごく微量に含まれる。〔性質〕スクアレンは不飽和炭化水素であるため空気中の酸素の影響を受けやすく，不安定である。しかし，これを還元してスクアラン（squalane）と称する飽和炭化水素にすると安定した形となる。〔用途〕凝固点が低く－60℃まで固まらないため耐寒性潤滑油に向く。スクアレン，スクアランを白ねずみに与えるとセボレヤ（seborrhea，皮脂漏症）と称する症状を呈し，全身の毛が油に漬けたようにべたべたとなって死亡する。すなわち，この炭化水素は哺乳動物にとり有害作用を呈するものと思われが，ごく少量では催乳作用があるともいう。また，最近スクアレンは皮膚をなめらかにするとされ，化粧用クリームに混ぜているところもある。健康食品として売られている深海産サメエキスと称するものにはスクアレンが含まれるが，人に対する有効性・安全性について信頼できるデータは見当たらない。

すぐき　酸茎　すぐき菜を乳酸発酵させた発酵漬け物で，京都市深泥池周辺で穫れ，漬けられる。〔製法〕紡錘形のかぶの皮をむき，茎葉を付けたまま5％の食塩で荒漬けをする。2日後に4斗樽に少量の食塩とともに漬け込んでふたをして，天秤を使って樽1個につき300 kgの圧力をかけて徹底して水を絞り出す。本漬け1週間ののち，30℃の発酵室（むろ）に移して10日間の乳酸発酵を行う。歩留まり30％，食塩3％，酸1.2％の製品ができる。〔食べ方〕発酵漬け物で保存性がなかったため，以前は，12月に漬けて3月中に売り切っていた。かぶは薄切りに，葉は細切りして食べるが，独特の酸味と香気があるので，かぶをごく細かく切ったほうがなれないう

ちは食べやすい。最近は，かぶと葉を細切りにして調味液に漬け，冷蔵しておいた味付けすぐきや，包装して同じく冷蔵しておいたパックすぐきが1年中出回っている。木曽の王滝村にはすんきかぶという名のよく似たかぶがあり，その茎葉をゆがいて無塩漬け物すんきとし，保蔵野菜の形で調理に使っている。

すぐきな　酸茎菜　アブラナ科に属し，かぶ菜の一種。京都市上加茂地方の特産。〔性状〕原種は葉に切れ込みがなく，びわの葉のような形をしているが，現在ではだいこんのように切れ込みがあるものもある。根は短い倒円錐形で，長さ20 cmくらいになる。〔栽培〕秋に種子をまき，冬に収穫する。〔成分〕葉は100 g中，ビタミンAが170 μgレチノール当量，C73 mgと多い。〔用途〕すぐき漬けは，薄塩で漬け込み，その後むろ（室）に入れて乳酸発酵させたもの。特有の甘酸味があり，全国的に名が知られている。

スクラロース　[Sucralose]　別名トリクロロガラクトスクロース。砂糖の約600倍の甘味を有し，甘味の質も砂糖に近い。加熱にも安定で水溶性にもすぐれている。高甘味度甘味料として世界で広く利用されており，日本では1999年にすべての食品への使用が認められた（食品により使用基準は異なる）。

すぐり　酸塊　[Gooseberry]　グーズベリーともいう。小果類のひとつで，ユキノシタ科。ヨーロッパ原産の西洋すぐりと北アメリカ原産のアメリカすぐりとがある。果実は3～10 g，円形または楕円形で，熟すると淡緑，黄白，赤色などになる。寒地，高冷地に適し，わが国では7～8月が熟期で，北海道に多い。果皮は厚いが甘味に富む。ビタミンCを22 mg/100 g含む。生食のほか，ジャム，ゼリー，シロップ漬，冷凍などに加工される。

スコーン　[Scone]　バター（またはショートニング），卵，砂糖，牛乳を多量に配合し，ケーキのような軽い食べ口にした焼き菓子で，ティービスケット，スコッチスコーン，プレーンスコーンなどがある。〔材料・製法〕小麦粉100 g，砂糖22 g，ショートニング25 g，食塩2 g，膨張剤5 gを合わせてそぼろ状にし，全卵20 g，卵黄7 gを軽く混合する。牛乳25～50 mlで生地を調節し，適当な大きさに整形する。上面にホイップした卵白または卵黄，あるいは牛乳を塗り，粉糖を振りかけて焙焼，製品とする。

スサビノリ　すさび海苔　[Purple laver]　千島，北海道から東北地方にかけて分布していたあま海苔の一種で学名を *Porphyrayezpensis* という。繁殖力が旺盛で葉体が丈夫なことから，近年になり沖合で行う浮き流し漁法（養殖法）が多くなるにつれて，ほかの地方に移植され，現在では栽培海苔の大部分を占めるにいたっている。〔性質〕内湾でも外海に近いところでの栽培に適している。葉体はあさくさ海苔に似ているが，2層の細胞からなっており，厚さは50～60 μm程度と厚い。乾海苔にした場合ややかたく，パリッとしたかみ心地がある。味はよいが，香りはあさくさ海苔よりやや劣る。色は少し赤味を帯びたものが多いが，焼き海苔にすると美しい深緑色に変化する。

すし　寿司，鮨　すしはもと魚肉を酢漬けにしたものの名称であったが，現在は，もっぱら酢飯にほかの食材をあしらったものの総称である。すしということばは今から千年も前に用いられたことが『延喜式』に記されている。そのころのすしは，魚の保存法のひとつであったようで，魚に塩をして押してならし，自然の発酵によって酸味を帯びさせたもので，こうすると魚の味がよくなる。ふなずしがその原型といわれている。この製法は中国から伝来してきたものといわれている。地方からの貢物に熟れずし（なれずし）が使われていたことが『延喜式』に記されている。長路を運ぶので，その間に発酵してよい味になったものである。魚介類に飯を合わせて押し，その飯をいっしょに食べるすし（鮨）がつくり出されたのは慶長時代からである。〔種類〕

すしの種類は非常に多い。にぎりずし，巻きずし，五目ずし，姿ずし，いなりずし，押しずし，茶きんずし，蒸しずしなどがある。〔すし飯のつくり方〕すし用の米には上質の白米を用い，普通の飯よりも水加減を控え目にし，炊いた後の蒸らしの時間も短くする。熱いうちに半切（すし桶）に移し，合わせ酢をまわしかけて，米粒をつぶさないように注意して混ぜ合わせる。酢が飯に吸収されたころ，うちわであおいでさます。合わせ酢は飯の目方に対し，酢約7%，砂糖約2.5%，塩0.7～1%を混ぜてつくる。ただし，一般に，にぎりずし，ちらしずしなどの生魚を使うものには甘味を控え，押しずし，いなりずしなどには甘味をきかせる。〔ちらしずし〕五目ずしともいう。すし種には動植物性の食品を色や味の調和を考えて取り混ぜ，すし飯の1/3量程度用意する。すし飯に種々のすし種を刻んで混ぜ合わせ，これを鉢に盛り，もみのりやそぼろ，しょうがなどを上にあしらう。またはすし種の一～二種を飯に混ぜ，後は上に美しく盛り付けることもある。すし種には，しいたけ，かんぴょう，きのこ，れんこん，たけのこ，さやえんどう，卵焼き，タイ，サヨリ，コノシロ，アジ，赤貝などのうち，季節のものを用いる。魚類はおろして小骨を取り，ザルに入れてふり塩をしておく。これを酢とみりんを合わせて煮詰めたなかへ1時間ぐらい浸しておき，用いる。〔にぎりずし〕すし飯を30 gぐらいの大きさににぎり，これにすし種をのせる（180 ml（1合）分の米で，15個ぐらいできる）。すし種は，マグロ，タイ，赤貝，イカなどは生で，アジ，コハダ，サヨリなどは酢漬けにして，アナゴは付け焼にして用いる。タコやエビ，アワビはゆでたり蒸したりする。なおエビやアワビは生で用いるときもある。このほか，海苔，そぼろ，卵焼きも用いる。魚介類を生のままで用いるときは，飯と種物との間にわさびを置く。〔巻きずし〕太巻き1本に米90 g，飯で約200 gぐらい用いる。海苔で巻く場合が多いが，薄焼き卵で巻くこともある。海苔1枚で巻いたものを太巻き，半枚で巻いたものを細巻きという。なかに入る具は，かんぴょうを甘く煮たものだけを入れる場合（細巻き）と，しいたけ，厚焼き卵，そぼろ，みつばなどを入れる場合（太巻き）とがある。海苔の表をあぶり，表側を下にして巻きすの上に置き，手に酢水をつけてすし飯をこの上に広げ，芯になる具を飯の上に置いて端より巻く。海苔が湿らないうちに，包丁をぬれぶきんでふきながら適当に切る。マグロとおろしわさびを芯にして巻いた細巻きを鉄火巻きという。だて巻きはカステラ卵を焼き，熱いうちに鬼すだれで巻いて（芯にのばし棒を用いる）形をつけておく。卵の内側に薄くすし飯を置き太巻きを芯にして巻く。カステラ卵は，卵にその半量の白い魚肉のすり身と卵の約1/4量の煮だし汁，全材料の4%の砂糖と1%の塩を混ぜ合わせて焼いたもの。〔姿ずし〕アジ，甘ダイ，アユなどを背開きにして骨を除き，ふり塩をしてしばらくおき，これを酢に浸しておく。酢をきってすし飯を内側にかたく詰めて背で合わせ，2か所ほど，細く裂いた竹の皮で巻く。これを桶のなかへ重ねて入れて圧をし，半日ばかりおいて食べる。普通は，これを輪切りにする。〔いなりずし〕油揚げをふたつに切って，切り口から指を入れて二枚にはがし，袋状にして，みりん，醤油，砂糖で味を付ける（醤油は油揚げの目方の15%ぐらいを用い，砂糖も多い目に用いる）。このなかへすし飯を詰める。味付けしたかんぴょうを帯にして結ぶこともある。180 ml（1合）の米で10個ぐらいできる。〔押しずし（大阪ずし）〕すし種は，主としてタイ，ヒラメなどの白身の魚，またサバ，マス，サンマなどの魚が使われるが，サヨリ，コハダなどを使うこともある。また，地方によってはエビ，カステラ卵，そぼろなども用いる。魚は薄く切り，塩を加えた酢のなかへ半日くらい漬けておく。すし枠のなかへ竹の皮，またはくまざさの葉を敷き，枠の半分ぐらいまですし飯を入れて，甘く煮たしいたけのみじん切りなどの具を一面に入れることもある。その上からまたすし飯を詰め，さらに，上に用意した具をおいて押しぶたをし，押し枠を抜く。適当な大きさに切り分ける。〔蒸しずし〕ちらしずしの一種であるが，寒い季節に向く温かいすしである。すし飯のなかにせん切りにしたしいたけと付け焼きにしたアナゴを小口から小さく切ったものを混ぜて器に入れ，10 分間蒸す。取り出して飯の上に金糸卵を一面に散らし，再び卵が温まる程度に蒸す。このほか，茶きんずし，ちまきずしなどがある。茶きんずしはすし飯に細かく切った具を混ぜて薄焼き卵で包み，みつばで結わえたもの。ちまきずしはにぎりずしをささの葉 3 枚で包んでちまきの形にしたものである。そばずしはすし飯の代わりにそばを用いて海苔で巻いた一種の巻きずしである。また近年，すしは世界中に広まり，Sushi は国際語として流通するようになっている。その種類も，アボカドを具材にした巻きずしのカリフォルニアロールなど伝統的な関西ずし，江戸前ずしとは異なる展開をみせている。

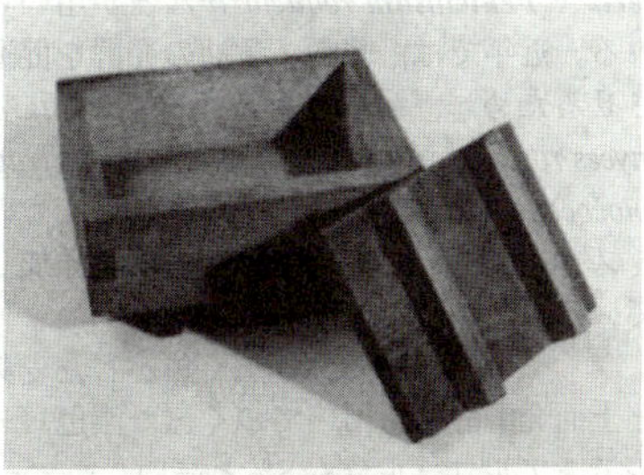
押しずしの枠

スジコ　筋子 [Salted salmon roe]　サケ，マスなどの卵巣の塩蔵品。〔製法〕サケ，マスの腹をさき，卵巣をとり出し，卵巣膜に包んだまま塩蔵とする。この際，ふた通りの方法があり，そのひとつは飽和食塩水に 30～40 分卵巣を漬けた後，水切り後，3％の食塩を加える。ほかは卵巣に 12％内外の塩をふりかけ 1 週間ぐらい塩蔵した後さらに食塩 3％を加える。主として飽和食塩水に漬けるほうが行われている。北海道で多くつくられるが，最近，アラスカの缶詰工場でサケカン製造時に得られる卵巣からつくったスジコの輸入が多い。〔品質〕製品の食塩含量は 7％ぐらいがよく，それ以下では腐りやすいがやわらかく甘口となり，それ以上ではかたく塩辛い。また，原料が新鮮でないと良品を得がたい。弾力性があり朱色で，卵粒がはっきりしているものがよい。〔一般組成〕100 g 中，水分 44.9 g，たんぱく質 26.0 g，脂質 15.7 g，炭水化物 0.9 g，灰分 12.5 g ぐらいである。〔調理〕そのまま，あるいはだいこんおろしとあえたものは日本酒の肴にむく。また味噌汁，すまし汁の椀種やパンにはさんでサンドイッチとしたり，パンにのせてカナッペとする。→イクラ

スズキ　鱸 [Japanese seabass]　ハタ科の魚。〔生態〕体の上部は青緑色をし，腹部は，銀白色に輝く。体長は 1 m に達する。北海道より九州まで全国いたるところの沿岸地域にすむが，とくに本州中部以南に多い。〔産額〕年産額 4,367 *t*（2010 年）。秋から冬にかけて河口で産卵する。〔呼称〕ボラ，ブリなどとともに出世魚とよばれ，大きさにより名が変わる。すなわち 25 cm ぐらいのものをセイゴ，30 cm ぐらいをフッコ，60～100 cm まで成長したものを初めてスズキという。とくに大きくなったものは大太郎とよぶこともある。このほか三重ではフッコをマタカといい，瀬戸内海ではこれをヤズという。スズキは大きさによりすむ場所も変わり，セイゴおよびフッコの時代には川へ上るがスズキになると川には入らず，せいぜい河口付近へ近づく程度である。〔調理〕大きさにより味が変わり，セイゴの時代にはあまりおいしくない。とくに工場からの油が入り込むよ

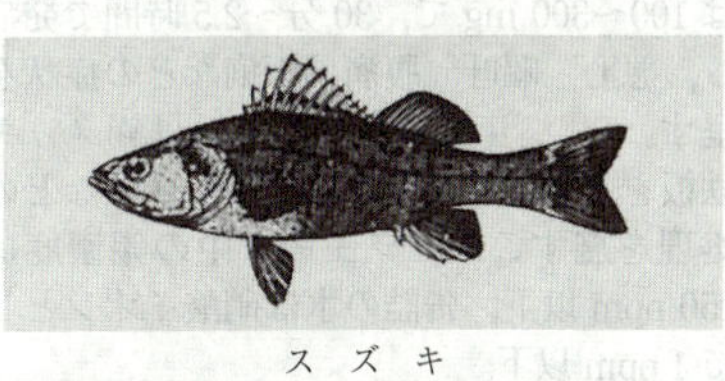
ス　ズ　キ

うな川にすむものはひどく味がおちる。しかしスズキにまで成長するとおいしくなり，とくに夏はうま味を増す。そのため冬のスズキは値段が安いが夏は高くなる。塩焼き，吸物，刺身，洗い，フライ，ムニエルなどとして賞味され，とくに島根県の中の海のものは名高い。

すずきうめたろう　鈴木梅太郎（1874〜1943年）　[Umetaro Suzuki]　オリザニン（oryzanin）と命名した抗脚気物質を米ぬかから発見し，これを東京化学会誌（1911年）に発表したが，さらに詳細な研究により，この物質はたんぱく質，脂質，炭水化物，ミネラルを補完する第5の栄養素として普遍的生理効果を示すことをドイツ生化学誌［*Biochem. Z.*, 1912］に発表した。後年，オリザニンはビタミンB_1（チアミン）と改称された。現在知られている13のビタミンの第1号である。日本の栄養化学・ビタミン工業の創始者。日本農芸化学会創設者。1948年に文化勲章。

すずちゅうどく　錫中毒　[Tin poisoning]　錫の生理的役割については，解明されていないが，動物体内には微量存在する。錫は有害性金属のなかでは毒性が比較的低い。〔中毒事例〕錫中毒のおもなものには，1963年静岡で，列車内で販売されたカンジュースが原因で96名の患者が発生した事例，1965年に鳥取の小中学校で起きた給食用のカン入りオレンジジュースによる828名という大規模な中毒事件などがある。いずれもカンからの異常な溶出によるもので，中毒検体の錫濃度は150〜500 ppmであった。〔原因〕使用水中の硝酸イオン濃度が高かったために，錫が有機酸と錯体をつくりやすくなって異常に溶出した。〔中毒症状〕成人に対する中毒量は100〜300 mgで，30分〜2.5時間で発症し，悪心，嘔吐，腹痛，下痢などの症状を呈す。〔規格〕ジュース用カンは錫メッキ鉄板をそのまま使用せず，内面塗装などの処理を施すこと。ジュース中の錫濃度は150 ppm以下，缶詰の水は硝酸イオンとして1 ppm以下。

すずめやき　雀焼き　小ブナを焼いて調味したもの。〔製法〕小ブナを頭ごと背開きにして内臓を除き，串に刺して素焼きにした後，醤油，砂糖，みりんで付け焼きにするか，これらを混ぜた調味液でつくだ煮と同じように炊き上げる。付け焼きは茨城の霞ヶ浦周辺の，つくだ煮は加賀の名産。〔由来〕形がふくらすずめに似ているところからこの名がある。

スターター　[Starter]　発酵食品の製造で，発酵の開始時に加える有用微生物の培養物のこと。種菌をあらかじめ培地で増殖させ活性を高めてある。微生物の種類により，乳酸菌スターターやカビスターター，用途から，ヨーグルトスターターやチーズスターターというよび方をする。ヨーグルトスターターとしては，*Lactobacillus delbrueckii* subsp.*bulgaricus* や *Streptococcus thermophilus* が用いられる。チーズスターターとしては，*Lactococcus lactis* subs. *lactis* や *Lactococcus lactis* subs.*cremoris* などの乳酸菌が一般に用いられるほか，カビチーズには，*Penicillium camemberti* や *Penicillium roqueforti* などが用いられる。近年では，味噌・醤油の発酵を促進させるために，耐塩性酵母（*Zygosaccharomyces rouxii*）および耐塩性乳酸菌（*Tetragenococcus halophilus*）を純粋培養したものをスターターとして適時にもろみに添加している。

スタウト　[Stout]　黒く焦がした麦芽と上面発酵酵母を用いてつくった濃色ビールで，アルコール分も8%と高い。

すだち　酢橘　[Sudachi]　酸用かんきつ類のひとつでゆずの近縁種。学名は *Citrus sudachi*。徳島特産で，果形は球状でやや扁平。果実重は30 g〜40 gの小果。果肉は淡黄色で柔軟多汁で，果汁は酸味が強い。8〜11月の比較的未熟果を採取し，かぼす，レモン，ライムなどと同様，酸味用とする。果皮も芳香成分に富むので，香味料として調理に利用される。全果に対して果汁率は27%程度，果皮率は30%程度である。〔成分〕100 g中，果汁で水分 92.5 g，炭水化物 6.6 g（うち有機酸 5%を含む），ビタミン C40 mg。果皮で水分 80.7 g，炭水化物 16.4 μg，レチノール当量 44 μg，ビタミン C 110 mg。

スタフィロコッカス　[*Staphylococcus*]　ブドウ球菌。化膿性疾患や食中毒を起こすスタフィロコッカスアウレウス（*Staphylococcus aureus*）が有名。〔形態〕球形または卵円形（径 0.8～1.0 μm）。大小不同の菌塊を形成し，ぶどうの房状を呈する。〔性質〕グラム染色性は陽性，好気性できわめてふつうの細菌の種類である。病原性のあるものはゼラチンの液化力が強いといわれる。各種の色素を分泌し，黄色，だいだい色，白色のものがある。70℃，2 時間の加熱で死滅するが消毒剤にはやや強い。スタフィロコッカス ピロゲネス（*Staphylococcus pyogenes*）のように病原性のものは溶血毒を有し，膿（うみ）をつくる。〔食中毒〕また，食物中毒症を起こすことがあり，牛乳，乳製品そのほかの食品に本菌が増殖すると，一種の耐熱性の腸毒素を産生する。中毒症状は食事後数時間を経て急性胃腸炎を発し，1 両日で快癒するのがふつうである。〔生産毒素〕ブドウ球菌が菌体外に生産するたんぱく毒素はブドウ球菌エンテロトキシン（enterotoxin）（腸管毒）という。A, B, C_1, C_2 などがあり，分子量は A, C_1, C_2 が約 3.5 万，B が約 3 万である。この毒は 120℃，30 分の加熱でも毒性は失われないほど耐熱性である。エンテロトキシンを静脈内に投与すると，短時間で嘔吐，下痢を起こす。毒素の経口投与をくり返すと動物は抵抗性を獲得する。非経口的に注射すると抗体産生がみられるので，抵抗性の獲得は抗体産生による。→ブドウきゅうきん

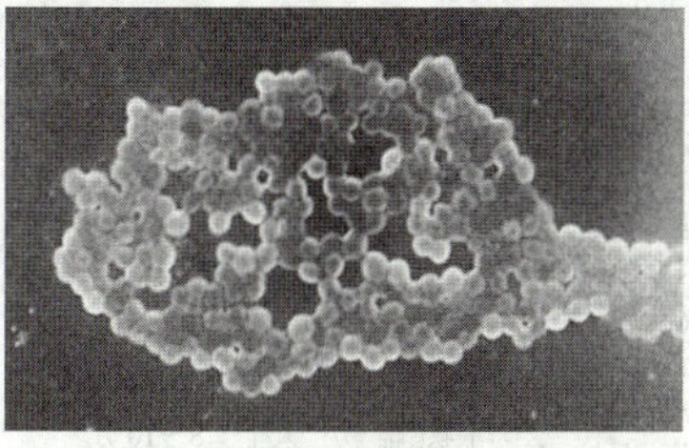

ブドウ球菌

ズッキーニ　[Zucchini]　ウリ科カボチャ属の植物。開花後 7-10 日後に育った細長い未熟果を野菜として食用にし，炒め物，煮物，揚げ物などにする。イタリアなど地中海地方を中心に栽培・利用されている西洋野菜の一種。

すづけ　酢漬け　[Pickle]　野菜などを塩蔵しておき，それを脱塩して酸系調味液に浸漬した漬け物。食品衛生法では，食品添加物の使用やとり扱いが漬け物の種類によって決まっている。この分類によると，酢漬けは「野菜などを，そのまま，または前処理した後，食酢，梅酢または有機酸を主とした材料に漬け込んだもので，pH 4.0 以下のもの」とされる。らっきょう漬け，千枚漬け，梅酢け漬け，はりはり漬けなどがある。広義の酢漬とみられる生だいこんなどをせん切りにして甘酢液に浸した「なます」はそう菜に，乳酸発酵により酸っぱくなった「すぐき」は「そのほかの漬け物」に，しば漬けは「しょうゆ漬け」に，本来が酸っぱい梅干は「塩漬け」にそれぞれ分類される。

スッポン　鼈　[Snapping turtle]　爬虫類　スッポン科に属する。〔生態〕背甲は円形で淡灰緑色をし，長さ 17 cm，幅 13 cm 程度となる。小魚，甲殻類などを食している。成長は遅く，生後 5~6 年より土砂中に 30～60 個の卵を 4～6 月ごろ産む。卵は直径 2 cm の球形で，2 か月ぐらいで孵化する。〔産地〕日本南部の河川に多い。〔養殖〕浜名湖地方では養殖が行

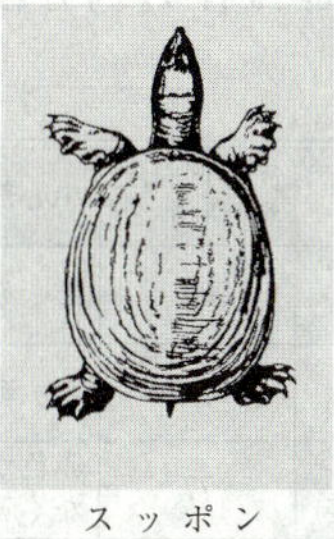

スッポン

われる。〔風味〕肉はおいしく，吸い物，スッポン鍋とされる。

ステアリンさん　ステアリン酸 [Stearic acid]　$C_{17}H_{35}COOH$ 炭素数18の飽和脂肪酸。パルミチン酸，オレイン酸とともに広く分布する。〔性質〕不飽和のオレイン酸，リノール酸，リノレン酸を水素添加するとステアリン酸になる。融点69～70℃。→しぼうさん

ステーキ [Steak]　ある程度厚切りにした肉や魚など（1切れ120 g以上）の両面を短時間焼いた料理のことで，とくにビーフステーキをさすことが多い。サケ，ハム，レバー，ひき肉など，厚さ2～3 cm前後のものにも用いられる。ビーフステーキは，牛肉のうま味と加熱によって生じる芳香を賞味するもので，よく熟成した肉を用いて，焼き加減は生焼きレア（rare），やや生焼きミディアム（medium），完全焼きウェルダン（well done）など，大きく3段階に分けられる。牛肉の加熱程度と内部の状態は表に示す。肉の厚さによって焼き時間に差が出るが，焼く鍋や鉄板の大きさや厚み，および火力も関係する。〔焼き方〕厚みのある鉄板やフライパンか鍋で油脂を熱し，肉の表のほうから入れ，表6：裏4の加熱割合で焼く。牛肉はとくに肉味をもつやわらかい部位（ロース，ヒレ）の肉が適し，用いる部位や切り方により名称が変化する。〔注意点〕1）肉を筋繊維に対して直角に切り，肉眼でわかる筋を包丁先で短く切って肉たたきで肉面を平らにしておく。2）肉の付着を防ぐために，少量の油脂をごく高温に熱し，肉汁を逃さないように加熱を行う。すなわち，フライ

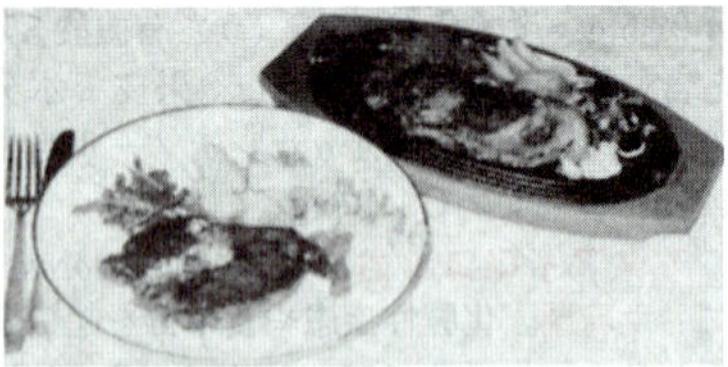

ビーフステーキ（二種の供し方）

パンを動かして肉の下に油脂をじゅうぶんにまわし，平均した熱を加えて肉面に均一な焦げ色と皮膜をつくる。ビーフステーキは，レアでは筋肉たんぱく質がほとんど変性していないので，かみしめても細胞内の肉汁は出にくい。ミディアムでは変性が進み，かみしめるとうま味を含んだ肉汁が口中に広がる。〔そのほかのステーキ〕レバーやサケのステーキは，水分が多いので，焼く直前に粉をまぶしつける。ひき肉をまとめたハンバーグステーキは，やわらかく経済的なステーキとして知られている。〔横隔膜ステーキ〕牛・豚の胸腔の間の横隔膜の部分はスカート（skirt）と呼称され（一般にはハラミという），ごく薄い肉で，これを血漿たんぱくなどでつなぎ合わせて形をつくり，冷凍内臓肉として市販されている。輸入品が多いが，肥育和牛の横隔膜の白い膜部分を除去したものは，適度に脂肪も混ざり，見た目にもロースに近い。このような畜産副生物はごく安価であることから，安価な食堂などで焼き肉やステーキに利用されている。→ハンバーグ

ステビア [Stevia]　キク科の多年性草本。学名 *Stevia rebaudiana* Bertoni。原産地は，南米パラグアイであるが，最近は台湾など亜熱帯地方で栽培されている。この

牛肉の加熱程度と内部の状態

加熱温度	中心部温度（℃）	中心部の色	状　　態	体積の収縮	両面焼き時間
レア（rare）	60	鮮赤色	生焼きの状態 やわらかく肉汁が多く出る	ほとんどなし	3～4分
ミディアム（medium）	65～70	淡紅色	中等度の加熱状態 淡紅色の肉汁が多少出る	わずかに収縮	5～7分
ウェルダン（well done）	77	赤色が全然なく灰色	加熱十分な状態 肉汁は少なく，かたい	収縮が大	8～10分

葉に含まれるジテルペン配糖体の一種ステビオサイドは甘味があり，甘味料として用いられる。〔ステビオサイド〕分子式 $C_{38}H_{60}O_{18}$，分子量 805．ショ糖の 100〜150 倍の甘味がある。葉の乾物中に 6〜7％含まれる。おもに漬け物，珍味，そうざい，テーブルシュガーに用いる。人間のエネルギー源とならないノーエネルギー甘味料である。また，ステビオサイドを酵素処理したレバディオサイドのほうが甘味が強い（ショ糖の 300 倍）ので，最近は，こちらの使用のほうが多い。

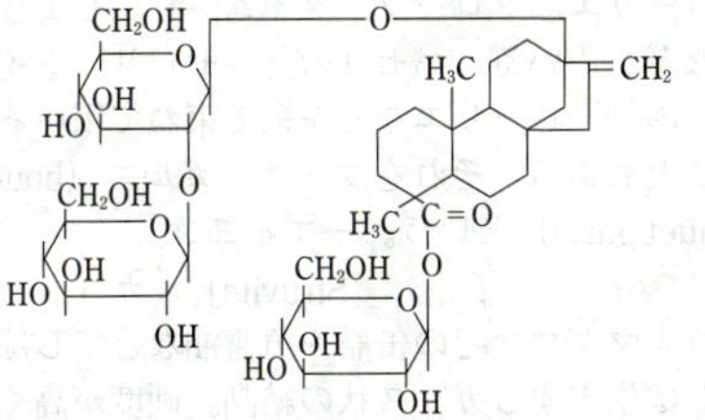

ステビオサイドの構造

ステリグマトシスチン　[Sterigmatocystin]　アスペルギルス・ベルシコロル（*Aspergillus versicolor*）の生産するキサントン系のかび毒。水に難溶の淡黄色の結晶。8 種類の誘導体が見いだされている。〔化学構造〕強力な発がん性かび毒であるアフラトキシン B_1 の構造とよく似ており，生合成の過程も似ていてアフラトキシンの前駆物質である。〔毒性〕ラットに対する急性毒性，LD_{50} 値は腹腔接種では 60 mg/kg，経口投与（ジメチルホルムアミドに溶解）では 166 mg/kg（オス）を示す。肝臓（肝硬変），腎臓（壊死）が障害される。Purchase ら（1970 年）によりラット，経口で発がん性が確認され，変異原性も認められているかび毒で，食品衛生上，注目されている。

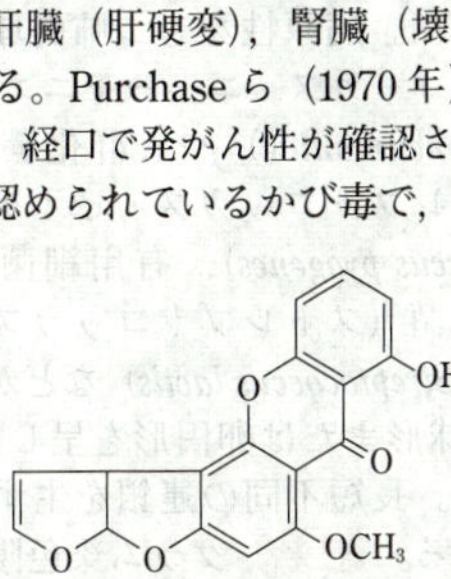

ステリグマトシスチン

ステリン　[Sterin]　→ステロール

ステロール　[Sterol]　ステリン（sterin）ともいう。動植物油脂の不けん化物の大部分を占める芳香属アルコールの一種。〔存在〕油脂中ではそのままの形，またはエステルの形で含まれている。〔種類〕動物油脂中のステロールをズーステロール（zoosterol），植物油脂中のステロールをフィトステロール（phytosterol）という。表に示すように種々のステロールがある。〔コレステロール（Cholesterol）〕動物のすべての細胞に含まれるが，ことに脳，神経組織に多く，血液中では高級脂肪酸とエステルを形成する。高血圧患者の血管壁にはコレステロールの沈着がみられる。生活習慣病の予防に血中コレステロールを下げることがすすめられている。コレステロールに二重結合を与えた 7 デヒドロコレステロールは紫外線で照射するとビタミン D_3 になる。〔エルゴステロール（Ergosterol）〕植物界に存在するステロールで酵母，しいたけなどに多い。このステロールを紫外線で照射するとビタミン D_2 になる。〔シトステロール（Sitosterol）〕植物ステロールのうち，もっとも広く分布するもので，α，β，γ の 3 異性体がある。小麦胚芽，大豆などに多く，配糖体の形をして存在する。→ビタミン D

ステロールの種類

種　　類	分子式	所　　在
ズーステロール		
コレステロール	$C_{27}H_{46}O$	動物油脂
イソコレステロール	$C_{27}H_{46}O$	羊毛蠟
ボンゼセステロール	$C_{27}H_{46}O$	さなぎ油
フィトステロール		
シトステロール	$C_{29}H_{47}O$	植物油脂
エルゴステロール	$C_{28}H_{44}O$	酵　母
スチグマステロール	$C_{29}H_{48}O$	米ぬか，とうもろこし油
ブラシカステロール	$C_{28}H_{46}O$	なたね油
カンペステロール	$C_{28}H_{48}O$	なたね，大豆油

ストック　[Stock]　ストックとは，木の根幹の意から，スープの土台になる煮

だし汁（スープストック）をさすアメリカの料理用語である。ストックに使った肉，魚，野菜などを残したまま調味し，スープとして飲める状態にしたものをブロス（broth）という。ストックは，獣鳥肉類や魚介類の肉や骨，卵白，野菜類などをそれぞれ水とともに十分に煮だして調製する。このうち，獣鳥肉および魚介類はうま味を，野菜類は香りと甘味を与え，香辛料により繊細さを増す。コンソメやクリームスープの土台となり，また，うま味をもつ液体分として，煮込み料理やソースなどに使われる。フランス語のブイヨン（bouillon）やフォン（fond）がストックにあたる。ストックは布ごしして仕上げ，仕上がりが透明に澄んでいることが大切である。よいストックをとるためには，1）材料が新鮮であること，2）煮だす前に水にさらして不快臭や血液などを流出させること，3）煮だしている間，浮いてくるあくをこまめに取り除くこと，4）沸騰直前の温度である95℃くらいを保つようにしてじっくり煮だすこと，などがあげられる。〔種類〕肉類からつくっただし汁をミートストック（meat stock）という。牛すね肉を煮だしただし汁は薄い茶色のだし汁となるので，その色からブラウンストック（brown stock）という。老鶏，鶏ガラはだし汁の色が薄いので，淡色ストック（white stock）ともいう。鶏ガラでとるだし汁はチキンストック（chicken stock）といい，安価であり，脂肪が少なくさっぱりした風味をもつだし汁となるので，利用度が高い。首やモモの骨，手羽先はあくが少なく，うま味成分も強い。ヒラメ，シタビラメ，スズキなど，白身魚の身をおろした後の中落ち骨やアラを大ぎりにしてとった煮だし汁はフィッシュストック（fish stock）という。魚のストックは肉や野菜の料理には用いない。濁りやすいので流水下で20分ほどさらし，血抜きをしてから用いる。煮だす時間は30分でよい。野菜類だけからとるものをベジタブルストック（vegetable stock）という。これは，病人用の野菜のスープやベジタリアン用の料理，動物性の風味を残したくない料理に使うもので，あくの少ないにんじん，玉ねぎ，キャベツ，エシャロットなどを軽くバターで炒めて，水から40分煮る。これをこしたものは，透明なストックとなる。ストックの副材料としては，香味野菜と香辛料を用いる。香味野菜は，玉ねぎ，にんじん，セロリ，パセリの茎などで，ストックのでき上がり量の10～20％を加える。塩はでき上がり量の0.3％を最初に加えると，ほかの材料の味を引き出してくれる。香辛料は，ローリエ，クローブ，タイム，粒こしょうなどを用いる。パセリの茎，セロリ，タイムの枝，ローリエなどを糸で束ねて用いることもある。それをブーケ・ガルニ（bouquet garni）という。→ブイヨン

ストラバイト　［Struvite］　カニ，イカ，マグロなどの缶詰や魚醤油などでしばしば生成するガラス状の結晶。硬度が高く大型に成長しやすいので，衛生的には無害であるが，歯など傷めやすく，クレームの原因となる。〔防止法〕リン酸マグネシウムアンモニウム（$MgNH_4PO_4 \cdot 6H_2O$）の結晶でpH 6以下では可溶性であるので，缶詰などでは酸性ピロリン酸ナトリウムを加えてpH調節する。また，マグネシウムを封鎖するためヘキサメタリン酸，フィチン酸を用いるなどして結晶の生成を防止する。また，加熱殺菌した後急速に冷却して生成する結晶を微細にする。→カニかんづめ

ストレプトコッカス　［*Streptococcus*］　連鎖状球菌。病原性をもつ肺炎球菌（ストレプトコッカス・ニューモニエ：*Streptococcus pneumoniae*）やA群化膿連鎖球菌（ストレプトコッカス・ピオゲネス：*Streptococcus pyogenes*），有用細菌である乳酸連球菌（ストレプトコッカス・ラクティス：*Streptococcus lactis*）などがある。〔形態〕球形または卵円形を呈し径は0.6～1.0 μm。長短不同の連鎖を生ずるのが特徴である。〔性状〕グラム染色陽性で，発育最適pH6.8～7.8，70℃1時間の加温

に耐えるものがある。乳業関係に役立つlactic groupの*Streptococcus lactis*ほか，*S.pyogenes, S. viridans*のような溶血性の病原グループ，腸球菌enterococcus groupである*Streptococcus faecalis*など各種の菌型があるが，多くは病原性は弱い。lactic groupは牛乳中に存在する。また，この菌はチーズ，ヨーグルトなどの乳製品，漬け物のほか，味噌，醤油などの醸造食品の発酵に利用される。また，enterococcusはしばしば整腸剤として利用される。*Streptococcus*のなかには食中毒の原因菌もあるとの報告もあるが，定説にはなっていない。

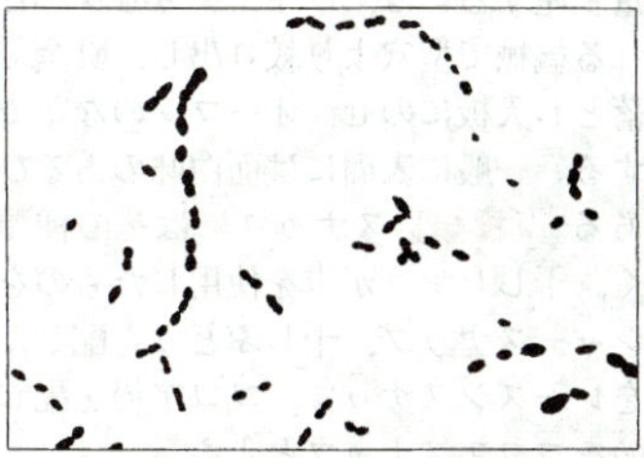

ストレプトコッカス

すなぎも　砂肝　[Gizzard]　砂のうのこと。鶏の線胃に続く第2胃で，飼料とともに飲み込んだ砂，小石をたくわえ，飼料を破砕し，腺胃からの胃液をよく混ぜて消化を助ける。もつ料理では砂ぎもまたは砂袋といわれ，食鶏小売規格では，肝のなかのひとつである。

スナック　[Snack]　スナックは中世オランダ語のスナッケン（snacken）からきたといわれ，いつでも気軽に食べられる物，食事の合い間につまむ物，などの意味があった。『ハームスワース辞典』（1928年，イギリス）では，「急ぎの際の軽い間に合わせの食事」とされ，現在とほぼ同じ意味になっている。『ウェブスター・ニュー・インターナショナル辞典』（アメリカ）では，「（とくに食間に）軽い食事をとること。通常，少量，変則的に摂取したり，供したりする食べ物で，三度の食事以外のときに食べる物」となっている。わが国でもこれらと同じ意味で使われており，広義には，軽い，簡単な食事をいう。

スナックがし　スナック菓子　スナック食品のなかで菓子類だけに限定したものであるが，大別すると，ポテト系，コーン系，小麦粉系，ライス系，ナッツ系のものがある。これらは従来の和・洋菓子類とは異なり，ポテトチップスのように手軽に食べられる甘くない，あっさりした風味をもち，子どものおやつから，おとなのつまみにもなる。一般的なし好性をもった菓子類である。ただし近年，メタボリックシンドロームの原因として，スナック菓子の過食が問題視されている。これらを一括して示すと，表のようになる。

スナック菓子の種類

原　料	スナック菓子
ポテト系	ポテトチップ，成形ポテトチップなど。
コーン系	コーンパフ，コーンフレーク，ポップコーンなど。
小麦粉系	ビスケット，クラッカー，プレッツェル，クッキーなど。
ライス系	せんべい，あられなど。
ナッツ系	ピーナッツ，アーモンド，カシューナッツなど。

スナックしょくひん　スナック食品　[Snack foods]　広義では，軽い，簡単な食事や間食に供せられる食べものになるため，ケーキ，パイ，冷凍スナック，ピザ，ミート・スナック，トースター用ペストリー，スパゲッティ，カレーライスなどもスナック食品に含まれている。しかし，現代英語からそのまま取り入れたとすると，1）ビスケット，クラッカー，2）ポテトチップス，コーンチップス，3）プレッツェル，4）ナッツ類，5）ポップコーン，6）新しいタイプのシリアル（コーン，米，麦などの穀類を加工し，そのまま軽食に利用できる乾燥食品），7）そのほか，に限定され，狭義では，1）を除いた五種類をさすのが，もっとも一般的である。〔製法〕1）コーン系スナック：黄色または白色のコーングリッツ（あらびきとうもろこし）に少量の水を加えて均一分散し，エク

ストルーダー（→エクストルージョンクッキング）にかけて膨化，成型し，乾燥機で水分2%程度にまで乾燥して適宜味付け，包装し，製品とする。2）ポテト系スナック：多品種あるが，ポテトチップスについて示す。じゃがいもを10℃，湿度80%で貯蔵し，製造の1～2週間前に20℃，湿度80%でキュアリング（→キュアリング）する。これを水洗，皮むきし，芽やそのほか機械処理できなかったものを人手で除き，スライサーで1～1.5 mmの厚さに輪切りにする。空気に触れないように，輪切りにしたものはただちに水中に落とし，回転ドラムのなかでよく洗浄し，露出したでんぷんを除く。これを170℃の油で3～5分揚げ，付着した油をじゅうぶんにきって，回転ドラムのなかで，塩味，バーベキュー味など，任意の味付けを行い，包装，製品とする。成形ポテトスナックといわれるものは，①ポテトフラワーや乾燥マッシュポテトとでんぷんを糊化，乾燥させたものからつくる方法，②乾燥ポテトと水の混合物をスクリュー押し出しにより練り出したものを，乾燥，フライする方法，③先のコーン系スナックチップスと同じ方法，④成形ポテトチップスの方法によるもの，などがある。

スナックめん　スナック麺　[Snack noodle]　1981年8月のJAS規格において，即席麺類のひとつとして示され，「即席麺類のうち，食器として使用できる容器にめんを入れ，かやくまたはやくみを添付したものをいう」と定義されたもの。その後，2004年4月のJAS規格では，スナック麺ということばはなくなり，即席カップ麺が「即席めん類のうち，食器として使用できる容器にめんを入れ，かやくを添付したものをいう」と定義されている。〔即席麺〕即席麺類とは，JAS規格で「小麦粉又はそば粉を主原料とし，これに水，食塩又はかんすいその他めんの弾力性，粘性等を高めるもの等を加えて練り合わせた後，製めんとしたもののうち，添付調味料を添付したもの又は調味料で味付けしたものであって，簡便な調理操作により食用に供するもの」とされている。〔即席カップ麺〕1971年に日清食品から売り出された「カップヌードル」が最初で，麺や添付物にさまざまな改良が加えられてきた。容器は通常，発泡スチロールか二重構造にした紙が使われている。

スナップ　[Snap]　薄くてカリカリしたクッキー。代表的なものにジンジャースナップ（ginger snap）がある。これは，干ししょうが末（ほししょうがまつ）を配合した山型のクッキーである。〔原料〕小麦粉，油脂，乳製品，砂糖など。〔製法〕大量生産するには，ワイヤーカッターとよばれる機械で型穴より絞り出し，針金で切り落とし天板にのせ，オーブンのなかで焙焼する。一般に表面には面白味のあるひだがある。〔種類〕スナップにはその種類が多く，干ししょうが末を使用したものをジンジャースナップ，干しぶどうを配したものをレーズンスナップ，ココア粉を配したものをココアスナップとよぶ。

すに　酢煮　味付けに酢を用いて煮る煮方をいい，れんこん，うど，ごぼうなどに使われる。酢に含まれる酢酸によってpHが低下して酸化酵素の作用が抑えられ，煮上がったものは白くきれいにできる。また，細胞間質のペクチンの分解が抑制されて組織はやわらかくならないので，歯ざわりがシャキシャキとする。〔れんこんの酢煮のつくり方の一例〕材料（4人分）：れんこん200 g，酢はれんこんの10～20%（20～40 g），砂糖はれんこんの10～15%（20～30 g），塩はれんこんの2%（4 g），水は酢と同量。 つくり方：れんこんは0.8 cm厚さくらいの輪切りにし，酢を加えた水につけて変色を防ぎ，水洗いする。鍋に調味料と水を加えて煮立て，れんこんを入れて半透明になるくらいまで煮る。

すのもの　酢の物　新鮮な魚介類や野菜を生かまたは生に近く下調理し，酢を主として塩，醤油，みりん，砂糖などの調味料で味を付けた料理である。酢味が清涼味を添え，食欲を起こさせる。〔下調理〕1）生魚はふり塩をして30分ぐらいおき，手早く水洗して水気をきり，酢に数分漬けておく。頭の方から薄皮をむき，適当な大きさに切る。生ガキや海藻など水っぽいものは酢洗いといって酢に漬けるかまたは酢をふりかけておく。2）芝エビ，イカなどは，さっと塩ゆでにして用いる。3）鶏のささ身は湯煮して細かくさく。材料と調味酢は供卓の直前に合わせるようにする。早く合わせると材料から水分が出て，味が薄くなる。

スパイス　[Spice]　→こうしんりょう

スパゲッティ　[Spaghetti]　→パスタ，マカロニ

スパゲッティりょうり　スパゲッティ料理　〔スパゲッティ (Spaghetti)〕硬質小麦でつくった穴のないイタリア麺で，乾燥パスタの一種。淡黄色を帯び，表面が滑らかでつやがあり，透明度の高いものがよい製品で，つくり方が悪いと透明さに欠け，ひび割れや白い筋ができる。良品はゆでると弾力があり，歯ぎれがよくてこしがあり，ゆで湯がにごらない。料理には粉末状のおろしチーズを添える。チーズはパルミジャーノ・レッジャーノ，グラナパダーノなどを用いる。〔料理名〕1）スパゲッティカルボナーラ風 (spaghetti alla carbonara)：卵黄，生クリーム，おろしチーズ，粗挽きこしょうであえたもの。イタリアでは生クリームは使ってもソースのメインではないが，イタリア以外では多く使われる。2）スパゲッティペスカトーレ (spaghetti alla pescatora)：魚介類とトマトソースの料理。塩，にんにく，白ワインとアサリ，イカ，エビ，カニ，ムール貝，ホタテなどが使われる。3）スパゲッティボンゴレ (spaghetti alle vongole)：アサリをスパゲッティに混ぜ合わせたもの。4）スパゲッティミートソース (spaghetti alla bolognese)：ボローニャ地方のソースといわれるひき肉と野菜をトマト味でゆっくり煮込んで赤ワイン，トマトで仕上げたソースをスパゲッティにかけ，おろしチーズを添えて供卓する。なおスパゲッティナポリタンは，トマトケチャップを使った日本独自のものである。〔調理の要点〕1）ゆで方が大切で，スパゲッティ重量の10倍の湯を用意し，塩（湯の0.7%）を加えて沸騰させ，強火でゆでる。このことにより，口あたりのよい弾力をもち，表面がべとつきにくく，適当な塩味をもつスパゲッティにゆで上がる。2）スパゲッティは熱湯に入れて数分間かきまぜ，表示時間の1分前まで（7〜15分）ゆでる。食べてみて軽く歯ごたえが残る程度（アルデンテ）で，余熱も考えてゆでること。軽食のひとり分は60〜80 g，つけ合わせのときには20〜30 gを用意する。約2.5倍の重量にゆで上がる。3）手早く水気をきる。4）ゆでたてのスパゲッティをソースとあえる。ゆでてから時間をおく場合には，熱いうちにサラダ油やオリーブ油をふり，まぶすと扱いやすい。

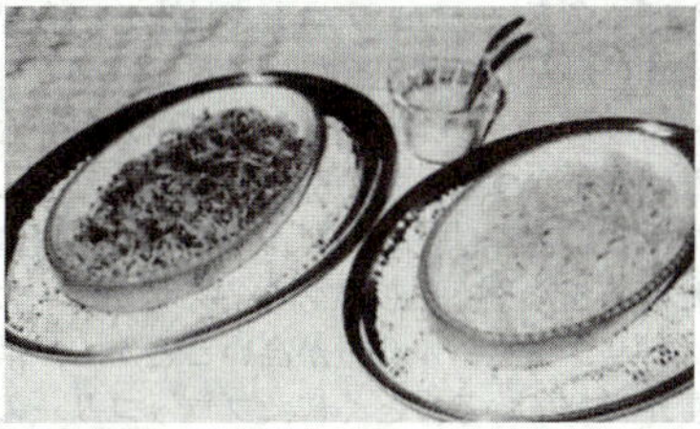

スパゲッティ料理（二種）

すはま　洲浜　和菓子練り物の一種である。すあまとは異なる。すあまは新粉と砂糖を主原料とし，蒸してつきあげたもの。すはまは，きな粉と砂糖を主原料とし，水あめやぎゅうひをつなぎにして練ったものである。素材の構成は簡単だが，香りのよい風味に仕上げるのが特徴で，きな粉の良否が製品を左右する。豆の粉を生かした菓子は少ないが，茶の友としての一口菓子として，すはまは，きな粉を使った代表的な製品である。

ズビニこうちゅう　ズビニ鉤虫　[Ancylostoma duodenale]　→こうちゅう

スピルリナ　[Spirulina]　藍藻に属する微細藻類のスピルリナ属のなかで大型の

Spirulina platensis, Spirulina maxima, あるいはそれを培養した藻体をさす。スピルリナ属の小型の藻は日本でも広く分布しているが，大型のものはなく，おもにアフリカのチャド湖やメキシコなどの熱帯，亜熱帯地方のアルカリ性塩湖に生育する。〔性質〕その名が示すように藻体はらせん形（スパイラル：spiral）をしており，らせんの直径は 70 µm, 長さ 200～500 µm と大きく，クロレラと比較して収穫が簡単で，しかもアルカリ性で増殖するので二酸化炭素の利用効率が高い。また，たんぱく質の含量が高く消化性もよいので新しい食料資源として注目されている。〔用途〕チャド湖周辺の住民は湖に自生するスピルリナをビリというソースにして利用している。また，メキシコではアステカ文明の時代から食用に供されていたという。現在は健康食品，錦ゴイ，タイなどの養殖魚の餌などに利用されるほか，藻体に含まれる青色のたんぱく色素フィコシアニンを抽出し，食品用着色料として利用している。

スプラウト　[Sprout]　植物が発芽した状態をさすが，その芽を食用としたものである。古くは，だいこんの発芽した貝割れだいこんやもやしがある。スプラウトにはポリフェノール含量が高いことから，消費がのびている。とくに，ブロッコリーのスプラウトにはスルフォラファンというポリフェノールが多い。

スフレ　[（仏）Soufflé]　フランス料理の特徴ある料理のひとつで，スフレの語意は動詞の souffler（息を吹きかける）からきており，ふくらませる意をもっている。スフレ料理は，ふっくらとふくれて，気泡の多い状態で仕上げたもの。使う材料により，前菜や主菜として出されたり，付け合わせになったり，甘味を加えてデザートにもなる。〔食べ方〕スフレはさめるとふくらみが失われてしまうので，焼き立てを器のままナプキンを敷いた皿の上にのせて供卓し，熱い口あたりの軽さを賞味する。〔容器〕やわらかい種でつくられるため，必ず器に入れる。深さ約 6～8 cm のもので，厚手のものがよい。スフレ皿は，磁器製できれいにふくらむようにふちの立ち上がりがまっすぐにできている。1 人分または 4 人分がつくりやすい。〔つくり方〕材料は，味と色のよいもので，マッシュルーム，カリフラワー，じゃがいも，にんじん，ほうれん草，白身魚，鶏，ハム，エビなどをこしたものや，すり身にかための白ソースをつなぎとして卵黄を加え，最後にかたく泡立てた卵白と合わせて種をつくる。器にバターをひき，スフレ種を 8 分目に流し入れる。器の 1/4 の高さまで湯を鍋に入れ，弱い湯煎でゆっくり種を温め，種を少しずつふくらませてから，高温のオーブン（200℃）で 10～15 分加熱する。上部に焼き目が付き，種が型より上にふくらんででき上がる。白ソースを使わず，シュー生地を使うスフレもある。じゃがいもの裏ごしや，エビのすり身をシュー生地と同分量加えて混ぜ合わせたものにかたく泡立てた卵白を加え，型に入れて焼き上げる。また，油のなかに落とし入れて揚げ，ふくらませてもよい。甘味の加わったデザートスフレは種類が多い。〔デザートスフレの種類〕1）オーブンで焼き上げるもの：チョコレートを溶かしたもの，オレンジやレモンの皮をおろしたもの，りんごや栗など，果物を裏ごししたものなどにグランマルニエやコアントローなどを加え，甘味のある白ソースをつなぎとしてあえ，さめ加減のときに溶き卵黄を加え，最後に卵白の泡立てたものを混ぜ合わせて種とする。これを，深皿にバターをぬり，粉砂糖をふっておいたなかに 8 分目程度に流し，オーブンで焼き上げる。料理の場合と同様に，焼き

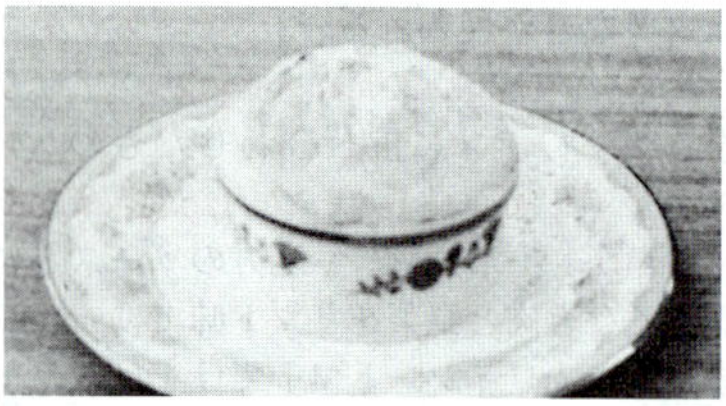

りんごのスフレ

すぎない程度の焼き加減でふくれ上がってきたところで軽く粉砂糖を上にふり，さらに少し焼いて焦げ目を付け，食卓に出す。2）油のなかで揚げたスフレ：シュー生地を少しかたく調節し，油のなかでゆっくり揚げると，シュー皮のようにふくらむ。これにソースを添えて出す。ベーニェスフレ（beignet sougfflé）という。3）冷菓のスフレ：ゼラチン液で固めてあるが，卵白の泡立てによりふわふわした状態になることから名付けられたもの。レモンやパインアップルで風味を加えるが，卵黄が生の場合が多い。4）氷菓のスフレ：スフレグラッセ（soufflé glacé）といい，焼いたスフレのような仕上がりにする。スフレ型の外側の周囲に型より少なくとも3～5 cm高くなるように厚紙を切って巻き，固定し，ムースグラッセの生地を詰めて，凍結させたもの。

スペアリブ　［Sparerib］　豚枝肉をアメリカ式カットにした骨付きの肋骨部分を，肋間筋肉とともに1枚の根のようにはぎ取ったもの。

スポーツいんりょう　スポーツ飲料　［Sport drink］　運動時に摂取する飲み物，あるいはスポーツに関連した健康的な飲み物。腸管からの吸収が速いといわれる等張水溶液の適当量の補給は，とくに高温下の運動時に効果的といわれている。〔成分〕おもな成分組成はミネラル，炭水化物，ビタミン，有機酸などである。ミネラルとしては，ナトリウム，カリウムが主で，そのほかカルシウム，マグネシウム，リン酸など，炭水化物としては，ブドウ糖，果糖，ショ糖，ビタミンとしてはB_1，B_2，Cのほか，ナイアシン，B_6など，有機酸としては，クエン酸などが用いられる。pH2.5～4.0のものが多く，浸透圧は等張が特徴で，味は甘酸っぱいものが多い。〔製品形態〕カン，ペットボトル入りの溶液のものと，袋入りの粉末のものとがある。

スポーツ飲料の成分例

成　　分	粉末タイプ	飲料タイプ
水　　分	0.4 %	89.2 %
炭水化物	96.7 〃	10.7 〃
灰　　分	2.9 〃	0.1 〃
エネルギー	24 kcal 1)	41 kcal 3)
ビタミンB_1	0.8 mg 2)	0.3 mg 4)
〃　B_2	1.1 〃	0.8 〃
〃　B_6		1 〃
ナイアシン	13 〃	10 〃
ビタミンC	500 〃	500 〃
ナトリウム	80 〃	50 〃
カリウム	78 〃	49 〃
マグネシウム	4 〃	2 〃
リン酸	49 〃	30 〃

1）飲用時100 gあたり
2）飲用時100 mlあたり
3）100 gあたり
4）250 mlあたり

すぼし　素干し　魚介藻類を生のまま乾燥した干物の一種。〔材料〕身欠きニシン，田作り，畳イワシ，スルメ，乾ダコ，フカヒレ，カズノコ，タラ，カレイ，フグ，干し昆布，ワカメ，干し海苔，青海苔，水前寺海苔などがこれに属する。〔性質〕製造時に加熱しないため含有酵素の作用により悪変を起こしやすい。そのためあまり肉の厚い原料からはつくれず，また，寒い時期以外の製造は不適当なものが多い。→ひもの

スポンジか　スポンジ化　［Spongy meat formation］　冷凍魚介肉が貯蔵中に肉質が変化し，解凍すると多量の液汁（ドリップ）を分離するとともに，肉質が硬化し，組織がすかすかになり品質が低下する現象。タラ科の魚やカニを冷凍する場合に起きやすい。〔原因・防止法〕筋原繊維たんぱく質が冷凍中に過度に変性（凍結変性）することによる。鮮度の良い原料をえらび，接触式凍結装置などで圧力を加えながら急速冷凍し，なるべく低温で温度変動を少なくして貯蔵する。

スポンジケーキ　［Sponge cake］　卵，砂糖および，小麦粉の三つの材料のもち味を生かし，卵の起泡性を利用してスポンジのように軽くふくらませて焼き上げた菓子。このケーキはそのままで食べるだけでなく，台としてこれに好みのデコレーショ

ンをして各種のケーキをつくる。ロールケーキ，ショートケーキも，このケーキ生地が基本となる。一般には，バタークリーム，クリームシャンティイ，チョコレートクリーム，ジャム，果物類，木の実などがデコレーションの材料として使われる。〔卵の泡立て方〕卵を卵黄と卵白とに分けて泡立てる別立て法と，全卵を泡立てる共立て法がある。別立て法の生地をパートビスキュイ（pâte biscuic），共立て法の生地をパートゼノアーズ（pâte genoise）という。別立て法は，共立て法に比べて，少ない労力で泡立てられ，時間も少なくてすみ，初心者には適した方法である。別立て法は，卵黄に砂糖を加え，よくすり混ぜる。一方，卵白はある程度泡立ててから砂糖を2，3回に分けて加えながらしっかり泡立てる（メレンゲ）。最近は，メレンゲを作ってから，そこに卵黄を加えて，さらに泡立てる方法も行われている。共立て法は，卵と砂糖を加えたものを泡立てるため，時間と労力がかかるが，焼き上がりは別立て法よりしっとりとして，きめの細かいスポンジとなる。起泡力は，全卵の場合は20℃以上でよくなる。共立て法の場合は湯煎で38～40℃ぐらいまで温めてから湯煎をはずして泡立てるとよい。スポンジケーキは，卵の泡立ちが仕上がりの重要な決め手となる。泡立て方が不足すると，きめがあらく，不安定な気泡となるため，ふくらみの悪いスポンジとなる。泡立てすぎると泡がもろくなり，小麦粉を加えて混ぜて加熱するときに役に立たず，ふくらみが悪くなる。また，油分は，卵白の起泡力を低下させ，泡の安定が悪くなるので，別立て法に用いる器具は熱湯を通すなどして，水気や油分のないものを使用する。〔材料〕卵の重量に対し，砂糖は50～70％，小麦粉は40～60％の配合で，小麦粉は薄力粉を用いる。バターを加えるときは，卵の10～20％量を溶かし，熱い状態のものを最後に混ぜる。少量の牛乳や香料を加えてもよい。バターが入ると風味が増し，ケーキがしっとり仕上がり，日持ちもよくなる。スポンジ生地にコーヒー，ココア，木の実類の粉末を加えて風味や色を付けたり，水あめや蜂蜜を加えてもよい。このときは，生地が重くなるので，少量のベーキングパウダーを使うとよい。〔つくり方〕パートゼノアーズ，18 cm 丸型1個分，別立て法：1）ケーキ型の底と側面に紙を敷く。小麦粉75 g と砂糖90 g を別々にふるいにかけ，バター20 g は溶かし，オーブンを170℃前後に熱しておく。2）卵150 g（3個）を卵黄と卵白に分けてボウルに入れ，卵黄に砂糖の1/2量を加え，白っぽくなるまでよくすり混ぜる。卵白はかたく泡立て，残りの砂糖を2回に分けて加える。さらに泡立てて，光沢のあるメレンゲをつくる。卵黄に加え，卵白の気泡をつぶさないようにサックリと合わせ，香料を入れる。3）小麦粉を2）にふり入れ，切るようにして全体をよく混ぜ合わせる。熱い溶かしバターを流し入れ，すばやく混ぜて型に流す。型の底を軽くたたいてなかの空気を抜き，中央部をややくぼませ霧をふく。4）予熱しておいたオーブンに入れて25～30分焼く。上面に美しい焦げ色が付き，中央部に竹ぐしを刺して付着物がなければ焼き上がりとなる。金網の上に型からはずし，さまして好みに仕上げる。

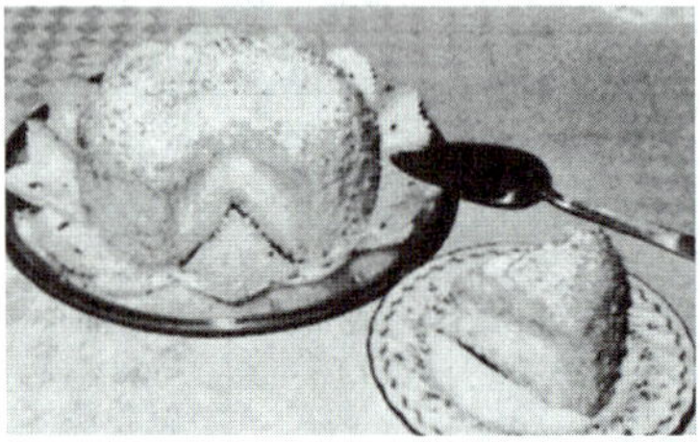

スポンジケーキの応用例

すましこ　澄まし粉　豆腐をつくるときに用いる凝固剤のことをいう。豆乳に入れるとたんぱく質が沈殿し，液が澄むので，この名がある。カルシウム塩，マグネシウム塩は一般にこの作用をもっているが，とくに硫酸カルシウム（$CaSO_4$-2 H_2O）を主成分とする凝固剤をこの名でよんでいる。〔製法〕元来は天然に産出する石膏を砕いてつくったが，最近は化学工業の副産物として，また，海水から食塩を採るときの副産物としてもつくられている。〔用途〕すまし粉はにがりに代わって豆腐をつくる際に用いられており，これによってカルシウムの多い豆腐が得られる。→ぎょうこざい，とうふ

すみのえガキ　イタボガキ科に属する二枚貝でカキの一種。マガキに似ているが，大きく成長し，殻は厚く板状に何枚も重ねられたようになる。西南日本に分布し，マガキよりも深いところに着生する。食用となる。

スモールゴスボルト　[Smorgasbord]〔語源・由来〕スモーガスボードともいう。北欧3国の独特な前菜をさし，日本のバイキング料理のもととなったもの。スモールゴスボルトとは，smor と gas と bord の言葉が組み合わさったもので，パンとバターとテーブルのこと。サンドイッチテーブルの意のスウェーデン語である。デンマーク語では冷たい料理の意で，コルトボルト（koldt bord）という。スモールゴスボルトは，食前酒のアクワビット（aquavit）を飲む際に供されるが，その際に使われる食材が大変多く，普通40種くらいの料理が大皿や木製板の上に盛って出され，好きなものを好きなだけとって食べる。この起こりは，1）昔，北欧3国の海賊（バイキング）が船に乗って出かけ，各国で略奪した材料を一堂に集めて料理として出し，昼夜をわかたぬ宴会を楽しんだという説と，2）暗い寒い冬の日に，主婦たちが友だちの家に集まり，おしゃべりや手芸などをして楽しむ際，昼食時に各自が持ちよった料理を皿に並べて飾り，これをパンの上に好みで取り分けた風習から始まったという説とがある。〔つくり方〕オープンサンドイッチの仕上げ方で，カナッペより大形につくり，ナイフ，フォークで食する。横ふたつ切りにした丸パンやコッペパン，耳をつけたまま厚切りにした食パンや黒パンにバターなどをぬり，その上に好みの材料を彩りよくのせる。材料は，魚や肉のゆでたもの，ロースト，燻製，油漬け，酢漬けなど，また，野菜の生や調理されたもの，酢漬けなどと，各種を豊富に取りそろえ，数多くのチーズやペーストも供される。

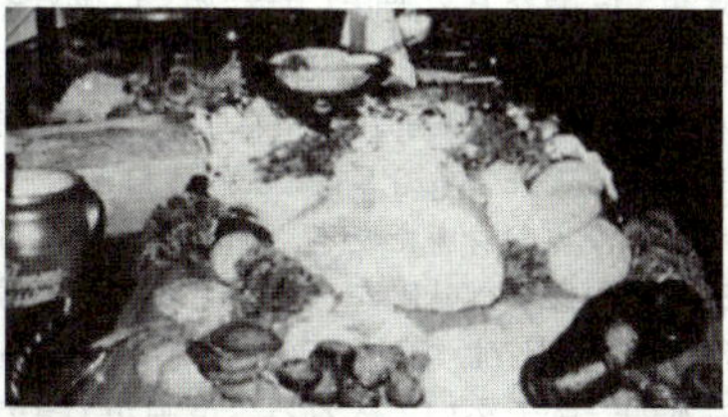
スモールゴスボルト（板の上に飾られた冷製料理）

すもも　李　[Plum]　バラ科に属する核果で，在来種は中国原産。ヨーロッパ種，アメリカ種，日本種があり，アメリカでは乾果に向く品種をプルーン（prune）という。わが国のすももは乾果には向かない。〔産地〕おもな産地は山梨で，そのほか和歌山，長野，などがある。果実は通常3 cm内外の球形でももに似ており，熟したものの果皮の色には紅色，黄色，黄白色などがある。果肉は半透明で多汁，色は肉色のものが多いが，紅紫色，黄色のものもある。〔品種〕サンタローザ，ソルダム，大石早生，などがある。〔果実の主成分〕糖分は10％内外，酸はおもにリンゴ酸で2％内外を含み，酸味が強い。ペクチンは0.7％含む。ビタミンは少ない。〔種子の主成分〕約12％の仁があり，ほかの核果と同様たんぱく質，脂質（約40％）に富み，また，アミグダリンを1％内外含む。〔用途〕果実は一般に生食されるが，ペクチン含量が多いので，ジャム，ゼリーの加工原料としてよく，干しすもも（乾果），缶詰にもされている。〔干しすもも〕これをつくるには果実をうすいアルカリに短時間浸漬して果皮をきずつけ，水洗後，ただちに乾燥する。人工乾燥のときの温度は70～80℃，湿度ははじめ50～60％，最後には20％にする。

ずりおうりょく　ずり応力　→ごうせいりつ

ずりだんせいりつ　ずり弾性率　→ごうせいりつ

すりながしじる　摺り流し汁　魚肉や鶏肉，豆腐，えだまめ，ぎんなん，栗などをすりつぶし，水やだしでのばして，塩，醤油，味噌などで調味した汁物。味噌汁やすまし汁でのばすこともある。〔材料〕(1人分)：魚肉すり身 20 g，水 180 m*l*，赤味噌 10 g，でんぷん 1.5 g，さらしねぎ。〔つくり方〕魚の身をたたき，すり鉢でよくする。そのなかへ味噌を入れてさらによくすり，水を少しずつ入れてのばす。でんぷんも水の一部で溶いて入れる。準備ができたらすり身の汁を鍋に入れて火にかけ，たえずかきまわしながら中火で煮る。ひと煮立ちしたら火を弱くし少し煮てから椀に盛る。さらしねぎを浮かせる。〔適した魚〕タイ，ヒラメ，カレイ，カツオ，コイなどを用いる。〔薬味〕粉山しょう，みょうが，しょうが，うど，水からしなどが，よく合う。

すりみ　摺り身　食塩を加えてすりつぶした粘稠なペースト状の魚肉。最近は，水産練り製品の主原料として用いる水さらしをした精製魚肉もすり身とよぶ。〔ペースト状のすり身〕魚肉を構成するたんぱく質の主成分であり，練り製品の足（歯応え）をつくる筋原繊維たんぱく質は，水に不溶で中性塩溶液に溶解する。魚肉をすりつぶし，組織をこわして食塩を加えると，肉中の水分に食塩が溶けて筋原繊維たんぱく質を溶解し，アクトミオシンの濃厚溶液ができる。アクトミオシンは細長い糸状粒子である上，相互に絡み合っているので，非常に高い粘性と可塑性を示す。このため，かまぼこやちくわなど，いろいろな製品に成形できる。塩蔵魚や乾燥魚など，筋原繊推たんぱく質が変性した肉からはすり身はできない。すり身の生成には塩濃度と pH が大きく影響し，1～2％の食塩を加えると魚肉の粘度が急激に増大し，2～10％で光沢，のびのあるすり身ができる。等量点近くの pH5～6 では粘度が低下し，脱水凝固してしまう。すり身を長時間放置するとゲル化（座り）して成形できなくなる。加熱してゲル化すれば，練り製品となる。〔すり身の種類〕原料としてのすり身の種類には，魚から採取した細かな肉である水さらし，裏ごしして精製した生すり身と，これに糖類など変性防止剤を加えて凍結した冷凍すり身があり，水産練り製品製造の中間原料として用いられる。料理店用の生身（なまみ）は，生すり身に塩を加えてすったもの，さらに，これに調味料を加えて小袋包装した家庭用の調理冷凍すり身もある。〔特徴〕生すり身は添加物を加えていないので自由に調味ができ，使いやすいが，貯蔵性が低く，0℃付近で 4～5 日が限度である。冷凍すり身は-25℃で 1 年以上の貯蔵性があるが，5～10％の糖分を含んでいるので，最終製品の調味が制限される。解凍後，かまぼこ形成能が急激に低下するので，半解凍状態で使用する。→ねりせいひん，れいとうすりみ

ずりりゅうどうか　ずり流動化　[Shear thinning]　非ニュートン流体において，ずり応力 f をずり速度 γ で割ったものを見掛けの粘度という。ずり速度の増加とともに見掛けの粘度が増加する場合をずり粘稠化といい，減少する場合をずり流動化という。→ひニュートンりゅうたい

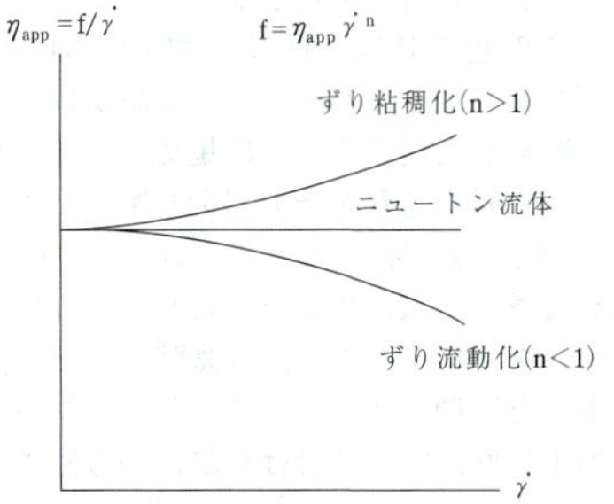

指数法則流体の見掛けの粘度のずり速度依存性

ズルチン　[Dulcin]　人工甘味料の一種で，ショ糖の約 250 倍の甘味を有するが，サッカリンと同様栄養にならない。〔合成法〕ズルチンの合成にはいくつかあるが，フェネチジン（phenetidine）およ

び尿素いずれか一方を鉱酸塩とし，加圧器中で160℃に加熱するか，または水溶液を長時間加熱する方法が一般的である。〔性質〕ズルチンはp-ethoxyplenylureaでその化学式は図のようである。無色の針状あるいは鱗片状の結晶で，粗製のものには淡紅色を呈するものがある。水には溶けにくく100 mlの水に0.1 gぐらいしか溶けないが，温湯には2 gぐらい溶ける。熱には比較的安定である。ただしズルチンは，わが国では，1968年7月に食品添加物の指定が取り消され，使用してはいけないことになった。

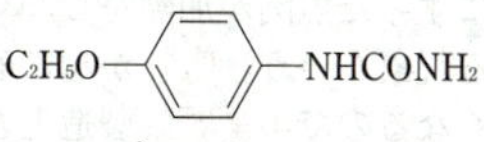
ズルチン

スルフォラファン　[Sulforaphan]　ブロッコリーなどのアブラナ科植物に含まれるイソチオシアネートの一種。配糖前駆体からミロシナーゼによって生成される。核内受容体Nrf2を介した第二相解毒酵素の誘導効果が報告されている。

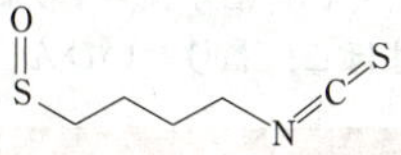
スルフォラファンの構造式

スルメ　鯣　イカの素干し品。〔種類〕原料により一番スルメ，二番スルメ，甲付きスルメ，袋スルメなどに分け，また，それぞれの製法に応じた名称や土地の名が付けられている。一番スルメ，二番スルメなどの名称は徳川幕府時代，中国へ輸出する際に付けた等級が現在もそのまま用いられているものである。〔一番スルメ〕ケンサキイカを用い，磨き上々番（みがきじょうじょうばん），磨きスルメ，一番スルメなどがあり，スルメのなかで最上のものである。このうち磨き上々番は原料のイカが38cm以上の大きさの場合をいう。磨きスルメは腹の中央を切り開き，内臓を除き，頭部を縦割とし，眼球をとる。ひれと外皮の8分どおりを剥ぎとる。これを2〜3日むしろの上に並べて干し，7〜8分どおり乾燥したら桶に入れ圧をかけながらねかし，水分を均一とした後，形を直してまた日乾する。加圧ねかしと日乾を交互にくり返し4〜5日以後は日乾のみを行う。一番スルメも磨きスルメとだいたい同じようにしてつくるが，皮とひれは除かない。これらは九州各県，山口などでつくられるが，五島のものはとくに名高い。〔二番スルメ〕スルメイカを原料とするもので，一番スルメに比べ肉は薄く品質は劣るが一番生産量が多く，ふつう，スルメとよぶのは二番スルメである。製法は場所により多少違うが，一般的に行われている方法は，イカの胴を裂き内臓，眼球を除き水洗した後，くちばしはつけたまま縄，竹竿などにかけて干し，8分乾き程度になったら皺をのばす。さらにむしろをかけてあん醸すると白い粉がふく。おたふくスルメの丸形スルメは皺をのばし，成形の際，胴を横にのばしたもので，静岡，和歌山，神奈川，宮城，岩手などでつくられる。〔甲付きスルメ〕コウイカ，シリヤケイカを原料とし，胴を切り

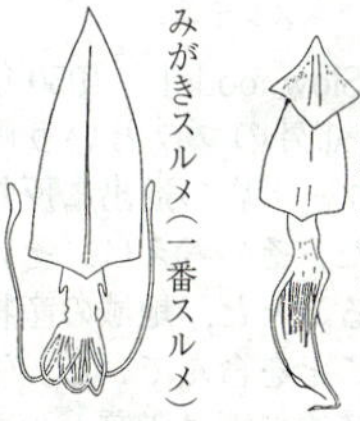

スルメ

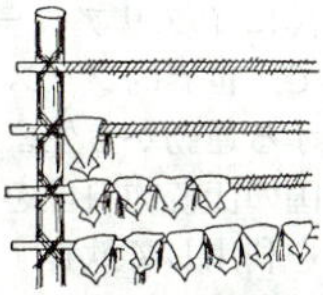
スルメの乾燥

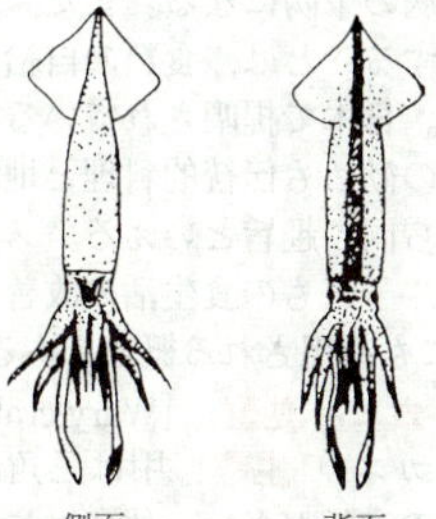
側面　背面
スルメイカ

開き，内臓を除き，甲およびくちばしを付けたまま干したもので，中国，四国地方でつくる袋スルメはミズイカ，アオリイカの脚および内蔵を除き，皮をはぎ，胴は切らずに裏返し，塩をふり水洗後，乾燥する。〔調理〕スルメは表面に白い粉をふくが，これはタウリン，ベタイン，遊離アミノ酸の混合物である。スルメはそのまま焼いて食べるほか，細くさいて昆布，数の子と調味液に漬け込んで松前漬けにしたり，衣を付けて油で揚げる。またノシイカ，刻みスルメなどの原料にする。→イカ

スレオニン ［Threonine］ トレオニンともいう。栄養上必須アミノ酸のひとつ。〔存在〕動物性たんぱく質に多く，とくに血液のフィブリノーゲンに多く含まれる。植物性たんぱく質にはやや少ない。〔特質〕穀類たんぱく質中のスレオニンは，分析値はそれほど低くないが，生理的利用率が低いといわれている。

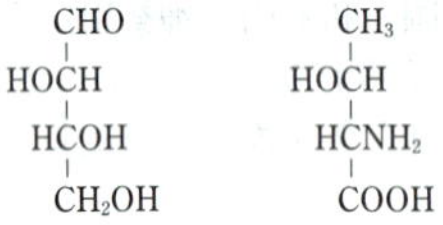

D-スレオース　スレオニン

スローフード ［Slow foods］ 1950年代にイタリアローマ郊外のブラという町で，世界的ファストフード店の進出に反対する運動から生まれた。その考えは，その国の伝統的料理を守ることと，地域の産物を利用して飲食することを含んでいる。栄養学的にみると，伝統的料理は脂質が少ないことからPFC比率の改善につながり，生活習慣病の予防になる。また，地域の食材を利用することは，食料の自給を促すことになる。日本で提唱されている「日本型食生活」の勧めも伝統的料理と地域の食材の利用から同じ趣旨といえる。スローフード運動は，子どもの食生活の改善をめざす「食育」にも適用される概念である。

ズワイガニ　楚蟹 ［Wary crab］ クモガニ科のカニ。〔生態〕甲は三角形をし表面に瘤状の突起が多い。体色はやや黒味を帯びたれんが色を呈する。雌の甲は6 cm，雄は大きく12 cmに達する。越前ガニ，松葉ガニなどともいう。〔産地〕鳥取県以北の日本海，北海道南部などの水深200～500 mのところにすむ。主として冬とれる。〔調理〕塩ゆでにしておいしく，そのほか各種カニ料理に用いる。→カニ

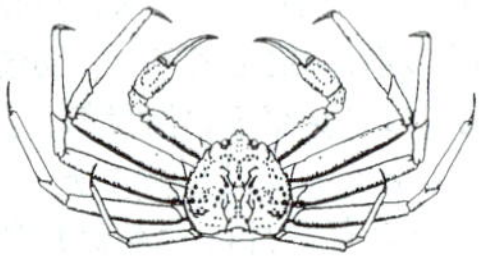

ズワイガニ

すわり　座り かまぼこ製造の際，塩とともにすった魚肉が加熱をしなくてもゲル化する現象をいう。座りが起こると成形できなくなるのでかまぼこ製造上きらわれるが，成形後座らせた肉を加熱すると弾力の強い製品ができるので，足の増強に応用する。とくにリテーナー成形かまぼこでは5～10℃で一晩，または30～40℃で数十分座りをさせてから加熱するのがふつうである。〔肉の座りやすさ〕魚の種類により違い，座りやすい魚にスケソウダラ，カマス，座りにくい魚にサメ，マグロなどがある。→かまぼこ，ねりせいひん

せ

せいきん　静菌 ［Bacteriostasis, Fungistasis］ 微生物の活動，増殖は抑制されるが，死滅にはいたらず，生育阻害が可逆的であるという抗菌性物質のひとつの作用型をいう。しかし，静菌剤が長時間作用すると死滅にいたる場合もある。

せいきんすう　生菌数 ［Viable count, Standard plate count］ 一般生菌数ともいう。栄養素，培養温度，培養時間，好気性培養，培地のpHなどを，ある一定条件下においたときに発育する細菌数。生菌数の多少は，食品の安全性，保存性，衛生的取り扱いの良否を示すひとつの指標とされている。生菌数の多い食品は，その処理および流通の全過程において非衛生的に取り扱われたことを意味する。一般に製造，加

工，輸送，貯蔵の過程が衛生的かつ適切であれば，その食品の生菌数は少ないのがふつうである。しかし，生菌数の少ない食品であっても，病原菌や多量のエンテロトキシンが検出されることもあるのでまったく安全であるとはいえない。わが国では乳および乳製品，氷菓子などの食品については，食品中の生菌数の基準が定められている。生菌数測定には食品によってそれぞれ使用する培地，培養温度，培養時間が決められているが，一般には標準寒天培地を用いた標準平板菌数測定法が採用されている。

せいけいしょくひん　成形食品　ある食品に形を似せて別の原材料を用いてつくった食品をいう。〔目的〕一般にできあがりの形や量が不ぞろいなものは包装に不便であったり，給食の際の配分に不都合があるためこの種の食品が考案された。ポテトチップス，ステーキなどが対象となる。〔原材料・製法〕成形ポテトチップスの場合は乾燥じゃがいも粉を用い，水と混合，圧延，成形後，油で揚げ，食塩で調味する。したがって原料はじゃがいもそのものではなく，その加工品である。成形ポテトチップスの特徴は形がそろっており，円筒型の容器に密に詰めることができる点にある。しかし，風味，食感は本来のポテトチップスとは異なっている。また，成形ステーキはまず，くず肉や骨に付着した肉を集めて大豆たんぱくなどの結着剤を加え，大きなブロック状とする。必要に応じて脂の層を接着させ，加熱あるいは凍結，圧着，成形後ステーキの厚さに切って調理する。くず肉などの有効利用となり，かつ大きさのそろったものができるので最近かなり普及している。なお，コピー食品のなかには成形食品に分類されるものもある。また，ときにコンプレストフードを成形食品に入れる場合があるが一般的ではない。→コピーしょくひん，コンプレストフーズ

せいげんアミノさん　制限アミノ酸　[Limiting amino acid]　たんぱく質栄養価を決定するアミノ酸。たんぱく質の栄養価

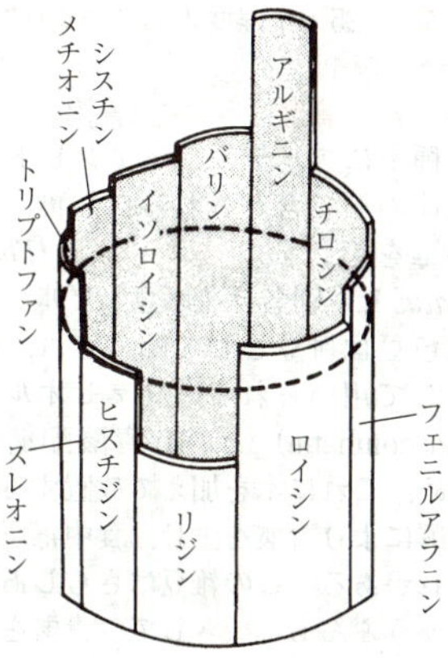

制限アミノ酸模式図（白米たんぱく質）
桶に入る水の量が一番低い板の長さで決まってしまうように，たんぱく質の栄養価も一番不足しているアミノ酸によって制限されてしまう。

は，含まれている必須アミノ酸の量によって強く影響される。とくに，必要量に対してもっとも不足する必須アミノ酸によって栄養価が制限されるので，このような必須アミノ酸を第一制限アミノ酸とよび，二番目に不足する必須アミノ酸を第二制限アミノ酸とよぶ。制限アミノ酸はたんぱく質の種類によって違うが，リジン，メチオニン，トリプトファン，スレオニンの四種のうちいずれかになることが多い。制限アミノ酸を知るには，動物試験によってアミノ酸の添加実験を行って確かめるほか，たんぱく質のアミノ酸組成を分析して推定することもできる。

せいこ　精粉　こんにゃくいもを切干し乾燥したあら粉を製粉したもので，こんにゃく製造の原料となる。せいこん，こなこん，せいふんなどのよび方もある。主成分はコンニャクマンナンで，温水に2.5～3％加え，加熱するとコンニャクゲルを形成する。栄養価がないことと，ゲル化したコンニャクマンナンが消化管の壁面に付着し，栄養分の消化吸収をさまたげることからダイエット食品としても利用されている。

セイゴ　25 cm 程度のスズキの幼魚をいう。→スズキ

せいさん　青酸　〔存在〕青梅，バラ科植物の種子にアルデヒドシアンヒドリンの配糖体の形で含有される自然毒。たびたび中毒を起こす。〔あおい豆〕(*Phaseolus lunatus* L.) 別名ライマ豆，ビルマ豆，俗に五色豆は雑豆として輸入され，食品原料として用いられる。ファゼオルナチン (phaseolunatin) という青酸配糖体を含むため，これに水を加えて放置すると，酵素分解により青酸を生じ，食中毒を生ずるおそれがある。この雑豆はさらしあんとしてじゅうぶんあく抜きして，青酸を完全に除去して用いなければならない。〔致死量〕血液のヘモグロビンは青酸と結合しやすく，酵素との結合を妨げ細胞内の呼吸作用を停止させる作用があり，中枢神経の麻痺を起こす。青酸カリの致死量は経口摂取で 0.2〜0.3 g である。

せいさんきん　生酸菌　[Acid forming bacteria]　細菌類のなかで発酵生産物として酸を生産する菌を総称していう。たとえば，酢酸菌や乳酸菌などが代表的なものである。

せいしゅ　清酒　[Sake]　米を原料とするわが国の伝統的醸造酒で，日本酒ともいわれる。〔歴史〕平安時代の『延喜式』に米を原料とした酒のつくり方が記載されており，初めは朝廷でつくられていたが，後に神社，寺院に移り，鎌倉時代には民間でも酒造が行われた。江戸時代に入って，初期には池田が酒造の中心地となったが，その後，伊丹，さらには大消費地である江戸への輸送の便から灘が中心地として栄え，今日にいたっている。この間，酒造技術も非常に進歩し，白米使用，米に対する水の量の増加，三段仕込み，火入れ，寒造りなどの新技術が採用された。現在の醸造法の原型が確立されたのは幕末のころである。明治以後になって西欧科学技術の応用により醸造法はさらに改良され，酒質も大いに向上した。〔醸造法〕玄米を歩留まり 70％白米とし，水に浸漬した後に蒸して蒸米（むしまい）をつくる。これに黄麹菌 *Aspergillus oryzae* を生やして米麹をつくり，アミラーゼ，プロテアーゼを生成させる。つぎに酒母（または酛（もと））をつくる。米麹，蒸米，水の三者を混合し，さらに乳酸と清酒酵母を加えて，乳酸酸性下でほかの雑菌の汚染を防止しながら，清酒酵母の増殖をはかる。麹の酵素により米の各成分が分解されて，ブドウ糖，アミノ酸，ビタミンが生成し，酵母の栄養源となる。この操作に約 10 日を要する。最後にもろみを仕込む。酒母に米麹，蒸米，水を 3 回に分けて加える。初添（はつぞえ），仲添（なかぞえ），留添（とめぞえ）で，これを三段仕込みという。仕込配合の標準例を表に示す。留後のもろみの品温を 10〜15℃に保つと，米のでんぷんは麹のアミラーゼにより糖化されて，ブドウ糖になり，これはただちに酵母により発酵されてアルコールとなる。糖化とアルコール発酵が並行して進むので糖化も一種の発酵と考え，これを並行複発酵といい，清酒もろみの特色である。清酒もろみに 20％もの高濃度のアルコールが集積するのは，並行複発酵がその一因である。留後約 20 日間でアルコール分が 18〜20％となり，もろみが熟成するので，木綿袋にもろみを入れて，水圧機で徐々に圧搾する。流れ出た液が新酒で，袋には酒粕が残る。新酒は冷所に放置して滓（おり）引きした後，火落菌（ひおちきん）を殺菌するために 65℃に加熱する。これを火入れといい，低温殺菌 (pasteurization) をパスツールが発見する 300 年前から実用化されていた。火入れした酒は，タンクに貯蔵しておく。〔出荷〕

清酒仕込配合の標準例

	酒母	初添	仲添	留添	計
総米* kg	140	280	560	1,020	2,000
蒸米　kg	100	200	430	810	1,540
麹米**kg	40	80	130	210	460
汲水　l	150	260	670	1,420	2,500

*　総米は蒸米と麹米の和。
**　麹量は元の白米量で表し，これを麹米という。

タンク数本分の酒を調合し，割水して規格に合わせ，ろ過，火入れ，瓶詰にする。特級酒，一級酒，二級酒に分類されていたが，1989年4月に級別が廃止された。一級，二級の級別は1992年3月まで存続した。酒造場は兵庫県を筆頭に，新潟県，ついで長野県，岡山県，福島県，広島県に多い。

せいしゅこうぼ　清酒酵母　[Sake (brewing) yeast]　清酒もろみを発酵させるのに使用する酵母で上面酵母の一種である。*Saccharomyces cerevisiae* に属する。〔性質〕ほかの醸造酵母とかなり性質が異なり，ビオチン要求性がなく，無機窒素源ではパントテン酸を要求しない，カリウム欠培地でナトリウムが代替する，アルコール耐性が強い，清酒もろみに優先的に増殖し高泡を形成するなどの特性がある。〔種類〕高品質の清酒をつくるための優良酵母が分離されており，純粋培養酵母として，主として日本醸造協会から頒布されている。協会7号がとくに有名で，発酵力が強く，香気の高い清酒をつくる。この協会7号酵母の変異株も数多く造成されている。高泡を形成しないためタンクの利用効率の高い泡なし7号酵母，もろみのアルコール分が16％以上になっても自己消化せず，アミノ酸の少ない老熟しがたい清酒をつくるアルコール耐性7号酵母，キラープラスミドをもち，野生清酒酵母の汚染を受けにくいキラー7号酵母などである。7号酵母以外にも，低温で発酵力が強く芳香の高い清酒をつくる協会9号酵母，香りが華やかで酸が少なく味のきれいな清酒をつくる協会10号酵母が広く使用されている。

せいせいとう　精製糖　[Refined sugar]　甘ショの原産地でつくった粗製の原料糖を消費地に運び，そこの精製糖工場で，さらに精製して再結晶させたものをいう。甘ショ糖の原産地では多少色のついた双目（ざらめ）である原料糖をつくり，これはそのまま食用されることはなく，消費地に運んでから一度溶かし，脱色そのほかの操作を行って，ふたたびショ糖を結晶させた後，使用する。現在，日本の砂糖の大部分は，輸入品であるが，輸入品のほとんどが甘ショ糖であり，これは原料糖として輸入され，国内の精糖工場で精製されたのち市販されている。〔精製糖の製造〕まず原料糖に少量の水を加えて結晶表面の蜜膜に含まれる不純物を洗い（洗糖），ついで最少限度の水に溶解して粗糖液をつくり（溶糖），これを清澄ろ過し，活性炭，骨炭，イオン交換樹脂，炭酸法など各種の脱色精製法を組み合わせて処理して，精製糖液とし，煎糖，分蜜および仕上げを行う。わが国でつくられている精製糖は，つぎの6種類である。〔ザラメ糖，上ザラメ糖，白ザラメ糖〕結晶が大きく，通常4～5回煎糖してつくる。その大きさは1～2 mmで，結晶粒が大きくそろっている。主として製菓用や清涼飲料水用に使用される。水分0.01～0.02％，還元糖0.01～0.02％，灰分0.01～0.02％，糖度は99.8～99.9度である。〔グラニュー糖（granulated sugar)〕結晶の大きさは0.25～0.55 mmで，1～2回煎糖してつくられる。製菓，清涼飲料，喫茶，家庭用に需要が多くなりつつある。水分0.02～0.03，還元糖0.01～0.02，灰分0.01～0.02％で，糖度は99.8度である。〔中ザラメ糖〕精製糖の三，四番糖を分蜜機でカラメルをかけて，黄褐色に着色してある。おもに製菓用に使われる。結晶の大きさは0.81 mm～2.4 mmである。水分0.02～0.03，還元糖0.08～0.10，灰分0.02～0.03％で糖度は99.6～99.7度である。〔上白糖（車糖)〕精製糖の一番糖ないしは二番糖で結晶は小さく，色相は純白であって，その大きさは0.07～0.26 mmで平均すれば約0.15 mmである。分蜜機で転化糖シロップ（ビスコ）を添加している。製菓用，家庭用に使われる。水分は0.53～1.49平均1.20％，還元糖は0.70～2.00平均1.5％，灰分は平均0.10％，糖度は96.82～98.20，平均97.0度である。〔中白糖（車糖)〕結晶は上白糖と同程度の大きさで，精製糖の三番糖のために色相が灰白色である。水分1.91～2.25平均2.08％，還元糖

精製糖の製造工程

原料糖輸入船と専用桟橋

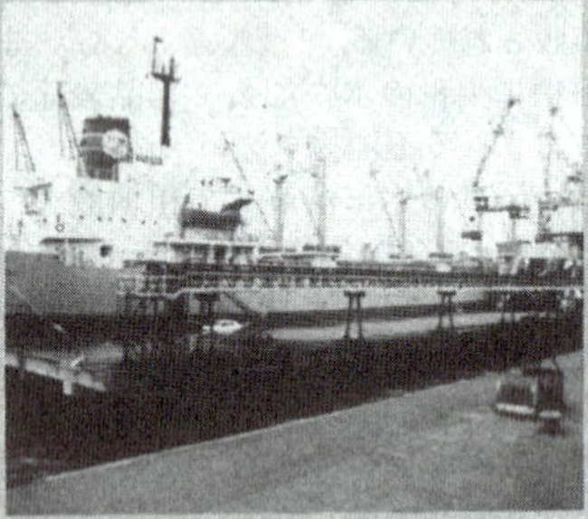

粒状炭塔

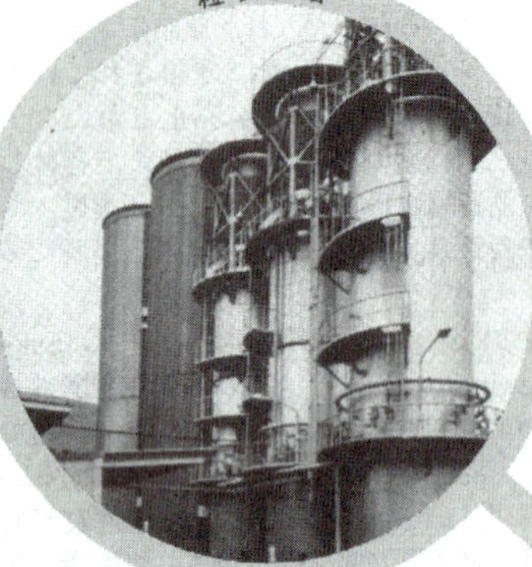

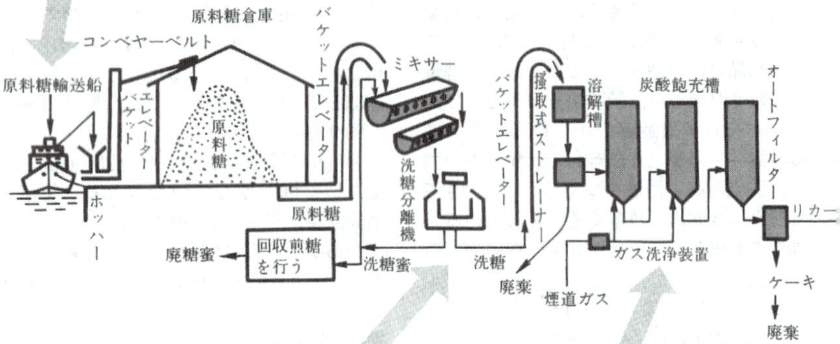

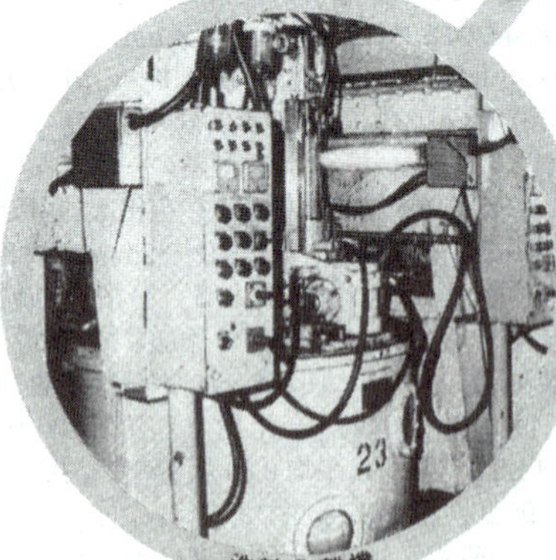

洗糖分離機

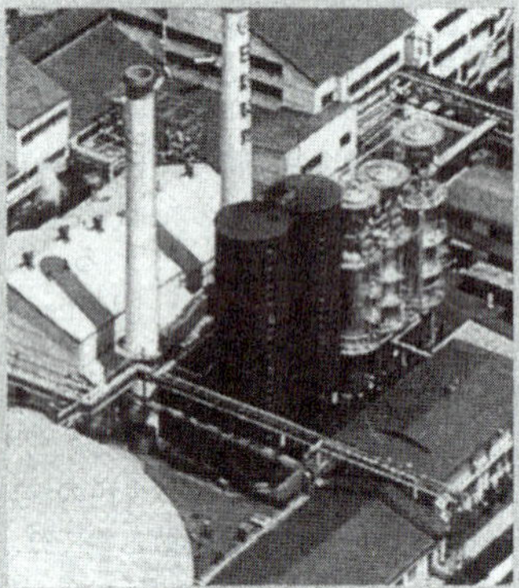

炭酸飽充槽

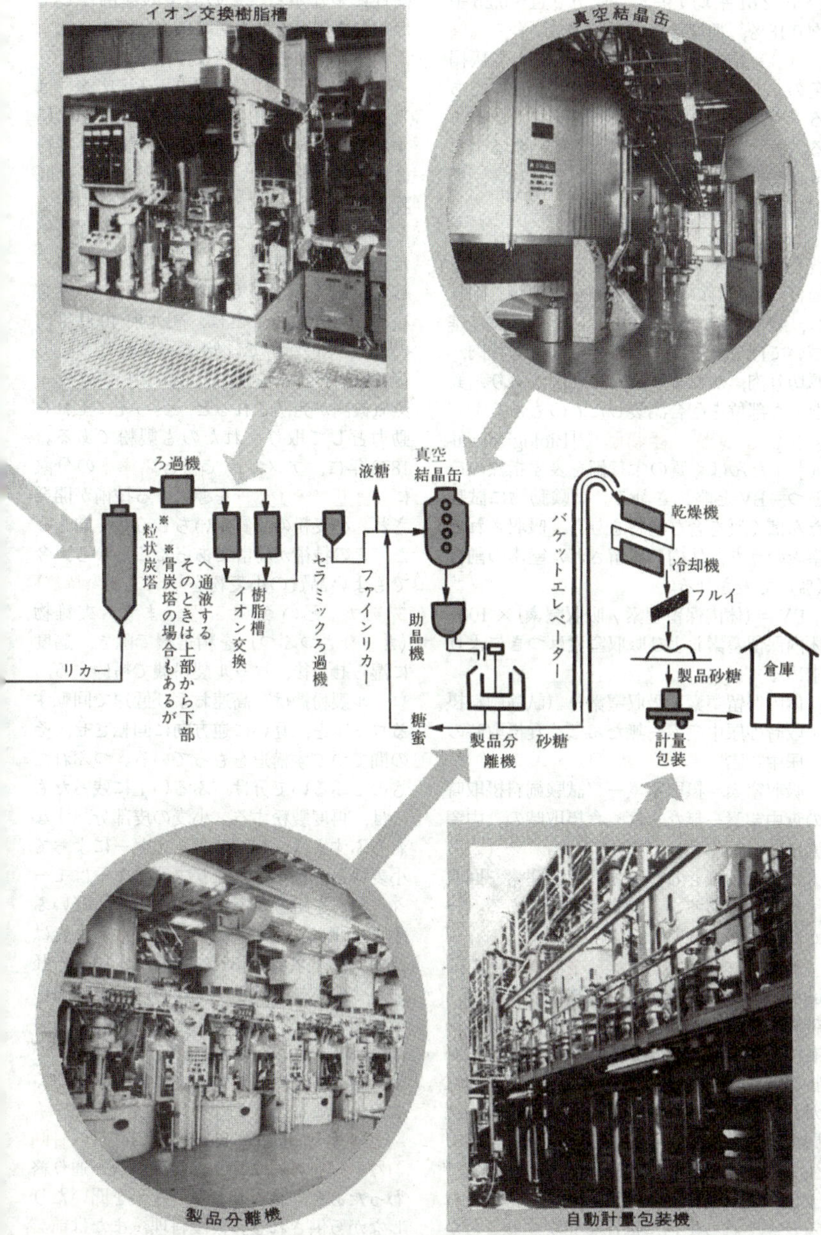

流れ図は 安藤孝久「砂糖の知識」(財)口腔保健協会による

1.83〜2.61平均1.93%，灰分0.11〜0.26平均0.18%，糖度は95.8度である。〔三温糖(車糖)〕精製糖の四，五番糖のことで灰褐色の車糖。分蜜機でビスコを添加してある。やや着色しているが，甘味にこくがある。煮物，漬け物などによく使われる。水分1.65%，還元糖2.13%，灰分0.18%，糖度は95度である。→さとう

せいにく　精肉　[Boneless meat]　消費者がそのまま料理に供することができる最終商品形態の食肉，枝肉を分割し，除骨し，整形して，各部位ごとにその品質に基づいて仕分け整理したもので，薄切り肉，厚切り肉，かたまり肉，ひき肉があり，異なった部位を配合調製したものもある。

せいぶつか　生物価　[Biological value]　たんぱく質の栄養価を表す指標のひとつ。BVと略称される。試験動物に試験たんぱく質を含む飼料を与え，吸収された窒素のうち，体内に保留された窒素の割合(%)で表される。

BV＝(体内保留窒素/吸収窒素)×100

体内保留窒素および吸収窒素はつぎにより求める。

体内保留窒素＝吸収窒素－（試験飼料摂取時の尿中窒素－無たんぱく食摂取時の尿中窒素)

吸収窒素＝摂取窒素－（試験飼料摂取時の糞中窒素－無たんぱく食摂取時の糞中窒素)

人にも適用できるが，すべての窒素を回収する必要があるなど測定は煩雑である。→たんぱくしつ

せいぶつのうしゅく　生物濃縮　[Biological concentration]　生物個体，器官，細胞が特定の物質を外界よりも高濃度に保有する現象。生体にとり入れられた物質が排出されがたい場合，生体の一部に親和性が高い場合，体液から固体となって析出沈殿する場合など，さまざまの要因によって生じる。生物濃縮の結果，食物連鎖の上で上位の生物種や個体群に高濃度に蓄積されると，それら生物に毒性を発現することがあり，環境破壊，産業上の損失，人への危険性につながる。この典型的な例としては，有機水銀の生物濃縮によって生じた水俣病がよく知られている。

せいふん　製粉　[Milling]　広義には米，麦などの穀類，大豆などの豆類を粉にすることであるが，狭義には小麦を小麦粉にすることをいう。小麦は皮がかたく，胚乳がやわらかいので，米のように精白すると，胚乳がくずれてしまう。逆に，このかたさの違いを利用して，胚乳部のみを粉として集めることができる。〔歴史〕小麦を石臼で粉砕することは，紀元前4000年前のエジプトですでに始まっており，その後，家畜，水車を動力として用いてきた。蒸気機関が発明されると，真っ先にそれを動力として取り入れたのも製粉である。1870年に，アメリカで粉とふすまの分離にピュリファイヤーを導入する技術が開発され，小麦粉の品質がいちじるしく向上した。この技術が特許であったことから，今でもよい品質の小麦粉をパテント(特許)フラワーという。〔工程〕まず，夾雑物(きょうざつぶつ)を精選機で除き，適度に湿らせた後，ロール製粉機で粉砕する。ロール製粉機は，高速および低速で回転するロールを，互いに逆方向に回転させ，その間でつぶす構造をもっている。つぶれたものはふるいで分け，ふるい上に残ったものは，再度製粉する。小麦の皮部分，すなわちふすまは，ピュリファイヤーによって小麦粉と分ける。ピュリファイヤーはモーターで風を送り，その風力によって軽いふすまを飛ばして除く。〔歩留まり〕小麦はだいたい胚乳部が82%，皮部が16%，胚芽が2%であるから，原理的には小麦粉の歩留まりは82%であるが，現在の技術では75%程度である。とくに，品質のよい小麦粉を得ようとすれば，歩留まりは悪くなる。→こむぎ，こむぎこ

セイボリー　[Savory]　口直しの甘味のない軽い料理のこと。食事がひと通り終わったあと，談合したり，音楽を聞いたりしながら供される。後段料理，または前菜に対して後菜と訳されている。イギリスの

サービス法で，日本ではあまり行われないがセイボリーコースといい，料理のコースとは区別されて，メニューには書かれない。〔料理〕このコースに供されるのは季節のもので塩味のあるカイエンヌペッパー（唐辛子の一種）を使って，から味をよくきかせた料理が多い。ウェルシュラビット（welsh rabbit，チーズトースト），スコッチウッドコック（scotch woodcock：練りアンチョビを塗り，炒り卵をのせたトースト），エンゼルオンホースバック（angels-on-horseback：ベーコンでまいたカキをのせたトースト），ブラックソーセージ（black sausage），カナッペ（canape）などがある。

せいようなし　西洋梨　[Pear]　洋梨ともいう。バラ科に属し，ヨーロッパ原産。わが国に導入されたのは明治のはじめである。この果実は追熟の必要があるが，その方法と食べ方がわからなかったために，なかなか一般に普及しなかった。〔産地〕生育期間中の夏季の気候は涼しく変化が少なく，また雨量の少ない土地がよい。山形を中心に青森，秋田などでつくられる。〔品種〕バートレットと，ラ・フランスが主で，バートレット種は缶詰用として世界的に有名である。これは芳香強く，果肉が柔軟で，石細胞が少ないので缶詰に適している。熟期は8月下旬である。一方，ラ・フランス種は晩生種で10月中旬から収穫される。追熟にはいずれも15～20℃で2週間ぐらいが必要である。追熟前に1～2週間冷蔵すると，軟化が斉一に進む。〔成分〕100 g中，水分84.9 g，炭水化物14.4 g，糖分の80％は果糖。酸は0.4％でリンゴ酸，クエン酸を含む。追熟によって水溶性ペクチンが増大し，果肉は軟化し，緻密な上，特有の粘性と芳香を生じるようになる。〔缶詰〕原料は適期に最適熟度のものを収穫すると良品が得られる。梨の缶詰はまず果実をたてにふたつ割とし，除芯器で芯を除き，外皮を剥皮ナイフでたてにはぎとり，ただちにうすい食塩水（2～3％）中に投入しておき，順次糖液を注入して缶詰とする。小型缶ではふたつ割，四つ割，スライスなどがあり，糖度は18％未満。〔その他の加工品〕乾果，ネクター，ジャムなどもつくられる。→なし

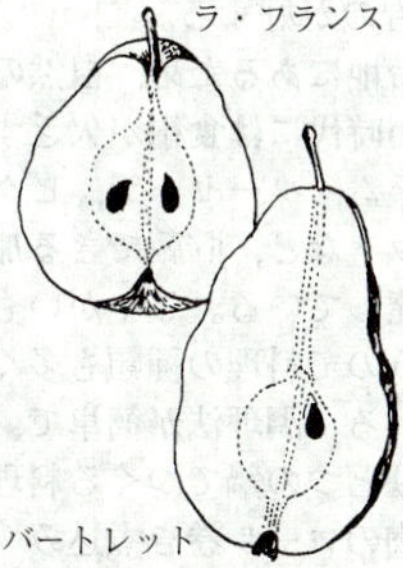

西洋なし

せいようりょうり　西洋料理　[Western cuisine]　欧米諸国の料理の総称で，日本では俗に洋食という。欧米の国々では，それぞれの気候，風土，産物の相違から，料理には調理法や調味に差があるが，粒食よりは粉食が中心であり，主材料の獣鳥肉類およびその加工品を油脂類で調理することが多い。また，材料の持ち味に合う各種の香辛料，香味植物，酒類を利用して風味を高め，でき上がった料理は平皿に取り分け，ナイフ，フォーク，スプーンなどの金属食器で食すなどの点は共通している。〔種類〕日本でよく紹介されている西洋料理は，欧米諸国のもつ地理的条件や産物などによって生まれ，築き上げられた料理であるが，その中心となっているのはフランス料理である。正式な食事のメニューは，フランス語で書かれる場合が多い。〔形式〕西洋料理の食事の形式は約200年前につくられたといわれるが，会食のなかでも正餐（ディナー）は，多くの料理を組み合わせたもっとも形のととのった形式で，7～10皿がコースとされ，供卓順序が決められている。前菜，スープ，魚料理，肉料理（アントレ，ロティの二種），野菜料理，サラダ，アントルメ（甘味料理，デザート）またはチーズと果物，コーヒーのコースの順で食事が展開される。食事には

その料理に合ったワインや飲み物が供され，調和を図っている。食前には食欲促進のための食前酒（アペリティフ，apéritif），食事中にはワイン（vin），食後には消化促進のための食後酒（ディジェスティフ，digestif）となる。しかし，日常の食事は簡略化され，手のかかるスープ類が省かれたり，肉か魚のいずれかを中心とした料理にサラダ，甘味料理とコーヒーでまとめたりする。朝食はパンにバターとジャム，飲み物，昼食には二～三品の料理に果物，夕食は三～四品に甘味料理がつく程度である。色彩は日本料理ほど豊かではないが，デザインや盛り付けには伝統的な技術もみられる。料理は大皿に盛り，これを食卓で平皿に取り分けることが多い。〔フランス料理〕フランスは地中海と大西洋に臨み，魚介類が豊富で，気候は温暖，地味は肥沃で天恵のあつい国であるので，産物が豊富で，そのうえよいワインもとれる。フランス料理は19世紀に確立され，全世界に広められ，洗練された料理として高く評価されている。この要因となったものは，1）各種の食品材料の風味にすぐれたワインが相応して，特色をもつ美味な料理がつくられたこと，2）料理に対して関心が深い国民により，意欲的に美味が追求されたこと，3）繊細な味覚をもつ料理人たちにより料理の基礎がつくられ，これらの調理法が伝統的に受け継がれてきたこと，などがあげられる。なかでも，ソースの調理法はすぐれている。〔アメリカ料理〕アメリカは多くの国の人々が集まって成り立った国であることから，移民によってもたらされた各国の郷土料理がアメリカ風に仕立てられ，伝えられたものが多い。しかも，広大な国土からできる豊富な農産物が，合理化した工場で冷凍，缶詰，半調理品，強化食品などに加工され，安価に供給されている。これらの食品を巧みに利用し，その調理法や材料の計量や調味方法などが合理的に行われ，さらに栄養のバランスに注意し，手軽で実質的な料理が短時間でできるようくふうされている。バーベキュー，サラダなど，材料の組み合わせの豊富さや変化に富むものが好まる。〔ドイツ料理〕ドイツは寒冷地にあるため，自然の恵みが少なく，古い時代には食糧が欠乏することもあった。ハム，ソーセージ，ピクルス，ザワークラウトなど，貯蔵できる加工食品の製造が発達している。じゃがいもは小麦の不足を補うので料理の種類も多く，好んで常食とされる。調理法が簡単で，経済的にできる。ひとつの鍋でつくる料理などが知られ，牛肉のロール巻き煮込み（リンダールーラーディン：rinderrouladen）は家庭

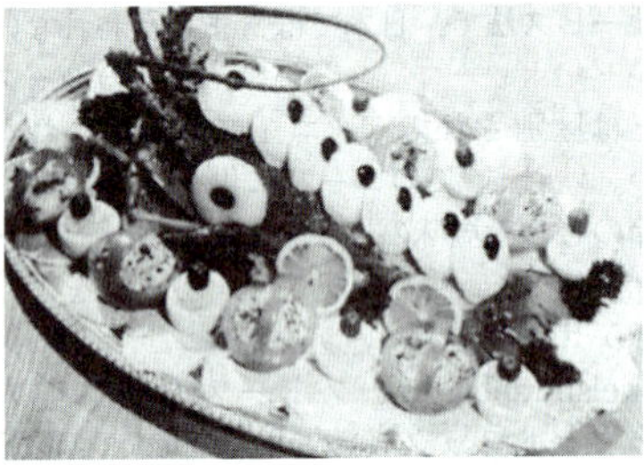

フランス料理（ラングストアラパリジェンヌ，イセエビの冷製のパリ風）

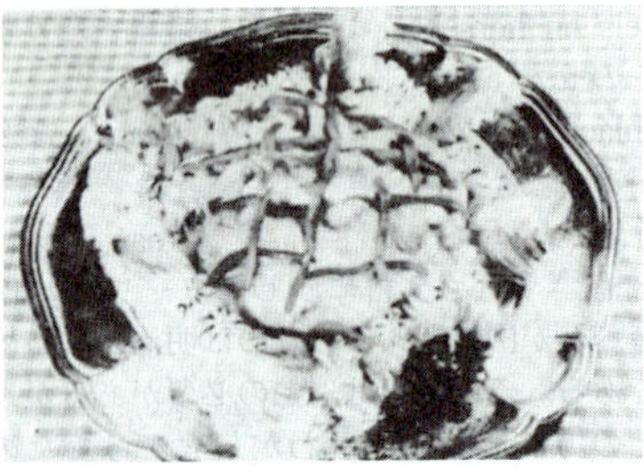

アメリカ料理（チキンアラキング）

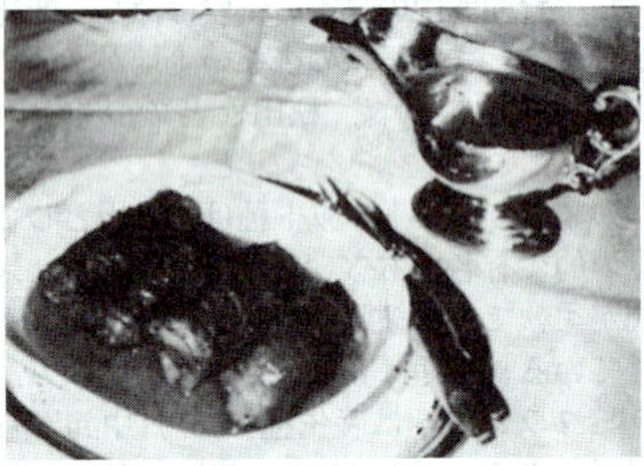

ドイツ料理（ルーラーディン）

料理として有名である。多くの料理は豚脂やベーコン脂を用いて濃厚味につくり，甘酢っぱい仕上げがなされる。ザワーブラーテン（sauer braten）は牛肉を酢に漬け，漬け汁ごと煮込んで臭みを消し，かたい肉をやわらかくする料理として知られている。〔オーストリア料理〕中欧の海をもたない国であるが，その料理は地味なドイツ料理に，フランスやハンガリー，北イタリアの料理が加味されたものといわれている。ターヘルスピッツ（tafelspitz）は牛モモ肉とにんじんをゆでた料理で，さっぱりとしている。このほか，煮込みのグーラッシュ（goulash），仔牛のカツレツウインナーシュニッツェル（wiener Schnitzel）はよく知られている。菓子は粉を使うものをメールシュパイゼン（mehlspeisen）というが，豊富で美味である。〔イタリア料理〕イタリアは半島国で気候が温暖であり，魚介類が豊富で，ワインの産出も多く，国民が食べることを愛し，知られている料理も多い。これらの料理には古代ローマより受け継がれたものもあり，ほかの国々に影響を与えてきた。トマト，オリーブ油，チーズ，香辛料などを用いた色彩豊かな料理が多い。仔牛の骨付きスネ肉の煮込みオーソブッコ（ossobuco）など，仔牛肉を使った料理が知られている。良質の小麦粉から，スパゲッティやマカロニなどの麺料理が発達している。またピッツァ（pizza），カンネロニ（cannelloni），ラビオリ（ravioli）などの料理は日本人にも好まれている。リゾットやライスコロッケ，米のサラダなど米も使われる。〔イギリス料理〕イギリスの国土は狭いが，きわめて変化に富むため，新鮮な材料に恵まれている。イギリス料理は質素で実質的な家庭料理から発達したといわれている。ローストビーフ，ステーキ，シチュー，パイ，プディングなど，肉料理に独自の調理法をもち，材料のもち味が生かされている料理として広く世界に伝えられ，好まれている。自家製のビスケットや，焼き菓子，ジャムなどをお茶の時間に供して楽しむ習慣から，特徴ある菓子も多い。〔スペイン料理〕南ヨーロッパ，イベリア半島の大部分を占め，大西洋と地中海に面しているため，農産，畜産，海産物に恵まれている。地方によって材料や調理法が異なるが，共通点としてはにんにく，オリーブオイルを好んで使うことがあげられる。スペイン料理のルーツは家庭料理である。代表的スペイン料理に，ポトフ，パエリヤ，ガスパチョ，トルテイーヤ，ファバーダ（白いんげん豆の料理）などがある。また世界有数のワインの産地でもある。〔ロシア料理〕帝政時代の宮廷料理から，各地方の民族料理までさまざまな料理がある。前者はフランス料理の影響を受け，後者は厳しい気候風土で

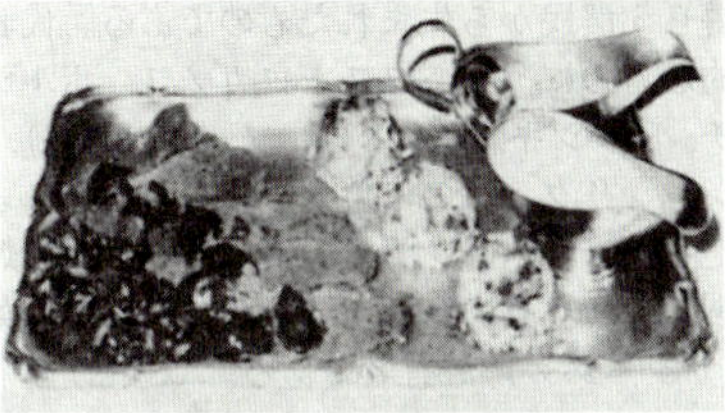
オーストリア料理（ターヘルスピッツ）

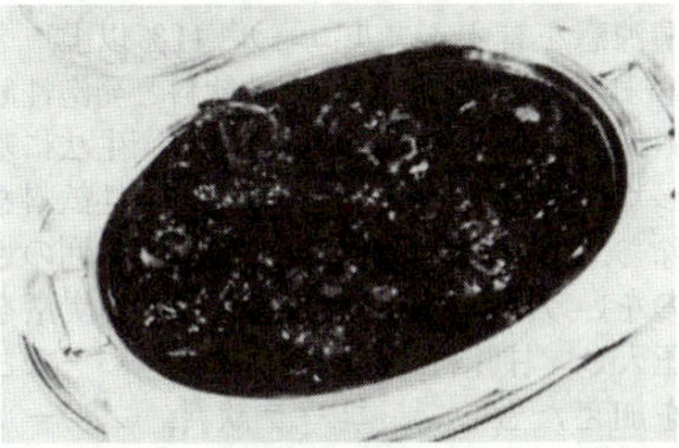
イタリア料理（オーソブッコ）

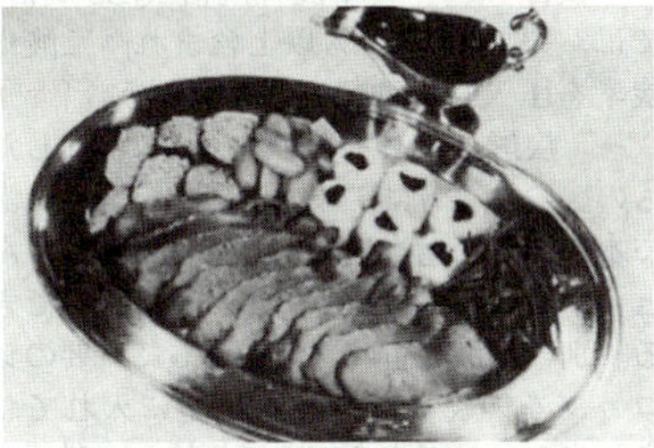
イギリス料理（ローストビーフ）

暮らす農民から生まれたものである。代表的なものに，ビーフストロガノフ，ボルシチ，ピロシキ，コートレッタ（カツレツ），シャシリク（肉の串焼き）などがある。まだキャビア，ニシンの酢漬け，ウナギの燻製，きゅうりのピクルスなど，数々の前菜（ザクースカ）も有名である。

せいりょういんりょうすい　清涼飲料水　一般に清涼飲料といえば，爽快味，清涼感を有するアルコール（1％以上）を含まない飲料で，非発泡性飲料と発泡性飲料に大別される。しかし，食品衛生法に基づく清涼飲料水は，酒精飲料，乳性飲料を除き，果実飲料を含む，もっと広範囲のものをいう。〔炭酸飲料〕水に二酸化炭素を圧入し，甘味料，酸味料，フレーバーなどを加えたもので，コーラ飲料，フルーツ飲料，サイダーなどに分けられる。〔果汁入り炭酸飲料〕日本農林規格（JAS 規格）では，果汁分が 10％以上含まれ，二酸化炭素を圧入した飲料のことをいう。〔サイダー〕炭酸ソーダ水をシロップに混和したもの。つくり方は，まず，液化二酸化炭素に水を低温で適当に加えながら振盪（しんとう）して混和させるとソーダ水ができる。別に糖液と香味料を混和して所要のシロップをつくり，これをビンに入れておき，先のソーダ水を加えて打栓し，殺菌する。サイダーは，常温で 20 kg/cm^2 内外の圧力が必要である。これは，味の点からだけでなく，微生物の繁殖を防ぐ酸性の限界ともなっている。製品の糖分はだいたい 10％，酸（クエン酸として）0.7％である。〔ラムネ〕サイダーと本質的には同一であるが，品質，容器などが多少異なるものである。なお，欧米でサイダー（シードル）といわれるものはりんご酒のことで，アルコールを含む。〔シロップ〕シロップには，ケーンシュガーシロップ（cane sugar syrup：甘ショ糖を水または湯に溶かしたもの），フルーツシロップ，メープルシロップ（maple syrup：かえで糖），ゴールデンシロップ（golden syrup：精糖の糖蜜）などがある。〔フルーツシロップ（fruit syrup）〕旧物品税法では果実蜜類といった。天然果汁の入ったものと，まったく入らないものとがある。→たんさんいんりょう

ゼイン　［Zein］　とうもろこしの主たんぱく質である。アルコールに溶けるので一種のプロラミンである。〔性質〕加水分解によってグルタミン酸が多くできるが，リジン，トリプトファンをほとんど含まないので栄養的に欠陥がある。→プロラミン，とうもろこし

セージ　［Sage］　シソ科サルビア属の植物で葉をスパイスとして用いる。〔産地〕ギリシア，トルコ，セルビア・モンテネグロなどで産する。〔精油〕乾燥した全草または葉を水蒸気蒸留して精油を得る。収率は 1.3～2.5％。主成分はツヨン（よもぎの香り），シネオール，ボルネオール，カンファーである。〔用途〕ソース，カレーなどに用いられる。肉の臭み消しにきわめて効果があり，豚肉料理によく合う。ソーセージには不可欠のスパイスである。

せかいほけんきかん　世界保健機関　［World Health Organization, WHO］　国際連合の専門機関のひとつで，WHO（ダブリュー・エイチ・オー）と略称される。1948 年 4 月 7 日に発足した。2006 年現在の加盟国数は 193 の国，地域である。わが国は，1951 年に加盟している。世界保健機関の目標は，世界のすべての人々ができうるかぎりの健康を得ることである。そのために，栄養に関する勧告，化学物質の安全性に関する勧告などを発表している。また，FAO（国連食糧農業機関）と合同で，CODEX（国際食品規格），食品添加物専門家会議などの活動を行っている。

せきがいせん　赤外線　［Infrared ray］　可視光線の赤の波長より長く，マイクロ波より短い波長の電磁波（0.75～1,000 μm）で，熱線ともいわれる。干渉，偏光，屈折などの点で可視光線と同様の性質をもっている。〔種類〕赤外線には近赤外線（0.75～2.5 μm），中間赤外線（2.5～約 10 μm），遠赤外線（～1,000 μm）の三種類

があり，近赤外線，中間赤外線は加熱や近赤外線分光分析，赤外線分光分析に用いられる。一般に遠赤外線とよばれるものは，中間赤外線を中心とした赤外線であり，いわゆる遠赤外線加熱として用いられている。〔性質・用途〕赤外線は物体を透過する性質は弱いが，物体の表面を効率よく加熱する性質がある。その性質を利用して食品関係では，穀類や粉体食品の水分測定の際の加熱源として利用され，粉体や粒体の食品の乾燥に利用されている（赤外線乾燥）。物質の分子の回転および振動が赤外線スペクトルの特定波長に吸収を起こすこと，分子または原子団がそれぞれ特定の赤外吸収を示すことなどを利用して，化合物の定性，定量あるいは分子構造の解析に使用できる赤外分光計があり，食品成分の同定，定量に広く利用されている。

せきはん　赤飯　強飯（こわめし），おこわともいう。小豆を用いてもち米に色をつけ，蒸したものである。〔材料〕（ひとり分）：もち米 140 g，小豆 28 g，食塩小さじ 1/2 弱，黒ごま小さじ 1．〔つくり方〕小豆をよく洗って鍋に取り，約 8 倍の水を入れて火にかける。煮立ったらゆで水を捨て（渋切りという），小豆を洗ってから新しい水を加え，中火にして豆がやわらかくなるまで煮る。煮上がったら煮汁を別の器にとる。もち米を洗い，さめた小豆の煮汁に浸して 2 時間ぐらいおく。このとき，小豆の煮汁は米の重量と同じくらいあればよく，足りない場合は水をたす。つぎにもち米をザルにあげて水をきり，煮た小豆と混ぜる（浸しておいた煮汁は取っておき，振り水にする）。蒸し器にぬれぶきんを敷き，この上にもち米と小豆を入れて 40 分ぐらい蒸す。火加減は蒸気が吹き出すまでは強火，その後は蒸し湯が沸騰を続ける程度の弱火にする。途中で 1，2 度，米全面に行きわたるように振り水をする。振り水は，蒸気が出て約 10 分経過したら第 1 回の振り水を，また第 2 回目の振り水も，同じように蒸気が出始めてから約 10 分後に行う。蒸し上がったらただちに取り出してふきんを上にして器に置き，すぐにふきんを取り去る。蒸した米の目方の 0.6％ぐらいの塩と，塩の 1.5 倍の黒ごまを用意する。ごまを煎り，煎り上がるころに塩を入れてごま塩をつくる。よくできたこわめしは米の重量の 1.6～1.9 倍ぐらいである。小豆の代わりにささげを使ってもよい。ささげは煮汁の色が華やかで皮も破れにくいが，味は小豆に劣るといわれている。

せきゆこうぼ　石油酵母　→びせいぶつきんたいたんぱくしつ

せきゆたんぱく　石油たんぱく　→びせいぶつきんたいたんぱくしつ

せきりアメーバ　赤痢アメーバ　［*Entamoeba histolytica*］〔性状〕赤痢アメーバは，人や猿，ときには犬や猫などにも寄生して，腹痛，下痢，血便などの赤痢様症状をひき起こすアメーバ赤痢の病原体。ふつう，大腸にすんで，無性的に増殖するが，場合によっては，大腸のほか肺，肝，脳などの臓器にまで侵入して潰瘍をつくる。この増殖期のアメーバは不定形で，大きさは 20～30 μm である。大腸腔では，ふくろをかぶって休眠型の嚢子（のうし）とよばれるものになることがある。これは 10～15 μm の球形体で，抵抗性が強く，糞便とともに排出された後も外界でながく生き続ける。〔感染経路〕この嚢子を含む飲食物を口にすると感染するが，ペットを扱ったために嚢子が手指に付着し，さらに食品に移行したり，ハエが糞中の嚢子を飲食物まで運ぶなどのルートも考えられる。腸管に達した嚢子からはアメーバが脱出し，腸組織に侵入して発症させる。〔治療〕治療

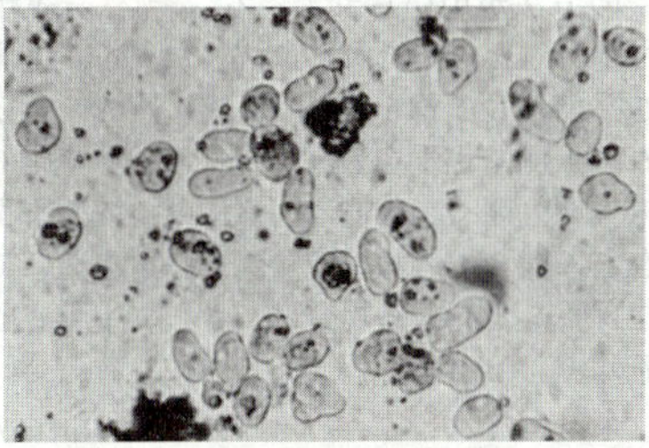

増殖期の赤痢アメーバ

せ

薬にメトロニダゾールやエメチンなどがある。

セグロイワシ　背黒鰯　[Anchovy]　カタクチイワシの方言。→イワシ

セサモール　[Seasamol]　ごま油に含まれるフラボン化合物の一種。酸化防止力があり，天然抗酸化剤として用いられる。ごま油中ではセサモリンの形で含まれており，加熱分解してセサモールを生成する。〔性状〕融点65.5℃の白色結晶。水に難溶，エチルアルコール，有機溶剤に可溶。〔用途〕細胞や組織に有効なごま油の示す多様な効果の成分のひとつとして注目されている。

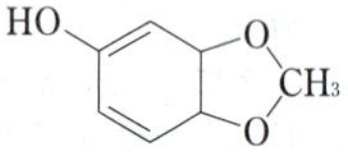

セサモール

せっしょくしきとうけつほう　接触式凍結法　→れいとう

ゼットち　Z値　[Z value]　菌数を1/10に減少させるのに要する時間を表すD値を，いくつかの温度で求め，縦軸にD値の対数を，横軸に温度をとると，ある温度範囲で直線関係が得られる。このとき，D値が1/10になる温度を華氏（°F）で表した数値をZ値という。Z値が20であるとすれば，殺菌時間を1/10に短縮したい場合，殺菌温度を20°F，すなわち11.2℃高くすればよいことになる。

せびらき　背開き　魚の開き方のひとつの方法である。アジ，キスなどの小魚を開く場合や，サンマ，カマスなどの干物に多く使われている。また関東ではウナギはこの方法が用いられている。〔方法〕不用な部分をとってきれいに洗った魚を，尾側を手前にして背を右にして縦に置き，背びれの上側に包丁を入れ，中骨にそって尾の方へ切り開く。腹側は切らずにつけたまま左右に開き，内臓は取り除く。魚を開いて揚げ物などにする場合は，さらに中骨も取り除く。

セミドライソーセージ　[Semi-dry sausage]　ソフトドライソーセージともいう。乾燥して水分を少なくし，保存性をもたせたドライソーセージのうち，日本農林規格（JAS規格）では，水分含量35％以下のものをドライソーセージ（ハードドライソーセージ），水分含量35～55％のものをセミドライソーセージといい，区別している。細切り肉はハードドライソーセージに比べて細かく切断され，燻煙と乾燥を併用するものが多く，香辛料はあまり強いものは用いない傾向がある。クラコウ，カルパス，クックドサラミ，サラミコットなどが，これに属する。

セモリナ　[Semolina]　→こむぎ

ゼラチン　[Gelatin]　ゼラチンはたんぱく質の一種である。〔存在〕天然には動物（牛，豚，鶏，魚など）の真皮や結合組織中にさらにはウロコにある繊維状のたんぱく質コラーゲン（collagen），または骨のなかに存在するコラーゲンオセイン（ossein）から得られる。〔ゼラチンとにかわ（膠）（glue）との区別〕語源的にゼラチンは（固化する）意味であり，にかわ（glue，グルー）は互いに貼着する意味をもっているが，本質的な差はない。ゼラチンは純粋に近い状態でコラーゲンから生ずるが，にかわにはほかのたんぱく質も混在する。ゼラチンは色も薄く，物理的性質も良好であるが，接着力はにかわのほうがよい場合もある。一般的には，ゼラチンは純度の高いにかわといい得る。〔製法〕皮コラーゲンからゼラチンをとり出すには，コラーゲン以外の不純物とみなされるたんぱく質であるケラチン（keratin），エラスチン（elastin），ムコイド（mucoid）などを分離，除去するために，石灰漬けを行ったのち水洗，中和，水洗，煮沸（水とともに加温する。たとえば70～80℃で8時間行う），ろ過，蒸発濃縮，冷却凝固，切断，乾燥を行う。オセインからつくる場合は，骨を砕いて脱脂し，酸によって不純な無機物を浸出，除去後煮沸し，以下皮コラーゲンの場合と同様に行う。〔特殊用途向けゼラチン〕特殊用途のために適したゼラチンの選択には強さ，色，融点，pH，粘度が主として考

慮される。〔食用ゼラチン〕牛皮，豚皮，牛骨が主原料であったが，牛海綿状脳症の発生以降，豚，鶏，魚が主に用いられている。衛生的にきれいであり，不快な味やにおいがなく，温水に完全に溶けて，透明液となり，15℃に冷却し保つと，ゼリーを形成するものが望まれる。〔ゼラチンの成分規格〕日本薬局方で，重金属は50 ppm以下，ヒ素は1 ppm以下，水銀は0.1 ppm以下，亜硫酸は600 ppm以下と定められ，JIS規格1種では，灰分2％以下，油脂分0.5％以下，不溶解分0.3％以下その他の規格がある。〔歩留まり〕歩留まりの1例を示すと，生犢皮から18～22％，生羊皮から6～10％，生塩漬牛皮から16～18％，生馬皮から10～18％，生骨から10～12％である。〔性質・用途〕ゼラチンはアミノ酸組成がトリプトファンなど栄養上不可欠のアミノ酸を欠くか，あるいは乏しいため栄養価値の低いたんぱく質であるが，実験動物への投与でコラーゲン量が増すという報告もある。ゼラチンは無味，無臭であり，その凝固性を利用し，ほかの食物に混ぜて形やかたさを整えるために広く用いられる。たとえば洋菓子，アイスクリーム，ゼリーの製造に用いられている。

セラミド　[Ceramide]　N-アシルスフィンゴシンのこと。スフィンゴシン塩基のアミノ基に脂肪酸がアミド結合したもの。表皮の角質層の細胞間脂質の50％を占め，水分の蒸発を防ぎ保湿柔軟性を維持するといわれている。

せり　芹　[Water dropwort]　セリ科に属する多年草である。〔生態・栽培〕3月末から4月はじめに山野，河辺など湿潤な地に生えるが，畑地に移され栽培されることもある。〔調理〕昔から春の七草のひとつとして利用されており，吸い物，あえ物，ひたし物，鍋物などによい。あくがあるので，ゆでて水につけたものを用いる。〔成分〕ビタミンAはやや多く，100 g中で160 μgレチノール当量を含む。

ゼリー　[Jelly]　ゼラチン，寒天，ペクチンなどのほかアルギン酸誘導体など，各種糊料といわれるものを原料とし，これに調味料を添加してゼリー状に仕上げたもの。ゼリーは口のなかに入れたときにやわらかく独特のなめらかな感触を示すが，原料によってゲル化の状態が異なることから，それぞれ特有のテクスチャーを与える。〔ゼラチンゼリー〕ゼラチンと水だけでゲル化するが，風味を付与するため，種々の食品素材が添加される。しかしそれによってゲル化の状態が異なってくる。ゼラチンは3～4％の濃度がよく，一昼夜ぐらいかけて固めるときはそれ以下，短時間で仕上げたいときはこい濃度にすることがのぞましい。ゼラチンの融解温度は24～26℃であるため，吸水膨潤させたゼラチンは加熱溶解後8～10℃以下に冷却してゲル化させる。pH10付近でよくゲル化し，酸を加えるとゼリー強度は低下する。〔寒天ゼリー〕寒天と水だけでゲル化するが，0.1％以下の濃度ではゲル化しにくい。普通0.5～1.5％の濃度で利用される。寒天を水に加熱溶解させた寒天ゾルを35℃以下に冷却するとゲル化する。このゼリーをふたたびゾルに戻すには，80℃以上に加熱する必要がある。みつ豆缶詰の殺菌にはこの特性が利用される。pH6～8でよくゲル化し，糖を加えるとゼリー強度は増加するが，酸を加えると低下する。〔ペクチンゼリー〕高メトキシルペクチン（メトキシル基含量7％以上）の場合は酸，糖との共存によってゲル化する。すなわち，糖度55～60％以上，pH3.6以下における酸，糖，ペクチンの配合割合でゲル化の程度が異なる。pHは製品中3.2～2.8が最適で，糖度は高いほどゼリー強度は大になり，ペクチンは分子量の大きいものほどゼリー強度が増加する。低メトキシルペクチン（メトキシル基含量7％以下）の場合は酸や糖は必ずしも必要とせず，Caのような二価またはそれ以上の金属イオンの添加により，低糖度でゲル化するので，低糖度ゼリーに利用される。なお，Ca^{2+}の必要量は低メトキシルペクチンのつくり方によって異なり，ペクチン1 gに対して酵素法によるものは4～10 mg, アルカリ処理によるものは15～30 mg, 酸処理によるものは30～60 mgとされる。また糖の添加量が多いほどゼリー強度は増加し, 酸はpH2.6～6.5の範囲であればよい。→かんてん, ゼラチン, ペクチン

ゼリーキャンディ [Jelly candy] 寒天やペクチンを凝固材料とし, 砂糖, 水あめを配合して煮詰め, 彩色, 香味付けを行って（ペクチンを使用する場合は, 酒石酸, クエン酸などの酸味料も配合する）成形し, 水分15%程度まで乾燥させたもの。使用する凝固材料によって製造工程が若干異なる。

ゼリーきょうど　ゼリー強度 [Jelly strength] ゼリーといっても寒天, ゼラチン, ペクチンなどその原料によって, その物性が異なる。また, 物性といっても粘性, 弾性, 粘弾性, 剛性のほか, 弾性限界など, それぞれ特性があり, その目的に沿った物性を測れる特有の計測機器を用いることによって, ゼリー強度を求める。

ゼリービーンズ [Jelly beans] キャンディーの掛け物菓子の一種である。〔製法〕寒天, 砂糖, 水あめを合わせて112～115℃に煮つめたゼリー液を, 湯溶きしたでんぷんに加えて糊化, 着色, 味付けし, 型どりをして冷却, スターチバックで乾燥し, センターとして使用する。センターをレボルパンに入れ, アラビアガムを混合溶解したBrix30度の下がけ蜜とグラニュー糖を交互にかけ, 目的とする大きさの8割程度になったらグラニュー糖を粉糖に変え, 2～3回の粉糖がけで所定の大きさとする。これをいったん乾燥させた後, つやがけ操作を行って製品とする。彩りをミックスするときは, つやがけのときにミックスするとよい。つやがけを終わったら10℃以下で乾燥して製品とする。ゼリービーンズのように, センターにやわらかいものを用いた掛け物を, ソフト掛けという。

セリホン　雪里紅 アブラナ科のからしなの仲間で, 寒さに強く雪中（雪裡）でも茂るのでこの名がある。シェリホンとも, チィサイ（遅菜）ともいい, 中国野菜の一種。華北や東北地域に栽培されている。〔形態〕葉は欠刻が深く, ちぢみが多く, 長だ円形。〔栽培〕夏, 秋まきして冬に収穫する。〔成分〕ビタミンA, Cに富む。〔用途〕特有のから味と風味があり, 漬け物や油炒めにする。

セリン [Serine] α-amino-β-hydroxy-propionic acid。栄養上非必須アミノ酸の一種。〔存在〕絹糸側にあるたんぱく質セリシンに約7%含まれ, このほかプロタミンの一種のサルミン（salmine), ヘモグロビン（hemoglobin), ラクトアルブミンなどにも含まれる。

$$\underset{\mathrm{OH}}{\mathrm{CH_2}}-\underset{\mathrm{NH_2}}{\mathrm{CH}}-\mathrm{COOH}$$

セリン

セルラーゼ [Cellulase] 繊維素（セルロース）のβ-1, 4-グリコシド結合を加水分解して, セロビオース（cellobiose）とする酵素である。〔存在〕かたつむりの肝, 膵臓液が綿の繊維を加水分解することから見いだされたのが最初で, 以後かび, 細菌, 原虫, 植物などにもこの酵素の存在がみとめられている。セルロース系のバイオマスの分解を目的として, 多くのかび類（*Trichoderma viride, Aspergillus niger* など）から強力な酵素が得られている。〔利用〕このようにできたセロビオースは, β-グルコシダーゼによって2分子のブドウ糖となる。セルラーゼは, セルロースの食資源化の一方法である。→ヘミセルラーゼ

セルロース [Cellulose] 繊維素のこと。〔存在〕食品成分表の食物繊維という項に示されているものの主成分であって, 主として植物の細胞壁に含まれる。〔性質〕β-グルコースの重合体であるが, 分子量はでんぷんより大きく, 水, 希酸, 希アルカリに溶けず, 消化酵素によっても分解されない。〔用途〕消化されないので, 吸収利用はされないが, 少量存在する際は消化管の蠕動運動を促進し, また, 便通を整え, 大腸がんの発症防止などに役立つ。一

部は人の腸内細菌により分解され，人のエネルギー源になる。近年，ダイエタリーファイバー（食物繊維）の重要性が見直されてきているが，ペクチン，ヘミセルロースとともに上述のような役割が認められてきた。また，バイオマス変換が資源の有効利用の観点から注目されており，セルロースのグルコースへの分解，さらにアルコールへの変換などの研究が活発に行われている。〔草食動物〕腸内細菌の働きにより，繊維素を分解し，生ずる有機酸その他を吸収利用してエネルギー源とすることがある。摂取量の約25%が利用されるという。→しょくもつせんい

セレウスきん　セレウス菌　[*Bacillus cereus*]　〔性状〕グラム陽性，通性嫌気性，1.0〜1.2 × 3〜5 μm の大型の芽胞形成細菌。周毛性の鞭毛をもち運動性はあるが，莢膜はない。中央部に楕円形の芽胞をつくる。芽胞は耐熱性で調理時の加熱温度では生き残り，冷却とともに発芽増殖する。〔所在〕土壌，じんあい，下水，牛乳，水，糞便などに広く分布。近年検査方式の進歩とともに食中毒の原因菌として注目されている。本菌は土壌中に芽胞型として存在しているため食品が汚染される機会も多い。また，本菌は毒素を産生し，それにより食中毒症状が発生するので毒素型食中毒の範ちゅうに入る。〔原因食品〕わが国の本菌による食中毒の発生は米飯，めん類，複合調理食品が原因で発生する場合がとくに多い。〔臨床症状〕8〜12 時間の潜伏期間の後，腹痛，下痢を起こす下痢型と，1〜5 時間の潜伏期間の後，悪心，嘔吐を起こす嘔吐型とがある。発熱はみられず，ほとんどは 1〜2 日で回復する。

セレン　[Seleniun]　生体内のセレンの多くはセレノシステインやセレノメチオニンとしてたんぱく質中に存在している。セレノシステインはグルタチオンペルオキシダーゼなどの構成アミノ酸として存在している。また，塩としても存在している。魚介類，肝臓，卵，食肉，穀類，豆類，乳製品に多く含まれる。グルタチオンペルオキシダーゼは活性酸素である過酸化水素のようなペルオキシドに作用し水へと分解するので，抗酸化性に寄与している。

ゼロエミッション　[Zero emission]　エミッションとは排泄の意で，ゼロエミッションとはなにも排泄しないことをいう。食品工場においては，製造の過程で発生する廃棄物を再利用することで，廃棄物をまったく出さないことをいう。

セロリ　[Celery]　セリ科に属し，セルリー，オランダみつばともいう。ヨーロッパ原産で，わが国でも栽培される。芳香の強い野菜で，やわらかい葉柄を食用とする。〔産地〕わが国では長野，静岡，愛知に多く，多肥栽培される。〔品種〕茎がやわらかい淡緑白色のホワイトプルーム，ゴールデンプルーム，また茎の色が濃い緑色のユタ，中間型のコーネルなどがある。〔成分〕特殊成分としては香気成分（精油）やアピイン（apiin）という配糖体がある。ビタミンは青葉にやや多いが，白部には少ない。100 g 中，ビタミン B_1，B_2 をそれぞれ 0.03 mg 含む。〔調理・用途〕葉柄のすじをとって，食塩をふりかけて生食する。味噌，サラダ用ソースにも合う。葉のほうはスープに入れたり，ぬか味噌に入れてもよい。セロリの種子は香辛料としスープやソース類に用いられる。セロリソルトはセロリの粉末に食塩を加えたもので調味料として用いられる。

せんいじょうたんぱくしつ　繊維状たんぱく質　[Fibrous protein, Spun protein]　たんぱく質を加工して繊維状にしたものである。〔用途〕畜肉加工品に混合したり，単独で畜肉加工品に似た食感をもつ食品の原料となる。〔原料〕普通は大豆や小麦などから分離した植物性たんぱく質が原料に用いられる。〔製法〕大豆の例では，まず大豆から熱をかけずに油を除いた残りのいわゆる低温脱脂大豆からアルカリ抽出，酸沈殿によりたんぱく質を分離，精製し，分離大豆たんぱくを得る。ひとつの方法はこのたんぱく質をアルカリに溶かして紡糸液を調製し，つぎに細い孔を通して

食塩を含む酢酸溶液中に押し出し，そこにできる糸を巻きとる方法である。この場合，糸の太さ，強さは引っ張るときの力の強さによって調整されるほか，アルカリ，酢酸などの濃度の影響を受ける。糸は適当な太さに束ねた後，調味，着色，着香の上，卵白のような熱凝固性たんぱくを加えて，加熱，凝固，適当な形に成形させる。ときに適当な長さに切った糸を調味，着香，着色の上，ひき肉などに混合して使用する。このような紡糸法のほかに分離大豆たんぱくを高い濃度で溶解後，細い管から空気中に連続的に圧出して糸に成形したものがある。この場合，糸の太さは紡糸法よりも太い。紡糸法に比べてたんぱく質の変質とくにアミノ酸の破壊の程度が低く，現在紡糸法にかわってわが国で生産され，コーンビーフ様食品，鶏肉様食品などがつくられるほか，畜肉，鶏肉加工品などに混用される。〔規格〕JAS 規格の植物性たんぱくでは粒状たんぱくと並んで繊維状，粉末状，ペースト状たんぱく規格基準が定められている。

せんいそ　繊維素　[Cellulose]　→セルロース，しょくもつせんい

せんいそグリコールさんナトリウム　繊維素グリコール酸ナトリウム　[Sodium Carboxymethylcellwlose]　カルボキシメチルセルロースナトリウム，略称シー・エム・シー（CMC）ともよばれる。セルロースをモノクロル酢酸で処理し，セルロースの水酸基をカルボキシメチル基とする。〔用途〕糊料として，菓子，アイスクリーム，ソース，パンなどに広く用いられる。〔使用基準〕食品の 2％以下。→こりょう

せんかいぎょ　浅海魚　常時，海岸線から大陸棚（陸岸の周囲にある深さ 200 m までの海底）までの間にすんでいる浮魚，底魚をいう。ふつう利用されている魚の大部分を含む。

ぜんがゆ　全粥　→かゆ

ぜんさい　前菜　[Appetizer]　食事の一番初めに，食欲を促すために出される料理のこと。西洋料理ではオードブルという。中国料理では前菜（チェンツァイ）といい，冷葷（ロンフォン）あるいは冷菜といわれる冷たい前菜が主で，いろいろな前菜を取り合わせたものを什錦盆（スーチンピンパン）という。日本料理では通し肴，先付け，箸染めなどといわれ，酒の肴としてまずすすめられていたが，昨今では西洋料理や中国料理に習って前菜が取り入れられるようになった。材料には制限はなく，海，山，里のものを取りそろえ，味もからいもの，酸っぱいもの，甘いものと変化をつけ，彩りにも気を配る。前菜に向く料理は冷たくても味の変わらないもので，形も美しくかわいらしくととのえ，少しずつ盛り合わせるようにする。あえ物，酢の物は前菜の一品として扱うことができる。→オードブル

ぜんざい　善哉　しるこの一種である。〔起源〕善哉とは仏教語で喜ぶという意味であり，年の始めを祝うもちの意であった。関西で使われる用語で，赤小豆をこしあんにしないでつぶしあんにしてつくった田舎しるこや，小豆をつぶさない粒あんを用いた小倉しるこのことをいう。なお，関西ではこしあんでつくった〔御前しるこ〕のことをこしあんの善哉，あるいは単にしるこという。

せんじょう　洗浄　[Washing, Cleaning]　食品加工において，原料の食品の清浄化，加工機械・装置の清浄化，加工環境とくに工場内の床，壁の清浄化にかかわる操作を洗浄といっている。原料に付着している土壌，塵埃，農薬，肥料，微生物，寄生虫の卵，そのほかの異物は，水，洗浄液または加圧空気によって除去しなければ，製品中にそれらが異物として混入し，製品の変質や微生物的変敗を起こし，商品価値は消失する。米，小麦の精白，製粉の場合は異物除去の目的で加圧空気により洗浄されることが多い（乾式洗浄）。畜肉，魚介類の加工の場合は，主として清水による洗浄か，5 ppm 程度の次亜塩素酸ナトリウム溶液による洗浄が行われる。果実，野菜の加工の場合は土壌，農薬，肥料，微生物な

どの付着が多いので，水および洗浄剤，殺菌剤を使用し，物理的な力を加えて洗浄する。洗浄剤は食品添加物として許可されているショ糖脂肪酸エステルなど界面活性剤にピロリン酸ナトリウム，酢酸ナトリウム，クエン酸ナトリウムなどの助剤を配合したものを 0.2〜0.5%の濃度で使用する。殺菌剤としては次亜塩素酸ナトリウム液を 5〜10 ppm の有効塩素濃度となるようにして使用する。洗浄方法は，水浸漬あるいは水の噴射によって予備洗浄し，ついで洗浄剤の入った水で回転，攪拌，ブラッシング，バブリング，噴射など物理的（機械的）な力を加えるか，液中の泡による吸着力によって付着物を洗い落とし，最後に清水または塩素水を撒布，噴射して清浄なものとする。使用機械，器具の洗浄は上記の洗浄剤を使用し，ブラシ，発泡プラスチックにより摩擦洗浄し，清水で洗浄した後，熱湯，蒸気を噴射し洗浄する。原料の輸送ポンプ，パイプラインを含めて加工機械を分解して上記の洗浄を行うのではなく，加工システムをそのままにして洗浄する方法を CIP 洗浄法（cleaning in place system：定置洗浄）といっている。この方法は，清浄な水をパイプライン内に流して水洗を行い，ついで洗浄剤液，強アルカリ液，殺菌剤液などで洗浄し，最後に温湯を流し洗浄剤などを除去し，装置全体を清浄にする方法である。機械装置の分解や組み立て作業を要しないこと，洗浄剤は回収再利用することができることから，労力の節減，洗浄コストの節減などの効果がある。食品加工工場内の壁，床の洗浄は強力な界面活性剤，殺菌剤を使用し，付着している微生物を完全に除去し，清水で仕上げの洗浄が行われる。

せんだいみそ　仙台味噌　〔由来〕伊達正宗が軍中に用いるためにつくった辛味噌に由来すると伝えられる。辛味噌の代表的なもので，色は赤褐色である。〔産地〕現在も仙台を中心に，宮城県で広く製造されている。〔種類〕この系統に属するものには，津軽味噌などがある。〔原料〕大豆と米と塩である。〔製法〕米の使用量は大豆の半分程度で，これを麹にして使う。塩分は 3% 内外である。熟成には長期（約 1 か年）を要す。〔製品〕芳香が高く，赤褐色を呈する。良品は光沢があり，相当の粘りが出る。うま味が多く，塩から味が強いが，塩なれして味の調和がとれている。味噌汁にしたときには，いわゆるのびがきき，希釈倍率が大きい。塩が多いために貯蔵性に富み，味噌のなかでは熟成，貯蔵にもっとも適している。

せんだんおうりょく　剪断応力　ずり応力のこと。→ごうせいりつ

せんちゃ　煎茶　日本の緑茶の中心となる一般的な茶である。自然の状態で栽培されている茶園から摘採した茶芽を原料としてつくる。〔特徴〕鮮緑色でつやがあり，細く締まって針状に伸びた形をしているものがよい。新鮮でさわやかな若い芽の香りにこうばしい香りが加わり，苦味・渋味とうま味が調和した味をもっている。〔深蒸し茶〕通常の煎茶より蒸熱時間を長くかけてつくったものをいう。苦渋味が少なく，味が濃厚である。外観は，普通の煎茶より黄色みがあり，破砕されている。浸出液は緑色が強く，若干濁っている。〔産地〕静岡が第一で，全国の約半分を生産し，ついで，鹿児島，三重である。埼玉，京都，奈良，宮崎なども比較的生産量が多い。〔製法〕図に示すように，蒸熱，粗揉（そじゅう），揉捻（じゅうねん），中揉（ちゅうじゅう），精揉（せいじゅう），乾燥の 6 工程で荒茶を製造し，再製により精製して仕上茶とし市販する。蒸熱：蒸気で 40 秒前後蒸し，酵素を失活させ，茶芽を軟化する。粗揉：熱風下で，茶芽を撹拌しながら，水分を蒸発させ，あらくよる。揉捻：茶芽を加圧しながら，ころがし，もみこむとともに，全体の水分を均一にする。中揉：熱風下で，水分を除きながら軽く加圧して，中もみを行う。精揉：加熱，加圧下で，茶の形状を整え，締まりをつけながら水分を除く。再製：荒茶は香りや味が生硬であるだけでなく，大きなもの，茎，粉

などが混ざっているので，選別，分離し，さらに，火入れという加熱処理を行って，飲みやすくする。〔茎茶・芽茶・粉茶〕玉露や煎茶を再製するときに選別された若茎を茎茶という。同じく，選別された茶芽の砕けたものを芽茶，茶葉の細片を粉茶という。〔手もみ製法〕実用的には，ほとんど行われていないが，伝統的な手法を伝えるものとして，手もみ製造法がある。〔製造時期・香り・味・色〕緑茶の項を参照。〔いれ方〕上級煎茶は，うま味を生かすよう，70℃程度のぬるめの湯で時間をかけ，並級煎茶は，爽快な渋味を感じるよう，熱湯で短時間に浸出して飲むとよい。→りょくちゃ

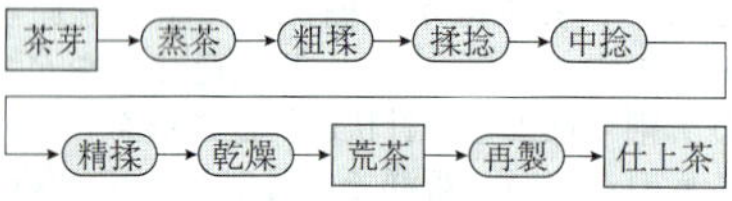

煎茶の製法

せんど　鮮度　［Freshness］　食品の新鮮度をいう。生鮮物の収穫（漁獲，と殺）直後の品質をそのままの状態で保持する目安として重要である。食品の品質を細胞生化学的にみる場合と，細菌学的にみる場合とでは，評価基準に違いが現れる。鮮度の低下は生体内の代謝生理に伴って起こるが，保持条件とくに温度と時間によって大きく左右される。青果物では呼吸作用，蒸散作用，微生物作用が主要な要因となる。獣肉では死後硬直と関連する自己消化作用が大きく影響する。〔鮮度判定〕食品の鮮度を判定するもっとも一般的な方法は肉眼での方法である。野菜などは，色，つや，みずみずしさなどより鮮度を判定するが，水分が5％減耗すると商品価値がなくなるといわれる。〔魚類鮮度の官能的方法〕1）死後硬直を起こし，かたくなっているものは鮮度がよい。2）新鮮なものの鰓（えら）は淡赤色ないし暗赤色でかたい。3）新鮮なものの眼は透明だが古くなるにつれ次第に濁り，血が入り，頭蓋中に落ち込む。4）皮膚は，鮮度の低下とともに新鮮味を失い，乾燥してくる。5）新鮮なものの腹部はかたいが，古くなるにつれ内臓が溶出し，指でおすとやわらかくふくれた感じとなる。さらに傷むと腹が裂ける。6）鮮度の低下とともに，不快な悪臭，刺激臭，腐敗臭を帯びる。このほか鮮度の判定法として化学的方法にはpH，各種窒素，揮発酸のほか，ATPの分解による核酸関連物質の生成割合から評価するK値などがある。→じこしょうか，ふはい

せんどほじざい　鮮度保持剤　［Quality preserver］　鮮度保持剤は，とくに青果物の鮮度を保持するために開発された包装副資材をさすことが多いが，加工食品を対象にしたものも鮮度保持剤という場合がある。環境ガスを制御する機能をもったものが多く，その機能を大きく分けると，1）果物や一部の野菜から生成するエチレンを吸収して成熟を遅らせるもの，2）水分の吸放出を調整して食品の適性水分量を維持し，鮮度保持をはかるもの，3）雰囲気の酸素濃度を減少させ，青果物などの呼吸作用，微生物の成育を抑制するもの，4）過剰な二酸化炭素を吸収して適正濃度にし，傷害の発生を防ぐもの，などがある。青果物は収穫後も適度な酸素を必要とするので，酸素濃度を減少させるために用いられる脱酸素剤は，低温下で用いたり適度の通気を行うなどの配慮が必要である。

セントラルキッチン　［Central kitchen］　半調理または完全調理を集中的に大規模に行う厨房のことをいう。1970年ごろから外食産業でフランチャイズ方式によるチェーン化が進んだ。このような場合，チェーン本部直属の厨房（キッチン）が設置され，チェーン本部で一括して購入した食材料をもとに，特色をもたせた，均一な風味の半調理品あるいは完全調理品をつくり，チェーン店には保冷車，冷凍車で配送する。大量仕入による食材料費の節減，アウトレットにおける厨房面積，コストの節減，配送の合理化，料理の特徴の保持ができること，などがこの方式の利点である。チェーン店のアウトレットでは，簡単な調理作業（ソースを加えたり，オーブンで加

せんべい類の成分表　（100 g あたり）

	エネルギー (kcal)	水分 (g)	たんぱく質 (g)	脂質 (g)	炭水化物 (g)	食物繊維（炭水化物に含まれる） (g)	灰分 (g)
いそべせんべい	382	4.2	4.1	0.8	89.5	1.3	1.4
かわらせんべい	398	4.3	7.5	3.5	84.0	1.1	0.7
巻きせんべい	392	3.5	4.2	1.5	90.4	1.0	0.4
ごま入り南部せんべい	432	3.3	10.9	11.0	72.4	4.3	2.4
落花生入南部せんべい	429	3.3	11.4	9.8	73.8	3.5	1.7

熱したりするなど）の後に，客に短時間で料理を提供できる。

せんばじる　船場汁　サバとだいこんを使った具だくさんの汁物の一種である。大阪の問屋街である船場で生まれた料理で，魚のアラまで余さず使い，ムダがないこと，安いこと，時間や手間をかけずにおいしい汁ができることなどから，忙しい問屋街で発展した。サバのほかにアジを用いることもある。〔材料〕(4 人分)：サバの切り身や，頭，中骨など 160 g，塩 5 g（魚の 3%），水 600 m*l*，昆布 6 g（水の 1%），だいこん 80 g，酒 4 g 弱（汁の 0.7%），醤油 10 m*l*（汁の約 1.5 %），酢 20 m*l*，しょうが 4 g。〔つくり方〕適当な大きさに切ったサバは塩をして約 20 分おく。だいこんは 4 cm の短冊に切る。昆布でだしをとってよく水洗いした魚を入れ，4〜5 分煮てからだいこんを加え，さらにやわらかく煮る。塩，醤油で味をととのえ，火を止めてから酢を加える。酢は入れないでつくることもあるが，酢を加えると魚の生臭みがとれる。

せんぷくき　潜伏期　[Incubation (log) period]　病原体の侵入から発病までの期間。伝染病の病原体は人や動物の体内に侵入した後，さかんに発育増殖し，毒素を生産したり，あるいは自己崩壊して体内毒素を遊離して発病にいたらしめる。赤痢，ジフテリア，パラチフス，しょう紅熱はだいたい 2〜7 日，腸チフスは 1〜2 週間，コレラは 1〜2 日で発病することが多い。食中毒についても潜伏期があるが一般に伝染病より短く，数時間ないし 2，3 日である。

せんべい　煎餅　[Rice craker]　和菓子類の一種。うるち米を原料とした米菓のせんべいと，小麦粉，砂糖などを原料とした甘味せんべいがある。→べいか，かんみせんべい

センマイ　千枚　[Omasum]　牛の第三胃，重弁胃または葉胃ともいう。内面の粘膜が薄い葉状のひだが並列していることからせんまい（千枚）とよばれる。以前はいわゆるホルモン料理の材料とされたが，最近はもつ鍋の材料としての需要が多い。

ぜんまい　紫萁，薇　[Royal fern]　ゼンマイ科の多年生しだ草本で，山野に広く産する山菜である。〔採取〕わらび同様，春，若葉の開かないうちにとり，重そう（炭酸水素ナトリウム）水や灰汁につけてあく抜きをして乾燥貯蔵する（干しぜんまい）。〔成分〕ぜんまいは乾物ではたんぱく質が割合多く，ビタミン B_2 は 0.41 mg/100 g で，他のビタミンは少ない。根茎はわらび同様でんぷんを含む。〔調理〕あく抜きをしてやわらかくゆでたものを煮物，あえ物，汁の実などにする。→わらび

せんまいづけ　千枚漬け　かぶを 2〜3 mm 厚さにスライスして酸味をもたせた漬け物で，薄い同形のかぶが重なったようすからこの名が付いた。以前は下漬けしたかぶを昆布とともに本漬けして乳酸発酵させていたが，今は，本漬け時に酢酸，砂糖を加えて調味漬けとしている。これは，発酵漬けより調味漬けのほうが，色が白く，明るく仕上がるからである。〔製法〕聖護院かぶ，もしくは早生大かぶの皮

をむき，かんなで2～3 mm厚さの輪切りにする。これを2%の食塩で下漬けし，水があがったらただちに本漬けする。本漬けは下漬けかぶ40 kg，昆布2 kg，砂糖1 kg，食塩0.5 kgの配合で漬け込む。2週間で発酵熟成するので，小樽に移して出荷する。以上は発酵漬けの方法であるが，最近の調味漬けの方法は，下漬けかぶをいったん1%の酢酸液に2日間中漬けした後，昆布と甘酢液で本漬けする。本漬けして2～3日で完成。千枚漬けは，出荷にあたって壬生菜（みぶな）の塩漬け，とうがらしを入れて，白・緑・赤の3色の配色の美を付ける。千枚漬けは食塩2%のごく低塩で保存性はなく，京都では秋から冬にかけて出荷している。白い千枚漬けは京都の名産であるが，北海道には赤かぶの千枚漬けがある。

ぜんりゅうふん　全粒粉　穀類，とくに小麦において，粒の全部を粉砕し，皮や胚芽を分離しないものをいう。〔特質〕全粒粉は灰分が高く，製パン性が劣り，色上がりも悪い。しかし，風味があり，ビタミン類やその他酵素類などに富んでいるので，栄養学的には皮や胚芽を除いたものよりすぐれているとされる。〔用途〕黒パン類の製造には，全粒粉が用いられるものがある。

そ

ソウギョ　草魚　［Grass carp］　コイ科の淡水魚のひとつ。水生植物を食べるところからこの名がある。中国原産で，日本では移植されたものが利根川水系で繁殖している。大河では2 mに達する大型魚である。から揚げなどの食用とされる。

そうざい　惣菜　［Delicatessen］　家庭で調理される日常の食事の副食，すなわち主菜および副菜の総称。総菜とも書く。地方によって，その土地独自の食材や食文化を背景にしたそうざい（郷土料理）がある。たとえば，京都のおばんざい（京ことばで「日常のおかず」のこと）など。また主に洋風そうざいをデリカテッセンともいう。本来，家庭でつくることが主であったそうざいは，社会的な変化にともなって商品としての需要が拡大し，種類も増えて，品質も向上してきた。持ち帰りそうざいのことを中食（なかしょく）といい，その市場規模は拡大している。商品としての初期のそうざいは，精肉店のコロッケを始め，家庭では手間のかかるオーブン料理，主に昼食用に利便性の高い弁当やそうざいパンなどが主流であったが，次第に揚げ物，煮物，サラダなどの需要が高まった。スーパーマーケットやコンビニエンスストアでも多様なニーズに応えられる品ぞろえがされている。デパートの食品売り場はデパ地下といわれ，付加価値のついた高価なそうざいも売られている。

そうさいこうか　相殺効果　［Counter-acting effect］　性質の異なった味や香りを二種以上混合した場合に，一般に鋭い味が弱くなり，マイルドに感じられたり，まったく異なった刺激に変化してしまう現象を相殺効果と称する。苦いコーヒー，紅茶，チョコレートに，油や砂糖を添加して，苦味を緩和するなどの実際的な食味の変化は，実験的には，Beeb-Centerが開発した，味の客観的な心理尺度であるGust scale（ガスト尺度）などを用いて実証できる。し好飲料や調味料の多くは，単独な味覚ではなくて，複数の素材の混合によって，深味のある味の合成を試みている，たとえば数十種の香辛料の混合熟成を利用した，カレー（curry）はその代表的な例である。香味の相殺効果を目的とする食品には日本の七味とうがらしのような，卓上調味料（ふりかけタイプ）が各国で開発されてきた。醤油，調味味噌，五香粉（ウーシャンフン），蝦醤（シヤージャン），蠣油（オイスターソース），豆板醤（トウバンジャン），辣椒醤（ラーシャオジャン），溶きがらし，ケチャップ，マヨネーズ，ウスターソースなどもあげられる。たとえば七味とうがらしの原料についてみると，その原料は，とうがらしの果実を粉末にしたものに，陳皮（みかんの皮），ごま，けし，麻の実，さんしょう，乾海苔，またはなたねを混ぜたもので，味噌，醤油と合わせた汁，麺類には欠かせない。また強くにおう，だし汁や麺類のくせのあるにおいを相殺することをも目的としている。

そうじょうこうか　相乗効果　[Synergism]　相乗作用，協力作用ともいう。ある物質を用いたときに比べて，ほかの物質を併用すると，その効果がいちじるしく増すことをいう。食品の分野では，うま味の相乗効果と酸化防止剤の相乗効果が知られている。〔うま味相乗効果〕うま味を呈する物質として知られているグルタミン酸ナトリウムとイノシン酸との間にみられる。たとえば，閾値以下の0.005％のグルタミン酸ナトリウムに，同じく閾値以下0.01％のイノシン酸を加えた場合，本来ならばうま味を呈さないはずであるが，実際は強いうま味を示す。この場合のうま味の相乗効果は次の式で表される。

$Y = M + 1200\ (M \times N)$

Y：右式のうま味の強さに相当するグルタミン酸ナトリウム単独溶液の濃度

M：グルタミン酸ナトリウムとイノシン酸混合溶液中のグルタミン酸ナトリウムの濃度

N：同じくイノシン酸の濃度

〔酸化防止剤の相乗効果〕クエン酸などの有機酸が，フェノール系酸化防止剤の効果を強めることが知られている。→うまみ

そうじょうさよう　相乗作用　→そうじょうこうか

ぞうすい　雑炊　野菜・魚介類などを混ぜて，醤油，味噌で味付けをしたかゆの一種。おじやともいう。江戸時代末期の京阪地方では，昼食に飯を炊く習慣があった。朝と夕は冷や飯を茶漬けにしたが，冬などは，温かい雑炊にしたともいわれる。当時は冷や飯を味噌汁で炊き，ねぎを混ぜるのが普通で，これを関東ではねぎ雑炊，関西ではねぶか雑炊といった。第二次大戦中および戦後の食糧難時代には，主食のかさを増やす目的で雑炊が用いられ（増水と表記された），町には雑炊食堂などもあらわれた。雑炊のなかに入れる野菜や魚介類は，決められたものはなく，一種類だけでなく何種類か混ぜてもよく，また，味も好みによって醤油でも味噌でもよい。〔カキ雑炊のつくり方の一例〕材料（1人分）：冷や飯200 g，カキ5個，みつば10 g，だし汁300 m*l*，塩1 g，醤油5 m*l*。つくり方：カキは塩水で洗い，みつばは2 cm長さに切る。だし汁を煮立てて水洗いした冷や飯を入れ，さっと煮立ててカキを入れ，塩，醤油で調味する。みつばを入れて火を止め，温かいうちにすすめる。みつばの代わりに，なめこ，ねぎ，しいたけ，豆腐などを入れることもある。

そうたいかんみど　相対甘味度　→かんみ

ソウダガツオ　宗太鰹　[Frigate mackerel]　サバ科の魚。関西ではメジカという。〔種類〕マルソウダ（丸宗太）とヒラソウダ（平宗太）の二種類がある。マルソウダは体の横断面が円形に近く。ヒラソウダはやや楕円形をなす。マルソウダを大磯周辺ではマンダラといい，東京では小型のものをろうそくという。ヒラソウダは静岡ではシブワ，和歌山ではスマという。〔産地〕北海道より台湾まで広く分布しているが，とくに東北より高知周辺にかけて多獲される。〔調理〕血合肉が多く，味はヒラソウダのほうがよい。秋とれる大型のものがもっとも美味とする。煮付け，なまり，刺身などにするほかそうだ節とし，削り節の原料になる。→ふしるい

ぞうに　雑煮　もちと魚介類，鶏類，野菜類を用いて，味噌汁，またはすまし汁に仕立てたものである。わが国では，古くから正月に雑煮を食べて新年を祝う習慣がある。その調理方法も，地方や家によって異なる。大別すると，切りもちを焼いて用いる関東風と，丸もちをゆでて用いる関西風とがある。また，東京地方ではすまし汁仕立てのことが多いが，関西，四国，九州地方は味噌仕立てにするところが多い。もちのほかになかに入れる材料も，青菜とか

つお節という簡素なものがある一方で，豆腐，いも，だいこん，アワビ，花かつお，いりこ，鶏肉，かんぴょうなど何種類も入れるところもある。〔東京風のすまし汁仕立てのつくり方の一例〕材料（4人分）：もち4個，鶏肉80 g，こまつな80 g，干ししいたけ小4枚，だし汁600 m*l*，塩5 g，醤油8 m*l*。つくり方：鶏肉は1口大のそぎ切り，こまつなは5～6 cm長さに切ってゆで，しいたけは水で戻して，下煮をする。だしを煮立て，材料を入れて調味する。焼いたもちは熱湯を通し，椀に盛って汁を注ぐ。〔京都風の味噌仕立てのつくり方の一例〕材料（4人分）：もち4個，さといも80 g，だいこん60 g，にんじん40 g，こまつ菜80 g，だし汁600 m*l*，白味噌80 g。つくり方：だいこんは薄くいちょう切り，にんじんは半月切り，さといもは小口切りにしてゆでる。こまつ菜は，ゆでて3 cm長さぐらいに切る。白味噌をだし汁でのばしたなかに材料を入れ，ゆでたもちを入れて椀に盛り，菜を入れる。

そうめん　素麺　小麦粉に水と少量の食塩を混ぜてこね，細く切って乾かしたもので，麺類ではいちばん細い部類である。機械そうめんと手延そうめんとがある。前者のつくり方は普通の乾麺とまったく同じで，ただ，麺線が非常に細いだけの違いであるが，後者の多くは農村で冬期にかぎって特殊な方法でつくるもので，両者は食感や色や風味が違っている。機械そうめんは需要に応じてその製造期を調整するが，手延そうめんの製造期は，もっぱら12～3月にかぎられ，しかも製品に風味を出すため，梅雨期を過ぎてから市場に出す。機械そうめんに用いる小麦粉は一般の麺類用小麦粉と同じであるが，手延そうめんには，元来，瀬戸内海沿岸の小麦を用いたので，同様に粘りとのびのよい性質をもつ小麦粉が好まれる。機械そうめんは切り出し麺で切刃（きりば）を用いるが，太さは切刃に30～50番（3 cmに切刃が30～50本）を用いる程度である（普通のうどんでは10～20番）。→うどん，かんめん，てのべそうめん

そうるい　藻類　[Algae]　〔定義〕水産の下等植物のなかで，葉緑素をもち光合成を行うものの総称。狭義には緑藻植物，褐藻植物，紅藻植物をさすことが多い。とくに褐藻および紅藻はほとんど海産なので，海藻というときにはこれに海産緑藻を加えた葉体の大きいものに限定される。〔特徴〕単細胞の微小なプランクトンから，50 mを超える巨大海藻まで種々の形態をとるが，いずれも高等植物のような組織の分化が進んでいない。光合成を行うため，垂直分布は光の届く範囲に限られ，表面から30～50 mまでである。〔食用種〕食用とされるのはほとんど海藻だが，淡水産らん藻（すいぜんじ海苔）にも食用となるものがある。また，新しいたんぱく源ないしは食品としてスピルリナ（spirulina），クロレラ（chlorella）などの微細藻類が注目され，養殖されている。→かいそう

ソークル　[（仏）Socle]　料理を盛る台のことで，ソックルともいう。パイ生地や食パンなどでつくり，料理や飾りの台として用いられる。〔練り粉生地のソークル〕網状の台や花かごに形づくり，料理をのせたり，空間を埋めるアクセントとして小花を添えて置かれたりする。〔パンのソークル〕古いかたくなった食パンでつくる。銀盆の上に置き，それを台として料理が高く，見栄えよくみえるようにする。〔食パンのソークルのつくり方〕くさび形に食パンを切って飾り包丁を入れ，これを油で色よく揚げ，表面をかたくして用いる。供

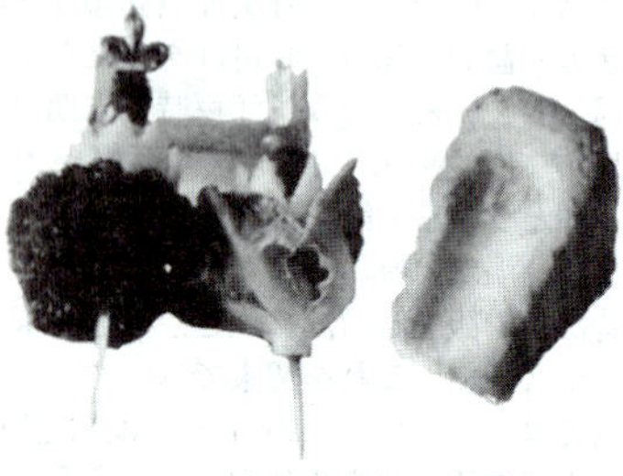

ソークル（左：飾り銀串二種，右：食パンのソークル）

卓：ソークルは，糊やご飯を練ったものを用いて皿に密着させるとよい。この上に，七面鳥や鶏のロースト，イセエビの冷製などをのせ，飾り銀串アトレ（attelet）で料理とソークルを止めて仕上げる。

ソース [Sauce] 西洋料理に欠かすこ

ソースの分類

	供卓温度	種類と材料	用途
料理用	温かいソース (60℃以上)	1. 白色系ソース (1) ベシャメルソース（白色ルウ，牛乳をベースにしたもの） 応用①モルネーソース（おろしチーズ，卵黄入り） ②オーロラソース（トマトピューレ入り） (2) ブルーテソース（黄色ルウ，煮だし汁，生クリームをベースにしたもの） 応用①バンブランソース（白ワイン入り） ②シュプレームソース（鶏煮だし汁・マッシュルーム入り）	主として，魚介・鶏肉料理に用い，野菜・卵・仔牛肉料理にも用いる。
		2. トマトソース（黄色ルウ，トマト，香味野菜，煮だし汁をベースにとしたもの） 応用　ポルチュゲーズソース（炒めた玉ねぎ・にんにく・パセリ入り）	魚介・鶏肉・野菜・麺料理
		3. 褐色系ソース（褐色ルウ，褐色煮だし汁，香味野菜をベースにしたもの） (1) ドミグラスソース（炒めた筋肉，炒めた香味野菜入り） (2) ボルドレーズソース（赤ワイン入り）	主として，肉料理に用い，野菜の煮込み料理にも用いる。
	やや温かいソース (40℃前後)	1. 乳濁状ソース（卵黄，澄ましバター，酢を乳濁化したもの） (1) オランデーズソース（レモン汁入り） (2) ベアルネーズソース（香草入り）	魚介・野菜料理
		2. その他 (1) グレービーソース（焼き汁をベースにしたもの）	肉・鶏肉料理
		(2) アップルソース（りんごの裏ごしをベースにしたもの）	豚肉料理
	冷たいソース (室温以下)	1. ビネグレットソース（油，酢，塩をベースにしたもの） 応用①ラビゴットソース（野菜のみじん切り，レモン汁入り） ②トマトビネグレット（トマトの裏ごし入り）	魚介料理・サラダ
		2. マヨネーズ（卵黄，油，酢，からしをベースにしたもの） 応用①タルタルソース（固ゆで卵，ピクルス，玉ねぎのみじん切り入り） ②ムースリーヌマヨネーズ（泡立て生クリーム，レモン汁入り）	魚介・野菜・鶏肉料理，サラダ，サンドイッチ
		3. ショーフロアソース（基本のソースにゼラチンを加え，冷やし固めたもの）	各種冷製料理
菓子用	やや温かいソース (40℃前後)	1. サバイヨンソース（卵黄，白ワイン，砂糖をベースにしたもの） 2. チョコレートソース（チョコレート，牛乳，砂糖をベースにしたもの）	プディング，ベーニェ，クレープ，スフレ
	冷たいソース (室温以下)	1. アングレーズソース（卵黄，牛乳，砂糖をベースにしたもの） 2. カラメルソース（焦がした砂糖をベースにしたもの） 3. フルーツソース（果物の裏ごし，洋酒をベースにしたもの）	ゼリー，ババロア，ブランマンジェ

とのできない粘度をもつかけ汁のことで，ラテン語の塩をした（salsus）から派生したもの。ソースは料理のわき役ではあるが，料理にうるおいや風味，色彩，光沢などを加え，なめらかなソースにより，食材を食べやすくするものである。その上，ソースの塩味の具合や料理との適合は，1皿の料理の価値を左右する鍵となり，重視されるものである。とくにフランス料理はソースで食べるといわれ，料理人たちの間で受け継がれてきたソースは種類が豊富で体系づけられ，繊細な味をつくり出すものとして知られている。しかし，時代とともに伝統的なソースはより軽くなる傾向にあり，なかでも粘度をごく薄くした色彩的効果をもつものが多くみられる。食卓でソースを供するときはソースポットに盛り，ソース用のレードルをつける。代表的なソースを分類し，表に示すが，これらも材料や仕上げ法により少しずつ変化し，多様化している。〔ソースの要点〕1）ソースは主材料の味をより高める目的をもつ汁状の調味料ともいえるもので，淡白な材料には淡白ながら味の濃いソースを用い，味の濃厚な材料にはあっさりした味のソースを添える。臭みをもつ材料には甘酸っぱいソースや香辛料をきかせたソースを用い，味を引き立てる。とくに塩味には不足のないよう，十分注意し，主材料のもち味が失われないようにする。2）ソースは主材料の色を引き立て，ごくなめらかにつくるが，調理法によりソースのかたさ，粘稠度は異なり，これらはできあがった料理への添え方にも影響する。ややかたいソース（マヨネーズ，アップルソース）は料理の手前に添える。やわらかいソース（モルネーソース，オランデーズソース）は料理の上をおおった後，自然に下にたれる状態で供される。ごく薄いソース（グレービーソース）は骨などから出るゼラチン質を煮詰めてとろみを付けるもので，粉を使わず仕上げる。このソースは，料理の上からかけても皿一面に流れてしまう。近年は，料理にソースをかけるより，ごく薄いソースを皿にたっぷり流し，その上に料理をのせ，色彩的効果をもたせる添え方が多い。3）でき上がったソースは，用いる料理の供卓温度にまで注意し，乾燥を防ぎ，保温，冷蔵などを行う。→アップルソース，エスパニョルソース，オランデーズソース，カクテルソース，カスタードソース，カラメルソース，グレービー，サバイヨンソース，ショーフロワソース，チョコレートソース，ドミグラスソース，ハードソース，フルーツソース，ブルーテソース，フレンチソース，ベシャメルソース，ミートソース，ラビゴットソース

ソーセージ ［Sausage］ 腸詰めのことである。肉類を細砕，調味して，牛，豚，羊などの腸あるいは，そのかわりとなるライファンなどの包装材料（ケーシング：casing）に詰め，乾燥，燻煙を行い，食用に便利な形とした肉製品である。ドイツ語でブルスト，ロシア語でカルパスといわれる。原料，主材料，包装材料，調味加工の差異，あるいは発達した地名によってその種類，名称がきわめて多く，同一内容，包装のものでも，その名を異にすることがある。一般にドライ（dry）ソーセージとドメスティック（domestic）ソーセージとに分けられる。〔ドライソーセージ〕長期貯蔵の目的でつくられる乾燥性の（高級）ソーセージで，サラミ（salami），セレベラート，モルタデラ（mortadella），ドライブラッドソーセージなどの種類がある。〔ドメスティックソーセージ〕長期保存を目的とせず，一般に副食用とするもので，その種類は非常に多い。季節を問わず製造できる上，製法が容易である。しかも，あらゆる肉が活用され，内臓，血液，皮，豚鼻などを利用した特殊ソーセージもある。代表的なものとして，ポーク，リヨナ，ボローニア（bologna），フランクフルト（frankfurt），ウインナー（vienna），モルタデラなどのソーセージがある。〔一般的製法〕原料肉を約3 cm角の大きさに切り，これに食塩，硝酸塩，亜硝酸塩を混合したものを加えて冷室で約一昼夜塩漬を

行った後，赤肉と脂肪とを別々に肉ひき器（チョッパー）でひき，サイレントカッターで，まず，赤肉の部分をこねあげる。このとき，調味，香辛料や，必要ならば肉の保水性や結着性を増すために各種リン酸塩（ポリリン酸塩，メタリン酸塩など）を添加し，じゅうぶん練りあがったときに脂肪のひいたものを加え，軽く混和した後，充填器（スタッファー）で腸管に空気が入らないように詰め，表面を乾燥させた後，燻煙する。ドライソーセージは軽く燻煙してから長時間乾燥を行い，ドメスティックソーセージは燻煙後，水煮（約70℃で30分間）し，冷却を行って製造する。〔生産〕年間292,790.9 t（2010年）が製造されている。原料肉として，おもに魚肉を用いたフィッシュソーセージも，さかんに生産されている。魚肉ソーセージは合成ケーシングに詰め，また，その水煮温度が高い（約90℃）ので，ドメスティックソーセージより貯蔵性が大きい。

ソーダすい　ソーダ水　炭酸飲料の一種。→せいりょういんりょうすい

そかいぶん　粗灰分　[Crade ash]　→かいぶん

そくせきちゅうかめん　即席中華麺　インスタントラーメンのことで，短時間煮る，もしくは熱湯をかけただけで食べられ，即席性をもたせた加工麺製品である。これは，でんぷんをα化したものを油で揚げたもの，または80℃以上の熱風やマイクロ波で加熱し，でんぷんがα化の状態を保ったまま乾燥させて水分を3～10%にしたもので，熱湯で即席的に復元できるものである。〔製造法〕準強力の1等粉（小麦粉）に鶏卵，かん水，ラードまたはごま油を生中華麺と同様に加えて製麺する。麺帯はやや薄めにして1.6 mmくらいで切り出し，蒸熱用トンネルを通す。1気圧で2分間くらいの通過時間を要する。油揚げ乾燥のものは，1食ずつの型に入れた麺を動物油，植物油の油槽（140～150℃）で2分間程度加熱させる。この間，水分は30～35%から3%程度に減ずる。製品を型から取り出して1～2時間放冷し，包装する。油揚げをしないものは，上記のように熱風乾燥またはマイクロ波乾燥する。味付けは，油揚げの工程の前に噴霧，浸漬によって行うものと，スープを別に粉末として包装添付するものとがある。〔種類〕この種の食品は，調味と原料の組み合わせにより焼きそば，たぬきそばなど，各種の麺類の即席化が可能で，一般には即席麺類という。〔成分〕即席中華麺（油揚げ）の分析例としては，100 g中，水分3.0 g，脂質19.1 g，たんぱく質10.1 g，炭水化物61.4 g，灰分6.4 gである。〔生産〕即席中華麺類では，酸化防止の技術がもっとも重要である。袋に包装したもの，食器として使える成型カップに包装したものとがある。粉末調味料，液状スープ，油脂および凍結乾燥した野菜，エビ，畜肉，油揚げなどが別包装され，製品の品質，簡便性が向上している。

そくせきめん　即席麺　簡単な調理で食べられる麺類であるから，広くは乾燥したもの，ゆでたままのものもこれに含まれるが，日本農林規格（JAS規格）では乾燥麺をさしている。この場合，油で揚げて乾燥したものと，油を使わないで乾燥したものが主体で，いずれもでんぷんはα化しており，短時間の調理で食用に供することができる。油で揚げたものは，原料に中華麺を用いるのがふつうである。このほか，即席和風麺，即席欧風麺，スナック麺がある。欧風麺はマカロニ方式でつくったもので，スナック麺は食器として使用できる容器に入ったものである。→そくせきちゅうかめん

そくせきもち　即席餅　→もちのもと

そくせきりょうり　即席料理　手間をかけずに，その場ですぐにつくれる料理をいう。決まった料理があるわけではなく，簡単に，短時間にできる料理はすべて即席料理である。外出や仕事などで調理に時間をかけられない場合や，キャンプの場合などに便利であるが，近年は，特別な理由のない普段の食事においても，すべてが即席

料理ということも可能である。インスタント食品が多く出回っている現在では，即席料理といわれるものの献立も豊富になっている。水を入れて数分加熱すればよい即席麺類をはじめ，冷凍食品，缶詰，レトルトパウチ食品などのなかには，温めるだけで供卓できる調理済み食品や，フライ類などの半調理された食品がある。洋風，中華風のスープ類，カレー，シチューなどのルウ，ご飯物の素，中国料理の素なども売り出されている。このようなものを使った場合は，それらを最初からつくるよりも，調理時間はずっと短縮される。

そさい　蔬菜　→やさい

そざいかんづめ　素材缶詰　調理の材料に使われる缶詰の総称。魚介類，野菜類などの水煮缶詰，マグロ，カツオなどの油漬け缶詰などがある。生の材料に比べ，身をおろしたり，剥皮，下ゆでなどの前処理を必要とせず，廃棄物が出ないのが利点で，用途が拡大している。素材として再調理されるので，とくにテクスチャーなどの保持に留意してつくられている。

そしきじょうたんぱくしつ　組織状たんぱく質　[Textured protein]　たんぱく質を加工して方向性など特定の物性を与えたものをいう。多くの場合，植物性たんぱく質が用いられるが，ときに魚肉などを用いることもある。〔原料〕必ずしもたんぱく質そのものではなく，たんぱく質含量の高いものであればよい。たとえば大豆の場合，油を除くことによりたんぱく質含量は35％付近から50％近くに上がるので，ここに得られる脱脂大豆は組織状たんぱくの原料に広く用いられる。また，脱脂大豆からうすい酸やアルコールで糖類そのほかの可溶成分を洗い去って乾燥したものでは，たんぱく質は70％近くなり，濃縮たんぱく質の一種となる。これも組織状たんぱくの原料に用いられる。組織状に加工するには蒸煮押出機（cooking extruder）がもっとも一般に用いられる。この機械は回転するスクリューにより原料を次第に狭いところに押し込み，高温，高圧下に小さい孔から押し出すことにより方向性を与えるものである。組織状たんぱくは広義にはこのほかに分離たんぱくを原料にして繊維状に仕上げたもの，あるいは加熱によりゲル化させたものも含まれるが，これらはそれぞれ繊維状あるいはペースト状たんぱくとよばれている。組織状たんぱくの原料には，大豆のほかに小麦から分離した小麦グルテンが用いられ，また，マリンビーフは魚肉から粒状に成型したもので，組織状たんぱくの一種である。

そしぼう　粗脂肪　[Crude fat]　〔定義〕食品に含まれる脂肪には，中性脂肪，リン脂質，ワックス，ステロールなどの多様な物質が含まれるので，これらを包括して定量する方法がない。したがって，一定の条件で分析された脂肪の量を粗脂肪という。〔定量法〕エーテル抽出法，酸加水分解法，クロロホルム・メタノール混液法などがあり，食品の種類によって使い分けられる。

そせいりゅうどう　塑性流動　[Plastic flow]　クリームやペーストなどは，応力が小さいときは固体のように形を保って流動しないが，ある大きさ f_0 以上の応力を加えると流動する。このような流動を塑性流動といい，f_0 を降伏値という。塑性流動を示すもののうちもっとも簡単なものはビンガム流体である。そのほか，塑性流動を示すモデルとしてキャッソン流体，ハーシェル・バルクレイ流体などがある。→ひニュートンりゅうたい

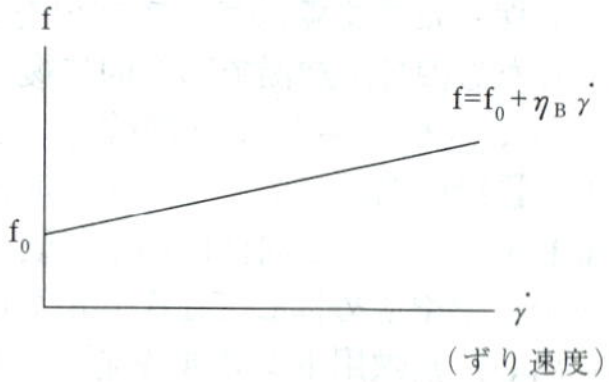

ビンガム流体の流動曲線

そせんい　粗繊維　[Crude fiber]　食品を，1.25％の熱希硫酸溶液と1.25％の熱水酸化ナトリウム溶液で抽出した後に残るもの。セルロース，一部のヘミセルロー

ス，リグニン，ペントサンなどが含まれる。人の消化液では消化されないので栄養素には入れない。粗繊維以外にヘミセルロース，ペクチン，ガム質などを加えた難消化性多糖類は食物繊維とよばれ，近年，人の健康への役割が重要視されている。→しょくもつせんい

そたんぱくしつ　粗たんぱく質 [Crude protein]　食品のたんぱく質を定量するには，食品中の窒素含量を測定し，その値に窒素・たんぱく質換算係数，通常6.25を乗じて求める。この方法で得られた値を，粗たんぱく質という。真のたんぱく質の量とは異なる。その理由は，1) 食品中には，たんぱく質以外に，硝酸塩，核酸，アミンなどの窒素化合物が含まれている。2) たんぱく質の窒素含量が必ずしも16％（100 ÷ 6.25）に一定していないためである。そこで食品成分表では，穀類，豆類，乳製品では，6.25以外の換算係数を用いている。正確なたんぱく質の量は，たんぱく質のアミノ酸一次構造が解明されたもののみはかることが可能である。→ちっそ・たんぱくしつかんさんけいすう

ソテー　[(仏) Sauté]　短時間で炒め焼きをする西洋料理の調理法のひとつ。ソテーとはフランス語であるが，各国の料理用語となっている。フランス語のsauter（跳ぶ）の過去分詞で，食材を焦がさないように鍋のなかで激しく動かす様子に由来するとも，油が熱せられて跳ねる様子に由来するともいわれている。〔鍋〕加熱面が広く，平らであまり深くない形のものがよく，ソテー鍋（plat à sauter）やソトーズ（sauteuse, 炒め鍋）が適している。これらは底が厚く，片手柄であるので，鍋のなかに油脂を入れて熱し，材料を加え入れたら，柄をもって火の上で揺すり，なかの材料が飛び出さんばかりに動かしながら炒めるものである。鍋底が広く平らであると炒めものは重ならずに一面に広がり，鍋の縁が低いと炒めている最中に出る蒸気が鍋のなかにこもらず，短時間で炒め焼くことができる。〔加熱〕油脂は鍋と材料，材料相互の付着を防ぐ。油脂量は材料の5〜10％を用い，材料の加熱面を変えながら手早く火を通す。じゅうぶんにやわらかくしたいときは，白ワインや煮だし汁を加える。ソースで短時間煮る場合もある。肉・魚・野菜類を必要があれば下調理しておく。〔別名〕バター焼き，バター炒め，オイル焼き，オブール（au beurre）などの料理名でもよばれる。肉の場合，ソテーは豚肉など完全に火を通す調理に使われ，ポワレ（poêlé）はある程度厚切りにした肉を焼き加減しながら焼くときに使われる言葉である。魚をソテーしたものはムニエル（meunière）というが，この場合，必ず粉をまぶし付けて炒め焼く。ゆで野菜などの場合にはバターの焦げやすさをさけ，ソテーをしないでバターであえることもある。これを，オブールという。

そとう　粗糖　[Raw sugar]　甘ショの生産地などでつくった未精製の甘ショ糖の結晶で，不純物が多い。分蜜糖であるが，結晶は着色して赤双（あかざら）の形をとるものが多い。一部はそのまま食品加工に用いられるが，大部分は精製糖の原料として使用されるので，原料糖ともいわれる。〔原料糖の輸入先〕わが国では，タイ，キューバ，ブラジル，フィリピン，南アフリカ共和国，台湾などから原料糖として赤双を輸入し，精製している。〔原料糖の成分〕水分0.5〜0.7％，糖度96〜98度，還元糖0.5〜1.0％，灰分0.5〜0.7％のものがふつうである。日本で輸入されている原料糖は糖度98度以下のものである。外国では98度以上の原料糖を輸入するが，日本では98度を超えると関税が高くなるので輸入されない。→せいせいとう

そば　蕎麦　[Buckwheat]　タデ科ソバ属の一年生草本。そばは三角稜形をした黒い種実で北海道，長野，山形などに多いが，生育期間が短く，肥料をあまり要しないので昔から救荒食糧として役立った。でんぷん質でたんぱく質を約11％含み，穀類と同じような食べ方をするため，イネ科ではないが穀類として扱われる。〔そば粉

の製法〕そば粉はそばの皮を適当な方法で除いたのち製粉してつくる。製粉には石臼式，ロール式あるいはその併用式の製粉機が用いられている。〔製粉歩留まり〕そば粉の歩留まりは，原料のそばに対して70〜75%ぐらいである。歩留まりの高い粉は色は濃いが，風味がよい。更科そばは内層の白い胚乳部分（更科粉）のみを使うため，歩留まりが低く，色は白い。やぶそばは中層，外層部分（やぶ粉）を使うため色が濃い。〔そばきり〕そばにはたんぱく質が13〜15%程度含まれるが，小麦粉と異なり水とこねても粘弾性に富む生地（きじ）を形成しにくい。したがってそば粉を使ってそばきり（ふつうには，単にそばという）をつくるには切れやすいので，つなぎにいろいろなものを混ぜる。小麦粉がもっともふつうに用いられるが，このほかに長いも，つくねいも，鶏卵なども使われる。そばの一部を加熱してつなぎにすることもある。〔干しそば〕干しそばはそば粉に加える小麦粉の量を多くして製めん機にかけてめん線をつくり，乾燥したもので，風味は劣るが貯蔵性がよい。〔そばがき〕そば粉を熱湯でかたくこねて，沸騰水で煮て，ちぎり，調味して食べる。〔成分〕そばにはビタミンB類がかなり含まれ，歩留まりの高いものほどビタミンB含有量が多い。なお，そばのたんぱく質はリシン含量が高く，栄養的にはすぐれたものとされている。ルチンはビタミンPの一種で高血圧に有効とされている。また，抗酸化・活性も有し，がん抑制作用があるといわれている。〔アレルゲン〕一方，そばは食物アレルギーを引き起こすことがあり，卵，乳，小麦，落花生，エビ，カニとともに特定原材料として表示義務がある。

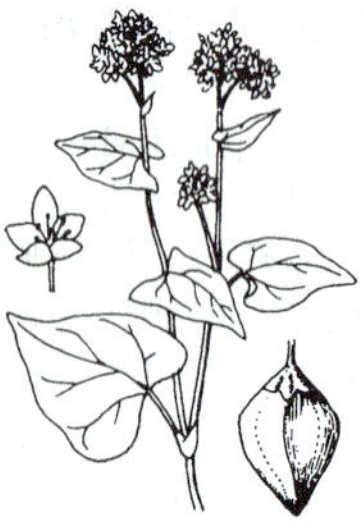
そ　ば

そばきり　蕎麦切り　→そば

そばボーロ　蕎麦ボーロ　焼き干菓子の一種で，南蛮菓子の手法を加えてつくられたもの。京都河道屋の創製銘菓といわれる。〔原料〕そば粉，小麦粉，鶏卵，砂糖。〔製品〕直径3 cmぐらいの梅花形で，茶褐色に焼きあげたものである。

そばまい　蕎麦米　そばの粒食形態で，とくに徳島県で普及している。そばごめ，むきそばの別名がある。玄そばを軽くゆでて自然乾燥し，その後，そば殻を取り除いたものである。そば米だけを雑炊のようにして食べることが多く，かゆ状にしたり，米といっしょに炊く食べ方もある。日本食品標準成分表2010によると，100 g中，水分12.8 g，たんぱく質9.6 g，脂質2.5 g，炭水化物73.7 g，食物繊維3.7 g，灰分1.4 gが含まれ，ビタミンとしてB_1 0.42 mg, B_2 0.10 mg, ナイアシン4.3 mgなどが含まれる。

そばまんじゅう　蕎麦饅頭　蒸し物菓子の一種である。そば粉入りの生地に，長いも，やまといも，つくねいも，やまいもなどを用いてふくらませたまんじゅうをいう。〔製法〕そば粉，砂糖，すりおろした長いもをもみ込むようにしながらかたくこねてそば皮をつくり，小豆あんを包み，腰高の丸型に成形してせいろ（蒸籠）で蒸す。蒸しあがったらごま油を染み込ませたふきんでふいた簀（す）の上に取り出して冷やす。上新粉（うるち米をひいて細かい粉にしたもの）や小麦粉，そば粉を増量したものも多い。〔製品〕長野県木曽福島のそばまんじゅうは，そばの香りが高く銘菓といわれている。

ソフトアイスクリーム　→ソフトクリーム

ソフトカードミルク　[Soft curd milk]　乳汁が酸または凝乳酵素の作用を受けて生じた凝固物をカードという。牛乳のカードは一般に母乳と比較するとかたく，カードテンションメーターによって測定した場合（*in vitro*，レンニン凝固）30～60 g である。一般に脱脂乳のほうが全乳よりもかたいカードを生ずる。人乳はカゼイン含量が牛乳の1/6弱と少ないこともあって，カードはマシュマロ状でやわらかく，カードテンションはほとんど0 g である。このようなことから，牛乳の乳幼児に対する消化性をよくするためのソフトカード化のくふうがいろいろと行われている。牛乳を加熱すると可溶性カルシウムが不溶化するので，ソフトカードになる。イオン交換樹脂でカルシウムを除去しても同様の効果が得られる。調製粉乳の製造にあたっては，UHT 加熱，均質化処理，脱塩処理，たんぱく組成の調整（カゼインの比率を下げ，ホエーたんぱく質の比率を上昇させる）などによりソフトカード化する。飲用牛乳の製造にあたっては，ホモジナイザーによる均質化処理が行われるが，これにより脂肪球は直径 0.3 μm 以下に細分化され，その表面にたんぱく質を吸着するのでカードテンションは低下する。100 kg/cm^2 処理による低下率は 60％以上であるが，それ以上に圧力を増加させてもカードテンションは下がらない。カードテンションの低下により，100 kg/cm^2 処理乳では，ソフトカード化していない製品に比べて胃内でのカード表面積は約 5 倍に増大する。

牛乳の均質化処理のカードテンションに及ぼす影響

圧　力 (kg/cm^2)	カードテンション (g)	減　少　率 (%)
0	35.9	—
25	29.6	19.5
50	19.5	45.6
75	16.0	55.4
100	13.6	62.1
125	13.6	62.1
150	13.1	63.2

ソフトクリーム　[Soft serve ice cream]　レストランやスナックスタンドなどで気軽に食べられるソフトな半固形状のなめらかなアイスクリームで，クリーム組織を凍結させただけで硬化させず，ただちにコーンカップなどに詰めて食べるものである。品温は 3～5℃で，ふつうのアイスクリームに比較するとかなり高い。組織内の氷の結晶が少ないため，口あたりが非常にソフトであることが大きな特徴になっている。フリーザーに入れる原料のミックスは，アイスクリーム類のミックスより保形性を与えるため，全固形分や無脂乳固形分が若干多くなっている。

ソフトサラミソーセージ　[Soft salami Sausage]　カルパスのようなハードタイプのサラミに対し，ソフトなタイプのサラミをいう。

そぼろ　→たいでんぶ，でんぶ

ソムリエ　[Sommelier]　ワインに関するすべての仕事をまかされている有資格の職種のこと。ワインを扱う食料品店や百貨店の酒売場，料理店，ホテルのレストランなどに従事し，ワインの仕入れ，管理，貯蔵，販売，サービス，料理との調和などについて，広く深い知識が要求される。とくに大きなレストランやホテルのソムリエは，貯蔵室に保管されるワインを扱うだけでなく，客にワインのサービスを行うことも担当する。料理の注文の終わった客に，ワインリストのなかから料理に合ったワインをすすめる。また，そのワインの特徴，性質，味わいなどについて説明し，助言により客に食事の楽しさを加えるようにする。レストランにおいてソムリエは料理長とともに客に影響力をもち，役割と責任は重いものである。食卓でソムリエは注文どおりのワインの銘柄，ぶどうの収穫年，ボトルのサイズを客に確認してもらった後，抜栓をする。ワインに異常がないか，コルクを嗅いで確かめ，ホスト役の客のグラスに少量のワインを注ぎ，テイスティングをしてもらう。香り，味の確認を得てから，客全員にワインを注ぐ。さらに客がワインを飲んでいる間は気を配り，空のグラスにワインの注ぎ足しをする。ソムリエは男性だけでなく，ソムリエールとよばれる女性の数も増えている。また，ほかの給仕と見分けられるように，上衣のえりや胸にぶどうのバッヂを付けている。レストランのソムリエは銀製のタートヴァンを下げたり，腰に酒倉の鍵を飾りに下げている者も多い。

ソラニン [Solanine] グリコアルカロイド（glycoalkaloid）のひとつ。苦味があり，有毒である。〔性状〕水にほとんど不溶，熱アルコールに可溶，分子式 $C_{45}H_{73}O_{15}N$ で，加水分解するとブドウ糖，ガラクトース，ラムノースとソラニジン各1分子を生じる。ソラニジンはステロイド系のアルカロイドである。これは瞳孔散大の作用があり，赤血球を破壊する。中毒症状としては腹痛，めまい，眠気などで熱は出ない。〔存在〕トマト，いぬほおずき，ひよどりじょうごなどのナス属（Solanum）の数種の植物に含まれるが，じゃがいもがもっとも著名である。〔じゃがいも中のソラニンの含量〕いもの部分により異なるが，新芽の部分にもっとも多く，0.04％も含まれる。つぎに周皮に多く，芽の部分の半分ぐらいであるが，ほかの部分ではきわめて少ない。じゃがいものソラニンは調理の際の皮をむくことにより，約70％は除去できる。また，加熱によっても分解される。

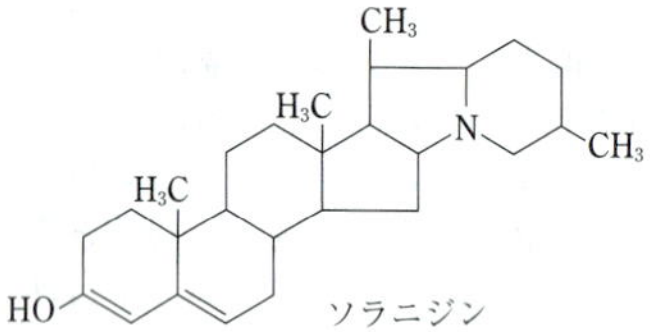

ソラニジン

そらまめ　蚕豆 [Broad bean] マメ科に属し，莢（さや）が空に向かって付くので空豆ともいう。また，のら豆（野良豆）ともいう。西南アジア原産といわれ，古くから栽培されている。〔産地〕鹿児島，千葉など，暖かく湿潤な地に多い。〔品種〕一寸そらまめ，長莢など。5～6月ごろ出回る。〔用途・成分〕1）未熟のもの：青豆として用いられ，塩ゆでにしてつまみ物にしたり，洋風料理あえ物，甘煮などに利用される。ビタミンはB, Cが多く，100 g中，B_1 は0.30 mg, B_2 は0.20 mg，ナイアシンは1.5 mgで，Cも23 mgを含む。また，ミネラルはPが220 mgできわめて多い。2）熟したもの：煮豆，塩豆，おたふく豆，またはあんとして用いられる。おたふく豆は糖度50％以上の甘煮瓶・缶詰もつくられている。乾燥した物（水分13.3％）は，100 g中，たんぱく質26 g，炭水化物55.9 gを含み，炭水化物はでんぷんが主である。また，ビタミンは未熟果同様B群が多いが，Cはない。ミネラルはCaが100 mg，Pが440 mg。

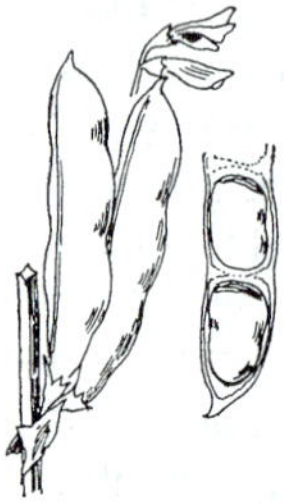
そらまめ

ソリッドパック [Solid pack] 野菜，果実の缶詰で，全果または適当にスライスした果肉だけを蒸煮または湯煮直後に肉詰めし，密封，加熱殺菌したもの。液汁は一般に添加しないが，添加したとしてもごく少量で，蜜詰め後，果肉に吸収されてほとんどなくなっているのでこの名がある。注液がほとんどないほうが，かえって香味のすぐれたものが得られるようなトマト，ピメント，りんご，桃などの缶詰に用いられる肉詰め法である。また，マグロ類の缶詰では，その肉が塊肉だけで，フレーク（細砕肉）がほとんど混入していないものをいう。

ソリューブルスターチ [Soluble starch] →かようせいでんぷん

ゾル [Sol] コロイドのうちで液体を分散媒とするものをいう。すなわち，液体中に液体または固体の微粒子（コロイド粒子）が分散しているものをゾルといい，コロイド溶液ともよぶ。液体中に液体の粒子が分散しているものをエマルション (emulsion, 乳濁液) といい，固体の粒子が分散しているものをサスペンション (suspension, 懸濁液) という。乳濁液と懸濁液を総称してゾルというが，広義には，気体中に微粒子が分散しているものも含め，これをエアゾルという。〔ゾルのゲル化〕ゾル中に分散している粒子の濃度が高くなると，粒子が互いにつながって溶液がゼリー状に固化するようになる。この現象をゲル化 (gelation) といい，固化したものをゲル (gel) という。動植物体や食品にはゾルまたはゲルの状態のものが多い。たとえば乳はゾルであり，寒天や豆腐はゲルである。→コロイド

ソルビタンしぼうさんエステル　ソルビタン脂肪酸エステル　[Sorbitan fatty acid ester]　ソルビタンの脂肪酸エステル。非イオン性の界面活性剤である。〔製法〕ソルビタンを各種の脂肪酸でエステル化する。〔性状〕脂肪酸の炭素数により，炭素数が小さいものは常温で液体であり，大きいものは固体である。水に溶けても解離せず，非イオン性の界面活性剤である。〔用途〕乳化剤として，アイスクリーム，パン，チョコレート，キャラメル，マヨネーズ，ドレッシングなどに 0.1〜0.3％の濃度で添加される。ガムベースにも用いられている。〔使用基準〕2011 年現在なし。

ソルビット　[Sorbit]　6 価の直鎖多価アルコールのひとつで，ソルビトール (Sorbitol) ともよばれる。その分子式は，$C_6H_8(OH)_6$ である。〔種類〕D 型，L 型，ラセミ体の三種がある。〔存在〕自然界に広く存在し，果実，海藻類などに含まれているものは D 型である。〔沿革・製法〕ソルビットは，植物より分離することもできるが，1930 年ごろまできわめて高価な物質であった。その後 D-グルコースの高圧還元，電解還元によって工業的に合成され，量産されるようになった。D-ソルビットは，D-グルコースのほか，D-フラクトース，D-マンノースからも誘導され，その構造式は，図のとおりである。〔性質〕純粋なものは白色，無臭の結晶性粉末で，甘味があり，吸湿性を有する。その水溶液を大気中に放置すると湿気にしたがって水分を吸収し，あるいは放出する。ソルビットの結晶は水にはきわめて容易に溶け，メタノール，エタノール，ピリジン，酢酸，フェノールにも少量溶解するが，ほかの一般有機溶媒にはほとんど溶解しない。〔用途〕その保湿性と温和な味，安定した分子構造などを利用して，食品，化粧品，医薬品，繊維工業などに用途が広く，また，誘導体として界面活性剤，合成塗料，ビタミン C, 無機エステルなどに利用されている。D-ソルビットおよび D-ソルビット液 (67〜73％) は，現在のところ甘味料，チューインガム軟化剤，品質保持剤として使用基準なしで食品添加物に指定されている。

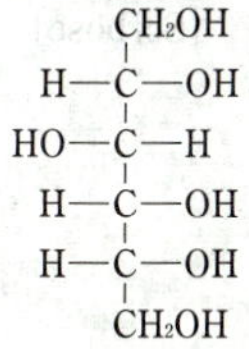

D-ソルビット

ソルビトール　[Sorbitol]　→ソルビット

ソルビンさん　ソルビン酸　[Sorbic acid]　$CH_3(CH=CH)_2COOH$。合成保存料の一種である。〔性質〕炭素数 6 個で二重結合を 2 個有する不飽和脂肪酸であり，水に溶けにくく，アルコール，エーテルによく溶ける。〔製法〕クロトンアルデヒドとケテンを原料とし，三フッ化ホウ素，塩化亜鉛，塩化アルミニウムなどを触媒として合成する。〔効力〕動物体では脂肪酸と同様に代謝されるが，微生物菌体ではソルビン酸が CoA を消費するため，代謝が阻害され抗菌性を示すといわれている。抗菌力はあまり強くないが，かび，酵母，嫌気性菌，腐敗菌に対し広く有効。ソルビン酸の作用は非解離分子に由来するので，酸性側で有効である。〔毒性〕LD_{50} はラットを経

口で 7〜11 g/kg である。〔使用基準〕きわめて広範囲の食品に使用が許可され，最大はチーズ中に 3.0 g/kg 以下，最小は乳酸菌飲料の 0.05 g/kg である。

ソルビンさんカリウム　ソルビン酸カリウム　[Potasium sorbate]　$CH_3(CH=CH)_2COOK$。ソルビン酸のカリウム塩で合成保存料の一種である。〔性質〕水によく溶け，エタノールに若干溶ける。エーテルにはほとんど溶けない。ソルビン酸より分解されやすく，酸化される。ナトリウム塩はカリウム塩より吸湿性が高いため，1971 年，保存料としての指定が取り消しとなった。〔製法〕ソルビン酸を炭酸カリウムまたは水酸化カリウムで中和してつくる。〔効力〕ソルビン酸と同様酸性で有効。〔毒性〕LD_{50} はラット経口で 4.2 g/kg。〔使用基準〕ソルビン酸と同様。

ソルボース　[Sorbose]　ケトヘキソースに属し，L (-) 型である。〔存在〕ななかまどなどの *sorbuse* 属の果汁から見いだされたが，これはななかまど中にある D-ソルビットから微生物の作用によりできたものである。〔性質〕白色結晶。融点 161℃，$[\alpha]_D$-44°〔用途〕ビタミン C の合成原料として D-ソルビットから，バクテリウムキシリナム (*Bacterium xylinum*) によって大量につくられる。

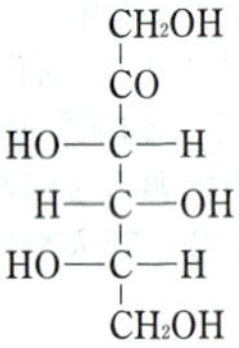

L-ソルボース

ソンホワタン　松花蛋　→ピータン

た

タアサイ　塌菜　アブラナ科に属し，漬け菜類のうちのきさらぎな（如月菜）の一種で，タアツァイともよぶ。中国原産で長江流域での栽培が多く，中国野菜の代表的なもののひとつ。〔性状〕平たく盃状に広がり，径 20～30 cm で中央が凹む。葉数が多く，葉はさじ状でちぢれ，濃緑色。光沢があり葉縁は外側にまくれる。葉質はやわらかい。〔栽培〕耐寒性が強く，冬期の野菜としてよいが，耐暑性もあり，夏季にも栽培される。〔成分〕ビタミン A, C に富む。〔用途〕葉がやわらかく間引き菜として食用とするほか，油炒め，汁の実，煮物，漬け物用として用途が広い。

タアツァイ　塌菜　→タアサイ

タートラジン　[Tartrazine]　アゾ系の合成着色料で，酸性染料に属する。わが国では食用黄色 4 号とよぶ。〔製法〕オキザロ酢酸エチルとフェニルヒドラジル-*p*-スルホン酸を縮合させてカルボキシスルホピラゾロンをつくり，これにスルファニル酸のジアゾニウム塩をカップリングさせて製造する。〔性質〕水，プロピレングリコールに溶け，水溶液は黄色となる。エタノールには溶けにくい。毛糸染色法で黄色に染まる。化学的に安定であるため，各国で広範囲の食品に用いられる。とくに水産加工品，菓子，飲料，冷菓などに用いられる。タール色素中もっとも使用量が多い。

ターメリック　[Turmeric]　→うこん

タールしきそ　タール色素　[Tar dye]　現在使用されている人工色素のほとんどは，石炭より得られるコールタールを原料としてつくる色素であって，これらの色素を総称してタール色素という。〔特徴〕この種の色素の特徴は価格が安いこと，着色力が強く，しかも安定性が大きいことである。〔分類〕タール色素は，化学構造から次のように分類される。アゾ色素（赤色 2 号，赤色 40 号，赤色 102 号，黄色 4 号，黄色 5 号），キサンテン色素（赤色 3 号，赤色 104 号，赤色 105 号，赤色 106 号），トリフェニルメタン色素（青色 1 号，緑色 3 号），インジゴイド色素（青色 2 号）。〔安全性〕これらの化学構造をもつ物質は，一般に毒性を示すものが少なくない。そこで，タール色素の安全性はとくにチェックされている。日本で最盛期に二十数種類もあったものが，1991 年からは十二種類になったのも発がん性が明らかになったり，ほかのもので代替できることが分かったからである。タール色素は，製造された原末をすべて国の試験機関で検査し，さらに製剤となったものを都道府県の試験機関で検査している。合格したものには合格証が貼ってある。

タイ　鯛　[Sea bream]　タイ科の魚の総称である。しかしふつう，タイというとマダイ，チダイ，キダイ，ヒレコダイなどをさす。〔マダイ（真鯛）〕マダイは関西ではホンダイ，舞鶴では大形のものをタイ，中等大なものをコダイという。また，東京では小さいものをベン，中等大をカスゴ，大きいものをオオダイということもある。北海道南部から九州まで全国いたるところの海岸近くにすみ，さらに東シナ海や南シナ海，あるいはインド，ハワイ，オーストラリア，ニュージーランドなどに広く分布する。タイ科のうちもっとも産額が多い。福岡，長崎，山口，広島，千葉で多く水揚げされるほかに養殖もされている。マダイの体には小さいうちは濃い赤色の線が 5 本走り，緑色の斑点が散在するが，大きくなると消える。マダイは魚のうちではとくに長生きのほうで，40年ぐらい生きるものもいるといわれ，体長も 1 m に達する。若いものと老年のものとでは体つきも変わり，年をとるにつれ体はいくぶん細長くなり，頭もとがってくる。マダイの産卵期は東京湾では 5～6 月，瀬戸内海では 4～5 月ごろで，冬が旬の時期である。なお，あまり大きくなったものは味が落ち，中ぐらいのものが一番おいしく，値段も高い。マダイは中国では好まれないが日本では珍重され，刺身，塩焼き，ちり鍋，なます，うしお汁などとするほか，浜焼きダイ，タイ飯，タイ茶漬け，タイ味噌，でんぶなどとする。〔チダイ（血鯛）〕マダイとよく似ているが，頭のところのカーブがマダイよりも急な坂になっているので区別が付く。高知ではキダイとともにコダイまたチコとかチコダイともいう。熊本ではハナオレダイという。北は北海道より南はフィリピンまでの沿岸寄りに広く分布するが，マダイほど浅いところには来ない。体長も 40 cm 程度である。産卵期は 9～11 月，年産額は 3,600 t 程度で，茨城，長崎，島根などで多くとれる。チダイの味はマダイに比べいくぶん劣るが，刺身，塩焼き，煮付け，吸物種などマダイ同様に料理される。冬においしい魚だが大阪では秋を旬という。〔キダイ（黄鯛）〕マダイ，チダイなどに比べ体が黄赤色を呈するところからこの名がある。関西ではレンコとかレンゴダイといい，小型のものはシバレンコという。また，山口ではバンジロやカバジロ，バジロダイ，高知ではマコダイやカコダイ，舞鶴ではアカメ，新潟ではオキノメコダイという。35 cm ぐらいになる。本州中部以南，四国，九州，東シナ海に分布し，瀬戸内海にはいない。主としてトロール，機船底曳きによる。冬においしくなるが，マダイに比べ味は劣る。塩焼き，煮付け，かまぼこの原料などとする。〔ヒレコダイ（鰭小鯛）〕東京ではチコダイ，大阪，広島ではエビスダイという。チダイによく似ており，両者の区別は素人には困難である。主として東シナ海で漁獲される。冬に美味となり，チダイ同様に利用される。

だいいちせいげんアミノさん　第一制限アミノ酸　［First-limiting amino acid］→せいげんアミノさん

ダイエタリーファイバー　［Dietary fiber］→しょくもつせんい

ダイエットフード　［Diet food］　特殊な病気や肥満など，特別の健康状態の人のために通常の食品の組成を調整した食品であるが，制度上の正式な定義はない。単に病者用だけでなく，一般にはもっと広い範囲でとらえられており，ノンカロリー食品，低カロリー食品などともいわれ，肥満防止，ウエイトコントロール，やせるための食品として一般の人の関心をよんでいる。肥満防止のため，砂糖にかわる低エネルギー甘味料として還元麦芽糖（マルチトール），また，不消化性もしくは難溶性の多糖類としては食物繊維として知られるペクチン，イヌリン，カラギーナン，マンナンがある。

たいえんせいこうぼ　耐塩性酵母　［Halophilic yeast］　醤油，味噌，漬け物，塩辛のような高濃度食塩環境に生育する酵母。*Zygosaccharomyces rouxii, Z. rouxii* var. *halomembranis, Candida versatills, C. etchelsii*（以上，醤油，味噌，漬け物，塩辛），*Debariomyces micotianae, D. kloeckeri, D. hansenii*（塩辛）などがある。これらの酵母の食塩耐性は培地の栄養条件により異なるが，大体 20％で，水分活性は 0.86 である。ただし，味噌では水分活性 0.73 の低水準でも先の酵母は生育している。アルコール発酵を行い，味噌では 0.8％，醤油では 2.5％程度のエチルアルコールをつくる以外に，アミノ酸から高級アルコールをつくり，香気成分を醸成する。醤油もろみや味噌中で，*Z. rouxii* はグリセロールをつくる。*C. versatilis* は後熟酵母といわれ，もろみ発酵の後段において増殖し，香気成分，4-エチルガアヤコール，グリセロールなどをつくる。

たいえんせいにゅうさんきん　耐塩性乳酸菌　［Halophilic lactic acid bacteria］醤油，味噌，漬け物，塩辛のような高濃度食塩環境に生育する乳酸菌。*Pediococcus halophilus* とよばれる 4 連球菌がその代表的なもの。本菌は，味噌や生醤油のような高栄養培地に順馴させると 23％塩分にも耐え得るようになる。いわゆる，ホモ型の乳酸発酵を行う。つまり，ブドウ糖を炭素源として発酵した結果，乳酸のみを生成する。ただし，耐酸性が弱く，pH5.3 以下では死滅する。耐酸性のある菌として *P. acidilactici* があり，pH4.0 まで生育するが，耐塩性は10%以下である。*P. halophilus* は味噌・醤油もろみ中で発酵の初期に増殖して乳酸を生成し，pH を下げ，耐塩性酵母の耐塩性の増強を支援し，自らは pH5.3 以下になると死滅する。味噌にあっては，とくに，原料臭の除去に役立っている。

ダイオキシン ［Dioxin］ 正式名ポリ塩化ジベンゾダイオキシン（polychlorodibenzo-*p*-dioxin）。塩素の結合位置により75種の異性体がある。四塩化ジベンゾダイオキシンには22種の異性体があり，除草剤（CNP），枯れ葉剤などの農薬に不純物として含まれ，また，ごみ焼却物の灰にも含まれる。〔毒性〕四塩化ジベンゾダイオキシンのうち，枯れ葉剤中およびごみ焼却場の灰中の2，3，7，8,-四塩化ダイオキシンの LD_{50} はマウス経口で175 mg/kgで，発がん性が強く，催奇性もある。CNP 中の不純物である1，3，6，8,-四塩化ダイオキシンは LD_{50} がマウス経口で2 g/kg 以上で，発がん性，催奇形性はない。アメリカでの環境基準値は1 ppb となっている。ベトナム戦争で使われた枯れ葉剤中に含まれていたため，数多くの先天障害をもつ子どもが生まれた。

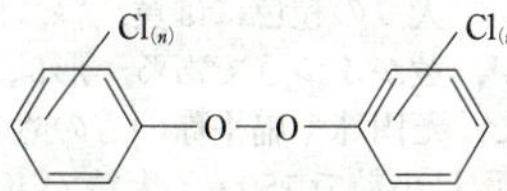

ダイオキシン

だいがくいも　大学芋 さつまいもを乱切りにして素揚げにし，まわりに砂糖蜜をからめたもの。黒ごまを入れることもある。大正から昭和にかけて，当時の学生街で好まれたことから，この名前がついた。

だいこん　大根 ［Daikon, Japanese radish］ 古くからヨーロッパ，アジアで栽培されているアブラナ科に属する根菜。わが国でも古代から栽培の歴史がある。古名はすずしろ，おおね。〔産地〕北海道，千葉，宮崎，鹿児島，神奈川など全国的につくられている。〔栽培・品種〕だいこんは四季を通じて栽培されているが，品種により播種期が異なり，通常は夏（8～9月）に種子をまき，秋（11～12月）に収穫する，いわゆる秋だいこん（練馬，宮重〈みやしげ〉，聖護院など）が多い。春だいこんは9～11月にまいて翌年の3～4月に収穫する二年子（にねんご）と，3～4月にまいて5～7月に収穫する時無し（亀戸だいこんなど）がある。夏だいこんは5～7月にまいて7～9月に収穫する美濃早生だいこんなどである。二十日だいこん（ラディッシュ）は西洋種で，20～30日でできる早生のもので，ふつう，鮮紅色のものが出回っており，サラダなどに用いられる。品種のうち，大きいので有名な桜島だいこん，守口漬けとし有名な細長い守口だいこんは最近つくられず美濃早生が多い。最近は青首だいこん（宮重総太系の F_1 耐病総太り）が好まれるようになり，全国的につくられ，1年中出回るようになった。〔成分〕ビタミンは肥だいこんにはCが12 mg/100 g 含まれ，A は含まれていない。葉には100 g 中，C 53 mg，A は330 μg レチノール当量とともに非常に多く，栄養価も高く，冬期のビタミン不足を補う野菜のひとつである。だいこんの辛味成分はイソチオシアネート類で，配糖体の形で存在しており，組織が破壊されると，ミロ

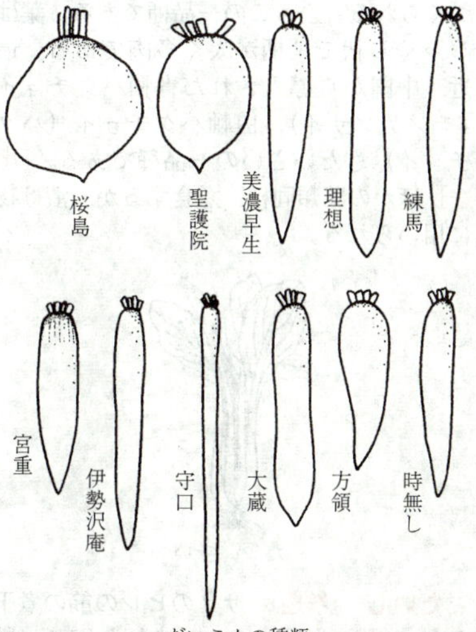

だいこんの種類

シナーゼの作用を受け，イソチオシアネート類（主成分トランス-4-メチルチオ-3-ブテニルイソチオシアネート）が遊離し，辛味を生じる。このだいこんの辛味は生育初期に多く，また，根部の先端に多く含まれる。この辛味は味噌で消える。また，おろしとして生食することが多いので，その酵素作用も利用される。酵素としてはジアスターゼが多く，浅漬けにしても変わらないが，たくあん漬けではなくなる。たんぱく質は葉にリジンを多く含み，その質から考えると優れた緑葉である。糖分は3%内外，大部分はブドウ糖で，ショ糖もある。〔用途〕生では，おろし，刺身のつま，酢の物などにして用いられ，おでん，ふろふきなどの煮物，汁の実，各種漬け物のほか，乾燥して切干し大根として利用される。ぬか漬けしたたくあん漬けは，漬け物として重要なものである。

たいさい　体菜　[Chinese mustard, Pak choi]　アブラナ科に属する漬け菜の一種で，しゃくしな，いわなともいう。〔栽培〕北海道，東北地方で多く栽培される。〔品種〕いろいろあるが，代表的なものは雪白（せっぱく）体菜である。また，山形県などの積雪地方で冬期の野菜としてつくられる雪菜もこの一品種である。葉はしゃくし状で葉柄が太く多肉である。最近，中国から導入された青軸パクチョイ（チンゲンサイ），白軸パクチョイ（パクチョイ）もたいさいの一品種である。〔用途〕ほかの菜類同様，煮食するか，漬け物に用いられる。

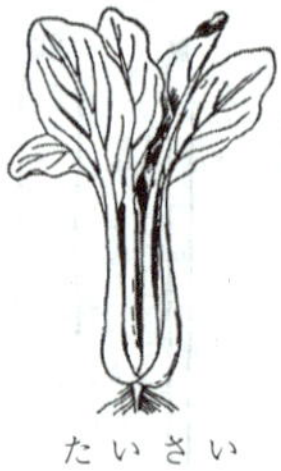

たいさい

たいし　堆翅　サメのヒレの筋の煮干し品。〔製法〕サメのヒレを切り取り，熱湯に浸して皮をはぎ取る。再び煮熟してやわらかくなったら，包丁で骨にそって切り開き，なるべく筋がばらばらにならないように骨や肉を取り除いて筋だけにし，乾燥する。〔用途〕中国料理，とくにスープの材料として重要。→ふかひれ

だいず　大豆　[Soybean]　大豆はわが国のほとんど全地域で栽培され，とくに北海道，東北に多い。しかし，安い外国大豆が輸入され，自給率は5%程度である。〔産地〕大豆は，アメリカ，ブラジル，アルゼンチン，中国などで生産されている。とくにアメリカでは年間8,000万tを超える量が生産されており，ブラジルも7,000万tに達している（2011年）。〔遺伝子組換え〕草剤耐性，害虫抵抗性などの形質を付与した遺伝子組換え大豆が，全世界の大豆の作付け面積の約80%を占めている（2010年）。日本では商業的には生産されていない。〔種類〕品種が多く，粒の色，大きさ，形などはまちまちである。黒豆も大豆の一種で，碁石のように平たく水を吸いやすい種類もある。関東以北では中秋から晩秋にかけて収穫される。関西では初秋に収穫される夏大豆があるが，収量は一般に少ない。大豆の粒色には黄，緑，黒などがあるが，黄がふつうである。形はおおむね球状で，だ円球や扁平球のものもある。1,000粒重は小粒で150 g，大粒で400 gに達する。国産のものは比較的大粒が多く，アメリカ，中国のものは中小粒が多い。大豆粒は子葉，種皮，胚芽からなり，重量比は90：8：2。〔成分〕小豆やえんどうなどの一般の豆と違って，成分にたんぱく質と脂質が多い。たんぱく質が35%内外，脂質が20%内外である。アメリカ大豆は油を採るために品種の選択がされてきているので，脂質が20%以上のものが多い。大豆のたんぱく質は大部分がグロブリンの一種グリシニン（glycinin）であるが，そのアミノ酸組成はリジンが多く，一般の植物たんぱく質よりすぐれ，含硫アミノ酸がやや少ないほかは牛乳カゼインに似ている。なお，大豆の窒素たんぱく換算係数（全窒

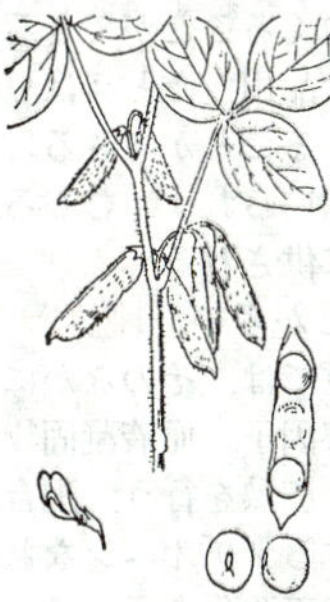

素量から粗たんぱく質量を算出するための係数）は5.71を用いる。大豆の油はリノール酸（約55％），オレイン酸（約20％）を多く含む半乾性油である。〔栄養価〕すぐれた栄養素を多く含むが，組織がかたく，生のままではじゅうぶんな消化を望めない。しかし，これをきな粉や豆腐のように加熱し，また，不消化分を取り除き，あるいは味噌，醤油や納豆のように加熱したのち微生物の作用で組織をじゅうぶん軟化ないし分解すると消化率はいちじるしく向上する。煮大豆の消化率は65％程度であるが，味噌，納豆では80％以上，豆腐では95％に達する。なお，大豆にはビタミンB_1，B_2がかなり含まれ，とくにB_1は100 gあたり0.83 mgとなっている。しかし，B_1は熱に弱く，加工中に熱で破壊されることが多い。また，大豆には炭水化物が含まれるが，このなかのスタキオース，ラフィノースなどの種類は腸内でガスを発生する性質があり，国によってはこれを問題にする。また，このほか，細胞壁を形成するヘミセルロースがかなり多く，これは消化吸収が悪いので栄養的にはほとんど効果がないが，最近は食物繊維として注目されている。生大豆のたんぱく質にはトリプシン阻害物質（トリプシンインヒビター）や赤血球凝集素（レクチン）など有害な作用を示すものがあるが，これらの物質は加熱により変性，失活される。〔大豆油〕食用，工業用に広く用いられる。わが国でも輸入大豆の75％以上から採油され，毎年50～90万tの大豆油が生産される。採油の方法は溶剤抽出法で，溶剤にはおもにヘキサンが用いられる。〔脱脂大豆〕各国とも大部分が飼料に向けられるが，分離大豆たんぱく質としても利用され，畜肉加工品などの原料の一部となっている。わが国でも飼料用がもっとも多く，ついで醤油原料，味液，畜肉加工品，水産練り製品用素材などに用いられる。〔そのほかの用途〕わが国では，大豆は上記各種の食品のほか，凍り豆腐，きな粉，もやし，いり豆，大豆粉，ひき割りなどに用いられ，未熟のものはえだまめとして食用される。〔消費・輸入〕えだまめを別として，製油用を含めたこれら各種の用途に消費される大豆のうち75％以上が製油用で，食品用では味噌，醤油，豆腐用がもっとも多い。最近の大豆の輸入はアメリカ，ブラジル，カナダあわせて年300万t程度（2011年）になっており，その大部分がアメリカである。大豆は高温多湿で貯蔵するとかびや虫の被害の増大，成分の変質，加工上の悪影響などがあらわれる。→だいずあぶら，だいずたんぱくしつ，だっしだいず

だいずあぶら　大豆油　[Soybean oil]　大豆の種子（含油量16～20％）から，おもに，抽出法で採油した油。わが国では約48万tの年産量（2009年）で，大部分が天ぷらおよびサラダ油に用いられ，また，水素添加後，マーガリン，ショートニングに加工される。粗製大豆油は黄褐色で不快なにおいがあり，食用には精製を要する。精製大豆油は淡黄色，臭気はなく，味も良好である。これを大豆白絞油とよぶ。さらに高度な精製を行ったものは，サラダ油として使用される。〔性状〕比重0.921～0.927，けん化価188～195，ヨウ素価128～142，不けん化物0.5～1.6％，飽和脂肪酸はミリスチン酸0.60～1.07，パルミチン酸6.5～8.5，ステアリン酸3～6，アラキジン酸0.2～0.7％である。〔不けん化物〕シトステロール，スチグマステロール，レシチン，ケファリン，カロテノイド，α-トコフェロールなどが存在する。〔用途〕広

く食用に供され，硬化油に加工して，マーガリンにも使用される。→だっしだいず

だいずオリゴとう　大豆オリゴ糖 [Soybean oligosaccharide]　大豆に含まれるオリゴ糖。大豆を蒸煮すると水に溶出する。ショ糖，スタキオース（三糖），ラフィノース（四糖）を主成分とする。ショ糖以外は整腸作用があり，おなかの調子を整えたい場合に適する食品として特定保健用食品に認可されている。

だいずこ　大豆粉〔製法〕大豆または脱脂大豆を一定の粒度に粉砕したもので，きな粉も大豆粉の一種であるが，脱脂大豆を原料にする大豆フラワーまたは大豆ミールをさすことが多い。〔用途〕わが国では家畜の飼料に広く用いられるが，食用としては醤油や味液（アミノ酸混合液）の原料のほか，豆腐に用いられることがある。このほかに，ソーセージに混用して油の分散をよくしたり，パンではでんぷんの老化防止，ドーナツでは油の浸透防止の目的に用いられたりする。〔応用〕最近は，蒸煮押出機で処理して組織をつくり，畜肉加工品の原料の一部とするほか，濃縮大豆たんぱく，分離大豆たんぱくにまで精製し，さらに組織をつくり，あるいは繊維状に紡糸し，同様の原料としている。→だっしだいず

だいずせいひん　大豆製品　大豆を原料とする製品。おもに食品であるが，飼料，工業製品もある。〔種類〕食品としては，丸大豆を原料とする味噌，豆腐，納豆，ゆば，きな粉，もやしなど，伝統的食品がある。一方，大豆は油の重要な原料であり，大豆油は天ぷら，フライなどの揚げ油やドレッシングのほか，水素添加で硬化した後，マーガリン，ショートニングに加工される。油をとった残りの脱脂大豆は，家畜，家禽の飼料に用いられるものが大部分であるが，わが国では戦前から醤油の原料に用いられ，また，味液とよばれるアミノ酸混液の原料ともなっている。脱脂大豆をつくるとき，溶剤の種類と取り扱いにじゅうぶん注意すれば，たんぱく質が未変性のものをつくることができるが，この種のものでは食品用，たとえば豆腐，油揚げ用などに用いることができる。しかし，最近はあまり用いられず，むしろ，畜肉，魚肉加工品用に供される植物性たんぱくに加工されることが多い。〔脱脂大豆製品〕飼料用脱脂大豆では，そのなかに含まれるトリプシン阻害因子，血液凝固物質を不活性化するため，加熱を行う。配合飼料とする場合，不足するメチオニンなどのアミノ酸を添加して栄養強化を行うこともある。脱脂大豆を食品向けに用いる場合には，醤油のようにそのまま用いるほか，脱脂大豆のたんぱく質含量を高め，かつ，大豆臭を除くように加工されたものが濃縮大豆たんぱくとして，さらに，たんぱく質だけを取り出したものが分離大豆たんぱくとして生産されている。また，これらをさらに加工した組織状大豆たんぱく，繊維状大豆たんぱくなどがあり，多くは畜肉加工品のようなそしゃく性を与えるための加工処理がなされている。ベーコン様，コンビーフ様，そぼろ様の大豆たんぱく食品が，市販されている。脱脂大豆あるいは分離大豆たんぱくは，アルカリ性にすると粘性を呈することを利用して，合板の接着糊に用いることができる。〔丸大豆製品〕丸大豆を原料とする伝統的食品は，大別して豆腐，豆乳，油揚げ類，凍り豆腐，きな粉，もやしなどの非発酵食品と，味噌，納豆などの発酵食品がある。味噌では米，あるいは麦類がいっしょに用いられ，脱脂大豆を用いる醤油では小麦も原料となる。発酵食品にはインドネシアのテンペ，中国の乳腐などもある。テンペは，最近わが国でも製造，市販されている。〔微量成分の利用〕大豆中の微量成分が単離され，それぞれの用途に供されている。たとえば，レシチンは乳化剤，医薬に用いられ，リポキシゲナーゼは小麦粉のカロテンなどの脱色，漂白に，このほか，ウレアーゼ，ビタミンB_1なども単離，利用の試みがある。〔大豆使用量〕2008年の大豆製品の年間大豆使用量は，製油用に約300万t，食品（豆腐その他）用に約100

万tとなっている。

だいずたんぱくカード　大豆たんぱくカード　脱脂大豆の利用法として開発されたものである。〔原料〕熱をかけないようにして低沸点溶剤を用いて得た脱脂大豆を原料に用いる。〔製法〕原料をよく粉砕してふるいにかけ，100メッシュ以下の微粉とする。この微粉末を熱水で処理し，熱抽出液をとり，これに塩化カルシウムのようなカルシウム塩を加えてたんぱく質を沈殿，凝固させた後，遠心脱水し，じゅうぶん水洗い，脱水を重ねて白色の含水たんぱく質とする。熱抽出液をとるかわりに，ろ過しないで不溶解性物を含んだままカルシウム塩を添加することも多い。〔用途〕大豆たんぱくカードはたんぱく質が可消化の形になっており，大豆独自のにおいがほぼとれているので，さつま揚げ，ちくわなどの水産練り製品，そのほかの食品用素材として用いることができる。あらかじめカードを食塩とともにらいかい機でからすりして混練性を与えた後に魚肉に混ぜてらいかいを行うと魚肉とよく混ざる。加熱すると結着性を示すので，魚肉の20～25％ぐらいの混用が可能である。最近は分離大豆たんぱくに押されて使用量が減っている。〔保存〕カードは水分が75％内外あるので，冷蔵しても長期の保存はできない。また，凍結すると性質が変わるので好ましくない。したがって，カード工場は水産練り製品工場の近くに設置されることが多い。

だいずたんぱくしつ　大豆たんぱく質　［Soy protein］　大豆中に含まれるたんぱく質を総称した名称である。大豆中には35％内外（窒素から換算）のたんぱく質が含まれるが，分子量からたんぱく質と称されるものは，その70～80％内外である。大豆またはあらかじめ油を除いた脱脂大豆から水または薄いアルカリで抽出され，pH4.3付近で沈殿するたんぱく質を酸沈殿たんぱく質とよんでいるが，これは単純成分ではなく，超遠心沈降分析によると2S，7S（コングリシニン），11S（グリシニン），15S，（Sは沈降速度を表す定数）の4成分からなるとされている。これらの成分もサブユニットからできており，その組み合わせによっていくつかの種類がある。分子量は，7Sが180,000，11Sが350,000内外である。塩類には溶けるが水には溶けない。大豆から水で直接溶け出すのは，大豆中の塩類がいっしょに溶け出すためである。〔存在〕大豆たんぱく質の大部分は大豆の細胞中に5～10 μmくらいの大きさのプロテインボディとよばれる顆粒状で存在しており，水に溶ける場合は根粒が破れてなかのたんぱく質が溶け出すのである。〔栄養価〕大豆たんぱく質のアミノ酸組成は全たんぱく質，酸沈殿たんぱく質ともにリジンの量が多く，また，メチオニン量がやや少ない。穀物たんぱく質にはリジンが少ないので，穀物に大豆を加えるとリジンの量を多くすることになる。とくに米のたんぱく質にはメチオニンがやや多いので，米と大豆の組み合わせは栄養的に好ましいといえる。〔窒素・たんぱく質換算係数〕食品中のたんぱく質の定量で窒素量に窒素換算係数を乗ずるが，大豆の場合，わが国では5.71を用いるのに対し，アメリカでは6.25を用いるので，両者の比較には注意を必要とする。〔用途〕大豆たんぱく質は酸沈殿たんぱく質の形で食品向きの製品がつくられ，大豆たんぱく質とよんでいる。その結着性を利用してソーセージ，水産練り製品に用いられるほか，繊維状大豆たんぱくに加工され，畜肉加工品に用いられる。また，粉末大豆たんぱくはソーセージ，ドーナツ，パンなどに少量を加えて製品の品質改善に用いる。→だいずたんぱくしょくひん

だいずたんぱくしょくひん　大豆たんぱく食品　大豆からたんぱく質を濃縮，または単離したものから得られる食品をいう。わが国伝統の豆腐，ゆばなども広義に解釈するとこの分類のなかに入るが，ふつうは脱脂大豆を原料にしてつくられる新しい食品をさしている。〔原料〕今日，広く用いられている原料は，濃縮大豆たんぱく，分離大豆たんぱく，これらをさらに加

工した組織状（粒状）大豆たんぱく，繊維状大豆たんぱくなどである。〔種類〕元来，大豆たんぱく食品は上記原料だけでつくられた食品をさすが，たとえば，繊維状大豆たんぱくを用いたベーコン様食品，そぼろ様食品，そのほかに畜肉，魚肉などを多少加えたものを含めて総称することがある。逆に，畜肉，魚肉が主体でたんぱく製品を多少加えたものは，大豆たんぱく食品とはよばない。→せんいじょうたんぱくしつ，そしきじょうたんぱくしつ，だいずたんぱくしつ，のうしゅくたんぱくしつ

だいずゆ　大豆油　［Soybean oil］→だいずあぶら

だいずレシチン　大豆レシチン　［Soybean lecithin］　レシチンはリン脂質の一種で，大豆油中にケファリンとともに1～2%存在する。〔製造〕粗製の大豆油から熱水処理と遠心分離により粗製のレシチンが得られるが，市販のレシチンは大豆油に溶解した形で製品化され，ケファリンも混在している。〔用途〕レシチンには乳化作用があるので，食品用に供される。ケーキミックスなど，水に溶かして用いる食品にあらかじめ加えておくと水溶けが早く，キャンディ類では表面の変化を防ぎ，また，チョコレートでは油の分散をじゅうぶんにして作業性をよくし，ときにブルームを防ぐなどの効果がある。また，大豆レシチンには，血中コレステロールを低下させる作用がある。

だいだい　橙　［Sour orange］　ビターオレンジ（bitter orange, *Citrus aurantium* L.）である。〔産地〕インド原産で，欧米各地の暖地にて栽培され，わが国では和歌山，静岡，福岡，広島，愛媛などで生産される。〔形態〕果実は球形で，橙黄色を呈する。果皮は厚く密着し，じょうのうは分かれにくい。種子が多く，果肉は酸味が強く，苦味（おもにナリンギン）を有し，甘味が少ない。果実は冬熟して黄色になるが，採取せずにそのままおくと翌年の夏にはまた緑色に戻る。〔成分〕100 g ジュース中，水分 91.2 g，炭水化物 8.0 g，酸（おもにクエン酸）5 g，ビタミン C35 mg。〔用途〕果皮は芳香に富み，マーマレードの原料となる。乾燥した橙皮は健胃薬に用いられる。果汁はポン酢として料理に珍重される。果実は正月の飾り物としても広く用いられる。

たいちゃづけ　鯛茶漬け　飯の上にタイの刺身を置き，わさび，しょうがなどの薬味を添え，醤油を落とす。その上に熱い番茶を注ぎ，しばらくふたをして蒸してから食べる。また，タイの刺身をしばらくごまだれに漬け，それを使って茶漬けにするものもある。

だいちょうきん　大腸菌　学名は *Escherichia coi*。〔分類〕大腸菌群は coli 型，aerogenes 型，intermediate 型の三型に大別される。〔所在〕その所在は決定的なものではない。一部の菌株を除き，だいたいは非病原性菌で，人および動物の腸管内に寄生するもの，水，土中，草，穀類などから検出されるものなど，その種類はきわめて多い。〔食品の安全性との関係〕大部分は非病原性ではあるが，その所在から考えて大腸菌群が検出されるような食品は衛生的ではなく，病原菌に汚染されている可能性がある。それで大腸菌群の汚染は食品の安全を計る指標として重要な意義をもっている。なお，coli 型のある菌株が病原性を有し，赤痢状の下痢を主徴とする中毒様症状を呈することが知られるに従って，大腸菌の混在は食品衛生上いっそう重要さを増している。→びょうげんせいだいちょうきん

たいでんぶ　鯛田麩　マダイのもみ肉（そぼろ）でつくるでんぶ。〔製法〕マダイのそぼろ 3.75 kg にみりん 2.2 *l*，砂糖 3.75 kg，醤油 4.5 *l*，水 14.4 *l* を混ぜた調味液を加え，とろ火で静かに焦げないように煮詰める。食用紅を加えることもある。最近はマダイの代わりに，キダイ，タラ，イシモチ，ヒラメ，カナガシラなどを用いてつくることが多い。〔用途〕五目飯またはタイ飯などの種に使われる。→そぼろ，たいめし，でんぶ

だいとくじなっとう　大徳寺納豆　→てらなっとう

だいなごん　大納言　→あずき

たいねつしょっき　耐熱食器　陶磁器やガラス器などのなかで，高温ならびに急激な温度変化に耐えて使用できる食器をいう。多くは，オーブンや電子レンジでの調理の際に用いられるが，直火での加熱が可能なものもある。色彩や模様が美しく，形も変化に富んだものも多いので，食卓用としてもじゅうぶんに利用することができる。〔種類〕1）陶磁器製：ストーンウェア，オーブン用，直火用などと表示されているもの。ひとり用，多人数用の各種焼き皿（グラタン，コキール，パイ，キッシュ，スフレ，ピザ，ラザニアなど），各種ココット，キャセロールなどがある。2）ガラス製：耐熱温度差120℃以上のもの。耐熱ガラス食器は透明なため，加熱過程で内部観察ができる。耐熱温度差150℃以上のものは直火用となる。また薄型で衝撃に強い乳白色の強化耐熱ガラス食器もある。超耐熱ガラス食器は乳白色でかたく，衝撃にも強い。耐熱温度差も400℃以上あるので直火にもかけられる。これらには，大小各種のカップ，ボウル，焼き皿，キャセロール，ティーポットなどがある。〔特徴〕1）保温性にすぐれたものが多い。2）調理したものは，そのまま食卓へ供することができ，また冷凍もできる。器の種類によっては，再加熱も可能である。3）焦げや油汚れなどに対して洗浄しやすく，手入れが簡単である。〔注意〕1）表示されたとおりの正しい使い方をすること。とくに電子レンジで使用する際は，金属の入った顔料で色絵付けされたものや，形の複雑なものなどは避ける。2）器は比較的厚手につくられているものが多く，料理が入るとかなりの重量となり，また，加熱直後は高温になっているので取り扱いは慎重に行う。3）衝撃に弱いものもあるので手荒く扱わない。

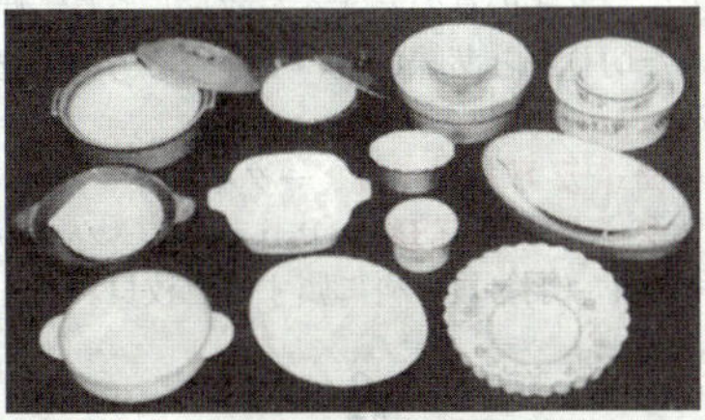

耐熱食器（陶器製）

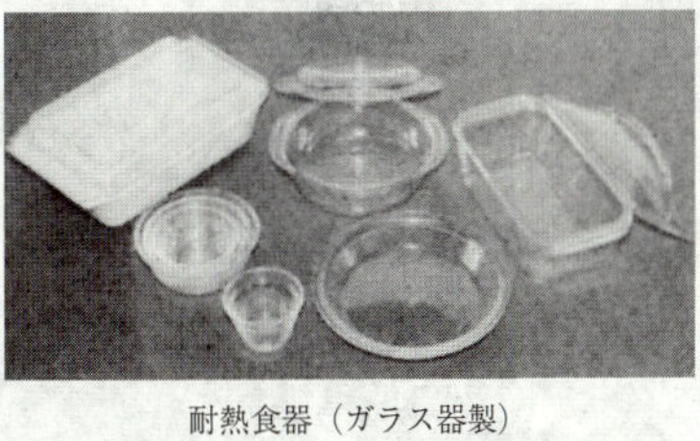

耐熱食器（ガラス器製）

たいねつせいきん　耐熱性菌　［Thermoduric bacteria］　→こうねつせいさいきん

たいねつせいどくそ　耐熱性毒素　［Heat-stable toxin］　熱処理によっても毒活性が失われない毒素。食中毒細菌の生産するエンテロトキシンなどがある。以下に，例を示す。〔ブドウ球菌のエンテロトキシン〕わが国での細菌性食中毒のなかで腸炎ビブリオについで多く発生するブドウ球菌は，腸管毒エンテロトキシン（enterotoxin）とよばれるたんぱく毒素を生産する。エンテロトキシンは免疫学的にA, B, C, D, Eの5型に分けられている。なお，Cには等電点の異なるC_1とC_2がある。いずれの毒素も単純たんぱく質からなる。ブドウ球菌によって生産されたエンテロトキシンは食品とともに体内に入るが，胃酸や消化管の分泌するプロテアーゼによって破壊されない抵抗性をもつ。エンテロトキシンは胃および小腸上部で吸収され，血行により大脳にいたり，嘔吐中枢に作用して嘔吐を生ずる。一般に，ブドウ球菌食中毒患者は，一両日で全快するが，嘔吐などの症状そのものはかなり激しい。〔ブドウ球菌のエンテロトキシンの耐熱性〕エンテロトキシンは耐熱性がいちじるしく高く，120℃，20分の加熱でも完全に破壊されないたんぱく毒素である。エンテロトキシンの活性を破壊するためには，ラードそのほかの油を用いて218〜248℃，30分くらいの熱処理をして初めて毒素活性が失われる。したがって，加熱調理以前にすでに原料食品中にブドウ球菌が増殖し，エンテロトキシンが生産されている場合には，通常の調理方法ではエンテロトキシン毒素の活性を破壊することはできない。〔ボツリヌス菌毒素の耐熱性〕嫌気状態でボツリヌス菌クロストリジウム　ボツリヌム（*Clostridium botulinum*）が生育し，生産した神経毒素ボツリヌス毒素にはA, B, C, D, E, F, G型がある。いずれの毒素も単純たんぱく質で，食品中では30万，50万，90万の三種類の高分子で存在している。ボツリヌス毒素の熱安定性は高く，毒素活性の破壊には100℃，10分以上の熱処理が必要である。

だいふくまめ　大福豆　→おおふくまめ

だいふくもち　大福餅　つきもちのなかにあんを入れた和菓子の一種。古くは腹太もちといわれ，大型で，塩あんであったが，江戸時代中期に，形は小さく，甘いあんを包んだものに改良され，その名も大福もちと改められた。ふつうについたもちをやわらかいうちに丸めて薄くのばし，中あんを包んだものである。中あんには小豆あん，白あん，つぶしあんなどを用いる。もちに色付けしたものや，もちのなかに豆が入った豆大福，よもぎを入れたよもぎ大福などがある。

たいみそ　鯛味噌　タイの肉の魚味噌。〔製法〕たいそぼろ3.75 kgに水を加えて熱し，裏ごしにかけた赤味噌と白味噌をそれぞれ9.4 kgずつ加え，杓子（しゃくし）でかきまわしながらトロ火で焦げないように4〜5時間練ってつくるのが，本来の製法である。しかし，多くは，おもにタラ，カスザメ，ヒラメ，イシナギなどの白身の魚が用いられている。すなわち，これらの魚のそぼろに水を加えて煮熟し，布でこしたろ液に砂糖と味噌を加えて煮沸し，これに魚肉および味噌を加えてトロ火で数時間練る。できあがり20分前に水あめとでんぷんを加えて仕上げる。〔配合例〕そぼろ600 g，味噌4 kg, 砂糖600 g（みりん360 m*l*），でんぷん80 g。→たいでんぶ

タイム　[Thyme]　たちじゃこう草ともよばれるシソ科の多年生草。〔産地〕ドイツ，ハンガリー，スペインなど。〔収穫法〕花が付き始めたころに収穫し，花を付けた上部10 cmくらいを切りとり日陰干しにしてスパイスとして用いる。〔精油〕乾草から0.7〜2.5％の収率で得られ，主成分はチモールと*p*-シメンである。芳香，辛味を有し，抗菌作用もある。〔用途〕肉類，とくに魚介類の生臭みを消す効果があり，ソース，ハム，ケチャップ，クラムチャウダーなどに用いられる。

たいめし　鯛飯　タイを使った郷土料理のひとつ。大きく分けると，二種類の鯛めしがある。ひとつは，エラ，ウロコ，内臓を取った一尾丸ごとのタイを焼き，米の上にのせて炊飯したもの，あるいは，炊飯中沸騰したときにタイをのせて炊くこともある。通常，土鍋で炊いて供卓される。もうひとつは，タイの刺身を飯にのせ，特製のごまだれなどをかけて食べるもの。刺身をあらかじめごまだれなどに漬けておいて，たれごとかけることもある。そのほか，タイのアラでとっただしで炊いた飯の上に，タイの身のそぼろを散らしたり，焼いた切り身と薬味をおいて食べるものもある。

タイラガイ　平貝　→タイラギ

タイラギ　玉珧　[Peu shell]　ハボウキガイ（羽箒貝）科に属する二枚貝。タイ

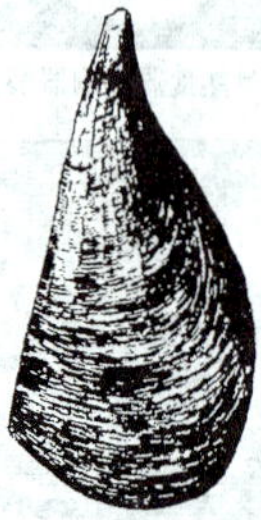

タイラギ

ラガイともいう。〔生態〕殻長は22 cm, 殻高は11 cm, 幅は4 cm内外，直角三角形のような形をしている。殻の表面は汚れた黒褐色を呈する。本州，四国，九州などの浅海の砂地，とくに内湾に多い。産卵期は5～9月，おもに10月から翌年3月にかけてとる。〔調理〕肉は臭気があるため，あまり食用として向かないが，貝柱は大きくておいしいので刺身，酢の物，すし種などにされ，とくに初春のものは賞味される。

タウリン [Taurine] 2-アミノエタンスルホン酸。$H_2NCH_2CH_2SO_3H$, 分子量125.14。アミノ酸のように両性電解質としての性質を示す。熱水に溶け，アルコールに不溶。最初，雄牛（ギリシア *tauros*）の胆汁中に発見された。各種動物の胆汁中にコール酸とアミド結合したタウロコール酸として含まれる。人ではタウロコール酸が胆汁酸の1/3を占めるといわれる。遊離状態でも種々の動物組織に見いだされ，尿中排泄物の一成分でもある。甲殻類や軟体動物の筋肉にはとくに多く，イカで0.35%，タコで0.52%を占める。スルメの表面が白くなるのはおもにタウリンによる。魚類にもかなり含まれる。システインまたはシスチンの酸化・脱カルボキシル反応によって生成する。紅藻類にはタウリンの誘導体であるタウロピン（紅藻酸）HOOC (CH_3) $CHNHCH_2CH_2SO_3H$ が含まれる。タウリンには血中コレステロール値を低下させる作用がある。

たかくせいぎょ　多獲性魚 魚類のなかで漁獲量の多い種類をいう。漁獲量は毎年変動するが日本における1999年の統計による漁獲量の順は，カタクチイワシ，スケトウダラ，サバ類，マイワシ，マグロ，カツオである。なお，スルメイカは魚類ではないが漁獲量が多い。イワシ，サバ類をはじめ漁獲に季節性が大きいものが多く，食用とするより魚粉あるいは冷凍して動物飼料用にまわされるものが多いため，食料としての有効利用が望まれている。

だがし　駄菓子 駄菓子というよび名は関東で使い，関西では主として雑菓子という。豆ねじ，鉄砲玉，豆板，まめきんか，みじん棒，黒助などは，昔からの駄菓子で，黒砂糖や粗糖や穀粉を使用した大衆菓子である。〔歴史〕昔は一文菓子などといって江戸時代にはやり，神田の町内は一区域に専門の製造所が密集していたという。大阪では松屋町の雑菓子，東北では仙台の駄菓子が有名である。

タカジアスターゼ [Takadiastase] 麹菌が生産する酵素を取り出した酵素製剤のこと。麹菌を麩（ふすま）に生育させ，生成した酵素を水で抽出したのち，アルコールにて沈殿，乾燥粉末化したものである。〔起源〕1894年高峰譲吉博士の発明による。麦芽のジアスターゼと区別するために，発明者の名をとってタカジアスターゼと名付けられた。〔特質〕世界最初の酵素製剤である。タカジアスターゼは，アミラーゼ，プロテアーゼ，リパーゼ，セルラーゼのほか，実に50種以上の酵素を含有している。主として消化剤として有名であるが，そのアミラーゼは，麦芽アミラーゼと比較して α-アミラーゼが多く，でんぷん質の迅速な液化をもたらす。〔用途〕ビール，果汁の清澄剤，繊維工業における糊抜剤。あるいは，クリーニング剤などとして広く使用されている。〔タカアミラーゼ〕タカジアスターゼ中に存在するアミラーゼをとくにタカアミラーゼと称し，結晶状に分離されている。また，プロテアーゼも二種，純粋に分離されている。

たかな　高菜 [Broad leaved mustard, Takana] アブラナ科に属し，からしなのうち，株が大きく，葉肉の厚いもので，お

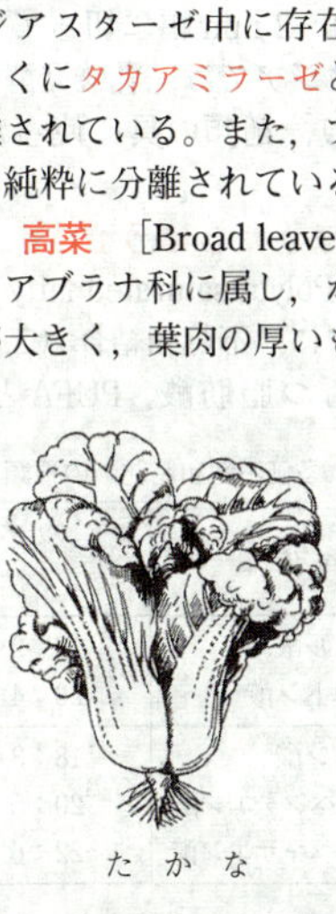

たかな

おがらしともいう。実は大きく，あら毛があり，深緑色，葉肉が厚く，辛味があって美味である。九州地方に多く，高菜漬けとして漬け物に利用される。〔成分〕ビタミンAが多く，100 g 中，190 μg レチノール当量である。C も 69 mg であるが，漬けると減少する。

たかなづけ　高菜漬け　〔来歴〕たかなは『延喜式』にみられる古い野菜で，岩手，秋田の芭蕉菜のように，在来たかなとして各地に残っている。漬け物にされる幅広，肉厚のものは，明治後期に中国から奈良県に導入された青菜（せんさい）が各地に散ったものである。福岡に入ったものは紫たかなと交雑して三池たかなとなり，瀬高町を中心につくられている。山形に入ったものはあまり改良されず，山形青菜あるいは蔵王菜の名で，いまにいたっている。〔製法〕古たかな漬けと新たかな漬けがある。古たかな漬けは 15％の食塩とうこん粉で漬け込み，貯えてべっこう色になり，古漬け臭が出たものを食する。新たかな漬けは 5％の食塩で漬け込み，水があがったら－30℃で冷凍して新鮮な緑色を保持する。樽のまま，小袋詰め，調味して小袋詰めしたものなど，いろいろなものがある。〔食べ方〕繊維がかたいので，包丁でたたくように 1～2 mm 幅に切って食べるとよい。東南アジアでは，乳酸発酵させて炒め物にしたり，麺類の具に使ったりしている。

たかふほうわしぼうさん　多価不飽和脂肪酸　［Polyunsaturated fatty acids］　分子の構造中に，不飽和結合（二重結合）を 2 個以上もつ脂肪酸。PUFA と略称される。メチル基の端から 3 個めの炭素の位置に不飽和結合のあるものを ω-3 系（n-3 系）脂肪酸，6 個めの炭素の位置に不飽和結合のあるものを ω-6 系（n-6 系）脂肪酸という。前者は，近年，血栓を防ぐ作用があるといわれ注目されている。→イコサペンタエンさん

多価不飽和脂肪酸の種類

分類	脂肪酸名	炭素数：不飽和結合数	所在
ω-6	リノール酸	18：2	植物油
	アラキドン酸	20：4	肝油
ω-3	リノレン酸	18：3	植物油
	イコサペンタエン酸	20：5	魚油
	ドコサヘキサエン酸	22：6	魚油

タカベ　鰖　［Yellowstriped butterfish］　タカベ科の魚。体の背部は緑青色で，腹部は淡灰色。背部近くに濃黄色の縦帯がある。体長は 20 cm 程度。産卵期は 8～10 月。南日本に多く，夏おいしくなる。

たきがわどうふ　滝川豆腐　水気をきってよくすった豆腐を，煮溶かした寒天と混ぜ合わせて流し箱で固め，天突き器で器に突き出したもの。かけ汁で食べる。天突きで突き出されたものの様子が，滝の流れを思わせるところから，この名が付いたといわれる。寒天液に比重の違うものを混ぜて固める場合は，適温で流さないと寒天液と豆腐とが分離して 2 層に分かれてしまう。〔材料〕寒天 3 g，締めた豆腐 150 g，だし汁 33 ml，醤油 11 ml，みりん 11 ml。〔つくり方〕寒天を水に浸してやわらかく戻したら，水で煮溶かして仕上がりを 70 g にし，45℃ぐらいになるまでさます。水の代わりにだし汁を用いることもある。締め豆腐はすり鉢でよくすり，裏ごしをしてから寒天液と合わせて流し箱に流す。器に天突き器で突き出し，だし汁，醤油，みりんを合わせたかけ汁を添える。

たきこみごはん　炊き込み御飯　魚介類，鶏肉，野菜や豆類などの具を加えて炊いた味付けご飯をいう。味は塩だけ用いる場合と，塩と醤油を併用する場合とがある。具の色を生かしたいときには塩だけで味を付ける。具の吸塩の仕方が悪い場合（えんどう，いもなど）には，味付け飯に準じて塩味を付けるが，五目飯などのように細かく刻んだ具を炊き込む場合には，具の分として重量の 1％くらい（塩として）を追加する必要がある。〔具の準備〕具が乾物であったり煮えるのに米より長時間を要したりする場合には，水に浸漬して

じゅうぶん吸水させたり，下煮をしておく必要がある。〔水加減〕水だけでなく，場合によってはだし汁やスープストックを用いることもある。調味料として醤油や酒など液状のものを加えるときには，その分量だけ炊き水の量を減らす。また，だいこんや貝類など，水分を放出する具を炊き込むときは，水加減を控え目にする。〔具を加える時機〕ふつうは米といっしょに炊き始めるが，具の色や香りを生かしたいとき，また，長く加熱するとかたくなるものは，煮立ったときに入れる。〔具の量〕種類によってまちまちであるが，米の重量に対し，小豆，大豆，菜類は15％内外，えんどう，そらまめ，えだまめ，まつたけは30％くらい，栗，たけのこは40％くらい，貝類，五目は30〜50％くらいである。→さくらめし

たくあん 沢庵〔起源〕『延喜式』に，にれの木の皮を粉にして食塩を混ぜて野菜を漬けたニレギ，穀類や大豆をひいた粉と食塩で床をつくり野菜を漬けた須々保利のふたつのたくあんを思わせる漬け物の記載がある。このことからみて，武蔵国品川東海寺の僧・沢庵は，考案者というより普及者，もしくは改良者とみたほうが正しい。ただ，僧・沢庵の墓は漬け物石をかたどってあり，漬け物との関係を思わせる。沢庵のいた徳川初期に，この漬け物が完成していたものとみられる。〔種類〕干し本漬け，早漬け，塩押し本漬け，醤油漬けの4種のたくあんがあって，小袋詰め加熱殺菌処理，あるいは15 kg, 30 kgの樽詰めなどの形で市販される。往時のたくあんは干し本漬けだけであったが，大正年間にだいこんを食塩で漬けて一部脱水する塩押しの技法が開発され，いまではこちらのほうが主流になっている。干しだいこんを4斗樽に塩ぬかで漬ける一丁漬けはほとんどない。なお，たくあんはぬか漬けとしてJAS規格が存在する。〔干し本漬けたくあん〕干しだいこんを使ったたくあんである。主産地は愛知県渥美半島，宮崎・鹿児島の南九州で，伊豆や三重でも少しつくられる。主品種は理想だいこんで，渥美の一部で小型の阿波晩生が使われている。葉付きのまま数本のだいこんを束ねて乾架につるして乾燥する。乾燥の程度がたくあんの風味を変えるので，干しの強さが売りの宮崎・鹿児島は2週間干しの歩留まり30％ののの字，渥美は7日干しの歩留まり40％のつの字と，曲げ具合でそれをみている。乾燥の終わっただいこんは，食べごろに合わせた配合の塩ぬかを使って，大型タンクあるいは桶に漬ける。乾燥だいこん70 kgあたり食塩8 kg, 米ぬか2.5 kgの8キロ塩から食塩14 kg, 米ぬか2.5 kgの14キロ塩まであって，8キロ塩は4月まで，14キロ塩は周年貯蔵となる。たくあん漬け込み後，米ぬかの糖化，アルコール発酵が起こり，アルコールの量が最大になったときがもっとも美味なので，食べごろにアルコールが最大になるように食塩で発酵を調節する。適期に掘り出したたくあんは，そのまま食べてもよいが，ふつうは流通とし好を考えて砂糖，うま味調味料を水に溶かした調味液に浸した後，小袋に密封し，80℃，20分の加熱殺菌をして出荷する。南九州のたくあんはよく乾燥しているので上干したくあんといい，そぐように薄く切って，かつお節をふりかけて食べるともち味が出る。食塩4％，砂糖8％，うま味調味料0.4％が平均の味で，1本300 gくらいの大きさが好まれている。暖かい地方で低塩でつくるので，漬け込んだ容器を冷蔵庫に積みあげて熟成することが多い。〔早漬けたくあん〕美濃早生だいこんを使って干し，本漬けたくあんの端境期用につくられていたが，戦後，冷蔵庫貯蔵や冷蔵輸送により，周年供給される低塩たくあんとして，その浅漬け的風味も相まって人気の出たたくあんである。小袋詰めよりも2〜3 cmの緑色の葉を付けたまま樽詰めすることが多く，緑と白の対比が喜ばれる。葉付きのまま2〜3日塩漬けして食塩5％のだいこんをつくり，外麦白ふすま，合成甘味料，うま味調味料を水でこねたものを樽に詰めて出荷する。だいこんの収穫から出荷まで4日とい

う文字どおりの早漬けで，輸送中に味がしみる。和歌山の紀の川漬け，福島の聖護院だいこんを使ったかぶたくあんもこれに属している。〔塩押し本漬けたくあん〕早漬けたくあんの塩押し技法を組織のかたい理想だいこんに応用し，塩押し脱水した歩留まり60％のだいこんを塩ぬかで漬け込み，以下，干し本漬けたくあんの工程と同様にしたものである。東京たくあんともいわれ，干したくあんと違う食感でよく食べられる。ふつうはたくあんの肌色が悪く，黄色4号で着色するが，最近，袋詰めにあたって米ぬかやかつお節をだいこんの肌になすり付けて外観をよくしたぬか入りたくあん，かつおたくあんが増えている。〔醤油系たくあん〕塩押し本漬けたくあんを小袋詰めにする前に浸漬する調味液に醤油を加えたもので，たまり，ろばたなどの名で売られている。

だくしゅ　濁酒　にごり酒，白馬（しろうま），どぶろくなどの別名がある。〔製法〕清酒の製法にしたがってつくったもろみを，ろ過せずにそのまま飲用するものである。〔性質〕粗白米を原料とし，粗雑な方法でつくられるので，酸敗を起こし，乳酸発酵による酸味の強いものがある。酒税法上ではそのほかの醸造酒に属する。2002年からは構造改革特別区域法により，構造改革特別区域内で農家民宿などを営む農業者が濁酒の製造免許を受ければ，濁酒製造が可能となった。〔朝鮮半島の濁酒〕朝鮮半島の酒にも濁酒があるが，これは蒸した米に麹子（チャウズ）と水を加えて発酵させてつくる。味は甘酸っぱく，アルコール分も少ないので飲みやすい。

たけのこ　筍　［Bamboo shoot］　たけのこは竹の幼茎で4～5月に山野に自生するか，栽培されるものである。〔産地〕おもにアジアに産し，わが国では，福岡，京都，徳島，熊本，香川，愛媛などで多く収穫される。都市近郊には専業的に発達した孟宗竹畑がある。〔品種〕わが国で広く用いられるのは孟宗竹（もうそうちく），淡竹（はちく），真竹（まだけ）などのたけのこである。孟宗竹は春もっとも早く出回るもので，肉質がやわらかく品質がよい。淡竹は5～6月に出る。一般に皮の黒っぽいものをくろこ，白っぽいものをしろこといい，食用にはしろこのほうが喜ばれ，栄養的にもたんぱく質が多く，すぐれている。〔成分〕たけのこの炭水化物としては，ヘミセルロース，ペントサン類が多く，でんぷんも見いだされる。たんぱく質もかなり含まれ，その1/3は非たんぱく態で，チロシン，ベタイン，コリン，アスパラギンなどである。そして，これらがたけのこのうま味をなしている。たけのこの煮汁が白濁するのは，ひとつにはチロシンが熱湯に溶け出し，冷却により再び析出するためであり，別の理由は熱湯に溶けたでんぷんが冷却によって老化し，沈殿するためである。ビタミンはあまりない。〔缶詰〕たけのこは生産量の80％が缶詰に向けられる。鮮度低下が早いので採取後すぐ処理をする。缶詰にするには尖端部の内皮を残して，小刀で筋目を入れて外皮をはぎ，基部の硬化部を切り，形を整え，大中小に区別する。湯煮は直火または蒸気を通じて40～60分行う。その後，直ちに冷却し，残存している皮をはぎ，20～30時間水に浸してあく抜きを行う。2時間ごとに水をかえる。これを肉詰，脱気，殺菌，冷却して水煮缶詰とする。〔調理〕煮物，あえ物，吸い物，炊き込み飯などに用いられるほか，粕漬け，からし漬けなどの漬け物にも用いられる。調理の際にはあく抜き（たっぷりの湯にぬかをひとつまみ加えたなかでやわらかくゆで，皮をはいで水にさらす）をしたものを使う。〔細筍〕ねまがりたけやほていちく（まだけの変種，ごさんちくともいう）などの細いたけのこをいい，味は孟宗竹，淡竹などより劣る。秋田，岩手，青森などでとれ，山菜として利用されるほか，缶詰にもなる。

たけのこいも　筍芋　さといもの一種で，親いも用品種。京いもともいわれる。晩生で，宮崎などで栽培されている。〔性状〕草丈145～150 cm，親いもは長さ

60 cm にもなり，節間が長く筍状。肉質は粉質で貯蔵すると味がよくなる。

たけのこはくさい　筍白菜　アブラナ科に属し，長円筒形の結球白菜である。別名しょうさい（紹菜），チヒリともいう。中国原産で，中国北部での栽培が多い。〔性状〕径が約 20 cm，高さ 50 cm 内外。外葉は濃緑色。貯蔵性，輸送性がある。〔栽培〕耐暑性，耐寒性があり，栽培しやすい。夏まきし，秋・冬どりする。〔成分〕はくさいに類似している。〔用途〕歯切れよく煮くずれせず，甘味があるため，中華料理，鍋物，漬け物にする。

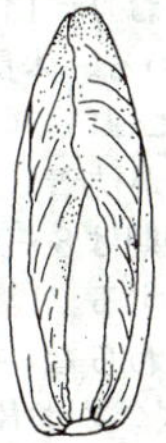

たけのこはくさい

タコ　章魚，蛸　［Octopus］　軟体動物頭足類八腕目に属する海産動物。〔生態〕体は頭，胴，腕の三部からなる。腕は 4 対でその基部は広い傘膜とよぶものでつながっている。腕の長さは頭胴部と同じかそれよりも短い。腕には吸盤があるが，これはイカ類と違い，柄がない。体の表面には色素胞が細かく分布しており，その伸縮によってたやすく体色を変える。一般にタコはゆでると赤くなると思われているが，これは色素で染まるためである。沿岸性で岩礁地帯の洞穴などにすみつく。夜になると活動し，餌をあさり，甲殻類，貝類などを食べるので，貝類養殖上の害敵とされている。産卵期はマダコでは春から夏，イイダコは春，テナガダコは春から秋，ミズダコは初夏のころとされているが，地理的にかなりのずれがある。八腕目にはヒゲダコ科，クラゲダコ科などいろいろの種類があるが，食用とされるものはタコ科に属するものである。〔調理〕ゆでたものは酢ダコとし，またすし材料とされる。三重県名産のけずりダコはタコの脚を蒸した後，皮を除いて干し，かんなでけずったもので，吸い物や三杯酢とするとおいしい。佐渡の桜ダコは同様に処理したタコの頭，脚を薄く輪切りにしたもので，その形が桜の花に似ているところからこの名がある。〔一般組成〕100 g 中，水分 81.1 g，たんぱく質 16.4 g，脂質 0.7 g，炭水化物 0.1 g，灰分 1.7 g。〔食中毒〕筋肉がかたいためあまり消化がよくなく，また，腐敗してもその判別が困難なため，食中毒を起こしやすい。

→イイダコ

だし　出汁　広い意味で，鳥獣肉およびその骨，魚介類，しいたけ，昆布，生野菜などのうま味成分を抽出した汁である。だしの材料としては，これら単独のものよりも，動植物性の材料を取り混ぜて取るほうが味が複雑になり，おいしくなる。〔かつお節〕吸い物には土佐節，伊豆節，薩摩節などを用いる。できるだけ薄く削ったものを，汁の 2～4％使用。水が沸騰した後に入れ，再び沸騰したら火を止める。火からおろしたら上澄みをとる。この間，鍋にふたはしない。上に浮いたあくは取りさる。これを一番だしといい，吸い物や茶碗蒸しなどに用いる。一番だしのかすに，最初に用いた水の半量を入れて火にかける。3 分間煮立てて火を止め，上澄みをとる。これを二番だしといい，味噌汁や煮物などに用いる。二番だしは，かつお節の使用量が 2％くらいではうま味はあまり期待できない。〔煮干し〕使用量は水の 2～4％。煮干しは頭と腸とを取りさって，2～3 片にさいて用いる。水から入れて火にかけ，ふたはしない。沸騰したら 3 分ぐらい加熱し，火からおろして上澄みをとる。煮干しを細かく刻んだり，煎って粉にしたものを水から入れ，ふたをせずに 2～3 分煮てもよい。いずれも，味噌汁や煮物などに用いる。〔昆布〕使用量は水の 2～4％。表面をよくふき取って，のれんのように切り込みを入れて用いる。だしの取り方には，水に漬けて取り出す方法（水だし，冬 3 時間，夏 1 時間ぐらい）と，水に昆布を入れて火にかけ，沸騰直前に取り出す方法とがある。かつお節と併用する場合には，使用量はかつお節1～2%，昆布1～2%とする。昆布で水だしを取っておき，これを火にかけて沸騰したらかつお節を入れて火を止め，上澄みをとる方法と，水に昆布を入れて火にかけ，沸騰直前に昆布を取り出し，つぎにかつお節を入れて，煮立ったら火を消して上澄みをとり分ける方法とがある。これらを混合だしという。混合だしはグルタミン酸とイノシン酸との味の相乗作用により，強いうま味が得られる。→スープ

だしまきたまご　出汁巻き卵　卵焼きの一種。卵を割りほぐし，卵の約30%のだし汁を入れ，塩，醤油，みりんなどの調味料で薄味に調味し，巻くように焼いた巻き焼き卵である。だし汁を多く入れること，甘味を抑えて薄味にすることなどが特徴で，関西地方では，この名でよばれている。→たまごやき

たたき　叩き　刺身の一種。カツオのたたきが有名。節取りをしたカツオを串に刺して焼き霜にする。これを厚めの平造りにして調味料をかけ，香辛料を上において包丁または手でたたき，味をなじませるのでこの名がある。元来カツオの肉はやわらかいが，加熱と調味料の影響で肉が締まり歯ざわりがよくなる。また，香辛料がカツオの生臭いにおいを消すのでおいしくなる。このほか，ハゼ，キス，アジなど，淡泊な味の魚の鮮度の高いものを用いて三枚におろし，包丁の刃で肉をこそげ取り，味噌少々を加えてまな板の上でよくたたいたものをたたきということもある。この料理はたたきなますともいう。ふつう，たたきといえば前者のほうが有名。〔つくり方〕カツオ一節に末広形に串を打ち，強火で皮目のほうから薄く焦げ目がつくようにさっと焼く。つぎに身のほうを焼く。周囲に4 mmほど火が通った状態がよい。これを冷水につけて冷やし，水気をふきとる。厚さ1 cmくらいの平造りにして，塩と酢，小口切りのあさつき，おろしたにんにくとしょうがをかけて，手または包丁の腹でひたひたとたたき，味をなじませる。器に盛り，二杯酢をかけて供す。

タタミイワシ　畳鰯　カタクチイワシの稚魚（シラス）をそのまま抄（す）いて薄い板状にし，素干ししたもの。東海地方の特産。シラスを水洗した後，竹のすまたはビニール網を張った型枠で抄きあげ，水きりした後，草で編んだすだれに移して天日乾燥する。晴天なら4～5時間で乾燥する。焦がさないように火であぶり，醤油で食べると美味。

タチウオ　太刀魚　[Hairtail]　タチウオ科の魚。〔生態〕体は平たく長く，後部は紐状を呈しており，口は大きく，するどい歯をもっている。体長は1.5 mに達する。全身銀白色に輝いているが，これは体表面にグアニンが沈着しているためである。〔産地〕産卵期は8～9月。暖海性の魚で南日本に多産する。〔調理・用途〕1年中あまり味が変わらないとされ，照り焼き，煮付けに向く。なお体表面のグアニンは模造真珠の原料とされる。

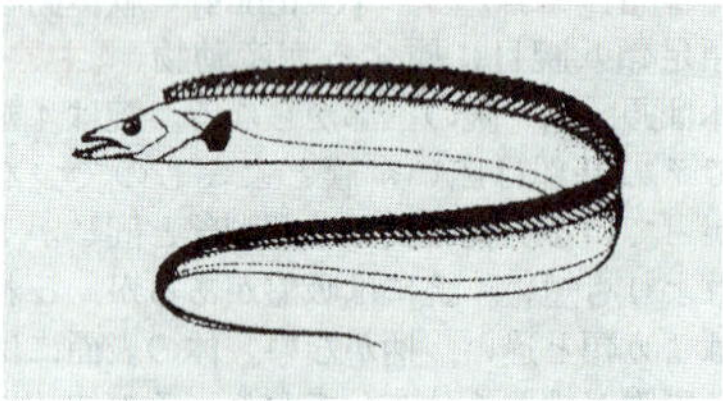

タ チ ウ オ

ダチョウ　駝鳥　[Ostrich]　ダチョウの肉は，鴨に似た赤味の肉で，低カロリーで高たんぱく。脂肪も少ない。鉄分も豊富に含み，ヘルシーな食材といえる。味は牛肉に似ており，やわらかく癖がなく，いろいろな料理に食材として使用できる。

たづくり　田作り　[Dried anchovy]　カタクチイワシの素干し品。ごまめともいう。〔製法〕カタクチイワシを水で洗い，むしろの上にばらまき，1日数回転がしながら干しあげる。〔品質〕表面が銀色に輝き，頭や尾が付き，形のくずれていないものが良品である。油焼けを起こしたものは

下等品。油焼けしたものを使用するときは，煮る前にしばらく灰汁（あく）に漬けると，渋味がある程度除かれる。〔由来〕田作りは正月料理のひとつとされるが，これはかつて，田の肥料に使ったところ米が多くとれたので，豊年満作を祈る農民が正月に食べるようになったということからきている。

だつさんそざい　脱酸素剤　［Free-oxygen absorber］　包装系内から酸素を除去することによって，食品中の油脂の酸化，好気性微生物の生育などを防止する目的で用いられる酸素吸収剤の通称。ガス透過性の少ない包装材料と脱酸素剤を用いることによって，きわめて低い酸素濃度の条件が簡単に得られるので，簡便な品質保持技術として急速に普及した。〔種類〕現在，鉄粉の酸化を利用した鉄系と，アスコルビン酸などのレダクトン類の酸化を利用した有機系のもの，脱酸素と同時に二酸化炭素を発生するガス置換型のものがつくられている。また，酸素吸収量，吸収速度，用途などが異なるタイプの製品がある。〔特徴〕鉄系のものは小型で安価なので，もっとも一般的に用いられているが，有機系のものは金属探知器にかからないこと，ガス置換型のものは容器の体積変化がないことなどを特徴にしている。脱酸素剤は嫌気性細菌には効果がないので，利用にあたっては食品の水分活性，流通温度条件などに注意を要する。

だっしだいず　脱脂大豆　［Defatted soybean］　大豆のなかに含まれる油の一部または大部分をとった残りをいう。以前は大豆粕といわれた。〔脱脂方法〕いったん大豆を圧扁して組織を壊したうえで，これに強い圧力を加えて油を搾りとる圧搾法と，油を溶かす性質の溶剤に圧扁大豆を浸漬して油を溶剤中に溶かし出す溶剤抽出法とがある。圧搾法には，玉締め，板締め，ケージプレス，エキスペラーなど種々あるが，いずれも，現在，日本では大豆にはほとんど用いられていない。エキスペラー法は水平の円筒の一方から大豆を入れ，スク

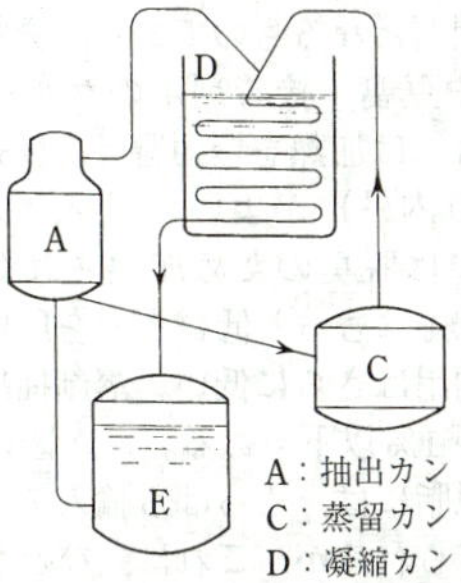

大豆の溶剤抽出法

リューによって次第に円筒の狭い部分に押し込んで，その際の強い圧力により油を搾りとる連続法である。エキスペラーはアメリカで一部に用いられる。圧力のもっとも大きいエキスペラーでも，なお油が5～6％残るので，大豆のように含油量の少ないものにはあまり用いられない。わが国では，おもに溶剤抽出による脱脂大豆が製造され，飼料のほか，醤油，味液（アミノ酸液），一部の味噌，豆腐，また，接着剤などの工業原料などに用いられ，パン，ドーナツ，ソーセージに混用されることもある。さらに，水産練り製品用の大豆たんぱくカードの原料となる。最近では，分離大豆たんぱく，組織状たんぱく，繊維状たんぱくなどに加工して，魚肉，畜肉加工品に用いられる。溶剤抽出法の工程は図のとおりである。なお，脱脂大豆の性状，とくにたんぱく質の水溶性のいかんは溶剤を追い出す際の熱のかけ方により大きく影響される。溶剤と油の混合物（ミセラ）をとった残りの大豆から溶剤を完全に取り除く際，使用した溶剤の沸点が高いと高温を用いなければならない。ベンジンでは120℃ぐらいの過熱水蒸気を用いるが，ヘキサンではもっとずっと低くてよい。前法でつくった脱脂大豆のたんぱく質はほとんど水に溶けないが，後法によったものはかなり水に溶ける。この性質は，たんぱく質の熱変性の程度によるものであって，窒素溶解指数（NSI）で示される。味噌，醤油，豆腐，

接着剤などの原料として脱脂大豆を用いる際に，問題となるものである。分離大豆たんぱくや豆腐，接着剤用のグルーを調製する場合には加熱を極力避け，NSIの高いもの（80内外）がよい。パン，ソーセージなどには脱臭のため加熱されたものがよく，NSIはもっと低いものを用い，飼料用，醤油用はさらに低い。溶剤抽出法では残油量が1%以下である。わが国における大豆の脱脂には，もっぱら輸入アメリカ大豆があてられるが，これは，ひとつにはアメリカ大豆は油の含量が比較的多いためである。→だいず

だっしにゅう　脱脂乳　［Skim milk］　牛乳からクリームを分離した残りの部分をいう。〔製法〕牛乳を35～38℃に温めてクリームセパレーターにかけ，毎分約12,000回転の速さでまわすと，遠心力によって比重の比較的重い脱脂乳（比重約1.035）と比重の比較的軽いクリームとに分かれる。乳等省令では，乳脂肪分が0.5%以上，1.5%以下の低脂肪牛乳と，0.5%未満の無脂肪牛乳とに分けている。酸度，無脂乳固形分，細菌数，大腸菌群ならびに製造および保存の基準は牛乳に同じ。〔成分〕脱脂乳は，以前はほとんど動物飼料，とくに仔牛の飼料として用いられるにすぎなかったが，脂肪および脂溶性ビタミン以外の乳の栄養分のすべてを含み，とくに，たんぱく質，カルシウムおよびビタミンB_2の優秀な給源となるので，食品として使われるようになってきた。〔用途〕脱脂乳はそのまま飲用されるほか，脱脂粉乳，ヨーグルト，種々のチーズ（とくにカッテージチーズ），アイスクリーム，還元牛乳などの原料に用いられ，また，カゼイン，乳糖などがこれから製造される。

だっしふんにゅう　脱脂粉乳　［Skim milk powder］　脱脂乳を噴霧乾燥して調整したもの。製造方法は全粉乳とほぼ同じで，脱脂乳を荒煮（通常70～78℃，5～10分間加熱）した後，必要ならばろ過し，濃縮したものを乾燥する（食用脱脂粉乳には，ドラム式の円筒乾燥はほとんど用いられない）。牛乳をそのまま乾燥した全粉乳は貯蔵中に脂肪分解臭（ランシッド臭）および脂肪酸化臭が付きやすく，いちじるしく風味が低下するので，牛乳の保存方法としてはあまり適当でない。これに対して牛乳をクリームと脱脂乳に分離した後，後者から調製した脱脂粉乳は保存性もよく，飲用牛乳（加工乳）の製造原料，各種食品製造の配合材料などとして用途が広いので，わが国および酪農先進国で多量に製造されている。〔定義・成分規格〕乳等省令では「脱脂粉乳とは，生乳，牛乳又は特別牛乳の乳脂肪分を除去したものからほとんどすべての水分を除去し，粉末状にしたものをいう」と定められている。乳固形分95.0%以上，水分5.0%以下，細菌数50,000/g以下，大腸菌群陰性でなければならない。〔種類〕通常の脱脂粉乳のほか，いったん調製した粉乳を10～20%水分になるように湿らせてから水分4%程度に乾燥して調製するインスタント脱脂粉乳がある。インスタント脱脂粉乳の粒子は小粒子の集まった大きな集合体で，多孔性の塊であり，吸水性・水中での分散性にすぐれている。

だっしゅう　脱臭　［Deodorization］　食品には，それぞれを特徴付けるにおい（揮発性物質）がある。たとえば，にんにく，納豆，くさやのにおいは，一部の人には不快を感じさせるが，一般的にはそれらのにおいが食欲をそそるものとなっている。食品本来のにおいでない異臭，悪臭は，褐変，酸化などの変質および腐敗の進行により発生する揮発性物質である。したがって，基本的には食品そのものが脱臭の対象になることは少ない。しかし，マトンなどの獣臭，大豆の豆臭などの不快臭を除去したり，強すぎるにんにく，くさや，味噌などのにおいを低下させるために脱臭が行われることがある。また，食用油，糖類など，調理あるいは加工素材の場合は，原料由来のにおいがあることは望ましくない。糖類製造の場合は，石灰処理，活性炭処理および真空濃縮，再結晶の工程で自動的に脱臭が行われている。食用油の場合は

酸性白土，活性白土などによる脱色工程である程度脱臭されるが，なお原料特有のにおいが残留するので，油脂を200℃以上に加熱し，2～10 mmHg（Torr）程度の真空で揮発性成分を除去している（真空脱臭）。冷蔵庫の脱臭には，おもに活性炭が使用される。特殊な脱臭方法としては，オゾン，そのほか化学物質による分解脱臭方法がある。また，リゾープスなどのかびを使うこともある。

だつじゅう　脱渋　→かき（柿）

だっすい　脱水　[Dewatering, Drainage, Draining]　多孔質組織や堆積した粒子層に含まれる液体を機械的に分離すること。脱水の方法には，遠心力による遠心脱水，圧搾または加圧，減圧による圧縮脱水，加圧または減圧により層内に空気を強制的に通し，液を排出させる通気脱水，吸着物質による吸着脱水，振動により毛管を壊し，液を落とす振動脱水などがある。減圧（真空）による圧縮脱水としては，クロレラ，排水処理の余剰汚泥，さらしあんの脱水などがある。凍り豆腐，寒天，春雨など高分子のゲルから脱水しやすいようにするためには－2℃程度で凍結し，それらの分子配列を変えたり，結晶構造をもたせるなどしてから解凍すると，上記のいずれの方法でも脱水が容易にできるので，凍結脱水ともいわれる。食塩水，砂糖水など浸透圧の高い溶液に果実，野菜を浸漬し，浸透圧の差により水分を除去することも，また，乾燥することも広義の脱水といえる。特殊な缶詰として脱水缶詰がある。これは，にんじん，ごぼう，れんこんなどをあらかじめ50％程度まで乾燥し，これを圧縮してカンに詰めて殺菌したもので，乾燥品より復元性がよく，かさばらないので，船舶用の缶詰として用いられる。

たつたあげ　竜田揚げ　醤油とみりんを合わせた漬け汁に10～15分ほど材料を漬けて下味を付け，でんぷんをまぶして揚げたから揚げの一種である。材料に染み込んだ醤油の色が，揚げることで紅葉のような色合いになるため，紅葉の名所である竜田川にちなんで名付けられたといわれている。漬け汁のなかにねぎの斜め切り，しょうがを入れることもある。竜田揚げは，カツオ，マグロ，サバ，コイ，フナ，合鴨，うずらなどが向く。すでに材料に味が付いているので天つゆはいらない。保存がきく。〔サバの竜田揚げのつくり方の一例〕材料：サバの切り身300 g，醤油22 m*l*（魚の7.5％），みりん22 m*l*（魚の7.5％），ねぎ1/2本，しょうが少々，でんぷん25 g，揚げ油適宜。つくり方：斜め切りにしたねぎ，薄切りしょうが，醤油，みりんを合わせた漬け汁にサバの切り身を10～15分漬ける。汁気をきり，でんぷんをまぶして170℃くらいの温度で時間をかけて揚げる。

だったんそば　韃靼そば　[Tartary buckwheat]　中国南部やヒマラヤの山岳地帯で栽培されてきたそばの一種。ルチンが，ふつうのソバの100倍程度含まれている。→そば

だつろう　脱蝋　ウインタリング，ウインタリゼーションともいう。食用植物油精製工程のひとつ。植物油を－3～－1℃に冷却し，析出するろう状の固形物を除く操作をいう。この処理をした油は，冷蔵庫に保存しても透明に保たれるので，サラダ油の精製工程のひとつとされている。綿実油のように構成脂肪酸の組成により低温で固まりやすいトリグリセリドが析出する場合と，米ぬか油のようにワックスが析出する場合とがある。

たで　蓼　タデ科に属する香味野菜で，野生のものだけでなく，改良種は栽培されている。やなぎたで（別名ほんたで，またで），あいたで（別名あい，たであい）などがあるが，ふつう，利用されるのはやなぎたでである。これには，子葉が赤味を帯び辛味の強いべにたで，緑色のあおたで，本葉が細く紫色のほそばたでなどの品種がある。〔成分・用途〕葉茎に辛味成分を含むので，葉は辛味料としてとうがらし葉のようにゆでさらし，ひたし物，汁の実として食べる。若芽（実生）は刺身のつまとし，あおたではみじん切り，または磨砕し

て酢と合わせたものを，アユの塩焼きに添える。

たてしおほう　立て塩法　[Pickle salt curing]　食品を水がもれない容器に入った食塩水中に浸漬して塩漬けする方法。〔特徴〕食品が空気に触れないため，油焼けする心配がなく，塩味の調節がしやすく，塩むらができにくい。大きな容器を必要とするほか，食品から浸出した水分が薄膜状に食品表面をおおうので，食塩の浸入と脱水が妨げられ，低濃度の食塩水の場合は腐敗することがある。〔改良立て塩法〕ふり塩をした食品を容器に入れて落としぶたをして重石を置くと，食品から浸出した水に食塩が溶解して，途中から立て塩漬けの状態になる。塩の使用量が少なくてすみ，急速な脱水，均一な食塩の浸透ができるなど，ふり塩法と立て塩法の長所を利用できる。→えんぞうひん

だてまき　伊達巻き　→たまごやき

たとうるい　多糖類　[Polysaccharide]　単糖類が多数個重合したものをいう。単糖類以外の成分を含むものもある。あるいは単糖類および少糖類以外の炭水化物とその誘導体といってもよい。n 個の単糖類から n-1 個の水が除かれたもので，n が 10 以上のものをいう。光合成により自然界に大量に存在，生産される。〔種類〕でんぷん，グリコーゲン，繊維素，マンナン，ガラクタン，キシラン，イヌリン，キチン，ペクチンなどがこれに属する。〔性質〕分子量が大きく，水にコロイド状に溶けるか，または不溶である。甘味はなく，アルドースまたはケトースの特有の反応を示さない。酸または酵素で加水分解すれば，最後には単糖類を生じる。→たんとうるい

だに　蟎，壁蝨，蜱　[Tick, Mite]　→こなだに

たにし　田螺　[Vivipara]　タニシ科に属する淡水産巻貝。オオタニシ，マルタニシ，ナガタニシなどは食用とする。全国の水田や湖沼にすむ。大きさは 4～5 cm。たんぱく質を 13％も含むので，かつては農村の重要なたんぱく供給源であった。ビタミン類も比較的多い。ゆでてあえ物または味噌汁の実にする。

たねこうじ　種麹　麹を製造する元である。麹菌の胞子を主体としたもので，もやし（麹糵）ともいわれる。この良否が麹の出来，不出来を決定するので，種麹は種麹業者によりつくられ，販売されている。〔製法〕種麹は玄米を原料とし，木灰を混和して製麹する。木灰は胞子の耐久性を増す効果がある。ふすまを原料とするものもある。米粒やふすまの表面が黄緑色の胞子でおおわれるまで，すなわち，老麹（ひねこうじ）になるまで培養する。したがって，ふつうの麹より 2～3 日遅く出麹となる。これを乾燥して袋に入れ，製品とする。米粒を除き，胞子のみを集めた製品もある。〔品質〕種麹は発芽率が高く，有害菌を含まないことが必要で，麹菌としてはアスペルギルスオリゼーの実用菌株を用いることが多く，二種類以上を混用したほうがよいともいわれる。麹の生育速度，発熱性，芳香性，酵素生産性などは醸造目的により異なるので，味噌用，清酒用，醤油用などの区別がある。〔使用量〕麹をつくるときの使用量は，原料 150 kg に対して種麹 110～150 g である。→こうじ

タバスコ　[Tabasco]　トウガラシ属（*Capsicum*）のうち，もっともからい種類に属するタバスコペッパー（*C. frutescens*）を原材料とするから味調味料。なお，タバスコはアキルヘニー社の商品名である。すりつぶしたタバスコペッパーに岩塩，穀物酢を加え，樽で長時間熟成させて製造する。から味成分はカプサイシンである。近年では，青とうがらしの一種であるハラペーニョを材料とした緑色のタバスコもある。

タピオカでんぷん　タピオカ澱粉　[Tapioca starch]　キャッサバの根から製造したでんぷんをいう。マニオカでんぷんまたはユカでんぷんともいう。〔製造〕キャッサバからでんぷんを分離するのは容易で，また，製造中，不純物があまり混入しないので，良質のでんぷんが得られる。

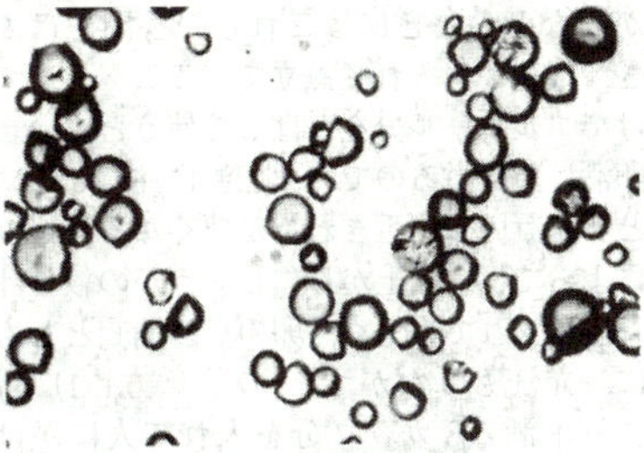

タピオカでんぷん

〔性状〕粒径は4～35 μmで，さつまいもでんぷんによく似た形をしている。平均粒径は17 μm程度。糊化しやすく，その際に大量の水を吸収するので，抱水力の強いでんぷんとして食用や工業用に特殊の用途がある。〔主産地〕ナイジェリア，タイ，インドネシア，マレーシア，ブラジルなどで，最近はブラジルでの製造量が急増している。〔用途〕外国では水あめ，ブドウ糖の原料および糊料に用いられる。加工でんぷん原料が大部分で，糖化原料および合成繊維，毛織物の糊料に利用される。加工原料としては，主としてデキストリンの製造に用いられる。〔特性〕タピオカは糊化しやすく，58～60℃で糊化が始まり，80℃以下で完全に膨潤する。建材を接着するのには，抱水力の大きいことともに，この性質が有用である。このように，タピオカは保水力，膨潤力，溶解性にすぐれ，また，老化しにくく，冷凍・融解のくり返しに安定な糊液をつくる。アメリカ，ヨーロッパでは，以前から家庭料理用に広く用いられてきた。〔タピオカパール〕タピオカを糊化して，球状に加工したもの。中華料理のデザートとしてココナッツミルクとともに供されたり，西洋料理ではコンソメスープの浮き実として供されたりしている。日本では，最近になってさまざまなデザート菓子に加工されている。〔タピオカ生産と環境問題〕日本への輸出のために，東南アジアではタピオカの生産がさかんになり，地域の環境破壊が問題となっている。→キャッサバ

タフィー ［Taffy］ キャンディの一種である。イギリスで19世紀初期に糖蜜からつくったキャンディをタフィア（tafia）といったことに始まる。当時は，糖蜜や蜂蜜の味を主体として，乳製品を含まないものであった。その後アメリカに伝わり，糖蜜のかわりに砂糖が使われるようになり，味を補うためにバターやナッツ類が加えられ，味やかたさが多様化した。したがって，現在のタフィーにはソフトからハードまで，種々の製品がある。ピーナッツタフィー，ピーナッツブリットル，バタースカッチなどが，その例である。

ダブリュー・エイチ・オー ［WHO］ →せかいほけんきかん

たべあわせ　食べ合わせ 〔定義〕食(く)い合わせともいう。二種またはそれ以上の特定の食品をいっしょに食べると中毒を起こすという言い伝えがあり，これを食べ合わせという。〔種類〕100種以上の多数の組み合わせがあるが，おもなものに，次のようなものがある。ウナギと梅干，すいかと天ぷら，タコと柿，サバとあんず，ハマグリとみかん，牛乳とみかん，アサリとまつたけ，カニと氷水，ニシンとこんにゃくとねぎ，サメとサザエ，フグと青葉，エビとなつめ，カニと柿，ハマグリととうもろこし，タニシとそば，きゅうりと油揚げ，びわとそうめん，きのことほうれん草，アワビと青梅など。〔歴史〕食べ合わせについてはかなり古くから言い伝えられてきたようで，たとえば，江戸時代の貝原益軒の『養生訓』にも記載がある。〔真実性〕食べ合わせについてはこのように多くの例が伝えられているが，実際にこれらの組み合わせによって中毒を起こした例はほとんどなく，科学的根拠に乏しい。食べ合わせが迷信であるという記載はすでに昔からあり，寛政年間に出された『料理早指南』という本には，ウナギと梅干は差し支えがないと書かれている。たとえば，牛乳とみかんについては，牛乳のカゼインがみかんの酸によって凝固するために消化不良を起こすと考えられるが，牛乳は胃に

入ると胃酸によって凝固するので，みかんによって凝固することはなんら差し支えがない。このように食べ合わせは迷信といってよく，もしなにか異常が起きたとすれば，アレルギーや体の調子，食品の鮮度，あるいは心理的な要因が考えられる。ただし，食べ合わせにとりあげられている食品をみると，夏に食べるものが多く，また，脂質が多く，消化の悪いものが多いことから，消化不良や食中毒の原因となりやすいので，食べるときにはじゅうぶん気をつけるようにという警告と解するのが妥当と思われる。

たまごきりき　卵切り器　ゆで卵を，薄く，形よく切る調理器具。横切り用と縦切り用とがあり，材質としては金属製のものとプラスチック製のものがある。取り扱い上の注意としては，張ってある細い針金を曲げないようにすることである。なお細い糸を用いてもきれいに切れる。

たまござけ　卵酒　清酒に卵を混ぜ，熱くした甘い酒。酒が熱せられているので，血行がよくなり，卵の栄養分もとれるので，かぜ気味のときや寒い夜の飲み物として効果があると昔からいわれている。アルコールに弱い人には，甘味を強くしたり，煮きり酒を使うと飲みやすくなる。〔酒の煮きり方〕土鍋かほうろう鍋に酒を入れ，小皿などで落としぶたをして弱火で2～3割程度煮詰めてつくる。しかし，かぜなどのときにはこれらの手間をはぶき，鍋に酒を入れて煮立て，ここへ火をつけてアルコール分をとばして使うとよい。卵酒は鍋で煮るので，火加減に注意しないと卵が凝固し，舌ざわりが悪くなる。好みによっては，仕上がりにしょうがの絞り汁を少量入れてもよく，卵の臭み消しとともに，発汗もうながす。〔つくり方〕1）鍋に日本酒2/3カップ分を入れて火にかける。煮立ったときに火をつけて，アルコール分をとばす。火からはずして，70℃くらいにさます。2）ボウルに卵1個を割りほぐし，ここへ砂糖大さじ2杯を入れてよくかき混ぜた上，やや冷めた酒を少しずつ加える。これを鍋に戻し入れ，木じゃくしでたえずかき混ぜながら鍋を湯煎にかけ，トロリとなるまで煮る（温度80～82℃）。3）深い茶碗につぎ，熱いところをすすめる。卵酒はさめると味が落ちる。

たまごたけ　卵茸　夏～秋，広葉樹林内の地上に発生するきのこ。〔形態〕傘は径5～15 cm，はじめは卵形であるが，のちに丸山形となり，さらに開いて扁平となる。表面は赤色～黄赤色，周辺部には放射状の溝線がある。茎は高さ10～18 cm，黄色と橙黄色のだんだら模様がある。膜質のつばと白くて厚いコップ状のつぼがある。〔学名〕長い間，せいようたまごたけ（*Amanita caesarea*）の学名が付けられていた。しかし，日本に分布する種類はこの

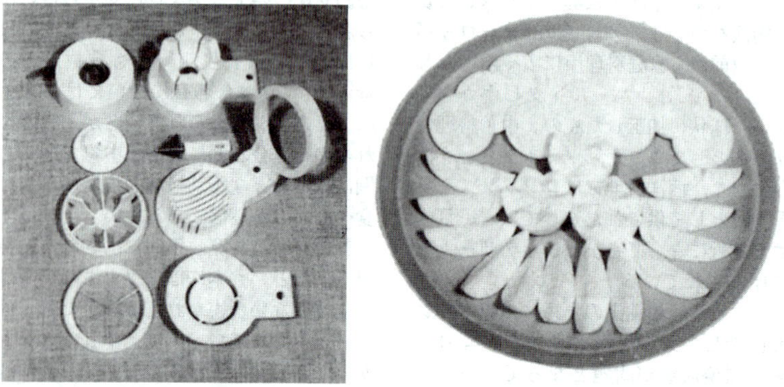

卵切り器とできあがり

学名のきのこではなく，東南アジア系の*A. hemibapha*であることが明らかになった。〔注意〕毒きのこのべにてんぐたけに似る。きたまごたけ（たまごたけの黄色種）は毒きのこのたまごたけもどきに似る。〔調理〕色彩が鮮やかなので毒きのこと思われやすいが，優秀な食用きのこ。せいようたまごたけは皇帝のきのことよばれ，その味のよさはローマ時代から一般に知られていた。たまごたけの味は濃厚で，においが温和。バター炒め，フライなどに向く。

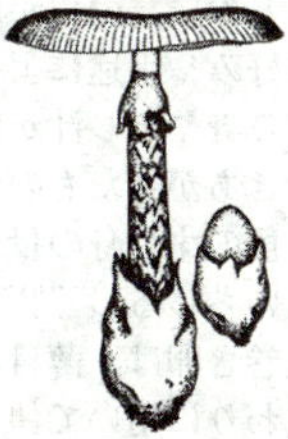

たまごたけ

たまごてんぐたけ　卵天狗茸　夏～秋，広葉樹林内の地上に発生する猛毒きのこ。〔形態〕傘は径7～15cm，表面は黄色～オリーブ緑色。茎は高さ8～20cmで，白色。膜質のつばと膜質で袋状のつぼをもつ。〔中毒症状と毒成分〕日本での中毒例は少ないが，ヨーロッパではきのこ中毒の90％以上がたまごてんぐたけによる。毒成分と作用機構はドイツのT. Wielandらによって研究された。毒成分はアマニタトキシン類（amanita toxins）と総称され，速効性のファロトキシン群（phallotoxins）五種と遅効性のアマトキシン群（amatoxins）四種のふたつのグループからなる。後

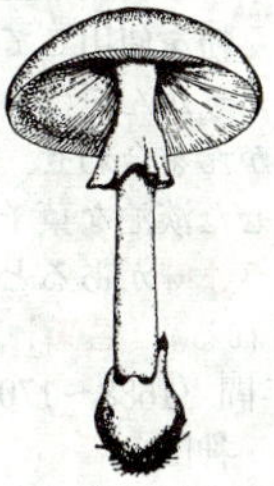

たまごてんぐたけ

者のα－アマニチンは胃や腸に障害を起こし，さらに血管系を経由して肝臓や腎臓の細胞を破壊する。人間に対する致死量は，体重1kgあたり0.1mg。〔解毒剤〕チトクロムc，チオクト酸が有効といわれている。

たまごどうふ　卵豆腐　卵の凝固性を利用し，だし汁で希釈した卵を豆腐様に固めたもの。卵とだし汁の比率は1：1～2とする。〔材料〕卵3個，煮だし汁卵の1.5倍，塩小さじ3/4，醤油小さじ1，砂糖小さじ1.5.〔つくり方〕卵をよく溶きほぐし，煮だし汁と混ぜた後，裏ごしを通してから調味する。器に希釈卵液を入れ，85～90℃の蒸し器でふたを少しずらして15～20分蒸す。〔食べ方〕椀種にしたり，くずあんをかけたりする。

たまごとじ　卵綴じ　いろいろな材料を，溶いた卵でやわらかく固めたものである。溶いた卵が熱によって凝固する際，共存する材料をつなぎ固める性質を利用した調理である。親子どんぶり，柳川も卵とじの一種である。卵とじに用いる材料には，牛，豚，鶏肉，カキ，高野豆腐，豆腐，玉ねぎ，しょうがなど，いろいろなものがある。〔卵とじのつくり方の一例〕材料（1人分）：卵25g，煮だし汁150ml，塩1.2g，醤油1.5ml，ほうれん草，さやえんどう，みつば，みょうがなどの季節のもの20g。つくり方：ほうれん草，さやえんどうはゆで，3cmほどの長さに切ったみつばか，せん切りにしたみょうがのいずれかをボウルに入れ，溶いた卵，塩0.2gを加えてよく混ぜる。煮だし汁を火にかけて残りの塩，醤油で調味し，煮立ったら先の材料を静かに流し込み，ふたをして火をとおす。卵液が固まったら火からおろす。

たまごやき　卵焼き　卵を鍋で焼いたものを卵焼きという。そのまま焼いた目玉焼き，ハムエッグ，種々の材料を混ぜて焼いたオムレツ，芙蓉蟹（フーヨーハイ）なども広い意味での卵焼きである。だが，一般に卵焼きといった場合は，卵を溶いて調味して焼いた薄焼き卵，巻き焼き卵をい

う。巻き焼き卵を関西ではだし巻き卵といい，だし汁が多く，薄口醤油を使い，砂糖が少ない。一方，関東では厚焼き卵といい，だし汁が少なく，砂糖が多い。そのほか，厚焼き卵の一種ともいえる伊達巻き卵もある。〔薄焼き卵のつくり方の一例〕材料：卵 50～70 g，砂糖 2.5～7 g（卵の重量の 5～10％），塩 0.4～0.7 g（卵の重量の 0.8～1％）。つくり方：よく熱した鍋に油をひき，卵と調味料をよく混ぜ合わせた卵液を鍋に流し，余分な卵液は手早くもとに戻して，焦がさないように焼く。卵液を流す前の鍋の温度を高くしておくと，卵液を入れた瞬間に自由水が蒸発し，たんぱく質が凝固する。したがって，余分な卵液を戻すと，卵は一様の厚さになる。焼き上がったものは，細くせん切りにして錦糸卵にしたり，端から巻いてうず巻き状にしたり，茶きんずしのようにほかの材料を包んだりするのに用いる。したがって，調味も，その目的や好みによって多少変わってくる。また，でんぷんを加えることもあり，こうすると，焼くときに破れにくい長所をもつようになる。加える量は 2％以下が適当である。卵液に混ぜる砂糖，でんぷん，水などは，その割合によってでき上がり製品に影響を与える。〔巻き焼き卵のつくり方の一例〕材料：卵，だし汁（卵の重量の 30％），塩（卵とだし汁を合わせた卵液の 0.8％），砂糖（卵液の 5％）。つくり方：熱した鍋に卵液を流し，下が固まったら，上の卵液を下に流し込み，半熟状になったところでくるくると巻く。あいたところに卵をうつし，また，油をひいて卵液を流し，さきに巻いた卵を芯にして巻く。これを何回か繰り返して太く巻いていく。〔伊達巻き卵のつくり方の一例〕材料：卵，魚のすり身（卵の 20％），だし汁（卵の 40％），塩（卵とすり身とだし汁を合わせた卵液の 0.7％），醤油（卵液の 1.5％），砂糖（卵液の 20％）。つくり方：すり身にだし汁を入れてすり混ぜ，卵，調味料を加える。これを，さらによくすり混ぜた後，裏ごしにかける。熱した鍋に油をひき，卵液を一度に全部流し入れ，ふたをして焼くが，ふくれてふたをもち上げるので重石を置く。表面が乾いたら，上下を入れ替えて焼く。この厚焼き卵は，天火で焼くと手軽によくできる。これを鬼すだれで巻いたものが，伊達巻き卵である。また，別名カステラ卵ともいわれる。かまぼこ製造の際に余る卵黄を用いて，卵黄をかまぼこ材料の魚のすり身と合わせてつくったものが，伊達巻き卵の始まりともいわれる。すり身の魚には，ヒラメ，スズキ，カレイ，タラ，グチ，エソなどの白身の魚が用いられる。材料の配合は好みや用途によって多少異なるが，魚のすり身やだし汁が卵に対して多くなると，できあがったものはやわらかくなる。また，魚のすり身の量が少ないと，焼いたときにいちじるしく膨化し，形が悪くなる。伊達巻き卵は，薄目に焼いて太巻きの海苔の代わりに用いて伊達巻きずしにしたり，そのまま適当に切って折詰めや正月の重詰めに用いたりする。

たますだれ　玉簾　米粉を用いた打ち物菓子の一種。〔製法〕うるち白米を水洗し，臼でひいて絹ふるいでふるい，その粉 100 に対して精製上白糖 80 を混ぜ合わせる。蒸し器のなかで押しつけて蒸し，切形（きりがた）して乾かしたものを白雪糕（はくせつこう）という。この白雪糕に抹茶を加え，16 × 8 × 1 cm ぐらいに成形し，表面に菊水の模様と，その上全面に縦線がつけてある。これが玉すだれの名の由来であろうとされている。〔種類〕神戸市の管園の玉すだれは，明治時代に創製された茶の香の高い典雅な菓子として有名。神奈川県横須賀市の小美屋の玉すだれは，精選されたみじん粉を使用して打った二枚の打ち物の間にようかんをはさんだもので，打ち物とようかんを合わせ，包丁の切り口を鮮やかに見せた淡泊な菓子である。濃茶にふさわしいうま味があるとして，茶席の菓子に賞用される。〔由来〕白雪糕は江戸時代の元禄年間（1688～1703 年）からのもので，当時，神田の米屋の白雪糕といえば，江戸はいうまでもなく近国中に名高いものであった。これは，母乳が足りないとき，その代用にした乳幼児の薬菓子でもあったようである。

たまつばき　玉椿　椿の花をかたどったぎゅうひ生菓子。もち米粉でつくった淡紅色のぎゅうひ皮で，備中産の白小豆を卵黄，蜂蜜，砂糖で練りあげた黄味あんを包む。この黄味あんが椿のしんの部分を表し，淡紅色の皮は花弁を意味したものである。江戸時代の1702年創業，現在まで17代続く老舗である姫路市の伊勢屋本店の創製銘菓で，1842年に伊勢屋5代目が創り出したものといわれている。なお，同名のもみあん菓子の一種の玉椿は，白あんを食紅で赤く染め，これを別の白あんだねに薄く貼り付けて平らにのばし，小豆こし練りあんを包み込み，その上面にくるみを付け，さらにその上に寒天液をはけでぬった生菓子である。

たまねぎ　玉葱　[Onion]　ユリ科に属し，鱗茎の発達したものである。和名で葱頭ともいう。わが国にある現在の品種は明治以後に導入されたアメリカやヨーロッパ系のもので，アメリカ系のイエロー・グローブ・ダンバース（札幌黄）およびイエロー・ダンバース（泉州黄）とフランス系の早生品種（愛知白）がある。収穫量第3位の重要野菜である。札幌黄のように春まきのものは4～5月に種子をまいて9～10月に収穫，翌年3月ごろまで貯蔵されて市場に出回る。泉州黄は秋まきで翌年5月ごろ収穫し10月ごろまで市場に出回る。愛知白，貝塚早生などの早生種は早春に出回るが貯蔵性に欠ける。また，ピクルスに用いる小粒のものはカクテルオニオンといって，とくに肥大を防いで栽培されたものである。〔産地〕北海道，佐賀，兵庫など。〔成分〕玉ねぎにはねぎ類特有の芳香があり，その主成分はジプロピルジスルフィドである。また，催涙性成分はチオプロパナールS-オキシドである。これらの成分は，含硫アミノ酸であるアルキルシステインスルフィド類がアリイナーゼにより分解され，生じる。また，甘味が強く，成熟するにつれてブドウ糖のほか，ショ糖も多くなる。ビタミン，ミネラルは少なく，Cも成熟につれて減少し，貯蔵中でもその傾向は続く。色素としては，最外部の黄褐色の皮にフラボン系色素ケルセチン（quercetin）を含む。ケルセチンには活性酸素補捉活性や皮膚がん発生またはプロモーション抑制作用がある。〔用途〕生食（サラダなど）のほか，スープ，煮物，揚げ物，炒め物など，あらゆる料理に欠かせない野菜である。春先に出回る早生種の葉玉ねぎは，まだじゅうぶん球にならないもので，葉はやわらかいので，葉菜として利用される。また乾燥製品として粉末のオニオンパウダーがあるが，香辛料として用いられる。

たまりしょうゆ　溜醤油　大豆または脱脂大豆を蒸熱して麹をつくり，塩水に仕込んで熟成させてつくった醤油である。単に溜（たまり）ということもある。〔主産地〕愛知，三重，岐阜が主産地で，歴史が古い。以前は醤油を採取した残りをたまり味噌として食用した。〔製法〕蒸熱した大豆をむしろにひろげて冷却し，味噌玉圧出機にかけて味噌玉をつくる。これに麹菌を培養したものを麹として乾燥して用いる。味噌とたまりの分離は，仕込み桶下部に呑口を開き，自然に流出するたまりを分けとる。これを生引きたまりという。うま味が多く品質も優良なものであるが，一種の臭気をともなう。成分については，醤油の項を参照のこと。→しょうゆ

たまりょくちゃ　玉緑茶　緑茶の一種で，茶芽を蒸熱，または，かまで煎って，まが玉状に製造したものである。蒸し製のものをぐり茶といい，かま煎り製のものをかまいり茶ということもある。蒸し製玉緑茶の香り，味，水色は煎茶に近い。かま煎り製玉緑茶は，かまで煎ることによって生ずるかま香という特有の香りがあり，味はあっさりしている。水色は煎茶より赤みがあり，澄んでいる。表面色は，緑色に黄褐色が加わり，乾燥の段階の摩擦により，わずかに白くすれている。〔産地・種類〕蒸し製玉緑茶は，主として，佐賀，長崎，熊

本，鹿児島などの九州各県でつくられている。かま煎り製玉緑茶には，熊本，宮崎の青柳茶と，佐賀，長崎の嬉野茶のふたつのタイプがあり，主として，上記4県でつくられている。〔製法〕蒸し製玉緑茶は，蒸熱，粗揉（そじゅう），揉捻（じゅうねん）までは煎茶と同様に行い，後は再乾機，仕上機という回転乾燥機を使用し，茶そのものの重みで，形を湾曲させてつくる。一方，かま煎り製玉緑茶は，図に示すように，煎葉（いりは）揉捻，水乾，締煎（しめいり）の4工程で製造する。すなわち，400℃程度に加熱した煎葉機に生葉を投入し，10〜15分間程度撹拌しながら酵素を失活させる。揉捻は強く行い，ついで，水乾機，締煎機という回転乾燥機で乾燥させながら茶に圧を加え，締まりを与えてつくる。

芽茶 → 煎葉 → 揉捻 → 水乾 → 締煎 → 荒茶

かま煎り製玉緑茶の製法

タマリンド [Tamarind]〔分布〕インド地方に生育するマメ科の常緑樹。果実は扁平なさやをなし，長さ7〜20 cmで紫褐色，内に褐色の果肉があり，5〜6個の種子を含む。この果肉は食用になる。その種子は約20%のたんぱく質を含み，脂質も多く，栄養価に富んでいるが，とくに多糖類はほかの天然多糖類とは異なる性状を有し，ペクチンに似たゲル形成能を示すため，天然糊料として用いられる。その構成糖類とそのモル比は，グルコース：キシロース：ガラクトース＝3：2：1で，分子量は11,500といわれる。現在この多糖類は，種子の粉末を熱湯で抽出し，減圧濃縮，乾燥した粉末製品の形で市販されており，ゼリー製品のほか，ほかの増粘安定剤と同様，冷菓，ドレッシング，スプレッド，ソース，ケチャップなどに使用されている。

タラ　鱈 [Cod, Pollack]　タラ科の魚の総称。〔種類〕マダラ，スケトウダラ，コマイ，ヒゲタラなどがある。しかし，一般にタラというとマダラをさしている。〔マダラ〕北日本，オホーツク海，ベーリング海などに多くすむ寒帯性の魚で，太平洋岸は相模湾以南にはいない。日本海沿岸では多少南までいるが，すむ場所は150〜200 mの深所である。ところが北に向かうにつれ浅いところにすむようになり，樺太周辺では20 mぐらいのところにすむ。マダラはふつう群をつくって泳ぎまわっているが，なかには海底の岩のそばにすみついてほとんど移動しないものもおり，こういうタラは根ダラとか磯ダラとよばれている。一方，海を移動しているものは沖ダラとよばれる。体長は1 mあまりに達する。体色は灰褐色で腹側は淡色となる。背中側には多くの不定形斑紋がある。産卵期は北海道では1〜2月，オホーツク海では2〜8月である。鱈腹喰うという俗語があるが，これはタラは貪食性の魚でいろいろなものを多く食べ，そのため腹がふくれているところから出たことばである。マダラは冬の間がおいしく，ちり，煮付け，ムニエルなどに向くほか，粕漬けや干物とされる。日本では三枚におろした素干しを棒マダラといい，京名物いも棒の原料とされる。ノルウェーでもストックフィッシュとよぶタラの干物がつくられている。しらこの汁，卵の煮付けも美味である。〔スケトウダラ（介党鱈・鯳）〕俗にスケソウとかスケソウダラ（助惣鱈）といい，北陸ではタラ，富山でキジタラ，朝鮮半島ではメンタイ，ミンタイ（明太魚）という。マダラによく似た魚だが，小型で60 cmぐらいにしかならない。北日本からアラスカにかけて分布するが，太平洋岸には少なく日本海側に多い。マダラよりはるかに産額が多く，わが国の重要魚種のひとつである。ただし200カイリ問題以来漁獲が制限され，減少傾向にある。マダラとは異なり，海の中層にすむ。産卵期は2〜4月。おもに12〜2月に漁獲される。1月中旬より2月中旬までが旬で，卵をまぶした子付けとよぶ刺身はとくに美味である。また，粕漬け，煮付け，干物などにされるほか，卵は塩蔵品とされる。ただし，スケトウダラはマダラに比べて傷みやすく，傷むとすぐに味が落ちる。大量に冷凍すり身とされ，練り製品原料として使われている。〔コマイ（粉馬以）〕アラスカ，北海道方面に多い魚で，25 cm ぐらいにしかならない小型の種類である。北海道根室湾では冬，港内が結氷したとき，氷に穴をあけて釣る。そのため，氷魚と書くこともある。あまり美味ではない。〔ヒゲタラ〕静岡県ではドクロやチョオクロ，高知でネズミ，富山でバト，新潟でラカンやクロラカン，アブラドオシンなどともよばれ，20 cm ぐらいになる。南日本の魚だが多少北日本にもおり，煮付け，汁物などに向く。→タラコ，ボウダラ，れいとうすりみ

タラコ　鱈子　スケトウダラの卵巣を塩蔵したもの。紅葉子，めんたい子（明太魚子）ともいう。〔製法〕魚体よりとり出した卵巣を希薄食塩水で洗い，粘液を除いたのち，冬期は12%，夏期は15%前後の食塩および食用紅を加える。15時間内外塩蔵し，その間，数回手返しを行って食塩および食紅を浸透させる。また，食塩水に浸漬する方法もある。なお，最近は消費者の希望で食用紅を加えないものもつくられるようになった。〔調理〕だいこんおろしとあえたり，焼いて食べる。→からしめんたいこ

たらのめ　楤の芽　山野に自生するウコギ科のたらの木の若芽を摘んで食用とし，山菜の王様として珍重されている。最近ハウス栽培も行われている。天ぷら，浸し物，あえ物，味噌汁の実などに用いられる。〔成分〕各種成分を豊富に含み，とくにたんぱく質の含量が多い。100 g 中，水分 90.2 g，たんぱく質 4.2 g，炭水化物 4.3 g，食物繊維 4.2 g，灰分 1.1 g，Ca 16 mg, P 120 mg, Fe 0.9 mg, Na 1 mg, K 460 mg, ビタミン A 48 μg レチノール当量，B_1 0.15 mg, B_2 0.20 mg, ナイアシン 2.5 mg, ビタミン C 7 mg。

タラバガニ　鱈場蟹　[King crab]　カニの名がついているヤドカリの類である。〔産地・由来〕北海に多く，日本近海では北海道の東岸および日本海岸に産する。北海道のタラ漁場（鱈場）で延縄漁具にかかって獲れたところからこの名でよばれるようになったという。〔生態〕最後の脚が退化し甲の下に隠れているため，一見，脚ははさみを含め4対のように見える。雄は大きく，甲は 22 cm に達する。雌は 16 cm 程度で，資源保護のため，なるべく獲らないようにされている。オホーツク海，ベーリング海に多い。〔製品・調理〕湯煮したのち冷凍するか缶詰とされるが，産額は少ない。サラダ，酢の物，コキール，中国料理など，各種の料理の材料として珍重される。→カニ

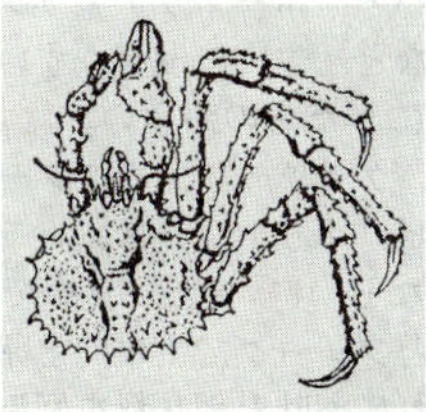

タラバガニ

タルタルステーキ　[Tartar beefsteak]　脂肪のない上等な生肉を刻み，これに薬味と調味料を好みで加えた肉料理の一種で，前菜に出されることもある。タルタルとは勇猛な民族として知られている北アジアから東欧にかけて活動した遊牧民人タタール人（韃靼：ダッタン）をさし，彼らが生の馬肉を食べていたことが起源といわれる。日本では，タータースステーキともいう。ドイツ料理名はビーフステークナッハタータ－レンアート（beefsteak nach tatarenart）であり，牛生肉が用いられ，しつこさがないので愛好者も多い。この料理は材料の吟味をじゅうぶんに行い，必ずつくり立てを賞味することが大切である。しかし，カンピロバクターや腸管出血性大腸菌（O157 など）による食中毒を起こすこともあり，肉の生食はリスクがある。〔つくり方〕主材料は，新鮮な，牛肉のなかでも色がよく，味のある部位・ランボソがよいが，ヒレなどの上等な部位も使われる。肉

はじゅうぶん冷やしたものを用意し，筋，脂肪を除き，よく切れる包丁で0.3 cm角に切る。ひき肉機を用いると簡便であるが，肉が熱をもち，肉汁が出やすく，味が落ちる。刻んだ肉に軽く塩，ひきこしょうで味をつけ，少量の生卵黄を加えて練り混ぜ，なめらかになったところで1人分140 g前後の小判型に形づくる。表面にオイルをぬり，つやをつけた上で包丁の背で格子状の飾り筋目を加え，肉皿に盛る。肉の中央をくぼませ，つぶれていない生の卵黄を1個飾り，生肉のまわりに薬味を彩りよく添える。〔薬味〕玉ねぎ，にんにく，きゅうりのピクルス，パセリ，エシャロット，ケッパー，ホースラディッシュのおろしたものなど，生肉に混ぜやすいようにみじん切りにしたものがよい。〔調味料〕マスタード，ケチャップ，ウスターソース，アンチョビ，ホットソース，レモン汁，コニャックなど。〔食べ方〕食卓でめいめいがナイフとフォークで生牛肉と卵黄を練り混ぜ，これに薬味と調味料を好みで加えて味をととのえ，薄切りのパンまたはトーストの上に厚くのせる。

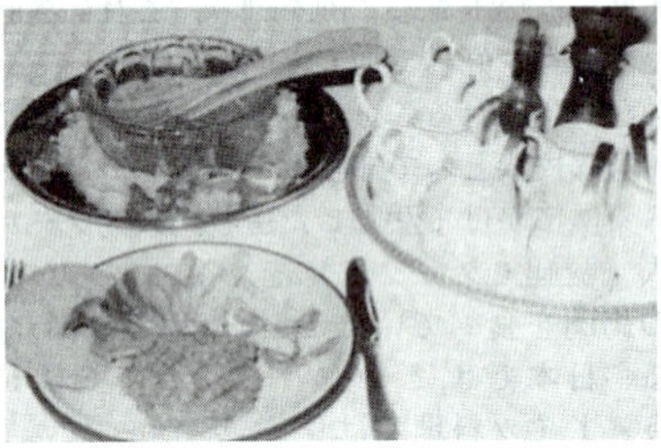

タルタルステーキ（奥：刻み肉に生卵黄と薬味を氷で冷やしながら混ぜる。右：各種の薬味。手前：タルタルステーキの1人前）

タルタルソース　[Tartar sauce]　マヨネーズにみじん切りの各種薬味を加えたソースで，冷たいまま用いる。タルタルマヨネーズともいわれている。〔用途〕タルタルソースは，魚のフライや網焼き，家禽や肉のこしょう味のステーキ，カキ，卵，家禽，エビの冷製料理などに使われる。〔つくり方〕イギリス風とフランス風とがあり，日本ではイギリス風のものが一般に知られている。1）イギリス風：マヨネーズ1カップに，刻んだゆで卵1個分，玉ねぎかエシャロット40 gを刻んでさらしたもの，刻んだきゅうりピクルス20 g，パセリのみじん切り小さじ1/2とともに加えて混ぜる。香りをきかせたいときは，ケッパー，エストラゴン，オリーブなどをみじん切りにして，好みで加える。肉類にタルタルソースを使うときは，さらに練りがらしを加えるとよい。刻んだゆで卵の舌ざわりがやわらかいソースである。2）フランス風：きつめの味つけをし，なめらかなソース状にして仕上げる。かたゆで卵のうち，卵黄だけをつぶしてクリーム状にしたら，そこへ練りがらし，塩，こしょうを加えて味をととのえ，酢と上等なサラダ油とでややかためのマヨネーズのように練りあげる。玉ねぎ，またはわけぎのピューレを加え，仕上げに別につくっておいたマヨネーズを加え，一層なめらかにするため，毛ごしをして仕上げる。

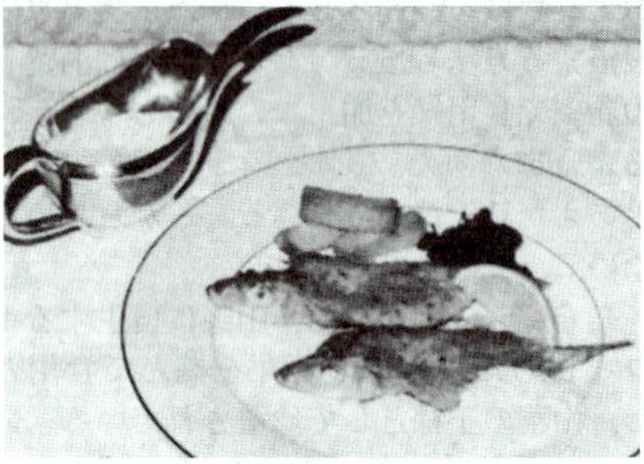

キスのフライにタルタルソースを添えたもの

タルト　南蛮菓子が日本化された和菓子の一種。〔製法〕小麦粉，鶏卵，砂糖，ゆず，バター，ミルクなどを混ぜてこね，円筒形に仕上げるようにオーブンで焼いたもの。なかにジャムが渦巻き状に巻き込んであり，上部にグラニュー糖がまぶしてある。愛媛県松山市の名物菓子で，一六本舗の創製品だといわれている。〔歴史〕江戸時代の初期，松山藩主久松定行が徳川幕府長崎探題となり，出島の異人館でオランダ人にもてなされて，そのときに出されたものがタルトであったという。本来はフランス菓子のタルトレットであるという人もいるが，現在洋菓子店にある同名の菓子とはまったく異なるもので，これは一種の和菓子といってもよい。

タルト，タルトレット [Tart, Tartelette] 食後，お茶の時間などに食べられる小型の洋生菓子の一種である。〔製法〕小麦粉，バターなどを原料としてつくったパイ皮のようなものに，桃，レモン，ラズベリージャム，ココナッツ，チェストナット（栗の実）などの果実を盛って焼いたものである。〔型の種類〕タルトレット型には，丸型（ゼリー型），四角または長方形などがある。フランス菓子の一種で，四国松山市の名物菓子タルトとは別のものである。

タロ [Taro] 別名タロいも。熱帯から温帯南部にかけて広く分布する食用さといも類の総称である。そのうち，東洋形のタロはダシーンとよばれ，えぐ味の少ない種類である。わが国の子いも用の品種が，これに相当する。

タン 湯 中国料理で用いられるだし汁のことである。湯菜（タンツァイ）はもちろん，各種の料理に用いられ，調味料的な役割を担っている。〔種類〕一番スープを高湯（カオタン）または上湯（シャンタン），二番スープを下湯（シアタン）または二湯（アルタン）という。鶏肉，豚肉，スルメ，干し貝柱などの動物性の材料からとった葷湯（フォンタン）と，しいたけ，昆布，野菜などからとった素湯（スータン）とに分けられる。→タンツァイ

タン [Tongue] 動物の舌。重量は，牛で1.5～2.5 kg，豚で約600 g。化学的組成は，牛の場合，水分62％，たんぱく質15％，脂質22％，灰分1％であり，豚では水分67％，たんぱく質16％，脂質16％，灰分1％である。牛の舌はかたい表皮があるので水とともに煮てはぎとるが，豚の舌はそのままでも調理できる。タンの料理としては，タンシチュー，ロースト，グラタンなどがあり，また，スモークタン，ブラッドソーセージ，そのほかの加工原料としても利用される。

だんご 団子 うるち米などの穀類を粉にして，水または熱湯でこねて蒸す，ゆでる，焼くなどしたもの。今日のだんごは，平安時代に中国から伝えられた団喜というおそなえ用の菓子から出発したともいわれる。明治時代に入ると，製菓技術の発達とともに，材料に米粉ばかりでなく，もち米粉（白玉粉），小麦粉，でんぷん，あわ，ひえ，もろこし，きび，砂糖なども混ぜるようになった。この材料配合は，だんごの歯ぎれ，粘り，味などを左右し，もち米粉の量が増えるほどやわらかくなり，でんぷんの量が増すほどかたくなる。また，砂糖を入れると，甘味を付けるだけでなく，だんごの老化を防ぐことができる。〔種類〕よもぎを入れて丸め，あんやきな粉をまぶしたよもぎだんご，棒状にのばして糸で切った糸切りだんご，丸めて串に刺し，醤油味の調味料をつけたみたらしだんご，だんごのなかにあんを入れたものなど，いろいろな種類がある。

タンゴール [Tangor] みかん類（tangerine）とオレンジ類（orange）の雑種群の総称。tangとorを結びつけた合成語である。この品種群には人為交雑により育成されたウマティラ（温州みかん×ルビーオレンジ），清見（宮川早生温州×トロビタオレンジ），自然交雑によるとみられるテンプル，マーコット，オータニーク，タンカン，伊予柑などが含まれる。清見が交雑後，胚培養により得られた。オレンジの芳香および味とともに，温州みかん同様，皮はむきやすいものが多い。〔成分〕100 g中，水分85.9 g，炭水化物12.7 g，ビタミンC 53 mg。

たんさんアンモニウム 炭酸アンモニウム [Ammonium carbonate] $(NH_4)_2CO_3$の化学式を有する。通常市販のものは，酸性炭酸アンモニウムと炭酸アンモニウムの混合物 $(NH_4)HCO_3+(NH_4)_2CO_3$ である。〔性質〕無色の板状結晶で，空気中では不安定で重炭酸塩に変化する。水，

熱湯中で分解し，アンモニアと二酸化炭素を生ずる。〔用途〕このガスが，ビスケット，焼き菓子類を膨らませる役目をする。単用の場合と，炭酸水素ナトリウム（重そう）と併用する場合があり，イスパタ（イーストパウダー）に混和されて中和剤としての役割も果たしている。水に溶解してから使用することが肝要である。焼き物菓子を焼きあげる場合には，白く焼きあがる特徴がある。現在，使用基準はない。

たんさんいんりょう　炭酸飲料　二酸化炭素（炭酸ガス）を含む飲料のことである。〔種類〕1）純粋な水に炭酸ガス（二酸化炭素）を含ませたもの，2）炭酸ガスをもともと含んでいる天然鉱泉のようなもの，3）純良な飲料水に天然または人工の香料，着色料，甘味料などを加え，有機酸で味を付け，これに炭酸ガスを含ませたもの，4）天然果汁を用い，味を付け，炭酸ガスを含ませたもの，などがある。炭酸水，サイダー，ラムネ，果汁入り炭酸飲料などがこれにあたる。日本農林規格（JAS規格）では，炭酸飲料を，1）飲用適の水に二酸化炭素を圧入したもの，2）1）に甘味料，酸味料，フレーバリングなどを加えたもの，と定義しており，ガス圧を1）については0.29 MPa以上，2）については0.07 MPa以上と定めている。〔炭酸ガス〕炭酸ガスは，圧力が高いほど，また，水温が冷たいほど水によく溶けるが，常圧，15.5℃では水と同容の炭酸ガスが溶ける。そして，通常，水1容積に溶解している炭酸ガスの容積をガス吸収係数といい，これによってガス量を表す。なお，製品のビン内圧力をもっても表す。したがって，常圧15℃でビン内圧力が0ポンドのときはガス係数は1であり，40ポンドのときは3.7である。炭酸ガス100 m*l*は0.195 gであるから，ガス係数が3.7のときは水100 m*l*中にガスが0.70 g溶けていることになる。〔製法〕炭酸水の製造は低温の水に高圧炭酸ガスを吸収させることにより行うが，ガスの吸収は水中の空気と炭酸ガスに含まれる空気をあらかじめ除かないと完全には行われない。空気は水に溶けにくく，空気と炭酸ガスが共存していると空気は炭酸水中に溶けず，空気中に残るため，ビン詰めにした場合，気中の圧力は高くなっても，水中のガス量は少なくなる。そのため，ビン内圧は高い値を示しても，炭酸ガスが少なく，気抜けの炭酸水ができることになる。サイダーではビン内圧力が18 kg/cm^{2}以上となるように炭酸ガスを入れるが，果汁入り炭酸飲料はサイダーと異なり，むしろガスを入れすぎないほうが風味がよい。わが国のソフトドリンクには炭酸ガス入りのものは少ないが，外国ではソフトドリンクのビン詰め飲料は炭酸ガスを入れたもののほうが多い。→せいりょういんりょうすい

たんさんガス　炭酸ガス　［Carbon dioxide］　二酸化炭素の気体状のものをいう。空気中に0.03％程度存在する。工業的には石炭，石油の燃焼により製造する。無色，無臭の不活性の気体で，助燃性も可燃性もない。1気圧，20℃で水1容に溶ける炭酸ガスは0.878容で炭酸水となり，酸性を示す。炭酸飲料，炭酸水の製造には欠かせない気体である。炭酸ガスは微生物の増殖を抑制する効果（静菌効果）があるので，ガス置換包装用の気体としても使用される。気体の炭酸ガスを圧縮して液化してノズルから噴出させ，大気圧まで膨張させると雪状の固体になる。これを集め，圧縮して固めた白色半透明の固体をドライアイスという。大気圧下－78.9℃で137.3 kcal/kgの潜熱を奪って昇華し，気体となる。0℃で80 kcal/kgの潜熱を奪って融解するふつうの氷よりはるかに低温である。したがって，冷凍食品やアイスクリームの輸送などに用いられる。特殊な使い方としては，渋柿の脱渋に利用できる。→にさんかたんそ

たんさんカルシウム　炭酸カルシウム　［Calcium carbonate］　炭酸石灰ともいう。〔性状〕化学式$CaCO_3$を有する白色粉末状の薬品で，微アルカリ性を呈し，水には溶けにくい。〔存在〕炭酸カルシウムは石灰石の主成分である。石灰石はわが国のいた

るところにある。〔精製〕これを粉末にしたものが炭酸カルシウム源として使用されることもあるが，食用にするものに添加するには精製を必要とする。精製は，石灰石をコークスとともに燃焼して$CaCO_3$を CaO（生石灰）に変え，水を加えて$Ca(OH)_2$（消石灰）とし，これに炭酸ガスを吹き込んで行う。炭酸ガスを吹き込むときの条件により，いろいろな大きさの炭酸カルシウムができる。〔使用基準〕現在のところ，イーストフード，栄養強化剤，膨張剤にカルシウムとして1.0％以下，ガムベースに10％以下と定められている。

たんさんすいそアンモニウム　炭酸水素アンモニウム　[Ammonium bicarbonate]　NH_4HCO_3。合成膨張剤の一種である。〔性質〕アンモニアを20～30％含有する結晶で，水によく溶け，アルコールに不溶。60℃以上で急激に分解し，アンモニアと炭酸ガスと水を生成するため，ふくらし粉として用いる。〔製法〕アンモニア水に二酸化炭素を作用させ，加圧下で製造する。〔用途〕製菓用の膨張剤として炭酸水素ナトリウムなどと配合して用いる。

たんさんすいそナトリウム　炭酸水素ナトリウム　[Sodium bicarbonate]　$NaHCO_3$。合成膨張剤の一種で，重そうともよばれる。〔性質〕白色の結晶か粉末。99％以上の炭酸水素ナトリウムを含む。65℃以上に加温すると急激に分解し，二酸化炭素と炭酸ナトリウムを生成する。〔製法〕飽和食塩溶液にアンモニアを飽和し，二酸化炭素を通して炭酸水素ナトリウムを析出させてつくる。〔使用法〕ベーキングパウダーには炭酸水素ナトリウムが主成分として用いられる。イーストパウダーでは，炭酸水素ナトリウムに塩化アンモニウムを25％混合し，焼き菓子の原料に用いる。→ベーキングパウダー

$$\underset{(168\,g)}{2NaHCO_3} \xrightarrow{\text{加熱}} Na_2CO_3 + H_2O + \underset{(44\,g)}{CO_2}$$

炭酸水素ナトリウムの熱分解

たんさんせっかい　炭酸石灰　→たんさんカルシウム

たんじゅんたんぱくしつ　単純たんぱく質　→たんぱくしつ

たんしょくやさい　淡色野菜　→りょくおうしょくやさい

たんすいかぶつ　炭水化物　[Carbohydrate]　炭素（C），水素（H），酸素（O）の3元素よりなり，HとOの割合が2：1となっているもの。一般式は$C_m(H_2O)_n$すなわち，炭水化物とは炭素（C）と水（H_2O）とが，化合した形のものであり，この意味から，また，含水炭素とよぶこともある。食品成分表では糖質（可溶性無窒素物）と食物繊維とを合わせて炭水化物としている。〔種類〕炭水化物は表（p.602）に示すように多数の種類がある。〔でんぷん〕炭水化物はエネルギー源として重要であるが，食品用炭水化物の大部分を占めるものは，でんぷんである。でんぷんは消化管内でアミラーゼによって加水分解されてD-グルコースとなり，吸収される。〔ショ糖〕でんぷんについで摂取量の多い炭水化物はショ糖である。ショ糖はインベルターゼによって加水分解されてD-グルコースとD-フラクトースとなり，吸収される。D-グルコースとD-フラクトースは栄養価は同じである。牛乳を飲む場合にはラクトースが摂取される。これらの糖類は，1gにつき4kcalのエネルギーを有するとして計算される。〔でんぷん以外の多糖類〕腸内微生物によって分解されるが，セルロース，アルギン酸，寒天などはほとんどエネルギー源としての価値はないが，イヌリンは多少利用されるようである。

たんすいぎょ　淡水魚　淡水にすむ魚の総称。鹹水魚に対する語。〔分類〕コイ科（コイ，タナゴ，モロコ，ニゴイ，カマツカ，ヒガイ，ウグイ，オイカワ，カワムツ，ハス，フナ，草魚），ドジョウ科（ドジョウ，シマドジョウ），ナマズ科（ナマズ，ギバチ，ギギ），ウナギ科（ウナギ），サケ科（イワナ，ヤマメ，カワマス），ワカサギ科（ワカサギ），アユ科（アユ）などがある。〔性状・用途〕淡水魚は環境が

炭水化物の代表的な種類

分類	名　称	化学式	炭水化物名	構　　成
単糖類	三炭糖	$C_3H_6O_3$	glyceraldehyde	
	〃	〃	dihydroxyacetone	
	四炭糖	$C_4H_8O_4$	threose, erythrose	
	五炭糖	$C_5H_{10}O_5$	ribose	
	〃	〃	xylose	
	〃	〃	arabinose	
	六炭糖	$C_6H_{12}O_6$	glucose（ブドウ糖）	
	〃	〃	galactose	
	〃	〃	mannose	
	〃	〃	fructose（果糖）	
少糖類	二糖類	$C_{12}H_{22}O_{11}$	maltose（麦芽糖）	glucose + glucose
	〃	〃	lactose（乳糖）	galactose + glucose
	〃	〃	sucrose（ショ糖）	glucose + fructose
	三糖類	$C_{18}H_{32}O_{16}$	raffinose	galactose + glucose + fructose
	四糖類	$C_{24}H_{42}O_{21}$	stachyose	galactose + galactose + glucose + fructose
多糖類		$(C_6H_{10}O_5)_n$	starch（でんぷん）	分解産物 glucose
		〃	dextrin（糊精）	〃
		〃	glycogen	〃
		〃	cellulose（繊維素）	〃
		〃	dextran	〃
		〃	pullulan	〃
		〃	inulin	〃　fructose
		$(C_5H_8O_4)_n$	xylan	〃　xylose
複合多糖類			mannan	
			pectin	
			agar-agar（寒天）	
			alginic acid	

変化しやすいため，生活力の強いものが多い。川魚特有の臭気をもつものが多いが，この臭気は，主としてピペリジンとよぶものに起因するとされる。このほか，なまぐさ臭としてはδ-アミノバレラール，δ-アミノバレリアン酸が関与しているとされる。この川魚の臭気をいやがる人がいるが，焼き干し，南蛮漬け，つくだ煮などにするとかなり除ける。→アユ，イワナ，ウグイ，ウナギ，オイカワ，カワマス，コイ，ニジマス，ヒメマス，フナ，ヤマメ，ワカサギ

だんせいち　弾性値　[Elasticity]　→だんりょくせい

タンゼロ　[Tangelo]　みかん類（tangerine）とぶんたんまたはグレープフルーツ類（pummelo または pomelo）の雑種で，人為交雑あるいは自然交雑による。tang と elo を結びつけた合成語である。セミノール，ヤラハなどの種類がある。果実重は 150～200 g と大きく，果皮はむきやすい。果肉は柔軟多汁で，果汁は酸味が強い（有機酸 2％前後）が，芳香に富み，風味は良好である。〔成分〕100 g 中，水分 86.0 g，炭水化物 12.4 g，ビタミン C 41 mg。

だんちゃ　磚茶　[Brick tea]　中・下級茶を蒸してから強圧を加え，板状に圧搾して乾燥させたもので，緑茶（乾燥前に堆積し，多少後発酵させたもの）からつくる

緑磚茶と，紅茶からつくる紅磚茶がある。緑磚茶はモンゴル人の生活必需品で，削って煮出し，一種の雑炊をつくって煎用される。紅磚茶はロシアで消費される。

タンチュワン　蛋捲　→ルイチュワン

タンツァイ　湯菜　湯（タン）とは中華の出し汁のことで，湯菜とは汁物の総称である。湯菜には，汁が澄んだもの，濁ったもの，濃度の付いたものがある。澄んだ湯菜のうち中身の少ないものを清湯（チンタン），中身の多いものを川湯（チュワンタン），濁った湯菜のうち牛乳の入ったものを奶油湯（ナイイウタン），牛乳の入らないものを奶湯（ナイタン），濃度の付いた湯菜のうち薄くず汁を会湯（ホエイタン），濃度の高いものを羹湯（ゴンタン）という。

タンツウリーユイ　糖醋鯉魚　あんかけ料理の一種で，コイを丸ごとから揚げにして，これに甘酸あんをかけた料理。〔材料〕(5～6人分)：生きたコイ700 g前後のもの1尾，ねぎ2本，しいたけ3枚，たけのこ80 g，グリーンピース大さじ1，スープ250 m*l*，酒，酢，醤油各大さじ1，砂糖大さじ1，でんぷん，ラード，揚げ油。〔つくり方〕コイは鼻の上をたたいて動かないようにしてから，ウロコ，エラを取り，下身に包丁を入れ，胆のうを破らないように注意して内臓を取り出す。つぎに魚の両面に3 cmおきぐらいに切り目を入れ，中骨に達したら，骨に沿って少し切っておく。醤油，酒で下味を付けてからでんぷんを全体にまぶし付け，これを140～150℃の油のなかで20分前後揚げて取り出しておく。ねぎの白い外側の部分はせん切りにし，水にさらして白髪ねぎにする。残りのねぎ，しいたけは四つ切り，たけのこはせん切りにしておく。ねぎとしいたけ，たけのこを炒めてスープを加え，酒，酢，醤油，砂糖で調味して煮る。火が通ったら水溶きのでんぷんを加えてあんをつくる。グリーンピースは熱湯をかけておく。180℃に熱した油に先のコイを入れ，二度揚げして取り出し，熱いうちに熱いあんをかけ，その上を白髪ねぎ，グリーンピースで飾る。

タンツウロウ　糖醋肉　姑咾肉（クウラオロウ）とも表す。味を付けて揚げた豚肉と野菜を炒め，甘酢あんでからめた料理。酢豚のことである。〔つくり方の一例〕材料（1人分）：豚モモ肉かたまりで50 g，醤油4 m*l*，酒2 m*l*，しょうが汁少々，でんぷん1.5 g（肉の3％），玉ねぎ40 g，ゆでたけのこ25 g，にんじん15 g，さやえんどう5 g，干ししいたけ1枚，揚げ油，トマトケチャップ10 g，醤油6 m*l*，酢15 m*l*，砂糖10 g，でんぷん3 g，だし汁40 m*l*。つくり方：豚肉は2 cm角に切り，醤油，酒，しょうが汁で下味を付けて20～30分おく。玉ねぎはくし形に，たけのこ，にんじんは2 cmくらいの乱切りにする。さやえんどうは筋をとる。にんじんとさやえんどうはゆでる。干ししいたけは戻して石づきをとり，そぎ切りにする。豚肉にでんぷんをまぶし，180℃くらいの油で焦げ色が付くまで揚げる。油を熱して，玉ねぎ，たけのこ，にんじん，しいたけを入れて強火で炒める。だし汁，トマトケチャップ，醤油，砂糖を合わせたものを加え，煮立ったら水溶きのでんぷんをまわし入れ，濃度が付いたら酢を加える。仕上げに豚肉とさやえんどうを加えて混ぜる。北京では姑咾肉，上海では糖醋肉というが，両者の相違点は，姑咾肉ではあんにケチャップを加え，加える野菜も多いが，糖醋肉は肉が主となるところである。

たんとうるい　単糖類　[Monosaccharide]　少なくとも2個以上の水酸基と，これに並び続くカルボニル基をもっていて，それ以上加水分解できない糖をいう。分子量のもっとも小さい単糖類は三炭糖のD-グリセロアルデヒドである。D型のアルドースだけでも三炭糖には1個，四炭糖には2個，五炭糖には4個，六炭糖には8個の異性体がある。L-アルドースについても同様の数がある。〔種類〕自然界から得られる単糖類は，アルドースとしてはリボース，キシロース，アラビノース，グルコース，マンノース，ガラクトース，ケトースとしてはフラクトース，ソルボースなどがおもなものである。特殊な単糖類としては，無水糖（anhydro-sugar），デソキシ糖（desoxy-sugar），アミノ糖（amino-sugar）および硫黄糖（thio-sugar）がある。硫黄糖には特殊な生理・薬理作用があり，注目されている。たとえば，ブドウ糖に相当するイオウ糖（D-thioglucose）は，はえやそのほかの虫に対して殺虫力がある。→たとうるい

タンナーゼ　[Tannase]　タンニンを分解して，没食子酸（ぼっしょくしさん）とブドウ糖を生ずる酵素である。〔存在〕黒かびに多く含まれる。〔用途〕タンニンは酵母の発酵を阻害するので，こうりゃん，どんぐりなどのタンニンを含むでんぷん質原料を使用する場合には，このタンナーゼを利用してタンニンを分解させると，アルコールの収率を高めることができる。

たんぱくこうりつ　たんぱく効率　[Protein efficiency ratio]　たんぱく質の栄養価を表す指標のひとつ。PERと略称される。成長期の試験動物に，試験するたんぱく質を含む飼料を一定期間自由摂取させ，試験開始時と終了時の間の体重増加量から求める。

PER＝体重増加量 / 摂取たんぱく質量

すなわち，摂取たんぱく質1gあたりの体重増加量で表される。飼料中のたんぱく質量やエネルギー量に影響されるので，必ず基準たんぱく質（通常はカゼイン）を対照として試験を行う。体重増加が必ずしも栄養価の良否を表さないという欠点はあるが，測定法が簡単であるので，よく用いられる。

たんぱくこんだく　たんぱく混濁　たんぱく混濁についてのきちんとした定義はないが，一般に醸造食品が製品になったときに，製品中に含まれるたんぱく質が製品に濁りをもたらすような場合，これをたんぱく混濁という。〔ビールのたんぱく混濁〕ビールには，冷やすとビール中に混在している大麦由来のたんぱく質が溶解度を失って，混濁を引き起こす現象がある。このたんぱく混濁を防止するものとして，植物由来のプロテアーゼであるパパインがもっともよく用いられている。〔清酒のたんぱく混濁〕清酒の混濁には，細菌性のものと非細菌性のものがある。非細菌性の混濁がたんぱく混濁で，加熱により清澄化するが，冷却すると再び混濁する特色がある。

たんぱくしつ　たんぱく質　[Protein]　たん（蛋）は卵という意で，たんぱくとは卵白構成物質の意味。ドイツ語のEiweiBの訳語。英語のProteinは摂取すべき第一の要素という意である。〔一般組成〕たんぱく質は卵，肉などの主成分をなすものであるが，炭水化物や脂質と異なり，炭素（C），酸素（O），水素（H）のほかに窒素（N）を含むのが特徴である。そのほかにイオウ（S），リン（P）を含んでいる。たんぱく質を構成するこれらの元素の含量はほぼ一定していて，おおよそ，C53％，H7％，O23％，N16％，S2％である。〔たんぱく質の定量〕ふつう，食品中のたんぱく質の定量にはNを測定し，これに100/16＝6.25（窒素・たんぱく質換算係数という）を乗じて算出する。しかし，この食品の総N中には，たんぱく質以外のアミド化合物，クレアチンなどのNもあるため，この方法で算出したものを粗たんぱく質という。窒素係数6.25も，厳密には個々のたんぱく質によって異なるので，食品ごとに換算係数を定めた数値がある。〔種類〕食品のたんぱく質は加水分解によって，ふつう20種のアミノ酸を生じる。アミノ酸の数とその結合順序によって多くの種類のたんぱく質がある。たんぱく質は分子量がきわめて大きい高分子のポリペプチドであると考えてよい場合が多い。たんぱく質は，つぎのように分類される。〔単純たんぱく質（simple protein）〕加水分解によってアミノ酸およびその誘導体のみを生ずるたんぱく質をいう。さらに溶解性や凝固性からつぎのように分類する。
1）アルブミン（albumin）：水および希薄

な塩類溶液に溶け，熱によって凝固する。硫酸アンモニア（硫安）で飽和すると沈殿する。2）グロブリン（globulin）：水には溶けないが，希薄な塩類溶液に溶け，熱により凝固する。硫安で半分飽和すると沈殿する。3）グルテリン（glutelin）：水，塩類溶液，アルコールには溶けない。希酸，希アルカリには溶ける。熱によって凝固しない。穀類に多い。4）プロラミン（prolamin）またはグリアジン（gliadin）：グルテリンに似ているが，70～80％のアルコールに溶ける。5）硬たんぱく質，アルブミノイド（albuminoid）：水，塩類溶液に溶けにくい。角，爪，毛髪，蹄などのケラチン，羽毛，靱帯などのエラスチン，腱，軟骨のコラーゲンなど。コラーゲンを長時間煮沸するとゼラチンになる。6）ヒストン（histone）：水，希酸可溶。熱によって凝固せず。ヘモグロビン中のグロビンはこれに属す。7）プロタミン（protamin）：水，希酸可溶。熱に凝固せず。魚類の精液中に多い。〔複合たんぱく質（conjugated protein）〕単純たんぱく質に，糖，リン，色素などが結合したたんぱく質。1）核たんぱく質（nucleoprotein）：核酸とたんぱく質が結合したもの。細胞膜や魚類の精液に存在する。2）糖たんぱく質（glycoprotein）：たんぱく質と炭水化物が結合したもの。だ液の粘質成分であるムシン，軟骨にあるムコイドなど。3）色素たんぱく質（chromoprotein）（金属たんぱく質）：色素とたんぱく質の結合したもの。同時に金属を含む。ヘモグロビン，チトクローム，ヘモシアニン，黄色酵素など。4）リポたんぱく質（lipoprotein）：たんぱく質にレシチン，ケファリンなどが結合したもの。5）リンたんぱく質（phosphoprotein）：核酸，レシチン以外のリン酸を含むたんぱく質。牛乳カゼイン，卵黄ビテリンなど。〔誘導たんぱく質（derived protein）〕天然たんぱく質に物理的・化学的処理を施して二次的に得られるたんぱく質。1）一次誘導たんぱく質：単純たんぱく質，複合たんぱく質がわずかに変化したもの。ゼラチン，プロテアン，メタプロテイン，凝固たんぱく質などがある。2）二次誘導たんぱく質：一次誘導たんぱく質をへて，さらに分解の進んだもので，たんぱく質がある程度加水分解されて生成するもの。一次プロテオース，二次プロテオース（ペプトン，ペプチドなどが，これに属する）。以上のように，たんぱく質は種類により性質がいろいろと異なるが，食品のなかのたんぱく質はこれらがいくつか混ざり合って含まれている。卵，牛肉，小麦，牛乳など，おもな食品のたんぱく質の組み合わせは表に示したとおりである．〔たんぱく質の変性〕たんぱく質を加熱，加圧，凍結したり，酸，アルカリ，アルコールなどで処理したりすると，性質が変わって溶解度の減少，結晶の喪失，酵素に対する感受性の変化などが起こる。このような変化をたんぱく質の変性

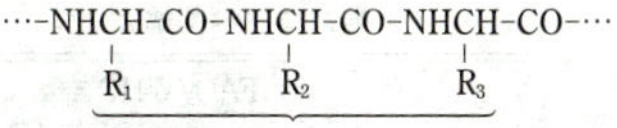

ポリペプチド

食品に含まれるたんぱく質

食品名	たんぱく質の名	たんぱく質の種類	食品中％（乾物中）
卵	卵アルブミン	アルブミン	8.2
	ビテリン	リンたんぱく質	5.2
牛肉	ミオゲン	アルブミン	2.0
	ミオアルブミン	〃	0.2
	ミオシン	グロブリン	13.6
	グロブリン	〃	4.2
白米	オリゼニン	グルテリン	6.6
	グロブリン	グロブリン	}
	アルブミン	アルブミン	} 0.7
	プロラミン	プロラミン	}
小麦	グリアジン	プロラミン	3.91
	グルテニン	グルテリン	4.17
	グロブリン	グロブリン	0.63
	ロイコシン	アルブミン	0.36
	プロテオース	プロテオース	0.43
牛乳	カゼイン	リンたんぱく質	2.74
	ラクトアルブミン	アルブミン	0.64
	グロブリン	グロブリン	＋

アミノ酸スコアの基準

必須アミノ酸名	FAO/WHO・基準パターン 総窒素1gあたりのアミノ酸のmg	
イソロイシン	250(1973)	180(1985)
ロイシン	440	410
リジン	340	360
フェニルアラニン チロシン	380	390
メチオニン シスチン	220	160
スレオニン	250	210
トリプトファン	60	70
バリン	310	220
ヒスチジン		120
総必須アミノ酸量	2,250mg	2,120mg

各種たんぱく質の生物価とNPU

動物性たんぱく質	生物価	NPU	植物性たんぱく質	生物価	NPU
卵	97	100	小麦粉	52	52
牛乳	90	75	米	67	57
牛肉	76	80	大豆	75	56
牛肝臓	77	65	落花生	54	48
豚肉	79	67	じゃがいも	71	71
魚	75	70	さつまいも	72	72

(denaturation) という。食品の調理では加熱による熱変性が主である。60〜70℃に熱すると熱変性し，凝固して溶けにくくなり，固くなり，消化はよくなる。これは，熱によって立体構造が適当にくずれて，たんぱく質分解酵素の働きを受けて消化されやすくなるためである。加熱を長く続けたり強くしたりすると，たんぱく質は強度の変性を受けるため，かえって消化しにくくなる。〔たんぱく質と人体〕人や動物の体の有機質の大部分は，たんぱく質からできている。筋肉，血液，臓器，毛髪，骨などのほか，体内の酵素，ホルモンなどもみな，たんぱく質から生成する。また，生殖や遺伝にもたんぱく質はいろいろと重要な働きをしている。〔栄養〕たんぱく質は，栄養上，脂質や炭水化物で代用することはできない。たんぱく質は栄養素のなかでも直接生命に関係のある成分で，保全素として重要である。また，同時に熱量素としても役立つ。摂取されたたんぱく質は消化管のなかで構成アミノ酸に分解され，そのアミノ酸が腸から吸収されて血液中に移り，組織にはこばれ，体組織のたんぱく質に組み立てられる。したがって，たんぱく質の栄養価は，そのなかに含まれるアミノ酸の種類と量によって異なってくる（→アミノさん)。〔食品のアミノ酸組成〕たんぱく質の栄養価は必須アミノ酸の含量によってきまってくるが，一般に動物性たんぱく質は必須アミノ酸がよくそろっているのに対し，植物性たんぱく質はリジン，スレオニン，トリプトファンなどのアミノ酸が少ないために，栄養価が劣るものが多い。たんぱく質の栄養価を評価する基準として，アミノ酸スコアの基準がFAO/WHO委員会によって示されている。また，たんぱく質の栄養価を表す方法に生物価とNPU（たんぱく正味利用率）がある。生物価は体に吸収された窒素のうち，体内に保留された窒素の割合であり，NPUは摂取した窒素に対する体内保留窒素の割合である。動物性たんぱく質を成長期には45％以上，成人は40％以上摂取するのが適当である。→アミノさん，アルブミン，グルテリン，グロブリン，たんぱくしょうみりようりつ

たんぱくしつかねつぶんかいぶつ

たんぱく質加熱分解物　[Pyrolytic products of protein]　たんぱく質食品を強度に

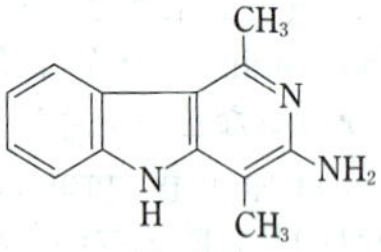

Trp P-1

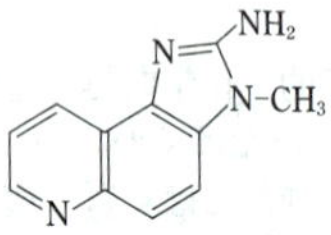

IQ

加熱（300℃以上）すると，変異原性を示す物質が生成する。トリプトファンの熱分解生成物であるTrp P-1，Trp P-2，グルタミン酸の熱分解物であるGlu P-1などの発がん性は動物試験で証明されている。焼き魚からは，イミダゾキノリン（IQ），メチルイミダゾキノリン（MeIQ）という，別の発がん性熱分解物が分離されている。これらの物質の変異原性は，生野菜成分により，抑制されることも明らかになっている。

たんぱくしつへんせい　たんぱく質変性［Protein denaturation］　たんぱく質分子固有の立体構造が，ペプチド結合の分解を起こすことなしに変化を受け，その化学的反応性，物理的性質，生物学的活性などの性質が変わる現象。〔構造・変性〕たんぱく質にはそれぞれ特有のアミノ酸配列があり，特定の内部構造をもち，特有の立体構造をもつ。その立体構造が乱れ，形が変わると，その性質は変化する。たんぱく質の立体構造の安定を保っているものは，ポリペプチド鎖のところどころにある橋渡し結合（cross-linkage）であり，おだやかな条件の変化でも橋渡し結合が切れ，立体構造が乱れ，その性質が変わる。変性した場合，たんぱく質の性質の変化は複雑になり，たんぱく質の種類，変性原因によって違う。SH基反応を示さない卵アルブミンが変性するとSH基反応を示すようになるなど，化学的反応性が増大する場合が多い。また，変性すると多くの場合，溶解度が低下する。これは変形し反応性を増したたんぱく質分子が会合し，凝固するためである。また，酵素活性が変性により容易に失われるのは，酵素作用を示すたんぱく質の特定部位の構造が乱れるためである。〔変性原因〕たんぱく質の変性の原因には，加熱，脱水，凍結，泡立てなどの物理的作用や，化学薬品や特殊な酵素作用などの化学的作用など，いろいろな場合がある。〔熱変性〕たんぱく質の加熱変性は，食品に関してはもっとも重要なものである。一般に，凝固する場合が多い。熱変性は水が存在している場合に起こりやすい。乾熱殺菌が湿熱殺菌よりも高温を必要とするのは，菌体たんぱく質の熱変性が，水分が少ない場合に起こりにくいからである。ほかの条件が同じなら，熱変性は温度が高くなるといちじるしく早くなる。熱凝固温度は温度の上げ方，塩類，砂糖など共存物質によって強く影響される。少量の塩の添加は凝固を促進させ，凝固温度を低くする。凝固は等電点でもっとも起こりやすいのでpHは熱凝固に大きく影響する。多くのたんぱく質の等電点は酸性側にあるので，たんぱく性食品に少量の酸を加えると熱凝固しやすくなる。一方，糖，糖アルコールは熱変性を防止する効果があり，砂糖の濃厚溶液中では卵白は熱凝固しにくくなる。〔表面変性〕たんぱく質が水面や界面にひろがって薄膜状になる現象で，卵白を撹拌すると安定な泡をつくったり，豆乳から湯葉ができるのは，この表面変性を利用したものである。〔凍結変性〕たんぱく質によっては凍結によって変性して不溶化する。魚肉を冷凍すると保水性を失い硬化するのは，筋原線維たんぱく質の凍結変性による。また，凍り豆腐は大豆たんぱく質の凍結変性を利用した製品である。〔化学薬品による変性〕たんぱく質は，酸性またはアルカリ性によって変性することがある。また，アルコールなどの有機溶剤や，アルキルベンゼンスルホン酸のような界面活性剤は強い変性作用をもち，殺菌目的で使用されることがある。

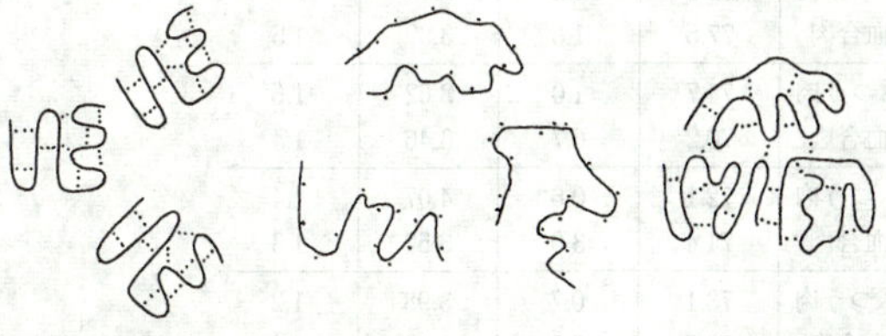

未変性たんぱく質　　変性たんぱく質　　凝固たんぱく質

たんぱくしょうみりようりつ　たんぱく正味利用率　[Net protein utilization]　たんぱく質の栄養価を表す指標のひとつ。NPU と略称される。試験動物に試験たんぱく質を含む飼料を与え，摂取された窒素のうち，体内に保留された窒素の割合（%）を示す。

NPU＝(体内保留窒素 / 摂取窒素)×100
体内保留窒素は，試験動物をと殺し，その体の全窒素を測定する。生物価や正味たんぱく利用率が，窒素の出納から求めるのに対し，体成分の変化から求める方法である。体の全窒素を測定する必要があるので，人をはじめ大動物には適用できない。

だんりょくせい　弾力性　[Elasticity]　〔定義〕一般に，ある変化率に対応する別の変化率の比を弾性値というが，この度合を弾力性と表現する。食料需要の分析，予測などに使われるものに，食料の所得弾力性と価格弾力性がある。〔所得弾力性〕所得の伸び率に対する消費の伸び率の割合をいう。所得が 10% 伸びたとき，ある食品の消費を 10% 増やせば，その所得弾力性は 1.0（10/10）ということになる。所得弾力性が 1.0 より大きいものは，所得の増加以上に消費の伸びが大きいことを表し，弾力性が 1.0 より小さいときは，消費の伸びが所得の増加に及ばないことを意味する。弾力性がマイナスのものは，所得が増えると消費が減少することを意味する。ある年度における食料品全体の弾力性は 0.7 であった。品目別にみると，畜産食品が高く，でんぷん質食品は低かった。〔価格弾力性〕食品の価格変動に対する食品入手量の変動の割合をいう。弾力性の小さい食品とは，価格の変動率に対する購入数量の変動率が小さい食品であり，弾力性の高い食品とは価格の変動率に対する購入数量の変動率が大きい食品である。肉，魚介，果実，酒，飲料などは小さい。一般に奢侈（しゃし）的な食品は高く，代替性の少ない食品は低い。所得弾力性も価格弾力性も所得階層によって違いがあり，国民所得が上昇するにしたがい違ってくる。また，消費量が飽和しているかいないかによっても違う。→だんせいち

ち

ちあいにく　血合肉　魚の側線の直下にある赤褐色の筋肉。白身の魚では表層部に存在する表面血合肉だけで少ないが，マグロなど赤身の魚では深部にも内部血合肉が発達している。魚は多くの場合，血合肉をもっているが，とくにカツオ，マグロなどのように遠距離を活発に泳ぎまわる魚には多く含まれている。〔血合肉とふつう肉との割合〕魚の種類，年齢などによっても変わるが，一般に同種の魚の場合には油ののった時期に多くなる。血合肉に対するふつう肉の割合を示すと，つぎのようになる（血合肉を 100 とした場合）。イワシ 135～322，カタクチイワシ 340，ウルメイワシ 317～376，サバ 382～552，マグロ 978，カツオ 450～830，ブリ 610，ホシザメ 1449。〔血合肉とふつう肉の一般組成〕

血合肉とふつう肉の一般組成

魚　種	肉の種類	水　分	粗脂肪	全窒素	灰　分
イ　ワ　シ	ふつう肉	80.7	0.3	2.73	1.8
	血合肉	77.5	1.6	3.09	1.5
ウルメイワシ	ふつう肉	74.7	1.0	3.62	1.6
	血合肉	70.2	6.7	3.46	1.4
カ　ツ　オ	ふつう肉	72.1	0.6	4.07	1.4
	血合肉	71.4	3.0	3.52	1.3
ソウダガツオ	ふつう肉	73.1	0.7	3.98	1.2
	血合肉	72.3	2.0	3.69	1.2

同一魚体の水分，粗脂肪，全窒素，灰分は，表のようになる。すなわち，血合肉はふつう肉に比べて水分が少なく，粗脂肪が多い。また，非たんぱく態窒素が少ないことも知られている。窒素の分布についても血合肉とふつう肉とではいくぶん異なり，血合肉にはヒスチジンが多くリジンが少ない傾向にある。ミネラルについても両者は異なり，血合にはカリウム，鉄などが多い。鉄が多いのは，血合にミオグロビンやチトクロームが多いためだと考えられる。また，ビタミンB_1，B_2なども多く，カツオ血合肉中のB_1量は，ふつう肉の10倍に及ぶ。また，血合肉のpHはふつう肉よりも酸性側に傾いているといわれている。前記のように血合肉は海の表面近くを活発に泳ぎまわる魚には多いが，タラやカレイのように，底魚とよばれ，あまり活発に泳ぎまわらない白身の魚には，わずかしか含まれない。〔チトクロームC〕血合肉にはチトクロームCが多く含まれることが知られている。チトクロームCは魚の呼吸と密接な関係をもつたんぱく質で，ミオグロビン同様の役割を果たしている。活動性の魚ははげしい運動を行うため，血液から酸素を補うだけでは酸素が不足するため，この不足をチトクロームCで補うと考えられている。また，最近の研究によれば，血合肉は肝臓の働きを一部代行する作用もあるとされている。〔調理〕血合肉は少しくせがあるが，カレー煮，しょうがを加えたつくだ煮などにすると，いくぶん食べやすくなる。→ぎょにく

チァファンチュウ　加飯酒　中国の醸造酒である紹興酒の一種で，甘口酒である。〔成分〕比較的多量のアルコール，糖分，デキストリンなどを含んでいる。→しょうこうしゅ

チアベンダゾール　[Thiabendazol]　1978年に食品添加物として指定された防かび剤の一種である。〔性質〕白色の結晶性粉末で，水にほとんど溶けず，エーテルにわずかに溶け，エタノールに0.68％溶ける。酸，アルカリで分解しにくい安定な化合物である。〔効力〕各種のかびに対し，1～30 ppm濃度で発育を阻止する。とくにポストハーベスト農薬として，かんきつ類やバナナに発生する軸ぐされ病，緑かびに有効である。一方，チアベンダゾールは動物の駆虫剤などにも用いられる。〔毒性〕LD_{50}2～4 g/kg。体内に蓄積されず，少しずつ分解され，完全に排泄される。ラットに40 mg/kg/日量を2年間投与しても異常はない。人では赤血球数低下，嘔吐，めまい，肝臓毒が報告されている。〔使用基準〕現在，かんきつ類，バナナに使用基準が定められている。一般に輸入品の防かび目的で用いられている。

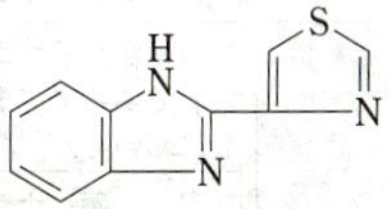

チアベンダゾール

チアミナーゼ　[Thiaminase]　〔起源〕ビタミンB_1分解酵素で，1941年アメリカのWoolleyによって生のコイの魚肉中から発見され，チアミナーゼと命名された。それとほとんど同時に，わが国でも藤田秋治によって貝類から発見され，アノイリナーゼと命名された。また，アノイリナーゼをもつ菌が腸内で繁殖している人が全人口の6％にも達することが知られている。このような人は，B_1を摂取してもB_1欠乏を起こしやすい。医薬品としてのB_1剤は，チアミナーゼで分解されない化合物としてある。→アノイリナーゼ

チアミン　[Thiamine]　→ビタミンB_1

チーズ　[Cheese]　チーズは，牛乳，そのほかの乳に凝乳酵素（レンネット）または乳酸菌を作用させて，そのカゼインを脂肪とともに凝固してカードを得，その分散したカードをそのまま，あるいは熱処理および，加圧処理をして成型し，さらに通常は細菌，酵母，またはかびの作用によって熟成してつくられる。チーズには，製造熟成させたものをそのままの状態で食用に供する場合と，品質熟度の異なった二種以

チーズなどの表示に関する公正競争規約

種類別または名称		定　義
チーズ	(種類別) ナチュラルチーズ	この規約で「ナチュラルチーズ」とは，食品衛生法（昭和22年法律233号）に基づく乳及び乳製品の成分規格等に関する省令（昭和26年厚生省令第52号。以下「乳等省令」という。）第2条第17項に規定する「ナチュラルチーズ」をいう。この省令において，「ナチュラルチーズ」とは，次のもの（枠内）をいう。 ［定　義］ (1) 乳，バターミルク（バターを製造する際に生じた脂肪粒以外の部分をいう。以下同じ。），クリームまたはこれらを混合したもののほとんどすべて又は一部たんぱく質を酵素その他の凝固剤により凝固させた凝乳から乳清の一部を除去したもの又はこれらを熟成したもの。 (2) 前号に掲げるもののほか，乳等を原料として，たんぱく質の凝固作用を含む製造技術を用いて製造したものであって，同号に掲げるものと同様の科学的，物理的及び官能的特性を有するもの。 ［成分規格］なし なお，当該「ナチュラルチーズ」には，香り及び味を付与する目的で，乳に由来しない風味物質を添加することができるものとする。
	(種類別) プロセスチーズ	この規約で「プロセスチーズ」とは，乳等省令第2条第18項に規定する「プロセスチーズ」であって，乳等省令別表二（三）（4）の成分規格に合致するものをいう。この省令において，「プロセスチーズ」とは，次のもの（枠内）をいう。 ［定　義］ナチュラルチーズを粉砕し，加熱溶融し，乳化したもの。 ［成分規格］乳固成分（乳脂肪量と乳蛋白量との和）：40.0％以上，大腸菌群：陰性 なお，当該「プロセスチーズ」には，次に掲げるものを添加することができるものとする。 1. 食品衛生法で認められている添加物 2. 脂肪量調整のためのクリーム，バター及びバターオイル 3. 味，香り，栄養成分，機能性及び物性を付与する目的の食品（添加量は製品の固形分重量の1/6以内とする。）ただし，前2. 以外の「乳等」の添加量は製品中の乳等含量が5％を超えない範囲とする。
(名称) チーズフード		この規約で「チーズフード」とは，乳等省令第7条第2項第4号にいう乳又は乳製品を主要原料とする食品であって，一種以上のナチュラルチーズまたはプロセスチーズを粉砕し，混合し，加熱溶融し，乳化してつくられるもので，製品中のチーズ分の重量が51％以上のものをいう。 なお，当該「チーズフード」には，次に掲げるものを添加することができるものとする。 1. 食品衛生法で認められている添加物 2. 味，香り，栄養成分，機能性及び物性を付与する目的の食品（添加量は製品の固形分重量の1/6以内とする。） 3. 乳に由来しない脂肪，蛋白質又は炭水化物（添加量は製品重量の10％以内とする。）

上のチーズを配合して融解，殺菌，型詰めして食用に供する場合とがあり，それぞれナチュラルチーズおよびプロセスチーズとよばれる。乳等省令では，「チーズとは，ナチュラルチーズ及びプロセスチーズをいう。」と定義している。ナチュラルチーズは，全世界で製造されているものを合わせると500種類以上になり，原料乳の脂肪含量によってクリームチーズ，全脂チーズ，部分脱脂チーズ，脱脂チーズに分類される。そのほか，熟成チーズと熟成させないチーズ，あるいはチーズの質の硬軟によって超硬質チーズ，硬質チーズ，半硬質チーズ，軟質チーズに区別する場合もある。包装した大型のナチュラルチーズでは，外皮の部分をともなわないリンドレスチーズも製造されている。プロセスチーズ製造の際には，融解を容易にして均一な製品を得るために，乳化剤（融解塩）が使用される。一般に各種リン酸塩およびクエン酸塩がこの目的に使用される。ほかに，必要に応じて中和剤，水，着色料，調味料，香辛料お

よび調味食品類または保存料などが加えられる。以上のほかに，クリーム，牛乳，脱脂乳，チーズホエーなどを添加したプロセスチーズスプレッド，プロセスチーズフードなどもある。チーズの風味は，においおよび味のふたつに区別することができる。熟成させないチーズの香気はジアセチル，アセトイン，アセトアルデヒドなどの乳酸菌の生産する香気物質に由来するものであり，熟成チーズの香気はたんぱく質および脂肪の分解生成物である揮発性脂肪酸，カルボニル化合物，揮発性硫化物，アミン，アルコール類，エステル類などによる。「ナチュラルチーズ，プロセスチーズ及びチーズフードの表示に関する公正競争規約」では，ナチュラルチーズなどを別表のように定義している。〔成分規格〕乳等省令では，プロセスチーズは乳固形分（乳脂肪分と乳たんぱく質含量の合計）40.0％以上，大腸菌群陰性と規定している。→ナチュラルチーズ，プロセスチーズ

チーズスプレッド　[Cheese spread]　プロセスチーズは，水分は平均41～43％であるが，水分を50％あるいはそれ以上にするとやわらかくなり，展延性がよくなる。ぬりチーズとして，ビン，カップなどに入れて販売する。〔定義〕乳固形分（乳脂肪分と乳たんぱく質含量の和）が40％以上の場合には，乳等省令によるプロセスチーズの規格にあてはまる。なお，チーズ以外の乳および乳製品（粉乳，カゼイン，乳糖など）が添加されることが少なくない。この場合には，チーズフードの扱いになる（→チーズフード）。〔製造法〕原材料の配合比が異なる以外はプロセスチーズと同じである。

チーズフード　[Cheese food]　ナチュラルチーズ，あるいはプロセスチーズを，一種またはそれ以上用いて粉砕，混合して熱を加え，溶融してつくる。風味の向上のため，香辛料や調味料，または，ほかの食品を加えることもある。「ナチュラルチーズ，プロセスチーズ及びチーズフードの表示に関する公正競争規約」によれば，製品中にチーズ分51％以上のものとされている。

チーズホエー　[Cheese whey]　→ホエー

チータンロール　→ロングエッグ

チーパオチー　**紙包鶏**　パラフィン紙でひな鶏の肉を包んで揚げたもの。鶏肉は紙に包まれているので，蒸し焼きの状態になる。食べ方は，箸で紙の中央をさいて中身を取り出して食べる。〔材料〕(4人分)：鶏肉160 g，醤油15 m*l*，酒7.5 m*l*，しょうが汁1.5 m*l*，砂糖5 g，ねぎ5 g，パラフィン紙15 cm角のもの8枚，ラード少量。〔つくり方〕ぶつ切りのねぎ，醤油，酒，砂糖，しょうが汁を混ぜ合わせ，薄切りにした鶏肉を漬けて下味を付けておく。ラードをぬったパラフィン紙で鶏肉とねぎを包み，油で手早く揚げる。

チェーフィングディッシュ　[Chafing dish]　食卓で料理を供するときの卓上保温鍋。〔構造〕固型燃料を使っているので，どこにでも置け，湯煎鍋であるので長時間でも焦げつく心配がない。鍋が外鍋と内鍋の2重構造になっており，外鍋に湯を入れ，固型燃料で温度が下がらないように下部から熱している。内鍋は，湯によっておだやかな加熱となるため，ソースで煮込んだ料理など，比較的焦げつきやすい料理の保温などによい。形は丸型，角型，小判型など各種あり，取っ手の形も柄状のもの

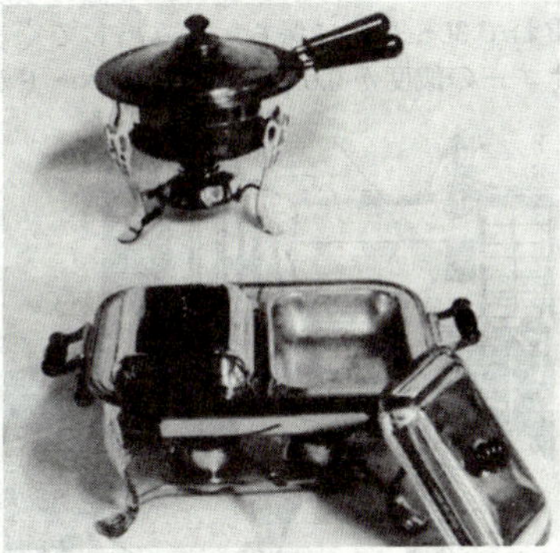

チェーフィングディッシュ

や，耳状のものなどがある。内鍋，外鍋ともそのまま鍋として調理できる。鍋の内側は錫（しろめ）が貼ってあり，緑青が生じないようにしてある。〔用法〕立食式のパーティや，寒い時期の食卓で料理を温めるのに重宝する。湯煎鍋でなく，枠つきの台で，固型燃料ランプまたはろうそく台の付いたものもある。この場合は，食卓で短時間保温するのによい。

チェダーチーズ　[Cheddar cheese]　〔起源〕イギリスの南西部 Somerset にある小さな町 Cheddar に由来するイギリスの代表的な硬質のチーズで，イギリスのみならずアメリカ，オーストラリア，ニュージーランドなどのアングロサクソン系諸国でも広く製造されている。〔製法〕ゴーダチーズの項を参照。ただし，乳酸菌スターターとしては，通常 *Streptococcus lactis* を用い，*Str. cremoris* を併用することも少なくない。ホエーを排除した後，チェダリングという特有の操作を行う。すなわち，ホエーを除いた後，カードをバットの底面の高いほうに約 20 cm の厚さに平らに積み重ねる（イギリスではこれを pitching という）。このとき，ホエーがさらに分離してくると同時に，カードが密着して厚さ 15 cm ぐらいののしもち状になる。つぎに，これを 20～25 cm 角に切り，10～15 分ごとに反転すると，さらにホエーが徐々にしみ出してくるとともに表面がかたくなってくる。これをさらに 2～3 個と積み重ねて 30～32℃に保ち，しみ出してくるホエーの酸度が 0.6％になるか，カードが絹状の光沢を帯びるようになったらチェダリングの終了とする。28℃ぐらいまで放熱してからカードを粉砕し，dry salting により加塩した後で型詰めし，プレスしたものを熟成する。ゴーダチーズの断面が均一な色調・組織を有するのに対して，チェダーチーズは無数の白色のしわのような紋様が入っているのが特徴である。〔品質〕組織はゴーダチーズのような滑らかさがなく，ややもろい性質を有する。温和な酸味のあるうまさで，独特の甘い香りがある。→ゴーダチーズ

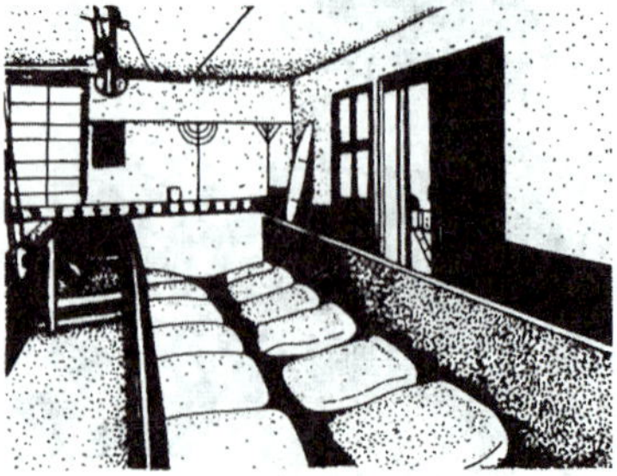

チェダリングの図

チェンチューワンツ　珍珠丸子　肉だんごにもち米をまぶし付けて蒸した料理で，蒸菜（チョンツァイ）の一種である。珍珠（チェンチュー）は真珠のことで，もち米を真珠にたとえたものである。糯米肉丸（ノウミロウワン），糯米丸子（ノウミワンツ）ともいう。〔材料〕豚ひき肉 150 g，しょうが汁 2 m*l*，ねぎ 10 g，砂糖 1 g，醤油 3 m*l*，塩 1 g，酒 1.5 m*l*，もち米 75 g。〔つくり方〕ひき肉とみじん切りにしたねぎ，しょうが汁，調味料をよく混ぜ，直径 3 cm ぐらいのだんごをつくる。2 時間ほど水に浸したもち米をふきんに広げ，肉だんごを転がし，まわりにもち米をまぶし付ける。蒸し器にぬれぶきんを敷いて並べ，強火で 30 分ほど蒸し，温かいところを供する。好みで，酢醤油，からし醤油を添える。

チオクローム　[Thiochrome]　→ビタミン B_1

チキソトロピー　[Thixotropy]　粘弾性体で，力を加え撹拌すると次第にやわらかくなるが，放置するとかたくなるような性質をいい，一般に速度勾配の増大により粘性の低下する現象をいう。また，コロイド体では温度を上げるとゲルがゾルになるが，温度を変えなくても，機械的に衝動を与えるとき，ゾルとゲルとが互いに可逆的に変換するのもこの現象である。

チキンライス　鶏肉入りのトマトピラフを日本的に変形したご飯料理の一種で，主材料を変えれば，ハムライス，エビライ

スなどができる。これらは色と味から，子ども向きのランチにも，よく利用される。鶏肉にトマトの色と風味が加わったバター味のご飯で，野菜としては，玉ねぎ，マッシュルーム，グリーンピースなどが使われる。〔つくり方〕炊き込む方法と，飯と鶏，野菜を炒めて仕上げる方法との2通りある。1）炊き込み飯の場合：まず，野菜をバターで炒め，そこに米を加えて軽く炒め，トマトケチャップと塩，こしょうを加えて水またはブイヨンで湯炊きにする。この場合，米は水洗いをした後，30分以上水きりをしたものを用いる。鶏肉は別にバターで炒めておき，飯を蒸らし終わった後で加えるほうが失敗なくできる。野菜は，玉ねぎのみじん切り，マッシュルームの薄切りを使うが，マッシュルームの代わりに生しいたけなど，ほかのきのこ類を加えてもよい。グリーンピースは，供する直前にゆでたものを全体にふり混ぜるか，上に散らして青味とする。2）炒め合わせる方法：即席であり，飯があれば短時間にできる。飯は温かいものがよい。できればかための飯のほうが炒めやすく，かたまりのないように前もってほぐしておくとよい。バターが少ないとフライパンの底にご飯が焦げつきやすく，よく炒められないためによくほぐれず，白飯がなかから出てくるようになり，味も悪くなりやすいので，バターは多めに使うほうがよい。鶏肉は1人前40～50 gを1～2 cmの角切りとし，バターで炒めて用いるが，鶏料理の残ったものを利用してもよい。トマト味で仕上げるが，一般には，トマトケチャップとトマトピューレを半々に用いる。子ども向きには甘味があってもよいので，トマトケチャップだけを用いてもよい。生のトマトのあら切りは水分が多いので，炒めにくい。トマトケチャップが多い場合は味がくどく，色も赤くなりすぎる。また，反対に少ない場合には，白く，まずそうになる。色が平均になるまで炒め合わせることが大切で，人数に応じたフライパンを使い，フライパン返しを行いながら，強火で手早く飯を炒める。なれないと，材料がよく混ぜ合わされず，色も平均しない上に，味付けにむらができ，飯を練ってしまいやすい。〔供卓〕供卓の際には，熱いところを1人分のライス型で抜き，その上にグリーンピースを飾って供する。

ちくさんしょくひん　畜産食品　[Animal food product]　家畜，家禽の直接生産物とと体生産物で食品になるもので，前者には乳，卵などがある。後者では牛，豚などのと体量の40～50％が食肉として，残りが副産物となる。副産物のうち，皮，獣脂，骨，血液，内臓などが食用として利用される。

ちくにく　畜肉　→しょくにく

チクルガム　[Chicle gum]　アカテツ科の樹木であるサポディラ（*Achras sapota*）の樹液からとれる，もっとも古くから利用されている天然樹脂である。〔産地〕おもに，西インド諸島，メキシコ，中央アメリカ。〔製法〕樹皮にナイフで十字形のみぞを掘り，浸み出る乳液を布袋に集める。これを煮詰めて型に流し込んだものが，粗製チクルである。〔成分〕主成分は，グッタとよばれるゴム質と，樹脂の共重合物である。前者はポリイソプレン構造をもち，後者はトリテルペンとステロール類からなる。〔用途〕人間の体温付近の温度で適度な弾性を与えるので，チューインガム基礎剤として用いられる。→チューインガムきそざい

ちくわ　竹輪　練り製品の一種。かまぼこの原型と考えられており，串に魚肉のすり身を巻き付けて加熱した製品で，切り口が竹の輪に似ているので竹輪とよぶようになったといわれる。〔種類〕加熱法から蒸煮または湯煮する蒸しちくわと，焙り焼きする焼きちくわとがあるが，ちくわといえば，ふつう，焼きちくわをさす。焼きちくわは大きな焼けぶくれが点在し，冷凍して貯蔵，流通させる東北，北海道の冷凍焼きちくわと，冷凍しないで流通する伝統的な生ちくわとに大別される。生ちくわには小型で両端以外美しい焼き色が一面につい

て甘い豊橋式ちくわ，魚の味が強く，指あとが付いている素朴な四国地方のちくわ，出雲の大型のちくわである野焼き，鞆の豆ちくわ，西九州の大ちくわ，あじにしょうがを混ぜた小田原のあじちくわなど，各地の名産ちくわがある。〔製法〕東北・北海道の冷凍ちくわは，スケトウダラを主原料にアブラザメを配合し，伝統製品はエソ，グチ，そのほか，地元の魚を主原料とする。かまぼこと同様に魚肉を塩ずりし，調味料，でんぷんなどの副原料を加え，焼き色を付けるためにブドウ糖，みりんを配合する。ふつうは擂潰機（らいかいき）を用いるが，大量生産にはサイレントカッターを使用することがある。すり身は成形機で金串に自動的に巻き付け，焼炉に送られる。四国地方では竹串に手で巻き付ける製品もある。焼炉は電熱，ガスで加熱し，すり身の付いた串は回転しながら炉の上を移動し，加熱される。移動速度が早いほど長い炉が必要となる。焼きあがったちくわの串は自動串抜き機で抜かれる。〔品質〕串に巻き付けて加熱するので加熱速度が早く，急速加熱されるため，一般に弾力が強い。ちくわの穴の部分は熱のとおりが悪く湿度が高いので，もっとも変質しやすく，変質を判定するには穴の状態をみるとよい。

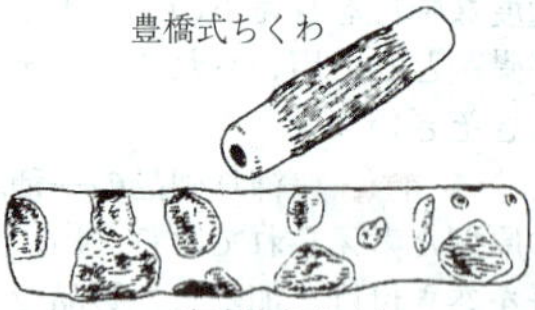

ち く わ

ちしゃ　萵苣　[Lettuce]　キク科に属する野菜で，結球性の玉レタス（玉ちしゃ），半結球性のサラダ菜，立レタス（立ちちしゃ），不結球性の葉レタス（リーフレタス，葉ちしゃ，ちりめんちしゃ，かきちしゃ），茎レタス（茎ちしゃ）の5群に分類される。わが国でもっとも一般的なのは玉レタスで，そのほか，サラダ菜，葉レタスがつくられている。茎レタスは中国で多くつくられている。→レタス

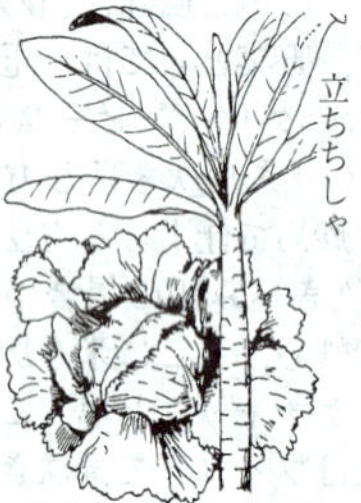

ち し ゃ

ちちたけ　乳茸　夏～秋，広葉樹林内の地上に発生するベニタケ科のきのこ。ちたけともいう。〔形態〕傘は径 4～12 cm，表面は橙黄褐色で，中央がくぼむ。茎は高さ 6～10 cm。きのこに傷をつけると白い乳液が分泌され，徐々に褐色となる。〔名前の由来〕ちちたけという和名は，分泌される白い乳液に由来する。ユキノシタ科の植物ちだけさし（乳茸刺）の名前は，長野県の山地に住む人々が，採取したちちたけをこの植物の細い茎に刺して持ち帰ることによる。〔調理〕一部の地方では市場に出荷される。乳液にはやや渋味があるが，煮るととれる。汁物，煮付け，油炒め，天ぷらなど。

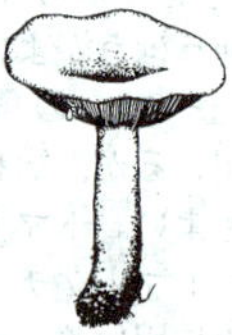
ち ち た け

チックピー　[Chick-pea]　→ひよこまめ

ちっそ・たんぱくしつかんさんけいすう　窒素・たんぱく質換算係数　食品中のたんぱく質を測定するには，まず，食品中の窒素の量を定量し，その値に一定の係数を乗じて求める。この係数を窒素・たんぱく質換算係数という。通常，窒素はケ

日本食品標準成分表で用いている窒素・たんぱく質換算係数

食品群	食品名	換算係数
1 穀類	アマランサス	5.30
	えんばく	
	オートミール	5.83
	大麦	5.83
	小麦	
	玄穀，全粒粉	5.83
	小麦粉，フランスパン，うどん・素麺類，中華麺類，マカロニ・スパゲッティ類，ふ類，小麦たんぱく，ぎょうざの皮，しゅうまいの皮	5.70
	小麦胚芽	5.80
	米，米製品（赤飯を除く。）	5.95
	ライ麦	5.83
4 豆類	大豆，大豆製品（豆腐竹輪を除く。）	5.71
5 種実類	アーモンド	5.18
	ブラジルナッツ，落花生	5.46
	そのほかのナッツ類	5.30
	あさ，えごま，かぼちゃ，けし，ごま，すいか，はす，ひし，ひまわり	5.30
6 野菜類	えだまめ，大豆もやし	5.71
	落花生（未熟豆）	5.46
10 魚介類	ふかひれ	5.55
11 肉類	ゼラチン，腱（牛），豚足，軟骨（豚，鶏）	5.55
13 乳類	乳，チーズを含む乳製品，そのほか（シャーベットを除く）	6.38
14 油脂類	バター類，マーガリン類	6.38
17 調味料および香辛料類	醤油類，味噌類	5.71
上記以外の食品		6.25

ルダール法により測定し，係数には6.25を用いる。これは，たんぱく質には平均16％の窒素を含むためである。6.25＝100÷16。こうして求めたたんぱく質量を粗たんぱく質という。しかし，穀類や豆類では，そのたんぱく質中の窒素含量が高いので，6.25より低い係数を用いている。→そたんぱくしつ

ちとせあめ　千歳飴　あめ菓子類の一種で，引きあめにした白あめである。今でも七五三の祝いには氏神に詣でて，千歳あめの袋を土産として配る風習がある。〔製法〕引きあめは，グラニュー糖，さらし水あめ，麦芽，水あめを123℃に煮詰めた後，手早く鉤（かぎ）にかけて何回も引きのばし，あめのなかに気泡を入れつつ加工したもので，このために色は白くなり，かさが増して風味もよくなる。着色したものもある。〔引きあめ〕バターボール，金太郎あめ，元禄あめなどが引きあめに属する。

ちまき　粽　もち米，うるち米，米粉などでつくったもちを笹などの葉で包み，蒸したりゆでたりしたもの。端午の節句を祝って，柏もちとともにつくられる。ちまきは茅巻（ちよまき）の意で，昔は茅（ちよ）の葉数枚で巻いたのでこの名がある。現在ではくま笹の葉で包み，い草でしばって蒸している。中国から伝来したものである。〔種類〕種々ある。1）御所ちま

き：上新粉に砂糖を入れたもの。2）外郎ちまき：もち粉に新粉とくずと砂糖を練り合わせてつくってたもの。3）水仙ちまき：でんぷんと砂糖を用いたもの（牛乳 120 ml，でんぷん 20 g，砂糖 2 g）。4）ようかんちまき：寒天とあんを用いてつくる。5）三角ちまき：笹の葉1枚で三角形に包んだもの。6）手綱ちまき：上新粉のだんごをつくり，紅白により合わせたもの。〔御所ちまきのつくり方の一例〕材料（3〜4個分）：上新粉 50 g，でんぷん 8 g，砂糖 5 g，熱湯 90 ml。つくり方：上新粉，でんぷん，砂糖を混ぜたなかに熱湯を入れて練り，ちぎって薄くのばして蒸す。蒸し上がったら，さめないうちに手に水をつけてこねる。形をととのえてくま笹の葉に包み，い草で結び，葉色の緑色がはえるまで軽く蒸らす。

チミン ［Thimine］ 核酸を構成する塩基のひとつ。→かくさん

ちゃ 茶 ［Tea］ ツバキ科に属する茶樹の若芽（葉）を採取して（図に示すように），飲料用につくったものをいう。製法により，不発酵茶（緑茶），半発酵茶（ウーロン茶など），発酵茶（紅茶）に大別され，さらに，製法，原料の種類，形などによって，図のように分類される。〔産地・品種〕茶樹は東南アジア原産で，温帯から熱帯にかけて生育するが，インドのアッサムなどに生育する，葉が大きく喬木性のアッサム種と，中国東部や日本などに生育する，葉が小さく灌木性の中国種などがある。わが国では，1191年に僧栄西が中国から種子をもち帰ってまいたものなど，中国から導入された茶樹と，九州，四国などの山地に自生していた山茶が，長年の間に自然交雑を繰り返して広がり，地域によって葉の形態などに特徴のある地方在来種ができた。しかし，近年は，品種改良によって，やぶきたをはじめとするすぐれた品種が育成され，栽培面積の80％以上が在来種から育成品種に変わった。〔歴史〕茶の飲用は中国から始まり，長い歴史の間に多様化の経過をたどりつつ，世界各国へ広まった。わが国では，古く聖武天皇の時代に茶を飲用したという記録があるが，本格的に栽培されるようになったのは，現在，茶祖といわれる栄西以降である。その後，室町時代になって茶道が始まり，その発展にともなって，武士から庶民までも茶を賞味するようになったが，当時は，茶芽を蒸して乾燥し，粉末にしたものを湯で撹拌して飲用する抹茶風のものであった。しかし，江戸時代の中期以降には，現代風の煎茶や玉露が考案されて普及し，今日に至っている。ヨーロッパへは，16世紀ごろ，オランダ人により，初めて日本の茶が輸出されたが，日本の鎖国後，主として中国と交易が行われるようになり，ついで，イギリス，ロシアなど世界各国に広まった。中国からイギリスへ輸出された茶は，最初，緑茶が多かったが，しだいに，イギリス人のし好に合う紅茶に変わった。なお，イギリスでは，茶の消費量が増大するとともに，19世紀ごろから自国の植民地での紅茶生産に力を入れ，インドのアッサムなどで大量生産されるようになった。〔生産〕世界の茶の生産量は，約300万tで，紅茶が7割以上を占め，残りの大部分は緑茶である。おもな茶産国は，インド，中国，スリランカ，ケニア，インドネシア，トルコ，日本などである。日本の生産量は，約9万tで，ほとんどが緑茶である。静岡と鹿児島で全国の生産量の7割程度を占め，ついで，三重が多い。従来，狭山茶，川根茶，宇治茶，八女茶などは銘茶として知られてきたが，最近では，全国各地で良質の茶が生産されるようになってきている。2010年の茶種別生産割合は，全体を100とした場合，煎茶64，番茶25，玉緑茶3，玉露，かぶせ茶，てん茶，そのほかが2％で，煎茶が圧倒的に多い。〔し好性〕茶は，コーヒー，ココアとともに世界の三大し好飲料といわれるが，和食に煎茶，洋食に紅茶，中華食に中国緑茶やウーロン茶が適合するなど，適応性が広い。紅茶では発酵中に，ポリフェノールオキシターゼの作用により，カテキン類が酸化され，橙赤

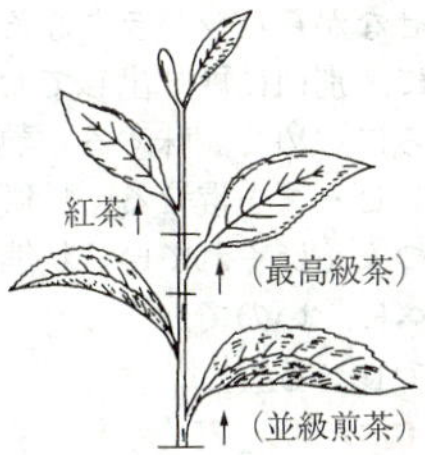

茶　芽

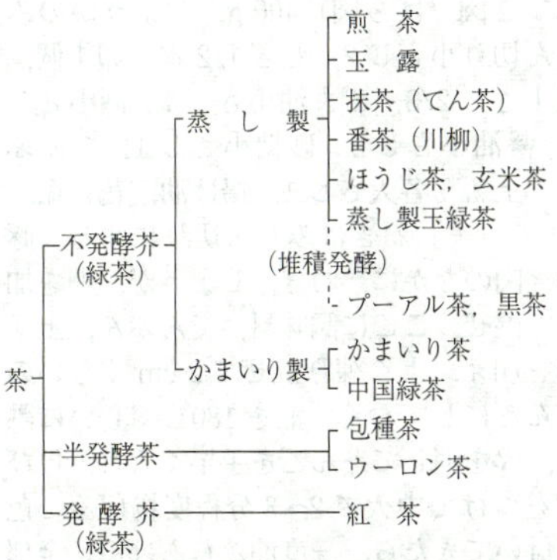

茶の分類

色のテアフラビン類やさらに重合物（テアルビジン）が生じ赤色になる。茶のし好には，さわやかで優雅な香りと味のほかに，飲用によって得られるおだやかな精神の高揚の効果が大きい。これは，茶中に含まれるカフェイン（茶葉中に約3％含まれる）が，大脳などの中枢神経を興奮させる生理作用をもっていることによるものであり，一時的に精神活動の敏活化，運動能力の向上，眠気の解消，疲労の防止などの効果が得られる。ただしその一方で，不眠の原因となることもある。〔機能性〕緑茶には，ビタミンCが豊富に含まれているが，安定化因子と共存するため，加熱に対して安定である。また，ビタミンEも高濃度に含まれている。なお，茶葉中に大量に含まれるカテキン（主成分：エピガロカテキンガレート，茶葉中に8～16％）は，培養細胞の突然変異やラットの腫瘍の増殖を抑制するので抗がん作用があること，細胞内の脂肪の酸化を抑制する作用があるので老化防止効果が期待できること，ラットに経口投与した場合，糞中への脂肪の排泄量が増加し，血中コレステロールの濃度を低下させる効果があること，などが認められている。そのほか，糖尿病にも効果があり，フッ素を多く含むので虫歯予防も期待できる。また，消臭効果もある。

チャーイエタン　茶葉蛋　卵を番茶または紅茶，ウーロン茶の汁でゆでたもので冷葷（ロンフォン）として用いられる。卵を水に入れて火にかけ，沸騰後5分くらいしたら冷水に取ってさまし，包丁の背で殻にひびを入れる。番茶，水，塩（このほかに，八角や五香粉を加えることもある）を入れたなかで再び30分～2時間ゆでる。卵の殻をむくと，黄褐色のひび割れの模様が出てくる。器に盛るときは，この模様を見せるように4つに切り，花椒塩（ホァジャオエン）（→チャーロウワンヅ）または醤油を添える。〔材料〕（4人分）：卵4個，水600 ml，番茶8 g，塩12 g，花椒塩または醤油適量。

チャーシャオロウ　叉焼肉　→やきぶた

チャーシュー　叉焼　→やきぶた

チャーチイェホ　炸茄盒　なすの間にひき肉を挟んで衣揚げにした炸菜（チャーツァイ）の一種である。なすの代わりにれんこんを用いることもあり，このときは炸藕（チャーオウホ）という。〔材料〕（4人分）：なす4個，豚ひき肉100 g，ねぎ5 g，しょうが汁2 g，酒2 ml，塩1 g，小麦粉55 g，卵25 g，水65 ml，揚げ油。〔つくり方〕5 mmおきになすの皮をむき，厚さ2 mmに2/3ほど切り目を入れ，つぎの2 mmで切り離す。すなわち4 mmの厚さに切って，その中央に切り目を入れたものである。水に浸けてあく抜きをする。豚ひき肉とみじん切りにしたねぎ，しょうが汁，酒，塩を混ぜ合わせ，なすの間に挟む。卵をよく溶きほぐし，水，塩，小麦粉を軽く混ぜ合わせて衣をつくり，ひき肉を挟んだなすにつけて揚げる。温かいところを器に盛り，からし醤油を添える。花椒塩をふりかけることもある。

チャーツァイ　炸菜　多量の油のなかで材料を加熱調理した揚げ物のこと。〔種類〕1）清炸（チンチャー）：材料に衣を付けないで揚げること。2）乾炸（ガンチャー）：材料に下味を付け，小麦粉，でんぷん，上新粉，パン粉など，乾いた粉類を付けて揚げること。3）軟炸（ロワンチャー）：小麦粉，でんぷん，上新粉などの粉類を，水や卵白，卵黄，全卵などで溶いた衣（糊，フウ）を付けて揚げること。4）酥炸（スウチャー）：ベーキングパウダーと油脂を加えた衣（糊）に付けて揚げること。5）高麗（カオリー）：泡立てた卵白に少量の水を加え，でんぷん，小麦粉，上新粉などの粉類を混ぜ合わせた衣を付けて揚げること。

チャーハン　炒飯　[Fried rice]　点心の一種。中国語の発音はチャオファン。中国風炒めごはんのことで，飯と副材料をラードで炒め，味付けをしたものである。日本の米はジャポニカ米であるが，中国はインディカ米が多い。飯はかためのものがよく，冷飯は温めて用いる。副材料は炒めた飯に混ぜるので，あらかじめ火を通しておく。油はラードを用いるが，材料の全面に行きわたるように全材料の重量の 7％ぐらい用いる。調味は塩を基調とし，補いとして醤油を用いる。全材料の約 1％の塩味にする。一度につくる量が多いと炒めにくいので，2 人分くらいが限度である。〔炒飯のつくり方の一例〕猪肉炒飯の材料（1 人分）：飯約 200 g ぐらい，具：豚肉，卵，ねぎ，グリーンピース，しょうがなど 80〜100 g ぐらい。ラード約 30 g，塩小さじ 1/2，醤油小さじ 1。つくり方：豚肉は 2 cm ぐらいのせん切りに，ねぎは小口切りに，しょうがはみじん切りにする。卵は溶きほぐして塩味を付ける。鍋に少量のラードを入れてみじん切りのしょうがと豚肉を炒め，ついでねぎを加えて炒め，調味してから別皿に取り出しておく。ラードを鍋に入れて熱し，中火にして卵を入れ，半熟程度に炒めたら飯をほぐして入れ，卵と混ぜ合わせながらパラパラになるまで炒める。これに，別皿に取り出しておいた具を加え，さらに炒めて調味する。熱湯を通したグリーンピースを混ぜる。炒飯は，米粒が 1 粒ずつよくほぐれている状態がよい。箸では食べにくいので，ちりれんげまたはスプーンで食べる。

チャーロウワンツ　炸肉丸子　肉だんごの揚げ物のこと。〔材料〕（5〜6 人分）：豚ひき肉（ばら肉）400 g，しょうがのみじん切り小さじ 2，ねぎ 1/2 本，卵 1 個，塩小さじ 2/3，ごま油小さじ 1，酒小さじ 2，醤油小さじ 2，砂糖小さじ 1，でんぷん・上新粉各大さじ 1，揚げ油，花椒塩。〔つくり方〕ねぎはみじん切りにする。豚ひき肉のなかに，ねぎ，しょうが，卵を加えて混ぜ，ここに調味料，でんぷん，上新粉を加え，よく練り混ぜて 2 cm ぐらいのだんごにしておく。油を 180℃ぐらいに熱し，火を消してだんごを手早く入れ，再び火をつけて中火で 2〜3 分程度揚げる。色が付いてきたら，一度油からあげる。全部揚げ終わったら再び火を強くして油の温度を 180℃にし，だんごを全部入れて二度揚げにする。熱いうちに花椒塩を添えてすすめる。花椒塩とは，塩とその 1/3 量ぐらいの粒さんしょうを合わせて煎り，すり鉢ですったものである。

チャーン　[Churn]　脂肪含量を調整し，エージングしたクリームに撹拌，動揺あるいはふり混ぜなどの機械的刺激を与えてクリームの脂肪球を破壊し，エマルションを水中油型から油中水型に変え，バター粒子を得る操作をチャーニングとよび，こ

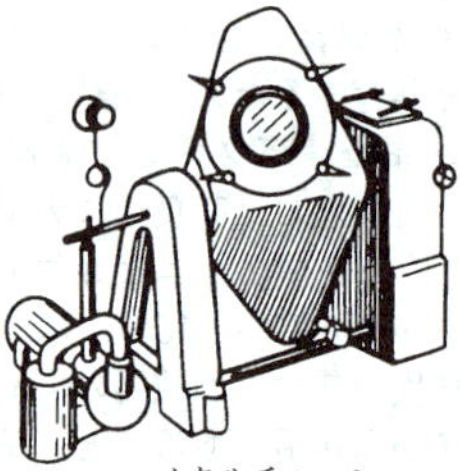

メタルチャーン

の操作に用いられる装置をチャーンという。〔種類〕簡単なふり混ぜ式チャーン，叩き式チャーンなどもあり，実験室的には三角フラスコ中で行うこともできる。工業的には，一般に回転式チャーンが用いられる。古くは，なかにワーキング棒をはめ込んだ円筒型の木製コンバインドチャーンが用いられたが，最近ではもっぱらメタルチャーンに変わっている。チャーニングとワーキング（練圧）を同時に行う連続式バター製造装置も導入され，実用化されている。

チャイナマーブル　[China marble]
→かわりだま

チャウダー　[Chowder]　魚介類を入れたスープで，アメリカの特徴ある料理のひとつ。寄せ鍋のように実が多いので，正式な献立には向かないが，家庭向きの軽い食事にはスープと魚のコースを兼ねるものとして喜ばれる。チャウダーは，ニューヨークから北のメイン州にかけての海岸地区に移住したフランス系移民が，大鍋でごった煮をしたものが料理として紹介されたもの。〔つくり方〕ハマグリ，カキ，アサリ，白身魚（ホウボウ，コチ，アマダイ，キス）などが主材料となり，味出しとしてベーコンや塩豚を加え，貝類のゆで汁で野菜類をやわらかく煮込む。野菜としては，玉ねぎ，じゃがいも，セロリ，トマト，ポロねぎなどが，角切りにして炒められて加えられる。貝類を材料として用いるときには殻のままゆで，殻が開いたら実だけを取り出し，ゆで汁は布ごしをして砂を取り除き，だし汁として用いる。貝類は煮すぎるとかたくなるから，実は最後にスープと合わせるだけとする。貝類以外の白身魚はひと口大に切って軽く火を通し，その骨で魚の煮だし汁をとり，ほかの材料をやわらかく煮るとよい。最後に牛乳や生クリーム，エバミルクなど，好みの乳製品を加えて白色にするが，煮立てると貝類のもつ酸で牛乳が分離しやすい。〔種類〕チャウダーのなかで，ハマグリからつくるクラムチャウダー（clam chowder）が一番有名であるが，これにニューイングランド（New England），マンハッタン（Manhattan），ボストン（Boston）などの土地名をつけ，それぞれ特徴のあるチャウダーがつくられている。魚介類の代わりに，白いんげん豆や，とうもろこしを主材料としてもつくり，ビーンチャウダー（bean chowder），コーンチャウダー（corn chowder）とよぶ。チャウダーは，ごく熱いところをスープ皿に盛り，細かく刻んだパセリを散らし，伝統的なものはソーダクラッカーを砕いて加え，とろみをつける。

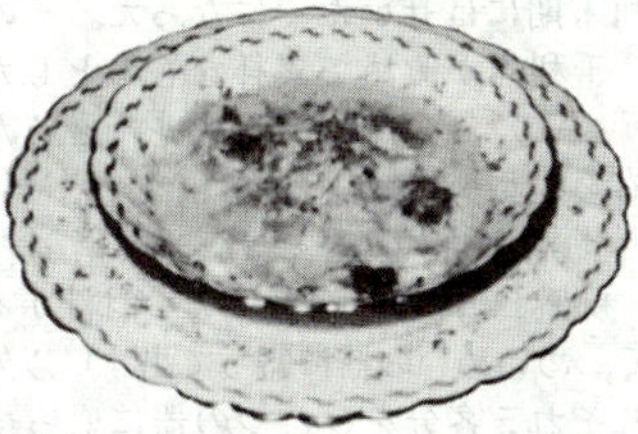

クラムチャウダー

チャウヅ　**麺子**　→こうりゃんしゅ

チャオヅ　**餃子**　→ギョーザ

チャオツァイ　**炒菜**　熱した鍋や鉄板上で少量の油脂を用い，食品を加熱調理した炒め物のこと。〔種類〕炒め方には，火力や操作などの違いで，炒（チャオ），爆（バオ），烹（ポン），煎（ヂェン）などがあり，さらに下処理や調味料の違い等でよび名がついている。炒には，1）生炒（ションチャオ）：切った材料をそのまま下味を付けずに炒める，2）清炒（チンチャオ）：材料に下味を付け，衣は付けずに炒める，3）乾炒（ガンシャオ）：材料に下味を付け，でんぷんを付けて炒める，または泡油（パオイウ：油通し）してから炒める，4）京炒（ヂンチャオ）：下味を付け，卵白で溶いたでんぷんを付けて炒める，または泡油をしてから炒める，5）滑炒（ホワチャオ）：下味を付け，泡油してから炒める，などがある。爆は炒より強火で，より高温の油にジャッと音がするように入れ，瞬時に炒め上げる調理方である。1）油爆：泡油してから炒める，2）塩爆：塩味を付け

ちゃ

て炒める，3）醤爆：味噌味を付けて炒める，などがある。烹は，炒めたり泡油した材料に調味料を一気に加え，短時間で仕上げること。煎は材料の両面が色付くように炒め焼くことである。

ちゃかいせきりょうり　茶懐石料理

〔歴史〕「本膳を用いない略式の料理を懐石と称す」と『古事類苑』に記されている。会席は，茶会席と酒宴会席とのふたつに分けられる。室町時代に茶道が盛んになり，これにともなう茶懐石料理が始まった。この料理は，元来，簡素であるはずなのに，足利末期にはぜいたくになった。そのため，千利休が改めて素朴なものとした。〔茶懐石の特色〕場所と労力をできるだけ節約するように考えられている。膳には飯椀，汁椀，向付の三器だけを置き，途中で出す椀盛と湯吸物（このふたつは汁があるので，めいめいの器に盛って出す）以外はそれぞれ5客分をひとつの器に盛って出す。客はそれを膳の上の空いた器や椀のふたに自分で取り分ける。食事が終われば膳の上は最初のように飯椀と汁椀と向付の三つだけの形になる。〔茶懐石料理の内容〕つぎのようなものである。1）汁：味噌汁，または味噌吸い物である。一般に，実には季節の野菜などを少量を用い，水がらしを添えることが多い。2）向付：魚介類の甘酢または，かげん酢，ときにはごま酢あえ，白あえなどを用いる。3）椀盛：これは煮物ともいわれる。鳥肉，魚肉を土台とし，野菜やきのこを添えたもので三品ぐらいとし，実を多くする。すまし汁加減の汁をひたひたに注ぎ入れ，吸い口を添える。4）焼き物：動植物性食品どちらでもよく，また，蒸し物，ときには煮物も用いてよい。5）強肴：主人のとくに心入れのものをすすめる。魚介類，鳥類，野菜類など，どれでもよい。6）湯吸物：一口吸物とも，箸洗いともいう。つぎに出てくる八寸をよく味わうために，舌の感覚を新しくするのが目的であるため，だし汁も濃くしない。調味は塩味程度で，淡泊なすまし汁を小さい器に入れる。実にも小梅干のむき

〔茶懐石献立例〕

汁	算木豆腐 銀杏こまごま
向付	はぜ霜ふり いわたけ おろし酢
椀盛	はも切重ね まつたけ いんげん ゆず
焼き物	小だい合わせ焼き
強　肴	伊勢えびうま煮
湯吸物	花みょうが 線しょうが
八寸	燻製さけ，ふじ豆 むかごの塩ゆで

落としやそぎ梅，針しょうがを用いるくらいである。7）八寸：八寸四方の折敷に山海の珍味を代表する二，三品のごく少量を，主人の分も入れて6人分として盛り，つぎに出る冷酒の肴とする。客は湯吸物の器のふたに受ける。ついで漬け物，湯，菓子，茶となる。

ちゃくこうりょう　着香料　［Flavoring agent］　食品に添加して，香気を与えるものの総称である。食品に用いられる香料は，天然物から抽出精製したものと，人工的に主香成分を合成調合した合成香料とがある。食品添加物には，着香の目的以外に使用してはならないものが着香料として指定されている。〔分類〕形状から液体香料と固体香料に分けられる。液体香料は油性香料，水溶性香料，乳化香料に分けられ，固体香料は粉末，錠剤に分けられる。1）油性香料：フレーバーベースといわれ，油脂，でんぷん，糖類菓子の付香用。2）水溶性香料：エチルアルコール，グリセリン，プロピレングリコールなど，衛生上無害な溶剤で，香料ベースを溶かしたもので飲料用。3）乳化香料：果汁のように製品に混濁を与える目的のクラウディフレーバー，香料自体の乳化を目的とするエマルションフレーバー，界面活性剤により香料を水中に分散したものがある。4）粉末香料：賦型剤を用いて香料ベースを包

んだもので，おもに粉末状食品の付香に用いられる。5）錠剤香料：粉末香料をタブレット状にしたもの。〔種類〕原料および用途によって，つぎの4つに大別する。1）果実フレーバー：レモン，オレンジなどのかんきつ類果皮から採油したもののほか，あらゆる種類の果実類の合成調合香料がある。2）植物性フレーバー：バニラを代表とし，コーヒー，チョコレート，ジンジャー，ハッカ，まつたけ，海苔，茶など，果実以外のものでも，ほとんどのものに合成品がある。3）洋酒フレーバー。4）調理用フレーバー：クリーム，バター，チーズ，ピクルス，ビネガー，ソース，ソーセージなどの配合香料は，香辛料，芳香性植物のフレーバーを利用調合したものである。

ちゃくしょくりょう　着色料　[Coloring agent]　食品に添加して一定の色を長期間与えるもの，また，し好性を高めるために加えるものをいう。食品用の着色料としては，化学的に合成された合成着色料と天然物から採取した天然着色料とがある。〔分類〕合成着色料：1）タール色素には12種の水溶性の色素，すなわち食用赤色2号（アマランス），3号（エリスロシン），40号（アルラレッドAC），102号（ニューコクシン），104号（フロキシン），105号（ローズベンガル），106号（アシッドレッド），食用黄色4号（タートラジン），5号（サンセットエローFCF），緑色3号（ファストグリーンFCF），青色1号（ブリリアントブルーFCF），2号（インジゴカルミン）および水不溶性としたアルミニウムレーキ8種，すなわち食用赤色2号，3号，40号，黄色4号，5号，緑色3号，青色1号，2号。2）そのほか，三二酸化鉄，二酸化チタン，銅クロロフィル，銅クロロフィリンナトリウム，鉄クロロフィリンナトリウム，水溶性アナトー，β-カロテンなどがある。3）タール色素の製剤とは，各色素の原末を数種配合し，または，ほかの成分（乳糖やプロピレングリコールなど）を加え，食品加工用に使用しやすい形にしたものをいう。天然着色料：天然の動物組織，植物組織，鉱物材料，微生物生産物から，粉砕，抽出，培養，酵素反応により得られるものをいう。1）食用に供する動植物由来のものとして，赤キャベツ色素，ウコン色素，カカオ色素，カラメル，クロレラ色素，コウリャン色素，コチニール，コーン色素，シソ色素，トマト色素，ニンジン色素，パプリカ，ビートレッド，ブドウ果汁色素，紅麹色素，ベリー類色素，リボフラビンなどがある。2）食用に供しない動植物由来のものとして，クチナシ色素，ラック色素などがある。〔使用法〕合成着色料は，一般に食品に対する着色度合が高いため，0.0005〜0.001％程度の添加量で着色効果がある。天然着色料では0.001〜8％程度と約100倍以上加えないと効果がない。天然着色料ではカラメルの使用量がもっとも多く，ついでウコン，パプリカなどである。

ちゃつう　茶通　平鍋焼き物菓子の一種。平鍋焼き物とは，平らな銅板か鉄板を火にかけ，適当な温度に温まったとき，この板上に生地のたねを流して焼き，いろいろな細工を施す製品で，一般的な製品として，茶通，どら焼き，唐まんじゅうなどがある。〔製法〕器に砂糖を取り，それに卵を割り入れ，水を少量加えて泡立て器で泡立てる。ここに小麦粉をふるい込んで練り混ぜ，こねかためたらこれを小さくちぎって薄くのばし，ごまあん玉を包む。平焼き鍋で裏面を先に焼き，表面に上質のひねり茶をのせて，返して焼く。小麦粉に抹茶を入れてつくる方法もある。

ちゃばねゴキブリ　茶羽根ゴキブリ
→ゴキブリ

ちゃめし　茶飯　香ばしく煎ったほうじ茶で茶汁を取り，この汁を炊き水として炊いた飯をいう。好みによって塩味を付けることもある。この場合は，炊き水の1％の塩を用いる。黒豆，大豆，小豆，栗などを混ぜることもある。

ちゃわんむし　茶碗蒸し　蒸し物の一種。茶碗に下調理した具を入れ，希釈卵液を入れて蒸しかためたもの。茶碗ごと供卓するので，この名がある。卵の濃度は25％ぐらいである。卵液は比較的低温で凝固するので，具のなかで煮えにくいものは，あらかじめ下煮をしておく必要がある。また，卵を希釈するだし汁は，さましたものを用いる。〔材料〕（1人分）卵液：卵約25 ml（1/2個），だし汁75 ml（卵の3倍），塩1 g（卵液の1％），醤油2.5 ml（卵液の2.5％），砂糖3 g（卵液の3％）。具：アナゴ40 g（白焼をしてたれを付けてかば焼にしたもの。→かばやき），鶏肉20 g（醤油をまぶしておいたもの），生しいたけ1個（下煮をしたもの），みつば2本（ゆでたもの），ぎんなん2個（殻をたたいて煎り，殻と薄皮を除いたもの）。〔つくり方〕蒸し茶碗に用意した具を入れ，調味した卵液を注いでふたをする。蒸気の上がった蒸器に入れ，85～90℃で15～20分蒸す（緩慢加熱）。または100℃で2.5～3分蒸した後，消火して10分放置する（急速加熱）。蒸し上がりをみるには，卵の表面に切り目を入れ，茶碗を傾けたときに透明な液が出るようであればよい。茶碗蒸しは熱いうちに供卓するので，敷皿にのせてすすめる。

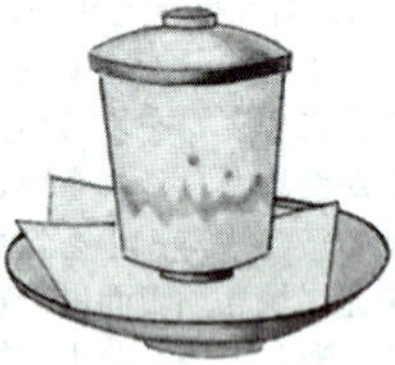

茶碗蒸し

チャンプルー　沖縄の代表的家庭料理。チャンプルーとは，沖縄の方言で「まぜこぜにした」というような意味で，沖縄特有の豆腐や季節の野菜を手早く炒め，塩で調味する。下ゆでした豚肉を加えたり，卵でとじることも多い。ゴーヤチャンプルー，タマナー（キャベツ）チャンプルーなどがある。

チューインガム　[Chewing gum]
〔由来〕マヤ族・アステカ族が，メキシコに生育していたサポディラ（アカテツ科）の樹液を凝固させたもの（チクル）をかむ習慣を発見した。1860年，リグレー社がチクルガムに甘味，香料を加えてチューインガムを製造し始めた。現在もチクルガムは利用されている。〔主成分〕ポリイソプレン（gutta）とトリテルペントスチロール（resins）である。最近は，合成高分子物質である酢酸ビニル樹脂も基材として利用されている。〔品質上の分類〕板ガム，糖衣ガム，風船ガムに3分される。板ガムに添加される香料は，ペパーミント，スペアミント，ファンシー，コーヒー，フルーツなどが代表的なもので，ナッツや洋酒フレーバーなども使用されている。糖衣ガムは，ガムの上に糖衣をほどこしたもので，球形，四角形，小粒状など，種々の型のものがある。風船ガムは，よくふくらむようにエステルガムが添加されている。その他，薬用ガムなどもある。薬用ガムにはクロロフィル，栄養剤，カフェインなどが添加されている。〔製法〕ガムベースをやわらかくなるまで加熱溶融し，粉糖，ブドウ糖，人工甘味料，香料，クエン酸，リンゴ酸，そのほかの有機酸などを加えてよく混和し，ロールまたはエクストルーダーで練り，所要の形状に切断，乾燥して包装する。

チューインガムきそざい　チューインガム基礎剤　[Chewing gum base]
チューインガムの製造用に天然チクルの代わりに使用されるようになった合成高分子剤をいう。ガムベースとして用いる酢酸ビニル樹脂，ポリイソブチレン，ポリブテン，そのほか，アセチルリシノール酸メチルを用いる。〔酢酸ビニル樹脂〕エチレンと酢酸より合成した酢酸ビニルモノマーを触媒存在下に重合（重合度200～800）したものである。水に溶けず，酢酸エチル，クロロホルム，ベンゼンに溶ける。無味，無臭，無毒で，30℃付近でやわらかくなるため，チューインガムに用いる。〔ポリイソブチレン〕石油精製副生物のイソブチレンの重合体である。水，エタノールにほとんど溶けず，二酸化炭素などに溶ける。酢酸ビニル樹脂の冷時固化，唾液軟化の性質を改良するため，5％以下量の混合とする。〔ポリブテン〕ポリブチレンのことで，石油からのブタン・ブテン混合物を重合して製造する。ポリイソブチレンと同様，酢酸ビニル樹脂に5％以下の量を使用する。〔アセチルリシノール酸メチル〕水に溶けず，エタノール，クロロホルムに溶ける。酢酸ビニル樹脂の冷時硬化する柔軟性を改良するため，0.2～0.5％量加える。

ちゅうおんきん　中温菌　→ちゅうおんせいさいきん

ちゅうおんせいさいきん　中温性細菌　[Mesophile]　中温菌，常温菌ともいう。好熱性細菌，好冷菌などに対して，最適の生育温度が25～40℃の通常の温度範囲の環境にある細菌をいう。生育可能温度領域は多少広く15～45℃程度である。大腸菌（*Escherichia coli*）などは典型的な中温性細菌である。

ちゅうかがし　中華菓子　和・洋菓子があるので，中華料理に付随してこの名称がつけられており，「日本食品標準成分表2010」でも菓子類のなかで，月餅，中華風クッキー，中華まんじゅうの三種類をあげている。また，中華まんじゅうは中あんの種類によって，あんと肉とに区分している。しかし，月餅は，和菓子のオーブン焼き物に属し，まんじゅうは蒸し物に属しており，とくに中華菓子としての分類をしないのが現状である。中華風クッキーは通常のクッキーよりも油脂含量が高く，口あたりが重く，やや特異的であり，中華料理でよく使われるラードやごま油などの油脂を使用する量が多くなる特徴があるため，成分表においても中華風として別扱いにしたものと思われる。月餅については，げっぺいの項を参照（→げっぺい）。ここでは，中華まんじゅう，通称あんまん，肉まんの特徴を示す。〔製法〕あんまん，肉まんともに皮は同じで，中あんを変えればよい。肉あんは，豚ひき肉，たけのこ，しいたけ，ねぎ，玉ねぎ，しょうが，キャベツ，食塩，砂糖，醤油，こしょう，ごま油，うま味調味料などで調理したもの，練りあんは，小豆中割あんに炒ったすりごまやサラダ油を加えて，油あんとしたものが使われる。すなわち，小麦粉，砂糖，イースト，食塩で発酵生地を調整し，その50gを皮生地として先の中あん25gを包み，ほいろでよく膨化成形して，やや強火の蒸し器で蒸し上げ，保温して供する。ここで大切なことは，中あんを包んだら，とじ目をよくくくることである。中あんを包む際に生地がぬれたり，粉が付いてくくりがよくないと，蒸した際にくくった部分の口が開いてしまって失敗するので，じゅうぶん注意する必要がある。

ちゅうかそばのちょうり　中華蕎麦の調理　中華そばは，小麦粉（準強力粉など）にかん水（炭酸カリウムや炭酸カルシウムの飽和液）をこね水とともに加えてつくった麺。かん水を少なくして卵を入れてつくった麺もある。日本では中華麺ともいう。かん水を用いることでグルテンたんぱく質が伸展性を増し，かん水の混ざり方にむらができるため，ゆでると縮みを生じる。でんぷんは膨潤・糊化しやすくなり，粘度も高くなるといわれる。小麦粉のフラボノイドはアルカリ性により黄変する。麺の製法により，1）切麺（チェミェン）：生地を薄くのばして，折りたたんで切ったもの，2）打麺（ヂャーミェン）：生地を金型（ダイス）に押し付けて細い孔からひものように押し出したもの，3）拉麺（ラーミェン）：生地を手で引き伸ばし，だんだん細くしたもの，がある。ラーメンはこの拉麺がなまったとの説がある。中華そばを使った調理をその仕上げの方法で分けると，湯麺（タンミェン：スープそば），炒麺（チャオミェン：焼きそば），涼麺または拌麺（リャンミェン，パンミェン：冷やしそば）などがある。〔湯麺〕湯麺とはスープがたっぷり入ったもので，日本でいわゆる中華そばといわれるものはこれである。ゆでた中華そばをどんぶりに入れ，別に調理したスープを温めて注ぎ入れる。これに焼き豚を入れたものが叉焼湯麺（チャーシャオタンミェン，略して叉焼麺）である。

ちゅうかふうクッキー　中華風クッキー　→ちゅうかがし

ちゅうかまんじゅう　中華饅頭　→マントウ

ちゅうかめん　中華麺　中華そばともいう。〔製法〕小麦粉を水とこねるときに，かん水（梘水）と称するアルカリ性の天然水を用いる。ふつうのうどんと同じようにしてつくり，麺線に仕上がってから特殊な方法でひだをつけ，ゆでてゆで麺としてすぐ食用される場合と，蒸して蒸し麺とする場合がある。中華麺では，アルカリ性のために小麦粉の粘弾力が強くなっているので，独特の食感がある。このため，そばに似た感じを与えるので中華そばの名があるものと考えられる。また，小麦粉中の色素がアルカリで呈色するため，麺は黄色い色をしている。また，短時間の加熱ですぐ食べられるものが即席中華麺またはインスタントラーメンの名で市販されているが，これは，いったん蒸してから調味料を噴霧，浸透させたのち油で揚げて，でんぷんを可消化のまま乾燥したものである。〔かん水〕炭酸ナトリウムと炭酸カリウムの混合溶液で，元来，天然に産するものであるが，わが国で現在用いられているものは，主として炭酸カリウムの溶液である。→そくせきちゅうかめん

ちゅうかりょうり　中華料理　→ちゅうごくりょうり

ちゅうかんしつこむぎ　中間質小麦　粒のかたさが硬質小麦と軟質小麦の中間にある小麦をいい，内地産小麦はおもにこれに属する。〔栽培〕一般には冬播きで皮が赤色をした小麦が多い。〔たんぱく質含量〕10～12％程度でこの点も硬質小麦，軟質小麦の中間である。〔小麦粉〕これから得られる小麦粉は中力粉が主であって，グルテンの量，質，ともに強力粉と薄力粉の中間でおもに製麺用に適している。→こむぎ，こむぎこ，ちゅうりきこ

ちゅうかんすいぶんしょくひん　中間水分食品　［Intermediate moisture food］食品に保水剤を加えることで，水分活性を0.65～0.85の範囲に調整した食品のことをいう。乾燥食品とは異なり，総水分を20～40％含むため，やわらかく，復元しなくてもそのまま食べられる。保水剤とは，自由水を成分のまわりに寄せ集め，捕捉する物質のことである。代表的な例として，ショ糖や塩類があげられる。これらの成分は，自由水を結合して保水するために微生物の繁殖が抑えられ，保存性が高まる。ショ糖およびその誘導体は多くの水酸基を分子内にもち，水分子と水素結合して多量の自由水を捕らえる。また，無機塩類は，水溶液中でイオン原子と水分子の間にクーロン力が働き，周囲に水が寄り集まることで，水和した状態をつくりあげている。干し柿，レーズン，ジャム，つくだ煮，味噌などがこれに属する。

ちゅうごくしゅ　中国酒　中華人民共和国産の酒で，醸造酒，蒸留酒，混成酒がある。醸造酒としてもっとも有名なものは紹興酒で，このほか北部では黄酒（ホアンチュウ）がもち粟（あわ），もち黍（きび）と麯子（チャウズ）を原料としてつくられる。アルコール分9～13％，鮮黄色を呈している。蒸留酒は白酒（パイチュウ）と総称され，こうりゃんが原料であるが，各地で銘酒がつくられている。混成酒は薬味酒が多く，ベースには白酒，精製アルコールが主として使われている。トカゲを入れた蛤蚧酒（ハーカイチュウ），タツノオトシゴのエキスを入れた海竜（ハイロン）酒，汾（フェン）酒に竹の葉を入れた薄緑色の竹葉青（ツーイェチン）酒，五種類の薬草を入れた五加皮（ウーチャーピー）酒などが有名である。以上のほか，ワイン，りんご酒，ビール，ブランデーも製造されている。→こうりゃんしゅ，しょうこうしゅ，パイチュウ

ちゅうごくやさい　中国野菜　日中国交回復の前後より，国や民間の手によって中国から導入された野菜をさす。しかし，

厳密には，かつて導入されたが普及せずに終わり，再度導入されたものばかりである。〔種類〕葉菜類：チンゲンサイ（青梗菜），パクチョイ（広東白菜），タアサイ，セリホン，サイシン（菜心），コウサイタイ（紅菜苔），カイラン，キンサイ，ヨウサイ（エンサイ）（蕹菜），ハナニラ，黄ニラ，ツルムラサキ，マコモタケ。根菜類：コウシンダイコン（紅心大根），ベニマルダイコン（紅丸大根）。果菜類：ヘビウリなど。

ちゅうごくりょうり　中国料理　〔歴史〕4千年の歴史をもつ中国料理は，世界でもっとも発達した料理であるといわれている。中国は東西南北に大きく広がった大陸であるため，気候の相違と産する材料の関係から，それぞれの土地によって料理に特色がある。〔種類〕北方系：山東料理に朔北の特殊料理が加わって発達した。一方，13世紀以降中国の首都として発展した北京には宮中の伝統ある料理が伝えられてきた。また，地方との交流も多く，地方官吏によって特色のある地方料理がもち込まれた。北京料理は，これら山東料理，宮廷料理，地方の特色のある料理が渾然一体となったものといえる。豚，あひる，コイなどを主とし，油を多く使った濃厚な味の料理が多い。鴨子（あひるの丸焼き），羊肉（羊の焼き肉）などが有名。江浙系：南京，蘇州，上海など，揚子江下流の地域は湖や河が多く，産物も豊かである。古くから文化が発達していたので料理も洗練され，味付けは淡泊ですっきりしたものが好まれる。魚類，エビ，カニなどの料理が発達している。四川系：四川，雲南，貴州といった地方は中国の奥地で山地のため，食品の貯蔵法を考え，漬け物が発達した。料理にはとうがらし，にんにく，ねぎをよく使い，とくにとうがらしを使ったからい味が特徴である。棒々鶏（鶏のとうがらしごまあえ），家常豆腐（豆腐と豚肉のとうがらし味噌炒め）などが有名。南方系：福建から広東にかけては海岸に沿っているので，亜熱帯に近い気候風土である。この地方の料理は材料のもち味を生かした，あまり手をかけないものが多い。海産物が多いので，魚を使った料理が少なくない。また，ヘビや猿などを使ったいかもの（一般にはあまり食べられないもの）料理もある。南方との交易も昔から盛んで，料理の種類が多い。また，ヨーロッパ文化の影響を受け，洋風の材料を使った料理もある。日本人に親しまれている姑咾肉（酢豚），八宝菜，芙蓉蟹（かにたま），麺料理などは，この地方のものである。味は一般に淡泊である。〔中国の酒〕アルコール分の強い白酒とアルコール分の少ない黄酒とに大別される。白酒の代表的なものは高粱酒で無色透明。労働者に親しまれている。黄酒の代表的なものは紹興酒で，黄褐色をしていて米からつくられる。浙江省の紹興地方が産地なのでこの名があり，高級品の代表的なものである。長く寝かせると味がよくなるので老酒ともいわれる。紹興酒に氷砂糖を入れて飲むのは，あまり熟成していない酒をうまく飲む方法としては意味があるが，もてなしを受けているときは，酒の品質がよくないことを意味する行為になり，主人側に対し失礼になる。〔供卓形式〕中国料理は8人ぐらいで卓を囲み，料理は大皿に盛って出されるのでこれを回して食べる。1人分の食卓には，1）箸，2）箸置き，3）取り皿，4）深目の取り皿，5）小骨を入れる皿，6）ちりれんげ，7）盃などが用意される。〔菜単〕献立表のことである。1）前菜：冷菜ということもある。しかし，前菜には冷葷（冷菜）と熱盆（ルオパン：熱い前菜）がある。冷葷は一度にすべて供するが，熱盆は一品ずつを供卓する。冷葷は皿に料理が残っている限り，食卓から取り下げられない。熱盆に用いられるものは，ほとんど炸菜か炒菜に限られている。前菜の材料は何を用いてもよいが，各種味を変えるため，異なる材料を用いる。献立に冷前菜は必ず付けるが，熱い前菜は省略することもある。冷葷の一種として京果（チンクオ）が出されることがある。京果はかぼちゃやすいかの種で，全コースを通して食卓に置かれるもので，料理の間に随時食べる。2）大件：主要料理のことで，大碗，大菜ともいう。六大件とは六つのごちそうの意。中国では奇数を嫌って偶数を好み，献立の種類も偶数にする。大件のなかで最初にすすめるものは，その日の代表的な料理である。また，汁のないものは先に，汁のあるものは後に，味の濃いものは先に，薄味のものは後にすすめる。3）酒：料理の途中で酒が供される。4）点心：ふつう二種である。ひとつは甘味のもの，ひとつは鹹味のものが組み合わされる。一種のときは必ず甘味に限られる。点心は献立表のどの場所に書かれてあっても食卓にすすめられるのは主要料理の中程，またはなかば過ぎである。5）鮮菓（シュンクオ）：最後に供される季節の果物のことである。以上で宴席が終わるが，日本流には，最後に，白飯，香の物が出ることもある。

〔献立例〕

菜　単

四　冷　葷

紅焼蝦翅	瓜子蝦仁
鵝蓉燕窩	炒鮮鮑球
掛炉大鴨	紅焼鯉魚

二　点　心

白飯，鹹菜，茶

ちゅうごくりょくちゃ　中国緑茶　茶葉を平釜で煎る釜煎り法によって茶葉の酸化酵素を失活させ，揉捻（じゅうねん）してつくられる不発酵茶である。浸出液や抽出エキスには，抗酸化作用，血中コレステロールの低下作用などがある。

ちゅうさしぼうさん　中鎖脂肪酸　[Medium-chain triglycerides]　炭素数が8〜10個の比較的短い飽和脂肪酸のことで，ヤシ油にはC_8が8％，C_{10}が6％程度含まれており，摂取後エネルギーになりやすいという特徴がある。パーム核油や，牛乳，母乳にも1〜5％ほど含まれている。中鎖脂肪酸からなるトリアシルグリセロールは，吸収されたあとキロミクロンにはならず，糖などの低分子量栄養素と同じようにそのまま門脈から血液に入る。術後の経腸栄養剤に使用されている。BMI（Body Mass Index）が23以上の人がダイエットをしたとき，中鎖脂肪酸を摂取した人の方が大豆油を摂取した人より体脂肪や体重の減少量が多かったことが認められている。特定保健用食品のなかには，中鎖脂肪酸を関与成分とし「体に脂肪がつきにくい」との表示を許可された製品がある。人での有効性については，小児のてんかん発作に対して有効性が示唆されている。炭素数12まで中鎖脂肪酸に入れる場合もある。一般に飽和脂肪酸は血漿総コレステロール，LDLコレステロールに大きな影響を及ぼす食事要因であるが，長鎖脂肪酸よりも中鎖脂肪酸（ラウリン酸やミリスチン酸）の方が，作用が強いともいわれている。

ちゅうしゅつざい　抽出剤　[Solvent]　食品製造の際に，成分の抽出用に使われるものをいう。食品添加物としてはアセトンとヘキサンのみが使用許可されているが，いずれも最終食品の完成前に除去しなければならない。〔アセトン〕無色透明，揮発性の液体で，特有のにおいがある。ガラナ飲料を製造する際，ガラナ豆の成分を抽出する目的にのみ使用できる。アセトンはプロピレンの酸化，イソプロパノールからの合成，イソプロピルベンゼンの分解，またはアセチレンから合成してつくる。体内に吸収したアセトンは，約半分が呼気中のCO_2として排泄される。毒性は低い。食品用途以外にも，溶剤，製造原料として多く用いられる。〔ヘキサン〕種子から食用油脂を製造する場合の油脂の抽出用にのみ使用できる。→ヘキサン

ちゅうせいアミノさん　中性アミノ酸　[Neutral amino acids]　〔定義〕広義には，分子の構造中にアミノ基と，カルボキシル基をそれぞれひとつもつアミノ酸をいう。狭義には，アミノ基およびカルボキシル基以外に，水酸基やチオール基などのほかの官能基をもたないアミノ酸をいう。〔種類〕たんぱく質構成アミノ酸でいえば，狭義ではグリシン，アラニン，バリン，ロイ

シン，イソロイシン，プロリンがこれらにあたり，広義ではこのほかにセリン，スレオニン，システイン，シスチン，メチオニン，フェニルアラニン，トリプトファンが含まれる。狭義の中性アミノ酸のうち，バリン，ロイシン，イソロイシンが人の必須アミノ酸である。→アミノさん

ちゅうせいしぼう　中性脂肪　[Neutral fat]　中性脂質ともいう。〔定義〕油脂（fat and oil），すなわちトリグリセリド（triglycerides）の別称である。1分子のグリセロールに3分子の脂肪酸がエステル結合した構造をもっている。脂質は単純脂質（simple lipids）と複合脂質（compound lipids あるいは conjugated lipids）に大別されるが，中性脂肪は単純脂質の主要構成成分で，食用油脂の99％以上は本成分からなっている。〔性質〕構成している脂肪酸の種類によって性質が異なる。常温で液体のものを油（oil），固体状のものを脂（fat）と区別するが，この区別は厳密ではない。天然の油脂は種々の脂肪酸を含んでおり，油脂の種類によって特徴ある脂肪酸組成分布をもっている。中性脂肪をアルカリで加水分解（けん化）すると，脂肪酸のアルカリ塩すなわち石けんとグリセロールが得られる。食品成分としては重要なエネルギー源であるとともに，必須脂肪酸の供給源でもある。

ちゅうせいせんざい　中性洗剤　[Neutral detergent]　旧来の洗剤は植物性油脂由来の石けん（脂肪酸のナトリウム塩）であり，溶けるとアルカリ性を示して，カルシウムなどの二価の陽イオンと不溶性の塩を形成し，洗浄能力が低下した。これに対し中性洗剤は，石油より化学合成されて中性を示し，不溶性塩をつくらない。その代表がアルキルベンゼンスルホン酸ナトリウムである。これは強酸のナトリウム塩で，二価の陽イオンとでも不溶性塩を形成せず，洗浄能力が高いという特徴をもつ。これらカチオン系洗剤に加えて，アニオン系の洗剤，両方のイオンをもつ両性洗剤，イオン性をもたないポリオキシエチレンアルキルエーテルなどノニオン系の洗剤も開発されている。家庭用洗剤には混合して用いられているが，食器や食品用にはノニオン系の使用が多い。

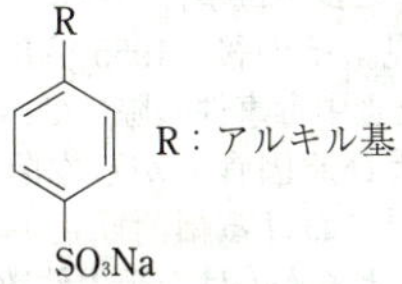

アルキルベンゼンスルホン酸ナトリウム（ABS）

ちゅうなごん　中納言　→あずき

ちゅうのうソース　中濃ソース　日本で一般にいわれるソースとは，ウスターソース類をさす。ウスターソース類は，ウスターソース，中濃ソース，濃厚ソースに分類される。中濃ソースとは，ウスターソースと濃厚ソースの中間の粘度のものをいっている。それらの粘度はウスターソースが 100 cp（センチポアズ）以下，中濃ソースが 100～1,500 cp，濃厚ソースは 1,500 cp 以上である。中濃ソースの粘度は，原料の野菜，果実の不溶性固形分とでんぷんやタマリンド種子多糖類により付与される。食塩濃度は9％以下と規定されている。とんかつソースといわれるドロッとした粘度の高いソースは第二次大戦後に普及したものである。

ちゅうはくとう　中白糖　→くるまとう

チュウヤオ　酒薬　→しょうこうしゅ

ちゅうりきこ　中力粉　[Medium flour]　主として中間質小麦から得られる小麦粉をいう。〔成分〕たんぱく質量およびグルテン量は強力粉，薄力粉の中間である。たんぱく質量は8～9％，グルテン（湿ぶ）量は30％内外である。わが国の小麦はほとんど中間質小麦であって，これから得られる粉が中力粉である。〔用途〕中力粉はもっぱら製麺に用いられ，これのもつ粘弾力は，製麺にもっとも適しているといわれる。灰分の多いものは皮部が多くて品質が落ち，駄菓子の製造などに用いられる。→

こむぎ，こむぎこ，ちゅうかんしつこむぎ

チュンチュワン　春巻き　→はるまき

ちょうえんビブリオ　腸炎ビブリオ

[*Vibrio parahaemolyticus*]　1950年10月大阪で発生した食中毒事件の際に，藤野恒三郎らが発見。その後，1955年8月に横浜で発生した食中毒事件の際には，瀧川巌らが患者および原因食品から本菌を分離した。わが国における細菌性食中毒のなかで，本菌によるものは，発生件数，患者数ともに多い部類に属する。〔性状〕グラム陰性，無芽胞の一端一毛性の鞭毛をもつ桿菌で，コレラ菌に似たビブリオの一種。食塩が存在しないと発育せず，3〜4%の食塩中でよく発育する海水細菌。10〜12分間に1回の速度で分裂するので，新鮮な食品中でも適当な塩分があれば，発症菌量にじゅうぶん到達する。〔主要症状〕激しい胃痛，腹痛，下痢などの急性腸炎症状を示し，重症の場合には虚脱状態におちいる。したがって，本食中毒細菌が確認される以前は，しばしば赤痢と誤診されていた。本菌による急性腸炎性疾患は夏季高温時に発生しやすく，8月と9月に集中する。→びょうげんせいこうえんきん

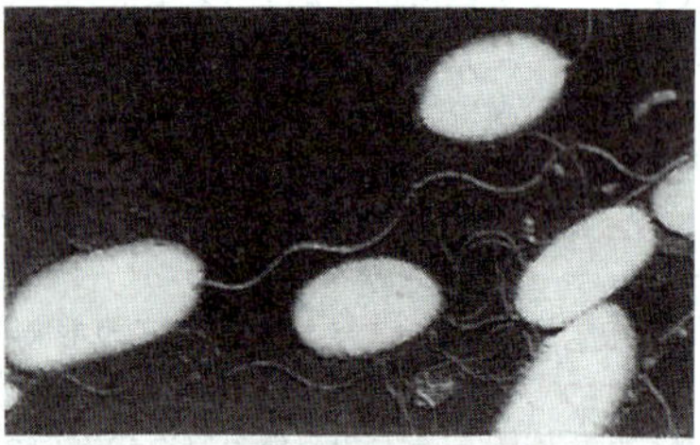

腸炎ビブリオ

ちょうこうおんかねつしょり　超高温加熱処理　[Ultra high temperature treatment]　食品を超高温で短時間加熱処理し，殺菌などを行うことをいう。温度が高ければ高いほど微生物は死滅しやすく，短時間で処理すれば化学的変化は相対的に遅くなることを利用した方法である。通常，135〜145℃の温度で，液状食品を熱交換器で処理する場合には2〜3秒，包装食品の場合には15〜25分程度の処理が行われる。また，超高温の蒸気で短時間，粉体などを加熱殺菌する方法も行われている。

ちょうこうおんさっきんほう　超高温殺菌法　[Ultra high temperature sterilization, UHTS]　UHT法とよばれ，牛乳，果汁，豆乳などの殺菌では，70〜80℃に予熱し，ただちに120℃で4秒，140℃では2秒保持した後，すぐに30℃以下に冷却する方法である。加熱方式としては，間接方式，直接方式がある。前者は牛乳への熱伝達が金属板により行われるので，プレート式熱交換器がおもに使用される。後者は牛乳と蒸気を加圧下で混合し，蒸気が凝縮するときに放出する熱を牛乳に伝える。この場合，蒸気の凝縮により牛乳が薄まるので，加熱後ただちに真空中で処理し，水の蒸発と牛乳の冷却を同時に行う。レトルトパウチ食品の短時間殺菌にもUHT法が使われており，140℃，5〜10分間の殺菌条件が与えられている。

チョウザメ　蝶鮫　→キャビア

ちょうじ　丁字　[Clove]　クローブともいう。フトモモ科の常緑樹の蕾（つぼみ）を摘み取って乾燥したものである。〔産地〕インドネシアのモルッカ諸島，マダガスカル，ザンジバルなどで栽培されている。〔精油，香味特徴〕花蕾から16〜19%の収率で精油が得られ，主成分はオイゲノールである。刺激的だが甘いさわやかなバニラ様の香味をもつ。〔用途〕甘辛両方の料理に合い，用途の広いスパイスである。矯臭効果があるので，ひき肉料理に用いるとよい。

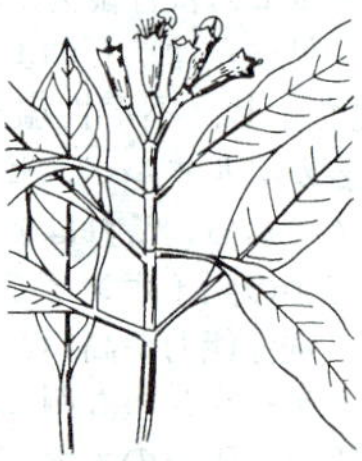

ちょうじ

ちょうせいでん　長生殿　打ち物干菓子の一種で，金沢市森八の創製銘菓である。〔原料〕白車糖 400 g，上みじん粉 200 g，かたくり粉 49 g，水少量。〔製法〕毛ふるいでこした砂糖を鉢に入れ（または着色して），水を少量加えて混ぜ合わせた後，かたくり粉を加えて混ぜ，さらにみじん粉を加えて軽くもみ合わせる。彩色するには，着色したたねを別々につくって，かたくり粉を付けた木型に適当な彩色だねを擦りつけないようにそっと詰め，その上に白だねを詰めてかたく押しならす。さらに，木のへらで上面をならして枠より抜き取り，乾燥したら薄い和紙で包み，製品とする。

ちょうせいとうにゅう　調製豆乳　日本農林規格（JAS 規格）では，豆乳の大豆固形分が 6％以上 8％未満（大豆たんぱく質換算 3.0％以上，3.8％未満）のもの，およびこれに大豆油，そのほかの植物油脂および糖類，食塩などの調味料を加えた乳状の飲料で大豆固形分が 6％以上のものを調製豆乳液という。また，脱脂大豆豆乳に大豆油，そのほかの植物油脂および糖類，食塩などの調味料を加えた乳状の飲料で大豆固形分が 6％以上のものも含まれ，これをとくに調製脱脂大豆豆乳液という。

ちょうせいふんにゅう　調製粉乳　［Formulated milk powder］　人乳の組成を参考にして，粉乳をベースに必要な各種栄養素を配合して調製した母乳代替品。〔来歴〕大正時代から加糖練乳，加糖粉乳などが人工栄養に用いられてきたが，昭和に入って，粉乳をベースとした母乳代替品を製造するための研究が進められ，1934 年に国産育児用粉乳としてのパトローゲン（Patrogen）が登場した。その後，1941 年に当時の内務省は「牛乳営業取締規則」を改正し，「調製粉乳」という項目を設けた。当時の調製粉乳は 65％型とよばれたが，のちに戦局の悪化による物資の不足にともない，50％型も調製された。1951 年の乳等

ちょ

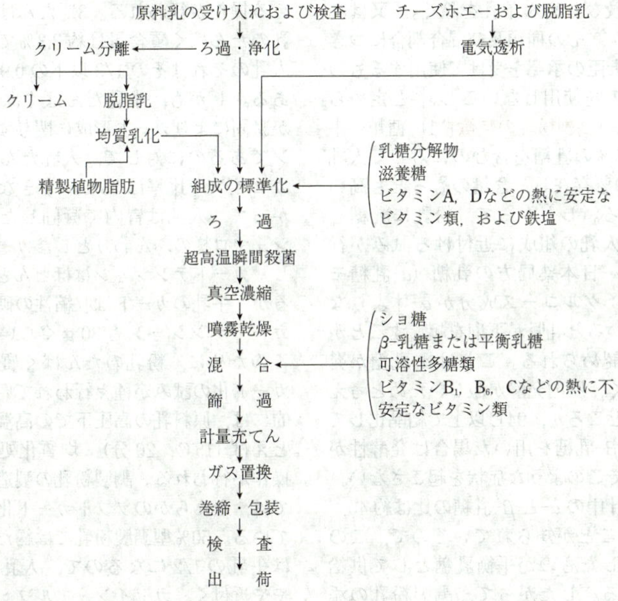

育児用乳製品の製造工程

省令の制定にあたっては，調製粉乳の乳固形分は66.5％以上と定められた。その後，1959年に乳成分が60.0％でよい「特殊調製粉乳」が新たに認められ，脂肪置換への道が開けた。これ以降，育児用粉乳はほとんど「特殊調製粉乳」の時代が続いたが，1979年の省令改正でふたたび「調製粉乳」に統一され，乳固形分は50.0％以上でよいことになった。〔定義・成分規格〕現在の乳等省令では，調製粉乳とは，「生乳，牛乳若しくは特別牛乳又はこれらを原料として製造した食品を加工し，又は主要原料とし，これに乳幼児に必要な栄養素を加え粉末状にしたものをいう。」と定められている。成分規格は，乳固形分50.0％以上，水分5.0％以下，細菌数50,000/g以下，大腸菌群陰性，PCB0.2 ppm以下（PCBについては暫定規制値）。〔製法〕乳業各社においてそれぞれ独自の方法で製造しているので製造工程は若干異なるが，例示するとフローチャートのとおりである。乳等省令では，製造にあたっては「乳（生山羊乳，殺菌山羊乳及び生めん羊乳を除く。）又は乳製品のほか，その種類及び混合割合につき厚生労働大臣の承認を受けて使用するもの以外のものを使用しないこと。」と定められている。〔調製粉乳の特徴〕1）糖類：牛乳は約4.5％の乳糖を含むのに対して人乳では約6.9％存在し，含量のもっとも高い成分である。したがって，粉乳に乳糖を添加して人乳の組成に近付ける試みが行われたが，日本薬局方の乳糖（α-乳糖モノ水和物：グルコース成分がα-体よりなる）を用いると乳児が下痢を起こすことがしばしば認められる。これはα-乳糖が発酵性が強く，腸内発酵が激しいためと考えられる。ところが，94℃以上で結晶化して調製したβ-乳糖を用いた場合は発酵性が温和なのでこのような症状を起こさない。なお，乳汁中のα-とβ-乳糖の比は約40：60であることが知られているので，この比に調合したものが平衡乳糖として供給されている。したがって，調製粉乳の添加乳糖はβ-または平衡乳糖が一般に用いられる（α-体でもβ-体でも水溶液とした場合には徐々に異性化し，最終的にはα：β≒40：60の平衡に達する。これを変旋光という）。2）脂質：牛乳はC_4，C_6，C_8などの低級脂肪酸を比較的多く含む（合計5.8％）が，人乳脂肪では計0.4％程度にすぎない。これに対して人乳ではリノール酸12.8％，リノレン酸2.4％を含むが，牛乳脂肪ではそれぞれ3.2％および痕跡量にすぎない。リノール酸およびリノレン酸は必須脂肪酸とよばれ，生体膜の構成上不可欠な成分である。したがって，必須脂肪酸含量などを人乳脂肪に合わせるために牛乳脂肪を脱脂し，精製植物油脂などで置き換える操作が行われる。3）たんぱく質：牛乳のたんぱく質含量は約3.3％であるが，人乳のそれはその1/3以下の0.9～1.0％である。しかも，牛乳たんぱくはその80％が凝固によりカード形成に関与するカゼインであるのに対して，人乳たんぱく中のカゼインの比率は35％にすぎない。したがって，人乳は胃内で凝固した場合にマシュマロ様のふんわりとしたカードを形成し，カードテンションはほとんど0gであるが，牛乳のカードは収縮性の硬いものでカードテンションも30gぐらいになる。このために，粉乳のたんぱく質のソフトカード化の試みが種々行われている。具体的には，原料乳の高圧下での高温加熱（たとえば115℃，20分），均質化処理などの操作が行われる。調製粉乳の製造にあたっては，なんらかのソフトカード化が行われている。50％型調製粉乳では総たんぱく量は牛乳の1/2になるので，人乳のそれにやや近付く。カゼイン・アルブミン組成の母乳化は，将来の検討課題である。4）灰

調整粉乳の成分配合割合

配合割合（%）	65%型調整粉乳	50%型調整粉乳
全粉乳	65	50
ショ糖	25	25
溶性化精粉またはこれに塩類，ビタミン類を加えたもの	10	25

分：牛乳の灰分は約0.7％で人乳（0.2％）に比べて3倍以上含まれる。なかでもカルシウムは，人乳では約30 mg/100 gであるが，牛乳では100 mg/100 g含まれる。一方，リンについても牛乳では約90 mg/100 g含まれるが，人乳ではその1/5以下の約17 mg/100 gしか含まれていない。カルシウムは乳児の発育には必要不可欠の成分であるが，牛乳中では多すぎるために，電気透析や加熱によるリン酸カルシウムの不溶性化などの処置をして母乳に近付け，ソフトカードを得るためのくふうが行われている。このほか，ミネラルとしての亜鉛と銅が調製粉乳には不足していることが指摘され，1983年に亜鉛塩類（グルコン酸亜鉛と硫酸亜鉛に限る）および銅塩類（グルコン酸銅と硫酸銅に限る）が母乳代替食品の添加物として許可になった。鉄分強化の目的では，乳酸鉄，ピロリン酸第一鉄，同第二鉄，硫酸第一鉄およびグルコン酸第一鉄などが使用される。〔最近の調製粉乳の成分組成〕最近の製品は，脳，神経，網膜組織の発育，神経伝達の調節，生体内の恒常性維持，浸透圧の調節作用や胆汁酸抱合などの重要な生理作用を有するアミノスルホン酸タウリンの強化（乳児用調製粉乳のみ）が行われているのが特徴である。〔乳等省令によらない調製粉乳〕乳等省令による「調製粉乳」のほかにも，フェニルケトン尿症乳児用のフェニルアラニンを少なめに，チロシンを多めに配合した治療用特効粉乳，乳糖不耐症・ガラクトース血症乳児用のための乳糖をほかの糖類に置換した特殊治療用粉乳などもある。
→にゅうじようちょうせいふんにゅう

ちょうせんあさがお　朝鮮朝顔　熱帯アジアの原産。*Datura metel* L.（まんだらげ）と *Datura stramonium*L.（洋種朝鮮朝顔）の二種はナス科の一年生植物で，帰化野生している。〔有毒成分〕葉および種子にはアルカロイドを約0.4％含んでおり，有毒である。種子は外見がごまと誤りやすいので，誤って種子を混入した大豆やあずきとともに食用すると中毒がときどき発生する。〔主成分〕ヒヨスチアミン（毒薬）でアトロピンを少量を含む。

ちょうせんあめ　朝鮮飴　あめ菓子の一種である。〔産地〕熊本の銘菓である。〔製法〕水漬けしたもち米を臼で液状にし，練り釜で砂糖，水あめとともに数時間練り合わせてから木箱に流し込み，一昼夜そのままにしておいた後，かたくり粉をまぶしながら切断する。詰める箱によって大小あるが，形はいずれも短冊型である。〔由来〕天正年間（1580年）に創製され，当時は長生あめと称されていた。そののちの文禄年間（1592～1596年）に，加藤清正が朝鮮の役の陣中，兵糧を補うために携帯させて餓死を防いだことから，帰京後，高麗あめまたは朝鮮あめとよばれたといわれている。

ちょうせんづけ　朝鮮漬け　朝鮮半島の漬け物のことでキムチともいう。大別するとペチュキムチ系，カクテギ系，トンチミ系になる。ペチュキムチ系は塩漬けはくさいの葉の間に薬味を挟んで魚醤油で漬けた弱い調味漬け。薬味はだいこん，にんじん，ねぎなどの野菜のせん切り，とうがらし粉，にんにく，しょうがをすりおろしたものなどの香辛料，イカ，エビなどの魚介類で，これらを食塩でもんでおく。魚醤油はアミ，イワシ，イシモチなどの塩辛汁を薄めたものである。カクテギ系はだいこんをサイコロ状に切ってとうがらしをまぶした後，薬味といっしょに魚醤油に漬けたもの。この系統には小型だいこんのチョンガキムチ，きゅうりに縦方向の包丁を入れて薬味をはさんだオイキムチなどがある。ペチュキムチ，カクテギは晩春から秋までは即席漬けであって，晩秋から春までは貯蔵漬けの形をとっている。貯蔵漬けは弱い乳酸発酵が起こって，よい風味をつくる。トンチミ系は世界でもめずらしいスープキムチで，だいこん，にんじん，ねぎなどを塩漬けにして，そのあがり水を薄めたものといっしょに野菜を食べる。韓国冷麺の汁には，このトンチミが使われている。

ちょうせんにんじん　朝鮮人参

［Ginseng］　高麗にんじん，薬用にんじん，オタネにんじんともよばれ，朝鮮半島，中国，日本（おもに長野県）で栽培されている。4〜5年生の根を乾燥させ，強壮，新陳代謝の回復などに使用する。特殊成分の主体はジンセノイド（トリペルペノイドの一種）である。

ちょうせんはんとうのさけ　朝鮮半島の酒　〔種類〕朝鮮半島特有の酒には，マッコリ（濁酒），ヤクチュ（薬酒）およびソジュ（焼酎）がある。〔マッコリ〕蒸した米に麯子（チャウヅ）と水を加えて発酵させてつくることより，形式は中国の酒の系統に属する。しかし，絞らずに残った米粒なども いっしょにそのまますりつぶし，濁ったまま飲む。〔ヤクチュ〕濁酒のなかへはぎの籠を入れ，たまった透明の液を汲み出したもの。帯黄赤色のかすかに濁った酒で，アルコール10〜20％を含んでいる。〔ソジュ〕蒸留酒で香味において泡盛に似ており，アルコール20〜35％，また，酸の含量が多い。〔そのほか〕ソジュに蜂蜜を加え，桂皮，しょうが少量で香りを付け，紅などで着色した混成酒，甘紅露酒などがある。

ちょうないきんそう　腸内菌叢　［Intestinal flora］　動物の腸管内にすむ細菌の集団をいう。腸内菌叢に関係する菌種には，スピロヘータ科（Spirochaetaceae），シュードモナス科（Pseudomonadaceae），腸内細菌科（Enterobacteriaceae），ビブリオ科（Vibrionaceae），バクテロイデス科（Baceteroidaceae），嫌気性ら旋菌類，ベーヨネラ科（Veillonellaceae），ミクロコッカス科（Micrococcaceae），レンサ球菌科（Streptococcaceae），嫌気性連鎖球菌類，バチルス科（Bacillaceae），乳酸桿菌科（Lactobacillaceae），プロピオニバクテリウム科（Propionibacteriaceae），アクチノミセス科（Actinomycetaceae）などがある。これらの腸内細菌には長期間腸管内に定着している定住菌（ビフィズス菌，バクテロイズ，ユウバクテリウム，嫌気性連鎖球菌，大腸菌，腸球菌など）と，2〜3日程度腸管内に出現するだけでいなくなる通過菌（乳酸桿菌，腸球菌，大腸菌群，バチルス，ブドウ球菌，赤痢菌，コレラ菌，サルモネラ菌などの外来菌）に分けられる。腸内に存在する細菌は大部分が嫌気性菌で，その数にして大腸で腸内容物1gあたり数千億，その種類は100種以上にも及び，互いに共生または拮抗関係を保ちつつ増殖をくり返している。そして，あるものは宿主に対して有用な菌であったり，あるものは宿主の組織に侵入して損傷を与えたり，有害物質を生成したりする。また，腸内細菌がもっている酵素の種類は肝臓に存在する酵素よりも多いといわれており，腸内細菌が人の健康に与える影響はいちじるしく大きい。乳児では，成人に比べてかなり種類は少なく，また，老人では，老人特有の菌叢が認められる。腸内菌叢の異常化は，さまざまな病害を起こす。たとえば，牛乳不耐症，急性胃腸炎，病原菌に対する免疫力の低下などをもたらす。欧米諸国で大腸がんの発生が多いのは，食餌に由来するという可能性が指摘され，これには腸内菌叢が介在しているのではないかといわれ，とくに注目を浴びている。

ちょうないさいきん　腸内細菌　［Intestinal bacteria］　人や動物の腸内に生息する細菌の総称で，*Bifidobacterium*, *Bacteroides*, *Eubacterium*, *Lactobacillus* など，多くの属に分類される数百種もの微生物（ほとんどは嫌気性細菌）のこと。新生児の腸内は無菌だが，誕生直後から腸内で細菌が増殖し，多種の細菌が生息する複雑な生態系（腸内フローラ）が形成される。腸内フローラの構成は生物種と消化管部位によって特徴的で，個体差はあるが，比較的安定である。しかし，加齢や食事，ストレス，抗生物質投与など，各種要因で変化する。腸内細菌は宿主と共生関係を築き，食事由来の栄養素の一部を利用して増殖し，各種の代謝産物をつくる。人では約百兆個の細菌細胞（総重量約1kg）が生息し，糞便の1/3程度が腸内細菌の生細胞だとされる。感染防御，免疫賦活，栄養素補給など，多くの効用が報告されているが，毒素生産，日和見感染など，宿主に有害な作用を示す細菌もいる。腸内フローラのバランスを適切に保つことが，健康維持のために重要である。

ちょうみしょうゆ　調味醤油　醤油に，そのほかの調味料，香辛料などを加えて風味を添えたものをいう。材料に対する使用量を％で示せば，表のようになる。

調味醤油の種類（%）

種類＼調味料	醤油	砂糖	みりん	煮だし汁	その他
ごま醤油	10	3			ごま 10
からし醤油	10				からし 2
わさび醤油	10				わさび 2
割醤油	5	2	5	10	
土佐醤油	10				かつお節 5（刺身用）
合わせ醤油	10			10	浸し物

ちょうみしょくぶつせいたんぱくしつ　調味植物性たんぱく質　植物性たんぱく質を食塩，動植物の抽出濃縮物，うま味調味料，糖類などの調味料または香辛料により調味したもので，調味料および香辛料の重量の割合が3%以上であり，かつ，植物性たんぱく質含有率が50%を超えるもの。このなかには，粒状またはフレーク状に成形したもので，かつ肉様の組織を有する調味粒状植物性たんぱく質，繊維状に成形したもので，肉様の組織を有する調味繊維状植物性たんぱく質がある。

ちょうみず　調味酢　酢に，そのほかの調味料，香辛料を加えて風味を添えたもの。材料に対する使用量を％で示せば，下の表のとおりである。鹹味料の醤油，味噌の食塩含有量は，醤油約20%，味噌約10%である。したがって，食塩の代わりに醤油を用いるときは，食塩の約5倍，味噌を用いるときは約10倍必要である。甘味料としては砂糖とみりんを用いるが，みりんの代わりに砂糖を用いるときはみりんの1/3でよい。酢の代わりに果実酢を用いて醤油と合わせたものをポン酢という。

ちょうみりょう　調味料　[Seasonings]　人のし好に適した味を食品に付け，食欲を増進させ，食生活を快適にさせるようなものを調味料または調味食品という。調味料は調理に際して用いたり，食卓で食品にふりかけて用いたり，その使用法は一定していない。調味料の用い方ひとつで料理の良否が評価されることが多い。基本調味料としては，人間の味覚の五味を満たすものが，昔から使用されている。とくに，食塩は太古から使用されている。また，香辛料は食肉の調味料としてヨーロッパで珍重された。英語のseasoningsはseが種（seed）の古形である。種をまき，収穫する季節をseasonというが，この収穫の時期はまた，保存のために塩，スパイス，ハーブ，砂糖を加えて漬け込む作業の季節

調味酢の種類（下調理後の材料に対しての%）

種類＼調味料	酢	塩	醤油	味噌	砂糖	みりん	その他
二杯酢	10		10				
	10	2					
三杯酢	10		10			10	
	10	2				10	
	10	1.5	2.5		1.5	5	
甘酢	10	2			10～15		
ごま（くるみ）酢	10		10		5		ごま（くるみ）5～10
からし酢	10	1					からし 2
たで酢	10	1					たで葉 1.5
酢味噌	10			20			

調 味 料 の 種 類

分 類	例	業務用調味料の組み合わせ
基本調味料	甘味　砂糖，アスパルテームなど 塩味　食塩 酸味　クエン酸 辛味　香辛料 苦味　カフェイン	
発酵調味料	味噌，醤油，食酢	
うま味調味料	グルタミン酸ナトリウム 核酸系（イノシン酸など）	} 複合調味料
天然調味料	アミノ酸系 エキス系	複合調味料＋天然調味料 } 配合調味料
	フレーバー	配合調味料＋フレーバー } 風味調味料

でもあった。季節の行事に欠かせない副資材を seasoning とよんだのがもともとの意味で，副次的に，食材に味を付ける調味という味覚上の操作の意味に転じたのである。保存性のある食品の味を食べ慣れた結果が，好ましい味覚を育てたのである。調味料は天然物から得られるもののほか，化学的合成品も基本調味料として使用されている。甘味料のサッカリン，アスパルテーム，酸味料の乳酸，クエン酸などである。発酵調味料は，わが国をはじめ東洋において発達した。わが国の味噌，醤油，東南アジアの魚醤油，トマトケチャップなどが代表的な例である。〔うま味調味料〕味覚の五味に属さないうま味を化学的に解明し，調味料として利用しているものである。これには，グルタミン酸ナトリウムと，酵母を原料とする核酸系調味料がある。おもにわが国で生産，使用されている。〔業務用調味料〕加工食品の製造や，外食産業における調理で使用される調味料である。従来は，「だし」や「たれ」によって調味していたものを，より簡便に，かつ均質な調味を目標としたものである。天然食品材料から抽出あるいは分解して得られる天然調味料に，うま味調味料を組み合わせた配合調味料，さらにフレーバーを組み合わせた風味調味料がある。→かがくちょうみりょう，てんねんちょうみりょう

ちょうり　調理　元来は，ととのえ，おさめることをいい，政治と関係のあることばであるが，これが料理すること，あるいは料理したものを意味するようになった。調理とは，食物を快く食べられるように調製すること，あるいは調製したものをいう。天然の食品のなかには人体に有害な成分や不味成分を含むものもあるので，これら不可食部を除いたり，食品をいっそう有効に利用するために熱を加えたり，調味料や香辛料を加えて味や香りをよくしたりすることである。

ちょうりかこうしょくひん　調理加工食品　コンビニエンスフーズの一種。調味から加熱まで行われていて完成したものや加熱処理だけが残されているもの。また，熱湯を加えるだけでよいものなどがある。保存法は，冷凍，レトルトパウチ，缶詰などである。〔例〕冷凍食品（ギョーザ，コロッケ，ハンバーグ，エビフライなど），缶詰食品（カレー，シチューなど），レトルトパウチ食品（カレー，シチュー，グラタンなど）。

ちょうりかんづめ　調理缶詰　各種の料理を調理済みの形態で缶詰にしたもので，これらの製品は開カンしないでそのまま熱湯中で温めて供することができるもの

が多く，コンビニエンスフードの一種ということができる。〔種類〕製造工程中の殺菌加工のために味や状態に支障のないものが多く，製品化されている種類としては，カレー類，シチュー類，スープ類，ロールキャベツ，ハンバーグステーキ，ポークアンドビーン，酢豚，シューマイ，また，米飯に混ぜて使うチキンライスの素，五目飯の素などがある。

ちょうりようけいき　調理用計器　調理操作が再現性をもつためには，食品や調味料の正確な計量，調理過程の適切な温度，時間の管理が重要である。重量用の計器には，上皿自動はかり，デジタルスケールなどがある。調理用の上皿自動はかりでは秤量 100 g～5 kg, 感量 1～10 g 程度のものが使われる。近年は上皿自動はかりに代わってデジタルスケールが使われるようになってきた。よく使われるのは秤量 100 g～2 kg で，感量 1～5 g のものである。感量が 0.1～0.5 g のデジタルスケールもある。容量用の計器には，計量カップ，計量スプーンがある。計量カップは，米用は 180 ml，一般用は 200 ml で，そのほか，最大 5 L 程度のものまである。計量スプーンは，大が 15 ml，小が 5 ml の組み合わせが一般的であるが，2.5 ml などもあり，すり切り棒がついている。なお，食品や調味料の計測では，容量計は測定誤差があるが，重量計にはない（測定する量と感量にもよる）。したがって，大量調理では容量でなく重量を計測することが多い。温度用の計器には，棒状温度計（アルコール温度計，水銀温度計），デジタル温度計（熱電対温度計），放射温度計（非接触型温度計），バイメタル温度計などがある。調理中に食品の温度を測定するには，0～100℃，油では～200℃の温度計がよく使われるが，加熱機器内では 300℃以上のものが使われたり，冷凍庫用に－50℃程度まで測定できるものもある。放射温度計は，食品に接触しないで表面温度を測定できる。時間測定用の計器には，デジタルタイマーなどがある。減算，積算ができ，時，分，秒が表示できるものもある。調理機器には，タイマーが内蔵されているものが多い。

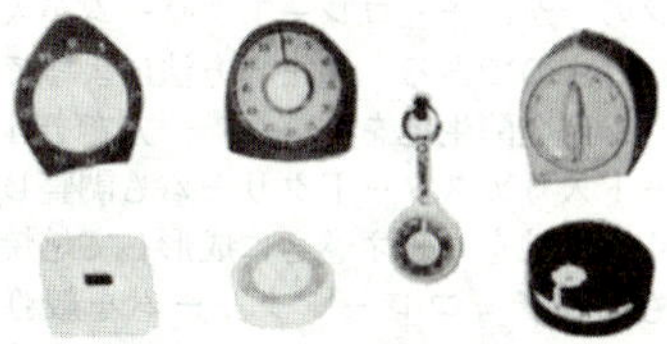

タイマーのいろいろ

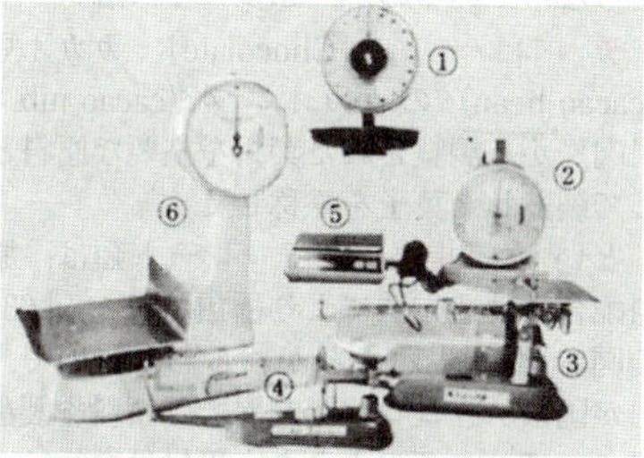

①柱かけ式はかり：秤量 2 kg
②家庭用上皿はかり（2 回転）：秤量 2 kg
③無錘上皿桿ばかり（不等比皿手動はかり）秤量：500 g
④無錘上皿桿ばかり（不等比皿手動はかり）秤量：100 g
⑤電子天秤：秤量 600 g, ⑥2 回転下皿ばかり

調理用はかり

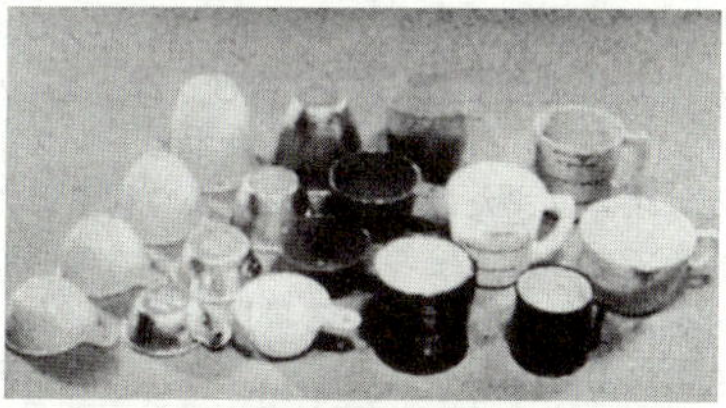

計量カップ

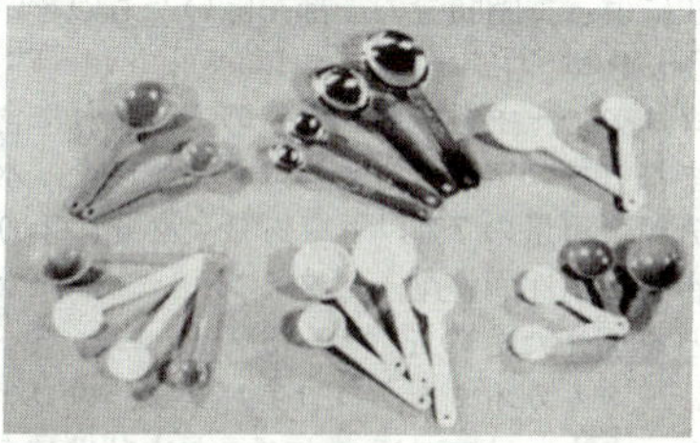

計量スプーン

チョココロネ　菓子パン類の一種で，

パンのなかにチョコレートクリームが入っているものである。通常の方法によって菓子パン用発酵生地を調整し，一方でチョコレート入りカスタードクリームも調整しておく。生地をコルネ巻きに成形して焙焼したものにチョコレートクリームを絞り込み，製品とする。パン部6：クリーム部4からなっているのが，ふつうである。

チョコレート ［Chocolate］ カカオ豆（cacao bean）のカカオニブ（cacao nib：果肉）から調整された素材を主要な原料として製造した菓子を総称してチョコレート類という。〔規格〕チョコレート類は，原料配合や製造方法により種類が多く（p.637の図参照），表示などが紛らわしいので，わが国のチョコレート業界では原料や製品について，つぎのような定義付けを行っている。1）カカオマス（cacao mass）：カカオニブ（カカオビーンズ）を焙炒し，シェル（shell：殻）およびジャーム（germ：胚芽を技術的に可能な限り除いたもの）を，いかなる成分も抽出または添加することなく，機械的方法により砕いたもので，アルカリ処理したものも含む。2）ココアバター（cocoa butter）：カカオビーンズ，カカオニブまたはカカオマスから得られた油脂であり，シェルまたはジャームの脂肪分を，天然に含んでいる量以上に含まないもの。3）ココアケーキ（cocoa cake）：カカオニブまたはカカオマスから，機械的方法によって脂肪分の一部を除いたものをいう。4）ココアパウダー（cocoa powder）：ココアケーキを粉砕したもので，これに含まれるココアバターが全量の8％以上，水分が全重量の7％以下であり，必要により香料，粘性調整剤，ビタミン，ミネラルなどを加えたものをいう。5）チョコレート生地：カカオマス，ココアバター，ココアケーキまたはココアパウダーおよび糖類を原料とし，乳製品，植物油脂，香料などを加えて混合，微粒化，精練等の工程を経て製造したもので，カカオ分が35％以上，うちココアバター18％以上，無脂ココア固形分6％以上，ショ糖分35～62％，水分3％以下のものである。6）ミルクチョコレート生地：工程はチョコレート生地と同様であるが，生地中カカオ分が21％以上，うちココアバター18％以上，乳脂肪分が3％以上，無脂ココア固形分3％以上，無脂乳固形分11％以上，ショ糖分35～55％，水分3％以下のものである。また，そのうち無脂ココア固形分が3％未満で，生地の色相が白色もしくは白に近い色を呈するものをホワイトチョコレート生地という。チョコレート生地，ミルクチョコレート生地，ホワイトチョコレート生地を，それぞれ成形した製品をチョコレート，ミルクチョコレート，ホワイトチョコレートという。シェルチョコレートおよびシェルミルクチョコレートとは，チョコレート生地またはミルクチョコレート生地でつくられた殻の内部に，種実，果実，シュガークリーム，ファットクリーム，糖液，酒類，乳製品，ジャム，キャンディまたはビスケットなどを詰めた（filled）もので，チョコレート重量が40％以上のものをいう。フィリング（filling）物ともいう。カバリングチョコレートおよびカバリングミルクチョコレートとは，チョコレート生地またはミルクチョコレート生地で，種実，果実，シュガークリーム，ファットクリーム，ジャム，マシュマロ，ゼリー，ウェハースなどを被覆（covering：カバリング）したもので，チョコレート重量が20％以上のものをいう。糖衣がけしたものもこれに属する。被覆物チョコレート，掛け物チョコ，パンワーク物チョコともいわれ，また，被覆方法によって covering chocolate，coating chocolate，enrober chocolate，shell moul chocolate ともいわれる。いずれも，チョコレート重量は20％以上。ミックスチョコレートおよびミックスミルクチョコレートとは，チョコレート生地またはミルクチョコレート生地に，種実または果実を混合したもので，生地分が40％以上のものをいう。いずれの製品もチョコレート固有の色沢を有し，組織がなめらかで口溶けがよく，固有の香味

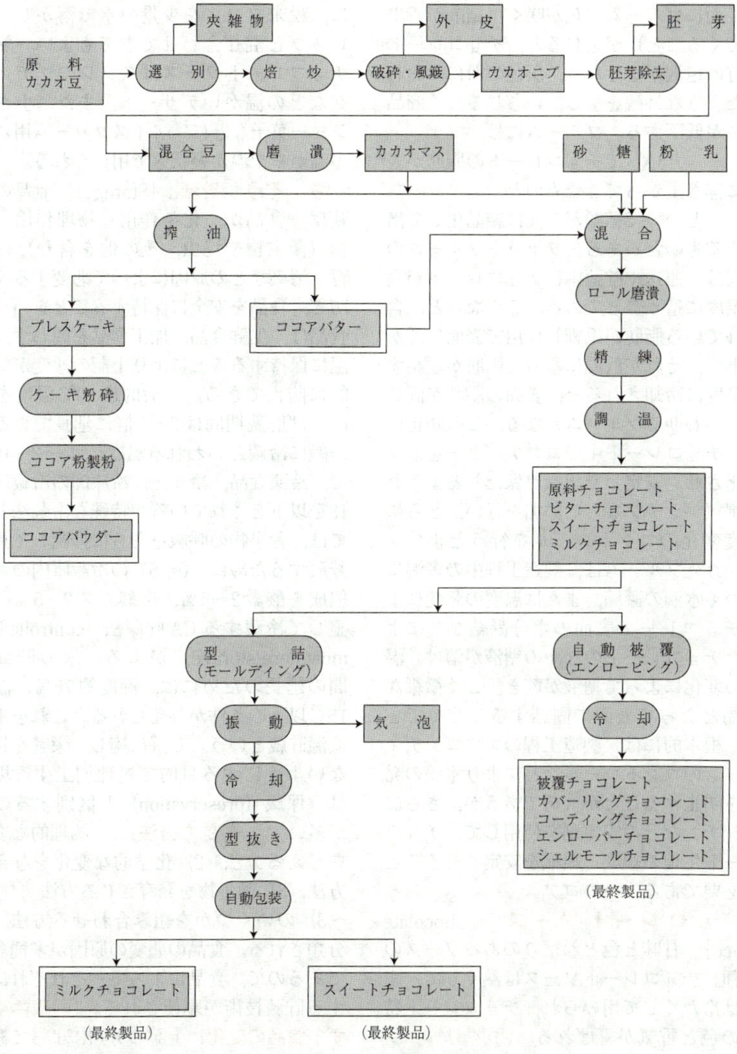

チョコレートの製造工程

を有し，異味，異臭のないものが優良な製品である。〔品質保持〕1）カカオ豆のアルカリ処理は，一般にローストしないカカオ豆をアルカリ溶液中に浸漬し，水洗，中和，水洗，乾燥した後にローストする工程が，ふつうの処理方法である。この処理の目的は，におい，色相，溶解性，消化性などを改良するためであるが，とくに，ココアを水に沈殿しにくいソルブルココアにするためである。2）チョコレート類の貯蔵・流通過程における取り扱いが悪かったり，製造方法の欠陥によってチョコレートの表面にブルーム（花が咲く：結晶が析出してくること）が生じると，チョコレート固有の色沢がなくなり，灰色の粉におおわれたような外観を呈し，いちじるしく商品価値が低下する。ブルームには，ファットブルームといってチョコレートの脂肪が表面に浮き上がってきたものと，シュガーブルームといって糖類が表面に結晶化して出てくるものとがある。ファットブルームの原因は，運送や貯蔵中にチョコレートが高い温度に遭うことである。こうなると，含まれている脂肪が毛細管作用で表面に浮かび出て，それが低温になって脂肪が固結する温度に冷却されると，表面の脂肪が固結し，いわゆるブルームとなる。この防止には，チョコレート中でココアバターをよく乳化させ，安定した組織が保たれるような助剤（レシチンなど）添加を行い，さらに温度変化のコントロールを行うとよい。シュガーブルームは，製造工程中の多湿に基づく水滴の凝縮，または温度の急変によるチョコレート表面の水分凝結などにより，チョコレートのなかの糖液が溶け，温度の変化によって糖液が乾き，ごく微細な結晶となって表面に固結することでできる。根本的には，製造工程のエアコンディションのコントロールなどにより水滴の発生を防止することが大切であるが，さらにレシチンなどの安定剤を使用して，チョコレート生地の組成・組織を安定させることも必要である。→ココア

チョコレートソース ［Chocolate sauce］ 甘味と色とねばりのあるソースの一種。チョコレートソースは熱くして，または冷たくして用いられ，チョコレート特有の色と香気が喜ばれる。〔つくり方〕プレーンチョコレートかビターチョコレートを刻んで鍋に入れ，必ず湯煎にかける。なめらかに溶かすには，50℃の温度がよい。ときどき木じゃくしで混ぜて均一にする。溶けたチョコレートにシロップを少しずつ加え，弱火で3〜5分煮て火からおろし，生クリームとバターを加える。リキュールを加えてもよい。チョコレートを使わずに，粉末ココアを少量の水で溶かし，シロップと混ぜ合わせて煮てもよい。熱いチョコレートソースはスフレやプディングなどの温かいデザート，また，小さいシュー菓子などに，アイスクリーム用には室温かやや温かい状態で用いられる。

ちょぞう　貯蔵 ［Storage］ 食品の貯蔵は，食品が，化学作用，物理作用，生物（微生物や昆虫，その他を含む）の発育，汚染などの原因によって悪変するのを防ぎ，食品を安全に保持することをいう。食品は，生鮮食品，加工食品を問わず，低温に保持することにより上記の悪変が効果的に防止できる。一般的に10℃温度を下げれば貯蔵期間は2〜4倍に延長できる。一般に冷蔵といわれる温度帯は－2〜10℃で，冷凍食品，冷凍魚，冷凍肉の冷蔵は－18℃以下とされている。特殊な冷蔵法としては，青果物の呼吸をさらに抑制して長期貯蔵するために，0〜5℃の冷蔵庫内のガス組成を酸素2〜5%，炭酸ガス2〜5%に調整して冷蔵するCA貯蔵法（controlled atmosphere storage）がある。米の貯蔵期間の延長のためには，湿度約75%，温度15℃以下の条件が与えられる。これを米の低温貯蔵という。し好に適し，栄養を損わないようにする目的で処理加工する場合は，保蔵（preservation）と区別することが多い。〔一般的な方法〕1）物理的な変化を与える方法，2）化学的な変化を与える方法，3）微生物を発育させる方法，4）1）〜3）のいくつかを組み合わせる方法，に分類される。食品の悪変の原因が多種多様であるので，食品によって，それぞれに適する貯蔵技術が駆使される。〔貯蔵中に生ずる食品の変化〕上記の分類によって概略を説明すると，物理的作用は，主として温度，光線，水分の蒸発および吸湿などで，一般にこの作用そのものの害作用よりは，これが微生物の発育を促進する要素として重要である。化学的作用は生鮮食品が含有する酵素の作用によるもので，加熱されない動植物性食品は，すべて各種の酵素を含有している。肉類などは含有している酵素

により，ある程度，自家消化したほうが味がよくなり，塩辛類は酵素によりじゅうぶん熟成したものでないと不味であるが，一般には食品価値を損なうことが多い。自家消化は，たんぱく質組織が自然に分解して，可溶性窒素物，アミノ酸などが生じるのが代表的で，軟化と呈味の増加がみられる。ビタミン類，とくにビタミンCは酸化酵素により破壊されやすく，リパーゼによって油脂は分解されて遊離脂肪酸を生じる。化学的変質のもっともいちじるしいものは脂質の酸化で，魚類のように高度の不飽和脂肪酸をその成分とするものは，変質して不快臭を生じ，油焼けを起こす。生物の発育に基づく悪変はもっとも重大で，腐敗と発酵が食品を劣化分解する程度がほかの原因に比べていちじるしく高いため，食品の貯蔵の対象は，微生物とくに細菌，酵母，かびの発育を阻止することに主眼がおかれる。この3者はそれぞれ生育の適性が異なるもので，ごく一般的にいうと，水分含有の高い食品で嫌気的な条件，すなわち食品の内部が冒される場合は細菌類，糖類を多量に含む食品には酵母，食品の表面部を冒すかびなどが特異的であるが，この3者が混在して腐敗を速めるのが一般的である。昆虫，とくにハエ，ウジは生鮮果実，野菜および魚類などに生じ，穀類には甲虫類，ガ（蛾）の幼虫，そのほか，ダニ類も爆発的に繁殖し，食品を蚕食汚染させる。昆虫類の被害防除には，ガス燻蒸の方法が主としてとられる。〔微生物を対象とする貯蔵の実際的方法〕多種多様であるため，要点のみを以下にまとめる。

1）保存料の添加
　安息香酸，デヒドロ酢酸，ソルビン酸，プロピオン酸およびその塩類
2）一般化学物質の添加
　A）塩，砂糖の濃厚液に漬ける
　B）辛味物質の利用：しょうが，わさび，とうがらし，こしょう，からし
　C）酸：食酢，乳酸，発酵乳などでpHを下げ，細菌の発育を阻害する。漬け物類
　D）燻乾：煙中の殺菌物質，フェノール類，アルデヒド類の作用と乾燥の効果をねらう。燻液に漬ける方法もある。魚介類
3）低温処理
　A）冷蔵：新鮮な果実，野菜，魚介類，飲料
　B）冷凍：魚介類，ほか一般新鮮食品，加工食品
4）高温処理
　A）低温殺菌（パスツリゼーション）：牛乳，果汁飲料，醤油，酒類
　B）煮沸：家庭でもふつうに応用される
　C）高温殺菌：缶詰，缶詰の大部分（100℃以上で加熱殺菌する方法）
5）発酵方法
　A）漬け物類：乳酸菌の利用，チーズなどの熟成
　B）糸状菌類による発酵食品：味噌，醤油およびこれに漬ける食品，かつお節，チーズも糸状菌の作用を利用する
　C）発酵乳酸：ヨーグルト，発酵乳など
6）乾燥法
　A）天日乾燥：干しあんず，干しぶどうなど
　B）熱風乾燥：乾燥果実，野菜，加工食品
　C）凍結乾燥：ほとんどすべての食品に適用できる
7）放射線利用（コールドパスツリゼーション）
　A）紫外線（とくに260 nm付近の波長）がもつ殺菌作用を利用する
　B）放射性同位元素の放射線または加速電子線の殺菌力を利用する殺菌，殺虫，発芽防止の効果を利用するものである。国際原子力機関では，10 kGyまでの線量であれば，いずれの食品にも使用してさしつかえないと発表している（1980年）

ちょぞうしぼう　貯蔵脂肪　［Deposited fat］　動物の主として皮下に脂肪組織として貯えられた脂肪。食事として摂取さ

れた脂肪のうち，中性脂肪は遊離脂肪酸となった後，脂肪組織にトリグリセリドとして貯えられる。一方，貯蔵脂肪はたえず遊離脂肪酸に分解し，血液中に洗い出し，体内各組織でエネルギーに変換している。この分解速度は，食事からの摂取エネルギーが減れば増加し，増えれば減少する。エネルギー摂取量が多い場合は，炭水化物も脂肪として貯蔵される。貯蔵脂肪の量は，摂取エネルギーのバランスを反映しており，肥満度の指標ともなる。

ちょぞうたんぱくしつ　貯蔵たんぱく質　[Storage protein]　生体に含まれるたんぱく質のなかで，通常の生理活性はもたず，生体中に貯蔵されているもの。代表例として大豆のグロブリンがある。これは，種子細胞中にプロテインボディの形で存在し，発芽の際に利用される。通常時は生理活性をもたない。小麦のグリアジン，とうもろこしのツェインも植物に含まれる貯蔵性たんぱく質である。いずれも，人間の食料として重要なものである。動物性のものとしては，卵白のオボアルブミン，牛乳のカゼインなどがある。

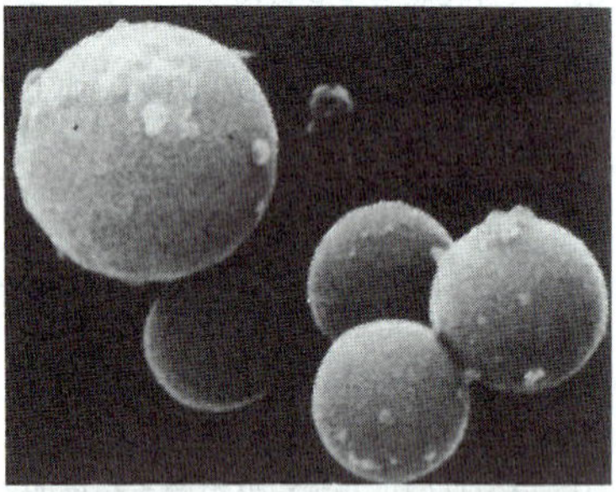

大豆のプロテインボディの走査型電子顕微鏡像（食品総合研究所　深沢親房氏提供）

チョップドハム　[Chopped ham]　プレスハムのJAS規格に適合せず，肉塊の大きさが小さく，つなぎの割合が多いプレスハムに似た製品。わが国だけでつくられ，低価格品が多い。

ちょろぎいも　草石蚕芋　[Chinese artichoke]　ちょろぎともいう。シソ科に属し，中国の原産である。〔生態〕秋に塊茎を食用にするが，節がくびれた形がかいこに似ているので草石蚕（かいこ）ともいわれる。〔成分〕水分80%，たんぱく質2.5%，炭水化物15%内外であり，スタキオースを含み，でんぷんは含まない。〔用途〕中国では一般に塩漬け，醤油漬け，酢漬けとするが，わが国では梅酢漬け（あかづけ）がふつうで，ほかに塩漬け，味噌漬けもある。正月のお節料理で，黒豆に入れる。

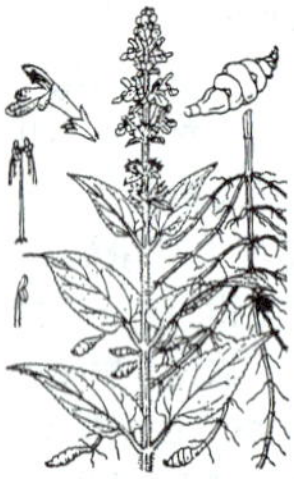

ちょろぎ

チョンチュウタオユイ　蒸秋刀魚　サンマのはくさい巻きのことで，蒸菜の一種。〔材料〕(2人分)：サンマ大きいもの1本，しょうが大1/2個，醤油・酒各大さじ1，砂糖小さじ1/2，はくさい2枚，でんぷん，溶きがらし。〔つくり方〕サンマは開いて頭と中骨とをとり，醤油，酒，砂糖，でんぷん少々を合わせたなかに20分ぐらい漬けておく。はくさいは湯を通してやわらげ，厚くて曲げにくい部分は取り除く。しょうがは太めのせん切りにしておく。はくさいを合わせて広げ，その上にサンマをのせ，しょうがを芯にして巻く。20分ぐらい蒸して適当な厚さに切り，盛り付ける。漬け汁を煮詰めて上からかけ，溶きがらしを添える。

チョンツァイ　蒸菜　蒸し物料理のことである。蒸し方には，材料を直に蒸すものと，器に材料と湯を加えてこれを蒸すものとがある。湯を加えて蒸すものを燉（トン）という。蒸菜の種類にはつぎの三種がある。1）清蒸（チンチョン）：主材料だけ，あるいはごくわずかの副材料を加えて蒸したもの。火が通りやすく，あまりかたくないものに適する。2) 清燉（チントン）：湯を加えて蒸したもの。長時間蒸し，しかも湯を用いて爛熟（らんじゅく：熟しすぎること）させるために，鶏，鴨，猪，羊などの大きい塊または丸のままのものに行う。3) 粉蒸（フェンチョン）：材料を酒，醤油，みじん切りのねぎ，しょうが汁に浸した後，煎り米を粉にしたもの，もしくは上新粉をまぶして蒸したもの。

チラミン ［Tyramine］ チラミンは，交感神経末端でノルアドレナリンを放出させ，その結果として血圧を上昇させる作用がある。しかし一方，生体内主要臓器にはモノアミンオキシダーゼが分布しており，チラミンなどモノアミンの酸化的脱アミノ反応に関与して生体内の血圧調和にあずかっている。けれども，降圧剤，抗うつ剤，もしくは抗結核剤としてモノアミンオキシダーゼ阻害剤系の投薬を受けている人が，チラミン含量の高い食品を食べた場合には，急激な血圧上昇によってきわめて危険な状態に陥ることが知られている。報告によると，先の薬剤による治療を受けている人が，食品とともに6 mgのチラミン（1 gあたり0.5 mgチラミン含有チーズであれば12 g相当，たとえば100 m*l* あたり1 mg含有キャンティワインであれば600 m*l*）を摂取すれば血圧が急上昇し，その倍量のチラミンを摂取すれば危険であるという。チラミン含量が多い食品としては，エメンタールチーズ，カマンベールチーズ，チェダーチーズなど（20～2,000 μg/g），酵母ペースト（～1,500 μg/g），酢漬けニシン（～3,000 μg/g），魚干物（～470 μg/g）などが報告されている。

チリソース ［Chili sauce］ チリパウダーとトマトをベースに，塩，酢，香辛料を加えてつくったからいソース。トマトは刻むか，または皮を除いてあらく砕いた後，濃縮して用いる。サウザンドアイランドドレッシングなどのソースに用いられる。

ちりなべ　ちり鍋 鍋料理の一種。魚の切り身を煮るとちりちりと縮まるというところから名付けられたという。〔調理〕魚介類，豆腐，野菜などを湯がき，ゆず醤油にねぎ，もみじおろしなどを薬味として加えたものにつけて食べる。あっさりとして，しかも，体が温まるため，冬向きの料理とされ，日本酒にも合う。〔材料〕魚介類としては，タイ，タラ，フグ，コチなどの白身の魚やカキを用い，野菜はだいこん，みつば，しゅんぎく，しいたけなどを主として使用する。

チリパウダー ［Chili powder］ 洋風の七味とうがらし。辛味種のチリ（洋風とうがらし）に，オレガノ，ディルシーズなどを混ぜてつくる。スペイン，メキシコ風の豆料理の調味によく用いられる。

チルドしょくひん　チルド食品 ［Chilled food］ 食品の低温流通に関連する温度帯として，クーリング（cooling）（5～10℃）チルド（chilled）（－5～5℃），フローズン（frozen）（急速凍結したもの：－18℃以下）に大別される。食品がその品質特性や流通形態からみて，その流通上，なんらかの低温管理を要するものを低温管理食品という。チルド食品はこのうち，チルド温度帯（－5～5℃または－2～2℃の範囲をいうが，明確に規定されてはいない）のものをいう。この温度帯は，食品自体に凍結による組織の変化，たんぱく変性などの変化がみられず，しかも食中毒微生物（病原微生物）を阻止できることから，食品の新鮮度を保ちながら長い期間貯蔵できるという利点を有している。このことから，チルドビーフ，チルドジャム，チルドジュースをはじめ，チルドデザート，チルドドレッシングのほか，チルド乳製品など，多種類の食品が流通している。チルド食品は，多水分系のウエット食品（wet food）で味がよく，新鮮であり，栄養価値が高く，調理もしやすくて保存料の添加の必要がないなどの利点がある。また，生鮮食品のもつ新鮮さ，うまさと，保存性，品質安定性，価格安定性などの特性を合わせもっていることが，需要の増大につながっている。

チルドにく　チルド肉　[Chilled meat] －1℃以下に冷凍した凍結肉，1℃以上で冷蔵した冷蔵肉に対して，－1～1℃の半凍結チリング（chilling）を行った肉をいう。一般に，チルド肉は冷蔵肉より貯蔵性が長く，凍結肉より肉の品質がよく保たれる利点がある。チリングを行った牛肉がチルドビーフで，農畜産業振興機構が買い入れる輸入牛肉の品目のひとつである。真空パックされ，0℃前後でコンテナ船で輸送されるため，肉の鮮度および風味はよいが，日もちが短く，国内に入ってから30～45日以内に消費されるのがよいとされる。振興機構では，輸入チルドビーフを凍結したものをエージドビーフと称している。

チロシナーゼ　[Tyrosinase]　りんご，梨などの果実の切片を空気中にさらしておくと，褐色に着色する現象が見られるが，この反応に関与する酵素が種々のフェノール類を酸素によって酸化する酸化酵素である。チロシナーゼはこのような酸化酵素の一種である。すなわち，チロシンに作用してフェノール基を酸化して，まず3,4-ジオキシフェニルアラニン（dopaという）をなし，さらに酸化して最後にメラニン色素を生成する。→ドーパ

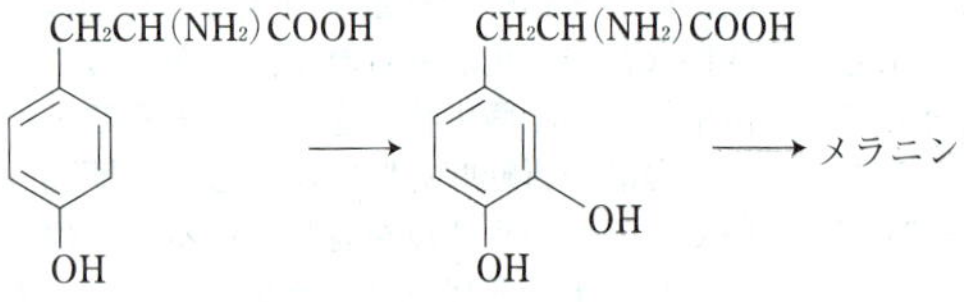

チロシン　　3,4-ジオキシフェニルアラニン（dopa）

チロシン　[Tyrosine]　〔存在〕アミノ酸の一種で絹フィブロインに多く含まれ，11％にも達する。このほかカゼインに7％，小麦グリアジンに3.4％含まれるが，ゼラチンにはまったく存在しない。冷水にはひじょうに溶けにくいため，たんぱく質の分解物中から容易に分離できる。たけのこの缶詰，味噌にときにみられる白い結晶は，チロシンである。チロシンは還元性を有し，しかも多くのたんぱく質に含まれるので，その還元性による呈色反応などを利用してたんぱく質の定量とすることができる。〔栄養〕非必須アミノ酸の一種であるが，フェニルアラニンの一部を代用できるので，フェニルアラニン＋チロシンとして評価される。

チンゲンサイ　青梗菜　アブラナ科に属し，漬け菜類のうちの体菜の仲間。チンゲンツァイとも青軸パクチョイともいう。中国南部原産で，中国中南部での重要野菜。いわゆる中国野菜の代表的なもののひとつ。〔性状〕葉柄は淡緑色で幅が広く厚みがある。葉はつやがあり緑色でやわらかい。〔栽培〕耐暑性が強く，湿害にも強い。露地の播種期は5～9月で，夏季は30日，春秋期は40～50日で収穫される。〔成分〕生葉では100 g中，ビタミンA 170 μg レチノール当量，B_1 0.03 mg, B_2 0.07 mg, ナイアシン 0.3 mg, C 24 mg。〔用途〕加熱すると鮮やかな淡緑色となり，油で炒めるともっと鮮やかになる。やわらかくてあくがなく，煮くずれしにくく歯切れもよい。油炒め，塩漬け，お浸し，あえ物にする。

チンゲンツァイ　青梗菜　→チンゲンサイ

チンタンクゥタン　清湯鶉蛋　うずらの卵のすまし汁。〔材料〕(5人分)：うずらの卵5個，はるさめ10 g，スープ500 m*l*，ハム5 g（約1/2枚），みつば5本，塩3 g，酒10 m*l*。〔つくり方〕大きめの杯にサラダ油をぬって，うずらの卵を1個ずつ割り入れ，その上にみじん切りにした脂肪の少ないハムをのせ，蒸し器でややかために蒸して杯から抜き取る。はるさめは5 cmくらいの長さに切って熱湯で戻す。みつばは3 cm長さに切る。鍋にスープを入れ，塩，酒で調味し，はるさめ，卵を入れ，沸騰したらみつばを入れて直ちに器に盛る。うずらの卵はゆで卵にして用いることもある。

チンタンサンスー　清湯三絲　せん切

りにした実が入ったすまし汁。絲はせん切りの意，三絲はいろいろな材料をせん切りにした，という意である。〔材料〕（5人分）：かたまりのままの豚肉 50 g，たけのこ 25 g，しいたけ大1枚，ハム 10 g，ねぎ 8 cm 長さ，酒 10 *ml*，しょうが少々，スープ 500 *ml*，塩 3 g。〔つくり方〕豚肉はかたまりのまましょうがを加えた湯でゆでて，4 cm くらいの長さのせん切りにする。しいたけ，たけのこ，ハム，ねぎも 4 cm 長さくらいのせん切りにする。鍋にスープと酒を入れ，たけのこ，しいたけを入れて煮る。つぎに豚肉とハム，ねぎを入れて調味し，器に盛る。

チンヂャオチャオニューロウスー　青椒炒牛肉絲　ピーマンと牛肉をせん切りにして油で炒めたもので，炒菜（チャオツァイ）の一種である。青椒牛肉絲ともいう。豚肉を使うと，青椒肉絲になる。〔材料〕（4人分）：ピーマン5個，牛肉 200 g（下味のための調味料：酒 5 *ml*，醤油 10 *ml*，でんぷん 4 g），ねぎ 8 g，にんにく 4 g，油 60 *ml*，醤油 10 *ml*，塩 4 g，砂糖 1.5 g。〔つくり方〕ピーマンはせん切りに，ねぎは斜めせん切り，にんにくは小口切りにする。牛肉は薄切りにしてからせん切りにし，下味のための調味料と合わせ，でんぷんをまぶし付けておく。熱した油のなかにねぎとにんにくを入れて炒め，つぎに牛肉を加えて炒める。牛肉の色が変わったらピーマンを入れ，調味料で味付けをして熱いところを器に盛る。肉とピーマンをいっしょに炒めると色が悪くなりやすいので，別々に炒めて，最後にいっしょにする方法もある。また，肉を油通ししておいて，最後に加える場合もある。

チントンネンチー　清燉嫩鶏　鶏の丸蒸しのことで蒸菜の一種。〔材料〕（5～6人分）：ひな鶏（1 kg ぐらい）1羽，塩小さじ2，酒 50 *ml*，しょうが1個，ねぎ1本。〔つくり方〕鶏は首と臓物を抜き取り，よく洗って水をきる。塩をすり込んで 20 分ぐらい経ったら，鍋の上で鶏の腹のなかに酒を振り入れてぐるぐるまわす。こぼれた酒はまた腹のなかに入れ，これを 2～3 回くり返す。つぎに腹のなかに潰ししょうがと適当な長さに切ったねぎとを入れ，脚をいっしょに結んでおく。深い鍋に鶏がじゅうぶん浸るだけの湯をわかし，このなかで 50 分間ゆでる。やわらかくなったら鶏を取り出し，ねぎとしょうがを取り去り，足の骨を抜いて背部を切り，大きい骨を取り除く。鶏を器に入れ，ゆで汁をこして塩味を調えて1時間ぐらい蒸し，熱いものを供卓する。

ちんみ　珍味　〔由来〕本来は珍しい味の食品の意味であるが，酒の肴やオードブルとして用いられる独特な風味をもち，特別な調理を加えずそのまま食べられる製品を珍味とよぶようになってきている。本来の意味の珍味でも，肥前のからすみ，越前の雲丹（ウニ），三河のこのわたを昔から三珍と称したように特別の美味をもつ食品と，蜂の子，さなぎなど，めずらしい食品とに大別される。〔種類〕美味な食品としての珍味は，塩ウニ，焼きウニなどのウニ加工品，魚や貝の粕漬け，ぬか漬けのような漬け物，ままかり（さっぱ），小鯛笹漬け，などの酢漬け製品のような伝統的な食品のほか，燻製品，アンチョビのように外国からきた食品がある。大衆的な珍味製品として，さきイカ，のしイカなどがある。珍奇な食品としては，クサヤ，イカの黒づくり，ふなずしなど特異臭をもっているもの，熊掌，せみの子など，容易に入手できず，形態の特異なものがある。

つ

つうせいけんきせいきん　通性嫌気性菌　→けんきせいきん

ツェイン　［Zein］　→ゼイン

つきせかい　月世界　干菓子の一種。富山市の月世界本舗の創製銘菓で，富山市の名物菓子となっている。〔製法〕卵黄に砂糖を加えて泡立て，泡立った状態のまま電熱乾燥したもので，製法には特殊な技術が必要である。でんぷんなどは用いず，淡黄色を帯びているのは卵黄の色のみによるものといわれている。拍子木型に切りそろえた製品が和紙で個包装されており，手にとって軽く，口に入れると舌にとろける卵黄のほのかな香りと甘味が情趣豊かで，明治の末期ごろの創製期時代から，文人，墨客，茶人をはじめ，推賞する人が多い菓子である。

つきのしずく　月の雫　甲府の銘菓で，名産のぶどうそのものを菓子にしたものである。〔製法〕最良無傷のぶどうの果実を，房からひとつずつ切りはなし，その周囲に砂糖衣を着せて純白の玉のようにつくったもので，月から落ちるしずくに見立てたものである。

つきよたけ　月夜茸　夏～秋，広葉樹（ぶなが多い）の枯木に発生する毒きのこ。〔形態〕傘は半円形または扇形で，径10～20 cm。表面は紫褐色～暗褐色。茎は傘の一方につき，太くて短い。ひだのつけ根には環状のつばのような隆起帯がある。〔似た仲間〕しいたけ，ひらたけ，むきたけに似ている。つきよたけは茎の断面に黒褐色～暗紫色の斑紋があり，暗いところではひだが青白く発光するので区別できる。〔中毒症状〕不快感に続いて激しい嘔吐，下痢を起こす。悪臭もなく，食欲をそそる外観のため，誤食される頻度がもっとも高い。〔毒成分〕ランプテロール（lampterol）で，これは *Clitocybe illudens* から抽出されたイルージンS（illudin S）と同一物質。

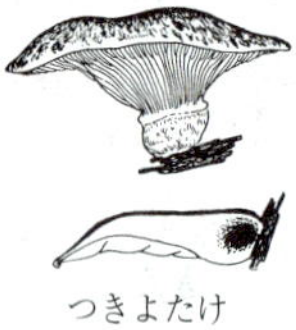

つきよたけ

つくし　土筆　［Horsetail］　トクサ科に属するすぎなは山野や道ばたに自生する多年草である。この地下茎から生ずる胞子茎をつくしという。〔生態〕つくしは春先に出るが，淡褐色，円柱形で大きなさやがあり，筆頭状の長い楕円形の子嚢穂を出す。〔調理〕はかまをとり，ゆでてあくを抜き，浸し物として食べる。〔成分〕ビタミンA, Cが含まれる。なお，つくしには強力な耐熱性のビタミンB_1分解因子として黄色の色素体が見いだされ，articulatinと名付けられている。これは加水分解によりグルコースとフラボノールの一種であるarticulatidinを生じる。

つくだに　佃煮　魚介肉や海藻を，醤油，砂糖などの調味料で長時間煮込んだ加工食品。〔由来〕徳川時代に江戸佃島で初めて製造されたためにこの名があるという。〔原料〕魚介類のつくだ煮の原料としては，ハゼ，イカナゴ，ワカサギ，カツオ，ウナギ，小アユ，刻みスルメ，けずり節，アユ，エビ，アサリ，ハマグリ，鯨肉などが多く，海藻では昆布，海苔などが多い。つくだ煮の原料は，生の物をただちに用いる場合と，乾燥または塩蔵保存したものを用いる場合とがある。一般に小魚はそのまま，大魚は調理して可食部だけを使用する。〔製法〕新鮮な材料を水洗いし，汚物を取り除いて水気をきる。また，貝類はじゅうぶんに砂を吐かせる。つくだ煮用調味液は，以前は醤油を主としたが，最近は醤油と砂糖を主とし，これにみりん，水あめ，糖蜜，香辛料などを加えるようになった。水きりした材料を沸騰させた調味液に入れて煮熟し，じゅうぶんに調味液を内部に浸透させた後，ザルにあげて急に冷やすと光沢のある製品が得られる。つくだ煮は，原料中の水を調味液と置き換えるものであるため，煮る際には，とろ火でゆっくりと時間をかける必要がある。調味液は製品により異なり，昆布，海苔などは一般にからく，エビ，アミなどはいくぶん甘くする。〔そのほか〕つくだ煮に含まれるものとして，つぎのようなものがある。しぐれ煮：ハマグリなどをたまり醤油で味付けしたもの。三重県桑名の名産。甘露煮：フナ，アユ，ハゼ，ウグイなどを焼いて乾かしたものを，とろ火で煮込んだもの。あめ煮：アユ，コウナゴ，シラウオなどを，醤油，水あめで煮上げたもの。滋賀県の小アユのあめ煮が名高い。紅梅煮：小魚をあめとみりんで煮上げたもの。岐阜のアユの紅梅煮が名高い。つくだ煮類は調理を要せず，腐敗しにくい利点があるが，味が濃厚すぎるため，最近は薄味のものが好まれている。

つくね　捏　獣肉や鳥肉でつくった肉だんごのことをいう。肉はひき肉にするかあるいはたたいて細かくし，つなぎに卵を，また，肉のしまるのを防ぐためと風味づけにみじん切りのたまねぎなどを加えて醤油，みりんなどで調味し，よくこねる。これを，だんごまたは小判形に形をつくり，煮たり，焼いたり，揚げたりしたもの。炊き合わせ，弁当，折詰めなどに用いる。

つくりたけ　作茸　[Cultivated white mushroom] →マッシュルーム

つけあわせ　付け合わせ　魚や肉の料理に付け合わせるものをいう。フランス料理ではガルニチュールという。主材料の味を生かすもので，盛り付けたときの色彩や栄養的なバランスを考えて選ぶ。刺身のあしらいは生魚の臭みを消し，風情を添えて風味を引き立て，消化を助ける働きをする。ビーフステーキには，フライドポテト，にんじんのグラッセ，クレソンが付きものである。魚料理にはボイルドポテト，フライドポテト，マッシュポテトなどが，よく用いられる。

つけな　漬け菜　アブラナ科に属する菜類で，漬け物に用いられるので，この名がある。漬け菜は東洋でもっとも発達し，また，重要性のある葉菜で，欧米ではかんらん（キャベツ）類がこの位置を占めている。〔種類〕広義の漬け菜には結球はくさいをはじめ，不結球はくさい（山東菜，三河島菜，広島菜など），たいさい類，あぶらな類，かぶな類（野沢菜，すぐきななど），かぶ，みずな類，からしな類，などが含まれるが，ふつう，結球はくさいは除かれている。地方色をもった漬け菜類の漬け物として，九州の高菜漬け，長野の野沢菜漬けなどがある。一般にビタミンとくにAが多い。

つけもの　漬け物　漬け物は，食欲を促進させる点で価値があり，また，野菜の貯蔵という面でも効果がある。世界中に漬け物はあるが，わが国はとくに種類が多く，ヨーロッパのチーズに置き換えられる食品とみる意見もある。〔漬かる原理〕野菜に食塩を加えると野菜の周囲の水に食塩が溶けて濃厚な食塩水をつくり，この食塩水が野菜細胞内液との浸透圧の差により，野菜の細胞から水分を取り出す。このために，細胞は原形質分離を起こして死ぬ。それによって原形質膜の半透性はなくなり，いろいろな成分が細胞の内外に自由に出入りするようになる。顕微鏡で見ると，お新香は4割が透過膜になった状態，よく漬かったと感じるのは9割以上が透過膜になった状態である。漬かるということは，食塩の浸透圧によらなくてもブランチングや強い圧力で原形質膜をこわしたものもさす。わが国のすんき，中国北方の酸菜（スワンツァイ）など無塩漬け物は，ブランチングにより透過膜になって細胞外に露出した細胞液に乳酸菌が生育し，酸によって保存性と風味を生じたものであり，また，動物飼料サイレージは，きびなどを強圧して同様に細胞液を露出させ，そこに乳酸菌が生育したものとみられ，これも漬かる原理の一種になっている。〔漬け物の分類〕種々の分類法があるが，野菜の原形質膜がこわされた後，細胞内容液がどうなったかにより分けると理解しやすい。これによると，1）野菜の味を主とした漬け物，2）野菜と発酵産物の味の混和した漬け物，3）加えられた調味料の味が主体の漬け物，の3つになる。1）の野菜の味を主とした漬け物とは，こわされた膜を通じて食塩水が細胞に入り，内液の糖，酸，遊離アミノ酸，ヌクレオチド，香辛性物質と混ざり合って一種のスープを形成したものとみなされ，きゅうり，なす，はくさいなどの単純な塩漬け，野沢菜，広島菜，高菜の日本三大漬け菜の塩漬け，梅干，梅漬けがこの分類に入る。2）の野菜と発酵産物の味の

野菜→塩漬け→（発酵）→調味→分包→製品

浅漬け・漬け菜（発酵漬け物）

だいこん→乾燥・塩押→ぬか漬け→脱塩→軽圧搾→調味液浸漬→分包→密封→加熱殺菌→製品

たくあん

野菜→塩蔵→切断→脱塩→圧搾→調味液浸漬→分包→密封→加熱殺菌→製品

調味漬け

混和した漬け物とは，野菜の原形質膜がなんらかの方法でこわされ，露出した細胞内液に乳酸菌が生育して酸をつくり，食塩と細胞内液の風味物質とが一種の酸っぱいスープを形成したもの。すぐき，発酵しば漬けがこれにあたる。また，干しだいこんと塩ぬかでつくる乾燥たくあんのように，米ぬかが外部でアルコール発酵を起こし，食塩でこわされた膜を通って細胞内液と混和するものもある。3）の加えられた調味料の味が主体の漬け物とは，食塩によって膜がこわされたまま貯えた塩蔵野菜を脱塩することにより細胞内液を除き，それを調味液に浸すことにより外部の調味料を細胞内に入れ換えたものである。醤油系調味液を使えば醤油漬け，福神漬けなど，甘酢系調味液を使えば甘酢らっきょう，甘酢しょうが（がり）など，うま味と酸の混合調味液を使えばしば漬け風味調味酢漬け，さくら漬けなどになる。奈良漬けは酒粕の糖とアルコールを浸透させたものであり，味噌漬けは味噌のうま味と糖を浸透させたものである。〔製法〕上記の分類において原理を述べたところにしたがってつくる。工程図を示しておく。〔塩度〕以前は梅干で食塩24%，たくあんで15%も含まれていたが，生活環境の変化で低塩化が進み，一夜漬け，浅漬けで2〜3%，加熱殺菌する小袋詰めたくあんや調味漬けで4〜6%，加熱殺菌できない石油缶入り業務用福神漬けや醤油漬けで10%，梅干で12%になっている。ただ，低塩すぎることによる味ボケや製造中の変敗などの新しい問題が発生している。〔栄養価〕漬け物は栄養的にはそれほどすぐれた食品とはいえないが，色や香りによる食欲増進，繊維による消化促進や有害物質の吸着などの保健的意義は大きい。

つばきあぶら　椿油　[Camellia oil]　つばきの種子（含油量は30〜40%）から圧搾法によってとった油。不乾性油であり，ふつうは頭髪用に使用する。〔調理〕搾油したままのつばき油はサポニンを含み，すぐに食用としにくいが，水洗い，アルカリ精製したものは味が淡泊で美味なので，ぜいたくな料理に使うことがある。〔油脂の性状〕比重0.914〜0.916，けん化価188〜196，ヨウ素価83〜90，脂肪酸の主成分はオレイン酸で，90%を占める。

つばきもち　椿餅　もち菓子の一種で，唐菓子のつばいもちが変化したものといわれる。京都の椿もちは有名である。〔製法〕道明寺糒（ほしいい）を洗ってザルにあげ，これを鉢に入れて砂糖を混ぜ，ぬれぶきんを敷いてせいろ（蒸籠）で蒸す。蒸しあがったらふきんのまま板の上に出して軽くこね，少し粘りが出たところで，ちぎって手のひらでのばす。これに，あらかじめ丸めておいたあん玉を入れて小判形につくり，きれいに洗った椿の葉を表を外にして上下にあてる。

つばめのす　燕の巣　中国語で燕窩（エンウォー）。海つばめが，だ液で海藻を固めてつくった巣。中国料理の最高材料のひとつ。タイ，ベトナム，シンガポール，マレーシア，インドネシアなどが主産地。白色，半透明なちりれんげ状の形をしている。〔食べ方〕湯水で戻すと銀糸のようになり，舌触りがよい。スープの具にしたり，シロップなどに入れてデザートにしたりする。

ツブ　螺　[Whelk]　エゾバイ科に属する北洋性の巻き貝の市販通称名。北海道ではエゾサザエ，タマサザエなどとよばれる。ヒメエゾボラ，エゾボラ，エゾボラモドキ，エゾバイ，カドバリバイなどの種類がある。殻，内臓などを除き，煮熟冷凍品として市販されている。

ツベリン [Tuberin] じゃがいもの主たんぱく質でグロブリンの一種。じゃがいもにはこのほかにツベリニン (tuberinin) というたんぱく質もある。どちらも熱で凝固する。〔アミノ酸組成〕ロイシン 17.5, リジン 7.7, フェニルアラニン 6.6, バリン 6.1, アルギニン 6.0, スレオニン 5.9, メチオニン 2.3, シスチン 2.1, トリプトファン 1.6 であって，優良なたんぱく質である。じゃがいものたんぱく含量はさつまいもより多く，乾物中には約 8%，乾燥マッシュポテトにも 6.6% あり，穀類に匹敵する。

つぼづけ　壷漬け 鹿児島の山川町福元でつくられる褐色のたくあんで，壷に漬けるところから壷漬けという。山川町はかつお節の全国生産の 30% を占める漁港で，かつお漁にこのたくあんは貯蔵食品として積み込まれており，山川漬けともいう。〔製法〕正月に練馬だいこんを 4 週間かけて歩留まり 20% まで徹底して乾燥した後，臼（うす）と杵（きね）でたたいてだいこんの身をしめ，それをすのこをひいた壷に米ぬかを使わずに食塩だけで漬ける。空気の流通があって速く褐色化するとともに，だいこんのから味の分解物である特異な香気ができる。食塩 8% の褐色のチョコレートのようなたくあんで，乾燥時に遊離アミノ酸のプロリンが 0.5% 生成している。〔食べ方〕そぐように薄く切って三杯酢にして食べる。しかし，この食べ方がわからず大きく切って食べる人が少なくなく，不評をかったため，最近では，工場で薄く切って三杯酢に漬けたものを小袋に密封している。

つぼやき　壷焼き 巻き貝の肉を殻のまま焼いたもの。サザエが代表的。〔サザエの壺焼きのつくり方〕サザエの殻の先が漬かる程度に湯を沸かし，殻のまま入れて数分ゆでる。ゆであがったらふたを取り，指を入れて身をはがし，内臓の部分がちぎれないよう取り出す。また，サザエの口に金串，釘，包丁などを入れて肉を引き出す。身と内臓を分け，身は薄く切り，1 cm 長さぐらいに切ったみつばを混ぜ，殻に詰める。煮汁（煮だし汁 6, 醤油 1, 砂糖 1/2〈容量比〉）をひたひたに注いでふたを置き，直火で焼く。煮汁が沸騰したら火から下ろし，塩と松葉を敷いた皿にのせて供する。また，いもなどを土製の壷のなかに吊して焼いたものも壷焼きという。→サザエ

つま　妻 日本料理に特有な添え物で，とくに刺身に欠かせないもの。つまを添えることにより美観，食欲を増し，場合によっては香気を添える役もする。材料は，すべて陸産，水産の植物性のもので，動物性のものは使わない。〔陸産の材料〕うど，みょうが，芽じそ，穂じそ，たで，ぼうふう，黄菊，つくし，芽ぎぼうし，まつな，おかひじき，など。〔水産の材料〕生のあま海苔，おご海苔，きりんさい，つのまた，もずく，えご海苔，おきつ海苔，みる，ふ海苔，などの色や形が美しい海藻を主として用い，ときとして淡水産藻類である川もずく，川海苔，水前寺海苔なども使用する。〔乾燥材料〕莫大海（ばくだいかい）など。時期によっては得られないものは乾燥物を貯えておき，使用の際に水で戻して使うこともある。

つまおりやき　妻折り焼き つま折り串にして焼いた焼き物をいう。魚類を形よく焼くために，魚に串を刺して焼く方法のひとつ。そのなかで，三枚におろした魚の

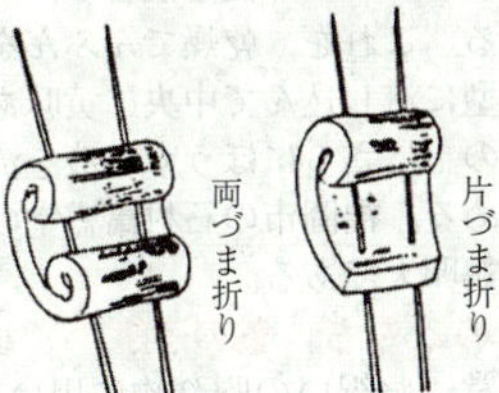

つま折り串

ように身が細長くて薄い場合に，身がくずれるのを防ぎ，形にまとまりをつけるように，皮目を表にして両端を折るように串を打つ方法をつま折り串という。つま折り串には，両方から折りまげた両づま折りと，片方だけ折った片づま折りとがある。片づま折りは，両づまに折ってしまっては短くなるような場合に用いられる。

つみいれ　**摘入，抓入**　→つみれ

つみれ　**摘入，抓入**　ゆでかまぼこの一種。つみいれともいう。〔原料〕イワシ，コサバなどの小型の赤身魚。キス，タイ，ヒラメ，スズキなどの白身魚を使うと，淡白で上品な味になる。〔製法〕頭，内臓を除いた魚から採肉機によって肉を分離し，場合によってはスケトウダラの冷凍すり身を配合し，5〜10％のでんぷんを加えて塩ずりする。球状に丸めて中央部を押し，凹みのある肉厚の円板状に成形する。これを，熱湯中に浸漬して加熱する。〔食べ方〕おでんに入れたり，醤油味で煮付けたりする。→ねりせいひん

つるな　**蔓菜**　［New Zealand spinach］ザクロソウ科に属する一年草のつる性菜類で，地上をはい，1〜2 m になる。はまな，はまちしゃ，蕃杏ともいう。〔栽培〕海浜に自生するが畑地でも栽培される。〔調理〕先端の軟部（若葉茎）はやわらかで，夏季に摘み取り，浸し物，あえ物として用いる。〔風味・成分〕ほうれん草に似ている。ビタミンは A, B_2, C が多く含まれる。

つるのこ　**鶴の子**　半生菓子のほうずい（鳳瑞）の加工したもの→ほうずい。〔製法〕104〜105℃に煮詰めた錦玉液（寒天と砂糖，水あめの混合液）と，あらかじめ泡立てておいた卵白を混合し，ほうずい液とする。これを，乾燥でんぷんを敷いた卵形の型に流し込んで中央に黄味あんを絞り，その上にさらにほうずい液を流して卵型に固める。福岡市の石村萬盛堂の創製銘菓で，鶏卵大である。

つるのこもち　**鶴の子餅**　もちの一種で，通常，お祝いの贈り物に用いる。〔つくり方〕上もち米を洗い，半日ほど水に漬けた後，ザルにあげて水をきる。これをせいろ（蒸籠）に入れて蒸し，しゃくしですくい取る。やわらかくなってつぶれるぐらいのとき，臼に入れてよくつき，卵型にもちを丸めて板にのせ，冷やして固める。一般には紅白2色を1組とする。〔甘味鶴の子もち〕上新粉（うるち米をひいて細かい粉にしたもの）を熱湯でかためにこね，せいろで蒸した後，臼のなかでよくつく。上新粉と同重量の砂糖を少しずつ混ぜ，少量の食塩を加えてふたたび蒸して，なおよくつき，紅白の場合は色を付けて浮粉（うきこ）の粉箱のなかに取り，卵型に成形する。

つるむらさき　**蔓紫**　［Malabar nightshade］　ツルムラサキ科に属する。熱帯アジア原産で，東南アジア一帯，中国の華南地域での栽培が多い。〔性状〕一年草のつる性草本で 3〜4 m に達し，よく分枝する。葉は卵形またはほぼ円形で，葉肉が厚く，無毛で光沢がある。赤茎系と青茎系とがあり，前者は観賞用とし，わが国でも古くから栽培されていた。高温多湿の条件を好み，寒さには弱い。伸長するにしたがって，先端部分の若いつると葉を 15 cm 程度かきとり食用とする。〔栽培〕初夏に種子をまき，霜が降るまでに収穫する。〔成分〕100 g 中，ビタミン A 250 μg レチノール当量，C 41 mg と高い。〔用途〕熱湯でさっとゆで，冷水に浸してからしぼって使う。酢醤油，からし醤油で食べる。油炒め，ごまあえ，鍋物，汁の実にしたり，生葉を天ぷらにしたりもする。

つわぶき　**槖吾**　キク科に属し，海岸近くの土手や林内に群生する。日陰を好む。日本原産。〔性状〕多年草で葉は根生し，ふきに似て丸く，つやがある。秋に約 50 cm の花茎を伸ばし，黄色の花を数個つける。〔栽培〕ふきと同様にやわらかい葉茎をとる。〔成分〕栄養価に乏しい。〔用途〕一晩水に浸けて，あく抜きをし，ゆでて皮をむく。煮物，あえ物，つくだ煮（きゃらぶき）にする。4〜5 cm に切り，醤油にとうがらしを入れて色黒く煮付け

る。これがきゃらぶきで，独特の風味がある。

て

テアニン ［L-Theanine］ 玉露茶のうま味成分のグルタミン酸エチルアミドのこと。甘味とうま味をもつ。血圧低下作用，疲労回復効果，脳内にα波を現出させるリラックス作用がある。1日200mgを摂取するとドーパミンの放出量が増え，記憶力や学習能力が向上するという報告がある。

ていアレルゲンかしょくひん 低アレルゲン化食品 ［Hypoallergenic food］ アレルゲンを低減化して食物アレルギーを起こしにくくした食品。食物アレルギー患者が原因食物を完全に除去することは，栄養学的あるいは患者の精神的苦痛から困難であり，低アレルゲン化食品が社会的なニーズとなっている。アレルゲン全体を食品から除去しなくても，アレルゲンのIgE認識部位を分解することで低アレルゲン化が達成される。低アレルゲン化には，アレルゲンの塩析や加熱などの物理化学的性質を利用した除去，酵素処理による分解，あるいはアレルゲン欠失品種の育種といった方法がとられる。アレルゲンの酵素分解により生じる苦味ペプチド，低アレルゲン化処理による加工特性のいちじるしい低下などの要因が，低アレルゲン化食品開発を困難にしている。これまでに低アレルゲン化ミルク，米，小麦などが開発されている。

ディー・イー ［DE］ DEとはdextrose equivalentの略称で，でんぷんの酸分解生産物，すなわちでんぷん糖の品位表示法のひとつである。DEの算出は次式のようにして行う。

$$\mathrm{DE}=\frac{\text{直接還元糖（ブドウ糖として）}}{\text{固形分}}\times 100$$

したがって，固形分中の還元糖（ブドウ糖として）量を示すことになる。諸種のでんぷん糖のDEと性状とを示すと表のようである。

ディー・エヌ・エー ［DNA］ デオキシリボ核酸の略称。→かくさん

ティー・キュー・シー ［TQC, Total quality control］ 全体的品質管理のこと。品質管理とは，製品の製造過程において，原材料の受け入れから，製造工程，機械設備，作業員を適切に管理して不良品の発生を予防し，良質の製品を効率的に生産する管理方式である。これに対してTQCは，単に製造部門のみでなく，営業，企画開発，経理，総務など，全社的な品質管理をいう。

ディーち ディー値 ［D value, Decimal reduction time］ 微生物の熱による死滅は対数的に起こる。ある微生物をある加熱時間で処理し，生残菌数が1/10に減少したとすると，つねにこの条件でその微生物を1/10に減少させることができる。このような加熱時間，すなわち細菌数を1/10に減少させるのに要する時間（分）をD値（90％死滅時間）とよぶ。加熱温度を示すために華氏（°F）を用いてD_{200}，D_{150}のように表示することもある。

ティー・ティー・ティー ［TTT］

でんぷん糖のDEと性質

名称	DE	甘味	粘度	糖の結晶性	糖結晶の抑制作用	吸湿性	溶液の凍結点	平均分子量
結晶ブドウ糖	100	大	小	大	小	小	低	小
粉末ブドウ糖	90～95	↑	↓	↑	↓	↓	↓	↓
粒状ブドウ糖	80～85							
液状ブドウ糖	65～75							
さらし水あめ	40～60							
粉末水あめ	15～30	小	大	小	大	大	高	大

Time Temperature Tolerance（許容温度時間）の略称で，食品の品質保持許容限度ともいわれる。食品には品温によって品質を保持できる時間（期間）が異なる。たとえば，冷却品の場合は品温が所定の低温に近いほど，また，凍結品では品温度が低ければ低いほど，その食品の品質を保持する時間が長くなる。TTTは，このような時間—温度—品質保持の状況，また，品質に対する温度と許容時間との関係をいう。コールドチェーンでの品質保持システムを整備，確立するためには各食品別にTTTを規定することが必要である。

各種食料のTTT(アメリカ)

		冷　蔵 (2～10℃)	氷温冷蔵 (−2～+2℃)	冷　凍 (−18℃以下)
肉	1週間未満 1週間～1か月	鳥，豚，仔牛，仔羊，ヒレ，牛		
	4～6か月			冷凍豚肉，冷凍鳥
	6～12か月			羊，牛肉
果実	1週間～1か月	メロン	いちご，桃，プラム	
	1～2か月	グレープフルーツ	ぶどう(生) オレンジジュース	
	2～4か月	レモン	オレンジ	
	6～12か月			冷凍果実
牛乳・乳製品	24時間 1～2か月		牛乳 乾燥全粉乳	
	4～6か月			アイスクリーム

ディー・ディー・ティー　[DDT]　ジクロロジフェニルトリクロロエタン（dichloro-diphenyl-trichloroethan）の略称で，殺虫剤である。〔種類〕粉剤はベントナイトで薄め，油剤は石油に溶かしてある。〔用途〕従来，ノミ，シラミ，ハエ，ダニ，カなどの家庭用，工場用の害虫駆除のほか，畑，牧場などに大量に空から撒布して用いられていたが，わが国では1970年，その使用は禁止された。土壌中に残留したものが食品に移行する可能性があるので，野菜，穀類，豆類，果実，茶などは0.2 ppm，全乳中では0.05 ppmなどの残留基準が定められている。

ティーパーティ　[Tea party]　アフタヌーンティーともいわれ，午後にお茶と菓子とで客をもてなすパーティをいう。〔時間〕このパーティは，食事時間を外した午後2時から4時に開催される（外国ではこれより1時間くらい遅い）。食事とは異なり，お茶を飲みながらの会話が中心となり，気軽に行われる。〔形式〕社交を目的とした招宴にもなり，人数の多いティーパーティは立食式で行われるが，酒類は出されない。ティーパーティは主人役（ホステス）自身がお茶をついで客にすすめるのが最上のもてなしとなっている。客が多い場合など，主人役がお茶をつぐことがむずかしいときは，前もって別の人にお茶をつぐ人（ポアラー）を頼み，最初の1杯のお茶だけ客についですすめてもらう。ポアラーは当日の接待の一部を主人役にまかされたことになり，名誉なこととされている。〔飲み物〕飲み物は紅茶が用いられるが，国によってはコーヒーを用意することもある。また，夏期などには冷たい飲み物の用意もされる。砂糖，ミルク，レモンなどは別々に用意し，客が自分で味を付けられるようにする。飲み物の用意の場所は，ワゴンまたはテーブルの1か所に決め，菓子などのテーブルと区別した方が卓上を汚さない。〔菓子類〕小型のもの，乾いたものがよく，小型ケーキ，クッキー，チョコレートボンボン，プティフールのほか，小型サンドイッチなどが出される。皿に盛ったものを客が好みの量をとれるサービスがよい。小さなつまみものなどは取り分けにくいので，1人分用の小さなナッツバスケットに盛っておくと喜ばれる。〔食卓の用意〕テーブルクロスやナプキンなどは，食事用のものは避け，明るい色地のものや優雅な材質で，かわいい刺しゅう入りやカットワーク入りのものがよい。ナプキンは，テーブルクロスと同じ生地と模様の25 cm角の小型のものを用いるとよい。卓上には花のほかにかわいい置物などを飾り，食事と違ってにぎやかなデコレーションにする。主人役は客にじゅうぶんに飲み物のサービスがされるようにたえず気を配り，話題も考え，時間内を楽しくもてなすことが大切である。

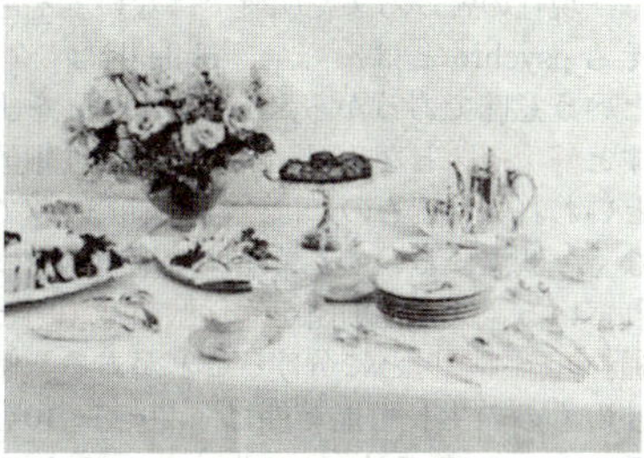

ティーパーティの食卓

ティー・ビー・エーか　TBA価　[TBA value]　チオバルビツール酸価（thiobarbituric acid value）の略称。油脂の酸化の程度を示す指標のひとつ。油脂中の不飽和脂肪酸は，酸化が進むと加熱されたときにマロンジアルデヒドを生成する。このマロンジアルデヒドをチオバルビツール酸を用いて発色定量する。〔測定法〕油脂を酸性下でチオバルビツール酸と加熱し，生成した赤紫色を532 mmで比色定量する。試料1 gあたりの吸光値（光路長1 cm）で表す。過酸化物価（POV）よりも，劣化が進んだ段階での酸化の指標となる。

ティービーディナー　[TV dinner]　アルミホイルやプラスチック製の盆状の容器に1食分の料理を組み合わせたアメリカの代表的な調理凍結食品。そのままオーブンや電子レンジに入れて所定の時間加熱すれば，テレビを見ているうちに調理が終わり，簡便に食べられるのでこの名がある。各料理は，適量が仕切りによってパックされ，ごく熱いところを賞味できる。肉料理は仔牛，牛，羊，鶏などをソースで煮込んだものが多く，野菜料理としては，じゃがいも，にんじん，豆などのほか，麺料理も取り入れられている。生野菜は加熱に適さないため用いられない。パンは生地のままで，その部分のふたに前もって切り込みを入れておくと，ふくらんで焼き上がる。

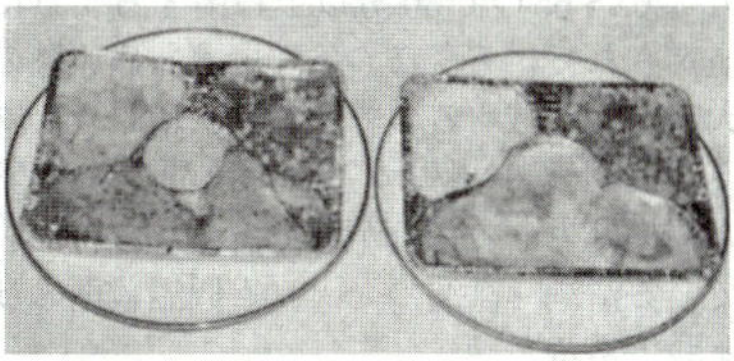

TVディナーを皿に盛ったところ

ていおんきん　低温菌　→ていおんせいさいきん

ていおんさいきん　低温細菌　[Psychrophilic bacteria]　→ていおんせいさいきん

ていおんさっきん　低温殺菌　[Pasteurization]　パスツール（Pasteur）がワインの変敗を防止する目的で考案した加熱殺菌法である。通常，100℃以下の温度の熱湯中に包装した食品（缶詰，瓶詰，プラスチック袋詰め）を入れて数十分加熱し，酵母，そのほかの変敗に関与する微生物を死滅させる方法である。パスツールの名をとってパスツリゼーションといっている。牛乳，果実缶詰，果実飲料，そのほか一部の醸造品などの殺菌に用いられている。牛乳の殺菌は熱交換器による高温瞬間殺菌が多くなっているが，それまでは，もっぱら低温殺菌が採用されていた。すなわち，病原微生物のうち耐熱性のもっとも高い結核菌の完全殺滅を目標にしたもので，世界で認められている牛乳の低温殺菌条件は62.5〜65℃の間で30分間保持加熱する方法で

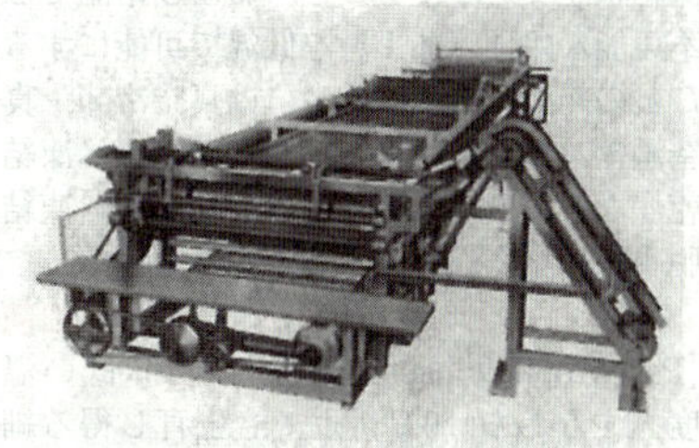

缶詰低温殺菌器

ある。わが国の食品衛生法の「乳及び乳製品の成分規格等に関する省令（乳等省令）」では63～65℃で30分以上殺菌するように規定されている。この条件では非病原菌の大部分も死滅するので保存性が増し，ビタミンCは多少損失するが，乳質，栄養素の損失は少ない。わが国で古くから行われている清酒，醤油の火入れも低温殺菌のひとつである。

ていおんしょうがい　低温障害 ［Low temperature injury］　生物体が低温度において生ずる生理障害。広義には凍結による凍結障害（freezing injury）も含めるが，一般には凍結しない温度（0～10℃）での低温障害（chilling injury）をいう。これは熱帯，亜熱帯を原産地とする青果物に多く，低温感受性が大きいために一定時間以上低温におくと正常な代謝作用ができなくなって障害をもたらし，最後は腐敗につながる。発生機作については，原形質流動の異常，生体膜変性，代謝異常，毒性物質蓄積などの諸説がある。果実，野菜の低温障害を起こす温度は，いんげんまめ，きゅうり，なす，ピーマン，トマト，オリーブ，パパイア，パインアップルなどは7.2℃，バナナ，グレープフルーツ，マンゴー，かぼちゃなどは10～12℃，レモン，さつまいも，トマト（未熟果）などは12～15℃である。

ていおんしょり　低温処理 ［Low temperature treatment］　常温以上の温度では成分変化または微生物，酵素による変敗が進みやすい食品を，常温以下の温度または凍結状態で処理すること，および常温では不可能な処理（加工）を低温で可能にすることの総称である。前者には真空冷却，真空濃縮，凍結，凍結濃縮，真空乾燥，凍結乾燥などがあり，後者には凍結粉砕，凍結脱水，凍結変性加工などがある。

ていおんせいさいきん　低温性細菌 ［Psychrophilic bacteria］　〔歴史〕低い温度，すなわち，0℃付近でも生育し得る細菌が自然界に存在することは，すでに19世紀の終わりごろにわかっていた。当時はあまり問題にならなかったが，最近，食品の保蔵手段として低温が広く利用されるようになった結果，低温において食品の品質を低下・変敗させる細菌が重要な問題になってきた。これがいわゆる低温性細菌である。〔定義・種類〕低温性細菌の定義は，現在のところまだ明確ではない。そもそもpsychroとは冷たい，phileとは好むという意味であるから，psychrophileを訳すと好冷細菌となるが，現在，低温性細菌といわれているものには，好冷細菌のみでなく，低温においても繁殖する細菌も含まれている。低温性細菌を偏性低温性細菌と通性低温性細菌とに分けることがある。偏性のものの生長可能範囲は－20～－10℃で，シュードモナス フルオレッセンス（*Pseudomonas fluorescence*），ビブリオ マリヌス（*Vibrio marinus*）がある。

ディナー ［Dinner］　西洋料理でもっともととのった食事をさし，正餐と訳される。フランス語ではディネ（dîner）という。昔は，1日のうちで一番豪華な食事をさしていたが，現在は，一般に夕食をさすほか，招宴にも使われる。ディナーのフルコースは，アペリティフ（食前酒）から始まって，オードブルからデザート（甘味料理，果物，コーヒー）まで7～10皿の料理を一食とするものをいう。〔形式〕フォーマルなディナーは，時間，服装，着席順など，細かいきまりがある。会食者が大きなテーブルに着いて食事をするが，座席は男・女が交互に着席し，招待側の主人役が揃って食卓についてもてなすものである。6～8人が給仕の単位となり，大皿に盛られ，サービスされる。ディナーの開始時間は，外国では午後8時以後が多いが，日本では夕食時間が早いので，6時以後が多い。招待者は定刻の5～10分前に到着し，あいさつをするのが礼儀である。また，食卓の席次や献立はあらかじめ決められており，食堂の入口に食卓位置が記されたものが置かれているので，男性客は隣に座る女性客をエスコートするように気を配らなければならない。招待側の女性の主人役（ホ

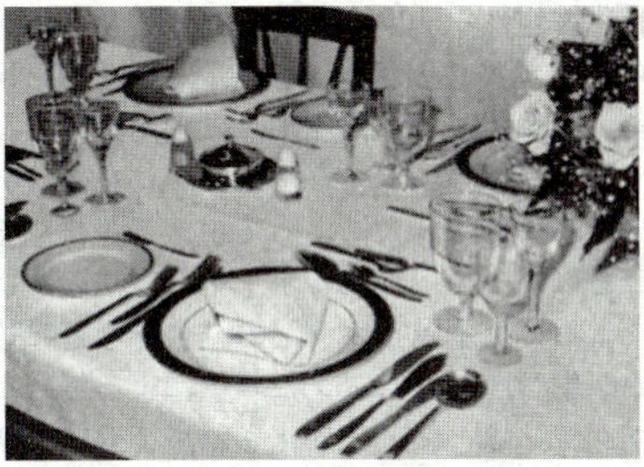

ディナーのテーブル

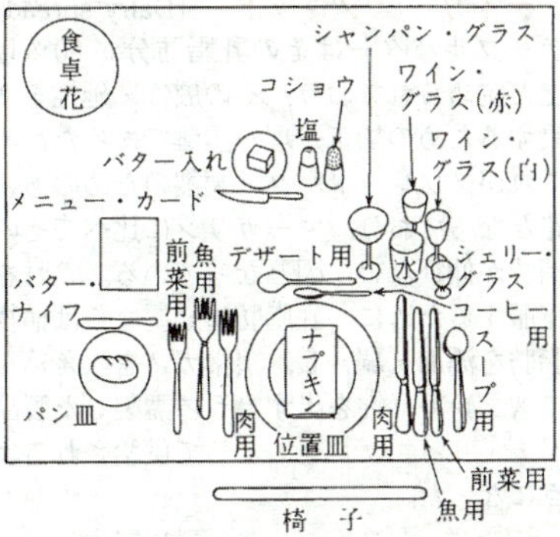

ディナーテーブルセッティング

ステス）の右に主客男性の席があり，男性の主人役（ホスト）の右は，主客女性が座る席次となる。〔ディナーの食事献立：フルコースの場合〕1）前菜（1品，または数種を取り混ぜたオードブル），2）スープ（すましスープ），3）魚料理（エビまたは魚），4）アントレ（獣鳥肉の煮焼き料理），5）ソルベ（氷酒），6）ロースト（獣鳥肉の蒸し焼き料理，サラダ添え），7）デザート（甘味料理，果物）の順に供卓される。食事最後のコーヒーは別室で用意されることも多く，濃いものが小さなカップで供される。このとき，プチフールや食後酒（リキュール，ブランデー）などが勧められ，食卓とは違い，くつろいだ席となる。フルコースは皿数が多いので，献立の料理を組み合わせるときは，重くどっしりとした味とさっぱりした味をバランスよく取り合わせ，濃厚な料理の後には淡白な料理とし，同じ材料や同じ調理法が重ならないようにして，一食があきないようにまとめる。さらに，材料のもつ形やできあがりの色を考え，盛りばえのする皿となるようくふうする。とくに，最初は食欲を高めるような料理から始め，肉料理で最高潮に達し，後は味の満足感が得られるように料理を組むことが大切である。しかし，ディナーは必ずしもフルコースでなくともよい。一般家庭での招宴のときには先のような献立はむずかしいので，セミフォーマルなディナーが多くなる。肉料理が一皿となり，ソルベが省かれる。食卓のセッティング，テーブルマナーは変わらないが，部屋の広さ，食器や人手の少なさなどを考慮して，料理の皿数を少なくし，内容を充実させる傾向がとられている。ヨーロッパの一般家庭の夕食は非常に簡素で，スープ，肉または鶏料理1品に野菜料理またはサラダを付け，デザートとしては甘味料理のほか，チーズと果物が多く，全体で三～四皿くらいとなる。

ていみせいぶん　呈味成分　味覚で感じる食品の成分をいう。味覚は味蕾（みらい）に分布する味覚神経の刺激によって知覚されるが，そのほかに，から味のように口腔中の皮膚の刺激によるもの，舌ざわりやなめらかさ，かたさなどの触感に関係するものなども含まれる。これらが総合されて味覚を生じるため，その解析はむずかしい。味覚は温度によっても影響を受け，30℃前後がもっとも鋭敏だとされている。〔味の分類〕味は基本的呈味として，苦味，甘味，酸味，塩味，うま味に分類され，そのほか金属味，アルカリ味，渋味，から味などがあげられる。〔溶解度〕呈味成分は水や唾液に溶けて味蕾に達するので，溶解度の大きいものは急速に強く刺激を生じ，難溶のものは緩慢であるが長時間刺激が続く。ショ糖とサッカリンの違いはこの代表例で，サッカリンはショ糖に比べて甘味を感じるのが遅いが，後味がいつまでも残る。〔対比・相殺〕異なった呈味成分がいくつか同時に味わわれた場合には，対比現象という味覚の増加と，相殺現象という味覚を減殺する現象が起こることが多い。対比は甘味と塩味，塩味と酸味，甘味と苦味などの間に起こるといわれ，ショ糖液に微量の食塩やカフェインを加えると甘味が増す。相殺は味噌，醤油などの多量な食塩含有食品が甘味，うま味（たんぱく質の分解生成物による）などによってそれほど塩味を感じないようになる。塩なれと称する現象はこの代表的なものである。塩味はとくに相殺されることが多い。〔変調〕変調現象ともいわれ，食塩やキニーネを味わったのち，すぐに水を飲むと甘く感じるような現象がある。〔滑転味〕触感に近いコロイド性の味覚を滑転味とか，円転味と称する。これはおもにでんぷん，脂肪など味がほとんどない大分子の化合物の粒子が味蕾に軽く刺激を与えるために起こるものであるとされている。→かんみ，さんみ，しぶみ

ていみつどリポたんぱくしつ　低密度リポたんぱく質　[Low density lipoprotein]　LDLと略称される。卵黄中にもっとも多量に存在するたんぱく質であり，その脂質含量は85～89％にも達し，比重は低い（0.89）。LDLの構造としては，中性脂質の芯を，リン脂質や，たんぱく質，コレステロールのような極性基をもつ分子がおおっているモデルが考えられており，その分子量はきわめて大きい。乳化性が高く，卵黄の示す乳化性の原因物質と考えられている。一方，血漿中に200～400 mg/100 *ml* 存在し，動脈硬化の因子であるLDL粒子は，コレステロール脂肪酸エステルをもっとも多く含み，コレステロール運搬体である。

ていメトキシルペクチン　低メトキシルペクチン　[Low methoxyl pectin]　ペクチンのなかでメトキシル基（CH_3-O-）含量が7％以下のものを，その利用上から低メトキシルペクチンといい，7％以上の高メトキシルペクチンと区別している。すなわち，低メトキシルペクチンはカルシウムやマグネシウムのような2価以上の金属イオンとよく結合し，ゲルを形成させたり，乳化安定性を助ける機能を有するところから，低糖度のジャム，ゼリーのほか，果実，乳を用いる各種加工品に利用される。市販製品は高メトキシルペクチンを酸，アルカリまたは酵素によって脱メチル化することによって得られるが，その方法の違いによって，金属イオンとの結合能などに違いが生じ，とくにアンモニアによる場合，ペクチンは一部アミド化され，特異的な挙動を示す。→ゼリー，ペクチン

デイリースプレッド　[Dairy spread]　テーブルバターはその乳脂肪分が80％以上と定められており，その展性・延性を助長するための加工処理が困難であるため，これがスプレッドバター調製のためのあい路となっており，マーガリンに比べてその消費が伸びない一因となっている。これを克服するために，乳脂肪に必要ならば植物脂肪を添加・調合し，窒素ガスを吹き込んでスプレッド性を出すように調製した製品がデイリースプレッドとして供給されるようになった。

デーツ　[Date]　ヤシ科に属するなつめやしの果実。主産地はイラクなど中近東。わが国のなつめに似ている。果実は淡褐ないし暗褐色で，長さ3～8 cmの円形。〔成分〕100 g中，乾果は水分24.8 g，炭水化物71.3 gで，糖分（グルコース約30％，フラクトース約25％）含量が高い。〔用途〕乾したものをプディングに加えたり，そのまま甘く煮て食用にする。じゅうぶん熟したものは，多くの糖分，とくに果糖を含むので発酵原料となる。

テール　[Tail]　尾のこと。牛の場合は第1～2尾骨間で切断し，尾椎末端の2ないし3節を切りとり洗浄する。豚の場合は第3～4尾骨間で切断する。

テオブロミン　[Theobromine]　〔存在〕カカオ中に約1～2％含まれるアルカロイドである。〔性状〕白色結晶状の粉末で，苦味を有し，水，アルコール，エーテルには溶けにくいが，酸性またはアルカリ性水溶液には溶ける。〔用途〕興奮剤または利尿剤として用いられる。

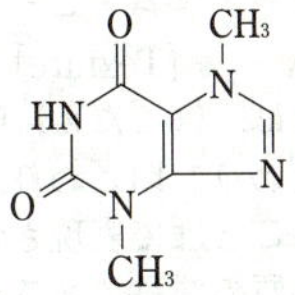
テオブロミン

テキーラ [Tequila] →メスカル

デキストラン [Dextran] 〔製法〕ロイコノストック・メセントロイデス（*Leuconostoc mesenteroides*）やロイコノストック・デキストラニカム（*L.dextranicum*）をショ糖10％，酵母エキス0.05％，ペプトン0.1％，食塩0.1％，$KH_2PO_4$0.5％，$MgSO_4$-7 H_2O 0.07％，$(NH_4)_2SO_4$0.06％の培地でpH 7.0～7.2で培養すると粘質物を生じ，アルコールを加えると白色の粉末として得られる。これをデキストランという。〔性質・構造〕水にやや溶けて，右旋性が $[\alpha]_D$＋200～220°と強いので，この名前が付けられた。デキストランは種類が多く，生産する微生物の種類によってα-1,3結合の含量が異なるが，D-グルコースだけからできた，平均重合度5～6万ぐらいの分子でα-1,6結合が大部分である。分子量は500～600万で，粘度は800～1,000 cpsと高いので，部分的に加水分解して分子量7,000～10万くらいのものを製品として用いる。〔用途〕デキストランは以前から，ショ糖を含む製品に起こる混濁の原因といわれてきたが，分子量4～7万のものは，血漿増量剤として使われている。また，分子量の大きい天然デキストランは，デキストラナーゼ（虫歯予防剤）生産の培養基質，注射薬の保存剤に用いられる。〔デキストラン誘導体〕デキストランは反応性に富むので，各種の誘導体がつくられている。そのなかでデキストラン硫酸はリポプロテインリパーゼの活性を高め，中性脂肪を減らす作用があるので，抗脂質異常症剤として高血圧の予防と治療に，またデキストラン錠は貧血予防，増血剤や子豚の肥育用に用いられる。また，ベンジルエーテルはラッカーに，エステル誘導体はショ糖の結晶化防止剤またはフィルム形成剤に利用される。日本はスウェーデン，イギリスとともに世界の三大生産国である。〔ヒドロキシエチルスターチ（HES）〕でんぷんをエチレンオキサイドと反応させたデンプン誘導体。デキストランと同じく，血漿増量剤（plasma expander）としてすぐれ，アメリカやほかの諸国で使用され，日本でも1973年に許可された。

デキストリン [Dextrin] でんぷんを酸，酵素，熱，そのほかの作用で部分加水分解する際に生ずる一群の中間生成物。〔種類〕ブドウ糖が多数個結合した高分子の化合物から少糖類までの種々の重合度の化合物を含むので，その範囲はきわめて広い。デキストリンは，おもにでんぷんの部分加水分解物であるが，150℃以上の高温で酸を触媒として反応を行うと，解重合反応と逆合成反応が同時に進行する。結果として，でんぷんの元来からの構造であるα-1,4-グルコシド結合，α-1,6-グルコシド結合以外の結合を含むものも少なくない。黄色デキストリン，ブリテッシュガムなどは，とくにその傾向が強く，単にでんぷんの部分分解物というよりは，ほかの多糖類と考えたほうがよいことがある。食物

焙焼デキストリンの分類

項目＼種類		白色デキストリン	黄色デキストリン	ブリティッシュガム
製造条件	触媒	HCl	HCl	なし，あるいはアルカリ
	温度	79～121℃	149～218℃	135～218℃
	時間	3～8h	6～18h	10～20h
色調		白～明るいクリーム色	黄～暗黄～褐色	黄～晴褐色
溶解度		1～98	90～100	1～100

を摂取，消化する際に，でんぷんをデキストリンさらにマルトース，グルコースと完全に低分子までに消化できず，デキストリンのままとどまり，難消化性デキストリンとして残ってしまう場合がある。これは食物繊維の定義に合い，実際の食物繊維として生体に作用することから，食物繊維に代えて，この難消化性デキストリンを生成する食材を提供することも研究されている。〔性状〕焙焼したデキストリンは黄色または白色の粉末状，または粒状の無定形固体である。わが国では白色デキストリン，黄色デキストリンなどと，製造工程の際における色つきの程度で分類する習慣がある。これらは冷水または熱水に溶けて，粘稠だが可溶性でんぷんより粘度の低い，しかも濃厚で透明な糊液をつくる。平均分子量が小さいので老化しにくく，浸透力が強く，接着力が大きい。デキストリンは，アルコール，そのほかの中性溶剤には溶けない。〔原料〕コーンスターチおよびじゃがいもでんぷんが使われている。〔焙焼デキストリンの製造法〕原料でんぷんを水洗後，塩酸（ボーメ 20°）または硝酸（ボーメ 40°）を 2〜4％添加した水中に 1〜2 日放置する。これを 1 回水洗してから，風乾または 50℃以下の乾燥機で予備乾燥したのち，棚式または回転式の焙焼機に移し，焙焼する。終了後は急いで冷却して着色および糖分の増加を防ぎ，適度に水分を加えて調湿してからふるいにかけ，製品とする。〔用途〕白色デキストリンは，絹物仕上げ，錠剤の賦型用，粉剤の配合用などに用いられる。黄色デキストリンは，アラビアゴムの代用として用いられることが多い。すなわち，切手の裏糊，封筒，封緘紙，巻きタバコ，製本，製紙，印刷インキなどに用いる。また，毛織物の仕上げ，機械捺染，製紙用のコーティング，サイジング，鋳物砂，練炭，たどん，マッチ，殺虫剤などの粘結剤などにも用いられる。また，にかわ，合成接着剤と併用されることも多い。

てきせいせいぞうきじゅん　適正製造基準　→ジー・エム・ピー

テクスチャー　［Texture］　食べ物のテクスチャーとは，歯ごたえ，噛みごたえ，歯切れ，歯ざわり，口ざわり，舌ざわりなどを意味することばで表現される。食べ物の物理的な性質の総称であるが，視覚に関連した組織的な形状を含めることがあるので，感覚のなかの化学的な性質である嗅覚と味覚による部分を除いた総称といってもよい。味覚とともに食物のうまさを構成する品質であって，これも物理的な測定方法，技術の開発が進歩していないために，研究が遅れている分野である。食物を手にし，なめらかさ，ざらつきなどの表面の性質と，力を加えた場合の変形によってレオロジーと称する流動に関係する性質，かたさ，粘り，もろさなどを抵抗として知覚する。さらに，それを口に入れてそしゃくする際には，先に指先または，ナイフ，フォーク，スプ-ン，箸などから伝わる抵抗を間接的に知覚できる。したがって，人は，視覚と触覚によって物理的性質を知覚して，食品の品質，たとえば果物の熟度，品種の特性なども一瞬にして判断できるのである。生体を構成する部分は，たんぱく質，炭水化物ともに巨大分子から構成され，化学的な刺激を与えるものはむしろ少ないため，米，麦，菜，肉の類は，大部分がテクスチャーによって品質が判断される。逆に味覚と嗅覚は，酵素作用などによって分解して生じた小分子の呈味物質の化学的性質を，おもに知覚しているのである。これを味やにおいといい，両者が総合されて，し好の判断を引き起こす。ボストンの IBM 工科大学でプロクター（Procter）教授が頭骨を使用して，食品の物理的性質のうちのそしゃくに関するモデル化を行い，電気的なゆがみのストレインゲージによる計測を試みた。一方，心理学的な物理的性質のプロファイルを試みた Scott Blair, G. W. の研究は，心理的レオロジーという新しい分野の体型化の道を開いた。その後，1963 年にプロクターのアイデアは，Brandt, M. A., Friedaman らによって，実験機器としてTexturometerという機械に改造された。スゼニアク（Szezesniak）らは，口腔の運動モデルを模したテクスチュロメーターによるゆがみのパターンと，心理的レオロジーのプロファイルの間に高い相関関係を立証し，主観的なプロファイルの客観性も実証された。その後，日本でテクスチャーの簡易測定装置として製造され，計測器として国際的に販売され，品質評価に活用されるにいたった。→テクスチュロメーター

テクスチュロメーター　[Texturometer]　人間のそしゃく運動をモデル化した機械。これは，上下の歯で食品を挟んで圧縮する際の変形を，義歯試験装置をモーターで駆動させて義歯を支えるアームに装着したストレーンゲージによって検出する

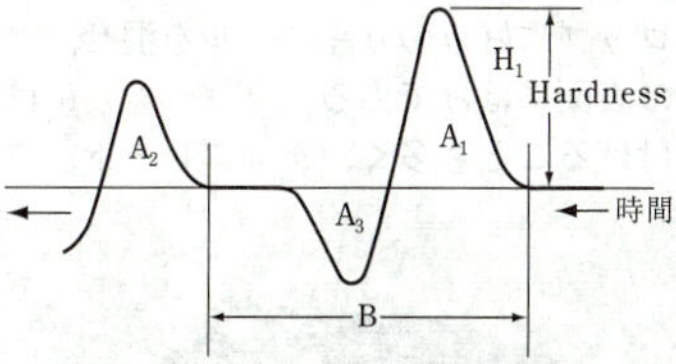

テクスチュロメーターカーブ（典型的な例）

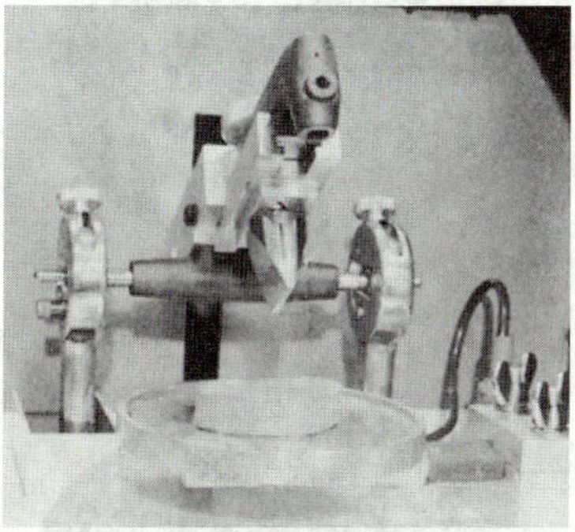

マスティケーター

〔定義〕

Hardness	かたさ$=H_1\left(\dfrac{\text{第1のピークの高さ}}{\text{入力ボルト}}\right)$	
Cohesiveness	凝集性$=A_2/A_1$	（面積比）
Adhesiveness	付着性$=A_3$	（面積）
Springness	弾力性$=B_0-B$	（B_0 は定数）

機械・デンドロメーターを，ゼネラルフーズが改良，開発したもので，日本で製品化された。写真のように試料をそしゃく器の受け皿に置き，歯に相当する合成樹脂製のプランジャーの上下運動によって圧縮する。試料のかたさに応じて受け皿を支えるアームが下方にたわみ，アームの固定端に設置されたストレーンゲージによって応力を記録する（図のH_1）。プランジャーが元の位置に戻り始めて，試料表面から離れると応力は0になるが，粘着性が強い試料の場合は，プランジャーの表面に付着した部分を引き離すまでマイナスの側の力が加わり，その仕事量（図のA_3）が記録される。官能的な評価と測定されたパラメーターの間に高い相関関係が得られているので，固形食品のテクスチャーの測定に広く利用されている。カーブの姿によって，官能的なかたさ，もろさ，粘着性などの大変形の状態を容易に判定できるのが特徴である。凍結食肉の変性の程度のジュースネス，肉汁の保留性などにも利用され，品質の改良に役立っている。

デグラッセ　[（仏）Déglacer]　ほとんど水分がなくなるまで煮詰まった，鍋に残ったグラス状のものをワインや煮だし汁でゆるめて溶かすことで，フランス料理の特徴のある手法であり，ソースをつくるもと汁（fond）にしたり，煮込みの味をよくするために用いる。グラスとは極度に煮詰まったつやのある汁をさし，肉汁からできたグラスをグラスドビアン（glace de viande）という。肉，家禽，魚を調理した後，鍋やフライパン，天板の底に付いた焼き汁やお焦げを脱脂（デグレッセ，degraisser）して，液体を加えて火にかけ，溶かすことをデグラッセするという。調理によって肉汁や，香味野菜が煮詰まって焦げて色が付いたもので，少量であるがよい味をもっている。デグラッセに用いる液体は，グラスを溶かすだけの量の辛口の白ワインがよく，茶色，または白色の煮だし汁でもよい。これらがないときには水を用いる。とくに料理を白く仕上げたいときは，液体

量を少なくし，溶かした後に生クリームを用いる。デグラッセは，単に鍋に焼き付いたものを溶かすだけでなく，溶かした汁を半分くらいになるまで煮詰めたほうが風味がよく，この際，上に浮くあくや脂肪をていねいに取り去り，布ごしをして仕上げる。→グラスドビアン

デコレーションケーキ　和製英語であり，英語ではFancy cakeという。スポンジケーキの上に，クリーム類で華やかに飾りを付けた菓子で，誕生日などに簡単なデコレーションや祝い文字を入れたケーキは家庭でもつくれる。ウェディングケーキは2〜5層の高さにし，純白に飾る。ケーキ台となる形は大体は丸型であるが，角型の台としたり，バレンタインケーキのときなどと同様，ハート型の台につくったりする。これらの台を，まず飾りのクリームでぬる。これには，バタークリーム，チョコレートクリーム，クリームシャンティイ，フォンダンなどが用いられる。バタークリームはデコレーションしやすく日もちがよいが，油っぽい。クリームシャンティイは口あたりがよく油っぽくはないが，日もちが悪い。このように，それぞれに特徴があるため，目的に応じて使い分けられている。これ以外に，数種を合わせて使うことにより，豪華さを増したりもする。〔材料〕1）生の果物：バナナ，オレンジ，パインアップル，いちご，さくらんぼ，あんずなどを適当に切り，砂糖，洋酒をふりかける。2）果物の砂糖漬け：アンゼリカ，レモンピール，オレンジピール，チェリー，プラム，メロンなど，彩りとして好みの形に切る。3）糖化したもの：すみれの花の砂糖漬け，アカシアの花の砂糖漬け，ばらの花びらの砂糖漬け，ミモザの花（黄色），チョコレートスプレー，ドラジェ（糖衣のアーモンドの粒），アラザン（銀色をした小さな玉）など。4）木の実類：アーモンド，はしばみの実，くるみ，ピスタチオ，ピーナッツ，ココナッツなど。5）チョコレート類：溶かしたチョコレートをハート型や動物の型に絞り出して固めたものや，シガレット状に薄く削り，巻き付けたものなど。6）マジパン：粉アーモンドに砂糖と卵白を練り合わせたペーストで細工をしたもの。なお，ケーキ台に味を添えるものとして，あんずジャム，カスタードクリーム，マロンクリームなどがなかに挟み込まれる。ケーキ台をしっとりさせるには，ボーメ30°のシロップに好みのリキュールを混ぜ，ケーキの表面にはけでぬる。クリーム類には色を付けることも多く，チョコレート，コー

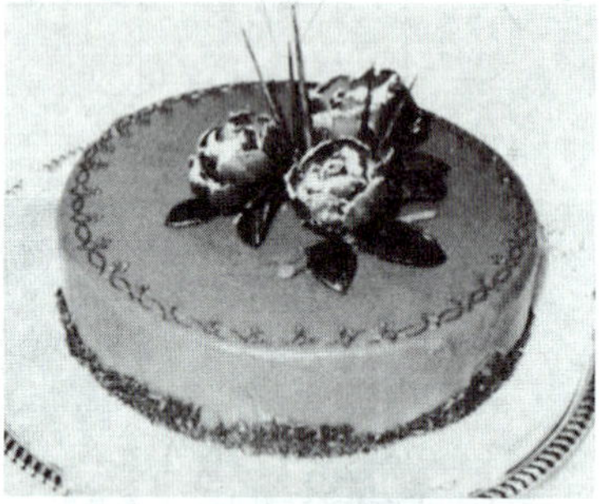

チョコレートデコレーションケーキ

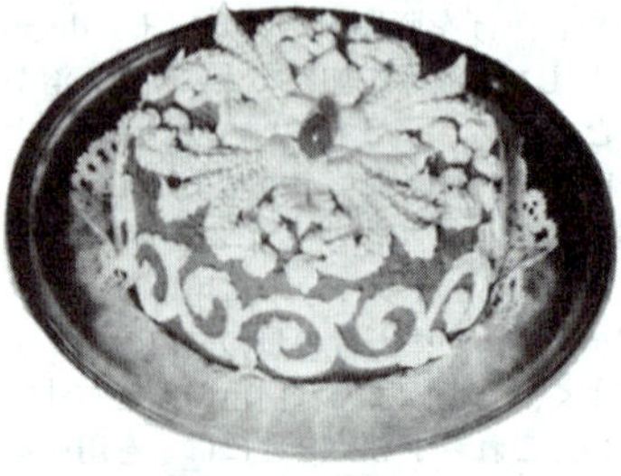

絞り出しデコレーションケーキ

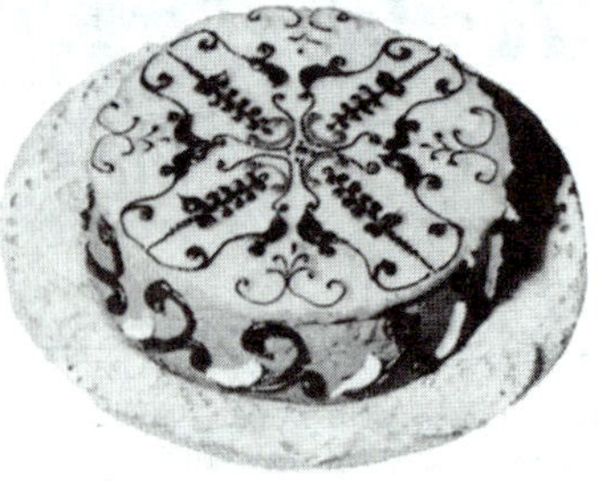

線がきデコレーションケーキ

ヒー，ココア，ひき茶などは色と風味とを備えている。赤色，緑色などは食用色粉を使うこともある。〔飾り〕デコレーションを立体的にするために，ろうそくを立てたり，花やあめ細工の花を飾ったり，陶製やプラスティック製の人形や葉を飾ったりもする。このようにデコレーションをしたケーキは，食卓に飾って，その雰囲気を高めたところで人数分に切り分け，コーヒーや紅茶とともに賞味する。

デザート [Dessert] 食事の終わりのコース名のこと。また，甘味料理や洋菓子類を一般にデザートと称している。フランス語では，デセール（dessert）と発音し，献立表に書かれたときは，チーズ，甘味料理（アントルメ），果物，ごく濃いコーヒーなどをさす。西洋料理の食事では，デザートコースに入る前に，バター皿，塩入れ，こしょう入れなどの食器類を片付け，食卓の上のパン屑も食卓専用のブラシまたはナプキンできれいにし，デザートコースに必要なものだけで食卓をととのえる。フルコース料理のうち主要料理には，あまり甘味のものは出されない。これは，甘味は舌を疲労させると考えられるからである。食事の最後に甘味が多いものをとることにより，味覚を満足させ，満腹感が得られて落ち着くとされる。デザートコースでは，甘味のきいた口あたりがしっとりとしていて消化のよいものを選び，また，これまでの主要料理の材料，色彩，調理法などと重複しないことが大切である。→アントルメ

てつ 鉄 [Iron]〔人体内の鉄〕70％が血液に含まれ，酸素の運搬に必要な血色素（ヘモグロビン）の成分をなす。あとは臓器などの組織に含まれ，細胞内の酸化酵素の成分として重要である。鉄を含む酵素には，カタラーゼ，パーオキシダーゼ，オキシダーゼなどがある。〔存在〕鉄は緑葉野菜，肉，魚，卵に多く，精白穀類，牛乳，果物には少ない。〔吸収率〕食品中の鉄は種々の形で存在し，吸収率が異なるが，一般に有機態のものは劣る。フィチンが存在すると，Ca と同様，吸収が悪くなる。二価の鉄は吸収がよいが，三価の鉄は吸収が劣る。三価の鉄は消化管で二価の鉄に還元されてから吸収されるとされている。したがって，鉄の吸収率は食品により25～80％の開きがあり，穀類，大豆では50％，ほうれん草は25％程度である。卵黄の鉄は吸収がよい。〔鉄の欠乏〕鉄が欠乏すると貧血を起こすが，貧血は必ずしも鉄の不足のみによるものではない。〔鉄の摂取基準（推奨量）〕1日あたり成人男子（30～69歳）7.5 mg，成人女子（月経なし・年齢同）6.5 mg，成人女子（月経あり・年齢同）11.0 mg。

てっかみそ 鉄火味噌 混成嘗（なめ）味噌の一種で，甘味噌に野菜や香辛料を配してつくる。〔材料配合の一例〕大豆130 g，甘味噌約200 g，ごぼう150 g，赤とうがらし1本，しょうが1片，かつお節（または煮干粉）大さじ2，砂糖150 g，酒大さじ3。〔つくり方〕1）大豆は皮が破けそうになるまで炒り，醤油大さじ2を入れた熱湯のなかに漬けて，豆をやわらかくする。2）鉄鍋に植物性油を入れて熱し，細かく切っておいたごぼうを炒め，やわらかくなったら1）の大豆を汁気をきって加え，ふたたび炒める。3）つぎに味噌や酒，砂糖を加え，種抜きしたとうがらしとしょうがのみじん切りを入れ，よく混ぜ合わせる。4）油がよく混ぜ合わさったら火からおろす。このほか，ごぼうの代わりにだいこんの葉やにんじんの葉を刻んで入れると，だいこん葉入り鉄火味噌，またはにんじんの葉入り鉄火味噌ができる。→みそ

てっぱんやき 鉄板焼き 鉄板を熱し，油をひいて，好みの材料の両面を炒め焼きすること。鉄板は厚手で，面積の広いものがよい。使いはじめは油でよくならし，じゅうぶんに鉄板が熱せられたら材料を取り合わせてのせ，途中，油を補いながら焼く。材料は，組み合わせや彩りを考えて一皿に盛っておく。短時間で加熱するので，火が通りやすいように切り，かたい野菜など，必要があれば前もって火を通しておく。焼きながら，熱いところを用意され

た薬味やタレをつけて食べる。鉄板は使いなれると油がしみ込み，調理しやすくなるので，よくふき込み，金べらをこまめに使って焦げ付かせないようにすることが大切である。

テッポウ　［Rectum］　牛，豚の直腸をいう。ソーセージのケーシングに使われるほか，料理用に広く使われている。

てっぽうづけ　鉄砲漬け　いんろう（印籠）漬けの一種。いんろう漬けは，しろうりやきゅうりの芯の部分に孔をあけ，種々の野菜を詰めたもので，岩手の金婚漬け，山形のあこや漬け，三重の養肝漬けなどの地方名産がある。千葉，茨城県境の佐原，潮来でつくられる同じタイプの漬け物が鉄砲漬けとよばれている。しろうりを開孔し，強い加減の重石で扁平になるまで塩漬けにした後，開孔部にしその葉で巻いたとうがらしを入れ，醤油を主とした調味液に2回漬け替える。味がよく浸みたら小袋に密封し，加熱殺菌して出荷する。強い歯切れ，良質の醤油の香り，とうがらしのから味が特徴で，成田不動の土産のひとつである。

テトロース　［Tetrose］　炭素4原子からなる単糖類で，アルドースとしてはエリスロース，スレオースが，ケトースとしてはエリスルロースのそれぞれD-およびL-体が存在しうる。天然ではD-エリスロース-4-リン酸が知られているのみであり，光合成，ペントースリン酸サイクルなどの生体内反応の中間体として存在する。

テトロン　→ポリエステル

テナガエビ　手長海老　［Freshwater prawn］　テナガエビ科のエビ。〔生態〕殻はかたく，第1～2歩脚ははさみとなる。雌の第2歩脚はとくに長く円筒状をなす。本州中部以南の淡水またはいくぶん海水の混入する場所にすむ。〔調理〕天ぷら，つくだ煮などにされる。→エビ

デニッシュペストリー　［Danish pastry］　デニッシュとはデンマーク風のことで，ペストリーは焼き菓子のことであるから，デンマーク風焼き菓子となるが，この生地は砂糖，油脂，卵，牛乳を多く使用している。しかし，その口あたりはパイ風であって，各種のフィリングやトッピング，アイシングを使用してケーキ状につくられている。この製品は，もともとはプルンダーとよばれ，現在でもオーストリアあるいはドイツでつくられている油脂を折りたたんだ発酵菓子パンである。折りたたみ用の油脂はバターが主であるが，パイ用ショートニングを使ってもよい。生地に対する折りたたみ油脂量は40～60％であるが，油脂量が多いと製品のできばえがよくないので，風味を考慮して適宜，調整を行うとよい。

てのべそうめん　手延素麺　手延そうめんはわが国で古くからつくられている麺類の一種で，非常に手数を要するが，独特の食感と風味があるので珍重される。冬期につくり，梅雨の時期を越させ，いわゆる厄（やく）を行ってから食用に供するのがふつうである。兵庫の播州そうめん，奈良の三輪そうめんが有名である。〔製法〕小麦粉に食塩と油を混ぜて水でこね，練り玉状にし，これを足で踏んで練り広げた後，たたみ込んでだ円形に固め，ついで5 cmぐらいの厚さに延べ広げる。包丁で5 cmぐらいの幅に外から内へうず巻きのように仕切っていく（切回）。これに少しの綿実油またはごま油を塗り込み，手でにぎってのばし，ふたたび桶に入れ，油紙，むしろでおおって熟成させる（油返）。さらに同じ工程をくり返して2 cmぐらいの太さにし，ついで簡単な機械で太さが半分ぐらいになるようにひねりながらもむ（小均，こならし）。油は全部で原料の2.5％以下とする。ひものようになった麺を2本の竹に掛けて手でひねりのばし，箱のなかに掛けつるすとさらに細くなる（撚延および引延）。しばらく熟成させた後で箱から出し，竹の棒の間隔を手で一気に広げてさらに細くし，そのまま天日乾燥する。これを一定の長さに切って包装する。厄を行うには，箱に入れたままこれを倉庫に積み上げておく。この間に油やたんぱく質が変化して風

味が出てくる。〔特質〕手延そうめんは，こねるとき，ふつうのうどん類より水が多く，食塩も多い。また，油を入れることもほかのうどんにない特色である。よくこねてあるのでグルテン形成がじゅうぶんで，製品の強度が機械そうめんより大きくてよくしなる性質があり，また，煮たときの歯ごたえもよい。→そうめん

てば　手羽　[Chicken wing]　食鶏の部位の名称。本来は，胸から上腕，羽先までをいうが，手羽肉というときは，本来の手羽から手羽先を除いた手羽元をさす。モモ肉に比べて色が白っぽく，脂肪が少ないため味は淡白で，やわらかい。主として，から揚げ，焼き鳥，水炊きなどの料理に用いる。

デヒドロアスコルビンさん　デヒドロアスコルビン酸　[Dehydroascorbic acid]　→ビタミンC

デヒドロさくさんナトリウム　デヒドロ酢酸ナトリウム　[Sodium dehydroacetate, Dehydroacetc acid sodium salt hydrate]　食品添加物の保存料の一種である。〔性質〕白色の結晶または結晶性粉末で，ほとんど無臭。水によく溶ける。〔製法〕ジケテンを塩基性触媒またはアルミニウムブロマイドなどの存在下で縮合させたデヒドロ酢酸を水酸化ナトリウムで中和して製造する。〔効力〕広範囲のかび，酵母，好気性のグラム陽性菌などに効果がある。嫌気性の乳酸菌や *Clostridium* 属には効果がなく，酸性で効果が高い。使用量は0.01～0.05％で有効。〔毒性〕LD_{50}1 g/kgで，代謝は遅く，5日後も5～26％が体内に留まる。さらに0.3 g/kg量を120日間強制経口投与した場合，嘔吐，運動失調，けいれん，体重減少の中毒症状を示した。〔使用基準〕現在，チーズ，バター，マーガリンに0.5 g/kg以下の使用が許可されている。

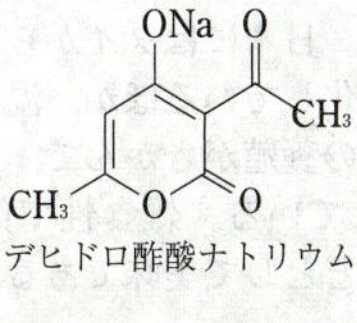

デヒドロ酢酸ナトリウム

てぼ　手亡　いんげん豆の一種で，昔は手なしといわれた。でぼうともいう。これはつるから出るひげがないためである。〔種類〕豆の大きさにより大てぼ，中てぼ，小てぼとあったが，淘汰されて現在大てぼだけとなり，てぼといえばこれをさす。品種としては姫手亡，雪手亡，大手亡などがある。〔形態〕その大きさは，ふつうの小豆の2～3倍くらいで白い。〔用途〕おもに白あんに用いられる。→いんげんまめ

デュクセル　[(仏) Duxelles]　フランス料理の味だしや詰め物として使われるペースト状のもので，マッシュルーム（シャンピニオン）だけ使うものはデュクセル・ドゥ・シャンピニオン（duxelles de champignons）という。〔由来〕デュクセルは17世紀のフランスの貴族の名とも，ユクセル侯爵（marquis d'Uxelles：マルキ・デュクセル）がduxellesになったともいわれる。〔つくり方〕マッシュルームの香りは非常に繊細なので，石づきを取って軽く洗い，黒ずむのを防ぐためにレモン汁をふりかけてからあらみじん切りにする。みじん切りの香味野菜（エシャロット，玉ねぎ）といっしょにバターで色付くまで炒めて調味し，レモン汁，白ワインでやわらかく煮詰めたもの。これを魚や野菜のグラタンや詰め物に使うほか，ソースデュクセル（sauce duxelle）の材料にする。ソースデュクセルは，ドミグラスとトマトソースを半々に合わせたものに，デュクセルを加えてつくる。デュクセルに仔牛の肉汁（jus de veau lié）とトマトピューレを加え，少量のつなぎでまとめてもよい。

デュシェスポテト　[Duchesse potato]　上品な形と美しい焼き色をもつ，やわらかなじゃがいも料理。〔名称〕デュシェスとはフランス語で侯爵夫人の意があり，多くはじゃがいものピューレ（purée）を使う料理に名付けられる。フランス語でポムドテールデュシェス，または略してポムデュ

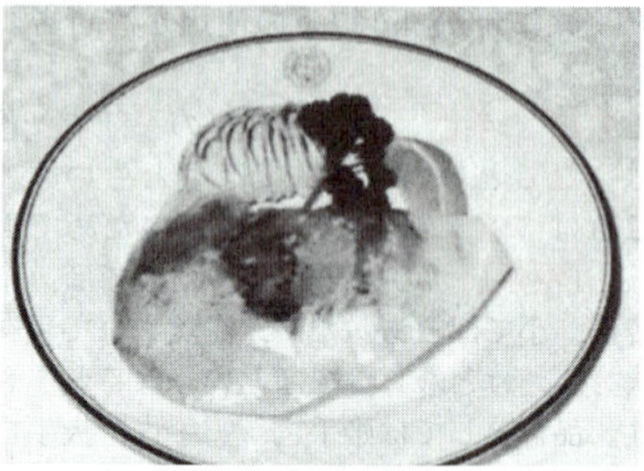

デュシェスポテトを付け合わせたところ

シェス（pommes de terre duchesse）という。〔つくり方〕じゃがいもをゆでて裏ごしにかけ，バター，塩，こしょう，ナツメグで調味して火にかけ，よく練る。卵黄を手早く，むらなく混ぜ合わせたら火からおろす。卵黄は，色，味をよくし，オーブンで焼き上げたときの形と焦げ色をつける。バターは味をよくするが，多く加えると形がだれやすい。また，オーブンのなかでは乾燥し，塩味がきつくなりやすいので，調味は軽く行ったほうがよい。練り上げのかたさは，絞り出す場合は少し力を入れて絞れる程度に仕上げ，油をひいた天板に好みの形をつくる。形は丸型，波型，リング型など，また，1個30～50 gに丸めて粉を薄くつけ，木の葉形やなし形にしてもよい。オーブンに入れる直前に溶いた卵黄をぬり，美しい黄金色に焼き上げる。〔用途〕デュシェスポテトはオーブンで焼いた料理の付け合わせになるが，グラタン料理の際，皿のふちに絞り出して飾りを付けてもよい。冷やして冷製料理の付け合わせにも使われる。また，大きくケース風に焼き上げ，そのなかにクリーム煮にした料理を盛り込んでもよい。この場合は，ケースごと食卓に出して皿に取り分ける。

デュラムこむぎ　デュラム小麦　［Durum wheat］　→こむぎ

てらなっとう　寺納豆　大豆麹に塩水を加え，長期間熟成させた濃赤褐色の食物。中国大陸では古く（少なくとも2000年前）から，この種の大豆発酵食品があり，鹹豉とよんでいた。日本では古くから寺院の厨房でつくられ，現在でも京都の大徳寺，一休寺あるいは静岡県の浜名湖畔の大福寺でつくられ，それぞれ「大徳寺納豆」「一休納豆」「浜納豆」とよばれている。〔製法〕大豆を洗浄，浸漬，蒸した後，麹菌を接種して豆麹をつくる。これを風乾して水分を22％くらいに下げ，ボーメ15°の塩水を加え，重石をのせて約8か月熟成させる。熟成後，取り出して麻布上に広げ，天日乾燥する。別に，たまり漬けにしたしょうがを加えることもある。〔成分〕100 g中，水分24.4 g，たんぱく質18.6 g，脂質8.1 g，炭水化物31.5 g，食物繊維7.6 g，灰分17.4 g，カルシウム110 mg，リン330 mg，鉄5.9 g，ナトリウム5,600 mg，カリウム1,000 mg，ビタミンB_1 0.04 mg，B_2 0.35 mg，ナイアシン4.1 mg，食塩相当量14.2 g。

デラニーじょうこう　デラニー条項　［Delaney clause］　アメリカの食品薬品化粧品法第409条に，1958年の改正に際し409（C）（3）（A）として追加されたのが，いわゆるデラニー条項で，「添加物のうち，人や動物に発がん性があり，または試験の結果から人や動物に発がん性を示す疑いのあるものは安全とは見なさない」と規定している。しかし，この条項が設定された当時と比較して，近年の学問の発達はいちじるしく，発がん物質および発がん性に関する科学技術環境の変化に適応した対応が慎重に論ぜられるようになった。

テラノーバ　［*Terranova*］　→アニサキス

テラピア　［*Tilapia*］　カワスズメ科に属するアフリカ原産の淡水産熱帯魚である。カワスズメ属（*Tilapia*）に属するチカダイ，カワスズメなどを総称してテラピア，あるいはティラピアという。一般に灰白色をしているが台湾では紅色のものも養殖している。日本にはタイから移入され，沖縄で野生化しているほか，温泉地，工場の温排水での養殖がさかんで，イズミダイともよばれている。雑食性で飼育しやすく，刺身などとして美味である。

デリカテッセン [Delicatessen] 洋風のそうざいを販売する店の総称。ドイツ語のおいしいものを意味することばから派生した。アメリカではサンドイッチ，パン，ハム，ソーセージ，チーズ，サラダなどを扱い，はかり売りすることが多い。飲食店やコンビニエンスストアの機能を兼ねているところもある。日本では，洋食だけでなく和食や中華のそうざいも区別されずに売られることが多い。

てりやき 照り焼き 魚や鶏肉を，醤油とみりんを同量に合わせた漬け汁に漬けて焼き，材料の芯まで火が通ったら照り汁(漬け汁の残り) を 2〜3 回かけて表面に焼き色と照りを出す焼き方のこと。漬け汁に漬けずに，材料に焦げ目が付くまで素焼きにしてから，美しい光沢が出るまで 3 回ほどたれをかけ，乾かす程度に焼く方法もある。たれが焦げると苦味が出るので，たれを付ける前に材料のなかまでじゅうぶんに火を通しておき，後からかける照り汁は乾かす程度にすることが大切である。〔漬け汁〕醤油とみりんの配合量は，好みにより，また，材料の種類によって多少加減される。みりんの代わりに砂糖を用いるときは，みりんの 1/3 とする。焼き上がったら最後にでんぷんを入れて，濃度を付けた化粧だれをぬることもある。

でんかいすい 電解水 [Electrolyzed water] 微量の電解質を含む水溶液を直流電流で電気分解して得られる水溶液である。電解水は殺菌剤，洗浄剤などに利用されているが，食品添加物として認可されているものには，強酸性電解水，電解次亜水，アルカリイオン水などがある。

でんがく 田楽 〔由来〕田の神に奉納した舞で，白装束の田楽法師が高足に乗って舞っている姿を形取った料理といわれる。したがって，本来の田楽は豆腐に串を刺したものであるが，今日では野菜類などを串に刺したものも田楽という。〔つくり方〕豆腐は形をととのえ，ふきんに包んで重しをのせ，元の重量の 1 割ぐらいを縮める。この豆腐を適宜に切って平たい串に刺す。田楽の串は平らな青竹 1 本である。これにつぎのいずれかの方法で用意した味噌をはけでぬる。1) 遠火でなかまで温めながら，用意した味噌をはけで両面にぬり，さらに焼く。あるいは，2) 薄味の煮だし汁につけて温め，軽く水気を拭って味噌をぬる。味噌が付きにくいときは，卵白をつなぎに使うこともある。けしの実，白の切りごまなどをかけてもよい。〔盛り付け〕田楽用の塗り物の器に盛る。これならば器に味噌が付かないので両面にぬることができる。好みによって豆腐をバター焼きにしてから練り味噌をぬることもある。〔練り味噌のつくり方の例〕A) 材料：白味噌 30 g，砂糖 7 g，煮だし汁 25 ml，木の芽少々。 つくり方：木の芽をする。白味噌を加えてさらにすり，煮だし汁でゆるめて鍋に移し，加熱してただちに冷ます。B) 材料：三州味噌 30 g，砂糖 15 g，煮だし汁 30 ml。 つくり方：三州味噌を包丁であら切りにして裏ごしにかける。これを鍋に入れ，砂糖と煮だし汁を加えて火を通す。

でんがくみそ 田楽味噌 嘗(なめ)味噌の一種である。〔材料〕上質の味噌 150 g，砂糖 150 g，酒大さじ 3。〔つくり方〕味噌を練って裏ごしにし，砂糖と酒とともに鍋に入れて弱火にかけ，艶（つや）が出るまで練る。〔用い方〕田楽に用いる場合には，これを皿の上に広げてさまし，酒やみりんなどでほどよくのばして用いる。→なめみそ

てんかこうそ 転化酵素 →インベルターゼ

てんかとう 転化糖 [Invert sugar] ショ糖は二糖類であり，無機酸または有機酸で加水分解することにより，ショ糖 1 分子からブドウ糖と果糖の各 1 分子ずつを生じる。この加水分解により右旋性であったショ糖溶液の旋光性が左旋性に変わるので，この現象を転化といい，この際生じるブドウ糖と果糖の混合物を転化糖という。また，この転化はショ糖分解酵素（インベルターゼ，別名シュクラーゼ）によっても

起こる。また，カチオン交換樹脂による転化も行われる。ショ糖は還元力がないが，転化糖はフェーリング溶液を直接還元する。〔性質〕転化糖は甘味が強く，また，吸湿性があり，ショ糖の結晶化を防止する性質がある。〔用途〕上記の性質を利用し，製菓においては，菓子に甘さのこくを付けたり，製品の乾き過ぎを防いだりするために転化糖を利用している。また，この転化糖にフレーバーをつけて蜂蜜を模造した，いわゆる人造蜂蜜もある。近年は砂糖製品のなかで，液状の製品（液糖，liquid sugar）が製造販売されているが，ショ糖結晶の析出防止のため，10～50％転化糖を含む転化型液糖が多い。近年，高果糖含量（55％）の異性化糖が，これまでの転化糖の分野に利用されている。→いせいかとう

でんきれいとうこ　電気冷凍庫　［Electric freezer］　→れいとうこ

テングサ　天草　［Ceylon moss］　紅藻類テングサ科の海藻。〔生態・産地〕樹枝状をなし，紅紫色を呈する。北海道南部以南の黒潮の影響のある海岸付近で水深5～10 mのところに多く育つ。とくに静岡，千葉，和歌山，高知などが主産地である。〔呼称〕方言が多く，マクサ，メグサ，キヌクサ，ブトクサ，トコロテングサ，石花菜などともいう。〔養殖〕寒天の主要原草であるため，投石，磯掃除などの人工増殖が行われている。〔一般成分〕生海藻は100 g中，水分68.1 g，たんぱく質5.4 g，脂質0.2 g，炭水化物19.1 g，食物繊維3.2 g，灰分4.0 g程度である。〔用途〕テングサに水を加え加熱後，ろ過冷却するとところてん（心太）を得る。これは寒天より製造したものに比べ，特有の磯臭いにおいをもつが，風味がある。→かんてん，ところてん

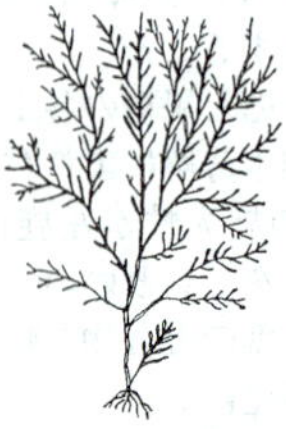

テングサ

てんぐたけ　天狗茸　夏～秋，広葉樹および針葉樹林内の地上に発生する毒きのこ。〔形態〕傘は径5～15 cm，表面は灰褐色で，白色のいぼを多数付ける。茎は高さ7～20 cm，白色で，上部に膜質のつばがある。根元は球状で，つばの破片が環状に残る。〔中毒症状〕大量に食べると嘔吐，下痢に続いて中枢神経がおかされ，興奮，幻覚，昏睡などの症状を起こすが，致命的ではない。古くからハエの捕殺に利用され，はえとりたけという方言名をもつ。〔毒成分〕ムスカリン（muscarine）を0.00025％，イボテン酸（ibotenic acid）を0.045％，ムッシモール（muscimol）を0.02％含む。ムスカリンの毒性は15～30分以内に現れる。ムッシモールはイボテン酸の分解によって生じる生理活性物質で，人を酔わせる作用がある。〔注意〕長野県の一部では，てんぐたけを天火で乾燥したり，蒸してから塩蔵にして保存し，食用としている。これは，5′-グアニル酸や5′-イノシン酸よりも強力なうま味成分であるイボテン酸が含まれ，よいだしがとれるためである。しかし，一般には毒成分の混入も考えられるので，警戒すべきである。

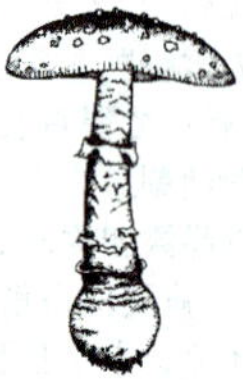

てんぐたけ

てんさい　甜菜　→てんさいとう

てんさいとう　甜菜糖　ビート糖（beet sugar）ともいう。てんさい（さとうだいこん）の根を原料として製造した砂糖である。〔主成分〕ショ糖（スクロース）であって，甘ショ糖と本質的には変わりがない。〔歴史〕てんさいは古代ギリシャやローマ時代から，野菜として栽培され，紅

白の二種があるが，砂糖採取用のものは，白色のほうである。てんさいから砂糖をとることは1770年ごろから行われていた。〔産地〕元来，てんさいはヨーロッパ地方が主産地で，暖帯では病虫害に侵されやすいため，一般に寒地に栽培され，アメリカでもミシガン，ユタ，カリフォルニアなどが主産地である。わが国では北海道を主として栽培され，年間50万t程度のてんさい糖が生産されている。〔製法〕てんさい糖の製造法は，根の部分を細断して浸出カンに入れ，温湯により糖分を浸出する。その汁液に石灰乳を加えて二酸化炭素を通し，糖汁中の不純物をとり除き，さらに亜硫酸ガス，最近はイオン交換樹脂で脱色するなどの方法により糖液を精製し，蒸発濃縮して白下（しろした）糖とする。それから分蜜し，乾燥して白糖とする。その製造工程を図に示した。〔てんさい糖蜜の用途〕ラフィノースや含窒素物を含み，悪臭が強いので，食用とはならないため，ショ糖を

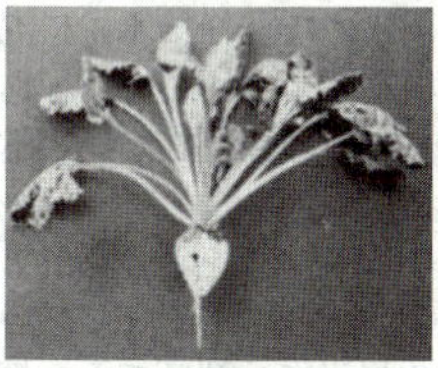

てんさい

回収後，酵母，グルタミン酸ソーダ，アルコールの製造などに使用される。〔ショ糖回収法〕てんさい糖蜜からショ糖を回収する方法としては，ショ糖石灰法およびストロンチウム法などがある。ショ糖石灰法とはショ糖を石灰と化合させて分離する方法で，ステッフェン（Steffen）氏法が有名である。すなわち糖蜜をブリックス10度に希釈して5～10℃に冷却し，これに生石灰（CaO）粉末を加えて撹拌し，ショ糖をショ糖三石灰（$C_{12}H_{22}O_{11}$-3 CaO）として沈殿させる。加える生石灰の量は，ショ糖の1.2～1.3倍である。生じたショ糖三石灰

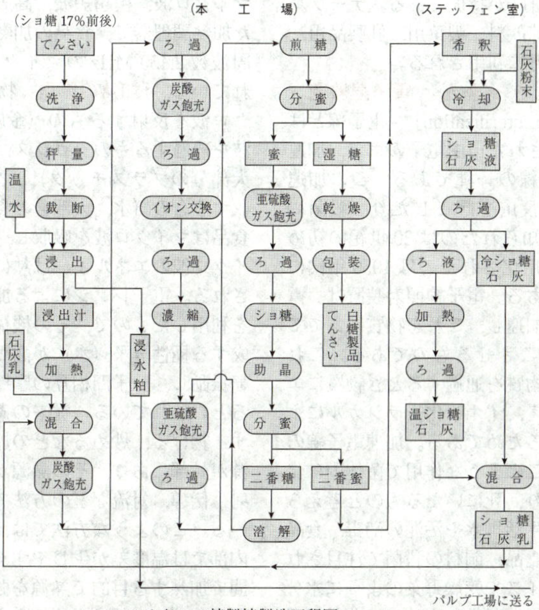

てんさいの精製糖製造工程図

はろ別し，冷水で洗浄後水中に混和し，二酸化炭素を通じて分解し，ショ糖を回収する。この方法で糖蜜中のショ糖の約85％は回収し得るという。ストロンチウム法は，糖蜜中のショ糖をショ糖二ストロンチウム（$C_{12}H_{22}O_{11}$-2 SrO）として分離し，これを二酸化炭素で分解してショ糖を遊離させる方法である。わが国やアメリカ，ロシアではSteffen氏法が，ドイツではストロンチウム法が行われている。〔ビート糖の品質と利用〕ビート糖には原料糖，白糖，車糖（上白糖）の三種類があるが，現在国内市場に出回っているビート糖は，大部分が白糖のグラニュー糖タイプのハードシュガーで，水分は0.02％前後，還元糖は0.01～0.02％，灰分は0.01～0.02％，糖度は99.9度前後と，きわめて高純度である。甘ショ糖にくらべて甘味度がやや低いが，これは構成糖のショ糖や還元糖による甘味の強さが低いのではなく，ごく微量含まれている無機イオンの影響による，甘味の質的価値の相違であって，ビート糖の甘味は温和な淡泊な甘味が特徴である。テーブルシュガー，清涼飲料，製菓用，乳製品用，そのほか各分野に利用される。

でんしせんさっきん　電子線殺菌　[Electron beam sterilization]　電子線とは真空中に放出された自由電子の束で，加速電子線は放射線の一種である。この加速電子線が化学反応を起こしたり，殺菌に使えることが知られたのは20世紀の初めであるが，実用化されたのは1950年代になってからである。電子線照射装置は，電子を高電圧で加速し，これを物質にあてて化学反応を起こさせるものである。これは，電子線が物質を通過するとき物質にエネルギーを与え，イオン化やラジカルによる反応が起こるためである。加速電子線の殺菌作用も，このような作用で菌体内に化学変化が起こり，死にいたるものと考えられる。最近，生活排水や汚泥の消毒，食品用包装材料，食品，飼料の殺菌で注目されている。スパイスや乾燥野菜のように水分が少ない食品は，通常の方法では非常に殺菌しにくい。このような食品に対して加速電子線は大きな威力を発揮することが知られている。加速電子線の欠点は透過力が小さいことである。1 MeV（メガエレクトロンボルト）のエネルギーの加速電子線は水のなかを5 mmしか透過できず，深さ3.5 mmでエネルギーは半減する。2 MeVでは水の透過力は1 cmとなり，透過距離はものの比重に反比例する。電子線殺菌は薬剤の残留がなく，安全で，連続処理が可能で，省エネルギー的であり，なによりも効果が確実であるが，現在，日本では一部を除き食品への使用は認められていない。

でんじちょうりき　電磁調理器　[Induction heater]　誘導加熱を利用した調理機器。トッププレート下の磁力発生コイルに20～50 kHzの高周波電流を流すと磁力線が発生する。それを受けた鍋底に過電流が生じ，鍋の電気抵抗によってジュール熱が発生し，鍋自体が発熱する。

でんしレンジ　電子レンジ　[Microwave oven]　周波数の高い電波（電磁波：マイクロ波，極超短波，高周波）を利用した加熱調理器で，食品の加熱用にはおもに周波数2,450 MHzのマイクロ波が用いられている。〔加熱の原理〕物質には，マイクロ波を反射するもの（金属），マイクロ波を透過するもの（ガラス，陶磁器，紙，大部分のプラスチック），マイクロ波を吸収するもの（水，大部分の食品）がある。食品はマイクロ波を吸収し，そのとき，マイクロ波のエネルギーは熱に変わり，加熱される。電子レンジによる加熱はこの性質を利用したもので，その機構は，食品を構成する極性分子（水）が高周波電界内で回転振動し，分子間相互の摩擦により発熱するといわれている。従来の煮る，焼く，蒸す，揚げる，炒めるなどの加熱調理は，熱源が外部にあり，その熱源から出る熱を放射，伝導，対流などの方法で食品に伝えている。このような方法では，食品の表面と内部では温度差が生じやすく，食品を短時間で加熱する目的で熱源を強くすると，表面は焦げ，内部はよく加熱されないという

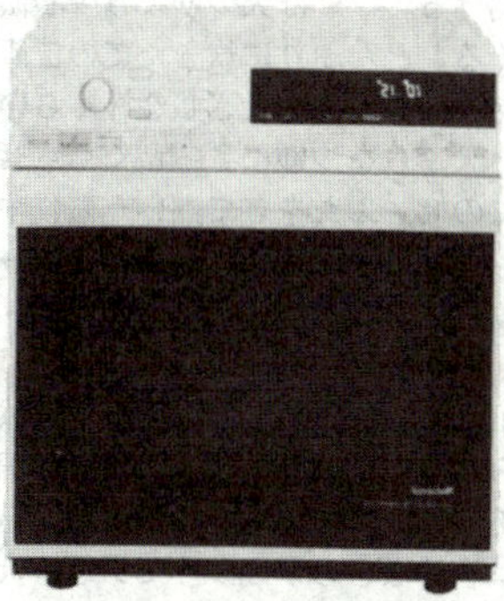
電子レンジ

ことが起こりがちである。そのため，ある程度時間をかけて加熱しなければならなくなり，加熱時間は食品の熱伝導度，厚さ，表面の温度などにより影響を受ける。一方，マイクロ波による加熱は従来の方法とはまったく原理が異なり，食品内部で熱を発生させ，食品そのものを熱源にしてしまうものである。従来の加熱法のように熱源から食品各部への熱の移動の必要がなくなるので，熱を非常に効率よく利用することができる。〔構造〕わが国でつくられている電子レンジは，ほとんどキャビティタイプのものである。金属性の共鳴箱（キャビティ）のなかに食品を置き，そのなかにマイクロ波を放射してキャビティ内壁で乱反射させ，あらゆる方向から食品にマイクロ波を吸収させるような構造になっている。場所により発熱効果に差異が生じるのを防ぐため，キャビティ内で金属製の羽根（電波撹拌器）を回転させるようになっている。発振器としては，マグネトロンとよばれるマイクロ波発振管が用いられている。キャビティタイプとして現在わが国で用いられているものは，家庭用としては出力100 Wから1 kWクラス，2 kWクラスのものが多く，業務用としては3~5 kWクラスのものがある。〔加熱の特色〕1）加熱が非常に速く行われる。短時間で高温に達するので，酵素の活性は速く失われる。2）水分の蒸発が大きいため，食品の重量の減少がはなはだしい。ラップフィルムに包んだり，容器に入れて加熱することによって蒸発を防ぐことができる。3）焦げ目が付かない。焦げ目を付けることは焼き物調理では大切なことであるから，加熱前あるいは加熱後に従来の方法によって焦げ目を付けたりする。近年はオーブンレンジが主流であり，オーブン加熱で焦げ目を付けることができる。4）単一の食品は均一に加熱されるが，食品が異なると，性状により選択的に加熱される。たとえば，あんパンではあんのほうがパンより速く温度が上昇する。5）電子レンジは食品だけを加熱し，容器や装置などの周辺のものは加熱されない。〔食品加熱への利用〕1）生の食品の調理・加熱：電子レンジの特徴を生かして，容器に入れたままで加熱できる。また，加熱速度が速いため，短時間の加熱でよい。このため，栄養素の破壊も少なく，手早く調理できるので，病院や育児施設などで利用できる。2）再加熱：電子レンジの利用にもっとも適したものである。米飯，シューマイ，ステーキ，ハンバーグなど，ほとんどすべての調理食品をきわめて短時間に再加熱することができる。レストラン，ホテル，汽車，航空機，船舶などで利用される。3）冷凍食品への利用：冷凍食品を保存しておき，これを電子レンジで解凍することができる。

テンシン　点心　点心とは，本来，中国料理の小食品の総称で，食間の食べ物，すなわちおやつに相当するものである。その性質上，副食を必要とせず，それだけで空腹を満たすことのできるものである。後にコースの献立として組み込まれ，主要料理の後に出すようになった。西洋料理のデザートと同じ位置付けである。餃子（チャオヅ，ギョーザ），焼売（シャオマイ，シューマイ），餛飩（ホントン，ワンタン），麺類：湯麺（タンミェン），炒麺（チャオミェン），炸麺（チャーミェン），涼拌麺（リャンバンミェン）など，春餅（シュンピン，うす焼き菓子），饅頭（マントウ，まんじゅう），炒飯（チャオファン，焼き飯），八宝飯（パーパオファン），粽子（ツオンヅ，ちまき），元宵（ユワンシャオ，白玉団子），杏仁豆腐（シンレントウフ）などがある。→ちゅうごくりょうり

テンダーロイン　[Tenderloin]　牛肉の部位の名称。フランス語のフィレ肉（Filet）のことである。牛の鞍下の最上肉。ステーキ，ロースト，バター焼きなどに用いられる。

てんちゃ　碾茶　玉露と同様に，覆下園（おいしたえん）から摘採した茶芽（日光をさえぎって育てたもの）を蒸熱し，もまずにそのまま乾燥し，荒折りした後，葉柄などを除いたものをいう。抹茶は，てん茶を石臼でひき，微粉末にしたものである。

てんどん　天丼　飯の上に天ぷらをのせたどんぶり物の一種で，天ぷらどんぶりを略して天どんという。天ぷら屋がその残品を利用して考案したものが最初ともいわれる。〔つくり方〕天ぷらの衣は卵の使用量をやや多めにして（ふつう，小麦粉の 50%）濃いめにつくり，少し色が付くまで揚げる。つゆは天つゆより少し濃いめにつくる。どんぶりに炊きたてのご飯を入れ，熱くしたつゆを大さじ 2 杯くらい振りかけ，天ぷらをつゆにさっとくぐらせてから上にのせ，ふたをして熱いうちにすすめる。揚げ種は，エビなどを用いる。→てんぷら

てんねんかんみりょう　天然甘味料　[Natural sweeteners]　いわゆる天然の原料から得られる甘味物質。ただし，旧来から甘味料として用いられているショ糖（砂糖）は含めないのがふつうである。大きく分けて糖質系と非糖質系に分かれる。また，天然の原料から抽出・精製したものと，さらに微生物が生産する酵素で変換したものがある。糖質系のものはショ糖より甘味が薄く，非糖質系のものはショ糖よりはるかに甘味が強い（10 倍以上）のが特徴である。天然甘味料は，化学的合成品（サッカリンなど）よりも毒性が少ないこと，一般に低エネルギーであること，虫歯の原因となりにくいこと，などの長所があるが，甘味の質がショ糖に劣る，価格が高いなどの短所がある。

天　然　甘　味　料　の　種　類

	分　類	名　　称	製　　法
糖質系	天然物から抽出したもの	ショ糖 乳　糖 麦芽糖	
	ショ糖を原料とするもの	パラチノース ネオシュガー	ショ糖にグルコシルトランスフェラーゼを作用させる ショ糖にフルクトシルトランスフェラーゼを作用させる
	でんぷんを原料とするもの	マルチット ソルビット マンニット 異性化糖 還元水あめ カップリングシュガー	でんぷん→マルトース→マルチット でんぷん→グルコース→ソルビット でんぷん→グルコース→フルクトース→マンニット でんぷん→グルコース→異性化糖 でんぷん→デキストラン→還元水あめ でんぷんとショ糖の混合物にシクロデキストリングルコノトランスフェラーゼを作用させる
非糖質系	天然物から抽出したもの	ステビオサイド ソーマチン モネリン	ステビア葉の抽出物 アフリカ産果実の抽出物 アフリカ産果実の抽出物
	天然物を原料とするもの	グリチルリチン酸ソーダ レバディオサイド	甘草根の抽出物のナトリウム塩 ステビオサイドに酵素を作用させる

てんねんゴム　天然ゴム　[Natural rubber]　天然ガム質ともいう。植物性のガム質は，ウロン酸を含む多糖類で，これにヘキソース，ペントース，メチルペントースなどの糖と種々のグルコシド結合した複雑な構造をとっている。いずれも粘性が強く，乳化性があるので，各種の食品に乳化安定剤として用いられている。アラビアゴムはマメ科のアカシアの樹からとれるもので，構成成分はガラクトース，アラビノース，グルクロン酸，ラムノースなどからなる。トラガントゴムはマメ科の *Astragalus* の樹より得られるもので，トラガント酸とL-アラビノースからなる中性の多糖類との混合物である。カラヤゴムは，インド産の *Sterculia urens* の樹より得られるもので，構成成分としてはD-ガラクチュロン酸，D-ガラクトース，L-アラビノースなどがあげられる。ロカストビーンガムは地中海沿岸に産する *Ceratonia siliqua* L. の種子で，D-ガラクト-D-マンノグリカンを主成分とするものである。

てんねんしきそ　天然色素　[Natural pigments]　天然に存在する色素で，水溶性のものと脂溶性のものとがある。〔植物性色素〕水溶性のものとしては，果実や花の美しい赤，青，紫色を呈するアントシアニン系色素，植物界に広く存在するフラボノイド系色素などがあり，脂溶性のものとしては，黄色，橙色，または鮮紅色を呈するカロテノイド系色素，緑色を呈する葉緑素（クロロフィル）などがある。〔動物性色素〕水溶性のものにはリボフラビン（ビタミンB_2）のほか，チトクローム，ミオグロビン，ヘモグロビンなどの色素たんぱく質があり，脂溶性のものとしてはカロテノイド系色素が主である。このほか，微生物の生産する色素もある。天然色素のなかで安定性のよいものは，天然着色料として食品の着色に用いられる。→てんねんちゃくしょくりょう

てんねんちゃくしょくりょう　天然着色料　[Natural dyes]　天然の色素を利用した着色料。江戸時代から利用されている食紅（紅花の色素）も，そのひとつである。近年，合成着色料であるタール色素に代わって使用が増加している。その理由は，伝統的に用いられているものは安全性が高いと考えられているからである。現在使用されているおもな天然着色料は，下の表に示すとおりである。天然着色料であっても，食品衛生法の規制は受ける。→ちゃくしょくりょう

てんねんちょうみりょう　天然調味料　[Natural seasonings]　天然の原材料から，抽出・精製して得られる調味料。大きく分けて，エキス系とアミノ酸系がある。〔エキス系天然調味料〕天然の原材料を熱水で抽出し，抽出物を濃縮したもの。原材料としては，骨，コンビーフ製造時の煮汁，水産缶詰製造時の煮汁，野菜などがある。〔アミノ酸系天然調味料〕たんぱく質を塩酸あるいは酵素によって加水分解したものである。アミノ酸，ペプチドを含む。動物

食品に用いられるおもな天然着色料

名　　称	原　　料	成　　分	用　　途
アナトー	べにのきの種子	ビキシン	バター，マーガリン，ハム
ベニバナ黄色色素	紅　花	サフロールイエロー	果汁，麺
コチニール	えんじむし	カルミン酸	トマトケチャップ，ソーセージ
ウ　コ　ン	ウコンの根茎	クルクミン	カレー粉，たくあん漬け
ビートレッド	レッドビートの根	ベタニン	冷菓，菓子
モナスカス	紅　麹	モナスカミンなど	酒，ハム，ソーセージ
パプリカ	パプリカの果実	カプサンチン	野菜加工品，マーガリン
クチナシ	くちなしの果実	クロシン	たくあん漬け，中華麺
ラック色素	ラックかいがらむし	ラッカイン酸	トマトケチャップ，ソーセージ

性たんぱく質を分解したエッチ・エー・ピー（HAP）と，植物性たんぱく質を分解したエッチ・ブイ・ピー（HVP）とがある。〔用途〕これらの調味料は単独で用いられることはなく，各種組み合わせたり，うま味調味料を加えて風味調味料の原料となる。→ちょうみりょう，ふうみちょうみりょう

てんねんてんかぶつ　天然添加物

[Natural additives]　天然物より得られる添加物。動植物あるいは微生物といった天然物を乾燥，粉砕，分解，加熱，蒸留，酵素処理，中和などの化学合成反応以外の手段で製造したものをさす。〔歴史〕人類は，有史以前から，肉を焚き火の煙でいぶしたり，硝石をすり込んだりして，保存性を高めてきた。わが国でも，江戸の昔から紅花の花弁から抽出した赤色色素を食紅と称し，菓子やかまぼこの着色に使用してきた。これらは天然添加物のはしりである。歴史は下って，1980年代に天然添加物ブームとなったことがある。化学的に合成して製造したあるものが，発がん性があることから使用禁止になったこと，さらに，当時の食品衛生法の規定では，天然添加物には，使用しても，その旨の表示が不要だったことが，その理由である。そのため，多くの天然添加物が，天然であるというだけで無秩序に使用された。その反省に立って食品衛生法が改正され，現在は，天然添加物も化学的合成添加物と同等に規制されるようになった。すなわち，人の健康を害するおそれがないものとして厚生労働大臣から指定されたもののみが使用可能であり，表示ルールも，天然であろうと合成であろうと区別はなくなった。〔既存添加物〕食品衛生法の改正時点で使用実績があった天然添加物については，既存添加物名簿に記

おもな天然添加物の種類と用途

分　類	品　名	用途例
着香料	オニオンオイル，クミンオイル，オールスパイスオイルなど	
	燻液	食肉製品の着香
着色料	モナスカス色素	ハム，ソーセージの着色
	コチニール色素（カルミン酸）	トマトケチャップの着色
	アナトー色素（ビキシン）	マーガリンの着色
	ウコン色素（クルクミン）	カレー，たくあん漬けの着色
	クチナシ色素（クロシン）	中華麺の着色
	ビートレッド	菓子の着色
	カラメル	醤油，ソースなどの着色
甘味料	ステビオサイド	漬け物の調味
酵素剤	リゾチーム	そうざい類の保存料
糊料	カラギーナン	アイスクリームの増粘安定剤
	ローカストビーンガム	ジャム，即席麺の安定剤
	タマリンドシードガム	ハンバーグソースの安定剤
	ペクチン	ドレッシングの安定剤
	アルギン酸	即席麺の安定剤
被膜剤	シェラック	果実のつや出し
苦味料	カフェイン	菓子の調味
チューインガム基礎剤	チクルガム	
酸化防止剤	*d-α*-トコフェロール	油脂製品の酸化防止

載され，当分の間，使用できるものとされた。既存添加物については，順次，見直しが行われ，2005年にはアカネ色素が発がん性の疑いで削除された。今後は，使用実績がないものが削除されることになっている。表に，おもな天然添加物を示した。

てんばん　天板　オーブン料理の際，クッキー生地などを並べて焼くための焼き板として，また，肉や鶏をローストするときの焼き皿として，オーブンの大きさに合わせてつくられた耐熱性の板のこと。〔種類〕天板には，鉄製とほうろう製のものが多く，厚くて高温のオーブンに入れてもゆがみのないものがよい。このほか，油をひかなくてもよい内面フッ素樹脂加工製や電子レンジとの複合調理用に耐熱ガラス製，セラミック製などもある。業務用の天板は長方形で大きいが，家庭用のものは，30 cm前後の正方形が多い。これは，正方形の方が，オーブンの温度むらを天板の位置変えを行うことによってなくすのに便利だという理由による。また，円形の天板もあり，均一加熱を目的とした回転台の上にのせて使われる。〔注意〕いずれの天板も，使用後はじゅうぶんな手入れが必要で，とくに鉄製のものはさびやすいので，使用のつど油でふき込むとよい。料理用と菓子用とは区別し，浅いものと深いものを用意すると便利である。深いものは，焼き汁をかけながらの調理や，湯煎状で調理するときに安全な取り扱いができる。→オーブン

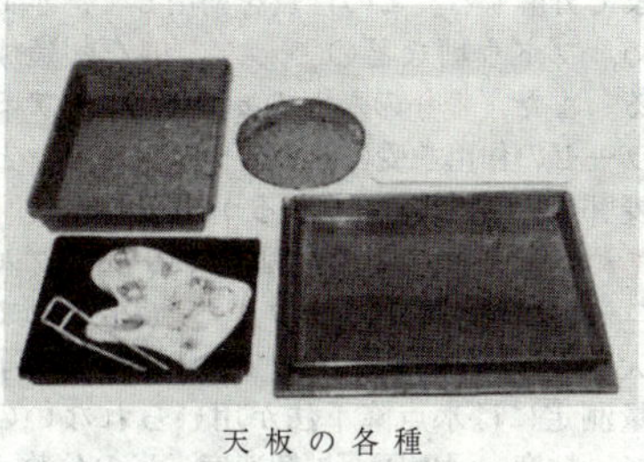

天板の各種

でんぶ　田麩　魚のもみ肉（そぼろ）を調味，乾燥した製品。おぼろともいう。〔そぼろの製法〕タラ類，タイ類，カレイ類など，白身の魚をおもに用いる。かつお節，スルメなどを削ったものも使用する。魚を三枚におろし，軽く焼いたり，蒸したり，熱湯に入れたりして加熱し，肉をかたくすると同時に筋肉組織がばらばらにほぐれやすいようにする。手または機械で肉繊維がばらばらになるようにほぐし，よく水洗いしてもみ肉（そぼろ）をつくる。〔でんぶの製法〕醬油または塩，砂糖，みりんなどを配合した調味液を加熱し，そぼろを入れる。これをそのまま煮詰めて仕上げる煎付法や，調味液がしみ込んだら取り出し，乾燥機で水分を除く調味乾燥法がある。→たいでんぶ

てんぷら　天麩羅　[Tempura]　衣揚げの一種である。〔天ぷら種〕魚介類，いも類，野菜類など。〔衣〕衣は揚げる食品の味を流出させないため，油の風味を付けるため，また，食品の水分が奪われてかたくなるのを防ぐために使うので，薄いほうがよい。衣にする小麦粉は材料の重量に対し15〜20％用意する。小麦粉を溶く水は小麦粉の重量の1.5倍ぐらい用いるが，水の一部（1/3〜1/4量）を卵にするときは，2倍ぐらい用いる。水の温度は15℃くらいがよい。また，小麦粉はグルテンの含有量の少ない薄力粉が適する。卵が入ると衣が軽く揚がり，味もよい。卵を用いないで水だけで小麦粉を溶くときに粉の0.2％の炭酸水素ナトリウム（重そう）を混ぜると，軽く揚がる。なお，衣の香気は，主として小麦粉に微量に含まれるアミノ酸類の加熱より生ずる，いわゆる加熱香である。〔材料の用意〕小魚は背開きにして頭，内臓，中骨を取る。エビは頭を取って背わたを除き，尾とそれに続く一節を残して皮をむく。腹開きにして身が縮まないよう周囲に切れ目を入れる。尾の剣先の袋になっている部分を切り捨て，しごいて水を出す。イカは下ごしらえをして両面の薄皮をむき，適当な大きさに切る。これも表面に包丁で切り込みを入れると縮まない。〔揚げ方〕大きめの器に卵を溶きほぐし，水を入

れてのばす。これに小麦粉を入れ，菜箸4～5本を使って軽く合わせる。用意した材料に衣を付け，魚介類は180～190℃，野菜やいも類は160～180℃の温度で揚げる。量が多いときは，衣は一度につくらず，少量ずつに分けてつくるようにする。天ぷらは熱いうちに，おろしだいこんと天つゆを添えて食べる。動物性食品の場合はおろししょうがも添える。〔天つゆ〕煮だし汁3，醤油1，みりん1（または砂糖1/3）を合わせた汁を煮立てて用いる。

てんぷらあぶら　天麩羅油　天ぷらを揚げる油をいう。〔種類〕ふつう，ごま油，大豆油，なたね油，米ぬか油などの植物油が多く用いられる。天ぷら用のごま油は，焙煎後圧搾により採油するか，香味を残すため精製を行わない。また，ほかの油を混ぜて調合油とすることが多い。〔品質〕天ぷら油としては，天ぷらが軽くからりと揚がるものがよい。透かしてみておりのあるものや，加熱したときに泡立ちがひどかったり，煙が出るような油はよくない。また，あまりに古くなった油や使い古した油もよくない。→てんぷら

でんぷん　澱粉　[Starch]　でんぷんは，葉緑素をもつ植物体に広くみられる多糖類である。植物体のみでなく，少量ではあるが，微生物，原生動物，藻類にも存在が知られる。しかし，これらは特殊な例である。α-D-グルコースの脱水縮合物で，アミロースとアミロペクチンの混合物であるが，その比率はでんぷんの種類により，だいたい一定している。〔種類〕でんぷんは緑色植物の炭素同化作用（光合成）によってできるが，同化でんぷん（assimillation starch）と貯蔵でんぷん（reserve starch）の二種類がある。〔同化でんぷん〕光合成の結果，二酸化炭素と水からできる。これは，植物細胞の生活のためのエネルギー源として，呼吸に使われたり，または植物体成分の生合成材料に使われる。同化でんぷんは粒径が小さく，試料の調整が困難なため研究が少ないが，アミロースとアミロペクチンの2成分からなる。〔貯蔵でんぷん〕夜になって光合成がやむと，同化でんぷんは酵素作用によりショ糖となって水に溶け，細胞から細胞に運ばれて利用される。そこで，次の朝までに同化でんぷんはすっかり消滅する。その同化でんぷんが分解してできたブドウ糖の一部が，種実（米，麦，とうもろこし），根茎（じゃがいも），塊根（さつまいも）などに，ふたたびでんぷんの形で次代の植物の活動のために大量にたくわえられたものが貯蔵でんぷんである。これは動物のエネルギー源となるが，動物は自分ででんぷんを生成する力がないので，すべて貯蔵でんぷんを利用することになる。われわれが主食として食べ，アルコール，ブドウ糖，あめなどの工業原料に利用するのは，この貯蔵でんぷんである。〔性質〕でんぷんは白色の粉末で，無味，無臭である。水には溶けない。比重は1.6～1.65で，水のなかで沈むので澱粉という名が付いた。でんぷんに熱湯を加えるか，または水を加えて加熱すると，でんぷん粒がふくれて，粘性の強い液すなわち糊ができるが，この現象を糊化といい，でんぷんの重要な特性である。この糊化は，アルカリの作用でも起こる。ヨウ素溶液をかけると，青藍色または赤褐色になる。これはヨウ素でんぷん反応とよばれ，非常に鋭敏なので，ごく微量のでんぷんまたはヨードの検出に利用される。酸（塩酸，硫酸，シュウ酸など）を加えて熱すると，加水分解を受け，デキストリン，寡糖類（少糖類），マルトースをへてブドウ糖まで分解する。この性質を利用して，水あめ，ブドウ糖などのでんぷん糖を製造する。また，麦芽のなかのα-およびβ-アミラーゼの作用を受けると，デキストリンと麦芽糖の混合物ができるが，これが麦芽あめである。でんぷんは多くのα-D-グルコースの縮合体で，その分子量はきわめて大きく，数億のオーダーである。その分子量測定には氷点降下法が用いられないので，粘度，浸透圧，拡散速度，光の分散，超遠心分離，または加水分解の前後の還元力を比較する方法などが用いられる。測定

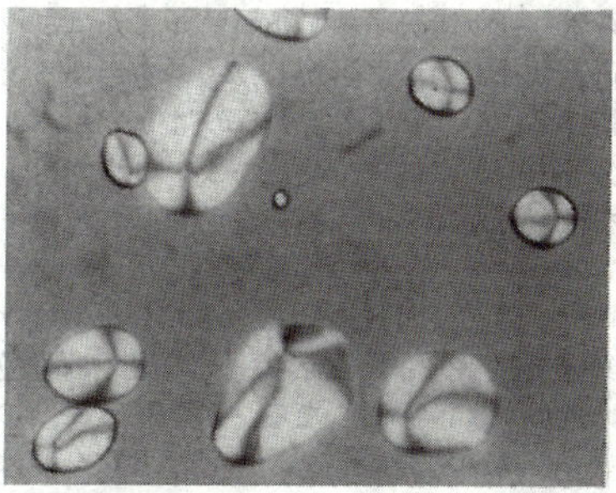
偏光顕微鏡で観察したじゃがいもでん粉粒（貝沼原図）

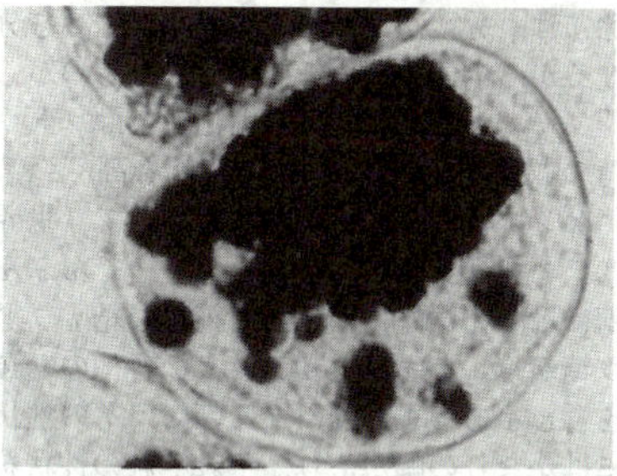
組織培養をしたさつまいも細胞中に生成したでんぷん粒（ヨウ素・ヨウ素カリ染色，佐々木原図）

法が進歩すると，さらに重合度の高いものが得られる可能性がある。〔用途〕でんぷんの63％程度は加水分解して水あめ，ブドウ糖，異性化糖の形にし，菓子，清涼飲料，乳性飲料，パン，ジャム，つくだ煮，酒の原料に用いられる。糖化用のほかに各種でんぷんは，それぞれの特性を生かして織物，紙の糊用，食用，医薬用，かまぼこ用などに用いられる。でんぷんの用途は2,000種にも及ぶ。→でんぷんりゅう

でんぷんグリコールさんナトリウム　澱粉グリコール酸ナトリウム　[Sodium carboxy methyl starch]　でんぷんを構成するグルコースの-OH基の一部が，カルボキシメチル（グリコール酸）基で置換したもの。シー・エム・エスともよばれる。〔製法〕でんぷんをモノクロール酢酸ナトリウムでカルボキシメチル化する。〔性状〕でんぷんの-OH基をカルボキシメチル化すると，でんぷんは水に溶け，コロイド状となる。置換度によって各種の性状のものがある。〔用途〕糊料として，アイスクリーム，プディングなどに用いられる。また，パン，ケーキなどに，保水剤としても用いられる。〔使用基準〕食品の2％以下（繊維素グリコール酸ナトリウム，およびカルシウム，でんぷんリン酸エステルナトリウム，メチルセルロースの一種以上と併用する場合は，合計量で2％以下）。→こりょう

でんぷんとう　澱粉糖　[Starch sugar]　でんぷんを，酸または糖化酵素で加水分解してできる糖類を主体とした製品。〔種類〕水あめ（酸糖化あめ），粉あめ，固型ブドウ糖，粉末ブドウ糖，精製ブドウ糖，結晶ブドウ糖，異性化糖の総称である。でんぷんを麦芽で分解した麦芽あめは，これには含めないのが慣習である。〔原料〕主としてコーンスターチであるが，甘ショでんぷん，じゃがいもでんぷんも使用されている。〔製法〕1）酸糖化法：原料でんぷんにシュウ酸か塩酸を加えて加水分解した糖化液を中和，脱色，イオン交換精製してから，水あめは単に濃縮したままで，ブドウ糖は濃縮糖液に結晶母を加えて結晶させて，製品とする。しかし，酸糖化法によるブドウ糖製造は収量が低く，また，ゲンチオビオースが副生するのでハイドロールが苦く，使用上不利なため，酵素糖化法に変わった。酸糖化法は，水あめと粉あめのみに用いられるようになった。2）酵素糖化法：1959年，世界にさきがけて日本で企業化された。とくに日本の特産物である甘ショでんぷんは，液化酵素の作用を受けやすい特徴があるので有利である。でんぷん乳（Bé20〜22°）をpH5.5〜6.0にして液化酵素をでんぷんに対して0.2〜0.25％加え，90℃の熱湯に注入して液化する。これに，でんぷんに対して糖化酵素を0.4〜0.5％加え，55〜58℃で48〜60時間置くと，糖化が終了する。つぎに活性炭脱色，イオン交換精製してから，結晶母を加えて結晶ブドウ糖をつくる。また，結晶ブドウ糖製造の

際には，分蜜してハイドロールと結晶を分けるが，全体を固めて粉末にしたものが精製ブドウ糖である。酵素糖化法ではブドウ糖の収率が酸糖化法より10％も高く，苦いゲンチオビオースができないので，世界的にも採用されている。〔性状〕でんぷん糖には，化学的にほとんど純粋な結晶ブドウ糖から，デキストリンおよび各種の糖類を含む水あめまで種々あるので，その性状にはかなりの幅があり，それぞれの性状を生かした方面に使用される。その性質の基準となるのはでんぷんの分解限度で，ふつう，DEで表される（→ディー・イー）。結晶ブドウ糖のDEは100であるが，それ以外のでんぷん糖は，でんぷんからブドウ糖まで分解される中間の各種糖類が混合しているもので，DEは低い。DEにより，でんぷん糖の性状はだいたい決まる。たとえば，結晶性，甘味度，粘度，吸湿性，溶液の凍結点などの重要な諸性質は，ほぼ一定の方向に変化するので，でんぷん糖を使用する際には，その目的に応じたDEのものを選択するとよい。〔用途〕水あめはキャラメル，ドロップおよび各種キャンディ，洋菓子や，あん，ようかん，栗まんじゅうなどの和菓子にも広く用いられる。また，ジャム，ゼリー，つくだ煮などにも利用される。それは，水あめの特徴である1）砂糖の結晶の析出を防止し，2）製品の硬化を防ぎ，長くやわらかさを保ち，3）製品の光沢をよくし，質をなめらかにする，などの性質を利用しているもので，消費量もでんぷん糖中で最大である。ブドウ糖は菓子用が13.4％，パン用およびガム用それぞれ6％がおもなもので，清涼飲料，粉末ジュース，缶詰，酒，ソルビット原料，グルタミン酸ソーダなどにも用いられる。ほかに医薬用が11.3％と，最近のびてきている。

でんぷんのヨウそはんのう　澱粉のヨウ素反応　でんぷん溶液にヨウ素分子を作用させるとき，青色，紫青色または赤褐色に着色する反応をいう。この反応はヨウ化カリウムのようなヨウ素イオンでは起こらず，ヨウ素分子をアルコールまたはヨウ化カリウム溶液に溶かしたものを用いると起こる。〔呈色〕着色するのは，でんぷん分子中のとくにアミロースが，ヨウ素分子を取り込んでらせん構造をとり，アミロースヨウ素複合体をつくるためである。アミロースの鎖長が長いほど，そのなかのヨウ素分子鎖部分も長くなり，その呈色は青色に近づき，色も濃くなる。このように，アミロースの場合は，ヨウ素呈色と重合度は比例する。アミロペクチンは，枝分かれの点がらせん構造に関与せず，むしろ邪魔になり，ヨウ素分子鎖部分が長くならない。そのため，どんなに大きいアミロペクチン分子でも，まっすぐな末端鎖の平均鎖長（20～30）に対しての色，すなわち赤褐色または赤紫色を示す。〔加熱〕着色は，加熱によって消える。これは，熱のためにでんぷん分子の運動がさかんになってらせん構造がくずれ，ヨウ素分子が飛び出すためである。しかし，冷えるにしたがって再び安定したヨード複合体をつくるので，色がまた現れる。この反応は水酸化ナトリウム，水酸化カリウム，水酸化石灰，ホルマリンなどで阻害される。〔ヨウ素反応試験法〕でんぷんの検出およびその色調検査に使用するヨウ素溶液は，つぎのようにしてつくる。ヨウ素0.1 g，ヨウ化カリウム0.3 gを約100 m*l*の水に溶かし，これを着色した滴ビンに入れて貯蔵する。試料約0.1 gを100 m*l*の標線付き大型試験管に入れて水5 *l*を加え，ふり混ぜながら溶解するまで加熱し，冷水で100 *l*まで薄める。つぎに上記ヨウ素溶液の1滴を落とし入れ，その直後の色調と，さらにふり混ぜたときの色調とを観察する。色調が不明瞭なときは，さらにヨウ素溶液を滴加し，同様

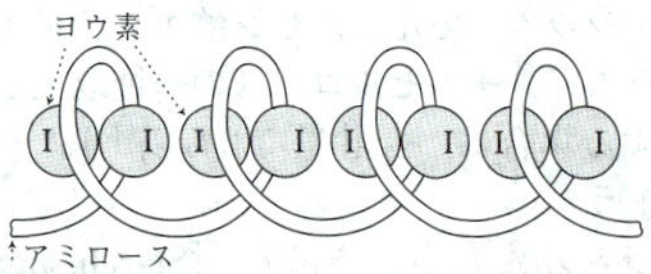

アミロースとヨウ素でできたらせん構造

の試験を行う。

でんぷんのろうか　澱粉の老化　でんぷんをいったん糊化（こか）して糊状にした後，水分がある状態のまま，常温で放置する際，糊がだんだん白く濁り，粘り気を失い，離水を起こすような現象をいう。厳密な定義では，多少ともに分散したでんぷん成分が，元の構造に再び戻っていく現象を老化（retrogradation）という。老化は糊化の逆の現象である。これは，いったん糊化して，でんぷん分子の結晶形がくずれ，アミロースおよびアミロペクチン分子が網の目状になり，α-でんぷんの状態になったものが，温度が下がるにしたがって分子が再びより集まり，部分的にミセルを形成するために起こる（→ミセル）。〔老化の条件〕老化は，水分30～60%，温度1～3℃のときにもっとも起こりやすい。冬期にもちまたは米飯の老化が速いのはこのためである。でんぷんの老化は，直鎖成分のアミロースのほうが，分枝成分のアミロペクチンと比べていちじるしく速い。また，アミロースでも，その鎖長によって老化に難易があり，一般に鎖長が短くなるほど老化しやすくなるが，あまり短くなると，ふたたび老化しにくくなる。また，でんぷんの種類によっても老化に難易がある。とうもろこしでんぷんは，とくに老化しやすく，さつまいも，じゃがいも，キャッサバでんぷんは老化が遅い。〔防止法〕老化を防ぐには，α-でんぷんになったものを80℃以上で脱水するか，または0℃以下に冷やして急速に脱水して，水分を15%以下にすればよい。あるいは，急速に−20℃以下の温度に凍結しておくことにより，老化を防止することが可能である。こうすれば，長くα-でんぷんのままにしておくことができる。この原理を応用したものに，乾燥飯，冷凍飯，おこし，せんべいなどがある。脱水の方法として，ショ糖のように水によく溶けるものを，大量に加えることもある。すなわち，でんぷん糊にショ糖を大量に加えると，ショ糖が脱水剤として働いて，でんぷんの老化は起こりにくい。たとえば，大福もちがかたくなりにくいのは，このためである。老化でんぷんの構造について，貝沼圭二らはつぎのようなモデルを提唱した。老化したでんぷん糊は3つの領域の混合した形であるとし，その領域をA, B, Cに分けて図式化した。領域Aは，老化したアミロペクチン分子の部分で，アミロペクチン分子鎖が絡み合ってパラレル（並行），アンチパラレル（逆向きの並行）の二重らせんを形成し，規則性が戻ってきている領域である。領域Bは，糊化でんぷんに非常に近く，分子間にじゅうぶんに水分子が入ることができ，酵素による分解も受けやすい。糊化でんぷんから老化でんぷんに移行する中間段階のものである。領域Cは，老化したアミロースの領域で，折りたたまれたアミロース分子は，酵素による分解に対して強い抵抗性をもっている。シュガーエステルのような老化防止剤は，とくに領域Cのアミロースに作用して折りたたみ構造をらせん構造に変え，老化を防止していると考えることができる。→アルファでんぷん，こか

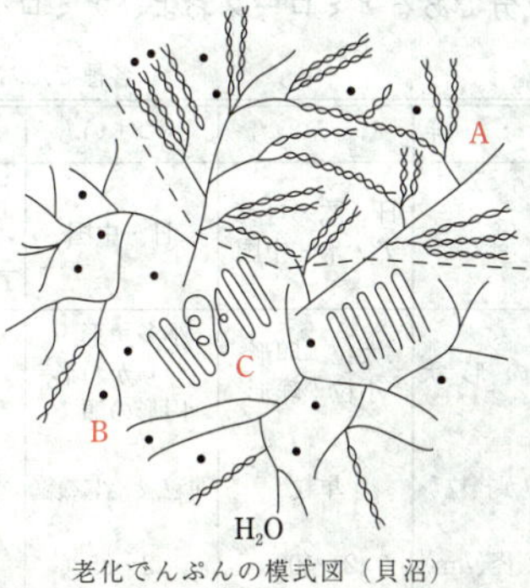

老化でんぷんの模式図（貝沼）

でんぷんぶんかいこうそ　澱粉分解酵素　→アミラーゼ

でんぷんりゅう　澱粉粒　［Starch-granule］　植物の細胞中に存在するでんぷんは，すべて特有な粒状構造をつくっている。これをでんぷん粒という。細胞成分のひとつである白色体のなかに，でんぷんがたまってできたものである。〔粒形〕形

状，大きさは，原料植物によっていちじるしく違う。一般に鱗茎および根茎のでんぷん粒は大型であって，大小の差がいちじるしく（直径 1～100 μm），禾本科の種実のでんぷんは小型で，形がそろっている（2～35 μm）。とくに米のでんぷん粒は，直径 2～5 μm の角ばった一様の微小粒だけである。これは，自然にできた大型の複粒が，製造工程の初期にバラバラになるからである。〔でんぷん粒の形状〕いろいろであるが，植物の種類によって決まっているので，顕微鏡による観察ででんぷんの種類が判定ができ，また，異種のでんぷんを混入した際にも鑑別できる。

楕円形：じゃがいも，カンナ，いんげんまめ

形：さつまいも，小麦，大麦

多角形：米，とうもろこし，そば，からす麦

形：落花生

ひょうたん形：バナナ，やまのいも

でんぷん粒を偏光顕微鏡で見ると，十字形の干渉像がみえる。これは，でんぷんの構成成分であるアミロースおよびアミロペクチンがミセル構造をとって，規則正しく配列しているからである。〔でんぷん粒の大きさ〕でんぷん粒の大きさはでんぷんの糊

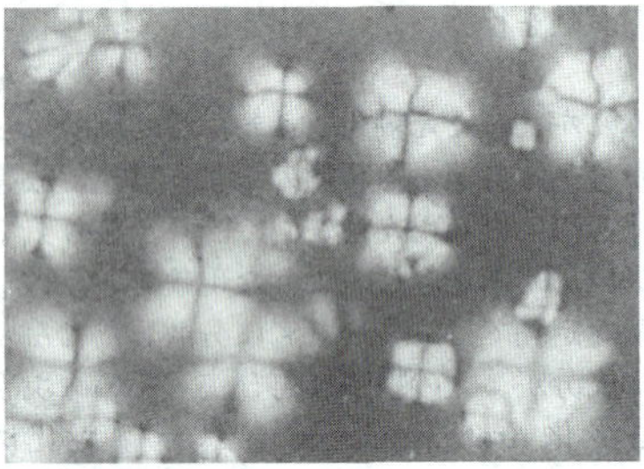

もちとうもろこしでんぷん粒の偏光十字

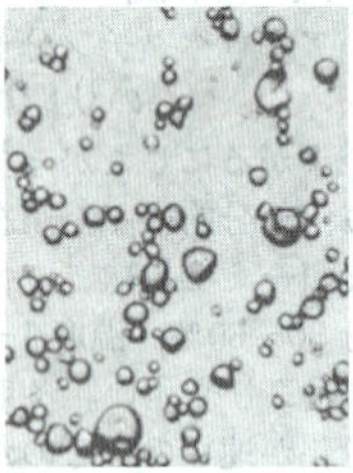

さつまいもでんぷん粒

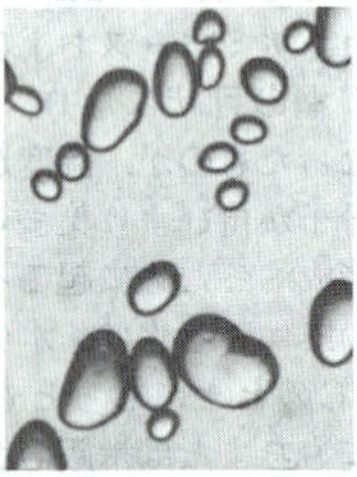

じゃがいもでんぷん粒

各種でんぷん粒の検鏡的性状一覧表　（1985，鈴木繁男）

原　料	じゃがいも	さつまいも	タピオカ	小　麦	米	とうもろこし
主　産　地	日・欧・ロシア・米・中国	日・中国	タイ・フィリピン・インドネシア・ブラジル	日・欧・オーストラリア	日・ベルギー・仏・独・オランダ	米・欧・アフリカ・中国
粒の形状	大粒：卵形 小粒：球形	小多角形，つりがね形，円形の順	多角形，つりがね形	凸レンズ形	多角形	多角形，球形
単粒か複粒か	単粒	単粒，ときに複粒	単粒，ときに複粒	単粒	複粒	単粒
粒　径(μm)	2～100	2～35	2～40	2～40	2～8	2～30
平均粒径(μm)	30～40	20	20	大粒：15～40 小粒：2～10	4～5	13～15
粒　心	偏心による	中心	偏心	少数の大粒子にだけ見られる	中心，見えにくい	放射状の亀裂の入った穴として見える
層状構造(縞)	きわめて明瞭	明瞭	見えない	不明瞭	見えない	見えない
X 線回折図形	B	C（B に近い）	C（A に近い）	A	A	A

化温度，糊化時の最高粘度，最高粘度を示す際の温度，その後の粘度経過などに影響を与える。同種類のでんぷんでも，その製造条件によって粒子の大小の幅（すなわち粒度分布）が違う。また，品種や栽培条件によっても粒子の大きさが変化する。〔製品〕工業的なでんぷん製造では，粒径の異なるものの混合物として製品が得られる。小麦でんぷん製造の際は，工程中に大粒子と小粒子群に分別される。また，じゃがいもでんぷんでは風力により分級し，大，小粒子群に分けられている。

テンペ　[Tempeh]　蒸煮大豆をテンペ菌（*Rhizopus oligosporus*，クモノスカビの一種）で発酵させたインドネシアの伝統的無塩発酵食品であるが，納豆のように強いにおいや粘りがなく，糸を引かない。風味は淡白でくせがない。外観は大豆の粒がテンペ菌の白い菌糸で厚くおおわれてケーキ状に固まっており，好みの形にスライスできる。最近，コレステロールを含まない良質のたんぱく質源として世界的に注目され，アメリカでは，最初にベジタリアンによって肉の代用品として活用され，ついで，肥満防止と生活習慣病を予防するヘルシーな植物性食品として一般消費者にも広く利用されるようになった。栄養的には，良質のたんぱく質のほかに，リノール酸，食物繊維，レシチン，サポニンを豊富に含んでいる。また，発酵によってたんぱく質が消化されやすくなり，不消化で“おなら”の原因になるオリゴ糖が減少し，ビタミンB群が大幅に増加する。最近はテンペの機能性に関する研究が進み，原料大豆より抗酸化力や活性酸素消去力が強く，糖尿病やがんの予防効果，コレステロール低下作用があることが確認された。さらに，化学構造が，女性ホルモンのひとつであるエストロゲンと類似しているイソフラボンを吸収しやすい形態で豊富に含んでいることから，骨粗しょう症の予防効果が期待されている。日本でもこれらの生理機能が理解され，和食，洋食，中華，菓子類やパンなどの素材として，急速に，広く利用されるようになった。発酵完了直後のテンペはテンペ菌が生きているため，流通・保存中に黒い胞子を発生して外見をそこなうことがある。この現象を防ぐため，従来は冷凍して流通・保存していたが，現在は，発酵直後に耐熱性プラスチックフィルムで減圧密封し，ブランチングして殺菌し，常温で流通・保存している。

と

どう　銅　[Copper]　カキ（牡蛎），カニ，エビ，肝臓，ごま，ナッツ，大豆，抹茶に多く含まれる。血漿中では90％以上がセルロプラスミンと結合して機能している。リシルオキシダーゼやスーパーオキドジスムターゼ（CuZnSOD）の構成成分でもある。また，酸化酵素のポリフェノールオキシダーゼは銅イオンを構成成分として含んでいる。非酵素的酸化反応でCu^{2+}は基質となる化合物（たとえばアスコルビン酸）から電子を奪い，酸化を引き起こす。

ドウ　[Dough]　→きじ（生地）

とうアルコール　糖アルコール　[Sugar alcohol]　単糖の誘導体である直鎖状の多価アルコールをいう。砂糖類似の甘さを有するが，代謝されず，低エネルギー食品に用いる。〔効力〕糖アルコールの効果として，飲料のこく付け，湿潤調整作用（保湿）としての目減り・乾燥・ひび割れ防止，でんぷんの老化防止，糖の結晶析出防止，保香，粘稠性，微生物の発酵防止（増殖抑制），ビタミンCの安定化，冷凍すり身の品質改良性がある。〔種類〕D-マンニットは甘味が砂糖の60％で，粘着防止剤としてチューインガム，あめ類に使用する。D-キシリトールは砂糖の40％，D-ソルビット（ソルビトール）は砂糖の

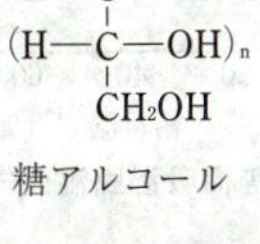

糖アルコール

60％の甘味を有し，甘味料に用いる。

とうおんきゅうしつだっしつきょくせん　等温吸湿脱湿曲線　[Adsorption-desorption isotherm]　物質は一定の温度と一定の湿度の条件下に置くと，水分を放出または吸収し，その物質特有の一定の平衡水分含量の状態に落ち着く。そこで，完全に乾燥した食品を種々の相対湿度にさらしたとき，相対湿度を横軸に，食品の平衡に達した含水量を縦軸にとって描いた図形を等温吸湿曲線という。食品によってそれぞれ異なった曲線になるが，一般に図のように引き延ばした逆S字形を描く。一方，水分をじゅうぶんに含んだ食品を順次低い相対湿度にさらしたときの平衡水分量を上述と同様にプロットしたものが等温脱湿曲線である。これら吸湿と脱湿の両曲線を合わせたものを等温吸湿脱湿曲線という。両曲線は一般に一致せず，図のようなループを描く。これを履歴現象という。曲線の原点に近い部分，すなわち非常に低湿度の屈曲点までの部分では，水は食品成分とかたく結合し，単分子層をなして吸着されており，これを結合水という。通常の食品では，0〜7％程度までの水分がこの状態になる。その先の直線に近い部分は水が多層吸着をしている部分で，この水を準結合水という。準結合水は完全に自由に運動できるわけではないが，加熱などの処理により容易に除去することができる。通常の食品では7〜17％程度の水分のところがこれに相当する。さらにその先の高湿度の屈曲点以上の部分は，容易に運動できる水分となる。このような水分を自由水という。この水は，微生物も自由に利用することができる。通常，穀物を貯蔵するときは準結合水の状態にして微生物の繁殖を抑える。これ以上乾燥すると食品成分が直接空気に露出され，かえって劣化を速めることになる。

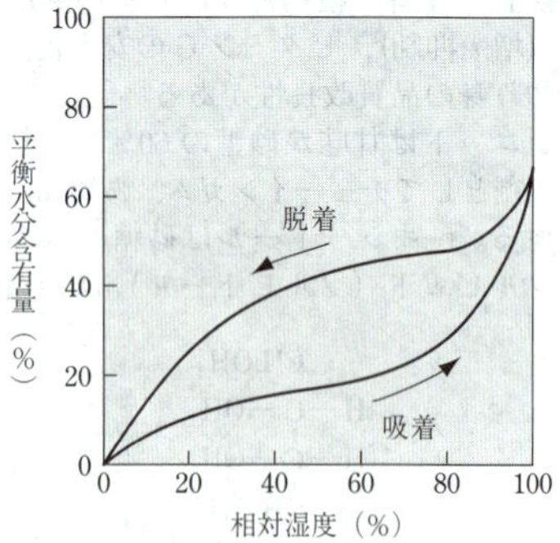

等温吸湿脱湿曲線

どうかさよう　同化作用　[Anabolism]　物質代謝には生合成と分解という反対の流れがあるが，このうち生合成の面を同化作用または単に同化という。すなわち，生体が外部から摂取した簡単な物質から，より複雑な貯蔵物質や構成物質をつくりあげる合成反応のことである。植物が光エネルギーを利用して二酸化炭素から有機物を合成する光合成や動物が食物を消化，吸収して自己の細胞を構成するたんぱく質，核酸，多糖，脂質などの化学物質を合成する作用などをさす。通常，この反応は吸エルゴン的であり，これに必要なエネルギーは光合成のような場合を除き，一般に異化作用により供給される。

とうがらし　唐辛子，唐芥子，蕃椒　[Red pepper, Chili pepper]　ナス科に属する果菜で，熱帯アメリカ原産。〔産地〕おもに中国からの輸入。日本では栃木，長野など。〔歴史〕わが国には16世紀に伝えられた。〔採取〕8〜10月ごろ採取される。〔種類〕さやの細長いもの，短く太いもの，また赤色のもの，黄色のものがある。味は甘味が多くてから味のないものと，から味の強烈なものとがある。から味種には，鷹の爪群（鷹の爪，本鷹），八房群（三鷹，八房）があり，前者はさやが細くて短くから味が強く，粉末用，ピクルス用，ソース原料などとする。後者は房成性でさやが細長く，から味は鷹の爪より少ない。甘味種には伏見群（伏見甘，日光）があり，緑果と葉をつくだ煮などに利用する。そのほか大果群（獅子，カリフォルニアワンダー）がある。獅子は俗にししとうとよばれ，大果のうちでは小果で薄肉である。カリフォルニアワンダーは大果・厚肉である。以前はカリフォルニアワンダーのような品種をピーマンとよび，ししとうと区別していたが，現在では交雑育種が行われて中間タイプの品種が多く出てきたため，から味のない大果，肉厚のとうがらしをピーマンとよんで区別している。〔から味・色素〕から味はカプサイシン（capsaicine）で，副腎髄質ホルモンの分泌をうながし，体内のエネルギー代謝の亢進ならびに体熱産生をひき起こす。果皮には色素としてカロテン（黄赤），カプサンチン（赤），カプソルビンを含む。カプサンチンは脂肪酸と結合しており，カロテンよりもかなり濃色で，成熟して赤くなるのはほとんどこの色素による。〔ビタミン〕A, C が多い。C は 100 g 果実中 120 mg あるが，干したものでは 1 mg しかない。葉はたんぱく質を比較的多く含み，ビタミンも多く，良質な野菜である。〔用途・調理〕から味種のものは生果のまま，または刻んで粉末にし，香辛料としてソース原料，七味とうがらしなどに使われる。また，防腐性があるので，かび，その他の防止剤に用いられる。甘味種は生果を野菜として料理に用いる。→しちみとうがらし，はとうがらし，ピーマン

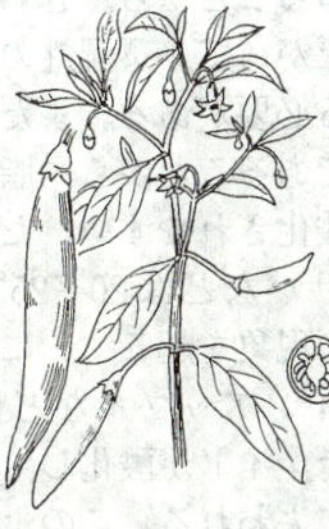

とうがらし

とうがん　冬瓜　[Wax gourd, White gourd, Chinese perserving melon]　ウリ科に属する果菜で，とうが，かもうりともいう。熱帯アジア原産。わが国での生産量は少ないが，熱帯，亜熱帯では重要な野菜である。〔形態〕果実は大形の長円形をなし，30 cm くらいにもなる。〔品種〕在来種，早生とうがん，琉球種などがある。〔用途・調理〕かぼちゃと同一であるが，味が淡白である。中華料理，あんかけ，吸い物，蒸し物などにしたり，漬け物または砂糖漬けにもする。〔成分〕ビタミン，ミネラルともに少なく，ビタミン C を 39 mg/100 g，葉酸を 26 μg/100 g 含む程度である。種子は漢方で用いられ，利尿剤などに使われる。→うりるい

とうきび　唐黍　→とうもろこし

どうクロロフィル　銅クロロフィル　[Copper chlorophyll]　食品添加物の着色料の一種である。葉緑素（クロロフィル）中の Mg が Cu と置換したもので，安定な緑色を呈する。〔性質〕ダークグリーン色の粉末か粘稠な物質で，特有のにおいがある。水に溶けず，アルコール，エーテルに溶ける。クロロフィル a および b の混合物である。〔製法〕蚕糞やアルファルファなどからアセトンなどによりクロロフィルを抽出し，塩化第二銅のメタノール溶液を加え，銅置換させてつくる。〔使用法〕現在，安定な緑色を示すため，チューインガムの着色のほか，銅クロロフィリンナトリウム（$-COOC_{22}H_{39}$ をアルカリ性で$-COONa$ としたもの）と似た食品に使用される。銅クロロフィリンナトリウムは水溶性の緑色色素で，チューインガム，野菜・果実の貯蔵品，昆布，みつ豆の缶詰め，プラスチック詰め寒天などに使用する。

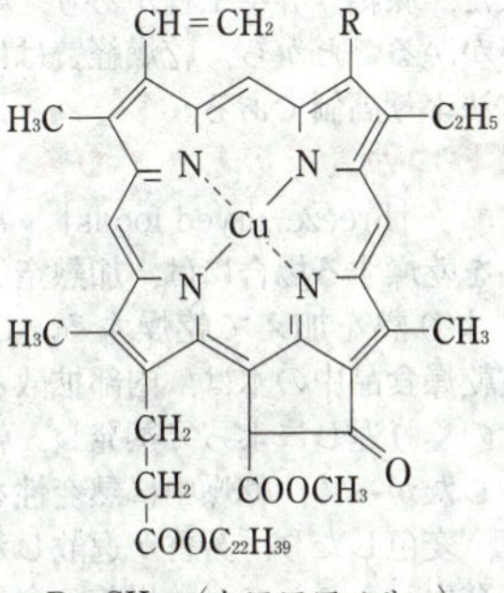

R：CH_3（クロロフィル a）
R：CHO（クロロフィル b）
銅クロロフィルの構造

とう

とうけつかんそう　凍結乾燥 [Freeze drying] 〔原理〕通常の常圧下における乾燥は，水が水蒸気となり蒸発することにより進むが，凍っている食品は氷→水→水蒸気の順に変化して乾燥が進む。しかし，氷を 4.6 mmHg（Torr，トル）以下の真空中に置くと，氷→水→水蒸気の変化ではなく，氷→水蒸気という変化を示す。すなわち，氷の昇華（蒸発）により乾燥が行われる。このような物理現象を利用する乾燥方法が凍結乾燥である。〔方法〕食品の凍結乾燥の場合は，食品を－40～－30℃で冷凍食品製造の場合と同様に急速凍結（予備凍結という）し，これを 0.01～1 mmHg 程度の真空中に入れると食品中の氷が昇華し，－30℃前後の温度から常温にいたるまでに乾燥が終了する方法である。氷の昇華で乾燥が行われるので，食品の品温は 0℃以下の低温で乾燥が進み，乾燥中に食品は物理的にも化学的にも変化を受けないため，色，味，芳香，ビタミン類，および形状が変化することなしに乾燥食品となる。また，水分 2％程度まで容易に乾燥できる。さらに，多孔質な構造になるために，復元性のよい乾燥食品が得られる。凍結真空乾燥，冷凍真空乾燥，冷凍乾燥ともいわれるが，一般的には凍結乾燥といわれる。現時点の乾燥方法のうちでは，もっとも品質のよい乾燥食品が得られる方法で，各種の食品の乾燥に利用されている。ただ，凍結，昇華工程があり，乾燥に時間がかかることから，乾燥経費はほかの乾燥方法より高価である。

とうけつかんそうしょくひん　凍結乾燥食品 [Freeze-dryed foods] 常圧下で食品を乾燥する場合には，加熱空気，加熱板により熱を加えて乾燥する。この場合，被乾燥食品中の水は，内部拡散と表面蒸発とのくり返しによって蒸発し，乾燥される。したがって，乾燥中に熱変性を受けて着色，変色したり，芳香が逸散したり，異臭が発生したりして，乾燥前の食品の特徴を失うことが多い。また，乾燥中に変形したり，収縮したりして，使用する場合に水や湯に浸漬しても復元する速度が遅い。凍結乾燥は，これらの常圧下における加熱乾燥の欠点なしに乾燥することができ，すぐれた品質の乾燥食品が得られる（→とうけつかんそう）。凍結乾燥方法を採用して製造された食品が凍結乾燥食品である。〔利用範囲〕凍結乾燥はすべての食品に応用できるが，凍結によって物理的な変性（テクスチャーの変化）が大きな生のキャベツ，はくさい，セロリ，みかん，魚の卵などは適さない。〔種類〕現在，凍結乾燥されているおもな食品は，牛肉，豚肉，鶏肉，エビ，カニ，サケ，卵，マッシュルーム，なめこ，ほうれん草，ねぎ，にんじん，コーヒー，紅茶，緑茶，味噌，シチュー，カレー，サンドイッチ用各種ペーストまたはスプレッド，すき焼き，八宝菜など種々あり，即席の調理済み食品の素材に多く使用されている（即席麺類，お茶漬けの素，ふりかけ類，即席吸物類）。1965 年ごろまでは，ほかの乾燥食品と比較して非常に高価であるといわれたが，今日では約 30％程度高い程度であり，品質が非常にすぐれているので広く利用されている。〔貯蔵上の注意〕凍結乾燥食品は水分 2％程度以下まで乾燥されており，しかも多孔質であることから，きわめて吸湿性が高い。したがって，透湿性のない包装材料に包装する必要がある。また，多孔質であり低水分であることから，脂質および脂溶性成分が酸化されやすい。たとえば，水煮のサケ，サバなどは 20～25℃，2～3 週間で油焼けの現象を起こす。にんじん，かぼちゃ，パインアップルなどは貯蔵中に徐々にカロテノイドが酸化し，それぞれの美しい色調が失われる。このような酸化の防止には，乾燥前に酸化防止剤を添加したり，α-でんぷん，カゼイン，ソルビット，グリセリンなどを添加して乾燥し，乾燥後は酸素透過性のない包装材料で包装し，さらに包装容器内の空気を窒素で置換したりしておく（残存酸素 1％以下が望ましい）必要がある。酸化防止法のひとつとして，気化しやすい酸化防止剤を紙あるいは多孔質板に吸着させたものを，包装密封の際に入れておく間接添加法もある。また，1975年ごろから開発された脱酸素剤（酸素吸着剤）を同封することにより，酸化が防止できる。

とうけつちょぞう　凍結貯蔵　[Freeze storage]　冷凍食品，冷凍魚，冷凍肉（枝肉，ブロック肉）は，－15℃以下の温度で貯蔵される。すなわち，凍結した食品を凍結状態で貯蔵，冷蔵することを凍結貯蔵という。凍結した食品の凍結貯蔵中の品質変化は，貯蔵温度によって大きく左右される。たとえば，桃，ほうれん草，ブロッコリー，ローストビーフなどは，－12℃で貯蔵すると6～8か月の貯蔵期間であるが，－18℃で貯蔵すると14～24か月の貯蔵期間となる。同じ温度（例：－18℃）でも脂肪の多い魚や肉類は，少ないものと比較して4か月も貯蔵期間は短い。冷凍マグロは，とくに温度により品質変化の程度が異なり，－18℃では約1か月でミオグロビンが減少し，新鮮な色調が消失してしまうが，－45～－35℃では数か月間，新鮮な色調をとどめている。いずれの凍結品でも，－15℃以上では脂肪および脂溶性成分の酸化や，氷結晶の成長，pHの変化などにより，色調やテクスチャーなどが変化し，品質，風味は低下してしまう。したがって，冷凍食品業界では，－18℃以下の貯蔵と流通を自主的に行っている。→れいとうしょくひん

とうけつふんさい　凍結粉砕　[Cryo-milling]　低温粉砕ともいわれ，被粉砕物（砕料）を0℃以下に冷却し，粉砕する方法をいう。砕料が熱可塑性をもっている，強靭である，弾性や粘性が高い，高水分である，などの理由により常温では粉砕が困難なものでも，低い温度に冷却して脆（ぜい）弱性を与えると，容易に粉砕することができる。食品の場合には，粉砕にともなう発熱による変質，酸化，香気成分の揮散があるもの（こしょう，ナツメグ，わさびなどの香辛料，コーヒー，緑茶など），通常の粉砕方法では微粉砕できないもの（米，大豆，魚，肉および臓器，鶏のがらなど）などは－100～－30℃に冷却してから粉砕すると，品質を変化させることなしに食品の特徴を保持し，微粉砕することができる。食品の冷却および粉砕機の冷却には液体窒素が使用される。粉砕に必要な液体窒素は，砕料1に対し1.5～2.0である。

とうけつらん　凍結卵　[Frozen egg]　液状卵を凍結したものであり，貯蔵性は高い。凍結は通常－30℃～－20℃で行われ，－15℃前後で貯蔵される。凍結卵を解凍する場合には，常温で行うと時間がかかるので，ふつうは15～20℃の流水中で行われる。〔凍結による卵成分の変化〕凍結貯蔵は液状卵の貯蔵性を高める上で有利であるが，凍結により，卵白あるいは卵黄の特性も変化する。たとえば，卵白を凍結解凍すると，濃厚卵白は水様化し，卵白の泡立ち性は低下する。しかし，卵成分の凍結による変化のなかでとくに重要なものは，卵黄のゲル化現象である。解凍後の卵黄は，多くの場合，粘度が高くなり，極端な場合には流動性を失ってゲル化する。この変化を防ぐために，ふつう，凍結前の卵黄に食塩（3～5%）や砂糖（10%以上）を加えてから凍結が行われている。

とうししつ　糖脂質　[Glycolipid]　→ししつ

とうちゅうかそう　冬虫夏草　昆虫やきのこ，クモなどに寄生して，その体から子実体を発生させる菌類の総称。分類上は子のう菌亜目の *Cordyceps* 属や *Torrubiella* 属，不完全菌亜目の *Isaria* 属などが関係する。世界に約300種ある。〔名前の由来〕冬は虫の状態であるものが，夏になるとその体からきのこ（子座）が発達し，草になるという考えから付けられた。もとは中国で，四川，雲南からチベット，ネパールにかけて分布する *C. sinensis* に対して与

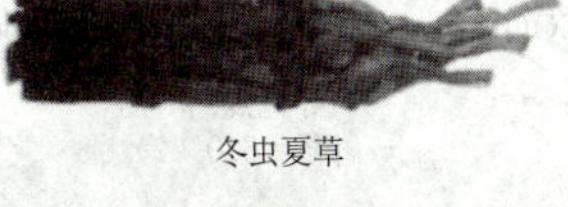

冬虫夏草

えられていた。〔薬用〕中国産の *C. sinensis*, *C. sobolifera* などは，乾燥して強精の漢方薬とすることで有名。〔調理〕*C. sinensis* は鴨の肉とともに蒸したり，煮物やスープの材料として食用にされる。

とうでんてん　等電点　[Isoelectric point]　〔定義〕分子中に酸性基（H^+を出す）と塩基性基（H^+を引き付ける）が共存した場合，あるいはコロイド粒子などで電気二重層が存在した場合，その電荷の総和がゼロになったときの，その溶液の水素イオン濃度（pH）を等電点という。〔例〕中性アミノ酸のアラニンでは，図のように等電点では-COO^-と-NH_3^+が等しく，すべて分子内塩の形を保っている。それより低いpHではNH_3^+が増え，COO^-が減少する。グルタミン酸のような酸性アミノ酸の等電点はさらに低くなり3.2，逆にリジンのような塩基性アミノ酸では9.6となる。等電点付近でそのアミノ酸の水への溶解度は極小となるから，pHを調節することによってアミノ酸を水から沈殿させ，分離することができる。アミノ酸がペプチド結合によってつながったたんぱく質では，アミノ酸残基にある極性基のうち酸性解離をするのは，前述のグルタミン酸やアスパラギン酸に由来するカルボキシル基のほか，チロシンのフェノール性水酸基，システインのメルカプト基がある。一方，リジンなどのアミノ基以外には，塩基性解離基としてヒスチジンのイミダゾール基，アルギニンのグアニジル基がある。これらの極性基がポリペプチド鎖上に分布しているとき，その電荷の総和がゼロとなるpHが，たんぱく質の等電点である。電荷の変化（pHの変化）によってたんぱく質の高次構造は変化し，変性，沈殿などが起こる。たんぱく食品の加工・調理には，このような現象が広く利用されている。〔応用〕食品工業への応用例としては，たとえば，脱脂大豆から大豆分離たんぱくを製造する方法は，この原理によっている。

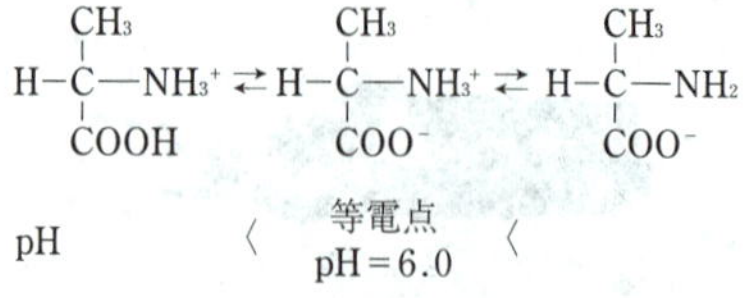

とうど　糖度　砂糖の含量を百分率（%）で表したもので，さまざまな測定法がある。〔施光計による糖度〕砂糖の品位表示法としておもに用いられるもので，砂糖を検糖計（saccharimeter）で測定した直接施光度の数字をショ糖分%として表す。純粋な砂糖では施光度による数字とショ糖分%とでは同一であるが，転化糖などを含んでいるものでは多少異なってくる。〔屈折計による糖度〕おもに缶・瓶詰などの糖分の検定に用いられるもので，屈折計から換算表によりショ糖分を求める場合と，屈折計示度がただちに糖分%を表しているものとがある。この場合も，純粋なショ糖であれば，ただちに含有ショ糖分が現れるが，果実の缶・瓶詰などのように，ほかの糖，酸などを含んでいるものは，その影響により正しいショ糖分含量を示さない。しかし，ふつう缶・瓶詰の内容規格では，屈折計示度をもって糖度を規定している。〔比重計による糖度〕ブリックス比重計は15.6℃，ボーリング比重計は17.5℃において測定した値から換算法によりショ糖分%を求めるか，または比重計の度盛りがショ糖の含量%を示したものである。これも上述同様，純粋なショ糖のみを含むものでなければ正確なショ糖分%を示さない。

とうな　唐菜　漬け菜の一種である長崎はくさい群をさしていう。徳川時代に長崎を経由して中国から渡来したと考えられる。長崎に土着して長崎はくさいとなり，関東地方に土着したものはちりめんはくさい（唐人菜）となった。葉のふちが外側にまくれ，表面はちりめん状のしわがある。中ろくは広く多肉でやわらかく，漬け物，煮物に適する。〔成分〕100 g中，水分93.9 g，たんぱく質1.3 g，炭水化物2.6 g，食物繊維2.2 g，灰分1.8 g，Ca 140 mg，P 37 mg，Fe 2.3 mg，Na 21 mg，K 300 mg，ビタミンA 160 μgレチノール当量，ビタミン C 88 mg。

とうなす　唐茄子　→かぼちゃ

とうにゅう　豆乳　[Soy milk]　〔製法〕一晩水に漬けた大豆を水びきし，さらに水を加えて加熱し，布袋でおからを取り分けた乳濁液である。〔利用〕最近，わが国における豆乳の消費が急速にのびている。これは，消費者の健康指向の影響もあるが，豆臭を除去する技術（リポキシゲナーゼを熱分解させる）が進んだことと無菌充てんにより保存性が高まったためである。濃縮して乾燥したものも市販されている。〔成分〕豆乳は大豆のたんぱく質，油を主成分とし，さらに糖類，ビタミン B_1 も含む。中国では昔から豆乳が普及しているが，そのほかの国でも，たんぱく飲料として，あるいは牛乳代用として用いているところがある。豆乳臭を除くには，摩砕前に加熱でリポキシゲナーゼを破壊するか，コーヒー，乳酸菌の添加が有効である。日本農林規格（JAS 規格）が定められており，豆乳，調製豆乳，豆乳飲料，大豆たんぱく飲料に分類されている。大豆固形分 8％以上（大豆たんぱく質換算 3.8％以上）のものを豆乳と規定している。→ちょうせいとうにゅう，とうにゅういんりょう

とうにゅういんりょう　豆乳飲料　日本農林規格（JAS 規格）によると，1）調製豆乳液または調製脱脂大豆豆乳液に粉末大豆たんぱくを加えた乳状の飲料（調整粉末大豆豆乳液）であって，大豆固形分が 4％以上のもの，2）大豆豆乳液，調製豆乳液，調製脱脂大豆豆乳液，調整粉末大豆豆乳液に，果実の搾汁，野菜の搾汁，乳または乳製品，穀類粉末などの風味原料を加えた乳状の飲料で，大豆固形分 4％以上（果実の搾汁の原材料に占める重量の割合が 5％以上 10％未満のものにあっては 2％以上）のもの，とされている。なお，風味原料の固形分が大豆固形分より少なく，かつ，果実の搾汁を加えたものにあっては，果実の搾汁の原材料に占める重量の割合が 10％未満であり，乳または乳製品を加えたものにあっては乳固形分が 3％未満，かつ乳酸菌飲料でないものにかぎる，となっている。

とうのいも　唐の芋　→さといも

とうばにく　東坡肉　→トンポーロウ

とうふ　豆腐　[Tofu, Soybean curd]　味噌，醤油，納豆と並んで大豆の食べ方としてはもっともすぐれたもののひとつ。消化率は煮大豆などよりはるかによい。〔由来〕中国から伝わったものである。〔製法〕豆腐をつくるには，おおよそつぎの順序で行う。1）よく水洗いした大豆を水に一晩漬け，これを少量の水を滴々加えながら粉砕機にかけ，どろどろの状態にする。2）これにさらに水を数倍加えて加熱する。加熱は釜で煮るか，ボイラーで生蒸気を吹き込む。このようにしてできたものがご（呉）である。3）つぎに，ごがさめないうちに布でこし，おからを分け，豆乳を得る。4）豆乳に凝固剤として硫酸カルシウム（すまし粉）を水に懸濁させて適量（大豆に対して約 2～3％）を加えて静かに放置し，たんぱく質を凝固させる。凝固剤の添加は，豆乳が熱いうちに行う。5）上澄み液を捨てて凝固物をていねいにくみ取り，周囲に孔のあいた長方形の型箱に流し込んで，ふたと重石をして水をきる。型箱にはあらかじめ薄い布を内面に敷いておく。6）じゅうぶん押したらふたを取り，水のなかで型箱から豆腐を取り出す。流水中にしばらくおき，過剰な凝固剤を溶かし去ってから食用に供する。この種の豆腐を普通豆腐といい，木綿豆腐ともよんで，つぎに述べる絹ごし豆腐と区別する。〔木綿豆腐〕豆腐の外側に布目が付くことから「もめん」の名が付いたものと考えられる。以上の工程をまとめると，図（p.684）のとおりである。このようなつくり方で，大豆 1 kg から豆腐が 14～15 丁できる（1 丁の目方は約 300 g）。凝固剤は，昔はにがりが用いられたが，今は前記した硫酸カルシウムが多い。〔木綿豆腐の成分〕大豆の油は豆乳中に分散されているが，豆腐をつくるときに大部分がたんぱく質に包まれて豆腐中に含まれる。したがっ

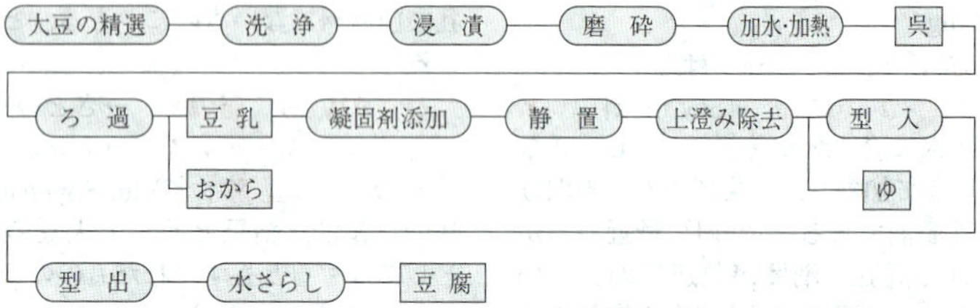

木綿豆腐の製造工程

て，豆腐はたんぱく質と脂質に富んだ食品である。また，豆腐は凝固剤にカルシウム塩を使うので，カルシウムの給源ともなる。豆乳中の成分で凝固剤により固まらない物質，たとえばビタミンB_1，糖，一部のたんぱく質は，ゆとして捨てられる。したがって，大豆にはビタミンB_1が多くあっても，豆腐には少ない。〔絹ごし豆腐〕濃い豆乳を使い，孔のない型箱のなかで全体を固めたもので，舌触りがよい。また，ゆをとらないので，栄養的にすぐれているが，豆乳が薄いとやわらかすぎて取り扱いが不便である。豆乳を絹ごし用より多少薄くして，これを桶のなかで絹ごし状に凝固させた後，木綿豆腐用の箱型に移して押しをし，ゆを多少取ったものがソフト豆腐などの名前でつくられている。舌触りが滑らかで，かつ絹ごしほどやわらかくないので扱いやすい。また，絹ごし用の濃い豆乳を冷ましてから凝固剤といっしょにポリプロピレン製の容器に入れ，密封後加熱凝固されたものが充てん豆腐または包装豆腐である。手を直接触れないので衛生的で，ある程度の保存性があり，遠距離輸送ができる。凝固剤にグルコノデルタラクトンが用いられる。〔おから〕水に不溶のたんぱく質と炭水化物よりなるが，おもに家畜の飼料となる。〔製造規模〕豆腐の製造は，現在，1日の大豆処理量が60 kg以下の小規模で行われている。これは豆腐が輸送貯蔵がきかず，大量生産がむずかしいためである。しかし，最近，包装容器の発達とコールドチェーンの普及で，規模が大きく1日の生産量も多い工場も姿をみせている。とくに，充てん豆腐，油揚げ類でいちじるしい。→あぶらあげ，がんもどき，きぬごしどうふ，ぎょうこざい，だいず，なまあげ，やきどうふ

とうふちくわ　豆腐竹輪　豆腐と魚のすり身とを混ぜてつくったちくわのこと。〔製造〕あらかじめ豆腐を突きくずし，これに食塩を加えてよく混ぜたものを魚のすり身に加え，混合擂潰（らいかい：すりつぶし）を続けた後，竹の棒に巻き付けて蒸す，もしくは焼きあげたものである。〔特徴〕魚肉にはトビウオなどが使われるが，豆腐を加えることによりやわらかくなり，かつ魚のにおいが薄くなる。〔産地〕山陰地方，とくに鳥取県に多い。〔成分〕日本食品標準成分表2010によると，豆腐2，魚すり身1の割合でできた豆腐ちくわ（蒸し）には，100 g中，水分71.6 g，たんぱく質14.9 g，脂肪4.4 g，炭水化物6.7 g，灰分2.4 g（食塩相当量1.9 g）で，ビタミンとしてB_1，B_2，ナイアシンなどが含まれる。〔種類〕ところによっては魚のすり身を用いず，豆腐と食塩だけでつくられる。

どうぶつせいしぜんどく　動物性自然毒　動物（おもに魚介類）を人が食べた場合に食中毒を起こすものがある。この原因となる動物に含まれる有毒成分を，動物性自然毒という。動物性自然毒の代表的なものとしてフグの毒があげられるが，フグ毒をもつ魚類はマフグ科に集中している。食用とされるフグは十三種であるが，まったく無毒なものはサバフグとカワフグの二種だけで，ほかの食用フグは，多かれ少なかれ毒をもっている。卵巣と肝臓の毒性がもっとも高く，その出現頻度も高い。日本

産フグの筋肉はほとんど無毒であるが，熱帯・亜熱帯産のものには筋肉の毒性が強いものが多く，無毒なサバフグと間違えた熱帯産の毒サバフグでの中毒例がある。フグの毒はテトロドトキシン（tetrodotoxin）であるが，分類上かけ離れた動物種の肉食性巻き貝のバイ，ボウシュウボラ，ツムギハゼ，ヒョウモンダコにも分布していることが明らかになり，毒はフグ自身で生産しているのではなく，外因性で餌に由来するものと考えられている。シガテラ（ciguatera）は熱帯・亜熱帯地域の主としてサンゴ礁の周辺に生息する魚によって起こる死亡率の低い食中毒の総称として用いられてきたが，現在では，主要毒であるシガトキシン（cigatoxin）とその関連毒によって起こる食中毒と定義されている。毒をもつ魚は，ニザダイ科の草食魚とフエダイ科などの肉食魚に限られ，肝臓の毒性がもっとも強い。シガテラ毒魚の特徴は，毒性にいちじるしい個体差，地域差および年変化があることである。シガテラ中毒の原因として，シガトキシンが主体と一般に認められており，そのほか，スカリトキシン（scaritoxin），マイトトキシン（maitotoxin）が知られている。シガテラの毒化原因も外因性で，魚が摂取する餌生物に由来することが，ほぼ明らかにされている。貝類は古くから種々の食中毒を起こしている。まひ性貝毒による中毒原因種として，ハマグリ類，イガイ類，ホタテ貝類，カキ，アサリなどの二枚貝に多い。原因物質はプランクトンの一種である渦鞭毛藻の *Ctonyaulax catenella* で，これを餌とすることにより貝類に蓄積され，毒化されることがわかっている。二枚貝における毒の体内分布と毒性の持続期間は，貝の種類によっていちじるしく異なるが，大部分の二枚貝は毒を中腸腺に蓄積する。毒成分としては，サキシトキシン（saxitoxin），ネオサキシトキシン（neosaxitoxin），ゴニオトキシンⅠ～Ⅷ（gonyautoxin）が知られている。下痢性貝毒の中毒原因種はムラサキ貝，ホタテ貝，アカザラ貝，コタマ貝などの二枚貝である。毒化原因は，これら二枚貝が渦鞭毛藻の *Dinophysis forii* を摂取し，毒を中腸腺に蓄積するためである。ムラサキ貝の中腸腺からジノフィシストキシン-1と-2（dinophysistoxin）が得られている。肉食性巻き貝のバイ（*Babylonia japonica*）による中毒も起きているが，その原因物質として，スルガトキシン（surugatoxin），ネオスルガトキシン（neosurugatoxin），テトロドトキシンが知られている。

どうぶつせいしょくひん　動物性食品 ［Animal source foods］　魚介類，獣鳥肉，乳および乳製品，卵類などを総称して動物性食品という。〔成分〕これらは，たんぱく質，脂質，ビタミン，無機類に富む，栄養価の高い食品である。〔摂取方法〕動物性食品は，生で食べるほかに，乾燥，塩漬などの加工処理を加えたり，加熱処理して摂取することが多い。→しょくぶつせいしょくひん

どうぶつせいたんぱくしつ　動物性たんぱく質 ［Animal protein］　→たんぱくしつ

どうぶつせいゆし　動物性油脂 ［Animal fats and oils］　動物から採取される油脂を動物性油脂というが，大別して海産と陸産の二種に分けられる。〔海産動物油脂〕1）魚油（fish oil）：イワシ油，ニシン油，

おもな動物性油脂の性質

油脂名	融点（℃）	けん化価	ヨウ素価	主要脂肪酸
牛　脂	40～50	190～200	32～ 47	オレイン酸，パルミチン酸，ステアリン酸
豚　脂	28～48	193～200	46～ 66	オレイン酸，パルミチン酸
バター脂	28～38	218～235	25～ 47	酪酸～ステアリン酸，オレイン酸
イワシ油	—	194～196	180～187	$C_{20:5}$，$C_{22:6}$
タラ肝油	—	182～188	184～166	$C_{20:5}$，$C_{22:6}$

サバ油，サンマ油など。2）肝油（liver oil）：タラ肝油，サメ肝油，イカ肝油。3）海獣油：クジラ油，イルカ油。これらは高度不飽和酸を含むものが多く，硬化油とした後，食用とすることが多い。〔陸産動物油脂〕1）動物油：牛脚油。2）動物脂：牛脂，豚脂，羊脂，バター脂。→しょくぶつせいゆし，しょくようゆし，ゆし

とうふよう　豆腐餻　沖縄で生産される独特な豆腐の発酵食品。かためにつくった豆腐を小さな角型に切り，陰干しして乾燥する。紅麹菌や黄麹菌を生育させた米麹を用い，少量の食塩と泡盛を混和し，麹の軟化後破砕してもろみを調製する。乾燥した豆腐をこのもろみに漬け込み，2〜4か月熟成する。豆腐は乾燥工程中に付着した微生物やもろみの作用によりたんぱく質が分解して組織がなめらかになりチーズ様になる。

とうまんじゅう　唐饅頭　焼き菓子の一種で，愛媛県宇和島市と香川県豊浜町の名物菓子として有名である。〔製法〕あめを水で溶いて炭酸アンモニアを混ぜ合わせ，小麦粉を加えてよくこねる。一方，黒糖を固まらないようにしながらすりごまを混ぜ，これを中あんにして前記の種皮で包み，円形，小判型などに扁平にのばし，下火の強い天火で焼く。円形は直径 8 cm，厚さ 1 cm，小判型は長さ 8 cm，幅 5 cm，厚さ 1 cm で，表裏ともに焼き色を付けるが，側面は白色を保ち，やわらかい感じを出す。黒糖を中あんにしているのが特色で，貯蔵に耐える淡泊な風味ある菓子である。

とうみつ　糖蜜　［Refinery molasses］白下（シロシタ）を遠心分離して分蜜糖結晶をとった際，また氷砂糖をつくる際に分離される母液，すなわち精製糖蜜，氷糖蜜（ひょうとうみつ）のことで，単にみつともいい，廃糖蜜と違ってそのままで食用にすることができるので食用糖蜜ともいう。〔性状〕一般に淡黄色の透明な粘稠の糖液である。〔成分〕水分 20〜30％，糖分 60〜70％（うち，ショ糖 20〜30％，還元糖 30〜50％），灰分 5〜10％，有機非糖分 2〜3％である。〔用途〕駄菓子や生地の練り込み用，ジャムの原料に用いたり，そのほか，くずもち，あべ川もち，ホットケーキなどにふりかけて食べる。アルコール原料となることもある。夏は自然発酵して容器から溢れ出すことがあるので，ときどき加熱殺菌して貯蔵するとよい。→モラッセス

トウミョウ　豆苗　えんどうの若芽を摘んだもの。中国野菜のひとつとして，わが国に専用品種が導入された。〔栽培〕秋まきし，春に収穫する。草丈が 20 cm 前後になったとき，つる先の若い茎葉を 5〜6 cm 摘みとり食用とする。〔成分〕ビタミン A, C に富む。〔用途〕えんどう特有の匂いがあり，炒め物，スープ，あんかけの色合いとする。

どうみょうじだね　道明寺種　菓子だねの一種で，道明寺糒（どうみょうじほしいい）および道明寺粉の略称である。〔製法〕もち米を数時間水に浸してから水きりをし，蒸してござの上に広げ，乾燥させてから石臼で粗づきし，ふるい分けて大粗，中粗，小粗の三種類に分類したものである。〔起源〕道明寺とは，大阪の南河内郡道明寺村（現，藤井寺市）から出た名称で，昔，この村にあった土師寺で天満宮の饌飯の下がりを乾燥貯蔵するようになったのが起源といわれ，軍糧や旅の持ち物などとして重用されていたといわれている。〔用途〕主として，椿もち，桜もち，道明寺かん，道明寺おはぎなどに使用される。

どうみょうじほしいい　道明寺糒　精白したもち米を水洗いし，水浸，水きりして蒸し，乾燥させたものである。これを 2 つ割り，3 つ割りにしたものを道明寺だね（種），あるいは道明寺粉といい，椿もちや桜もちの生地，道明寺ちまきなどに使用される。→どうみょうじだね

とうめん　豆麺　中国，とくに北部でつくられる麺の一種で，粉条子（ファンチャオズ）または豆粉（ターフン）とよばれる。〔種類〕緑豆の粉を原料にしたものが粉条子，緑豆からとったでんぷんを原料にしたものが豆粉であるが，現在は豆粉の

ほうが生産が多い。さらに豆粉の原料として，緑豆でんぷんの代わりに一部または全部をじゃがいもでんぷんを用いたものが，ふつうとなっている。〔製法〕でんぷんは，分離後，間もないものを用い，これを50℃前後に温めておく。別に糊状のでんぷんをつくり，両者を練り合わせて練り粉をつくる。これを底に1～1.5 cmの孔のある器に入れ，平手で打ちながら熱湯中に押し出す。孔から糸状になって出たものは，熱湯中で凝固する。煮えて浮き上がったものを冷水タンクに移し，これを棒ですくい上げ，天気のよい時期に天日乾燥をする。外気の低温で凍結させると容易に脱水するので，乾燥が早い。緑豆の粉を原料にした粉条子のほうが風味がよいといわれる。わが国では，じゃがいも，またはさつまいもでんぷんを原料とし，同じようなつくり方で春雨がつくられている。→はるさめ

とうもろこし　玉蜀黍　[Corn, Maize]
学名は*Zea mays*。とうきびともいう。〔産地〕世界各地で生産され，生育期間が短いので，かなり高緯度の土地や高地でも夏の高温を利用してつくられている。世界の総生産量は8億t以上に達する。アメリカがもっとも多く，中西部にはいわゆるコーンベルトと称されるとうもろこし生産地帯が広がっている。中国，ブラジルなどがこれについでいる。近年，害虫抵抗性の形質を付与した遺伝子組換えとうもろこしが生産されている。〔種類〕とうもろこしは粒の性状によって，馬歯種（デント），硬粒種（フリント），柔軟種（ソフト），甘味種（スイート），爆裂種（ポップ）などに大別される。馬歯種は粒の頂部に凹溝があって馬の歯のようで，多収穫である。でんぷん製造に適し，また飼料用に使われている。硬粒種は粒が扁平で丸く，表面がなめらかで，光沢があり，成熟したものは非常にかたい。完熟後乾燥して，ひき割りまたは粉末にして食用に供し，未熟なものは煮たり，焼いたりして食べる。また飼料としては組織がかたいので，馬歯種に劣る。柔軟種はでんぷん製造に適し，甘味種は完熟前に煮たり，焼いたりして食べ，また缶詰にする。爆裂種はいわゆるはぜとうもろこしで粒が小さく，加熱すると急に爆裂して胚乳が白く露出し，いわゆるポップコーンができる。〔生産〕わが国ではおもに甘味種（スイートコーン）を年間23万t程度栽培している（2010年）。とうもろこしのおもな用途は，飼料や異性化糖の原料で，年間1,600万t程度を輸入している。〔とうもろこし粒の構成〕とうもろこしの粒は胚乳と胚芽と外皮とからなり，胚乳は外側のかたいガラス質の部分と内側の粉状質の部分とがある。そしてその割合は品種により違う。胚芽はほかの穀実に比べて占める割合が大きく，粒の10％以上の重量を占める。〔成分〕とうもろこしは100 g中，たんぱく質を8.6 g，炭水化物を70.6 g含む。脂質は5 gであるがとくに胚芽部に多く，ここでは35％程度含まれ，とうもろこし油の原料となる。とうもろこしの主要たんぱく質ツェイン（zein）はトリプトファン，リジンのような必須アミノ酸が少なく，栄養的に欠陥がある。とうもろこしの脂質にはビタミンAの前駆体であるクリプトキサンチンが含まれ，黄色味の強いものほどこれが多い。またビタミンEも含まれる。〔用途〕とうもろこしからでんぷんをとるには，亜硫酸水に浸漬してから水びきをし，そのとき遊離するでんぷん粒を捕集する。胚芽はこの際できるだけ粉砕しないようにし，これだけを集めて乾燥し，前記のようにとうもろこし油をとる。とうもろこしは，また小麦をひくようにロールで少

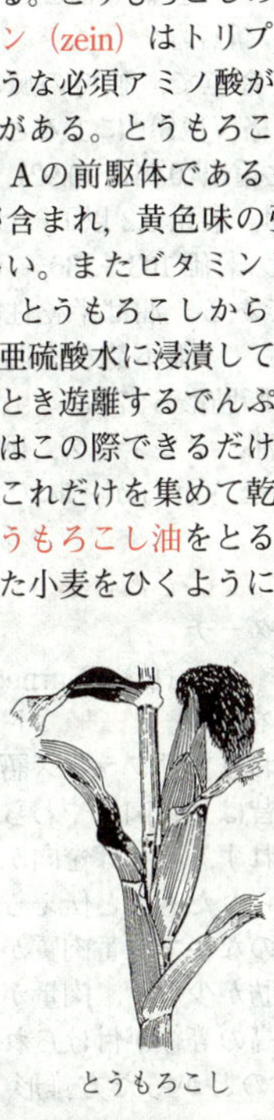
とうもろこし

しずつ砕き，その間外皮と胚芽をふるい分けてコーンミールをつくる。コーンミールはかゆ状にしてミルク料理としたり，小麦粉と混ぜて製菓，製パンに用いたりする。このときも胚芽だけを集めて製油原料とする。とうもろこしをあらかじめ煎ってからひき割り，麦芽液につけて焙焼し，さらにロールの間で圧扁すると，いわゆるコーンフレークスができ，牛乳を混ぜて食べたり，スナック菓子に加工されたりする。とうもろこしを粉砕して皮と胚芽を除き，胚乳の部分だけを粒状に分離したものをコーングリッツとよび，味噌，ビール，スナック食品などの原料として用いられる。

とうもろこしあぶら　玉蜀黍油
[Corn oil]〔原料〕とうもろこしの胚芽（含油量33～40％）から圧搾法によって採油した油である。胚芽は，主としてでんぷん製造の副産物として生じるが，製粉によりコーンミールをつくるときに分取される。〔性質〕新鮮なとうもろこし油は淡黄色ないし黄金色で，独特の風味がある。日本農林規格（JAS）によると，とうもろこし油は比重d_4^{15} 0.915～0.921，屈折率n_D^{25} 1.470～1.474，酸化0.2以下，けん化価187～195，ヨウ素価103～130，不けん化物2.0％以下である。油は半乾性油で，飽和脂肪酸13％，一価不飽和脂肪酸27.6％，多価不飽和脂肪酸54.7％。〔用途〕サラダ油，天ぷら油，マヨネーズ，硬化してマーガリン原料とされるが，味のよい油である。

とうもろこしでんぷん　玉蜀黍澱粉
→コーンスターチ

トゥルヌド　[（仏）Tournedos]　牛ヒレ肉の一部をさす。〔由来〕トゥルヌドとは，文字どおりではフランス語で後ろ向きの意味で，昔はヒレ肉はやわらかすぎて一般に賞味されず，そっぽを向かれたところから名付けられたものと伝えられている。ヒレは牛肉のなかで一番肉質がやわらかい部位で，脂肪が少なく，肉量がないため，現在では最高の等級が付けられる。〔名称〕ヒレ肉は先のとがった方錐形で，長さ50～60 cmであるが，場所により特定の名前がついている。一番太くて大きいところを4 cm厚みに切ったものをシャトーブリアン（chateaubriand）という。中央部から先のほうに近い肉を約3 cm厚さの輪切りにしたものがトゥルヌドである。この部分は，メダル形にもなるので，メダイヨン（médaillon）ともいう。ヒレ肉の先をフィレミニヨン（filet mignon）という。肉の厚さはとれるが肉の量が少ないので，ふた切れをつなげて切り，豚の背脂を紐状にしたもので十文字にピケしてステーキとする（→ピケ）。〔トゥルヌドステーキ〕ひと切れ150～170 gの肉のまわりに，厚みに合わせたベーコンひと巻きを巻き付け，その上から太糸でベーコンが離れないようにしばるか，妻揚子でとめる。豚の背脂やベーコンを用いるのはヒレ肉の脂肪と風味の不足を補うためで，このまま調味してフライパンでステーキにするか，炭火で網焼きにする。肉の表面は色よく焼き上がり，焼き面に赤い肉汁がにじみ出るくらい（ミディアム）に焼き上げる。肉の大きさに合わせてつくったパンを揚げてクルトンとし，この上に焼き上げたトゥルヌドをのせ，ソースと付け合わせの野菜を添えて供する。ベーコンは供するときに取り除くのが正式であり，外側が焦げずに仕上げられる。ソースにはベアルネーズソース（sauce béarnaise）やグラスドビアンで光沢をつけたマデラソースを使う。焼いたトゥルヌドにフォアグラとトリュフを乗せてソースをかけたものがトゥルヌド・ロッ

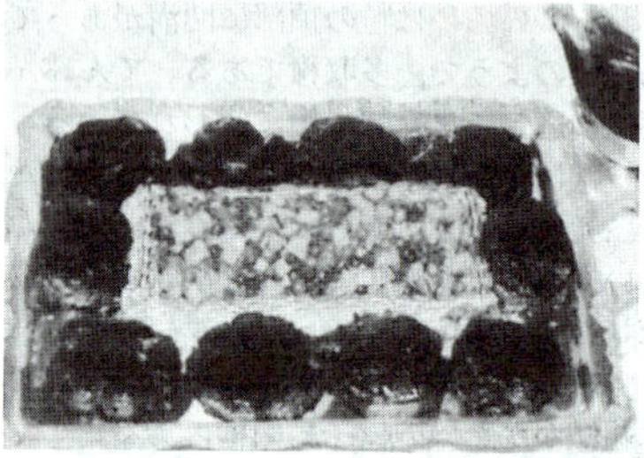

トゥルヌド（10人分盛り，マデラソース）

シーニ（Tournedos Rossini）で，音楽家のロッシーニが考案したといわれている。花キャベツの形をつくり，モルネーソースをかけて焼き色を付けたものとじゃがいものシャトーを付け合わせ，マデラソースを添えたものをデュバリー風（tournedos à la Dubarry）という。ベアルネーズソースをのせ，じゃがいものポンヌフ風フライとクレソンを付け合わせたものをアンリカートル（tournedos Henri Ⅳ）という。

トースト　[Toast]　食パンを好みの厚さに切り，両面を焼いたもの。パンは，焼き直すことにより老化しかけたでんぷんが再びα化し，やわらかく，香ばしくなる。〔焼き方〕表面が色よく焼け，中心は幾分やわらかさが残っているほうがおいしい。〔種類〕バタートースト（butter toast）：パンの両面にバターをたっぷりぬったもの。シナモントースト（cinnamon toast）：シナモンシュガー（砂糖に粉末シナモンを1/4量混ぜたもの）をバターをぬったトーストの上に多めにふりかけ，これをさらに強火のオーブンに入れてさっと焼き，砂糖が焼けて香ばしいところを供するもの。ガーリックトースト（garlic toast）：クリーム状のバターのなかに生にんにくをすりおろして加えたものをトーストの片面にぬりつけ，オーブンでもう1度，軽く焼いたもの。フレンチトースト（French toast）：牛乳，卵，砂糖などを混ぜ合わせたなかに浸したパンをフライパンで焼いたもの。

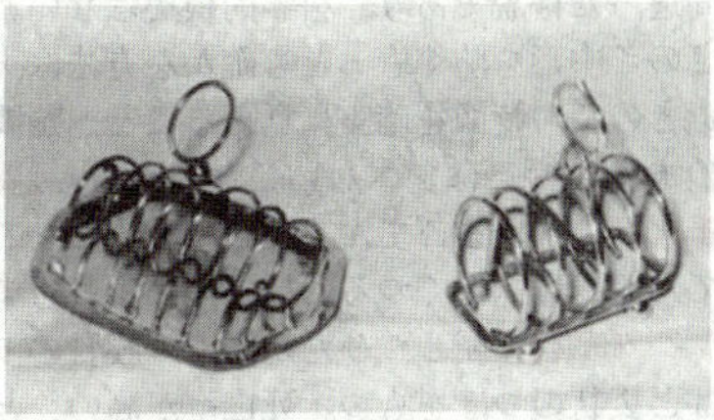

トーストホルダー（ラック）

ドーナツ　[Doughnuts]　揚げ菓子の一種で，朝食やおやつに食される。小麦粉，砂糖，卵，牛乳，バターなどを材料とし，生地（ドウ，doough）をやわらかめにまとめ，油のなかで揚げたものである。型はリング状で中央部が抜いてあるが，これは，早く火が通るようにするためである。生地がやわらかすぎるときは型抜きができないから，口金を入れた絞り袋から，油をぬったフライ返しや紙に生地をリング状に突き出した後，油のなかに入れるか，スプーンで一定量をすくい落とし，揚げる。近年はリング状でないドーナツも多い。ドーナツを揚げるときの油は新しい植物性油がよく，揚げ立ての味が最上であり，さめて時間が経つと味が落ちる。小麦粉にベーキングパウダーを加えて軽くふっくらと仕上げるが，イーストを膨張剤として使う場合もある。イーストは発酵させるのに時間がかかるが，揚げたものは風味がよく，弾力に富み，揚げ油の吸収が少なくできる。生地はやわらかいほうができ上がりがおいしい。揚げ油を熱し，160～165℃になったらリング状の生地を油のなかへ入れ，浮き上がったらときどき返し，3分前後かけて，きつね色に揚げる。揚げ油から上げたらよく油気をきり，60℃ぐらいにさめたら全体にシナモンシュガーをまぶす。変化をつけるものとして，砂糖衣で仕上げてもよい。ソフトドーナツは，機械でドーナツの生地を油のなかに押し出してつくるが，これはやわらかく，形も美しいうえに，大量生産のため安価である。市販品は，なるべく揚げ立てのものを求めるとよい。

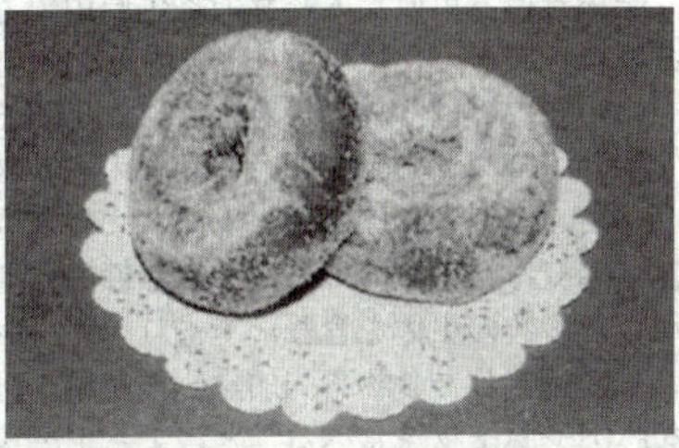

ドーナツ

ドーパ　[DOPA]　3,4-ジオキシフェニルアラニン（3,4-dioxyphenylalanine）の略称。〔存在〕マメ科植物のソラマメ属，ハッシュウマメ属，エニシダ属などに遊離の状態で存在する。アドレナリンの前駆体でもある。アルカリ性溶液中では，空気で酸化されて黒色のメラニンになる。動植物体中では，チロシンに酸化酵素チロシンヒドロキシラーゼが作用してドーパを生じる。これがさらに酵素的に酸化され，ドーパキノンを経て皮膚などのメラニンとなる。これらの酸化反応を触媒する酵素はポリフェノールオキシダーゼと総称される。植物体の損傷部が褐変するのは，フェノール類が同酵素類の作用で *o*-キノンとなり，これらが重合して褐色物質が生成するためである。

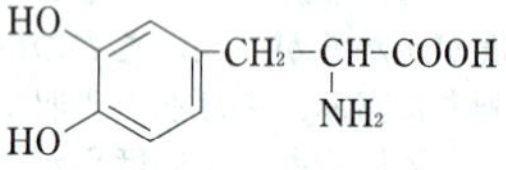

3, 4- ジオキシフェニルアラニン

トキシラズ　時知らず，時鮭　[Salmon]　サケの別名。ふつうサケは秋から冬にかけて産卵のため川を上るが，ときとして夏または春先，川へ上るものがある。北海道ではこの時期に獲れる若いサケを，トキシラズという。→サケ

トキソプラズマ・ゴンディ　[*Toxoplasma gondii*]　〔症状〕人に肺炎症状，リンパ腺炎，脈絡膜網膜炎，中枢神経障害などを引き起こすトキソプラズマ症の病原原虫である。人のほか，ほ乳動物や鳥類に広く感染し，人とこれらの動物との間で相互に伝播し得る重要な人畜共通寄生原虫でもある。〔感染経路〕人への感染源としてとくに重要なのは，猫が糞とともに排出するトキソプラズマの受精卵（とくにオーシストとよぶ）と，豚肉や豚モツに含まれる胞嚢（ふくろ状のもので，なかに無性的に増殖した多数の虫体を含む）であり，オーシストの付着した食物や，加熱処理が不十分な豚肉や豚モツを食べることによって感染する。また，感染した妊婦の胎盤を通して胎児に感染する先天性感染も知られている。〔性状・生活史〕胞嚢内の虫体は，消化管内で生まれ，細胞内に侵入して増殖する約 6 μm のごく小さい三日月形の単細胞体で，細胞や組織を破壊して重大な障害を与える。ネコ科動物が患獣，たとえば感染したねずみなどを食べたときにのみ，その消化管内で本原虫の有性生殖がみられ，その結果，受精卵ができる。これが糞便とともに外界に排出される。〔治療〕治療剤としては，スピラマイシンやサルファ剤などがあるが，治療困難な場合もある。

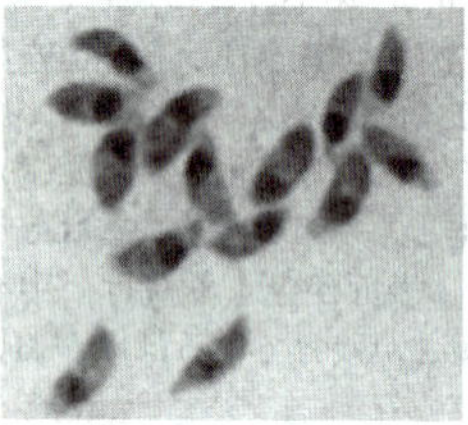

トキソプラズマ・ゴンディの
増殖期の虫体

どくきのこ　毒茸　〔種類〕わが国に産する毒きのこの種類は約 50 種。〔中毒例〕厚生労働省の統計によると，毎年 125～265 人程度がきのこによる中毒を起こす。中毒例は，つきよたけ，まつしめじ，かきしめじ（キシメジ科），いっぽんしめじ，くさうらべにたけ（イッポンシメジ科）によるものが多く，全体の約 2/3 を占める。〔誤った鑑別法〕昔から，きのこの食毒の鑑別法として，「茎が縦にさければ食用」「色が鮮やかならば毒」「悪臭があれば毒」などといわれているが，これらはいずれも間違った俗説であり，科学的根拠はない。きのこ中毒を防ぐもっとも確かな方法は，毒きのこの特徴を確実に覚えること，疑問のあるきのこは食べないことである。〔猛毒きのこ〕たまごてんぐだけ，しろたまごてんぐだけ，どくつるたけは，いずれもテングタケ科に属し，ひだが白く，膜質のつばと袋状のつぼをもつ。死亡率が高い。どくあじろがさは，食用のならたけに似ている。コレラ症状を起こすので，コレラたけという別名がある。にせくろはつはしい・かし林に密生し，肉は傷つけると白から赤に変色する。どくささこは東北，北陸，

関西の竹林に多い。肢端紅痛症状（erythromelalgia）を起こし，手足のはげしい痛みが長く続く。火傷菌ともいう。〔毒きのこ〕つきよたけは誤食される頻度がもっとも高い。茎の断面に黒いしみがあり，ひだには発光性がある。にがくりたけはくりたけに似ているが，かむと苦い。いっぽんしめじ，くさうらべにたけは，食用のうらべにほていしめじと間違いやすい。てんぐたけ，べにてんぐたけはいずれもテングタケ科に属し，傘にいぼを付け，つぼは輪状のささくれとなる。そのほか，一般的な毒きのことしては，まつしめじ，かきしめじ，しびれたけ，おわらいたけ，はなほうきたけ，しゃぐまあみがさたけなどがある。〔中毒症状〕おもに肝臓や腎臓，自律神経系，中枢神経系および消化器系に作用するものに区分できる。〔毒成分〕たまごてんぐたけには，インドール環を含む環状ペプチドであるファイロジン，α-アマニチンなどが含まれる。毒性がきわめて強く，肝臓や腎臓の組織を破壊する。どくささこの毒成分はニコチン酸誘導体，てんぐたけ，べにてんぐたけにはムスカリン，ブフオテニン，イボテン酸，ムッシモールが含まれる。つきよたけにはランプテロール，シビレタケ属のきのこにはインドール化合物のサイロシビン，サイロシンが含まれる。

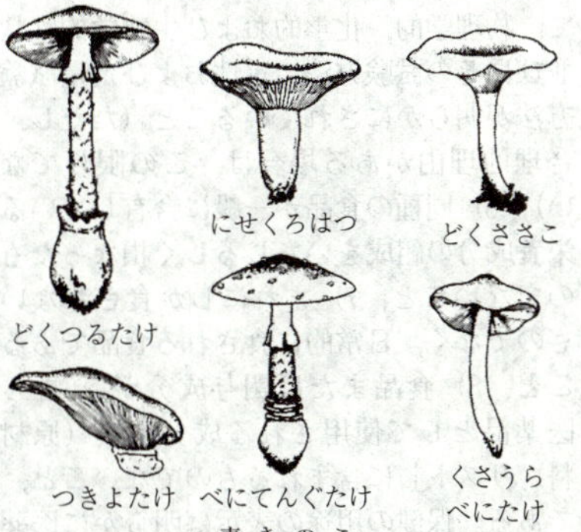

毒きのこ

どくぎょ　毒魚　魚体に毒を有し，中毒の原因となる魚と，ヒレなどに毒棘を有し，刺して毒を与える刺毒魚とを混同することが多い。刺毒魚としてはオコゼ，ミノカサゴ，アイゴ，ゴンズイ，エイなどがあげられるが，いずれも食用とするには差し支えない。食品衛生上重要なのは，食中毒を起こす魚である。〔フグ〕わが国の代表的毒魚としてあげられる。フグによる中毒は，近年，いちじるしく減少し，1980年以降の年間死亡者数は10数名程度に低下している。通常食用とされる種類は，トラフグ，カラス，マフグ，ショウサイフグなどである。毒性には個体差や季節による差があり，海域による毒性の差も大きい。また，部位別では卵巣，肝臓，腸，皮などの毒性が強く，筋肉は無毒または弱毒とされている。しかし，南方産の毒サバフグ，東北の一部の海域のコモンフグやヒガンフグの筋肉は強毒を示すことがあり，食用が禁止されている。調理にあたっては，1983年以降，全国的に統一された基準のもとに免許制が採用されている。〔中毒原因〕テトロドトキシンは$C_{10}H_{17}O_8N_3$の分子式を有し，マウス腹腔内投与による最少致死量は10 μg/kgという強い毒性の神経毒である。なお，テトロドトキシンはフグ以外にも，カエル，イモリ，タコ，ツムギハゼ，巻き貝など，多種の生物から検出されている。南方産有毒魚またはシガテラ毒魚とよばれるグループがある。南北両回帰線に挟まれた広い海域に産する300種にものぼる魚が潜在的な危険性を有すると報告されている。大部分はフエダイ科，ハタ科，カマス科，ウツボ科，ニザダイ科に属するが，毒性にはいちじるしい地域差がある。わが国では，かつて奄美以南で中毒が多発していたが，近年は南方海域で捕獲された魚による中毒例が多い。シガトキシンとよばれる脂溶性毒がおもな原因である。海藻などに付着生育する渦鞭毛藻 *Gambierdiscus toxicus* の毒が食物連鎖によって多くの魚種に移行，蓄積して毒化を招く。卵巣に毒を有する魚にナガズカがある。この魚はわが国の中部以北に産し，ディノブレリンとよばれるリン脂質が中毒原因である。アブラソコムツとバラムツの体油はトリグリセリドをほとんど含まず，液状のワックスからなるため，食するとはげしい下痢を起こす。また寒海産のアブラボウズも下痢を起こすが，この場合は，原因はワックスではなく，単に脂質含量が高い（34％）ためである。〔中毒症状〕下痢，嘔吐，麻痺，関節痛，倦怠感など，幅広い症状を呈し，ドライアイスセンセーションとよばれる温度感覚の異常が特異的である。死亡率は低いが，回復は一般に遅い。

ドクサバフグ　毒鯖河豚　一般にフグの筋肉は弱毒または無毒とされているが，本種は筋肉に多量のテトロドトキシンを含み，食中毒の原因となることから，食品衛生上問題となっている。東シナ海に分布し，珍味加工や惣菜用として流通するほかのサバフグ類（クロサバフグ，シロサバフグ）と混獲され，形態も類似することから注意を要する。

とくしゅえいようしょくひん　特殊栄養食品　かつて，厚生省（当時）が栄養改善法に基づいて表示を許可していた食品であるが，栄養改善法が健康増進法に衣替えをしたときに廃止された。

どくぜり　毒芹　学名は *Cicuta virosa*。別名おにぜり，おおぜり。カラカサバナ科の多年草本で，河岸，沼地などに生える。小さいときはせりに似ているため，誤食して中毒を起こす。中毒症状は，嘔吐，腹痛，めまい，けいれんなどで，重症の場合は中枢性呼吸麻痺で死亡する。毒成分はチクトキシン（cicutoxin, $C_{19}H_{26}O_3$）といわれ，茎や地下茎に多く含まれる。

どくそがたしょくちゅうどく　毒素型食中毒　［Toxic poisoning］　菌の産生した毒素の作用によって引き起こされる食中毒のこと。代表的なものはブドウ球菌（*Stapylococcus*）とボツリヌス菌（*Clostridium botulinum*）に起因する中毒である。ブドウ球菌の場合，それ以前に食品中でエンテロトキシンが産生されてしまうと，この毒素は耐熱性がきわめて強く，100℃，30分の加熱殺菌しても，ほとんど効力は減らない。典型的な耐熱性芽胞菌であるボツリヌス菌の場合，その毒素は末梢神経系統に作用する猛毒で，死亡率が高い。しかし，毒素自体は易熱性であり，食前の加熱調理によって食中毒を防止できる。ウェルシュ菌や病原性大腸菌においても毒素の存在が知られている。→しょくちゅうどく

とくていほけんようしょくひん　特定保健用食品　［Foods for specified health use］　国が認可した機能性食品。健康増進法26条に規定される特別用途食品のひとつ（規格基準型と条件付きおよび疾疫リスク低減表示型の類型がある）。身体の生理学的機能や生物学的活動に関与する特定の保健機能を有する成分を摂取することにより，健康の維持増進に役立ち，特定の保健の用途に資することを目的とした食品。現在，食品衛生法に基づく保健機能食品のひとつ。特定保健用食品の許可等の要件は，1）食生活の改善が図られ，健康の維持増進に寄与することが期待できるものであること，2）食品または関与成分について，保健の用途の根拠が医学的，栄養学的に明らかにされていること，3）食品または関与成分についての適切な摂取量が医学的，栄養学的に設定できること，4）食品または関与成分が添付資料等からみて安全なものであること，5）関与成分について，物理学的，化学的および生物学的性状並びにその試験方法，定性および定量試験方法が明らかにされていること（ただし，合理的理由がある場合は，この限りでない），6）同種の食品が一般に含有している栄養成分の組成をいちじるしく損なったものでないこと，7）まれにしか食されないものでなく，日常的に食される食品であること，8）食品または関与成分が，「専ら医薬品として使用される成分本質（原材料）リスト」に含まれるものでないこと，である。保健の用途の表示は明らかに医薬品と誤認されるおそれのあるものであってはならないとされていたが，現在では食品形態のもののほか，錠剤，カプセルなどの

薬品形態のものも認められている。〔表示例〕1）容易に測定可能な体調の指標の維持に適する旨又は改善に役立つ旨，2）身体の生理機能，組織機能の良好な維持に適する又は改善に役立つ旨，3）身体の状態を本人が自覚でき，一時的であって継続的，慢性的でない体調の変化の改善に役立つ旨，など。〔表示事項〕1）保健機能食品（特定保健用食品）である旨，2）許可及び承認を受けた表示の内容，3）栄養成分量及び熱量，4）原材料の名称，5）内容量，6）一日あたりの摂取目安量，7）摂取の方法及び摂取する上での注意事項，8）一日あたりの摂取目安量に含まれる機能表示する成分の必要栄養量に対する割合，9）調理又は保存の方法に関する注意事項。〔すでに許可（承認）された特定保健用食品食品〕整腸，カルシウム補給，コレステロール低下，血圧調節，貧血防止，虫歯予防，血糖コントロールなどの効能を表示しているものがある。

とくべつぎゅうにゅう　特別牛乳 [Certified milk]　特別牛乳搾取処理業の許可を受けた施設において，高度の衛生管理のもとで搾乳から処理までを行ったものに特別牛乳とよばれるものがある。アメリカの Certified milk（保証牛乳）にならって規格化されたもので，乳等省令では，成分規格は細菌数3万/ml以下，乳酸酸度（ジャージー牛乳を除く）0.17％以下，乳脂肪分3.3％以上，無脂乳固形分8.5％以上と，ふつうの牛乳よりも厳しくなっている。殺菌条件は63～65℃で30分（保持式）のみが認められており，殺菌を省略してもよい。

とくべつさいばいのうさんぶつ　特別栽培農産物　農林水産省のガイドラインに基づき表示が認められている特別な方法で栽培した農産物。〔減農薬栽培農産物〕当該農産物の生産過程等における化学合成農薬の使用回数が，当該農産物の栽培地が属する地域の同作期において当該農産物について慣行的に行われている使用回数（土壌消毒剤，除草剤等の使用回数を含む）の5割以下であること。〔減化学肥料栽培農産物〕当該農産物の生産過程等における化学肥料の窒素成分量が，当該農産物の栽培地が属する地域の同作期において当該農産物について慣行的に使用される化学肥料の窒素成分量の5割以下であること。特別なマークはなく，文字のみが表示される。

とくべつようとしょくひん　特別用途食品　厚生労働省が健康増進法に基づき規定する食品である。1）病者用食品，2）妊産婦授乳婦用粉乳，3）乳児用調製粉乳，4）えん下困難者用食品の四種があり，病者用食品は，病者用食品（許可基準型）として低たんぱく質食品，アレルゲン除去食品，無乳糖食品，総合栄養食品の四種類と，病者用食品（個別評価型）に分けられている。以上の病者用食品はそれぞれ規格が定められ，必要表示事項が定められている。医学的・栄養学的見地から，特別な栄養的配慮を必要とする病人に適当な食品であること，表示された使用方法にしたがったときに効果的であること，品質が同種の一般食品に比べて劣らないこと，などが定められている。

妊産婦授乳婦用粉乳の表示許可基準

成　分	製品1日摂取量中の含有量	
たんぱく質	10.44 g	以上
糖　質	23.66 g	〃
脂　質	2.30 g	〃
カルシウム	650 mg	〃
ビタミンA	456 μg	〃
〃 D	7.5 μg	〃
〃 B_1	0.86 mg	〃
〃 B_2	0.76 mg	〃
ナイアシン	0.29 mg	〃
エネルギー	314 kcal	以下

どくむぎ　毒麦　麦に似た一年生草本で，高さ50～80 cm，麦畑に混在することがある。えい果のなかにテムリン（$C_7H_{12}N_2O_6$）とよぶアルカロイドが約0.06％含まれる。ときに麦に混じって食用されることがあるが，量が多いと頭痛，めまい，耳鳴り，その他の中毒症状を示す。畑で極力

除くことが必要である。

とけいそう　時計草　トケイソウ科の常緑多年草で，熱帯果樹として栽培されるものである。〔種類〕わが国ではおおみのとけいそう，くだものとけいそう（パッションフルーツ）などが沖縄，小笠原諸島に産する。→くだものとけいそう

ドコサヘキサエンさん　ドコサヘキサエン酸　［DHA, 4, 7, 10, 13, 16, 19, -Docosahexaenoic acid］　油脂を構成する脂肪酸のうち，高度不飽和脂肪酸とよばれるもののひとつである。分子式は$C_{22}H_{32}O_2$。〔性質〕二重結合が6個ある。比重d_4^{20} 0.9521，屈折率n_D^{15}（N_D^{15}），二重結合が多いため，空気中に放置すると酸素により速やかに酸化される。イコサペンタエン酸（エイコサペンタエン酸）とともに心血管系疾患予防などの栄養効果がある。〔存在〕魚油中に多く含まれ，とくに，イワシ油中に多い。

トコフェロール　［Tocopherol］　→ビタミンE

トコブシ　常節　［Ear shell］　耳貝科の巻き貝。〔生態〕一見，アワビに酷似しているが，アワビほどは大きくならず，また，殻上の吸水孔数が多い。殻は楕円形を呈し，直径8 cm, 短径5 cm, 高さ1.5 cm 程度である。殻は茶褐色の地に赤褐色の不規則な斑紋があり，内側は青味を帯びた真珠光沢がある。〔産地〕本州中部以南から九州にわたって分布し，外海の岩礁地帯にすむ。〔食べ方〕産卵期は9～10月。肉は灰褐色でかなりおいしいが，アワビには劣る。醤油，みりんで煮て，食する。→アワビ

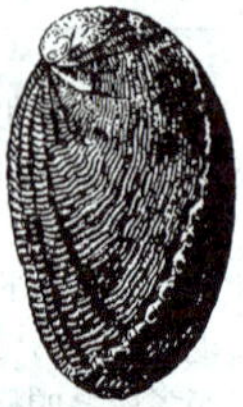

トコブシ

ところてん　心太　〔製法〕寒天原藻から熱湯で寒天を抽出し，冷却してゲル化させてつくる。ところてんをところてん突きとよぶ道具を用いて線状とし，二杯酢をかけた食品も同様の名称でよぶ。〔におい〕寒天質以外の不純物を含むため，磯臭いにおいをもつ。→かんてん

トサカノリ　鶏冠海苔　ミリン科の海藻で紅藻の一種。日本中部以南の沿岸で産する。体色は鮮紅色で美しく，鶏のとさかに似た形をしているところからこの名がある。湯に通して，刺身のつまに用いられる。酢の物やサラダにもよい。白色や緑色のものがあるが，これらは漂白剤で脱色，または木灰や石灰で処理して変色させたものである。

ドジョウ　泥鰌　［Loach］　ドジョウ科の魚。〔生態〕体は細長く淡黄色を呈し，背ビレと尾ビレには淡黒色の線状の斑点がある。口のまわりには10本の鬚がある。体長は20 cm に達する。産卵期は夏。本州，四国，九州などの淡水中に広く分布する。〔産額〕年産額は260 t 程度だが，最近は農薬の影響を受けて減少の傾向にある。〔産地〕青森，宮城，茨城，千葉，新潟，香川などで多くとれる。〔呼称〕東京ではオドリコともいい，小型のものはヤナギバともいう。また，和歌山ではジョジョ，高知ではジョウという。〔調理〕ドジョウは冬の間は泥のなかにもぐり込み，餌を食べず冬眠するためにやせてまずい。しかし春になるとさかんに餌を食べて太り，産卵の準備を始めるので7月が旬の時期となる。柳川鍋，かば焼き，煮付け，味噌汁などにする。

とそうかん　塗装缶　［Coated can］　ブリキでつくられた食品用のカンの保護性を増すため，合成樹脂塗料で塗装したカンをいう。食品用のカンは，食品を詰めて完全密封し，加熱殺菌を行うことによって内容物を変質させずに長期保存する目的に用いられるが，食品の性質によってはカンの内面が腐食し，内容物の変質や風味変化を招くことがある。また，カンの内面にメッ

キしてあるスズが溶出し，中毒の原因になることもある。そこで，カンの内面を腐食，変色，スズの溶出などから保護するため，合成樹脂の塗料で被覆する。この目的に使用される塗料としては，オレオレジナス系（果実，野菜類），Cエナメル系（肉，魚介類，野菜類），フェノール系（肉，魚介類），エポキシ系（薬品），ビニル系（飲料）などがある。一般に，カンの塗膜はピンホールや透過性があるので完全なものではなく，カンの寿命の延長を図るものである。

とそしゅ　屠蘇酒　正月の儀式用としてわが国で用いられているリキュール。さんしょう，ぼうふう，ききょう，にっけい，びゃくじゅつ，などの薬草を混ぜた屠蘇散をみりんに浸してつくる。

とちのみ　栃の実　わが国の中部以北の産地特産のとちの木の実である。秋に倒錐形，三室により果実がなるが，3〜4 cmくらいで時期がくると熟して外側の殻が破れ，栗に似た種子が出る。これは茶褐色の種皮におおわれているが，内部はでんぷん質が過半量を占め，サポニンなどの苦味物質を含む。〔用途〕一種の救荒食品で，中部地方，東北地方では水漬後に皮をとり，そのままあるいは蒸してから砕き，木灰などにつけて苦味成分を除き，もち米などといっしょについてとちもちにして食用とした。〔成分〕蒸したあく抜き冷凍品100 g中，水分58.0 g，たんぱく質1.7 g，脂質1.9 g，炭水化物34.2 g，食物繊維6.6 g，灰分4.2 g。

とちゅうちゃ　杜仲茶　[*Eucommia ulmoides* tea]　中国原産の落葉高木であるトチュウの葉を煎じたもの。葉の長さは6〜18 cm，幅は3〜8 cmの楕円形から卵形である。樹皮を乾燥したものは杜仲といい，強壮剤，関節炎，リウマチの鎮痛剤とされてきた。茶は，生葉を110℃以下で2分程度蒸熱し，揉捻，乾燥，焙煎の工程を経て製品化される。葉には血圧降下作用や抗ストレス作用がある。

とつぜんへんいげんせいしけん　突然変異原性試験　→へんいげんせいしけん

トビウオ　飛魚　[Flying fish]　トビウオ科の魚。〔生態・産地〕体の上部は濃い青紫色をし，腹側は白い。胸ビレが長く，体長は30 cm程度。暖海性の魚なので南日本から台湾にかけて多いが，春になると産卵のために北上し，東京湾沖に達する。そのため千葉以南の各地でとれる。胸ビレを用いて水上を飛行するため，英・独語でもflying fish, Fliegender Fischと，いずれも飛ぶ魚という意味の名でよんでいる。ただし鳥のように胸ビレを動かして飛行するわけではなく，グライダーのように滑空するだけである。飛行する高さは12 m以下，飛行時間は17秒以下である。〔呼称〕山口，長崎，福岡ではアゴ，東京ではトビまたはトビウオともいう。飛ぶ魚であるため内蔵が小さく，したがって鮮度が落ちにくいので遠路の輸送に耐える。〔調理〕肉は白く，淡白な味で，塩焼き，魚田，付け焼き，干物などに向き，ところによってはすしの材料にも使う。また，かまぼこ原料とすることもある。トビウオの味は1年中それほど違わないが，4月のものは，もっともおいしいとされている。

とびこ　飛粉　こんにゃくの原料である精粉（せいこ）を製造する際の副産物で，荒粉（あらこ）を石臼のなかで，風であおりながら粉砕する際に，吹き飛ばされた粉である。〔性質〕灰白色の微粉で，グルコマンナンの含量が少なく，でんぷん質が多い。〔成分の一例〕100 g中，水分14.5 g，炭水化物40.9 g，たんぱく質22.4 g，灰分7.1 g，食物繊維2.0 g，脂質0.6 g。〔用途〕こんにゃくにはならず，染色用の糊や肥料に用いられる。

どぶろく　→だくしゅ

トマト　[Tomato]　ナス科に属する果菜で，日本語では蕃茄ともいわれる。ペルー，アメリカが原産。世界各国で栽培され，わが国には明治初年に導入されたが，需要が急増したのは昭和以降である。わが国では90％以上が生食されるが，一部はトマトジュース，ピューレ，ペースト，ソース，ケチャップなど，加工に向けられている。〔産地〕アメリカ，イタリアが主要生産国であるが，わが国では千葉，北海道，茨城，愛知などでおもに栽培されている。〔栽培〕生育適温24～30℃。促成栽培，半促成栽培，抑制栽培などでほとんど1年中出回る。〔品種〕色沢によって赤色種，桃色種，黄色種に大別される。生食用には桃色種が多く，加工用には赤色系のものが多い。〔成分〕トマトの成分として糖分は還元糖が約3%で，ペクチンも多い。酸はおもにクエン酸で，0.5%内外である。トマトの色素はおもにカロテン（黄）とリコピン（赤）で，赤色種にはリコピンが多く，桃色種，黄色種にはカロテンおよび黄色キサントフィルが多い。一般にリコピンの生成には20～25℃の晴天がよく，低温（10℃以下）および高温（30℃以上）では，リコピンの生成が害され，果実は赤くならず，黄色になる。カロテンは比較的安定であるが，リコピンは不安定で，酸化作用を受け，退色しやすい。ビタミンは，とくに100 g中，A 45 μgレチノール当量，C 15 mgと多い。Cは熟期により差はなく，早くから相当含まれ，貯蔵により減ることも少ない。〔加工〕トマトの加工品としては，トマト丸ごとの水煮缶詰（whole tomato），トマトの皮をはぎ，果心を除いたまま，液を加えない固形詰缶詰（solid pack），果実パルプを摺り潰し，裏ごしして濃縮した（無塩可溶性固形分8%以上24%未満）ピューレ（purée），ピューレを煮詰めて濃縮した（無塩可溶性固形分24%以上）ペースト（paste），ピューレに香辛料，食塩，砂糖などを加えて調味したソース，ケチャップおよびジュースがある。

トマトかこうひん　トマト加工品　日本農林規格（JAS規格）によると，トマトジュース，トマトミックスジュース，トマトピューレ，トマトペースト，トマトケチャップ，トマトソース，チリソースなどをトマト加工品という。〔トマトジュース〕トマトを破砕，搾汁または裏ごししたもので，無塩可溶性固形物4.5%以上。濃縮トマトを希釈して製造した場合は，濃縮トマト還元と表示することが必要。〔トマトミックスジュース〕トマトジュースに野菜類の搾汁したものを，トマトジュースの容量の10%以上加えたもの。無塩可溶性固形物4.5%以上のもの。一般に，現在野菜ジュースといわれるものは，このなかに含まれる。〔トマトピューレ〕濃縮トマトのうち，無塩可溶性固形物8%以上24%未満のもの。〔トマトペースト〕濃縮トマトのうち，無塩可溶性固形分24%以上のもの。〔トマトケチャップ〕濃縮トマトに各種調味料を加え，可溶性固形分25%以上のもの。〔トマトソース〕濃縮トマトに各種調味料を加え，可溶性固形分9%以上25%未満のもの。〔チリソース〕トマトを刻み，またはあらく砕き，種子の大部分を残して皮を除いたものを濃縮し，調味料を加え，可溶性固形分が30%以上，トマト以外の野菜などの含有率が5%以上のもの。〔トマト果汁飲料〕トマトの搾汁が50%以上，不溶性固形分0.5%以上のもの。〔固形トマト〕全形，2つ割または4つ割のトマトに，トマト以外の野菜等含量率10%未満で，加熱殺菌したもの。なお，濃縮トマトは，トマトの搾汁を濃縮し，無塩可溶性固形分が8%以上のものをいう。

トマトケチャップ　[Tomato catsup, catchup, ketchup]　トマトを裏ごししてつくったトマトパルプを濃縮したトマトピューレに，食塩，食酢，糖類，にんにく，玉ねぎ，香辛料などを加え，調味したものである。トマト製品は赤色が望ましく，緑色部が含まれていると葉緑素が加熱によって褐変し，製品の色を害する。日本農林規格（JAS規格）では，濃縮トマト（トマトの搾汁を濃縮したもので無塩可溶性固形分が8%以上のもの）に食塩，香辛料，食酢，糖類および玉ねぎまたはにんにくを加えて調味したものとし，場合によっては，ペクチン，酸味料，うま味調味料などを加えた可溶性固形分が25%以上のもので，トマト以外の野菜類の含有率は3%以上のものとされている。〔原料・つくり方〕1）玉ねぎ，にんにく，とうがらしはすりつぶし，袋に入れて煮出すか，そのまま加える。2）ちょうじ，にっけい，にくずく，メース，こしょう，パプリカ，オールスパイスはいずれも粉末にし，袋に入れて加えるか，または食酢で加熱して用いる。3）砂糖は数回に分けて加える。4）食塩は仕上げ近くで加える。5）酢酸は10％液を用い，最後に加える。ときによって仕上げ機にかけ，裏ごしを行って瓶詰にし，殺菌して製品とする。なお，りんごを加えたものもある。

トマトジュース　［Tomato juice］　日本農林規格（JAS規格）では，トマトを破砕して搾汁，または裏ごしし，皮，種子などを除去したもの，またはこれに食塩を加えたもの，および濃縮トマト（食塩を加えてないもの）を希釈して搾汁の状態に戻したもの，またはこれに食塩を加えたものとしているが，この場合は，「濃縮トマト還元」と表示する必要がある。無塩可溶性固形分は4.5％以上である。わが国では，1955年ごろから生産量が急速にのびてきた。〔製法〕トマトを破砕機で破砕し，裏ごし機（パルパーフィニッシャー）にて抽出し，皮，芯，種子を除く。これをただちに脱気し，ついで瞬間殺菌機を通し，果実の酸化酵素，ペクチン，分解酵素などを破壊する。これによって，芳香，風味を保ち，ビタミンCの損失を防ぐとともに果汁の粘性を増加させる。この粘性の増加により，静置させたときにパルプの沈降が防止される。なお，ジュース中のパルプは，ビスコライザーまたはホモジナイザーにより微細に均質化すると，液汁が分離しないでよい結果が得られる。ジュースは，缶詰にされる直前に0.5～0.7％食塩で調味されるものが多い。製造工程中の注意によりかなり異なるが，カロテン，ビタミンCは平均70％の残存率を示すとみてよい。

トマトづけかんづめ　トマト漬け缶詰　魚類などをトマトピューレとともに缶詰にしたもので，わが国では，イワシ，サンマ，アジなどが用いられる。〔製法〕一般に，新鮮な魚類を常法により処理後，カンに充てんし（いったん蒸煮後，遊離液汁を除く），トマトピューレを加えて密封，加熱殺菌する。トマトペーストを用いるときは，ペースト1に対してボーメ3度の食塩水1.8を加えて攪拌した後に添加している。

ドミグラスソース　［（仏）Sauce demi-glace,（英）Demi-glace］　黒味を帯びた深い褐色の光沢のあるソースで，フランス料理では基本ソースのひとつ。〔意味〕フランス語でドミ（demi）は半分，グラス（glace）はごく濃い肉汁が煮詰まった光沢のある煮こごりの状態をさすもので，ドミグラスとは煮詰まったソースの意味である。〔つくり方〕このソースは，材料，手間，時間を惜しまずにつくるものであるため，手軽にできないのが難点で，家庭ではつくりにくい。エスパニョルソース（sauce espagnole）に茶色いだし汁（フォンドボー，fonds de veau）を加えてゆるめたものを煮詰め，そこにだし汁を追い汁として加えてのばし，途中に浮くあくや脂肪をとりながらゆっくり煮詰める。時間をかけて多量のだし汁を使い，その水分を蒸発させるため，次第にゼリー分が濃くなり，色も深みを増し，味も濃厚になり，光沢のあるソースができあがる。エスパニョルソースを煮詰めた結果，トマトの風味と野菜の甘味がある，とび色のドミグラスソースとなる。よく煮込んでつくるので，できあがったものは保存がきき，冷蔵庫内に入れておけばゼリー化して味も変わらず，長く使用することができる。〔用途〕ドミグ

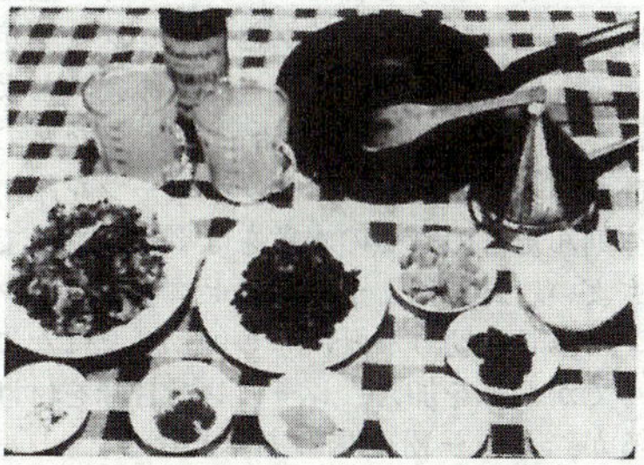

ドミグラスソースの材料と調理器具

とみ

ラスソースは肉料理に多く使われ，牛，仔牛，羊肉の上等なステーキ，網焼き，ビーフステーキパイ，牛肉の煮込み，牛舌や牛尾の煮込みなどに用いる。また，小玉ねぎ，しいたけ，マッシュルームなどの野菜のバター煮の際，仕上げに光沢と味を付ける。セロリやアーティチョークの煮込みにも，このソースを用いることができ，美味しく仕上げられる。また，ほかのソースと合わせたり，マデーラやトリュフを刻んだもの，炒め野菜などを加えると，変化のあるソースができる。マデーラソースは，ドミグラスソースに10%のマデーラ（madére）を仕上げに加えたものである。→エスパニョルソース

ドメスティックソーセージ ［Domestic sausage］ →ソーセージ

ドライアイス ［Dry ice］ 二酸化炭素を圧縮，冷却して液化し，容器中の液化炭酸をノズルを通して大気圧に噴出させると，雪状の固体炭酸となる。これを圧縮して固めた白色半透明の固体をドライアイスといっている。常圧では－78.9℃で137.3 kcal/kgの潜熱を奪って昇華し，気体の二酸化炭素となる。昇華（気化）を防ぐための断熱容器あるいは断熱材があれば，取り扱いがきわめて容易であることから，食品の低温輸送や保冷のために広く使用されている。

ドライカレー 日本でつくられたカレーライスの一種。ドライカレーとは，汁気のないカレー味の料理，という意味で付けられた名称で，材料はすべてみじん切りにしたものを炒め合わせ，カレー味で仕上げる。セパレートタイプとピラフタイプがある。いずれも薬味を三～四品添えるとよい。〔材料〕主材料は，牛・豚・鶏などのひき肉。または，ハムやソーセージを細かく刻んだものや魚の水煮をほぐしたものでもよい。野菜は，玉ねぎ，セロリ，ピーマンのみじん切りなどに，しょうがとにんにくでから味を加え，レーズンで甘味を付けるが，カレー粉が味の主体となる。〔セパレートタイプのつくり方〕1）厚手鍋にサラダ油を熱し，みじん切りのしょうが，にんにく，玉ねぎを加えて弱火で約8分炒め，残りの野菜を加える。2）これにひき肉を加え，パラパラに炒まったら，トマトジュース，ケチャップ，ローリエを加えて煮詰める。3）煮汁が1/3量になったらレーズン，カレー粉を入れ，水分がほとんどなくなるまで煮込み，調味して仕上げる。ご飯を型で抜き，ここにドライカレーを盛るか，皿のご飯の上にふりかけて供する。〔ピラフタイプのつくり方〕カレー味のひき肉にご飯を加え，均一した色になるまで炒め合わせる。→カレーライス

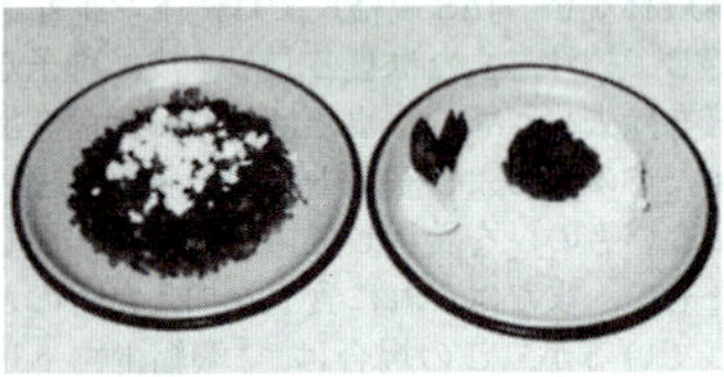

ドライカレー（左：ピラフスタイル，右：セパレートスタイル）

ドライソーセージ ［Dry sausage］ 長期貯蔵の目的でつくった乾燥性のソーセージで，サラミソーセージ（salami sausage）はその代表的なものである。そのほか，セレベラートソーセージ（cervelat sausage），モルタデラソーセージ（mortadela sausage），ドライブラッドソーセージ（dry blood sausage）などがある。ドライソーセージは，牛，豚肉を調味し，腸に詰め，一般に軽い燻製をし，長期間保存したのちに使用するものである。〔製法〕原料肉として新鮮で優良な牛肉および豚肉を用い（血液，豚の皮下硬脂を用いることもあるが，内臓は用いない），これを2～3 cm角に切って，食塩，硝石などを添加し，1～2日間冷所にて塩漬してから肉ひき器でひき，水はほとんど添加しないでこね，調味料を加えてよく混合し，さいの目に切った豚脂肪を加えて腸に詰める。腸詰めした製品は乾燥した冷所で2～3日間つるし，表面が乾燥すると冷燻により1～2日間燻煙する。燻煙後，10℃以内の乾燥室内

に50～60日間つるし，乾燥硬化させる。仕上げ製品は，1度，よく布でふき，銀箔などで包装する。製品の歩留まりは，原料の約50％である。わが国のように多湿な地方では製造中に変敗するおそれがある。食品衛生法では，乾燥食肉製品として水分活性が0.86以下と規定されており，流通は常温が許可されている。また，日本農林規格（JAS規格）では，乾燥による水分含量が35％以下のものがドライソーセージ，水分含量35～55％のものをセミドライソーセージとして区別している。

ドライミリング　[Dry milling]　乾式粉砕。自然の状態に近い水分含量の穀物を，そのまま粉砕することをいう。代表的な例は小麦製粉である。小麦は自然状態で12～15％の水分含量であるが，粉砕の効率化，均一化をはかるために水分含量が15～20％になるように加水して，調湿（テンパリング）してから粉砕することが多い。

トラガントガム　[Traganth gum]　小アジアに野生するマメ科の植物 *Astragalus gummiter* L. の灌木の幹から浸出した粘液が，凝固したものをいう。〔性状〕通常，白色半透明で，不規則な帯状の薄片である。水に浸すと膨張し，粘液となる。アラビアゴムより水を吸収する力が強く，水を吸えば自己の容積の60倍にまで膨張する。〔用途〕ガムペーストの原料のひとつとして，また，オーバーランの特徴をじゅうぶんに利用して，広く洋菓子に用いられている。ただし価格が高いので使用は少ない。

ドラジェ　[Dragée]　糖衣菓子の総称で，わが国では一般に，かけ物菓子と称する。〔ソフトドラジェ〕ゼリーなどを芯（センター）にして，これにグラニュー糖や粉糖をシロップと交互にかけて被覆したものをいう。〔ハードドラジェ〕ナッツ類やチョコレート，けしの実などをセンターとして，そのまわりにシロップを下がけ，中がけ，仕上げがけして，かたい糖衣をつくったものをいう。→かけものがし，かわりだま，ゼリービーンズ

トラフグ　虎河豚　[Puffer, *Sphoeroides rubripes*]　マフグ科の魚。→フグ

とらまめ　虎豆　いんげん豆の一種である。〔性状〕うずらに属すべき豆である。虎のような地色にしまの斑点があり，半分が白い。おおふくまめ同様，つる性である。〔用途〕煮豆の原料としてよろこばれ，高級菜豆の一種とされている。→いんげんまめ

どらやき　銅鑼焼き　和菓子の平鍋焼き物の代表的なものである。2枚の焼いた皮を合わせた形が“銅鑼（どら）”に似ているところから，この名称が付けられた。〔製法〕生地配合は，一般に3同割（小麦粉1：全卵1：砂糖1）で，醤油やみりんを加えるもの，膨張剤を使用するものなど，各種ある。起泡生地を調整してよくなじませ，適度に加熱した平鍋でこんがりと焼き，2枚抱き合わせてわたしに並べ（焼き印を押す場合はただちに押すこと），まだ温かいうちに中あんを挟んで製品とする。中あんは，小豆つぶしあん，小倉あんなど，適宜でよい。

トランスしぼうさん　トランス脂肪酸　[Trans-fatty acids, Trans fats]　トランス型不飽和脂肪酸。マーガリン，ショートニング，ファストスプレッドなどの原料に含まれ，心臓疾患，動脈硬化のリスクを高めるとされている。天然に存在する不飽和脂肪酸の二重結合はシス形である。そのため，分子の構造は途中で折れ曲がった形となる。ところが，多価不飽和脂肪酸に触媒を使って水素を添加すると，シス形結合が酸化しにくい直線状のトランス型に変化する。マーガリン，ショートニングに多く含まれるトランス脂肪酸は，人間の体内では飽和された脂肪酸として働く。トランス脂肪酸を摂取するとLDLコレステロールを増加させ，HDLコレステロールを減らすことが知られている。また大量摂取は心疾患のリスクを高くするとの研究もある。日本の食品中のトランス脂肪酸量は，油菓子などでは15％以下のものがほとんどであり，米国の場合の20％以上よりかなり

低い。したがって日本での1日あたりの摂取量は1.6 g程度であるが，米国では5.8 g程度と推定されている。WHOの専門家の報告書では，トランス脂肪酸は総エネルギー摂取量の1%未満にするように勧告している。日本人の摂取量から見て，現状では健康への影響は少ないとされている。

ドリアン　[Durian]　キワタ科の常緑高木で，マレー半島原産の熱帯果樹。その果実は熱帯では果物の王とされている。果実は卵状長楕円で，2〜3 kgもある大果となる。〔形状〕果皮はかたくとげと，5条の線があり，熟すと灰緑褐色となる。果肉はクリーム色で，甘味が強く，特殊の臭気と酸味がある。自然落果後3日以内が美味である。〔成分〕100 g中，水分約66.4 g，炭水化物27.1 g，たんぱく質2.3 g，脂質3.3 g，ビタミンC 31 mg。〔利用〕生食のほか，ジャム，ようかんのような砂糖菓子，缶詰などに利用される。種子も食用となる。

とりインフルエンザ　鳥インフルエンザ　[Avian influenza, Bird flu]　インフルエンザウイルスの感染による家禽類を含む鳥類の疾病で，鶏では病勢から，低死亡率の弱毒病原性タイプと，高死亡率の強毒病原性タイプに分類される。別名家禽ペスト（Fowl Plague）ともよばれ，特定感染症に指定されている。高病原性ウイルスは高致死率で，人への感染やヒトインフルエンザウイルスに変異する危険性をもつ。

トリオース　[Triose]　→さんとうるい

トリガイ　鳥貝　[Egg cockle clam]　ザルガイ科に属する二枚貝の一種。房総以南の内海の水深10〜30 mの砂泥底にすむ。鳥肉に似て，肉はやわらかく，味がよいためにこの名がある。通常，産地でむき身とされ，足部筋肉が市販されている。

とりかぶと　[*Aconitum*]　キンポウゲ科の植物。宿根性草本。ふつう，各地でみられるのはやまとりかぶと（*Aconitum japonicum*）である。とりかぶとは矢毒として，また医薬として古くから利用されてきた反面，人における中毒事故が少なくない。とりかぶとの新芽をふくらべと誤って食べて死亡した事件，あるいは，にりんそうと誤食して中毒した例がある。その毒成分はトリカブトアルカロイドで，大きく二種に分けられる。そのひとつは猛毒で，$C_{19}H_{29}N$を母体とするリコクトニン，アコニチン系のエステル型アルカロイドで，リコクトニン（lycoctonine），アコニチン（aconitine），メサコニチン（mesaconitine）がある。もうひとつは$C_{20}H_{33}N$を母体とする非毒性アルカロイドで，アチシン（atisine）がある。

とりガラスープ　鶏ガラスープ　[（仏）Bouillon de volaille,（英）Chicken stock]　鶏をさばいたときに出る骨を用いてとる，だし汁のこと。〔骨の種類〕胴骨は血液を含むのでにごりやすく，また，臭みをもつ。首，足の骨はよいだしが得られる。骨は，さばき立てのものを用いる。大きな骨は包丁でいくつかにたたいておくと扱いやすい。〔だしのとり方〕1）骨を水洗いするか，または熱湯をかけるか，湯通しをする。2）鶏ガラ（鶏1羽分250 g）は血合いの脂肪をとり，流水につけて臭みをとり，これを水2 *l*で煮出す。ずんどう鍋を用い，骨と水を入れて火にかける。3）煮立つ直前に出るあくや脂肪をていねいにのぞく。1カップずつ追い水をし，さらにあくひきを2〜3回行い，透明なものとする。4）あくをとって約1時間，98℃を保ち，つねに中央部にさざ波が立つくらいの沸騰状態で，ふたをせずに煮出す。5）香味野菜（にんじん，玉ねぎ，セロリを，それぞれ皮をむき，あら切りにしたもの，15%）を加える。ローリエ1 cm角1枚，粒こしょう2粒（砕いたもの）を加え，30分〜1時間煮る。さらにあく引きを行うとよい。6）片面がネルのこし布をかたく絞り，きれいな容器に広げ，静かにこす。約1 *l*の透明なこはく色のだしが得られる。中国料理の場合は，香味野菜として，ねぎ，しょうがを加え，濁ってもよい。鶏ガラスープは淡泊な味で，スープ，ソース，野菜の煮込みのベースとして，一般家庭で多く用いられる煮だし汁である。

トリグリセリド　[Triglyceride]　→ちゅうせいしぼう

トリコテセンるい　トリコテセン類　[Trichothecenes]　*Fusarium* 属菌が産生するかび毒で，セスキテルペンの一種である。これらはすべて，基本構造としてトリコテセン核，すなわち 12,13-エポキシートリコテック-9-エン（12,13-epoxytrichothec-9-ene) ring をもっている。50～60 種の関連化合物がある。穀類などからしばしば検出されるものとして，T-2 トキシン，ジアセトキシスシルペノール，デオキシニバレノール，ニバレノールおよびネオソラニオールなどがあげられる。〔毒性〕実験動物に対する急性毒性 LD_{50} 値は 0.5～810 mg/kg で，新生仔は成熟動物に比べて 10 倍以上感受性が高い。造血組織に障害を与え，リンパ節，骨髄，胸腺，脾臓がおかされる。そのほか，腸管上皮の変性壊死や精巣の萎縮などが起きる。亜急性，慢性に白血病，血小板減少症が起きる。また，皮膚に塗布すると炎症や浮腫が起きる（これらの特徴をトリコテセンの生物アッセイに利用している)。

ドリッピング　[Dripping]　肉類を焼くときに，肉から浸み出る汁や溶けた脂肪をいう（クッキングロス)。とくに，かたまり肉や鶏を丸ごと串に刺してあぶり焼きにする場合や，ローストする際に多い。火力を煙が出ない程度にし，肉の焼き加減に注意すれば，熱と脂肪により肉の表面が皮のように焼け，褐色の焼き汁が肉汁の受け器や天板にとれる。このときにとれたドリッピングは，高温のときは液状で，一部はお焦げのように器にこびり付く。このお焦げは，肉汁のエキス分が濃縮されたもので，肉の焦げ色とうま味をもっている。ドリッピングは，多少くせはあるが，とり立てのものは風味がよいので，調理に利用する。多くは上層の焼き脂肪と下層のどろりとした褐色の焼き汁およびお焦げの部分（ジュまたはグレービー）とに分けて用いる。イギリス料理では，ローストビーフのときにできたドリッピングでローストポテトを焼き，ヨークシャープディング（Yorkshire pudding）をつくり，さらに，じゅうぶん脱脂した焼き汁をソース（グレービーソース）として，肉に添える。→グレービー，ジュ

ドリップ　[Drip]　凍結した食品を解凍すると，液汁が分離流出する。これをドリップという。ドリップは解凍時に自然に流出する流出液ドリップと，解凍終了後に 1～2 kg/cm^2 の圧力をかけて流出してくる圧出液ドリップに区別される。両者を合わせて全ドリップという。ドリップは，食品の凍結，貯蔵，解凍などの条件によって，その量が異なる。すなわち，冷凍食品の品質および凍結，貯蔵，解凍の技術の良否を表す尺度として重視される。一般に，緩慢凍結に比べ急速凍結のほうがドリップ量は少ない。また解凍の場合，冷凍魚，冷凍肉などは，急速解凍より 5℃程度で緩慢に解凍したほうがドリップ量は少ない。

とりにく　鶏肉　[Chicken]　食用に供する健康鶏またはその部分を食鶏といい，食鶏を放血，脱羽したものをと体，と体から腎臓を除いた内臓，総排泄腔，器官および食道を除去したものが中ぬきとよばれる。〔肉質〕肉繊維が繊細である。部位によって色調が異なり，肢部は赤味肉といって灰紅色であり，胸部，そのほかは白味肉といい，白色に近い。脂肪はやわらかく，融点が低い。〔鶏皮組織〕結合組織を主体とするが，脂肪に富み，柔軟であるから肉とともに調理に適する。〔去勢〕鶏は生後 6～12 か月でその雌または去勢鶏を肥育すると，肉量も肉質も良好となる。〔種類〕アメリカでは炙肉用若鶏のうち生後 8～14 週，体重 2.5 ポンドのものをブロイラー，14～20 週，2.5～3.5 ポンドのものをフライヤー，フライヤーより大きく肉質柔軟なものをロースターとよんでいる。わが国の取引規格で，3 か月齢未満を若鶏，3 か月齢以上 5 か月齢未満を肥育鶏，5 か月齢以上の雌を親めす，5 か月齢以上の雄を親おす

という。若鶏の大は1,700～2,100 g，中は1,300～1,500 g，小は900～1,100 gである。鶏肉の特徴は，やわらかで，低脂肪，高たんぱくである。成鶏の胸肉，モモ肉の化学的組成は，それぞれ水分67.6，75.8％，たんぱく質21.3，20.7％，脂質10.1，2.5％，灰分いずれも0.9％であり，また，肝臓にはビタミン含量がきわめて高く，ビタミンA 47,000 IU，B_1 0.38 mg，B_2 1.80 mgとなっている。

トリプシン　[Trypsin]　加水分解酵素のセリンプロテアーゼの一種。α，βの二種がある。ほ乳類においては膵臓で酵素前駆体トリプシノーゲンとして生合成され，膵液の一部として十二指腸に分泌された後，十二指腸粘膜に存在するエンテロキナーゼにより限定加水分解を受けて活性化される。この限定加水分解はトリプシン自身によっても自己触媒的に進行する。トリプシンは腸内で主として食物たんぱく質の消化に働くほか，キモトリプシノーゲン，プロカルボキシペプチダーゼ，プロホスホリパーゼなどの酵素前駆体を限定分解して活性化する。ペプチド鎖の内部のペプチド結合に作用し，断片化するエンドペプチダーゼのひとつであり，その反応は，ペプチド結合，アミド結合，エステル結合をL-アルギニン，L-リジンのカルボキシル基側で加水分解するものである。α-トリプシンはβ-トリプシンの^{132}Lys-^{132}Ser結合の加水分解を自己消化作用により起こしたものである。

トリプシンインヒビター　[Trypsin inhibitor]　→トリプシンそがいぶっしつ

トリプシンそがいぶっしつ　トリプシン阻害物質　[Trypsin inhibitor]　トリプシンインヒビターともいう。生物により生産され，トリプシンを阻害する物質。たんぱく性インヒビターとペプチド性インヒビターに分けられる。前者は動植物界に広く分布し，阻害活性部位に含まれるアミノ酸残基によってアルギニンインヒビターとリジンインヒビターに分類されることもある。動物由来のものでは，牛膵臓の非分泌性のKunitz型インヒビターと分泌性のKazal型インヒビターが代表的である。ほかに血清中の$α_1$-アンチトリプシン，鳥卵白のオボムコイドなどがある。これら動物由来のものの存在意義は，トリプシン様酵素の活性調節と考えられている。植物由来のものでは，大豆のKunitzトリプシンインヒビター（soybean trypsin inhibitor, STI）とボーマン・バークインヒビター（Bowman-Birk inhibitor, BBI）が代表的である。マメ科のほかに，イネ科，ナス科などにも類似物が存在する。その存在意義は，昆虫，微生物などに対する防衛機能と考えられている。これらは動物の小腸でトリプシンを阻害するため，加熱で失活させると，これらを含む植物の栄養価が向上する。ペプチド性インヒビターは微生物の代謝産物であり，放線菌の生産するロイペプチンとアンチパインが代表的である。

トリプトファン　[Tryptophan]　栄養上必須アミノ酸のひとつである。トリプトファンは体たんぱく質の合成に必要なばかりでなく，体内でトリプトファンからビタミンの一種ニコチン酸1 mgが生成される。トリプトファンはとうもろこしのツェインには含まれないため，とうもろこしを常食とする地方ではトリプトファンが不足すると同時にニコチン酸も欠乏するため，ペラグラが発生しやすい。

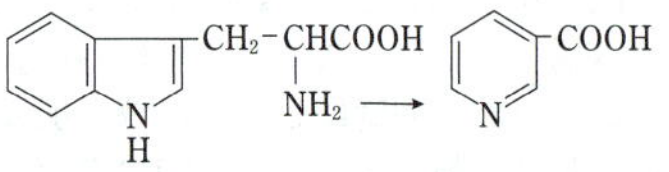

トリプトファン　　ニコチン酸

トリメチルアミン　[Trimethylamine]　第3級アミンで，肉の腐敗により生じる。分子式は$(CH_3)_3N$，沸点3.2～3.8℃/746.6 mm。鮮肉中のうま味成分であるトリメチアミンオキサイド｛$(CH_3)_3N=O$｝より生じる。海魚臭成分のひとつといわれる。→ジメチルアミン，なまぐさしゅう

トリュフ　[Truffle]　石灰岩地帯の地中に成育する塊状のきのこ。西洋松露（せいようしょうろ）ともいう。キャ

ビア，フォアグラと並んで世界の三大珍味といわれる。カシワ属などの樹木に菌根をつくる。属名はチューバー（*Tuber*）であるが，一般にはトリュフの名で通っている。この属には約60種が知られているが，食用として有名なのは夏トリュフ（summer truffle），ペリゲートリュフ（Périgord truffle），ピエモントリュフ（white Piedmont truffle）など数種にすぎない。〔形態〕夏トリュフは径3～7 cm。表面は青味がかった黒色で，角錐形の突起におおわれる。発生は5～9月。ペリゲートリュフは径3～10 cm。表面はやや赤味がかかった黒色で，多角形の突起におおわれる。発生は11～3月。ピエモントリュフは径3～15 cm。表面は黄褐色。発生は9～12月。〔分布〕北アフリカからヨーロッパに多い。〔収穫〕きのこの発生場所は地表にできる割れ目，焼斑，香りに集まるハエや甲虫によって知ることができる。しかし，一般には訓練された犬や雌豚の嗅覚を利用する。トリュフには雄豚から分泌されるホルモンの一種であるステロイド化合物の α-アンドロステロールが含まれており，雌豚はこの香りに誘引される。よく訓練された犬や雌豚は30～50 m以内のきのこを探すといわれる。〔調理〕食通の間では世界的に知られ，食卓のダイヤモンドといわれる。じゃこうのような特色のある芳香があり，高級フランス料理に用いる。

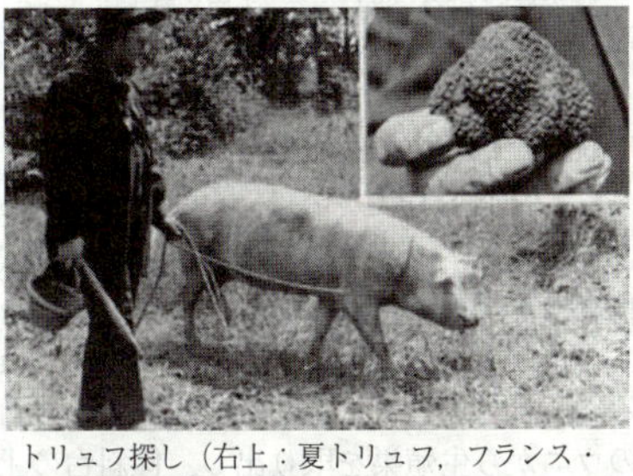

トリュフ探し（右上：夏トリュフ，フランス・ペリゲー地方）

トルラこうぼ　トルラ酵母　［Torula, Torulopisis］　食・飼料酵母の一種。この菌は，現在はカンジダ（キャンジダ）*Candida* 属に分類され，同属のカンジダ トロピカリス（*Candida tropicalis*），カンジダ リポリチカ（*Candida lipolytica*）などが石油資化性酵母として注目されている。酵母の一種で真正酵母菌によく似ているが，胞子および菌糸をつくらない点が異なる。〔性状〕円形ないし卵円形で，小型細胞の芽生菌であるが，まれに長細胞を生じる。種類により固有の色を帯び，一般に好気性でアルコール発酵力は弱い。有香性エステルを生じるものがあり，ケフィア，クミスなどの乳酒製造に際して，つねに存在することが記されているので，これらの熟成上，重要な役割をなすものと考えられる。しかし，酪酸，その他揮発酸類を多量に生じるものは，ワインの変味，粘敗，ビールの混濁，かつお節のネトカビの原因をなし，有害菌として嫌われる。アルコールに対する抵抗性は弱く，9％で発育を阻止される。カンジダ ユチリス（*Candida utilis*）は無機窒素をよく同化してたんぱく質を生じるので，食・飼料酵母の製造に使われる。→カンジダぞく，しょくようこうぼ

トルロプシス　→トルラこうぼ

トレーサビリティ　［Traceability］　消費者が購入した食品について，生産から流通の過程が商品から追跡できるシステム。わが国では，牛肉について義務付けられている。牛肉であれば，個体識別番号，出生年月日，牛の種別，生産管理者の名称，と

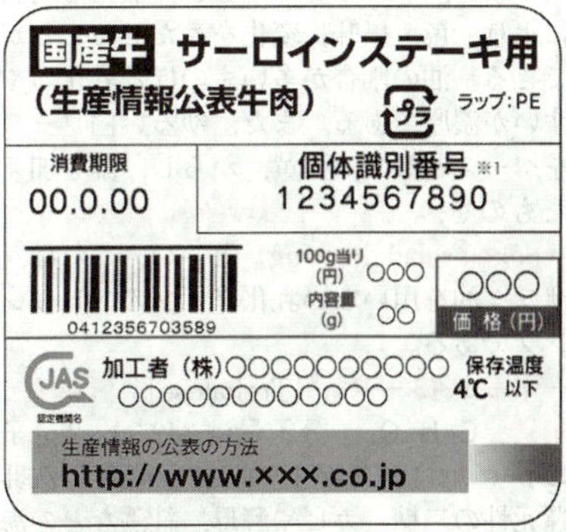

商品に貼布されるラベル

畜者の名称，飼養施設の所在地，給餌飼料，動物医薬品などが，商品の番号からインターネットホームページ上で確認できる。

ドレッシング　[Dressing]　前菜やサラダなどに用いるソースの一種。これを使用する際，材料の表面が衣をまとうようにおおわれた状態（dress）にあえて用いることより派生したことばである。〔種類〕手づくりされるもののほか，市販品も多い。ドレッシングには，セパレートタイプと乳化タイプがある。セパレートタイプには，フレンチドレッシング（油，酢，調味料のみ），イタリアンドレッシング（にんにく汁入り），スパイスドレッシング（各種スパイス入り），醤油ドレッシング（醤油入り）などがある。乳化タイプは，卵黄，からし，ヨーグルト，でんぷん，マヨネーズなどを乳化剤として加えた分離しにくいもの，サウザンドアイランドドレッシング（千の島のドレッシングの意をもち，みじん切りのピーマン，玉ねぎ，セロリ，ピクルス，卵などが入った，マヨネーズ主体のピンク色のドレッシング）のほか，サワークリームドレッシング，マスタードドレッシング，チリソース風味ドレッシング，ヨーグルト風味ドレッシング，シーザードレッシングなどがある。〔ドレッシングの変化〕トマトなどの野菜の裏ごしやいちごなどの果物の裏ごし，アボカド，ケチャップ，ブルーチーズなど，加える材料により，色，風味に変化をもたせることができる。油の割合が多いものほど乳化しやすいが濃厚である。また，ゆるい白ソースをベースとして，卵黄，からし，酢を加えたものを，クックドサラダドレッシング（cooked salad dressing）といい，これは，サラダ油を用いない乳化タイプのドレッシングである。

トレハロース　[Trehalose]　〔成分・構造〕$C_{12}H_{22}O_{11}$。分子量は342.30。2分子のD-グルコースが1，1-α，α結合した非還元性の二糖。カビや酵母，紅藻などの海藻類，昆虫類などに存在する。昆虫では血液中に存在し，主要血糖として，またエネルギー源として利用される。甘味はショ糖の50％だが，体内では消化吸収されエネルギー（4 kcal/g）となる。乾燥や，凍結などの外からのストレスを受けたとき，これらの生物ではトレハロースが生産されて生体を守る。腸内でトレハラーゼによって分解される。ドライアイに対するトレハロース点眼液の有効性が示唆されている。食品には凍結防止，乾燥保存などの目的に使用される。水分活性が低下するとたんぱく質などにある結合水と置換し，高次構造を守る。また乾燥剤としても利用される。不飽和脂肪酸の酸化を防止する働きも認められる。米が古くなると，いわゆる古米臭を発生する。精米した後，長期保存しておくと表面が酸化して古米臭が強くなるが，精米直後にトレハロースでコーティングしておくと，古米臭が少なくなることが認められている。最近ではハッチントン病抑制作用も認められた。安全性について危惧するデータは現在まで出ていない。

トロ　マグロの腹側の肉をいう。〔成分〕背中側の赤肉に比べて脂質が多く，とくに冬期は著増する。水分，たんぱく質は少ない。一例をあげれば，表のようである。〔調理〕トロは濃厚なうま味をもち，刺身，すし，ねぎまなどに向く。→マグロ

マグロ肉の成分組成　（％）

肉の部位	水　分	たんぱく質	脂　質	灰　分
赤　肉	68.7	28.3	1.4	1.5
トロ肉	52.6	21.4	24.6	1.3

どろウニ　**泥雲丹**　浜詰粒うにとよぶことが多い。ウニの生殖巣の形が，よく保持されている高級塩辛。〔原料〕バフンウニがよく，アカウニは配合材料に使われる。〔製法・貯蔵性〕採取当日または翌日のウニから生殖巣を取り出し，傾斜台の上で10％の食塩をふりかけ，水きりする。ビンに少量のアルコールを加えて上記の塩ウニを箸で入れ，手早く均一に混合する。上部にアルコールを入れ，密封する。防腐

用のアルコール添加量は9%で，室温で1か年の貯蔵性をもつ。→しおから

ドロップ　［Drop］　ハードキャンディの一種。〔製法〕砂糖を主原料として，これに20%内外の酸糖化あめ（→さんとうかあめ）を加え，平鍋の場合は140〜150℃，真空煮詰機の場合は105℃ぐらいで煮詰め，それに酒石酸，クエン酸，乳酸などの有機酸，色素，香料を加えてかなり冷却した後，果実状の型または太鼓型など，タブレットマシンで各種の形状に打ち抜いてつくる。〔性状〕ガラス状に透明で，かむとぱりぱりと砕ける。砂糖だけでつくると砂糖が再結晶を起こし，製品が不透明となり，脆弱になる。水あめを加えるのは，砂糖の結晶析出を防ぐとともに，製品に粘靭性を与えるためである。〔製造工程〕図のようである。〔成分〕100g中，水分2.0g，たんぱく質0g，脂質0g，炭水化物98.0g，灰分微量で，100gのエネルギーは392kcalである。〔フルーツドロップ〕酸味料の有機酸の代わりに，果汁を加えたフルーツドロップも市販されている。

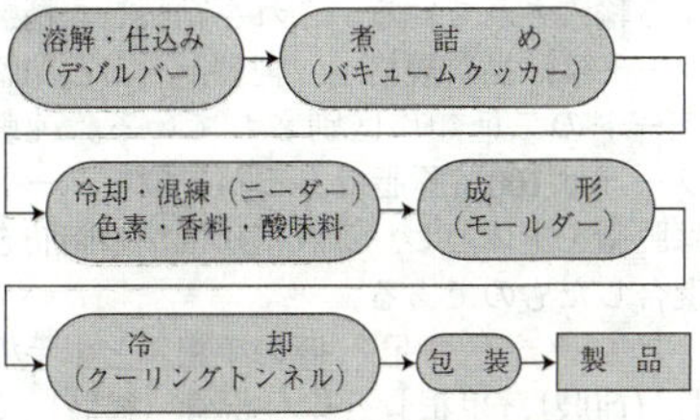

ドロップの製造工程

トロピカルフルーツドリンク　［Tropical fruit drink］　グァバ，パパイヤ，パッションフルーツ，マンゴーなど，熱帯果実を原料とした果実飲料。それぞれ独特の風味が珍重される。

とろろいも　**薯蕷藷**　→やまいも

とろろこんぶ　**薯蕷昆布**　コンブ科の海藻の名前でもあるが，乾燥昆布を細糸状に削ったものをさすことが一般的である。〔製法〕真昆布，利尻昆布などを酢に短時間漬け込み，一晩寝かせた後，30cmの長さに切ったものを積みあげる。これを圧搾してブロック状にし，糸状に削る。〔種類〕昆布の表面（外皮）を削った黒とろろ，黒とろろを削った芯や白板昆布を削った白とろろがある。

とろろじる　**薯蕷汁**　やまといも，長いも，つくねいも，山いもなどをすりおろして調味したものをいう。〔材料〕やまといも50g，煮だし汁100g，卵1/5個，塩1.5g，醤油少々，青海苔。〔つくり方〕やまといもは皮をむいておろし，すり鉢に入れて，さらによくする。そのなかへ卵を入れてさらによくする。煮だし汁に塩を入れて火にかけ，煮立ったときに醤油少々を入れて味を付ける。この汁をさまし，やまといもに少しずつすり加える。椀に盛り，青海苔を振りかける。麦ご飯にとろろ汁をかけたものを麦とろろ，麦とろという。この場合はだし汁を少なくし，味を濃くする。薬味にさらしねぎ，もみ海苔などを用いる。

とんカツソース　**豚カツソース**　濃厚で粘度の高い，ドロッとしたウスターソースのことをいう。ウスターソースは江戸時代末期から明治時代初期に西洋文明とともにイギリスから渡来したが，豚カツソースは第二次大戦後に日本人が考案し，普及したもので，豚カツやコロッケなど，フライ類にかけるソースである。JAS規格でいう濃厚ソースが，これにあたるものである。ウスターソースと原料配合，製法はほぼ同一であるが，粘度を高めるために野菜，果実の不溶性固形物を多くし，でんぷん，タマリンド種子多糖類を添加し，粘度を2.0Pa・s（パスカル秒）以上に調製している。なおJAS規格では，ウスターソース類のうち0.2Pa・s未満のものをウスターソース，0.2〜2.0未満のものを中濃ソースという。

どんぐり　**団栗**　なら，くぬぎ，かし，かしわ，あべまき，しい，ぶな（いずれもブナ科），とち（トチノキ科）などの木の実の総称である。山野の多いわが国では広く分布している。古くから救荒食品として

利用されてきた。〔果肉の主成分〕でんぷんで60～80%を含む。ぶなはほかのものと異なり，脂質，たんぱく質が多く，でんぷんは少ない。どんぐりはしい，ぶなを除くほかは，いずれも渋味，苦味があって，そのままでは食用になりにくい。この渋味はタンニンであり，とちは有害なサポニンを含み，激しい苦みを呈する。ときに，ぶな，しいの実はどんぐりに入れないことがある。〔渋抜き法〕おもに用いられる方法はつぎのようである。1）あら砕きと乾燥。2）粉砕と果皮の除去。3）アルカリ液または温湯による浸出。4）水洗。5）脱水乾燥。

とんコレラきん　豚コレラ菌　[*Salmonella choleraesuits*]　サルモネラ菌属（Genus *Salmonella*）のC_1群に含まれる1菌種で，1885年にSalmonによって，初めて分離された。本菌は本来，動物の病原菌であるが，ときに人に急性胃腸炎症状を起こす食中毒原因菌である。わが国における発生頻度は比較的高い。また，はじめチフス性の病型をとり，これに続き局所性炎症（関節炎，骨髄炎，髄膜炎，胆のう炎）を続発することも，しばしばある。

とんし　豚脂　豚から得られる脂肪である。ラードまたはhog fatともいう。元来は豚の腎臓から製造された脂肪のことであったが，今日では，豚の枝肉の脂肪組織（皮下，腎臓周囲，腹腔内，内臓の脂肪など）から得られるものをラードという。したがって，部位によって得られる脂肪の脂肪酸組成や性質が異なる。〔種類〕ラード（一般豚脂），中性ラード（豚腎臓部および背部から出る最高級品），リーフラード（腎臓脂肪で中性ラードにつぐ品），釜製ラード（融点約45℃），スチームラード（高圧下抽出）などの別がある。〔性質・組成〕牛脂よりも不飽和脂肪酸の量が多いために軟質であり，優良な食用油脂である。しかし，リノレン酸の量が牛脂より多いために酸化を受けやすい欠点がある。そのため，軽度に水素添加してリノレン酸だけをオレイン酸に変じ，柔軟性を損じることなく酸化を防止する方法や，抗酸化剤の添加が考えられている。〔脂肪の理化学的性質〕融点28～45℃，凝固点25～30℃，比重0.915～0.923，けん化価193～200，ヨウ素価46～86，酸価0.1～0.8。また，豚脂の脂肪酸組成は，ステアリン酸12～16%，パルミチン酸25～32%，オレイン酸40～50%，リノール酸3～14%であり，ほかに少量のリノレン酸，アラキドン酸を含む。不けん化物は0.1%，グリセリンは4.5%となっている。〔製油法〕牛脂の場合と同様に，と殺後の豚を切断して，各部から豚脂を採取する。〔世界的産地〕アメリカのシカゴである。わが国で生産される豚脂はほとんどゼロで，2,572 t（2001年）が外国から輸入されている。これを精製した精製ラードは，品質規格上，純製ラードと調整ラードの二種類に区別されている。純製ラードは100%豚脂であるが，調整ラードは豚脂を主体とし，これに，ほかの脂肪を混合したものである。

豚脂各部の脂肪酸組成および性質

	皮下上層脂	皮下下層脂	腎臓脂
全飽和酸	39.1	47.3	49.4
オレイン酸	51.0	49.9	41.2
リノール酸	5.3	7.1	5.7
融点	41.0		45.6
酸価	2.09		7.9
ヨウ素価	47.5		66.1

とんそく　豚足　豚の手根骨と中手根骨（前肢），足根骨と中足根骨（後肢）で切断したもの。軽くボイルした後，脱毛，爪を除去して再び煮て，食用とする。調味料で味を付けると独特の料理になる。

とんぶり　ほうきぐさの実で，東北の一部でこのようによぶ。乾燥させて長期保存するほか，ゆでて塩漬けにして保存する。かつては山村の救荒食品として用いられたが，最近は山いもの三杯酢に加えて食べるほか，陸のキャビアの名で缶詰などに商品化され，噛んだときの独持の食感が喜ばれている。

トンポーロウ　東坡肉　豚のバラ肉を

やわらかく煮込んだ料理で，煨菜（ウエイツァイ）（弱い火で煮込む料理）の一種である。この料理は，日本では豚の角煮といわれ，古くから親しまれている。〔つくり方の例〕1）材料（8人分）：豚バラ肉600 g，しょうが少々，ねぎ1本，酒大さじ5，醤油大さじ4，砂糖大さじ2，粒さんしょう少々。 つくり方：豚肉は熱湯中に3分間入れて取り出す。この肉をねぎ，しょうが，さんしょうの粒といっしょに鍋に入れ，かぶるくらいの湯を加えて1時間半くらい煮込む。消火してさめるまで放置したら，つぎに肉を4 cm角くらいに切る。煮汁をふきんでこし，このなかに肉を戻し入れて火にかけ，酒を加えて2時間くらい弱火で煮込む。やわらかくなったら調味料を加えてさらに煮込む。最後に水溶きのでんぷんを加えてトロミを付ける。器に盛り，熱いうちに供す。2）煮ないで蒸し加熱にする方法がある。この場合は，蒸し汁を取り分けてでんぷんで濃度を付け，かけ汁にする。〔由来〕東坡肉とは，北宋時代の政治家，詩人である蘇東坡がたいへん好んでつくって食べていたことから付いた名であるといわれている。

な

ナイアシン　[Niacin]　ビタミンB群に属するビタミンで，ニコチン酸とニコチンアミドの総称。とうもろこしを常食とする地方に発生する皮膚病の一種であるペラグラの予防因子として発見された。体内では，トリプトファンから生合成される（トリプトファン60 mgからナイアシン1 mg)。ニコチン酸という名は，タバコのアルカロイドであるニコチンを分解すると得られることに由来する。〔性質〕水に溶けやすく，水洗によって失われるほかは，熱，酸，アルカリ，光，酸化剤などに安定である。ニコチンアミドは，生体内で呼吸に関係する脱水素酵素の補酵素であるNAD（ニコチンアミドアデニンジヌクレオチド）とNADP（ニコチンアミドアデニンジヌクレオチドリン酸）の構成成分であり，酸化還元反応で重要な働きをしている。〔存在〕肝臓，酵母，米胚芽などに多く含まれる。〔日本人の推奨量〕1日あたり男子の場合18〜49歳で13 mgナイアシン当量，50〜69歳で14 mgナイアシン当量，女子の場合には18歳〜29歳および50〜69歳で11 mgナイアシン当量，30〜49歳で12 mgナイアシン当量となっている（ナイアシン1 mgまたはトリプトファン60 mgを1ナイアシン当量(NE)とする)。

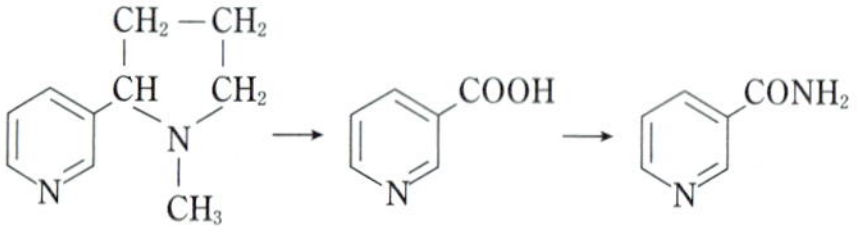

ニコチン　　ニコチン酸　　ニコチンアミド

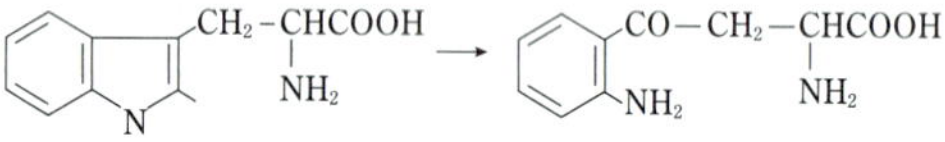

トリプトファン　　キヌレニン

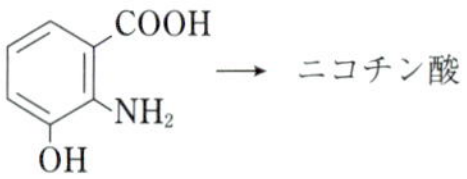

3-ヒドロキシアントラニル酸

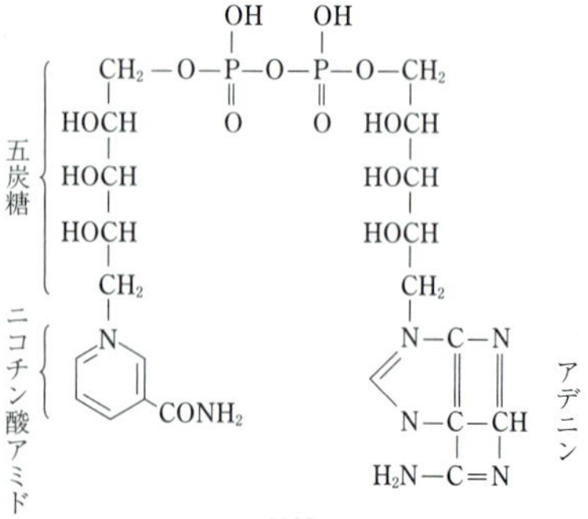

NAD

ないちまい　**内地米**　国内産のうるち米を内地米とよんでいる。世界の米を大別すると，日本型（ジャポニカ）とインド型（インディカ）とに分かれるが，短粒で炊くと粘りがあるのが日本型で，長粒で炊いて粘りの少ないのがインド型である。わが国では，日本型をさらに内地米と準内地米に分けて区別している。内地米は国内産のもの，準内地米は外国産の米で品質が内地米に似ているものである。

ナイチュウ　**奶酒**　〔産地〕中国，モンゴル地方でつくられる蒸留酒である。〔製法・風味〕自然発酵によってできた乳酒を蒸留したもので，乳臭いブランデーのような風味がある。〔成分〕アルコール8〜9％，酸0.16％を含んでいる。→にゅうしゅ

ないばく　**内麦**　わが国で生産される小麦をいう。〔生産量〕内麦の生産量は外国小麦の輸入量の増加で減少を続け，近年，30〜50万tで推移している。〔種類〕内麦を大別すると普通小麦と強力小麦になり，前者は中間質，後者は硬質である。〔品種〕農林61号（関東地方以西）やホクシン（北海道）が主力品種であったが，たんぱく質の含有量が中程度であることから，おもに日本麺用に使われてきた。しかし近年，たんぱく質やアミロース含量を変えるなど，さまざまな特徴をもつ品種が各地方でつくられ，使用されてきてい

る。たとえば，春よ恋（北海道，パン用），ミナミノカオリ（九州，硬質，パン用），さとのそら（関東，麺用，麺色にすぐれる）などがある。〔製粉性〕普通小麦は中間質であって，粒色は帯赤茶褐色である。麺用が主体であるが，一般に製粉するときの皮離れやふるい抜けが外国産小麦に比べてやや劣るため，製粉歩留まりが低くなり，できる粉に皮部の混入が多く，色もやや悪い。また気候の違いがいちじるしいため地域によって栽培品種が異なり，また同一品種でも品質のぶれが大きく，製粉の条件設定がしにくい場合が少なくない。〔小麦粉の特徴〕得られる小麦粉は，普通小麦の場合は中力粉と称されるもので，ファリノグラフは中力粉独自の図形を示し，エクステンソグラフも大きな伸展性と低い拡張力で独自の図形となっている。これは小麦粉を水とこねたとき，比較的楽にグルテン形成が行われ，生地を製麺のためロールに通した場合に強い抵抗を示すことなく，しかも切れずに圧延されることを意味している。〔問題点〕大部分の内麦の収穫期が梅雨期にあたり，穂発芽や赤かび病が問題となる。また，乾燥に時間がかかり，その間に品質劣化が起こることもあげられている。→ちゅうかんしつこむぎ，ちゅうりきこ

ないぶんぴつかくらんぶっしつ　内分泌攪乱物質　[Endocrine disruptor]　別名，環境ホルモン。動物の生体内に取り込まれた場合に，本来その生体内で営まれている正常なホルモン作用に影響を与える外因性物質。シーア・コルボーンらが著した『奪われし未来』のなかで，フロリダのハクトウワシやオンタリオ湖のカモメ，フロリダのアポプカ湖のアリゲーターなどに生殖異常が生じていることが報告された。その原因として環境中に微量に存在する化学物質が考えられ，天然のエストロゲンと程度の差はあるが，女性ホルモンに似た作用を示すエストロゲン様物質として，エストロゲン受容体と結合し，同様の作用を示す物質が数多く存在することがわかった。ゲニステインやノニルフェノールは天然のエストラジオールに比べて5,000分の1，ビスフェノールAやパラベンは1万～10万分の1の強さがある。さらにダイオキシンなども作用をもつ。これらの化学物質は，またアリルハイドロカーボンレセプター（AhR）とも結合する。AhRとエストロゲン受容体のシグナルがクロストークするため，これらAhRと結合するものも環境ホルモンとなると考えられている。大豆中にゲニステインなどのエストロゲン様ホルモン作用をもつイソフラボンが含まれている。食品安全委員会は，大豆イソフラボンの安全な1日の摂取目安量の上限値を70～75 mg/日（大豆イソフラボンアグリコン換算値）としている。エストロゲン受容体以外にもホルモン受容体は数多く存在すると考えられ，男性ホルモンのアンドロゲン受容体，甲状腺ホルモン受容体などと結合する化学物質も内分泌攪乱物質である。

ナイロン　[Nylon]　→ポリアミド

なかしょく　中食　家庭の外で調理したものを，家庭に持ち帰り飲食するタイプの食事をさす。家庭外で調理され，家庭外で飲食する外食と，家庭内で調理し，家庭内で飲食する内食の中間の形態であることからこの名が付けられた。

ナガスクジラ　長須鯨　[Fin whale]　ほ乳類クジラ目の海獣である。〔生態〕口には歯がなく，そのかわりに鬚をもつ。体長はふつう20 m程度であるが，なかには25 mに達するものもある。群をつくって移動する性質があり，小型の浮遊生物，ときには小魚を餌としている。〔分布〕日本近海にもいるが，南氷洋，大西洋，北氷洋などに分布する。〔用途〕肉はおいしく，また，油も各種の用途に用いられた。資源が減少したため，現在，捕獲は禁じられている。→クジラ，げいにく，げいゆ

なし　梨　[Pear]　バラ科に属し，日本梨，中国梨，西洋梨がある。日本梨（和梨ともいう）はわが国で古くから栽培されていたが，急速に伸びたのは明治以降である。〔産地〕東北から九州まで広く分

布し，千葉，茨城，鳥取などに多い。〔品種〕日本梨は一般に青梨（二十世紀，菊水，新世紀など）と赤梨（長十郎，新水，幸水，豊水，新高など）に区別される。代表的なものは幸水，豊水，二十世紀でこれらで全生産量の80％を占める。二十世紀は病害に弱く，栽培に手がかかるが，長十郎は栽培が容易で豊産である。日本梨には果肉内にざらざらした石細胞があり，西洋梨に比べて香気が少なく，果肉がかたく，缶詰などの加工には向かない。二十世紀は果皮が淡緑色で果肉には石細胞が少なく，柔軟で噛んでもかすが残らない。現在，長十郎より品質のすぐれた品種の幸水（8月上～中旬）のほか，豊水（8月下旬～9月上旬）などが多く栽培されている。なお，晩生種には晩三吉（11月）がある。〔成分〕100 g中，水分88 g，炭水化物11.3 gであるが，新しい品種は比較的糖分が多い。糖分中ショ糖と果糖が多く，ついでソルビトール，ブドウ糖となっている。酸は0.1％内外。未熟果にはでんぷんを含むが，成熟につれて消失する。成熟につれて起こる果肉の軟化と多汁化は水分の増加ではなく，繊維質の減少によるものである。ビタミンは少ない。〔利用〕生食のほか，ネクター，缶詰などにも利用される。→せいようなし

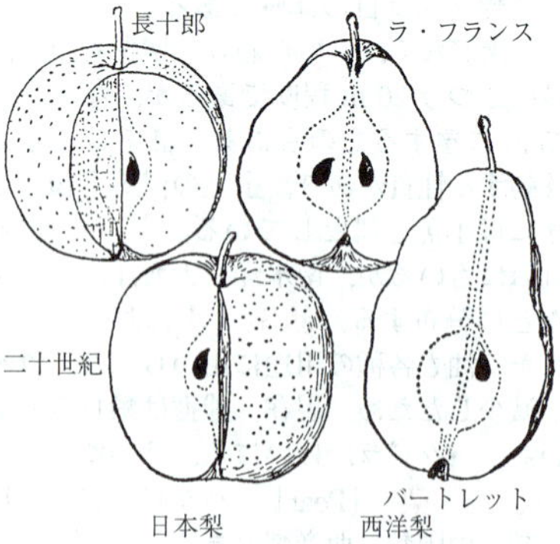

梨

なす　茄子　［Eggplant］　ナス科に属する果菜で，インド原産。わが国では古くから栽培され，生産量が多く，ハウス栽培の普及で年間を通じて出回っている。〔産地〕高知，熊本，福岡，群馬，茨城，愛知など，全国的に分布している。促成物の主産地は高知で，3月下旬にはピークを迎える。〔品種〕品種が多く，色（紫黒色，緑，紫，白，縞）や形（卵型，長型，中長型，丸型，きんちゃく型など）の異なる地方特有のものもある。〔成分〕なすの色素はアントシアニン系のナスニン（紫），ヒアシン（青）があり，いずれも配糖体として存在する。これらは抗酸化作用を示す。ナスニンはデルフィニジン，グルコース，ルチノース，*p*-クマール酸よりなる。〔見分け方〕つやがよく，へたのとげが痛いくらいとがっているものが新鮮。〔用途〕煮食のほか，漬け物としての用途は広く，塩漬け，味噌漬け，ぬかみそ漬け，からし漬け，粕漬け，しば漬け，麹漬けなどに用いられる。〔なすの漬け物〕変色を防ぎ，その色沢を保たせるために，下漬けの際，最初から濃塩水（18％内外）に漬け込んだり，焼きミョウバン（原料に対し0.2～0.3％）や古鉄釘（0.3～0.4％）を用いたりする。ミョウバンまたは古釘を入れるのは次の理由による。なすは漬け込み中に乳酸菌などの発育によって酸性になるが，アントシアン系色素は酸性では赤色になる性質（アルカリ性では青になる）があるので，なすは赤紫色を呈するようになる。ところ

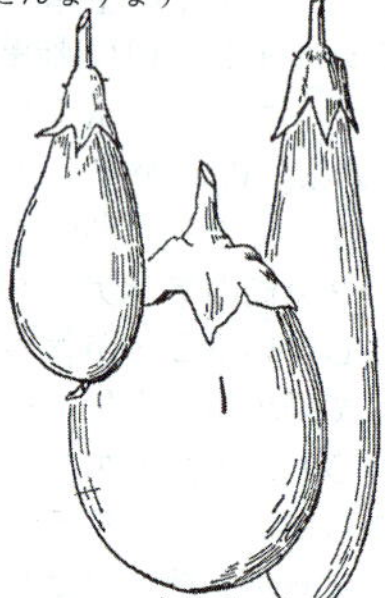

な　す

がまたアントシアン系色素には重金属と結合して変色する性質があり，鉄（釘）またはアルミニウム（ミョウバンを水に溶かすと硫酸アルミニウムと硫酸カリウムになる）が存在するときには，金属イオンと結合して青紫色に固定される。こうしてなすの色は美しく保たれるのである。

なずな　薺　[Shepherd's purse]　アブラナ科に属し，春の七草のひとつ。いたる所に自生し，その果実が三味線のばちに似た形を呈するので，三味線草，ぺんぺん草ともよばれる。〔調理〕春に若菜をとり，ひたし物，あえ物などにして食用にする。〔成分〕一般葉菜類に比べてたんぱく質含量（4.3％）が多く，また 100 g 中，Ca 290 mg, P 92 mg と豊富に含まれる。→ななくさ

なたね　菜種　[Rapeseed]　アブラナ科アブラナ属に属するあぶらな（brassica）の種子でなたね油の原料である。〔産地〕世界の主産地は中国，カナダ，インド，欧州である。わが国ではなたね油生産のためおもにカナダとオーストラリアから輸入している。〔成分〕なたねの一般成分は 100 g 中，水分 7 g，脂質 41 g，たんぱく質 20 g，炭水化物 19 g，食物繊維 8 g，灰分 5 g である。〔含油量〕なたねは精油原料であるから含油量が重要であるが，38～45％の範囲にある。種子中に含まれている油脂はほとんど中性油脂の形で，遊離脂肪酸の含量はきわめて少ないが，未熟なものは，1％以上含んでいる。〔シニグリン〕なたねの成分で，特殊なものにシニグリン（sinigrin）がある。これは酵素（ミロシナーゼ）の作用で揮発性含硫黄化合物（アリルイソチオシアネート）を生成する。またコリンも含有されてなたね粕の発酵分解に際し，この物質が生成することが認められる。〔カノーラ〕なたね在来種からのなたね油は，エルカ酸（22：1）を大量に含み，またシニグリンなどのグルコシノレートを含むため，育種改良されカノーラ（キャノーラともいう）種が開発された。エルカ酸を含まず，オレイン酸を大量に含む。カノーラ種からは，除草剤耐性や害虫抵抗性などの形質を付与された，遺伝子組み換えなたねが作出され，世界的に多く栽培されている。

なたねあぶら　菜種油　[Rapeseed oil, Colza oil]　あぶらな（菜種）の種子（含有量 38～45％）から，圧搾法または抽出法によって採油した油である。〔産地〕カナダ，中国，インド，ヨーロッパに産する。なたね油の代表に白絞油がある。〔白絞油〕おもに圧搾法によるが，黄褐色を呈し，特異のにおいがあるので，精製して食用油とする。これを白絞油という。微黄色で特有なにおいがなく，その味も良好である。〔性状〕油脂の性状は比重 0.906～0.920，けん化価 169～195，ヨウ素価 95～127，不けん化物 1.5％。在来種なたね油はエルシン酸（$C_{22:1}$）を 30～50％含んでいたが，心臓へ悪影響を与えると考えられるようになり，品種の改良が行われ，現在，カナダから輸入している原料なたねのエルシン酸含量は数％以下のものが大部分である。〔用途〕広く食用に供され，硬化油の原料ともなる。

なたまめ　鉈豆，刀豆　[Sword bean]　マメ科に属し，熱帯アジア原産。長大扁平なさやのなかに紅色または白色の種子を生じる。〔成分〕まめはでんぷんが主で，たんぱく質がこれにつぎ約 20％ある。なたまめ中にはアルギニンに似た遊離のアミノ酸カナバニン（canavanine）が含まれる。〔用途〕なたまめは福神漬けの材料として欠くことのできないもので，15～20 cm ぐらいのやや若いものを用い，これを塩水濃度 7％内外にて下漬け後，13～14％の塩水で塩漬けしたものを用いる。

ナチュラルチーズ　[Natural cheese]　〔定義〕乳等省令では，ナチュラルチーズとは，「乳，バターミルク（バターを製造する際に生じた脂肪粒以外の部分），クリーム又はこれらを混合したもののほとんどすべて又は一部のたんぱく質を酵素その他の凝固剤により凝固させた凝乳から乳清の一部を除去したもの又はこれらを熟成し

かたさによるナチュラルチーズの分類

ボディーのかたさ	熟成に関与する微生物		チ ー ズ 名（生産国）
超 硬 質（水分 25〜30%）	細 菌		グラナパダーノ，パルミジャーノ・レッジャーノ（イタリア） ペコリーノ・ロマーノ，サブサゴ（イタリア）
硬 質（水分 30〜40%）	細菌	大きなガス孔（眼）	エメンタール（スイス），グリュイエール（フランス）
		小さなガス孔	ゴーダ（オランダ），エダム（オランダ） サムソー（デンマーク），フィンボー（デンマーク） プロボローネ（イタリア），カチョカバッロ（イタリア）
		ガス孔なし	チェダー（英，米），チェシャー（英），コルビー（米）
半 硬 質（水分 38〜45%）	細 菌		ブリック（米），ミュンスター（独），チルジット（独） ハバルティ（デンマーク），リンブルガー（ベルギー） ポールドサリュ（仏）
	か び		ロックフォール（仏），ゴルゴンゾーラ（イタリア） スティルトン（英），ブルー（仏，米，デンマーク）
軟 質（水分 40〜60%）	か び		カマンベール（仏），ブリー（仏），ベルペーゼ（仏）
	熟成させないもの		カッテージ（米），ヌーシャテル（仏），クリーム（米）

たもの」「前号（前記の内容のこと）に掲げるもののほか，乳等を原料として，たんぱく質の凝固作用を含む製造技術を用いて製造したものであって，同号に掲げるものと同様の化学的，物理的及び官能的特性を有するもの」と定められている。〔種類〕ナチュラルチーズは世界中で製造されているものを合わせると500種類以上になり，原料乳の脂肪含量によってクリームチーズ，全脂チーズ，部分脱脂チーズおよび脱脂チーズに分類される。そのほか，熟成チーズと熟成させないチーズ，あるいはチーズの質の硬軟によって分類する場合もある。包装した大型のナチュラルチーズでは，外皮の部分をともなわないリンドレスチーズも製造されている。ナチュラルチーズの名称は，原産地や集散地の地方名，市町村名によることが多い。

ナッツるい　ナッツ類　[Nuts]　堅果，種実類ともいう。かたい皮か皮革状の殻につつまれた食用果実，種子を種実類，ナッツとよぶ。多くは乾燥してそのまま，あるいは種皮，殻を除いたものが市販される。砂糖，塩，油脂などを用いて調味加工した製品もある。〔種類〕きわめて多種類で外国から輸入されるものが多い。あさの実，アーモンド，カシュー，かぼちゃ種，かやの実，ぎんなん，くり，くるみ，ごま，すいか種，とちの実，はすの実，ひしの実，ひまわりの実，ブラジルナッツ，ぺカン，マカデミアナッツ，ヘーゼルナッツ，松の実，落花生，ココナッツ，ピスタチオ。〔使用法〕菓子として食べるほか，チョコレート，サラダ，サンドイッチなどに引き割りするか，そのまま混ぜて使用する。〔成分〕栗，はすの実，とちの実，ぎんなんを除くといずれも脂質が20%を超える。したがってエネルギーも500 kcal/100 g以上のものが大部分である。乾果は水分が5%くらいで貯蔵性がよい。独特のフレーバーをもつものが多いので香味を付けるためにも利用される。

なっとう　納豆　大豆の発酵食品である。〔沿革〕納豆の名は鎌倉時代の末からみられ，室町時代には唐納豆，江戸時代に入ると寺納豆（→てらなっとう）の名が文献にみえる。この2者は大豆からばら麹をつくり，塩水中で発酵熟成させてつくったものである。ふつう，納豆というのは糸引き納豆のことで，大豆に納豆菌を作用させてつくる。大豆を炒って割砕し，脱皮したものを原料としたものは碾割（ひきわり）納豆という。文字どおり糸を引き，粘性の大きな粘質物で覆われている。しかし，糸引き納豆にはその特徴ある風味のためか，し好が関東地方以北に偏る傾向がある。〔製法〕煮た大豆を新しい藁苞（わらつと）に入れ，室（むろ）に置いて高温（40℃ぐらい）に保持して納豆菌を発育させたので，これを苞（つと）納豆という。わらの表面に自然についていた納豆菌の繁殖をはかったものである。近年，この方法がとかく不潔になるので，衛生上，わらを用いないで，純粋に培養した納豆菌を種菌にして蒸大豆にふりかけ，これを発泡スチロール製の小型容器に入れて包んだ後に発酵させる方法が普及し，よい糸引き納豆がつくられるようになった。糸引き納豆の二次加工品に，五斗納豆や雪割納豆がある。(→ゆきわりなっとう)〔成分〕100 g 中，水分 59.5 g，たんぱく質 16.5 g，脂質 10.0 g，炭水化物 12.1 g，食物繊維 6.7 g，カルシウム 90 mg，リン 190 mg，鉄 3.3 mg，ナトリウム 2 mg，カリウム 660 mg，ビタミン B_1 0.07 mg，B_2 0.56 mg，ナイアシン 1.1 mg。

ナットウキナーゼ　[Nattokinase]　納豆菌がつくるセリンプロテアーゼの一種で，枯草菌由来プロテアーゼのサチライシンと高い相同性を示す。血栓溶解活性を有するため，血栓症の治療効果や脳卒中，心筋梗塞などに対する予防効果が期待されている。

なっとうきん　納豆菌　[*Bacillus subtilis natto*]　グラム陽性，胞子形成菌である枯草菌の一種で，納豆の製造に用いられる。粘りの成分であるポリグルタミン酸や多糖，プロテアーゼ（ナットウキナーゼ）などを産生し，人への健康効果が着目されている。

なつみかん　夏蜜柑　夏だいだい，夏かんともいい，だいだい系の雑柑である。山口県原産。〔栽培〕夏みかんは6月ごろ結実し，11～12月ごろまで大きくなり，その後の成熟期はあまり変化しないで4～6月に熟する。温州よりも耐寒性が弱いため，冬季の気温が低温のところでは栽培できない。最近では夏みかんの変種川野夏だいだいは早生種で酸味が少ないので甘夏みかん（甘ナツカン）とよばれ，従来のものを普通夏みかんと区別している。生産は年々増加し，夏みかんの大半が甘夏みかんである。〔産地〕熊本，愛媛など。〔成分〕夏みかんの果肉は全果実中の65％程度である。温州みかん同様成熟につれて酸（おもにクエン酸）の量は減少し，糖分が増加する。糖質は9％，酸は普通夏みかんで2.5％，甘夏みかんで1.5％程度である。ビタミンのなかでビタミンCは果汁中に 40 mg/100 g，果皮に 80 mg/100 g と温州みかん同様果皮に多く含まれている。ビタミンAはカロテンが果皮，果肉で，それぞれ 0.07，0.01 mg/100 g，クリプトキサンチンがそれぞれ 0.8，0.08 mg/100 g で，温州みかんに比べかなり少ない。フラボノイドとしてナリンギン（naringin）を含み，これも果肉より果皮に多い。夏みかんの苦味は，おもにこのナリンギンによるものである。また，夏みかんは精油に富み，その大部分はリモネンである。〔用途・製品〕夏みかんは温州みかん同様生食のほか，ジュースとして利用されることが多く，また一部は缶詰（シロップ漬け，糖度20％以上），ジャムもつくられている。果皮はオレンジ油のほか，ペクチンも含まれている（全ペクチンとして6％前後）ので，ペクチン製造の原料として，わが国では最適のものであるし，また皮をうすく切り，苦味質を除いてマーマレードにも利用されている。→かんきつるい

なつめ　棗　[Common jujube]　クロウメモドキ科に属するアジア原産の核果である。乾果には可食部約90％あり，果実は楕円形をしている。〔産地〕中国では広く栽培され，食用としてもっともすぐれているのは広東地方の大なつめである。〔成分〕大部分は炭水化物で多量の果糖を含む。種子はたんぱく質5％，脂質8％を含む。〔用途〕干したものを，菓子，料理に

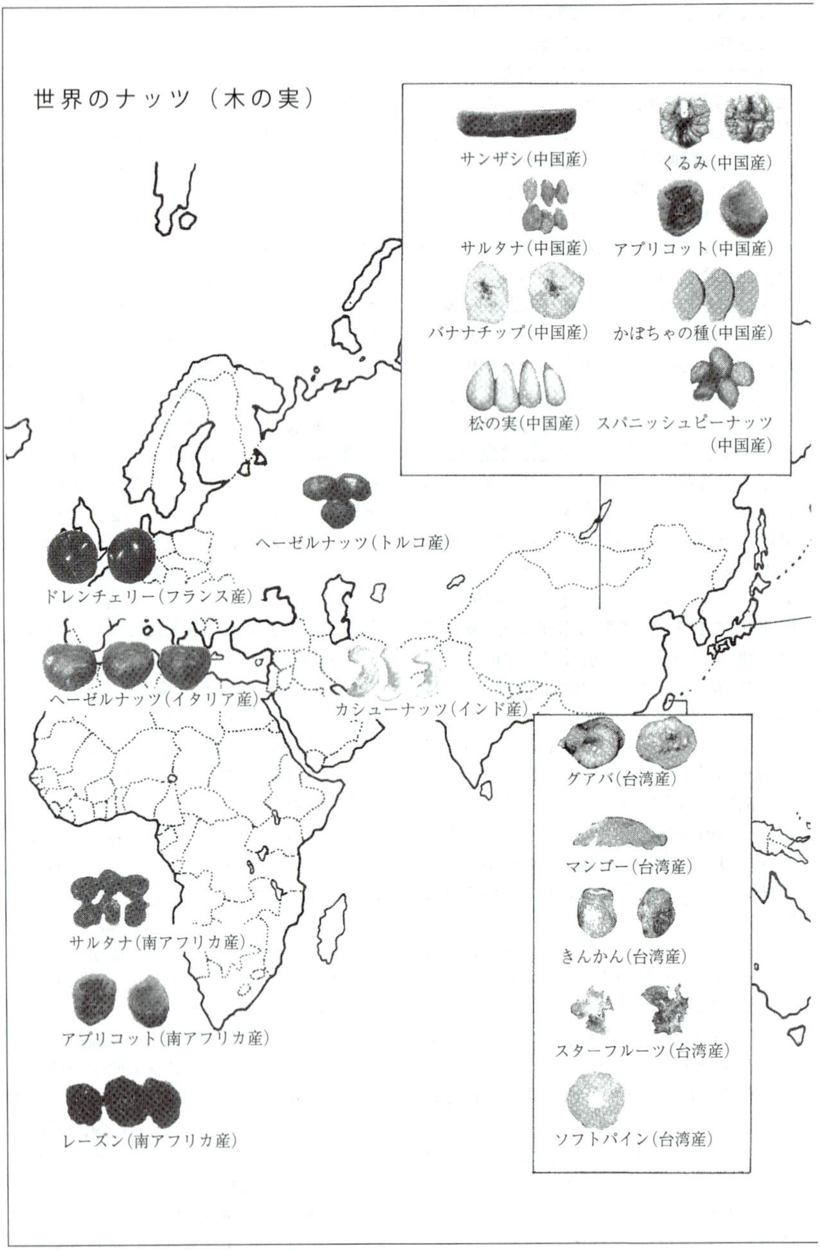
世界のナッツ（木の実）
サンザシ(中国産)
くるみ(中国産)
サルタナ(中国産)
アプリコット(中国産)
バナナチップ(中国産)
かぼちゃの種(中国産)
松の実(中国産)
スパニッシュピーナッツ
(中国産)
ヘーゼルナッツ(トルコ産)
ドレンチェリー(フランス産)
ヘーゼルナッツ(イタリア産)
カシューナッツ(インド産)
グアバ(台湾産)
マンゴー(台湾産)
きんかん(台湾産)
スターフルーツ(台湾産)
ソフトパイン(台湾産)
サルタナ(南アフリカ産)
アプリコット(南アフリカ産)
レーズン(南アフリカ産)

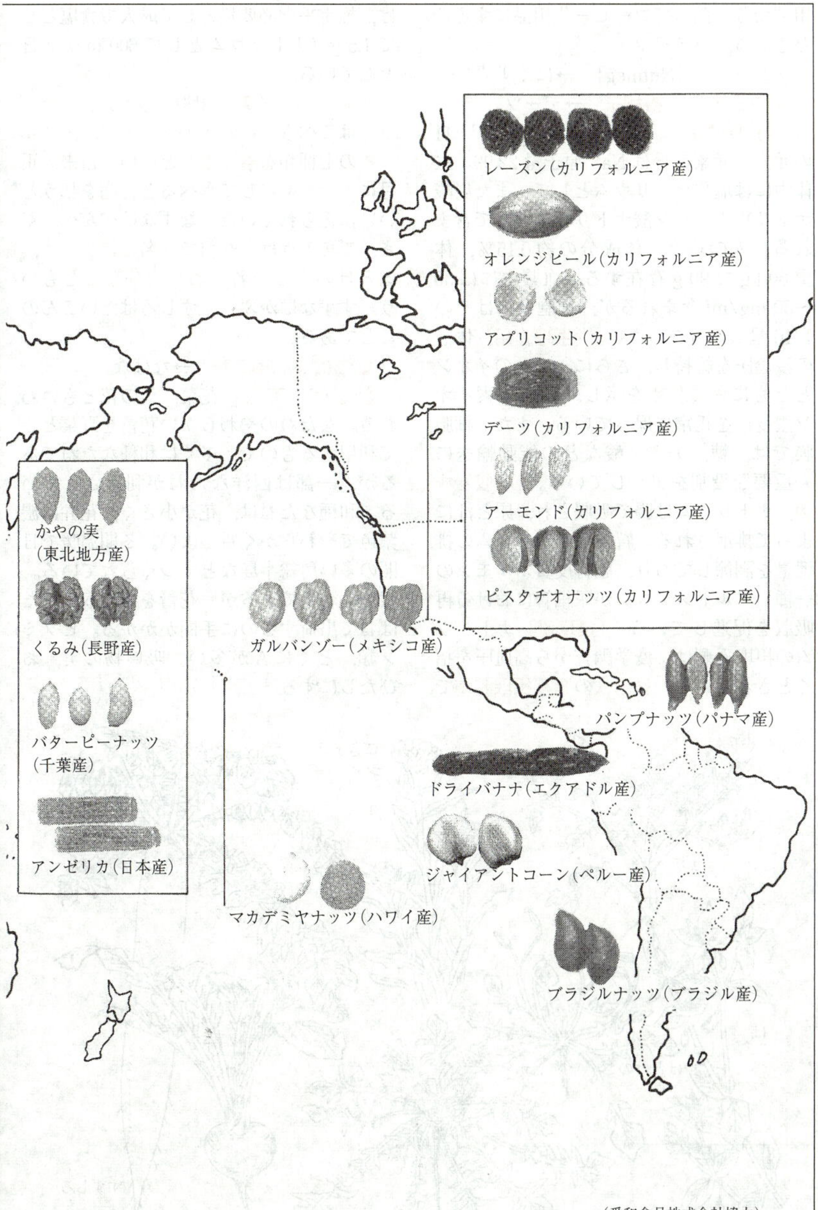
レーズン(カリフォルニア産)
オレンジピール(カリフォルニア産)
アプリコット(カリフォルニア産)
デーツ(カリフォルニア産)
アーモンド(カリフォルニア産)
ピスタチオナッツ(カリフォルニア産)
かやの実
(東北地方産)
くるみ(長野産)
バターピーナッツ
(千葉産)
アンゼリカ(日本産)
ガルバンゾー(メキシコ産)
パンプナッツ(パナマ産)
ドライバナナ(エクアドル産)
ジャイアントコーン(ペルー産)
マカデミヤナッツ(ハワイ産)
ブラジルナッツ(ブラジル産)

(愛和食品株式会社協力)

用いたり，煎ってコーヒー代用品にすることもある。→デーツ

ナツメグ ［Nutmeg］ →にくずく

なつめやし 棗椰子 →デーツ

ナトリウム ［Sodium］ 原子番号11の元素。元素記号はNa，原子量22.99。生体中には塩化ナトリウムとして，また炭酸ナトリウム，リン酸ナトリウムとして含まれる。人の場合，体成分の約0.15％，体重60 kgで90 g存在する。血漿中には30～50 mg/ml含まれるが，細胞中にはその1/10量しか存在しない。〔生理作用〕体液の浸透圧を維持し，さらに，ほかのイオンとともに緩衝作用を示し，pH（水素イオン濃度）を正常に保っている。また，細胞膜では，糖，アミノ酸などの能動輸送にも重要な役割を果たしている。〔吸収と排泄〕ナトリウムは腸で吸収され，尿と汗によって排泄される。腎臓はナトリウムの排泄量を調節しており，副腎皮質ホルモンの一種，アルドステロンが尿細管における再吸収を促進している。〔摂取量〕ナトリウムの摂取過剰は，疫学調査から高血圧を招くとされている。日本人の食事摂取基準では，推定平均必要量として成人で食塩として1.5 g（ナトリウムとして600 mg）/日としている。

ななくさ 七草 せり，なずな，ごぎょう，はこべら，ほとけのざ，すずな，すずしろの七種類を春の七草といい，古来，正月に七草がゆにして食べると万病を払うといい伝えられていた。なずなはぺんぺんぐさ，ごぎょうはキク科で一名ははこぐさ，ほとけのざは一名こおにたびらこともいう。すずなはかぶ，すずしろはだいこんのことである。

なのはな 菜の花 →なばな

なばな 菜花 花菜，菜の花ともいわれる。なたねのやわらかい花蕾を野菜として利用するもので，多くは和種なたねであるが，一部は西洋なたねが利用されている。和種なたねは，花が小さく，花弁は濃紫色でやわらかく質がよい。冬期温暖で日照の多い房総半島などでつくられている。栽培は容易であるが，花蕾を摘み取り，たばねて出荷するのに手間がかかる。ビタミン類，とくにAが多い。吸い物の実，おひたしにする。

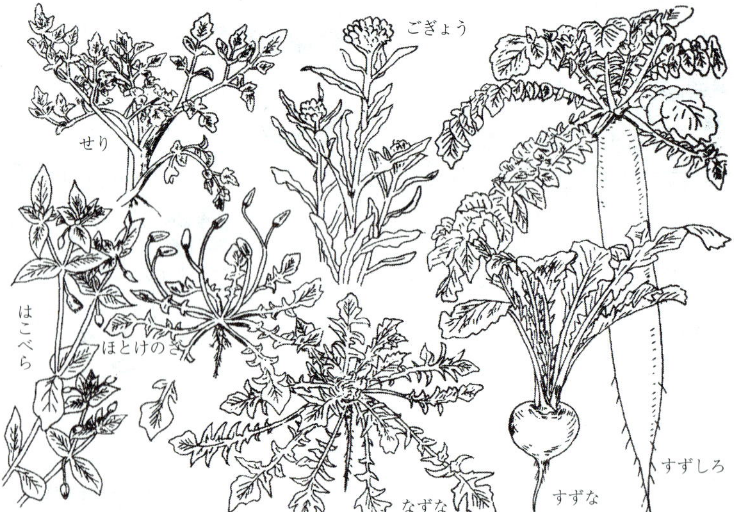

春の七草

ナプキン ［Napkin］ 食事用の布で，膝上をおおい，衣類を汚さないため，口元や指先をふいたりするために用意される。〔由来〕もともとは，料理を手づかみで食べていた時代に手ふきとして使われていた布が，17 世紀にナイフやフォークが食事に取り入れられ，手が汚れなくなった後も残されて必要品として使われているものである。ナプキンは英語で，おもに米国で使われることばである。小さいナップ（テーブルクロス）という意味のフランス語からきている。フランス語ではセルビエット（serviette）という。またイギリス，カナダ，オーストラリアでもナプキンを serviette（サービエット）とよんでいる。〔形状・種類〕食事用のナプキンの大きさは 24 インチ（60 cm）の正方形が標準で，純白のダマスク（麻の綾織）の布がディナー用となる。このほかに，お茶用（25 cm 角），カクテル用（10～15 cm 角）などがあるが，用途により材質や大きさが異なり，一隅に紋章や花を刺しゅうしたものや，薄い明るい色生地でつくられたものもある。ナプキンはテーブルクロスと同じ生地，色，模様のものが，対として用意されるのがもっともよい。クロスと異なり小型であるから，使用のたびに，洗濯し，糊づけしてアイロンで仕上げた清潔なものを用いる。近年は，布に近い手ざわりをもつ紙製のクレープペーパーも多く使われている。紙製ナプキンは使い捨てにできるところから簡便であるが，略式とされている。家庭の食事用のナプキンは，模様のある布が多く使われ，ナプキンリングなど用いて，食卓にセッティングされる。〔折り方〕いろいろな折り方がある。ナプキンは清潔が第一であるから，皿にのる大きさに，正方形か長方形の単純な折り方でまとめるのがよい。〔使い方〕食卓について，料理の出る気配がみえたときナプキンを取り上げ，膝の上にふたつ折りにして折り目が手前になるようにのせる。食事中の口元の汚れをふくこと，水や酒を飲むときグラスに脂肪がつかないようにすること，フィンガーボールで指先をしめらした後，ふくことなどに使う。食事中，中座するときはナプキンをいすの上に置く。食事が終わってテーブルから離れるときは，ナプキンを軽くたたんで席を立つ。なお，ナプキンをていねいにたたむと，料理がおいしくなかったことを意味する。

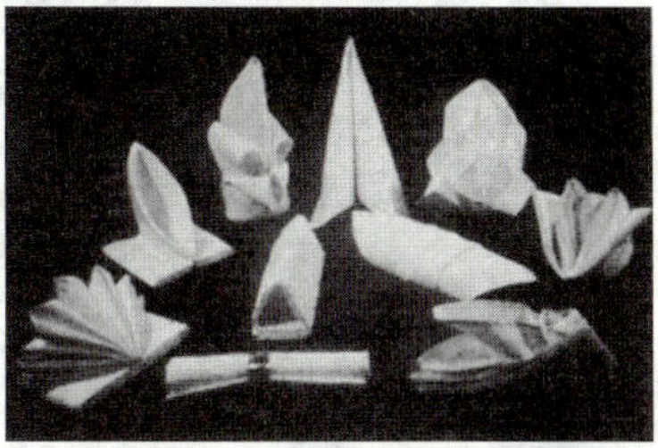

ナプキンの折り方いろいろ

なべ　鍋 加熱用の調理器具で，一般的な形は，底が比較的浅く，口が開いており，持ち手（柄か両手）がついている。これに合ったふた付きのものとないものとがある。〔種類〕煮物，ゆで物，炒め物，焼き物，揚げ物などの調理別により，それぞれ特徴のある適した形と，材質が使われている。〔材質別〕石鍋，土鍋，耐熱ガラス鍋，耐熱陶磁器鍋などはそのまま食卓上に出せる。鋳物鍋，鉄鍋，銅鍋（あかなべ，内側にスズをひいたもの），アルミニウム鍋（厚手アルミ，アルミ打ち出し），アルマイト鍋，ステンレス鍋などがある。また，材質の上に加工を施して，より調理に適するようにした特殊加工鍋もあり，鉄鍋にエナメルを溶接したほうろう鍋，アルミニウムにフッ素樹脂を加工した鍋（商品名テフロンまたはポリフロン），鉄にアルミニウムを浸透加工した鍋（商品名アルタイト），ステンレス製鍋の底に銅を加工した鍋，2 枚のステンレスの間に熱を伝えやすい金属を使ったスリープライ鍋などがある。また，特殊な構造の鍋として，圧力鍋がある。料理の種別によっても名称や形が違い，同じ料理でも専門家が使う鍋と家庭での鍋は材質などが異なっている。そのほか，自動温度調節器やタイマーのついたフ

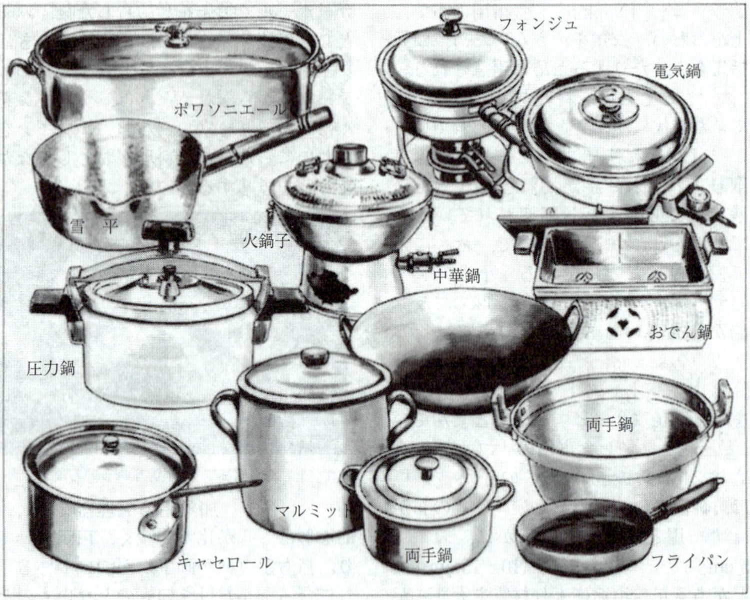

鍋のいろいろ

ライパン，テーブルグリル，ディープフライヤーなどもある。〔様式別〕1）西洋料理鍋：ソトワール（sautoir, 片手），ソトゥーズ（sauteuse, 片手），ソースパン（sauce pan, 片手），フライパン（frying pan），シチューパン（stew pan），ソトワ（外輪鍋，両手），スープ鍋（口径と深さと底が同じ大きさであるからズンドー鍋という），キャセロール鍋（casserole），煮込み鍋（ブレゼパン daubiere），魚用鍋（poissonniere, 長円形の箱形鍋，中敷がある），二重鍋（ダブルパン，double pan），ムニエル用鍋（長円形のフライパン）。その他，特殊鍋として，フォンデュ鍋，クレープ鍋，ローストパン（両手付き長角鍋。ふた付きで，すのこ付きもある）などがある。2）日本料理鍋：煮物鍋（雑鍋，両手），文化鍋（ふた受け部分の立ち上がりを高くして，ふきこぼれないようにした鍋。炊飯用鍋），無水鍋（厚手の鍋で，水を使わないで調理できる），土鍋。その他，特殊鍋として，卵焼き鍋（角形，片手），親子鍋（丸形，片手），天ぷら鍋，おでん鍋，柳川鍋，湯豆腐鍋，すき焼き鍋，しゃぶしゃぶ鍋，ゆきひら鍋，すっぽん鍋，ジンギスカン鍋などがある。持ち手とふたのない専門家用のだるま鍋（坊主鍋）は，やっとこを使って扱う。3）中国料理鍋：中華鍋（鉄製，両手），北京鍋（鉄製，片手），火鍋（フゥグゥオ，銅製煙突がある），砂鍋（サーコー，土鍋）などがある。4）その他の鍋：ミルクパン，ほうろく鍋などがある。〔使用上の注意〕鍋は材質によるが，厚さ3 mm以上のものがよく，重さと寸法に合ったものを使うことがのぞましい。軽い鍋は早く熱を通すので野菜をゆでるのに適している。厚手の鍋は熱がゆっくりとまんべんなくまわり，ほとんどの調理に使える。ごく厚手の鍋は長く煮込む料理にはよいが，いつも使うには重いのが難点となる。持ち手が片手のときには，片方で固定して，裏返したり，かき混ぜたりするときによく，両手のときには，鍋を持ち上げ，鍋返しができるのと，大量のときにはふたりで持てる。

なべもの　鍋物　鍋で煮ながら食べる温かい調理。〔特質〕材料は動植物性の食品を取り混ぜて用意するので栄養的にもすぐれた料理といえる。また，一品料理であるから，調理の手数も少ない。〔鍋の形〕底の平らな浅鍋がよい。〔下煮〕煮えるのに手間どる食品はあらかじめ下煮をしておく。〔種類〕鍋料理には，煮だし汁で煮てから土佐醤油や二杯酢をつけて食べる湯豆腐やちり鍋，はじめから煮だし汁，調味料とともに煮て食べる寄せ鍋やおでん，味噌で味付けをする土手鍋など，いろいろなものがある。〔湯豆腐〕小鍋にだし昆布をしき，湯を入れる。大きめの猪口（ちょこ）に土佐醤油を入れて鍋の中央におく。豆腐をやっこに切って入れ，浮き上がったら取り上げてつけ醤油を付け，受け皿に取って薬味を添えて食べる。薬味にはもみじおろし，花がつお，さらしねぎなどを用いる。〔すき焼き鍋〕鳥獣の肉を鉄板または鉄鍋で焼く料理で，まず鍋に肉の脂肪の部分を溶かし，このなかへ肉を入れて焼き，酒，砂糖，醤油を入れ，つぎにねぎ，焼き豆腐，しらたきなどを加えて煮ながら食べる。別器に卵を用意し，そのなかへ付けて食べると，食品の温度を調節することができる。別法として，醤油，砂糖，煮だし汁を合わせて割り下をつくっておき，これを用いることもある。〔カキの土手鍋のつくり方の一例〕材料：カキ，焼き豆腐，ねぎ，せりなどの野菜，味噌，酒，煮だし汁，砂糖。つくり方：鍋を火にかけ，熱したなかへ材料を入れて，味噌，酒，そのほかの調味料で味を付け，煮ながら食べる。昔は鉄板の周囲に味噌で土手を築いて調理したので，この名が残っている。

なべやきうどん　鍋焼き饂飩　1人分用の小さな土鍋で，うどんと具をかけつゆとともに煮立て，鍋から食べるもの。具としては，天ぷら，かまぼこ，伊達巻き，油揚げ，ねぎ，しいたけ，青菜，卵などを用いる。〔つくり方〕油揚げやしいたけは下煮をしておく。青菜はゆでて4 cmぐらいの長さに切る。温めた土鍋に熱湯をくぐらせたうどんを入れ，用意した具をのせてかけつゆを加える。土鍋を火にかけ，煮立てる。ふたをし，ちりれんげを添えて供す。薬味はさらしねぎ，七味とうがらしなど。

なまあげ　生揚げ　生揚げは，あつあげ（厚揚げ）ともいう。〔製法〕ふつうにつくった豆腐を適当な大きさに切り，竹すまたは板の上に布を敷いて並べてから押し板を置いて重石で圧し，水をきってから油で揚げたものである。油揚げのように，とくにかための豆腐をつくることはせず，また切り方は油揚げより厚めとする。肉部は多孔質でなく，もとの豆腐のままである。油の温度は200℃内外の高温である。→あぶらあげ，とうふ

なまあん　生餡　でんぷん含有量の多い豆類を，水中で煮熟し，細胞膜を熱凝

赤あんの原料豆

a）国内産
北海道小豆，内地産小豆，金時豆，うずら豆

b）外国産（　　）内は類別

中国産	天津小豆，唐山小豆，西小豆， 安嶽小豆，崇明小豆，東北小豆 山東小豆（小豆類） うずら豆（いんげん類） そら豆（えんどう，そら豆類） 竹小豆（その他）
台湾産	台湾小豆（小豆類）
ビルマ産	サルタビア豆，サルタニ豆(いんげん類) 竹小豆，ボケート豆（その他）
アメリカ産	小豆 キドニー豆（いんげん類） ウインターピース（えんどう，そら豆）
南アメリカ産	…カウピース（その他）
エチオピア産	…そら豆
カナダ産	…ファイバービーン，トラッパービーン

白あんの原料豆

a）国内産
大てぼ豆(一般的)，大福豆，大正白金時，中福豆等

b）外国産

アメリカ合衆国	ラーシライマー，グレートノーザン ベビーライマー，ホワイトガーデン ミシガンピービンズ
アルゼンチン	バタービーンズ アルビアスビーンズ
アフリカ	…マダガスカルバタービーンズ
ミャンマー	バタービーンズ ホワイトビーンズ
イラン	…ハリコット
タンザニア	…ホワイトビーンズ

原料豆 → 浸漬 → 蒸煮 → 渋切 → 本蒸煮 → 磨砕 → 篩別 → 水さらし → 脱水 → 袋詰 → 冷蔵 → 製品

こしあんの製造工程

固させると同時に，細胞内でんぷんをα化させた細胞でんぷんをいう。味はほとんどないが，あってもきわめて淡泊である。〔種類と製法〕原料豆によって，小豆あん，赤あん，白あんなどがある。〔原料豆の種類〕小豆あんの原料は小豆類であるが，赤あんおよび白あんに使用される原料豆を一括すると表のとおりである。〔種類・製法〕こしあん，つぶしあん，煮くずしあんなどがある。こしあんは，図に示す工程で製造される。水洗，水浸し，水きりした原料豆の約倍量ぐらいの水を加えて煮る。渋きり操作を1〜2回行い，豆をやわらかく煮る。この煮豆に加水して，冷却しながら磨砕し，種皮などあん粕を50メッシュ程度のふるいで分離してあん汁を採取，水さらし工程を経て脱水機に入れ，脱水したものがこし生あん（生あんというと，ふつうはこれをさす）である。水分は，60〜65％の製品がふつうである。つぶしあんは，原料豆の煮あげまでは前記と同じであるが，やわらかく煮あがったところで水槽に入れて冷却沈殿させ，2〜3回水さらしを行って圧搾脱水したもので，皮とあん粒子を付着したまま，豆のうま味を残すのが特徴である。煮くずしあんは，豆の皮をできるだけ破らないように，しかも，やわらかく煮て，煮上がり間近になるにつれて弱火にし，むらし煮をして煮上げる。煮釜のなかに冷水を注ぎ込み，ある程度冷やしてから釜から上げ，さらに冷やしたものである。

なまがし　生菓子　菓子製品中，水分が多い菓子の総称。食品衛生法で生菓子として取り扱われるものは，つぎの項目のいずれかに相当する菓子である。1）できあがり直後において，水分40％以上を含有する菓子類。2）あん，クリーム，ジャム，寒天もしくはこれらに類似するものを用いた菓子類であって，できあがり直後において水分30％以上含有するもの。生菓子類はこのように，一般に30％以上の水分を含有していてやわらかく，口あたりがなめらかで食べやすいのが特徴である。しかし，水分移動や微生物による汚染が起きやすいので，朝生ものといって製造当日に消費されることが前提となっている。

なまぐさしゅう　生臭臭　鮮度の落ちた魚類より発する臭気。従来，なまぐさ臭は魚体中に含まれる油脂のうち，多価不飽和脂肪酸の酸化分解物によるところが大きいといわれていたが，なまぐさ臭の本態は魚肉のうま味成分のひとつであるトリメチルアミンオキサイドの分解により生じたトリメチルアミンおよび魚肉の腐敗生産物であるアンモニア，硫化水素，メルカプタンなどが混じったものであることがわかっている。なお，淡水魚の臭気は，ピペリジンやδ-アミノバレラール，δ-アミノバレリアン酸などによるとされている。

なまグルテン　生グルテン　[Fresh gluten]　小麦粉と水とをこねて得られる粘弾性の含水たんぱくをいう。〔製法〕小麦粉，とくにたんぱく質の多い強力粉あるいは小麦粒の周辺部分の多い低級粉に水を加えてじゅうぶんこねるとグルテン形成が進み，粘弾性が増してくる。さらに水を加えると，でんぷんのほか，水に溶ける成分が流出するのでくり返しこれらの成分を除くと，あとにもち状のグルテンが残る。これはなお，でんぷんその他の成分を多少含むが，各種の用途に供される。通常は凍結して貯蔵，輸送される。〔用途〕焼き麩（ふ），生麩として，あるいは水産練り製品に用いられることが多い。焼き麩の場合は，解凍後，小麦粉，米粉あるいはでんぷんとよく混合し，製品の種類に応じて成形，焼き上げを行う。水産練り製品では，サイレントカッターで小片にしてからすり身と混合する。最近は，グルテンを種々に加工して畜肉様のそしゃく性をもたせ，植物たんぱく食品として用いられるようになってきている。この場合も，生グルテンが原料となる。→こむぎグルテン，バイタルグルテン，れいとうグルテン

ナマコ　海鼠［Sea cucumber］　棘皮動物なまこ類の一種。〔生態〕体は長く左右相称形で前端に口，後端に肛門がある。体長は40 cmに達する。体色は栗色，褐色などで腹側は赤味を帯びる。全国いたるところの浅海に産し，日本産ナマコのうちではもっともふつうのものである。〔主産地〕青森，神奈川，小豆島など。〔成分〕100 g中，水分91.6 g，たんぱく質3.4 g，脂質0.1 g，炭水化物0.5 g，灰分4.4 g，各種ビタミン類の含量はわずかである。〔調理〕ぶつ切りとし二杯酢または三杯酢で食べるとおいしく，また，吸い物種とする。〔製品〕煮て乾かしたものを海参（イリコ）といい，中華料理に用いる。また，内臓の塩辛を海鼠腸（コノワタ）といい，酒の肴として喜ばれる。→いりこ，このわた

なまざけ　生酒［Unpasteurized sake］清酒は，殺菌と酵素破壊のために火入れを行う。通常，上槽・滓引き後と瓶詰の際との2回行うが，この火入れをまったくしない清酒を生酒という。香りが高く，とくに夏季には消費者に好まれているが，火落ちのおそれがあるので，貯蔵，流通には特別の注意が必要である。このほか，滓引き後に火入れをしないで貯蔵した生貯蔵酒，瓶詰の際に火入れをしない生詰酒（冷卸（ひやおろ）しともいう）があるが，これらは生酒とはいわない。

なます　膾，鱠　魚介類，野菜などを，たで酢，しょうが酢，からし酢，ゆず酢，二杯酢，三杯酢などで調味したもの。〔由来〕なますという名は，生魚の肉を細かく切り，酢で食べるところからつけられたという。『日本書紀』では，割鮮と書いてなますつくると読ませている。なますには，沖なます，魚鳥なます，ぬたなます，精進なます，などがある。〔沖なます〕タイ，アジ，カツオなど，季節の魚の切り身をたたき，好みの調味酢をかけ，ぼうふう，ひめたで，青じそなどを添えたものをいう。〔魚鳥なます〕タイ，アジ，キス，ヒラメ，アユ，イカ，タコ，貝などを適当な大きさに切り，だいこん，にんじん，その他の野菜と取り合わせ，好みの調味酢をかける。鳥肉は湯がき，たぜり，山うど，きのこ類を添える。〔ぬたなます〕魚，野菜を，酒粕，酢，からし，ときには味噌を加え，あえたもの。〔精進なます〕野菜に調味酢をかけたもの。

ナマズ　鯰　［Catfish］　ナマズ科の魚。〔生態〕全国いたるところの河川，湖沼にすむ。背びれは小さいが臀びれは発達している。口は大きく上顎に2本の長い髭をもつ。下顎にも2本の髭が生えているが，短い。体色は一般に黒味を帯びた灰色を呈しているが，すむ場所により淡褐色のものもある。体長は50 cmに達する。〔調理〕産卵期は5～6月。冬の間がおいしく，1 kg程度のものが食べごろである。体に散らばっている斑紋の多いものほどおいしい。味噌汁，あめ煮，なますなどとするが，かば焼きがもっともおいしい。

なますりみ　生すり身　［Fresh minced fish meat］　かまぼこなどの水産練り製品の製造のために，魚肉に食塩を加えてすりつぶし（擂潰（らいかい）ともいう）たものをすり身といい，真薯（しんじょ），つみ入れなどの料理にも使われる。生すり身とは，すり身のなかで冷凍していないものをいう。一方，冷凍すり身は，北洋で多獲されるスケトウダラを原料とし，糖を加えて，主として船上で製造されている。〔すり身の原理〕すり身の製造では，必ず食塩を加えてからすりつぶさなければならない。これは，魚肉たんぱく質の主成分である繊維状のミオシンが食塩水に溶けてゾル状になり，これを加熱するとからみ合った繊維状のたんぱく質が熱変性して網目構造をもつ弾力のあるゲル状の物質に変わることにより，かまぼこなどの練り製品ができるためである。〔工業的製法〕魚体から採肉機によって魚肉を分離し，水さらしを行

う。水さらしによって，水溶性たんぱく質とカルシウムなど，かまぼこの弾力形成を邪魔する物質が除かれる。水さらし肉は裏ごしと脱水を行い，ついで食塩（2～3％）と副原料（でんぷん），調味料などを加えてから擂潰する。擂潰を終わったすり身はすみやかに成形する。すり身を放置すると，粘着性を失って弾性を帯び，成形が不可能となるからである。この現象をすわりという。弾力形成が弱い魚肉では，成形してからすわりを起こさせ，その後加熱して弾力（足）の強いかまぼこをつくる方法がある。〔原料魚〕たいていの魚はすり身としてかまぼこの原料となるが，着色していたり，油が多すぎたり，鮮度が落ちやすいなど，ゲル状になりにくいものがある。グチ，エソ，クロカワカジキなどは弾力の強いかまぼこをつくるのに良質の原料とされているが，サバ，イワシなどの赤身魚は鮮度低下が速く，ごく新鮮なものしか使用されない。

なまハム　生ハム　［Raw ham］　豚のモモ肉を塩漬，燻煙し，熟成（乾燥）させたもので，骨付きハム，ボンレスハム，またロイン部で同様につくったラックスハムなどがある。わが国では食品衛生法により豚肉のみ使用が許されており，殺菌工程がない非加熱食肉製品である。そのため，衛生的な原料肉（pH6.0以下で，と殺24時間以内に4℃まで冷却したものであり，生菌数1gあたり5万以下が望ましい），副原料，香辛料などを選び，製造工程中に微生物が増殖しない条件を与え，かつ微生物汚染を防ぐ方策を徹底する必要がある。すなわち，加工中の肉温は成形，塩漬中，それぞれ10℃，5℃以下，塩漬終了時の肉の水分活性0.96以下，塩抜きは5℃以下の飲用適の水を用い，乾燥は20℃以下にすることなどであり，その規格基準は，水分活性0.95未満，E.coli最確数100/g以下，黄色ブドウ球菌1000/g以下，サルモネラ属菌陰性となっており，また流通・保存は10℃以下である。

なまビール　生ビール　［Unpasteurized beer］　低温殺菌（火入れ，pasteurization）をしていないビール。ビン詰ビールは，微生物変敗を防ぐため，加熱を行う。しかし，短期間に飲用に供する場合や，精密ろ過により微生物をすべて除去した場合には，この低温殺菌を行わずに生ビールとして出荷する。生ビールをドラフト（draft）ビールとよぶこともあるが，この語は，本来は，樽詰ビールのことである。

なまめん　生麺　小麦粉を一定量の水と混合して麺帯にのばし，さらに麺線に仕上げたものが生麺である。一定量ずつを切って1食分とする。中華麺の場合は生麺のまま販売されることが多く，また，店で調理する場合も，ふつうは生麺で購入する。うどんの場合，生麺での流通，販売はあまり行われないので，ときにゆで麺を生麺とよぶことがあり，多少混乱して使われている。生麺は保存性があまりないので，ときに食品添加物としてプロピレングリコールやエチルアルコール（いずれも2％以下）を加えることがある。冷蔵あるいは低温輸送が望ましい。→ちゅうかめん

なまもののちょうり　生ものの調理　〔特質〕生ものの調理は燃料が節約でき，調理に必要な時間や手数も加熱調理に比べて軽減され，また，食品のもつ成分が失われることが少ないなどの長所をもっている。しかし，取り扱いに注意をしないと，病原菌や寄生虫卵が付着していることがある。〔魚介類〕この生もの調理の代表的なものは刺身や酢の物であるが，材料は新鮮なものを選ぶようにしなければならない。危険の多い夏季などには，調理法をくふうする必要がある。霜降りやたたきなどにするのも，ひとつの方法である。〔野菜類〕洗い方を徹底的にする。同量の水を使うならば，数回に分けて洗ったほうが，1回で全部の水を使って洗うよりも効果がある。出し流しの水道水で洗うのも効果がある。逆性石けんや台所用中性洗剤などの洗剤を使用するのもよい。ただし，これらを使う場合は使用量を正しくし，また，洗剤が食

品に残留しないようにすすぎをよくする。清浄栽培をした野菜を利用するのもよい。なお，調理法で注意しなければならないことは，あくのない生食用の野菜を用いること，細かく切って水に浸したりしないことである。また，酢の物やあえ物に用いるときには，供卓直前に調味料と合わせるようにする。早くから合わせておくと，調味料の浸透圧により水分を放出し，生野菜独特のいきいきとした新鮮さが失われる。なお生野菜はかさが大きいので，一度にたくさんの量をとることはむずかしい。

なまり　鉛　[Lead]　元素記号 Pb，原子番号 82，原子量 207.2，周期律表第Ⅳ族 B の金属元素。〔体内の鉛〕体内の鉛の 90% は骨に存在するといわれ，成人の体内には 90〜400 mg の鉛があるとされている。摂取量があるレベルを超えると蓄積が起こる。〔鉛中毒〕鉛の毒性には昔から関心が払われてきた。鉛の精錬，加工の従事者に起こる中毒が紀元前から見出されている。急性中毒はまれで，腹痛，貧血，コプロ尿などの症状を呈し，死亡例もある。炭酸鉛の致死量は，LDL_0 = 571 mg/kg である。慢性中毒は，食欲不振，貧血，神経症状を起こす。ガラス器において 4% 酢酸と 60℃ で 30 分加熱して浸出が 2 ppm 以上であること，ほうろう器，陶磁器では同じ溶液で室温あるいは沸騰させて 10 分間処理し，浸出が検出されないことが基準である。

なまりぶし　生り節，生利節　〔製法〕かつお節をつくるのと同じように調理したカツオを煮熟し，ウロコ，骨，皮の一部を除いて，20〜30 分間焙乾したもの。関西ではなまぶしという。〔調理〕水分が多いため長期の貯蔵には耐えず，だし汁用には使わない。煮付けにしたり，サラダなどに混ぜると美味である。→かつおぶし

なみのはな　浪の華　食塩の別名。食塩は海水からとるので，この名がある。→しょくえん

なめこ　滑子　秋，ブナなどの広葉樹の枯木に発生するモエギタケ科スギタケ属のきのこ。〔形態〕傘は径 3〜8 cm，表面は明るい茶褐色で，いちじるしい粘液におおわれる。茎は高さ 2〜7 cm，つばから上は白色，下は淡黄褐色。〔分布〕日本と台湾に分布する。〔栽培〕現在はほとんどがおが屑栽培によるもので，原木栽培は少ない。栽培には平箱やビンなどが用いられる。〔産地〕主産県は長野，山形，新潟など。〔成分〕100 g 中，水分 92.4 g，たんぱく質 1.7 g，脂質 0.2 g，炭水化物 5.2 g，食物繊維 3.3 g，灰分 0.5 g。粘質物はペクチン質。〔調理〕独特のぬめりと歯切れ，口あたりのよさが好まれる。味噌汁，だいこんおろし，三杯酢など。

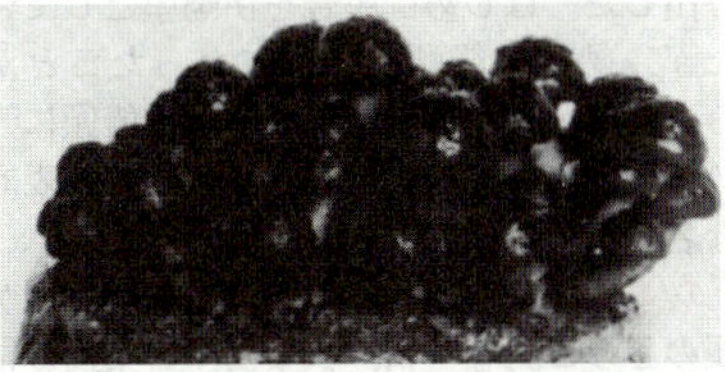

なめこ（栽培）

なめみそ　嘗め味噌　そのまま副食物として食用に供する味噌で，味噌汁には使用しない。〔種類〕醸造法によるものを醸造嘗め味噌と称し，ひしほ（醤），金山寺（きんざんじ）味噌などが属する。また，ふつうの味噌に肉類，野菜などを混合して，とろ火で焦げつかないよう注意しながら練り上げ，砂糖，水あめ，みりん，清酒などを加えて仕上げるものを加工嘗め味噌あるいは混合嘗め味噌という。〔混合嘗め味噌〕タイ味噌，鳥味噌，ゆず味噌，カキ味噌，ごま味噌，山しょう味噌，かや味噌など，混合する原料の名を付けてよばれるものがあり，そのほか，砂糖と酒を加えた田楽味噌，大豆，麻の実，ごぼう，油などを用いるてっか味噌，ゆず，白ごまを加える八千代味噌，わさび，しいたけ，ゆずの皮，くるみを用いる常磐味噌，ハマグリのむき身を用いる時雨（しぐれ）味噌などがある。これらは，肉や野菜の加工や長期の貯蔵性をもたせる点でも意味がある。→きんざんじみそ，てっかみそ

なやばしまんじゅう　納屋橋饅頭　蒸

し物菓子の一種で，まんじゅうの皮に甘酒だねを使っているのが特徴。〔製法〕麹，もち米，そのほかで甘酒の素をつくり，そのしぼり汁で小麦粉を練る。あんは小豆のこしあんと砂糖を合わせて練りあげる。このあんを小さく丸め，先の甘酒だねの皮で包み，直径3 cmぐらいの丸形にし，温かいところにしばらく置いた後，蒸し器で蒸しあげる。あっさりした味で親しまれている。〔歴史〕1884年に初代三輪伊三郎が，三重県桑名の在から名古屋に出てきて納屋橋畔で菓子業を始め，甘酒皮まんじゅうの研究改良に没頭し，納屋橋饅頭と称して売り出した。はじめは屋号を伊勢屋としていたが，納屋橋饅頭が有名になったことから，後に屋号も菓名と同じ納屋橋饅頭に改め，現在にいたっている。名古屋の代表的な名物菓子のひとつとなっている。

ならたけ　楢茸　キシメジ科ナラタケ属のきのこ。春～秋，広葉樹や針葉樹の枯木に発生する。〔形態〕傘は径3～13 cm，表面は淡黄褐色で，中央部には鱗片がある。茎は高さ6～15 cm，繊維質で，上部にはもろいつばがある。欧米では傘の色彩からハニーマッシュルーム（honey mushroom）とよばれる。〔生態〕世界的に分布し，樹木にならたけ病（根朽病）を起こす病原菌として知られる。木材を腐朽する一方，無葉緑のラン科植物であるつちあけび，おにのやがらと共生して内生菌根をつくる。黒い針金のような根状菌糸束で広がる。〔似た仲間〕ならたけもどきは，ならたけよりも小形で茎にはつばがない。〔調理〕汁物，煮物，きのこ飯など。茎は消化が悪い。

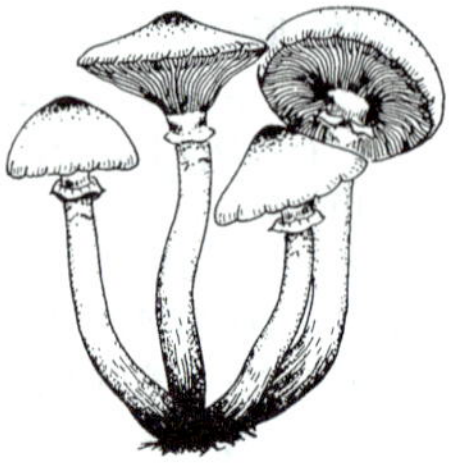

ならたけ

ならづけ　奈良漬け　酒粕に野菜を漬けたものをJAS規格では奈良漬けというが，一般には，白うりの粕漬けをさすことが多い。白うり以外では，守口だいこん，桜島だいこん，きゅうり，小型メロンなどが広義の奈良漬けの原料になる。〔原理〕塩漬野菜を酒粕に数回漬け替え，食塩を徐々に酒粕中に移し，逆に酒粕のアルコール，糖分を野菜に浸み込ませる。〔製法〕下漬け→中漬け→本漬け（仕上げ漬け）を行うが，よい製品を得るには，中漬けの回数を多くする。〔酒粕の処理〕風味は，酒粕の処理に負うところが多い。冬仕込みの清酒の絞り粕を2月に踏み込み，半年熟成させる。熟成は酒粕のでんぷんを糖化することで，10%の生粕のでんぷんが6か月で2%に減るとともに，糖分6%，デキストリン2%ができる。酒粕のアルコールは6～9%でやや不足なので，熟成前に焼酎を加える。現在は，このようにして熟成した粕に，さらに15%の砂糖を加えて奈良漬けを甘くするのが主流になっている。仕上げの化粧粕は色の白いみりん粕と酒粕を混ぜて使い，外観の向上をはかっている。〔下漬け〕奈良漬け製造時の初期に，食塩の多い抜き粕に野菜を漬ける場合と，直接25%の食塩で漬け込む場合の2通りの下漬け法がある。抜き粕を使うほうがよいが，ふつうは単純な塩蔵が行われる。〔中漬け〕高級品では，1か月ごとの漬け替え4回，計4か月の漬け替えを行う。ここで使う粕は，前の回に，奈良漬け製造に使った粕のうちで漬け替え数の多い四番粕，三番粕，二番粕，一番粕の順に漬け替える。本漬けが近づくほど粕の食塩は低くなる。〔本漬け〕熟成酒粕と白いみりん粕を混ぜ，焼酎，砂糖を加えてさらに混和し，化粧粕とする。化粧粕漬け込みを本漬けといい，1か月おいて小樽に詰めて出荷する。食塩3%，糖分15%，アルコール5%くらいに仕上がると美味。べっこう色をして歯ぎれがよく，アルコールの刺激の少ないものが良品である。〔その他〕九州には，白うりを1回だけ酒粕に漬けた浅漬けの奈良漬け

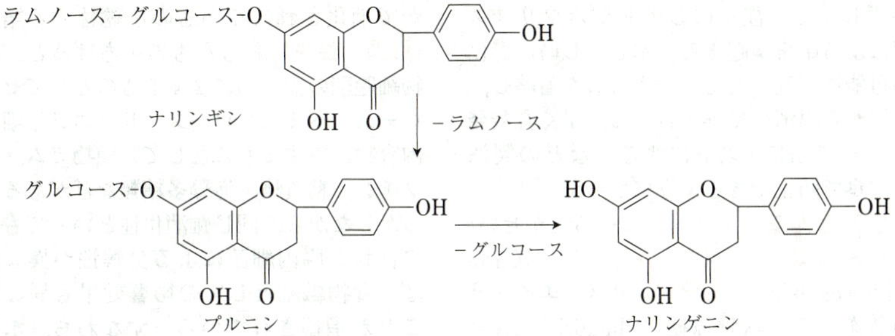

がある。

ナリンギナーゼ [Naringinase] かんきつ類に含まれるフラボノイドのひとつである苦味物質のナリンギン (naringin) のラムノースとグルコースの間の結合を切り，プルニン (prunin) とラムノースにする脱苦味の機能を有する加水分解酵素。プルニンには苦味はないが，渋味を感じる。さらに，β-グルコシダーゼによってグルコースが切れ，アグリコンのナリンゲニン (naringenin) となって無味となる。この酵素は，*Asp.niger* のふすま麹抽出液より得られており，酵素作用最適 pH は 3.0～4.5 である。

ナリンギン [Naringin] 〔存在〕フラバノン（ナリンゲニン）の配糖体で，夏みかんやグレープフルーツなどの苦味の主成分である。これら果実では，果皮，じょうのう，砂のう，種子などに多く含まれるので，果汁などではこれらが混入するほど，また加熱すると可溶化されて，苦味をいちじるしく感じるようになる。〔性状〕白色針状結晶で，冷水には難溶であるが，熱水，アルコールなどによく溶ける。〔利用〕無味となる。したがってかんきつ類のシロップ漬け缶詰を製造する際にナリンギナーゼを作用させ，苦味をなくすことがある。→ナリンギナーゼ

なるとまき　鳴門巻き かまぼこの一種。食用紅で着色した魚のすり身を白色のすり身で巻き込み，簀（す）に包んで蒸煮したもの。切り口に赤色の渦巻き模様が現れるので，この名がある。→かまぼこ

なるとまき

なれずし　熟れ寿司 魚介肉を米飯に漬け込み，自然発酵によってできる乳酸などによって酸味をつけるとともに，保存性を与えた水産漬け物。〔種類〕ふなずしは琵琶湖畔の特産で，ゲンゴロウブナを原料とし，1 年間塩蔵した後，一度塩抜きしたフナを，塩を混ぜた米飯に 1 年以上漬け込んで発酵させる。飯は単なる発酵材料で，魚だけを食べる。貯蔵性は高いが，特異な臭いがあるため好き嫌いがはっきりしている。サバなれずしは和歌山県の特産で，1 か月以上塩漬けしたサバを塩出した後，塩をした米飯をサバに詰めてあし（葦）の葉で巻き，重石をして 1 週間ほど熟成させる。熟成期間が短いので臭いも弱く，米飯といっしょに魚を食べる。熊野の下ずし（サンマ），日置のアユずし，琵琶湖のはすずしも同様につくる。サケのいずしは，北海道特産のサケの促醸馴れずし。サケの皮付きのフィレを清浄な水で 30 時間水さらしし，小肉片にし，酢で仮漬けする。酢，食塩を配合した米飯，麹，にんじんなどの野菜とサケ肉とを交互に層状に漬け込み，重石をかけて半月～1 か月熟成させ，米飯といっしょに食べる。サケのほか，ニシン，ホッケ，ハタハタなども同様にしていずしにする。〔いずしとボツリヌス中毒〕

いずしでは，往々にしてE型ボツリヌス菌による中毒が起きる。水さらし時の毒化の可能性が高いため，水さらしを省略し，最初から塩漬けや酢で絞める，早く乳酸発酵させてpH5.5以下にする，などの製法の改良で防止できるようになった。

なんきんまめ　南京豆　→らっかせい

なんこつぎょるい　軟骨魚類　[Cartilagiuoces fishes]　〔分類〕サメ，エイなどの魚を含み，軟骨魚綱（Choudrichthyes）として脊椎動物の一綱とされるが，魚綱に含める場合もある。硬骨魚類に対する語。〔特徴〕硬骨魚類より原始形態を示し，骨格は原則として軟骨性である。〔食用種〕サメ類ではアブラザメ，ヨシキリザメなど多くの種類があり，エイではアカエイ，ガンギエイなどがある。

なんしつこむぎ　軟質小麦　[Soft wheat]　粒が粉状質の小麦でやわらかく，たやすく砕ける。〔種類〕一般には冬播きで白色，赤色両方ある。〔成分〕たんぱく質含量は8～10％程度である。アメリカのウエスタンホワイト小麦は軟質小麦の代表的なものであり，わが国に大量に輸入されている。〔用途〕軟質小麦から得られる小麦粉は薄力粉が主で，洋菓子，ビスケット，天ぷら用になる。→こむぎ，こむぎこ

なんしつまい　軟質米　米飯用の米では，商品流通上北海道，東北，北陸，山陰で生産される米をいい，そのほかの地域で生産される米を硬質米とよんで対比している。硬質米に比べ水分が若干多いもの（0.1～1.0％）が流通しているが，必ずしも粒質のやわらかい米を意味していない。一方，清酒の原料になる酒造用では吸水が早く，麹（こうじ）菌のくい込みがよく，もろみで溶けやすいものを軟質米という。文字どおり粒質のやわらかいものを指しており，軟質であることがよい米の条件となっている。

なんしょうかせいたとうるい　難消化性多糖類　[Unavailable carbohydrate]　〔定義〕いわゆる食物繊維の中心的な物質で，植物細胞壁の構造物，細胞内容物のなかで消化されにくいものを総称する語。〔種類・性質〕おもなものをあげると，植物細胞壁の構造物に属するものとしてセルロース，ヘミセルロース，リグニン，細胞内容物に属するものとして，植物ガム，ペクチン，粘質物，海藻多糖類などがある。しかしながら，同じ難消化性といってもその性状と腸内細菌による分解性が異なれば，食物繊維としての影響効果も異なることが指摘されている。すなわち，水不溶で腸管内で少し分解される（slightly fermentable）セルロースと，水溶性で腸管内で容易に分解される（readily fermentable）ペクチンとでは，腸の絨毛の形態や上皮細胞の動態に異なる影響を与えることが示されている。〔生理作用〕食物繊維を参照。→しょくもつせんい

なんしょうかせいぶっしつ　難消化性物質　→しょくもつせんい，なんしょうかせいたとうるい

なんすい　軟水　[Soft water]　カルシウムやマグネシウムなどのイオンをあまり含まない水。イオンの含まれる量を一般に硬度で表すが，100 *ml* の水に1 gの酸化カルシウム相当のイオンが含まれている場合，硬度を1とし，10度以下の水を軟水という。日本の水は大部分が軟水である。食用加工用水には軟水が用いられる。→みず

に

にがうり　苦瓜　[Balsam pear]　つるれいし，ゴーヤ（沖縄）ともいう。一般に果色が緑色，果長（10～50 cm）も中果で，いぼのあるものが食用として好まれる。九州南部から沖縄で野菜として利用される。盛夏に結実するが，開花後7～15日くらいの未熟果を収穫する。種子部を除いてサラダとする。果実が完熟すると縦にさけ，赤色のゼリー状物質に包まれた種子が出てくる。このゼリー状物質は甘味に富み，食用となる。〔成分〕ビタミンC含有が高い。100 g中，水分94.4 g，たんぱく

質 1.0 g，炭水化物 3.9 g，食物繊維 2.6 g，灰分 0.6 g，Ca14 mg, P 31 mg, Fe 0.4 mg, Na 1 mg, K 260 mg, ビタミン A 17 μg レチノール当量，ビタミン C 76 mg。苦味成分はうり類に広く含有されるククルビタシン（cucurbitacin）の一種であるモモルデシンである。

にがくりたけ　苦栗茸　モエギダケ科クリタケ属の毒きのこ。春～秋，広葉樹や針葉樹の枯木に発生する毒きのこ。〔形態〕傘は径 2～5 cm。表面は黄色～イオウ色で，中央部は濃い。茎は高さ 3～10 cm。群生することが多い。〔似た仲間〕食用のくりたけやえのきたけに似る。にがくりたけには苦味があるので，かんでみると区別できる。〔中毒症状〕消化器系に作用し，腹痛，下痢，嘔吐などを起こし，死亡例もある。〔毒成分〕ファシクロール E および F（fasiculol E, F）の 2 種類。マウスに対する LD_{50} は，それぞれ 50 mg/kg と 168 mg/kg。

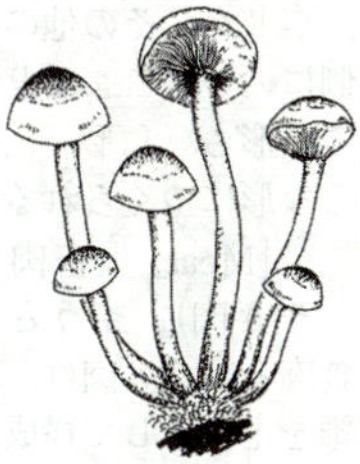

にがくりたけ

にがみ　苦味［Bitterness］　味覚のひとつで，この代表的な呈味物質はキニーネである。〔特質〕一般に，植物成分であるアルカロイド類は苦い共通性をもつ。苦味物質は水に溶けにくいものが多く，甘，酸，塩味に比べると，徐々に味が感じられ，しかも長い間味が残って消えない特徴がある。〔時間〕一般に，舌に触れてから味覚を生じるまでの時間を示すと，つぎのようである。食塩 0.3 秒，塩酸 0.5 秒，砂糖 0.4 秒，キニーネ 1.1 秒。したがって，食物を飲み込んでからもなお，苦味が感じられるのである。〔苦味を感じる限界量〕苦味を感じる限界量はきわめて低く，硫酸キニーネでは 8×10^{-6}M で，カフェインでは 7×10^{-4}M である。しかし，人による差が大きい。〔苦味を呈する物質〕第 3 級アミン，硫化物，ペプチド類もあり，そのほか，サントニン，胆汁酸も非常に苦い。〔用途〕苦味は単独ではよい味といえないが，食物に調和した，ある程度の苦味があるのは味にしまりを与える。ビールのホップ，ココア，茶類，チョコレート，コーヒー，八丁味噌の少しの苦味は，いずれも食味をそそるものである。

<table>
<tr><th colspan="2"></th><th colspan="11">中性アミノ酸</th><th colspan="2">塩基性</th><th colspan="2">酸性</th></tr>
<tr><th colspan="2"></th><th colspan="5"></th><th colspan="6">疎水性アミノ酸</th><th colspan="2"></th><th colspan="2"></th></tr>
<tr><th colspan="2">>C 末端</th><th>Gly</th><th>Ala</th><th>Ser</th><th>Thr</th><th>Pro</th><th>Val</th><th>Leu</th><th>Ile</th><th>Trp</th><th>Tyr</th><th>Phe</th><th>Lys</th><th>Arg</th><th>Asp</th><th>Glu</th></tr>
<tr><td rowspan="5">N 末端
甘味
アミノ酸</td><td>Gly</td><td colspan="5" rowspan="5">無味</td><td colspan="6" rowspan="5">苦味</td><td colspan="2" rowspan="8"></td><td colspan="2" rowspan="5">酸味</td></tr>
<tr><td>Ala</td></tr>
<tr><td>Ser</td></tr>
<tr><td>Thr</td></tr>
<tr><td>Pro</td></tr>
<tr><td rowspan="8">苦味
アミノ酸</td><td>Val</td><td colspan="5" rowspan="6">苦味</td><td colspan="6" rowspan="6">強い苦味</td><td colspan="2" rowspan="6">弱い酸味</td></tr>
<tr><td>Leu</td></tr>
<tr><td>Ile</td></tr>
<tr><td>Trp</td><td colspan="2" rowspan="5"></td></tr>
<tr><td>Tyr</td></tr>
<tr><td>Phe</td></tr>
<tr><td>Lys</td><td colspan="11" rowspan="2">強い苦味</td><td colspan="2" rowspan="2">無味</td></tr>
<tr><td>Arg</td></tr>
<tr><td rowspan="3">酸味
アミノ酸</td><td>Asp</td><td colspan="7" rowspan="2">酸味</td><td colspan="4"></td><td colspan="2" rowspan="3">無味</td><td colspan="2" rowspan="2">酸味</td></tr>
<tr><td>Glu</td><td colspan="4">酸味・苦味</td></tr>
<tr><td>γ-Glu</td><td colspan="11">酸味・渋味</td><td colspan="2"></td></tr>
</table>

ジペプチドの呈味

にがみペプチド　苦味ペプチド　[Bitter peptide]　苦味物質にはさまざまな系統のものがあるが，たんぱく質の水解物には，アミノ酸の特定の配列により強い苦味を呈する呈味のパターンがあることが明らかにされた。大豆たんぱく質をペプシンで水解した際の苦味は，フェニルチオカルバミド（PTC）を標準として苦味ペプチドを分離し，0.1％水溶液に相当する程度で苦味の強いものから苦味の発現に関係する構造を探ると，C末端にロイシン残基をもつことが特徴であった。チロシン-フェニルアラニン-ロイシン-OHや，アルギニン-ロイシン-ロイシン-OHなどC末端にロイシンをもつものが，苦味を多くもっていた。また，別にカゼインのトリプシン水解物やチーズなどでも苦味ペプチドが見出されている。ジペプチドの呈味については，C末端とN末端に配置されるアミノ酸の種類によって味が定まる。図はその模様を様式化したもので，N末端に疎水性アミノ酸か塩基性アミノ酸が，C末端にロイシンなどの疎水性アミノ酸が結合したものに，苦いペプチドを生じるものが多いことがわかる。

にがり　苦汁　粗製の食塩を貯蔵するときに，潮解作用によって分離する液状の苦味質で，塩化マグネシウムを主成分とする。〔成分〕一例をあげると，乾物24.0％，灰分14.9％，ケイ酸0.01％，硫酸4.5％，塩素2.8％，カルシウム2.1％，マグネシウム4.19％，カリウム1.23％，ナトリウム3.4％である。〔用途〕昔から豆腐の凝固剤に使われたが，その後，カルシウム塩のほうが多く使われている。最近になって，風味などの点から新たに見直されてきている。

ニギス　似鱚，似義須　[*Argentine*]　ニギス科の魚。〔呼称〕富山県でニギス，ミギス，和歌山県でトンガリ，ケツネエソ，オキノカマス，オキガマス，新潟県でオキギスなどという。〔生態〕体はキスに似ており，背部はやや青味を帯びた銀色，腹部は銀白色を呈する。体長は12～15 cm程度である。産卵期は5～6月。漁期はおもに2～5月で，富山県の東岸に多産する。深海性の魚で，干物，つくだ煮，練り製品などにされるがとくにおいしいというほどのものではない。

にぎりめし　握り飯　〔歴史〕平安時代，旅行中の食事や宴会の折に，従者に与えた強飯（こわいい）を卵形に固めた屯食（とんじき），またはつつみいいとよばれるものがあった。後に強飯はすたれ，日常に姫飯（ひめいい，今日の米飯）が用いられ，これが今日のにぎりめしとなったといわれる。むすび固めてつくるところから，おむすびともいわれる。〔用途〕にぎりめしは，弁当として用いられるほか，地方によっては仏壇への供物としたり，葬式の野辺送りの出立ちの飯として用いたりするところもある。〔種類〕にぎりめしには，塩むすび，味噌むすび，焼きむすびのほか，なかに梅干，塩ザケ，その他の材料を入れたもの，外側にのり，ごまなどをつけたものなどがある。形も三角形，円形，俵形など，いろいろな形につくられる。

にく　肉　[Meat]　畜肉（牛，豚，馬，めん羊，やぎ肉），家うさぎ，家禽肉を総称して食肉という。肉は，狭い意味では横紋筋線維を主体として構成された組織群をさし，広い意味では平滑筋組織を主体とする内臓や脂肪組織も含めている。〔横紋筋（striated muscle）〕随意筋ともいい，細長い筋線維が束状に集合して結合組織性の筋鞘（sarcolemma）でおおわれ，この筋線維束はさらに集まって筋肉を形成する。〔平滑筋（smooth muscle）〕不随意筋ともいい，消化管その他内臓諸器官や脈管の壁を構成する筋組織で長い紡錘状の細胞よりできている。心臓筋は横紋筋と平滑筋の中間体のような構造を有している。〔結合組織（connective tissue）〕動物体内に広く分布し，筋線維を包むもの，脂肪組織を包むもの，筋肉と他組織を結ぶものなどがあって，皮，腱，靱帯などの主成分をなし，年齢にともなって次第に発達する。したがって結合組織の多い部位や老齢の肉はかたいし，肥育を行って結合組織の網目構造のなかに脂肪の含まれているような脂肪の多い肉（霜降肉）はやわらかい。こういう肉の硬軟のほかに時間的な（熟成による）肉の硬軟もある。結合組織線維のおもなものは膠原線維（コラーゲン）と弾性線維（エラスチン）とであり，コラーゲンは腱，皮に多く，エラスチンは靱帯に多い。〔水分含量〕60～80％で，その量は動物の種類，年齢，部位，栄養と関係があって，牛肉は豚肉より，幼動物の肉は老齢の肉より，脂肪の少ない肉（赤肉という）は多い肉より，栄養のよくないものはよいものより，一般に水分が多い。筋肉中の水分はと殺後時間の経過とともに減少する。さらに肉中の水分の状態，たとえば肉を加熱して肉から遊離する水分と，しない水分との割合も肉の種々の条件で異なり，硬直中の肉は水和性が少ない。肉の水和性は，結着性や水分の保持など，肉の加工に影響するところが大きい。〔固形分〕おもなものはたんぱく質で約80％を占める。と殺直後の肉を強く圧搾すると得られる汁液が肉漿（plasma）で肉量の約60％を占め，残りを肉基質（stroma）といい，結合組織，神経，血管などを含んでいる。肉漿は粘稠な淡赤色の液体でそのまま放置すると凝固して透明な液汁を分離するが，これを肉清（serum）という。肉漿と肉基質との割合は死後の熟成中に変化し，肉漿は死後硬直の最大のときに最少の値をとる。〔肉漿たんぱく質〕古典的分類によると，ミオシン，ミオゲン，可溶性ミオゲンフィブリンの3種類がおもなもので，このほか，ミオグロブリン，グロブリンX，ミオアルブミンなどがある。ミオシンが現代のアクトミオシンにあたることがいわれて以来，肉漿たんぱく質を線維状たんぱく質（ミオシン，アクチン，トロポミオシン，トロポニンなど），球状たんぱく質（アルブミン，ミオグロビン，ヘモグロビンなど）に分けて考えられている。〔脂肪〕性質は動物の種類で異なっているが，各種脂肪酸の含量に影響される。一般に体脂肪の脂肪酸組成は主としてパルミチン酸，ステアリン酸，オレイン酸よりなり，たとえば牛脂のように常温で固まる脂肪はステアリン酸のようなかたい飽和脂肪酸を多く含んでおり，一方，豚脂のように不飽和脂肪酸を多く含む脂肪はやわらかい。〔無窒素有機化合物〕肉中には少量の無窒素有機化合物が含まれ，そのおもなものは炭水化物，有機酸で，炭水化物はグリコーゲン，グルコースなどであり，有機酸は主として乳酸である。グリコーゲンは肉より肝臓に多く，肉では馬肉，うさぎ肉などに多い。乳酸は熟成中次第に増加する。右旋性で肉乳酸とよばれ，グリコーゲン，アラニンなどの分解で生ずる。〔無機物〕肉中に含まれる無機物はナトリウム，カリウム，カルシウム，マグネシウム，鉄，クロール，リン，イオウなどで，その含量から肉は酸性食品といわれる。また，これらカチオンと肉たんぱく質との結合の状態が肉の水和性に関係することが考えられている。〔色〕ミオグロビンを主体に，毛細血管中のヘモグロビンが関係し，ほかにカロテン，キサントフィル，リボフラビン，チトクロムなどが含まれる。〔酵素〕肉には種々の酵素が含まれ，と殺後肉は硬直を生じ，かたくなるが，おもに組織に含まれるたんぱく質分解酵素の働きにより軟化し風味を増す。貯蔵が適当でないと微生物の作用でペプチドやアミノ酸がさらに分解され，変（腐）敗を生ずる。〔風味〕肉の風味は主として肉エキス中の呈味成分と組織間に蓄積された脂肪などによるものと考えられる。また，加熱肉からアルカ-2，4-ジエナール（alka-2，4-dienal）など種々の香気物質が分離されている。わが国で消費しているおもな食肉とその割合は，豚肉38％，鶏肉36％，牛肉25％（1996年）で，総量（1人1日あたり約83 g）の約80％が生肉として消費され，20％が加工肉として消費されている。

にくエキス　肉エキス　［Meat extract］
肉を熱湯で浸出したとき溶け出てくる成分を濃縮したものをいう。〔成分〕エキス分は肉中に約2％あり，そのうち有機物は0.7％，無機物1.3％で，有機物中の含窒素化合物にはクレアチン，クレアチニン，プリン塩基，カルノシン（carnosine），尿素，イノシン酸（inosinic acid）などが，無窒素有機物には乳酸，グルコース，グリコーゲンなどがある。エキス分中の無機物はナトリウム，カリウム，カルシウム，鉄，塩素，リン，イオウ，マグネシウムなどで，リン酸カリウムと塩化ナトリウムが大部分である。肉エキス中にはたんぱく質はほとんど含まれない。

にくきしつたんぱくしつ　肉基質たんぱく質　［Muscle stroma protein］　よくすりつぶした筋肉から，高濃度の塩溶液で肉漿たんぱく質と筋原繊維たんぱく質をじゅうぶん抽出した後に得られる，残渣に含まれているたんぱく質。筋肉たんぱく質のおよそ20％を占めている。コラーゲン，エラスチン，レチキュリンなどの硬たんぱく質，ムコたんぱく質などがある。肉基質たんぱく質の多少は肉のかたさと関係があり，若齢に比べて老齢の動物の筋肉に多く，不溶性が高まっている。

にくぎゅう　肉牛　［Beef cattle］　肉用種，乳用種といずれも牛肉生産の目的で適当な期間肥育した牛をいう。肥育後のと殺直前のものをいうときと肥育過程のものを含めていうときがある。肉専用種の繁殖用牛，仔牛，育成牛，肥育牛と乳用種で牛肉生産用に育成中および肥育中のものを含む総称である。わが国肉牛のおもな品類として，黒毛和種，褐毛和種，日本短角種，無角和種，アバディーンアンガス，ヘレフォードなどがある。黒毛和種は，和種にショートホーン，デボン，シンメンタール，ブラウンスイスなどの外国種を用い，改良したもので，わが国肉用牛の大部分を占める。生後3年で完熟期に入り，体重は雌が約400 kg，雄は約600 kgで，飼料の利用性がよく，肥育によって最上の肉質となる。ヘレフォードは体重が雌で500～600 kg，雄で800～1,000 kg，肉質，肉量ともに良好である。

にくしょうたんぱくしつ　肉漿たんぱく質　［Sarcoplasmic protein］　→にく

にくずく　肉荳蔲　［Nutmeg, Mace］　ニクズク科の常緑樹。〔産地〕インドネシアのモルッカ諸島，西インド諸島のグレナダ島，スリランカに産する。〔分類〕果実が熟すと厚い肉質の二殻片に裂け，なかに鮮やかな深紅色の仮種皮（メース，mace）に包まれた種子がある。種子のなかの仁をナツメグ（nutmeg）とよぶ。ナツメグ，メースともスパイスとして用いられる。〔精油・香味特徴〕種子から6～16％の収率で精油が得られ，主成分はα-ピネン，β-ピネン，d-カンフェンである。甘い刺激性の香りと，まろやかなほろ苦さがある。〔用途〕ナツメグは肉料理，とくにひき肉料理によく合い，ハンバーグ，ミートボールなどに用いられる。またケーキ，クッキー，プディング，ドーナツのような甘い香味のあるものにも合う。原形のナツメグはおろし金ですりおろして用いると新鮮な芳香が付与できる。メースはパウンドケーキ，プディングなどのほか，ミートソース，詰め物料理に使われる。

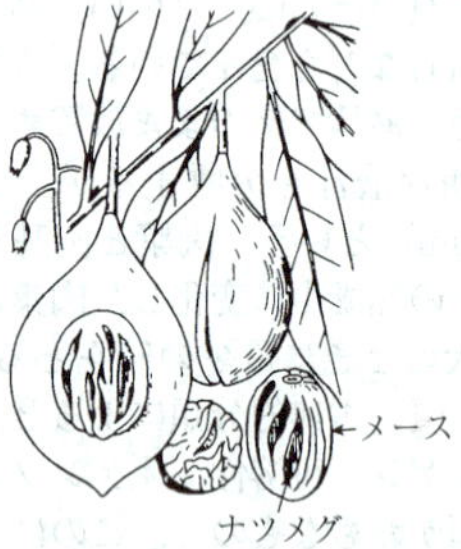

ナツメグ

にくのキュアリング　肉のキュアリング　［Meat curing］　キュアリング（curing）は元来冷蔵を行わないで肉を保存する方法であったが，今日では食肉製品を製造する工程で，原料肉を食塩，発色剤（亜硝酸塩，硝酸塩），砂糖，香辛料など（塩漬剤と総称）とともに，一定期間漬け込むことをいう。キュアリングには肉の微生物による変敗を防ぎながら熟成を行うことや，

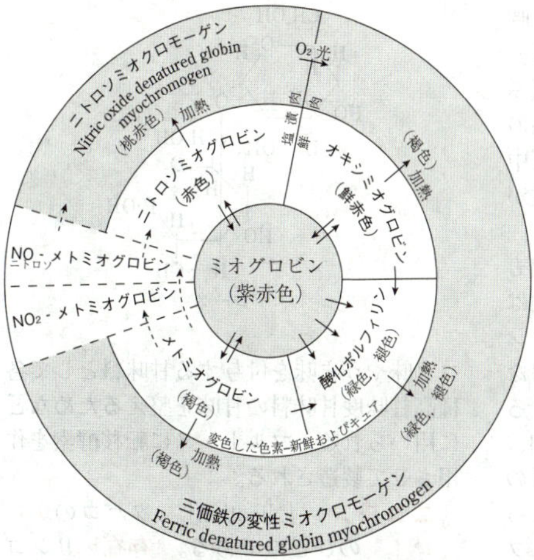

肉の重要なミオグロビン誘導体

外周は凝固によって得られる不溶性のミオクロモーゲンを示す。塩漬肉の色素の場合のみが赤色の変性化合物である。破線の部分はメトミオグロビンと塩漬肉の色素との中間体を示す。

肉にフレーバーを生成させる以外に肉色の固定という目的があり，これを行わない肉を加熱すると鮮肉の赤色が灰褐色（メトミオグロビン）に変化する。〔種類〕キュアリングを行うには塩漬液（ピックル）を血管または肉中に注入する方法，塩をふりかける方法（ふり塩法），ピックルに漬ける方法（湿塩法）とがある。〔ピックルの組成の一例〕食塩 45 kg に対して砂糖 900 g，硝酸カリウム 75 g，水 26 *l* となっている。〔肉色の固定〕この硝酸塩（カリウムまたはナトリウム）が肉色を固定する機構は，まずこれが肉中の細菌（たとえば *Achromobacter*）の作用によって亜硝酸塩に還元され，つぎに肉中の酸（乳酸など）により亜硝酸となり，さらに還元状態で分解して酸化窒素（NO）となる。〔ミオグロビン誘導体〕鮮肉が赤いのはミオグロビンとヘモグロビン（肉色素）とによる。酸化窒素がミオグロビンと結合すると（ヘモグロビンの場合も同じと考えられる），ニトロソミオグロビン（nitroso-myoglobin）を生じこれがキュアリングした肉の基本的な赤色物質である。この肉を加熱するとニトロソミオクロモーゲンとなるが，これもやはり桃赤色を保っていてその後肉色はほとんど変化しなくなる。もし硝酸塩が添加されていないと，ミオグロビンが空気にふれ酸素と結合してメトミオグロビンを生じて灰褐色となってしまう。その関係を図示すると図のようになる。肉色固定の機構中細菌が関与する場合があるから，あまり低温になると亜硝酸塩の生成は減少するし（現在では硝酸塩と亜硝酸塩の混合を用いることが多い），また，pH が 5.5 以下の酸性となると亜硝酸の分解が急激となり，ミオグロビンの酸化が行われる。キュアリングする際にアスコルビン酸のような還元剤，ニコチン酸アミドを添加混合すると，肉色の固定がいっそう良好となる。なお亜硝酸根としての残存量は食肉，クジラ肉製品では 1 kg あたり 0.07 g，魚肉ハム，魚肉ソーセージでは 1 kg あたり 0.05 g 以下と規定されている。

にくのじゅくせい　肉の熟成　[Aging of meat]　と殺後しばらくおいてかたくなった肉を低温でさらに貯蔵することによりやわらかさをとり戻すとともに風味を向上させることをいう。〔肉の硬直〕動物のと殺後，時間の経過とともに肉は次第にかたくなる。と殺によって酸素の供給が絶たれるとグリコーゲンの嫌気的解糖にともなう乳酸の生成によって肉の pH が中性よりやや酸性側へ移動すること，また，肉中の ATP アーゼの作用でアデノシン三リン酸（ATP）が分解し，ほとんどゼロになると，筋小胞体によるカルシウムイオンの制御が不可能となり，ミオシン（myosin）(A) がアクチン（actin）と結合して複合体アクトミオシン（actomyosin）を生成して（死後）硬直を生ずると考えられている。死後硬直の開始時間や最大硬直の時期は動物の種類，筋肉の部位，と殺前およびと殺時の状態など種々の原因で異なるが，一般に肉の最大硬直は魚では死後 1～4 時間，鶏では2〜4時間，牛，馬では24時間，豚では12時間などといわれている。肉の最大硬直のときと肉の酸性の極限（ふつうpH約5〜5.5）に達するとき，と肉の保水性や結着性がもっとも少ない。硬直中の肉は煮てもかたいし，保水性も結着性が少ないので加工原料としても不適である。〔肉の軟化〕しかしいったん硬直した肉もまた時間の経過とともに次第に融けて肉は軟化する。肉の軟化の原因はアクトミオシンの結合の脆弱化，Z線の脆弱化にともなう筋原線維の小片化，コネクチンのつくる弾性線維の脆弱化などが考えられる。肉は軟化とともに化学的には肉漿たんぱく質の量，アミノ酸窒素量やATPの分解によって生じたイノシン酸量が増加し食味，フレーバーが向上する。したがって肉をそのままあるいは加工して利用するときは硬直を完了させて軟化した肉が望ましい。これらの変化は肉自体の酵素の作用で（枝）肉貯蔵中に行われ，これを肉の熟成という。〔肉の熟成と温度〕この変化は温度が高いほどすみやかに行われ，たとえば，牛肉の熟成期間として0℃では10日，13℃で5日，20℃で2日，32℃では5〜6時間といわれる。しかし，温度が高い場合，熟成後期には，微生物による変敗が生じることも心配されるので，熟成はいまのところ低温で行うのが望ましい。肉の熟成には肉のpHがいちじるしく影響し，たとえば，肉の保存性，肉たんぱく質のコロイド的性質（肉色，塩漬における塩類の浸透速度，凍結肉の解凍時のドリップ量など）などから肉のpHの極限が熟成中なるべく酸性側にあることが望ましく，したがって，そのためには肉中のグリコーゲン量の多いことがよいということになる。

ニゲロース　[Nigerose]　清酒，麹汁，ビール，はちみつなどのなかに存在する二糖類。サケビオース（sakebiose）ともいう。酵母によって発酵されない。〔構造〕2個のD-グルコピラノース基が，構造式に示すようにα-1，3結合をした特殊な二糖類である。〔製造・利用〕最近は，

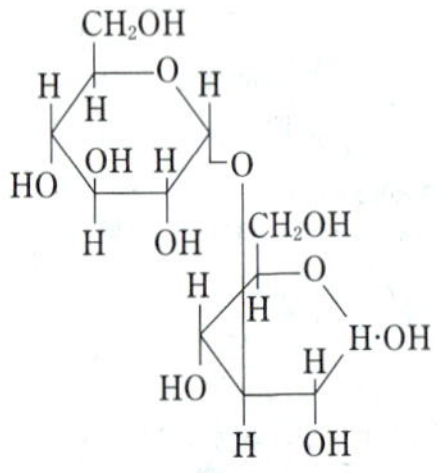

ニゲロース

コク味やうま味を付与する甘味料として各種高甘味度甘味料の甘味を整えるためなどに用いられる。マルトースに転移酵素を作用させて製造される。

ニコチン　[Nicotine]　タバコのアルカロイドのひとつである。〔存在〕リンゴ酸，クエン酸と塩をつくって，タバコの葉，種子中に存在する。〔性質〕無色，特異臭をもった油状の液体で，空気中に置くと褐色になる。中枢および末梢神経を興奮させ，腸および血管を収縮させて血圧の上昇を起こす作用がある。→アルカロイド

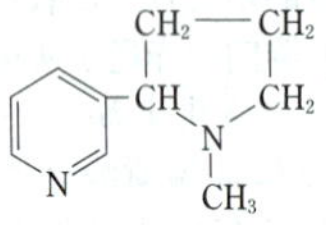

ニコチン

ニコチンアミド　[Nicotinamide]　→ナイアシン

ニコチンさん　ニコチン酸　[Nicotinic acid]　→ナイアシン

にさんかえんそ　二酸化塩素　[Chlorine dioxde]　分子式ClO_2の気体。強い酸化力をもち，漂白作用がある。〔用途〕小麦粉処理剤として，漂白，殺菌，物性改良に用いられる。〔使用基準〕食品添加物としては，現在，小麦粉にのみ使用が認められている。→こむぎこかいりょうざい

にさんかたんそ　二酸化炭素　[Carbon dioxide]　分子式はCO_2。一般的には炭酸ガスという。空気中に0.03％程度含まれている無色，無臭の気体で，水に溶けると弱い酸味を示す。食品工業においては，

食品の保存に用いる場合と，炭酸飲料の製造に用いる場合とがある。とくに，圧力をかけて固体としたものはドライアイスとよばれ，固体から液体を経ずに気体に昇華するので食品をぬらすことがなく，手軽な保冷剤として用いられる。昇華点は−78.5℃（1気圧）。食品の保存に用いられるものには，CA貯蔵，炭酸ガス充てん包装などがある。前者は，貯蔵庫中の雰囲気ガスを不活性の窒素や二酸化炭素で置換し，果実の呼吸を抑えて，その熟度を調整するものである。後者は，加工食品を包装するとき，空気を抜いて，その代わりに二酸化炭素を充てんするもので，かびなどの好気性菌の繁殖を抑制することができる。二酸化炭素を充てんする代わりに保存中に酸素を吸収し，代わりに二酸化炭素を放出するガス置換剤も利用される。真空包装では，内容物が変形するカステラ，パン，まんじゅうなどに，おもに酸素のみを吸収する脱酸素剤として利用されている。炭酸飲料は，二酸化炭素を含んだ水がそう快味を有することから製造されているもので，ラムネ，サイダー，コーラ飲料などがその代表である。二酸化炭素の新しい利用法として，圧力と温度を調節することによって，液体でも気体でもない超臨界ガスの状態をつくりだすものがある。超臨界ガスは，液体の溶解力と気体の拡散性・浸透性をあわせもつことから，抽出溶媒としてすぐれ，食品の特定成分の抽出に応用されている。これは超臨界ガス抽出とよばれ，カフェインレスコーヒーの製造などに利用されている。

ニジマス　虹鱒　［Rainbow trout］　サケ科の魚。〔生態〕体の上部は黄緑色を呈し，腹部に向かうにつれて色が薄くなり，銀白色となる。体の側面には幅の広い鮮紅色の帯が通っている。体の上部および背び

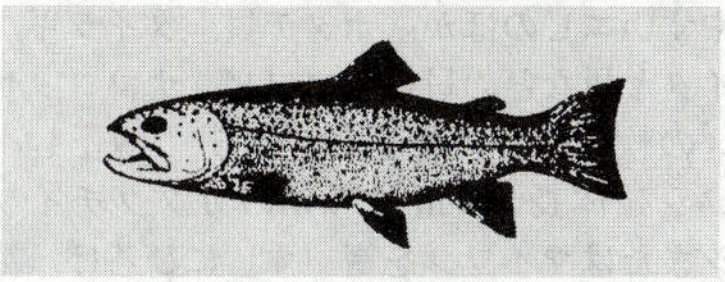

ニ ジ マ ス

れ，尾びれには多くの黒点が散在している。産卵期は12〜2月。〔産地〕アメリカのカリフォルニア州を原産地とし，山間の渓流にすむ，アメリカではrainbow troutといい，ニジマスはその直訳である。〔養殖〕わが国には食用として輸入され，各地で養殖が行われている。フライ，塩魚，刺身，燻製などにするとおいしい。

にじゅうなべ　二重鍋　湯煎鍋のことである。長時間の加熱を必要とする場合や，焦げ付きやすいものを加熱するときに用いる。鍋の材質は金属製のもののほか，耐熱ガラス製のものもある。

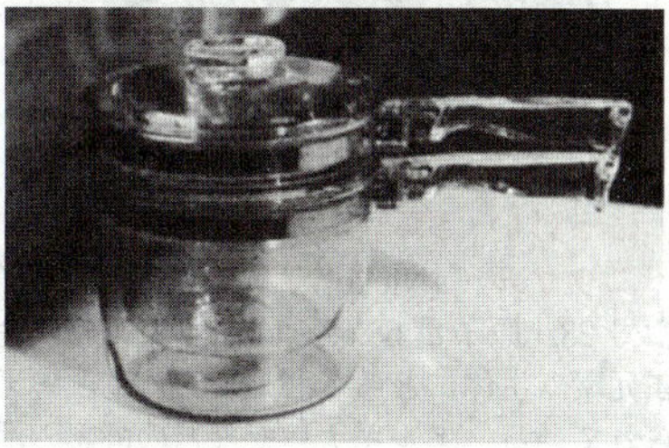

二 重 鍋

にじょうおおむぎ　二条大麦　→おおむぎ

ニシン　鰊，鯡　［Herring］　イワシ科の魚。〔生態〕体色は背中側は暗青色をし腹側は銀白色を呈する。体長は35 cm前後に達する。寒帯性の魚で北日本，とくに北海道の北部から樺太にかけて分布している。3〜5月北海道の西岸および東岸に群をつくって近寄り産卵する。かつてニシンはイワシとともに産額が多く，大衆魚の双璧であったが，最近産額が激減し3,300 t程度（2008年）である。これは資源が減少したという点もあるが，冷水を好むニシンは北海道周辺の水温がいくぶん上昇したことにより，さらに北方に向かったためと考えられている。そのため，いまではロシアそのほかより3.6万t（2008年）輸入している。またカズノコも9,000 t（2008年）程度輸入している。〔旬〕ニシンは夏および冬にも獲れるが，大部分は春の産卵期に接岸するものを獲る。そのため卵やしらこ

は熟しているから，4 月の春ニシンは旬のものとはいえない。しかし，この春ニシンは卵をもっていても脂がかなり乗り，味もよい。〔調理・用途〕ニシンは塩焼き，酢の物，かば焼き，ちり鍋，味噌汁などとするほか，身欠き，塩蔵，昆布巻き，燻製などとし，また，卵からカズノコをつくる。昆布に卵を産み付けたものは，ニシン昆布といい，アラスカから塩蔵して輸入している。塩抜きして二杯酢で食べるとおいしい。→カズノコ，ミガキニシン

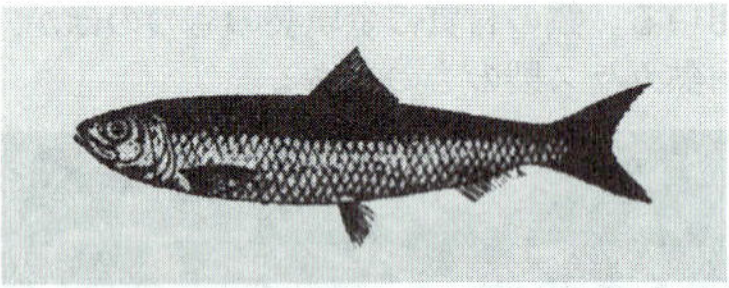

ニ　シ　ン

にっけい　肉桂　→シナモン

ニッケル　[Nickel]　元素記号 Ni, 原子番号 28，原子量 58.69，同期律表Ⅷ族の金属元素。生体にとって必須であろうと考えられている。アルギナーゼなどの酵素の活性化に関与する。〔中毒〕比較的毒性は低い。ニッケル精錬所においてニッケル皮膚炎，呼吸器系腫瘍が発生したという報告があり，実験動物によっては経口摂取時の低毒性が確認されている。タバコ煙中の発がん物質のひとつであるといわれている。

にとうるい　二糖類　[Disaccharide]　単糖が 2 分子結合したオリゴ糖。〔種類〕結合する単糖類の種類および結合の状態で種々の構造の二糖類ができるわけであるが，もっとも重要なのは，ショ糖，麦芽糖および乳糖の 3 種類である。これらの構成糖を示すと，ショ糖＝ブドウ糖＋果糖，麦芽糖＝ブドウ糖＋ブドウ糖，乳糖＝ブドウ糖＋ガラクトース，である。〔還元力〕ふたつの六炭糖が結合する際に，アルデヒド基またはケトン基が残るように結合したものは還元力があり，カルボニル基が互いに結合している場合は還元力をもたない。麦芽糖および乳糖は前者に，ショ糖は後者に属する。

ににんしずか　二人静　干菓子の一種で，砂糖の和三盆にしとり水を加え，木型で打ち抜いたもので，紅白ふたつを合わせて球形とし，薄い和紙にくるんで指の先ほどにひねってある。そのデザインは，能の二人静（ふたりしずか），静御前のイメージにつながり，含蓄余情があって情趣的にすばらしい。口に入れるとふんわりと溶け，温和な甘味を与える品のよい名古屋の名物菓子。名古屋市の両口屋是清の創製品である。

にはいず　二杯酢　→ちょうみず

ニベ　→グチ

にぼし　煮干し　魚介類を煮熟してから乾燥させた干物の一種。〔原料〕カタクチイワシ，マイワシ，イカナゴ，アジなどの小魚，ホタテ貝柱，エビ，ナマコなどを用いる。〔目的〕煮熟することによって付着している細菌，組織内の酵素を失活させて乾燥中の変敗を防止し，また，たんぱく質を熱変性させて保水性を低下させ，乾燥しやすくする。〔用途〕イワシ類の煮干しは，おもにだし汁をとるのに用いるほか，イカナゴなどとともにつくだ煮の原料となる。貝類，ナマコなどは，中華料理の材料，珍味食品の原料にする。

にぼしひん　煮干し品　[Dried boiled fish]　魚介類を一度煮熟してから乾燥させた干物の一種。〔原理〕魚介類を真水または食塩水中で煮熟すると，原料に付着している細菌や体内の酵素が失活するので，乾燥中にこれらの作用による品質の低下が抑えられる。また，肉たんぱく質が熱凝固して肉組織が変化することで体油の一部が浮上分離し，脱水が起きて乾燥が早くなる。水産物が腐りやすい温暖な地方で発達した。〔原料〕魚体が軟弱で脂肪の多いカタクチイワシ，マイワシ，イカナゴ，アジなどの小魚，チロシナーゼの作用で黒変しやすいエビのほか，ホタテ貝，タイラギ，イタヤ貝などの貝柱，アワビ，ナマコ，サメの軟骨やヒレなどを用いる。〔煮干しイワシ〕体長 10 cm くらいのカタクチイワシまたはマイワシを簀（す）にひろげ，数枚かさねて沸騰している 3〜5％の食塩水

中に入れて煮熟する。煮釜から簀をひき上げ，天日または熱風で水分が20％以下になるまで乾燥する。貯蔵中に腹部や頭部が油焼けして黄褐色化しやすいので，酸化防止剤を煮熟水に加えることが多い。また，乾燥初期にビタミンEを噴霧し，酸化を防止する方法も用いられる。〔干しアワビ〕生きているアワビから肉をはがし，10％の食塩をふりかけて2〜3日塩漬けして身をしめる。水洗後60℃の煮熟水に入れ，次第に温度を上げて95℃までにし，水きり後，炭火で1時間焙乾する。日乾と焙乾をくり返し，最後に日乾だけで乾燥する。乾燥には大型で1か月，小型で半月ほどかかる。〔干し貝柱〕生きているホタテ貝を沸騰している海水中で煮熟し，貝殻が開いたらひき上げて貝柱を取り出す。内臓など付着物を除いて冷水でさらした後，8％食塩水中で煮熟する。100〜150℃の炉のなかで50分間焙乾して急速に水分をとり，乾燥棚で8分乾きまで日乾する。最後は，むしろの上で本乾燥する。〔干しエビ〕桜エビは20％の沸騰食塩水で煮熟し，浮き上がったらすくい上げて天日乾燥する。芝エビ，手長エビなどは3％食塩水中で20分間煮熟し，乾燥する。乾燥後，臼（うす）で軽くついて皮を除き，むきエビにする。クルマエビは煮熟，乾燥後，手で皮をはぎとってはぎエビにする。

にほんがたしょくせいかつ　日本型食生活　食料として供給されるPFC比率（たんぱく質（P），脂質（F），炭水化物（C）の供給エネルギー構成比率）が栄養学的にみて適正（P：12〜13，F：20〜30，C：57〜68）であることが望ましい。そうした意味では，わが国では，1990年代が，P13.5％，F28.7％，C57.8％，（1992年度）ともっとも理想的な食料構成になっていた。これに対してアメリカ，ドイツ，フランスなどでは，いずれも炭水化物の比重が小さく，脂質の比重が高い。これは当時の日本人の食生活が，アメリカなどに比べて穀類とくに米，豆類，野菜，魚介類の摂取が多く，畜産物，砂糖，油脂類の摂取が少ないことによる。したがって，当時の食生活を日本型食生活といい，現在の食生活改善の目標となっている。なお，食生活懇談会がまとめた『私達の望ましい食生活』（1983，農水省）によると，1）エネルギーをとりすぎて，太りすぎにならないように気をつける，2）いろいろな食品をバランスよく食べる，3）主食としての米のよさを見直す，4）牛乳はカルシウム源としておおいにとる，5）脂肪とくに飽和脂肪酸のとりすぎに注意する，6）塩や砂糖などのとりすぎに注意する，7）緑黄色野菜や海藻類はじゅうぶんに食べる，8）朝食をしっかりとることが必要である，という8項目をあげている。

にほんかぼちゃ　日本南瓜　→かぼちゃ

にほんけんこうえいようしょくひんきょうかい　日本健康栄養食品協会　[Japan Health Food & Nutrition Food Association, JHFA]　保健機能食品（特定保健用食品，栄養機能食品），特別用途食品に関する情報の収集や適切な知識の普及啓発などを行っている公益財団法人。健康補助食品については，規格基準の設定，JHFAマーク表示の認定制度の運営を実施している。

にほんこうぎょうきかく　日本工業規格　[Japanese industrial standard, JIS]　工業標準化法（1949年法律第185号）に基づき，鉱工業製品の生産，流通にまたがる技術的事項を全国的に統一し，また，純化するための基準。主務大臣経済産業，国土交通，厚生労働，農林水産，文部科学，総務，環境各大臣が日本工業標準調査会にはかって定めたJIS規格の制定の目的は，これにより生産，消費を合理化し，生産性を高め，貿易の振興をはかることにある。JISの総数は約9,000点以上ある。日本工業規格表示制度があり，製造業者が主務大臣の許可を受けて，製品がJISに適合していることを示す表示，すなわちJISマークをつけることのできる制度である。このマークは，規格該当品の品質を国家的に保証して，取り引きの単純公正化と消費の合理化とをはかることをねらいとしている。さらに，国際規格である国際標準化機構（ISO）との整合性をはかる努力も続けられている。

にほんなし　日本梨　→なし

にほんのうりんきかく　日本農林規格［Japanese Agricultural Standard, JAS］　日本農林規格は，「農林物資の規格化及び品質表示の適正化に関する法律（1950年法律第175号）」通称JAS法に基づいて定められる食品規格である。目的は，1）食品の品質の改善，2）生産の合理化，3）取り引きの単純公正化，4）使用または消費の合理化にある。〔JAS規格の制定〕JAS規格は，農林水産大臣が農林物資の種類（品目）を指定して制定するが，関係者も規格を定めることを求めることができる。規格の制定にあたっては，生産者・消費者・学識経験者などからなる「農林物資規格調査会（JAS調査会）」の議決を必要とする。また，一度できた規格も5年ごとに見直すことが決められている。その際には，国際規格（CODEX）を考慮することになっている。〔規格の内容〕JAS規格には，一般JAS，特定JAS，有機JAS，生産情報公表JASがある。一般JASは，品位，成分，性能などの品質に関する規格を定めたもので，特定JASは生産の方法について定めたもの，生産情報公表JASは，その食品の製造・加工工程の一部を規格化したものである。〔格付〕JAS規格が定められている品目について，規格に該当しているかどうかを判定することを格付といい，格付を受けた製品にはJASマークが付けられる。格付を受けるには，農林水産大臣に登録された格付機関により格付してもらう方法と，農林水産大臣に登録された認定機関により認定を受けて製造者自らが格付する方法がある。〔指定農林物質〕農林水産大臣から指定されたつぎのふたつの品目，有機農産物と有機農産物加工食品については，JAS規格による格付を行わない限り，この名称を表示することはできない。〔品質表示基準〕JAS規格は任意制度であるが，同法に定められている「品質表示基準」はすべての製造者，流通業者に適用される義務制度である。生鮮食品，加工食品それぞれに表示すべき項目，内容が定められている。

一般JASマーク

特定JASマーク

有機JASマーク

生産情報公表JASマーク

各種の日本農林規格マーク

にほんりょうり　日本料理［Japanese cuisine］〔特徴〕わが国は国土が西南から東北へのび，気候の変化に富んでいるので，四季折々に生産される食品の種類が多様である。また，四方を海に囲まれているので，海産物にも恵まれている。日本料理はこれらの農産物，海産物を材料として，長い歴史を経て形づくられてきた。明治になって外国との交流がさかんになり，さらに畜産食品が材料として加わり，また外国の料理法の影響も受けて大いに変化し，今日に及んでいる。日本料理は食物の色彩，形，舌ざわり，歯ざわりなどを非常に尊重するあまり，手法において，ときには食品のもつ栄養的効果が低くなる場合がある。また，無理に手をかけて本来のもち味を見失うおそれもあるので，この点には注意をしなければならない。〔歴史〕日本料理は古来，儀式的なものとふつうのもの，宮中のものと民間のものとにわかれて発達してきた。宮中の料理法は景行天皇のときに起こり，その後，大膳職の制が定められ，今日に伝えられている。民間の料理法は光孝天皇のとき，鎌足の子孫の四条中納言藤原朝臣山蔭が現今の日本料理法式の基礎となるものをつくり出した。これがいわゆる四条流で，千余年経た今日なお，専門家によって伝えられ，研究されている。推古天皇時代には，仏教の渡来とともに伝わったインド風の料理の影響を受け，また，平安時代の初期には唐の影響を受けた。鎌倉時代は，武家の間にも流行した禅宗の感化もあって，料理は質素な枯淡なものへと変わっていった。普茶料理が起こったのも，この鎌倉時代である。室町時代になると，鎌倉時代に比べて食膳もいちじるしくぜいたくになっており，四条流のほかに薗部流や進士流，大草（おおぐさ）流などが起こり，互いにその奥儀や秘伝を競った。幕府の膳は薗部流により，京都の公卿は進士流や大草流によって膳をつくるようになった。また，室町時代には足利義満が茶道流行の端緒を開き，義政がこれをさかんにし，利休によってここに茶にともなう茶懐石が始まった。江戸時代になって，平安時代に一応ととのった日本饗膳を，さらにととのえて江戸饗膳をつくり出し，幕府も諸侯もこれを用いた。貿易の中心である長崎では，中国人やオランダ人との交流が多く，自然に中国やオランダの料理法の形式が取り入れられ，いわゆる卓袱料理（しっぽくりょうり，長崎料理）ができ，江戸中期に流行した。万治，寛文のころ，江戸の浅草に料理茶屋が出現し，これが世人に受け，二汁五菜なども仕出しするようになり，江戸中期以後はますます流行した。その結果，複雑な儀式的なものは幕府や高家の式膳に止まる程度となり，民間では儀式と実際を兼ねた今日のような本膳料理が広く行われるようになった。現今では，都会ではほとんど用いられず，多くは地方で行われている。→かいせきりょうり，しっぽくりょうり，ちゃかいせきりょうり，ほんぜんりょうり

にまいおろし　二枚卸し　魚のおろし方の一種。頭を落とし，腹を尻ビレまで切って内臓を取り出し，よく洗って拭く。頭の方を向こう側に，腹側を右向きに置き，腹を尾の方へ向って腹ビレのきわのところを骨にそって中骨まで切り離す。180度まわして尾を向こう側にし，尾から頭の方へ向かって背びれのきわのところを骨にそって中骨まで切り離す。尾を左手でおさえ，尾のつけ根手前から包丁を差し込み，中骨に包丁の腹をぴったりあて，おすようにして中骨と片身を切り離す。さらに包丁を返して尾のつけ根を切り離すと，片身が取れる。骨のつかない片身と骨のついた片身と二枚になるので，この名がある。

にまめ　煮豆　豆類を煮て調味したものをいう。一般的な煮豆のつくり方は，豆を一夜水浸漬して吸水させた後，やわらかくなるまで静かに加熱し，砂糖を2〜3回に分けて加え，食塩を加えて仕上げる。途中，煮汁が少なくなったら，熱湯を加えて豆に煮汁がかぶっている状態を保つ。代表的な黒豆の煮方について述べる。〔材料〕黒豆100 g，砂糖50 g，醤油20 *ml*。〔つくり方〕黒大豆は豆の5倍の水に漬けて一晩おく。これを火にかけて煮る。豆がじゅうぶんやわらかく煮えたら，砂糖の半分量を入れて10分煮た後，残りの砂糖を加えて，さらに10分煮る。最後に醤油を入れ，5分煮て火を止める。鉄くぎを入れて煮ると，黒光りした美しい煮豆になる。また，黒豆を煮る場合のみ，調味料を入れて煮立てた調味液に豆を数時間〜一晩浸しておき，その後，加熱する方法もある。

にもの　煮物　食品を100℃の調味液のなかで加熱する調理である。加熱時間や煮汁の量，調味料の量などは，食品の種類と大きさによって異なる。〔煮しめ〕材料が煮えたときには煮汁がほとんどなくなっている煮方で，野菜類に多く用いられる。塩味はふつう1％前後で，甘味は好みによって変える。野菜はやわらかくなるまでに時間がかかるので，煮汁は材料の目方の1/4〜1/3量を用意する。食品は煮汁に浸っている部分と出ている部分とがあるため，ときどきかきまわしたり，上下を返したりして，全体に味が入るようにする。〔煮付け〕煮しめより短時間で煮上げる汁気の少ない煮物で，ふつう，魚類，野菜類に行わ

れる。煮魚の場合は，魚の重量の10％の醤油（塩で2％）と醤油の倍の水を鍋に入れて煮立て，材料を入れて煮ると，表面のたんぱく質がただちに凝固し，魚のうま味が汁のほうへ流出することが少ない。煮汁は煮詰めて魚にかける。姿煮の場合は，落としぶたや紙ぶたをして煮る。このようにすれば，食品を裏返さなくても味が均等に入る。〔うま煮〕野菜や鶏肉，魚介類などを，煮しめより甘味をきかせて煮上げたもの。〔つくだ煮〕水分が少なく，味が濃厚で，常備食，保存食に適する。〔甘露煮〕甘味が強いつくだ煮である。〔くず煮（吉野煮）〕煮汁にでんぷんを加えてとろみをつけ，食材の表面にからみつかせたもの。〔あちゃら煮〕食品に塩味と同時に甘酸味をつけた煮物。〔含め煮〕材料がかぶるくらいの量の味つけをした汁で煮た後，煮汁にそのまま数時間浸して味を含ませる方法で，だいこん，八つ頭，栗，煮豆などに用いられる方法。〔味噌煮〕塩や醤油の代わりに味噌を用いたもので，味噌の風味によって食品のもつ臭みなどを消す。〔湯煮〕ゆがく，ゆでることで，これも煮物のうちにはいる。食品に味をつける前にゆでるかゆでないかは，ゆで汁の味によって決める。不味なものは一度ゆでたほうがよい。また，煮上がりの時刻を同じにしたいときは，煮えにくい材料をあらかじめゆでておくこともある。

にゅう　乳　[Milk]　学問的には哺乳動物の乳腺の分泌物をいう。動物の種類によって組成は異なる。一般に白色の不透明な液体であるが，これはカルシウムが主要なたんぱく質のカゼインと結合し，さらにこれにリン酸カルシウムが関与して複化合物を形成し，コロイド溶液として存在するためである。おもな動物の組成を比較すると表のとおりである。乳の組成は当該哺乳類幼動物の発育のための成分をすべて備えた完全食品である。乳はその含有たんぱく質の種類によってカゼイン型乳汁（牛乳，羊乳，やぎ乳など）とアルブミン型乳汁（人乳，馬乳，犬乳など）に分けられる。組成的には牛乳よりも馬乳のほうが母乳に近い。乳等省令では，「乳とは，生乳，牛乳，特別牛乳，生山羊乳，殺菌山羊乳，生めん羊乳，成分調整牛乳，低脂肪牛乳，無脂肪牛乳及び加工乳をいう」と定められている。すなわち，食品衛生法上は，牛の乳，やぎの乳，めん羊の乳ならびにそれぞれを原料として製造した飲用乳のみが直接飲用ならびに加工原料として販売（授与を含む）することが許可されている。ただし，やぎ乳は生産量が少なく，また，加熱に不安定で加工処理しにくいので終戦直後の一時期を除いてはほとんど利用されていない。

にゅういんりょう　乳飲料　[Milk beverage]　〔定義〕乳等省令において乳飲料とは，「生乳，牛乳若しくは特別牛乳又はこれらを原料として製造した食品を主要原料とした飲料（以下，略）」と定められている。〔種類〕糖類，コーヒーエキス，香料，果汁，着色料などを添加したし好飲料などが例としてあげられる。いわゆる

おもな動物乳の組成　（％）

	総固形分	無脂乳固形分	たんぱく質	脂　質	乳　糖	ミネラル
牛　乳	12.1	8.6	3.3	3.5	4.6	0.8
羊　乳	18.4	10.9	5.6	7.5	4.4	0.9
やぎ乳	13.2	8.7	3.3	4.5	4.4	0.8
水牛乳	16.8	9.3	3.8	7.5	4.9	0.8
馬　乳	10.1	8.5	2.2	1.6	4.8	0.4
象　乳	32.2	12.9	3.1	19.6	3.1	0.7
クジラ乳	51.3	7.7	7.1	43.7	—	0.5
人　乳	12.1	8.5	1.2	3.7	7.1	0.2

コーヒー牛乳，フルーツ牛乳や，β-カロテンなどで着色したローファットミルク，ビタミンやミネラルを強化した飲用牛乳などがある。「乳飲料」の商品名には，「牛乳」「ミルク」または「乳」という文言を用いてはならない。果汁または果肉が使用されていない場合には「無果汁」と表示する必要がある。また，果汁または果肉が5％以下の場合には，その具体的な含量を証明できる場合にはパーセントで表示してもよいが，そうでない場合は「無果汁」と表示すること（飲用乳の表示に関する公正競争規約）となっている。〔成分規格〕細菌数 1 ml あたり 30,000 以下，大腸菌群陰性。

にゅうえんきせいたんぱくしつ　乳塩基性たんぱく質　[Milk basic protein, MBP]　乳清（ホエー）に含まれる天然の微量たんぱく質で，高分子キニノーゲンフラグメント，HMG 様たんぱく質，ミルクシスタチンを含む。骨芽細胞の増殖やコラーゲン産生を促進し，破骨細胞による過剰な骨破壊を抑制することにより，骨の代謝や組織を健康な状態に維持する機能をもつ。

にゅうか　乳化　[Emulsification]　→コロイド，にゅうかざい

にゅうかオリゴとう　乳果オリゴ糖　[Lactosucrose, Galactosyl sucrose]　化学名はラクトスクロース。乳糖とショ糖にβ-フルクトフラノシダーゼを作用させ，糖転移反応により製造する砂糖に近い甘味質（30％の甘味度）をもつ，難消化性で低カロリーの新規オリゴ糖。選択的なビフィズス菌増殖機能をもっており，整腸作用，血糖上昇の抑制作用，カルシウム吸収促進作用を示す。

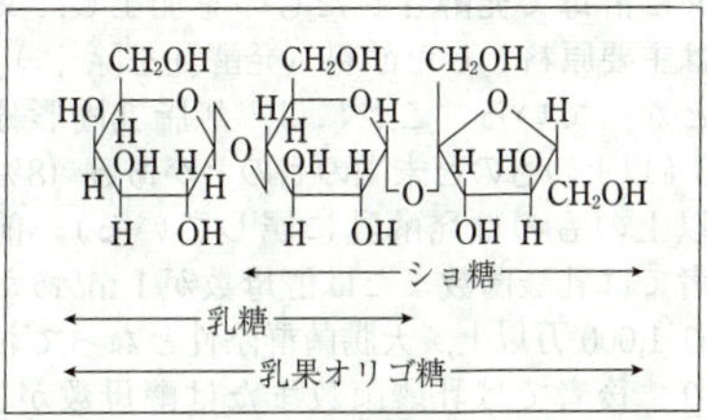

乳果オリゴ糖

にゅうかざい　乳化剤　[Emulsifier, Emulsifying agent]　液体中にほかの液体の細かい粒が分散した状態をエマルション（emulsion）といい，この状態になることを乳化する（emulsify）という。乳化状態を安定に保ち，微粒のエマルションを保持するために加える物質を乳化剤という。乳は，乳化の状態の代表的な例なので，この名が付けられている。〔エマルション〕水のなかに油が分散した水中油型（oil in water）と，油のなかに水が分散した油中水型（water in oil）の２型がある。乳，マヨネーズは前者の例であり，マーガリン，バターなどは後者の例である。エマルションは両方の液体の界面張力が低下した状態でないと，こわれて元の液体に戻りやすくなるため，乳化剤がこれを阻止する働きをする。〔用途〕食品では，乳化剤はマーガリン，ショートニング，アイスクリーム，マヨネーズなど，乳化食品の製造に用いられる。かつては天然物の大豆レシチンなどがおもに用いられてきたが，現在は種々の合成乳化剤ができている。食品に使用する場合は毒性の少ないことがひとつの条件となる。ソルビタンの脂肪酸エステル系の乳化剤（span, arlacel）が親水性の乳化剤として用いられている。また，最近は各種の脂肪酸のモノグリセリド（グリセリン脂肪酸エステル）やショ糖脂肪酸エステル（シュガーエステル）も合成され，好みの親水性あるいは親油性をもった乳化剤として利用されている。マヨネーズは酢のなかに油が乳化し，卵黄がその乳化剤となった例である。→コロイド

にゅうかせい　乳化性　→エマルション，コロイド，にゅうかざい

ニューコクシン　[New coccine]　食用赤色 102 号あるいはポンソー4 R ともいわれるアゾ系の合成タール色素で，水，プロピレングリコール，グリセリンに溶けて赤色を呈する。合成着色料として，現在世界各国でもっとも広く使用されており，農

水産加工品，畜産加工品，菓子，飲料水などに用いられている。ただし使用基準があり，ある種の食品に対しては使用することができない。本色素は，染着力は弱いが，耐光性，耐塩性にすぐれている。マウスに対する LD_{50}（経口）は 8 g/kg 以上である。

にゅうさん　乳酸　[Lactic acid]　乳を放置するとき，乳糖が発酵して生じる酸であることから，この名がある。〔性質・利用〕光学的異性体をもち，筋肉中にあるのは右旋性で，乳酸発酵によりできるのは，その多くがラセミ体である。強い酸味をもつ粘稠な液体である。〔生体内の乳酸生成〕乳酸は生物の代謝産物として，酵素により炭水化物の分解によって生じるが，生体における乳酸の生成はグリコーゲン→ブドウ糖→ピルビン酸→乳酸の代謝過程を経て行われる。生体内乳酸生成分解のおもな過程はつぎのとおり。

六炭糖＋リン酸→2 乳酸（CH_3-CHOH-COOH）＋2 ATP

乳酸→ピルビン酸（＋リン酸）→炭酸ガス＋水＋34 ATP

〔用途〕酒類をはじめ多くの発酵食品，漬け物類などが正常な発酵経過をたどり生成し，発酵食品となる。腐敗することなく，よい風味を呈するためには，仕込みの初期に乳酸発酵が起こって，生じた乳酸によって pH を下げ，腐敗菌の繁殖を防ぐことが大切である。この目的で，乳酸はよく，発酵の初期に混入することがよく行われる。多くの醸造食品，発酵飲料のなかの酸は大部分が乳酸である。そのほか，各種食品の pH 調節，調味，保存性向上にも用いられる。乳酸の工業的製造には乳酸菌を利用した乳酸発酵によるものが多く，醸造用には 90%，飲料用には 50% の規格の製品が用いられる。

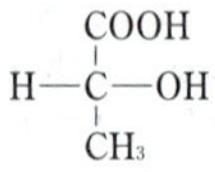

D（−）乳酸

にゅうさんきん　乳酸菌　[Lactic acid bacteria]　糖類を発酵して乳酸をつくる菌類を総称して乳酸菌という。〔種類〕乳酸菌の種類はきわめて多く，乳酸のみを生産するホモ発酵菌と，乳酸のほかにアルコール，炭酸ガスなどを生産するヘテロ発酵菌がある。また，形状にも種々あり，球菌に属するもののなかで，ストレプトコッカス *Streptococcus*（連鎖状球菌），*cremoris, lactis, thermophilus* などはホモ発酵をし，ロイコノストック *Leuconostoc*（双球または連鎖状球菌）は乳酸以外の酸をつくるヘテロ発酵菌に属する。桿菌では *Lactobacillus delbriickii, Acidiophilus leichmanni, bulgaricus* などが有名であり，清酒発酵にあずかる *Lactobacillus sake* もこの種類で，ホモ発酵する。ヘテロ発酵を行うものには *Lactobacillus brevis* などがあり，酸敗清酒や漬け物，ぬか味噌漬け，発酵もろみ，穀類，麦芽などから多く分離される。代表的な有用菌は *L. delbriickii, L. bulgaricus* などである。味噌・醤油に生育する乳酸菌は *Pediococcus halophilus* とよばれる四連球菌である。腸内微生物としても乳酸菌は多く存在し，常住有用菌として生体に有用な働きをしていると考えられている。たとえば，有害微生物の増殖防止，pH の低下による腸内生理状態の変化，免疫の最適化などである。乳酸菌をはじめ，腸内有用細菌をそのまま食物として取り込むプロバイオティクスや菌の生育を活発にする食品成分（プレバイオティクス）の食品化も大いに研究されている。整腸作用や花粉症対策をうたうヨーグルトも，市販されている。

にゅうさんきんいんりょう　乳酸菌飲料　乳等省令によると，「乳等を乳酸菌又は酵母で発酵させたものを加工し，又は主要原料とした飲料（発酵乳を除く。）」となっている。これには，無脂乳固形分 3% 以上のものと未満のものとがある（8% 以上のものは発酵乳に属している）。前者では乳酸菌数または酵母数が 1 *ml* あたり 1,000 万以上，大腸菌群陰性となっており，後者では乳酸菌数または酵母数が 1 *ml* あたり 100 万以上（75℃で 15 分または

これと同等以上の殺菌効果を有する方法で加熱殺菌したものはこのかぎりでない)，大腸菌群陰性となっている。→はっこうにゅう

にゅうさんきんスターター　乳酸菌スターター　[Lactic starter]　チーズ，ヨーグルト，発酵クリームバターなど，乳を原料とする発酵食品の製造には，乳酸菌の作用を欠かすことができない。そこで，有用乳酸菌を純粋に培養し，これを発酵に際して添加し，正常かつ確実な乳酸発酵を促進する技術が広く普及している。→スターター

にゅうさんはっこう　乳酸発酵　乳酸を主生産物とする発酵をいう。〔種類〕乳酸発酵には正常発酵（ホモ）と異型発酵（ヘテロ）があり，正常発酵では1分子の六炭糖が分解して乳酸2分子を生じ，異型発酵では乳酸のほかにアルコール，炭酸ガスを生ずる。〔用途・製品〕食品中の炭水化物から乳酸ができるのは，主として微生物の酵素作用によるが，乳に乳酸菌が繁殖すると乳酸を生じ，乳のたんぱく質は凝固してくる。バター，チーズ，発酵乳，乳酸飲料，クミス（馬乳飲料），ヨーグルトなどは，この原理を利用した乳酸発酵による製品である。また，多くの漬け物類，エンシレージ，酒，味噌，醤油などの醸造食品は，いずれも乳酸発酵を利用している。〔機構〕乳酸発酵の機構は，動植物組織において分解呼吸として起こる解糖作用の場合について詳しく研究されており，微生物によるものもこれと同一か，はなはだ近いものであろうとされている。〔乳酸の製法〕市販の乳酸は，ほとんど発酵法によってつくられている。穀類，でんぷんの糖化液，糖蜜，乳漿（にゅうしょう）を原料として乳酸菌種母を添加し，48℃で5~7日間発酵させる。こうしてできた乳酸は，カルシウムまたは亜鉛の塩として取り出し，硫酸を加えて分解し，蒸留精製する。〔乳酸をつくる微生物〕乳酸菌とよばれる *Lactobac. delbrückii*（正常型発酵菌）などのほか，*Aerobacter aerogenes, Lactobac. pentoaceticus* など，多くの細菌類がある。また，糸状菌類でも，リゾープスの類は乳酸発酵に使用される。→にゅうさんきん

$$C_6H_{12}O_6 \rightarrow 2\,C_3H_6O_3$$
六炭糖　　乳酸
正常発酵

$$C_6H_{12}O_6 \rightarrow C_3H_6O_3 + C_2H_5OH + CO_2$$
六炭糖　　乳酸　　アルコール
異型発酵

にゅうじしょく　乳児食　乳児期（生後1年まで）の食事。前半と後半に分けると前半は乳を主体とした授乳栄養，乳汁栄養，後半は乳から育児食（ベビーフード）を経て，普通食へ移る時期すなわち離乳期である。ここでは，前半の授乳栄養について述べる（後半は→りにゅうしょく）。授乳栄養は，つぎの三種に分けることができる。1）母乳栄養：母乳で育てる。2）人工栄養：母乳以外の乳で育てる。3）混合栄養：母乳と母乳以外の乳を併用する。〔母乳〕母乳（人乳）は，乳児の健康維持，正常発育に必要なすべての栄養素を過不足なく適量ずつ含む理想的栄養源で，その組成は分娩後10日ぐらいの間で経日的に変化し，分泌の時期により初乳（分娩後5日まで），移行乳（分娩後6~10日），および成熟乳（永久乳，10日以後）に分けられる。組成のおもな変化は，表に示すようにたんぱく質およびミネラルの減少，乳糖の増加である。成熟乳になってからは，授乳期間中，組成はほぼ一定する。また，初乳には表に示すように各種感染防御物質が濃厚に含まれている。母乳は乳児の胃内でカードテンションの低い易消化性のソフトカードを形成する。また，乳児の腸内に乳酸菌（ビフィズス菌 *Lactobacillus bifidus*）の繁殖をうながすビフィズス因子に富み，乳児の健康を守る。衛生的にも安全である。〔母乳代用品〕1）牛乳：人工栄養に用いられる母乳代用品として，現在，わが国でもっとも広く用いられているのは調製粉乳（→ちょうせいふんにゅう）である。これは牛乳を主材料にしており，歴史的に

人初乳，移行乳，成熟乳および牛乳の一般組成　（100g あたり）

	エネルギー (kcal)	水分 (g)	たんぱく質 (g)	脂　質 (g)	炭水化物 (g)	灰　分 (g)	カルシウム (mg)	リ　ン (mg)
初　乳* 3～5日	63	87.6	1.9	2.8	6.9	0.27	31.0	17.2
移行乳* 6～10日	66	87.2	1.8	3.1	6.1	0.24	29.0	19.2
成熟乳**	63	88.0	1.1	3.5	7.2	0.2	27	14
牛　乳**	67	87.4	3.3	3.8	4.8	0.7	110	93
	鉄 (mg)	ナトリウム (mg)	カリウム (mg)	ビタミンA (IU)	ビタミン B_1 (mg)	ビタミン B_2 (mg)	ナイアシン (mg)	C (mg)
初　乳* 3～5日	0.05	33.7	67.0	—	—	—	—	—
移行乳* 6～10日	0.05	28.0	62.0	—	—	—	—	—
成熟乳**	0.1	15	48	170	0.01	0.01	0.03	5
牛　乳**	Tr	41	150	127	0.04	0.15	0.1	1

*　山本ら，小児保健研究 40，468，1981　　** 日本食品成分表　2010

人乳中に含まれる感染防御因子と作用

免　疫　因　子	作　　　用
免疫グロブリン Ig IgA IgG IgM IgD IgE	Ig には抗体としてのつぎのような特異的な作用がある。 ①細菌を凝固させ腸管腔を清掃する。 ②細菌が腸壁に粘着してコロニーを形成するのをさまたげる。 ③ほかの免疫物質の作用を助ける。 ④さらにいっそう特異性のある抗体を生産する。 ⑤毒物を中和しウイルスを殺す。
補　体 C_1, C_2, C_3, C_4, C_5, C_6, C_7, C_8, C_9	人乳中には九種の補体が見出されている。抗体のあるものは補体と結合することによって感染源を無力化することができる。とくに貧食細胞の活性を増強する。
細胞成分（白血球） マクロファージ リンパ球 T-cell B-cell	マクロファージは白血球の約 90% を占め，貧食能，殺菌能をもつ。また，C_3 C_4 リゾチーム，ラクトフェリンなどを合成する。リンパ球の T-cell は抗原の種類に応じて作用が変化して異物を中和し，あるいは抗体反応を起こすが，平常時には抗体生産を抑制する B-cell は種々の抗体を生産する。
リゾチーム	グラム陽性および陰性細胞の細胞壁：とくにムコペプチドを多く含む細胞壁を破壊する作用のある酵素である。
ラクトフェリン トランスフェリン	両者とも鉄を含むたんぱく質で，鉄を必要とする細菌が鉄と結合するのをさまたげる。ラクトフェリンの方が鉄と結合する力が強い。
ラクトパーオキシダーゼ	強力な殺菌力をもち，抗体では殺せない細菌を殺す。
ビフィズスファクター グルコサミン ラクチュロース	ビフィズス菌（母乳栄養児の腸内に繁殖する乳酸菌で，乳児を感染から守る）の増殖をうながす因子，グルコサミンは非たんぱく質性窒素の一部をなす。ラクチュロースは人体よりも加熱した牛乳中に多い。
インターフェロン	おもにウイルスに作用するが，がん細胞にも作用する可能性が強い。

人乳および牛乳の窒素分布状態　(100g あたり)

		総窒素	非たんぱく性窒素	たんぱく性窒素	たんぱく性窒素	
					カゼイン	乳清
人乳	含量 g	1.95	0.50	1.43	0.40	1.03
	比率%	100	26	74	28	72
牛乳	含量 g	5.31	0.25	5.03	4.30	0.93
	比率%	100	4	96	63	37

B. Yannerdal et al.：Am. J. clin. Wuts. 29, 1127, 1976

脂肪酸組成

	酪酸	カプロン酸	カプリル酸	カプリン酸	ラウリン酸	ミリスチン酸	パルミチン酸	ステアリン酸
炭素酸	4	6	8	10	12	14	16	18
人乳*	0.1	0.1	0.2	2.2	9.5	10.4	22.2	5.5
牛乳**	3.1***	1.0***	1.2	2.4	10.1		24.2	12.3

	アラキン酸	デセノイック〜ヘパデセノイック	オレイン酸	リノール酸	リノレン酸	アラキドン酸
炭素酸	20	10〜16	18：1	18：2	18：3	20〜22：4
人乳*	(1.7)***	0.1	27.9	13.0	2.5	(1.7)*
牛乳**	—	—	24.3	2.7	1.0	—

*　斎藤ら　雪印乳業技術研究所報告 No. 69. 1965

**　豊田ら　日農化 44, 484, 1970

***　この数値のなかには飽和，不飽和の両者が含まれているものと思われる．

も牛乳を中心に人工栄養法が検討されてきたので，まず乳児栄養品としての角度から牛乳の得失をあげ，その使い方の基本を紹介する（牛乳の一般組成は表参照）。牛乳は人乳に比べ，たんぱく質，ミネラル，ビタミンB_2がいちじるしく多く，乳糖，ビタミンCが少ない。牛乳たんぱく質は人乳に比べて乳清たんぱく質が少なく，カゼインが多い（表参照）。このためカードテンション（curd tension）が高く，母乳に比べて消化しにくい。脂肪には揮発性脂肪酸（表参照）が比較的多く，これが消化器の刺激となり，下痢を起こしやすいと考えられている。一方，牛乳脂肪にはリノール酸，そのほかの必須脂肪酸が少ない。また，たんぱく質とミネラルが多いことにより乳児の胃内でこれらが酸と結合し，胃内酸度の上昇を妨げる（酸結合力）。このたんぱく質の窒素部分とミネラルはまた腎臓を通して尿成分の一部として排泄されるため，この両者の多いことは腎臓の負担を増し，同時に尿濃縮力の弱い乳児初期は水の必要量を増す。この場合，もし水分供給がじゅうぶんでないと，水分不足による発熱すなわち渇熱を招く。さらに細菌，塵埃などによる汚染の可能性が多い。現在は人工栄養に牛乳を用いることはあまりないが，これを乳児に用いる場合は希釈により多すぎる成分を薄め，また，これによって消化をよくし，一方，砂糖，穀粉，果汁，肝油などで不足の成分をほかから補い，加熱殺菌して衛生的なものにする。人工栄養に牛乳を用いるときの牛乳の薄め方や添加物（砂糖，穀粉）の種類や量，1回に与える乳量，1日の授乳回数などを示すものを**牛乳の処方（milk formula）**という。牛乳処方には表に示したものなどがあるが，いまはほとんど用いられない。2）やぎ乳：牛乳によく似ており，使用法は牛乳の場合とまったく同じでよい。3）全粉乳：12％

に溶くと牛乳と同じ組成に戻る。牛乳に比べて消化しやすく，細菌も少ないので保存がきき，運搬に便利で，また，どこでもだいたい一定の性状のものが入手できるため，人工栄養に便利である。希釈の仕方，不足成分の補い方は牛乳に準ずる。4）無糖練乳（エバポレーテッドミルク）：2倍に希釈するとだいたい牛乳と同じ組成に戻る。高度にソフトカード化されて消化しやすく，無菌で衛生的であり，また，開缶しなければ保存に耐え得るために運搬もしやすく，どこででも一定の品質のものが入手でき，人工栄養に適している。ただし，いったん開缶すると，粉乳と異なり長時間の保存に耐えないので，使用上，注意を要する。希釈や添加物（不足分の補い）の使い方は，牛乳の場合に準ずる。〔牛乳添加物〕牛乳，全粉乳あるいは無糖練乳などを用いる場合は，砂糖類，穀粉類の添加，ビタミンA, D, Cなどの補足が行われる。1）砂糖類：一般にショ糖が用いられたが，研究が進むにつれて乳糖が用いられるようになった。乳児に下痢傾向があるときは，発酵性の少ないデキストロマルトーズ（麦芽糖約55％の粉末製品），便秘傾向があるときは，発酵性の強いマルツエキス（麦芽糖約60％以上の水あめ様製品）が用いられる。2）穀粉：乳児用穀粉として市販されているものは全部α化されているので，砂糖と同様に，そのまま乳に添加して摂取することができる。3）肝油：ビタミンAおよびDを供給する。4）果汁：ビタミンCを供給するのを目的にして果汁を与えるが，これにはかんきつ類とトマトが適している。ほかの果汁を用いる場合は，別にビタミンC剤を併用する。また，1日30～40 mgのビタミンCを与えるようにする。ただし，ビタミンCの合成が容易になった現在は，必ずしもその供給を果汁に頼る必要はない。5）調製粉乳：前記1）～4）は歴史的なものとなり，現在の人工栄養にはほとんど用いられていない。わが国の人工栄養は，現在もっぱら調製粉乳に依存している。調整粉乳は栄養，消化，衛生，風味，調乳の簡便さなどの点で画期的に進歩した製品である。6）そのほか：以上のほか，未熟児あるいは低出生体重児，特異体質乳児（例：牛乳アレルギー，乳糖不耐症，乳たんぱく不耐症，大豆アレルギーなど），先天性代謝異常，下痢症などに対する特殊用途治療乳が開発されている。→びょうにんしょく

にゅうしゅ　乳酒　牛乳，馬乳，羊乳などを原料とし，乳酸菌と乳糖を発酵する酵母，サッカロミセスフラギリスなどを主要発酵菌として発酵させたものをいう。〔種類〕コーカサス地方のケフィア，南部ロシア地方のクミスなどは代表的なものである。→クミス，ケフィア

にゅうしょう　乳漿　［Milk plasma］血液から赤血球，そのほかの浮上性成分を遠心分離し除去して得たものを血しょうというのにならって，牛乳を遠心分離することによって脂肪球を浮上させて分離した後，得たものを乳しょうとよぶ場合がある。

にゅうじようちょうせいふんにゅう　乳児用調製粉乳　［Powdered infant formula］　育児用粉乳である調製粉乳については，乳等省令において乳製品の一種としてこれを定義し，成分規格・製造基準などについて定めているが，このほかに，乳児用の特別用途食品として標示をするものを「乳児用調整粉乳」とよぶ。このことは，1981年3月12日に当時の厚生省公衆衛生局長通知（衛発第204号）によって認められた（対象は，あくまでも母乳代替品としての用に適する旨を医学的・栄養学的表現で記載されたものにかぎる）。また，その成分組成については，定められた基準に適合することが要求される。乳児用調製粉乳は当該品が母乳の代替品として使用できるものであること（ただし，乳児にとっては母乳が最良のものである旨），および医師，管理栄養士・栄養士等の相談指導を得て使用することが適当である旨を標示をすることが義務付けられている。そのほか，標準的な調乳方法，ならびに乳児の個人差

乳児用調整粉乳の基準値
(特別用途食品の標示基準)

	標準濃度の熱量(100ml あたり)
熱量	60〜70kcal
成分	100kcal あたりの組成
たんぱく質(窒素換算係数 6.25 として)	1.8〜3.0g
脂質	4.4〜6.0g
炭水化物	9.0〜14.0g
ナイアシン	300〜1500μg
パントテン酸	400〜2000μg
ビタミンA	60〜180μg
ビタミンB_1	60〜300μg
ビタミンB_2	80〜500μg
ビタミンB_6	35〜175μg
ビタミンB_{12}	0.1〜1.5μg
ビタミンC	10〜70mg
ビタミンD	1.0〜2.5μg
ビタミンE	0.5〜5.0mg
葉酸	10〜50μg
イノシトール	4〜40mg
亜鉛	0.5〜1.5mg
塩素	50〜160mg
カリウム	60〜180mg
カルシウム	50〜140mg
鉄	0.45mg 以上
銅	35〜120μg
ナトリウム	20〜60mg
マグネシウム	5〜15mg
リン	25〜100mg
α-リノレン酸	0.05g 以上
リノール酸	0.3〜1.4g
Ca / P	1〜2
リノール酸 /α-リノレン酸	5〜15

を考慮して使用すべき旨の注意書きも必ず記載すること，となっている。

にゅうせい　乳清　[Milk serum]　牛乳からカード（主としてカゼインと脂肪の部分）を分離した残りの部分で，ホエー(whey) の別名である。→ホエー

にゅうせいひん　乳製品　[Dairy products, Milk products]　牛乳またはその一部を原料とし，これを加工した製品の総称。飲用牛乳は，通常は含めない。各国の法規や規制によってその種類や定義はかなり異なる。わが国の乳等省令では，つぎのように定められている。「この省令で乳製品とは，クリーム，バター，バターオイル，チーズ，濃縮ホエイ，アイスクリーム類，濃縮乳，脱脂濃縮乳，無糖練乳，無糖脱脂練乳，加糖練乳，加糖脱脂練乳，全粉乳，脱脂粉乳，クリームパウダー，ホエイパウダー，たんぱく質濃縮ホエイパウダー，バターミルクパウダー，加糖粉乳，調製粉乳，発酵乳，乳酸菌飲料（無脂乳固形分 3.0％以上を含むものに限る。）及び乳飲料をいう」(合計 23 種類)。なお，乳製品の定義や成分規格にはあてはまらないが乳成分が主要原材料である食品について，同省令では「乳等を主要原料とする食品」という名称で表現している（略称乳主原)。乳主原については，乳酸菌飲料（無脂乳固形分 3.0％未満のもの）についてのみ，成分規格と製造の方法の基準が定められている。

にゅうとう　乳糖　[Lactose]　二糖類の一種（glucose-4, β-galactoside)。〔存在〕牛乳中には約 4.5％，人乳中には約 7.1％含まれている。乳糖は哺乳動物の乳腺の分泌物中以外にはほとんど存在しない。〔性質〕ショ糖の約 16％の甘さで，糖類中もっとも甘味度の少ないものに属する。〔異性体〕乳糖にはグルコース区分の還元性水酸基の配位の差によりα-およびβ-体の立体異性体が存在する。局方乳糖をはじめ，試薬，食品材料等として使用される乳糖はα-乳糖の一水和物である。乳糖は安定であってそのまま加熱しても 110℃までは変化しない。腸内では発酵性が強く，乳幼児には下痢を起こしやすいので調製粉乳の添加物としては適当でない。常圧で 110〜130℃（または 65℃以上，減圧下）で加熱するとα-乳糖無水物を得る。

ただし比較的不安定で，徐々に空気中の水分を吸収して水和物に変わる。α-乳糖一水和物の水溶液を94℃以上の温度で結晶化するとβ-乳糖が得られる。α-およびβ-乳糖の比旋光度［α］D はそれぞれ＋90.4°と＋34.4°である。〔乳児の栄養と乳糖〕牛乳は人乳に比べて乳糖含量が低いので，調製粉乳の製造にあたっては乳糖の添加が行われることが多い。この目的にβ-乳糖を用いると下痢を起こさないことが認められるようになった。すなわち乳児腸内菌群の研究の結果，母乳栄養児の便は酸性であり，ビフィズス菌が豊富に含まれており，人工栄養児の腸内菌群を母乳栄養児のものに近づけるにはβ-乳糖を加えることが有効であることが知られている。また人乳においてはα-乳糖とβ-乳糖が約（4：6）の平衡状態になっていることが確かめられているので，α-とβ-体をこの比率に混合したもの（平衡乳糖）の形で添加される場合もある。化学的にはα-乳糖を溶かした場合にもβ-乳糖を溶かした場合にも水溶液は最終的には平衡状態に達して安定な状態になる。これを変旋光（mutarotation）という。平衡に達するまでに要する時間は温度によっていちじるしく異なり，高温のほうが速やかである。乳糖は腸管内でラクターゼ（β-ガラクトシダーゼ）で分解され，グルコースとガラクトースを生ずるが，本酵素を欠く場合（乳糖分解酵素欠損症）がときどき認められる（乳糖不耐症ともよばれる）。先天性のものと二次的なものとがある。この患児（または患者）に乳汁などを与えると下痢，嘔吐，鼓腸，脱水症状などを呈する。乳糖含有食品の給与を中止すると回復する。乳糖の分解によって得られたガラクトースは脳細胞中に存在するガラクトセレブロシドの生合成の原材料として用いられるものと考えられる。〔乳糖とラクチュロース〕乳糖溶液をアルカリ性で放置したり，高温加熱した場合には，そのグルコース分子部が異性化してフルクトースに変わったラクチュロースを生じる。したがってラクチュロースを指標として牛乳の高温加熱を鑑別することができる。

にゅうとうはっこうこうぼ　乳糖発酵酵母　→にゅうしゅ

ニュートリゲノミクス　［Nutrigenomics］　栄養に関する遺伝子科学のこと。一般にゲノミクスは生命の根幹をになう原理（セントラルドグマ），すなわち遺伝子群（ゲノム）→転写産物群（トランスクリプトーム）→代謝産物群（メタボローム）に関する解析科学で，一種のバイオインフォマティクスである。ニュートリゲノミクスは，ある栄養素を摂取したとき，体内の2万種類にも及ぶ遺伝子のうちのなにがどれくらい活性化つまり上向き調節（up-regulation）を受け，なにがどれくらい不活性化つまり下向き調節（down-regulation）を受けるかを，DNAマイクロアレイという道具で網羅的に計測し，コンピュータ解析して，その栄養素の効果を幅広く予知するバイオインフォマティクスである。機能性食品について同様に解析する科学を，とくに機能性食品ゲノミクス（functional food genomics）という。たとえば，食品AとBに機能性の差があるかどうかを予測する場合，それぞれを動物に一定期間投与した後，A群の動物とB群の動物で，たとえば肝臓の2万にも及ぶ遺伝子のそれぞれの発現強度に差があるかどうかを計測する。差がなければ，両食品は同等の機能性をもつと判定する。どれかの遺伝子の発現強度に差があれば，それが食品機能学的に何を意味するかの考察に入り，食品間の機能の差を予知する。

ニュートンりゅうたい　ニュートン流体　［Newtonian fluid］　ずり応力 f とずり速度 $\dot{\gamma}$ とが比例するような流体。すなわ

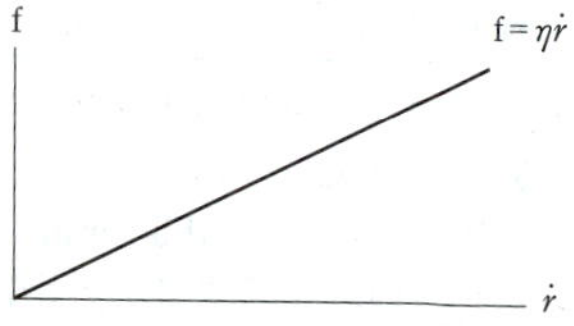

ニュートン流体の流動曲線

ち，$f = \eta\dot{\gamma}$となるような流体。ここで，比例係数ηを（ずり）粘性率という。→ねんせいりつ，ひニュートンりゅうたい

にゅうふ　乳腐　醤豆腐（chian taohu）ともいう。豆腐を発酵させてつくった中国の日常食品で，ビーンカード（bean curd），チャイニーズチーズ（Chinese cheese）（Sufu, 台湾）などともよばれる。〔製法〕豆乳（酒脚乳腐）ににがりを加えて生じた沈殿物の適当量を木綿の布で包み，木板で圧搾してできるだけ水分を除き，適当な大きさに切って蒸籠様の箱に入れ，土間に稲わらを敷いた上に積み重ねて約8日間放置し，熟成させる。そのとき，表面は菌叢で覆われる。これを約25％の食塩水に浸漬してからザルにとり，水で洗浄して形態の完全なものを選別してビンのなかに入れ，さらに白酒を加えたら竹皮で口をおおって縄で縛り，泥封を施して約1か月貯蔵してから食用にする。なお，これに加える白酒は，わが国の濁酒に似たものである。白酒のかわりに紅麹で仕込んだアンカーもろみに仕込んだものもある。

ニョクマム　［Nuoc mam］　ベトナム特産の魚醤油。〔類似品〕フィリピンのパティス，タイのナンプラー，インドネシアのトラシイカン，ビルマのナビなどがある。〔原料〕小型のアジ，イワシ，サバなどを原料とする。〔製法〕大樽の底に小砂利を敷き，その上に毛髪，しゅろの皮，さらにその上に貝殻，もみ殻，小砂利などを敷き，樽の底からやや上のところに小穴をあけて栓を付ける。まず食塩をふり入れ，魚をおき，さらに食塩をふり入れる。このように，魚と食塩を交互に層になるように重ねていって漬け込む。用塩量は魚体の30％程度である。仕込み後1～1.5か月で魚体は液化する。5～6か月後に液をろ過し，これをさらに放置しておりを除く。〔用途〕日本の醤油と同様，広く調味料として使用されている。→うおしょうゆ

ニョッキ　［（伊）Gnocchi］　小麦粉を主材料としただんご状の料理で，イタリアでよくつくられる。ニョッキはマカロニやスパゲッティなどと同じように麺料理の一種で，つけ合わせや，スープの浮かし実などにも使われる。ゆでたものはすいとんとよく似ているが，バターや卵が入っているので上品な味をもつ。好みによっては，生地のなかにおろしチーズを混ぜたり，ほうれん草の裏ごしを加えて色をつけたり，また，ハムのみじん切りや，鶏肉を加えて変化をつけてもよい。これらは，ゆであげてからバターをからめて仕上げたり，おろしチーズをまぶしてオーブンで焼いたり，ホワイトソースやトマトソースをからめたり，グラタンにしたりして供する。〔生地のつくり方〕1）シュー生地をつくるように，バターと牛乳と調味料を加えたものを煮立て，ふるった小麦粉を1度に加えてかきまわし，粉に火を通した後，溶き卵を加えてやわらげるもの（シュー生地のニョッキ）。ふくらませるのが目的ではないため，バター，卵の量を減らし，牛乳，小麦粉を増してつくる。でき上がったニョッキはなめらかで，弾力に富んでいる。2）1）の生地に20～50％のじゃがいもの裏ごししたものを加え，調味してつくるもの。でき上がったニョッキは，ややややわらかく，ざらつき，いもの風味をもつ。3）じゃがいもの裏ごししたものに小麦粉と溶き卵を加え，調味をしてだんご状につくるものはいもニョッキ（gnocchis de pommes de terre）といわれ，現在はこれが一般的である。またかぼちゃやほうれん草などを加えてつくるものもある。比較的簡単にできる。ニョッキの形は好みであるが，食べや

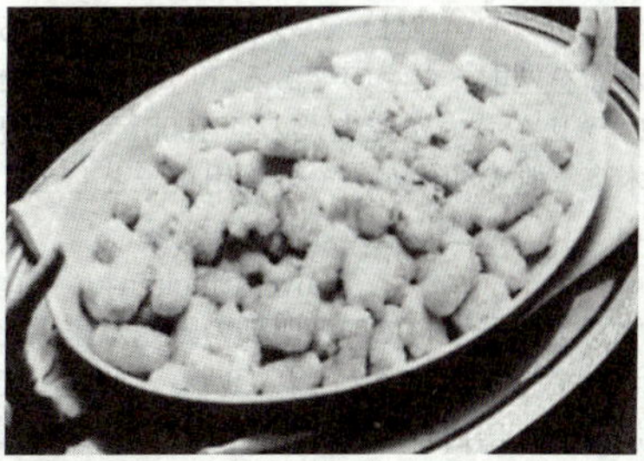

ニョッキ

すい同じ大きさにつくるとよい。塩湯のなかへスプーン2本で丸くオリーブの形につくって落とし入れたり，絞り袋に入れて太めの丸口金より突き出し，包丁で2～3 cmの棒状に切り落としてゆでる。生地がかたいときには，のし板の上に直径1.5 cmの棒状にのばし，小口から2 cmくらいの長さに包丁で切る。ソースをよくからませたいときには，表面にフォークなどですじをつける。ゆでるときには，塩を入れたたっぷりの沸騰湯中（ニョッキの6～7倍量の湯）に形をつくって入れ，3～5分間ゆっくりゆでて浮き上がっているものをすくい，湯きりをしてからバターやソースで仕上げ，多くは温かくして供卓する。

にら　韮　[Chinese chive]　ユリ科に属するねぎ類のひとつで，早春の野菜として珍重される。〔成分〕ビタミンは100 g中，A 290 μgレチノール当量で，C 19 mg, B_2 0.13 mgである。独特のにおいとから味の成分はジメチルジスルフィドなどのアルキルジスルフィド類である。たまねぎ，ねぎとともに肉類のなまぐさ臭を消すのに役立つ。〔調理〕中華料理には広く利用されるほか，卵とじ，雑炊などにも用いる。

にわかせんべい　二〇加煎餅　せんべいの一種。小麦粉，鶏卵，砂糖を原料として，そり返った反面に焼印を付けたもので，製造の手法としては神戸亀井堂の瓦せんべい系統のものである。福岡市の名物菓子として有名。〔由来〕せんべいの名は博多仁輪加（にわか）の名からとったものである。仁輪加というのは，昔，盂蘭盆の夜，民衆によって演じられた一種の茶番劇で，二〇加煎餅は，この茶番劇に使用するお面を型取ったものである。博多二〇加というせんべいができたのは1906年で，高木東雲堂の初代がみやげ物用菓子としてくふうし，創製したといわれている。

にわとり　鶏　[Fowl, Chicken]　東南アジアに野生している四種の野鶏が家禽化されてできたと考えられている。わが国では従来，白色レグホンを中心とする採卵鶏が主であったが，その後，ブロイヤー養鶏の発展とともに，肉用鶏の飼育がさかんとなり，おもな品種は近年養鶏の変遷にともなってかなり変化している。肉用種としては，白色ロック種，白色コーニッシュ種（成体重雄は5.5 kg, 雌は4 kgくらい），コーチン（原産中国），ブラーマ，ランシャン，大シャモなどがあり，また，肉卵兼用種としては，横斑プリマスロック（産卵数年200～250個，成体重雄は4.3 kg, 雌は3.4 kgくらい），白色プリマスロック，ニューハンプシャー，ロードアイランドレッドなどがある。→とりにく

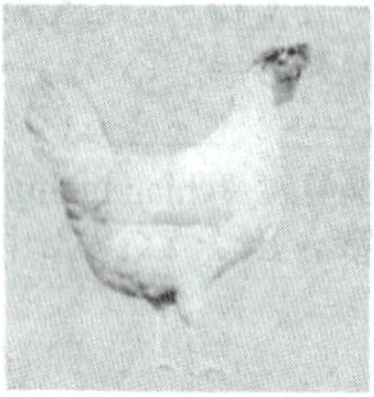

白色レグホーン

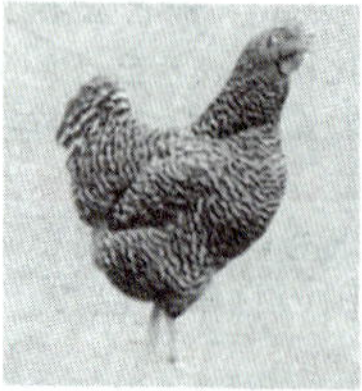

横斑プリマスロック

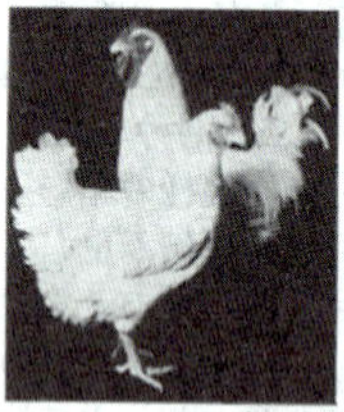

白色ロック種

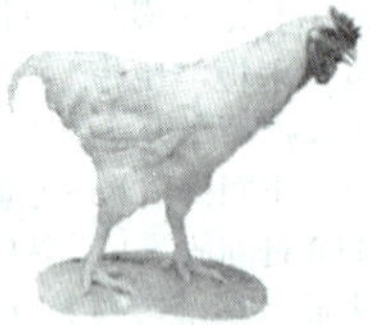

白色コーニッシュ種

にんじん　人参　[Carrot]　セリ科に属し，中央アジアから伝播した野菜で，四季を通じて生産される。漢名は胡蘿蔔（こらふ）。〔品種〕ヨーロッパ系の早生種として三寸にんじん，五寸にんじんがあり，東洋系のうち，晩生種として長にんじん（滝野川，金時）がある。長にんじんは6～7月にまいて，秋から冬にかけて収穫されるもので，品質がすぐれ，わが国に古くから栽培されている。欧州系のものはほとんど年間を通じて出回る。〔産地〕北海道，千葉などに多い。〔成分〕ショ糖，ブドウ糖などが多い。ビタミンはAがきわめて多く，100 g中，760 μgレチノール当量ある。葉（葉にんじん）にはCを22 mg含

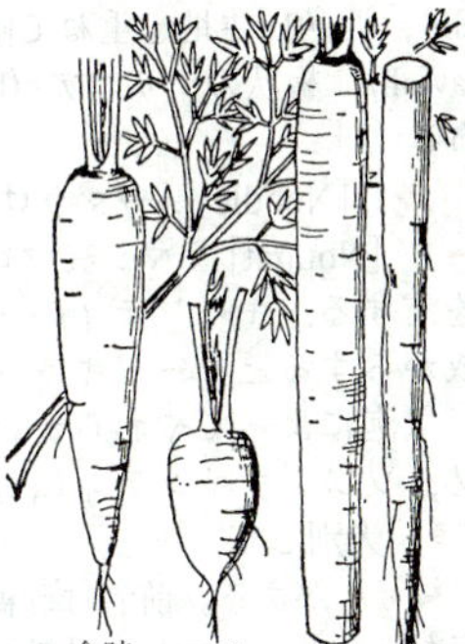

にんじん

むほか，B_2 を 0.12 mg, Ca を 92 mg 含む。黄色種の色素は α, β, γ-カロテンを含むが，β-カロテンがその 60% 以上で，α-カロテンが 30% である。金時にんじんのような赤色種はリコピンを含む。葉はまたリジン，スレオニンに富み，食用にすぐれている。〔調理〕にんじんもだいこん同様おろしとして利用されるが，ビタミンCを分解するアスコルビン酸オキシダーゼを含むので，もみじおろしにしてだいこんと混ぜるのはよくない。また，にんじんは煮食のほか，からし漬け，味噌漬けなどの漬け物にも利用される。乾燥にんじんは原料をアルカリ液に数秒浸し，水洗いして剥皮し，さいの目に切って，90℃に約4分ブランチングし，水分5%内外まで乾燥する。水煮缶詰もあるが主として業務用である。

にんにく　大蒜，葫　[Garlic]　ユリ科に属するねぎ類で，西アジア原産。地下に肥厚した鱗茎があり葉と地下茎を食用とするが，特異の臭気がある。〔品種〕鱗片が12〜13個輪状に着生する在来種と，6個の鱗片が2層に着生する6片種とがある。在来種は暖地に，6片種は寒地に分布している。〔成分〕炭水化物が30%で，その大部分はイヌリン様水溶性フラクタンの一種スコロドース（scorodose）で，ガラクタンおよび糖分を含まない。アリシンが酵素分解によりアリインを生ずるが，この刺激成分のアリシン（allicin）はビタミンB_1と結合するとアリチアミン（allithamine）となる。これはB_1と同様の作用をもち，しかも摂取したとき吸収がいちじるしくよい。〔臭気とから味〕にんにくの臭気とから味はおもに揮発性のジアリルジスルフィドなどの硫化アリル類で，生にんにくにはアミノ酸前駆体（アリイン）として含まれる。生にんにく汁液にはこれを分解する酵素のアリイナーゼがあって，生じたアリシンがさらに化学変化しジアリルジスルフィドなどの辛味と臭気を生ずる。〔殺菌作用〕硫化アリルは強い殺菌作用をもつ。にんにくを加熱して酵素を壊しておくとから味も臭気もなく，殺菌作用もないが，腸内で分解して殺菌作用を生ずる。〔用途〕薬用のほか肉や魚の生臭さ臭を消すために用いられ，各種料理に用い，香味を添える。ガーリックパウダーというのはにんにくを乾燥して粉末にしたものである。

ぬ

ヌイユ　[(仏) Nouille]　卵入りの手打ち麺のことで，ヌイユはフランス語であるが，英語のエッグヌードル（egg noodle）やイタリア語の卵のパスタ（Pasta all'uovo）も同様のものである。マカロニやスパゲッティなどと同じ麺料理となる。〔つくり方〕強力粉に塩，こしょう，ナツメグ，溶き卵などを加え，こね合わせたものを薄くのばし，麺状に切ってゆでたもので，乾麺状の既製品もあり，日本のきしめんに似ている。手づくりのものは水を一切使わず，溶き卵だけでこねてつくることが多いが，さらにぜいたくにつくるときは卵に卵黄を加え，より黄色く，味と弾力に富んだものにする。安価に仕上げたいときは，卵を2〜3倍量の水で薄めたものでこねる。この際，ごく少量のサラダ油を加えることもある。材料を合わせたら，なめらかな生地になるまで15分くらいよくこね，これを丸めてぬれぶきんで包んで1時間前後寝かせてからのばす。0.3〜0.5 cm幅の麺状に切り，紙の上に広げて使用時ま

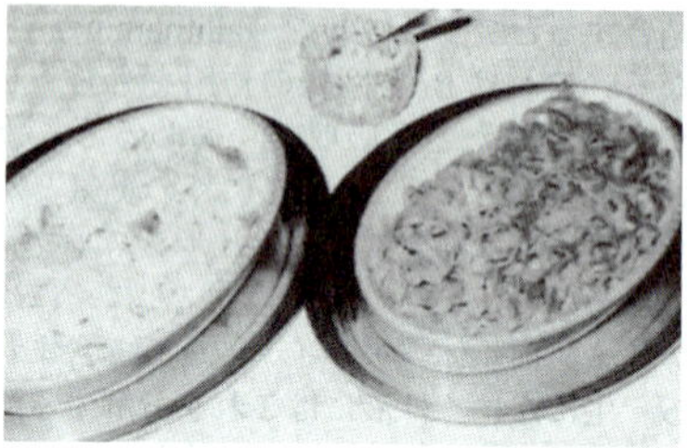

ヌイユ二種（左：黄色，右：緑色）

で乾かしておく。パスタマシンを使うと簡便である。ゆでるときには，塩味（0.5％の塩）のあるたっぷりの沸騰湯中（ヌイユの重量の10倍量の湯）にほぐしながら入れ，1～2分間ゆで，ゆで具合を確かめて上面に浮き上がっているものをすくい，湯きりをして，できたてを供する。〔応用〕料理の付け合わせにするときは，バターで軽く炒めたり，チーズをふり混ぜたり，好みのソースをかけて供してもよい。ホワイトソースと合わせてオーブンで焼くと，グラタン（nouilles au gratin）料理にもなる。手打ちのヌイユは既製品に比べて卵の量が多く味がよい。また，ヌイユに色をつけることもできる。たとえば緑色のヌイユはほうれん草の裏ごし，または緑葉からとった青よせを使う。ピンク色のヌイユはトマトペーストを使う。ふたつとも卵の量を減らして，その分だけ色をつける材料を加えてこね混ぜる。こうして，3色の生地をつくり，これをつなぎ合わせて1本の緑色，黄色，ピンク色の変化のあるヌイユをつくることもできる。このときには，3つのヌイユの生地のかたさが同じでないと，軟らかい部分と，かたい部分ができて一様にのばせないので，薄くのばしにくい。イタリアのパスタにもヌユイの生地を使ったものがある。平打ちめんではタリオリーニ（tagliolini），フェットチーネ（fettuccine），タリアテッレ（tagliatelle），パッパルデッレ（pappardelle），もっとも細い丸いめんのカッペリーニ（capellini），大きな筒状のカネロニ（cannelloni），四角い生地を丸めてペンネの形にしたガルガネッリ（gargnelli），四角い生地を重ねて使うラビオリ（ravioli），板状のラザニア（lasagne）などである。

ヌードル　［Noodle］　→マカロニ

ヌガー　［Nougat］　マシュマロのように気泡を有する，キャンディの一種である。組成からするとハードキャンディに近いが，気泡によってやわらかい食感であるため，ソフトキャンディに分類される。〔種類〕大別して，チューイヌガーとショートヌガーがある。前者は砂糖と水あめの比率をコントロールして砂糖の結晶化を防ぎ，気泡剤はゼラチンまたはゼラチンと卵白アルブミンを併用する。連続相と分散相の2相からなり，連続相は水分の少ない糖液，分散相は細かい気泡からなる。後者は砂糖が多く，気泡剤はアルブミンが主である。粉糖やフォンダンを添加して砂糖の結晶を出したもので，3相からなり，連続相，分散相のほかに，細かい結晶が連続相のなかに分散している。

ぬかづけ　**糠漬け**　米ぬかと食塩を使った漬け物である。食塩により野菜の脱水が起こり，野菜の周囲に米ぬか，食塩，水の混和した培地が形成され，米ぬか中の酵素，細菌，酵母によって炭水化物の糖化，乳酸発酵，アルコール発酵が起こる。ここで生成した糖，乳酸，アルコールが，食塩によってこわされた原形質膜を通って細胞内に入り，細胞内液，食塩と混和して特有の風味を形成する。〔種類〕代表的なものはたくあんであるが，日野菜かぶ（滋賀），津田かぶ（松江），壬生菜（京都）などの地方名産のぬか漬けもある。ぬか味噌漬けは水を加えて床をつくるが，ぬか漬けは野菜から食塩の作用によって脱水されてきた水に頼るところが異なる。→たくあん

ぬかみそづけ　**糠味噌漬け**　関東でぬか味噌漬け，関西でどぶ漬けともいい，わが国独特の漬け物である。各種野菜類をぬか味噌床に漬け込み，床中に生成している微量の乳酸，アルコール，エステルなどを野菜に浸み込ませたり，床中の乳酸菌が細胞内液の糖を乳酸に変えたりして風味を形

成する漬け物である。弱い発酵漬け物であるがその機構は複雑で，どぶ漬けの名に値する。〔製法〕ぬか味噌は，米ぬかと食塩と水を混捏（こんねつ）したもので，混合割合は重量で米ぬか10，食塩2，水12であって，食塩8%，水分55%の状態がつねに保てるか否かがぬか味噌床の成否にかかわる。こね終わったら1〜2回，はくさいやキャベツの外葉などを捨て漬けすれば床がなれる。〔保存〕ぬか味噌床はぴったりしたふたをして小バエが入るのを防ぎ，つねにかき回して空気（酸素）を供給することが重要である。この攪拌は，嫌気性の酪酸菌の繁殖を防ぎ，半好気性の乳酸菌の生育を助け，床の香気をつねに良好に保つことを目的としている。また，野菜を漬け込むと野菜の食塩による脱水で水分が多くなり，食塩は野菜に浸み込んで量が減ってくる。食塩8%，水分55%の状態がくずれては好ましくないので，新たに米ぬかと食塩を加えてかき回し，よい状態に戻す。原理は同じである。〔材料〕かぶ，だいこん，きゅうりで夏場1日，冬場3日，キャベツ，だいこんの葉で夏場数時間，冬場1日で漬かる。だいこんを夏場に3日漬けると乳酸の生成は1.5%にも達するので，酸味を好む場合は，長めに漬けるとよい。なすは色が留まりにくいが，先端から4本の切り込みを入れ，たこの足のようにしてなかの果肉にも床を塗り付けるようにすると数時間で漬かるので，色を保つことができる。市販のトレー容器入りのぬか味噌漬けは，塩漬け野菜に米ぬかをまぶしたものが多くみられる。

ヌクレオチド　［Nucleotide］　核酸の塩基（アデニン，グアニン，シトシン，チミン，ウラシル）にリボース（またはデオキシリボース）とリン酸が結合したもの。塩基の種類とリン酸の数により，たとえばアデノシンモノヌクレオチド（AMP），グアノシンジヌクレオチド（GDP）などと命名される。ヌクレオチドは重合して核酸（RNA あるいは DNA）を形成するほか，単独でも重要な働きをもっている。生体内では ATP のようにエネルギー供与体を担ったり，サイクリック AMP, cAMP のように代謝制御因子として重要なものもある。食品においては，呈味成分として重要なものがある。グアノシンモノヌクレオチド（グアニル酸）はしいたけのうま味成分として知られている。→かくさん

ぬた　**饅**　味噌あえの一種。魚介類とねぎやワカメを酢味噌であえたものをいう。〔サバとねぎのぬた〕サバは三枚におろし，薄身をとって皮をはぎ，細かく切って酢に浸し，目ザルにあげる。ねぎは3 cm の長さに切り，蒸し煮にしてさましておく。材料の重量の10%の味噌を同量の酢で溶き，からし粉少量を加えたもので先のサバとねぎをあえる。皿に盛ってもみ海苔をかける。

ね

ネーブルオレンジ　［Navel orange］甘だいだい（sweet orange）に属し，ワシントンネーブルが知られている。ブラジル原産。果実の頂部にへそのあるのが特徴。もっとも早熟で，無核という特徴をもち，果皮，じょうのうは密着してはなれがたく，甘酸味が適度で品質がよい。〔栽培〕広く各国で栽培されている。日本では気温がやや低く，かつ多湿のため，冬温暖で，降雨の少ない地方につくられているにすぎない。12月中旬〜1月上旬までに収穫され，貯蔵してほかの果実の少ない3〜6月に出荷される。〔産地〕オレンジ類でわが国に定着したのはほぼ本種のみ。日本で

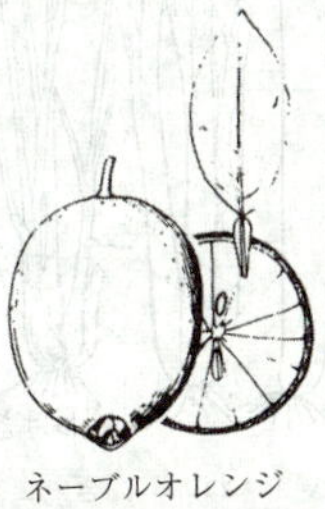

ネーブルオレンジ

の産地は広島，和歌山，静岡など。〔性質〕一般に甘味が強く，酸味は弱い。〔成分〕100 g 中，全糖分 8～13 g，ショ糖 3～6 g，クエン酸 0.7～1.7 g，ビタミン C 60 mg。ネーブルの苦味質はイソリモニン（isolimonin）で，果皮にとくに多いが，熟度の進むにしたがって減ずる。〔用途〕生食用としてすぐれているが，加工すると苦味が出るので果汁には向かない。

ネオシュガー　[Neo-sugar]　ショ糖の誘導体の一種。ショ糖に果糖が 1～4 個結合したもので，フラクトオリゴ糖が化学名である。〔製法〕ショ糖に，微生物の生産するフラクトシルトランスフェラーゼを作用させ，クロマトグラフィーにより精製する。〔性質〕人間の消化酵素で分解されないので，低エネルギーである。腸内細菌のビフィズス菌の生育を促進させる。虫歯の原因になりにくい。〔用途〕低エネルギーの甘味料として，テーブルシュガーとして利用される。

ねぎ　葱　[Welsh onion]　ユリ科に属する葉菜で中央アジア原産。長ねぎといっているもので，鱗茎は根と葉鞘間にわずかにあるのみで，軟化した葉鞘部を食用とする。〔品種〕関東では根深ねぎ（白ねぎ：千住ねぎ，下仁田ねぎなど），関西では葉ねぎ（青ねぎ：九条ねぎなど）が多く栽培される。〔産地〕千葉，埼玉，茨城に多い。〔成分〕刺激成分はジプロピルジスルフィドなどのジスルフィド類で，ねぎのなかでアミノ酸前駆体の形で存し，ねぎを切ると細胞が壊れ，酵素（ミロシナーゼ）の働きで分解し，生成する。ビタミンは緑色部に多く，100 g 中，A は根深ねぎで 1 μg レチノール当量，葉ねぎで 150 μg レチノール当量であるが，白色部にはない。C は葉ねぎで 31 mg，根深ねぎで 11 mg である。Ca は葉ねぎで 54 mg，根深ねぎで 31 mg である。〔用途〕生食，煮食などの薬味として広く用いられる。

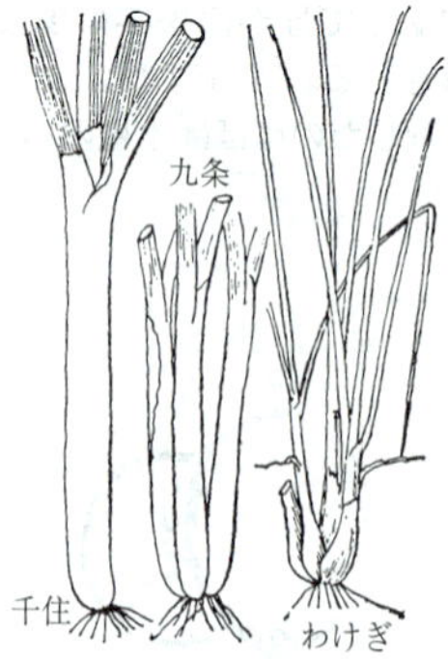

ね　ぎ

ねぎまなべ　葱鮪鍋　ねぎとマグロの鍋料理をいう。〔つくり方〕ねぎは 2 cm ぐらいの長さに切る。マグロは脂肪の多いトロの部分がよい。これを薄く，長く切る。だし汁 3，醤油 1，酒 1，砂糖 0.5 の汁をつくる。鍋に調味料を入れ，ねぎをならべて煮る。ねぎがやわらかくなったらねぎの上にマグロをならべ，煮ながら食べる。薬味には粉山しょうなどを用いる。

ネクター　[Nectar]　わが国では，1963 年ごろから売り出されるようになった果実飲料で，ジュースと違い，一般的に搾汁しにくい果実を原料とし，この可食部をこまかくすりつぶした粘稠性に富んだ，日本農林規格（JAS 規格）でいう果実ピューレをもとにした果肉飲料である。〔歴史〕語源的には古く，ギリシア神話に神々の酒として用いられ，甘味な飲料，花の蜜，炭酸水の一種などといわれてきた。わが国で「ネクター」という名称は商標登録されているので，その使用にはネクター商標権運営委員会の許諾が必要となる。〔原料・製法〕桃，西洋なし，あんず，グァバなどが用いられ，果皮，種子などを除いた果肉を熱破砕（原料によっては冷破砕）し，酵素の活性を破壊するとともにペクチン質を溶出させた後，ホモジナイザーにかけて均質化したピューレに適当量の糖液と酸，そのほかの調味料を配合する。ピューレ含有率は果実の種類によって異なり，約 30～50 % である。JAS 規格では温州みかん，夏みかん，日本なしは 50 %，西洋なし，あんず，いちごは 40 %，りんご，桃は30％，グァバ，梅，バナナは20％以上のピューレを含むよう規定している。このように，果肉に含まれるパルプ質の微細化とペクチン質により，粘稠性が生じる。

ネクタリン　[Nectarine]　油桃と訳される桃の変種。明治のなかごろまでは北陸，東北，中国地方をはじめ各地で栽培され，当時，桃といえば一般にはこの品種をさしていた。〔性状〕桃と違って，皮に細かい毛がなく，なめらかで，果肉は赤紅色を呈し，甘酸味とも強い。肉質がねっとりしていて，桃とあんずをかけ合わせたような味を有している。〔成分〕100 g中，水分87.8 g，炭水化物10.7 g，ビタミンC 10 mg。

ネズミ　**鼠**　分類学上，脊椎動物，哺乳綱，げっ歯目および食虫目に属するいくつかの種を総称してネズミという。〔種類〕食虫目，トガリネズミ科に属するものとしては，モグラジネズミ，ミズトガリネズミ，カワネズミ，コジネズミ，ジネズミ，ジャコウネズミ，トガリネズミなどが知られており，いずれも外観がモグラに似ている。げっ歯目，ネズミ科に属するものとしては，ケナガネズミ，ハツカネズミ，ドブネズミ，クマネズミ，カヤネズミ，ヤチネズミ，アカネズミ，ヒメネズミ，トゲネズミ，ニオイネズミ，カゲネズミ，ハタネズミ，オニネズミ，ナンキンネズミ（マウス），ダイコクネズミ（ラット），キヌゲネズミが知られている。また，食虫目，ハリネズミ科に属するハリネズミ，げっ歯目，ケイトネズミ科のケイトネズミ（チンチラ），げっ歯目，テンジクネズミ科のテンジクネズミ（一般にモルモットといわれる），体重8 kg，体長75 cmにも達する大型のげっ歯目，カイリネズミ科に属するカイリネズミ（ヌートリア）も有名。〔用途〕研究用としてはマウス，ラットが多用され，それらの突然変異種である体毛を欠くヌードラット，ヌードマウス，諸種疾患モデル動物も開発され，用いられている。ヌートリア，その他野生のネズミは，地域によっては食用に，ヌートリア，チンチラの毛皮も産業用に供される。マウス，モルモットは愛玩用に飼われる。〔人に及ぼす害〕サルモネラ菌などの食中毒細菌，ペスト，腎症候性出血熱，つつがむし病などの原因菌または原因ウイルスを伝播することによって，人の感染症，食中毒を招来することがある。経済上の害としては，食品，商品，家屋・家具，農林業など，広範囲にわたる。〔繁殖〕繁殖力は旺盛で，ねずみ算式に増える。ラット，マウスでは，雌は4～6日間隔で排卵し，雄を許す。交尾後約20日目に約10匹の仔を分娩し，子どもは約3週間母乳を飲んで育ち，7～8週齢時には妊娠できるようになる。母親はふつう，哺乳終了後にふたたび妊娠できるようになる。成熟雄はつねに交尾できる。〔生態〕クマネズミやドブネズミの平均寿命は約3年，妊娠期間約21日，1回の産仔数6～9匹，年間分娩回数が5～6回，ハツカネズミでは，平均寿命1～1.5年，妊娠期間17～20日，1回の産仔数約6匹，年間分娩回数が6～10回である。

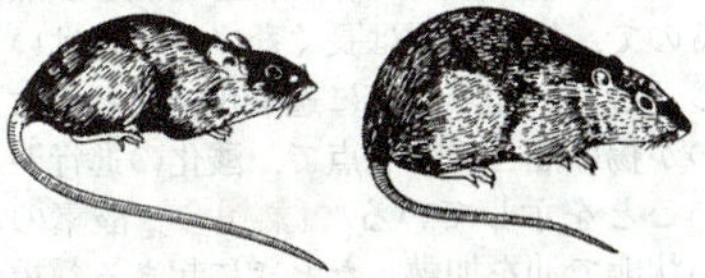

クマネズミ　　ドブネズミ

ねつせいへんゆ　**熱性変油**　→ねつれっか

ねつれっか　**熱劣化**　[Thermal deterioration]　〔定義〕揚げ物や炒め物のように油脂を高温に加熱したときに起きる油脂の変化をいう。酸化および重合を主とした種々の反応が進行するが，外観が実用上，さらには栄養上すべて望ましくない方向に進む。高温のため過酸化物がすみやかに分解し，あまり蓄積しない点が自動酸化と異なっている。高温加熱の際の油脂のもっとも主要な反応は重合反応で，揚げ物のような空気中での加熱では酸化をともなうので熱酸化重合というが，油脂は無酸素状態の加熱でも反応を起こし，このような条件で起こる重合を熱重合とよぶ。〔揚げ油の劣化現象〕一般の揚げ物の適温は160～180℃であるが，かりんとうのように260～270℃と極端に高い例もあり，高い温度に長時間さらされるので種々の劣化がみられる。代表的なものとして油の泡立ちの変化，発煙，不快なにおい，着色，保存性の低下，粘度上昇などがある。とくに実用上問題となるのは，かに泡とよばれる持続性の泡が立つことで，こうした状態を疲れた油という。これは水酸基などの極性基をもつ重合物の生成が原因とされ，粘度の上昇にも関与している。着色の原因には揚げだねから移行するリン脂質の影響が大きく，卵を揚げると早く着色するのはこのためである。揚げ油の刺激臭はアクロレインをはじめとする低分子カルボニル化合物が主因である。使用した揚げ物，とくに魚を揚げると魚油が揚げ油に移行するため酸化安定性が悪くなるので，こうした油を回収して新しいものと混合するのは避けたほうがよい。〔炒め物の油の劣化現象〕炒め物では薄膜状の表面積の大きい状態で油を加熱するので，加熱時間は長くないが劣化はいちじるしい。加熱直後に過酸化物が急増するのが揚げ油と異なる点で，酸化の進行が速いことを示している。〔熱重合〕酸素のない状態で油を加熱したときに起きる熱重合反応では，ディールス・アルダー反応を主体にした環状化合物が主として生成するとされていたが，そのほかの重合物も知られている。通常の調理の条件ではこの反応は起こらない。

ねと　かまぼこの表面にできる汗様の無色透明なねばねばをいう。砂糖を多量に含有するかまぼこにのみ発生する。ねとは *Leuconostoc mesenterioides* がかまぼこ中の砂糖を分解し，ブドウ糖を重合させてつくったデキストランの一種である。〔生成〕ブドウ糖を成分に含む二糖類，三糖類を混ぜたときにのみねとができ，ブドウ糖のような単糖類からはできない。〔防止〕ねとの防止には，糖の種類を変えるほか，かまぼこの表面をアルコールなどで清拭する。→かまぼこ，ねりせいひん

ねりウニ　練りウニ　調味料，防腐用のアルコールを混合，すりつぶして，生殖巣の形をなくしたうウニの塩辛。〔製法〕ウニの生殖巣に食塩を加え，水きりした形や色のよくない粒ウニを，グルタミン酸ナトリウム，砂糖などの調味料，防腐用のアルコール，場合によっては着色料を加えて擂潰機ですりつぶし，瓶詰にする。〔用途〕直接食用にするほか，カズノコ，クラゲなどを混合するウニ製品の原料となる。

ねりきり　練り切り　和生菓子の一種である。〔原料・製法〕いんげんまめからつくった白あん，砂糖，みじん粉などを原料にし，種々の形を彫刻した木型で押してつくった膨張模様入りのあん菓子で，そのまま食用に供する。非常に細かい細工をした菓子で，和生菓子の代表的な高級品である。

ねりせいひん　練り製品　練（れん）製品，水産練り製品ともいう。魚肉に食塩を加えてすりつぶし，調味料，そのほかの副原料を加え，蒸煮，そのほかの方法で加熱凝固させた日本独特の水産加工食品。かまぼこ，ちくわ，揚げかまぼこ，魚肉ソーセージなどの製品がある。〔製法〕製品，産地によって原料魚が違うが，ほとんどすべての魚を原料とすることができる。原料魚の頭，内臓を除き，採肉機にかけて骨，皮と肉とに分ける。採肉機は，多数の細孔のある鋼製の円筒または板の上で魚を押しつぶし，肉だけを分離通過させる。採取した肉は重量の5～10倍の水に分散して，血液，臭気成分，脂肪を除去するために水さらしを行う。数回くり返して水さらしをした後，圧搾器，遠心分離器，スクリュープレスなどで脱水する。脱水肉は肉ひき機にかけて細切りした後，食塩，調味料，でんぷん，そのほかの副原料を加えて擂潰（らいかい）する。擂潰には，擂鉢を機械化した擂潰機が古くから用いられてきたが，冷凍すり身が主原料として使用されるようになってからは，サイレントカッターが用い

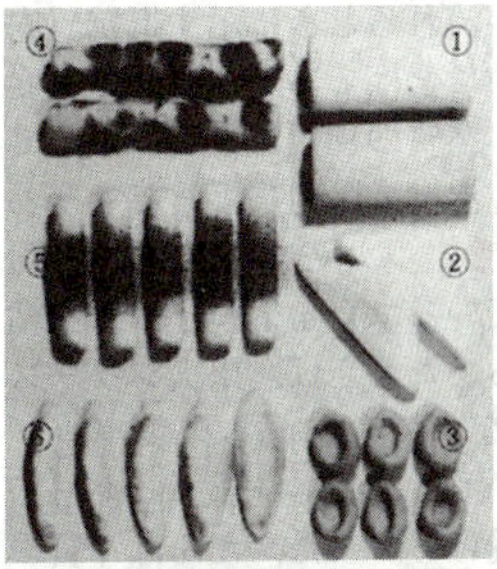

①蒸しかまぼこ
②はんぺん
③つみれ
④, ⑤焼きちくわ
⑥笹かまぼこ
⑦焼板かまぼこ
⑧魚肉ソーセージ
⑨レーズン入りだて巻き
⑩すじ
⑪鳴門かまぼこ
⑫～⑯さつま揚げ

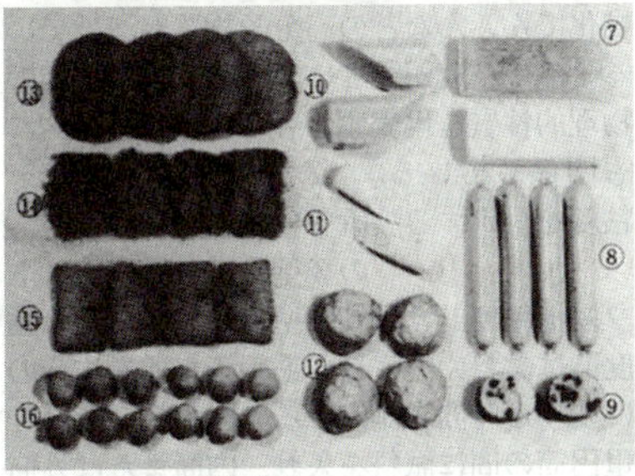

練り製品のいろいろ

られている。食塩は練り製品製造に不可欠な添加物で，魚肉の2.5～3.5％を用いる。グルタミン酸ナトリウム，イノシン酸などのうま味調味料，砂糖，みりんなどの調味料，でんぷんなどの増量・補強剤，重合リン酸塩のような弾力増強剤，ソルビン酸のような防腐剤などの副原料は，製品により添加の有無，使用量が異なる。安価な製品ほど増量，補強に用いるでんぷんの使用量が多い。また，じゃがいも，小麦，コーン，さつまいもでんぷんが用いられるが，産地，製品によって異なる。大豆たんぱく，グルテンなども増量，補強剤として使われることがある。擂潰の終わった魚肉はすり身とよばれ，粘稠なペーストである。その粘稠性を利用して，それぞれ製品に応じて成形する。成形は，以前は包丁を使って人の手で行ったが，最近では成形機を使って機械的に行うのがふつうである。成形したすり身は加熱してゲル化させる。加熱によって練り製品特有のテクスチャーが形成され，また，肉中の微生物が死滅するので衛生的に無害となるとともに貯蔵性も

原料魚→調理→採肉→水晒→脱水→肉ひき→らいかい→成形→加熱→冷却→製品

練り製品の製造工程

高まる。10℃以下で流通するふつう製品では，食品衛生法では中心部が75℃以上になるよう加熱することが定められている。加熱法は製品によって異なり，蒸煮，湯煮，焙焼，油揚げが主であり，製品によっては二種類以上の加熱法を併用することもある。〔足〕練り製品を食べたときの弾力が強く歯切れのよい食感を足とよび，足のよい製品は光沢など，外観もよく，貯蔵性も高い。足のよさは原料魚の種類，鮮度によって決定され，また，製造技術の影響も大きい。一般に，白身の魚は足が強く，赤身の魚は足が弱い。白身の魚でもグチは鮮度の影響を受けにくいが，エソ，スケトウダラは鮮度低下にともない，急速に足が低下する。〔特性〕練り製品は鮮魚として価値の低い魚を利用できるうえ，自由に調味，成形して消費者のし好に対応でき，調理が簡単で栄養価が高いなど，魚の食べ方としてすぐれた方法でもあるので，日本だけでなく，世界的にも注目されている。

ねりべに　練り紅　食用赤色色素を，水，砂糖（白ざら糖），水あめで練り溶かした，流動性の製菓用調製着色料である。〔製法〕色素19 g，水360 ml，白ざら糖38 g，水あめ76 gを計る。まず，小鍋に水と色素を加え，かたまりがないように溶解してから砂糖および水を加えて混合し，これを火にかけて練る。かたさは，しゃくしで垂らして約2 cmぐらい垂れ下がる程度が適当で，冷えたときのかたさがちょうど水あめぐらいになるものがよい。色素を水で溶かす場合，かたくり粉を少量加えると混ざりやすい。〔用途〕主として，和菓子の着色に使われる。

ねりもの　練り物　加工調理の途中に練る操作の入った食品をいう。これには，各種のあんやきんとんなど，砂糖をたくさん入れて光沢よく仕上げ，口取りや菓子にするものと，かまぼこやしんじょなどのよ

うに生の魚肉をねばりが出るまですって加熱して仕上げるものとがある。

ねんせいりつ　粘性率　[Viscosity]　二枚の平板の間に，流体が満たされているものとする（図）。上の平板を下の平板に対して平行に v の速度で動かすとき，$\gamma = v/l$ をずり速度（この場合はずり勾配に等しい）という。流体は下の平板にへばりついているものとし，平板間の流体の速度は γ に比例するものとする。ずり応力 f がずり速度に比例するとき，この比例計数 η を（ずり）粘性率という。すなわち，$f = \eta\gamma$。これをニュートンの粘性法則という。η は流体の流れにくさを表している。つまり，あるずり応力 f に対して η が大きければ，小さい速度勾配しか生じない。（ずり）粘性率のほかに，伸び粘性率，体積粘性率がある。ずり応力とずり速度が比例しない流体を非ニュートン流体という。→ひニュートンりゅうたい

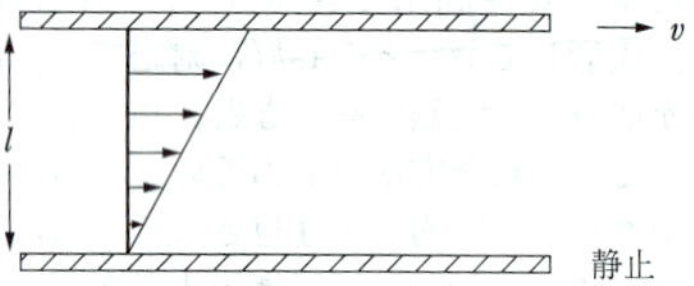

平板間の液体の流動

ねんだんせい　粘弾性　[Viscoelasticity]　金属や結晶などの固体の力学的性質は弾性論で，気体や液体などの流体の力学的性質は流体力学で論じられていた。19世紀中ごろ，マックスウェル（Maxwell），フォークト（Voigt）らにより，流体にも粘性のほかに弾性があり，固体にも弾性のほかに粘性のあることが指摘された。つまり，一般の物質は，弾性と粘性をあわせもつ。弾性と粘性が共存することによって示される性質を粘弾性という。応力緩和やクリープは典型的な粘弾性現象であり，変形と流動が同時に起こっている。レオロジー（rheology, 流動学）は主として粘弾性を扱う。→おうりょくかんわ，クリープ

ねんど　粘度　[Viscosity]　粘性または粘性の程度をいう。粘性とは流体（液体または気体）が流れるときに示す抵抗（内部摩擦）を表すことばである。溶液の粘度は溶媒の種類，溶質の種類と濃度によって変化するほか，温度，圧力によっても変わる。〔食品の粘度〕ゾルの状態の食品において，分散しているコロイド粒子は通常粘度を増大させる。たとえば，果実ジュースの粘度はそのなかに含まれる果実パルプ（果肉が粉砕された微細な粒子）によって大きく影響を受ける。また，たんぱく質や糊化でんぷんなどの高分子物質が溶けている食品は粘度が大きい。粘度は液状食品の物理的性質を代表するものであり，食味にも関係している。〔粘度計（viscometer）〕粘度を測定する装置をいう。毛細管型，落球型，回転円筒型の3型式があり，オストワルド粘度計は毛細管型である。毛細管粘度計は試料の一定量が毛細管を通過するのに要する時間を測定する。回転粘度計は二重円筒の間に試料を入れ，内筒または外筒を回転させて粘度を測定する。回転粘度計は操作が簡単なので，製造工程中の品質管理によく用いられる。

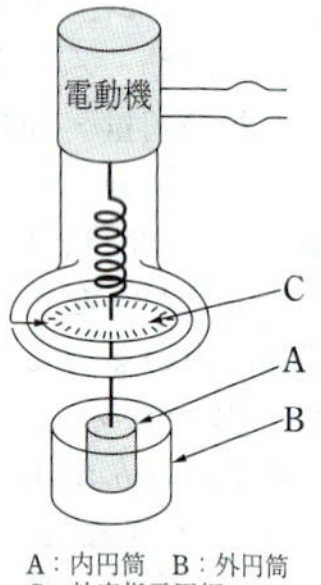

A：内円筒　B：外円筒
C：粘度指示円板

回転粘度計

の

のうこうしりょう　濃厚飼料　家畜，とくに乳牛の飼料は，粗飼料と濃厚飼料に大別される。粗飼料は，いわば乳牛の主食であり，濃厚飼料は副食に相当する。鶏，豚の飼料は，大部分が濃厚飼料である。〔粗飼料〕乾草，稲わら，マメ科の牧草，

青刈野菜，サイレージ類など，可消化養分の少ない，かさの大きい飼料で，TDN（可消化養分総量）50％未満のものである。〔濃厚飼料〕1）とうもろこし，マイロ（milo），大豆などの穀類や豆類，2）ふすま，ぬか類，3）油かす類，4）食品製造副産物，でんぷん粕，おからなど，5）動物質飼料，魚粕，フィッシュソリュブルなどがある。でんぷん，脂質，たんぱく質含量が高く，食物繊維が少ない。TDN 50％以上のものである。濃厚飼料といっても養分的にはかなりの違いがあるので，これらを配合して家畜に給与される。

のうこうらんぱく　濃厚卵白　[Thick egg white]　卵白は粘度の高い濃厚卵白と，粘度の低い水様卵白とからなっており，濃厚卵白は新鮮卵白の場合，全体の約60％を占めている。濃厚卵白はムチンの網状組織中に水溶性のたんぱく質が包み込まれた形態をしている。濃厚卵白は卵黄を卵の中央に保持して，外部からの微生物による汚染を受けにくくする上で重要である。しかし，卵が古くなると，ムチンの性質が変化し，みかけ上，水様卵白に近い状態に変わるので，この性質は失われる（濃厚卵白の水様化現象）。

のうしゅく　濃縮　[Concentration]　溶液中の溶質と溶媒の比率を変えることが濃縮の基本である。一般に液体の食品の場合には水が溶媒であるから，水をなんらかの方法で除去するか，溶質をなんらかの方法で選択的に取り出すか吸着させることで濃縮の目的が達せられる。〔方法〕食品加工の場合には溶液を加熱することにより水を蒸発させて濃縮する方法がもっとも一般的である。そのためには二重釜，コイルタンク（クックマーコイルタンク）が使用される。これらはいずれも100℃以上の蒸気を間接に使用し開放で濃縮する。たとえばジャム，トマトピューレの製造はこれらにより開放で濃縮されている。このように常圧下で濃縮するには100℃前後の熱を加えるために濃縮中に溶質（可溶性成分）あるいは懸濁物の熱変性が進み，褐変，黒変，芳香の逸散，異臭の発生が必ず起こり，濃縮前の溶液の特徴が消失する場合が多い。とくに酵素，揮発性物質，アミノ酸，ビタミン類を多く含む溶液ではそれらの特性は消失してしまう。したがって牛乳，果汁，各種エキス，酵素液のようなものの場合はつぎのような熱変性をともなわない濃縮方法が採用されている。1）真空濃縮（減圧濃縮），2）凍結濃縮（冷凍濃縮），3）膜濃縮（限外ろ過，逆浸透濃縮），これらのうちもっとも一般的に使用されるのが，1）である。〔真空濃縮〕水は環境の真空度に対応した温度で蒸発する。すなわち真空度に応じ50℃でも，10℃でも沸騰蒸発するので，対象の溶液に適した低温で濃縮することができる。真空濃縮の濃縮効率をあげるためには強制循環，薄膜流下，プレート蒸発，攪拌膜，回転円錐などのような方式がある。〔凍結濃縮〕溶液を－20～－10℃で凍らせると水が氷の結晶となり，溶質は未凍結の部分（母液）に残る。これを遠心分離機で氷と母液に分離する。一度では濃厚な液とはならないので，数回これをくり返すことにより濃厚液を得る。このほか，凍結液を－5℃前後に保持し，氷の結晶を大きく成長させ，このシャーベット状の液を圧搾ろ過し，氷を除去して濃縮する方法もある。この濃縮方法は0℃以下の常圧下で行うために，上記1）より変性は少なく揮発性成分の逸散もないので，コーヒー抽出液，果汁，ビールなどの濃縮に適している。しかし，濃縮限界濃度は40％程度で，真空濃縮方法より低い。また，凍結によって凝固，沈殿または結晶が析出する溶液には適さない。〔膜濃縮〕限外ろ過は高分子物質の膜を使用し1～5 kg/cm^{2}程度の圧力を加えることにより，分子量500以上の物質を選択的に捕集することができるので，溶質の分画および濃縮の目的を達することができる。〔逆浸透濃縮〕酢酸繊維素などの膜を境にし溶液に5 kg/cm^{2}程度以上の圧力を加えると（通常40～60 kg/cm^2），濃厚溶液中の水は膜を浸透して膜外に流出する。すなわち通常の浸透圧は膜を境に水が濃厚溶液中へ浸透した場合に示す圧力であるのとまったく逆の現象であるので逆浸透といっている。この方法は膜の性質と圧力だけの組み合わせであるため操作は簡単で，常温または常温以下で処理できる特徴があり，各方面の濃縮に利用されている。

のうしゅくぎょにくたんぱくしつ
濃縮魚肉たんぱく質 ［Fish protein concentrate, FPC］ 魚肉から，衛生的に，また栄養価を損なわないように注意して水分，脂肪を除去した貯蔵性の高い食品用たんぱく素材。〔種類〕通常のフィシュミールの製法に準じて衛生的につくった魚臭のある魚粉（FPC-B および C 型）から，細かくした魚をイソプロピルアルコールで抽出して脱水，脱脂する FPC-A 型まで，精製度の異なった乾燥製品が開発された。精製度が進むほど魚臭，味が少なくなるが，価格は高くなる。また，魚を酵素分解して液化し，骨，脂肪を除いた後で水分を除去する液化たんぱくのように，ペースト状の製品も開発された。〔目的〕栄養価の高い魚肉の貯蔵性を高め，流通しやすいよう容積を少なくし，無味，無臭にしてほかの食品素材に混合して栄養価を高めるため，FPC は昭和 40 年代にさかんに開発研究が行われた。しかし，FPC は栄養強化の目的からすればすぐれているが，たんぱく質が変性しているために親水性がまったくなく，配合した食品の物理的食感をいちじるしく低下させる欠点がある。また，液化たんぱくはアミノ酸などの呈味成分が多く，使用量が限定されるなど，いずれも実用化されていない。〔改良〕食品素材としての機能性を高めるため，いろいろな研究が行われている。部分的に酵素分解してから脱水処理する製品や，軽く塩ずりした後，麺状に成形し，アルコールで脱脂，脱水するマリンビーフなどは復水性がよく，かなりの機能性があるが，経済的な問題が残されている。→えきかたんぱく，マリンビーフ

のうしゅくたんぱくしつ　濃縮たんぱく質 ［Protein concentrate］ たんぱく質を多く含む油糧種子（大豆，落花生など）からたんぱく質以外の成分を取り除き，たんぱく質含量を高めたものをいう。〔製法・種類〕大豆を例にとると，大豆から油を除くと，たんぱく質は 35％から 50％近くに増える。この脱脂大豆をさらにアルコールまたは薄い酸で処理すると，糖類，そのほかの可溶成分が溶け出るので，後にたんぱく質，繊維類を含んだものが残る。これは乾物で，たんぱく質含量が 70％近くになる。一方，また油を採った残りの脱脂大豆を水で抽出するとたんぱく質の大部分と糖類，そのほかの可溶成分が溶け出る。この溶出液を濃縮乾燥すると，たんぱく質が乾物で 60％以上となる。また，脱脂大豆をいったん加熱してたんぱく質を不溶化させた後，水で処理すると，可溶成分が流出するのでこれを除き，その後で乾燥すると，やはりたんぱく質含量がある程度高くなる。このように，原料よりたんぱく質含量を高めたものはいずれも濃縮たんぱくとよぶが，油を除いた脱脂物は濃縮たんぱくに入れず，この脱脂物を出発物質として，糖などの可溶性成分や繊維類などを除くといった方法が用いられるが，油の含量の少ないものでは油を除かないことが多い。〔特性〕濃縮たんぱくは，たんぱく質含量が高いので，それだけたんぱく質のもつ本来の機能的性質（たとえば，乳化性，紡糸性，結着性など）をよりよく発揮する。また，アルコール，薄い酸で処理したものでは，原料のもつ独自のにおいが除かれている場合が多い。〔用途〕濃縮たんぱくは，原料に比べて食品向けの用途範囲が広い。たとえば，畜肉製品（ソーセージ類），パン類，菓子類（ドーナツ）には，大豆たんぱく質のもつ乳化性，吸水，吸油性を利用して用いられるが，脱脂大豆よりもその効果が大きく，また，においなどの点からもより多く使うことができる。濃縮たんぱくは，また，さらに加工して，たとえば，蒸煮押出機により肉状の組織状たんぱくをつくるが，この場合も，脱脂しただけのものよりそしゃく性，においなどの点ですぐれている。→そしきじょうたんぱく

しつ，だっしだいず

のうしょくやさい　濃色野菜　→りょくおうしょくやさい

のざわな　野沢菜　アブラナ科に属し，東洋系のかぶの一種で，長野県にある野沢温泉付近の特産である。現在は各地で栽培されている。〔性状〕耐寒性強く，葉は大きくて濃緑色。やや欠刻があり，中ろくが長く，根が小さい。〔栽培〕夏に種子をまき，冬に収穫する。〔成分〕100 g 中，ビタミンA 100 μg レチノール当量，C 41 mg と多い。〔用途〕地上部のみを漬け物にする。独特の風味があり，茶の友として好まれる。

のざわなづけ　野沢菜漬け　かぶなの一種，野沢菜を塩漬けにしたものである。野沢菜は，長野の野沢温泉の健命寺住職が 1756 年に京都からもち帰った天王寺かぶが起源といわれ，このかぶがなぜか茎葉のみ異常に生育し，根は食用にならずやむなく茎葉を塩漬けにしたと伝えられている。〔原料〕明るい緑色の野沢菜漬けに人気があるので，11 月から 2 月までは長野で漬け込んだもの，3～5 月と 9，10 月は茨城，徳島，三重などの低地平野部で，6～8 月は八ケ岳山ろくの高冷地でと，栽培地移動により 1 年中，原菜を得て加工している。〔製法〕野沢菜に 4％の食塩を加え，重石をしておく。水があがったら小袋に詰め，少量の醤油，うま味調味料からなる調味液を注入し，冷蔵車で出荷する。野沢菜漬けはやわらかい茎のなかの水分を楽しむ漬け物なので，重石をかけすぎて茎をつぶすと味が落ちる。〔食べ方〕5 cm 長さくらいに切って，茎の水分のみずみずしさを味わう。昔は古漬けのべっこう色のものも好まれていた。

のしイカ　熨斗烏賊　スルメを調味して押しのばしたもの。〔歴史〕かつては，肥前松前藩の特産品で，毎年，将軍家へ献上されたといわれている。〔製法〕一番スルメのような優良原料をみりんに漬けた後，木づちでていねいに打ちのばすのが古くからの方法である。現在大量生産されているのは，二番スルメを用い，剥皮した胴肉をみりんなどの調味液に浸漬後，寝かせて水分の均一をはかり，あぶり焼きして香味を発生させると同時にやわらかくする。これと，冷えないうちに 2 本のローラーの間を数回くぐらせて 3～5 倍の長さにのばし，さらに調味料を塗布して味付けすることが多い。→スルメ

のしうめ　熨斗梅　〔製法〕和生菓子の一種で，砂糖と寒天を 150℃まで煮詰め，あらかじめよく熟した梅の果肉を裏ごししたものを加え，練り混ぜる。これをようかん舟に流し込み，冷えてから出して包丁で切り，竹の皮に挟んで製品とする。〔名産〕山形市の名物菓子乃し梅は，佐藤屋の創製品で，三代目が明治初期に，宝永年間（1704～1710 年）から伝わる梅の酸味を応用した気つけ薬に，和三盆（砂糖）の甘味を付けて乃し梅と名付け，売り出したのが始まりである。乃し梅の「乃」の字は佐藤屋だけのものだといわれている。乃し梅は，梅肉をつぶし，砂糖と寒天でゼリー状に固め，薄くのばして 13 × 3 × 0.5 cm の長方形に切り，1 枚ずつ竹の皮に挟んだものである。この乃し梅をはじめ，山形には梅ようかん，梅しぐれ，紅柿など，梅肉菓子が多い。これは，山形が梅の特産地であり，その遠因は同地特産の紅花を製品化するのに酸が必要で，そのために梅の栽培がさかんになったからだといわれている。

のっぺいじる　能平汁，濃餅汁　でんぷんを用いた具だくさんの濃厚汁。汁が粘って餅のようになるところから「濃餅」や，ぬめりがあるところからなまって「のっぺい」などといわれる。〔材料〕（1 人分）：さといも 30 g，だいこん 40 g，にんじん 20 g，生揚げ 20 g，干ししいたけ 1 枚，だし汁 150 ml，でんぷん 3 g，塩 1 g，醤油 5 ml。〔つくり方〕さといもは小口切り，だいこんはいちょう切り，にんじんは乱切り，生揚げは 1.5 cm ぐらいのさいの目に切る。干ししいたけは水で戻して四つ切りにする。鍋にだし汁と野菜と塩を入れて火にかけ，やわらかくなったら醤油を入

れ，弱火で煮る。最後にでんぷんを水溶きにして加える。

のびる　野蒜　[Red garlic]　ユリ科に属し，山野に自生する多年草の野草で，ねぎに似た臭気を有し，地下に白色の鱗茎を生ずる。葉は細長い管状をなす。採取時期は5～6月。〔調理〕鱗茎および葉を食べる。鱗茎は掘りとって塩水に漬けたり，煮たりして食用とする。救荒野菜である。

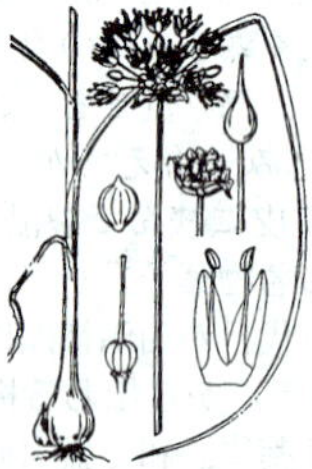
のびる

のやき　野焼き　島根県出雲地方の大型ちくわ。〔形状〕ふつうのもので長さ30 cm，重量300 g，大きなものは，長さ80 cm，重量1 kg以上になるものがある。〔原料〕トビウオが最上。アジも多く使われるが，スケトウダラの冷凍すり身が多くなっている。〔製法〕ふつうのちくわと大差がなく，独特の風味を与えるため，みりん，焼酎，地酒を適当に配合したものを加える。野焼き用の成形機で串に巻き付け，ガスの焼炉で加熱する。焼きむらを防ぐために針を打つ。表面の焼き色がよく，光沢のあるちりめんじわがあり，香味，口あたりのよいものを最上とする。遠隔地に出荷するために，真空包装して加熱殺菌することがある。

ノリ　海苔　[Purple laver]　紅藻類ウシケノリ科に属する海草あま海苔の俗称で，すさび海苔，ウップルイ海苔，あさくさ海苔などがある。〔生態〕ふつう体長10～30 cm，幅5～10 cmで1層または2層の細胞層よりなる。体色は紅紫色，緑紫色，黄紅色などがある。繁殖は雌雄受精の結果生ずる果胞子または無性的にできる単胞子によって行われる。雌部と雄部は同一体の上に飛白状の斑紋となって現れる。この果胞子は糸状体というものになり，カキ殻などに付いて夏を過ごす。〔産地〕北海道西南部から九州まで全国いたるところの沿岸地帯に生育するが，ことに内湾に多く，松島湾，東京湾，伊勢湾，大阪湾，広島湾，有明海などは多産地である。杭，石などに付着して冬から春までの間繁茂する。需要が多いためさかんに養殖が行われている。〔養殖〕養殖するには海苔ひび（海苔篊）という竹や木の小枝を水中に建てて，これに海苔を付着させる方法が行われるが，最近は主に化繊網を水中に張って，海苔を付着させる浮流し漁法が多く用いられている。海苔ひびや化繊網に海苔が付き，芽を出し始めるのは，東京湾では10月中旬であり，業者はこれを秋芽とよび，これは初冬に摘まれて新海苔となる。このほか，12月下旬に芽を出したものは冬至芽とよばれ，また，1月末に出る芽を寒芽という。さらに春になってから出る芽はばか芽とよばれ，色，香りが悪く味が劣る。なお，最近は冷凍網といって，数cmにのびた海苔が付いた化繊網を水分20～40％まで乾燥した後冷凍貯蔵し，寒くなってから水中に張る方法が行われるようになった。この方法を用いると栽培中水温が下がっているため病気にかかりにくく，任意に海苔を収穫できる利点があり，本法の普及によりかなりの増産が可能になった。また，網に海苔を付けるためには天然採苗ばかりでなく，人工採苗が広く行われている。これはカキ殻やホタテガイの殻に胞子を付けると胞子は糸状体となり，これを秋，網とともに海に入れると胞子が出て網に付く。また，室内タンクに網と糸状体を入れて動かし，胞子を網に付ける方法も行われている。〔乾海苔〕これをつくるには原藻を細切し，水と混ぜ，枠を張ったす（簀）の上に流し，海苔を張りつける。乾燥は主として火力乾燥により行われる。現在は細切から乾燥まで，すべて機械で行う全自動式の海苔製造機が多く用いられている。暮から正月にかけてとれる海苔はアオサやあお海苔などの混入が少ないため上等品とされ，このころのものはあらく刻み，薄くすきあげる。一方，春さきにとれるものは混ざり物が多いので厚くすく。年産額はだいたい100億枚前後である。〔味付け海苔〕は乾海苔にみりんおよび醤油を塗り，電機乾燥器で乾燥したものである。〔海苔つくだ煮〕本来は生海苔を醤油で煮たものだが，一般にはヒトエグサ（あお海苔）を用いたものが大部分である。〔調理〕海苔はいろいろな方法で食用とされており，生海苔は刻んで，わさび醤油，酢醤油などで食べる。乾海苔はそのまま食べるほか，すし，海苔茶漬けとしたり，各種の日本料理に使用される。〔成分〕海苔は海藻中最高のたんぱく質含量を示し，また，ビタミンA含量も多いので，栄養価の高い食品といえる。なお品質のよいものほどたんぱく質およびビタミン含量が多い。〔色素〕乾海苔を焼くと鮮やかな緑色を呈するが，これは海苔中に含まれる色素が変化するためである。海苔にはフィコエリスリンという紅紫色の色素とフィコシアニンという青色色素および葉緑素が含まれているが，量的に多いフィコエリスリン（phycoerythrin）は熱せられると無色になる。そのため加熱した海苔からは赤紫色が消失し，同時に葉緑素の鮮やかな色が現れ，緑色を呈する。また，店ざらしとなった海苔は紫色を示すが，これは葉緑素が分解しフィコエリスリンの色が現れたためである。この反応は海苔を日光にあてると短時間に起こり，このとき湿気があるときわめて速やかに進行するため，乾海苔は湿気をよばぬよう密封し，暗所に貯蔵する必要がある。〔香り〕海苔は特有の香りを有し，食欲を増進するものである。〔歴史〕日本人が海苔を食用とし始めた歴史は古く，『賦役令』とか『延喜式』などの古書にも日本各地の産物としてあま海苔の記載があるところから，千年以上前からすでに食用としていたことがわかる。あま海苔を浅草海苔とよぶようになった理由についてはは多くのいい伝えがあり，たとえば『日本山海名物図絵』（1797年）の江戸浅草の件中に品川，大森付近でとれたあま海苔を浅草に送って製品としたところから浅草海苔と称するようになったといわれている。また，品川産のものを浅草寺の境内で売ったためとか，浅草川でとったものをとくに浅草海苔とよんだともいい，このほかにも多くの説が出されている。→アオノリ，アサクサノリ，スサビノリ

ノルロイシン　[Norleucine]　〔存在〕天然に微量存在するアミノ酸であるが，一般たんぱく質には少ない。

$$CH_3-CH_2-CH_2-CH_2-\underset{\displaystyle NH_2}{\underset{|}{C}H}-COOH$$

ノルロイシン

は

パーオキシラジカル →ペルオキシラジカル

パーシャルフリージング [Partial freezing] 部分凍結ともよび，食品を－5～－2℃で貯蔵する方法で，おもに水産物に応用される。〔特徴〕水産物の凍結点は－2～－1℃付近であり，水分の一部は凍結する。ふつうの氷蔵では防止できない好冷細菌の増殖を遅らせることができ，自己消化酵素の活動を不活発にできるので，水産物を1か月以内貯蔵するには効果がある。従来，この温度帯は大きな氷の結晶が生成して肉組織を破壊し，たんぱく質の変性が大きいとされてきた。凍結点の低い高水分の干物などにはきわめて効果があることが実証されている。パーシャルフリージングによる生鮮漁獲物の貯蔵については，一部で利用されている。

ハードソース [Hard sauce] プディングなどの暖かいデザートに用いる甘みのあるソースの一種。ほかのソースのように軟らかくなく，バターを練り上げたかたさがあるため，この名がついた。バターは風味がよいので甘味と香りをつけたものを溶かしてソースをつくってもよいが，もともと溶けやすい素材であるため，温かいデザートなどには，添えるだけで自然に溶けてソース状になるところを利用するものである。バターのままであれば扱いやすい上に，保存がきく。〔つくり方〕1) 一般的なハードソース：無塩バターをクリーム状に練り，粉砂糖を加えて真っ白く泡立て，レモン汁とバニラ香料を加える。2) オレンジハードソース（orange hard sauce）：1)にオレンジの絞り汁と，表皮のおろしたものを加えて香味をつけたもの。3) ブランデーハードソース（brandy hard sauce）：オレンジ汁の代わりにブランデーを加えてつくるもの。バターに果汁や酒などの液体分は，なかなか混ざりにくいので，バターをじゅうぶんに泡立てながら，少量ずつ加えるとよい。でき上がったものは分離しやすいので，室温に置き，冷蔵庫には入れない。一般にはソースポットに入れて，温かいデザートに添えて出し，食卓で各自が好みの量をとり分ける。

ハードビスケット [Hard biscuit] ビスケットの一種で，表面に針穴があり，彫り込み模様のあるものが多く，ややかたい食感をもっている。砂糖や油脂の配合量が少ないので，流通過程で吸湿や酸敗が少なく，また破砕も少ないという特長をもっている。→ビスケット

パーパオツァイ　八宝菜 →はっぽうさい

パーパオファン　八宝飯 主として筵席（えんせき）用の点心として用いられる。八宝は種々の珍しいものの意で，八種とは限らない。乾物に加工された果物類と，炊いて砂糖を加えて甘くしたもち米とでつくる。上にくずあんをかけて供する。別に杏仁湯を添えることもある。〔八宝飯のつくり方の一例〕材料（5～6人分）：もち米140 g，水140 m*l*，砂糖50～100 g，果物砂糖煮など（干しぶどう，青梅，なつめ，くるみ，ぎんなん，ぶんたん漬けなど）。かけ汁：水100 m*l*，でんぷん小さじ1，砂糖小さじ2。つくり方：もち米は同量の水で，熱いうちに砂糖をよく混ぜておく。どんぶり様の器の内壁にラードをぬり，果物を形よく，彩りよくならべ，その上に飯を入れて上部を平らにし，10分程蒸す。熱いうちに皿に移し，上にくずあんをつくってかける。

ハーブ [Herb] 薬効または料理に特徴的な風味付けをするための植物で，薬草および香草の総称である。〔種類〕植物の全草，葉，花，果実，根茎などがハーブとして用いられる。おもなものとして，西洋のこぎり草，うすべにたちあおい，カモミール（カミツレ），バジル，ローズヒップ，西洋たんぽぽなどで，世界各地で栽培されている。〔用途〕ハーブティー，キャンディ，リキュールなどの食品，シャンプーなどの化粧品および医薬品としても広

く用いられる。

ハーブティー [Herb tea] 芳香，風味，薬効のある，植物の葉・花・種子を浸出（infusion）した飲み物。広義のハーブを分類すると，ハーブ類，スパイス類，シーズ類（芳香のある種子）に分けられる。フランス，ドイツ，イギリスなどで，食前や食後に，茶の代わりに飲まれている。ハーブティーにはカモミール（カミツレ）（キク科）の花，アンジェリカ（セリ科）の葉，ブラックベリー（バラ科）の葉，薬用サルビア（シソ科）の花と葉などからつくられる数多くのものがある。日本で飲用される桜花湯，甘茶，柿葉茶などもハーブティーに属する。

バーベキュー [Barbecue] アメリカの野外料理で，先住民や西部のカウボーイなどが，射とめた動物や鳥をたき火であぶり焼きにして食べたところから始まったといわれる。戸外で行うため，レクリエーション的な雰囲気もある。材料を全部直火で焼く料理で，焼きながら調味料をぬったり，焼く前に漬け汁（マリナード）に漬け込んで味をしみ込ませたり，焼き上がった料理に好みのバーベキューソースを添えたりして賞味する。〔バーベキュー用の調理器具〕焼き網，焼き板，金串（スピット串，スキュワー串），大フォーク，大スプーン，はさみ形トング，はけ，火ばさみ，手袋など。屋外で内庭に炉を築いて楽しむ人も多いが，携帯用の炉も市販されている。このほかに，回転する焼き串があれば，鶏や肉の塊を太い金串に刺して安定させ，回しながらあぶり焼きにすることができる。〔焼く前の注意〕炉には真っ赤になるくらいじゅうぶんに起こした炭火（豆炭，木炭）を入れ，その火力がじゅうぶんに保たれるような空気口をつくる。まきを使うと煙が風味をそこねるので，火を燃した後のおきを使う。〔材料〕調理に使われる材料は，鳥獣肉として，羊，豚，牛肉（ヒレ肉，ロース肉，モモ肉，バラ肉，肩肉，ひき肉をステーキ大にしたもの），鶏肉，ハム，ソーセージ，鶏レバーなど，魚類（川マス，小さい魚），貝類（ハマグリ，ホタテ貝），エビ類（車エビ，イセエビ），野菜類としては，玉ねぎ，ピーマン，ねぎ，トマト，とうもろこし，オクラ，カリフラワー，なす，じゃがいも，さつまいも，さといも，栗，きのこ類（生しいたけ，まつたけ），りんご，パインアップルなどが使われる。火の通りにくいいも類や，栗などは前もってゆでておく。一口大に切って串刺しにすると焼きやすく，食べやすい。〔焼き方〕串には必ず油をぬり，材料の中心を通るように刺し，材料と材料の間に少しすき間をつくると火の通りがよい。また，焼く直前には材料の表面にサラダ油をぬり付けると風味よく焼ける。くずれやすい材料や水気の出るものは，アルミホイルで包むか，細かい目の金網の上で焼くとよい。〔ソース〕バーベキューソースは二～三種，味の違うものを用意するとよい。市販のものもあるが，手づくりのソースも喜ばれる。酸味と甘味と香辛料をきかせたものが，肉のにおいを消し，あぶり焼きに合う。〔調味料〕テーブルには，塩，こしょう，溶きがらし，ケチャップ，ホットソース，レモン汁などの調味料を用意し，食べる人の好みの味がつくれるようにする。バーベキューは，肉類が主となるので，食事をするときは，このほかに飲み物，サラダ，デザート，パン，フルーツを用意するとよい。

パーボイルドライス [Parboiled rice] インド，ミャンマー，パキスタン，中近東，アフリカの一部などで生産されている加工米で，かなり広い地域で食用されている。〔製法〕もみを冷水または温水（60～70℃）に浸漬する。時間は，冷水のときは一昼夜，温水のときは10～15時間が適当で，水分35～40％になる。浸漬後，水をきって蒸熱し，米の温度が100℃に達してから約30分保つ。こしきのようなものを用いても，タンクのなかで蒸熱を噴出させてもよい。つぎに，火力または天日で乾燥し，搗精する。〔製品の品質〕この処理によって米のぬか層や胚芽中のビタミン B_1

が胚乳に移行し，精白米 100 g 中に B_1 を 0.20〜0.30 mg 含むものとなる。また，加熱によりでんぷんが糊化し，胚乳が固くなっているので，貯蔵中，虫やかびに侵されにくいばかりでなく，搗精中に砕米が少なく，したがって搗精歩留まりがよくなる。しかし，精白米は淡黄褐色となり，異臭をもつのが欠点である。→きょうかまい，コンバーテッドライス

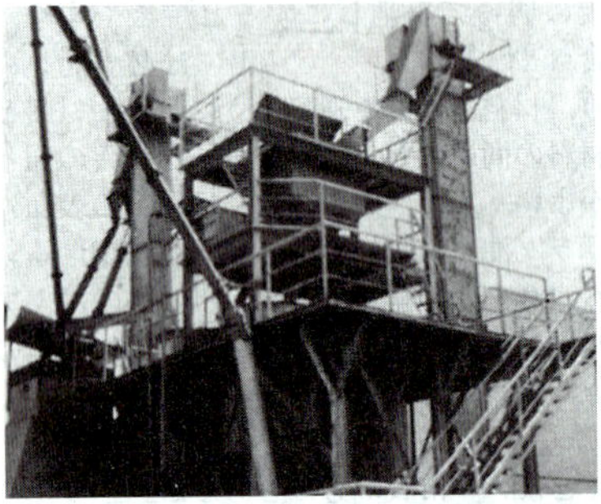

インドの近代的パーボイルドライス製造の設備

バーボンウイスキー ［Bourbon whisky］ アメリカンウイスキーの一種で，とうもろこし，ライ麦，大麦麦芽が原料であるが，このうち，とうもろこしが 51％以上 80％未満でなければならない。通常，その使用量は 65〜75％で，大麦麦芽は 12％使用される。蒸煮した穀類を麦芽で糖化し，酵母を加えて発酵させる。蒸煮の際は残留残渣を 25％加え，pH を低下させて汚染を防ぐ。蒸留には，蒸留塔 4〜5 本からなる連続式蒸留機を用い，留液がアルコール分 80％以下になるように蒸留する。これを 62.5％に薄め，内部を焼いた樫樽に 2 年以上貯蔵して製品とする。バーボンウイスキーはケンタッキー州バーボン郡で初めてつくられたのでこの名があるが，現在では，アメリカンウイスキーのひとつのタイプとなり，産地とは関係がなくなっている。

バーミセリー ［Vermicelli］ →パスタ

パームかくゆ　パーム核油 ［Palm kernel oil］ あぶらやしの実の核（含油量 33〜37％）から採油した油である。〔性状〕融点 23〜30℃の常温で固型の油脂である。性状は，比重 0.912〜0.922，けん化価 240〜257，ヨウ素価 12〜20，不けん化物 0.45％であり，脂肪酸はオレイン酸 12.4％，ラウリン酸 52.3％，ミリスチン酸 14.4％，パリミチン酸 5.3％である。〔用途〕食用加工脂として用いられる。

パームゆ　パーム油 ［Palm oil］ パーム油は，あぶらやし（*Elaeis guineensis*）の果肉（含油量 20〜65％）を圧搾法によってとった，融点 30〜43℃の常温で固体の油脂である。あぶらやしの原産地は西部アフリカの熱帯地方といわれるが，現在では，インドネシア，マレーシアなどが主産地となっている。粗製のものは遊離酸が比較的多く，またカロテンを含むので，黄色を呈する。パーム原油の性状は，日本農林規格（JAS 規格）で比重 0.893〜0.905，酸価 15 以下，けん化価 195〜210，ヨウ素価 43〜59，不けん価物 1％以下と定められている。構成脂肪酸は，パルミチン酸 45％，オレイン酸 38％，リノール酸 10％である。パーム原油はせっけんに用いられるが，精製してマーガリン，ショートニング，フライ油など，食用にも用いられる。

バイ　蛽 ［Ivory shell］ 〔名称〕エゾボラ科の巻き貝の総称。おおえっちゅうバイ（大バイ），えっちゅうバイ（中バイ），つバイ（小バイ），かがバイなどのほか，ときにはチヂミエゾボラなどツブも含めていう場合もある。〔棲息地〕北海道南部から九州までの内湾の砂泥地にすむ。〔調理〕富山産越中バイはとくに美味である。サザエの代用品とされ，煮付け，ぬた，二杯酢などにする。

パイ ［Pie］ 小麦粉と固形油脂とで生地をつくって皮としたなかに，中身を詰めてオーブンで焼いたものを総称してパイという。パイ皮によって料理が豪華にもなるうえに，焼き上がった香ばしさと，さくさくした口あたりがしっとりとした中身と調和する。各国でつくられ，種類も多い。〔種類〕1）料理のパイと甘味のパイがある。料理のパイには，ミートパイ（meat

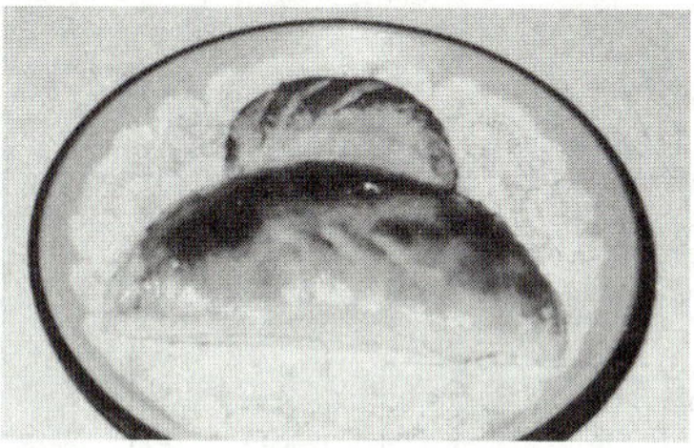

ミートパイ

pie）やボローバン（vol-au-vent）などがあり，甘味のパイには，アップルパイ（apple pie）やレモンパイ（lemon meringue pie），そして各種のタルト（tarte）などがある。2）でき上がりの形や大きさにより名称が異なるもの。ひとり分に焼いた小型パイ（例：ブーシェ，bouchee）と1卓分に焼いた大型パイ（例：ボローバン）がある。〔パイ皮〕1）生地：折りパイ生地と練りパイ生地がある。折りパイ生地は，小麦粉の層とバターの層とが交互になるように折り込み，焼き上げるもの。薄い層が幾重にもできる技術的にむずかしいつくり方で，美しくふくらんだ焼き上がりをひとつの見せ場として使うものが多い。練りパイ生地は生地に弾力があり，あまりふくらまないが，形くずれせず味がよいので，大型菓子の台としたり，なかに詰め物やクリームなどを流し入れて焼く料理のパイとして使われる。このふたつの生地を，ひとつの料理や菓子に併用することもある。2）油脂：パイ生地は，小麦粉に対する脂肪配合量が60～100％とほかの菓子の生地より多く，固形油脂（バター，マーガリン，ショートニング，パイ用バター，ケンネ脂など）が使われる。パイ用バターは作業しやすいようにつくられたものであるが，マーガリン，ショートニングとともに味はバターには及ばない。3）温度：パイ生地をつくるときは室温（18℃）に注意し，材料，器具のすべてを低温にしておく。バターは，15℃前後がのばす作業や成形作業がしやすく，溶けずに薄い層にのばされたものは焼いたときの仕上がりがよい。〔折りパイ生地のつくり方〕フィユタージュ（feuilletage）：フランス式折りパイともフレンチパイともいう。薄い木の葉を何枚も重ねたように層になってふくれるパイ皮である。つくり方：1）ふるった小麦粉へ塩，冷水を加えてこね生地（デトランプ：detrempe）をつくり，ぬれぶきんをかけて1時間以上冷所で寝かせる。バターは1 cm厚さの正方形にととのえる。この場合，バターに粉を少量加えることもある。2）こね生地を中央が厚く四隅が薄くなるように麺棒でのばし，バターがじゅうぶん包める大きさの正方形にする。3）バターを2）の中央にのせ，四隅を中央に折り返してきっちり包む。このとき，空気が入らないようにし，合わせ目からバターが出ないようにする。まず麺棒で平らに押して，バターとこね生地をじゅうぶん密着させ，軽く1 cm前後の厚さの長方形にのばして，そのまま冷所で休める（次頁の図⑦）。4）バターとこね生地が落ち着いたところで麺棒でのばす。両者のかたさが同じであることが大切で，また麺棒はいつも中心から向こう側に，または手前へと，外に向かって均一な力で扱う。5）次頁の図⑧～⑩にしたがって一度三つ折りにしたら，ぬれぶきんをかけて30分以上冷所で休ませてつぎの操作をする。少しでも温度が高くなると，バターが溶けて油じみてくるので注意する。6）折りパイ生地は三つ折り3回，四つ折り1回（3・3・3・4），または三つ折りと四つ折りとを2回ずつくり返して（3・4・3・4）仕上げる。のばすときは生地の向きを90度変えると，生地全体が均一にのばせる。生地を多く折りすぎるとバターの層が切れて浮きが悪くなり，折り不足のときには，生地がカリカリに焼き上がる。以上の折りは，パイの層が200層を超えるため，手早くのし，打ち粉は最小限度で行うこと。7）最後は厚さ0.3～0.5 cmにのばしたものを，抜き型で抜くか，包丁で切り，好みの形にする。中身を入れても，型に入れてもよい。〔練りパイ生地（パートブリゼー：pate brisee）〕アメリカンパ

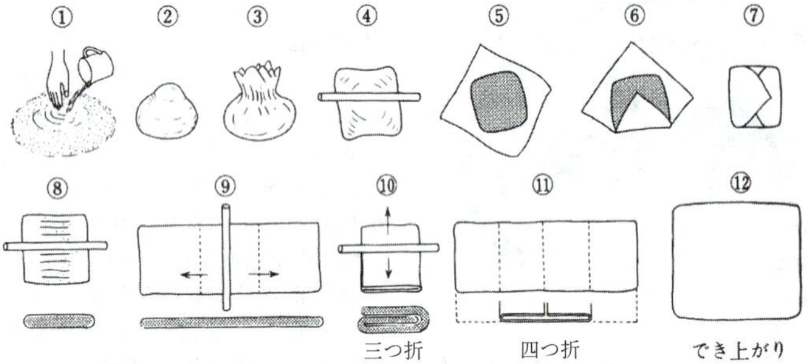

パ イ の 折 り 方

イ（American pie crust）ともアメリカ式練り込みパイともいわれる。小麦粉のなかに直接バターを切り混ぜてつくるので，比較的楽につくることができる。折りパイ生地のように薄い層の焼き上がりを期待しないので浮き方は少ないが，焼き上がったものはサクサクした軽い食感となる。小麦粉にかたいバターを加え，フライ返しかスケッパーで細く刻んでバターが0.5 cm角大に粉と混ざったら両手で軽くもみ，冷水を加えてこね合わせ，まとめて1時間以上寝かす。これをのばすとバターの小片はドウのなかでわずかではあるが，ごく薄くのばされ，オーブンで焼いたとき，軽い浮き上がりとなり，層状のものをつくる。パイ専門店では，夏期でも作業ができるように冷房室をつくり，室温を18℃とし，のし台には大理石を使い，石の下にも冷房装置をつけたうえで，パイの操作を行う。また，麺棒でのばす労力を避け，ドウシーターというパイ生地をのばす機械でつねに一定の厚さにのばし，均質な層の折りパイ生地にし，大型オーブンで焼き上げる。家庭ではパイ生地を冷蔵庫で寝かせる時間を長くして，じゅうぶん冷やすとよく，折りパイ生地は2～3日間は保存できるので，前もって全工程の半分を行い，最後の2回折りを使う直前にのばすと時間もかからず，失敗が少なくできる。〔パイ皮と中身の組み合わせ方〕1）パイ皮を型に合わせてしき入れ，そのまま空焼きにしてパイケースをつくり，中身を詰めて仕上げるもの（例：バルケット barquette）。または，パイでケースをつくるもの（例：ブーシェ）。2）型にパイ皮をしいて中身を入れ，その上をパイ皮でふたをしていっしょに焼き上げるもの（例：ミンスミートパイ mincemeat pie）。3）焼き皿に煮込んだ料理を汁ごと入れ，上にパイ皮をかぶせて焼き上げるもの（例：チキンパイ chicken pie）。このほか，1本の牛ヒレ肉や，スズキなどの魚1尾をパイ皮に包んでオーブンで焼く（例：アンクルート encroût）。4）パイ詰め焼きゼリー寄せといわれる冷製料理。角型またはパテ用の型にパイ皮をしき，生の中身を彩りよく詰めて上にパイ皮でふたをして成形し，蒸気抜きの穴をあけ，時間をかけてじゅうぶんに焼いてすっかりさました後，スープゼリーで空間を固めたもの。完全に冷却してから型から出し，小口切りにしたもの（例：ゲームパイ game pie，パテ pâté）。5）パイ皮だけの風味を楽しむもの（例：ガレット galette）や，小型の飾りパイとして料理に添えて，付け合わせとするもの（例：フルーロン fleurons）。〔焼き方〕焼く直前に卵黄を溶いたものをはけでパイ皮の表面にぬり付け，オーブンに入れる。オーブンは230℃までじゅうぶんに熱したものがよく，また，短時間で焼くほうがよい。まわりが固まりふくれてきたら，徐々に火力を弱めながら芯まで乾かすように焼く。→アップルパイ

はいが　胚芽　［Germ, Embryo］　種実の一部で次代の植物体を構成すべき部

分である。植物学的には胚とよばれる。発芽に際しては種実の大部分を占める胚乳から必要な栄養が供給される。禾穀類の胚芽が種実中で占める量は一般に小さく，米で3%，小麦で2%程度にすぎないが，とうもろこしのように10%を占めるものもある。〔成分〕胚芽は一般にたんぱく質，脂質，ミネラルに富み，かつ，ビタミンB_1，Eを多量に含み，栄養価が高い。小麦胚芽の分析例をあげると，100 g中，水分3.6 g，灰分4.5 g，炭水化物48.3 g，たんぱく質32.0 g，脂質11.6 g，食物繊維14.3 gのようになる。〔用途〕小麦の胚芽は製粉に際し麬（ふすま）中に出るからとくにこれだけを集め，また小麦胚芽油をとり出し，栄養剤に用いる。また米の胚芽はビタミンB類を多量に含むので，精白のときとくにこれを米粒に残すようにして胚芽米とすることがある。とうもろこしの胚芽は脂質が多いうえに，粒中に占める割合が大きいので，油をとる原料となる。→こむぎ，とうもろこし

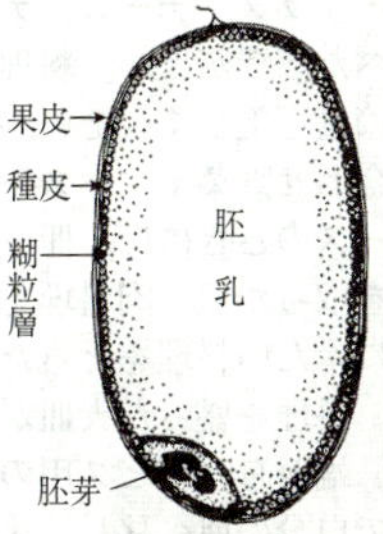

米縦断面

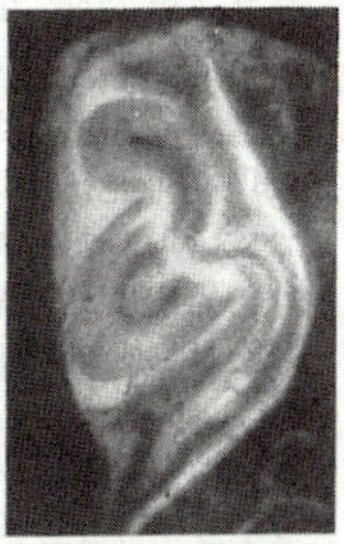
米胚芽断面

はいがまい　胚芽米　[Rice with germ]　胚芽米は精白米に近くなるまで精白し，外皮はほとんど除くが，胚芽をできるだけ残した米をいう。かなりのビタミンB_1を含有する。〔胚芽保有率〕胚芽を残すために精白の方法をくふうする必要がある。精米時の回転を遅くする，胚芽米専用機を用いて，無洗化装置と組合わせるなどしている。粒型が丸く，水分の少ない米ほど胚芽の保有率がよい。胚芽保有率は，ビタミンB_1の推定平均必要量から考え，80%以上と規定されている。「日本食品標準成分表2010」によると，胚芽精米の組成は，100 g中，水分15.5 g，たんぱく質6.5 g，脂質2.0 g，炭水化物75.3 g，食物繊維1.3 g，灰分0.7 g，ビタミンB_1 0.23 mg，ビタミンB_2 0.03 mg，ナイアシン3.1 mgである。〔需要〕胚芽米の需要は少なくなったが，白く，良食味のものが製造されている。→こめ

はいがゆ　胚芽油　[Germ oil]　穀類の胚芽からとれる油をいう。主要なものとしては，米油（米ぬか油，rice bran oil），とうもろこし油（corn oil），小麦胚芽油（wheat germ oil）がある。それぞれ精白米，コーンスターチ，小麦粉製造の際の副産物である。〔特徴〕いずれも，おもな構成脂肪酸としてリノール酸，オレイン酸を含んでおり，リノレン酸はほとんど含まれず，酸化安定性にすぐれた半乾性の食用油である。米油は，わが国でほとんど唯一の国産植物油といってよく，貴重な油脂資源である。とうもろこし油とともに，主として高級サラダ油に使用される。不けん化物を多く含むことも大きな特徴で，粗製米油および小麦胚芽油では3～5%にも達する。不けん化物成分としてはトコフェロール類，ステロール類，トリテルペンアルコールなどがある。トコフェロールはビタミンE作用があり，抗酸化剤として作用するので，油の安定性に寄与している。米油は，とくにγ-オリザノールとよばれるテルペンアルコールのフェルラ酸エステルが多く含まれる。これら胚芽油不けん化物には，血中のコレステロール低下作用が報告され，健康食品としても注目を集めている。

パイカル　白乾児　→パイチュウ

ばいかん　焙乾　かつお節の製造工程で，煮熟した肉を燻煙をかけながら乾燥すること。かつお節製造上，重要な工程で，節の香味，貯蔵性を決定する。〔方法〕煮熟肉をせいろに並べ，数枚重ねて火山にのせ，下から，なら，かし，くぬぎなどの堅木の薪を燃やして加熱する。加熱が終わったせいろは火山からおろして翌日まで放冷し，内部からにじみ出た水分を取るため，

さらに焙乾する。焙乾，放冷をくり返し，均一に乾燥させる。最近は省力化のため，3～4階の鉄柵を設けた大型炉が用いられる。→かつおぶし

はいきりつ　廃棄率　[Refuse]　購入された食品の全重量のうち，食用に適さないため，調理時または食事の際に棄てられる部分の重量を％で示したものである。栄養量の減少とは，必ずしも関係がない。その例は表のとおりである。購入食品と摂取食品の差は，日常食品を平均しておよそ10％とみてよい。

種々の食品の廃棄率

廃棄率％	例
0	飯，パン，米，小麦粉
10	さつまいも，じゃがいも，かぼちゃ
20	さといも，ごぼう，れんこん
35	サンマ，カツオ，タチウオ，ブロッコリー
40	すいか，サケ，マイワシ，セロリ
50	とうもろこし，イサキ，カンパチ
60	エビ，タイ，アサリ，アワビ
75	カキ，ミルガイ，ホヤ
85	サザエ

バイキングりょうり　バイキング料理　大きなテーブルの上に置かれた料理を，自由に好きなだけ各自が皿にとって食べることのできる形式をいう。本来，セルフ方式の食事を広くビュッフェというが，日本ではバイキングということもある。料理名としてのバイキングは和製英語である。〔由来〕バイキング（Vikings）とは，中世期にヨーロッパ各地を荒し回ったスカンジナビア地方の海賊のことである。彼らが祖国に戻り，勝利を祝って昼夜をわかたぬぜいたくな宴会をひらき，略奪した山海の珍味をならべ，好みのものをむさぼり食べたことからきたと伝えられている。また，スウェーデンにはスモールゴスボルト（smörgåsbord）という前菜風の料理がある（→スモールゴスボルト）。山海の珍味を数十種の料理とし，豪華に1卓にならべ，これを各自がセルフサービスにより好きな物を皿にとり，パンといっしょに食事とするもので，マナーをうるさくいわない。1958年に帝国ホテルでスモールゴスボルトのレストランを開くとき，店名をバイキングレストランとしたのが始まりである。その後，これらの形式をレストランが取り入れ，バイキング料理と銘打ち，食べ放題の野趣に富んだ食事が一般化した。各国料理のバイキングもある。また，ホテルの朝食にもこの形式をとるところがある。〔形式〕料理を注文する手間がはぶけ，美しくならべられた料理のなかから好きな料理を自分でとって，自分の席でゆっくり食べられる。そのうえ，何度でもおかわりができるので，若い人たちに評判がよい。ごく温かい料理や主要料理は料理長自ら料理の前に立ち，包丁を入れて取り分けることもある。給仕人は客に料理をひとつひとつとってサービスはしないが，盛りつけた料理が少なくなれば取り替えて新たに補給し，客の汚した皿を片づけ，食事がスムーズに行われるようにする。〔食べ方の注意〕料理の数が多く出されるが，これを食べる際には，献立のコースにしたがって前菜，スープ，魚，肉，鶏，サラダ，チーズ，デザートと順序よく食べたほうがよい。料理を皿に取るときには適量を美しくよそい，主料理に対する付け合わせ野菜やソースを必ず添え，つぎのコースのときには，皿をとり替える。魚料理を取った皿に肉料理をとったり，温めた皿に冷たい料理をとったりしないほうがよい。料理を盛った大皿からとり分けるときは，端からサービス用のスプーン，フォークで自分の皿へ移し，後

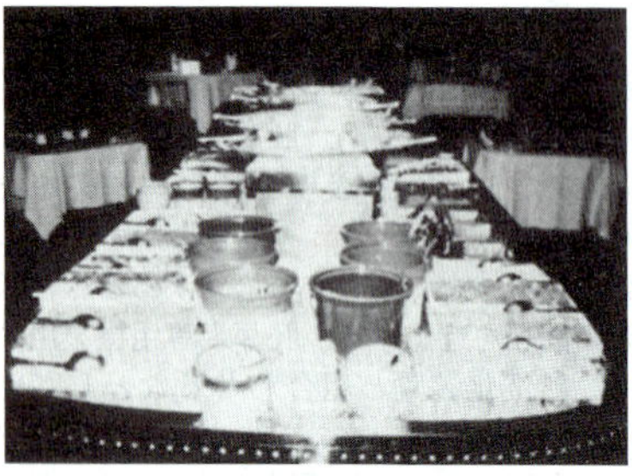

バイキング料理（北欧料理をビュッフェ形式に食卓を中央につくったもの）

の人が取りやすいように，スプーン類をそろえておくこと。

バイタルグルテン　[Vital gluten]　活性グルテンともいう。グルテンのたんぱく質としての性質を変えないように乾燥して粉末化したもの。水を加えると，もとの生グルテンの状態に戻るので変性していないことがわかる。〔製法〕生グルテンの変性温度60℃にならないように乾燥する直接乾燥法と，生グルテンを酢酸，アンモニア，エタノール，炭酸水などに分散溶解してから乾燥する分散乾燥法とがある。〔アンモニア分散法〕日本で採用されている。よく水洗した原料グルテン（濃度11～13%）に，アンモニア水を加えてpH9～10とする。これをブレンダーで15～18分攪拌すると，完全に分散して淡黄色の流動性のあるクリーム状になる。これをスプレードライヤーで空気の送入温度232～243℃，排気温度82～93℃の条件で乾燥する。アンモニアは乾燥中に除かれる。〔性状〕水分4～6%。粉乳に似た白色粉末で中空のため吸水性がよい。酸化による変質に対して安定で，活性は長く保たれる。〔用途〕1）小麦粉，パンの改良剤として，バイタルグルテンを2～4%加えると，体積が増え，すだち，触感がよくなり，でんぷんの老化を防ぐ。2）畜肉，魚肉ソーセージ，水産練り製品に用いると，結着性の増大や畜肉，魚肉の代替として有効である。3）魚餌の結着剤にこれまでα-でんぷんが用いられてきたが，バイタルグルテンは結着力が強く，栄養価も高いため利用が増加している。

パイチェチー　**白切鶏**　冷菜の一種で，酒を入れて蒸し煮にした鶏肉の切り身である。〔パイチェチーのつくり方の一例〕材料：ひな鶏1羽，塩5g，酒60 ml，しょうが6g，ねぎ30g，ごま油15 ml，醤油30 ml。つくり方：ひな鶏の内臓を出し，頭と脚を除き，丸のままサッとゆでる。器に丸のままの鶏，ひたひたの水，酒，塩，たたきつぶしたねぎ，しょうがを入れ，蒸し器で40～50分ほど蒸す。やわらかくなったら器を取り出してそのまま味を含ませておく。供卓前に骨つきのまま2～3 cm幅に切り，皮目を上にして器に盛る。醤油，ごま油，好みによっては，おろしにんにくを添える。

パイチュウ　**白酒**　穀類を原料とした中国産の無色の蒸留酒で，パイカン（白乾）ともいう。高粱酒（コウリャンチュウ），茅台酒（マオタイチュウ），汾酒（フェンチュウ），大曲酒（ダークーチュウ）など，多くの種類がある。原料はこうりゃんで，糖化剤には餅曲（ピンチュイ，もちこうじ）を使う。餅曲は，粉砕した小麦とえんどう豆に水を加え，こねてれんが状にととのえたものを暖かい部屋に置き，リゾープス，アブシディアなどのかびを生やしたものである。白米，米ぬか，小麦を原料として小さなだんごをつくり，これにかびを生やしたものもあり，前者を大曲，後者を小曲という。蒸したこうりゃんに粉砕した曲を混ぜ，地面に掘った四角形の穴に入れ，上に土をかぶせて仕込みを終わる。水を加えない固体発酵である。20～30日後に穴からもろみを掘り出し，こうりゃんを混ぜてせいろ式蒸留機にかける。蒸留残渣には曲を混ぜてふたたびもろみに仕込み，これを5回くり返す。留液はかめに長期間貯蔵して熟成させる。製品のアルコール分は50～60%で，エステルを多く含んで芳香がよい。有名な生産地の白酒は特別な名でよばれており，貴州茅台酒，杏花村汾酒，泸州大曲酒などが例としてあげられる。→ホアンチュウ

はいとうたい　**配糖体**　[Glycoside]　〔定義〕グルコースのC_1の位置の炭素につく水酸基（アノマー水酸基）は反応性がつよく，この-OH基のHは置き換えられやすい。このような糖類のアノマー水酸基のHが炭水化物以外の水酸基と，エーテル状に結合したものを配糖体と総称する。〔グルコシド・ガラクトシド〕この糖がグルコースのときはグルコシド（glucoside），ガラクトースのときはガラクトシド（galactoside）という。グルコシド結合に

は，一般にαおよびβの異性体があるが，自然界に産出する配糖体は，すべてβ-型であり，β-グルコシダーゼによって加水分解されて，糖成分とアグリコンに分離する。〔配糖体の糖成分〕D-グルコースが多いが，そのほかのヘキソース，ペントースの場合もある。〔存在〕配糖体は植物界に広く分布し，植物の花，葉，種子または樹皮などに多い。また，動物の神経や，脳組織中に含まれる。〔配糖体と酵素〕植物の配糖体は，必ずそれを分解する酵素をともなって存在する。しかし，それぞれ別個の細胞のなかにあるので，自然の状態では酵素の作用を受けないが，細胞が破壊されたときや，植物の生長の特定の時期に作用して，配糖体の加水分解が起こる。〔分類〕動・植物界に広く分布するので，系統的な分類は困難とされていたが，最近アグリコンの結合様式により次の四種に分類された。1）O-グリコシド：植物界に広く見いだされていて，狭義の配糖体である。酸または酵素で容易に加水分解されて，糖とアグリコンになる。糖はグルコース，ラムノース，ガラクトースが多い。ペントース，二糖類，グルクロン酸もある。アグリコンは各種のアルコール類，フェノール類。2）N-グリコシド（窒素配糖体）：核酸，補酵素，抗生物質，ビタミンなどのなかに見いだされ，生化学的に重要な物質である。糖はD-リボースまたはD-デオキシリボース，窒素配糖体はメイラード反応で生成する最初の生成物でもある。3）S-グリコシド：わさびやからし菜のシニグリン，しろがらしのシナルビンなどで，から味や苦味の原因となる。4）C-グリコシド：ゆりの苦味，バーバロイン，うるし，ニシキギ科のマンジフェリン，エンジュムシの雌のカルミン酸のように加水分解しにくい配糖体グループ。

ハイドロール　[Hydrol]　結晶ブドウ糖製造の際に，結晶を分離し去った後の糖蜜をいう。〔生成〕でんぷんの酸糖化において，全部のでんぷんをブドウ糖にすることは不可能である。すなわち，一方において加水分解が行われ，ブドウ糖が生成すると同時に，その生成したブドウ糖が再結合して寡糖類（少糖類）を逆合成する反応も進行するため，反応時間の経過とともに，イソマルトースや苦味のあるゲンチオビオースなどの非発酵性の重合糖が生成されることとなる。〔性質〕これらの糖は，一部ブドウ糖の結晶に包蔵されるが，その大部分は結晶母液に溶存する。したがって，この結晶母液すなわちハイドロールは，苦味が強く，食用には不適当であるが，逆合成された糖は酸分解によりふたたびもとのブドウ糖に分離するので，結晶ブドウ糖製造においては，このハイドロールを再糖化，再精製して結晶化を行うことが多い。〔組成〕ハイドロールの組成は，でんぷんの糖化方式，糖液の精製法，結晶方法，分蜜方法など，その工場の機械設備，製造法などにより一定でないが，水分20～25％，総糖分70～75％で，その構成糖の1例は，単糖類40.1％，二糖類28.5％，三糖類4.0％からなるという。酸糖化によるハイドロールの苦味は，接触還元（ラニーニッケル使用）により除去できる。製品はソルビットを主体とした糖アルコールの混合物で，食用とくに製菓用に使用できる。

ハイドロキシプロリン　[Hydroxyproline]　→ヒドロキシプロリン

ハイビスカスしきそ　ハイビスカス色素　[Roselle color, Hibiscetin]　ハイビスカス（別名ローゼル草，*Hibiscas sabdariffa* L.）のがくからとれる赤色色素である。〔製法〕がくをエチルアルコールで抽出し，減圧濃縮して粉末とする。〔成分〕アントシアン系色素で，主成分はシアニジン-3-モノグルコシドである。〔性質〕水，エチルアルコールによく溶ける。アントシアン系色素の特徴として，熱および光に対し退色する。〔用途〕非加熱の食品や，飲料水の着色に用いる。

ハイレトルトさっきん　ハイレトルト殺菌　[High-retort sterilization]　→レトルトパウチしょくひん

パインアップル　[Pineapple]　パイ

ナップルともいう。漢名は鳳梨。パインアップル科に属し，熱帯アメリカ原産。熱帯地方に多く栽培される漿果で，わが国では沖縄で生産されている。〔栽培〕パインアップルは植付け後成熟までに1年半～2年程度かかり，初めの果実は1株に1個，その翌年には1～2個できる。ふつう植え替えは3年周期で行われるので1周期に1本の株から2～3個しかとれない。果実は150個ほどの果実の集合体で果実の表面の凹凸は小花の咲いた跡である。〔品種〕クイーン種，カイエン種，スペイン種，プエルトリコ種，交配種などがあるが，カイエン種のスムースカイエンが有名である。〔果肉〕白色または黄色で繊維が少なく，多汁で甘酸適度でそう快な味をもっている。〔成分〕可食部は80％，主成分は炭水化物（約15％）で，成熟したものは大部分がショ糖，ビタミンC 27 mg/100 g。酸はおもにクエン酸で，1％内外を含む。色素はキサントフィル（xanthophyll）であり，たんぱく質分解酵素ブロメリン（bromelin）を含む。〔用途〕パインアップルはバナナと違って追熟することができず，生果は腐敗しやすい。加工品としては，缶詰としての利用が多い。缶詰製造のとき生じる屑果はジュースの原料となる。アメリカではパインジュースの生産はかんきつ類についで多い。わが国でもパインアップル飲料ベースの輸入によりソフトドリンクが製造されている。

ハウザーしょく　ハウザー食　［Hauser's diet］　アメリカのG. Hauserが提唱した，一種の栄養食事法のことである。彼は，「人の若さの源泉はよい栄養にある」という考えから，独特の若返りのための食事法を考案した。これは，毎日の食事に醸造酵母，小麦胚芽，脱脂乳，ヨーグルト，粗糖蜜の5つの食品を加えるようにすれば，優秀なたんぱく質，豊富なビタミン，ミネラルを補給できるので，健康で長生きができるというものである。

バウムクーヘン　［(独) Baumkuchen］　バウムとは樹木の意で，菓子の切り口を老樹の年輪に似せ，焼き色で層をつくるドイツ菓子。古い時代に，野外で松の木を燃やし，その自然の香りをうつしながらケーキを焼いたといわれる。日本では繁栄や長寿をイメージするものとして，結婚式などの慶事の贈り物として好まれる。焼き上げたものをそのまま樹状に立てると，1 mはあるピラミッド状のデコレーションケーキになる。日本には，第一次大戦の折，捕虜になったドイツ兵士のベーカーが伝えたといわれる。このケーキは，特殊なバウムクーヘンの焼き物器で焼き上げる。オーブンで焼く場合はパウンド型で焼くことになり，樹の年輪のように環状にならないので，この場合は層のケーキ（schicht torte）またはバウムクーヘントルテ（baumkuchen torte）という。〔つくり方〕1）クリーム状にしたバターに砂糖を加えて白く泡立て，これに卵黄を加えてさらによく攪拌し，レモンのおろし皮と汁，ラム，香料を加える。2）卵白は固く泡立て，この1/3量をまず1）に合わせ，小麦粉とコーンスターチを混ぜたものを加え，木じゃくしで軽く合わせたら残りの泡立て卵白を合わせ，泡の多い重いケーキ生地をつくる。この生地は少しずつ使うので，使う分だけを器に分けて，後は冷蔵庫に入れておくとよい。3）バウムクーヘンの焼き物器の構造は，ならんだガスバーナーの上に（古い時代のドイツでは松のたき木を用いた）横に棒状のローラーを取り付け，これがハンドルによりまわるようになっている。バーナーの熱の対流を横方向からローラーにあてる。ケーキ生地をローラーの上に落としてまわすと，生地が平らに0.2 cm厚さにローラーに付き，余分な生地は下の受け皿に落ちる。ローラーについた薄い生地は横からの対流熱にあおられて，きつね色に焼き上がる。受け皿に落ちたケーキ生地に，新しいケーキ生地を合わせてさらにかけて焼く。ローラーは，左右の両端にやや太さの差がある。ローラーを硫酸紙で巻き，あらかじめ等間隔の糸印を付け，その印の部分にケーキ生地をかけて焼く。これをくり返すと次第にケーキの山型がはっきりして1本につながり，5 cm 厚さのリング状のケーキに焼き上がる。ケーキ生地は約20回まわしかけ，1時間半くらいで焼き，1本を仕上げる。仕上げはローラーより抜き，表面に熱くしたあんずジャムを薄くぬり，その上に砂糖衣（Zuckergusz）をかけてケーキの乾燥をふせぐ。一般には一山ごとに切り分けたものをリング状のまま大皿に盛り，これを食卓で好みに切り分ける。このケーキは水分が少なく，日持ちがするうえに，材料配合もよく，味わいのある菓子である。しっとりしたなめらかさがほしい場合は，泡立て生クリームを添えるとよい。

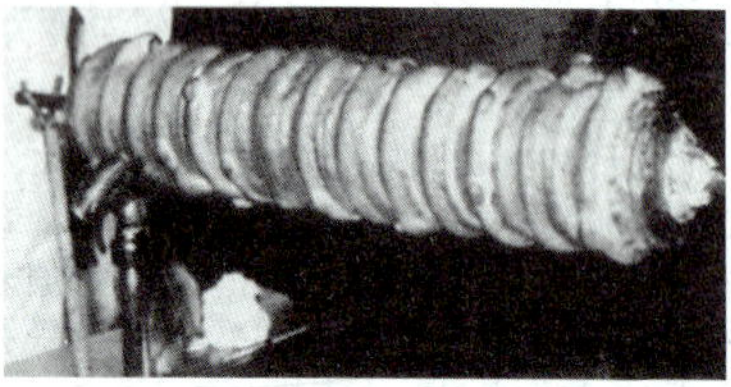

バウムクーヘンを焼いているところ

パウンドケーキ ［Pound cake］〔材料構成〕小麦粉，バター，砂糖，卵の各材料を1ポンドずつ使って焼き上げるケーキであるため，この名がついたといわれる。フランス菓子にはカトルカール（quatre quarts）という菓子があり，1/4 が 4 つという意味があるが，フルーツを入れたり，飾ることはなく，4つの材料の生地のもち味を楽しむ。各材料の使用量が等しいということは，一般のケーキ生地よりバターが多く入ることになるので，バターケーキに分類される。スポンジケーキのような弾力やふくらみはないが，バターが多いので重量感があり，しっとりしていて日持ちがするとともに味は濃厚となる。〔応用〕変形パウンドとして，卵とバターの量を少なくし，その分，牛乳などの水分を加えてつくることもあり，これらは果物の砂糖漬けを小さく刻んで洋酒で漬け込んだものを加えたフルーツケーキにすることが多い。このときには生地が重くなるので，ベーキングパウダーを少量使い，粉は中力粉を用いて焼き上げることが多い。底に模様のついたマンケ型を使って焼くとよいが，多くの場合，長方形のパウンド型に入れる。中火のオーブンで約50分程かけてゆっくり焼き上げ，ケーキの飾りはあまりしないで供される。

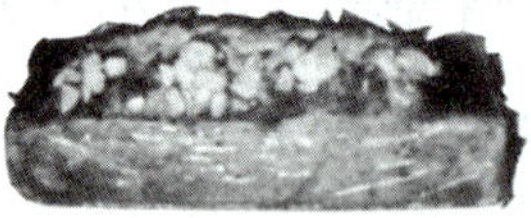

パウンドケーキ

ハエ　蠅 ［Fly］ 双翅目環縫亜目に属する昆虫。〔種類〕日本だけでも数千種のハエがいるが，衛生害虫として重要なハエは約100種類である。おもなものは，イエバエ科に属するイエバエ（*Muscadomestica vicina*），ヒメイエバエ（*Fania canicularis*），オオイエバエ（*Muscinastbulans*），クロバエ科に属するオオクロバエ（*Calliphora lata*），ケブカクロバエ（*Aldrichina grahami*），クロキンバエ（*Phormia regina*），ヒロズキンバエ（*Phaenicia sericata*），ヒツジキンバエ（*P. cuprina*），ニクバエ科のセンチニクバエ（*Boettcherisca peregrina*），ショウジョウバエ科のキイロショウジョウバエ（*Drosophila melanogaster*），クロショウジョウバエ（*D. virilis*）などである。〔形態〕成虫の頭部は半球状で，1対の大きな複眼と3個の単眼がある。触覚は3節からなり，口器には大あごを欠き，小あごもほとんど退化して上唇と下唇と舌状体でなめる口を形成している。幼虫は細長い円錐形で，頭部は尖り，胴部には脚（足）がなくてウジとよばれる。蛹（サナギ）は終齢（3齢）幼虫の皮内につくられるのがハエ類の特徴であり，囲蛹（いよう：puparium）とよばれ，米俵状，黒褐色を呈する。〔生態〕ハエの雌は一生の間に約500個の卵を産む。卵は1日足らずでふ化する。昆虫類のなかでもっとも卵期間が短い。ニクバエは卵胎生で，すでにふ化した1齢幼虫を産む。幼虫は2回脱皮して3齢まで経過し，約1週間で成熟し，乾い

はう

たところに移動して蛹（よう）化する。蛹期間は4～5日，卵から成虫の羽化まで2週間足らずで，羽化後約5日たつと産卵を始める。関東以南では年に10回くらい発生をくり返す。〔ハエの害〕消化器系感染症の病原菌やポリオウイルスを運搬するほか，幼虫が消化管に寄生して蠅蛆（そ）症（ハエ症）を引き起こすことがある。〔防除〕1）発生源を除去したり，施設改善などの環境的駆除，2）殺虫剤散布による幼虫駆除，残留噴霧，直接噴霧，ジクロルボス樹脂蒸散剤による成虫駆除を行う。

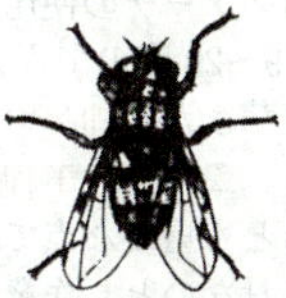

いえバエ成虫

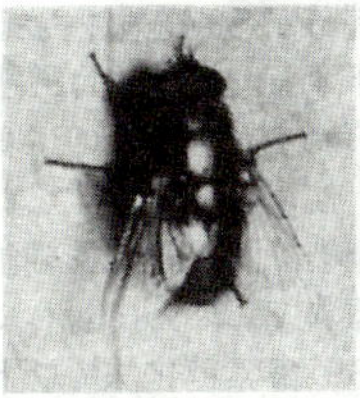

ひろずきんバエ成虫

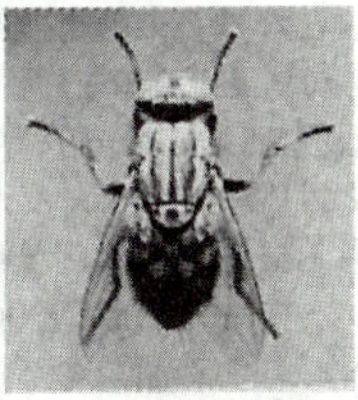

せんちにくバエ成虫

パエリヤ　［（西）Paella］　両手のついた底が平らな浅い鍋（パエリヤパン）で具の多い炊き込みご飯をつくる，スペインの代表的な料理。オリーブ油とサフランと米が不可欠の材料で，具の加え方によりバレンシア風，カステリア風などに分けられる。サフランにより，黄色と味と香りが加えられる。オリーブ油で米や具を炒めてから，ふたなしで炊き上げるので，米は少し芯が残るくらいの仕上がりとなる。上部を具で彩りよく取り分けやすい放射状に飾り，くし型に切ったレモンを添える。レモンの酸味が重いパエリヤによく合う。〔パエリヤのつくり方の一例〕材料：1）魚介類として，エビ（大正エビ，芝エビ，ザリガニ），ムール貝，アサリ，白身魚（ホウボウ，アンコウ），イカ，イワシ，2）肉類として，うさぎ，骨つき鶏肉，豚肉，ハム，ソーセージ，うずら，3）野菜類として，いんげん，アスパラガス，赤ピーマン，マッシュルーム，トマト，そらまめなどが使われる。つくり方：これらの具のうち，大きなものは先にオリーブ油で炒めておき，小さなものは米といっしょに炒めてブイヨンとともに煮立て，約3分くらいして煮汁が少なくなったら大きな具を上に飾る。ブイヨンには貝などのゆで汁も利用し，米の容積の1.6倍を用いる。煮汁がなくなってから中火のオーブンで8～10分焼き，鍋肌が少し焦げるくらいで仕上げる。そのまま食卓の中央に出すが，ごく熱いので，籐（とう）であんだ鍋敷きなどの上にのせ，取っ手は紙ナプキンでおおって出すとよい。日本では1人分のパエリヤもレストランで出されるが，4～8人分をつくる方が味が出るうえ，見ばえもする。各人が皿に取り分け，さめないように食事がすすめられる。

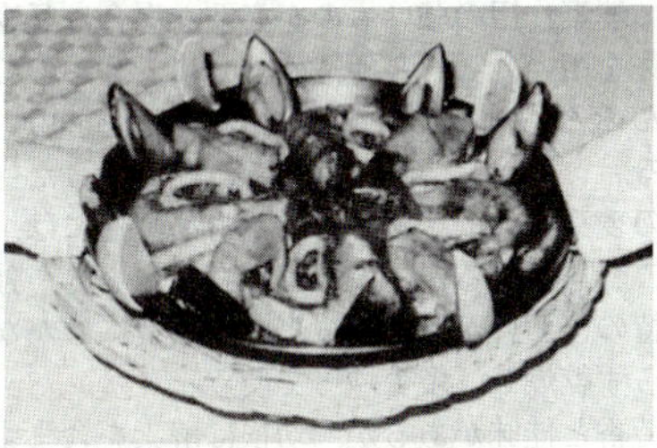

バレンシア風パエリヤ

パオヅマントウ　包子饅頭　→マントウ

バカガイ　馬鹿貝　［Hen clam］　バカガイ科の二枚貝。〔生態〕低三角形状をし，殻長8 cm，幅3.8 cm，高さ6 cmぐらいとなる。淡褐色の地に黄褐色の殻皮をかぶり，褐色の放射彩をもつ。太平洋岸に多く，日本海側には少ない。多少泥の混じった砂地にすむ。ふつう砂底にもぐっているが，ときとして，発達した足を使って跳躍する。産卵期は2～9月。かつて千葉県市原市青柳（旧青柳村）のものが有名だったためアオヤギともいう。〔調理〕肉はややかたいが，すし，吸い物種などとされる。また，貝柱は天ぷら，吸い物種とする。

ばくが　麦芽　[Malt]　大麦に適度の温度と水分を与えて発芽させたものである。発芽にさいして酵素，とくにアミラーゼが強くなるので，麦芽は水あめの製造やビールの醸造に利用される。〔製法〕じゅうぶん水洗した大麦を水に漬けたのち，床上に広げ，ときどき切返しを行って酸素を供給し，熱の蓄積を防ぐ。発芽がじゅうぶんになるには短麦芽で7～10日，長麦芽で7～14日ぐらいかかる。〔短麦芽〕幼芽の長さが粒長の2/3～3/4に達したもので，幼根は粒長の1.5～2倍になる。〔長麦芽〕幼芽が粒長の1.5～2倍に達したものである。大規模に製造するときは特別の設備を備えた発芽カンを用いる。〔利用〕一般に長麦芽は短麦芽に比べてでんぷん量は少なくなっているが，アミラーゼ力は強く，長麦芽を100とすると短麦芽は60ぐらいである。したがって，水あめ，酵素剤のように酵素作用の強いものが必要な場合は長麦芽を用い，ビール醸造のように麦芽中のでんぷんも利用したい場合は短麦芽を用いる。〔緑麦芽〕このようにしてつくった生の麦芽を緑麦芽といい，水あめ製造には，これを用いるが，これは保存性がなく，独特のにおいがあるからビール醸造にはかならず乾燥し，多少炒って使う。〔乾燥麦芽〕芳香と佳味があるが，幼根は酵素を含まず苦味があるので使う前にとり除く。〔成分〕麦芽中にはアミラーゼのほかにプロテアーゼ，インベルターゼ，酸化酵素，フィターゼを含む。アミラーゼのうち，発芽で増加するのはα-アミラーゼで，β-アミラーゼはほとんど増加しない。麦芽プロテアーゼは大麦のたんぱく質を分解し，ビールの味に芳醇味を与え，泡もちをよくする効果を示す。

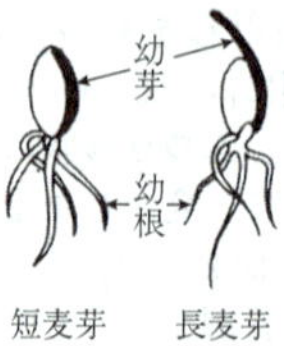

麦　芽

ばくがあめ　麦芽飴　麦芽により糖化してつくったあめである。〔沿革〕日本独特のもので，歴史も古く，平安時代には商品化されていたという。原料には，以前はもち米がもっとも喜ばれ，最高級品が得られたが，うるち米，砕米，こうりゃん，とうもろこし，あわなども用いられた。〔製法〕コーンスターチ，さつまいもでんぷん，じゃがいもでんぷんが原料に用いられるが，コーンスターチの使用量が増えてきた。ボーメ19～20度のでんぷん乳をつくり，これに麦芽または細菌アミラーゼを加えて液化する。この液化工程が麦芽あめ製造作業中もっとも重要な点で，液化が完全に均一に行われないと，作業中に液化に抵抗するでんぷんができて，つぎの糖化が困難となり，未糖化の部分がろ過を阻害するので，製造能率が低下する。液化には，小規模では麦芽が用いられるが，多くの工場では細菌アミラーゼが使用される。すなわちBé18～20°にした精製でんぷん乳に細菌アミラーゼ製剤を，原料でんぷんに対して0.2～0.25％加えてから，酵素糖化法でブドウ糖を製造する際に行われる高恒温連続液化法で液化する。これを糖化槽に移し，56～61℃まで冷却してから，pHを麦芽のβ-アミラーゼの最適条件である5.6～5.8に調製し，乾燥粉砕麦芽を加えて糖化する。糖化時間により麦芽の量を調節する。すなわち原料でんぷんに対して，3時間糖化では0.9％，5時間で0.5％，8時間で0.3％などである。糖化液をろ過してから，97～98℃に30分ぐらい保つと，たんぱく質を含む不純物（あく）が浮いてくるので，これを金網ですくいあげる。この操作をあくとりといい，これを2～3回くり返すと，糖化液の最初の黒みがかった色が，淡黄色の澄んだ色になってくる。これを真空蒸発缶で濃縮して，5ガロンカンに包装して製品とする。〔用途〕麦芽あめは酸糖化あめに比較して独特の風味があり，粘度が高いの

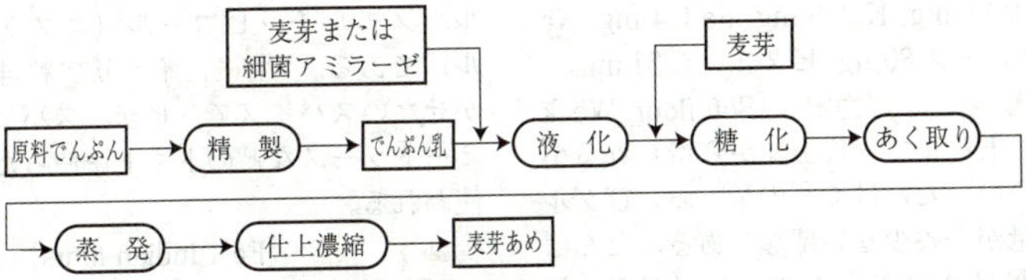

麦芽あめの製法

で，製菓原料として各方面に利用される。とくにキャラメルの原料として，風味のほかに夏期にキャラメルが溶けて，形がくずれる現象を防ぐ効果があるために，絶対に必要である。→マルトース

ばくがとう　麦芽糖　→マルトース

はくさい　白菜　[Chinese cabbage] アブラナ科に属し，中国原産。明治になって栽培されたが，全国的に栽培されるようになったのは大正末期である。〔品種〕葉の結球性から，結球はくさい，半結球はくさいに分けられ，現在市場に出ている品種は芝罘（チーフー）はくさい，山東はくさい，包頭連（パオトーレン）はくさいを交配させてつくったものが多い。〔産額〕生産量は，年間約90万tである。〔栽培〕夏場の平均気温20℃前後の冷涼地がよく，ふつう8月中～下旬に種子をまいて10～12月に収穫されるが，春まき，秋まきのものもある。〔産地〕長野，北海道，茨城・群馬などの関東，東北に多い。〔用途〕柔らかで繊維が少なく，漬け物として喜ばれる。漬け物にはとくに愛知はくさいのような結球性で，晩生種のものがよい。漬け物としては，塩漬けのほか，ぬか味噌漬け，麹漬け，キムチ（朝鮮漬け）などがある。鍋物など，煮物にも利用される。〔成分〕はくさいの栄養的価値はキャベツに似ており，たんぱく質のアミノ酸組成もよい。ビタミンCを多く含み，塩漬けにしても相当残っている。

はくしょくレグホーン　白色レグホーン　→さんらんけい

パクチョイ　白菜　中国野菜。青軸パクチョイは青梗菜（チンゲンサイ）または単にパクチョイともいい，日本のたいさいのもとともいわれ，小白菜の一種である。葉は卵円や楕円形で，肉厚，緑色か濃緑色。葉柄は白色が淡緑色。最近は，全国的に栽培されている。あくがなく，炒め物，塩漬けなど，広く用いられる。白軸パクチョイは白梗菜（パイゲンサイ）ともいわれ，葉柄が純白色で，品質が優れている。〔成分〕チンゲンサイは100 g中，水分96.0 g，たんぱく質0.6 g，炭水化物2.0 g，ビタミンA 170 μgレチノール当量，ビタミンC 24 mg。

バクテリア　→さいきん

はくまい　白米　[White rice, Polished rice]　白米は玄米を搗精機によって精白（搗精）し，ぬか層と胚芽を除去したもので，精白米ともいう。〔歩留まり〕玄米中の外皮および胚芽の割合はそれぞれ5%および3%程度であるから，白米の歩留まりは理論的には92%になるが，市販されているものは90%がふつうである。〔成分〕白米は炊き上がりの食味がすぐれ，消化もよいが，B_1含量は100 gあたり0.02 mg，Ca含量は3 mg程度と少ない。〔強化米〕ビタミンB_1，ビタミンB_2を添加した米。通常の白米に混ぜて炊き，B_1の不足を補うことができる。→こめ

はくらん　白藍　はくさいとキャベツの種間交雑により人為的につくり出した新型の野菜である。外見ははくさいに似ているが，食味は水分が多く，甘味があり，キャベツに似ているので，サラダなどの生食に適している。また，漬け物や煮物，炒め物にも使え，用途は広いが，現在はほとんど生産されていない。〔成分〕100 g中，水分94.0 g，たんぱく質1.2 g，炭水化物4.2 g，食物繊維0.6 g，灰分0.6 g，Ca

38 mg, P 34 mg, K 250 mg, Fe 0.4 mg, Na 2 mg, カロテン 80 μg, ビタミン C 31 mg。

はくりきこ　薄力粉　[Soft flour, Weak flour]　主として軟質小麦から得られる小麦粉をいい，たんぱく質の量，およびグルテンの量が一番少ない部類である。たんぱく質含量は 8〜9%，グルテン（湿ぷ）量は 20% ぐらいで，グルテンの性質は非常に弱く，アメリカのウエスタンホワイト小麦から得られる小麦粉は，わが国で生産される代表的な薄力粉である。〔用途〕ビスケット，洋菓子，でんぷんなどに用いられ，ときにうどんの色を白く仕上げるために中力粉に混ぜて用いる。灰分の多いものは皮部が多いので，品質の低い菓子に向けられる。→こむぎ，こむぎこ，なんしつこむぎ

ハサップ　[HACCP]　危害分析（hazard analysis）重要管理点（critical control point）と訳される。食品の衛生管理手法のひとつ。五つの手順，七つの原則からなる。〔五つの手順〕チームの編成→製品の記述→使用用途の記述→製造工程図，図面，SSOP などの作成→現場での確認。〔七つの原則〕危害分析→重要管理点の設定→管理基準の設定→モニタリング方法の設定→改善措置の設定→検証方法の設定→記録と保存手順の設定。食品衛生法第 7 条 3 項に規定する総合衛生管理製造過程も，考え方は HACCP である。HACCP はアポロ計画における宇宙食の衛生確保手段として開発された。それまでの最終製品の抜きとり検査では，全数の衛生を保証することにならない。そこで，製造の過程を管理することにより，最終製品の衛生を保証することにしたのである。HACCP の考え方は，家庭での調理にも適用できる。

バジル　[Basil]　シソ科の一年生草。〔産地〕原産地はインド，アフリカで主産地は北地中海沿岸，アメリカ，モロッコ。〔収穫法〕開花直前に葉およびやわらかい茎部を刈り取り乾燥させる。〔成分・香味特徴〕特有の高貴な甘い匂いがしてかすかなから味がある。精油の主成分はリナロール，メチルチャビコール（エストラゴール）である。〔用途〕イタリア料理には欠かせないスパイスで，ピザ，スパゲッティミートソースなどのトマトを使った料理に使われる。

はす　蓮　[East Indian lotus]　スイレン科に属し，インド原産。れんこんははすの地下茎で，池沼や水田で栽培され，比較的暖地によいものができる。秋から冬が食べごろである。〔品種〕食用種として在来種と中国種があり，中国種（支那白花，備中など）が多い。〔産地〕れんこんの生産は茨城が全国の半分ほどを占め，徳島，愛知なども多い。〔成分〕れんこんの炭水化物（約 15%）はおもにでんぷんよりなる。アスパラギン，アルギニン，チロシン，レシチンも含まれ，ビタミン C は 48 mg/100 g ある。〔用途〕煮物，揚げ物，酢の物，福神漬けの材料などに用いられる。水煮缶詰もある。

バスージゴワ　抜絲地瓜　さつまいもにあめをからめたもの。点心の一種。熱い砂糖あめを素揚げにしたさつまいもにからめ，そのあめが糸を引く状態になったものをいう。熱いので，必ず冷水を入れた器を添えて供す。熱いいもをサッと冷水にくぐらせ，さまして食べる。材料としては，さつまいものほかに，ぎんなん，山いも，栗なども用いる。〔バスージゴワのつくり方の一例〕材料（5〜6 人分）：さつまいも 200 g，砂糖 70 g，ラード大さじ 1，揚げ油。 つくり方：さつまいもは皮をむき，乱切りにして水につけ，あくを抜く。水気を拭き，160℃ ぐらいの油で焦がさないように揚げる。170℃ でとり上げ，さめないようにしておく。鍋に砂糖，ラード，水少量を入れて火にかけ，140℃ になったときに先の揚げたいもを加えて混ぜ，あめをからませる。あめが固くなったら弱い火にかけてゆるめ，ラードをぬった皿に盛る。熱いうちに供卓する。砂糖の結晶ができないように注意する。食酢や水あめを加えると結晶化を防ぐ効果がある。

パスタ　[（伊）Pasta]　マカロニ，ス

パゲッティのように，小麦粉を原料とする洋風の麺類を総称する名称である。原料はデュラム小麦が用いられる。管状のものの代表がマカロニ，棒状のものの代表がスパゲッティである。それぞれロング，ショート，スモール，特殊製品といった形状による分類が行われ，なかには，必ずしも麺状でないものもある。ロングマカロニ，スパゲッティ，極細のバーミセリー，帯状のヌードルはロング製品で，長さ 25 cm 内外のものである。カットマカロニと総称されるエルボ，シェル，ホイールなど，長さ 4～5 cm のものがショート製品である。スモール製品はスープに入れるもので，形はさまざまあり，アルファベットのほか，星の形のステラ，リング状のアネリーニなどがある。また，特殊製品として麺帯をいろいろな形に打ち抜いたもの（ボローニャ製品といい，蝶型，きのこ型など）や糸巻き状にまとめたマタッセ，鳥の巣のようなネスト，ギョーザのようにパスタ生地でチーズなどを包み込んだラビオリなどがある。
→マカロニ

はすのみ　蓮の実　インド原産のスイレン科の多年生草本の実をいう。中国料理や和菓子などで用いられる。乾燥成熟粒ではたんぱく質 19％，炭水化物 63％を含み，炭水化物は主としてでんぷんである。〔栽培〕はすは池沼，水田などに栽培される。その地下茎は，地中深く蔓延し，肥大な根茎をなす。〔性状〕はすの実は未熟な間はやわらかく甘味があり，皮をむいて生食するが，秋になって成熟すると石のようにかたくなる。〔用途〕乾燥して砂糖漬けとし，和菓子ではようかんなどに利用され，はすの実かんなどといわれている。なお，根茎はれんこんといい，料理用として広く用いられる。

ハゼ　沙魚　［Goby］ハゼ科の魚の総称。〔種類〕マハゼ，ウキゴリ，ウロハゼ，キヌバリなど多くの種類がある。〔生態〕日本全国いたるところの淡水，海水または淡鹹水の混ざり合うような場所にすんでいる。しかし，ふつうハゼといえばマハゼのことをさしている。マハゼは北海道南部から九州までの沿岸または河口付近にごくふつうにいる魚で，頭，口が大きく，体はあめ色を呈する。体長は 20 cm 程度。大型のものはヒネハゼとよばれる。〔産地〕秋田，茨城で多く獲れる。貧食性の魚のため釣の対象によい。〔調理〕肉は淡泊なうま味をもつので天ぷら，刺身，甘露煮，昆布巻きなどとして喜ばれ，また，焼き干したものはだしをとるのに使われる。

はぜとうもろこし　→とうもろこし

パセリ　［Parsley］セリ科に属し，オランダぜりともいう。ヨーロッパ，アフリカ原産。〔産地〕長野，千葉が多く，ついで茨城，静岡などでつくられる。〔用途〕一種の香気を有する葉菜で，洋食に広く用いられる。ふつうは装飾付け合わせとして，美しい色彩を添えるのに用いられるが，みじんにきざんで料理にも用いられる。〔成分〕ビタミン A, C がとくに多く，100 g 中，A は 620 μg レチノール当量，C は 120 mg を含む。また Ca 290 mg, Fe 7.5 mg とかなり多い。香気成分はアピオール（apiol），ミリスチン（myristicin），ピネン（pinene）などの精油成分による。アピイン（apiin）というフラボン配糖体も含まれる。

バター　［Butter］バターは牛乳より分離したクリームの水と脂肪のエマルションを O/W から W/O 型に相転換させ（churning），練圧（working）して調製する。乳等省令では「バターとは生乳，牛乳又は特別牛乳から得られた脂肪粒を練圧したものをいう。」と定められている。また，乳脂肪分 80.0％以上，水分 17.0％以下，大腸菌群陰性である。〔歴史〕バターは，紀元前 2000 年ころからギリシア，ローマ，エジプトなどでもつくられていたが，当時は牛乳を静置して浮上してくるクリームを集めて製造していたので生産量はごくわずかであって，祭礼などの際に食用するにすぎなかった。いちじるしい発酵臭をともなうもので，むしろ薬味や香辛料として珍重されたものと考えられる。そのほか，頭髪や皮ふに塗ったり，やけどに対する外用薬としての用途もあったといわれ，いずれにしても貴重品であったことは間違いない。食品として用いられるようになったのはフランスでは6世紀ころからだといわれる。1870年代に遠心分離法によるクリームセパレーターが乳業に導入されて以来，消費は急増した。しかし，当時は，冷却設備が不十分であり，クリームは保存中にそのなかに含まれる乳酸菌の作用により発酵して酸性クリームとなり，製品はほとんどすべて発酵バターであった。スイートクリームを原料とした未発酵バターがつくられるようになったのは，ずっと後のことである。このように，クリームの発酵が自然発酵だったために製品の風味は一定しなかったので，技術の進歩とともに，クリームを殺菌後乳酸菌スターターを接種する方式に変わってきた。デンマークでは，1891年にはスターターを使用したバターは全体の4％にすぎなかったが，1894年には84％に達している。〔製法〕牛乳からクリームを分離して必要ならば中和して酸度を0.2～0.25％に調整した後，殺菌・冷却する。冷却の温度は未発酵バターでは5℃以下とし，発酵バターでは発酵温度までとする（通常18～21℃）。乳酸菌スターターを5～10％加えて2～6時間行う。発酵後にクリームを冷却して次のチャーニングのときまで保っておく。これをエージング（aging）という（未発酵バターでは殺菌後冷却してすぐエージングに入る）。通常，ひと晩放置して12時間以上保つ。チャーニングによりバター粒とバターミルクの2相に分かれる。バターミルクを排出してバター粒のみを集め，水洗いした後，ワーキングして製品とする。1930年代の後半に入ってからこのチャーニングとワーキングを連続的に行う連続式バター製造装置が導入されるようになり，大量生産に貢献している。連続式装置はチャーニング・ワーキングを連続式に数分間で行う（通常は1時間半かかる）Fritz式（Contimab式ともよばれる）と80～82％のプラスチッククリームを調製した後，冷却して相転換させる方法（アルファ法）の二種に大別される。〔種類〕バターの種類は多くはない。食塩を加えたものを加塩バター，加えないものを無塩バターという。加塩は一般にワーキングの際に行う。これと前述の発酵バター（sour cream butter）と未発酵バター（sweet cream butter）を組み合わせると，加塩発酵，加塩未発酵，無塩発酵および無塩未発酵の四種類になる。欧米では加塩発酵および無塩未発酵バターが大部分であるのに対して，わが国では小売用はほとんどが加塩未発酵バターである。〔バ

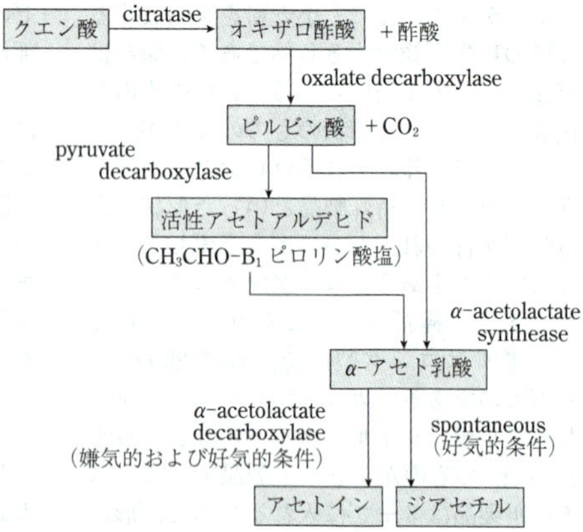

アセトイン，ジアセチルの生成経路

バター中のジアセチルとアセトインの分布

バターの状態	ジアセチル（ppm）	ジアセチル＋アセトイン（ppm）
バター	0.56	14.84
バター脂肪	0.52	5.14
バターセーラム	1.24	61.1
未洗浄バター	1.69	9.30
洗浄バター	0.86	3.78
未発酵バター	0.2 以下	0.36 以下
市販バター（ドイツ）	0.34 ～ 1.66	3.73 ～ 20.2

ターの香気〕古くは自然発酵による香気であったが，現在ではほとんど香気生産性スターターを使用するようになっている。スターターはそのなかに含まれる風味生産菌の種類により，次の三種類に分けられる。1) 風味生産菌として *Leuconostoc* 属のみを含むもの，2) 風味生産菌として *Streptococcus diacetilactis* のみを含むもの，3) 風味生産菌として *Leuconostoc* 属および *S. diacetilactis* の両方を含むもの。風味物質の代表としてはジアセチルおよびアセトインをあげることができる。ジアセチルは，1928年に初めて乳酸菌を滅菌乳に培養した際の代謝生産物として見いだされ，1929年に発酵バターのおもな風味成分として認められた。一方，アセトインは，ジアセチルのケト基が1個還元された構造を有し，温和な風味を示す。ジアセチルとアセトインの始原物質はクエン酸であって，アセトインおよびジアセチルの生成経路は図示したとおりであって *Leuconostoc* 属にも *S. diacetilactis* にも共通である。なお，これらの乳酸菌は菌の発育増殖のさかんなときは細胞内にとり入れたクエン酸は細胞の構成成分として利用するが，菌の増殖が抑えられたときにはやむを得ずジアセチルまたはアセトインに変化させて細胞外に排出するものである。したがって，酸生産性の高い乳酸菌と共生させて増殖を抑えることが必要であり，風味化合物の生産は細菌自体のもつ一種の解毒作用であると考えられる。バター中のジアセチルとアセトインの分布については，表のとおりである。国産加塩発酵バターのジアセチル含量は0.3 ppm程度である。未発酵バターの芳香は主として乳脂肪，すなわちトリグリセリドとほんのわずか含まれている遊離脂肪酸によるものである。〔色〕夏の青草時期には黄色であるが，冬期にはβ-カロテンが少なくなるので色が薄くなって白っぽくなる。したがって，年中色調を一定にするために天然色素アナトー（主成分はビクシン）の添加が行われていたが，最近では，ナチュラルな色調の製品が主流になっている。

バターイエロー　[Butter yellow]　Oil Yellow B ともいわれる油性黄色タール色素。本体ジメチルアミノアゾベンゼン (DAB) は，1936年に木下良順によってラットに対する経口発がん性が実証され，以来，代表的化学発がん（肝）物質として知られている。

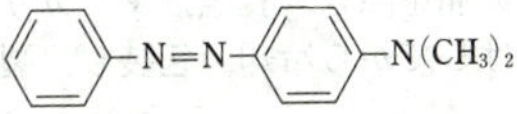

ジメチルアミノアゾベンゼン

バターオイル　[Butter oil]　バターを温めて融解してから静置し，必要があればろ過して乳清の部分を除いた後，遠心分離して脂肪以外の不純物を除く。これを殺菌した後，ふたたび遠心してじゅうぶんに脱水して得られるものである。あるいは，クリームを殺菌した後，再遠心分離して80％脂肪のプラスチッククリームとし，これを冷却しつつ転相機で相転換を行ってバターの形にし，静置して乳清の部分を除き，さらに遠心分離して純度を高めて得る方法もある。ただし，いずれの場合にも，水分を0.1％以下にするには減圧乾燥することが必要である。減圧乾燥の際に空気も除かれ，保存性は一段と向上する。バター脂肪の貯蔵方法としては，バターよりもバターオイルのほうがはるかにすぐれている。製菓，アイスクリーム製造，還元乳調製などの原料として用いられる。乳等省令では，水分0.5％以下，乳脂肪分99.3％以上，大腸菌群陰性と定められている。インドでは，水牛乳からつくったギー (ghee) とよばれるバターオイル様食品（牛乳やヤギの乳を原料としてつくることもある）が，重要な食用油脂源として利用されている。

バタースカッチ　[Butter scutch]　ハードキャンディの一種。ドロップとほとんど同じ煮詰温度で仕上げるが，バターを4〜6％配合し，風味にすぐれ，比較的歯もろい特徴をもったキャンディである。→ドロップ

バターピーナッツ　[Butter peanuts]

はた

フライビーンズの一種で，落花生を揚げて調味したものである。〔製法〕湿式法と乾式法があるが，湿式法が一般的である。原料落花生を渋皮とり機にかけて渋皮をとり，ついで乾燥機にかけて，落花生の表面に付着している水を除く。これを140～160℃の揚げ油で5～8分揚げ，遠心分離して過剰な油を除き，食塩，マーガリンなどで味付けしてから冷却，包装し，製品とする。

バターフレーバー [Butter flavor] ダイアセチール（diacetyl）より製造された人工香料である。〔種類〕本来はマーガリンの賦香料としてつくられたが，現在，市販されているものには，マーガリン専用のものと，そのほか菓子用のものの二種がある。〔マーガリン用〕油脂臭を防ぐためにはよいが，耐熱性の劣るものがあり，残香がクセの強いものである。〔菓子用〕油脂臭を防ぐ力はそれほど強くないが，果実香に近いものなどがある。このため，両者を適当に併用すると，食品の賦香効果がよいとされている。

バターミルク [Butter milk] クリームからバターを製造するとき，チャーニング工程においてバター塊から分離されて残る液体である。バターが甘性クリーム（sweet cream）あるいは，牛乳から製造される場合，バターミルクは実際上，脱脂乳とほとんど異ならない。もし，チャーニングされる牛乳，あるいはクリームが酸性，あるいは発酵しているならば，そのときは脱脂乳より乳糖がいくぶん少なくなる。脂質とビタミンA含量とが少ない以外は，バターミルクはほとんど牛乳と同じ組成と栄養価とを有する。牛乳あるいはクリームが攪拌されるとき，脂肪球に関連あるリン脂質の大部分がバターミルクに回収されるため，リンを含む食物（phosphorus-bearingfood）として，その価値を増す。バターミルクは胃のなかで容易に凝固し，形成される小さいカードは消化がよい。〔カルチャード〕発酵バターミルクともいう。脱脂乳に乳酸菌を接種し，発酵させてつくる。乳酸菌スターターとしては，酸生成菌と香気生産菌を併用することが多い。バターミルクの組成は表のようである。〔用途〕バターミルクは，乾燥させてパン製造，あるいは動物飼料などに用いられる。発酵バターミルクは香気のすぐれた発酵乳である。

はだかぶし　裸節　かつお節の製造工程中，焙乾の終わった荒節の表面に浸出した脂肪，焙乾中に付着したタール分を，小刀やグラインダーでけずりとった状態の節のことで，赤むきともよぶ。かつお節の形をととのえると同時に，表面をなめらかにしてかび付けに好適な状態にする。そのままパック詰めのけずり節の原料として用いることが多い。→かつおぶし，けずりぶし

はだかむぎ　裸麦 [Naked barley] 大麦の一種であるが，脱穀したときにふつうの大麦（皮麦）と違って稃（ふ）が簡単にとれ，小麦粒のように裸の粒になるから，このようによぶ。〔栽培〕西日本に多い。〔1,000粒重〕裸麦の1,000粒重は約20～30 g内外で，皮麦の20～35 gよりやや低い。〔押麦〕裸麦を搗精して皮をけずりとったのち，皮麦同様蒸熱，圧扁して押麦として食べる。〔歩留まり〕稃がないため歩留まりは皮麦より高く，75％程度である。→おおむぎ

ハタハタ　鱩，鰰 [Standfish] ハタハタ科の魚。〔生態〕体にはウロコがなく，背中側は褐色を呈し，淡褐色の斑紋があり，腹部は白色となる。日本海および北

バターミルクの組成

	水分 %	たんぱく質 %	脂質 %	乳糖 %	灰分 %	乳酸 %
甘性ミルクのとき	91.25	3.00	0.55	4.40	0.73	0.04
酸性ミルクのとき	91.70	3.00	0.65	3.40	0.65	0.60

太平洋に広く分布する。〔産地〕とくに北海道の釧路，日高，留萌と兵庫，鳥取，秋田で多く漁獲されてきたが，近年激減している。〔産卵期〕11月下旬～12月上旬。産卵期には沿岸の浅いところに群をつくって集まり，海藻に卵を産み付けたのち，沖合に去る。〔呼称〕産卵期のころ北国ではよく雷が鳴るところから，カミナリウオともいう。新潟ではシマアジ，京都ではアオアジという。〔調理〕秋田県人はハタハタを食べぬと冬が来た気がしないといって賞味する。淡泊な味の魚で天ぷら，煮付け，塩焼き，素焼き，すし，味噌汁，うしお汁，酒粕汁，干物，塩辛などに向く。また，ハタハタからつくる魚醬油の一種であるしょっつるおよびその鍋は名高く，これにもハタハタを入れる。このほか，味噌漬け干しもおいしい。これをつくるにはハタハタを2～3か月塩水に漬け，体に付いている粘液を除き，頭，ヒレ，尾を切りとり，味噌を平らにして紙を敷き，その上にハタハタを1尾ずつ並べ，紙でおおい，また，味噌をおく。このようにして3～4日漬けた後，軒下に2～3日つるしてから焼いて食べる。〔由来〕秋田ではハタハタの卵をブリコとよんでいるが，これは徳川時代，秋田藩主佐竹侯が水戸に住んでいたころ，ブリを食べて正月を迎えていたが，秋田に移ってからはブリが食べられなくなり，やむなくハタハタをその代用としていた。家中のものはハタハタの卵にブリコという名を付け，みずからを慰めたところから，この名が生まれたという。また，旧幕時代にハタハタの漁獲を禁じられたことがあり，漁夫はハタハタをブリの子であるといって獲ったところから，この名が付けられたともいう。〔ハタハタの卵〕秋田県人は，このハタハタの卵を必ず正月に食べる。ハタハタの卵は淡緑褐色を呈し，卵殻が厚いため，かむとパチパチと音がする。卵は煮て酒粕汁，味噌汁などとし，また，煮しめにするほか，生のまま生醤油，海苔をかけて食べると美味である。→しょっつる

はちのこ　蜂の子　ジバチ（地蜂）ともよばれるクロスズメバチの幼虫で，よく肥大し脂質に富んでいるので食用として珍重される。長野県の特産で，味付け缶詰が製造されている。

はちのす　[Reticulum]　牛の第二胃，絨毛（じゅうもう）が蜂の巣のようなひだになっていることから名付けられている。蜂巣胃ともいう。

はちみつ　蜂蜜　[Honey]　ミツバチが草木の花の蜜線から花蜜を採集し，冬季の食物として貯蔵したもの。〔成分〕主成分は果糖およびブドウ糖であって，そのほか，ショ糖，たんぱく質，ギ酸，乳酸，リンゴ酸，色素，芳香物質，ゴム質，ろう質物，無機物など少量含む。純良品は透明で独特の香気がある。〔種類〕蜂蜜は原料となる花の種類によって，色，香味，品質にそれぞれの相違がある。ミツバチが採蜜する植物は，はぎ，なたね，れんげ（紫雲英），そば，かんきつ類，クローバー，ニセアカシア，オレンジ，セージ，スイートピー，アルファルファなどである。〔採蜜〕蜜の採取は春季，蜂の集蜜のさかんなときを見はからって行う。蜂が1kgの蜜を得るためには，560万個の花々が必要といわれ，女王蜂を中心とする1群の蜂の採蜜量は10～13kgである。〔用途〕大部分がテーブルシュガーであるが，業務用としてチョコレート，キャンディ，カステラ，ようかんなどに，風味と色沢を良好にする目的で用いられる。〔良否鑑別法〕1）色相：純良な蜂蜜は，ほとんど透明で微黄色であるが，品位の落ちる蜂蜜は黄赤色を帯び，暗色のものは下級品である。2）香り：香気が芳醇で臭気のないものを良品とする。3）粘稠度：水あめに近い粘稠度を有すること。4）味：爽快な甘味を有し，かすかに酸味を感じても，刺激性がなく，舌ざわりのなめらかなものを良品とする。5）比重：1.410～1.470を良品とする。〔組成〕水分20.0，ブドウ糖36.20，果糖37.11，ショ糖2.63，たんぱく質0.2，灰分0.1%，そのほかの有機物0.58%で，果糖はブドウ糖よりいくらか多いのがふつうである。

〔使用法〕蜂蜜は，冬季においては結晶し，夏季においては液体状になるため，そのときどきに応じて加減して使用することが必要である。

はっか　薄荷　[Mint]　シソ科ハッカ属の多年草の総称。交雑し易く，品種・種類が多い。学名は種によって異なる。日本で栽培されていたものを和種はっかという。葉と茎の精油成分（メントールなど）が香料・医薬材料として利用されている。

ばっかく　麦角　[Ergot]　小麦の生育中に麦角菌が繁殖して黒色に変じた麦粒をいい，有毒である。〔止血作用〕この毒素には止血作用がある。〔発生〕わが国ではほとんど発生をみないが，外国ではしばしばみられる。そのため，輸入小麦中には麦角が混入することがあり，検査規格によって混入を防いでいる。

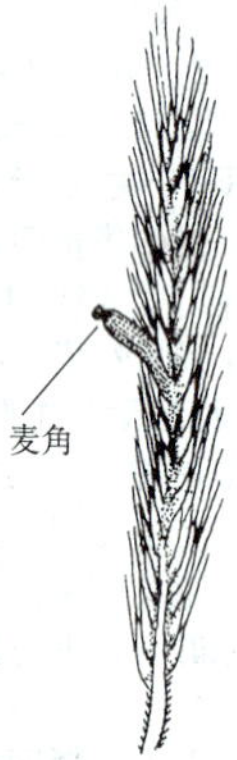

麦　角

はつがげんまい　発芽玄米　[Germinated brown rice]　玄米を1～2日水に浸けてわずかに発芽させ乾燥させたもの。発芽によりでんぷん，たんぱく質，脂質などの一部が分解し，やわらかくなっている。またγ-アミノ酪酸（GABA）含量が玄米の3～5倍になる。→がんまアミノさん，げんまい

はつがぼうし　発芽防止　[Sprout inhibition]　いも類，玉ねぎなどの塊根，塊茎野菜の保存期間を延長するためにとられる方法。塊根，塊茎野菜は秋に収穫された後，一定の休眠期間を経て春に発芽する。このため，春以降は不足がちになるので，なんらかの方法で，つぎの収穫時期までの供給を確保する必要がある。一般には低温保存法がとられるが，種類によっては完全ではないので，薬剤，放射線照射などの方法が併用される。日本では薬剤処理法は許可されておらず，じゃがいもの発芽防止にのみ，γ線による放射線照射が許可されている。現在は保存性のよい品種の育成，低温保存法の改善などによって解決がはかられている。欧米では，輸出入，域内流通による対応，薬剤処理などが行われている。

はっかゆ　薄荷油　[Peppermint oil, Mint essence]　はっかはミント，あるいはマント（menthe）ともいう。香りの高い草木で種類が多く，いずれの種類でも，はっか油が含まれている。〔成分〕はっか油の主成分はメントール（menthol）といい，口中に冷涼感を与える。〔用途〕この草花からは，はっか脳というカンフルを抽出する。マント香料や，リキュール酒などに香りをつけるのに用いられる。一名をペパーミントともいい，その利用はヨーロッパでも古くから行われ，さまざまな食品に普及している。洋菓子に使用する際には，1割ぐらいのはっか油を50度のアルコールに混合させて使用する。はっか油の良品は無色透明で，淡黄色や淡緑色に着色しているものは粗悪品とされている。〔産地〕わが国では北海道，東北地方で栽培され，広く香味料として使用されている。はっか脳（メントール）はアメリカやインドへ，はっか油（ペパーミント・オイル）はヨー

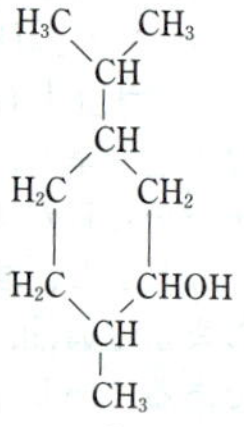

メントール

ロッパおよび東南アジアへ輸出されている。

はつがんぶっしつ　発がん物質

[Carcinogen]　実験動物に投与したときに，なんらかの悪性腫瘍（一般にはこれをがんと称している）を発生させる可能性のある化学物質を発がん物質という。白血病など，ウイルスが原因となるがんも知られているが，ウイルスは化学物質ではないと考えられる傾向があるため，発がん物質の範囲には入らない。〔発がんの２段階説〕発がんの過程，機構については未だ不明な点が多いが，近年，発がんの過程には，初発段階（イニシエーション）と促進段階（プロモーション）の２段階の過程が含まれているとする考えが受け入れられている。初発段階は，正常細胞のDNAに傷が付く段階であり，その細胞はまだがん細胞に転化していないが，促進段階ではそれら細胞ががん細胞に変化するものと考えられている。初発段階を誘起する物質を発がんイニシエーターといい，促進段階を誘起する物質を発がんプロモーターといっている。通常の発がん物質はイニシエーターとプロモーター両方の作用をあわせもつため，その物質単独でがんを発症させることとなる。〔有名な発がん物質〕1）かびの産生する毒素：アフラトキシン，ステリグマトシスチン。2）植物に含まれるもの：サイカシン，ピロリジンアルカロイド。3）食品の調理，摂取過程で生じるもの：ニトロソ化合物（ジメチルニトロソアミン，そのほか），ベンツピレン，アミノ酸を焦がして生じたもの（Trp-p-1, Trp-p-2, Glu-P-1, Glu-P-2）。4）薬剤：アクチノマイシン，ウレタン。5）タール中の成分：ベンツピレン，ジベンツアントラセン（DBA），ジメチルアントラセン（DMBA）。6）アゾ色素：オルトアミノアゾトルエン（OAT），ジメチルアミノアゾベンゼン（バターイエロー，DAB）。7）芳香族アミン（工業用色素として開発された）：ナフチルアミン，ベンチジン。8）無機物質：As, Cr, Ni, Cd, Be, アスベスト。

はっこう　発酵

[Fermentation]　発酵とは，湧くという現象に付けられたことばで，糖液を自然に放っておくと，やがて液からさかんに泡が発生し，泡が表面をおおうようになる。この現象を発酵という。この場合，発生しているガスは二酸化炭素（炭素ガス）であるが，近ごろでは酢酸菌によるアルコール酸化のように，二酸化炭素が発生しない場合も発酵とよぶ。〔定義〕発酵とは，微生物の作用およびその分泌する酵素の作用によって，有機化合物が酸化，還元または分解，合成されて別の有機化合物になる化学変化をいう，と定義することができる。〔呼称〕一般に，最終生成物の名称を付けて，アルコール発酵，乳酸発酵，酢酸発酵，アミノ酸発酵などというが，原料の名をとって，セルロース発酵，ペクチン発酵などということもあり，また，その機構から酸化発酵，嫌気発酵ということもある。〔発酵と腐敗〕よく対比されることばであるが，いずれも厳格な学問上の定義はなく，腐敗とは，一般にたんぱく質の分解に由来する不快な悪臭を有する物質を生成する場合をいう。しかし，これにも例外があり，要するに，人に有益な変化をもたらすときに発酵といい，不利あるいは有害な作用をなす場合を腐敗という。発酵も腐敗も，微生物からみれば，いずれも物質代謝現象であることになんら差はなく，一般には，たんぱく質，脂質の代謝現象は腐敗に数えられるものが多く，炭水化物の代謝には発酵と認められるものが多い。

はっこうしょくひん　発酵食品

[Fermented food]　微生物の生理を利用し，香味をよくした食品をいう。〔沿革〕東洋，とくにわが国は，気温，湿度が微生物の発育に適しているので，古くから麹菌をはじめとする微生物の発酵を利用する醸造がひろく行われてきた。発酵食品は，調理した食品に天然に存在する微生物が付着発育し，その分解合成作用によって新たな味や香りをつくり出すことを積極的に利用することに始まり，有用菌の選択と有害菌

発酵食品の分類

食品名		主要原料	主要微生物
〔I〕酵母を単用するもの	ビール	大麦	ビール酵母
	ワイン	ぶどう	ワイン酵母
	果実酒	果実	酵母
	蒸留酒	穀類，果実	酵母
	食用酵母	廃糖蜜	トルラ酵母
	パン	小麦粉，ライ麦	パン酵母
〔II〕かびを単用するもの	かつお節	カツオ	麹かび
	テンペ	大豆	くものすかび
〔III〕細菌を単用するもの	納豆	大豆	納豆菌
	ヨーグルト	牛乳	乳酸菌
	食酢	アルコール	酢酸菌
〔IV〕かび，酵母を併用するもの	清酒	米	麹かび，清酒酵母
	焼酎	穀類，いも	麹かび，焼酎酵母
	泡盛	砕米	麹かび，泡盛酵母
〔V〕細菌と酵母を併用するもの	漬け物	野菜	乳酸菌，酵母
	ケフィア，クミス	牛乳，山羊乳	乳酸菌，トルラ酵母
〔VI〕かび，酵母，細菌を併用するもの	醤油	大豆，小麦	麹かび，醤油酵母，各種細菌
	味噌	大豆，米，裸麦（または大麦）	麹かび，酵母，細菌

の繁殖を阻止する技術によって進歩してきた。このように，微生物の発育する環境を人為的に制御することが，醸造技術の要訣となる。純粋培養による種麹，酒母などを用いて酛（もと）をたてることが発見されて，安全な食品工業として，酒，味噌，醤油，酢，納豆など，多くの醸造法が確立されてきたのである。これらの食品は，化学的な合成方法では不可能な，微妙な香味をもつ点に特色があり，多くはし好的な食品である。〔分類〕発酵食品は，種々の微生物の共同の働きによって醸成されるものが多いが，主要な微生物によって分類すると，表のようになる。

はっこうちゃ　発酵茶　茶芽をしおれさせて，よくもみ，酸化酵素をじゅうぶん働かせてつくったものを発酵茶（紅茶）という。半発酵茶も含めて発酵茶ということもある（製法，産地，品質等は紅茶に，分類は茶の項に準ずる（→こうちゃ，ちゃ））。〔後発酵茶〕発酵茶といっても，茶葉中の酸化酵素を働かせてつくったものではなく，いったん蒸熱した茶芽を堆積し，自然発酵させてつくったもので，堆積発酵茶ともいう。中国では黒茶に分類され，プーアル（普洱）茶が有名である。また，磚茶（だんちゃ）に利用されるものも多い。日本では，富山のバタバタ茶などがあるが，腐葉土のような香りがあり，水色はあめ色で，こくもなく苦味も少ない。

はっこうちょうみえき　発酵調味液　糖質原料に生酛（きもと）を加えて発酵させた，アルコールを含む調味料。〔製法〕米，ぶどう果汁などの糖質原料に，清酒醸造用の生酛を加え，さらに食塩で調味しながら耐塩性酵母で発酵させる。〔性状〕清酒，みりんと比較し，アミノ酸，ペプチドを多く含み，呈味が強い。また，アルコール，エステル類の香味も強い。一般に，アルコール分5～10％，エキス分40～45％，食塩2～3％。〔用途〕かまぼこ，ちくわ，魚肉ソーセージなどの魚臭抑制用に用いる。また，たれ，つゆ，スープなどの調味原液としても用いる。

はっこうちょうみりょう　発酵調味料
→ちょうみりょう

はっこうにゅう　発酵乳　[Fermented milk]〔種類〕発酵乳は，牛乳またはほかのほ乳類の乳を原料として，発酵によって特殊な風味を与えた乳製品であり，酸乳，ヨーグルト，発酵バターミルク（cultured buttermilk），アシドフィラスミルク（acidophilus milk），スキール（skyr）およびテッテ（taette）などの乳酸発酵のみによる製品と，ケフィア（kefir），クミス（kumiss）などの乳酸菌と酵母などによる混合発酵製品とに分かれる。世界各国において製造・販売・消費されている乳酸発酵のみの製品について，乳酸菌スターターの種類により分類し，製品の名称，原料乳の種類および発酵条件についてまとめると，次頁の表のとおりである。乳酸発酵のみによる発酵乳は，使用する乳酸菌スターターを乳業の立場からふたつに分けることができる。第一のグループはバターカルチャーを使用したものであって，発酵バターミルク，脂肪含量の異なる発酵乳（cultured milk）および発酵クリームがある。発酵バターミルクおよび発酵クリームはアングロサクソン系の諸国に多く，北欧諸国ではノルウェーのテッテ，スウェーデンのラングメルク（langmjölk），またはフィルメルク（filmjölk），デンマークのイメール（ymer）およびフィンランドのピイメ（piimä）などの名で知られている。これらの製品に使用されている乳酸菌は（*Streotococcus lactis, Str. cremoris*），（*Leuconostoc citrovorum, Leuc, dextranicum*）の2群のうち一種ずつを用いる。*Str. diacetilactis* は，1群，2群のどの菌の代用としても用いることができる。第二のグループはヨーグルトカルチャーおよびその関連菌種を使用するもので，このなかではとくにヨーグルトが重要で，現在，多くの国で工場による大量生産が行われている。ヨーグルト用スターター乳酸菌は，日本以外では *Str. thermophilus* および *Lactobacillus bulgaricus* を使うのがふつうであるが，日本では，*L. bulgaricus* と *Str. lactis* を併用することが多い。そのほかに，人の腸内に定着しうる乳酸桿菌 *L. acidophilus* および *L. bifidus* を用いた発酵（アシドフィラスミルク，ビフィズスミルク）などがある。〔定義〕乳等省令では，発酵乳とは，「乳又はこれと同等以上の無脂乳固形分を含む乳等を乳酸菌又は酵母で発酵させ，糊状又は液状にしたもの又はこれらを凍結したものをいう」と定められている。成分規格は無脂乳固形分 8.0％以上，乳酸菌数または酵母数 1,000 万 /*ml* 以上，大腸菌群陰性である。ほかに，製造方法の基準もある。外国ではフランスのように殺菌発酵乳を認めている国もあるが，わが国では 1 *ml* あたり生菌数 1,000 万以上が義務付けられている。〔栄養学上の意義〕発酵乳の飲用は，生きた乳酸菌細胞の摂取，および発酵中に生産された微量の有効成分の摂取というふたつの点から注目される。生菌の飲用効果については，1908 年に Metchnikoff（メチニコフ）がヨーグルト中の *L. bulgaricus* が腸内に繁殖し，腐敗菌を抑制する効果があるとの説を発表して以来，世界中でヨーグルトの消費が激増した。しかし，後に彼自身，*L. bulgaricus* は人の腸内に定着できないことを認めている。一般に，食品とともに摂取された微生物は胃のなかで徐々に死滅するものと考えられるが，発酵乳により一度に大量の細菌を摂取した場合には，一部は胃を通過して小腸に入ることが考えられる。小腸では，胆汁のデスオキシコール酸の強力なトランスアミナーゼ破壊作用を受けて破壊されてしまう。このようなことを考慮に入れると，大腸にまで到達し，生理活性を示しうる乳酸菌は，その種類がきわめてかぎられてくる。今日では，ビフィズス菌においてのみ，その可能性が示されている。

はっこうバター　発酵バター　[Sour cream butter, Fermented butter]〔起源〕バターは，発酵バターと未発酵バターに分けることができる。古くは，牛乳を静置し

世界各国において製造されているおも

		製品の名称	国名	原料乳・添加物（ ）内は脂肪%
(a) 中温菌によるもの		Sauermilch（Setzmilch）	ドイツ	(3.0)
		Saure Vollmilch	オーストリア	(3.6)
		Fru-Fru	〃	(5.0)，粉乳1%，砂糖2.6%，いちごジャム
		Lait acidifié	ベルギー	脂肪強化
		Piimä（粘性乳）	フィンランド	(3.9) または (0〜1.0)
		Lebben	イスラエル	(1.5)
		Sibda	〃	(4.0) ＋砂糖・果汁・色素約10%
		Eshel	〃	(4.5)
		Kulturmelk	ノルウェー	脂肪強化乳，殺菌脱脂乳（87〜90℃）
		Lactoral	ポーランド	脱脂乳
		Filmjölk（cut curd）	スウェーデン	(3.0)，90℃，120秒殺菌
		Cultured buttermilk (Geschlagene Buttermilch)	ドイツ	脱脂乳
			オーストリア	〃
			オランダ	(0.5)，85〜90℃殺菌
		Acid buttermilk	ドイツ，オーストリア，ベルギー，デンマーク，ノルウェー，オランダ	バターミルク
(b) 高温菌によるもの	アシドフィラスミルク	Bioghurt	ドイツ	全乳，脱脂乳
		Acidophilus milk	ブラジル	〃　〃
		Skofir	フランス	部分脱脂乳
		ヨーグルト	日本	全乳，脱脂乳＋砂糖10%
		Acidophilus milk	ロシア	全乳，脱脂乳
		Acidophilnaya	〃	〃　〃
	ヨーグルト（ヤウール）	Yaourt または Yoghurt	ほとんどの国	全乳，部分脱脂乳または脱脂乳 固形分15〜16%強化 殺菌80〜95℃，5〜20分または煮沸
		〃	ブルガリア	羊，水牛またはやぎ乳も可
		〃	イスラエル	羊乳も可
		〃	インド	水牛乳も可
		ヨーグルト	日本	牛乳（＋砂糖10%）
		Yudznyi	ロシア	牛乳
		Mechnikovskaya, Ydznaya Ukrainskaya	〃	牛乳（全乳，脱脂乳）
		Yaourt（低粘性飲料）	フィンランド	牛乳
		長期保存性Yaourt飲料	ドイツ	滅菌加糖濃縮乳，製造後希釈
		Airam（飲料）	ブルガリア	Yaourt，等量の水で希釈
		Tarator（スープ）	〃	希釈Yaourt＋キュウリ
	その他	Ukrainskaya	ロシア	長時間加熱乳（またはクリーム）
		Varenets	〃	滅菌または長時間加熱乳

て浮上するクリームをすくって調製していたので，自然発酵が進み，すべて発酵製品であった。1870年代にクリームセパレーターが導入され，クリームの大量供給が可能になってからも，冷却設備の不備などからほとんど発酵クリームバターであった。しかし，自然乳酸発酵では一定の品質の製品を得ることが困難なため，乳酸菌スター

な発酵乳（乳酸発酵のみによるもの）

ス　タ　ー　タ　ー	培養温度℃（培養時間h）	酸　度（%）	pH
S. lactis, S. diacatilactis, Leuconostoc	16～22	0.7～0.9	4.5～4.8
乳　酸　菌	18	<0.75	
〃	35	<0.65～0.8	
〃	20～30	<0.8	
S. lactis, S. cremoris, S. diacetilactis + *S. lactis longi*	19～20	0.85～0.95	
Leucorostoc	20～30	0.8～0.9	
乳　酸　菌	〃	〃	
（酸生成菌および香気生成菌）	〃	〃	
S. lactis + *S. cremoris*	22(20)		4.3
乳　酸　菌	23～27	0.65～0.75	
S. lactis + *S. cremoris*		0.85～0.9	
S. lactis, S. diacetilactis, Leuconostoc	16～22	0.7～0.9	4.5～4.8
S. lactis, S. cremoris	30	0.9	
バター工場のスターター	20～21(15)	0.85～0.9	
バター工場のスターター	18～20	0.8～0.9	
S. lactis + *L. acidophilus*	38～39		
L. acidophilus			
S. lactis + *L. acidophilus*			
S. lactis, S. thermophilus + *L. bulgaricus, L. acidophilus*	37～40		
L. acidophilus	40～45	<1.3	
S. lactis + *L. acidophilus*	40～45	<1.1	
S. thermophilus + *L. bulgaricus*	範囲 35～50	0.9～1.35	
比率 $\frac{Str.}{Lb.}=\frac{1}{1}$ 　ときには $\frac{1}{2}$ または $\frac{1}{3}$	通常 40～45		
	(2～5)		
S. thermophilus + *L. bulgaricus*	35～45	1～1.35	
S. thermophilus + *L. bulgaricus* + *L. acidophilus*	37～40		
S. thermophilus + *L. bulgaricus*	38～45	<1.20	
〃	40～45	<1.1	
〃		1.6～1.8	
〃			
〃			
〃			
S. thermophilus	40～45	<1.1	
S. thermophilus + *L. bulgaricus*	40～45	<1.1	

ターを添加する方法が19世紀末に急速に普及し，現在では，すべてスターター法である。〔バタースターター〕種々の製品が供給されているが，その菌そうは酸生産性の乳酸菌と香気物質（ジアセチル，アセトインなど）を生産する乳酸菌が共存しているのが特徴である。酸生産菌として一般に用いられるのは，*Streptococcus lactis*,

Str. cremoris および *Str. diacetilactis* であって，*Str. diacetilactis* は香気生産性もかねている。ほかの香気生産菌としては，*Leuconostoc citrovorum* および *Leuc. dextranicum* をあげることができる。香気生産菌を単独で用いても，増殖するだけで香気物質を生成しない。酸生成菌の増殖で乳酸酸度が 0.8〜0.9％に高まり，香気生産菌はその増殖が抑制されている状態において，細胞形成材料として菌体内にとり入れたクエン酸を利用できず，やむをえずジアセチルやアセトインとして菌体外に排出しているのである。香気物質の生成経路についてはバターの項を参照。→バター

はっさく　八朔　みかんの一種で，原産地は広島県因島，八朔，つまり陰暦 8 月 1 日に食べるというのが語源ともいわれる。夏みかんやネーブルより耐寒性が強く，また生育が早く，11 月に結実し始め，12 月下旬には採取される。1〜5 月に出荷されるが，食べごろは 2〜3 月で，温州みかんと夏みかんの間に出回るので人気がある。果実は扁球形，400 g 前後。橙黄色で油胞がへこみ，果面はややあらい。〔成分〕100 g 中，水分 87.2 g，炭水化物 11.5 g，ビタミン C 40 mg。クエン酸 1.2〜1.6 g。〔産地〕和歌山が主産地，ほかに愛媛，広島など。夏みかんより果皮はなめらかで，甘味がある。→かんきつるい

はっしょくざい　発色剤　[Color fixatives]　食品を加工または保存する間の変色や退色を防止するために加える色調増強剤，または色調安定剤をいう。食品添加物としては硝酸カリウム，硝酸ナトリウム，亜硝酸ナトリウム，硫酸第一鉄（結晶および乾燥）が使用許可されている。〔亜硝酸塩・硝酸塩〕牛肉や豚肉が放置または加熱調理により灰色となるのを防止し，赤色を保持することができる。すなわち，硝酸塩は肉中の硝酸還元菌により 1/20〜1/30 が亜硝酸塩に還元される。ついで肉中の酸（乳酸など）と反応し，亜硝酸となる。還元条件下で分解生成した酸化窒素 NO とミオグロビンが結合し，赤色のニトロソミオグロビンを生じ，この色は加熱しても変化しない。使用基準は亜硝酸ナトリウムは食肉ハムなどで亜硝酸根として，0.07 g/kg 以下，魚肉ハムなどで 0.05 g/kg 以下，イクラ，スジコで 0.005 g/kg 以下，また，硝酸カリウムとナトリウムは 0.07 g/kg 以下である。亜硝酸塩を 100 ppm 食品に添加した場合，製品では約 20〜32 ppm となり，硝酸塩は 3,000 ppm 添加で 40〜60 ppm 残留する。〔硫酸第一鉄〕野菜や果菜の漬け物のアントシアニン系色素と結合し紫色を保持する。使用基準はない。

パッションフルーツ　[Passion fruit]
→くだものとけいそう

はったいこ　麨粉　大麦を精白して煎り釜で焙焼した後，製粉した大麦粉を麨といい，これに適量の砂糖を加えて混ぜた粉菓子をはったいこという。はったいこは香味がたいへんよいので，江戸時代には広く人々に賞用されたが，口に入れると広がってむせたり，飲み込みにくい欠点があった。これを固形菓子に改良したのが，群馬県館林の名物菓子麦落雁である。はったいこは，昭和初期の戦時中くらいまでは農村で自家用につくられ，甘味または塩味を付け，そのまま食するか熱湯で湯がいて食べていた。香煎（こうせん）ともいわれた。→こうせん

はつたけ　初茸　夏〜秋，松林内の地上に発生するきのこ。〔形態〕傘は成長すると漏斗形，径 4〜12 cm。表面は淡赤褐色で，濃色の環紋があり，湿っているときはやや粘性がある。茎は高さ 2〜7 cm。きのこは傷つくと暗紅色の乳液が分泌され，のち青緑色のしみになる。〔生態〕松の幼齢林から大木の林まで発生する。発生場所が日かげにならないように灌木を切った

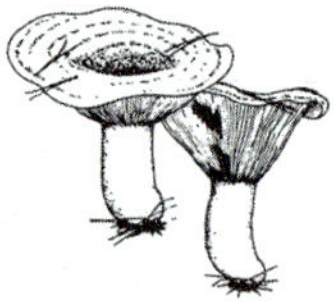

はつたけ

り，落葉を掃除するなどの管理を行うと発生がよくなる。〔和名〕秋の早い時期に発生することからはつたけの名前がついた。ろくしょうという方言名はきのこのしみの色に由来する。〔調理〕よいだし汁がとれることで有名。知名度はまつたけ，ほんしめじ，まいたけなどとともにトップクラスに入る。汁物，付け焼，煮付け，天ぷら，きのこ飯など。

はっちょうみそ　八丁味噌　大豆を原料とする豆味噌の一種で，商品名である。〔産地〕愛知県岡崎市八丁町。〔原料〕大豆を主とし，1～2%の麦類を炒熬粉砕して混用する。〔製法〕大豆を浸漬後8時間ぐらい蒸煮し，留釜とする。この蒸煮大豆をつぶして径約3 cmの味噌玉をつくり，麦粉にたね麹を混ぜて散布したら麹室で製麹し，出麹後，床に広げて乾燥させる。この大豆麹142.5 kg（180 *l*）に汲水90 *l*，食塩26 kg前後を用いて仕込む。桶の上に玉石を大量に積んで，1～3か年熟成させる。〔製品〕濃厚なうま味に富み，貯蔵性も高い。色沢は紫を帯びた赤褐色で，光沢のあるものがよい。豆味噌のうちでいちばん高価である。→まめみそ

八丁味噌の組成

成分	水分	たんぱく質	脂質	糖分	食塩	総酸	アミノ態窒素
%	41.2	23.5	10.5	3.2	10.5	2.5	0.8

はっぽうさい　八宝菜　炒菜の一種で，チャプスイともいう。豚肉や野菜などを種々とり合わせ，炒め煮にしたもの。〔八宝菜のつくり方の一例〕材料（5～6人分）：豚バラ肉200 g，卵2個，玉ねぎ1個，しいたけ6枚，たけのこ80 g，さやえんどう20枚，湯（タン：だし汁のこと）100 m*l*，醤油7 m*l*，酒5 m*l*，でんぷん10 g，ラード。つくり方：豚肉は薄切りにしてラードで炒めておく。卵は大きめのいり卵にする。野菜は片に切る。鍋にラードを熱して野菜を炒め，これに豚肉と湯を加えて煮る。調味して水溶きでんぷんを加え，最後に炒めた卵を入れて混ぜる。材料はここにあげたほかに，エビ，鶏，うずら卵，イカなども用いられ，彩りよく七～八種を選んでつくる。

はっぽうしゅ　発泡酒　麦芽または麦を原料の一部とした酒類で，発泡性を有するものをいう。ビールは，麦芽，ホップ，コーンスターチ等を原料とするが，麦芽以外の原料が麦芽の重量の1/3を超えるものも発泡酒とよばれる。

はっぽうワイン　発泡ワイン　[Sparkling wine]　ワインの一種で炭酸ガスを含んだものをいう。〔シャンパン〕発泡ワインとしてもっとも有名な品は，パリ北東約150 kmのシャンパーニュ地方産のシャンパン（champagne）である。黒ぶどうのピノノワールと白ぶどうのシャルドネを原料として白ワインをつくる。これをビンに詰め，計算量の砂糖シロップと酵母を加え，コルクで密栓してビン内で再発酵させ，生成炭酸ガスをワインに保有させる。再発酵が終わったらビン内の滓（おり）をビンの口に集め，滓を凍らせてから栓を抜くと，内部の圧力で滓が飛び出す。ビンの空所に手早くブランデーやリキュールを詰め，ふたたび密栓して地下の貯蔵庫に横置し，1年以上，熟成させる。ひじょうに手間を要し，したがって高価になるが，シャンパーニュ地方の定まった地域で以上の方法によって製造された発泡ワインだけが，シャンパンと称することを許される。簡便法として，ビールと同じくタンク内で再発酵させてビン詰めする方法や，清涼飲料水と同じくワインに炭酸ガスを吹き込む方法もあるが，これらの方法でつくられた発泡ワインは，シャンパーニュ地方のものでもヴァンムスー（vin mousseux）とよばれる。シャンパンは，アルコール分13%前後，甘口から辛口まで種々のタイプがあり，魚・鳥・牛肉のいずれの料理にも合う食卓酒として供される。ドイツのゼクト（sekt）はリースリング種の白ワインをタンク内に発酵させてつくった発

泡ワイン，スプマンテ（spumant）は，マスカット系のぶどうでつくった北イタリアの発泡ワインである。ワインに炭酸ガスを含ませる方法としては，酵母による再発酵のほかに，乳酸菌によるマロラクチック発酵がある。これは，リンゴ酸が乳酸と炭酸ガスに変わる現象を利用したものである。

パツリン　［Patulin］　ペニシリウム属のかび（*Penicillium patulum*）から生産される抗菌物質である。〔性質〕無色の結晶で，アルコール，エーテルに溶ける。グラム陽性菌，陰性菌の両者に対し抗菌性がある。〔毒性〕神経毒で LD_{50} マウス経口 3.5 mg/kg。ラットの皮下に週 2 日 0.2 mg 注射により，約 15 か月後，局所に肉腫発生。牧場で飼料のビール粕麦芽根の汚染による乳牛の中毒死の原因となったことや，りんご腐敗のかびからジュースに混入した例もある。

はとうがらし　葉唐辛子　未熟なとうがらしの葉のことで，辛味があり，実とともに煮て食べる。〔成分〕野菜としてはたんぱく質に富み（3.4％），ビタミンも多く，100 g 中，C 92 mg, A 430 μg レチノール当量，B_2 0.28 mg，また，Ca が 490 mg ときわめて多い。〔つくだ煮〕はとうがらしのつくだ煮は，未熟なとうがらしの葉を実とともにとり，塩漬けし，いったん水洗いし，水きり後，醤油で煮てよくしぼり，再び醤油，砂糖，水あめを配合した調味液で煮る。瓶詰，缶詰などがつくられている。→とうがらし

はとむぎ　鳩麦　［Job's-tears, Pearl barley（精白したもの）］〔原産〕熱帯および亜熱帯の原産である。〔用途〕インドそのほかの地で栽培され，飯に炊いたり，かゆにしたり，あるいは煎って食用に供され，インドではパンをつくるという。わが国では朝鮮麦，唐麦あるいはよくい（薏苡）といい，じゅずだまの変種である。古くから生薬として関東以西の暖地の湿地などに栽培され，利尿その他の薬効があるといわれる。また，救荒食物として役立ち，第二次大戦中および戦後食用に供されたことがある。脱稃精白してそのまま炊くか米と混炊する。また，はとむぎ茶として飲用される。同じ穂のなかでも，穀粒の成熟にばらつきがあるので収穫適期がない。かつてはほとんど栽培されていなかったが，国内生産量は増えている。

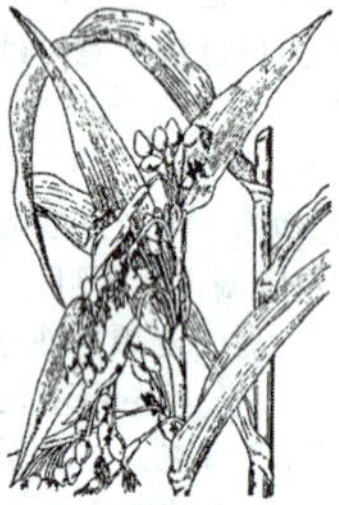

はと麦

はなおりこんぶ　花（端）折り昆布
乾燥昆布製品のしばり方につけた名称。おもに利尻（りしり）昆布に用いる。乾燥した昆布の先端を折り込み，しばったものをいう。→こんぶ

はながつお　花鰹　四国の伊予市で生産されるカツオ，ソウダカツオの節を原料とした削り節の商品名。→かつおぶし，けずりぶし

はなな　花菜　→なばな

バナナ　［Banana］　バショウ科に属し，熱帯アジア原産。戦前は台湾から青いうちに採取してかご詰めして送られたものを追熟させて，販売していた。従来は国内のバナナの 80％あまりが台湾産で占められていたが，1967 年をピークに後退しはじめ，中南米産，フィリピン産のものが伸びてきた。〔追熟〕バナナは腐敗しやすいため消費地へは未熟のものが送られ，蒸気，二酸化炭素，エチレンガスなどを充満した室（温度 14.5〜21℃）で追熟を行い市場に出す。〔品種〕生食用バナナと料理用バナナとに大別される。生食用バナナでは，成熟もしくは追熟すると果実中のデンプンが糖化するが，料理用バナナは，糖化しない系統である。台湾では北蕉種がフィリピンではジャイアント・カーベンディッ

シュが生食用バナナとして輸出される。いずれも3倍体である。未熟果を採取し，追熟させて食用とするもので，生食のほか，乾果にも用いられる。生果は8℃で貯蔵すると低温障害をうけて黒変する。〔成分〕バナナはエネルギーが果実中で高いほうで，可食部は50～60％である。未熟果は炭水化物中大部分がでんぷん（20～25％）で，でんぷんの原料ともなる。追熟したものはでんぷんが糖化し，大部分は還元糖となり，最後にはでんぷんがなくなる。たんぱく質はほかの果実より多いが質的に劣る。酸（おもにリンゴ酸）は少なく，0.2～0.6％である。栄養素はビタミンC 16 mg/100 g，カリウム360 mg/100 g。バナナの主要香気成分は酢酸イソアミルなどのエステル類である。色素は未熟果では葉緑素，成熟したものはキサントフィル，カロテンである。熱帯地方では主食的役目をなす。〔用途〕生食のほか乾燥バナナ，バナナパウダー，缶詰製品もある。

はなにら　**花韮**　ユリ科に属する中国野菜。にらばな（韮花），テンダーポール，グリーンポールなどの別名がある。中国南部や台湾での栽培が多い。〔性状〕葉にらの品種に比べて葉が細く，葉質もかたい。花茎が約30 cmのびたときに，株元5 cmほどを残して切りとり食用とする。分けつ性が強く，とうの数は葉にらより多く，とう立ちも早い。〔栽培〕多年生で，春まきし，翌年春から秋にかけて収穫する。〔成分〕香気が強く，甘味に富む。葉にらより繊維が少なくやわらかい。ビタミンAに富む。〔用途〕肉やエビの炒め物，卵とじ，漬け物などにする。

バナバ　[Banaba]　東南アジア原産ミソハギ科の常緑高木で，日本名はオオバナサルスベリ。学名は，*Lagerstroemia speciosa* Pars.。乾燥させた葉をお茶として用いる。葉に含まれるコロソリン酸は，インスリン様作用により血糖値を下げる働きがある。

はなみとう　**花見糖**　再生糖の一種である。〔製法〕各種の白下糖（水分約10％）と上白またはざらめの目潰し（めつぶし）を混合する。白下糖を圧搾分蜜して和糖を製造する代わりに，色相がよく，水分が少なく，結晶の小さな上質糖を混合して白下糖の蜜を分散させ，蜜の含量を低下させて製品化する。〔呼称〕三盆白以外の和糖，たとえば，荒白，番白などを東京で販売する際に，もっとも色相のよいものを初雪，黄色品を花見，褐色品を天光とよんだ。明治30年代に，大阪，四国ついで東京で和糖類似の再生糖が同一名称で製造販売され，本来の和糖を駆逐し，やがて独自の市場性をもつようになり，再生糖の固有名称として関東以北に普及した。その後，初雪は花見に押されてすたれたが，花見と天光は第二次世界大戦時まで続いた。戦時中に花見とよばれたものは精糖中白のことであり，現在では，ところによって精糖三温，再生三温をさす。しかし，この名称もすたれつつある。

ハニカムミート　[Honeycomb meat]　マグロ，サケ，イワシなどの缶詰に往々にして生ずる蜂の巣状の多孔質肉をいう。アメリカでは異状肉として嫌うため，しばしば貿易上問題となり，業者は損害をこうむっている。〔原因〕この現象はまったく物理的な原因に由来するものと，アメリカでいわれるように細菌性のものとがある。前者は，肉に含まれる可溶性のたんぱく質が肉の損傷により生じたすきまに集まり，なかば凝固したところへ，肉のなかからなんらかの原因でガス状のものができて気泡を生じ，空隙部を多孔性のものとするといわれている。このハニカムミートとふつう肉の間には分析上まったく差異は認められない。後者は鮮度低下肉を用いたときに生じ，においと味とでわかる。〔防止法〕ハニカムミートを生ずる第一の原因である肉の損傷は，原料魚が運搬または調理時に打撲を受け，割れめを生ずるような場合に現れる。そのため損傷を受けやすいくびの肉，胸びれの肉などに起こりやすい。したがって，ハニカムミートの予防法としては，魚体のとり扱いを注意することが肝心である。

ばにく　馬肉　［Horse flesh］　別名さくら肉。馬は元来使役用家畜として改良された動物である。〔肉質〕肉にも結合組織が比較的多く，肉たんぱく質の組成も家うさぎ肉などに比べ球状たんぱく質が少なく，肉基質たんぱく質が多いから肉質はかたいし，いわゆる肉の結着性も少ない。〔肉色〕肉中ミオグロビン（myoglobin）含量が高いため濃厚で，加工に用いるときは脱色を必要とするほどである。〔グリコーゲン含量〕ほかの肉に比べてはるかに多く（かつては馬肉の鑑別に用いられた），肉は特有の甘味を呈する。〔脂質〕やわらかく，黄色をおび，ヨウ素価は高く，その脂肪酸組成として不飽和度の高いリノレン酸を多く含むことが特徴で，これを利用して脂肪の六臭化物数や紫外部の吸収，チオバルビツル酸（thiobarbituric acid）との反応（TBA 反応）が馬脂や馬肉の化学的鑑定法に用いられる（このほか血清反応がある）。〔壮年馬の肉〕よく肥満した壮年馬は良肉を産し，その利用法は牛肉とほぼ同じだが，煮たとき泡立つ特性を有する。〔名称の由来〕さくら肉の名称の由来には定説はないが，「咲いた桜になぜ駒とめる」ということばから生じたという説をはじめ，馬の検印にさくらの花の形をした朱印を押したことによるとか，牛肉の混合用に用いることからさくらと称したという諸説がある。けとばし，角などの通俗語もある。

ばにゅう　馬乳　母乳に近い組成をもっている乳であるが，量的に少ないので利用価値は乏しい。まれに，クミスのような発酵乳原料に用いられている。

各種乳汁の成分比較　（%）

	水 分	たんぱく 質	脂 質	乳 糖	灰 分
馬乳	90.06	1.89	1.09	6.65	0.31
人乳	87.58	2.01	3.74	6.37	0.31
牛乳	87.17	3.55	3.69	4.88	0.71

ばにょうさん　馬尿酸　［Hippuric acid］　安息香酸とグリシンの結合物ベンゾイルグリシンである。馬などの草食動物の尿中に多く存在するのでこの名がある。生体が食品添加物あるいは食品成分（発酵乳，チーズ，醤油中）として安息香酸を摂取すると，肝，腎のミトコンドリアで解毒機構が働いて，グリシン抱合を受け，馬尿酸となって尿中に排泄される。

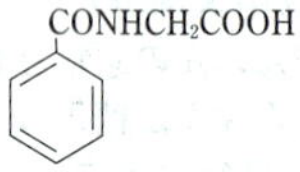

馬　尿　酸

バニラエッセンス　［Vanilla essence］　ラン科の植物であるワニラ豆を，蒸留して得られる香気を抽出したもので，一般に広く洋菓子などに用いられている優雅な香気をもつ香料である。ワニラをバニラということがある。〔抽出方法〕ワニラまめに 50 度のアルコールを約 10 倍量加えて，10 日間放置してから搾る。これを蒸留してワニラを得る。〔原料〕ワニラまめは，熱帯アメリカ，アジアに産し，バニリン（vanillin）含有量は 2% 程度である。同類の原料にトンカビンズがある。トンカビンズは北ブラジルに産し，クマリン（cumarin）含有量が 1～5% 程度という。バニリン，クマリンは 50% 程度のアルコール溶液として用いられる。〔ワニラタブレット〕ワニラエッセンスのなかにはタブレット（錠剤）になっているものもある。これはワニラタブレットとよばれ，エチルワニリンとクマリンの微粉を，乳糖，コーンスターチなどと混合して錠剤にしたもの。使用が簡易なことと，純白のクリームを製造する場合，着色しないことが特徴である。〔代用品〕天然のワニラまめは生産量にも制限があるうえ，高価なため，合成バニリンを用いた人工物も多い。→バニリン

バニリン　［Vanillin］　ワニラ香料である。〔製法〕丁字油中のオイゲノール $C_6H_3(OH)(OCH_3)CH_2CH:CH_2$ を酸化して製造する。〔種類〕イギリスの W. J. ブッシュ，スイスのジボーダン，ドイツのアグファが最良品といわれる。ワニラとバニリ

ンとは混同されやすいが，バニリンはワニラではなく，ワニラ香料の一成分である。ビスケット，ウエハースなど洋菓子類やアイスミルクなどの香料として広く用いられる。→バニラエッセンス

パパイア ［Papaya］ パパイア科に属し，熱帯アメリカ原産。パパイヤともいう。〔産地〕熱帯各地に生育し，わが国では沖縄，小笠原諸島，奄美諸島などで栽培される。〔生態〕茎は直立して高さ7 mにも達する。果実は楕円形で長さ15～25 cm，果重300 g～1 kg。果肉は多汁質でメロンに似て風味がある。貯蔵適温は7℃で，それ以下では低温障害をうけてかえって腐敗を促進する。〔成分〕100 g中，水分89.2 g，炭水化物9.5 g，ビタミンC 50 mg。果肉の白く濁った液汁中には多量のたんぱく質分解酵素パパインを含有する。この酵素は果実を乾燥しても破壊されない。種子はシニグリン類似の配糖体および脂質25％を含む。パパイアの果肉の黄色素はキサントフィルの一種のクリプトキサンチン（この場合はカリカキサンチンという）がおもで，ほかにカロテンおよびビオラキサンチンもある。〔用途〕生食，煮食のほか塩漬け，砂糖漬けとし，ジャム，ジュースもつくられる。→パパイン

パパイン ［Papain］ パパイア科（*Carica papaya*）の植物に含まれているたんぱく質分解酵素である。〔製法〕未熟の果実を切って乳汁を集め，日光乾燥するか，またはアルコールを加えて生ずる沈殿を乾燥粉末にして製造する。〔性質〕たんぱく質に働いてペプチド結合を分解する。最適pHは5.0前後である。硫化水素，青酸，グルタチオン，システインそのほかの還元剤で活性化されるチオール酵素で，過酸化水素，モノヨード酢酸によって阻害されるという特徴をもっている。〔用途〕実験室においてたんぱく質分解剤として用いられ，また，ビールの清澄熟成剤として用いられている。→パパイア，プロテアーゼ

ババロア ［（仏）Bavarois］ まろやかで上品な風味をもつ冷菓の一種で，ババリアンクリーム（bavarian cream）ともいう。ババロアは泡立て生クリームを多く使い，ゼラチンで冷やし固めてたもので，やわらかい口あたりのデザートとして知られている。主材料により大きく分けると，1）カスタードソース（卵黄，砂糖，牛乳，香料）を基としたもの，2）果物のピューレ（いちご，フランボワーズ，桃，栗，洋なしなど）や果汁（オレンジジュースなど）をもととしたものがある。〔由来〕ババロアは元来，南ドイツの温かい飲み物であったものを，ババリア王家に使えたフランス人の料理長が甘味料理にしたものといわれている。〔注意〕1）カスタードソースを基としたババロアの場合は，卵臭がなくなるまで，82℃前後の湯煎で煮て，ゼラチンを加えて溶かし，こす。これを室温まで冷やし，泡立て生クリームと合わせてさらに冷やすが，固まる手前で型に流し，ただちに氷水か冷蔵庫で冷やし固めないと二層（生クリームとカスタード）に分離する場合がある。2）果物のピューレや果汁を基としたババロアの場合は，香りと色のよい新鮮な果物や缶詰などを，ピューレや果汁にして用いることができる。ただし，パインアップル，キウイフルーツ，プリンスメロンのようなたんぱく質分解酵素を多く含む果物は，60℃まで加熱して，酵素を失活させて用いなければ固まらなくなる。3）型は小型または，大型のゼリー型やサバラン型などを用いる。型の内面にアーモンドオイルや上質油を薄くぬってからババロア生地を流すと，型から抜きやすい。また，70℃くらいの湯に型ごと数秒つけ，型に接

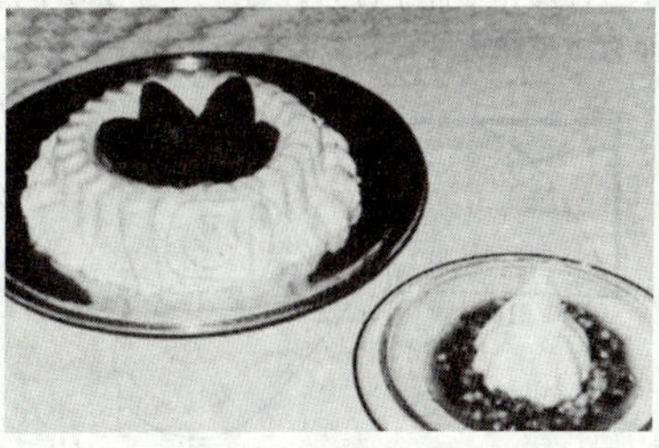

ババロア

着しているババロアをゆるめて皿に返してもよい。4）供卓時にクリームシャンティイを絞り出したり，小型の果物（いちご，チェリーの酒漬け）で飾って仕上げる。夏期は室温が高いので，供卓時を考えて冷蔵庫より出さないと，形がくずれやすい。デザートには，カスタードソースや酸味のある果物のピューレなどをソースとして添え，より口あたりをよくするとよい。〔応用〕ババロアの型の形を変え，風味や色彩の違う何種かのババロアを組み合わせたり，果物やビスケットなどをとり合わせて変化させると，豪華なババロアができる。1）果物入りババロア。プディングデプロマット（pudding diplomato）：ケーキ型の底に色の異なる果物を美しくならべ，その上にババロア生地を流し，なかにも果物を刻んで入れて固めたもの。2）三色ババロア。三種の風味と色の異なるババロア生地（バニラ，コーヒー，チョコレート，プラリネ，栗など）を型に層に流して固めたもの。3）シャルロット（charlotte）。円筒状のシャルロット型に，フィンガービスケットの表面を外側に向けて縦にすき間なく貼りつけ，ババロア生地を流し入れて，冷やし固める。これを型から出すと，フィンガービスケットによりケーキ状のババロアができる。

パピヨット　［Papillote］　紙のなかで材料を蒸し焼きにしたもので，日本では紙包み焼きと訳されている。〔利用〕白身の魚（ヒラメ，シタビラメ，タイ，イトヨリ）の骨や皮をとった切り身をくずさずに調理でき，軽く火を通した仔牛肉などは色をつけないで仕上げられる。パピヨットは前もって準備することができ，オーブンに入れる調理時間が短くすみ，紙の包みを開く楽しみもある料理。〔紙〕硫酸紙，グラシン紙（パラフィン紙），模造紙，アルミホイルなどがよく，なかにバターや油をぬり，材料に合ったソースを材料の上か，下にしいて包み込むもので，焼きまつたけ，車エビやアマダイの奉書焼きと同様，香りと味を逃さず，焼き立てをそのまま供卓できる。紙の形はふたつ折りにして半月形に切り，広げるとややハート形になるものが包みやすい。21 cm × 14 cm くらいのものがよく，大きすぎると皿より出てしまう。硫酸紙やグラシン紙のときは，外側から中身が多少見えることも考え，包む料理を美しく飾っておくこと。ふたつ折りして，右端より 2 枚の紙端をきっちりと折り込んでいき，最後は 1 cm ほど裏に折り返して止める。3～4 人分をひとつにまとめて紙包み焼きとした場合，多く，モンゴルフィエ風（Montgolfier）の名がつく。これは，形が気球状になるので，最初に気球を発明したフランス人兄弟の姓をとって料理名としたものである。〔焼き方・食べ方〕オーブンを 200℃に熱し，サラダ油をぬった天板にならべて 6～7 分焼く。紙ごと熱せられるので，紙がじゅうぶんにふくらみ，焼き色がついたところで温めた皿に盛り，供卓する。焼き立てを，ナイフで紙の中央を切り，フォークで紙を広げて熱いところを賞味する。

パフェ　［Parfait］　アイスクリームの上に，泡立てたクリーム，その上に果実，さらにアイスクリームというように，細長いグラスに交互に盛りあげていったもの。〔種類〕アイスクリームや果実に変化を与えるためにくふうされたもので，チョコ

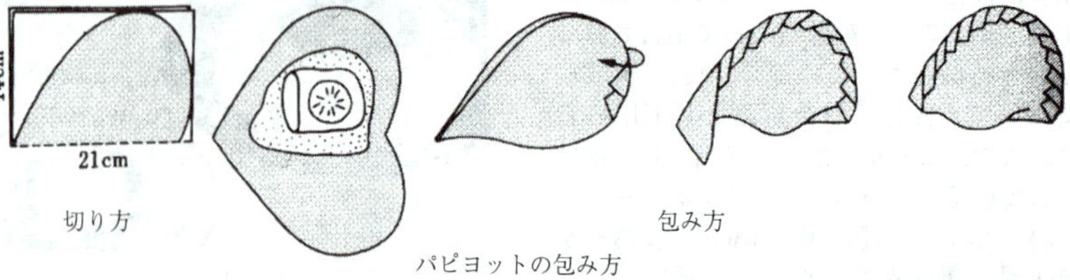

パピヨットの包み方

はひ

レートパフェ，ストロベリーパフェ，三色パフェなど，種類が多い。〔特質〕新鮮な果実のフレーバーと，クリーム状の乳製品の口あたり，冷たさとがよくい調和したし好品である。

はぶたえもち　羽二重餅　ぎゅうひの応用菓子の一種。〔製法〕もち米を約12時間水漬けしたものを，石臼で水びきし，さらに冷水に一昼夜さらす。その間に数回，水をとり替える。水さらしが終わったら絹布でかたく絞り，蒸し器で蒸しあげる。これを鍋にとり，よく練りながら砂糖と水あめを加え，やわらかなぎゅうひに仕上げる。これを，取り粉を敷いた箱に厚さ3 mmぐらいに流し込み，さましてから包丁で長さ6 cmぐらいの短冊型に切ったものである。純白で，薄く手ざわりがよく，いわゆる羽二重織物のような感触である。〔名産〕福井市の名物菓子として有名で，同市の松岡軒が1905年に創製したといわれている。そのほかに同市の村中甘泉堂など同業者も多く，また，神奈川県藤沢市の辰巳屋の羽二重餅も古くから有名である。→ぎゅうひ

パフドライス　→ぼうかまい

パフパイ　[Puff pie]「日本食品標準成分表2010」では，ビスケット類に分類されている。パイにはアップルパイやミートパイのような水分の多い洋生菓子もあるが，それらはケーキ・ペストリー類に分類し，区別している。小麦粉を主体とした生地の間に，バターなどの油脂をはさんで折りたたみ，層をつくることを特徴としたもの。比較的単純な配合が多く，生地に甘味がないので，味のバランスから砂糖をふりかけて焼いたり，ジャム類をサンドして製品にすることも多い。成分的には脂質が多く，高エネルギーの製品である。

パプリカしきそ　パプリカ色素　[Paprika pigment]　原産地はスペイン，フランス，ハンガリーなど。ナス科の植物パプリカ（とうがらしの一種）の果実から得られる油溶性赤色色素で，カプサンチン(capsantin)または，カロテノイドを主成分とする。天然着色料として，あられ，つくだ煮，練りウニ，キムチなどの食品に広く使用されている。1日許容摂取量（ADI）は特定されていない。

ハマグリ　蛤　[Hard clam]　ハマグリ科の二枚貝。〔生態〕殻長8 cm，幅3.5 cm，高さ6.5 cmぐらいになる。東北地方以南の沿岸のうち，淡水の注入しない浅海の砂底にすむ。一般に冬は砂中50 cmぐらいまでもぐるが，春になり水温が上昇してくると表面に移動する。春，稚貝をとり，やや沖合において養殖し，2年後にとりあげる。〔調理〕ハマグリのうま味は主としてコハク酸が多いためとされる。夏に産卵するため夏期はほかの時期に比べて味が劣る。そのため秋から春にかけて食用とする。利用法は多く，吸物種，焼きハマグリ，鍋物，酒蒸し，ハマグリ飯，つくだ煮，時雨ハマグリ，干しハマグリ，クラムチャウダーなどとする。〔時雨ハマグリ〕桑名の名産時雨ハマグリはハマグリのむき身を水洗いし，煮熱後，水あめ少々を加えた溜（たまり）醤油で味付けしたものだが，最近は国産原料の不足により輸入物が多く使用され，味が落ちてきた。

ハマチ　魬　→ブリ

はまちゃ　浜茶　ねむ茶，まめ茶などともいう。〔製法〕マメ科のかわらけつめいという一年草の果実をつけた茎葉を採集し，切って乾燥したものである。〔成分〕茶の特有成分であるカフェインを含まないため，興奮作用はない。〔用途〕漢方では利尿に効果があるとして腎臓炎に用いている。〔種類〕ニントウ（忍冬），甘茶，クコ

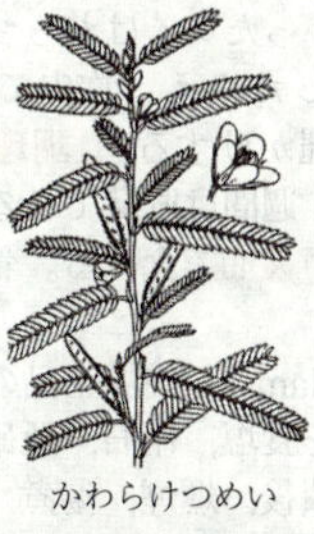

かわらけつめい

(枸杞)，ウコギ（五加）などと同様に茶の代用に用いられる。同属のハブソウも同様に処理し，はぶ茶とよんで飲用する。著明な便通，強壮剤である。

はまなっとう　浜納豆　〔歴史〕静岡県浜松地方の特産で，古い歴史をもつ塩納豆のひとつである。寺納豆，塩辛納豆ともいわれる。『料理物語』に，「大豆を味噌のように煮て，うどんの粉を入れ，よく合わせて麹を入れ，こもをふたにして3日ほどねかせたのち，塩水を入れてかきまぜ，30日ばかり置き，なれたとき，さんしょう，しょうがなどを入れてふたをして置く」，とある。〔製法〕現在は，こもなどに付着している菌の作用に頼らず，醤油の製造に用いるような麹菌を使用する。大豆のよく煮たものに，小麦粉を半量混合して麹菌を付け，製麹（せいきく）する。2〜3日で室（むろ）から出し，原料2.5 kgを食塩650 gと水3.6 kgとともに樽に入れ，重石をして約6か月熟成させる。香辛料は仕込みのときに加えておき，樽の上部に出た汁分を分離した後，大豆を天日乾燥して製品とする。〔成分・風味〕浜納豆は食塩を12〜13%含み，独特の風味があり，ご飯の上にかけたりして賞味する。→てらなっとう

はまやきダイ　浜焼き鯛　タイの塩蒸し焼きの一種。岡山，広島，香川，愛媛など瀬戸内海沿岸の名産。〔製法〕かつては製塩の際に用いる塩釜に入れて蒸し焼きにした。現在では，塩水を煮つめて100℃以上に加熱した湿った塩を木製の桶に厚く敷き，その上にわらづとに包んだタイを並べ，さらに熱塩をかける。タイと熱塩をこのように交互に詰めて約3時間蒸し焼きする。蒸しあがったタイはわらづとからとり出し，放冷したうえ，竹皮で編んだ伝八笠に包み，縄がけする。〔調理〕4〜5月が旬。室温で1週間は貯蔵できる。身をほぐしてしょうが醤油で食べる。骨，頭は吸い物にできる。

ハム　[Ham]　肉加工品の代表的なもので，豚肉を食塩，硝石，亜硝酸塩，ショ糖などで塩漬後，燻煙，湯煮（行わないこともある）を行って，防腐性と特殊な風味を与えた製品である。ハムとは豚のモモ肉のことで，加工品としてのハムは腿部の肉を原料とするが，他部の肉に同様の加工を施したものも，また，ハムとよばれている（カタ肉でつくったピクニックハム，ショルダーハム，背肉でつくったロースハム）。〔種類〕ハムの種類には次のようなものがある。1）骨付きハム（regular ham）：本来のハムで豚モモ肉を用いたもの。2）巻きハム（boneless ham）：モモ肉から骨を除いて巻いたもの。3）家庭ハム（ロースハム，roast ham, lachs ham）：豚背肉，肩ロースを小型に巻いたもの。4）肩ハム（shoulder ham）：カタ肉を用いたもの。〔製法〕1）原料肉の切断と成形：豚屠（と）体を脊椎骨に沿い，縦断して2分体とし，さらにカタ，ハム，ロース，ベーコンの4部に切断し，それぞれ適当に成形する。このとき生じたと肉は，ソーセージ，そのほかの用途に向けられる。2）血絞：成形が終わった肉は筋繊維間に残存している過剰な血液を除き，肉の貯蔵性を増すために血絞を行う。肉に3〜4%の食塩と0.2〜0.4%の硝石（硝酸カリウム）とを混合したものをすり込み，傾いた台上に1〜3日間堆積し，その間，加圧，積み換えは適当に行う。3）漬け込み：血絞が終わった肉は，漬け込みを行う。肉に食塩を浸入させて防腐力を与え，肉色を固定する（→ミオグロビン）とともに，調味，香辛料を加えて風味を増すために行う。これには，乾塩法と塩水法とがある。塩漬液の一例（ロース用）を示すと，肉10 kgあたり水5 kg，食塩600 g，硝石30 g，ショ糖150 g，セージ，タイムなどの香料30 gとなっている。漬け込み液中に肉を堆積し，上に重石をのせ，5〜6日に1回程度肉を上下に移動し，均等に塩漬液が浸透するようにする。肉1 kgに対し7日間の漬け込みで完了する。4）塩抜きおよび成形：漬け込みを終わった肉塊は，内部および外部の塩分濃度が不均等であることがふつうであるため，これを約15℃の冷水に2〜3時間浸して塩

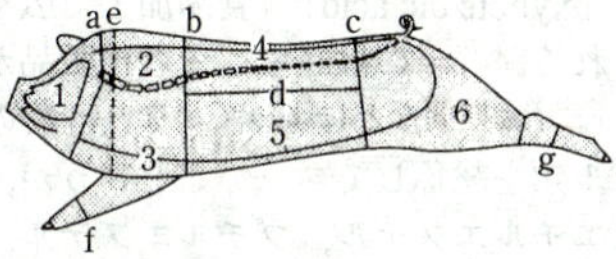

1. 頭部　2. カタロース　3. ピクニック　4. ロイン（ロース）5. ベリー（バラ）6. ハム（モモ）　a. 第1頸骨より　b. 第5～6肋骨間　c. 腰椎後より1～2枚目　d. 脊椎より約10cm下　e. ショルダー　f. 前肢飛節下　g. 後肢飛節下

豚枝肉切断図

分を薄め，平均させた後にとり出し，表面を洗浄して最後の成形をする。成形は，肉塊を綿布に包んで円筒形に巻き，綿糸で俵状にかたくしめる。5）乾燥成形したものは，室内で通風するか，炭火などで2～3時間乾燥して表面がほぼ乾燥する程度にし，燻煙成分が容易に肉塊へ侵入しやすいようにする。6）燻煙：肉塊の表面が乾燥したものは，燻煙室に入れて燻煙する。その程度は製品の種類，貯蔵期間などによって異なり，骨付きハムは冷燻（15～30℃）で4～5日間，骨抜き巻きハムは温燻（約40℃）で10～24時間，家庭用小型ハムは温燻（35～50℃）で4～6時間となっている。一般に，長期貯蔵のものは過度の燻煙を避ける。7）湯煮：ベーコンや骨付きハムは湯煮を行わないが，巻きハム，家庭ハムは湯煮する。湯煮は製品を直接供食できるようにするためで，肉中に繁殖した有害微生物を殺滅する目的がある。それには肉塊中心部を65℃に30分間以上保持するが，75℃以上の温度とすると肉中の脂肪が分離しやすくなって製品の風味を害する。8）包装：湯煮の終わったものは冷却し，表面の水分を除き，通風のよい場所または冷蔵庫に保存する。また，特殊な包装を行うことがあり，たとえば，光明丹（Pb_3O_4）を小麦粉でつくった糊に溶かした赤包装がある。〔産額〕わが国のハムの年間生産量（2001年）は，ボンレスハム17,062 t，ロースハム86,857 t，プレスハム26,135 tで，合計120,174 tとなっている。

ハモ　鱧　[Pike conger]　ハモ科の魚。〔生態〕体はウナギに似ている。鋭い歯をもちかみつきやすいところからハモまたはハム（高知周辺）の名が付けられた。体の上部は灰褐色，腹部は銀白色，背びれおよび尾ひれの縁は黒色を呈する。体長は2 mに達する。沿岸寄りの浅海にすみ，夜活動する。〔産地〕熱帯，温帯性の魚で瀬戸内海から九州にかけて多いが，北海道にはいない。〔調理〕産卵期は6～7月。夏が旬の時期。白色の肉で淡泊なうま味をもつ。関東ではあまり食べないが，関西では賞味し，とくに京都では珍重する。調理の際は腹側から開く。小骨が多いので骨切りをする必要がある。体の前半部がおいしく，天ぷら，かば焼き，照り焼き，酢の物，吸い物種などとする。蒸したものをわさび醤油で食べてもおいしい。なお，北海道，東北などでいうハモはマアナゴのことである。

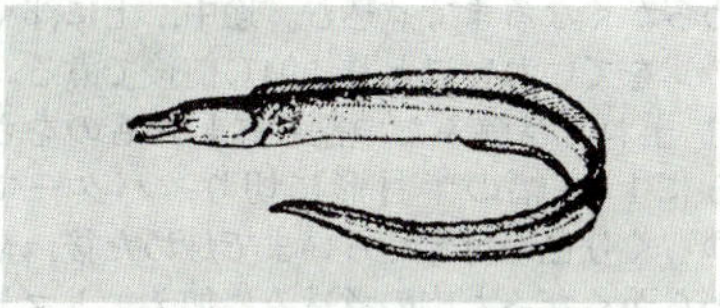

ハ　モ

ハヤ　鮠　→ウグイ

ハヤシライス　薄切りの牛肉と玉ねぎを褐色のソースで煮込み，ご飯の上にかけた一品料理で，日本で名付けられたもの。カレーライスと同様，なじみの深い日本式洋食である。〔名の起こり〕ハッシュライスがなまったもので，正式には牛肉を細かく切った意をもつハッシュドビーフウィズライス（hashed beef with rice）という説のほか，諸説ある。〔肉〕本来，この料理の肉はローストビーフやビーフシチューなどの残り肉を利用し，これを細かく切って再びバターで炒め直し，別に炒めた玉ねぎとソースで煮込んだものであるが，家庭では生の牛肉の薄切りを使う。こま切れ肉のような安価でかたい肉のときには，2時間ぐらい煮込んでやわらかくしてから用いるとよい。肉が良質のやわらかいときには軽く炒めて玉ねぎと合わせ，ソースで短時間煮込んで仕上げる。〔ソース〕食堂や専門店でつくる褐色ソースは，小麦粉をラードでゆっくり炒め，色が褐色のルウになったらトマトや炒め野菜を加え，ブイヨンでじゅうぶん煮込み，シノアでこして仕上げる。家庭ではこのようなソースをつくるのはむずかしいので，トマトケチャップに醤油を入れ，茶色の濃いものに仕上げたり，即席ハヤシルウを使ってソースをつくるとよい。〔即席ハヤシライスのつくり方〕1）薄切りの牛肉を用意し，軽く調味しておく。フライパンにバターを多めに溶かし，肉を加えて焼き色がついたら小麦粉をふり入れ，いっしょに炒める。赤色のルウ状になるまで色付けした後，酒をかけて蒸らす。これを深鍋に移し替え，スープの素を水に溶かしたものか，またはブイヨンを加え，さらにトマトピューレを加えて肉がやわらかくなるまで煮込む。途中，上に浮くあくをていねいにとり，94℃前後で煮る。2）玉ねぎは縦ふたつ割りにしたものをさらに1 cm幅の半月形に切り，バターでゆっくり色が付くくらいまで炒めた後，やわらかくなった肉の煮込みに加え，トマトケチャップ，こしょう，醤油を加えて，さらに10分煮て玉ねぎの甘味を出し，煮汁にとろみが付くくらいにする。塩味は醤油の加え方によって調整する。3）盛り付けの際，彩りとしてグリーンピースを加えてもよい。ご飯は皿に熱いものを盛り付けるが，ルウは別の器に入れて出してもよい。

ハヤシルウ →ルウ

はやとうり　隼人瓜　[Chayote]　ウリ科のつる性草本で，冷涼地では一年草，温暖地では宿根草，熱帯では地下が肥大し，でんぷんを蓄積するため，多年草となる。白色種と緑色種があるが，前者が広く利用される。主として南九州で栽培され，漬け物などに利用される。〔成分〕100 g中，水分94.0 g，炭水化物4.9 g，食物繊維1.2 g，灰分0.4 g，ビタミンC 11 mg。

パラオキシあんそくこうさんエステル　パラオキシ安息香酸エステル　[Paraoxybenzoic acid]　食品加工で広く使用される保存料にはさまざまな市販品がある。〔ニッパ類〕パラオキシ安息香酸のエステル類を総称してニッパ類というが，とくにエチルエステル，ブチルエステル，プロピルエステルなどがよく使用される。〔用途〕醤油，果実ソース，酢，清涼飲料水，シロップ，果実および果菜の表皮にのみ用いることができる。〔使用法〕防腐を行う対象物が液体（果汁，醤油）の場合にはそのまま，調製液を加えればよいが，果実のような固形物の場合には，アルコールに溶かした原液を薄め，噴霧器で噴霧して，防腐剤の表面全体を被覆するようにする。〔使用量〕醤油1 l 中0.25 g以下，清涼飲料水1 l 中0.10 g以下，果実と果菜1 kg中0.012 g以下。1）酢では，1 l につき0.1 g。2）果実ソースは，1 l につき0.2 g以下。3）果実および果菜の表皮は，1 kgにつきパラオキシ安息香酸として0.012 g以下でなければならない。〔性質〕ニッパ類の毒性については，メチルエステルが一番強く，エチルエステル，プロピルエステルの順に弱くなる。しかし，いずれもサリチル酸や安息香酸の毒性に比べればはるかに弱い。ニッパ類はいずれも水に不溶性あるいは難溶性であるが，アルコールおよび酢酸には溶けるため，アルコール溶液を原液として調製し，これを適当に希釈して使用する。

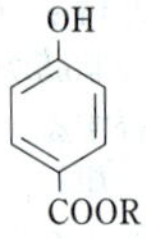

エステルの構造

$R=CH_2\cdot CH<^{CH_2}_{CH_3}$　（イソブチル）

$R=CH<^{CH_3}_{CH_3}$　（イソプロピル）

$R=C_2H_5$　（エチル）

$R=CH_2\cdot CH_2\cdot CH_2\cdot CH_3$　（ブチル）

$R=CH_2\cdot CH_2\cdot CH_3$　（プロピル）

パラカゼイン　[Paracasein]　牛乳に凝乳酵素レンニン（キモシン）を作用させた場合に，その凝固に関係するたんぱく質カゼインが変化して生じたものをパラカゼインという。カゼインの主要成分である

κ-カゼインにレンニンが作用するとそのC末端よりマクロペプチドを分離して，パラ-κ-カゼインになる。κ-カゼインはカゼインミセルの表面に比較的分布しており，Ca-insensitiveであって保護コロイド的役割を果たしているが，パラ-κ-カゼインはCa-sensitiveであって，牛乳中のCa^{2+}と反応して凝固性となり，α_s-カゼインおよびβ-カゼインと相互作用して安定なカルシウムパラカゼイネートの凝固物（カード）を生ずる。

バラクーダ　[Barracuda]　カマス科の魚で和名はオニカマス。学名は*Sphyraena picuda*。体長1.8 mに達する大きなカマスである。〔分布〕沖縄以南の世界中の熱帯に広く分布する。〔性質〕釣魚として有名であるが，大型魚は有毒なものが多く，代表的シガテラ毒魚の一種である。日本では食品衛生法により食用とすることが禁じられている。

ばらとうけつ　ばら凍結　[Individual freezing]　スイートコーン，グリーンピース，さいの目状の切断野菜など，小粒状の食品は，ばらばらの状態で凍結したほうがとり扱いに便利である。このように，粒状を保った状態で凍結することをばら凍結という。ばら凍結には流動凍結方式が用いられ，急速に凍結される。低温の空気を強制的に送風して凍結するので，凍結速度は速いが，凍結中に表面が乾燥される。したがって，包装してから凍結したものと比較すると，凍結貯蔵中の品質変化が速い。

はらびらき　腹開き　魚の処理の仕方。小魚の口先から尾まで，まっすぐに腹を開くことをいう。エラブタから尾まで包丁を入れて開き，エラやワタをとり去り，つぎにエラから口先まで包丁を入れて真っぷたつに開く。干物用の処理の仕方。

バリン　[Valine]　β-amino isovaleric acidのこと。栄養上必須アミノ酸のひとつである。〔存在〕亜麻種子に12％含まれているが，一般には少量ずつ広く分布している。

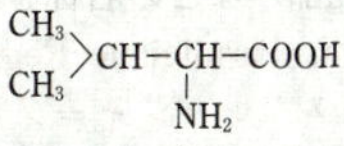

バ リ ン

はるさめ　春雨　緑豆あるいは，じゃがいもでんぷんやさらしさつまいもでんぷんを原料として製造する細いめん。〔歴史〕もともと中国でつくられ，日本には鎌倉時代に伝来したといわれる。くずまたはかたくりの根を原料として製造され，水繊（すいせん）といわれて，陣中の貯蔵食糧として用いられた。〔製法〕原料でんぷん22.5 kg 1袋のなかから一部（約700 g）をとって練り鍋のなかに入れ，900 mlの熱湯を加えて攪拌して糊をつくる。これに残りの21.8 kgの原料を加え，攪拌機で攪拌しながら40℃ぐらいの湯（このなかに原料でんぷんに対しミョウバンを1％溶かしてある）を3.6 lを加え，約30分間よくこねる。これをトンピョーという底部に径9 mmくらいの穴を多数あけた容器に入れて，攪拌しながら下部の穴から下の釜のなかに落とす。釜の湯は沸騰させておくが，落ちると瞬間的に糊化して表面に浮かびあがるので，これを水槽に入れて冷却すると同時に，この作業によって表面に付着した糊を除去する。水槽は2〜3個使用することが多いが，色よく仕上げるために，漂白剤で漂白することもある。水槽から出したものを竹竿にかけて長く下げたものを－7〜－10℃の冷凍室で約24時間放置して凍らせる。この冷凍処理はでんぷんを老化させるために行う。この操作により，調理の際の煮くずれを防ぐ。食品加工にでんぷんの老化を利用した好例である。凍ったものを冷水中で戻してから竹に下げて，天日乾燥して製品にする。〔産地〕奈良県が全国生産の約70％を占め，鹿児島県がこれにつぐ。近年，低カロリー食品として注目されている。〔調理〕吸物，煮しめ，すき焼き，鍋物，吸い物，酢の物，油炒め，から揚げなどに用いる。すき焼き，鍋物に使うときには，汁を多めにして味付けした後にはるさめを入れて，煮たててから食べる。また吸い物，酢の物に用いる際には，熱湯に入れて3分ほどゆでてから，水に戻したのち使用する。〔とうめん〕はるさめをとうめん（豆麺，唐麺，凍麺）ということもある。厳密な意味では，中国産の緑豆から分離したでんぷんを原料にしたものであるが，最近は混同して用いられている。→とうめん

パルプ ［Pulp］ 植物体の繊維状物質を，機械的，あるいは化学的に砕いてかゆ状にしたものをいう。また，食品加工では，果実や野菜を機械的に粉砕または磨砕し，裏ごししたものをいう。みかんの内皮の場合，酸分解を併用することもある。また，粉砕，磨砕の場合に，生のまま行う冷破砕法（cold break）と予熱して行う熱破砕法（hot break）とがある。〔種類〕製品としておもなものは，トマト，オレンジ，りんご，あんず，桃などがあり，18 *l* 缶詰として保存し，ソース，ジャム，ネクターなどの原料に使用される。果汁の場合，天然果汁の混濁成分である不溶性の固形物（搾りかす，果肉）をパルプ質，あるいはパルプ分とよぶ。

はるぶし　春節 春から夏にかけてわが国の太平洋岸を北上するカツオを原料としてつくるかつお節。〔品質・産地〕日本近海のカツオは黒潮にのって北上し，3～4月沖縄周辺，5～6月紀伊から伊豆海域，6～7月に房総沖へと回遊する。この時期のカツオは比較的脂質含量が少なく，緻密な組織の品質のよいかつお節ができる。とれるだし汁も透明で香味がよい。鹿児島の枕崎，山川，高知の土佐清水，静岡の焼津，田子の浦などが春節の産地。→かつおぶし

はるまき　春巻き 薄くのばした小麦粉の皮で，材料を細長い形に包み，揚げたもの。中国の点心の一種である。豚ひき肉，鶏ひき肉，せん切りにしたしいたけ，せん切りのたけのこ，エビ，みじん切りのねぎ，みじん切りにしたしょうがなどを炒め，酒，醤油，塩，ごま油で調味し，水溶きでんぷんを加えてまとめたものを中身とする。小麦粉（強力粉）をこねて，直径12 cm くらいに丸くのばし，このなかに先の中身を入れて，端から細長く包むように巻き，油で揚げる。ほかの国の春巻きや揚げ春巻きには，シンガポールのからく味付けしたエビのすり身を包んだ春巻き（シュリンプロール），インドのカレー味の三角春巻き，ベトナムの米粉でつくった皮の春巻き（チャー・ゾー）などがある。そのほかにベトナムでは代表的な料理として生春巻き（ゴイ・クゥーン）がある。ライスペーパーを水で戻し，サニーレタスなどとともに，ゆでたエビや豚肉，スモークサーモンのほか，もやしや千切りのにんじん，にら，ミント，バジルなどを包み，チリソースなどのたれをつけて食べる。英語では中国の春巻きを spring roll といい，ベトナムの生春巻きは summer roll という。中国ではベトナム春巻きまたは夏巻きという。

パルミチン ［Palmitine］ パルミチン酸3分子がグリセリン1分子と結合してできたグリセライドをパルミチンという。〔性状〕無色で常温では固体である。→グリセリド

パルミチンさん　パルミチン酸 ［Palmitic acid］ $CH_3(CH_2)_{14}COOH$-C_{16} の飽和脂肪酸。〔存在〕ステアリン酸，オレイン酸とともに分布が広い。多くの油脂に含まれている。〔性質〕融点 62.5℃。→しぼうさん

パルメザンチーズ ［Parmesan cheese］ イタリア原産のチーズ。Grana タイプとよばれる超硬質チーズに分類される。*Streptococcus thermophilus*，および耐熱性乳酸桿菌をスターターとして用い，12～24か月あるいはそれ以上熟成して得られる。水分が25～30％と低く，ほとんど半永久的に保存できる。微細な目を多数有し，保存や輸送に適している。原産地の Emiglia 地方，Parma 市，Reggio 地区（ポー渓谷南部），Lombardia 地方（ポー渓谷北部）などの名称をとって Grana Emigliano，Parmigiano-Reggiano（パルミジャーノ・レッジャーノ）あるいは Grana Lombardo などとよばれているが，

外国へ輸出されたものは，一般にパルメザンチーズと総称されている。完熟チーズのリンドをけずりとり，グラインダーで粉砕してふるい分け，30℃以下で乾燥して水分を13％以下にして包装し，市販される。マカロニ，スパゲッティ，スープなどにふりかけて食する。

ばれいしょ　馬鈴薯　→じゃがいも

ばれいしょきん　馬鈴薯菌　学名をバチルスメゼントリクス（*Bacillus mesentericus*）といい，主要な腐敗菌である。〔存在〕土壌中，穀類，じゃがいもの皮などに付着して，広く分布する。〔性質〕じゃがいも上に寄生すると，きわめて発育がよく，固有のしわのある灰白色，褐色，赤色，ばら色などの菌蓋（きんがい）をつくる。きわめて耐熱性の強い胞子をつくり，30～45℃でよく発育し，硫化水素を発生する。また，酵素生産性が強く，でんぷん分解，ゼラチンなどのたんぱく分解作用のほか，繊維素，ペクチンをも分解し，牛乳を凝固させる。ただし，酸はつくらない。

ばれいしょでんぷん　馬鈴薯澱粉［Potato starch］→じゃがいもでんぷん

パン　［Bread,（独）Brot,（仏）Pain］〔起源〕わが国へパンを伝えたのは，ポルトガル人で，ポルトガル語のPão（糧の意味）に由来する。粉に水を加えてこねた生地（ドウ，dough）を焼きあげたものの総称。この際に，生地のなかに二酸化炭素を含ませて組織を膨化させるのを原則とする。〔膨化方法〕イーストの発酵により生ずる二酸化炭素を利用する方法と膨化剤を用いて生ずる二酸化炭素による方法とがある。前者を発酵パン，後者を即席パンと区別する。以下発酵パンについてのべる。〔原料〕パンの種類は，その原料によって類別されるが，もっとも普通なのは，小麦とライ麦である。これらのもののみが，製パンに利用されるのは，水でこねると粉のたんぱく質が特徴ある粘弾性をもつ塊を形成するからである。これをグルテンという。グルテンはイーストの発酵によって3次元の網状構造をつくり，このなかに生成した二酸化炭素を包容して膨張する。パン用小麦粉は，グルテンの多い強力粉が使用されるが，フランスパンのような欧風パンではかならずしも上記のような強い粉を必要としない。小麦，ライ麦のいずれかと水，食塩，イーストとを主原料として，これに副原料として，砂糖，油脂，乳製品などを添加する。現在，市販パンの原料配合割合についてその一例を示すと，おおよそ，つぎのとおりである。小麦粉100，イースト2，食塩1.7～2.0，砂糖4～6，ショートニング3～5，水約60。〔製法〕つぎに，アメリカ式のパンのつくり方の概要を示す。製パン法は大別してふたつの方法がある。直捏生地法（straight dough process）と中種生地法（sponge dough process）である。前者は，諸原料を一度に混捏して生地をつくり，発酵させる方法。後者は，まず粉の一部と水とイーストで，ややかたい中種をつくり，じゅうぶん発酵させたのち，残りの原料を加えて再び混捏して生地をつくる方法である。しばらく休ませたのち，整形，焙炉（ほいろ）の工程を経て焼きあげて製品とする。一般に工業的に広く行われている製パン方法の工程は図に示したとおりである。なお，かつては上記の中種法のかわりに，液状でイーストを前発酵させたのち，小麦粉に加えてただちに本捏の工程に入る方法が採用されたことがある。これを液種法という。〔種類〕パンには，原料，製パン方法などによってひじょうに多くの種類があるが，代表的なものをあげるとつぎのようである。1）原料による分類：①小麦パン。②ライ麦パン。③小麦，ライ麦混合パン。④米粉を加えたライスブレッド。⑤とうもろこしなどを使用した雑穀パンなど。2）製パン方法による分類：①アメリカ式パン：強力小麦粉を用い，これに食塩，イーストのほかに砂糖，脂肪，乳製品を加えて発酵させ，焼いてつくるもの。②ラテン式パン：フランス，イタリアを中心として行われている方法で，あまり強力でない小麦粉を用い，これに食塩とイーストのみを加えて発酵させ，じゅうぶんに焼

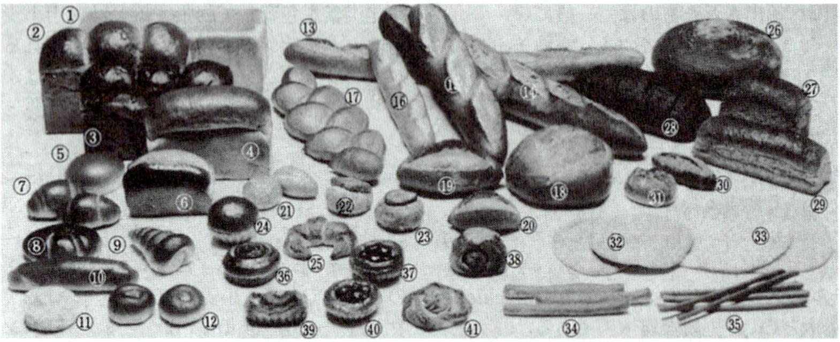

①3 ポンド・プルマンタイプ・ホワイトブレッド（3 斤角型食パン） ②3 ポンド・ラウンドトップ・ホワイトブレッド（3 斤山型食パン） ③レーズン・ブレッド（ぶどうパン） ④ワンローフタイプ・ブレッド ⑤ハンバーガー用バンズ ⑥バター・スプリット・ブレッド ⑦バターロール ⑧クリームパン ⑨コロネ ⑩ソフトロール（ホットドッグ用ロール） ⑪イングリッシュ・マフィン ⑫あんパン ⑬バゲット ⑭パリジャン ⑮バタール ⑯フイセル ⑰エピ・ド・ブレ ⑱ブール ⑲クッペ（大） ⑳クッペ（小） ㉑プチパン ㉒タバチエ ㉓シャンピニオン ㉔ブリオッシュ ㉕クロワッサン ㉖、㉗ミッシュ・ブロート（ライ麦、小麦等量混合パン） ㉘プンパニッケル（ライ麦全粒パン） ㉙ワイツェン・ミッシュ・ブロート（小麦・ライ麦混合パン） ㉚ブレーチェヘン ㉛カイザーゼンメル ㉜チャパティ（インドの平焼パン） ㉝ピタ（中近東の平焼パン） ㉞グリッシニー ㉟チーズ・ステック ㊱〜㊶デニッシュペストリー（㊱スネーク ㊲ダークチェリー ㊳コーヒーロール ㊴キウイフルーツ ㊵サワーチェリー ㊶マロン）

パンのいろいろ（日本パン工業会協力）

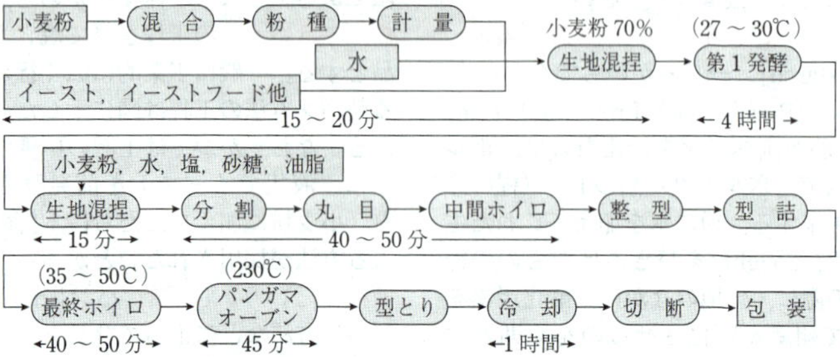

中種生地法による食パンの製造工程

いてつくるもの。3）色による分類：①白パン：歩留まりの低い小麦粉を用いたもの。②黒パン：ライ麦を使用したもの，または，歩留まりの高い小麦粉を用いたもの。4）形による分類：①イギリス型：長方形で，上部を山形に盛りあがらせて焼いたもの。3 斤棒が多い。②プルマン型：ふた付きの型で焼くので，長方形の角型で，3 斤棒が多い。③ワンローフ型：長方形の低い枕形で，1 斤棒が多い。④フランス型：棒状のもの，丸型のものが多い。5）副原料の使用量による分類：①砂糖使用量が 10％以上の菓子パン類（あんパン，ジャムパン，クリームパンなど）。②油脂が多く配合されたデニッシュペストリーなど。このほか，発酵パンでも天然種によるサワーパンや酒種パンがあり，国名による分類などもなじみ深い。また，ビタミンやミネラル，アミノ酸を添加した栄養強化パン，大豆たんぱくを加えたソイブレッド，食物繊維を加えたファイバーブレッドなど，さらには，現代の食習慣に適したスナック風の調理パンなど，きわめて多様である。農林水産省による生産統計は，食パン，菓子パン，学級パン（学校給食用のパンのこと），その他のパンに分類されている。

はんかんせいゆ　半乾性油　[Semi-drying oil]　→しょくぶつせいゆし

パンきじ　パン生地　[Baker's dough]　小麦粉に水とイースト（パン酵母）を加えてこね，発酵させたもの。〔種類〕特殊な生地として，乳酸，酢酸生産菌やこうじ種（酒種）で発酵させるもの，自然発酵によるもの，膨化剤を使用するものなどがある。イースト発酵による生地には，イーストの使い方や発酵方法により，直捏（じかごね）生地，中種（なかだね）生地，液種（えきだね）生地などがある。小規模のベーカリーでは，直捏生地法が多く採用されており，ほかの方法に比べて製品はややわらかめであるが，食感を含め香味がすぐれる特徴がある。中種生地法は，中規模以上のプラントで多く採用されており，中種の発酵状態で生地の仕込みを調節できるので，製品のフレは少ないが，発酵管理を誤ると，製品の香味を損なうことがある。液種生地法は，液種の管理に高度な技術を必要とするので，研究室の機能をもつプラントで採用することが望まれる。→パン

パンクレアチン　[Pancreatin]　膵臓から分泌される酵素の集まりをいう。〔製法〕新鮮な牛または豚の膵臓を細かくひき，水で抽出した後，アルコールで沈殿させたものである。〔成分〕タカジアスターゼと同様に多くの酵素を含有するが，なかでもリパーゼが多いことが特徴である。これに含まれるたんぱく質分解酵素は，トリプシン，キモトリプシン，カルボキシペプチダーゼなどである。

パンこ　パン粉　[Bread crumbs]　洋風のフライ料理の衣の材料。市販のパンの内相部を細かくバラバラにして用いることもあるが，一般には専用のパン粉を使用している。〔製法〕食パンとほとんど同じであるが，原料配合と焙焼方法がじゃっかん異なる。小麦粉に3％のイースト，1％の砂糖，1％のラードなどを加え，直捏法によって常法どおりに発酵させたのち焼く。このとき外側が焦げないよう低温で焼くことが普通と異なっている。発酵は中種法によってもよい。オーブンで焼かずに電極法で加熱する方法もあるが，焼いたのち，放冷，粉砕，乾燥し，粒度別にふるい分けて製品とするのが一般的である。フレークス，ソフト，ドライなどの種類があるが，ソフトパン粉が口あたりもよく，広く使用されている。乾燥がよく，白くてつやがあり，吸油率の少ないものが良品とされる。

パンこうぼ　パン酵母　[Baker's yeast]　パン製造に使用される酵母で清酒酵母，ビール酵母と異なるところは発酵生産物がパン特有の風味をもっていることと培養によって収率よく得られることである。〔培養と収量〕培養によって収率よく得られるということを多少説明するとつぎのようになる。酵母は，空気のない嫌気的な条件では，いわゆる発酵現象を起こして，その際に生ずるエネルギーを利用して生活を営み，増殖を行う。この場合には次式に示すようにその発生エネルギーは小さく，したがって収量は少ない。ところがじゅうぶんに空気を通してやると発酵が抑えられ，呼吸作用が盛んになって糖の酸化が完全に進み，エネルギーの発生が多くなり，菌の増殖が盛んに行われる。したがって収量は増す。この原理を利用して，パン酵母は空気を送りながら培養される。しかし，菌体ばかり多量にとれても，酵母の発酵力が弱ければ，パンを膨張させることができないので，好気的な培養を行っても嫌気的発酵力が低下しないような菌株が用いられる。一般には *Saccharomyces cerevisiae* HANSEN が使用され，これは短体径3～7 μm，直径4～14 μmのだ円形の細胞である。廃糖蜜を主原料として培養，製造されている。〔製品〕普通は水分70％の圧搾酵母の形で使用される。外観はうすい黄白色で，光沢のある緻密な塊状で異味，異臭のないものがよい。また圧搾酵母は生活細胞の集まりであるから，0～5℃に貯蔵する必

要がある。〔乾燥酵母〕遠隔の地，あるいは貯蔵用として，圧搾酵母を30～40℃の低温で乾燥した乾燥酵母が用いられる。

パンこむぎ　パン小麦　→こむぎ

バンズ　[Buns]　ヨーロッパのパン菓子で，イーストによるものと，ベーキングパウダーによるものとがある。〔種類〕原料の配合によって，プレインバンズ（並物），リッチバンズ（上物），また形によって，ホットクロスバンズと，おおよそ三種にわけられる。なお，リッチバンズにはバターバンズ，フルーツバンズ，チョコレートバンズなどがある。なお，ハンバーガーに用いられるパンもバンズとよばれている。〔プレインバンズ〕一般的なつくり方を示すと，つぎのとおりである。材料：小麦粉100（強力粉40，中力粉60），砂糖15，食塩0.8，イースト2.5，ショートニング3，牛乳23，イーストフード0.2，水25の割合。以上の材料を用いて3～3.5時間発酵させた後，ガス抜きし，生地を1個あたり40～50gに分割し，200℃で20分焼く。

ばんすい　番水　〔製法〕醤油もろみを圧搾すれば生醤油と粕ができる。この粕にはまだ有用な成分が残っているので，これに食塩水を加えてもう一度浸出搾汁したものを番水，または番醤油という。〔用途〕この残り粕は番粕といい，酸分解してアミノ酸をとるか，肥料，飼料として役立てる。良質の番水は醤油に混和する。

パンチ　[Punch]　酒，砂糖，レモン汁などを大きな入れもので合わせてつくる混成飲料のひとつで，ポンチともいう。〔由来〕パンチはインドで生まれ，スペイン人の手によって欧米諸国に広まった。サンスクリット語のパンチャ（5という意味）からきたことばで，5つの材料を用いてつくったので，この名がついたと伝えられている。1度の酸味，3度の甘さ，4度の強さ，4度の弱さと香料で，ライム汁，またはレモン汁による酸味1に対して，砂糖3，ラム（または酒）4，水4と香料でつくられた。現在では，とくに5つに限定されずに，いろいろ合わせ，パンチの種類も多い。〔種類〕大別すると，液体だけのものと，果物と液体のものとの二種類があるが，本来のパンチは飲み物なので，皮つきの果物を入れたり，飾ったりしないことになっている。〔フルーツポンチ〕日本風にアレンジしたものに，フルーツインパンチ，略してフルーツポンチがある。果物入りパンチは，果汁三種類を合わせ，ラムとポートワインで味を，シロップで甘味をつけ，比較的多く果物を入れるため，大型のパンチグラスに盛りつけ，ストローとフォークを添えたものである。〔液体だけのパンチ〕ホットパンチとコールドパンチがあり，コールドパンチには果物の薄切りが飾られる。ブランデー，ジン，ラム，赤ワイン，ティー（茶），サイダーなどが基となり，それに，ジュースやシロップが合わせられ，ブランデーやティーなどの基となる酒や液体の名をつける。〔ティーパンチのつくり方〕濃く出した紅茶が熱いうちに，砂糖を入れて溶かす。少し冷めてからオレンジジュースとレモン汁を混ぜ，パンチボールの中央に氷塊を置いたところに紅茶液をそそぐ。氷が解けて液体が冷めたら，供する直前によく冷えた炭酸水とジンジャーエールをそそぎ，レモンの薄切りを浮かべる。ティーパンチは酒が入らず，紅茶の色が主体となる。

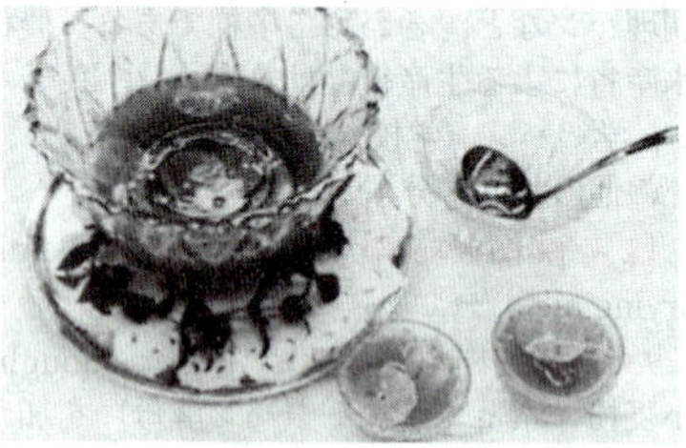
ティーパンチ

ばんちゃ　番茶　[Coarse (green) tea]　煎茶用の若芽を摘菜した後に伸育した，かたくて大きな茶芽を蒸熱し，整形，乾燥してつくったものをいう。そのほか，秋などに整枝したものを原料とする秋冬番茶（刈落とし番茶）などもある。〔川柳（かわやなぎ）〕煎茶の再製のときに選別された大型のものなどを原料としたもので，偏平な形をしている。番茶の上級品である。〔製法〕煎茶に準じて行うが，蒸し時間は若干長く，加圧を軽くして茶葉を折りたたむように整形する。また，仕上げで，火入れを強く行う。〔香味〕こうばしい香りが強く，味が淡泊で多量に飲むことができる。〔水色〕煎茶より赤みがあり，うすく澄んでいる。〔外観〕大形，偏平で，茎が混じり，浅い緑色をしている。〔いれ方〕さっぱりした味とこうばしい香りを生かすように，熱湯で短時間浸出して飲むとよい。〔そのほか〕京番茶，美作番茶など，製法，香味に特徴があるローカルな番茶がある。

はんちょうりずみしょくひん　半調理済み食品　調理済み食品がそのまま食べることができるのに対して，調理の素材など，一次的調理を行ったものをいう。

はんつきまい　半搗米　半つき米は玄米からぬかの半量を搗精により除いた米をいう。〔歩留まり〕ぬかを除くには玄米100から8のぬかをとる必要があり，その際の歩留まりは92であるから，半つき米の歩留まりは96である。〔栄養〕半つき米は白米および七分づき米より消化率は低いが，ビタミン B_1 含量は多い。→こめ

はんとうまく　半透膜　［Semipermeable membrane］　小さい分子は通すが，大きい分子は通さないような膜をいう。たとえば，豚の膀胱膜は水は通すが塩類は通過できない。一方，コロジオン膜は塩類は通すがたんぱく質のような高分子は通さない。このほか腸壁膜，セロファン，酢酸セルロース膜も半透膜である。半透膜の現象はおもに膜に極微小の孔があることによって起こるが，半透性の程度は一応は孔の大きさによって規定される。限外ろ過，逆浸透濃縮には半透膜が不可欠で，膜の物理的・化学的性質が性能を左右するので性能のよいプラスチック膜が開発されている。生物の原形質膜も特異な半透性をもつが，この場合の物質通過の仕組みは複雑である。果実のシロップ漬け缶詰の液の糖度や固形量の変化，漬け物が漬かるまでの変化などは，植物の細胞膜が半透膜の性質をもっていることによる。

パントテンさん　パントテン酸　［Pantothenic acid］　ビタミンB群に属する水溶性ビタミンの一種である。〔起源〕鶏の皮膚炎をなおす因子として発見された。同時に微生物発育因子としても分離されている。〔性質〕水によく溶け，光，熱，酸素などには安定である。パントテン酸カルシウムとして，薬，食品添加物，サプリメントなどに用いられている。パントテン酸は，コエンザイムA（coenzymeA）の構成成分として糖や脂肪酸の代謝に関与している。人でのはっきりした欠乏症は知られていない。〔存在〕パントテン酸とは“広く分布する”酸という意味であり，食品中に広く存在し，酵母，肝臓，米胚芽に多い。穀類，肉類，牛乳，野菜にもある。〔摂取目安量〕18～49歳男性および18歳以上女性は5 mg/日，50歳以上男性は6 mg/日。

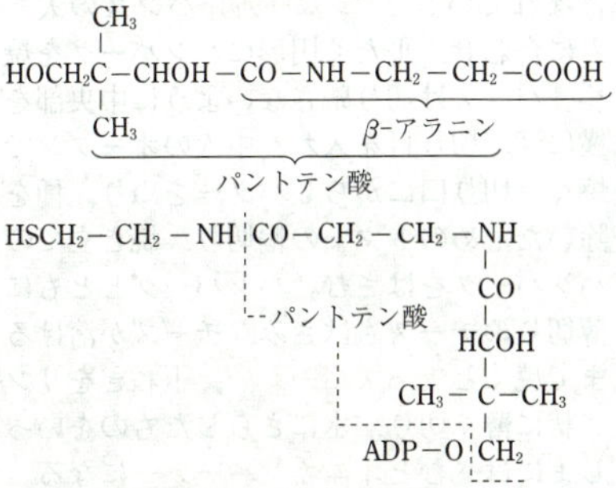

コエンザイムA
（ADP：アデノシン二リン酸塩）

はんなまがし　半生菓子　生菓子，干菓子に対応し，その中間的水分を有する菓子類を半生菓子としている。生菓子とは，フィリング物（洋菓子で，なかに補てん物を使ったもの）を含めると，水分30%以上の菓子類と食品衛生上規定されているが，半生菓子や干菓子には規定はない。お

よその目安や慣例で，水分15％以下を干菓子，15～30％を半生菓子とするが，生菓子に比較してかなり貯蔵性が向上し，流通期間が長いという特長をもつ。和菓子では，ようかん，ぎゅうひ，桃山，茶通，最中，すはま，石衣，カステラなど，洋菓子では，チョコレートケーキ，フルーツケーキ，パウンドケーキ，ケーキドーナツ，マロングラッセなどがこれに属している。

パンのき　パンの木　クワ科の常緑高木。〔原産〕マレー諸島。周年結実し，熱帯地方では広く栽培されており，主食として食べられるので，この名がある。〔形状〕果実は球形または楕円形の漿果で大きく，1～4 kg に達し，熟すると黄色から褐色となる。果肉は白色海綿状で，生食のほか，煮たり焼いたりして食用にする。

ハンバーガー　［Humberger］　ハンバーガーバンズとよばれる小型の丸パンに，焼き立てのハンバーグをはさんだ大きなサンドイッチ。アメリカで最初につくられ，簡易食の代表ともいえる。安値で時間をかけずに食事ができるファストフード（fast foods）として，とくに若い人たちに喜ばれている。〔つくり方〕バンズの大きさに合わせ，平たく円形にハンバーグを焼く。バンズは切り離さないように中央部を横に深く切り目を入れ，中火のオーブンで焼く。切り口にからしバターをぬり，種を除いた薄めのトマトの輪切り，焼き立てのハンバーグをはさむ。ハンバーグとともに薄切りのチーズもはさみ，チーズが溶けるまで焼くとチーズバーガー，玉ねぎをリング状に薄く切り，水にさらしたものをいっしょにはさむとオニオンバーガーになる。ほかに，コンビーフ，ロースト肉，ハム，ベーコン，レタス，セロリなどを挟んで変化をつけたり，好みでケチャップ，バーベキューソース，マスタードをつけてもよい。→ハンバーグ

ハンバーグ　［Hamburg］　正しくはハンバーグステーキという。ひき肉につなぎ材料を加えて調味したものを小判形にととのえ，ステーキ状に焼いたもの。かたい肉でも，やわらかく食べることができ好みの味がつけられるので，家庭料理にも適している。〔由来〕この名の起こりは，ドイツビーフステーキ（Deutsches beefsteak）というドイツのひき肉料理（タルタルステーキを焼いたもの：上等な牛ひき肉に，玉ねぎのおろしたもの，塩，こしょう，卵を合わせ，形をととのえてステーキにしたもの）をハンブルグの港湾労働者たちが多少変化させ，安価なかたい肉をひき肉にしてやわらかく歯ざわりをよくするために，パン粉や玉ねぎを多めに加えて焼いて食べていた。これが移民によりアメリカにもたらされ，ハンブルグ風ステーキからハンバーグステーキになったといわれている。イギリスではソールズベリーステーキ，パティといわれている。〔応用〕材料の合わせ方が同じでも，ベーコンの薄切りを巻いたり，溶けるチーズの薄切りをのせてオーブンで焼いたり，目玉焼きをのせたり，パンの間にはさんだり，種類も多い。サリスベリーステーキ（salisbury steak），ビットキ（bitokes），フリカデル（fricadelle）などもひき肉のステーキの一種である。フランス語ではビーフステーキアラアンブルジョワーズ（beefsteak à la hambourgeoise）となる。〔肉〕必ずひき立てのものを用いる。直前に包丁で細かく肉をたたいてつくるものは，機械びきより味がよい。ふつうは肉だけでなく，豚脂肪や骨髄脂を刻んで加え，味とうま味をつくるが，一般には，牛肉7に対して脂肪の多い豚肉3の割合か，半々のひき肉にする。1人分の肉の量は80 g 前後で，つなぎを加えて丸めるときは140 g 前後がよい。〔つなぎ〕卵：肉の重量の10％ぐらいを加える。破壊された肉の組織を加熱によってつなぐことができる。玉ねぎ：肉の臭みを消し，加熱によって肉のしまるのを防ぐもので，フランス風はバターで炒めて加え，ドイツ風は生の刻んだものを加える。炒めると玉ねぎはやわらかくなり，香りよく甘味とうま味を増し，水分がないので肉になじみやすいうえに，量も肉の50％ぐらいまで加えられ

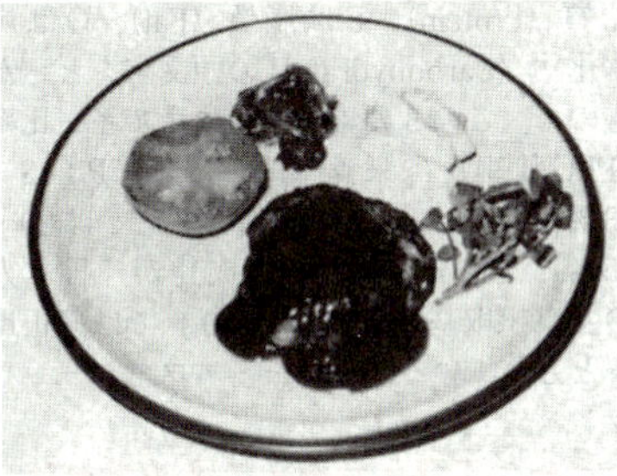

ハンバーグステーキ

る。ただし，完全に冷まして肉に加えなければならない。生のまま加えるときは，みじん切りを肉と合わせればよい。手軽であり，香りと風味はよいが，焼いているうちに割れ目ができやすく，混ぜ合わせたものは水分が多く傷みやすいので，早く焼き上げるようにする。パン粉：加熱の際，ひき肉の肉汁を吸い，肉がしまるのを防ぐのでやわらかくできる。牛乳でしめらせたり，食パンや小型のパンは水でやわらげた後に絞って，細かくほぐして加える。パン粉や玉ねぎの量が肉に対して多すぎると，味が低下し，崩れやすくなる。〔塩味〕全材料の1～1.2%につける。ナツメグは肉の臭みを消す。さらに，パセリやマジョラムなどもみじん切りにして加えると，ハンバーグの風味をひき立てる。全材料を味がなじむまでまぜ合わせたら，表面をなめらかに1.5 cmの厚さをもつ形にととのえる。この際，できるだけなかの空気を抜き，中央部をくぼませておくと，加熱によってふくれるのを防ぎ，平らに焼き上げることができる。〔焼き方〕油脂をフライパンに熱し，ステーキの焼き方と同じに焼く（→ステーキ）。〔ソース〕必ず添えるが，ハンブルグ風にすれば，肉を焼いた残りの脂肪に玉ねぎの薄切りを加えて茶色になるまで炒め，香ばしい脂肪ごと肉の上にかけて仕上げる。専門店では別にブラウンソースをつくり，1人分30 *ml* を添える。トマトソース，エスパニョルソース，ドミグラスソースなどである。家庭では，焼き脂肪にケチャップ，ウスターソース，練りがらし，レモン汁を加えて煮立てた，酸味のある即席ソースが喜ばれる。ハンバーグは，彩りを考えて，季節の野菜のバター煮，またはバター炒めを二種程度添えて供卓する。

はんはっこうちゃ　半発酵茶　[Semi-fermented tea]　茶芽を日光に当てるなどしてしおれさせ（萎凋＝いちょう），酸化酵素をじゃっかん働かせた後，かまでいってつくる。不発酵茶（緑茶）と発酵茶（紅茶）の中間的な茶であり，ウーロン茶，包種茶などがこれに属する。しおれさせる工程で生成するため花のような香りがある。〔種類〕中国では，半発酵茶を白茶（軽度発酵）と青茶（半発酵）に分類している。白茶には，白毛でおおわれた芽先だけを摘み，日光萎凋と乾燥だけを行った銀針白毫などがある。青茶には，いわゆるウーロン茶といわれる，鉄観音，水仙などと包種茶が含まれている。半発酵の段階で，炒青（かまいり），揉捻（じゅうねん），乾燥を行ってつくる。〔香り〕花のような香りがある。しおれさせ，攪拌することにより，リナロール，ゲラニオール，ジャスミンラクトン，メチルジャスモネート，シスジャスモン，インドールなどが生成されるためと考えられる。また，こうばしい香りの強いものもある。〔味〕飲んだ後のさわやかなもち味を特徴とする。〔水色〕萎凋の程度によって異なるが，緑茶に近い黄色から，紅茶に近い茶色のものまであり，透明である。〔外観〕種類によって異なるが，褐色で，まるみのある形のものが多い。

はんぺん　半片　白色多孔質の魚の練り製品の一種。東京の名産。なお，静岡，愛知にはイワシなどを主原料とし，うすい半月状に成形して湯煮する黒はんぺんとよぶ練り製品がある。〔原料〕ヨシキリザメをおもに，ホシザメ，アオザメ，オナガザメなどサメ類，カジキを原料とする。〔製法〕白色の肉を擂潰機で高速度で回転して塩ずりした後，おろしたやまいもを5～10%加えて擂潰を続けると，空気を抱き込んで容積が二倍近くに増える。調味料，でんぷんなど副原料を加えた後，木枠または自動成形機で角型に成形し，85～90℃の湯に入れて加熱する。〔食べ方〕おでん種，吸物種などとするほか，焼いて醤油を付けて食べる。また，マヨネーズ，チーズとも合う。

ひ

ヒアルロンさん　ヒアルロン酸　[Hyaluronic acid]　D-グルクロン酸とN-アセチルグルコサミンがβ-1，3結合で結合した二糖の，β-1，4のくり返し構造で結合した高分子化合物。直鎖状の硫酸基を持たない酸性ムコ多糖である。生体中では結合組織に分布していて，組織の粘弾性に関与している。また，食品添加物の製造用剤として認められている。そのほか，健康食品として利用されている。

ビー・エス・イー　[BSE]　牛海綿状脳症（うしかいめんじょうのうしょう）Bovine Spongiform Encephalopathyの略。別名，狂牛病。1986年にイギリスで初めて確認された牛の病気のひとつ。BSEに感染した牛は，BSEプリオンがおもに脳に蓄積することにより，脳の組織がスポンジ状になり，行動異常，運動失調などの中枢神経症状を示すようになって，発病後2週間から6か月の経過を経て死に至る。潜伏期間は平均5年と推測されている。治療法は見つかっていない。プリオンはたんぱく質であり，正常なものは動物の体内に存在し，神経の働きを支えている。その立体構造が変化した異常プリオンがBSEプリオンである。BSEは，この異常プリオンを含む飼料，おもに肉骨粉を食べることによって感染し，異常プリオンは脳のほか脊髄，眼，回腸遠位部（盲腸との接続部分から2mまでの部分）に蓄積する。異常プリオンに起因する人のプリオン病のひとつである変異型クロイツフェルト・ヤコブ病は，異常プリオンの同一性からBSE感染牛の異常プリオン含有部の摂取が原因と考えられている。

ピー・エフ・シー　PFC　Pはたんぱく質（Protein），Fは脂質（Fat），Cは炭水化物（Carbohydrate）の頭文字をとったもので，この3要素の供給エネルギー比率（PFC比率）は栄養学的にみて，P：12～13％，F：20～30％（30歳以上では20～25％），C：57～68％の構成比が「日本人の食事摂取基準（2010年版）」では適正比率とされている。→ピー・エフ・シー・バランス

ピー・エフ・シー・エネルギーひ　PFCエネルギー比　→ピー・エフ・シー・バランス

ピー・エフ・シー・バランス　PFCバランス　[PFC balance]　食物から摂取しているエネルギーは，たんぱく質（P），脂質（F），炭水化物（C）から得ているが，その摂取割合をいい，つぎの式で求める。理想的割合は，P：12～13％，F：20～30％（30歳以上では20～25％），C：57～68％とされている。

たんぱく質エネルギー％＝

$$\frac{\text{たんぱく質摂取量}\times 4}{\text{総エネルギー}}\times 100\cdots\cdots \text{A}$$

$$\text{脂質エネルギー％}=\frac{\text{脂質摂取量}\times 9}{\text{総エネルギー}}\times 100\cdots\cdots \text{B}$$

$$\text{糖質エネルギー％}=100-(\text{A}+\text{B})$$

摂取割合の計算式

ピー・エフ・シーひりつ　PFC比率　[PFC ratio]　食物摂取パターンの特徴と栄養素摂取バランスを推測する簡便な方法で，総摂取エネルギーに対するたんぱく質，脂質および炭水化物由来のエネルギーの比率である。たんぱく質エネルギー比率は摂取たんぱく質のグラム数×4 kcal/総摂取エネルギー量（kcal）で表し，どの年齢でも15％程度が好ましい。この方法ではたんぱく質の栄養価が考慮されていないので，本来なら個々のたんぱく質の栄養価を配慮しなければならないが，食品を組み合わせて摂取する通常の食事ではアミノ酸の補足効果があり，簡便には，動物性たんぱく質比率（動物性たんぱく質摂取量/総たんぱく質摂取量）を考慮すればよい。動物性たんぱく質比率は成長期で大きく，

幼児期で50％程度，学童期から青年期までの成長期では45～50％，成人期では40～45％が適切とされている。脂肪エネルギー比率は摂取脂肪のグラム数×9 kcal/総摂取エネルギー量（kcal）で表し，成人では20～25％が好ましい。成長期の子供（5か月まででは45％，6～11か月では30～40％，1～17歳では25～30％），妊婦および授乳婦では20～30％と成人よりも脂肪エネルギー比率は大きい。これは，単位重量当たりのカロリーが高く，含水量の低い脂肪を多く摂取することによって，食事でエネルギー消費量を満たすようにするためである。炭水化物エネルギー比率は100－たんぱく質エネルギー比率（％）－脂肪エネルギー比率（％）で表されるので，成長期，妊婦，授乳婦では成人よりも値が小さくなる。成人では55～65％程度が好ましい。一般に，植物性食品を食事の基本とする開発途上国ではたんぱく質および脂肪エネルギー比率が低いという特徴がある。動物性食品を基盤とする国ではとくに脂肪エネルギー比率が高すぎるために循環器疾患や肥満などの生活習慣病の発症が多くなる。近年，平均的な日本人の食生活がPFC比率から理想的であると評価されている。一方，個人別にPFC比率をみると，食の多様化から幅広い分布をもつので，一律的な栄養指導で食生活問題を解決するのは難しくなってきている。

ビー・エム・アイ　BMI　［Body mass index］　体格指数のこと。体重（kg単位）を身長（メートル単位）の二乗で除した数値で示される。たとえば身長170 cm，体重70.0 kgの人のBMIは，70.0÷（1.70×1.70）＝24.2となる。体型の指標として用いられてきたが，体脂肪量との相関が高く，計算が簡単なため，成人の肥満の指標として一般的，国際的に用いられている。日本肥満学会では，18.5未満を「やせ」，18.5以上25未満を「適正」，25以上を「肥満」と定義し，25以上30未満を肥満1度，30以上35未満を肥満2度，35以上40未満を肥満3度，40以上を肥満4度と細分している。BMIは約22で死亡率が最低で，それ以上でもそれ以下でも死亡率は高くなるという統計データがあり，健康のマーカーとしても広く用いられる。

ピー・オー・エス・システム　ポスシステム　［POS system］　Point of sales systemの略。従来のキーイン方式のレジスターではなく，光学的な自動読みとり方

JANシンボルの寸法（標準タイプ）

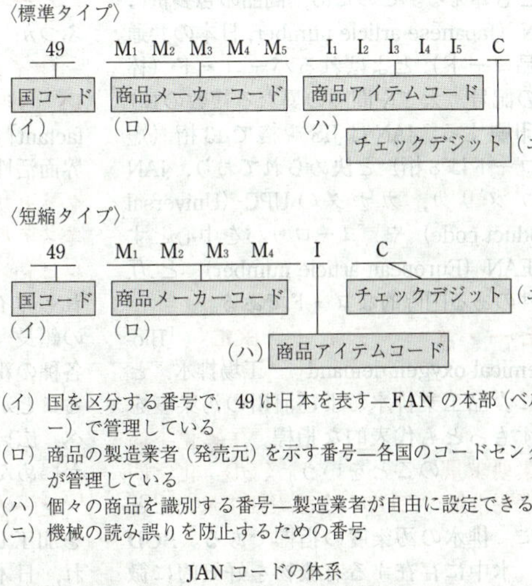

（イ）国を区分する番号で，49は日本を表す―FANの本部（ベルギー）で管理している
（ロ）商品の製造業者（発売元）を示す番号―各国のコードセンターが管理している
（ハ）個々の商品を識別する番号―製造業者が自由に設定できる
（ニ）機械の読み誤りを防止するための番号

JANコードの体系

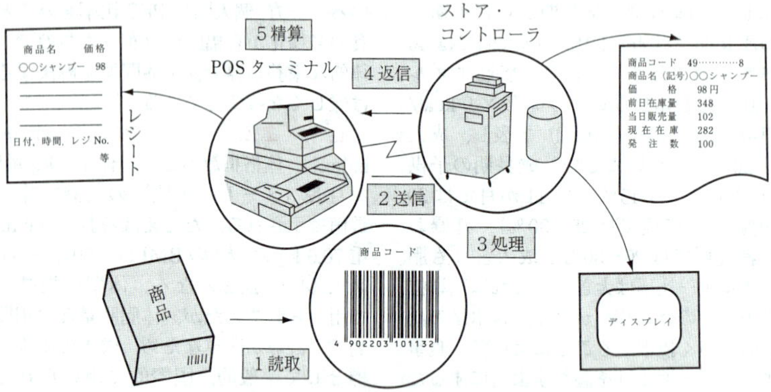

食品・雑貨タイプ POS システムの仕組み（PLU 型）

式のレジスターで，コンピュータと連動し，仕入れ，販売などの情報を管理するシステム。たとえば，小売店などの販売の時点で，「どの商品が，いつ，いくらで，何個売れたのか」を単品ごとに詳細，正確，迅速にとらえることのできる仕組みのことである。また，この店頭販売情報を中心に，発注，仕入れ，在庫情報のほか，必要に応じて顧客情報や従業員情報なども，その発生時点でとらえ，コンピュータを利用して管理する小売業の総合経営情報システムともいえる。このため，商品の包装紙に JAN（Japanese article number, 日本の共通商品コード）とよばれるバーコード（棒状の記号：太さや間隔の異なる複数の棒）を印刷する。JAN は JIS 規格で 13 桁（短絡コードは 8 桁）と決められており，JAN はアメリカ，カナダの UPC（Universal product code）や，ヨーロッパを中心とする EAN（European article number）と互換性のある国際的なコードである。

ビー・オー・ディー　BOD　［Biochemical oxygen demand］　工場排水，とくに食品工業排水および河川の汚染度を示すもっとも代表的な指標。生物化学的酸素要求量のことをいう。COD（化学的酸素要求量），TOD（全酸素要求量）とともに，排水の汚染度の指標である。BOD は，水中に存在する有機物を好気的に微生物によって分解させるのに必要な酸素量を ppm の単位で表したもの。工場排水は BOD120 ppm 以下に浄化する必要があり，各都道府県，地域の条令による規制は 20 ppm 以下が多く，規制の厳しい地域では 10 ppm 以下と規定しているところもある。河川の BOD が 1 ppm 以下でないとヤマメ，イワナは生育できず，10 ppm 以下であればコイ，フナ，ドジョウは生育する。10 ppm 以上であると，臭気を感ずることがある。

ピー・オー・ブイ　POV　→かさんかぶつか

ひイオンせいかいめんかっせいざい　非イオン性界面活性剤　［Apolar surfactant］　水に溶けてもイオンとならない界面活性剤。食品添加物として使用されるグリセリン脂肪酸エステル，ショ糖脂肪酸エステル，ソルビタン脂肪酸エステル，プロピレングリコール脂肪酸エステルはいずれも非イオン性界面活性剤に属し，脂肪酸の鎖長（炭素数）を選択することにより，各種の親油性あるいは親水性のものをつくることができる。イオン性界面活性剤に比べ，広い範囲の pH 領域で使用できる。→かいめんかっせいざい

ピータン　皮蛋　［Pidan］　あひるの卵を加工したもので，中国で初めてつくられ，日本には中国料理とともに入ってき

た。あひる卵以外に鶏卵やうずら卵をピータン風に加工したものもつくられている。ピータンの別名である松花蛋（ソンホワタン）に準じて松花鶏蛋（ソンホワジタン）とよばれている。〔製造法〕炭酸ナトリウムや生石灰などを含む草木灰で卵殻表面をおおい，数か月かかって徐々にアルカリを卵の内部に浸透させてつくるものである。卵白，卵黄ともにアルカリによって凝固する。アルカリの作用でたんぱく質からアンモニアや硫化水素が発生することから，特有な臭気を有する。食用時には糸などでスライスし，しばらく放置してアンモニアや硫化水素をとばしてから食すのがふつうである。

ピーチメルバ ［Peach melba］ バニラアイスクリームと桃のシチューを合わせて盛り，上からいちごのソースをかけた冷たいデザートで，フランス語ではペーシュメルバ（peches melba）となる。〔由来〕オーストリア生まれの名ソプラノ歌手・ネリー・メルバ（Nellie Melba）の名をとってつけた有名な冷たいデザートで，1899年に当時ロンドンのサヴォイホテルの名料理長であったエスコフィエ（Auguste Escoffie）がメルバのオペラをみた後で考案したといわれている。〔つくり方〕バニラアイスクリームをアイスクリームデッシャーでクープカップに盛り，洋酒入りのシロップでやわらかく煮た半割の桃を，ベレー帽を横にかぶるようにのせる。桃を煮たシロップで薄めたきいちごの裏ごししたピューレに洋酒を加え，ソースとしてかけてその上から綿あめをかぶせて供する。彩りが美しく，アイスクリームと桃とソースの味がよく合う。〔応用〕ピーチサンデー（peach sundae）は，桃を薄切りにしてアイスクリームのまわりにならべ，クリームシャンティイで飾り，いちごジャムを裏ごしした赤いソースを上にかけたものである。盛り方の変化として，アイスクリームの上に桃の半割をのせ，ジャムソースをかけ，まわりにクリームシャンティイを飾ってもよい。アイスクリームの代わりにいちごを加えた氷菓を同様にしたものは，フレーズメルバ（fraise melba）といわれる。

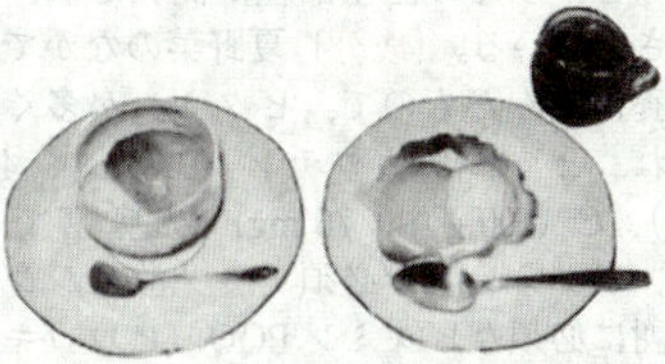

ピーチメルバ二種の盛り方

ビイチュウ　米酒 台湾の蒸留酒。蒸米にリゾープスペイカ（*Rhizopus peka*）を生やしてペイカ（白麹）をつくり，これで蒸米を糖化発酵させて蒸留する。そのまま飲むほか，紅酒の原料とする。→アンチュウ

ビート ［Beet］ アカザ科の二年草で，原産は地中海沿岸。砂糖原料用（てんさい→てんさいとう），飼料用，青果用の品種がある。青果用のものは，ビーツ，テーブルビート，ガーデンビート，カエンサイ（火焔菜）ともいう。紅色球形のはつかだいこんや赤かぶに似ているが，輪切りにすると同心円のアントシアン系の色素による赤紋がある。糖分が多く，甘味がある。春まき（5~7月どり），夏まき（8~9月どり），秋まき（10~11月どり）栽培が行われる。ゆでるか，オーブンで焼くかして，酢漬，サラダ，スープ（ボルシチに欠かせない）などに用いられる。

ビートレッド ［Beet red］ アカザ科の植物である赤ビート（*Beta vulgaris* L. var. *rubra*）の根に含まれる天然色素である。〔製法〕根を水で抽出し，乾燥する。赤色の粉末が得られる。〔成分〕赤色色素の主成分は，ベタニンとよばれるシアニジン系化合物である。分子式は$C_{24}H_{26}N_2O_{13}$。〔性質〕水にはよく溶けるが，エタノール，プロピレングリコール，グリセリン，有機溶剤には難溶か不溶。光による退色は少ないが，熱に不安定で60℃，30分間の加熱でかなり退色する。〔用途〕菓子，アイスクリーム，フルーツ牛乳などの着色に用いる。使用量は0.0015~0.4％。

〔使用基準〕わが国では天然物であるので生鮮食品への使用以外は規制はない。アメリカおよびEUで食品添加物として指定されている。

ピーナッツクリーム [Peanut cream] ピーナッツバターにシロップを加えてクリーム状にしたもの。〔性状〕ピーナッツバターよりもやわらかく，延展性があって使いやすいが，油分が分離しやすいので乳化剤などを加えて分離を防ぐ必要がある。→ピーナッツバター

ピーナッツバター [Peanut butter] 焙炒した落花生の渋皮を除き，豆をひき砕き，食塩を少し加えて味をつけてクリーム状のペーストにしたもの。バターというのは外観からつけた名前で，乳脂肪は一切入っていない。ピーナッツペーストの一部を固形にしたクランチタイプもある。砂糖や油脂を加えたものもある。アメリカではピーナッツ90％に，食塩，砂糖，油脂10％と成分が規格化されており，日本でもこの割合を適合させている。なお，ピーナッツの含量を減らし，糖類を増やしたピーナッツクリームもある。〔製法〕落花生を振動ふるいまたは回転ふるいで，これに付着している土砂，ごみをとり除き，焙炒カゴ，焙炒釜，回転焙炒機などで炒る。これにより，落花生中のたんぱく質は凝固し，食用に適する状態になるとともに，特有の芳香を生ずる。炒る温度は製品の品質に大きく影響するので，焦げ臭が生じないよう，また平均に熱せられるようにする。じゅうぶん炒った原料はのこぎり歯のついたロールで粉砕した後，風選によって渋皮を除き，これを擂潰機でよくすりつぶす。ついで2～3％の食塩を加えてよく練り合わせる。〔製品〕でき上がった製品は異臭がなく，舌ざわりがなめらかで，色はあまり濃くなく，こころよい風味を有するものがよい。製品は温度が高くなると油が分離することがあるが，硬化油を少量加えるとそれを防ぐことができる。〔成分〕100 g中水分0.6 g，たんぱく質25.4 g，脂質50.7 g，炭水化物20.5 g。〔用途〕スプレッドとしてパンにぬり，また，サンドイッチに用いる。→らっかせい

ビーフン **米粉** 台湾に昔からある米を原料とした麺の一種である。〔製法〕うるち米をじゅうぶんついて，水に浸漬し，臼でひいて厚い木綿袋に入れてこし分ける。これを適当な塊の状態で熱湯に入れ，30分ぐらい煮沸して1/3が白く煮え残る程度になったらとり出す。釜に湯を煮たたせたところにこれを麺状に押し出してゆでる。ついで冷水中に移して冷まし，竹で組んだ乾燥棚にのせて天日乾燥し束ねて包装する。麺状に押し出すには米粉車と称するものを使うが，これは円筒状のものが電力で上下し，これによって装置の底にある小さい孔から押し出すようになっている。〔使用法〕ビーフンは1～2時間水に漬け，あらかじめ調味した肉類，野菜を混ぜ，油で炒めて食べることが多い。

ピーマン [Bell pepper, Sweet pepper, Green pepper（未熟緑果）] ナス科に属し，熱帯アメリカ原産。とうがらしの一種で，野菜として用いられる。アメリカ種の甘とうがらしである。〔栽培〕生育期間が長く，高温（25℃）を必要とするので，温室で促成を行う。高知でビニールハウスによる促成栽培，茨城で半促成，抑制栽培が行われ，年間出回る。緑色の未熟果が流通しているが，樹上で完熟させた赤色や黄色になったカラーピーマンも販売されている。パプリカは，同族の異なる栽培品種。〔産地〕宮崎，茨城，高知が主産地で，ほかに岩手，長野，鹿児島などでもつくられる。〔品種〕戦前は，すべてアメリカからの輸入品種であったが，現在では香りが少なく甘みの強い品種やウイルス病抵抗性品種など，多くの国産品種が開発され，栽培されている。〔成分〕夏野菜のなかでは栄養に富んだもので，ビタミンが多く含まれ，とくにβ-カロテン（100 g中，400 μg），C（100 g中，76 mg）が豊富である。ビタミンPや必須アミノ酸リジンの代謝に必須なビタミンPQQ（ピロロキノリンキノン）も多く含まれている。ピーマ

ン特有の香りの主成分は，種やわたの部分に多く含まれるピーマンピラジョンとよばれる2-イソブチル-3-メトキシピラジンであり，血流改善効果があるといわれる。赤ピーマンの赤色は，カロテノイド色素（カプサイシン）である。〔用途〕大形のものは，肉詰めなどに最適である。赤ピーマンは，中国料理や西洋料理の色どりに使われる。また，種を抜いた塩蔵オリーブの加工品・スタッフドオリーブ（stuffed olives）の詰め物になる。

ビール　[Beer]　大麦麦芽とホップを原料としてつくられる酒。米，とうもろこしでんぷんを副原料として用いることもある。ビールには上面酵母（top yeast）を用いる上面発酵ビールと下面酵母（bottom yeast）を用いる下面発酵ビールがあり，前者はイギリスで，後者は日本，ドイツ，アメリカなどイギリス以外の国々でつくられている。下面発酵ビールにも多くの種類があるが，現在圧倒的に多くつくられているのは淡色のピルゼンビール（ピルスナー）である。以下このピルスナーについて述べる。〔原料〕ビールに用いる大麦は二条大麦で，粒が揃っていて大きく，穀皮が薄く，たんぱく質の少ないものを選ぶ。水は軟水がよい。〔麦芽製造〕精選した大麦に水を吸わせ，空気を送りながら15℃で8日間発芽させる。幼芽は胚乳と穀皮の間にあって外には現れない。幼芽が穀粒の2/3の長さになったら発芽を止め，この緑麦芽を水分3％になるまで乾燥させる。〔仕込み〕乾燥麦芽を粉砕し，約6倍量の温水を加えて糖化する。ろ過して麦芽粕を除いてからホップを加えて煮沸する。煮沸を終わった麦汁はホップ粕を除き5℃に冷却する。〔発酵〕麦汁に酵母を添加し，5～10℃で8～12日間発酵させる。これを主発酵という，主発酵を終えた若ビールは香りが悪く味も荒いので，0℃で約2か月間後発酵を行い，熟成させる。これを貯酒ともいう。〔瓶詰〕後発酵を終えたビールはろ過または遠心分離で清澄とし，カン，ビンに詰める。このとき火入れしなければ生ビール（draft beer），火入れすれば火入れビール（pasteurized beer）である。下面発酵ビールは必ず貯蔵熟成させるので，ドイツ語のlagern（貯蔵する）からイギリスではラガービール（lager beer）とよぶ。すなわち，lager beerとは火入れの有無とはまったく関係がなく，下面発酵ビールを意味するものである。〔成分〕ビールのアルコール分は4.5％，エキス分3.5％，酸度1.7である。

ビールこうぼ　ビール酵母　[Brewers yeast]　ビール酵母には上面酵母（top yeast）と下面酵母（bottom yeast）とがある。前者は発酵終了後液表面に浮上し，メリビオース発酵性がないが，後者は発酵終了後器底に沈降し，メリビオースを発酵する。学名も *Saccharomyces cerevisiae*, *S. carlsbergensis* と別になっていたが，最近では両者とも *S. cerevisiae* に統一された。また上面酵母はイギリスとアイルランドで，下面酵母はそれ以外の国々（日本，ドイツ，アメリカなど）でビール製造に使用されている。ビール酵母として必要な性質は麦汁の発酵が速く，香味のよい製品をつくることのほか，適当な凝集性を有することである。凝集性とは発酵液中で酵母が集まってかたまりとなり，液から分かれて上面酵母は液表面へ浮上，下面酵母は器底に沈降する性質である。早い時期に凝集が起これば，麦汁と酵母の接触が断たれるので，麦汁は発酵不十分となり，糖分の多い保存性の悪いビールとなる。逆に凝集が起こらずにいつまでも酵母が液中に浮遊していると，発酵は盛んでも酵母回収量が減りまた清澄が遅れたりする。したがって，適当な時期に凝集する酵母を選択することがたいせつである。

ビールむぎ　麦酒麦　ビールの醸造に用いる大麦で，二条種である。〔産地〕わが国の各地で栽培される。〔品種〕でんぷん質に富み，たんぱく質が少なく，皮の薄いものがよい。おもな生産県は栃木，佐賀，福岡などで，ミカモゴールデン，ニシノチカラ，ほうしゅん，ニシノホシが代表的な品種であるが，全国で品種改良，新品種育成が行われている。〔品質〕麦芽にして使用するが，たんぱく質量が多いと貯蔵がきかず，発芽の際に発熱しやすく，物質の損耗が大きくなるので，10％以下がよい。収穫後，乾燥の際に火力乾燥をすると発芽力を失うおそれがある。→ばくが

ひいれ　火入れ　[Pasteurization]　食品を保存するため低温殺菌することで，とくに清酒，ビール，醤油，牛乳に行われる。この際，殺菌とともに酵素の失活も行われる。〔殺菌温度と時間〕清酒で65℃ 1分，ビール60℃15分または68～72℃15～30秒，醤油85℃達温（時間は85℃に達するまで）である。低温殺菌は1870年ごろパスツールの発明によるものでパスツリゼーションとよばれているが，わが国ではその300年ほど前から清酒の火入れを行っていた。

ひえ　稗，穇　[Japanese barnyard millet]　イネ科キビ亜科ヒエ属に属する一年生草木の植物。寒冷地，やせ地でもよく育つが，乾燥地には適さず湿潤地を好む。〔種実の構造〕ひえは外側を殻がおおっているが，これは護えいであってひじょうにしっかりしているので，脱穀ではとれない。ひえが貯蔵性のよいのはこのためである。護えいの下に内外えいがあってえい果を保護している。〔精白〕玄穀をそのまま搗精したり，玄穀を水浸漬，蒸煮，乾燥後に搗精する。〔歩留まり〕搗精の歩留まりは60％内外である。〔用途〕ひえはよく精白して，米と混炊し，また粉にして菓子そのほかの加工品とする。また玄穀を飼料とする。

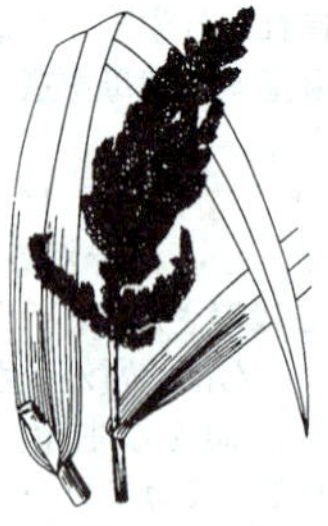

ひ　え

ひおちきん　火落菌　[Hiochi bacteria]　乳酸菌の一種で増殖のアルコール耐性が強く，アルコール分15％以上もある清酒中でも増殖し，白濁，増酸，変香味をもたらす有害菌である。この現象を火落ちという。〔性状〕桿状で運動性がなく，胞子もつくらないが，アルコールに対する耐性が強く，22.5％でも増殖可能である。ただし耐熱性は低く，清酒中では60℃で15分間の加熱で死滅する。発育の適温は30℃である。〔沿革〕この菌は清酒以外の人工培養基に増殖しなかった。それは特殊な栄養素を生育に必要とするのだが，従来，その物質が未詳であったためである。この物質は酢酸要求性乳酸菌における酢酸の代替因子で，β-hydroxy-β-methyl-δ-valerolactone（メバロン酸，火落酸）であることがわかった。発酵形式により *Lactobacillus heterohiochii* および *L. homohiochii* に類別される。前者はメバロン酸を必須に要求し，グルコースおよびラクトースを強く発酵する。後者にはメバロン酸を必須に要求する菌株，生育促進的に要求する菌株，まったく要求しない菌株があり，グルコースおよびマンノースを強く発酵する。

ビオチン　[Biotin]　ビタミンB群に属する水溶性ビタミンの一種であり，ビタミンHともいわれた。生体内でカルボキシラーゼの補酵素として作用する。微生物の繁殖を促進する作用がある。食品に広く分布し，また，腸内細菌により合成されるのでふつうは欠乏することはない。〔生卵白とビオチン〕動物に生卵白を多量与えると，ビオチン欠乏になり皮膚炎を起こすが，これは卵白中にあるアビジン（avidin）というたんぱく質がビオチンと結合して，

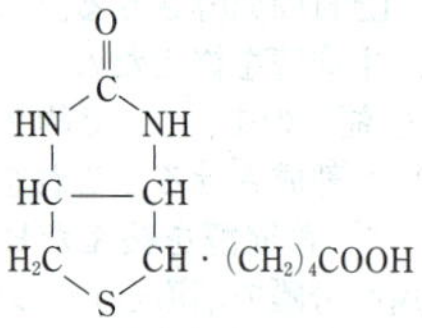

ビオチン

ビオチンが吸収利用されなくなるためである。〔摂取目安量〕12歳以上男女とも50 μg/日。→ビタミンBふくごうたい

ヒガイ　鰉　[Sarcocheilichthys]　コイ科の淡水魚。〔生態〕モロコに似た小型の魚。体色は，雌雄の別およびすむ場所，時期によりかなり変わる。幼魚の時代には薄いあめ色をし，体の中央に1本の黒い線が走っている。2年魚のうち雄は淡紅色が現れる。生殖時期には顔面の両側は美しい淡紅色と変化し，黒い線は次第に不明瞭になり体全体が黒ずんでくる。また，口のまわりに追星が現れる。一方，雌はあめ色の明るい色をしている。産卵期は4月中旬～6月中旬。〔産地〕わが国の中部以南の河川6湖沼に多くすむ。〔呼称〕岐阜ではサクラバエ，メアカ，岡山ではホヤル，ヤナギバエ，豊橋ではアメカ，ムギハエ，兵庫ではアブラバエ，印旛沼ではセグロなどともいう。また，琵琶湖ではトウマル（頭丸），ツラナガ（面長），アブラヒガイ（油鰉）の三つの型に区別しており，トウマルがもっともおいしいとされているが，これらは同一種のものが多少変わったものとされている。〔由来〕鰉という字は明治天皇が好まれたところからこの字が生まれたといわれる。〔調理〕3～4月が旬の時期。照り焼き，塩焼き，から揚げなどに向き，とくに南蛮漬けはおいしい。

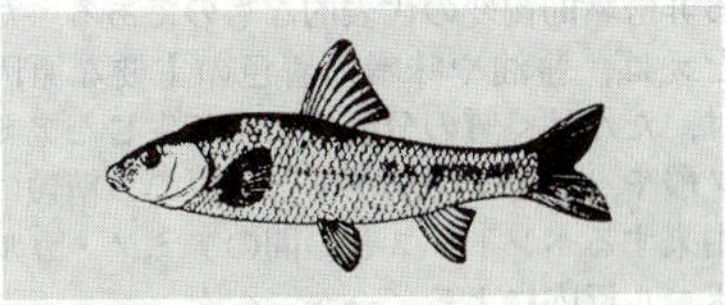

ヒ　ガ　イ

ひがし　干菓子，乾菓子　水分含量の少ない菓子類の総称。干菓子類については，食品衛生法などでとくに水分規格は定められていないが，慣例で15%以下とされている。しかし一般には，水分含量が10%以下のものが多く，それぞれの干菓子は，製造直後の水分量のわずかな変動（多くの場合，吸湿による水分量の増大）がその菓子の品質，とくに口あたり，食味にいちじるしい影響を与えるので，保管の際には防湿に注意する必要がある。

ピカタ　[（伊）Piccata]　薄切り肉に小麦粉をまぶしてたっぷりの卵液に漬け，平らにバターで焼いたイタリア料理。〔由来〕ピカタはイタリア語で刺すということから，料理では生ベーコンを刺したという意味で，本来は仔牛の喉頭肉（ris de veau）に塩脂（塩漬の背脂）を刺したところからつけられた。〔材料〕一般には仔牛肉のピカタが有名であるが，牛ヒレ肉，豚肉，鶏肉，白身魚，エビ類なども卵液に漬けるとピカタになる。卵に粉チーズや刻みパセリを混ぜることもある。〔つくり方〕（1人分）：切り肉を，筋切りをして肉たたきでのばし，塩，こしょうをしてから全体に小麦粉をまぶしつけ，全卵をほぐしたなかに浸して，少量のオリーブ油とバターで両面を黄金色になるまで焼き上げる。仕上げにレモン汁，白ワインをふりかけて蒸し煮をするか，またはドミグラスとブイヨン，生クリームを注ぎ，さっと煮立てると卵焼きの表面のかたさがやわらかく戻る。

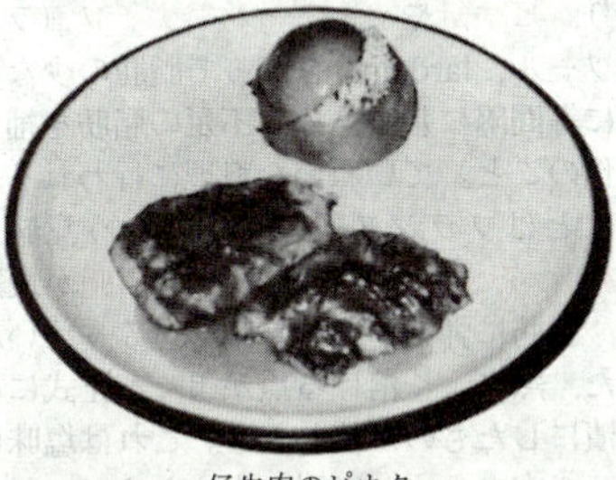

仔牛肉のピカタ

ひかねつしょくにくせいひん　非加熱食肉製品　食肉を塩漬し，燻煙または乾燥したもので，63℃，30分間またはこれと同等以上の効力を有する加熱殺菌工程を施さないものをいう。加熱殺菌を行わないので食品衛生法上，その成分規格，製造方法および保存方法の基準などが詳細に定められてある。生ハムはこの例である。

ひきにく　挽き肉　[Ground meat]　肉ひき機，すなわちグラインダーやチョッ

パーで細かくひいた肉をいう。

ひきわりなっとう　碾割り納豆　→なっとう

ピクノジェノール　[Pycnogenol]　植物に含まれるフラボノイドの一種で，フランス南部の海岸に生育する松（*Pinus maritime*）の樹皮から抽出される。強い抗酸化力をもつことから，健康食品の素材として利用されている。

ピクルス　[Pickles]　欧米の野菜の酢漬けをピクルスという。小型きゅうり，オリーブ，カリフラワー，小型トマト，赤ビートなどがあるが，ピクルスというと，小型きゅうりの酢漬けをさすことが多い。なお，北欧では，赤ビートの甘酢漬けがたくさん食べられている。〔小型きゅうりのピクルス〕ずんぐりして短いピクルス専用のきゅうりを塩水に漬け乳酸発酵させて貯える。調味方法でスイートピクルス，サワーピクルス，ディルピクルスなどに分かれる。ハンバーガーの付属として，スライスしたスイートピクルスの需要がのびている。

ピケ　[（仏）Piquer]　豚の脂肪を細く切り，ピケ針やラーディングナイフ（ラルドワール，lardoir）を使って脂肪の少ない肉に等間隔に刺し込み，不足の脂肪を補う操作のこと。ていねいな料理に行われる。ピケとはフランス語で刺すという意味。〔材料・方法〕豚の脂肪のうち背脂が最適で，脂肪に弾力があり，刺し込みやすい。また，熱によく溶ける点がよく，正式には塩漬にしたものが使われる。これは塩味によって肉のうま味を引き出すためで，ベーコンを使ってもよい。しかし，ベーコンは脂肪が多くとれないだけでなく，肉に燻煙の臭いが残りやすい。〔塩脂のつくり方〕豚の背脂500 g一塊を脂肪がみえなくなるくらいの荒塩のなかにひと晩漬け，荒塩を落として表面を水で洗ったものが，味加減がよい。ピケに使うときには，これを0.5 cm角のひも状または棒状に切り，用途に合わせて長さを6～10 cmくらいに揃える。ピケ針のふたまたの裂け目に脂肪の一端をはさんで，布をぬうように肉の表面をぬい，脂肪の端を押さえてピケ針を引き抜くと，肉のなかに脂肪が残る。ローストにする際など，脂肪の一部が肉のなかで溶けるので，表面に脂肪の薄片をかぶせて焼くより手間はかかるが，合理的なおいしい調理となる。ピケを行う肉は，牛ヒレ肉，仔牛ヒレ肉，仔牛モモ肉などの塊のもので，ローストやステーキ，煮込みの際に行われる。また，牛ヒレ肉のステーキでフィレミニョン（filet mignon）のときには，小さなヒレ肉をつなぎ，飾りをかねて，X字型に脂肪をピケする。ピケは飾りを目的として，肉の適当な場所にうめ込むこともあり，この場合は，ハムやトリュフが棒状に切って用いられる。

ひこうそてきかっぺん　非酵素的褐変　[Nonenzymatic browning]　酵素作用によらない化学反応のみによって起こる褐変現象をいう。〔原因〕食品の加工，貯蔵，調理において起こる非酵素的褐変には種々の原因がある。たとえばアミノ・カルボニル反応，糖類の加熱によるカラメル化反応，油脂の酸化や加熱による褐変，アスコルビン酸の分解による着色，ポリフェノール類の自動酸化による褐変などが主要なものである。これらのうち，糖とアミノ酸などによって起こる場合はとくにメイラード反応といい，多くの加工食品に共通してみられる非酵素的褐変の代表的なものである。たとえば，醤油や味噌の着色の主要な原因は，たんぱく質の分解によって生じたアミノ酸や，低分子ペプチドと大豆の多糖類に由来するペントースとの間のアミノ・カルボニル反応による。→かっぺん

ピザ　[（伊）Pizza]　パン生地を薄くのばした上にサラミやチーズをのせて焼いたもので，イタリア南部，ナポリ地方の食べ物。アメリカ兵がイタリアに駐留したときに好んで賞味し，帰国した際にこれを広めたといわれている。ピザの冷凍品が売り出されてからは，だれでも即席にピザが食べられるようになった。〔食べ方〕冷凍品はそのままをオーブンに入れて焼けば，パン

の皮がせんべい状に焼け，チーズが溶けてぐつぐつ煮立ってでき上がる。焼き立ての熱いところを適当に切って，手にもって食べることができるので，簡便であり若い人に好まれ，夜食や酒のつまみにもよい。〔材料〕パン生地の上にのせる具は，火が通りやすいように平らにならべるが，材料としては，サラミソーセージ，ハム，ベーコン，アンチョビ（ヒシコイワシのオイル漬け），芝エビ，ハマグリ，ゆで卵などが用いられる。野菜類としては，マッシュルーム，生しいたけ，ピーマン，オリーブ，玉ねぎ，ズッキーニ，じゃがいも，コーン，ルッコラ，バジルなどで，かたいものは薄切りにし，軽く炒めてから用いる。具は一品でもよく，また数品をとり合わせてもよい。チーズは加熱して溶けるナチュラルチーズをたっぷり使う。イタリアの水牛の乳汁よりつくるモッツァレラ・ディ・ブッファラ（mozzarella di bufala）チーズは熱によって簡単に溶けるので，最適である。そのほか，ゴーダチーズや各種チーズを混合したピザ用ミックスチーズも市販されている。ピザ特有の香辛料はオレガノ（oregano）で，生または乾物を手でもんでふりかける。〔つくり方〕1）パン生地で皮をつくる。発酵させた生地を 1 個あたり 80 g に分け，丸く直径 10 cm になるまで広げたら，オイルをぬったパイ皿にのせ，指先で平均に丸くのばし，パイ皿の縁まで広げる。そのまま 10 分間おく。アメリカのピザは生地が厚く，イタリアのピザの生地は薄いクリスピータイプである。この上にトマトソースを 90 m*l* 薄くぬりつける。大量に行うときには，天板にパン生地を広げ，大型のものをつくる。2）トマトソース：よく熟したトマトの皮を除き，さいの目切りとする（トマトの缶詰品を用いてもよい）。鍋にオリーブ油とにんにくのみじん切りを入れて火にかけ，ゆっくり炒め，色がついてきたらパセリのみじん切りを加え，水気がなくなるまで炒める。ついでトマトの切ったものとローリエを加えて弱火で 20 分煮込んだ後，ローリエをとり出し，塩味のつかないトマトソースをつくる。3）仕上げ：生地にトマトソースをぬった上にオレガノを平らにふり，この上に好みの具をならべ，その上にチーズの薄片をのせ，全面にオリーブ油をたらして，200℃のオーブンで 12 分ぐらい，または 250℃で 8 分程よく焼き，焼き立てを皿にとって供卓する。

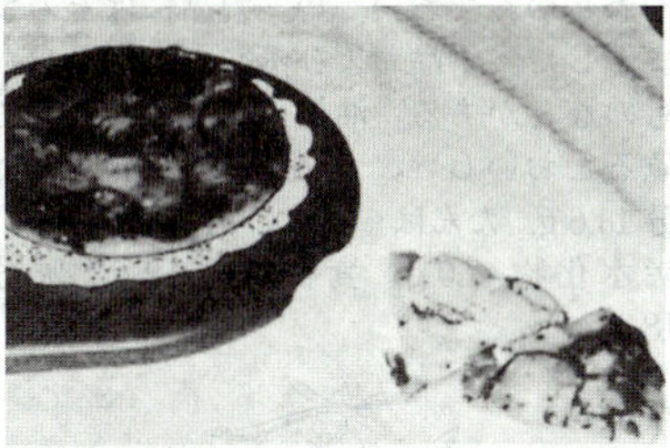

ピ　ザ

ひしおみそ　比志保味噌，醤味噌　醸造嘗（なめ）味噌の一種で，関東とくに野田，銚子で生産される。両者は多少製法が異なる。〔野田比志保〕原料は大豆，精白小麦，生醤油，とうがらし粉末でこれに塩漬けしたなす，うりを混合してつくる。製法は，大豆を炒熬し臼であらびきし皮を除き，小麦は精白し浸漬する。水切りした小麦を脱皮大豆と混和し約 1 時間放置し，1～1.5 時間蒸す。放冷後醤油麹のように製麹し，出麹は生醤油でとうがらし粉を加えて桶に仕込む。仕切り後，切り返しを行い半年から 1 年熟成させる。独特の風味があり，一見醤油もろみに似ているが，香気も口触りもまったく異なる（辛口の嘗味噌）。〔銚子の比志保〕一名甘露比志保ともいわれ，経山寺味噌に似ているもので，前述の原料を濃度 15％の食塩水で仕込み，きゅうり，なすを混和して押蓋重石する。3 か月熟成後，さらに水あめ，砂糖を添加加工する。

ヒジキ　鹿尾菜　［*Hijikia fusiformis*］褐藻類ホンダワラ科の海藻。〔生態〕体は円柱状で主枝は直立し，羽状をした多くの小枝を出す。黄褐色を呈する。多年性だが，本体は毎年秋ごろまでに枯れて落ち，根だけが残り，冬から初春のころにかけて新葉を出す。全長50〜100 cmに達する。春から夏にかけて繁茂する。〔産地〕北海道南部から九州までの沿岸，とくに外海に面した岩礁地帯に多い。〔呼称〕ヒズキモ，ネイリ，ナガヒジキなどともいう。〔調理・製品〕古来食用としているが，初春より晩春にかけて採集した若いものが，やわらかくておいしい。製品にはそのまま干した素干品および蒸してから干したものなどがある。油揚げとともに醤油で煮るとおいしい。〔一般成分〕100 g中水分13.6 g，たんぱく質10.6 g，脂質1.3 g，炭水化物47.0 g，食物繊維9.2 g，灰分18.3 g。

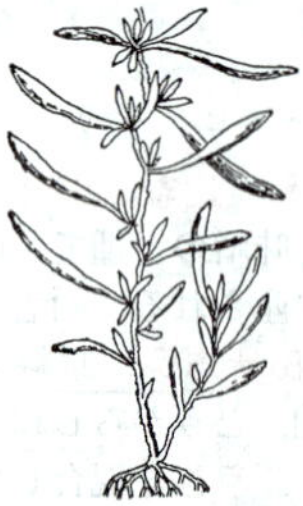

ヒ　ジ　キ

ビシソワーズ　[Vichyssoise]　夏向きの冷たい，じゃがいもとポロねぎのポタージュ。〔由来〕アメリカのリッツ・カールトンホテルのフランス人のコック長・ルイディアが創作したもので，彼の生まれ故郷の名をつけたといわれる。このスープはルウを使わず，じゃがいもと生クリームで粘稠度を加える。とろみづけに少量の米を用いることもある。〔ビシソワーズのつくり方の一例〕材料（6人分）：じゃがいも中1個，玉ねぎ1/2個，セロリ1/4本，ポロねぎ1/4本，ブイヨン，牛乳，生クリーム，ウスターソース，塩，こしょう，えぞねぎまたはあさつき。 つくり方：1）玉ねぎ，セロリのみじん切りをバターで炒めたら，うす切りにしたポロねぎとじゃがいもを加えて炒め，ブイヨンを加えて40分煮る。2）あら熱をとった後，ミキサーに30秒かけ，牛乳，塩，こしょうで調味し，冷やす。3）生クリームを軽く泡立てて加え，えぞねぎの小口切りを散らす。〔供卓〕ごく冷たくして，ガラス器に盛って供する。氷を用いて冷やしながら，クリームの香りをいかす。スープは飲みやすい濃さに仕上げ，二度ごしにする方がなめらかでよい。このスープは生クリームの濃厚味が加わるため，1人分は80 *ml* くらいでよい。また，冷たくして食したとき，舌に感ずる塩加減が異なるため，調味の際，気をつけることが大切である。

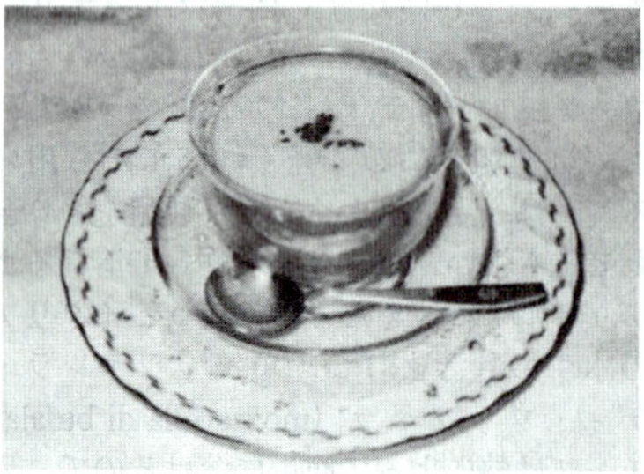

ビシソワーズ

ひしのみ　菱の実　[Water chest nuts]　ひしは沼や池に自生するが，この実がひしの実である。種皮である殻におおわれ，ひし形の面からなる。完熟前，まだ水分がかなりある状態でとり，殻を除いてそのまま，あるいはほかの材料と一緒に用いて食用に供する。日本食品標準成分表2010によるとひしの実（殻なし）100 g中に水分51.8 g，たんぱく質5.8 g，脂質0.5 g，炭水化物40.6 g，食物繊維2.9 g，灰分1.3 gが含まれ，炭水化物はでんぷんが多い。ビタミンとしてカロテン，B_1，B_2，ナイアシンが含まれる。

ひしもち　菱餅　もちの一種で，3月の雛節句のとき，雛壇の菱台にのせて飾るものである。〔製法〕鳥の子もちのようにやわらかくつきあげたもちを，菱形にのばす。適当な形に調整したらかたくり粉か上新粉を敷いた板の上にのせ，冷えてから3枚ないし5枚を重ね合わせ，包丁に水をつけて菱台に合うように周囲を切り落とす。もちは白以外に青（よもぎ），紅，黄など

に着色し，配色よく重ね合わせる。→ひながし

ビスク　［(仏) Bisque］　ビスクの語源は明らかではないが，今日ではザリガニ，オマールエビ，イセエビ，カニなどの甲殻類をピューレ状にした濃羹汁のことである。甲殻類のピューレだけでは粘度が不足するので，米またはパンをつなぎに加える。甲殻類のもつ美しい色と特有の風味をもった高級スープとして知られている。〔つくり方の要点〕1) 鍋に香味野菜の材料（にんじん，玉ねぎ，タイム，ローリエ，セロリ）をあら切りにしてバターで炒め，野菜の水分がなくなったら強火にし，背ワタをとった殻ごとのエビを加えて炒める。エビが赤くなったら，熱いところにブランデーを全面にふりかけ，火をつけてアルコール分を燃やした後，白ワインと煮だし汁を加えて約10分煮る。このとき上に浮くあくをとりながら，エビに火を通す。2) エビだけとり出し，殻をとり去って，身を別皿にとり分ける。そのなかで形のよいエビをひとり分3尾，浮き実用とする。残りのエビの身と殻とを，洗った米といっしょに再び鍋に入れてふたをして，米がじゅうぶんやわらかくなるまで30分間煮込む。3) シノワで煮汁をこしとる。煮汁は別器に取り分け，シノワにこし残った米，エビ殻，エビの身はすり鉢に入れ，裏ごしにかけてこす。これにエビの煮汁を加えてのばし，煮立たない程度に温めて，塩とカイエンヌペッパーで調味する。4) ごくなめらかにするため，もう一度布または毛ごし器でこして仕上げる。5) 供する前にスープを温め，バターと生クリームを各少量加える。この際，エビの殻からとったエビバターがあれば，おろし際に加え入れるといっそう味がよく，エビ特有の色と風味を増す。とり分けておいたエビの身を温め，スープの浮き実とする。

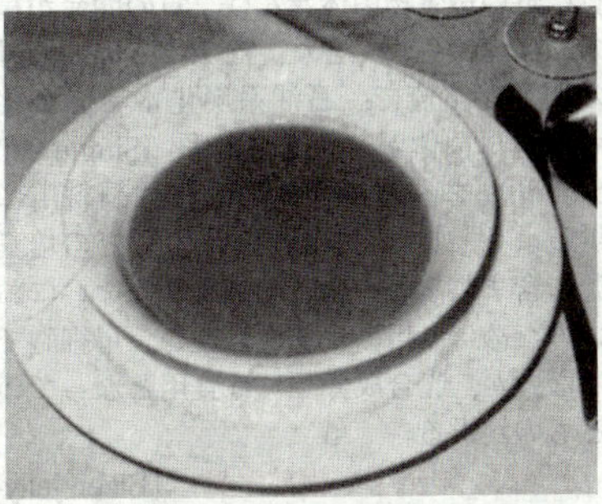

ビ　ス　ク

ビスケット　［Biscuit］　洋菓子の一種で，小麦粉を主原料とするが，パンのように酵母によらず，ベーキングパウダーを用いて膨化する。種々の原料をよく混捏して，これを一定の型に抜きとり，焙焼したもので，水分含量が少なく，保存性に富み，主食代用になるので，世界各国に広く愛好される菓子である。〔原料〕小麦粉，そのほかの穀粉類，でんぷん，糖類，油脂類，牛乳，乳製品，鶏卵，そのほか香料，着色料，膨張剤などである。〔種類〕ビスケットには種類がきわめて多いが，原料配合と製法により，ハードビスケット，ソフトビスケットに大別することができる。〔ハードビスケット（Hard biscuit)〕かたいビスケットで，原料小麦粉はグルテンの多い強力粉を用い，ほかの種類よりも砂糖や脂肪を少なく配合する。製法上の特徴としては，グルテンの粘性を出すために，ドウ（生地）を長時間こねることであ

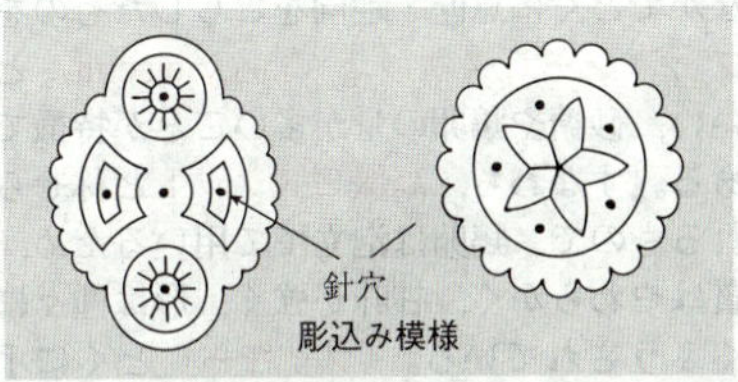

ハードビスケットの型

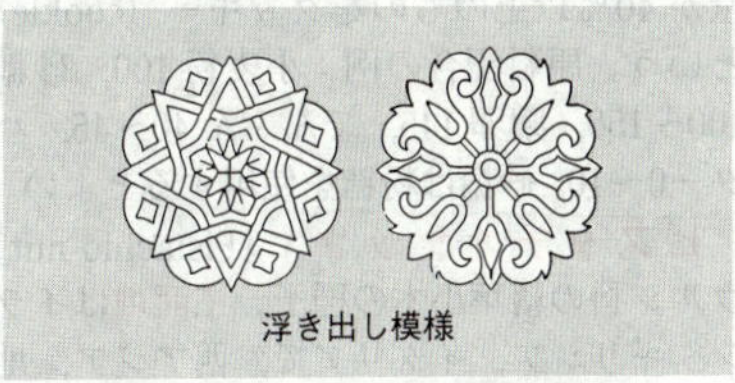

ソフトビスケットの型

る。ただしこの際ドウの温度が40℃以上になってはよくない。この種のビスケット製品はかたくて表面に光沢があり，さくい性質が少なく，焙焼の際の火ぶくれを防ぐため，一般に針穴をつけ，彫り込み模様があるものが多い。丈夫で貯蔵に耐える特徴があるので，携帯食糧に適する。原料配合の例：小麦粉100，砂糖25～35，脂肪6～10，水あめ4～10，でんぷん0～20，食塩0～0.5，ベーキングパウダー1～2（あるいは炭酸アンモニウム0.5，重曹0.45)。〔ソフトビスケット（Soft biscuit)〕やわらかいビスケットで，グルテンの少ない薄力粉を用い，砂糖，脂肪もハードビスケットより多く用いるので，製品は軽くさくい性質をもち，甘味も強くなる。表面はハードビスケットよりも光沢がなく，あらく，浮き出し模様で，針穴はないのがふつうである。バニラなどの香料を用い，風味はハードビスケットよりも濃厚である。原料配合例：小麦粉100，砂糖40～50，脂肪20～25，水あめ5～8，でんぷん0～10，食塩0～4，ベーキングパウダー0.5～1.0（炭酸アンモニウム，炭酸水素ナトリウム〈重曹〉各0.3を用いてもよい)。このほかに，適当な香料たとえばバニラを0.1，また鶏卵も使用することもあるが，小麦粉の重量の約1/3以下とする。ソフトビスケットのなかでとくに意匠・趣向をこらしたものをファンシービスケット（fancy biscuit）といい，砂糖や鶏卵の量が多いことが特徴である。すなわち，高級ビスケットと称せられるもので，鶏卵は泡立てて用いるため，質はやわらかく，甘味が強く，形は種々にくふうされている。〔クッキー〕とくに手作り風に造形され，油脂分と砂糖の合計量が40％以上のものをクッキー（cookie）という。原料配合の例：小麦粉100，砂糖100～150，鶏卵145，でんぷん40～45，バター0～10。砂糖は粉糖を使用するとよい。

ピスタチオナッツ　[Pistachio nut]　ウルシ科の落葉小木の種子。主産地はイラン，ギリシア，イタリアで，西アジア，地中海沿岸で食用とされる。炒って塩味をつけたものが輸入されており，その主成分は100 g中水分2.2 g，たんぱく質17.4 g，脂質56.1 g，炭水化物20.9 g，灰分3.4 g。風味よく，製菓材料に用いられる。

ヒスタミン　[Histamine]　→アミン

ヒスチジン　[Histidine]　β-imidazol-α-amino propionic acidのこと。栄養上必須アミノ酸と非必須アミノ酸の中間に位置する。成人では非必須であるが，幼児では必須である。〔存在〕食品たんぱく質構成アミノ酸の一種である。魚類の血合肉に多い。白子たんぱくプロタミンに多く，とくにサメ白子のたんぱく質スツリンは23％含有している。血中ヘモグロビンには11％のヒスチジンを含んでいる。腐敗菌によってヒスタミンを生じる。→アミノさん

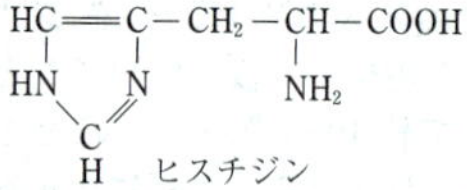

ヒスチジン

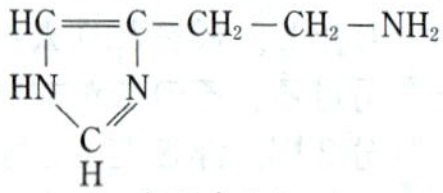

ヒスタミン

ヒステリシス　[Hysteresis]　→りれきげんしょう

びせいぶつきんたいたんぱくしつ　微生物菌体たんぱく質　[Single cell protein]　世界の人口増加率が食糧生産の増大率をはるかに上まわり，とくに動物性たんぱく質が不足することが20世紀後半に指摘され，アミノ酸組成が動物性たんぱく質に近い微生物菌体たんぱく質の開発が精力的に進められてきた。なかでも石油酵母の開発が主流で，石油系炭化水素を資化する酵母菌体からたんぱく質（Single cell protein）を分離して食用または飼料用に供しようとした。しかし，石油などの培養源に含まれる有害物質や好ましくないにおいのために食用には使用しない。単細胞ではないが，光合成藻類には食用となっているものがある。

ビゼンクラゲ　備前水母　[Bizen jellyfish]　腔腸動物真正クラゲ目のビゼンク

ラゲ科に属するクラゲ。〔生態〕傘は深く半球形をし，直径は45 cmに達する。色は半透明で青藍色を呈する。塩分含量の少ない海に多く，有明海，瀬戸内海などに多い。〔調理〕傘の部分は食用とされる。すなわち，傘を石灰とミョウバンに浸し，さらして血汁を抜くと半透明の黄白色の物となる。これを塩に漬け塩クラゲとする。用いる際は塩抜きをし，さっとゆでた後刻んで三杯酢，あえ物，中華料理の前菜などとする。酒客の喜ぶものである。塩クラゲは100 g中水分60.0 g，たんぱく質5.5 g，脂質0 g，炭水化物2.5 g，灰分25.0 g程度であり，ビタミン類はほとんど含まれていない。

ヒそ　砒素　[Arsenic]　〔存在〕ヒ素はヒ酸または亜ヒ酸の塩類として食品に含まれることが多い。これらの無機体のヒ素は，中毒を起こす。農薬，殺虫剤に使用するので，これが食品に付着したり混入すると危険である。一方，海藻類には有機体（メチルアルセン酸など）のヒ素が含まれているが，これらに毒性はない。〔中毒量・致死量〕明確ではないが，亜ヒ酸についていえば，人に対して経口摂取で5～50 mgで中毒を起こし，100～300 mgで死亡する。〔症状〕咽喉，食道の収縮を起こし，胃痛，嘔吐を経て虚脱状態に陥り，死にいたる。

ひたしもの　浸し物　菜類を加熱し，合わせ醤油で味をつけたものをいう。〔材料〕この調理に適した材料は，ほうれん草，せり，わらび，山菜（しおで，くこ），からし菜などである。〔つくり方〕あくのあるものはゆでて水にさらし，あくのないものは少量の水で蒸し煮にして適当な大きさに切る。醤油の量は材料の重量の10％ぐらいで（食塩なら2％にだし汁を補う），醤油の1/3～同量のだし汁を混ぜてかけ汁とする。けしの実，切りごま，おろしたゆずの皮などを用いてもよい。

ビタミン　[Vitamin]　微量で体内の代謝や生理機能の調節に重要な働きをしている栄養素で，体内で合成されないので，外部から食品などとして摂取しなければならない有機化合物である。〔発見〕1880年，脚気は麦飯で予防できることを発見（高木兼寛）。1897年，白米で飼育した鶏は人の脚気に似た多発性神経炎を起こし，これは米ぬかで回復することを観察（Eijkman）。1910年，米ぬかからこの有効物質を抽出し，後にオリザニン（oryzanin）と命名（鈴木梅太郎）。1912年，同様の有効物質を酵母より抽出し，vital-aminesと命名（Funk）。1915年，牛乳からバター部に含まれるfat soluble Aと，乳糖部に含まれるwater soluble Bを発見（McCollum, Osborne）。1919年，壊血病がオレンジエキスでなおることを確認し，water soluble Cと命名（Cohen, Mendel, Drummond）。1920年，これらの栄養素に統一名を与えることを提唱し，これをビタミン（vitamin）とよぶ（Drummond）。その後，新しくビタミンの発見分離がつぎつぎと行われ，さらに合成によって天然物とまったく同じものを人工的につくることが可能になった。〔種類〕現在，ビタミンとして13種が認められている。これらは，化学構造が判明した順序によって，A, B, Cと名付けられたり，生理作用を基にして命名されたりしており，命名法は統一されていない。化学的性質の違いから脂溶性ビタミンと水溶性ビタミンとに分類している。また，ビタミンC以外の水溶性ビタミンをビタミンB複合体と総称することもある。1）脂溶性ビタミン：ビタミンA, D, E, K。2）水溶性ビタミン：ビタミンB_1，B_2，B_6，B_{12}，C，ナイアシン，パントテン酸，ビオチン，葉酸。これらのビタミンは，それぞれ別々の生理作用をもつが，生理作用は同一で化学構造の異なるものもある。すなわち，ひとつのビタミンではあるが，一種の化合物ではなくて，数種の化合物が知られていることが多い。たとえば，ビタミンAには同じ作用をもつA_1，A_2ならびにプロビタミンAなどがあり，ビタミンB_6には同じ生理作用のあるピリドキシン，ピリドキサール，ピリドキサミンの三種の化合物があ

ビタミンの生理作用と欠乏症

ビタミン	生理作用	欠乏症
B_1	炭水化物の代謝を促進し，食欲および消化機能を刺激し，神経機能を調節する	疲労，倦怠，食欲不振，脚気，神経炎，神経痛
B_2	発育を促進し，食欲を増進，口の粘膜を保護する。体内における酸化，還元反応に働く	発育阻害，口内炎，舌炎，口角炎，胃腸障害
B_6	たんぱく質の代謝に働き，皮膚疾患，貧血，凍傷に対して効果あり。脂肪の合成にも関与する	皮膚炎，湿疹，気管支炎
B_{12}	増血作用あり。成長促進作用も認められている	悪性貧血，肝臓疾患
葉　酸	抗貧血作用を有し，成長を促進する	貧血，慢性下痢
ナイアシン	炭水化物の代謝を促進し，皮膚炎を予防する	ペラグラ
パントテン酸	体組織の機能を正常に保つ	ペラグラ，皮膚炎
ビオチン	脂肪酸合成，アミノ酸の代謝に働く	通常の食生活で支障は起こらない
C	体内における酸化還元に関与し，細胞間質の生長を促進する。たんぱく質の代謝にも働く	壊血病，歯肉出血，感染症にかかりやすい
A（カロテン）	発育を促進し，上皮細胞を保護し，眼の働きをよくする	夜盲症，乾燥性眼炎，角膜軟化症，幼児発育不全
D	Ca，P の代謝を調節し，骨組織の形成に働く	くる病，テタニー，幼児発育不全
E	生殖機能を正常に保つ	不妊症，筋肉萎縮症
K	血液中のプロトロンビン量を正常に保ち，凝固性を保持する	出血，メレナ，妊娠性乳腫，腎炎

る。このような性質をビタミンの多種性というが，化学構造が異なるといっても，だいたいにおいては類似または共通した構造をもっている。〔プロビタミン（Provitamin）〕ビタミンは体外から摂取しなければならない物質であるが，ビタミン自身を摂取しなくても，体内でビタミンに変化する化合物を摂取すると同じ効果が得られるものがある。このように体内に入ってからビタミンに変化する化合物のことをプロビタミンとよんでいる。ビタミン A, ビタミン D, ナイアシンなどにはプロビタミンが存在する。〔単位〕ビタミンの量の表示法として，以前はその一定の効力を以て，国際単位（international unit, 略して IU）を規定して単位の標準としていた。国際単位は，古くは A, B_1, C, D, E の 5 つについて定まっていたが，ビタミンの本体がはっきりし，物理的，化学的に定量することが容易となったので，現在ではビタミンの重量，すなわち mg（1/1,000 g）や μg（1/1,000 mg）で表すことが多くなった。しかし，D では，同じ効力を示す化合物が天然に数種あるので，慣例として国際単位を用いる場合もある。ビタミンの国際単位の規定は，つぎのようである。D：D_3 0.025 μg を 1 IU とする。なお A の量はレチノール当量（RE）で表す。レチノール当量は以下の計算式で求める。

レチノール当量（μg）＝レチノール（μg）＋1/12×β−カロテン当量（μg）

〔必要量〕ビタミンは食品中に広く分布しているが，特定のビタミンをまったく含まない食品もあるので，それらが重なると不足する場合がある。しかし，日常，ふつうの食事をとっていれば不足することのないビタミンもあり，腸内細菌によりつくられたビタミンを吸収し利用することもあるので，実際問題として注意を要するものはビタミン A, B_1, B_2, ナイアシン，C, D ぐらいのもので，ほかはとくに偏食したり生理的異常を呈したりする場合に，ある程度不足することがある。ビタミンの推奨量については付表（「2．日本人の食事摂取基準

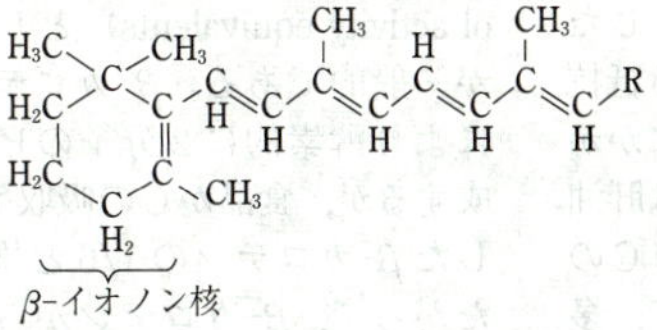

R：CH_2OH　レチノール
CHO　レチナール
$COOH$　レチノイン酸

ビタミンA_1（レチノール）

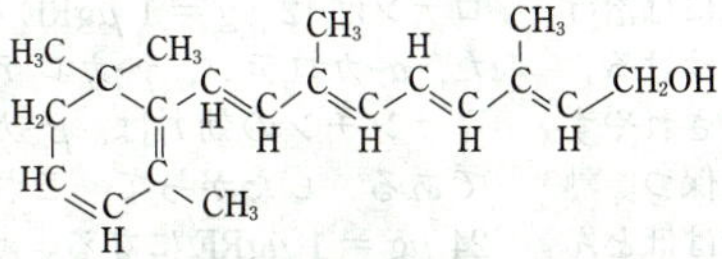

ビタミンA_2（3-デヒドロレチノール）

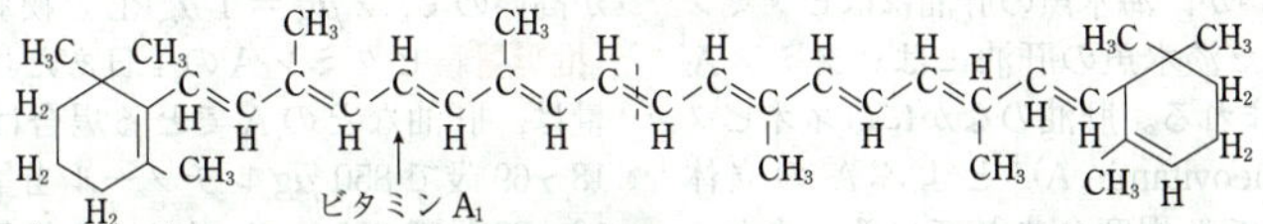

α-カロテン

β-イオノン核

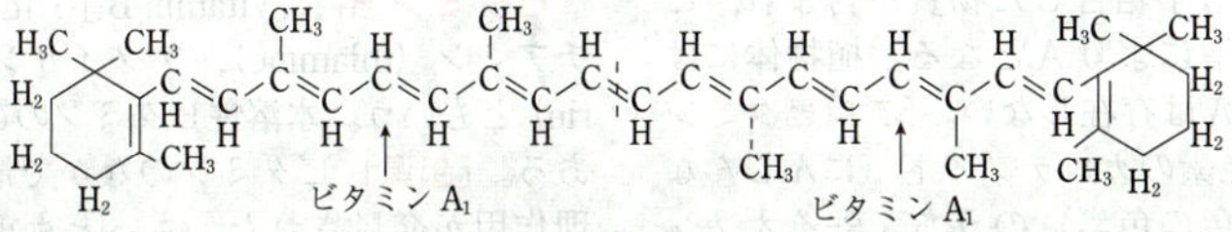

β-カロテン

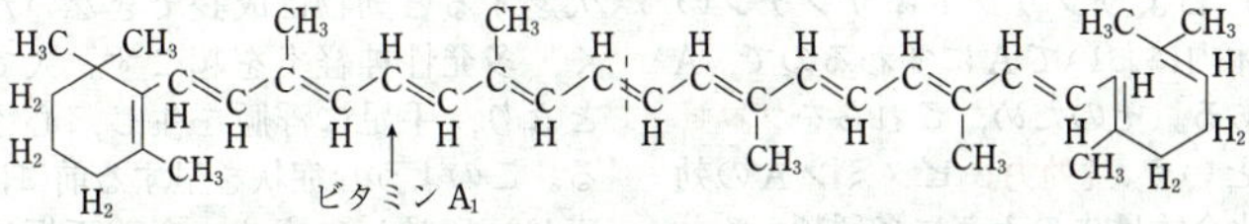

γ-カロテン

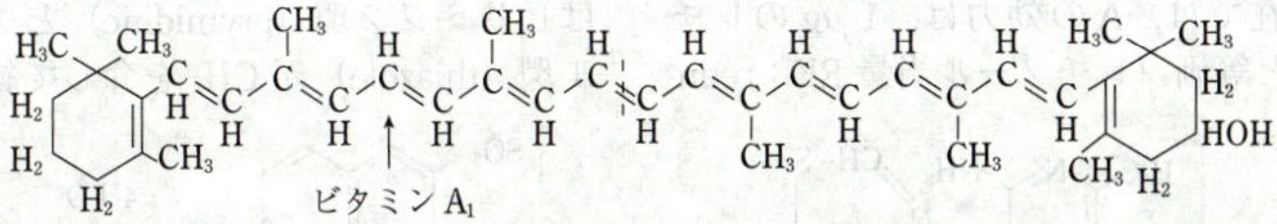

クリプトキサンチン

(2010年版)」概要）に示してある。〔ビタミンの生理作用と欠乏症〕主要な生理作用，欠乏症は表のとおりである。

ビタミンA　[Vitamin A]　ビタミンAにはビタミンA_1（レチノール），ビタミンA_2（3-デヒドロレチノール）およびその誘導体レチノイドが存在するが，通常はレチノール（retinol）をさす。脂溶性ビタミン。〔欠乏症〕これが欠乏すると，まず夜盲症（鳥目）が現れる。夜盲症とは，薄明りの際に物が見分けられなくなる病気である。このことを応用して，A欠乏を診断するのに，微光で物を見分けさせる方法がとられる。なお，Aは成長を促し，皮膚や粘膜の機能を正常に保つ作用がある。したがって，Aが足りないと外界に対する抵抗力が減少し，かぜ，そのほかの病気にかかりやすくなる。〔性質〕ビタミンAは肝油から結晶状に分離され，融点63～64℃の黄色結晶だが，きわめて不安定なので，多くはアセテートとして結晶化されている。化学合成も工業的に行われる。水には溶けず，アルコール，エーテルなどに溶ける。光と酸素に弱く，空気中では酸化されやすいので，抗酸化剤を使って安定に保つ。熱には安定で，ふつうの調理温度ではほとんど分解しない。〔存在〕ビタミンAは魚の肝油に多いが，海水魚の肝油にはビタミンA_1が，また淡水魚の肝油にはビタミンA_2が多く含まれる。肝油のなかにはネオビタミンA（neovitamin A）とよぶA_1の立体異性体が25％程度含まれている。また，クジラの肝油中にはキトール（kitol）というAが数分子結合した物質が含まれ，これは熱分解によりAとなる。植物体にはビタミンAは存在しない。〔プロビタミンA〕植物色素のカロテノイド（にんじんなどの橙黄色の色素）のうち，β-イオノン（ionone）核を有するα，β，γ-カロテン（carotene）およびクリプトキサンチンの四種は，体内においてAに変わるので，Aの作用がある。そのため，これらをプロビタミンAという。〔効力〕ビタミンAの効力がある化合物は先のように多種類ある。しかし，それらの示す効力は同一ではない。現在では，Aの効力は，1 μgのレチノールと等価（レチノール当量RE：retinol activity equivalents）として換算するのが一般的である。β-カロテンは中央開裂により酵素的に2分子のビタミンAを生成するが，食品からの吸収率は油に可溶化したβ-カロテンの1/6と推定される。したがって，β-カロテンからレチノールへの転換効率を50％とし，食品由来のβ-カロテンは12 μg＝1 μgREと換算する。また，α-カロテン，γ-カロテン，クリプトキサンチンの効力は，β-カロテンの半分である。したがって，これらのものは，24 μg＝1 μgREになる。サプリメントとして摂取する油溶化β-カロテンは吸収率が高いので，2 μg＝1 μgREと換算する。〔推奨量〕ビタミンAの1日あたりの推奨量は，肝油などのAでとる場合は，男子18～69歳で850 μgレチノール当量，女子18～29歳で650 μgレチノール当量，30～69歳で700 μgレチノール当量である。

ビタミンB_1［Vitamin B_1］化学名は，チアミン（thiamine），アノイリン（aneurin）ともいう。水溶性ビタミンのひとつである。〔起源〕ビタミンのなかで最初に生理作用が発見された，もっとも重要なビタミンのひとつである。〔欠乏症〕これが欠乏すると動物は成長できないだけでなく，多発性神経炎を起こす。人では脚気となり，手足に浮腫を生じ，心悸亢進する。このような症状を呈する前には倦怠を感じ，疲労しやすく，食欲不振に陥る。〔性状〕B_1は弱塩基性化合物で，その構造はピリミジン環（prymidine）とチアゾール環（thiazole）がCH_2を介して結合した

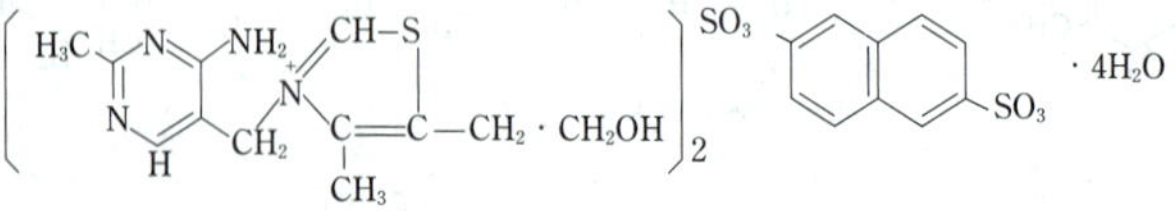

ビタミンB_1ナフタリン-2, 6-ジスルフォン酸塩

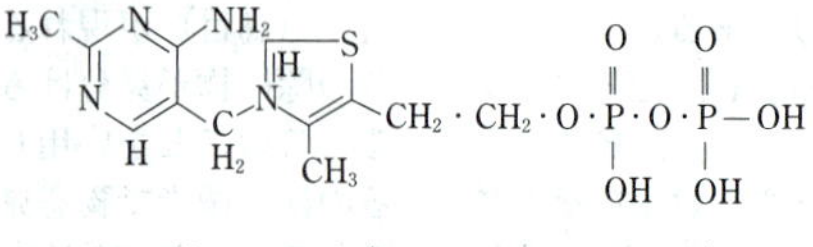

コカルボキシラーゼ（thiaminepyrophosphate）

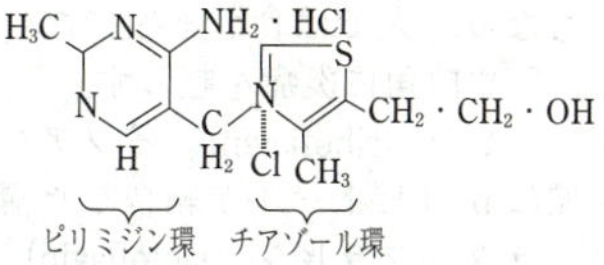

ビタミン B_1 塩酸塩

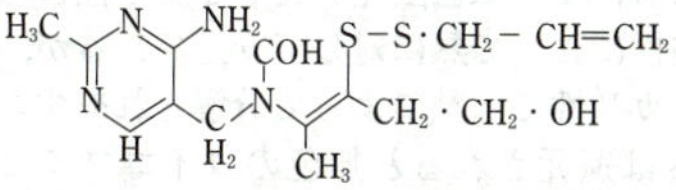

アリチアミン（allithiamine allyl disulfide, TAD）

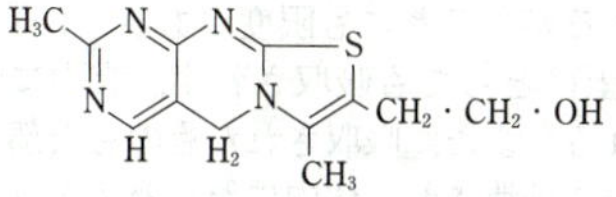

チオクローム

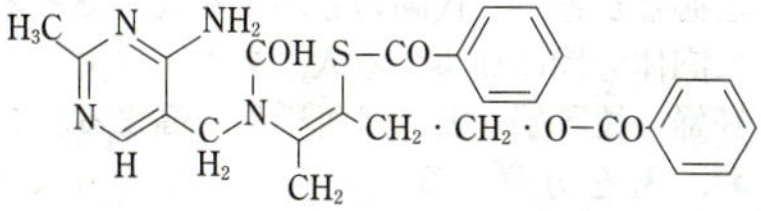

DBT

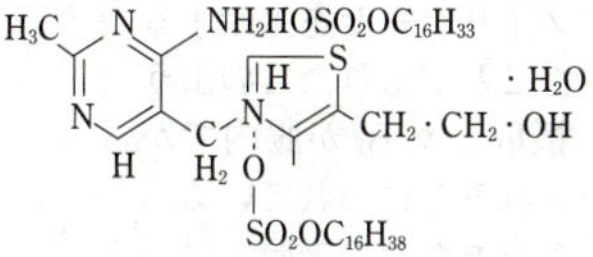

ビタミン B_1 ジセチル硫酸塩

形をしており，遊離の状態では結晶しにくく，通常，塩酸塩として分離される。塩酸塩は特異臭を有し，水には溶けやすく（1 m*l* に 1 g 溶ける。20℃），アルコールには難溶である。その溶液は pH5 以下では熱にかなり安定であるが，中性ないしアルカリ性では熱すると容易に分解する。したがって，食品を水洗いしたり，ゆでたりすると溶けて流れやすくなり，また，加熱によっても相当破壊される場合がある。〔チオクローム〕B_1 をアルカリ性で赤血塩，ブロムシアンなどで緩慢に酸化すると，チオクローム（thiochrome）になるが，これは強い紫色の蛍光を呈するので，B_1 の定量にこの反応が利用されている。B_1 塩酸塩は水に溶けやすく，分解しやすいなどの欠点を有するので，食品強化などの実用的目的から各種の塩類が合成され，用いられている。〔硝酸塩〕水に溶けにくく（100 m*l* に 2.7 g 溶ける。25℃），安定性もよい。〔ロダン塩〕水に溶けにくい（100 m*l* に 0.9 g 溶ける。37 ℃）。〔Dibenzyl thiamine（DBT）〕アルカリにより開環したチアゾール部に 2 個のベンゾイル基が結合したもので，水に不溶性（100 m*l* に 0.001 g。25℃）であり，かつ，塩酸塩，その他と異なってぬか臭がない。吸収もよい。〔Thiamine dicetyl-sulfate〕不溶性 B_1（100 m*l* に 0.25 g。20℃）の一種で，界面活性があるのを特徴としているが，塩分解を起こしやすい。〔ナフタリン-2,6-ジスルフォン酸塩（Naphthalin2,6-disulfonate）〕難溶性（600 m*l* に 1 g）であって弱酸性反応を呈し，アルカリに安定。かすかに苦みを有する。〔アリチアミン（Allithiamine）〕B_1 のチアゾール核が開いて，これににんにくの香気成分であるアリシン（allicin, $H\text{-}CO = CH\text{-}CH_2S\text{-}SO\text{-}CH_2\text{-}CH = CH_2$）と反応したもので，$B_1$ と同様の効力があり，しかも吸収は B_1 よりもよく，かつ早い。このほか，製剤として市販されているものには，TPD（thiamine propyl disulfide），TTFD（thiamine tetrahydrofurfury disulfide），BTDS（O-benzoylthiamine disulfide），BTMP（S-benzoyl-thiamine O-monophosphate）など，各種の誘導体がある。〔B_1 の生理作用〕B_1 は体内で糖質の代謝に重要な役割を演ずる。糖質が体内で分解する途中でピルビン酸が生じ，これをさらに分解するにはカルボキシラーゼ，そのほかの酵素が働くことが必要だが，B_1 ピロリン酸エステルはこれらの酵素の補酵素・コカルボキシラーゼ（cocarboxylase）となっている。B_1 が不足するとコカルボキシラーゼが不足して，ピルビン酸が分解されず，そのままかまたは乳酸となって組織に蓄積する。これが脚気の原因とされる。〔吸収〕B_1 は腸からの吸収が容易であるが，それにも限度があり，1日5 mg以上はとっても吸収されず，糞中に排泄される。また，吸収されたものも大部分は尿中に排泄され，体内にたくわえられることは少ない。そのため，つねに補給する必要がある。代謝のさかんな人，たとえば肉体労働に従事する人，スポーツマン，妊婦，授乳婦などでは推奨量が高まる。なお，B_1を分解するアノイリナーゼ（aneurinase）という酵素があり，これは貝類，しだ類に含まれているが，人によっては，腸内にアノイリナーゼを生産する細菌がすむことがあり，このような人は，摂取したB_1が腸内でかなりこわされるといわれている。〔推奨量〕1日あたりの推奨量は，エネルギー必要量を用いて算定され，成人男性18〜49歳は1.4 mg，女性18〜69歳は1.1 mgと定められている。〔分布〕B_1は多くの食品に含まれ，穀類，豆類，肉類などに多いが，加工，調理によって失われやすいビタミンのため，強化食品などによって補うようにするとよい。

ビタミンB_2　[Vitamin B_2]
水溶性ビタミンのひとつで，その作用から成長促進性ビタミンといわれる。〔欠乏症〕欠乏すると成長は停止し，脱毛または皮膚炎をともなう。人では食欲不振になり，疲労し，唇や口角に炎症を起こす。〔呼称〕リボフラビン（riboflavin）。イソアロキサジン環にD-リビトールが結合した構造をもつ。ラクトフラビン（lactoflavin）ともよばれる。〔性質〕黄色の結晶で水にわずかに溶けて黄緑色蛍光を発する。中性または酸性において熱に対して安定であるが，アルカリ性では熱によって分解されやすい。B_2は還元されると無色のロイコフラビン（leucoflavin）になるが，空気中の酸素で

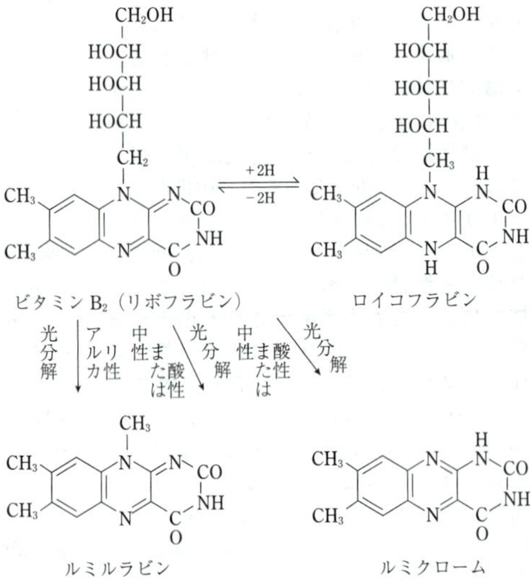

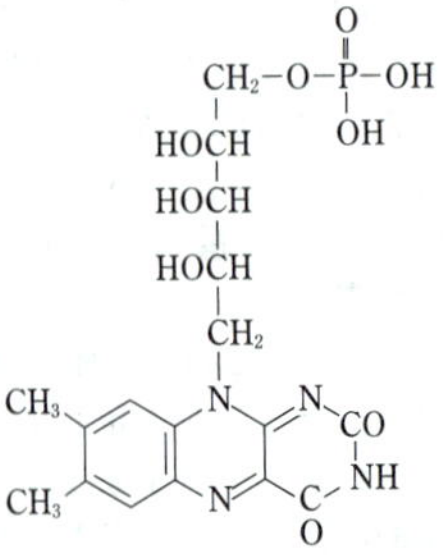
F M N

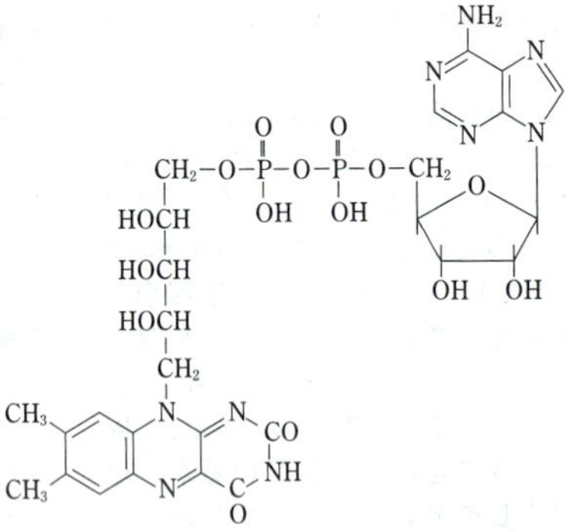
F A D

酸化されて，また元のB_2に戻り，黄色となる。この可逆的還元作用が生体内におけるB_2の働きの基となっている。紫外線の照射によって容易に分解し，アルカリ性では，主としてルミフラビン（lumiflavin）を生成する。中性および酸性では，主としてルミクローム（lumichrome）を生成する。いずれも蛍光物質である。生体内で作用するときは，FMN（flavin mono nucleotide），FAD（flavin adenine-denucleotide）などの形をなし，フラビン酵素（黄色酵素）の補酵素となって，呼吸に関する水素の運搬体となる。また，B_2を油に溶けるようにするためにリボフラビン酪酸エステルが合成されている。〔推奨量〕1日あたりの推奨量は，体重，労作などにより影響を受けるが，男性18〜49歳で1.6 mg, 50〜69歳で1.5 mg, 女性18〜69歳で1.2 mgと定められている。〔存在〕広く分布し，肝臓，酵母にもっとも多く，胚芽，海藻，豆類，しいたけ，イナゴ，牛乳，牛肉，卵，緑葉，肉，魚もよい給源である。

ビタミンB_6　［Vitamin B_6］　水溶性ビタミンのひとつで，成長に関与している。〔欠乏症〕これが欠乏すると白ネズミにおいては鼻や手足に脱毛が起こり，かつ赤く腫れてくる。成長も停止する。〔種類〕B_6には同一の効力を有するピリドキシン（pryidoxine），ピリドキサール（pryidoxal），ピリドキサミン（pryidoxamine）の3化合物があり，これらを総称してB_6群とよぶ。〔性質〕熱，アルカリ，酸には安定であるが，光，酸化剤には弱い。〔生理作用〕B_6はアミノ酸の代謝に関与し，生体内ではリン酸エステルとなって，L-アミノ酸脱炭酸酵素の補酵素として働き，アミンを生ずる。また，アミノ基転位酵素（transaminase）の補酵素の作用もする。白ネズミに炭水化物源としてでんぷんを与えた際はB_6欠乏症は現れず，ショ糖，ブドウ糖を与えると欠乏症を現す。これはでんぷん給与の場合は腸内でB_6が生成されるためと解される。人間でも腸内細菌がB_6を合成するためふつうには欠乏症はみられず，ある種の浮腫，貧血，じんましん，しもやけなどの皮膚疾患にB_6は効力がある。〔推奨量〕ビタミンB_6の推奨量はたんぱく質1 gあたりの摂取量から算出されており，18歳以上の成人男性で1.4 mg/日，同じく18歳以上の成人女性で1.1 mg/日と定められている。〔存在〕動植物界に広く分布するが，たんぱく質と結合して存在する。米ぬか，肝臓，酵母，卵黄，穀類胚芽に多く含まれる。

ビタミンB_{12}　［Vitamin B_{12}］　肝臓から分離された，悪性貧血に効果のある水溶性ビタミンである。〔効果〕B_{12}は動物の成長を促進する効果がある。従来，動物性たんぱく質にあって，植物性たんぱく質にはないといわれた成長促進因子であるAPF（animal protein factor, 動物たんぱく因子）の主体をなすものと思われる。〔性質〕B_{12}は約4％のコバルト（Co）を含み，コバラミン（cobalamine）ともいう。分子量は約1,400。分子式は$C_{63}H_{88}O_{14}N_{14}PCo$。構造式は複雑である。$B_{12}$は水に溶け，美しい紅色を呈する。熱および光に対しては安定，酸性には強いがアルカリ性になると室温に放置しても分解し，効力を失う。〔生理作用〕ホモシステインからのメチオニン生合成におけるメチル基転移反応にメチルコバラミンとして作用する。B_{12}は腸内細菌によって合成されるが，これを合成する菌がないと欠乏に陥りやすい。B_{12}が欠乏するとホモシステインがホモシスチンとなり，心筋梗塞や脳卒中などのリスクが高まるといわれる。また，葉酸と同様の巨大赤芽球性貧血症を起こす。胃から分泌される糖たんぱく質と結合してレセプターを介して吸収されるため，胃の切除手術を受けるとB_{12}の吸収低下が起こる。〔推奨量〕B_{12}推奨量は，ほかの

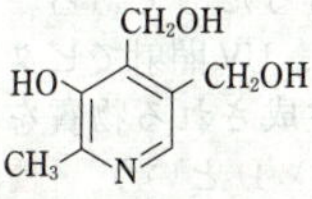

ピリドキシン

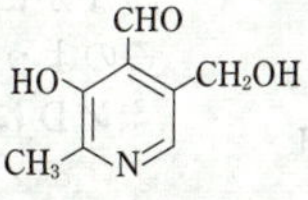

ピリドキサール

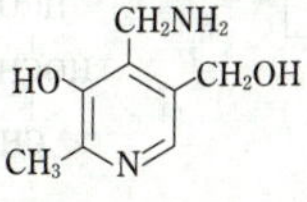

ピリドキサミン

B 群のものに比べてはるかに少なく，12 歳以上の男子，女子ともに 2.4 μg/ 日と定められている。

ビタミンBふくごうたい　ビタミンB複合体　［Vitamin B complex］　ビタミンBグループともいう。ビタミンBは，発見当時から生理作用に抗神経炎と成長促進の2傾向があり，多元性を示していたが，ビタミン分離法の技術が進むにつれてつぎつぎと純化され，異なった生理作用をもつ化合物が単離されてきた。これらを総称してB複合体，あるいはB群とよぶことがある。〔種類〕B複合体に属するビタミンとしては，B_1，B_2，B_6，B_{12}，葉酸，ナイアシン，パントテン酸，ビオチンなどがある。〔性質〕これらは，いずれも水に溶け，分子中に窒素を含んでおり，かつ，それらの発見は主として肝臓，米ぬか，酵母を材料として行われ，相関連して見出されたものである。ただし，化学構造はもちろん生理作用もそれぞれ相違し，おのおの独立したビタミンである。なお，以上より B_1 を除いたものを B_2 複合体ということもある。

ビタミンC　［Vitamin C］　抗壊血病のビタミンとして著名なものである。〔性質〕化学名はL-アスコルビン酸（L-ascorbic acid）で，無色の結晶であって，水によく溶け，爽快な酸味を呈する。非常に酸化されやすく，酸化によってデヒドロアスコルビン酸（酸化型ビタミンC）（dehydroascorbic acid）になる。さらに，酸化型アスコルビン酸はラクトン環の加水分解を経て 2,3-ジケトグロン酸（2,3-diketo gulonic acid）になる。酸化型アスコルビン酸は体内で還元されれば，もとのアスコルビン酸に戻るが，2,3-ジケトグロン酸は元に戻らない。酸化型ビタミンCは体内ですみやかに還元型に戻るため，効力はほぼ同等とみなされている。〔煮沸とビタミンC〕ビタミンCは，熱，アルカリに弱いが，酸素のないところでは熱に対して安定である。野菜を煮るとき，水に空気が溶けている間はCはこわれるが，煮沸により空気が追い出されると加熱してもCはこわれなくなる。煮沸 10 分で，ふつう 50％以上が分解する。〔銅イオンとビタミンC〕ビタミンCの酸化は銅イオンがあるといちじるしく促進される。かぼちゃ，きゅうり，にんじんなどにはビタミンCを酸化するアスコルビン酸酸化酵素があるが，この酵素も銅を含んでいる。〔生理作用〕ビタミンCの生理作用は，1）生体内抗酸化作用，2）コラーゲン合成，3）解毒作用（シトクロム P450 酵素群の活性推進），4）カルニチン合成，5）コレステロール代謝，6）鉄の吸収，など広範囲にわたっている。〔推奨量〕ビタミンCは，人，サル，モルモットにかぎり摂取が必要で，ほかの動物では体内で合成される。日本人の推奨量は，12 歳以上の男性，女性ともに 100 mg/ 日と定められている。〔存在〕ビタミンCは，新鮮な野菜，果物，緑茶に多い。

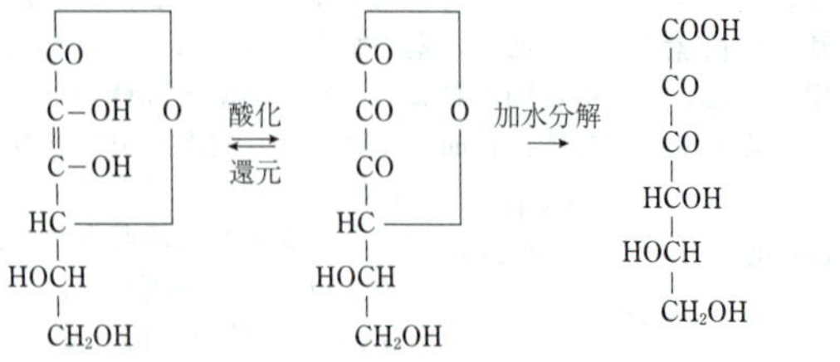

ビタミンC（還元型）　ビタミンC（酸化型）　2,3-ジケトグロン酸

ビタミンD　［Vitamin D］　脂溶性ビタミンのひとつである。〔欠乏症〕ビタミンDが欠乏するとくる病になる。〔プロビタミンD〕ビタミンDは肝油のなかにビタミンAとともに含まれているが，くる病をなおすのにかならずしも肝油を用いなくてもよく，日光浴によって治療の効果がある。これは紫外線（UV）の照射によってビタミンDに変わる物質が体のなかにあるためである。このように，UV照射でビタミンDに生成される物質をプロビタミンDという。〔種類〕プロビタミンDとして，

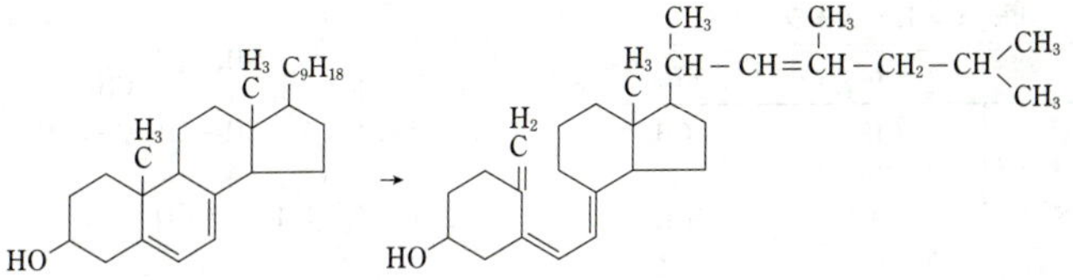

エルゴステロール
（プロビタミンD_2）

ビタミンD_2

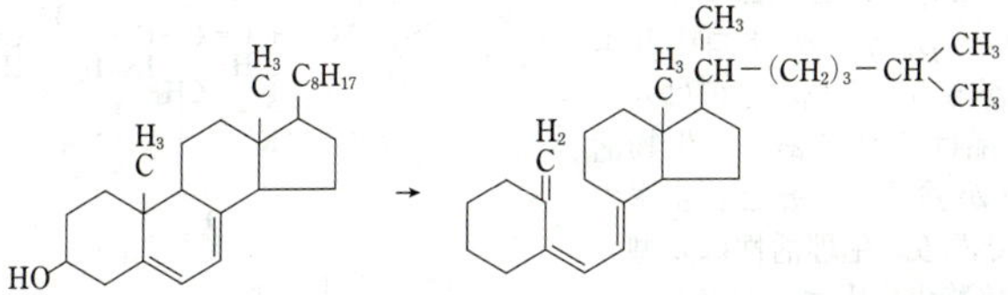

7-デヒドロコレステロール
（プロビタミンD_3）

ビタミンD_3

エルゴステロール（ergosterol），7-デヒドロコレステロール（7-dehydro cholesterol）が知られている。エルゴステロールの照射によりできたものをビタミンD_2，カルシフェロール（calciferol），あるいはエルゴカルシフェロールといい，無色結晶，融点115～118℃である。7-デヒドロコレステロールの照射によりできるものをビタミンD_3，コレカルシフェロール（cholecalciferol）という。肝油中に含まれるDはこれで，無色結晶で融点82～86℃である。〔生理作用〕ビタミンDは熱や酸素に対してかなり安定である。油とともに腸から吸収され，主として肝臓にたくわえられる。Dは摂取したCaやPの利用率を高めるとともに，血液中のCaとPの量を正常に保つ作用がある。また，Dは骨や歯の形成に役立ち，不足すると骨形成が不良になる。細胞内で核内レセプターと結合し，遺伝子の発現を調節することもわかっている。〔国際単位〕ビタミンD_2 0.025 μgの示す効力を1国際単位（1 IU）としている。〔目安量〕18歳以上の男性，女性ともに5.5 μg/日と定めている。また，日照を受ける機会の少ない乳児は5.0 μg/日，授乳婦は目安量に付加量が＋1.5 μg/日とされている。〔存在〕ビタミンD_3は牛乳，バター，肝臓，肝油などに含まれる。

ビタミンE ［Vitamin E］ 脂溶性ビタミンのひとつで，かつては抗不妊性ビタミンといわれたが，体内における抗酸化，貧血などにも関係があることがわかってきた。〔欠乏症〕欠乏するとオスは睾丸の退化をきたし，メスは分娩を行うことができず流産する。出産（tocos）にちなみ，トコフェロール（tocopherol）と名付けられた。このほか，筋萎縮，貧血，抗溶血，脂肪生成の減退など，多方面にわたっている。〔種類〕Eの効力ある化合物にはクロマン環のメチル基の位置と数が異なるα,

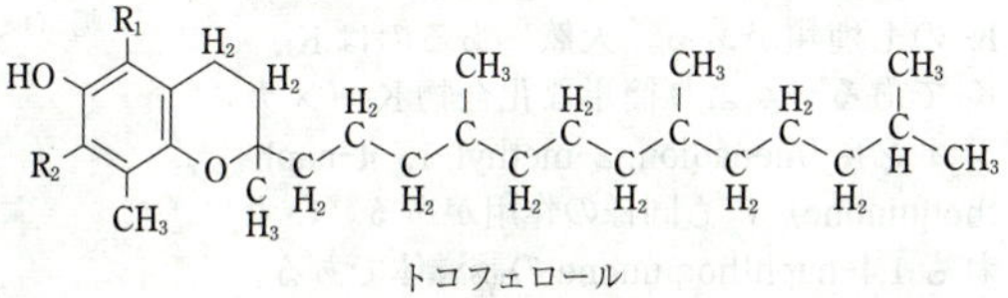

トコフェロール

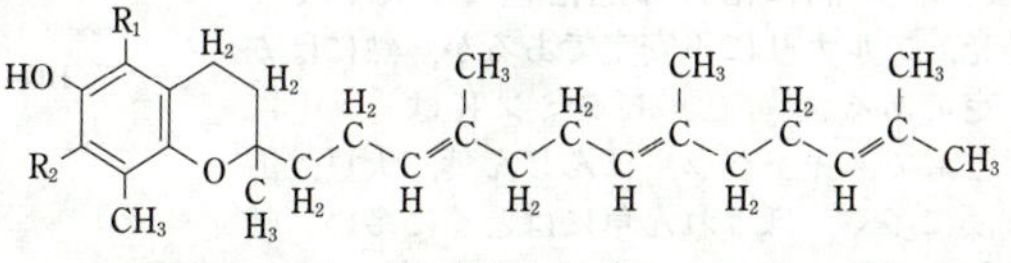

トコトリエノール

ビタミンE同族体の構造

	R_1	R_2
α	CH_3	CH_3
β	CH_3	H
γ	H	CH_3
δ	H	H

β，γ，δ-トコフェロールと側鎖に3つの二重結合をもつα，β，γ，δ-トコトリエノールの八種類がある。天然のものは*d*体であるが，合成品は*dl*体である。生物活性は*d*体のほうが強く，*dl*-αと*d*-α体の効力は1：1.49である。生理活性はα型のものが強いが，抗酸化作用はδ型が強い。〔性状〕水に不溶，油に溶ける。酸素，熱，光に比較的安定である。Eは抗酸化力を有し，ビタミンAや脂肪の酸化を保護する作用があるため，天然抗酸化剤として用いられる。また合成*dl*-α-トコフェロールは食品添加物となっている。〔目安量〕α-トコフェロールについて目安量が算出されており，18歳以上の男性で7.0 mg/日，同じく18歳以上の女性で6.5 mg/日である。〔存在〕小麦麦芽油，その他穀類の麦芽，豆類，緑葉，ウナギ，タラコに多く含まれる。

ビタミンF [Vitamin F] →ひっすしぼうさん

ビタミンH [Vitamin H] →ビオチン

ビタミンK [Vitamin K] 出血の際に血液の凝固（coagulation）に効力のあるビタミンである。〔欠乏症〕欠乏すると出血症状を呈す。〔種類〕ビタミンKにはK_1～K_7の七種類がある。天然にあるのはK_1，K_2であるが，より簡単な化合物K_3（メナジオン）(menadion, 2-methyl-1, 4-naphthoquinone）にも同様の作用がある。いずれも1,4-naphthoquinoneの誘導体である。〔性状〕油に溶ける脂溶性ビタミンで，光，アルカリに不安定であるが，熱には安定である。〔存在〕ビタミンKは緑葉中に豊富で，キャベツ，にんじん葉，大豆，海藻に多く，ほうれん草にはとくに多い。穀類，果物，根菜には少ない。牛乳，卵には含まれるが，そのほかの動物性食品には含まれない。

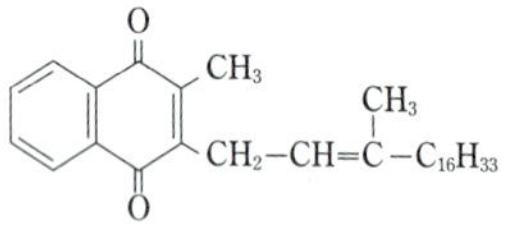

ビタミンK_1（フィロキノン）

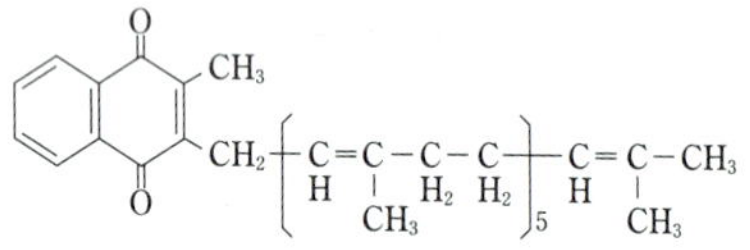

ビタミンK_2（メナキノン）

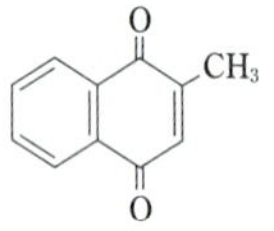

ビタミンK_3（メナジオン）

ビタミンM [Vitamin M] →ようさん

ビタミンP [Vitamin P] 現在はビタミンには分類されていないが，血管の毛細管の浸透性（permeability）を支配し，ビタミンCの補助的作用を行うといわれて

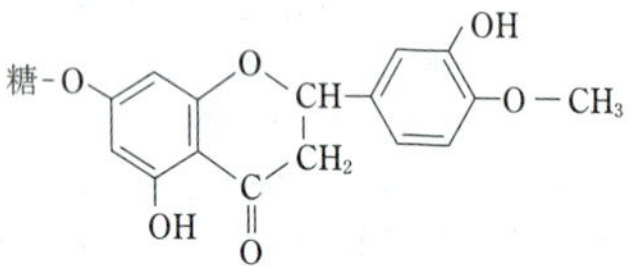

ヘスペリジン

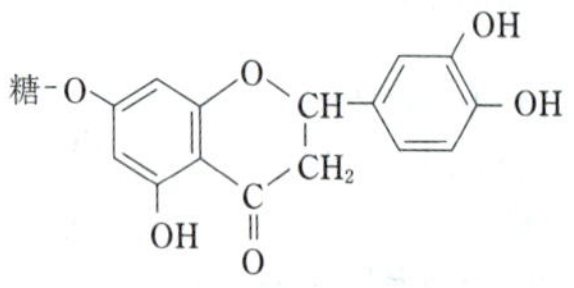

エリオジクチン

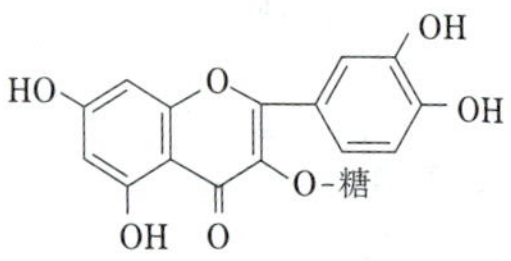

ル チ ン

おり，ビタミン様作用をもつ化合物として取り扱われている。〔フラボン誘導体〕この作用は，フラボン誘導体（flavonoid）一般の特性をもつ。ふつうは，構造式として示す3化合物に作用があるといわれる。いずれも配糖体である。〔用途〕ルチンは高血圧の療法に使われる。〔存在〕そばやえんじゅに含まれる。

ひつじにく　羊肉　→めんようにく

ひっすアミノさん　必須アミノ酸　→アミノさん

ひっすしぼうさん　必須脂肪酸　[Essential fatty acids]　〔欠乏症〕食べた脂肪は主としてエネルギー源として消費されるが，食事中に脂肪をまったく欠くと，動物は成長が止まり，特有の皮膚炎が起こる。この症状は，リノール酸，リノレン酸，アラキドン酸の三種の脂肪酸のどれかを含む脂肪を与えれば治る。そこで，これらの脂肪酸を必須脂肪酸，不可欠脂肪酸，またはビタミンFとよぶ。〔性状〕これらの脂肪酸は，その分子構造のなかに

$-CH=CH-CH_2-CH=CH-$

の形をした不飽和基をもっており，この構造が動物の生理には不可欠の作用をもつと考えられる。同じ構造をもつリノールアルコールにも効力がある。リノール酸は，広く脂質中に分布しているため，この脂肪酸が欠乏することはまずない。

ヒトエグサ　一重草　[*Monostroma nitidum*]　緑藻類に属する海藻。〔呼称〕ヒトエアオサ，ギンアオ，ベッコウアオ，ベタアオなどともいう。〔生態〕体は薄い膜質で，幅広い葉状をし，鮮緑色，柔軟である。1年生で体長は6～15 cm，幅5～15 cmくらい。冬から春にかけて繁茂する。〔産地・産状〕千葉県以南とくに三重，愛知，広島，山口などに多く，岩，杭などにつく。浅草海苔養殖の際につきやすく，業者はいやがる。〔用途〕青海苔として市販されているものはこれが大部分である。また海苔のつくだ煮の大半は浅草海苔を使用せず，ヒトエグサを原料としている。

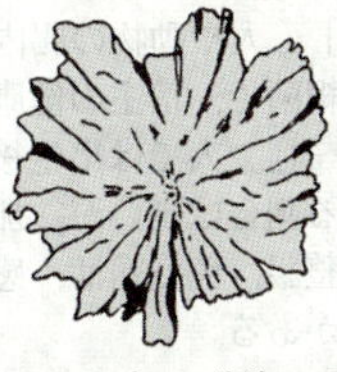

ヒトエグサ

ひとくちすいもの　一口吸い物　→すいもの，ちゃかいせきりょうり

ヒドロキシプロリン　[Hydroxyproline]　オキシアミノ酸の一種。〔存在〕ふつうの食品のなかには存在しないが，ゼラチン，コラーゲン中に含まれる。その存在がかぎられているので，たんぱく質の常成分アミノ酸でないと考えられている。

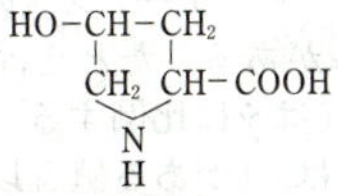

ヒドロキシプロリン

ひなあられ　雛霰　和菓子掛け物の一種である。地方によって，それぞれ趣向が異なるが，上巳（3月3日）の節句には，菱もちや雛菓子とともに欠くことのできないものである。〔製法〕白丸だねの蜜がけのもの，白丸だねを紅，黄，緑に染めた蜜がけのもの，同じく南部だねの蜜がけのもの，醤油で味付けしたもの，大豆，黒豆の蜜がけのものなどを，配色よく混合する。白丸だねや南部だねなどの蜜がけ方法はいずれも同じで，上白糖に水を加えて加熱溶解し，115℃まで煮つめた蜜をかけ，手早くかき混ぜればよい。また，大豆や黒豆は水洗い，水浸け，水きりしてから簡単にかみ砕けるように煎り，同様に蜜がけして用いればよい。→おめでとう

ひながし　雛菓子　3月3日の桃の節句に，雛壇に飾りそなえる菓子類である。〔種類〕紅，白，青，黄，紫などの5色の糖衣を付けて配合した葉是（はぜ）だね，あられ煎だね糖衣（いりだねとうごろも）がけ，打ち物菓子（エビ，タイ，アワビ，サザエ，ハマグリ，輪切りゆで卵，斜め切りれんこん，くわい，だいこん，にん

じん類の形にしたもの），雲平細工では桃の花，桜の花，さくらんぼ，有平糖細工では千代結び，膝折，たばねわらび，たばねうど，そのほかの花もの，生菓子では塩漬けの桜の葉に包んだ桜もち，練り切り細工では，桜花，桃，れんこんようかん，くわいかん，桃色ようかん，桜ようかん，三枚重ね，五枚重ねで配色した菱もちなどである。→ひしもち

ひニュートンりゅうたい　非ニュートン流体　［Non-Newtonian fluid］　水や油のような流体はニュートン流体であるが，高分子溶液やサスペンションなどにおいては，ずり応力 f はずり速度 $\dot{\gamma}$ に比例しない。このような流体を一般に非ニュートン流体という。非ニュートン流体にはいろいろなモデルがある。たとえば，指数法則流体では，f は $\dot{\gamma}$ に比例する。また，ビンガム流体では，f がある値 f_0 以上にならないと流動せず f_0 以上では，ニュートン流体のようにふるまう。すなわち，$f-f_0=\eta_B\dot{\gamma}$。ここで，f_0 をビンガムの降伏値，η_B をビンガム粘度あるいは塑性粘度という。そのほか，よく使われるモデルとして，キャッソン流体（これはチョコレートの公定法として使われている），ハーシェル・バルクレイ流体（ピューレやジュース）などがある。→ずりりゅうどうか，そせいりゅうどう，ねんど

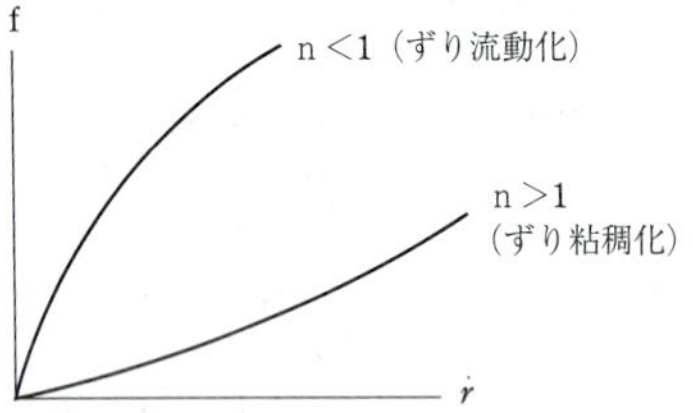

指数法則流体の流動曲線

ビネガー　［Vinegar］　ビネガーは，語源的には，酸っぱいワインを意味するもので，実際にフランスでは，単にビネガーといえば，ワインからつくった酢であるが，アメリカでは，フランスとは異なり，単にビネガーといえば，りんご酒（cider）を酢酸発酵させたものだけをさし，そのほかはそれぞれ原料の名を付けてよんでいる。〔種類〕おもなビネガーをあげると，つぎのとおりである。1）ワインビネガー（ぶどう酒酢）：ワインからつくった洋酢。ぶどう汁をアルコール発酵させたのち，酢酸発酵させたもの。フランス産の白ワイン製酢がもっとも有名である。2）シダービネガー（アップルビネガー）：りんご汁を原料とした洋酢で，アメリカでもっとも一般的な酢である。3）モルトビネガー：麦芽汁，またはそのほかのでんぷんを発芽糖化したのち，アルコール発酵させ，さらに酢酸発酵させたもの。イギリスではおもにこの酢が用いられる。4）ディスティルドビネガー：ワイン，りんご酒などをいったん蒸留して純良なアルコールとしたのち，希釈して酢酸発酵を行わせたもの。あるいは，精製アルコールを原料として酢酸発酵してつくる。→しょくす

ひのな　日野菜　アブラナ科に属し，東洋系のかぶの一種で，滋賀県蒲生郡日野町付近の特産である。現在では周辺各地で栽培されている。〔性状〕葉は欠刻を有し，葉柄や葉脈は濃紫紅色である。尻の細い 20～30 cm の肥大根となるが，首の部分は 5 cm ほど地上に突き出て，濃紫紅色，下部は白色である。〔栽培〕秋に種子をまき，冬に収穫する。〔成分〕100 g 中ビタミン A 98 μg レチノール当量，C 52 mg と多い。〔用途〕漬け物にする。桜漬けは，葉を刻みあくを抜き，根を 3 cm くらいの短冊として塩漬けにしたもので，鮮やかな桜色で，独特のほろ苦さがある。

ひひっすアミノさん　非必須アミノ酸
→アミノさん

ビフィズスきん　ビフィズス菌　［bifidobacteria］　人や動物の腸内に生息するグラム陽性細菌で，宿主の健康維持に役立つ善玉菌の一種。人では出生後の腸内細菌全体に占める割合は高いが，加齢とともに減少する。整腸，免疫賦活，感染防御作用などの報告がある。

ひま　蓖麻　［Castor］　とうごまとも

いう。〔形態〕その種子は扁平なだ円形で，表面に白色と褐色の大理石様の斑紋がある。油を50～60％ぐらい含むため，圧搾法によりひまし油が得られる。〔用途〕ひまし油はリシノール酸（ricinoleic acid）（12-ヒドロキシオレイン酸）を組成分とするので食用油にはならず，化粧品の原料，下剤に用いられる。溶融点が低いので機械油にも使用される。

ひまくざい　皮膜剤　[Film-forming agent]　食品の表面にぬり，表面からの水分の蒸発防止，細菌・かびなどの侵入防止（汚染防止）のために用いる。食品添加物としては，合成皮膜剤のオキシエチレン高級脂肪族アルコール，オレイン酸ナトリウム，酢酸ビニル樹脂，モルホリン脂肪酸塩が果実・果菜の表皮への使用が許可されている。また天然の皮膜剤として各種のワックス（ろう）が使用されている。〔オキシエチレン高級脂肪族アルコール〕オキシエチレンドコサノールを主成分とするろう状のかたまりで，エーテル，クロロホルムによく溶ける。OEDともいう。水と混合した10％乳化液を水希釈し，表面に噴霧または浸漬する。〔オレイン酸ナトリウム〕脂肪酸のナトリウム塩，つまりせっけんであり，オキシエチレン高級脂肪族アルコールの乳化剤として用いられる。〔酢酸ビニル樹脂〕合成高分子であり酢酸ビニルモノマーの重合体である。乳化して用いる。またチューインガム基礎剤としても用いられる。〔モルホリン脂肪酸塩〕モルホリンに低級～高級脂肪酸を加え加熱したもので，ワックスを加えて皮膜剤とする。〔ワックス〕みつろう，カルナウバろう，羊毛ろう，など。

ひまわりのたね　向日葵の種　[Sunflower seeds]　ひとつの花に多数の種がつき，種そのものは厚く種皮におおわれている。細長い卵形で濃褐色を呈する。ヨーロッパ，ロシア，南米，中国，北米で生産されるが，最近は製油の目的で油脂含量の高いものが多い。中国では，種皮を除いて直接食用に供する。ひまわり油の脂肪酸はリノール酸が50％以上含まれている。油をとった残りの脱脂物はおもに家畜飼料に用いられている。「日本食品標準成分表2010」によると廃棄率55％とあり，種皮の部分が半分以上を占めている。種皮を除いた可食部（フライ，味付け）で100g中水分2.6g，たんぱく質20.1g，脂質56.3g，炭水化物17.2g，食物繊維6.9g，灰分3.8gが含まれ，ビタミンとしてカロテン，B_1，B_2，ナイアシンが含まれる。とくにB_1は大豆（全粒／国産，乾）の2倍以上ある。

ヒメマス　姫鱒　サケ科の魚。〔生態〕体の上部は灰青色，腹部は銀白色を呈し，産卵期には赤味を増す。体長は40cm程度。〔産地〕ベニマスの陸封されたもので，北海道阿寒湖を原産地とし，1893年より養殖され始め，いまでは全国各地の湖水に放流されている。和井内貞行氏が十和田湖に放流したのもヒメマスである。〔呼称〕アイヌ語ではカバチェッポという。9月下旬～11月下旬にかけ，湖水にそそぐ河川にさかのぼって産卵する。おいしい魚で，塩焼き，フライなどいろいろな食べ方がある。

ひもかわうどん　紐川饂飩　→うどん

ひもの　干物，乾物　[Dried fish]　魚介藻類の水分を除き，微生物の繁殖をおさえて貯蔵性を与えた食品。〔原理〕魚肉が20℃の環境において初期腐敗に達する日数は，水分45～50％以下になると急激

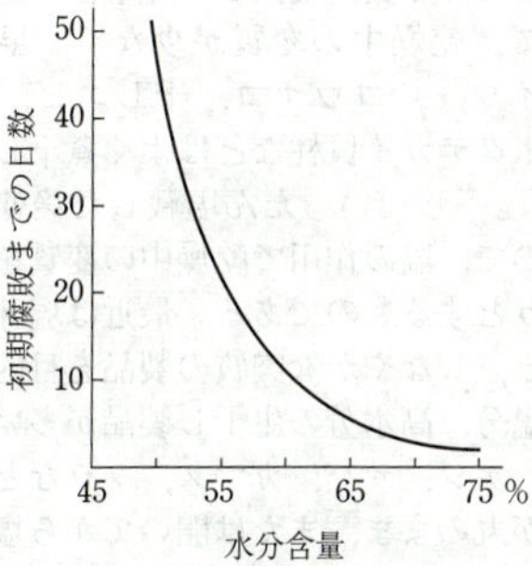

魚肉の水分含量と初期腐敗に達するまでの回数と関係（20℃放置）

ひも

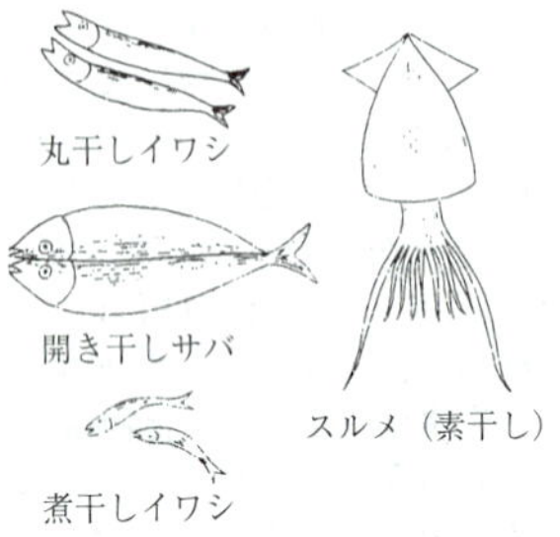

干　　物

に延長され，腐敗しにくくなる（グラフ参照）。かびは細菌よりも低水分量でも発育するので，かびの繁殖を押えるには水分量を20％以下とすることで貯蔵性を可能とした。〔製品〕水分をじゅうぶんに除き干物にすると肉が硬化し食味が低下するので，最近は水分60〜70％程度の生干しが好まれている。し好食品としての性格が強くなり，その結果，低温貯蔵が必要になった。〔種類〕干物は乾燥前の処理方法，乾燥方法などによって，素干し，煮干し，塩干し，焼干し，凍干し，調味干しなどに分けられる。〔素干し〕魚介藻類をそのまま乾燥したもので，するめ（イカ類），身欠ニシン，田づくり（カタクチイワシ），海苔，昆布などがある。乾燥に時間がかかり腐敗しやすいので，小型なもの，薄いものを乾燥するのに用いられる。〔煮干し〕一度煮たり蒸したりしてから乾燥したもので，加熱により原料中の酵素が破壊され，またたんぱく質が凝固して保水性が低下するので，乾燥中の変質が少なく，早く乾く。イワシ，コウナゴ，干しエビ，アワビ，ホタテガイ貝柱などはよく煮干しにする。〔塩干し〕いったん塩蔵した後乾燥したもので，塩の作用で乾燥中の変質を防止しようとするものである。最近は塩味をうすくし，しなやかな肉質の製品を目的とした低塩分，高水分の生干し製品が多い。イワシ，アジ，サバ，カマス，タラなど多くの魚が丸のまま，または開いてから塩干しされる。〔焼干し〕魚介類を火力で焼干しにするもので，川魚，ハゼなどをよく焼干しにする。〔凍干し〕代表的なものに寒天があり，魚を凍結，融解をくりかえして乾燥した製品としてはスケトウダラの凍干し品がある。〔調味干し〕醤油，砂糖などの調味液にいったん漬けてから乾燥したもので，イワシ，サンマのみりん干し，小魚の儀助煮などがある。〔乾燥方法〕魚介藻類の素干し，塩干し，煮干しは従来ほとんど天日乾燥で行われてきたが，最近は熱風を送風する人工乾燥機が広く普及し，また生干しの塩干し品には冷風を使用する低温乾燥機が使われている。また，食塩と珪藻土を混合したなかにセロファンで包装した魚を埋めて，水分を吸収させ乾燥する文化干しなど特別な方法も用いられる。

ひやしちゅうか　冷し中華　涼拌麺ともいう。夏向きの中国風麺料理。中華麺をゆでて冷やし，水をきってごま油をまぶして皿に盛り，具を置いてかけ汁をかける。具としては，ゆでたもやし，きゅうり，焼き豚，薄焼き卵やハムのせん切りなど。かけ汁は醤油，酢，ごま油，すりごま，塩，ラー油，砂糖などを適宜混ぜる。溶きがらしを添える。

ひやむぎ　冷麦　ふつうのうどんとほぼ同じ工程でつくるが，切刃は17〜24番を用いることから，うどんよりかなり細い。〔調理〕夏期に使用することが多く，ゆでてから冷やし，氷を浮かせながらつけ汁で食べる。〔製品〕涼味を増すためにふつう数本の赤いめん線を入れる。→うどん

ひゅうがなつみかん　日向夏蜜柑　[Hyuganatsu orange, Orange Hyuga]　市場では，通称ヒュウガナツ，小夏，ニューサマーオレンジの名でよばれている。〔産地〕原産地は宮崎県であるが，高知県でも多く生産されている。ゆずの系統をひいている。〔果実〕大きさは中ぐらいで，200 g内外，球形をなし，果皮は淡黄色で厚みがある。果肉は非常に柔軟で酸が少なく，甘味が強く，香気もあり，風味は夏みかんよりよいが，種子が多く，果肉の量が少ない。5〜6月に成熟する。〔食形態〕果皮およびじょうのう膜を除く果肉のみ食べる場

合と，果皮のうち，外果皮（フラベド）を除いた白い部分（中果皮，アルベド）を含めて，すべて食べる場合がある。〔成分〕200 g 中，じょうのうおよびアルベドは水分 87.2 g，炭水化物 11.7 g，ビタミン C 26 mg，砂じょう（さのう）は水分 90.7 g，炭水化物 8.3 g，ビタミン C 21 mg である。

ヒューメクタント　[Humectant]　湿潤剤あるいは保湿剤ともいわれる。加工食品の表面が乾燥し，食味や外観の劣化を防ぐために加えられる。もっともよく用いられるのはソルビットで，かまぼこ類を製造する冷凍すり身に 5〜7％程度添加される。そのほか，キャンディやチューインガムにもよく用いられる。麺類，ギョーザの皮に添加されるプロピレングリコールもヒューメクタントとしての作用が期待されて添加される。

ピューレ　[Purée]　果実，野菜を破砕し裏ごししたものをいう。破砕方法としては冷破砕法（cold break）と熱破砕法（hot break）とがある。熱破砕の場合は，ペクチナーゼそのほかの酵素が不活性化されていること，組織が軟化されていることから，裏ごしの歩留まりがよく，粘稠性のすぐれたピューレが得られる。冷破砕法でも，破砕後ただちに加熱し，裏ごしすれば熱破砕と同様のピューレが得られる。果実ピューレを希釈し調味したものがネクターである。トマトピューレは完熟トマトを破砕，裏ごししてから濃縮したもので，無塩全固形分が 25％未満のもので，トマトペーストは，さらに濃縮程度の高いものをいう。

ビュッフェ　[(仏) Buffet]　ビュッフェとはフランス語の食器棚からきた語で，料理用語としてはレストランの入口に置いてある棚つきのテーブルのことである。このテーブルや棚の上に，ハム，家禽，サケ，キャビア，初ものの新鮮な野菜など，良質な料理材料を飾り立てておく。さらに客にみせる目的で，デザート菓子や果物カゴなども加え，食事内容の見事さを印象づける。ここから，ビュッフェ形式と称してパーティを立食にし，大テーブルの上に各種の料理をならべたセルフサービスの会食をさす。近年は立食のスタンディングビュッフェのほかに，着席型のシッティングビュッフェもある。〔特徴〕ビュッフェ形式は，招待者側から考えると，全員が着席しないので同じ会場で何倍かの客を招待することができ，席順や料理の給仕に心配がなく，食器もその都度とり替える必要がないから，前もって用意することによりサービス係が少なくてすむ利点がある。また，客側からみると，着席してゆっくり食べられない欠点はあるが，マナーも比較的うるさくなく，自分で好みの料理を皿にとり分け，自由な場所で賞味でき，さらにおかわりしてもよく，いろいろな人と話をしながら過ごすことができる点が喜ばれる。〔設備・用具〕ビュッフェのテーブルは，入口より遠い壁ぎわに置くか，部屋の中央に置く。パーティが始まる前に料理を盛った皿や，取り皿，ナイフ，フォークなどを飾りつけてしまう。人数分より少し多

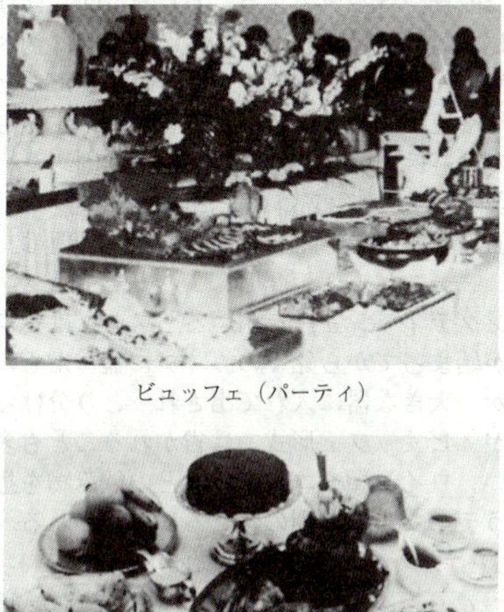

ビュッフェ（パーティ）

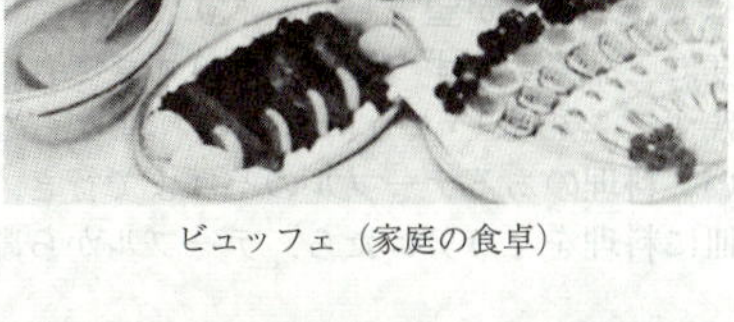

ビュッフェ（家庭の食卓）

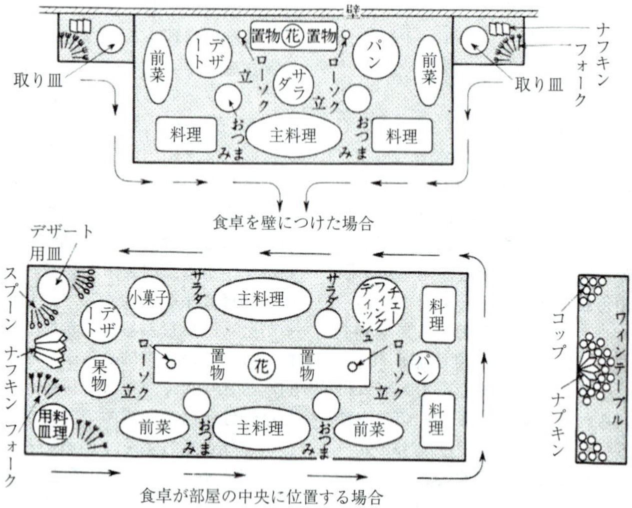

ビュッフェ形式のテーブルセッティング

めに大皿に料理を盛りつけ，取りやすいようにコース順にならべる。料理がスムーズに取り分けられるよう，1人分がはっきりしていて，骨などはとり除いて小型に食べやすい形につくるのがよく，時間がたつと味や色が変わったり，形のくずれやすいものは避けたほうがよい。ゼリーで固めた料理は前もってつくることができ，食卓や皿を汚さない。温かく供したい料理は，チェーフィングディッシュ（→チェーフィングディッシュ）を用いる。スープは食事が始まってから銘々のカップに盛ったものか，大きな器に入れて出され，とり分けるが，ビュッフェ形式では省かれることも多い。ワイン類やコーヒーなどの飲み物を扱うテーブルは，別のところに用意される。〔マナー・注意〕食事が始まったら，料理のとり方は自由であるが，できるだけ，前菜から，魚，肉と，コースにしたがって食べていくことが望ましい。皿にとる量も一度に二品ぐらいずつ取り，とりすぎて食べ残すことのないようにしなければならない。料理のあるテーブルのそばまで行き，皿に料理をとり分けたら，テーブルから離れて食事をすることが大切で，次の人が料理をとる際に邪魔になってはいけない。自分の皿とフォーク，ナプキンは，手で持って移動する。家庭の招宴の際には，皿の代わりの用意が少ないので，料理をきれいに食べて，つぎの料理をとるようにしたほうがよい。皿はミート皿を用いるが，デザートコースに入ると，デザート皿で，菓子やチーズ，果物をとる。ビュッフェのときには椅子の数が少なく，小テーブルが用意されるので，皿は時折この上に置いて食べてよく，椅子の用意があるときには，ときどき腰をかけることはよいが，ひとりで長く座ってはいけない。最後に，コーヒーまたは紅茶が供される。

ひゆな　莧菜　[Edible amaranthus]
ヒユ科に属し，ひゆ，バイアム，シェンツァイ（中国），ジャワほうれん草の別名がある。熱帯アジアに広く分布し，中国，東南アジアでの栽培が多い。食用アマランサス（ひもげいとう）の近縁種。〔性状〕雑草のいぬびゆに似ている。低温には弱いが，高温，乾燥に強く，熱帯では生育が盛んで，放任していても増殖する。草丈は

1 m 以上になるが，20 cm 程度の若いうちに 2〜3 枚の葉を摘みとり，利用する。葉が緑色，紅色，紫紅色のものがあり，野菜には緑葉のものがよい。〔栽培〕初夏に種子をまき，秋まで収穫する夏野菜。〔用途〕特有の粘りがある。ほうれん草と同じように，おひたし，ごまあえ，油炒め，汁の実にする。

ひょうおんちょぞう　氷温貯蔵 [Controlled freezing point storage]　食品とくに果実，野菜を糖溶液，食塩溶液その他氷結点の低い溶液（不凍液）に浸漬し，0℃以下の温度（水の氷結点以下）で鮮度よく貯蔵する方法をいう。食品の低温管理の一方法である。コールドチェーン（食品の低温流通機構）でいうチルド温度帯（－5〜5℃，狭い場合－2〜2℃）の低温帯での貯蔵法のひとつ。

ひょうけつてん　氷結点 [Freezing point]　氷結点とは，氷と空気の飽和した水の平衡温度で，摂氏温度目盛での 0℃である。厳密には 0.0100℃低い温度をゼロ点とすることになっている。水以外の液体の凝固点を氷点とよぶこともある。氷結点は第二の物質が溶けることによって一般に低下する。すなわち，氷点降下が起こるためには，加えた物質（溶質）が液相において溶媒と溶液をつくり，固相において固溶体をつくらないことが必要である。食品加工，貯蔵では，氷の氷点を低下させるために食塩，糖類が広く利用されている。一般の食品の氷結点は－2.5〜－0.5℃である。

びょうげんせいこうえんきん　病原性好塩菌 [*Pseudomonas enteritis*]　腸炎ビブリオの旧名。1955 年，国立横浜病院で発生した漬け物による食中毒で，瀧川らはこれまでに知られていない好塩細菌を発見し，これを *Pseudomonas enteritis* と命名した。その後，坂崎によって，この菌がビブリオ（*Vibrio*）に属するものであることが明らかとなり，腸炎ビブリオ（*Vibrio parahaemolyticus*）という学名が提案され，日本細菌学会で承認された。現在では，世界的にも認められている。→ちょうえんビブリオ

びょうげんせいだいちょうきん　病原性大腸菌 [Pathogenic *Escherichia coli*]〔性状〕大腸菌群（*Escherichia coli* group）はグラム陰性の桿菌で，健康者の腸管内に常在する病原性のない菌である。このような一般大腸菌と形態学的，生化学的に区別し得ないが，人に対して下痢などの胃腸炎症状を起こす一群の大腸菌が存在する。これらを病原性大腸菌とよんでいる。本菌は一般の大腸菌と血清学的に鑑別することが可能で，20 種類程度の大腸菌に下痢を起こす病原性があることが判明している。とくに血清型 O157 と判別される菌は，もっとも重症を呈し，幼少期では死亡例も多い。〔臨床症状〕赤痢菌様の病原性をもち，組織侵入型の感染を示す。菌は大腸粘膜組織に侵入し，下痢症状を呈する。下痢は水様便，粘液便，赤痢様血便などである。食欲不振，嘔吐，腹痛をともなうこともある。一般に本菌による疾病は食中毒としてとり扱われるが，感染型食中毒に属すと考えられており，毒素原性大腸菌と区別されている。本菌の中毒は，5〜14 歳の幼少年期に多発する。

びょうしゃようとくべつようとしょくひん　病者用特別用途食品　健康増進法に基づき許可される食品に特別用途食品というものがあるが，そのなかの病者用の食品をさす。健康増進法第 26 条第 1 項，すなわち「販売に供する食品につき，乳児用，幼児用，妊産婦用，病者用その他内閣府令で定める特別の用途に適する旨の表示をしようとする者は内閣総理大臣の許可を受けなければならない。」に規定されている食品のことを特別用途食品とよび，そのなかの病者用がこれである。病者用特別用途食品としては 1973 年に 10 品目定められたが，1976 年には時代の背景を受け，成人肥満症食調整用組み合わせ食品が追加された。病者用特別用途食品のおもなものをあげると，低たんぱく質食品，アレルゲン除去食品，無乳糖食品，総合栄養食品などがある。

ひょうじゅんかかくまい　標準価格米
→こめ

ひょうぞう　氷蔵　[Icing storage]
氷を使って食品を保存する方法。主として魚介類に使われる。〔種類〕細かく砕いた氷を直接または間接に魚と接触させる揚げ氷法，さらにこれを冷凍機で冷却した室内で貯蔵する氷蔵庫法がある。これら乾式氷蔵法では，魚体1に対して氷0.5〜1.5を用いる。清水，海水に氷を混ぜたなかに魚を漬け込む水氷法は，漁船上の氷蔵法として広く用いられ，大量処理に向き，冷却速度が速い。〔特徴〕冷凍に比べ食品中に氷結晶ができず肉質の変化は小さいが，温度が高いので微生物の繁殖，自己消化を防止できず，貯蔵期間が短い。

ひょうとう　氷糖　→こおりざとう

びょうにんしょく　病人食　病気の種類，軽重に応じて，病人に必要な栄養を供給し，病気の治療に直接または間接の効果を与えるための食事。病気によっては，とくに栄養面からの特殊な考慮が必要なものもあるが，どのような場合にも，つねに注意しなければならないことは全身の栄養保持で，各種の栄養素が過不足なくバランスのとれた配合で供給されるような配慮が必要である。多くの場合，病人の消化力は弱まり，食欲が減退しているので，それに応じて消化がよく，味，におい，外観そのほか病人のし好に適するような形態で供さなければならない。病人食を分類すると，一般食と特別食とに大別される。〔一般治療食〕ふつうの病人に与えるもので，食形態により流動食，軟食，常食に分けられる。1）流動食：スープ，ポタージュ，果汁，おもゆ，くずゆ，牛乳，クリームのような流動態の食事で，大手術の後，急性疾患極期，重症な消化器疾患，そのほか消化力や食欲がひじょうに衰えたときなどに用いられる。一般に水分が多く，エネルギー源としての価値は低い。2）軟食：流動食から常食に移る移行型の食事で，主食の形態を基準として三分がゆ，五分がゆ，全がゆなどに分類される。副食は主食の形態に準じて消化のよいものが用意される。また，咀しゃくや嚥下作用の低下，消化能力低下のために，必要な食事量がじゅうぶん摂取できない場合，軟食をミキサーでブレンドし，流動態にしたミキサー食を用いることもある。3）常食：健康者の食事とほぼ同じであり，消化機能に差しさわりのないかぎり常食が用いられる。しかし，運動不足で食欲のない場合が多いので，とくに味付け，盛り付けなどに注意する。常食，軟食を刻んだ刻み食は，高齢者や歯の欠損，利き腕の麻痺，体を動かせないときなどに適応される。〔特別治療食〕特定の疾患に対し，栄養的に配慮した食事である。1）循環器疾患：(1) 高血圧症：日本高血圧学会の基準では，最高血圧140 mmHg以上，最低血圧90 mmHg以上が高血圧症とされている。(a) 食塩は高血圧の成因のひとつであるから，食塩の摂取を1日6 g以下に制限する。(b) 炭水化物や脂質の過食をさけ，標準体重の維持をはかる。(c) 動脈硬化の予防上，動物性脂肪は控え，リノール酸含量の多い植物性脂肪を適量とる。(d) 脳卒中予防のため，良質のたんぱく質を1.0〜1.5 g/体重（kg）はとる。(2) 動脈硬化性心臓病（虚血性心臓病）：心臓の筋肉を養う冠状動脈に動脈硬化が進行し，血管内腔が狭くなる。あるいは血栓ができ，心筋への血行が不十分になると，狭心症や心筋梗塞が起こる。食事は，(a) 栄養素のバランスに注意し，過食・過飲を避け，標準体重を保つ。(b) コレステロール，飽和脂肪酸は避け，植物性油脂をとる。(c) 砂糖，アルコール飲料をとりすぎない。(d) 心筋を養うためにも良質のたんぱく質（脂肪の少ない魚・肉，大豆製品，牛乳など）や野菜もじゅうぶんにとる。(e) 1回の食事量を少なくし，数回に分けてとる。(3) 心不全：心臓病が進行すると心臓のポンプ作用が低下，血液の循環が悪くなり，肺にうっ血が起こり，息切れする。腎臓への血行不良から体がむくむ。この状態を心不全という。心臓病では食事の注意に加え，さらに塩分制限を行う。利

登録特殊ミルクリスト（平成22年11月1日現在）

分類	主な適応症	記号	品名	カン容量(kg)	賞味期限(製造月より)
糖質代謝異常	・ガラクトース血症 ・原発性乳糖不耐症	110	明治ガラクトース除去フォーミュラ（可溶性多糖類・ブドウ糖含有）	0.40	12ヶ月
		MC-2	森永無乳糖乳（可溶性多糖類・グルコース含有）	0.40	
	・肝型糖原病	GSD-D	明治糖原病用フォーミュラ（乳たんぱく質・昼間用）	0.40	12ヶ月
		GSD-N	明治糖原病用フォーミュラ（乳たんぱく質・夜間用）	0.40	
		8007	明治糖原病用フォーミュラ（大豆たんぱく質・昼間用）	0.40	
		8009	明治糖原病用フォーミュラ（大豆たんぱく質・夜間用）	0.40	
たんぱく質・アミノ酸代謝異常	・フェニルケトン尿症	A-1	雪印フェニルアラニン無添加総合アミノ酸粉末	1.00	12ヶ月
		MP-11	森永低フェニルアラニンペプチド粉末	0.35	24ヶ月
	・ホモシスチン尿症 ・高メチオニン血症	S-26	雪印メチオニン除去粉乳	1.20	12ヶ月
	・チロジン血症	S-1	雪印フェニルアラニン・チロシン除去粉乳	1.20	12ヶ月
	・高アンモニア血症 ・シトルリン血症 ・アルギニノコハク酸尿症 ・高オルニチン血症	S-23	雪印たんぱく除去粉乳	1.20	12ヶ月
		7925-A	明治高アンモニア血症・シトルリン血症フォーミュラ	0.35	12ヶ月
有機酸代謝異常	・メチルマロン酸血症	S-10	雪印イソロイシン・バリン・メチオニン・スレオニン除去粉乳	1.20	12ヶ月
	・プロピオン酸血症 ・メチルマロン酸血症	S-22	雪印イソロイシン・バリン・メチオニン・スレオニン・グリシン除去粉乳	1.20	12ヶ月
	・グルタル酸血症1型	S-30	雪印リジン・トリプトファン除去粉乳	1.20	12ヶ月
	・イソバレリン酸血症 ・ロイシン過敏性低血糖症 ・Nesidioblastosis	8003	明治ロイシン除去フォーミュラ	0.40	12ヶ月
電解質代謝異常	・特発性高カルシウム血症	206	明治ビタミンD無添加・低カルシウムフォーミュラ	0.35	12ヶ月
	・副甲状腺機能低下症 ・偽性副甲状腺機能低下症	720	明治低リンフォーミュラ	0.40	12ヶ月
		8110	明治低カリウム・低リンフォーミュラ	0.40	
		MM-5	森永低リン乳	0.40	
	・副腎皮質機能不全	507-A	明治低カリウム・高ナトリウムフォーミュラ	0.40	12ヶ月
吸収障害	・脂質吸収障害症	721	明治必須脂肪酸強化MCTフォーミュラ	0.35	12ヶ月
	・嚢胞性線維症	605-MCT	明治MCT・アミノ酸フォーミュラ	0.40	12ヶ月
		ML-3	森永たんぱく質加水分解MCT乳	0.40	12ヶ月
	計		24品目		

尿剤使用のときは，カリウム含量の多い食品（野菜，果物の生食）の補給をする。

2) 消化器疾患：(1) 急性胃炎；症状が激しいときは絶食する。その後，おもゆかくずゆの流動食とし，経過をみながら軟食へ進める。水分の補給をする。(a) 消化のよい食品（牛乳，卵，白身魚，鶏肉，かゆ，パン，豆腐など）を選び，繊維のかたいもの，脂肪の多いもの（とくに揚げ物），塩味・甘味の強いもの，香辛料などは避ける。(b) 過度の熱冷物を避け（体温程度に温める），食事は頻回に分けて少量ずつ食べる。就寝前の食事は避ける。(c) 油は植物油や，バターのような乳化脂肪をとる。(d) ビタミンA, ビタミンCを含む緑黄色野菜や牛乳は胃壁を保護するのに有効である。(2) 胃・十二指腸潰瘍（消化性潰瘍）：食事は高エネルギー，高たんぱくで比較的自由食であるが，潰瘍部に対する直接的な刺激をできるだけ避ける。食品の選び方，摂取の仕方は胃炎の食事と同じ注意が必要。3) 肝・胆・膵疾患：(1) 肝炎：ウイルス，薬物が原因となり，肝臓に炎症をきたし，重症では黄疸をみる。さらに，肝臓がおかされ肝繊維が増し，硬化，肝機能の低下をともなうものを肝硬変症という。食事は，(a) 高たんぱく（80～100 g/日），高エネルギー，高ビタミン食を原則とする。(b) 肝臓を障害から守り，また，障害された肝細胞の修復・再生のため，良質たんぱく質をじゅうぶんにとる。しかし，肝不全期は低たんぱく食（20～30 g/日）とする。(c) 黄疸があるときは脂肪を制限する。(d) 浮腫・腹水があるときはナトリウムを制限する。(2) 胆石症，胆のう炎：胆のう，総胆管，胆管，肝内胆管に胆石が生ずる疾患。食事は (a) 疼痛の発生を誘発させないため，脂肪の多い食品を制限する。(b) 暴飲暴食，刺激物を禁止する。(c) 胆通障害に合併しやすい肝障害を防ぐため，良質たんぱく質を多くとる（卵黄は胆のうを強く収縮させるので使用しない）。(d) 炭水化物の過度の摂取は肥満，コレステロール増加をきたすため制限する。(e) 植物性食物繊維は血中コレステロール濃度の低下，胆汁酸の排泄を増加させ，コレステロール系結石の生成を防ぐので好ましい。(3) 膵臓炎：種々の病因によって生じた膵臓の慢性炎症。(a) 極期は絶食とする。(b) その後，炭水化物を中心として低脂肪食を原則として開始する。(c) 初期はたんぱく質を制限するが，その後は障害を受けた膵組織の修復のために，質的・量的にじゅうぶん摂取する。(d) アルコール，膵液分泌刺激食品（香辛料，カフェイン，炭酸飲料，肉エキスなど）は禁止する。4) 腎疾患：(1) 糸球体腎炎：かぜ，扁桃炎，中耳炎，皮膚化膿症などに罹患後，感染によりできた免疫複合体が腎の糸球体を刺激して炎症を起こす。(a) 腎機能低下時にはたんぱく質を制限するが，卵，牛乳，魚，肉，大豆製品など，良質なものを中心に用いる。(b) 炭水化物と脂質より，じゅうぶんなエネルギーを確保する。(c) 高血圧，むくみ，乏尿期には，塩分，水分の制限が必要。(2) ネフローゼ症候群：高度のたんぱく尿，低たんぱく血症，脂質異常症，浮腫を主徴とする症候群。食事は，(a) 尿中に失ったたんぱく質を補充する意味で卵，牛乳，肉，魚，大豆製品などを主体とした高たんぱく質食とする。(b) むくみが強い場合は塩分制限をするが，むくみのない場合は厳重な減塩は必要ない。(c) 乏尿，浮腫の強い場合には，水分を制限することがある。(3) 腎不全：腎機能が廃絶の状態となり，無尿，高カリウム血症，高窒素血症，酸血症を起こす。(a) たんぱく質制限を主とするが，良質なたんぱく質を含む卵，魚，肉，乳製品，大豆製品を使用する。(b) 塩分は症状に応じた制限をする。(c) 炭水化物や脂質によるじゅうぶんなエネルギー量を確保する。エネルギー源として，特殊食品（後出）を利用するのもよい。(4) 透析食：腎不全の患者で高窒素血症，高カリウム血症が改善されず，尿毒症病状が進行する場合，透析療法を導入して人工腎臓によって血液中の不要物質を除き，生命を維持する。透析食は，長命・延命のための治療食であったが，現在は，社会復帰を第一とする食事となっている。透析食は制限が厳しく，また，透析療法に起因する合併症のために精神不安定，拒食反応が出やすい。食事は，(a) 水分，食塩，カリウムを厳重に制限する。(b) たんぱく質は1 g/kg/日程度とする。(c) エネルギー，ビタミンは，じゅうぶんに摂取する。5) 代謝・栄養障害：(1) 糖尿病：遺伝負荷に基づくインスリンの作用不足によってもたらされる，炭水化物，たんぱく質，脂質の代謝異常がある。食事の基本は，(a) エネルギー量の制限であり，標準体重｛(身長－100)×0.9｝1 kgあたり25〜30 kcalとする。(b) 炭水化物の過度の制限は耐糖能を低下させるので，150 g/日以上とする。(c) たんぱく質から糖およびケトン体の産生が高まるので，その崩壊を補うために良質たんぱく質を正常人より多めにとる。(d) 脂肪は必須脂肪酸を多く含む植物性脂肪を主にする。(e) 糖尿病では食べてはいけない食品はない。総エネルギー内で三大栄養素（炭水化物，脂質，たんぱく質）のバランスを考え，ミネラル，ビタミンの補給をじゅうぶんに行う。(2) 肥満症：肥満とは，体重が標準体重を20％以上，上まわっている場合をいう。肥満は高血圧，糖尿病，心臓病などの誘因となりやすい。食事の注意は，(a) 総エネルギー量の制限。(b) 良質たんぱく質のじゅうぶんな摂取。(c) 脂肪の制限。(d) 炭水化物の過食はその一部が脂質に変化するため，ある程度の炭水化物制限をする。(e) 間食はやめ，食事も少量ずつ数回に分け，よくかんで食べる。(3) ビタミン欠乏症：ビタミンA欠乏は夜盲症，ビタミンB_1欠乏は脚気，ビタミンB_2欠乏は口内炎，ビタミンC欠乏は壊血病，ナイアシン欠乏はペラグラ，ビタミンD欠乏はくる病などの欠乏症をあげることができるが，これらの欠乏症を起こすビタミンは，いずれも合成または半合成的にビタミン剤として製造されており，食事療法はあくまでも予防，治療後の再発防止の上で重要。近年，インスタント食品や清涼飲料水を多用し，炭水化物過剰摂取によるビタミンB_1欠乏症が認められている。予防には砂糖のとりすぎの是正，強化米の使用，ビタミンB_1含有量の多い食品（豆類，豚肉，胚芽米）の摂取が必要である。ほかの5つの欠乏症は，わが国でみることはほとんどない。(4) 鉄欠乏性貧血：血色素の構成成分である鉄不足に基づく造血障害による貧血症。(a) 鉄含量の多い動物性たんぱく質（レバー，赤身肉，魚類，内臓を含む貝類）を中心にバランスのとれた食事をする。(b) ビタミンC，ビタミンB_6，葉酸，コハク酸など，鉄吸収を促進するビタミンを多く含む緑黄色野菜の摂取に努める。(c) 鉄剤服用時は，鉄の吸収を阻害する食品（茶，コーヒー，卵）を控える。6) 外科栄養：術前術後の栄養は高たんぱく，高エネルギー，高ビタミンが原則。栄養補給は栄養輸液，チューブ栄養，経口栄養に大別される。消化態栄養剤は，栄養素が吸収されやすい形でバランスよく配合されている栄養価の高い粉末で，例として，アミノール，サスタジェンなどがあげられる。そのほか，脂肪吸収改善剤，栄養食品などが用いられる。〔特殊食品〕利用目的により，つぎのような食品がある。(1) 無たんぱく，高エネルギー食品：粉あめ，カロライナー。(2) 低たんぱく食品：低たんぱく質パン，低たんぱく小麦粉など。(3) 食塩無添加食品：無塩パン，無塩調理ずみ缶詰。(4) 減塩食品：減塩醤油，減塩味噌。(5) 高繊維食品：ペクチン粉末。〔治療乳〕牛乳アレルギーや乳糖不耐症児には大豆乳，乳糖除去乳などがある。脂肪吸収不全の場合には，中鎖脂肪酸乳，難治性下痢症児にはたんぱく質水解乳，心・肝・腎疾患児用などがある。そのほか，先天性代謝異常児用に，特殊ミルク共同安全開発委員会で一定の基準のもとに品質や成分，使用法などの検討を経て対象登録された特殊ミルクは24品目に及ぶ（p.839表）。健康小児用の一般のミルクと異なり，個々の代謝異常症に応じて製造された特殊ミルクであるため，各患児ごとの症状経過や発育状況に合わせ，慎重なとり扱いが必要である。

ひょうはく　漂白　[Bleaching]　食品の色を白く仕上げることである。〔種類〕これには着色物を吸着剤に吸着させて除去する方法と，漂白用薬剤により酸化分解を行わせて無色のものにしてしまう方法とがある。〔吸着剤〕脱色剤とも称され，活性炭，骨炭，炭酸カルシウム，酸性白土などの吸着能を利用する。水あめ，砂糖の脱色には活性炭，骨炭が一般的に用いられ，油の脱色には活性炭，酸性白土が用いられる。〔漂白用薬剤〕亜硫酸ガス，亜硫酸塩がもっとも一般的で，とうもろこしでんぷんの漂白に用いられ，干しがき，干しあんずの着色も防ぐ。また，過酸化ベンゾイルは小麦粉の漂白に使われる。ロンガリット(CH_2OH-SO_2Na-2 H_2O)も漂白力が強いが有毒であるのでその使用は禁止されている。二酸化塩素も漂白作用があるが，食品としては小麦粉のみに用いられる。過酸化水素はシラスの漂白に用いられる。漂白剤には過量に用いると有毒なものが多く，それぞれの漂白剤について許容残存量が規定されている。

ひょうはくざい　漂白剤　[Bleaching agent]　食品中の有色物質を除去し白くする目的で加えるもので，食品添加物としては還元性と酸化性の漂白剤がある。〔種類〕1）還元性漂白剤：亜硫酸塩として亜硫酸水素ナトリウム，亜硫酸ナトリウム，次亜硫酸ナトリウム（ハイドロサルファイト），無水亜硫酸，メタ重亜硫酸カリウムがある。亜硫酸（SO_2）の還元作用を利用し漂白するもので，乾物（かんぴょう）ではイオウを燃やして燻蒸する。水あめなどでは濃縮前の溶液に加え，煮豆では豆に添加し加熱漂白する。使用基準は，最大のかんぴょうの5 g/kg未満から，そのほかの食品の0.03 g/kg未満まで，広く食品に使用できる。2）酸化性漂白剤：亜塩素酸ナトリウムがあり，分解して生成される二酸化塩素の漂白作用を利用する。亜硫酸による漂白が不十分な場合に再漂白のために用いる。さくらんぼ，ふき，ぶどう，桃にのみ使用が許可されているが，毒性が強いため，最終食品の完成前に分解または除去することになっている。

ひょうひブドウきゅうきん　表皮ブドウ球菌　→ブドウきゅうきん

ひょうめんちあいきん　表面血合筋　→ぎょにく

ひよこまめ　雛豆　[Chickpea]　ガルバンゾー（garbanzo）ともいわれ，チックピー（chickpea）の名もある。インド，トルコ，中南米などの半乾燥地域で栽培されている。径0.7～1.3 cmの球形で，表面にしわがある。へそ（さやに着生する部分）の近くにくちばし状の突起があり，ひよこの頭部に似ているため，この名がある。わが国では栽培されず，あん用にメキシコ産の大粒種が輸入される。〔成分〕乾燥全粒100 g中，水分10.4 g，たんぱく質20.0 g，脂質5.2 g，炭水化物61.5 g，食物繊維16.3 g，灰分2.9 gで，ビタミンとしてカロテン，B_1，B_2，ナイアシンが含まれる。インドで広く栽培され，煮豆，炒り豆（ナッツ代用），スープに用いるほか，粉砕して小麦粉に混合する。

ひらたけ　平茸　[Oyster mushroom]　学名は *Pleurotus osteatus*。春から秋に，広葉樹の枯木に多数重なって発生するきのこ。〔形態〕傘は扇形，径5～15 cm，表面はなめらかで，灰色。茎は白くて短い。きのこの形がカキ（貝）に似ているので，欧米ではオイスターマッシュルームとよばれる。〔似た仲間〕たもぎたけは，はるにれ，ぶななどに発生し，傘は黄色。人工栽培され，北海道が主産県。うすひらたけは淡色で，肉が薄い。おおひらたけは柳，ポプラなどに発生する。台湾では鮑魚茹（パウュクウ）とよばれ，栽培されている。〔栽培〕ひらたけとその仲間のきのこは，世界各地で栽培されている。原木とおが屑およびわらによる栽培があるが，わが国ではおが屑によるビン栽培が主流。産地などの名前をとって○○しめじとして売られているきのこは，ひらたけの栽培品。〔成分〕生のものでは100 g中，水分89.4 g，たんぱく質3.3 g，脂質0.3 g，炭水化物6.2 g，食物繊維2.6 g，灰分0.8 g。〔産地〕新潟，茨城，静岡，長野など。〔調理〕栽培ひらたけは，味も香りも淡泊なので，どんな料理にもよく合う。汁物，煮物，天ぷら，鍋物，きのこ飯など。

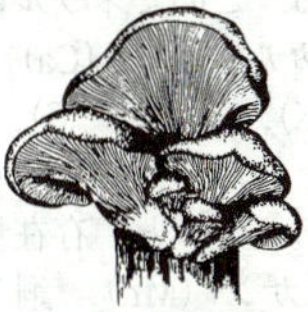

ひらたけ

ピラフ　[Pilaff]　洋風たき込みご飯のことで，米にバター味をつけて調味をし，パラパラした状態に仕上げる。広い意味ではバターで炒めたご飯に具の加わったものも含まれる。〔歴史〕トルコからヨーロッパに紹介された料理で，ピラフの語源となったピラブ（pilav）とはトルコの米飯料理で，付け合わせによく使われる。日本ではピラフまたはピロウといわれる。リピロウ（rizpilaw）はフランス語でピラフをさす。リゾット（risotto）はピラフより水分が多く，しんがあるくらいに炊き上げたイタリア料理である。米の料理は，米を主食とする東洋諸国以外の国では付け合わせとして用い，野菜料理として出される。とくに，仔牛肉や鶏肉をホワイトソースで煮込んだ料理には必ず付け合わせとして添えられる。日本ではご飯料理の変化として，このピラフがとり入れられ，チキンピラフ，エビピラフなどが軽食に出されるが，これはアメリカ経由のライス料理であり，ヨーロッパ風のピラフとは多少，異なっている。〔炊き方〕日本では，米のねばをそのまま炊き込んでご飯を炊くが，外国では米の粘りを嫌う。そのため，パラパラにするために米のねばをとったり，ねばが出ないように炒めて炊き，香辛料や調味料で味つけをしてバター味で仕上げる。〔ピラフの炊き方〕二方法がある。1）洗った米を10倍量の煮立った湯に入れて，玉ねぎに丁字を差し込んだものといっしょに9分程ゆで，流水下で粘りを流し，シノワにあけて水気をきる。粘りをとったものを鍋に戻してバターと混ぜ合わせ，ふたをしてオーブンに入れて蒸らしながら水分をとって仕上げる。2）鍋にバターを溶かし，細かく刻んだ玉ねぎを加えて軽く炒め，洗って水きりした米を加えて炒め，熱くわかしたブイヨンを加えて調味する。香味野菜の束（bouquet garni）を加え，ふたをして17分間煮込み，蒸らした後，バターやチーズを加えて仕上げる。〔日本の場合〕刻んだ玉ねぎをバターで炒め，ご飯を加えて炒め飯をつくるように炒め直し，チーズをふりまぜてピラフとすることもある。米は粘り気のないインディカ米のほうが味がよく合うが，粘りのある日本米でもバターで軽く炒めるとパラパラに炊ける。また，水を用いるより，ブイヨンのほうが多少黒みを帯びるが味がよい。必ず熱くして米に加え，湯炊きにする。米と液体量は同容量にするが，日本人好みに，しんをつくらずやわらかく炊くには，ガス火より，オーブンのほうが熱が全体から加わるので，失敗がない。つけ合わせに用いるピラフは，彩りに一～二品の具を加えるくらいがよく，軽食向きのときには一皿でボリュームが求められるから，具としての材料は多く，彩りと味を考えて加えられる。〔材料〕鳥獣肉類として，鶏，仔牛，牛，豚肉などの薄切り，またはひき肉を用いる。魚介類としては，芝エビ，車エビ，イセエビ，カニ，ハマグリ，カキ，ムール貝などがよく，このほか，ハムや鶏レバーもよく使われる。野菜類としては必ず玉ねぎを使い，マッシュルーム，ピーマン，トマト，にんじん，グリーンピース，ぎんなんなどが刻んで好みでとり合わせられ，また味を変えるため，干しぶどう，ナッツ類（松の実，くるみ，落花生），オリーブを使うことがある。香辛料としては，サフラン，ローリエ，カレー粉，とうがらし粉が風味と色づけをかねて用いられ，とくにサフランのピラフは好まれる。〔供し方〕ピラフは別皿に盛って食卓でとり分けるが，小さな型で料理のそばに置いてもよい。また，大皿にタンバル型でピラフを型抜きし，中央の穴に料理を詰めて出すこともある。ピラフを器に敷いて，その上に料理をのせ，上面にチーズをふりかけてオーブンでグラタンにしてもよく，供し方もいろいろある。

ヒラマサ　平政　[*Seriola aureovittata*]　アジ科の魚。〔生態〕体はブリによく似ているが，体の中央にある黄色の帯がブリよりも濃い。大阪，九州ではヒラス，島根ではヒラソなどという。体長は 80 cm 前後。暖海性の魚で南部日本にすむ。〔産額〕ブリに比べると少ない。〔調理〕夏，うま味を増し，冬は味が落ちる。刺身，照り焼き，煮付けなどに向く。

ヒラメ　鮃，平目　[*Bastard halibut*]　ヒラメ科の魚。〔生態〕左右に平たく，海底の泥や砂に体の側面を付けている。体の上側は褐色をし，そこに乳白色や褐色の斑点が散らばっている。この斑点は底の砂や泥の色によって変わる。下側は白色を呈する。眼は左側にあり，口は大きい。体長は 80 cm 程度。産卵期は 2～6 月。北海道から九州まで沿岸各地にすむ。〔産地〕長崎，福岡，千葉などで多く獲れる。〔呼称〕北海道でテックイ，東北でオオグチカレイ，関西でオオクチカレイ，中国でオオクチ，山口でオオガレイ，徳島でホンカレイなどとよぶ。〔調理〕産卵期の関係で夏はまずいが，9 月～翌年 2 月ごろまではおいしく，とくに寒ビラメということばがあるように寒中が旬の時期である。刺身，すし，吸い物，フライなどに向くが，煮付けは肉がやわらかいため不適当である。しかし，卵，肝臓，胃，あるいは背びれおよび臀びれのところについているえんがわとよばれる肉は，煮付け，刺身として賞味される。

ひらめん　平麺　→うどん

ピリドキサール　[Pyridoxal]　→ビタミン B_6

ピリドキサミン　[Pyridoxamin]　→ビタミン B_6

ピリドキシン　[Pyridoxine]　→ビタミン B_6

ピリミジン　[Pyrimidine]　核酸を構成する塩基のひとつ。→かくさん

びりょうげんそ　微量元素　[Trace elements]　人体に存在する元素のうち 96% は炭素（C），酸素（O），水素（H），窒素（N）の 4 元素で占められ，残り 4% がミネラルである。このミネラルには比較的存在量が多いカルシウム（Ca），リン（P），カリウム（K），イオウ（S），ナトリウム（Na），塩素（Cl），マグネシウム（Mg）などの主要ミネラルと，存在量が少ない鉄（Fe），マンガン（Mn），銅（Cu），ヨード（I），コバルト（Co），亜鉛（Zn）などの微量ミネラル（単に微量元素とよばれることもある）がある。これらの主要ミネラルおよび微量ミネラルの生体内における役割としては，1）各種生体機能の調節：体液の酸塩基平衡の維持，浸透圧の調節，神経などの刺激感受性の制御，そのほか，2）各種体組織の構成：骨，歯をはじめ，ヘモグロビン中の鉄など，3）生理的に重要な物質の構成成分：ビタミン B_{12} 中の Co，甲状腺ホルモン（サイロキシン）中の I などが知られている。さらに先の微量ミネラルのほかにも，モリブデン（Mo），フッ素（F），臭素（Br），セレニウム（Se），ニッケル（Ni），ケイ素（Si），クロム（Cr），カドミウム（Cd），鉛（Pb），水銀（Hg），ヒ素（As），リチウム（Li），ホウ素（B），スズ（Sn），バナジウム（V），アルミニウム（Al）などの各種の元素が，いずれもひじょうに微量ではあるが含まれている。これらの微量ミネラルおよびそれ以外の体内に含まれる微量元素は，ハロゲン類など一部の非金属元素を除くと大部分が金属元素であることから，これらの微量金属元素を称して生体中に含まれる微量金属とよぶこともある。これらの微量金属は，広く動植物体に分布し，食物，飲料水などを介して人体にとり込まれることになる。これらの微量金属のなかには Mo のようにキサンチン酸化酵素の成分として鉄代謝に関与しているものもあれば，Ni, Si, Al などのように人体内での存在理由があまり明確でないものもあり，さらに Pb や Hg のように，本来，必要であるとは考えにくいものもある。このように，微量金属の生体内における役割については不明な点も多く，今後の課題とされている。一方，食品中の微量金

属は，加工・調理時における食品の成分間反応などに関与することが知られている。たとえば，Cu, Fe などの重金属類は油脂などの自動酸化を促進するほか，ビタミンC などの微量栄養素の酸化反応にも関与している。

ピルビンさん　ピルビン酸　[Pyruvic acid]　焦性ブドウ酸ともいわれ，CH_3CO-$COOH$ の式を有するケト酸である。糖が分解する過程に生ずる物質で，アルコール発酵と解糖作用は，ピルビン酸にいたるまでの反応はまったく同一であるが，これより先が異なっている。発酵においては，ピルビン酸は，カルボキシラーゼによってアセトアルデヒドを生じ，これが還元されてアルコールを生じる。けれども解糖では，筋肉中にカルボキシラーゼが存在しないので，この経路をたどらずに乳酸脱水酵素によって乳酸を生じる。また，糖の呼吸の際には，ピルビン酸より呼吸経路に投入されて，二酸化炭素と水にまで完全に酸化される。

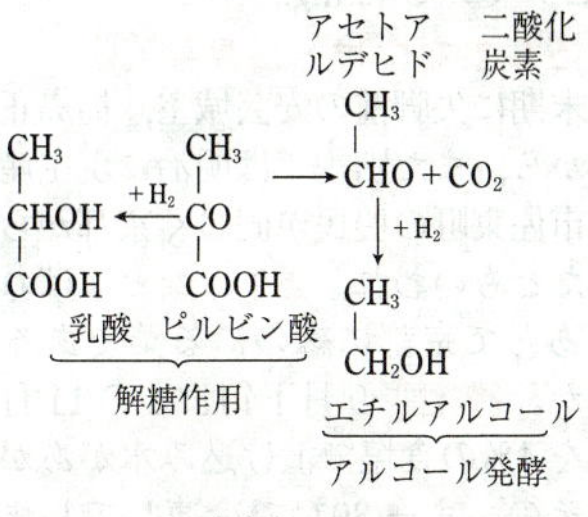

アルコール発酵とエチルアルコール

ビルマまめ　ビルマ豆　[Burmese bean]　製あんの主原料として，ビルマ（ミャンマー）原産の豆の総称。〔種類〕おもなものは，バタービーン（butter bean），ホワイトビーン（white bean），サルタニ（sultani）などである。いんげんまめに近いものが多い。〔用途〕この豆は種皮が粗剛なので，小倉あんやつぶしあんなどのように皮のまま食用にするものには不向きで，ほとんど白こしあんにのみ使用される。〔中毒〕アルカロイドの含量が多く，青酸配糖体であるリナマリン（linamarin）が含まれることもある。煮豆として食用に供し，中毒死した例もある。したがって，製あん工程においても，水漬け，渋切り，水洗いを厳重にしなければならない。製あん方法については製造基準が食品衛生法で定められている。

ひれざけ　鰭酒　フグのヒレを干し，これを焦がし目に焼いて，熱燗（あつかん）の酒を注いでつくる熱い酒。魚はフグが有名であるが，タイ，アマダイも使われる。フグ料理のおいしい寒中にはこの熱酒がよく，フグを扱う料理屋でつくられる。フグには尾ヒレ，背ビレ，胸ビレ，尻ビレがあるが，尾ヒレが一番幅広い。フグを料理するときにこれらのヒレを落としたものを水洗いしてぬめりをよくとり，長い魚串に刺して，天日に干すのが一番よい。よくタイルや戸板に貼りつけて干すが，じゅうぶん乾燥されない。天日でからからになるまでよく干したらカンに入れておく。生臭いのは乾燥の仕方が悪いためである。〔つくり方〕1）弱火でよく乾燥したヒレをあぶるようにして，しんまで火が通るようにして焼く。2）酒の燗をするが，清酒を火にかけ温め，80℃までの超熱燗にする。3）酒の燗ができる直前に弱火で焼いていたヒレの火を強くして焦げ目をつけ，熱いところを湯のみに入れ，その上から超熱の酒をそそぐ。このとき，ジューッと音が立つぐらいがよく，ふたをしてむらす。〔飲み方〕ヒレ酒は，かき回してもこはく色に澄き透っていて，焼いたヒレはそのままにして，熱いので舌の上で転がすようにして飲む。

ピロシキ　[（露）Пиржки]　ロシア風肉まんじゅうのことで，皮をつくり，なかに詰め肉をして，揚げたり，オーブンで焼いたボリュームのある料理。1人分としてほどよい大きさのものをピロシキ，皆で切り分けて食べるようなものをピローグ（Пирог）という。〔皮のつくり方〕二方法あり，それぞれ形や仕上げ方が違う。1）パン生地の皮：小麦粉にイーストを加

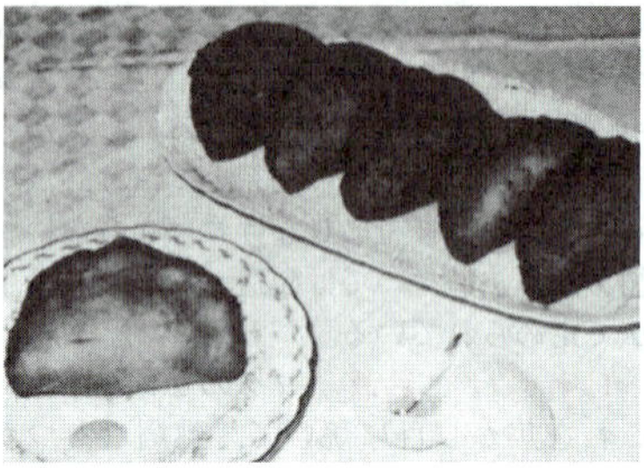

ピロシキ

えたドウをこねて2倍量に発酵させ，卵，バターを加えたものを一個30 gに分け，円形にのばしたなかに詰め肉をしてこれをとじ，形につくったもの。約10分そのままにおいて発酵させ，ふくらんだところを150℃の油のなかで手まめに返しながら，きつね色になるまで5分ぐらい揚げて仕上げる。2）パイ生地の皮：ねり込みパイをつくるように，小麦粉，塩，バターまたはラードを軽く指先でほぐし，水を加えてまとめ，これを冷所で寝かせた後，麺棒でのばし，一度三つ折りをして，0.3 cm厚さにのばしたものを7.5～9 cm直径の抜き型で抜いて皮をつくる。このなかに詰め肉をして，俵型，またはボート型に形づくり，天板にならべ，200℃のオーブンで外皮がきつね色になるまで20分ぐらい焼いて仕上げる。いずれの方法でも，詰め肉が出ないように，全体に色がつくまでじゅうぶんに火を通すことが大切で，油で揚げるときには，半月形に二つ折りにしたうえ，縁をつまみあげて手綱のようにしてとめることが多い。〔詰め肉〕皮のなかに入れる詰め肉は，本来は，スープ肉などのいったん火を通した肉をひき肉にして，もう一度炒めて味をつけ，ほかの材料と合わせて用いる。生の牛ひき肉を用いるときには，炒めたときに肉汁が残るので，はるさめを1 cmの長さにはさみで切ったものをそのまま加え，さらに少量の粉をふり混ぜて汁気をなくす。一般には細かく刻んだ玉ねぎの炒めたものと，口あたりをよくするためにゆで卵の粗切りを加える。香辛料としては，ディルの葉（生のみじん切り，代用としてパセリを用いてよい）と黒こしょうが使われる。このほか，カニやエビのゆでてほぐしたもの，鶏肉のゆで肉，火を通した魚をほぐしたものなどが，きのこやキャベツなどのほかの材料と合わさって，詰め肉の変化となる。〔食べ方〕ピロシキは，温かい肉料理として出したり，鶏肉や牛肉の澄んだスープにパンかわりとして添えたり，サンドイッチの変形として，前菜に出したり，紅茶に添えたりする。ナイフで切ったりしないで，紙ナプキンで持って食べられる。マスタードの練ったものが添えられる。

ひろしまな　広島菜　つけな類に属するたいさいの一変種で，平茎菜とも称される。葉が大きく，葉肉が厚く，かたいが，漬け物にすると歯切れがよい。広島県の特産である。〔成分〕生の葉100 g中，水分92.7 g，炭水化物4.2 g，食物繊維2.4 g，灰分1.1 g，Ca 200 mg, P 55 mg, Fe 0.8 mg, Na 28 mg, K 550 mg，レチノール当量160 μg，ビタミンC 49 mg。

ひろしまなづけ　広島菜漬け　〔来歴〕慶長末期に失脚前の安芸城主，福島正則が京都から，また別説では明治に現主産地の広島市佐東町の農民が同じく京都から持ち帰ったともいわれ，きょうなとよばれることもあって京都に縁のある菜であることは確か。〔製法〕9月下旬まきの11月収穫の菜を4%の食塩で漬け込み水があがったら，そのまま－30℃で冷凍してしまう。4月まきの6月穫りもある。収穫期に出荷するものだけは冷凍しないで塩漬けのまま売るが，ふつうはすべて冷凍貯蔵しておき美しい緑色製品を売る。のざわなが産地移動で1年中，緑色の菜を売るのに対してこちらは冷凍で周年供給する。〔味付け〕のざわな，たかなに比べて素材の菜の風味はすぐれている。そのため強い調味をしないで米麹・昆布を加えた塩漬けを小袋に入れて売る。〔食べ方〕たかなの1～2 mm幅，のざわなの5 cm幅の切り方に対し中間の2 cmくらいに切って食べると美味。菜の繊維の硬さによる。

ピロフェオホルバイド [Pyropheophorbide] ポルフィリン類のひとつ。フェオホルバイドから$-COOCH_3$基がはずれた構造である。フェオホルバイドはクロロフィルからMg^{2+}とフィトール（phytol, $C_{20}H_{39}OH$）がはずれたものである。それぞれにクロロフィルaやbなどに対応したものがある。ピロフェオホルバイドaは食中毒の原因物質である。これを含むアワビ類の，肝臓にあたる中腸腺を食べると発症する。これは，2～5月の春先にのみ中腸腺に蓄積する。アワビ類の餌となる海藻のクロロフィルが前駆体と考えられている。これによる中毒は典型的な光過敏症で，摂食後，日光に照射されて発現する。本物質が皮膚のなかで光増感作用を示すため，ヒスチジン，トリプトファン，チロシンなどがアミン類に変換され，皮膚に水泡，腫れ，痛みをともなう炎症を起こす。→フェオホルバイド

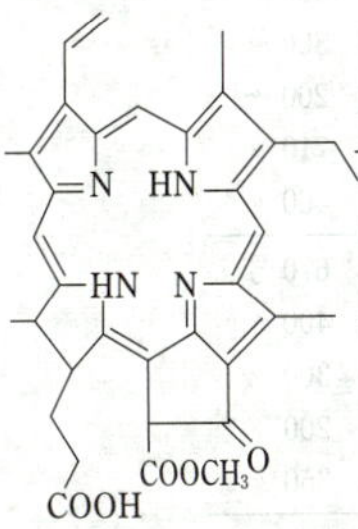

フェオホルバイドa

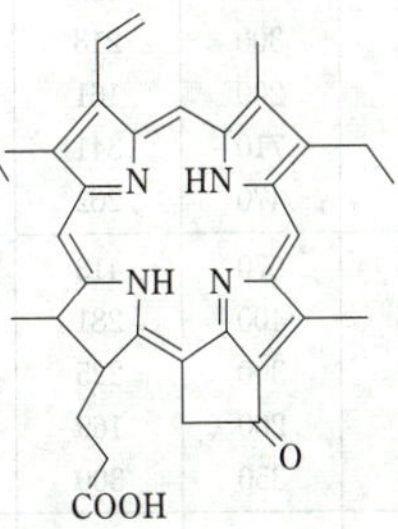

ピロフェオホルバイドa

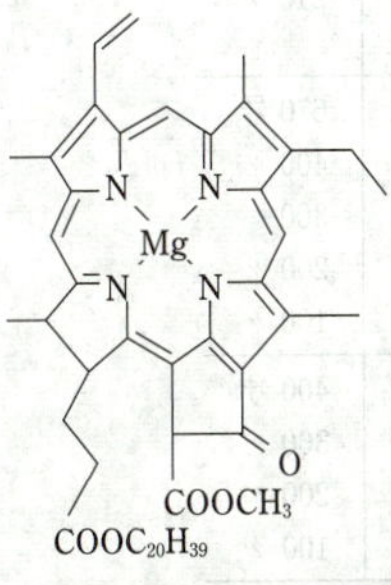

クロロフィルa

びわ　枇杷 [Loquat] バラ科に属する果物で，中国が原産。白い軟毛におおわれた黄橙色の実を食用にする。〔栽培〕わが国には古くからあるが，栽培が行われるようになったのは明治以降である。冬の低温で寒害を受けやすい。〔産地〕暖地でも，とくに海岸地帯に多く，長崎，千葉，愛媛，香川，鹿児島などで多く生産され，初夏，多くの果物にさきがけて成熟する。〔品種〕茂木（もぎ），長崎早生，田中，大房（おおふさ）などの品種が多く作付けされている。長崎の茂木びわは形がやや長い倒卵形で甘く，千葉の田中びわは丸形で少々酸味がある。変わったものに，静岡の土肥の白びわがある。果実は60～70％の果肉と20～25％の種子がある。〔成分〕果肉は柔軟で押傷を受けやすく，酸化酵素とタンニン質が多いので，きずを受けたところは速やかに褐変する。糖分は約10％で，ブドウ糖と果糖がそれぞれ4％内外，酸は0.5％内外で，リンゴ酸が50％以上。β-カロテン，β-クリプトキサンチンを多量に含む。〔用途〕びわは生果のほか，ジャム，缶詰などに用いられる。〔缶詰〕果肉を丸のまま用い，孔あけ器により種子をとる。剥皮は90℃以上で1～2分間処理後，急冷して剥皮（はくひ）する。なお，割びわにすることもある。酸が少ないので，0.1％クエン酸を加える。

ひんしつかんり　品質管理 [Quality control] 略称はQC。製品の品質を標準化し，一定に管理する手段をいう。目的は製品の品質の向上と，低コストを両立させることで，その方法として，統計的方法が利用される。これを統計的品質管理（statistical quality control）という。QCを体系化して，生産手段の全体をすべて含めて行うときは，総合的品質管理（total quality control, TQC）という。品質は消費者側で希望する使用目的に対する適合性によって製品の品質を評価するために，品質の調査を行う。食品の品質として大切な特性について，安全性，栄養素，し好，保存性，経済性などについて，形態，重量，色，肉

質，香気，味などの要素と，数量的に測定できる成分組成，生菌数について，評価法を定める。多くは抜きとり検査によって製品の品質の検査をして，製品の荷口（ロット）について，平均的な品質の保証を行っている。検査というのは，品物の決められた特性について，測定，試験，観察を行って，一定の基準と比較して，合格品か不合格品かなどの判定を行うことをいうのである。品物のすべてについて合否の判定を行うのは全数検査である。抜きとり検査は，食品のように分析の過程で破壊されて使えなくなってしまう品物などでは，ロットから一部の試料をとり出し，その一部のなかに不合格品が一定の数以下であれば，全部を合格とするような検査の仕方である。抜きとり検査についての基準は，世界的，2か国間，国内などの段階で標準化されている。計数規準型，計量規準型などの抜取検査表が，JIS（日本工業規格），JAS（日本農林規格）に定められている。輸入・輸出品については，関係国の間の規格に対する見解の差から，トラブルになることが多々あるので，CODEX（国際食品規格），ISO（国際標準化機構）など，国際的な規格が整備されている。

ビンづめ　瓶詰　［Bottled food］　ガラスビンのなかに食品を詰め，密封，加熱殺菌を行ったものである。〔長所・短所〕外部から内容が透視できる点は缶詰にまさるが，逆に光の透過による内容物の退色，変色が生じやすいこと，ビンが機械的に弱いこと，熱伝導が不良で温度の急変に弱いこと，重さが大きいこと，密封，殺菌がや

ビン規格表

規格番号		ビン長 (mm)	胴径 (mm)	口の外径 (mm)	容量 (cc)	重量 (g)	略符号
ハネックス甲	1	124	95.0	90	670	345	670 号
	2	123	76.0	73	400	262	400 〃
	3	110	71.0	76	300	218	300 〃
	4	96	63.5	60	200	161	200 〃
	5	142	87.0	95	710	341	710 〃
	6	127	76.0	84	470	262	460 〃
ハネックス乙	1	145.0	91.5	74.5	670	413	670 号
	2	126.5	77.5	63.5	400	281	400 〃
	3	113.5	72.0	54.5	300	225	300 〃
	4	102.5	62.5	48.5	200	169	200 〃
	5	166.5	67.5	43.5	350	300	350 〃
KCビン甲	1	179.5	67.5	42.4	350	388	350 号
	2	142.0	61.0	42.4	210	244	210 〃
KCビン乙	1	152.0	89.5	63.6	670	470	670 号
	2	123.0	77.5	63.5	400	300	400 〃
	3	110.0	72.0	54.5	300	244	300 〃
	4	99.0	63.5	54.5	200	210	200 〃
	5	82.0	51.0	42.4	100	124	100 〃
アンカー	1	147.0	※65.0	77	400	410	400 号
	2	125.0	※57.5	73	300	275	300 〃
	3	100.0	※52.5	66	200	173	200 〃
	4	73.0	※47.0	60	100	145	100 〃

注：※底部の胴径，頂部の胴径はそれぞれ 77，63，66，60 mm

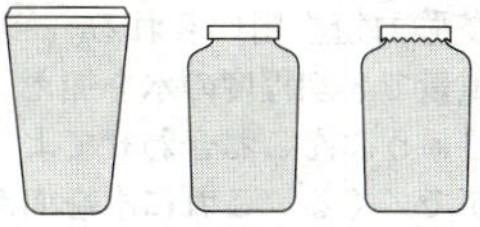

ビンの種類

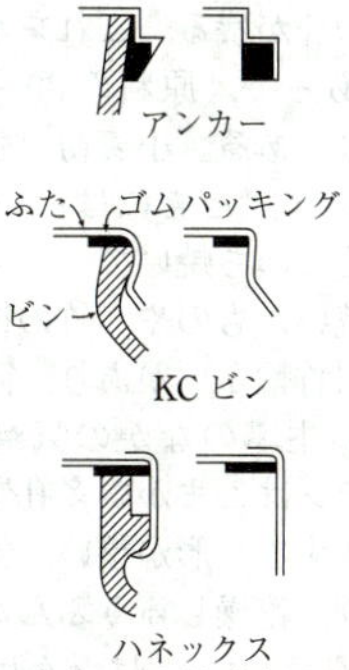

ビンの密封形式

わが国の瓶詰生産量（2010年）

品目	生産量	
	t	千箱
のりつくだ煮	5,112	645
ジャム	29,620	6,722
その他	33,878	5,420
計	68,609	12,786

出典：(社)日本缶詰協会

りにくいことなどは瓶詰の不利な点であり，そのために使用範囲が限られている。〔使用範囲〕加熱殺菌の容易なもの（つくだ煮，漬け物，酢漬など）あるいは殺菌が容易で外観が美しいもの（ジャム，果実シロップ漬など）が瓶詰にされる。〔種類〕瓶詰の種類はビンの形からアンカー，ハネックス，KCの3種に分けられ，それぞれ密封方式に特徴がある。〔アンカービン〕構造が簡単で密封も容易であるが，ビンの蓋の胴への固着力が弱いのでビンの口の寸法を正確につくる必要がある。また，加熱殺菌のとき加圧殺菌装置がないと内部膨圧で蓋が離脱するおそれがあることから低温殺菌が行われるもの，たとえばジャム，つくだ煮，漬け物，果実，シロップ漬けに用いられる。〔ハネックスビン〕ビンゴムパッキングと金属製のふたで密封するのは他の瓶詰と同様であるが，金属製のバンドを用いて締めつける点が異なる。ふたの固着力が強いので高温殺菌にも耐え得る。〔KCビン〕王冠とパッキングで密封するもので操作が簡単。ただし，高温殺菌を必要とするものにあまり用いられず，主としてつくだ煮，漬け物に用いられる。このほかねじふたを用いるメーソンビンなどがある。〔生産〕瓶詰の生産数量は缶詰の約3%にすぎず，しかもトマトケチャップのように，瓶詰からポリ容器詰に転換した結果，瓶詰製品が約30%も減少するなど，合成樹脂製容器詰やフィルム容器詰の発展によって，瓶詰の生産は減少傾向にある。

ピンパン　拼盤　拼盤とは，拼（ならべる）と盤子（皿）を組み合わせたもので，「皿にならべる」という意。中国料理では冷菜を皿にきれいに盛り合わせた場合に拼盤といい，宴席の最初に出すので前菜にあたる。彩色拼盤（ツァイスオピンパン）といわれるものは，花鳥風物を模してつくられる豪華な前菜のことで，全部色彩の違う異質の材料でつくられる。鳳凰や孔雀を大皿の上に表現して卓上を華やかにし，酒の肴となる精進冷菜の盛り合わせを素拼盤（スウピンパン）という。大きな皿に色調を考え，全体のバランスを保つようにならべられる。図柄，意匠は宴の性質にあったものであればよく，高級な宴席の拼盤は，調理師のアイデアと包丁の妙味が発揮された豪華なものとなり，芸術的な絵柄が皿の上に，食べられる材料のみによって描き出される。また，こうしてつくられた拼盤には名称が与えられ，たとえば，白鶴松拼，（バイホスンピン）などと，菜単（ツァイダン，メニュー）に書かれる。〔拼盤に使われる材料〕トマト，きゅうり，生の果物以外はすべて中国風に味つけや加熱調理がなされたもので，缶詰品も使われる。なるべく違った種類の材料を使い，味つけを変えるなどして，おたがいに味がひき立つようにする。これらの材料の色，形

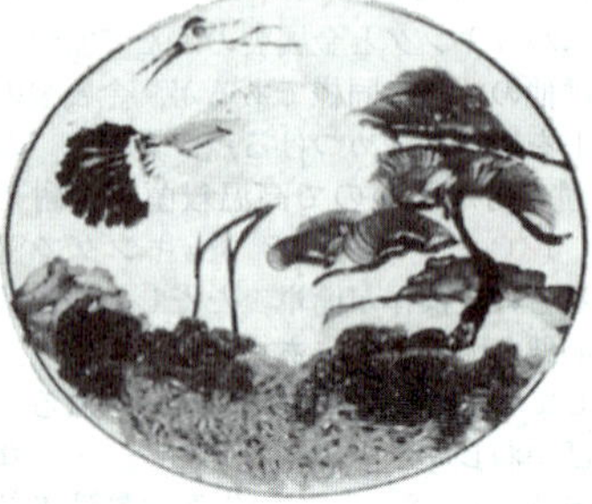

ピンパン（拼盤：白鶴松拼）

を生かし，片に切りそろえて皿に盛りつける。ならべる間隔を同じくし，重ねる厚さもそろえて，とりやすいように盛るが，皿に飾りつけるのに時間がかかるため，前もってつくっておき，ごま油を薄く表面にはけでぬって，冷蔵庫に保管しておくとよい。〔主材料〕1）肉類と内臓：牛肉，豚肉（叉焼肉），豚の腎臓，鶏肝，ハム，ベーコン，鶏肉。2）海産類：サザエ，アワビ，イカ，エビ，クラゲ，カニ。3）蔬菜類：しいたけ，マッシュルーム，細たけのこ，きゅうり，アスパラガス，サラダ菜，パセリ，にんじん，はつかだいこん，はくさい，トマト，グリーンピース，チェリー。4）卵類：うずら卵，卵白の蒸したもの，卵黄の蒸したもの，皮蛋（ピータン）。5）滷（香辛料入りのたれ）を使ったもの：牛の舌，豚の心臓，豚の舌を一度塩漬にして特殊なたれで煮込んだもの。6）そのほか：押し豆腐。一応，すべてに味がつけられているが，供卓する前にたれを全体にかけて供する。たれは醤油，砂糖，スープで味をととのえ，ごま油などを少量加えたもの。

ふ

ふ　麩　小麦粉からつくったもので，小麦たんぱく質を主成分とする。〔原料〕中力粉が原料に用いられるが，なるべくたんぱく質量の多い小麦粉のほうがよい。歩留まりも高く，また製品の品質もよい。したがって強力粉も用いられる。〔製法〕小麦粉に重量で8割程度の水を加え，少量の食塩とじゅうぶんこね合わせてよく練ると粘り気がでてくる。これに水を加えながらもむと，でんぷんや水に溶ける成分が流れ去り，粘り気に富んだ小麦たんぱく質（グルテン）の塊が残る。これを水洗したものが生ふであって，原料の30～35％ぐらいの歩留まりである。小麦粉（強力粉または準強力粉）と，ときにはベーキングパウダーを混ぜたのち焼いて焼きふにする。型に入れて焼いたものや，竹の棒に巻いて焼いたもの（竹輪ふ）があり，直火またはかまで焼く。生ふのなかの気泡は熱で膨張し，グルテンはこまかい多孔質の組織を形成して乾燥する。形が整い，気孔が緻密で一様であり，乾燥じゅうぶんなものが良品である。〔栄養価〕ふはたんぱく質に富むが，たんぱく質のアミノ酸組成はトリプトファン，リジンが不足し，栄養的には欠陥がある。ふをつくる工程で小麦粉のでんぷんを洗い流すが，これを集めて水洗を重ねれば，小麦でんぷんが得られる。これは正ふとよばれ，歩留まりは50％近くでのりその他の用途に用いられる。→こむぎグルテン

ファーセレラン　［Furcellaran］　デンマーク，ノルウェー近辺の海域で産出する紅藻類の一種であるフルセラリアファスティジアタ（*Furcllaria fastigiata*）に含まれる多糖類である。主成分は，ガラクトースとアンヒドロガラクトースとからなる多糖類の硫酸エステルである。〔性質〕75～77℃の水でよく溶け，弾力性のあるゲルをつくる。〔用途〕おもに乳製品（プリン，アイスクリーム，カスタードクリーム）の増粘剤として用いる。使用量0.04～0.8％。

ファストフード　［Fast food］　注文するとすばやく出てきて，簡単に食べることができるシステムにのった食品。したがって，調理ずみの食品であって，ただちにその場で食べることも，また，持ち帰ることもできる。業態として，立ち食いそば，牛丼，ハンバーガー，フライドチキン，ピザ

などがある。

ファッジ　[Fudge]　キャンディの一種で，キャラメルのなかに微細な砂糖の結晶を生じさせたものである。〔製法〕キャラメルを水分7～8％に煮つめ，90℃に冷却したらフォンダンを加えて混合する。そのため，仕上がり水分は10％程度になるが，食感としては適している。成形，包装する前に，じゅうぶん結晶を析出させ，安定した組織になるまで熟成させることが必要で，また，製品の乾燥を防止するため，ソルビットやグリセリンを少量添加することもある。→フォンダン

ファブリケーテッドフード　[Fabricated food]　→くみたてしょくひん

ファミリーレストラン　[Family restaurant]　家族でそろって食事を楽しむような環境をそなえたレストラン。標準化，画一化しがちになるところが問題。

フィコシアニン　[Phycocyanin]　藻類に含まれる水溶性のフィコビリン色素たんぱく質のひとつで，青色を呈する。海苔に含まれているが，含量が比較的少ないので色調にはあまり影響を及ぼさない。スピルリナから抽出され，冷菓などの食品添加物として利用されている。加熱によって脱色される。

フィズ　[Fizz]　洋酒に甘味と酸味を合わせて，炭酸水で割った冷たい飲み物。〔名称〕つくり上げたとき，炭酸の泡が勢いよく立ちのぼり，シューという音が発せられることから，この名が付けられた。〔種類〕カクテルのうち混成飲料（ロングドリンク）の一種である。酒の量も多くなく，さわやかな味がする飲み物で，タンブラーにつがれる。この種の飲み物は数多くつくられているが，一般によく知られているものは，ジンフィズ，テキサスフィズ，カシスフィズ，ストロベリーフィズ，カカオフィズなどがあり，甘味と風味の強いリキュールが多く使われる。酸味としてはレモン汁が多く，オレンジ，パインアップルなどの果汁も使われる。〔つくり方〕シェーカーにジン，レモン汁，砂糖，氷塊を入れ，強くシェークする。タンブラーに注ぎ，氷塊を入れ，よく冷えた炭酸水を八分目まで入れる。バースプーンで静かにかき混ぜ，炭酸の泡がじゅうぶん盛り上がり，音のあるうちに供卓する。供卓温度は5～6℃である。焼酎をベースとしたサワーもある。

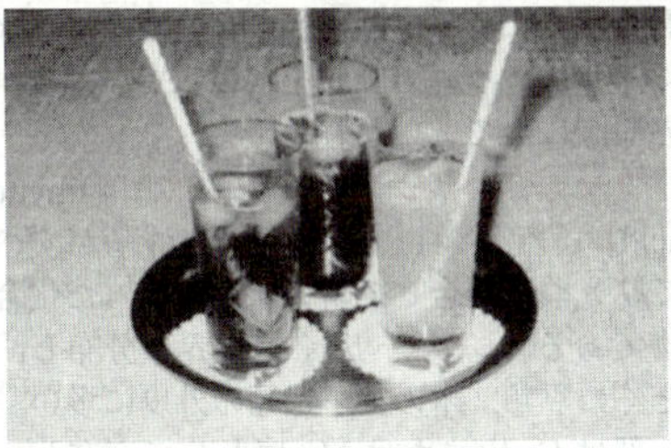

フィズ各種

フィターゼ　[Phytase]　ホスファターゼの一種で，メゾイノシトール-6-リン酸エステルを加水分解して，イノシトールとリン酸とにする酵素である。〔存在〕穀物，種子などに含まれる。フィチン態として存在するリンは，動物体に利用されないばかりでなく，カルシウムの吸収を阻害するが，フィターゼが存在すれば，その害は除かれるといわれている。→フィチン

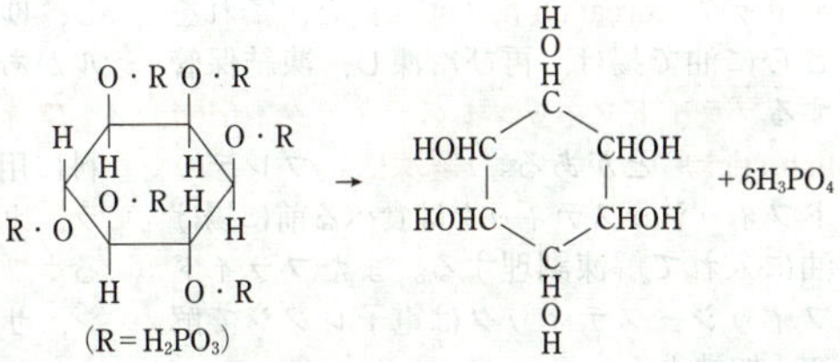

メゾイノシトール-6-リン酸エステル　イノシトール

フィチン　[Phytin]〔存在〕米ぬか，ふすまなどに多量に含まれている有機リン酸化合物である。メゾイノシトールにリン酸が6つ結合した形をしており，ふつう，Ca塩またはMg塩として存在する。〔性状〕フィターゼという酵素によってリン酸とイノシトールに分解される。フィチンは

動物体内によって利用されないばかりでなく，カルシウムの吸収を阻害して，くる病の原因になるといわれている。

フィチンさん　フィチン酸　[Phytic acid]　イノシトール6個の水酸基がすべてリン酸と結合してエステルになった化合物である。〔存在〕広く生物界に分布し，とくに豆類，木の実，穀類の外皮に多い。一部はCa塩またはMg塩として存在し，これをフィチンという。〔性質〕フィチン酸もフィチンと同様，消化されないため，栄養上利用されない。フィチン酸はさらに，ほかの食品中の鉄やカルシウムと結合する性質があり，その結果，それらを不溶性にして利用できない形にする。大豆のフィチン酸は，豆腐をつくるとき，大豆のたんぱく質とカルシウムを介してゆるく結合する。〔利用〕フィチン酸のアルカリ金属塩は水の軟化に使用され，Ca塩は白ワインから鉄と銅を除くのに用いられる。→フィチン

フィッシュスティック　[Fish stick]　魚肉冷凍調理食品の一種。〔製法〕タラ，カレイなど白身の魚のフィレーを型に入れて，圧力をかけながら凍結してブロックにし，凍ったままで細片に切り，衣をかけてパン粉を付ける。そのまま紙箱につめて凍結保管するブレデッドフィッシュスティック（breaded fish stick）と，これをさらに油で揚げ，再び冷凍し，凍結保管するフライドフィッシュスティック（fried fish stick）とがある。〔解凍法〕ブレデッドフィッシュスティックは食べる前に揚げ油に入れて解凍調理する。またフライドフィッシュスティックは電子レンジで解凍，加熱する。

フィッシュソーセージ　[Fish sausage]　→ぎょにくソーセージ

フィッシュソリュブル　[Fish soluble]　フィッシュミールを製造する際に原料を煮熟圧搾した煮汁や，魚の加工の廃棄物を酵素消化させてつくった水溶液を濃縮したもの。〔製法〕消化法によるときは自己消化酵素を利用する場合と，たんぱく質分解酵素を添加する場合がある。50～60℃で攪拌しながら消化させ，80℃以上に加熱した後，遠心分離器にかけて固形物，油を除き，水溶液を減圧下で濃縮してペースト状にする。〔用途〕窒素化合物，ビタミン，未知成長促進因子を含み，家畜の生長や産卵にいちじるしい効果があり，穀類，ふすま，魚粉などと配合して配合飼料の製造に用いる。

フィッシュハム　[Fish ham]　→ぎょにくハム

フィッシュペースト　[Fish paste]　魚体からつくったペースト。〔原料〕サケ，マグロ，カニ，エビ，アンチョビ，燻製ニシンなどがよく用いられる。〔製法〕魚肉を加熱した後すりつぶし，でんぷん，バター，食塩，香辛料などを加えて練りあげ，裏ごしする。65～70℃に加熱して，すぐにカンまたはビンに詰め密封し，加熱殺菌する。

フィッシュボール　[Fish ball]　魚肉のすり身を球状とし，油で揚げたもの。魚団ともいう。イワシ，サバ，サンマのような赤身の魚を多く用い，塩ずりした後，じゃがいもでんぷん，にんじん，玉ねぎ，香辛料などを加えることが多い。北ヨーロッパには魚肉を細かくしたものに，牛乳，小麦粉，でんぷんを加えてだんご状とし，ゆでたり，油で揚げたフィッシュボールがある。瓶詰，缶詰にする場合が多い。

フィッシュミール　[Fish meal]　飼料に用いられる魚粉。〔種類〕スケトウダラ，カレイなど白身の魚を原料としてつくるホワイトミール（white meal）と，イワシ，サバなど赤身の魚からつくるブラウンミール（brown meal）がある。〔製法〕魚を煮熟した後，圧搾して煮汁を除いた固形物を火力乾燥し，粉砕してつくる。また魚を加工する際にでる廃棄物（頭，内臓，骨など）を原料に用いることも多い。〔用途〕家畜，魚のたんぱく質飼料として重要である。

フィトステロール　[Phytosterol]　→ステロール

ブイヤベース　[Bouillabaisse]　紀元1世紀の昔から伝えられている南フランスの有名な郷土料理。魚介類を煮出してサフランで色と香りをつけ，にんにく，玉ねぎ，トマト，オリーブ油で味をつけたスープで，魚料理をかねて供卓されるボリュームのあるもの。ブイヤベースの語源は，魚の汁を煮詰めたものというプロバンス地方（Provence）の方言である。〔ブイヤベースのつくり方の一例〕材料：主材料の魚介はラスカス（rascasse, オニカサゴ）で，このほか，身のかたい白身の魚類（ヒメジ，マトウダイ，アナゴ，大キス，アンコウ，ホウボウなど）を用いる。さらに，エビ類（イセエビ，ラングスティン（langoustine, ハサミエビ)），貝類（ムール貝，ハマグリ）なども加えられる。これらは，ごく新鮮で，小ぶりのものを丸のまま用い，骨つき，殻ごとのまま調理し，味を出す。イセエビはふたつ割りにして用いるが，これが入ると風味と豪華さが増す。汁の土台となる魚の煮だし汁（fumet de poisson）は，魚の頭，アラなどに水，白ワイン，香味野菜，ブーケガルニ，タイム，ローリエ，塩，こしょうを加えて前もってつくり，用いる。つくり方：魚は下調理して適当に切り，サフラン粉とオリーブ油をまぶして2時間おく。厚手の鍋にオリーブ油を熱し，みじん切りの玉ねぎと，にんにくを炒める。あらく刻んだトマト，輪切りのじゃがいも，魚の煮だし汁を加えて，10分間煮る。魚を加えて中火で10分，最後にエビ，貝類を入れ，火が通り，味も出たところで仕上げる。この際，南フランスでは，オレンジの黄色い皮と，ういきょうのくきを加えて香りを出す。煮上がった魚類とじゃがいもを鍋からすくいあげ，それぞれ皿に盛り分ける。鍋の煮汁は5分程煮詰め，シノワでこして調味して仕上げ，スープチェリーンに移す。かためのフランスパンを1 cm厚さの輪切りにして，フライパンでオリーブ油を熱して色がつくまで両面を焼き，にんにくの切り口をこすりつけ，こしょうをふり，風味をつけて皿に盛る。食べ方：スープ皿にパンを置き，この上に熱くしたスープをそそぎ，熱いところをまず食する。つぎに魚類とスープを皿に取り，これらを賞味する。最後に魚類だけを皿に取り，辛味の強い薬味のルイユ（rouille）を添える。ルイユはラスカスの胆をサッとゆでて鉢に入れ，赤とうがらし，にんにくを加えてよくつき混ぜ，すりつぶした後，煮たじゃがいもの一片とオリーブ油でとろみをつけ，スープで好みのかたさに調節したものをソースポットに盛ったものである。人によってはアイヨリ（ailloli：にんにく入りのマヨネーズ状のもの）を用いる場合もある。サフランは必ず加えるが，そのまま用いず，乾燥したものをよくもんで粉状にして用いる。煮込みの仕上げの際に加えるときには，ペルノー（pernod：にがよもぎ酒）で溶いて加える。

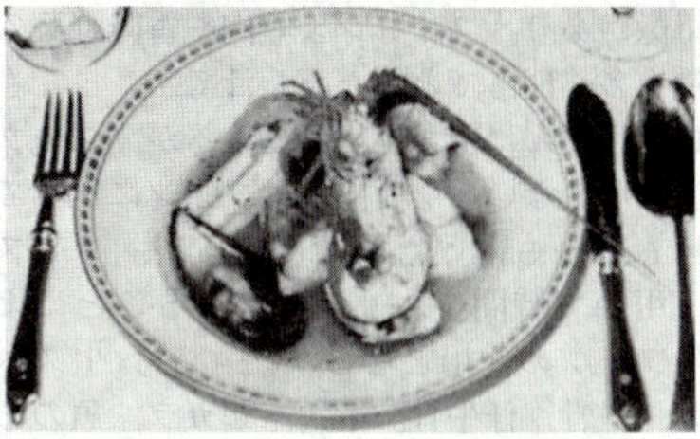

ブイヤベース

ブイヨン　[(仏) Bouillon]　だし汁のことで，英語のストック（stock）のことをフランス語でブイヨンという。〔調理〕もとは肉と野菜に水を加えてごった煮をつくり，汁と実とを分けて食べ，この汁をブイヨンといった。ブイヨンとは肉汁とか肉のゆで煮汁の意をもち，20世紀に入ってからスープの素汁とするだし汁をさすようになった。すなわちコンソメブランサンプル（consommé blancsimple）のことで，透明に澄んだだし汁は，コンソメやクリームスープの土台となる。〔フォンとブイヨン〕ソースに使われるだし汁はフランス語ではフォン（fonds）とよび，ブイヨンと分けている。フォンは強い香りと濃い味に特徴があり，ブイヨンより肉や香味野菜の量も多く使ってとっただし汁で，うま味もじゅうぶんに引き出されているが，スープには用いない。ブイヨンはフォンに比べて味も香りも薄いだし汁であるが，ソースに用いて時間をかけて煮詰めることによりフォンの代用となる。〔主材料〕牛スネ肉，牛骨，仔牛骨，老鶏，鶏ガラ，魚のあらなどで，魚のあら以外は単独で，または混ぜ合わされてだし汁の材料となる。〔種類〕それぞれ味に特徴があり，肉類からとればブイヨンドブーフ（bouillon de boeuf），老鶏，鶏からとればブイヨンドボライユ（bouillon de volaille），魚のあらからとればブイヨンドポワソン（bouillon de poisson），またはフュメドポワソン（fumet de poisson）という。牛スネ肉でとった場合は茶色のだし汁となり，少なくとも4時間程煮出すことが必要である。牛骨は8時間程時間をかけることにより，なかのうま味を引き出す。仔牛の骨がもっともゼリー分が多く，味も出て，淡色のだし汁ができる。豚骨は味は出るがゼリー分がなく，白く濁りやすいので西洋料理には使われない。鶏ガラのだし汁は，うま味に乏しく，材料が腐りやすい欠点はあるが，安価で味がマイルドであり，煮出す時間は1時間半程度でよいので，家庭向きといえる。魚のブイヨンは白身魚の中おち骨が使われ，とくに濁りやすいため，まず流水下で20分ほどさらしてじゅうぶんに血を抜き，白ワインと水とをいっしょに合わせ，煮立って20分ぐらいでだし汁をとる。魚のブイヨンは肉や野菜の料理に使うと魚独特の風味が肉の風味と合わず，不味となる。〔煮方〕主材料は新鮮なもので，臭みのないものを味が出やすいように細かくくだいたり，切ったりしたうえで冷水とともに鍋に入れ，火にかけて煮出す。できるだけ蒸発面を少なくして深い鍋に入れ，火力を調節して93℃前後の温度を保ちながら味が出るまで時間をかけて煮る。途中，浮いてきたあくや脂肪を玉じゃくしでていねいにすくいとり，味がじゅうぶんに煮出されたら布ごしして仕上げる。主材料はブイヨンのでき上がり量の25～50％で，水は煮出す時間によるが，でき上がりの1.5～3倍量ぐらいを最初から加え，途中，あくを取り除くときは，2～3回水を加え，温度をさげてあくが出やすい状態にして煮ると澄んだだし汁となる。副材料としては香味野菜類（玉ねぎ，にんじん，セロリ，ポロねぎ，かぶ，エシャロット，にんにく，パセリの茎）と香辛料（タイム，ローリエ，丁字）の少量が使われる。香味野菜はブイヨンに甘味と芳香を加えるもので，でき上がり量の10～20％を加えるとよい。野菜は長く煮すぎると煮くずれて汁がにごるので，肉や骨のときには大きめに切るか丸のまま用い，でき上がりの約2時間前に加える。魚のときには短時間で煮出すので，ごく薄切りにして，最初からいっしょに加えてよい。塩はでき上がり量の0.3％を加え入れると，ほかの材料の味を引き出す役割を担い，でき上がったものは塩味を感じないブイヨンとなる。必ず片面起毛のネル布で静かにこして仕上げる。残りの肉や骨は，再び前の半量の水を加えて煮ると二番だし汁がとれる。一番だしでじゅうぶん煮出していないときなど，二番だし汁でさらに風味のあるブイヨンがとれる。→ストック

フィレ　［（仏）Fillet］　1）三枚におろした魚の片身。欧米ではタラなど白身の魚はフィレとし，皮を除いて流通販売することが多い。フィレをさらに切ったものがスティック（stick），あるいはポーション（portion）である。2）牛豚のヒレ肉，腰椎内側にある内ロース肉，テンダーロインをさす。脂肪に囲まれていてやわらかい赤身肉。最上級の肉。

ブーケガルニ　［（仏）Bouquet garni］ブーケとはフランス語で花束をさすが，料理の場合は，香味材料でつくられた束をさす料理用語である。略してブーケともいわれる。一般に材料とされるものは，香味野菜（セロリ，玉ねぎ，パセリ茎，ポロねぎなど）に香辛料（ローリエ，丁字，タイム，白粒こしょう，にんにく，エストラゴ

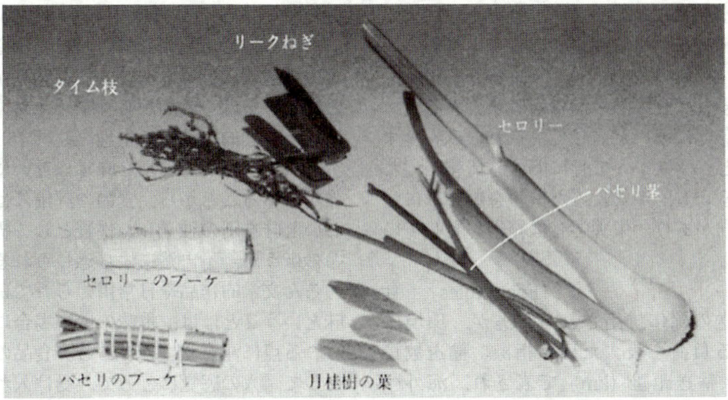

ブーケガルニの材料

ンなど）を合わせてたこ糸で結ぶか，ガーゼや布で包み，束とする。これは調理途中やでき上がりに，とり出しやすくするためである。煮出し時間は，煮込み料理やゆで湯のなかで，ブーケの束がばらばらにならず，香りが出る約1時間程度とする。〔用途〕1）魚料理の場合，パセリ茎とローリエをたこ糸で巻いた一番簡単なブーケがよく用いられる。2）各種煮込み料理には，セロリ茎のくぼみにタイム，ローリエ，パセリ茎を詰め，さらにセロリ茎でふたをし，糸でかたく巻いたものがよく用いられる。この糸を長くして，鍋のふちにかけて用いてもよい。

フーゼルゆ　フーゼル油　[Fusel oil]　アルコール発酵によって生ずるエチルアルコール以外の高級アルコール（炭素の数の多い，すなわち分子の大きいアルコール）の混合物をフーゼル油という。〔成分〕アルコール発酵に使う原料によって違うが，だいたいプロピルアルコール（$CH_3CH_2CH_2OH$），イソブチルアルコール（$(CH_3)_2CHCH_2OH$）イソアミルアルコール（$(CH_3)_2CHCH_2CH_2OH$），活性アミルアルコール（$CH_3CH_2CH(CH_3)CH_2OH$）などで，いちばん多いのはイソアミルアルコールである。アルコール類のほかに脂肪酸エステル，フルフラールなども微量含まれている。〔特質〕フーゼル油は香料製造の際の原料となり，また，高級アルコールは酒類，とくに蒸留酒の香気成分として重要である。

フードコーディネーター　[Food coordinator]　日本フードコーディネート協会が認定する食に関する民間資格。1級から3級まであり，3級はだれでも受験できる。試験科目はデザイン・アート，経済・経営，科学，文化の4科目で，年に1回，試験が行われる。

フードスペシャリスト　[Food specialist]　日本フードスペシャリスト協会が認定する食に関する資格。協会が認定した大学または短期大学を卒業し，かつ協会が実施する試験に合格する必要がある。試験内容は，栄養学，食品学，調理学，食品衛生学などで，食に関する幅広い知識を必要とする。

フードビジネス　[Food business]　食品にかかわる産業。外食，中食，流通分野を含む。食料が生産されてから消費にいたるまでの流れを川の流れにたとえると，上流は農耕地であり，下流は食卓である。この間の中流域がフードビジネスの場である。川の流れは流通であり，卸売市場と小売市場が存在する。また，中流域には，加工食品を製造する食品工業が存在する。さらに下流には，家庭外の食卓である外食が存在する。現在は，上流の生産の場である農林水産業よりも，フードビジネスによる付加価値を付けた製造のほうが上まわる。

フードファディズム　[Food faddism]　直訳すれば食の熱中症であるが，ある食べ物が身体によいと信じて，それのみを食すること。マスコミで食に関する情報が溢れている一方，かたよった情報を鵜呑みにする傾向があり，栄養学者は警告を発している。

フードマイレージ　[Food miles]　食料輸送の際に排出されるCO_2が，環境に与える負荷を表すための指標。輸送数量(t)×輸送距離(km)で表され，海外への食料依存度が高いほど環境への負荷が高くなる。

ふうみ　風味　[Flavor]　風味とはよい味わいのことであるとは，中世から近世にかけての日本語の意義をポルトガル語に訳した日葡辞書の定義である。『国語大辞典』(小学館)は，味，飲食物が舌に与える趣のあるよい味わいとして狂言『瓜盗人』の「風味のあるよい瓜じゃ」，『日本永代蔵三・四』「毒魚と知りながら，鰻(ふくと)汁，是に風味かはらずして，藻魚というもの，何の気遣なかりき」と用例を示している。元来，風(ふう)とは風習あるいは様式の意味もあって，感覚的な評価によって受け入れられたという意味をもっていたのであろう。通常，英語のflavor(フレーバー)の訳語にあてられているのは，本来の意義に近い用法である。感覚が嗅覚と味覚に分けられてから，味とにおいを別に扱う科学的方法が，生理・心理学的に研究されてきたが，嗅覚と味覚は互いに相互作用もあることから，食品の評価には，においと味を別の独立した性質として扱うことのほうが，不自然にすら感じられる。もちろん文学的作品や日常用いられている風味ということばは，香味のよい場合に用いられる点に注意すべきである。食品の定義として，人の感覚にとって，受け入れられる，香りや味をもったものという意義が本来あるとすれば，風味はそのまま通用する食品の評価用語となり，風味があるということが，好ましい水準に達していることを意味することになろう。フレーバーについてもflavorfulとすればsavory tastyすなわち香味のよいという意味がはっきりする。

ふうみちょうみりょう　風味調味料　肉エキスなどの天然調味料に発酵調味料，うま味調味料，食塩，香辛料などを加えて調合したもの。加工食品の調味に用いられる。調味は，単にうま味を増強したり，特有の風味を与えるだけでなく，原料や，製造過程で生成する異味・異臭を抑制(マスキング)することもその目的である。

風味調味料の配合例

分類	品目	ラーメンスープ	ウインナーソーセージ
天然調味料	肉エキス(粉末)	4	25
	野菜エキス(粉末)	13	10
	HVP	3	
発酵調味料	粉末醤油	8	12
うま味調味料	グルタミン酸ナトリウム	12	
	核酸系調味料	0.3	
	クエン酸	0.5	
	コハク酸ナトリウム	0.2	
香辛料	スパイスミックス	7	6
その他	食塩	45	22
	砂糖	7	22
	燻液		3
	合計	100	100

ふう

フーヨーハイ　芙蓉蟹　→カニたま

ブールマニエ　［（仏）Beurre manié］小麦粉とバターを混ぜ合わせたものをいい，煮汁などに加えて即席のとろみづけ（リエゾンの一種）に用いる。ブールとはフランス語のバターで，マニエは練ったという意である。〔ブールマニエの用法〕煮込み料理で，味のととのえられた煮汁の濃度が不足している場合に用いる。たとえば，仔牛肉や鶏肉の煮込み料理のとき，まず，肉や野菜をやわらかく煮て味をととのえておき，最後に煮汁に薄めのとろみをつけて仕上げたほうが，最初からとろみをつけて材料を煮るより，煮込みの際の焦げつきの心配がなくてよい。ルウよりブールマニエのほうが簡単で，好みの濃さが即座につくれる。小麦粉を色づけないので色の薄い煮込みに使われ，薄いとろみに仕上げられる。煮汁をソースとして煮込み材料にからませる仕上げ方である。〔つくり方〕やわらかくしたバターにその半量の小麦粉を練り合わせる。煮汁の一部を加えて溶かしてから，泡立て器でかき混ぜながら鍋のなかに加え入れる。高温度の煮汁のなかでも，即座にバターは溶け，小麦粉は均一に分散し，だまにならずに煮汁と合わさるので，そのまま数分間煮込めばよい。よく煮立て，粉に火をじゅうぶん通さなければ，粉くささが残りやすいが，家庭で行うには便利な仕上げ方である。

フーロンシェ　芙蓉蟹　→カニたま

フェオフィチン　［Pheophytin］植物性食品の緑色色素を代表するクロロフィルは，ポルフィリン骨格の中心にMg^{2+}を配位（キレート）しているが，このMg^{2+}が酸性下で２個のH^+と置換したものをフェオフィチンという。クロロフィルaやbなどに対応したフェオフィチンaやbなどがある。〔性質〕フェオフィチンはMg^{2+}を失っているため，もはや緑色を呈さず黄褐色を呈するようになる。この反応は加熱により促進される。過熱によって蔬菜（そさい）が退色するのは，クロロフィルがこの色素に変換するからである。フェオフィチンは中心の金属イオンを失っているので，ほかの金属イオンとキレートできる性質をもつ。たとえば，鉄イオンとキレートすると褐色を呈するようになる。銅イオンはきわめて安定なキレートを生成し，この銅イオンは酸性下においても離脱されない。この銅とのキレート化合物である銅クロロフィルは安定な青緑色を呈するので，クロロフィルをアルカリでけん化して得られたクロロフィリンに銅をキレートさせた銅クロロフィリンナトリウムとともに食品の着色料として利用されている。いずれにも使用基準がある。

フェオホルバイド　［Pheophorbide］

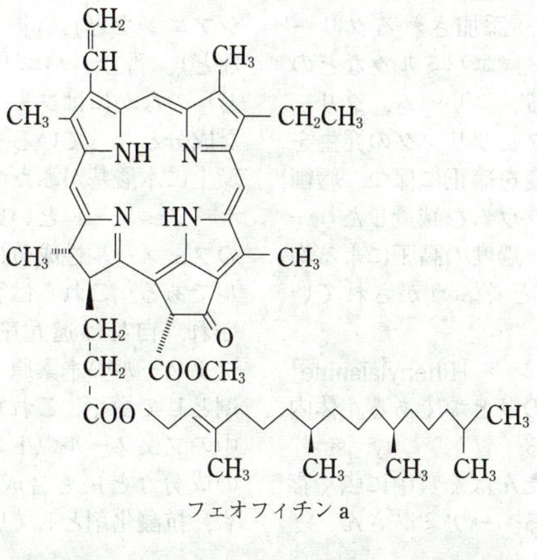

フェオフィチン a

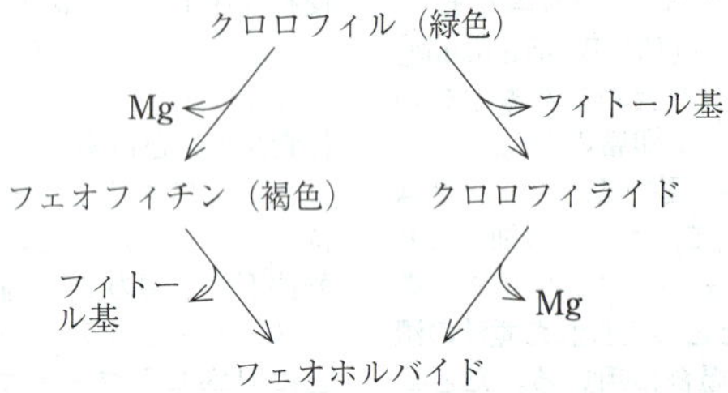

クロロフィルの分解物の一種。クロロフィルを多量に摂取すると，光にあたったとき，皮膚に紅斑や腫脹が生じることがある。このような症状を光過敏症というが，その原因物質が，このフェオホルバイドおよびピロフェオホルバイドであるとされている。1977年に，健康食品として売られているクロレラの錠剤を摂取した人に光過敏症が多発し，問題となった。これを受け，現在，クロレラ加工品のフェオホルバイド量は，100 mg/100 g 以下という基準が定められている。

フェザリング　[Feathering]　酸度の高い，熱いコーヒー液に，クリーム，粉末クリーム，エバミルクなどを添加した際，白色羽毛状の凝固を生ずることがある。これをフェザリングと称する。すなわち，コーヒー液の酸と熱により，乳たんぱく質が凝固する現象である。使用するコーヒー液の濃度，酸度ならびに温度が高いときに生じやすく，同時に，添加されるクリーム，クリームパウダー，エバミルクなどの品質も大きく影響する。クリーム，クリームパウダーなどは，フェザリングの発生を防止するために，酸度を適正に保つ，緩衝能を付与する，カルシウムを減量したり一部不溶化したりする，過度の高圧による均質化処理を避けるなどくふうがされている。

フェニルアラニン　[Phenylalanine]　栄養上必須アミノ酸のひとつである。体内ではこのアミノ酸からチロシン（tyrosine）が合成される。食品たんぱく質中に広く存在するアミノ酸である。→アミノさん

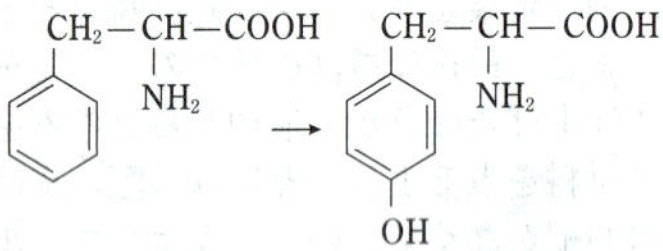

フェニルアラニン　　チロシン

フェニルケトンにょうしょう　フェニルケトン尿症　[Phenylketonuria]　フェニルアラニン水酸化酵素を先天的に欠損する劣性遺伝疾患。知能障害，メラニン色素欠乏症状，脳波異常などの症状を示す。新生児検診で早期発見されている。低フェニルアラニン・高チロシン食投与で発症を防ぐ。

フェノール　[Phenols]　フェノールそのものは，ベンゼン環上に水酸基がひとつ置換した，石炭酸とよばれる弱酸性物質であるが，一般には，このようなフェノール性の水酸基をもった化合物の総称である。〔存在〕食品の色（フラボノイド，アントシアニンなど），味（タンニン，カテキンなど），香り（バニリン，オイゲノールなど）のなかにはフェノール性化合物が重要な成分となっているものも多い。ベンゼン環上に水酸基がふたつ以上置換したものはポリフェノールといい，先に示した食品中のフェノール性成分はすべてポリフェノールである。これらは容易にキノン型に酸化され，自身は還元剤として働く。また，フェノールの水素原子は，ラジカルの捕捉剤として働く。これらの理由から，天然物中のフェノール（トコフェロール，香辛料の成分など）も合成品（BHA, BHT など）も，抗酸化剤として広く利用されている。

〔特性〕クレゾールで代表されるように，フェノールには強い殺菌性がある。食品の保存に香辛料が使われるのは，矯臭とともにそのなかのフェノール成分を保存料として利用しているからである。

フォアグラ　[Foie gras]　口から筒を入れて飼料を強制的に入れて飼育し，肥大させたがちょうの肝臓。フランス特産で，世界の三大珍味のひとつといわれる。ソテーやテリーヌにして食される。

フォークトもけい　フォークト模型　[Voigt model]　フォークト要素あるいはケルヴィン要素ともいう。フックの法則に従う理想的なバネ（弾性の限界内で，応力が加えられた場合，瞬間的に平衡の変形に到達し，応力を除去すると，瞬間的にもとの形に戻るバネ）とニュートンの粘性法則に従うダッシュポット（液体を満たした円筒状容器中にピストンがはいっているもの）とを並列に結合した模型（図）。フォークト模型はクリープを示すもっとも簡単な力学模型である。フォークト模型に一定の応力を加えると，バネは瞬間的に変形しようとするが，ダッシュポットの粘性抵抗力があるために，変形は徐々に増加していく（図）。これをクリープという。ダッシュポットの粘性率 η とバネの弾性率 G との比を遅延時間 τ という。

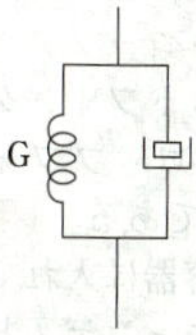

フォークト模型

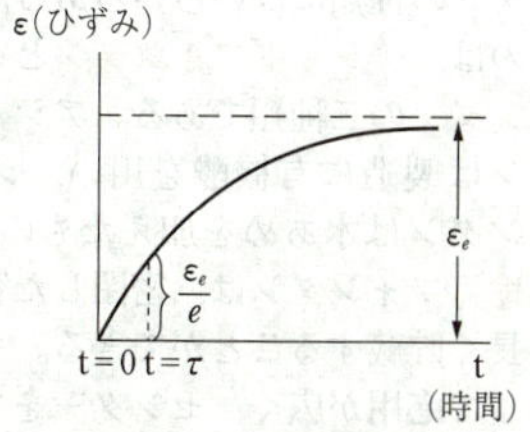

フォークト模型のクリープ

フォームマットドライ　[Foam-mat dry]　→ほうまつかんそうほう

フォクオヅ　火鍋子　火鍋子という特殊な卓上鍋で煮ながら食べる中国の鍋料理で，五目寄せ鍋である。晩秋から初春までの季節料理で，筵席（イエンシ，宴会，宴席の意味）の献立では，飯のおかずとして終わりに出される。火鍋子とは，鍋とコンロを兼ねたようなものである。鍋の中央に煙突がついていて，下に火床があり，よく起こった炭火を入れると材料は中央から煮えてくる。そのほか，鍋の下にアルコールランプが入るようになっているものもある。鍋にスープと野菜，魚介類などをとり混ぜた材料を入れ，各自が自由に取って食するものである。地方によってなかに入れる材料に多少の違いがあり，その材料によって，羊肉鍋子，什錦火鍋などとよばれる。〔フォクオヅのつくり方の一例〕材料（4 人分）：鶏肉 120 g，芝エビ 120 g，白身魚 100 g，肉だんご（豚ひき肉 120 g，ねぎ 10 g，しょうが 1 g，卵 25 g（1/2 個），でんぷん 5 g，塩 1 g，醤油 3 ml，揚げ油適量），春雨 20 g，しいたけ 50 g（8 個），ほうれん草 120 g，はくさい 300 g，さやえんどう，またはぎんなん 20 g，スープ（湯 600 ml，塩 3 g，醤油 10 ml，酒 15 ml），酢醤油（醤油 60 ml，酢 60 ml），溶きがらし少量。　つくり方：豚ひき肉にみじん切りのねぎ，しょうが，卵，でんぷん，塩，醤油をよく合わせて，肉だんごをつくって揚げる。油で揚げないで，スープのなかで煮ることもある。はくさいとほうれん草はサッとゆで，ほうれん草をしんにして巻き，長さ 3～4 cm に切る。芝エビは殻，背わたをとり，鶏肉，白身魚はそぎ切りにする。ほかの野菜類も，それぞれ下調理をしておく。火鍋子の底にはくさいの切れ端を敷き，そのほかの材料を盛り，味つけした湯（スープ）を上から注ぐ。鍋にふたをして火筒に炭火を入れて煮る。大皿に残りの材料を盛り，補い用の湯を添えて出す。薬味として溶きがらし，酢醤油のほかに，さらしねぎ，おろしにんにく，おろししょうがなどを用いてもよい。また，好みにより酢醤油を用いないこともある。

フォン　[（仏）Fond]　ソースをつくるときに使う濃厚な煮だし汁のことで，フランス語でフォンとよぶ。フォンのでき具合がソースの味を左右するため，重要である。ブイヨンはおもにスープをつくるための煮だし汁で，フォンとは区別される。英語では，これらを区別せずにストック（stock）という。〔材料〕フォンに使われる材料は味の出るもので，ゼラチン分に富み，安価に得られるものがよい。一般には，牛のスネ肉，スジ肉，骨などで煮出すが，仔牛肉の後足のくるぶし骨が最上のゼリー分と味を出すものである。〔種類〕フォンは，材料やだし汁のとり方により異なった風味，味，色をもつもので，ホワイトソースには，白色のだし汁であるフォンブラン（fond blanc）を用いる。ブラウンソースには，茶色のだし汁のフォンブランを使う。また，鶏，仔牛，肉の主材料により，それに合わせるソースは，それぞれのフォンを用いることで最良の味を生み出すことができる。一般に肉料理には，仔牛の骨とスネ肉からとったフォンを使うが，これを仔牛のだし汁フォンドボー（fond de veau）という。色のついた茶色のだし汁をフォンブラン（fond brun），仔牛の肉汁をジュドボー（jus de veau）という。とろみがなく澄んだものはフォンクレール（fond clair）といい，そのままソースとして使えるくらいにとろみをつけたものをフォンリエ（fond lie），またはジュドボーリエ（jus de veau lie）という。鶏からとっただし汁はフォンドボライユ（fond de volaille），野禽獣のだし汁をフォンドジビエ（fond de gibier）という。臭みが強い材料をフォンに仕立てるときには，まず，最初に炒めてから用いるとよい。魚のだし汁をフォンドポワソンまたは，フュメドポワソン（fumet de poisson）という。魚のフォンは，肉や野菜用のソースに使ってはならない。しかし，肉料理のソースに鶏からとったフォンを使うことは許されている。以上の主材料はフォンのでき上がり量の50％を用い，水は煮出す時間によるが1.5～3倍量を最初から加えて煮出す。とり方はブイヨンと同様にして行い，途中であくや脂肪をとり除き，澄んだ液体に仕上げる（→ブイヨン）。〔副材料〕香味野菜類（玉ねぎ，にんじん，セロリ，ポロねぎ，エシャロット，にんにく，パセリの茎）と香辛料（タイム，ローリエ）をフォンのでき上がり量の20％加える。野菜からもあくが出るので手まめに取り除くこと。塩はでき上がり量の0.3％を，あくをよくとった後に加え入れ，味を引き出す。〔仕上げ〕上澄み液を片面起毛のネル布でこして仕上げる。近年のソースは，フォンを煮詰めてゼリー分やエキス分を濃縮し，バター，生クリーム，卵黄などで，ごく薄い粘度に仕上げたものが多く用いられている。

フォンダン　[Fondant]　すり蜜（すりみつ）のことをいう。〔製法〕砂糖に水を加えて一定の温度（107～120℃）にまで煮沸してから冷却し，麺棒やミキサーなどですり，純白に仕上げたものである。フォンダンは，砂糖のごく微少な結晶が均一にでき，しかも，その結晶のひとつひとつがシロップで包まれている状態のものをいう。このシロップは，通常，転化糖である（→てんかとう）。〔組織〕フォンダンの組織は，煮つめる温度と混和の程度によって決まり，組織を適正にするためには，結晶防止剤，すなわち，水あめ，酸，転化糖が正確に混入されること，結晶が適度であること，攪拌開始の温度が適温であること，などが重要な条件となる。〔種類〕フォンダンの種類にはいろいろあるが，重要なものは，アシッドフォンダンとシロップフォンダンの二種類である。アシッドフォンダンは製造に有機酸を用い，シロップフォンダンは水あめを加えたものである。〔用途〕フォンダンは，密閉した容器に入れて長く貯蔵することができる。キャンディとして応用が広く，センターをフォンダンでつくり，チョコレートがけを行ったり，また，ジャム，ゼリー，乾燥果実をフォンダンで包み，その上をチョコレートがけしたり，ナッツバターや果実ペーストを混合して菓子をつくったりすること，などに利用される。〔ボンボン〕センター（しん）にキャンディフルーツ，フルーツペースト，ファッジなどのキャンディを用い，フォンダンをかけたもの。

フォンデュ [Fondue] フォンデュとは，フランス語で溶けるという意をもつ料理用語である。〔種類〕バターを溶かしたものをブールフォンデュ（beurre fondue）という。また，野菜類（玉ねぎ，にんにく，ポロねぎ，トマトなど）を軟らかく，すき透るようになるまで煮たものも，フォンデュという。しかし，一般にフォンデュというと，スイスの名物料理であるチーズフォンデュ（cheese fondue）をさすことが多い。また，フランスのブルゴーニュ地方の料理にミートフォンデュ（meat fondue）がある。これは，食卓でサラダ油を銅製の小鍋に熱し，そのなかに串に刺した肉片を入れて揚げ，熱いところを各種のソースをつけて食べるもので，正式にはブルゴーニュ風のフォンデュ（fondue bourguignon）という。また熱媒体として油を使うものをオイルフォンデュ，スープを使うものをスープフォンデュということもある。デザートとして牛乳や生クリームを熱してチョコレートを溶かし，果実やマシュマロなど入れるチョコレートフォンデュもある。〔チーズフォンデュ〕チーズ鍋とも訳されるもので，チーズを溶かしたひとつの鍋を食卓で囲んで，パン切れにチーズをつけて食べる温かい料理。白ワインのアルコール分により，身体も温まる。白ワインとチーズを加熱するとチーズは溶けるが，均質な状態ではない。これに，水溶きでんぷんやホワイトソースなどを加えて撹拌すると，よく均質に混和する。この料理は，古い時代にスイスのメイドが，台所で余ったチーズの処置に困り考え出したものであると伝えられている。チーズフォンデュ用の鍋には，土鍋，ほうろう鍋，耐熱ガラス製鍋などがある。銅製の鍋はチーズの風味をそこない，また，チーズの塩分がきついため，鍋を傷めやすいので，避けたほうがよい。〔つくり方〕（4 人分 200 g）：1）1 人分 50 g のチーズを使うが，グリュイエールチーズ（gruyére cheese），エメンタールチーズ（ementhal cheese）を 3：1 の割

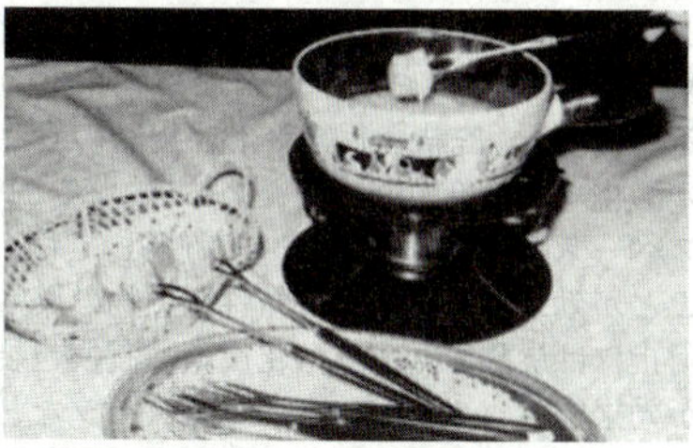

チーズフォンデュ

合にする。あらくけずるか，おろして用いる。2）土鍋ににんにくの切り口をすりつけ，そこへ白ワイン（120 m*l*）を加える。熱くなったところで刻んだチーズの 1/2 量を加え，木じゃくしか竹のへらでかき混ぜて，溶けたら残りのチーズ 1/2 量を加え入れる。3）沸騰する手前まで木じゃくしでかき混ぜながら煮ると，チーズはどろどろに溶ける。ここへ，でんぷん（小さじ 2）を，キルシュ（大さじ 2）で溶かして加える。4）最後に好みの香辛料（白こしょう，ナツメグ，パプリカ）で味をつける。5）フランスパンの耳のついたところを 2 cm 角切りにしてかごに入れ，食卓に置いておく。6）アルコールランプのついたコンロの上に鍋をのせ，なかのチーズをたえず温め，冷めないようにする。〔食べ方〕フォンデュ用の串にパンを刺し，底の方からかき混ぜるようにどっぷりと鍋のなかにつける。チーズをからませて，たれ落ちるチーズが切れたとき，熱いところを食べる。

ふかけつアミノさん　不可欠アミノ酸 [Indispensable amino acid] →アミノさん

ふかけつしぼうさん　不可欠脂肪酸 [Essential fatty acid] →ひっすしぼうさん

ふかっせいガス　不活性ガス [Inert gas] 本来の意味は，化学的に不活性な希ガス，すなわちヘリウム，ネオン，アルゴン，クリプトン，キセノン，ラドンの 6 元素の総称であるが，食品分野では窒素，二酸化炭素など化学的に反応しにくい気体をも不活性ガスといっている。食品の貯蔵や

加工において，酸素の作用を最小限にとどめるため，窒素や二酸化炭素が利用される。〔用途〕缶詰，瓶詰および袋詰の食品の酸化による変質防止のためには，ヘッドスペースの空気を窒素ガスで置換しておくことが効果的である。好気性微生物の繁殖阻止には炭酸ガス（二酸化炭素）置換包装が効果的でバウムクーヘンやカステラなど洋菓子の包装に利用される。果実や野菜の呼吸抑制のために，一定分圧の二酸化炭素と酸素の混合ガスによる低温貯蔵，すなわちCA貯蔵や渋がきの脱渋にも二酸化炭素が利用される。炭酸飲料缶詰の缶内腐食が残存酸素により促進されるので，この防止のために不活性ガスによるガスフロー巻締が採用される。

ふかひれ　鱶鰭　[Dried shark fin]　サメのヒレの素干し。〔種類〕白魚翅と黒魚翅に大別されるが，サメの種類，ヒレの種類，大きさ，色，製法などによって，各種の名称がつけられている。〔黒魚翅〕ネズミザメ，アオザメ，ヨシキリザメ，ネコザメなどからつくる。〔白魚翅〕メジロザメ，ツマグロ，ヒラガシラ，シュモクザメのヒレなどからつくられる。白魚翅のほうが珍重され，なかでもメジロザメは第一とされている。これをつくるには，ヒレを根本から肉や骨をなるべく付着させないように切りとり，日乾する。料理に使うには3日程度水に漬け，やわらかくなったところで外皮を除き，筋だけとしたものを用いる。中国料理，とくにスープの材料として重要なものである。→サメ

ふかんせいゆ　不乾性油　[Non drying oil]　→しょくぶつせいゆし

ふかんぜんきん　不完全菌　[Fungi imperfecti]　酵母とかびの中間に位する菌の1群をいう。菌糸は明らかに隔壁をもちながら，胞子嚢（ほうしのう），および担子（たんし）をもたず，無性生殖のみによって繁殖する。有性世代がないか，あるいは現在まで発見されていないものを便宜的に不完全菌として分類している。菌糸をつくらず単細胞の酵母状であることもあるが，菌糸に隔壁があることから，大部分は子のう菌類に関係があると考えられている。不完全菌の代表的なものはつぎのようなもので，醸造上関係の深いものが多い。〔麹菌〕アスペルギルス オリゼ（*Aspergillus oryzae*）は清酒や醤油，味噌醸造に，そして醤油麹菌アスペルギルス ソエー（*Aspergillus sojae*）は醤油醸造に用いられる。いずれも，菌糸から分生子柄（conidiophore）ができて，その先端が球状にふくれて頂嚢（vesicle）となり，その上にフィアライド（phialides）とメトレ（metulae）からなる梗子（sterigmata）が生じ，その先端に分生子が鎖状につながる。分生子の黒色の菌には，黒かび，アスペルギルス ニガー（*Aspergillus niger*）やアスペルギルス サイトイ（*Aspergillus saitoi*）やアスペルギルス アワモリ（*Aspergillus awamori*）などがある。いずれも酵素や生理活性物質をつくるため，酵素工業や，発酵工業に重要である。〔青かび：ペニシリウム（*Penicillium*）〕抗生物質や酵素などの生産や，食品工業への利用も多い。ペニシリウムの分生子柄の先端は，アスペルギルスのようにふくれずに梗子を出す。〔トリコデルマ（*Trichoderma*）〕セルロース分解力が強く，セルラーゼ製剤として用いられている。*Trichoderma viride* はしいたけのほだ木を腐らせることから，しいたけの有害菌でもある。〔ボトリチス（*Botolytis*）〕ぶどうの房のような形状で，ボトリチス シネレア（*Botolytis cinerea*）という種類は灰色かびあるいは貴腐菌とよばれ，ぶどうの貴腐を起こす。すなわち，ぶどうの果皮に付くと果皮のワックスを分解するため，ぶどう果の水分が蒸発し，甘味度の高いぶどう果とすると同時に芳香を増す。そのため，貴腐ぶどうで仕込んだワインは，甘味の強い芳香性の高い良質のワインができる。なお，灰色かびは植物病原菌として種々の野菜に害を与える。〔オーレオバシジウム（*Aureobasidium*）〕穀類，わら，果実，肥料などに分布し，菌糸，胞子が汚褐色，黒色を呈し，醸造場の屋根瓦などを黒色に

変えてしまうことで有名である。発育温度は低く，有害菌である。〔エンドミセス（*Emdomyces*：子嚢形成酵母）〕ゲオトリクム（*Geotrichum*）の完全形世代がエンドミセス（*Emdomyces*）とされている。〔ゲオトリクム〕圧搾酵母，麹，麦芽，漬け物などにおいて発育し，薄く広がって白粉状のコロニーをつくる。パンの表面に灰白色の菌叢をなして繁殖する害菌であるが，このなかには黄酒（ホワンチュウ）の麹に含まれるものや，油脂を多量に蓄積するので油脂製造菌として注目されるものもある。〔不完全酵母（Imperfect yeasts）〕カンジダエチエルシイ（*Candida etchellsii*），カンジダ ペルサチリス（*Candida versatilis*）などは，胞子や菌糸をつくらず，円形か卵円形の小型の芽生菌で，好気性である。醤油，味噌醸造に用いられ，4-エチルグアヤコールなどの醤油，味噌の特徴香を生成する。そのほかカンジダの多くは，食品を変敗する害菌である。一部は，食・飼料酵母の製造にも用いられる。

ふき　蕗　[Japanese butterbur]　キク科に属する茎葉で，栽培化されているのはわが国のみである。〔品種・産地〕水ぶき，愛知早生ぶき，秋田ぶきなどがあり，愛知ではふきの軟化栽培を集団で行っている。近畿，四国では水ぶき，愛知，東京周辺では愛知早生ぶき，東北では秋田ぶきが多い。〔用途〕ふきは，その葉柄を剥皮してからあく抜き後，煮食するか，缶詰，漬け物にされる。また，若い花茎であるふきのとうも香り高くほろ苦さがあり，食用として喜ばれる。〔成分〕ふきの成分は，ほかの野菜に比べて栄養的にはすぐれているとはいえず，ビタミンははなはだ少ない。〔缶詰の原料〕京浜地方では地ぶき（水ぶき），広島，岡山地方では名古屋ふきが用いられる。湯煮，水さらし後，所定の寸法に切り，太さをそろえて肉詰めし，焼きミョウバン液を加えて色を定着させ，きれいな緑色の水煮瓶・缶詰をつくる。〔あく抜き〕ふきの葉は苦味が強いが，灰汁または炭酸水素ナトリウム（重曹）を入れた湯のなかで煮て，よく苦味をとれば食用になる。

ふきまめ　富貴豆　[Fukimame]　完熟したそらまめを用い，水浸漬してその皮を除いた後，水飴や砂糖を用いてじゅうぶん煮込んだものである。副食用に供される。皮つきのままの煮豆を，おたふくまめとよぶ。〔成分〕100 g 中，水分 34.5 g，たんぱく質 9.6 g，脂質 1.6 g，炭水化物 52.5 g，食物繊維 4.5 g，灰分 1.8 g，（食塩相当量 0.8 g）である。

フグ　河豚　[Puffer]　〔呼称〕関西でフク，四国でフクトウなどといい，東京では鉄砲ということもある。〔種類〕フグの種類は 20 以上あるが，ふつうにみられるものはマフグ，トラフグ，アカメフグ，ショウサイフグ，コモンフグ，サバフグ，キタマクラ，クサフグなどである。〔マフグ（真河豚）〕トラフグとよく似ているが，体側に黄色の線が走り胸びれの後方にある黒点の周囲は白いので，区別できる。体色は灰褐色を呈し，40 cm に達する。本州中部以南に多い。房州ではキタマクラ，下関でナメラフグという。皮がかたく，小型のものほうがおいしい。東京周辺ではかなり賞味する。〔トラフグ（虎河豚）〕マフグ科の魚で南日本に多く，70 cm に達する。体は暗褐色で腹側は白い。胸びれの後方と背びれのつけ根に大きな 1 個の黒点がある。下関でハマフグ，福岡でドジラフグ，和歌山でオヤマフグ，香川でオオフグ，大分でゲンカイフグという。フグのうちではもっとも美味である。また，フグ提灯をつくる。〔アカメフグ（赤眼河豚）〕マフグ科の魚で，体は赤褐色を呈し，暗褐色の点がわずかに散在している。また，眼の

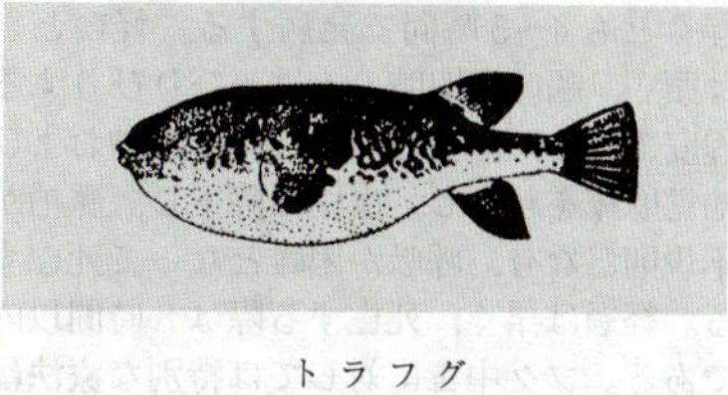

トラフグ

ふく

紅彩は美しい赤黄色をしている。体長は20 cm程度であまり大きくならない。猛毒を有するため，食用にはしないが，おいしいといわれている。〔ショウサイフグ（潮際河豚）〕体は暗褐色で不規則な青色の斑紋がある。南日本に多く，福岡ではスズメフグという。かなりおいしいがトラフグ，マフグには劣る。〔コモンフグ(小紋河豚)〕マフグ科の魚で，灰黒色のところに薄白い丸い点がある。体長は15 cm程度で，北海道南部以南に広く分布している。かなり毒性が強い。〔サバフグ（鯖河豚）〕マフグ科の魚で，東京，神奈川ではギンフグ，福井や熊本ではキンフグという。体は青褐色で15 cm程度。南日本に多い。あまりおいしくはないが毒性は弱い。〔キタマクラ（北枕）〕マフグ科の魚で，神奈川ではオマンフグともいう。体は暗褐色で，腹側には紫色の点が散在している。10 cm程度にしかならず，南日本に多い。名前は恐ろしいが毒性は弱い。ほとんど食用としない。〔クサフグ（草河豚）〕マフグ科の魚で南日本の沿岸，とくに内湾にごくふつうにいる小型のフグである。体の上側は青灰色で，淡黄色の斑点が散在している。あまり食用としない。このほか，フグにはハコフグ科に属するものがあるが，いずれもほとんど食用としない。〔フグ中毒〕フグは一般に内臓とくに卵巣，肝臓などにテトロドトキシン（tetrodotoxin $C_{11}H_{17}O_8N_3$）とよばれる有毒物質を含んでいる。この毒は，種類によっては皮，腸にもある。精巣は一般に無毒だが，コモンフグ，ヒガンフグ，クサフグの場合は有毒である。テトロドトキシンの毒性はきわめて強く，マウスに対する致死量は0.01 μg/gである。フグにあたると食後短時間のうちに中毒症状を起こし，遅くとも4～5時間で発病する。軽いときは頭痛，嘔吐，四肢の末端がぴりぴりする程度であるが，重症の場合には運動および知覚麻痺を起こし，血圧は降下し，脈拍が不規則となり，呼吸が困難となって死亡する。経過は早く，死亡する際は8時間以内である。フグ中毒に対しては特別な療法はなく，なるべく早く胃の内容物を吐き出させ，重曹（炭酸水素ナトリウム）水で胃洗浄を行う。腸内の毒物に対しては下剤を用いる。フグ中毒を防ぐには内臓を注意深く除き，卵巣，肝臓，胃腸などは絶対に食べないようにすることである。また，血液もよく洗い流す。俗にフグ1尾に水1石というが，これぐらい丹念に洗う必要がある。フグは春に産卵するため，11月～翌年2月ごろまでが旬の時期で，春になると菜種フグといい毒性が強くなるので食用としない。〔調理〕フグは刺身，ちり鍋としておいしく，だいだい酢を加えて食べる。また，皮は熱湯に通し，細切りして添える。また，白味噌仕立てとしてもちを入れて雑煮とする。ひれを焦がし目にあぶり，熱燗の酒を注いだひれ酒もおいしい。

ふくごうししつ　複合脂質　[Conjugated (Compound) lipids]　〔定義〕分子中にアルコールと脂肪酸以外にリン酸，窒素化合物，糖，硫酸などを含む複雑な脂質で，リン脂質，糖脂質，硫脂質がある。単純脂質（simple lipids）に対する語。〔分布〕生体中の含量は油脂（トリグリセリド）ほど高くないが，膜，細胞壁などの構成分として重要な機能をもっており，分布は広く，とくに脳組織に多い。〔種類〕リン脂質はリン酸を構成成分とするもので，もっとも分布の広い複合脂質である。アルコール部分によってグリセロ型とスフィンゴ型に大別される。グリセロリン脂質はリン酸と結合する物質によっていくつかの種類があり，ホスファチジルコリン（レシチン）(phosphatidyl choline, lecithin)，ホスファチジルエタノールアミン（ケファリン），ホスファチジルセリンなどの含窒素リン脂質と，ホスファチジルイノシトールなどの無窒素リン脂質とがある。グリセロールと脂肪酸のエステル結合が，エーテル結合に変わっているものも知られている。レシチンはもっとも一般的なリン脂質で，卵巣，肝臓，大豆などの食品に多く含まれる。スフィンゴリン脂質は，スフィンゴシンなどのアミノアルコールをグリセ

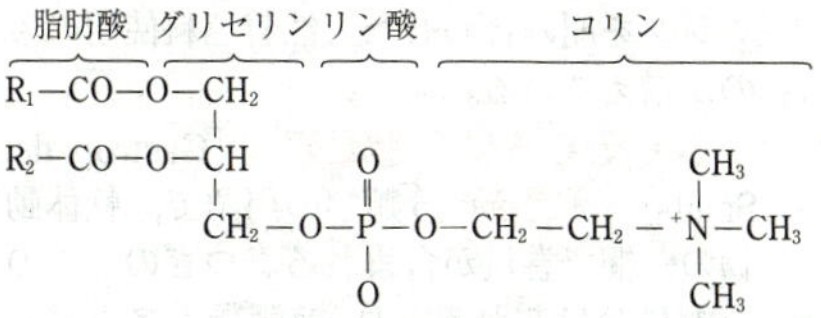

R1, R2：不飽和または飽和炭化水素鎖
ホスファチジルコリン（レシチン）

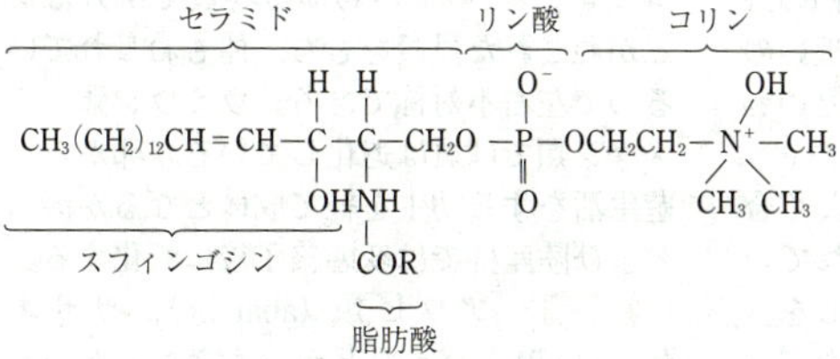

スフィンゴミエリン

代表的リン脂質の構造

ロールの代わりに含む脂質で，スフィンゴミエリン（sphingomyelin）が一般的であり，脳に多い。糖脂質は糖を含む脂質だが，リン脂質と同様にグリセロ型とスフィンゴ型がある。グリセロ型糖脂質は植物に，スフィンゴ型糖脂質は動植物に広く分布している。〔性質〕分子内に疎水性の脂肪酸の炭化水素鎖と親水性の極性部位（リン酸，塩基，糖など）をあわせもつため，界面活性作用をもっている。また，構成脂肪酸にはポリ塩酸が多いので，酸化分解しやすい。

ふくごうたんぱくしつ　複合たんぱく質　[Conjugated protein]　→たんぱくしつ

ふくごうちょうみりょう　複合調味料〔構成〕5′-イノシン酸ナトリウム，5′-グアニル酸ナトリウムなどの核酸系調味料とうま味調味料とよばれるグルタミン酸ナトリウム（MSG（monosodium glutamate））とを併用したものを複合調味料と称する。核酸分解物として回収される5′-ウリジル酸ナトリウム，5′-シチジル酸ナトリウムも食品添加物として許可されたが，これらはイノシン酸，グアニル酸にくらべると呈味力は弱い。〔利用〕複合調味料は，家庭用に市販されているほかに，調理食品，調味料に広く利用され，肉汁，かつお節，しいたけなどの代用として呈味効果を利用している。これは核酸系呈味料とMSGの相乗作用と風味の向上をじゅうぶんに利用するものである。〔応用〕おもな利用食品は，醤油，ソース，即席ラーメン，カレールー，粉末スープなどのインスタント食品，かまぼこ，ハム，ソーセージ，米菓，ふりかけ，海苔，缶詰食品などである。〔特質〕複合調味料は熱，光線には安定であるが，脱リン酸酵素によって分解され呈味を失うので，この酵素が製品中に存在している生食品では利用効果が少ない。しかし，この酵素は熱に弱いので，80℃で10分，あるいは85℃に加熱して酵素を分解する工程がとられれば有効である。〔成分〕市販品にはイノシン酸とグアニル酸を等量混合したものと，さらにこれにMSGを100倍ないし20倍混合したものがあるが，MSG単体使用の場合にくらべて約1/3程度の量を添加すれば，うま味はMSG添加品相当かそれ以上になる。このような物質を香味増進剤（flavor enhancers，または flavor potentiators）ともいう。→かがくちょうみりょう，グルタミンさんナトリウム，そうじょうこうか，ちょうみりょう

ふくさい　副菜　[Side dish]　和食献立における伝統的食事形態では，食事は主食と副食に大別され，副食は主菜と副菜（さらに副々菜と汁物に分けることもある）に分類される。副菜は主食や主菜を補完して，食事全体の栄養性とし好性を向上させる役割をもつ。すなわち，栄養的にはビタミンやミネラル，食物繊維などに富むもの，食品的には野菜，海藻，いも類，豆類，乳・乳製品などが用いられることが多い。これらの食品を単品または組み合わ

せ，浸し物，あえ物，サラダ，煮物などにする。この際，食材，調理法，調味などを主菜と重ならないようにするのが望ましい。主食，主菜にこのような副菜をそろえ，彩りの美しい献立を立てれば，栄養的にバランスの取れた一食になる。これは和食のすぐれた特徴である。

ふくじんづけ　福神漬　福神漬は明治初頭，上野池の端の香煎屋酒税が七種の野菜を醤油漬けし，不忍池の弁財天が近いので七福神にちなんで命名，発売したといわれる。インド料理のカレーの薬味のチャッツネの代用としてカレーライスによく合い，その付属品として広く食べられている。チャッツネは果物，野菜の裏ごしを食酢，砂糖，香辛料，食塩で味付けしたペーストである。〔原料〕だいこん，なす，れんこん，なたまめ，しょうが，しその葉，白ごまの七種が普通であるが，しろうり，たけのこ，しいたけが入ることもある。きゅうりは古漬け臭がでやすく良品には入れない。最近の傾向として黒い色の野菜は明るさを欠くとして嫌われ，なす，しその葉を減らしているが，だいこんは重量で80％以下と規格で決められているのでしろうり，たけのこの使用が増えている。〔製法〕白ごまを除いて原料はすべて塩蔵しておいたものを使う。だいこん，なすは切断，完全脱塩，圧搾，そのほかは切断，脱塩，水切りし調味液に浸漬する。浸漬後5〜6日で野菜が復元したら小袋に密封し80℃，20分加熱殺菌して出荷する。〔調味液の例〕明るい色調をだすため淡口醤油かアミノ酸液を使う。圧搾野菜45 kgに調味液70 kgが必要である。この製造の総量の10％のアミノ酸液，30％の砂糖，0.2％の酸（食酢），6％の食塩になるよう調味処方をつくる。砂糖30％でわかるように甘口の醤油の少ないものが主流であるが，これは醤油の多用が色調を暗くするからである。〔色調〕赤系着色料を主とした赤い製品が多いが，カレー専用という黄系を多く使っただいだい色のものもある。最近の合成品忌避からビートレッドとくちなしのクロシンを組み合わせた天然着色料使用のものが増えている。

ふくそくるい　腹足類　[Gastropods, Snails]　〔定義〕分類学の用語で，軟体動物の一綱で巻貝が含まれる。つぎの三つの亜綱に分けられる。1）前鰓類：アワビ，サザエなどほとんどの巻貝が含まれる。2）後鰓類：ウミウシ類。3）有肺類：カタツムリ類。〔特徴〕いわゆる巻貝で例外はあるがねじれた貝殻をもち，体もねじれているので左右不対称である。ウミウシ類，ナメクジ類では貝は退化している。卵から浮遊生活をする幼生を経て成体となるが淡水および陸産種では変態終了後に孵化する。〔食用種〕アワビ類（abalone），サザエ（top shell），バイなどがおもなものだが，東北，北海道地方でのヒメエゾボラなど各地でつぶと称して各種巻貝を食用としている。淡水産ではマルタニシをはじめとするタニシ類が，また，フランス料理ではエスカルゴとよんでカタツムリ類を食用としている。ツメタガイ，レイシなどはカキなどの有用二枚貝を食害する。

フグどく　河豚毒　[Globefish poison, Puffer poison]　化学名はテトロドトキシン（tetrodotoxin）。フグ毒は，1909年に田原良純により粗毒が抽出され，テトロドトキシンと命名された。その後，1950年に無色，無味，無臭の微細なプリズム晶に結晶された。1964年に化学構造が決定し，1972年には化学合成にも成功した。水や有機溶媒には不溶で，微酸性の水には可溶，かつ安定である。〔自然界における分布〕フグ毒はマフグ科，ハリセンボン科，ハコフグ科のフグ類の卵巣，そのほかの内臓，皮膚などに分布している。そのほか，カリフォルニアイモリ（*Tarichatorosa*）の卵，皮膚，筋肉，血液に，ハゼ科のツムギハゼ（*Gobiuscriniger*）の皮膚，内臓，筋肉に，コスタリカ産の*Atelopus*属のカエルの皮膚に，頭足類のヒョウモンダコ（*Octopus maculosus*）の後部唾液腺に，巻貝類のオオナルトボラ（*Tutufa lissostoma*），ヤバイ（*Babylonia japonica*）の各中腸腺に，さらに小型の巻貝のハナムシロ貝，ヒトデの一種のトゲモミジ貝（*Astropecten polyacanthus*）の内臓および体壁などにも分布している。〔薬理作用〕フグ毒はきわめて低濃度で神経や筋細胞膜の Na 活性化機構に選択的に阻害を起こさせる，一種の神経毒である。しかし，K イオンの膜透過には影響は与えない。〔毒性〕フグ毒の量はマウスユニット（MU）で表す。これは，体重 20 g の雄のマウスを 30 分間で死亡させる毒量をいい，組織 1 g あたりの MU で示す。人の最少致死量は，中毒事例から約 2 mg（10,000 MU）/50 kg と推定される。したがって，毒力 10 MU/g 以下であれば 1 kg を食しても致命事故にはならないと考えられる。一方，猛毒といわれているメフグ，クサフグ，コモンフグの卵巣には 1 g 中 5,000 MU を含むものがあり，これらは 2 g を食すると致命的となる。〔症状〕食後 20〜30 分，おそくとも 2〜3 時間で発症。知覚まひ，嘔吐，失調性歩行がみられ，ついで運動障害，呼吸困難を感じ，さらに発声や嚥下困難，チアノーゼが現れ，意識不明となり呼吸が停止し，死亡する。

ふくめに　含め煮　煮物の煮方の一種である。材料が煮上がってから火をとめ，そのまま煮汁のなかに漬けておき，味を含ませる方法である。短時間加熱しただけでは味は材料の表面近くにつくだけであるが，そのまま煮汁に漬けておくと，調味料は時間の経過とともに材料の内部まで浸透していく。だいこん，八つ頭，栗，豆，ふき，うどなどに，よくこの煮方が用いられる。〔八つ頭の含め煮〕材料（4 人分）：八つ頭 320 g，煮だし汁 300 m*l*（材料の 90％），砂糖 20 g（材料の 7％），みりん 20 m*l*（材料の 7％），塩 3.2 g（材料の 1％），醤油 8 m*l*（材料の 0.5％）。〔つくり方〕八つ頭は 50 g くらいの大きさに切り，皮をむいて面取りをする。たっぷりの水でサッとゆでてから水洗いし，ぬめりを洗い落とす。煮だし汁に砂糖とみりんを加え，八つ頭を入れる。煮立ったら火を弱め，塩，醤油を加える。約 30 分静かに煮たら火を止め，しばらく置いて味を含ませる。

ぶくりょう　茯苓　［Bukuryo, Hoelen (mushroom)］　サルノコシカケ科のきのこ茯苓菌 *Poria cocos* の菌核で，あかまつの根に発生する。まつほどともいわれる。〔形態〕菌核は塊状で，径 5〜20 cm。表面はかたく，赤褐色から暗褐色で内部は白色。子実体は菌核の表面にでき，傘や茎はつくらない。〔収穫〕先のとがった鉄棒を松林の地中に刺し，その感触と棒の先端の臭いで探す（茯苓突き）。〔成分〕β-1，3-グルカンを主鎖とし，β-1，6 結合の分枝をもつ多糖体パヒマン（pachyman）を含む。そのほか，テルペノイド（pachymic acid），エルゴステロールなどを含む。〔薬効〕日本薬局方に収載されている漢方薬で，利尿，健胃整腸に効果がある。パヒマンから得られる茯苓糖パヒマラン（pachymaran）には，抗腫瘍性がある。

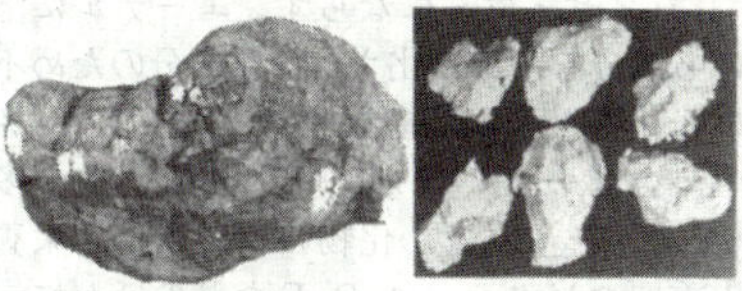

菌　核　　　　　　　内　部

ぶくりょう

ふくろいりどうふ　袋入り豆腐　→じゅうてんどうふ

ふくろたけ　袋茸　［Straw mushroom］テングタケ科のきのこで，世界で第 5 位の生産量をもつ栽培食用きのこ。学名は *Volvariella volvacea*。〔形態〕楕円形の傘は径 6〜13 cm，表面は灰白色で，中央部は暗灰色。茎は高さ 3〜8 cm，根元に大きなつぼがある。〔栽培〕稲わらやおが屑などの堆

ふくろたけ

肥で栽培する。そのため，ストローマッシュルームとよばれる。また，東南アジアや中国での生産が多いので，チャイニーズストローマッシュルーム（Chinese straw mushroom）ともよばれる。収穫は，傘がつぼに包まれているとき，または破れた直後に行うのが一般的。きのこの生育には30℃近い温度条件が必要なため，日本ではほとんど栽培されず，水煮缶詰として流通している。〔産地〕主産国は，中国，台湾，タイ，インドネシアなど。〔調理〕タイ料理や中国料理の材料として，スープ，炒め物などに用いる。トム・ヤム・クンには欠かせない食材。

ふけんかぶつ　不けん化物　[Unsaponifiable matter]　油脂をアルカリと煮て，けん化すると，大部分がせっけんとグリセロールになり，エーテルに不溶となる。しかし，このほかにせっけんにならず，エーテルに溶ける成分が多少ある。〔存在〕せっけんにならず，エーテルに溶ける成分を，けん化されない成分のため不けん化物とよぶ。植物油では，ふつう1%内外含まれているが，胚芽油にはやや多い。〔成分〕不けん化物のなかには，栄養上重要なビタミンA, D, Eなどのほかに炭化水素，高級アルコール，ステロール，色素などが含まれる。〔種類〕不けん化物のおもなものをあげると，つぎのようである。1）ビタミン：A, D, E, カロテン。2）炭化水素：スクアレン，プリスタン。3）高級アルコール：セチル，ミリシル，オレイルアルコール。4）ステロール：コレステロール，シトステロール，エルゴステロール。5）色素：カロテン，キサントフィル。→けんか

フコイダン　[Fucoidan]　昆布やモズクなどの褐藻類に含まれる多糖類。おもに，α1-2結合したL-フコースからなり，4位は硫酸化されている。グルクロン酸など，ほかの糖も含むが，種によって組成は異なる。抗凝血活性や抗腫瘍活性が報告されている。

ふしおろし　節卸し　魚のおろし方の一種。魚を三枚におろしてから，片身を血合いにそって2本に切り離すこと。背節（雄節），腹節（雌節）各2本がとれる。

ふしるい　節類　魚肉を煮熟した後，焙乾した製品。代表的なものにかつお節がある。わが国古来の保存水産製品であるが，近年ではもっぱらだし汁をとるのに用いる。〔種類〕かつお節，まぐろ節，さば節などがあり，これを薄片に削った削り節がある。〔製造原理〕魚肉を煮熟することによって魚肉中の酵素を失活させ，同時にたんぱく質を凝固させて乾燥しやすくする。ナラなど堅木のまきを燃やしていぶしながら加熱乾燥する焙乾と，内部の水分を表面に拡散させる放冷を繰り返して，大きな肉片を均一に乾燥させ，特有の香気を付ける。さらにかびを植え付けて肉肌を整える。最近は削り節の生産が多くなるにつれかび付けを行わない製品が多い。→かつおぶし，けずりぶし，さばぶし

フソクルイ　斧足類　[Mussels]　〔定義〕分類学の用語で，軟体動物の一綱，すなわち，いわゆる二枚貝類である。〔特徴〕体は左右相称で，2枚の外套膜が体をおおい，左右2枚の貝殻を分泌する。2個の閉殻筋（貝柱）で貝殻を閉じる。多くは足が発達して砂泥中にすむが，イガイ（足糸で着生）やカキ（貝殻が固着）のように着生生活をおくるものもある。〔食用種〕ほとんどの種類が食用とされるが，主要種には次のようなものがある。1）海産：アサリ，ハマグリ類，アカガイ類，カキ類，ホタテガイ，ホッキガイ，ウバガイ，トリガイ。2）淡水・汽水産：シジミ類。また，アコヤガイなどは真珠母貝として養殖されている。〔貝柱〕ホタテガイ，イタヤガイ，タイラギの閉殻筋は大きく，貝柱として賞味される。また，バカガイの貝柱は小さいが，かき揚げ，酢の物などとして賞味される。〔コレステロール含量〕従来二枚貝は高コレステロール食品とされてきたが，二枚貝のステロールのうちコレステロールは25～30%にすぎず，高コレステロール食品でないことが明らかとなった。

〔貝毒〕二枚貝は元来無毒だが，ときに毒化することがあり，とくに夏期に毒化しやすい。まひ性毒と下痢性毒が知られている。いずれも貝の餌となるプランクトンの毒が貝に蓄積するため起こる。→かいどく

ブダイ　**部鯛**　[*Leptoscarus*]　ブダイ科の魚。関西でイガミ，高知でエガミという。体は楕円形に近く，大きなうろこでおおわれる。体色は個体変化がいちじるしいが，一般に背部は青褐色，腹部は赤緑色を呈する。また，雌は赤味が強く，雄は青味が強い。体長は60 cmに達する。産卵期は7〜9月。寒ブダイといい冬おいしい。刺身とされるが腹側は磯臭いにおいをもつ。

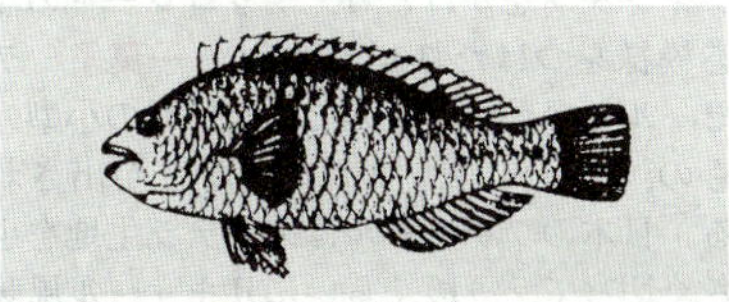

ブ ダ イ

ぶたにく　**豚肉**　[Pork]　肉の色は淡紅色で，部位により灰紅色を呈する。線維が細く，やわらかく，ほかの肉に比べ，脂肪を蓄積することが多い。〔品質〕脂肪の性質は豚の肉質を左右し，脂肪が白く，かたく，芳香を有する肉は良質である。脂肪は飼料に影響されやすく，麦類，じゃがいも，麸，脱脂乳，大豆かす，とうもろこし，ビートなどは硬脂を得やすく，醤油かす，さなぎかす，魚粉などを多食させると軟脂ができ，往々黄色を呈し，悪臭を放つことがあり，これを黄豚という。また，肉色が淡く，肉質がやわらかで保水性の悪いwatery porkというのがある。〔品種〕豚はすべて肉用を主目的にしており，生肉用の品種として中ヨークシャー，バークシャー種，チェスターホワイト種，また，加工用としては，ランドレース，大ヨークシャー，ポーランドチャイナ種が多い。世界的に脂肪の供給が過剰であるため，肉としては脂肪の少ないものが好まれており，品種の育成もその

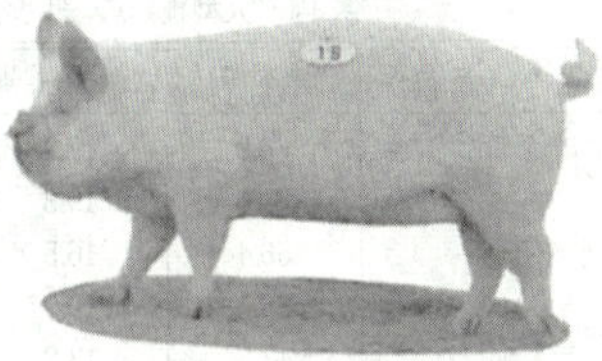

ヨークシャー

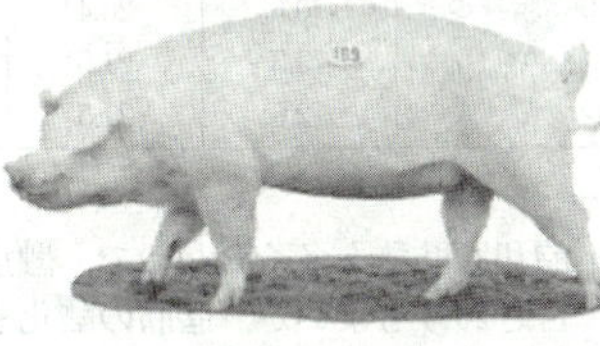

ランドレース

方向へ進んでいる。〔用途〕豚肉は各種調理に適するとともに，とくに加工に用いられる。豚肉の加工にはハム，ベーコンがあり，ソーセージの原料にも用いられる。ハム，ベーコンは元来それぞれ豚のモモ肉，側腹肉と（ハムの項の体分割図参照）の名称であったが，今日ではそれらの肉の加工品の名前となっている。〔組成〕豚の解体結果の1例を示すと，枝肉は生体重の73.37％（モモ肉20.17％，側腹肉6.86％，カタ肉3.59％，背肉5.42％，内ロース0.64％，腎臓および腎脂肪2.08％，脂肪11.97％など），内臓は13.11％となっている。豚の各部位の肉の組成は表に示してある。豚脂は牛脂に比べてリノール酸（全脂肪酸中約20％），リノレン酸などの

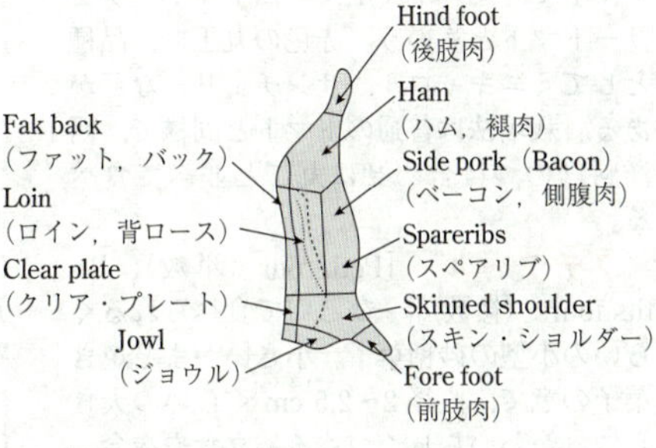

豚 肉 の 名 称

豚肉（大型種）の組成

部　　位	水　分	たんぱく質	脂　質	灰　分
カ　タ　脂身つき	66.2	17.5	15.1	0.9
〃　なし	71.6	19.3	7.8	1.0
ロース　脂身つき	56.4	16.5	25.7	0.9
〃　なし	65.4	19.7	13.2	1.1
バ　ラ　脂身つき	47.5	13.2	38.3	0.7
〃　なし	53.1	15.0	30.8	0.8
モ　モ　脂身つき	70.6	20.4	7.4	1.1
〃　なし	73.3	21.5	3.5	1.2
ヒ　レ	72.6	21.5	4.5	1.1

高級不飽和脂肪酸を多く含むので，融点も低く，舌ざわりもよいが，脂肪の酸化もしやすい。豚肉のビタミンB_1含量は牛肉に比べて10倍も多いが，臓器内ではほとんど差がみられない。→ソーセージ，ハム，ベーコン

ふだんそう　不断草　［Chard, Swiss chard, Leaf beat］　アカザ科に属する菜類で，南ヨーロッパ原産。とこな（夏菜），とうちしゃともいう。てんさい（ビーツ，砂糖大根）と同一種。〔栽培〕その名のとおり，四季を通じて栽培され，よく生育する。暑さや乾燥に強く，ほうれん草の代用になる。〔成分〕ほうれん草，はくさい，だいこん葉に似ていて，ビタミンも割合に多い。おひたし，あえ物，汁の実などに使われる。

プチトマト　［Cherry tomato］　プチトマトは，petit（仏）＋tomato（英）の和製英語名。果実の大きさにより分類されたトマトで，ミニトマト，一口トマト，チェリートマトともいう。赤色の丸玉で，品種としてミニキャロル，サンチェリーなどがある。栽培法は普通のトマトと同様で，西洋料理のつけ合わせに丸ごと並べて食べる。

プチフール　［Petit four（単数），Petits fours（複数）］　ひと口で食べられるくらいの小型の砂糖菓子。小さいかまど焼き菓子の意で，直径2～2.5 cmぐらいの大きさに，かわいらしくつくる。立食や夜会，お茶の会のときなどに用い，また，豪華なディナーでは，必ず最後にコーヒーとともに供される。味はじゅうぶんに甘く，色彩よくリキュールや風味の変化が楽しめるもので，指でつまめるように糖衣をかけて乾かしてある。〔分類〕プチフールは生菓子に近いものと，まったくの干菓子のものとがあり，皿には，まず，彩りの変化，デザインの変化で，四～五種が盛り合わされる。〔生菓子に近いもの〕小型のシューやエクレア，小型のサバラン，極小のタルトレットなどで，シューなども皮の上からコーヒーのフォンダンをかけたり，チョコレートの渦巻模様をつけたりして飾る。〔干菓子〕デセールといわれるもので，サブレの小型のもの，テュイル，マカロンなどが出される。日本のプチフールはカステラ生地を小さく切って，三段ぐらいにリキュール風味のクリームやジャムを挟み，彩りよくフォンダンをかけて乾かし，美しくデザインして仕上げたものが多い。ヨーロッパでは，ほおずきやマスカットの糖衣がけなどがよく出される。→デザート

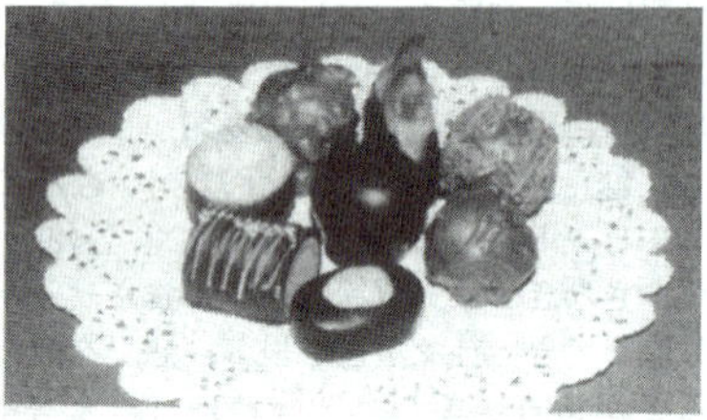

プチフール

ふちゃりょうり　普茶料理　黄檗料理ともいう。〔歴史〕黄檗山万福寺において，その開祖隠元禅師が伝えた中国式の精進料理である。後に普茶料理（酒の代わりに茶を用いたのでこの名がある）といい，元禄時代に流行した。卓子，食器などの配置はだいたい卓袱料理に似ているが，椅子は用いない。献立としては，小菜と大菜が供される。ふつう，二汁六菜である。〔小菜の内容〕付揚，雲片，澄子，菜。〔大菜

の内容〕筝羹，蒓腐，漫物，素汁である。〔付揚〕天ぷらであるが，野菜に煮味をつけて揚げたもので，天つゆは不要。草木の嫩芽，果物，まんじゅう，ようかん類も材料に用いる。〔雲片〕野菜の切りくずを利用して，汁またはあえ物などにしたものである。〔澄子〕すまし汁のことで，俗にすめという。〔醃菜〕香の物のことである。〔筝羹（旬羹）〕その季節の生菜，煮菜の何品かを配合したものである。〔蒓腐〕ごまとでんぷんを用いてつくったごま豆腐のことである。〔浸物〕浸し物，あえ物，酢肴，味噌かけ，いもかけ，そのほかのものをいう。〔素汁〕精進汁のことである。

ブチルヒドロキシアニソール [Butylhydroxyanisol] 化学的に合成した抗酸化剤の一種で BHA と略称する。化学名 3-ブチルヒドロキシアニソール。市販品は 2-ブチル体と tert-ブチル体の混合物である。〔性質〕無色か微黄色の結晶でわずかに臭気がある。水に溶けないが，ラード，植物油，プロピレングリコールによく溶ける。〔製法〕p-ヒドロキシアニソールにリン酸またはイオウの触媒で tert-ブタノールを反応させて製造する。〔効力〕ラードに 0.005％添加すると酸敗が 4～5 倍遅くなる。〔使用法〕エタノール溶液としてスプレーするか懸濁液に浸漬使用する。〔毒性〕BHA0.5％および 2％含有飼料を 2 年間ラットに投与した場合，2％投与群でラットの 32％に前胃の偏平上皮がんが認められた。〔使用基準〕魚介冷凍品，クジラ冷凍品で 1 g/kg，油脂，バター，魚介乾製品，魚介塩蔵品，乾燥裏ごしいもで 0.2 g/kg 以下となっている。

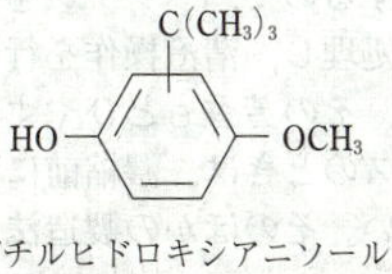

ブチルヒドロキシアニソール

フックのほうそく　フックの法則 [Hooke's law] バネののびがバネをのばす力に比例することをフックが発見した。バネにかぎらず，一般に個体のゆがみ（変形の割合）が小さいとき，応力（単位面積あたりに働く力）とそれに対応するゆがみは比例する。これをフックの法則といい，その比例係数を弾性率という。ゆがみと応力の種類により，ヤング率，剛性率，体積弾性率などがある。

ぶっしゅかん　仏手柑 [Buddha's hand citron] レモンに近縁のシトロンの変種である。〔性状〕果実はゆずに似て大きく，下端が裂けて指を並べたような形をしている。果皮が厚く，果肉はわずかであって，黄色を呈し，香気がきわめて高い。〔用途〕果実の形が珍しいため，鉢植えにされる。中国では乾燥させて漢方薬に使用し，食用はふつう，砂糖漬けにする。

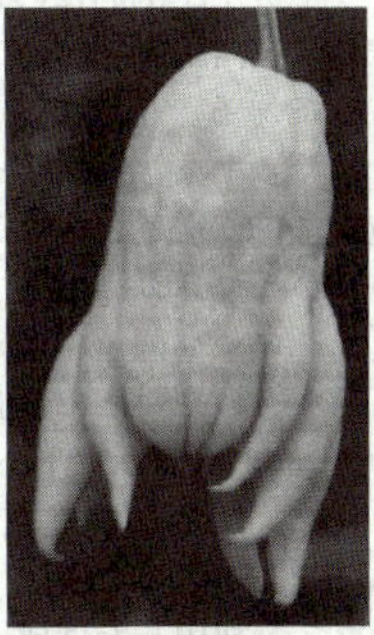
仏　手　柑

ぶっせい　物性 [Physical property] 本来は物質の力学的性質，電気的性質，熱的性質などの巨視的性質を原子，分子，電子などの微視的な視点から研究する物理学の 1 分科。食品学においては，これと少し異なり，食品あるいは食品素材の物理的性質，とくに，力学的性質のことを物性とよぶ場合が多い。物性は機器測定によってとらえられる性質のことをさす場合が多いのに対して，テクスチャーは感覚によってとらえられる性質をも含んでいる場合が多い。→テクスチャー

フッそ　フッ素 [Fluorine] 魚介類に多く含まれ，飲料水からも摂取可能である。体内に分布するフッ素の 95％は骨ま

たは歯に存在している。う蝕の防止作用がある。米国では成人で 1.5〜4.0 mg/日が必要量である。虫歯予防としても用いられるが，多量摂取は有害である。

ぶどう　葡萄　[Grape]　ブドウ科に属し，西部アジア原産。世界の果物中，もっとも生産量が多い。わが国では生食がおもで，ぶどうジュースなどの加工は12％程度であるが，ヨーロッパでは80％以上が加工に向けられている。〔品種〕世界各地で栽培されているため，その品種はかなり多く，大別してヨーロッパ種とアメリカ種に分けられる。わが国では，従来，アメリカ系のデラウェア，キャンベルアーリー，ヨーロッパ系の甲州が主であったが，最近，キャンベルアーリー，甲州の後退が目立ち，デラウェアが圧倒的にのびている。デラウェアの70％は種なし（ジベレリン処理による）である。小粒で甘く，6月ごろから出まわる。キャンベルアーリーは紫黒色で大粒，酸味が強く，8月ごろに出まわる。このほか，マスカットオブアレキサンドリア（ヨーロッパ種）のように淡緑色で大粒の高価なものや，この改良種であるネオマスカット，マスカットベリーA，黒くて大粒の巨峰，ピオーネなど，優良品種が多くなってきている。〔栽培〕最近ではビニールハウスを利用した促成，半促成栽培などの進歩により，ほかの果実同様，季節感がなくなってきた。〔産地〕山梨，長野，山形，岡山，北海道のほか，福岡，大阪，新潟，青森，愛知など。〔成分〕主成分はブドウ糖と果糖（合わせて10〜15％）で，未熟で緑色のときはブドウ糖が多く果糖が少ない。酸は1％内外で，おもに酒石酸とリンゴ酸を含む。アミノ態窒素は12〜22 mg，果実表面の白い粉は蝋質物である。ぶどうの色はアントシアン系の色素で黒，褐，白の別がある。ビタミンはいずれも少ない。〔選び方〕房の付け根から甘くなっていくので，先端を1粒食べて甘ければおいしいものである。また，鮮度のよいものは白粉がついている。〔用途〕ぶどうは生果として食べられるほか，ジュース，ワイン，干しぶどうなどに加工される。〔グレープジュース〕ジュース用品種としてはコンコード，キャンベルアーリーなどが用いられる。果汁中には酒石（主成分は酒石酸モノカリウム）が多量に含まれ，それが貯蔵中に析出，沈殿し，果汁の酸度低下，色素の沈着などを招き，それによって風味にも影響が出るので，搾汁液は酒石除去の操作を行う。酒石の除去法には自然沈下法，炭酸ガス法，凍結法，濃縮ろ過法などがある。自然沈下法は0〜3℃で3か月，室温で6か月前後放置し，粗酒石を析出させて除く。炭酸ガス法は微生物の繁殖を抑えながら酒石を析出させる方法，凍結法は−18℃に急速凍結してから約4日後に解凍し，酒石の析出を促進させる方法，濃縮ろ過法はペクチン分解酵素処理後，1〜2か月放置して析出する酒石を除去したのち，これを1/5程度まで濃縮し，2〜5℃に2〜3日放置して，さらに析出する酒石を除去する方法である。瓶詰は清澄ジュースを主とするので，ペクチンをペクチン分解酵素で処理し，清澄操作を行う必要がある。また，その芳香もとびやすいので，濃縮ジュースのときは，濃縮前に芳香回収を行うとよい。そのほかの製造法は，次のとおり。〔干しぶどう（Raisin）〕おもに天日乾燥されるが，人工乾燥も行われる。成熟した果肉を0.5％アルカリの煮沸液に5秒内外漬け，皮の表面の蝋質物を除き，皮を

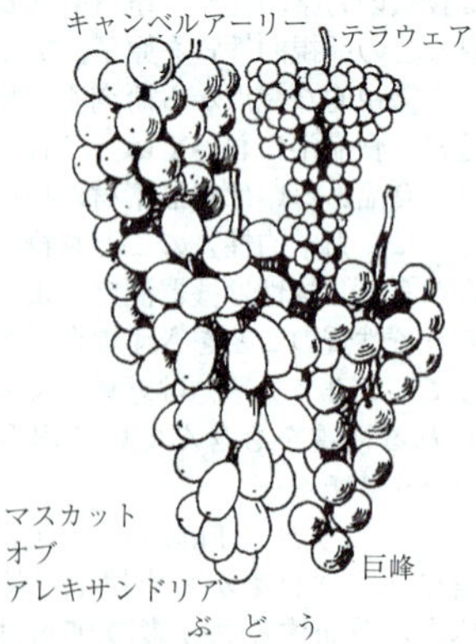
キャンベルアーリー
デラウェア
マスカット
オブ
アレキサンドリア
巨峰

ぶ ど う

いためて水分の蒸発を容易にし，水洗してすのこに広げて乾燥する。その間，よく反転して均一にし，発汗させて乾燥度を均一にさせ，水分を15～16％にする。干しぶどうの製造はアメリカのカリフォルニアがさかんで，その品種として種子なしぶどう，トンプソンシードレス（サルタナ種）とマスカット種がおもに使われる。そのほか，ワイン用のものも用いられるが，この場合はraisinといわずdried grapeという。人工乾燥のときはアルカリ処理後に水洗し，イオウ燻蒸を行って，最高温度65℃，最終温度50℃以下で15～20時間乾燥して製品を得る。〔缶詰〕マスカット種を洗浄後，手で1粒ずつ果梗から果粒を分け，剥皮し，カンまたはビンに詰めてシロップ液を注入し，脱気，密封，殺菌，冷却して得られる。

ブドウきゅうきん　ブドウ球菌 [*Staphylococcus*]。〔性状〕直径約0.8～1.0 μmの球菌であるが，つねに数個以上がぶどうの房状に群がっているのでこの名がある。〔性質〕芽胞，鞭毛はなく，グラム陽性で至適温度は37℃，至適pHは7.4である。60℃で30分の加熱でほぼ死滅するが，より抵抗性の強いものもある。炭水化物を含む固形培養基に培養すると，特有の色素を産生し，この色によって，黄色ブドウ球菌（*Staphylococcus aureus*），白色ブドウ球菌（*Sta. albus*），レモン色ブドウ球菌（*Sta. citreus*）の三種に分類される。自然界に広く分布しているすべての菌がエンテロトキシン（腸管毒）を産生するのではなく，黄色ブドウ球菌が食中毒にもっとも関係が深い。エンテロトキシンは熱に対して安定で100℃ 30分間の加熱でもわずかにその毒力を減ずるにすぎない。したがって菌を殺菌しただけでは安全ではない。→スタフィロコッカス

ぶどうしゅ　葡萄酒 [Wine]　→ワイン

ぶどうしゅこうぼ　葡萄酒酵母 [Wine yeast]　→ワインこうぼ

ふとうすい　不凍水 [Unfrozen water]　生体や食物を冷却したとき，0℃で凍る水と，もっと冷却したとき初めて凍る水がある。この生体や食物中に含まれる0℃で凍らない水を不凍水という。これには大きく分けて，でんぷんのゲル中に含まれる水と，たんぱく質に水和している水がある。食品中の不凍水量は水分活性に影響を与え，食品の保存性に影響を与える。食品中の不凍水量は，熱分析および核磁気共鳴吸収（NMR）によって測定することができる。

各種食品中の不凍水量
（g/100 g乾燥重）

食品	不凍水量
セロリ	20～24
タラ	24～25
卵白	27～30
牛乳	9～13

ぶどうスルメ　葡萄スルメ　ブドウイカを原料としたスルメ。→スルメ

ブドウとう　ブドウ糖 [Glucouse, Dextrose]　〔存在〕自然界にきわめて広く分布する単糖類である。遊離の状態では植物体のほとんどすべての部分に含まれ，とくに甘味のある果実には，果糖とともに多く存在し，ぶどうの果汁では約5％を占めている。にんじん，だいこんなどの根菜類にも相当量が含まれている。また，植物体ばかりでなく動物体にも存在し，正常の場合，血液中には約0.1％存在するが，血液中のブドウ糖量が0.17％以上に達すると糖尿病となり，尿中に排泄される。また，ブドウ糖は二糖類以上の炭水化物の構成成分としても存在する。すなわち，ショ糖，麦芽糖，乳糖のような二糖類は，加水分解によってブドウ糖を生ずる。そのほか，三糖類，四糖類であるラフィノース（raffinose）やスタキオース（stachyose）もまた，加水分解によってブドウ糖を生ずる。ブドウ糖はさらに多くの多糖類，すなわち，でんぷん，糊精（デキストリン），グリコーゲン，セルロースなどの加水分解によって生じる。〔製法〕ブドウ糖を工業的に製造

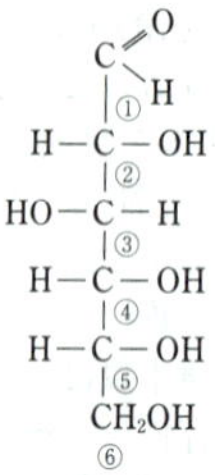

D-グルコース

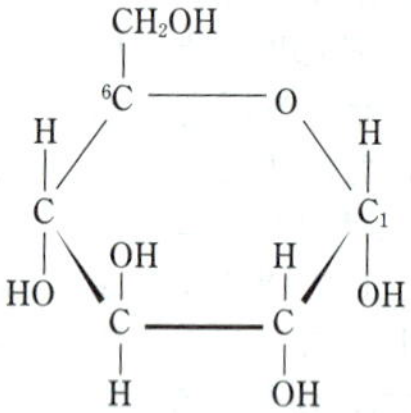

α-D グルコース

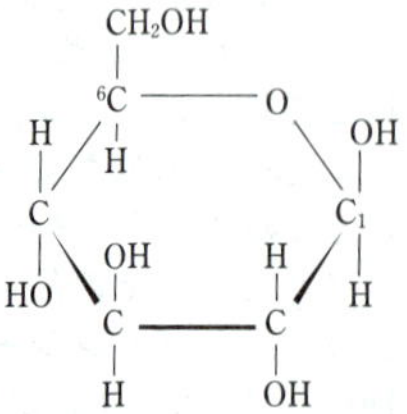

β-D グルコース

α-および β-グルコースの性質

性　　質	α-D-グルコース	β-D-グルコース
融　　点	146℃	148 ～ 150℃
形　　状	針状結晶	微細な針状結晶
溶 解 度	3.1 部の水に溶解（0℃）	0.65 部の水に溶解（15℃）
溶 解 熱	− 14.5 cal/g	− 5.65 cal/g
旋 光 度	+ 111.2°	+ 19.3°
分子屈折	62.68	63.07
結 晶 形	斜方晶系	—
単位格子	a = 10.40Å，b = 14.89，c = 4.99	—
比　　重	d（20°）= 1.544	—
甘　　味	1	0.66

するには，主としてでんぷんを原料とし，これを薄い酸または糖化酵素で加水分解する。製造法などについては，でんぷん糖，結晶ブドウ糖の項を参照されたい（→でんぷんとう，けっしょうブドウとう）。〔構造〕ブドウ糖は単糖類の六炭糖（hexose，その分子中に 6 個の炭素を有する）に属し，その構造式は図ように記される。〔性質〕天然のブドウ糖は，光学的に偏光面を右にまわすので，はじめは dextro（右旋）の頭文字をとり D-グルコースとよんだが，その後，これは旋光方向とは無関係に，構造上の区別を示すようになった。〔異性体〕単糖類分子中の第二級のアルコール基の炭素は，いずれも不斉炭素原子であって，ブドウ糖は (2)，(3)，(4)，(5) の炭素原子 4 個が不斉炭素原子として分子中にあり，おのおの 2 個の光学的異性体を有するので，ブドウ糖には $2^4 = 16$ 個の立体異性体が理論的に成立するわけで，現在，16 個すべてが知られている。ブドウ糖の立体異性の関係は，その構造が鎖状の場合には，先のようであるが，環状構造の場合を考えると，オキソ型の炭素がさらに不斉炭素の形をとるようになるから，ここに新たにふたつの立体異性体が生ずる。実際にもこれらの両異性体は存在しており，これらは α-と β-と区別して標示されている。ふつうのブドウ糖は α 型であるが，これを水に溶かすと，その溶液の旋光度＋ 111.2° から，＋ 52.5° に変化して安定する。この現象を変旋光（mutarotation）というが，これは α-ブドウ糖が β-ブドウ糖に変化するためである。〔ブドウ糖とアルコール，アルデヒド〕ブドウ糖が五価のアルコールであり，アルデヒドであるということは，つぎの諸事実からわかる。すなわち，弱酸性溶液でナトリウムアマルガムで還元すると，六価のアルコールであるソルビットになる。これから六価のアセチル化合物ができ，また，ヨウ化水素酸で強く還元すると 3-ヨードヘキサンになるので，ブドウ糖は

直鎖状の構造であることがわかる。ブドウ糖を臭素水で酸化するとグルコン酸（gluconic acid）になり，硝酸で強く酸化すると糖酸（saccharic acid）を生ずる。ブドウ糖にアルデヒド基があることは，フェニルヒドラゾンをつくる反応でもわかる。アルデヒド基が鎖端にあることは，ブドウ糖と青酸との付加生成物であるシアンヒドリンを加水分解し，ついで還元すると，直鎖状のヘプチル酸（heptylic acid）ができることからもわかる。ブドウ糖がフェーリング溶液やアンモニア性硝酸銀液を還元することは，一般のアルデヒドと同じであるが，その作用は強い。しかし，シッフの反応を呈しないうえ，酸性亜硫酸ソーダと安定な付加化合物をつくらず，アルカリが存在しなければ青酸を付加しないことから，ブドウ糖は典型的なアルデヒドではないといわれている。〔製品〕甘味料として工業的に生産（→けっしょうぶどうとう）されているブドウ糖製品には，精製ブドウ糖，含水結晶ブドウ糖，無水結晶ブドウ糖などがあり，その製品の品質規格は日本農林規格（JAS規格）に規定されている。

ぶどうパン　葡萄パン　[Raisin bread] 干しぶどう（レーズン）を小麦粉の50％あるいは100％加えてつくったパン。

ぶどうまめ　葡萄豆　大豆をやわらかく煮て，砂糖と少量の醤油で調味した煮豆。〔成分〕100 g中水分36.0 g，たんぱく質14.1 g，脂質9.4 g，炭水化物37.0 g（ショ糖28.2 g），灰分3.5 g。

フナ　鮒　[Crusian carp]　コイ科の淡水魚。〔変種〕個体変化を起こしやすい魚で，自然にも人為的にも変異を起こす。金魚は人為淘汰の代表的なもの，ヒラブナ（ヘラブナ），マルブナ，キンブナ，ギンブナなどとよばれるものは，みな自然淘汰の結果生じた変種である。また，琵琶湖にいる源五郎ブナは，ヒラブナの大型のものである。〔調理〕寒ブナということばがあるように，コイとともに冬が旬である。刺身，汁種，酢味噌，すし，煮浸し，すずめ焼きなどとしておいしいが，肝臓ジストマの幼虫がついていることがあるから，生では食べないほうがよい。→ふなずし

ぶなしめじ　橅占地　[Bunashimeji mushroom]　秋，広葉樹の枯木に発生するきのこ。〔形態〕傘は径4～8 cm，表面は褐色をおびたクリーム色で，中央部にやや濃色の斑紋がある。茎は高さ3～8 cmで，白色。〔方言名〕ニレ属やぶなの枯木に発生することが多い。しろたもぎたけ（白楡木茸）とよばれたこともあるが別種。〔栽培〕1972年ころから長野を中心におが屑栽培されている。子実体の生育適温は15℃前後。栽培期間は約100日で，ひらたけやえのきたけよりも長い。〔産地〕主産県は長野。全国年生産量は88,000 t（2004年）。〔成分〕100 g中水分90.8 g，たんぱく質2.7 g，脂質0.6 g，炭水化物5.0 g，食物繊維3.7 g，灰分0.9 g。〔調理〕日本料理のほか西洋料理にも向く。

ふなずし　鮒鮨　フナを用いてつくる魚ずしの一種。〔種類〕熟れずしと早ずしの二種がある。〔熟れずし〕すしの原型ともいえるもの。これをつくるには，熟卵をもったフナのエラとウロコを除き，腹を割いて内臓をとり出し，よく水洗後，腹に食塩を詰めて重石をし，1～2か月塩蔵する。これを水に漬けて塩抜きし，白飯と麹を混ぜたものを加え，重石を置く。漬け込んだ翌日から発酵が起こる。主発酵は約10日で終わるが，これをそのまま2～3か月貯蔵した後，フナのみを食用とする。ふなずしは，加えた飯の発酵により酸およびアルコールを生じ，これが魚肉に浸透してうま味を増し，腐敗が抑えられる。熟れずしからは四種類の乳酸菌が分離されているが，とくに *Lactobacilus plantarum sp.* は主要な菌である。この魚ずしはかなり酸味があるが，特有のうま味ももつ。〔早ずし〕フナを酢に漬けて酸味をもたせ，漬け込んでから15日目ぐらいで食べるもので，ふつうのすしに近い形のものである。ふなずしは琵琶湖沿岸，とくに大津や彦根辺りで，大型の源五郎ブナを用いて多くつくられ，同地の名産となっている。→あゆずし，フナ

フノリ　布海苔　[*Gloiopeltis sp.*]　フノリ科の紅藻でまふ海苔，ふくろふ海苔，はなふ海苔などの総称。まふ海苔は本州中部以南の太平洋および九州沿岸に分布する。布地，壁紙などのための糊料ふ海苔の原料として古くから使用されてきたが，現在では食用としても利用されている。〔調理〕市販品は塩蔵品あるいは乾燥品である。塩抜き，あるいはやわらかく戻して酢の物，汁の実，刺身のつまにする。

ふはい　腐敗　[Putrefaction]　主としてたんぱく質，そのほかの窒素化合物が微生物の酵素作用により分解され，悪臭物質，有毒物質のような分解生成物を生ずる現象をいう。また，微生物が主として炭水化物に作用する場合は発酵とよび，区別する。なお，味噌，醤油などはたんぱく質の分解によるものだが，この際は有害なものの生成は抑えられているため腐敗とはいわず，ふつうは発酵のなかに含めている。

〔腐敗と発酵〕

1) $RCHNH_2COOH \rightarrow RCH_2NH_2 + CO_2$（アミンおよび二酸化炭素の生成）
2) $RCHNH_2COOH + H_2O \rightarrow RCHOHCOOH + NH_3$（オキシ酸およびアンモニアの生成）
3) $RCHNH_2COOH + H_2O \rightarrow RCH_2OH + CO_2 + NH_3$（アルコール，二酸化炭素およびアンモニアの生成）
4) $RCHNH_2COOH + H_2 \rightarrow RCH_2COOH + NH_3$（脂肪酸およびアンモニアの生成）
5) $RCHNH_2COOH + H_2 \rightarrow RCH_3 + NH_3 + CO_2$（炭化水素，アンモニアおよび二酸化炭素の生成）
6) $RCH_2CHNH_2COOH \rightarrow RCH = CHOOH + NH_3$（不飽和脂肪酸とアンモニアの生成）
7) $RCH_2CHNH_2COOH + O_2 \rightarrow RCH_2COOH + NH_3 + CO_2$（脂肪酸，アンモニアおよび二酸化炭素の生成）

〔腐敗に関係する微生物〕原生動物，細菌，かびなどがあるが，このうち細菌はもっとも主要なものである。腐敗に関与する細菌類は多いが，もっとも一般的なものは枯草菌，大腸菌，変形菌，化膿性 *Streptococcus* などである。〔獣魚肉の腐敗〕獣魚肉を死後なんら処理することなく放置すると，自己消化とともに微生物の作用により腐敗しはじめるが，このうち自己消化は一定限度で平衡に達する。しかし，腐敗は微生物の増殖とともに進行し，最終分解物を生じるまで継続する。肉の主成分であるたんぱく質はアルブモース，ペプトンを経てアミノ酸にまで分解され，さらに酸化還元作用によって下級の物質にまで分解される。すなわち，インドール（indole），スカトール（skatole），プトレッシン（putrescine），カダベリン（cadaverine）などの含窒素化合物，酪酸，酢酸などの脂肪酸，または，硫化水素，メルカプタン（mercaptan），メタン，水素，アンモニア，二酸化炭素などの簡単な化合物を生じるにいたる。この際，たんぱく質からアミノ酸までは細菌の体外酵素（exoenzyme），アミノ酸までは体内酵素（endoenzyme）の作用によるとされている。このアミノ酸の分解には，〔腐敗と発酵〕にて列挙したような型式が知られている。このような過程で，多くの分解物を生ずるが，とくにアンモニアはほとんどすべての腐敗に随伴するので，腐敗の判定に利用される。なお，硫化水素，メルカプタンなどの悪臭物質はイオウを含んだシステイン，メチオニンを含有するたんぱく質から生じる。また，アミノ酸から生じる窒素化合物以外に，レシチンの分解により生じるコリン（choline），ベタイン（betaine），ムスカリン（muscarine），ノイリン（neurine）などが腐敗生成物として知られている。〔魚介類の腐敗〕魚介類は鳥獣肉に比べ腐敗しやすいが，これは筋肉の組織が脆弱なほか，とり扱い方や保存条件の関係で細菌に汚染されやすく，しかも魚介類の腐敗菌はおもに水中細菌で，生存中にも体に付着しているためである。また，サバ，カツオなどの赤身の魚は，タイ，ヒラメのような白身の魚よりも早く腐敗するが，これは魚体中の酵素，とくに内臓の酵素が強く，自己消化が急速に進むためとされている。〔腐敗と温度〕腐敗は20～30℃がもっとも早く，低温にするほど腐敗しにくくなる。→じこしょうか，せんど

ふはいさいきん　腐敗細菌　[Food spoilage bacteria]　〔定義〕食品の腐敗を引き起こす細菌類を，一般に腐敗細菌とよんでいる。腐敗細菌といっても特定の細菌があるわけではなく，生鮮および加工食品で，それぞれ優勢に発育し，その食品成分の分解性の強いものがその食品の腐敗細菌となる。〔性質〕病原性はないが，アレルギー性などの中毒の原因となることがある。中温性ないし低温性に属するので，冷蔵庫内でも発育する。食品の組成，種類や加工法によって原因となる腐敗細菌は異なり，表に食品別主要腐敗細菌を示した。好気性または通性嫌気性菌が多いが，加熱処理食品では嫌気性芽胞細菌が原因となる。

食品別主要腐敗細菌

食品	細菌	存在
鮮魚	*Pseudomonas, Vibrio* *Tlavobacterium* *Achromobacter*	水 〃 〃
動物肉，加工品	*Bacillus, Micrococcus* *Proteus, Serratia*	土，空気 糞便
でんぷん食品（米飯，麺類）	*Bacillus*	土，空気
缶詰，レトルト食品	*Clostridium*	土，下水，糞便

ぶぶんにく　部分肉　[Cut meat]　〔種類〕牛，豚の半丸（背柱の中央線に沿って，左右の半体に切断したもの）枝肉を卸売用に分割したもので，牛については大分割（大割）と小分割の部分肉がある。〔大割〕牛半丸枝肉をまえ，ロイン，トモバラおよびモモの四つに大分割したもので，ふつうに骨付きの状態である。〔そのほかの部分肉〕牛の場合にネック，ウデ，カタロース，カタバラ，ヒレ，リブロース，サーロイン，トモバラ，ウチモモ，シンタマ，ランイチ，ソトモモ，スネの13部分肉とネックツキカタロース，ロイン，ババツキソトモモの3部位を加えて規格部分肉となっている。豚の場合にはヒレ，ロース，モモ，カタ，バラの5部分肉となっているが，カタをカタロースとウデに細分することもある。

ふほうわしぼうさん　不飽和脂肪酸　[Unsaturated fatty acids]　〔定義〕分子内に不飽和結合を含む脂肪酸をいう。ふつうは二重結合であるが，きわめてまれに三重結合をもつものもある。〔一般的構造〕二重結合を1個もつものをモノエン酸，2個以上含むものをポリエン酸，4個以上のものを多価不飽和脂肪酸という。天然に存在するほとんどの酸の二重結合はシス型で，ポリエン酸の二重結合は，間に1個のメチレン基をはさんだ1,4-ペン

おもな不飽和脂肪酸

	炭素数	二重結合数（位置）*	存在
オレイン酸	18	1（9；n-9）	オリーブ油，ラードなど動植物油脂に広く分布
エルシン酸	22	1（13；n-9）	なたねなどアブラナ科種子油 （最近のカナダ産なたね油には含まれない）
リノール酸	18	2（9, 12；n-6）	大豆油，紅花油など植物油に広く分布
α-リノレン酸	18	3（9, 12, 15；n-3）	あまに油，大豆油，なたね油など
γ-リノレン酸	18	3（6, 9, 12；n-6）	月見草油
アラキドン酸	20	4（5, 8, 11, 14；n-6）	肝臓，卵黄
イコサペンタエン酸	20	5（5, 8, 11, 14, 17；n-3）	魚油
ドコサヘキサエン酸	22	6（4, 7, 10, 13, 16, 19；n-3）	魚油

* カルボキシル基から数えた二重結合位置；メチル末端から数えた最初の二重結合の位置

ダジエン型-CH＝CH-CH_2-CH＝CH-の配置をとっている。主要な不飽和脂肪酸を表に示した。〔性質〕二重結合数が増すに従い融点が低下する。したがって，室温で液状の油脂はポリエン酸含量が高い。魚油や大豆油などを水素添加すると二重結合数が減少し，融点が上昇するので，ショートニング，マーガリンなどの原料として使われる水素添加油が得られる。また，二重結合が増えるにともなって酸化安定性が悪くなり，薄膜にして空気中に放置すると固化するようになる。このような性質をもつ，あまに油などの植物油を乾性油という。油脂の不飽和度はヨウ素価によって示される。〔栄養〕動物は酢酸を出発物として，種々の脂肪酸を生合成することができる。しかし，メチル末端から数えて3位と6位（n-3，n-6）には二重結合を導入できない。したがって，これらの系列に属するリノール酸（n-6）や（α-）リノレン酸（n-3）は生合成できないため食事から摂取しなければならない。そのため，必須脂肪酸とよばれる。→すいそてんかゆし，ひっすしぼうさん，ようそか

フマルさん　フマル酸　［Fumaric acid］　酸味料の一種であり，そのNaClも使用が許可されている。〔性質〕水に溶けにくく，エタノールに溶ける。NaClは水に溶ける。生体の成分でありTCA cycleの中間体である。〔製法〕ナフタレンやベンゼンを酸化し，無水マレイン酸を得，これを加水分解して得るか，または糖を発酵してつくる。〔用途〕ジュース，ゼリー，果実缶詰，漬け物，冷菓，清涼飲料に用いる。クエン酸，リンゴ酸との同時使用が多い。

HC－COOH
‖
HC－COOH

フマル酸

フュージョンフード　［Fusion foods］　フュージョンとは融合のことで，ひとつのコース料理のなかで，複数の国籍の料理を供すること。たとえば，前菜は日本料理，主菜はフランス料理，デザートは中華料理といったものである。1980年代の米国で登場した。似たものに無国籍料理があるが，この場合は，コース全体がひとつの料理で統一されている。

フライドポテト　［French fries, Fried potatoes］　じゃがいもを細長く切り，油で揚げたもの。レストランでは，じゃがいもを原料にして直接つくることもあるが，一般にはフライドポテトを冷凍食品の形で保存し，食前に揚げる。〔フライドポテトの製法〕じゃがいもの表面をスチームピーラーで，剥皮，芽をトリミングしてたんざく型に切り，65℃3分間，ついで90℃5分間加熱処理する。さらに165℃くらいで30秒間軽く揚げる。これは表面部の水分減少が目的であるが，水分76～77％のものが68％前後になる。そのあと空冷したのち，常法で凍結して製品とし，必要に応じて揚げて供する。

フライビーンズ　［Fried beans］　そらまめやグリーンピースを油で揚げたものである。160～180℃くらいの油のなかで数分間揚げると種皮と子葉が離れる。そらまめの場合は，子実とさやの接着部（へそ）が砕けた状態となり，さらに内部の子葉は枚に離れやすくなる。種皮は茶褐色，子葉は黄色となる。よく揚がったものは軽くて歯でかみ砕きやすく，つまみ菓子としておかき，いり豆などと混合して市販される。また，酒の肴に用いられる。日本食品標準成分表2010によると，そらまめのフライビーンズ（種皮つき）100 g中に水分4 g，たんぱく質24.7 g，脂質20.8 g，炭水化物46.4 g，灰分4.1 gを含み，またビタミンとしてカロテンB_1，B_2，ナイアシンを含んでいる。

ブライン　［Brine］　元来は海水あるいは食塩水をいう。マグロなどに食塩水を加えてつくった缶詰をブライン漬缶詰とよぶ。また塩漬用の食塩溶液をブラインとよぶことがあり，食塩水中に漬けて塩蔵する方法をブラインサルティング brine-salting（立て塩漬け）という。また，冷凍用の冷媒，塩化カルシウム溶液，漂白用の亜硫酸

ソーダ溶液など無機類水溶液もブラインとよばれる。

ブラインしんせきとうけつほう　ブライン浸漬凍結法　→れいとう

フラクトオリゴとう　フラクトオリゴ糖　[Fructo-oligosaccharide]　ショ糖にフラクトースが1～3個結合した，難消化性のオリゴ糖である。アスパラガス，にんにくなどの野菜類や蜂蜜に含まれている。人での有効性については，おなかの調子をととのえる働き，ミネラルの吸収を助ける働きを有するとして，特定保健用食品への利用が許可されている。

ブラジルナッツ　[Brazil nut]　サガリバナ科。ブラジル原産。樹高30～45 mの高木の果実中に含まれる種子。大型のさやの中にアーモンドに似た種子が20～30個入っている。〔種実〕長楕円形で，黄白色の果肉に茶褐色の薄膜果皮が密着している。〔製品〕フィルバーナッツとともに塩味を付け，真空缶詰につくられる。〔成分〕ブラジルナッツの炒ったものの主成分は，100 g中，水分2.8 g，たんぱく質14.9 g，脂質69.1 g，炭水化物9.6 g，灰分3.6 gが標準的なものである。かび毒アフラトキシンに汚染されている事例があった。また，ブラジルナッツに対してアレルギーを示す人もいる。以前，ブラジルナッツの遺伝子を導入した大豆が開発されたが，アレルゲンたんぱく質を含んでいたため中止されたことがある。リング状にスライスして洋生菓子の表面を飾ったり，刻みナッツにして焼菓子の小麦粉生地に混ぜて用いられる。→ナッツるい

プラスチックフィルム　[Plastic film]　石油を主原料とする各種の合成樹脂（プラスチック）をフィルム状あるいはシート状にしたもの。生鮮および加工食品包装材料として広く用いられている。食品用ラップフィルムに用いられるポリ塩化ビニリデンにはフタル酸エステルが可塑剤として含まれる。一時期，フタル酸エステルには内分泌かく乱作用が疑われたが，環境省の環境ホルモン連絡計画SPEED98において内分泌かく乱作用はないとの報告がされている。食品用ラップフィルム。〔種類〕ひじょうに多くの種類があり，引張強度，耐折強度，突差強度，気体透過性，透湿性，耐薬品性，耐油性，耐熱性，耐寒性，透光性などの特性がそれぞれ異なっているので，包装する食品の性質，流通の条件などに応じて，適当なフィルムを選択する必要がある。また密封する場合は熱接着（ヒートシール，heat seal）できるものがよく，商品性の向上という点からは，光沢があり印刷しやすいものが必要である。食品包装に多く用いられているものは，ポリエチレン，ポリプロピレン，ポリ塩化ビニル，ポリ塩化ビニリデン，ポリエステル，ポリビニルアルコール，ポリスチレン，ポリアミド（ナイロン），酢酸ビニル，酢酸セルロースなどである。〔特徴〕ポリエチレ

プラスチック等包装資材の省略記号

省略記号	名　称
LDPE	低密度ポリエチレン
HDPE	高密度ポリエチレン
CPP	未延伸ポリプロピレン
OPP	二軸延伸ポリプロピレン
KOP	塩化ビニリデンコート二軸延伸ポリプロピレン
PS	ポリスチレン
PVC	ポリ塩化ビニル
PVDC	ポリ塩化ビニリデン
PT	セロファン
MST	防湿セロファン
PET	ポリエステル（ポリエチレンテレフタレート）
N, Ny（PA）	ナイロン（ポリアミド）
ON, ONy	二軸延伸ナイロン
PVA	ポリビニルアルコール
OV	延伸ビニロン
EVA	エチレン・ビニルアセテートコポリマー
EVAL	エバール（エチレン・ビニルアルコールコポリマー）
PC	ポリカーボネート
S	サーリン（アイオノマー）
Al	アルミ箔
K	塩化ビニリデンコート（塗布）

ン：化学薬品に強く，ヒートシール性がよく，安価であり，ほかのフィルムとラミネート（laminate, 貼り合わせ，積層）しやすいのでもっとも多く使用されるが，単独のフィルムでは気体透過性，印刷適性，強度などの面に問題があるので，生鮮食品，そのほかの簡易な包装に使用される。多くはポリエステル，ナイロンそのほかのフィルムとラミネートされ加工食品の包装に使用される。ポリプロピレン：光沢があり透湿性が少ない。単独ではパンの包装などに使用される。多くはポリエチレンとラミネートされ，乾燥食品の包装に使用される。ポリ塩化ビニル：強じんで，光沢があり，印刷適性が高い。軟質塩化ビニルは気体透過性が高いので単独で果実，野菜の包装に使用される。ポリ塩化ビニリデン：透湿性，気体透過性が低く，耐熱性，耐薬品性が高いので単独でハム，ソーセージなどのケーシングとして使用される。またポリプロピレン，ポリエステル，ナイロンなどのフィルムの表面に薄くコーティングして，透湿性，気体透過性を少なくするために多く使用されている。ポリエステル：強じんで耐熱性があり，揮発性成分の透過も少ないので，ポリエチレンとラミネートして，加熱殺菌を要する食品の包装に使用される。ポリビニルアルコール：ビニロンともいわれ，とくに酸素透過性が低いのでポリエチレンそのほかのフィルムとラミネートされ，酸化されやすい食品の包装用に使用される。ポリスチレン：気体透過性が高い点を利用して，果実，野菜および生鮮肉などの包装に使用される。ポリアミド：ナイロンといわれるもので，耐寒性，突差強度，引張強度にすぐれているので，ポリエチレンとラミネートされ，乾燥食品や冷凍食品の包装および加工食品の真空包装用に使用される。

ブラックマッペもやし　［Black gram sprout］　→まめもやし

フラットサワー　［Flat sour］　缶詰の変敗形式のひとつ。外観は膨張することなく平らで（flat），打検によっても判定が困難であるが，開缶すると内容物はいちじるしく酸味を呈し（sour），ガス発生をともなわずに酸敗した状態になっているものをいう。フラットサワーはトマトなどの野菜缶詰，サケ，マスなどの水産水煮缶詰に発生することが多い。この原因はほとんどが殺菌不足で，とくに好熱細菌の芽胞が生き残ったときに起こることが多い。*Bacillus thermoaciduran*s や *Bac. stearothermophilus* などはフラットサワー原因菌として知られ，その最適生育温度は45～50℃である。フラットサワーになった缶詰の有毒性は証明されていないが，食品価値は低い。

フラッペ　［Frappé］　〔種類とつくり方〕一般的なフラッペには，大別して以下の二種類がある。そのひとつは，いわゆるフランス式の氷でよく冷やしたもので，小型のタンブラーに砕氷，または削り氷をいっぱいに詰め，シロップを少量注いで攪拌し，じゅうぶんに冷却したところを供するものである。もうひとつは，比較的背の高いパフェグラスか，またはシャーベットグラスのなかにいろいろなアイスクリームを詰め，あるいは同様にして，フルーツシロップ，あるいは季節の新鮮な果実または缶詰フルーツなどを入れ，泡立てたクリームを盛り，飾りに果実の小片，もしくは薄切りにしたものなどを盛る形式のものである。

フラバノール　［Flavanol］　フラバンのオキシ体であるフラバン-3-オールとフラバン-3，4-ジオールの総称で，フラボノ

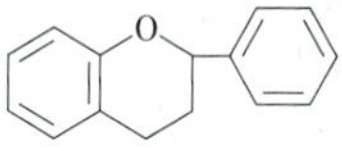
フラバン

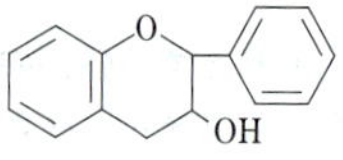
フラバン-3-オール

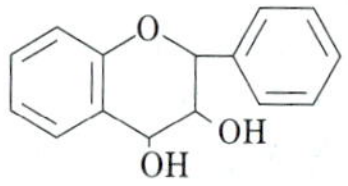
フラバン-3, 4-ジオール

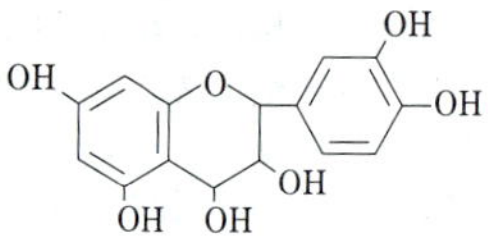
ロイコアントシアニジン

イドの一種である。フラバン-3-オールといわれる物質群ではカテキン類（→カテキン）が代表である。広く高等植物に分布し，多くは葉や材から遊離の形で見いだされるが，まれに配糖体としても存在する。フラバン-3，4-ジオールを基本骨格とするものはロイコアントシアン類と総称される。ロイコアントシアン類であるロイコアントシアニジンはりんご，桃，梨，すもも，カカオ豆，ぶどうなど広く果実，野菜に存在する。カテキン類，ロイコアントシアン類はタンニンの重要な成分である。

フラビン ［Flavin］ →ビタミン B_2

フラボノイド ［Flavonoid］ C_6-C_3-C_6（2つのフェニル基がピラン環あるいはそれに近い構造の3個の炭素を介して結合している）を基本骨格とする一群の化合物の総称。植物に広く含まれる。中央の3個の炭素の構造により分類される。有色のフラボン（アピゲニン，アピインなど），イソフラボン（大豆のダイゼインなど），フラボノール（ケルセチンなど），アントシアン（シソニン，ナスニンなど），無色のフラバノン（柑橘類のヘスペリジンなど），フラバノール（カテキンなど）などがある。→フラボノイドけいしきそ

フラボノイドけいしきそ フラボノイド系色素 ［Flavonoid pigment］ 〔存在〕ほとんどすべての植物の全器官に存在するが，とくに，緑葉，白色野菜やかんきつ類の皮のなかに多く存在する。多くは配糖体としてある。〔性質〕微酸性では無色であるが，アルカリ性で黄色を呈する。鉄塩と作用すると褐色または緑色に変化するが，かなり安定な色素で変化しにくい。〔種類〕この色素はフラボン（flavone），フラボノール（flavonol），フラバノン（flavanone），およびフラバノノール（flavanonol）に分けられ，それらの構造式は図のようである。なお，これに属する色素のおもなものをあげると表のとおりである。〔生理作用〕フラボノイドには毛細血管を保護

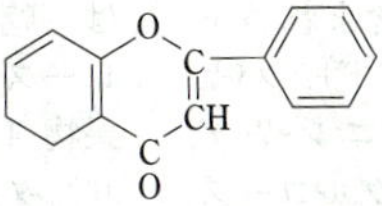

フラボン

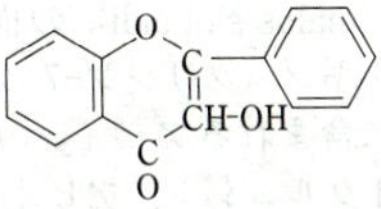

フラボノール

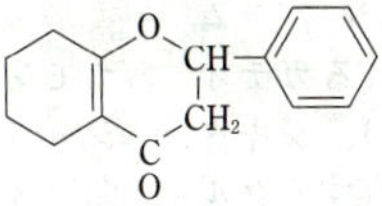

フラバノン

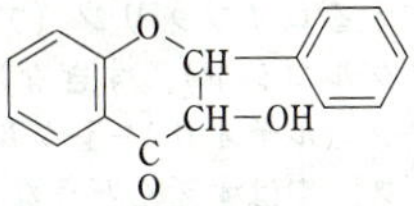

フラバノノール

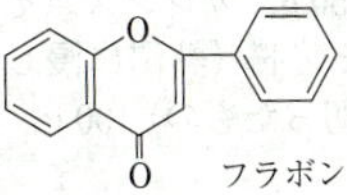

フラボン

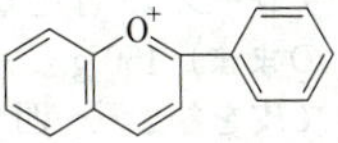

アントシアン

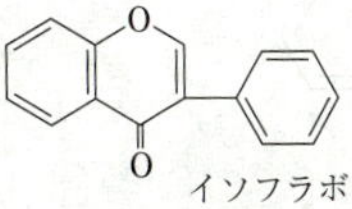

イソフラボン

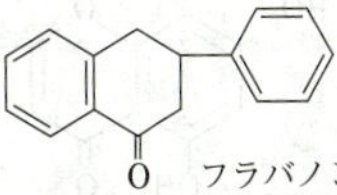

フラバノン

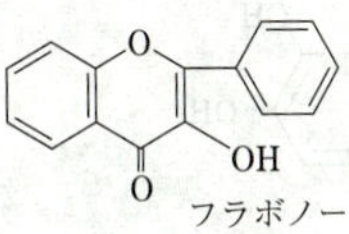

フラボノール

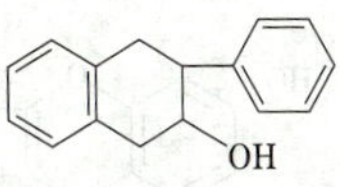

フラバノール

フラボノイド

フラボノイド系色素

種　　類	所　　在
アピゲニン apigenin	こうりゃん，ダリアの花
ケルセチン quercetin	玉ねぎ最外部の黄褐色の皮
アピイン（配糖体） apiin	パセリの葉
ヘスペリジン（配糖体） hesperidin	温州みかん，だいだい，ぽんかんの皮
ナリンジン（配糖体） naringin	夏みかんの皮，グレープフルーツ
シトロニン（配糖体） citronine	レモン
ダイジン（配糖体） daidzin	大豆
ルチン（配糖体）rutin	そば，茶
トリシン tricine	小麦

し，丈夫にする機能をもつものが多く，ビオフラボノイド（bioflavonoid）とよばれ，ビタミンと同様に重要なものと考えられたが，現在では効果は薬物学的で，食事的に必須ではないと考えられている。→ビタミンP，フラボンはいとうたい

フラボンはいとうたい　フラボン配糖体　［Flavon glycoside］　フラボノイドの一種であるフラボンに糖が結合した化合物をフラボン配糖体という。糖の結合する様式によってふたつの型に大別される。ひとつはフラボンの水酸基と糖とが脱水的に結合したもので，O-配糖体とよばれるものである。多くの場合，5位または7位の水酸基にグルコースやラムノース，あるいはガラクトースおよびそれらの2糖体とグルコシド結合している。代表例として，ずみ（malus sieboldi）の樹皮に含まれるトリンギン（クリシン-7-グルコシド），パセリに含まれるアピイン（アピゲニン-7-アピオグルコシド，アピオースとグルコースが結合した二糖類をもつ），だいだいに存在するロイフォリン（アピゲニン-7-ラムノグルコシド），すぎなに含まれるガテオリン（ルテオリン-5-グルコシド），ジキタリス，やはずえんどうなどに存在するグルコルテオリン（ルテオリン-7-グルコシド）などがある。一方，フラボンの6位または8位の炭素に糖が直接結合したC-グリコシル誘導体がある。別名グリコフラボンともよばれており，酸により加水分解をうけにくい。ビテキシン（アピゲニン-8-グルコシル），オリエニチン（ルテオリン-8-グルコシル）などがある。

プラムケーキ　［Prum cake］　果物類の砂糖漬けを刻み，良質の洋酒と香辛料で漬け込んで，1～2か月発酵させたものをバターケーキ生地に加えて焼いた，風味豊かな菓子。各国特有の酒や果物を加えてつくり，リッチなフルーツ入りケーキとしてクリスマスケーキやウェディングケーキにも用いられる。果物類が多いため焼きにくい菓子であるが，じっくりと焼いているうちに材料の味がなじみ，より風味が増す。密封すれば長期間味が変わらず，フルーツ類が酒精化してさわやかな風味となる。一般には大きな型に入れて焼き，これに洋酒をふりかけ，保存する。〔バターケーキ生地に加える材料〕果物類は，乾燥した果物（レーズン，サルタナレーズン，カレンズ，プラム），砂糖漬け果物（レモンピール，オレンジピール，クリスタルチェリー，アンゼリカ，メロン砂糖漬け），木の実類（アマンド，くるみ），香辛料はメース，ナツメグ，クローブ，シナモン，ジンジャー，オールスパイス，マジョラム，洋酒類はラム，ブランデー，白ワイン，そのほかカラメル，蜂蜜，レモンの皮のおろしたもの，バニラなどである。〔果物類の漬け込み方〕でき上がり475 g：レーズン（1/2切）250 g，サルタナレーズン（1/2切）150 g，カレンズ（そのまま）150 g，アーモンド（熱湯に浸して皮をむき三～四つに切ったもの）100 g，

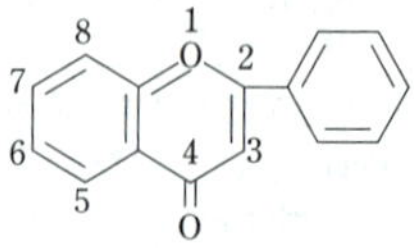

フラボン

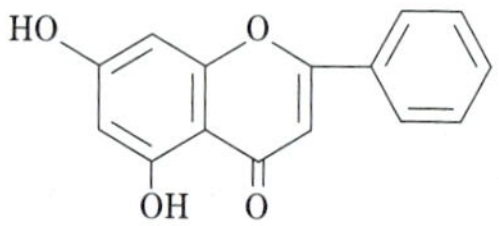

クリシン

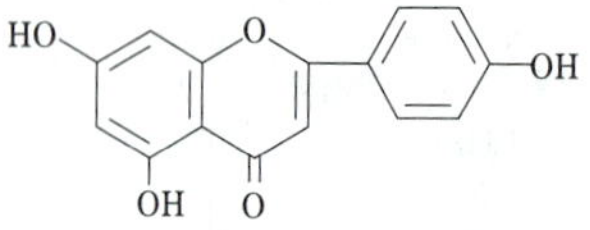

アピゲニン

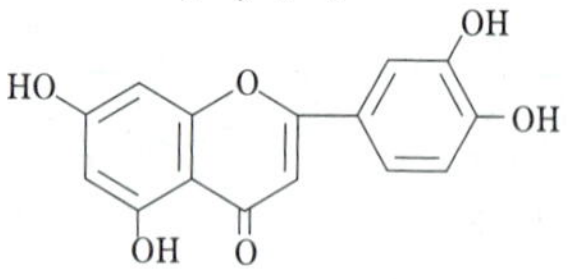

ルテオリン

レモンピール（0.5 cm 角切り）100 g，オレンジピール（0.5 cm 角切り）100 g，メース小さじ 1/4，ナツメグ小さじ 1/6，クローブ小さじ 1/4，マジョラム小さじ 1/5，カラメル（砂糖 60 g，水大さじ 1），レモンの皮をおろしたもの 1/2 個分，ラム 150 ml，ブランデー150 ml。以上の材料をふたつきのほうろう容器で漬け込み，1 日 1 回かき混ぜ，少なくとも 3〜5 週間かけて果物類と洋酒，香辛料をなじませる。カラメルは，ケーキ生地をプラムの色に近づけるための色づけに加える。〔プラムケーキの材料〕漬け込んだ果物 475 g，バターケーキ生地：バター120 g，砂糖 200 g，卵 4 個，バニラ香料小さじ 1，ブランデー大さじ 1，中力粉 200 g，ベーキングパウダー 2 g，カラメル好み。〔つくり方〕1）角または丸型のケーキ型に紙を敷き，バターをぬっておく。2）バターケーキ生地に漬け込んだ果物を加え，よく合わせて型に流したら平らに入れ，160℃のオーブンで 1 時間 20 分かけてゆっくり焼き上げる。丸型の場合は中心の火通りが悪いので，時間がさらにかかる。〔注意〕ケーキ生地と漬け込んだ果物の割合は同重量が好ましいが，日本では半量を入れることが多い。重い混合物が入るため，生地は多少の粘りがあるほうがよく，中力粉がよい。焼き立てより数日たったほうがしっとりした味となる。粉砂糖を上から真っ白くふりつけて大皿に盛り，食卓で切り分ける。重いケーキなので約 1 cm 厚さ程度に切り，賞味する。

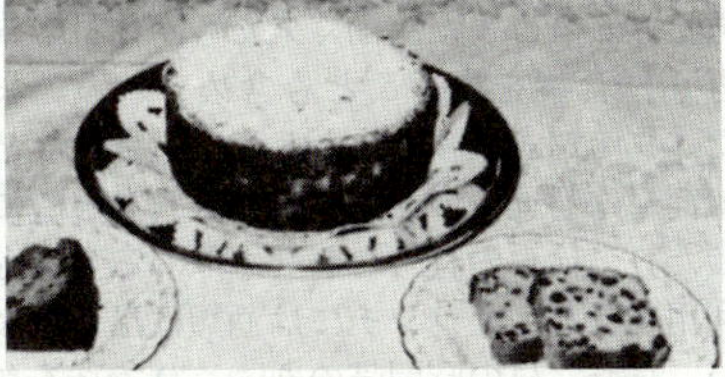

プラムケーキ

プラムプディング　[Plum pudding]
イギリスのクリスマスに欠かせない蒸し菓子で，クリスマスプディングともよばれる。〔歴史〕17 世紀後半のチャールズ二世の時代に，かゆ状のプラムポリッジ（Plum porridge）から固形の果物入りプディングになったと伝えられている。初めは球形で布で包んで煮るだけであったものが，半球形の焼き型で蒸し煮されるようになった。プディングやパイはイギリスでつくられたもので，元来は旅人のための料理や甘味料理であった。長時間蒸し煮にして仕上げたものは，冷所に保存すれば 3 週間ぐらいはもち，供するときに温める。プラムプディングに入れる果物類はクリスマスの 2 か月くらい前に漬け込みをはじめる。寝かせると発酵してアルコール分が増え，クリスマスのころにはさわやかな風味となるので，前もってつくる習慣がある。〔プラムプディングのつくり方の一例〕材料：プラムケーキ用洋酒漬け果物 1 カップ，ケンネ脂（刻んだもの）100 g，小麦粉 50 g，生パン粉 100 g，卵 3 個，レモン 1 個，オレンジ 1 個，塩小さじ 1/2，オールスパイス小さじ 1/3，ブランデー50 cc，黒砂糖 60 g（またはカラメル），プラム 6 個。つくり方：1）果物類の砂糖漬けは，刻んで香辛料，洋酒とともに深いふたつきの入れ物に入れ，味をよくなじませたものを用意する。2）ケンネ脂を包丁で細かく刻んで加え入れ，よく混ぜ合わせる。3）2）のなかに，小麦粉，生パン粉，黒砂糖またはカラメル，香辛料，塩を加えてかき混ぜておく。4）別のボウルに卵を入れよく泡立て，ブランデー，オレンジおよびレモンの絞り汁を加えて混ぜ合わせてから，1）の果物類のなかに加え，両手で強くこね混ぜる。このままぬれ布きんをかけ，半日ぐらい冷蔵庫に入れておく。5）型にバターをぬる。型は半球形のプディング型が出しやすい（ボウルで代用しても可）。種を抜いたプラムを型の底に美しい花型に貼りつける。6）型に混ぜ合わせた材料を平らに詰め，バターをぬったアルミホイルでふたをした後，布きんで全体を包んでしばる。7）大きな深鍋に型を入れ，型の高さの 3/4 まで熱湯を注ぎ，沸騰したらぴったりふた

ふら

をし，弱火にして約5時間かけて蒸し煮とする。〔供し方〕熱いプディングを皿にあけ，温めたブランデーをたっぷり全体にかけて火をつけ，青白い炎を一同が食卓で楽しんだ後，切り分ける。ハードソース，ラムソースなどを添えてもよい。→プラムケーキ

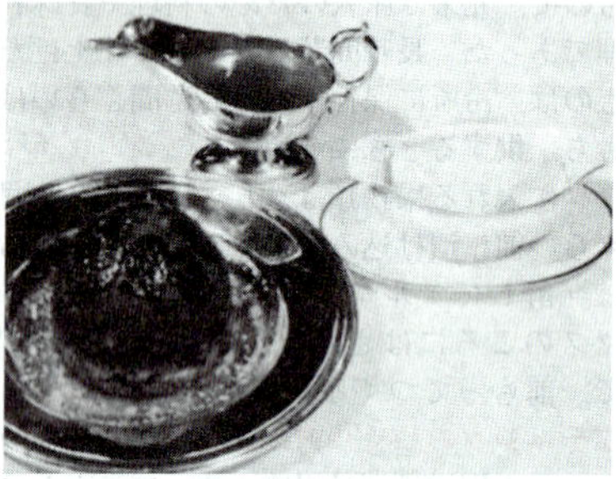

プラムプディング

ブランキット　[Blankit]　ナトリウムハイドロサルファイト（次亜硫酸ナトリウム，$Na_2S_2O_4$）の商品名。〔性質〕白色の結晶で水に溶ける。水溶液は不安定で，とくに酸性で分解がはげしい。アルカリ性溶液はかなり安定で，強い還元性がある。空気に触れさせておくと，急速に酸素を吸収する。工業的には重亜硫酸ソーダを亜鉛で還元してつくる。〔用途〕還元力を利用して，漂白剤として用いられる。おもに，こんにゃくやかんぴょうなどの野菜加工品，キャンデットチェリーなどの果実加工品の漂白に用いられる。〔使用基準〕ごま，豆類，および野菜に使用してはならない。そのほかの食品についても使用量の制限がある。

フランクフルトソーセージ　[Frankfurt sausage]　〔製法〕豚（カタ肉），および牛（ホホ肉または雄牛肉）の赤肉（脂肪の少ない肉）をほぼ3：2の割合に混和し，そこに10％の豚脂を加え，塩漬を行い，チョッパーでひき，サイレントカッターで練りあげたのち腸に詰める。太い羊小腸か細い豚の小腸をケーシングに用い，10 cm ぐらいの間隔をおいてひねり，珠数つなぎとし，数個から数十個連結させたソーセージとする。乾燥は40℃に1時間，燻煙は50℃に1時間，湯煮は70℃に40分間，冷却は15℃に10分間行う。〔組成〕100 g 中水分54.0 g，たんぱく質12.7 g，脂質24.7 g，炭水化物6.2 g，灰分2.4 g となっている。

フランスパン　[French bread]　名のようにフランスを中心にして食用されているパンで，フランス小麦を原料としてフランスで生まれたパンである。わが国の食パンにくらべるといろいろな点に特徴がある。小麦粉は中力粉を基本にしており，砂糖や油脂類など副原料はいっさい使用せず，小麦粉，食塩，イースト，水だけでつくり，小麦そのものの味を賞味するパンといえよう。製造法として，もっとも特徴的なことは，オーブンで蒸気を入れながら焼くということである。これによって外皮がかたくならず，内部まで熱がよく通ることになる。その結果，白パンのように外皮と内部とのかたさが極端に違うということがなく，全体が外皮といってよい感じのパンになる。かみしめて食べるとおいしいパンである。

ブランチ　[Brunch]　朝食と昼食をいっしょにした特殊な食事形式。〔歴史〕ブレックファストの br とランチの unch から，合成語で使われている。アメリカのルイジアナ州ニューオーリンズ地方で始まったものといわれている。日曜日に教会に行き，その後，遅い朝食と昼食を兼食にして，ボリュームのある食事にしたものである。これはまた，働く人たちが休日の昼近くに食事をすることも含められる。また，ブランチパーティとして，避暑地などで簡単な料理をつくりながら昼食をともにしたり，仕事の打ち合わせを兼ねる会にも利用される。ブランチには酒類は出されない。また，昼の時間帯のゆっくりできる食事で，マナーにとらわれない点から，家族も加わる会食としてパーティが行われている。〔献立〕朝食に簡単な肉料理（ハム，レバー）や野菜サラダ，デザートが加わ

る。ときには野菜入りのスープが，代用としてティーカップで出されることもある。朝食用の果物から始まり，卵料理（オムレツ，ベーコンエッグ）が出される。パン類は，トーストよりはマフィンやホットケーキなどの手づくりのものが多く，ジャムやマーマレード，メープルシロップなどの甘味がつく。料理は鍋ごと，または大皿に盛ったものを食卓に出しておき，各自が好みのものを自由に銘々の皿にとり分けるようにする。

ブランチング　[Blanching]　短時間の加熱によって酵素を不活性化する（酵素作用を失活させる）処理のこと。湯通しともいう。食品の調理，加工では，おもに野菜，果実が対象である。熱湯中に食品を浸漬する場合，蒸気で処理する場合，マイクロ波で誘導加熱する場合とがある。熱湯中で行う場合は加熱が均一に行われること，熱湯に塩化カルシウムや重合リン酸塩などを溶解し，それらによりかたさや歯切れを調節できることや，色調を保持できることなどの特徴がある。しかし，ブランチング中に水溶性成分の流出，ビタミンCの損失などの欠点もある。これに対し，蒸気処理，マイクロ波処理は添加物による効果は期待できないが，熱湯ブランチングのような欠点はない。ブランチングは酵素の不活性化が主目的であるが，組織の柔軟化，あくやろう物質の除去，洗浄の仕上げなどの効果ももっている。ブランチングは缶詰，冷凍食品，乾燥食品の製造の場合の前処理として不可欠の処理で，ブランチングにより色調，テクスチャーのよい製品が得られる。

ブランデー　[Brandy]　果実を原料とした蒸留酒で，ぶどうを原料としたgrape brandyがもっとも多く，普通，ブランデーといえばこれをさす。このほか，りんごやさくらんぼからもつくられる。語源はフランス語のvin brûlé（焼いたワイン）からオランダ語のbrandewijn（ドイツ語のbranntweinと同じく焼いた酒）となり，ブランデーとなった。現在のフランス語ではeau-de-vie（生命の水）という。→アルマニャック，キルシュ，コニャック

ブランマンジェ　[（仏）Blanc-manger]　〔名称〕白いプディング状の冷菓の一種で，フランス語で白い食べ物という意をもつ。英語もそのままブランマンジェ（blancmange）という。〔つくり方〕アーモンドのブランマンジェ（blanc-manger aux amandes）が原形であり，上品な味のデザートである。現在のブランマンジェはそれを変化させたもので，フランス風，イギリス風，折衷風の三種がある。〔フランス風ブランマンジェ（Blanc-manger à la Française）〕アーモンドの皮をむいて細かく刻んだものをすりつぶし，牛乳でのばしたら，砂糖を加えて煮た後，水でやわらかくしたゼラチンを加えて溶かし，一度こして冷やす。かたまりかけてきたら泡立て生クリームを加え，バニラ香料で風味をつけてゼリー型に流し，じゅうぶんに冷蔵庫で冷やし固めたもの。〔イギリス風ブランマンジェ（Blanc mange English style）〕アーモンドが手に入りにくかったイギリスで，それに似せてつくったと伝えられている。鍋にコーンスターチと砂糖を合わせ，牛乳でよく溶いた後，火にかけ，じゅうぶんなめらかに煮たら，火からおろしてアーモンドとバニラの香料を加え，温かいうちにプリン型，またはゼリー型をぬらしたところに流し入れ，冷やし固めたもの。この場合，風味に乏しいので，よくココア，コーヒー，ひき茶などを加え入れ，色と香りをつける。家庭で，幼児食や病人食としてもつくられる。〔フランス風とイギリス風との折衷風〕コーンスターチの量を少なくする。牛乳で溶いて砂糖を加え，じゅうぶん煮たら火からおろし，水でやわらかくしたゼラチンを加え，かたまりかけてきたところで泡立て生クリームを加え，アーモンドとバニラ香料で風味をつけ，ゼリー型に流して固める。味がよく，なめらかなブランマンジェとなる。〔供し方〕いずれも型よりガラス皿にあけ，上にクリームシャンティイで飾るか，まわりに果物の甘煮（さ

くらんぼ，プラム，白桃，あんずなど）を飾り，その煮汁をソースとする。また，いちごを刻んでラムの風味をつけたものをかけたり，フルーツソース，カスタードソースをかけてもよい。アーモンドを使うときには，皮つきのものを使用する際に熱湯に漬け，薄皮をむく。こうすることで，脂肪が酸化して，味と風味が落ちるのを防ぐ。

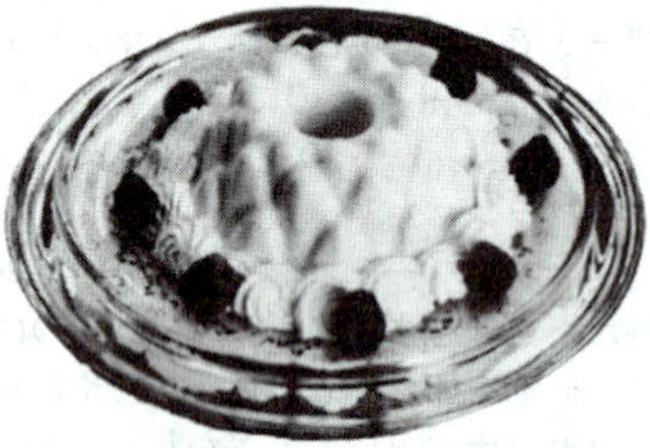

ブランマンジェ

ブリ　鰤　［Yellowtail］　アジ科の魚。〔生態〕体は紡錘形をし，体の上部は青緑色，腹部は銀白色を呈し，体側に一条の黄色の帯が走っている。体長は 1.3 m，15 kg に達する。北海道より南日本までの沿岸寄りに広く分布している魚で，たえず餌を求めて回遊している。すなわち，ブリは主として 3〜4 月ごろ本州の中部以南で卵を産む。この卵は間もなくかえり，北に向かって進みはじめる。そして夏には 15 cm ぐらいになり，北海道の南部にまで達する。しかし秋になり水温が下がりだすと，また，南のほうへ帰っていく。そして翌年の夏にはまた北に向かい，こんどはカムチャツカ半島周辺まで北上する。冬，北から南へ下ってくる親ブリが寒ブリとよばれるもので，寒ブリは春の産卵にそなえて餌を多く食べているため太り，脂がのっている。寒ブリは 1 m 以上あるものがとくにおいしく，それ以下のものは，ずっと味が落ちる。しかし，夏になると小型のものが大型のものよりおいしい。これは産卵との関係で，卵を産んでやせた親ブリよりも卵を産まない子ブリのほうがまだ味がよいということである。なお，春先に四国や九州では彼岸ブリというのが獲れるが，これは産卵直後のためまずい。〔産地〕神奈川，岩手，千葉，静岡，富山，新潟，島根の各県で多く獲れる。〔呼称〕ブリは全国的に獲れるため地方により方言が多く，またスズキやボラなどとともに出世魚とよばれ，大きさにより名が変わる。例をあげればつぎのようである。東京：ワカシ（15 cm まで）→イナダ（40 cm 前後）→ワラサ（60 cm 前後）→ブリ 90 cm 以上。岩手県：シヨノコ（10 cm まで）→イナダ（30 cm 前後）→ニサイブリ（45 cm 前後）→アオ（60 cm 前後）→ブリ（70 cm 以上）。秋田県：ツベ（10 cm まで）→イナダ（30 cm 前後）→アオ（40〜60 cm）→ブリ（75 cm 以上）。宮城県：ワカナ（10 cm まで）→アオ（30〜45 cm）→ブリ（60 cm 以上）。石川県：ツバイソ（10 cm まで）→フクラゲ（30 cm 前後）→ガンド，オフクラギ（60 cm 前後）→イナダ，コブリ，ニマイズリ（75 cm 前後）→ブリ（80 cm 以上）。富山県：ツバエン（10 cm まで）→コヅクラ（15 cm 前後）→フクラギ，フクラゲ（30 cm 前後）→ブリ，ニマイズル（45 cm 前後）→ブリ，アオブリ，サンカ（60 cm 前後）→ブリ，コブリ（75 cm 前後）→ブリ，オオブリ（85 cm 以上）。福井県：イナダ（15 cm 前後）→フクラギ（30 cm 前後）→ナル（60 cm 前後），ブリ（60 cm 以上）。島根県：ショオジゴ（10 cm まで）→ハマチ（45〜60 cm）→メジロ（75 cm 前後）→ブリ（85 cm 以上）。高知県：モジャコ（10 cm まで）→ハマチ（30〜45 cm）→ブリ（60 cm 前後）→ブリ，オオイオ（75 cm 以上）。和歌山県：ワカナ，ワカナゴ（15 cm まで）→ツバス（20 cm 前後）→イナダ，イナラ（30 cm 前後）→ハマチ（30〜45 cm）→メジロ（60 cm 前後）→これ以上をモンダイ，オオウオ，ドタブリ，ヤゾウとよぶ。近年ハマチの養殖が全国的にさかんとなっている。これはブリの稚魚をいけすに入れ，アジ，イワシ，コウナゴなどや配合飼料を与え，体重 1 kg ぐらいまでにしたものである。〔組成〕ブリ肉の組成は季節により多少差があるが，一般成分は，100 g 中水分 59.6 g，たんぱく質 21.4 g，脂質 17.6 g，炭水化物 0.3 g，灰分 1.1 g 程度である。〔調理〕照り焼き，刺身，塩焼きなどに向き，胃や肝臓もおいしい。洋風の料理にも合う。関西の人は関東の人が塩ザケを好むように塩ブリを賞味する。能登地方にはわら巻きブリという名産品があるが，これは三枚におろしたブリを塩蔵後，水洗い，陰干しにしたのち，昆布または紙に包み，さらにわらでおおい，わら縄で巻いたもので，薄く切り，酢，みりんなどに漬けて酒の肴とする。京都大学の清水亘博士の研究によると，ブリ肉中にはサバ肉などに比べ，ずっと多くのヒスチジンが含まれているため味がよいという報告がある。また，このヒスチジンの量は，とりたてのものよりいくぶん時間を経過したもののほうが増えるという。こうしたことは，ブリに限らず大型の魚についてはみな同様である。すなわち，大型魚から強力な消化酵素を含む内臓を除いてしまうとかなり貯蔵がきき，こうしたものは，ちょうど牛や豚の肉が貯蔵中にうま味を増すのと同じような具合でうま味を増すと考えられる。

フリーラジカル　[Free radical]　1 個またはそれ以上の不対電子を有する分子や原子のことで，単にラジカル，あるいは遊離基ともいう。たとえば，通常の有機化合物を構成する各原子は互いに電子対を共有することで形成される共有結合により結合し合っているが，なんらかの理由によりこの共有結合が開裂し，結合していたふたつの原子がそれぞれ不対電子を保持するようになる場合（ホモリシスという）ラジカルが生成することになる。このような開裂はある種の化学反応により起こるほか，光分解，放射線分解などによっても起こる。生成したラジカルは一般にひじょうに不安定で分解反応，転位反応，結合反応，不均化などの反応を経て，より安定な物質に変換される。ただし，例外もあり，トリフェニルメチルやジフェニルピクリルヒドラジル（DPPH）のように不対電子が分子全体に非局在化し，かなりの安定性を示すものもある。〔分析法〕これらのラジカルを分析する方法はいくつか知られているが，もっとも有用なものとして電子スピン共鳴（electron spin resonance, ESR）法がある。これはラジカルの検出・同定などに非常に有効な手段であり，とくに超微細構造が明確に観測される場合には，その解析によりラジカルの構造に関する信頼性の高い情報を得ることが可能である。〔食品の貯蔵・加工分野での問題〕ラジカル反応としては油脂の自動酸化が注目される。酸素は一種のビラジカルであり，また，その活性種のひとつであるスーパーオキシドアニオンは（モノ）ラジカルである。一般にラジカルは反応性が強く，ほかの分子に作用して新たにラジカルを生成し，連鎖反応を行う場合があるが，油脂の自動酸化もその一例であり，初期反応，連鎖反応，終結反応を経て，油脂の構成脂肪酸，とくに不飽和脂肪酸が酸化されることになる。その際，ヒドロペルオキシドのほか，ペルオキシラジカルなどのラジカルが生成することが知られている。

ふりかけ　細かく砕いてある調味乾燥魚肉。ご飯にふりかけて食べるところからこの名がある。〔製法〕ご飯用ふりかけはワカサギ，アジ，イワシなどを煮干しにしてから粉砕し，醤油主体の調味液中で煮熟，ふるい分けした後 80℃くらいで乾燥，青のり，ごまなどを混ぜる。お茶漬け用ふりかけは，タイ，サケ，エビなどの塩蔵肉または塩水で煮熟した肉をほぐし，うま味調味料，削り節，青のり，ごま，卵黄などを混ぜて乾燥し，フレークまたは顆粒状にする。

フリカッセ　[（仏）Fricassée]　淡泊な材料を軽く炒め，煮込んでやわらかくしたものをクリーム色のソース煮に仕上げた料理。フリカッセはフランス語で，鍋に入れて煮るの意で，主材料は鶏肉（骨つき），仔牛肉，羊肉，カキなどを使う。鶏のフリカッセ（fricassée de volaille）が有名。同じような料理にブランケット（blan-

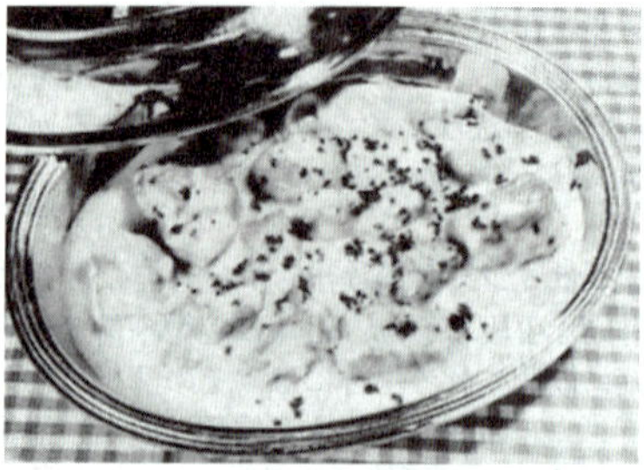

フ リ カ ッ セ

quette）がある。これは，淡泊な白い肉類を炒めないで煮込み，やわらかくなったらホワイトルウをつくり，煮汁でのばしてホワイトソースにし，生クリーム，卵黄，レモン汁などで調味したものを肉と合わせて軽く煮込んだ料理で，仔牛の白ソース煮（blanquette de veau）が有名である。フリカッセの副材料の野菜は，マッシュルーム，小玉ねぎ，かぶ，セロリ，カリフラワー，じゃがいもなど白い野菜類がよく，とくにマッシュルーム，小玉ねぎは味が合う。多くは別にやわらかなバター煮にしておき，最後にソースと合わせ，軽く煮て仕上げる。つけ合わせ野菜として，リアラクレオール（riz à la créole，バター入りライス）を添える。

ふりじおづけ　振り塩漬け　→しおづけ

ふりじおほう　振り塩法　［Dry salt curing］　食品の塩蔵法のひとつで，食塩水溶液に食品を浸漬する立て塩法に対するもの。食品に固体の食塩を直接撒布して塩漬けする方法。〔特徴〕特別な容器を必要とせず，初期に急速な脱水が行われることから，腐りやすい食品の塩漬けに適する。ただし食塩の浸透が不均一になりやすく，食品表面が空気にふれるため油焼けを起こしやすいなどの欠点がある。水産物や野菜などの塩蔵や，料理の下ごしらえに用いられる。→えんぞうひん，しおづけ

フリッター　［Fritter］　生の材料を洋風の衣でくるんで揚げた軽い揚げ物で，衣揚げと訳される。英語でフリッター，フランス語でベーニェ（beignet）という。〔種類〕フリッターは料理と菓子の二種があるが，いずれも温かく供される。〔フリッターの衣（Fritter batter)〕小麦粉を1.2～1.5倍量の液（卵黄，牛乳，油を合わせたもの）で溶き，紙ぶたをして1～2時間寝かせ，使用の直前に卵白を固く泡立てて合わせて衣とするので，揚げた衣はふわっとして軽くやわらかなものになる。牛乳の代わりにビールを用いた衣は軽く，野菜に味が合う。砂糖を加えた菓子用の衣は焦げやすいので，油温に注意する。〔材料〕鳥獣肉類（鶏肉，仔牛の脳みそ，ハム），魚介類（白身魚，魚の白子，エビ，カキ，ホタテ貝，ワカサギ，白魚），野菜類（カリフラワー，かぼちゃ，アーティチョーク，アスパラガス，ブロッコリー，しいたけ，芽キャベツ）など。フリッターの材料は，衣が揚がると同時になかの材料に火が通ったほうがよいので，細切りまたは薄切りにする。味がしみにくいものは前もって調味料やレモン汁をまぶしておくとよく，衣をつける直前に材料の水気はじゅうぶんにとることが大切である。鳥獣肉類や魚介類を材料としたフリッターは主菜となり，揚げ立てに，粉吹きいも，揚げパセリなどをつけ合わせとし，ソース（トマトソース，タルタルソース，サウザンドアイランドドレッシングなど）を添える。野菜類のフリッターは付け合わせとなる。〔果物のフリッター〕揚げ菓子としてデザートに出すもので，いちご，アプリコット，りんご，パインアップル，プラム，バナナなどが使われる。衣のなかに砂糖を加えて甘味をつけ，

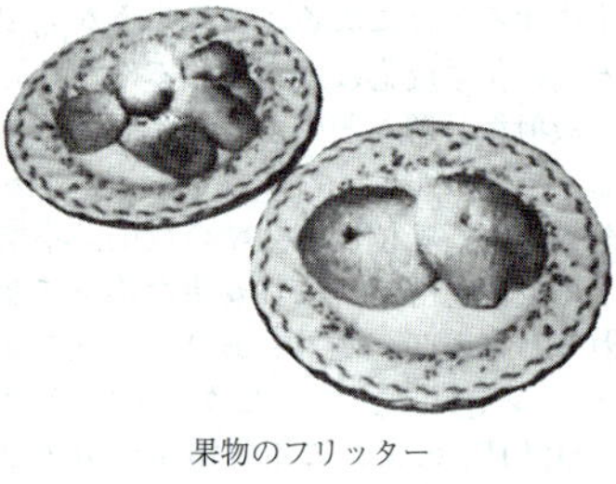

果物のフリッター

ふり

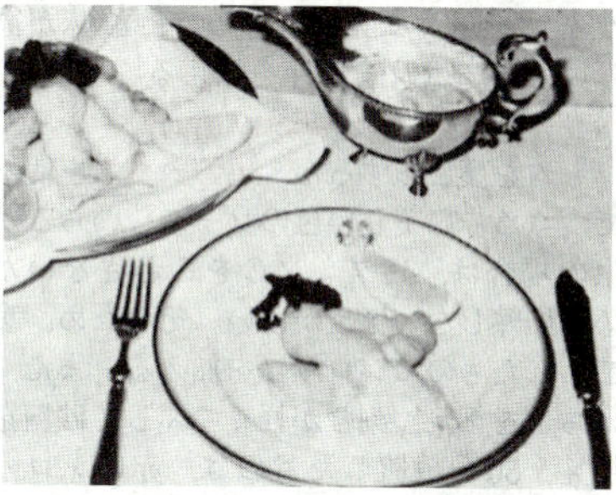

白身魚（ヒラメ）のフリッター

香味として，バニラ香料，シナモン，ナツメグ，リキュールを使う。揚げ油は，食品の風味をそこなわないように上質油を用いる。オリーブ油が最上である。油の量は深めの鉄鍋に8分目程度入れるが，油の厚さが4～5 cmは必要である。油温は165～170℃がよく，火が強すぎると周りが早くかたまって，ふくらみの悪い揚げ物となる。

ブリットル [Brittles] ハードキャンディの一種である。一般には落花生を混合成形したピーナッツブリットルが知られている。〔製法〕砂糖に水あめ，バターを加えて113℃まで煮つめる。ピーナッツを加えて攪拌し，130℃まで上昇したら焦げつきを防ぐために火を弱め，徐々に146℃まで煮つめる。火から下ろしたらあらかじめ少量の水に溶解しておいた炭酸水素ナトリウム（重曹）を加えて色調が均一になるまで混合し，冷却盤に流して薄くのばし，切断，製品とする。

ブリティッシュガム [British gum] でんぷんを焙焼してつくったデキストリン。スターチガムともいう。〔起源〕イギリスのでんぷん工場の火災の際に水溶性の粘着力の強い物質が発見され，これがデキストリン発見のきっかけになった。〔性状・用途〕主として捺染（なっせん）染色に使用する。それで，粘稠度と弾力性が必要であるばかりでなく，糊液の泡立ちが少なく，しかも水洗いの際に糊落ちがよいのが必要とされる。これらの目的には，原料でんぷんによって性能が違うが，コーンスターチがもっともよく，さつまいもでんぷんがこれにつぐ。特殊な用途には，小麦でんぷん沈（ジン）を使用することがある。じゃがいもでんぷんや，タピオカは不向きである。製造設備は，普通のデキストリンの設備と同様であるが，原料でんぷんに薬品の添加を行わないで焙焼するところが異なる。年間使用量はほぼ安定していて，1968～1982年を通じて，1,300～1,700 tである。→デキストリン

ブリリアントブルー・エフ・シー・エフ　ブリリアントブルーFCF [Brilliant blue FCF] トリフェニルメタン系の合成着色料で，酸性染料に属する。わが国では食用青色1号とよぶ。〔製法〕ベンズアルデヒド-*o*-スルホン酸と*α*-(N-エチルアニリノ)-*m*-トルエンスルホン酸を縮合させ，酸化剤で酸化して製造する。〔性質〕水に溶けやすく，エタノール，プロピレングリコールに溶ける。水溶液は青色を示す。化学的に安定であるため各国で使用される。菓子，冷菓などにほかの色素と配合して使用する。毛糸で染色される。〔成分規格〕純度が85％以上となっており，ほかの付随色素も含まれる。

フリルフラマイド [Furyl furamide] 別名でAF_2ともよばれる。細菌類に対してはきわめて高い抗菌力を有する。かつて，食品添加物として，豆腐，魚肉練り製品，ハム，ソーセージ類に広く利用されていたが，遺伝毒性についての疑問がもたれ，発がん性が問題となり添加物としての認可がとり消された（1974年）。この種の殺菌料は戦後の食糧難の時代には，たんぱく質食品の普及に貢献したが，現在では食品製造とその流通技術の進歩により，細菌類の汚染による食中毒の危険を防止する衛生管理システムの強化が主流となっている。〔毒性〕マウス経口投与によるLD_{50}は570 mg/kgである。

プリン →カスタードプディング

フルーツぎゅうにゅう　フルーツ牛乳 乳飲料の一種。脱脂乳（還元脱脂乳

を含む)，部分脱脂乳または牛乳などに果汁，フルーツフレーバー，糖類，甘味料，着色料，着香料などを加えて殺菌・調製したもの。乳等省令上では，生乳，牛乳，特別牛乳またはこれらを原料とした食品が主要成分であることが要求されているのみであって，配合比については大幅に自由な調合が認められている。〔成分規格〕細菌数30,000/ml 以下，大腸菌群陰性，保存性のある容器に入れ，115℃以上で15分間以上加熱殺菌した場合を除き，牛乳の例にならい要冷蔵が義務づけられている。2001年の飲用乳の表示に関する公正競争規約では商品名に「牛乳」,「ミルク」または「乳」という文言を用いることを禁止している。そのため現在は，牛乳を商品名としている製品はない。無脂乳固形分，乳脂肪分ならびに乳脂肪分以外の脂肪分を含む場合はそれらの含量を表示すること。果汁または果肉が使用されていない場合は「無果汁」と表示すること。果汁または果肉含量が5%以下の場合にはその量を含むことを証明できる場合には何%含有と表示してもよいが，それ以外の場合は，無果汁と表示すること，などが定められている。

フルーツソース ［Fruit sauce］ あんず，いちご，さくらんぼなどの果物を主としてつくる甘くて酸味のあるソース類の総称。デザート用のソースとして，温かい甘味菓子やアイスクリームなどの冷菓に用いる。これらの果物類は繊維が少なく，酸味と色味とに富むものである。多くはジャムになったものを裏ごしして水を加え，不足の砂糖分を加えてコーンスターチまたはかたくり粉でとろみをつけて仕上げる。果実細胞に含まれるペクチン質により，多少ゼリー状のとろみがあり，これらを利用して透明に仕上げる。多くはキルシュなどのリキュールで風味をつけるが，酸味が欲しいときにはレモン汁を加える。〔ストロベリーソース（Strawberry sauce)〕いちごジャムを裏ごしするか，生のいちごを使ってつくる赤い美しい色のソース。いちごが生の場合は，ビタミンCをこわさないために加熱しないほうがよい。そのため，裏ごししたものにシロップを加える。また，いちごを細かく刻むか軽くつぶして砂糖を加え，30分放置したものは，赤いシロップ状の液体が多くなる。これにラムの風味を加えて仕上げ，ソースとしてもよい。〔あんずソース（Apricot sauce)〕あんずジャムを用いることが多いのでジャムソースともいわれる。あんずジャムを裏ごしして仕上げるが，ほかに干しあんずを水で戻し，水煮にしたものを裏ごししてソースとしても，生のあんずを煮てもよい。あんずのソースは色がよく，一般に広く好まれる味をもっている。オレンジマーマレードは酸味と香りが強いうえに皮がかたいので，これらを補足するジャムと合わせて裏ごしし，ソースとする場合が多い。そのほか，きいちごのジャムを用いてフランボワーズソース（framboise sauce）をつくったり，また，缶詰の果物を裏ごしして用いてもよい。缶詰を活用するときには，缶詰汁を利用してソースに仕上げる。

フルーツビネガー ［Fruits vinegar］ 果実を原料とした食酢で，りんご酢，ぶどう酢，それ以外の果実酢に分かれ，いずれも1 l 中に果実300 g以上を使用することがJAS規格に定められている。〔りんご酢〕完熟した糖分含量の多い果実を選び，水洗後破砕，圧搾して果汁をとり，95〜98℃で殺菌する。冷却後酵母を加えてアルコールを生成させ，ろ過後種酢を加えて酸化する。製品はおだやかな芳香があり，りんご

フルーツビネガーの一般成分

	総数	不揮発酸	エタノール	還元糖	アミノ態窒素	エキス分	比重
りんご酢	5.05	0.32	0.17	1.77	0.004	5.35	1.022
ぶどう酢	5.28	0.49	0.31	0.92	0.005	4.02	1.024

酸が含まれているため味も丸い。マヨネーズ，ドレッシングなどの洋風調味料の原料としてもっとも適している。〔ぶどう酢〕ぶどうから白ワイン，赤ワインをつくり，つぎに酢化させて赤酢，白酢とする。赤酢はタンニンを含むためやや渋味と苦味があり色も赤いので，ソース，ドレッシシグに，また白酢は風味が温和でマヨネーズ，ドレッシングの原料とされる。〔成分〕一般成分を表に示す。

ブルーテソース　［(仏) Sauce veloutée］　フランス料理に使われる基本ソースの一種。白色がかった温かいソースで，仔牛肉，羊肉，鶏肉，白身魚などの料理に使われる。ブルーテとは，フランス語でビロード状の舌ざわりのよいという意をもち，ブルーテソースはその名の通り，なめらかさと光沢をもつソースである。このソースと似た材料で，ごく薄く仕上げたものは，ブルーテスープ（potage veloutée），または卵黄濃羹とよばれている。〔ブルーテソース〕ベシャメルソースが白色ルウを牛乳でのばして仕上げたソースであるのに対し，ブルーテソースは黄色ルウ（roux blond）を白色だし汁でのばして煮詰めたうえ，生クリームで白く仕上げたものである。このふたつは日本では白色系ソースのうちに入り，ホワイトソースとよばれているが，色や味，風合はまったく違うものである。白色ルウをさらに炒めて色をつけて黄色ルウにすると（最終炒めあげ温度は 140～150℃）さらさらとした状態となり，炒め香をもつルウとなる。これを白色だし汁でのばして煮たソースは粘性が低いため，鍋底が焦げつくようなことも少なく，材料を加えても安心して煮込める。その仕上げには，必ず卵黄，レモン汁，生クリーム，バターなどを加え，味をととのえるとともになめらかさと光沢を増す。〔だし汁〕ブルーテソースには白色だし汁（fond blanc）が一般的であるが，鶏料理には鶏のだし汁（fond de volaille）がよく，魚料理には魚のだし汁（fumet de poisson）を用いると味の統一がとれる。最近の家庭では手間のかかる白色だし汁を前もってつくらず，まず鍋に香味野菜のミルポワをバターで炒め，ついで粉を軽くまぶした白い肉類を炒め，これに香辛料を加えてひたひた量の水で，肉がやわらかくなるまで1時間半くらい，あくをとりながら弱火で煮る。その後，肉だけをとり出し，鍋の煮汁はこしてだし汁（fonds）として黄色のルウと合わせ，ソースに仕上げることが多い。〔供卓〕ブルーテソースは必ずシノワか毛ごしでこす。専門店では布でこしてごくなめらかなものとする。野菜は，主材料の白い肉類や白身魚とも味の相性のよいマッシュルームや小玉ねぎのグラッセなどが使われる。煮詰めてつくる料理のため，塩はひかえ目にしておき，最後に調味する。

ブルーベリー　［Blueberry］　小果類のひとつ。ツツジ科に属し，北米原産。果実は 1～2 g の扁円形で，紫黒色に成熟する。熟期は 7 月～10 月初めまで。日本国内では，長野，群馬，埼玉，岩手など，高冷地での生産が多く，全国的に栽培面積が拡大している。高濃度に含まれるアントシアニンが眼によいということで，健康食品として注目されている。甘味が多く，酸も適度で，生食のほか，ジャム，パイの原料，冷凍，缶詰などに加工される。

フルフラール　［Furfural］　別名，2-フルアルデヒド。ベンズアルデヒドに類似した特有の香気があり，食品の処理，加工または貯蔵中などで生じる品質劣化にともなう成分変化との関連で，その指標のひとつとして，ヒドロキシメチルフルフラール，HMF とともに取り扱われることが多い。フルフラールは各種糖類の熱分解生成物の主要成分であり，生成機構としては，ヘキソース→ペントースユニット→3-デオキシペントソン→フルフラールという経路が推測されている。また，強～弱酸性下におけるアスコルビン酸からのフルフラール生成も認められている。これは非酸化的分解反応経路，すなわちアスコルビン酸→3-デオキシペントースロースのエノール型→3,4-ジデオキシペントースロース-3-エン→フルフラールという生成機構が知られている。

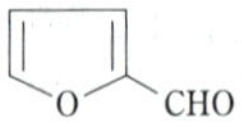

フルフラール

プルラナーゼ　[Pullulanase]　プルランの α-1, 6結合を加水分解し，マルトトリオースを生じる加水分解酵素。アミロペクチンやグリコーゲンの枝分かれの位置の α-1, -6結合も分解するが，主鎖の α-1, 4結合は切らない。枝切り酵素の一種。*Aerobacter aerogenes* や *Streptomyces* 属が生産する。〔利用〕でんぷん糖製造の際，β-アミラーゼと並用しハイマルトースシロップ，α-アミラーゼと並用して低粘度水あめ製造に使われる。

プルラン　[Pullulan]　グルコース（G）がつぎのような様式で結合した多糖類。

$\cdots G\alpha 1\,[6\,G\alpha 1 - 4\,G\alpha 1 - 4\,G\alpha 1]\,n6\,G\cdots$

マルトトリオースが α-1, 6結合でつながった形をしている。*Aureobasidium pullulans* が菌体外に生産する水溶性多糖類で，シュークロースやでんぷん加水分解物など多くの糖が原料となる。〔利用〕食品の増粘剤，結着剤，組織改良剤，水溶性フイルムとして使われる。消化酵素で消化されないので低エネルギー材料としてでんぷん質に置き換えて使える。プルラナーゼでマルトトリオースを生じる。

フレーク　[Flake]　一般には薄片のことをいうが，食品加工においては，マグロ，カツオ，サバ，カニなどの缶詰で肉の形態を細かくばらばらにしたものをいう。また，果実，野菜を薄片状に乾燥したものをいう。たとえばコーンフレーク，オニオンフレーク，マッシュポテトフレークなどである。

プレートディナー　[Plate dinner]　〔呼称〕西洋料理を一皿にまとめて盛ったもので，ワンディッシュディナーとも，洋食の一皿盛りともいわれる。アメリカで流行し，昼食用のものをプレートランチとよ

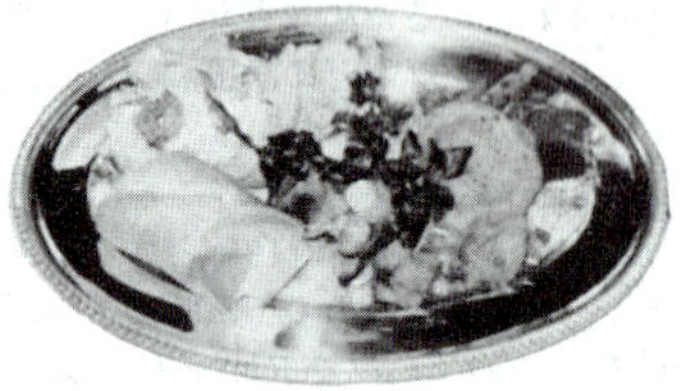

プレートディナー

ぶ。セルフサービスの場合が多い。主皿と別に，スープ，デザート，コーヒーが出されるが，ソーサーも省き，すべて簡便に食事本位とする。スープは略されることも多い。〔盛り方〕一皿にいろいろな料理を盛り合わせるので，食べやすい形のもので，食欲をそそるように彩りを考え，立体的に盛ることが大切である。献立で最初に食べる料理（魚料理など）を手前の食べやすいところに置くようにするとよい。料理の内容は，魚料理，肉または鶏のアントレ，ロースト料理，野菜料理が二種以上，サラダなどが一皿に盛られる。料理と料理がくっつきやすいので，煮込んだものや汁の出やすいもの，時間がたつと色が悪くなったり形がくずれるものも避けたほうがよい。ソースは直接料理にかけてもよいが，小型のアルミケースのなかに入れて添えるとよい。野菜サラダは彩りを考え，水気が出ないような材料にしなければならない。また，ほかの熱い料理に接しないようにサラダ菜の葉を皿代わりにして盛るとよい。パンは小型のものが皿の左側にのせられる。〔盛り皿〕位置皿（直径27〜30 cm）ぐらいのリムのない平皿がよいが，小判形の皿，和食皿でもよい。いずれも，中央部が平らな皿が盛りつけやすい。一般にはステンレス製の小判皿が多く使われる。まず，冷めてよいものから皿に盛りつけておき，供する直前に熱い料理を盛って食卓に出す。

フレーバー　[Flavor]　食べ物の風味に相当する英語がフレーバーであり，辞書には，味，味わい，香味などの類語があてられている。同義語には，relish, zest, savour of fruit, food, drink がある。風味の「風」とはならわし，風俗を意味し，明らかに共通の食文化をもつ人に理解される味わいを意味している。フレーバーの食品の性状に関する意義を定義すると，第一義はし好に関係する部分であり，acceptability（適意）の方向を規定するものである。客観的にフレーバーの内容を研究するためには語句の明確な定義が必要であるが，クロッカー（Crocker）はつぎのようにいっている。〔定義〕フレーバーとは口に入れられて，その存在を認め，識別する各種知覚の総称である。簡単にいえば，フレーバーとは人と食品の間のつながりにおいて，値打（ねうち）を評価する働きをもつものである。食品の研究には，刺激としての物質の諸性質を分析測定すると同時に，人の知覚の内容，感覚の変化とそれによる食味の認識の仕方について知ることが不可欠であることが認識されるべきである。フレーバーの因子として物理的，化学的な刺激から発生することを図に示したが，これは摂食行為においては，遠刺激と近刺激にも相当する。食べ物の評価の第一歩は，それを食べ物として認知するか否かから始まるが，人は遠くからウナギのかば焼きや，カレーライスのかすかなにおいを嗅いだり，店の看板を遠くからみただけで，生理的な反応を始める。これはパブロフの条件反射の犬の実験において，唾液の分泌によって，食欲と知覚の関係を量的に測定することに相当する。電気生理学的な手法によって，神経系での興奮を計測することも可能である。このように遠刺激によって興奮した後に，食品を口にすれば，においに味が加わって，もっと客観的に食べ物の性質を理解できるのである。風味の知覚はそれ自体，食欲の増進のためであるが，不良な食品を食べないための，関門としての役割を果たしている。この部分をとくに受容度ともいっている。基本的には，食べ物を受容するか，嚥下を拒否するかを判断する行為が，さらに食品の取り引きの評価に関係してくると，社会・国家的な規格の設定という行為に増幅される。個人的な好みの方向が，とくに茶，紅茶，コーヒー，酒などのし好食品の品質保証の方法の研究，客観的な品質保証の方法の決め方の問題にまで，延々と連続してくるのである。基本的には人間の生理的な反応であるが，人間の反応は単なる動物的な生理作用ではなくて，学習により条件づけられ，それがじつは社会文化的な無限の背景のなかで規定されているところに無限の複雑さを備えているのである。最近は国際的な食習慣と健康管理の関心についても，フレーバーの果たす役割が注目されている。→かじつこう

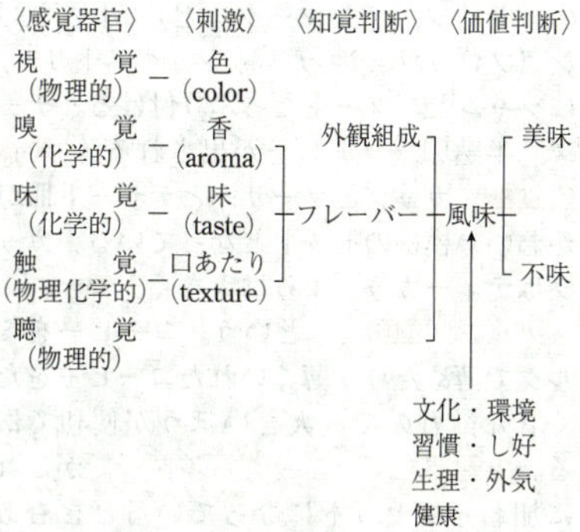

諸感覚の総合

プレスハム　寄せハムともいわれ，わが国独特の肉製品で，海外には存在しない。〔生産〕かつてはその生産量は，食肉加工品中約31％を占めたが，現在では2％を占めるにすぎない。〔製法〕原料肉として，ソーセージの場合同様に，豚カタ肉やハム，ベーコン製造の際に生じる残肉をはじめ，牛肉，めん羊肉（マトン）あるいは馬肉などの畜肉を小肉塊（1片の大きさ約20 g以上）に切って，塩漬し，これに，結着力の強い畜肉，家兎肉，マグロ肉などのひき肉あるいはでんぷんなどをつなぎとして用いる。さらに調味料，香辛料などを配合し，場合によりポリリン酸塩，合成保存料などを添加し，ファイブラスケーシングやプラスチックフィルムのケーシングに充てんして互いに密着させ，60℃に2～

3時間燻煙（しないときもある），75℃に2時間くらい浸漬して湯煮を行い，その外観，組織がふつうのハムに似たものにしてある。〔種類〕日本農林規格では，プレスハムは特級，上級，標準に分かれており，別に混合プレスハムがある。プレスハムの特級は，水分60％以上72％以下，肉塊の肉種は豚肉のみで，その含量は90％以上，つなぎの肉種としては，豚肉，牛肉または家兎肉のもの，でんぷんなどは3％以下となっている。上級は，水分75％以下，肉塊の肉種は畜肉，その量は90％以上で豚肉が50％以上となっている。標準になると，肉塊の量が85％以上，つなぎの肉種にはマグロ類もしくはカジキ類の肉がはいり，でんぷんなども5％以下となっている。混合プレスハムでは，肉塊やつなぎの肉種に家禽肉および魚肉が加わり，肉塊の量は80％以上で，畜肉，家兎肉，家禽肉が50％以上となっているのが大きな違いである。

ブレックファスト　[Breakfast]　ブレックファストは英語であり，フランス語のプチデジューネ（petit déjeuner）とともに断食をやぶる意から，朝食のことをさす。〔献立〕朝食の内容は，仕事に出かける前でゆっくりした時間はとれないため，短時間で調理ができる上に，食欲がなくても受け入れられるように消化がよく，栄養上も配慮された料理が選ばれる。この点，卵料理，穀物料理は適している。さらに万人にも受け入れられる，さわやかな果物や，酸味と甘味のあるジャム類がよく，薄いコーヒーやミルクなども水分としてたっぷりとられる。朝食はだいたい習慣化した料理で，昼食や夕食のように料理を選んだり，毎日献立が変わることは少ない。また，人手を借りずに自由に食事がすませられる場所や，食卓の配慮がされる。〔朝食のとり方〕国によって差があり，それぞれ考え方や習慣の違いが表れている。1）ラテン系（ヨーロッパ式といわれるもの。フランス，イタリア，ルーマニア，スペイン，ポルトガル）：この朝食を大陸式（コ

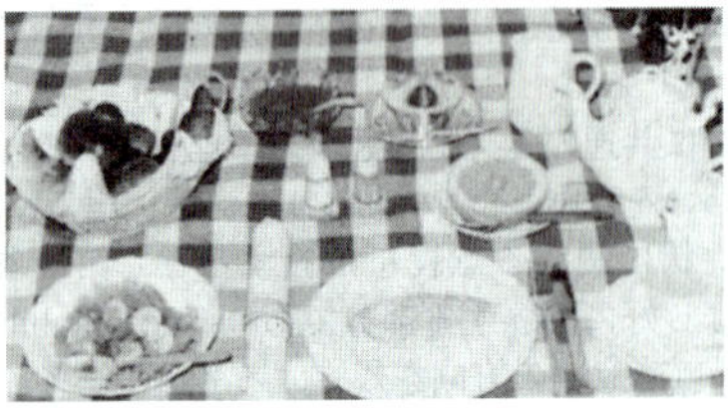

ブレックファスト

ンチネンタル）ともいう。朝はごく軽い食事にしておき，昼食には時間をかけて，ごちそうを食べる習慣がある。小さなパン（クロワッサン，プチパン）にバター，マーマレード，たっぷりのミルクが入ったコーヒーですませる。2）アングロサクソン系（英米式といわれるもの。アメリカ，イギリス，オーストラリア）：比較的品数を多くとる。これは1日の活動源となる栄養を朝にとって働こうという考えで，昼は軽くすませる。まず，果物または果汁が出される。朝食べる果物は金であると考えられ，季節の果物の適度な酸味や甘味が利用される。グレープフルーツ，オレンジ，トマトジュースなどが多い。穀物料理（オートミール，コーンフレークス）にミルクをたっぷりかける。卵料理は，ベーコンを添えたもの，オムレツなどが多い。パンは，トーストしたもの，またはワッフルやパンケーキを焼いたものに，バター，ジャムが付き，薄めのコーヒーをたっぷりとる。3）ゲルマン系（北ヨーロッパ式といわれるもの。ドイツ，デンマークなど）：小さなパン（ブロッツェン，デニッシュペストリー）にジャムとバターをたっぷり付ける。チーズ，半熟卵，コーヒーが出される。〔朝食の食器〕カップとソーサーとデザート皿がかわいい模様のセットとなっている。カップはティーカップよりは大きく，モーニングカップ（240 cc）という。コーヒーをミルクで薄めたり，薄くいれたコーヒーをたくさん飲むので，大きいほうが便利である。半熟卵立て（エッグホルダー）がこれに加わってセットになっているときもある。銀器類を使うときはナイフ，フォー

ク，ティースプーンとバター用ナイフでよい。穀物料理のときにはシリアル皿に盛り，デザートスプーンを添えて供卓される。ジャムやマーマレードの壺が食卓に出されるのは朝食にかぎられる。テーブルクロス，ナプキンは汚れの目立たない明るい爽快な雰囲気のものを選ぶ。

フレッシュチーズ　[Fresh cheese]
→チーズ

フレッシュバター　[Fresh butter]
→バター

ブレッチェン　[(独) Brötchen]　ドイツ風，スイス風，オーストリア風の小型のパンのことである。パンの大型のものをブレッド（bread），ブロート（Brot）といい，小型のパンはロール（roll）とよんでいるが，ロールをドイツでは，愛称をつけてブレッチェンという。焼きあげて50 gぐらいの重量にしたハード系統のものである。

プレバイオティクス　[Prebiotics]　腸内に常在するビフィズス菌などの細菌に選択的に作用してその生育を昂進し，宿主（人や家畜など）に好適な生理的効果をもたらす難消化性食品成分のこと。オリゴ糖や食物繊維などをさす。

プレミックス　[Premix]　食品加工用または調理用にあらかじめ材料食材を混合した製品。ケーキ類，揚げ物の衣類，アイスクリームなどのプレミックスは広く流通している。

フレンチソース　[French sauce]　基本ソースの一種で，前菜やサラダのソースとしてあえたり，漬け込んだりする際に用いられる。このソースは分離しやすく，材料に衣のようにまといつくまであえて使うことからフレンチドレッシング（French dressing）ともいう。また日本では，主材料から酢油ソースともいう。フランス語でソースビネグレット（sauce vinaigrette）は酢味のきいたソースの意をもつ。〔酢の種類〕フレンチソースに用いる果実酢（ぶどう酢，りんご酢，フランボワーズ酢）はやわらかい酢味と香りをもつ。生の果実を絞ったレモン汁，ライム汁は，醸造酢よりも酸度はきついが，高い香りとペクチンがドレッシングの安定性を高める。米酢は舌を刺す酸っぱさがあるので，少量の砂糖やワインを加えて少しやわらげてもよい。エストラゴンの香りのついた酢は，人により好みがある。〔油の種類〕油は，酸化していない，できるだけ新しい上質の植物性のものを用いる。オリーブ油，くるみ油，アーモンドオイルなどを用いると，風味が増す。〔材料・分量〕取り合わせは自由でよく，酢と油と塩，こしょうだけでつくってもよく，薬味や香辛料を加えてもよい。加える材料は，エストラゴン，にんにく，パセリ，しょうが，西洋わさび，トマトのみじん切りなどを少量使う。また，溶きがらし，生クリーム，ケチャップ，カッテージチーズ，ヨーグルト，マヨネーズなどを少量，用いてもよい。酢と油の割合は，酢1に対して油が2～3が一般的であるが，近年は同量程度のものもつくられる。油の量が多いほどドレッシングにしたときの乳化安定性が高く，酢が多いと酸っぱいばかりか分離が早くなる。フレンチソースは，味の面，消化の面からもよく乳化させることが必要である。しかし，調味料が入ると，とくにこしょうは乳化の安定性を阻害する傾向をもつため，あらかじめ材料に調味をしておき，酢，油，少量の塩のみをじゅうぶんに乳化させて用いるとよい。また，一度乳化したものは酸化しやすいため，つくり置きはせずに，使用のつど，新しくつくるほうがよい。

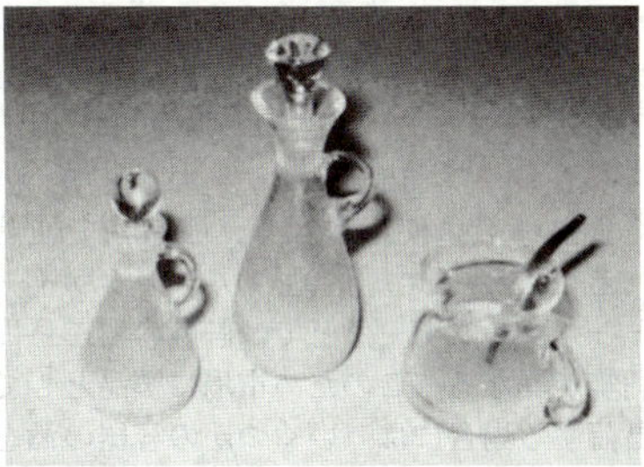
フレンチソース（ドレッシングビンとソース入れ）

フレンチドレッシング　→ドレッシング，フレンチソース

フレンチフライ　→フライドポテト

ブレンド　[Blend]　調合のことで，広く食品一般に使用される。醸造物で使われることが多い。清酒，ワイン，ウイスキー，ブランデーなどでは貯蔵容器ごとに酒質が異なる。このため市場に製品として出荷する場合には，いくつかの容器の酒を混合して一定品質の製品とする必要がある。この操作をブレンドといい，ブレンドを行う人をブレンダーとよぶ。ブレンダーは官能によって各容器の酒の特色をつかみ，一定の酒質になるようブレンドするという重い責任を背負っており，長年の経験と訓練が必要で，チーフブレンダーの会社内における地位はひじょうに高いものである。現在，ブレンドといった場合には，酒類以外でも茶，米などでも行われている。

ブロイラー　[Broiler]　食肉専用に大量飼育された若鶏のこと。食べるときに焙焼される（broil）ことが多いのでブロイラーとよばれる。わが国では，40 日齢以上，70 日齢未満の食肉用の鶏雛で，生体重 1 kg 以上，2.5 kg 未満のものを，一般にブロイラーとしている。〔飼育〕ブロイラーはヒナをほとんど運動させず，栄養効果の高い配合飼料（ふつうはとうもろこしと脱脂大豆とを主成分とし，これに油脂，アミノ酸類，ビタミン類等が加えられたもの）をあたえて短期（2 か月）肥育した若鶏で内臓を抜いた 1 羽の重量が 800～1,000 g である。〔特徴〕牛肉，豚肉に比べて脂肪が少ないのが特徴，アメリカでは食用若鶏をブロイラー，フライヤー（フライ用），ロースター（焼き肉用）に分けている。わが国のブロイラーの生産は年々増大し，昭和末期から平成初期にかけて 1.5 億羽，生体重量 140 万 t を超えたが，近年は輸入量の増加にともない飼育羽数が減少する傾向にある（2002 年，1.2 億羽）。

食用若鶏の区分

区　分	生後日数	重　　量
ブロイラー	8 ～ 14 週	2.5 ポンド（1.13 kg）以下
フライヤー	14 ～ 20 週	2.5 ～ 3.5 ポンド（1.59 kg）
ロースター	20 週以上	3.5 ポンド以上

フローフリーズ　[Flow freeze]　グリーンピース，スイートコーンおよびさいの目に切断した野菜，果実，冷凍チャーハンなど小粒の食品を急速に凍結する方法のひとつである。小粒の食品を層状に置き，下部から冷風を強制的に送風し，小粒の食品が冷風中を舞い踊る状態で凍結する方法である。ベルトコンベアーを使用しないで流動状態で移動しながら排出されるのでフローフリーズといわれ，流動式凍結ともいわれる。冷風の温度は－35℃以下で，風速は 5～15 m/ 秒であるので，凍結中に塊となることがなく，小粒の食品がひとつひとつ個々に急速凍結される。したがって品質のよい凍結品が得られ，製品の取り扱い，包装が容易である。→ばらとうけつ

ブロシェット　[（仏）Brochette]　肉・魚・貝・野菜類を 1 人分になるように小串に刺し，火を通した串焼き料理の名称。そのときに用いる串も，同じようにブロシェットという。〔由来〕このことばは，フランス語のブロシェ（broche，焼き串）からきており，それを小型にした小串の意をもつ。古い時代，ヨーロッパでは下ごしらえをした姿のままの材料，たとえば仔豚，七面鳥などを鉄串に突き刺し，たき火にかざし，串をまわしながらあぶり焼きにして食べたところからきたものである。〔串〕用途に応じた長さや太さのものを使うことが大切であり，調理したての熱いも

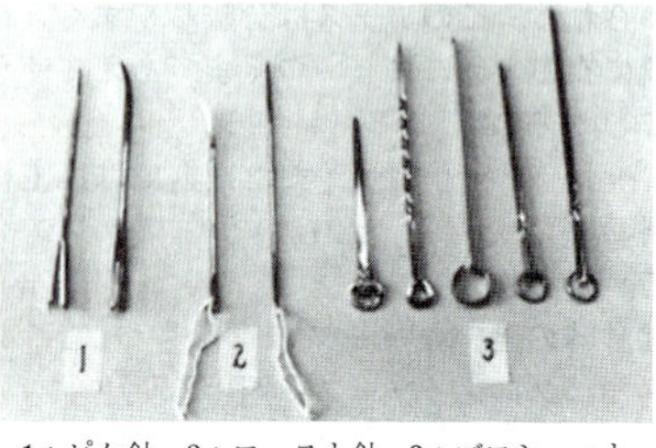

1：ピケ針，2：ロースト針，3：ブロシェット
串および針の各種

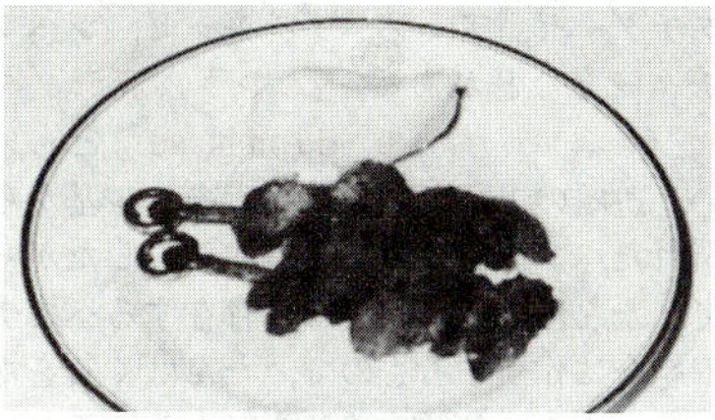

鶏レバーのブロシェット

のをそのまま皿に盛って出すので，多くは金属串で，持ち手の部分にリングや飾りが付いている。串は竹串でもよく，焼くと串に材料が付着するので，あらかじめサラダ油をぬりつけておくとよい。少量ずつ，各材料の味が楽しめる料理。金属串は，竹串に比べて何度も使うことができるだけでなく，加熱時間も短縮される。これは，材料の外に出ている金属串の部分から熱が伝わり，肉の内部からも加熱されるためである。ステンレス製が多い。〔材料・種類〕串焼きにする材料は，短時間の加熱でやわらかく食べられるものがよく，材料と材料が密着しない程度に刺すと火通りがよくなる。鳥獣肉類：牛肉，仔牛肉，羊肉，鶏肉，鶏肝臓，ベーコン，ソーセージなど。魚介類：貝柱，エビ，カキなど。野菜類：玉ねぎ，ピーマン，マッシュルームなど。1本の串に二種の材料を刺したほうが味がよく，野菜との彩りも考えて取り合わせるとよい。生の状態で串に刺して焼き上げるものと，前もって油で炒め，火を通しておいたものを串に刺して焦げ目をつけて仕上げるものとがある。特有の臭いのある羊肉，レバーなどは，香味野菜，ワイン，油などでマリネしたものを用いると味がよい。〔調理法〕1）調味した食材に油をぬって直火，またはサラマンドルで焼く。2）フライパンに油脂を加えて両面を炒める。3）パン粉をまぶし，溶きバターをかけてオーブンで焼く。4）卵液をつけ，パン粉をまぶして油で揚げる。〔供卓〕串の持ち手は左側にして皿に盛り，ソースを添えて供する。ソースはマデラソース，ドミグラスソースが用いられる。羊肉の大型串焼きとして，トルコ料理にシシカバブがあり，ロシア料理にシャシリック（шашлык）がある。これらは調味して，油をぬりながら炭火焼きにしたものである。バーベキューの金属串は，肉が回るのを防ぐために長さ 30 cm の平らになっているスピット串がよい。

プロセスチーズ　［Processed cheese］
いったんつくられたナチュラルチーズの同一のものまたは二種類以上のもの，あるいは熟度の異なるものなどを粉砕し，乳化剤（溶融剤）を加えて加熱攪拌することによって混合し，均質のものとしてから型詰・成型した製品をプロセスチーズという。〔定義〕乳等省令では，「『チーズ』とは，ナチュラルチーズ及びプロセスチーズをいう。」「『プロセスチーズ』とは，ナチュラルチーズを粉砕し，加熱溶融し，乳化したものをいう。」と定められている。〔製法〕ナチュラルチーズを細かく刻み，チョッパーを通した後，乳化剤としてリン酸塩またはクエン酸塩（いずれも添加物として許可されたものに限る）を約 3％添加し，必要ならば中和剤（炭酸ナトリウム）も加え，製品の pH が中性になるようにする。製品の水分が 41～43％程度になるように加水することが必要である。この際，保存料，着色料，香辛料などを一緒に加えることもある。ニーダー（融解釜）中で減圧下で加熱する。加熱温度はリン酸塩乳化剤使用の場合は 70～85℃程度であるがクエン酸系の場合には 70℃以下でじゅうぶんである。熱いうちにアルミ箔，合成樹脂膜（パラシール，フィルム包装）などに充てんし，冷却する。リン酸塩乳化剤としてはオルトリン酸，ピロリン酸，ポリリン酸（縮合リン酸）およびメタリン酸（重合リン酸）などのナトリウム塩の混合物が用いられる。クエン酸塩としてはもっぱらクエン酸 3 ナトリウムが用いられ，メルティータイプのプロセスチーズの製造に適している。〔成分規格〕乳等省令ではプロセスチーズは乳固形分 40.0％以上で大腸菌群陰性でなければならないと定められている。

ただし，乳固形分は乳脂肪量と乳たんぱく質量の和をもって算出し，無機塩類含量は計算に含めない。

ブロッコリー [Broccoli, Sprouting broccli, Italian broccoli] 地中海地方原産で，イタリアンブロッコリー，みどり花やさいともいう。わが国では1955年ごろから市場に出回り始めた，色どりの美しいアブラナ科の緑黄色野菜である。キャベツの一種で，カリフラワーと同じく食用部は花らいと茎である。茎が長く伸び，頂に濃緑色の花らいをつけており，中央の花らいを収穫すると，その下方の葉のわきからも次々とつぼみのかたまりができてくるので，長期間にわたって収穫できる。冷涼の気候がよいので，高冷地では春～秋作，温暖地では秋～春作，中間地では春作，秋作がよい。〔産地〕愛知，千葉，埼玉，北海道などに多い。〔成分〕100 g中，β-カロテン810 μg，ビタミンC 120 mgが豊富に含まれ，フェノール化合物も多いため，がん予防効果が期待される食品とみられている。〔調理〕丸のまま塩ゆでにして，ホワイトソース，マヨネーズをかけて食することが多い。→カリフラワー

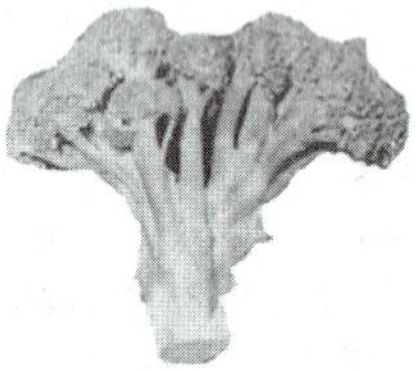

ブロッコリー

プロテアーゼ [Protease] たんぱく質分解酵素ともいう。ペプチドあるいはたんぱく質のペプチド結合を加水分解する酵素の総称である。〔種類〕プロテアーゼは，エキソペプチダーゼとエンドペプチダーゼとに分けることができる。〔エキソペプチダーゼ〕ペプチドの末端にα-アミノ基，またはα-カルボキシル基のような遊離の極性基をもっている簡単なペプチドのみに作用し，末端からアミノ酸をひとつずつ遊離させる。これには，カルボキシペプチダーゼ，アミノペプチダーゼ，ジペプチダーゼなどがある。〔エンドペプチダーゼ〕プロテイナーゼ（Proteinase）ともいい，遊離のアミノ基，カルボキシル基から離れたペプチド結合を分解する。したがって，たんぱく質の中心部に存在するペプチド結合に作用するもので，たんぱく質をあらく，大きく分解する酵素である。これには，ペプシン，レニン，トリプシン，キモトリプシン，パパインなどがある。〔用途〕細菌，とくに *Bacillus subtilis* 群にはきわめて強力なプロテアーゼを生産するものがあり，これより製した細菌プロテアーゼ剤は，ビールのたんぱく質混濁防止に使用される。かびのプロテアーゼは，アミラーゼと同様に消化剤として使われ，また，最近では製パンにも利用されている。このほか，放射線菌のプロテアーゼが有名である。食品以外では，家庭用洗たく洗剤に多量に用いられている。→プロテイナーゼ

プロテイナーゼ [Proteinase] エンドペプチダーゼともいい，遊離のアミノ基，カルボキシル基から離れたペプチド結合を分解する酵素である。〔性質〕たんぱく質の中心部にあるペプチド結合にも作用する。すなわち，たんぱく質をあらく，大きく分解する。〔種類〕ペプシン，レニン，トリプシン，キモトリプシン，パパインなどがある。〔最適pH〕この酵素の最適pHは，大部分pH7～8の範囲にあるが，ペプシンは2，レニンは4で，ほかのものとはいちじるしく異なっている。→プロテアーゼ

プロテインスコア [Protein score] たんぱく価のことである。食品のアミノ酸組成値をもとにして食品たんぱく質の栄養価を表す方式のひとつで，FAOたんぱく質必要量委員会（1957年）の提唱によるものである。この計算方式は簡単であるため，広く全世界で用いられている。その後，FAO/WHOたんぱく質必要量委員会（1965年）はたんぱく価の欠点を認め，新たに人乳価（human milk score），卵価（egg score）を提唱している。〔たん

食品のたんぱく価，人乳価，卵価の表

食品	たんぱく価	人乳価	卵価
牛乳	80	75	60
卵	100	90	100
カゼイン	80	75	60
卵アルブミン	100	80	90
牛筋肉	80	80	80
牛心臓	80	80	70
牛肝臓	85	85	70
牛腎臓	80	85	70
豚ヒレ肉	85	90	80
魚	70	70	75
えん麦	80	70	70
ライ麦	80	90	90
米	70	75	75
とうもろこし粉	40	40	45
あわ	70	60	60
こうりゃん	70	50	50
小麦粉	50	50	50
小麦胚芽	60	70	65
小麦グルテン	40	40	40
落花生粉	60	80	70
大豆粉	70	85	70
ごま種子	60	50	50
ひまわり種子	70	70	70
綿実粉	70	95	80
じゃがいも	60	85	70
白いんげん豆	50	50	42
えんどう豆	60	70	60
さつまいも	80	85	75
ほうれん草	70	100	90
キャッサバ	20	50	40

比較たんぱく質のアミノ酸組成（FAO/WHO）

アミノ酸	窒素1gあたりmg	
イソロイシン	250（1973）	180（1985）
ロイシン	440	410
リジン	340	360
フェニルアラニン チロシン	380	390
メチオニン シスチン	220	160
スレオニン	250	210
トリプトファン	60	70
バリン	310	220
ヒスチジン	—	120

ぱく価の計算〕人体のアミノ酸必要量の研究をもとにして比較たんぱく質（reference protein）を基準の組成と決め，これと食品たんぱくのアミノ酸組成値を比較し，その第一制限アミノ酸との比率をもってたんぱく価とする方式である。この方法による価は，たんぱく質の生物価とよく合致するといわれている。〔人乳価，卵価の計算〕たんぱく価とは計算の方式が異なり，人乳または全卵のアミノ酸組成をA/E比（総必須アミノ酸中の各必須アミノ酸の比率）で表したものを基準として計算するものである。

プロテインボディー　［Protein body］大豆や落花生のようにたんぱく質に富んだものでは細胞中でたんぱく質が小さな大豆の場合（5〜10μm）顆粒状で存在している。この顆粒をプロテインボディーとよぶ。穀物の場合でもプロテインボディーが認められている。〔存在〕大豆の場合，子葉全体から得られるたんぱく質の60〜70％がプロテインボディー中に存在する。また，油はスフェロゾームとよぶきわめて小さい（0.1μm以下）粒子としてプロテインボディーとは別に，その間に介在している。〔分離法〕薄い膜でおおわれているが，細胞から分離した状態で水に合うと浸透圧の関係で膜が破れる。したがって油などの非水溶媒を用いて分離するか，pH5（大豆たんぱく質溶解度の低いpH）でショ糖溶液の濃度を段階的に変えて分離する。〔性質〕プロテインボディーから得られるたんぱく質の化学的諸性質（超遠心沈降成分など）は，大豆の水溶性たんぱくのそれと類似している。

プロテオース　→たんぱくしつ

プロバイオティクス　［Probiotics］適当量を摂取すると，人や家畜などの健康に有益な作用を示す，生きた微生物のこと（効果が認められる場合は，死菌体を含めることがある）。代表的なものは，ラクトバチルス属乳酸菌やビフィズス菌などである。

プロピオンさんえん　**プロピオン酸塩**

〔Propionate〕 CH_3CH_2COOCa。CH_3CH_2COONa。防腐剤の一種である。プロピオン酸は低級脂肪酸の一種であり，毒性が低いことから，1984年に新たに食品添加物として指定された。プロピオン酸のナトリウム塩とカリウム塩は1963年より指定されている。〔性質〕プロピオン酸は油状の液体で，わずかに刺激臭と腐敗臭がある。エーテル，アルコール，水に溶ける。プロピオン酸カルシウムとナトリウムは水に溶ける。〔製法〕プロピオン酸はナフサの酸化により酢酸製造の副産物として，またはプロピオンアルデヒドの酸化により製造する。塩類はプロピオン酸を水酸化カリウムまたは炭酸カルシウムで中和してつくる。〔効力〕防腐剤としての作用は弱い。酸性で抗菌性を示す。かび，好気性胞子形成菌（ロープ菌，*Bacillus subtilis*），グラム陰性菌の発育を阻止するが，パン酵母に対する作用は弱い。0.25％添加で5日前後の防腐効果がある。パンにはカルシウム塩，菓子にはナトリウム塩を用いる。〔使用基準〕プロピオン酸として2.5 g/kg以下。

プロピオンさんカルシウム　プロピオン酸カルシウム　［Calcium propionate］プロピオン酸のカルシウム塩。〔用途〕パン，洋菓子のかび発生の防止。〔使用基準〕パン，洋菓子以外に用いてはならない。2.5 g/1 kg以下（プロピオン酸として）。→プロピオンさんえん

プロピオンさんナトリウム　プロピオン酸ナトリウム　［Sodium propiomate］プロピオン酸のナトリウム塩。用途，使用基準はプロピオン酸カルシウムと同じ。→プロピオンさんえん

プロビタミン　［Provitamin］〔定義〕一般にそれ自身はビタミンとはいえないが，生体内でビタミンに変換されるものをプロビタミンとよんでいる。〔プロビタミンの例〕プロビタミンAおよびプロビタミンDがよく知られている。プロビタミンAには，植物界に広く分布しているカロテノイド色素に含まれるα-，β-，γ-カロテンやクリプトキサンチンなどがある。

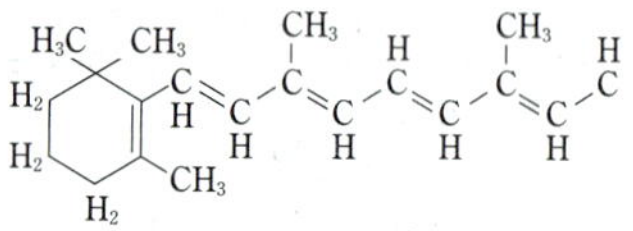

レチニリデン残基

これらはいずれもレチニリデン残基を有するカロテノイドであり，そのなかでも，β-カロテンのプロビタミンA活性がもっとも強い。食物中のβ-カロテンは摂取された後，小腸粘膜でビタミンAに変換されるが，その場合，まずβ-カロテン分子は中央部で酸化的に開裂してレチナールを生じ，ついでこのレチナールが還元されてレチノールを生成することが知られている。前者の酸化的開裂には分子状の酸素が必要であり，また，β-カロテン-15, 15′-オキシゲナーゼとよばれる酵素が関与する。後者のレチナールの還元反応には，還元型補酵素NADPHの存在が必要で，レチナールレダクターゼと一般によばれている酵素が関与する。なお，β-カロテンのプロビタミンA活性を100とすると，α-カロテンは53，γ-カロテンは27，クリプトキサンチンは57だといわれている。一方，プロビタミンDとしてはエルゴステロール（プロビタミンD_2），7-デヒドロコレステロール（プロビタミンD_3）があり，前者はビタミンD_2に，後者はビタミンD_3に，それぞれ生体内で変換される。これらプロビタミンDからビタミンDへの変換は，まず紫外線照射によりプロビタミンDからプレビタミンDが生じ，ついでこのプレビタミンDが熱異性化反応によりビタミンDになるとされている。プロビタミンDとしては上記のプロビタミンD_2，D_3のほかにD_4，D_5，D_6，D_7などが知られているが，それらの生物学的効力（抗くる病活性）はD_2，D_3に比較して低い。なお，前二者，プロビタミンD_2とD_3の生物効力は，ほぼ等しいものとみられている。

プロビタミンA　→プロビタミン

プロビタミンD　→プロビタミン

プロピルガレート　[Propyl gallate]
→ぼっしょくしさんプロピル

プロピレングリコール　[Propylene glycol]　食品の安定性や品質を一定とするために用いられる品質保持剤である。〔性質〕グリセリン類以の無色透明の液体，水，エタノール，エーテルに溶け，ヘキサン，油脂に溶けにくい。〔製法〕プロピレンを塩素水処理し，プロピレンクロルヒドリンとし，さらにアルカリ加水分解して製造する。〔効力〕湿潤，保水性があるため，生麺類，ギョーザやワンタンの皮，カニ足風かまぼこの品質改良剤として使用される。また，弱い静菌作用もある。一方保存料，香料，着色料などの溶剤としても用いられる。〔毒性〕LD_{50} マウス経口 22～24 ml/kg。消化管から容易に吸収される。ラットを 4.9％含有飼料で飼育しても影響はない。〔使用基準〕麺類に多量に使用され，ADI の 25 mg/kg を超える可能性が出たため，1981 年に使用基準が定められた。生麺，イカ燻製に 2％以下，ギョーザなどの皮に 1.2％以下，そのほかの食品に 0.6％以下である。

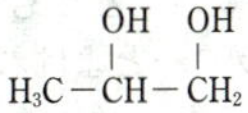

プロピレングリコール

ふろふき　風呂吹き　だいこん，かぶ，とうがんなどを大きく切り，やわらかく煮て味噌をかけた料理。一般には冬向きの温かい料理であるが，夏にとうがんを冷やしてつくることもある。〔だいこんのふろふき〕だいこんを 3 cm くらいの厚さに切り，皮をむいて面取りをする。熱が通りやすいように，片面に十文字の切れ込みを入れ（かくし包丁），米のとぎ汁または少量の水を入れて下ゆでする。あくが抜け，白く仕上がる。鍋にだし昆布を敷いて下ゆでしただいこんを入れ，かぶるくらいの水を入れて火にかける。煮立ったら昆布を引きあげてだいこんがじゅうぶんやわらかくなるまで静かに煮る。練り味噌は体積で赤味噌 3，だし汁 3，砂糖 1 の割合で合わせ，弱火にかけてよく練る。すりごま，おろしゆず，七味とうがらしなどを加えると，それぞれ風味の違った練り味噌ができる。白味噌でつくってもよい。温めた器にだいこんを盛り，温めた練り味噌をかけるか，もしくは敷く。練り味噌はどろりとした状態がよい。かたいようであればだしでのばす。

プロポリス　[Propolis]　ミツバチの巣のなかから採取される樹脂状物質。ミツバチが樹皮や新芽から採取したものにミツバチ自身の分泌液が混ざったものである。紀元前から，ギリシャなどで傷の治療に用いれている。滋養・強壮効果が期待されて，健康食品の素材ともなっている。

ブロメライン　[Bromelain]　*Bromeliaceae* 属植物の組織中にあるシステインプロテアーゼの総称。パインアップル根茎酵素は stem bromelain，果実酵素は fruit bromelain という。両酵素とも活性中心に 1 個のシステイン残基をもち，その周辺の一次構造は相互に，また，パパイン，フィシンともきわめて高い相同性を示す。stem bromelain の主成分は塩基性糖たんぱく質であり，fruit bromelain の主成分は酸性たんぱく質で糖を含まない。

プロモーター　[Promotor]　促進因子のこと。がんは発がん物質により DNA が損傷を受け，変異が生じるイニシエーション（起始）のステップと，変異した細胞が増殖するがん化のプロモーション（促進）のステップがあって初めて発がんすると考えられている。この第 2 のステップのプロモーション活性を有する物質をプロモーターといい，前のステップを活性化する物質をイニシエーター（起始因子）という。プロモーターは，細胞膜に働いてがん化を促進する作用を示す物質。イニシエーションが起こった後で，初めて作用するため，イニシエーションがなければ発がん機構にはほとんど関与しない。〔臓器特異性〕プロモーターは臓器特異性が強く，PCB，フェノバルビタールは肝臓がんに対し，サッカリン，トリプトファンは膀胱がんに対し，β-サイクロデキストリン，臭素酸カリウムは腎臓がんに，BHT は肺がんに，TPA（12-o-テトラデカノイルホルボル-13-アセテート）は皮膚がんにのみプロモーターとなる。→イニシエーター

プロラミン ［Prolamin］〔種類〕アルコール可溶性のたんぱく質で，たとえば小麦中に含まれるグリアジン（gliadin），大麦中のホルディン（hordein），とうもろこし中のツェイン（ゼイン）（zein）がこれに属する。穀物中に含まれる。〔性質〕70～80％アルコールに溶けるが，純アルコールと水にはほとんど溶けない。〔成分〕アミノ酸としてはプロリンを多く含むのが特徴で，塩基性アミノ酸は比較的少ない。

プロリン ［Proline］〔存在〕アミノ酸の一種で，ゼラチンに20％，サルミンに10％，このほかカゼイン，卵アルブミン，牛乳アルブミン，肉類，穀物たんぱく質中に3～10％含まれる。〔性質〕プロリンおよびヒドオキシプロリンは，ニンヒドリンと反応し，一般アミノ酸のように赤変せず黄色を与える特性がある。→アミノさん

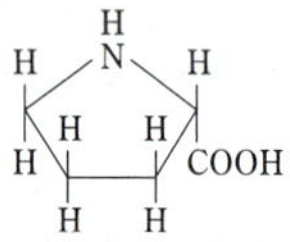

L-プロリン

プロレンニン ［Prorennin］→レンニン

ぶんきさアミノさん　分岐鎖アミノ酸 ［Branched chain amino acid, BCAA］バリン，ロイシン，イソロイシンという三つの必須アミノ酸の総称。筋たんぱく質の主要構成アミノ酸であり，筋肉で代謝されて運動エネルギーとして利用される。このため，運動にともなう筋肉疲労や筋肉痛に補給効果を示す。

ふんしょく　粉食 穀物を粉にして加工し，食用にすることをいい，小麦粉が主である。〔特徴〕米，大麦類の場合は粉にせず，炊いて食用に供するので粒食できるが，小麦の場合は，粒形をくずさずに表皮を除くことは米のように簡単ではなく，すぐに粒がくずれてしまう。したがってこの場合，胚乳を粉にしながら表皮をふるい分けることでとり除くことが合理的である。また，小麦粉のたんぱく質は独自の性質をもち，水とこねることにより粘弾性を示す。これを利用した各種の食べ方が世界各地で行われてきた。〔例〕わが国の麺類はその一例であり，マカロニ，スパゲッティもこれに似た食べ方である。また，パン，クッキーなど，いずれも小麦粉の利用形態であり，粉食の一種である。東南アジアのチャパティー，ナンも小麦粉を原料にしている。粉食に用いる小麦粉は，皮の部分がなるべく少ないのがよく，これには小麦粒の粉砕を段階的に行って，ふるい分けと組み合わせてくり返し行うことが望ましい。〔種類〕粉食が行われる穀物は，このほかにライ麦，とうもろこしがある。ライ麦の場合，小麦粉のような強い粘弾性のグルテン形成を行わないが，表皮を多く除いたものと，これを除かないもの（全粒粉）とがある。酸性でグルテンの粘弾性がやや高くなるので，乳酸発酵を行わせて乳酸の生成を促すことが多い。とうもろこしも粉にし，コーンフラワーとよばれている。米は粒食が主であるが，米粉も上新粉，白玉粉，寒梅粉など種々あり，おもに製菓原料となっている。わが国では，戦後，主食の米が不足したため，小麦粉による粉食が奨励され，これに必要な副食類の消費がのび，国民栄養の改善に大いに役立ったといわれている。→パン，めんるい

ぶんたん　文旦 ［Pomelo, Shaddock, Pummelo］インド原産のかんきつで，わが国では高知，鹿児島，熊本などの暖地に生育する。ざぼんぼんたんともいう。この変種にグレープフルーツがある。〔生態〕樹木は3 m あまりに達する。果実は大きく，晩白柚（バンペイユ），平戸文旦などのように1 kg 以上のものから，麻豆文旦，本田文旦，江戸文旦などのように1 kg 内外のもの，土佐文旦，水晶文旦などのように0.6 kg 内外のものがある。形は扁円で，

ふろ

果皮が非常に厚く(50～55％)，淡黄色を呈する。この種のうち，内部が紅紫色を呈するものをうちむらさきという。12月に採収されるが，翌年の2～5月まで貯蔵し，減酸してから食用とする。〔果肉〕一般に白色または桃色で，果汁は少なく，種子は非常に大きく，数も多い。甘味，酸味および苦味（ナリンギン）を有し，独特の風味がある。〔成分〕100 g中，水分89.0 g，炭水化物9.8 g，ビタミンC 45 mg(果皮は200 mg)。〔用途〕生食のほか，マーマレード，ぼんたん飴，砂糖漬けなどに加工される（ぶんたん漬け）。

ぶんたんづけ　文旦漬け　砂糖漬け菓子の一種。鹿児島の名物菓子として坂上文旦堂の文旦漬けは有名である。長崎や別府のざぼん漬けと同じものである。〔原料〕ざぼん。ざぼん（ポルトガル zamboa，朱欒）は，ミカン科の常緑喬木の果実で，四国・九州の暖地によく生育し，台湾産のものは優良品とされている。果実は大形でかぼちゃのような形をし，黄白色で肌があらく皮が厚い。〔由来〕鹿児島で文旦というのは，江戸時代の中ごろに鹿児島沖で難破した唐船の船長，謝文旦（福州人）が通辞の親切なとりなしに，1個の果実を贈って去った。その果実の種子をまいて育てたところ，みごとな果実が実ったので，これに船長の名を冠して文旦としたという。文旦漬けは文旦堂の初代坂上次助がはじめてつくったといわれている。〔製法〕文旦（ざぼん）の表皮の粟粒状の小突起を，あら目の磨り金で磨りおとし，適宜の大きさの舟型状に切断して皮を破損しないように剝ぐ。この皮を水煮したのち2～3日水にさらして苦味を抜く。じゅうぶんに水さらししたものを鍋に並べて入れ，最初の生皮とほぼ同重量の砂糖を加えて煮込む。かなり煮つまったところで火からおろしそのまま一夜蜜漬けしておき，翌日さらに煮つめて108～110℃程度になったとき火からおろして放冷し，金網上にあげて蜜をたらしきり，あらかじめ用意した砂糖を敷いて上にあげ，全体に白砂糖をまぶしつけて仕上げる。

ふんにゅう　粉乳　[Powdered milk] 牛乳を濃縮，乾燥して粉末としたもの。〔原料乳〕製品の溶解性を低下させないためになるべく良好な新鮮乳を用い，酸度の高い二等乳は用いない。原料乳は加糖練乳と同様に製品の成分規格に合うよう標準化を行ってから殺菌を目的にあら煮を行う。〔あら煮〕あら煮の温度は63℃30分，70℃15分，80℃10分または88℃までの瞬間殺菌法と種々ある。〔濃縮〕あら煮の終わったものは真空釜（最近では多重効用カンが多く用いられる）で減圧下乳固形分35～50％まで濃縮し，仕上げ比重（50℃）1.10をその完了とする。〔加熱乾燥〕濃縮乳は水分5％以下となるまで加熱乾燥を行う。

粉乳の成分規格

	水　分	乳固形分	乳脂肪	糖　分	細菌数
全粉乳	5％以下	95％以上	25％以上	―	5万以下
脱脂粉乳	5％以下	95％以上	―	―	5万以下
加糖粉乳	5％以下	70％以上	18％以上	25％以上（除乳糖）	5万以下
調製粉乳	5％以下	50.0％以上	―	―	5万以下

乾燥方法による粉乳の性質の比較

		粉乳の大きさ（μm）	粉乳中脂肪球の大きさ（μm）	全固形分の溶解度（％）
	円筒式	250 × 400（薄片状）	1～6	72.99
噴霧式	圧力式	45（球　形）	1～1.5	97.81
噴霧式	遠心式	～(60～100)（球　形）	1～3	98.15

加熱による粉末化には円筒式（ドラム式）と噴霧式（スプレー式）との2式がある。円筒式は加熱した回転ドラムによって濃縮乳をフィルム状に乾燥し，これを削りとり，粉砕するもので，常圧下に行うときと減圧下に行うときとある。噴霧式は乾燥室中に熱風（120～150℃）を送り込み，この中に濃縮乳（45～50℃にしておく）を噴霧すると牛乳滴は落下する間に短時間に乾燥して粉乳となり，このとき蒸発熱がうばわれるので乾燥室内の温度や牛乳自体のうける温度は80℃以下である。〔噴霧の方法〕口径0.1～0.8 mmのノズルから毎平方インチ1,500～3,000ポンドの圧力で噴出させる圧力式と径約50 cmのディスク（円盤）を毎分5,000～20,000回転の速さで回転させ，その上に濃縮乳を流下させ遠心力によって飛散させる遠心式とがある。〔性質〕各々の乾燥方式による粉乳の性質差異を比較してみると，表のようになる。また円筒式による製品のたんぱく質の生物価の減少，ビタミンCの破壊が噴霧式によるときよりも多い。わが国では円筒式の例は少なく，噴霧式が多く用いられている。〔濃縮の程度〕なお乾燥に先だつ濃縮の程度は，熱経済や製品粒子の物理的性状にいちじるしく影響するもので，濃縮度を大にして乾燥すると，粉乳粒子内部に含まれる気泡数が少なく，粒子は緊密となり，溶解性が悪くなる。逆に濃縮度を少なくして乾燥すると，粒子は気泡を含み軽くなり，製造直後は溶解性もよいが，容積は大きく，カンを真空あるいは窒素充てんにしても乳成分が速やかに酸化される。〔連続製法〕最近の大工場では連続式殺菌機と多重効用真空カンとを用い，あら煮から噴霧乾燥まで連続的に製造している。〔密封〕乾燥の終わったものは自動的に取り出され，冷却，篩別（ふるいわけ）後，カンに充てんしカン内空気を窒素ガスで置換し（窒素充てん），カンを巻締機で密封する。〔種類〕粉乳には牛乳を乾燥した全脂粉乳のほか，脱脂乳を乾燥した脱脂粉乳，牛乳にショ糖を加えて乾燥した加糖粉乳（炭水化物を増してその組成が母乳のそれに近づいているばかりでなく，粉乳の溶解度が増し，またソフトカードになる），さらにショ糖のほかにビタミン，ミネラルなどを加えて乾燥した調製粉乳などがある。〔成分規格〕それらの成分規格は表のとおりである。〔劣変防止〕粉乳中の乳糖は主としてα，β型の無水物できわめて吸湿性が強く，そのため粉乳はカンに密封する必要がある。全脂粉乳は空気に接触すると脂肪は酸化を受けてフレーバーの劣変が進み，同時に脂溶性ビタミンやビタミンCがいちじるしく破壊され，ビタミンB_1も減少する。窒素充てんがじゅうぶんに行われたもの（残存酸素が2%以下）は，行われないものに比べて約2倍の保存性を有する。高温あら煮，抗酸化剤の添加あるいは窒素充てんは，脂肪の酸化と関連のある劣変をいちじるしく遅らせるし，たんぱく質の変性による溶解度の低下やビタミンB_1の損失を少なくすることができる。その点脱脂粉乳は保存性がよい。また風味の劣変を防ぎ，ビタミンAの残存を多くするためには低温貯蔵が望ましい。〔栄養価〕噴霧式乾燥法による（全脂）粉乳を約9倍の温湯に溶かしたものは，市乳と風味は異なるが栄養はほぼ同価値を有し，しかも酸あるいは凝乳酵素によって生ずるカードは，普通の低温殺菌よりいちじるしく軟らかく消化率もよいので，育児用その他にも用いられる。〔溶解〕粉乳の溶解度に影響するのは操作中（とくにあら煮および噴霧時）の加熱である。粉乳を溶かすには，たんぱく質の変性による溶解度の低下を防ぐために微温湯（50℃程度）を加えてただちに攪拌し，溶解させる必要がある。熱湯や冷水では溶けにくい。

ふんまつアルコール　粉末アルコール　[Powdered alcohol]　水に溶かすとアルコール飲料となる粉末状のアルコール製品。〔製法〕ブランデー，ウイスキー，清酒などのアルコール飲料にデキストリンを加え（65%），噴霧乾燥する。〔製品〕水に溶解してそのまま飲むことができるカクテル類のほか，加工食品に添加する粉末酒もある。〔用途〕菓子類のほか，漬け物，そうざいなどにいわゆるかくし味として添加される。〔酒税〕通常酒とは，アルコール1%以上の飲料をいうが，1981年にわが国では酒税法が改正され，溶解することによりアルコール分1%以上となるものも酒税法の対象となった。ただし，日本酒の粉末酒は，行政指導で市販されていない。

ふんまつしゅ　粉末酒　[Powdered alcoholic drink]　粉末状になった酒で水に溶かせば液状の酒となる。ウイスキー，ブランデー，ワイン，リキュール，みりん，アルコールなどの粉末酒が市販されており，酒税法上は雑酒に属している。製造法はつぎのとおりである。酒にデキストリン，ゼラチンなどの食品被覆剤を混合溶解し，これをできるだけ低温で噴霧乾燥する。水分はほとんど除去され，アルコール，エステル，エキスなどは被覆剤に包まれて残るので，粉末状の酒が得られる。→ふんまつアルコール

ふんまつジュース　粉末ジュース　[Fruit juice powder, Powdered juice]　果汁を各種の方法によって乾燥粉末としたものである。乾燥効率を上げる目的で，乾燥前に果汁を全固型分30～50%まで濃縮しておくか，でんぷんそのほかの炭水化物，カゼインそのほかのたんぱく質など乾燥助剤を加えてから乾燥する場合がある。わが国では，果汁のみを原料とし乾燥粉末としたものは市販されていない。わが国で市販されている粉末ジュースと称せられるものの大部分は，粉末乳化香料に酸，糖（ブドウ糖）などを混合した粉末清涼飲料（imitation juice powder）で，果汁を含まないものが多い。

ふんまつしょうゆ　粉末醤油　[Powderd soy source]　醤油を乾燥，粉末にしたもの。〔製法〕ふつうの醤油を真空凍結乾燥法により，乾燥，粉末化する。〔成分・性状〕100 g中水分5.3 g，たんぱく質24.5 g，脂質1.6 g，炭水化物19.6 g，塩分49 g。吸湿性が高い。〔用途〕インスタント食品用のだしの素やスープの素などに用いる。類似品として粉末ソースもある。

ふんまつスープ　粉末スープ　[Powdered soup]　熱湯または水を注ぐだけで，各種のスープを賞味できるようにした乾燥食品。その種類は非常に多様で，洋風スープ，即席めん類スープ，めんつゆ，即席味噌汁，即席吸い物，中華スープなどが含まれる。洋風スープにはポタージュ系，コンソメ系がある。粉末スープには，乾燥粉末の状態の素材を配合したものに，乾燥ヌードル，アルファ米，乾燥野菜，乾燥畜肉，乾燥魚介類などを具材として添加してあるものが多い。洋風スープには噴霧乾燥した

粉末コーンスープの成分組成

粉末コーン	44.40（%）
粉末油脂	15.95
全脂粉乳	14.50
砂　　糖	10.00
α-でんぷん	5.80
ローカストビーンガム	1.20
粉末肉エキス	2.90
食　　塩	3.70
粉末オニオン	1.45
ターメリック	0.10

粉末25 gを150 mlの湯に溶いて用いる。

粉末チキンクリームスープの成分組成

食　　塩	6.2（%）
グラニュー糖	2.0
グルタミン酸ナトリウム	1.0
粉末醤油	6.0
粉末クリーム	18.0
脱脂粉乳	10.0
粉末オニオンエキス	5.0
ホワイトペッパー	0.2
セロリパウダー	0.03
凍結乾燥鶏肉粉末	2.0
粉末鶏肉エキス	1.0
ローカストビーンガム	1.2
じゃがいもでんぷん	16.0
デキストリン	37.37
乾燥パセリ	0.15
ターメリック	0.08
キサンタンガム	0.77

粉末13 gを150 mlの湯に溶いて用いる。

粉末めんつゆの成分組成

粉末醤油	62.0（%）
食　　塩	3.0
粉末みりん	10.0
しいたけエキス粉末	1.0
グルタミン酸ナトリウム	5.0
無水クエン酸	0.2
コハク酸ナトリウム	0.1
粉末昆布	5.7
粉末かつお節エキス	10.0
かつお節粉末	3.0

粉末 10 g を 240 ml の湯に溶いて用いる。

粉末お吸物の成分組成

粉末醤油	23.3（%）
食　　塩	35.0
粉末かつお節エキス	8.0
グラニュー糖	6.3
粉末みりん	3.1
グルタミン酸ナトリウム	1.5
かつお節粉末	0.8
ふ	6.6
凍結乾燥しいたけ	6.6
乾燥わかめ	4.4
乾燥ねぎ	4.4

粉末 3.5 g に具 1.0 g を加え 160 ml の湯に溶いて用いる。

肉エキス，粉末油脂，粉末チーズ，スイートコーンパウダー，全脂粉乳，脱脂粉乳などのほか，にんにく，玉ねぎなどの野菜エキスが使用され，具材としては凍結乾燥したものが使用される。即席めん類スープは噴霧乾燥した粉末醤油，粉末味噌，粉末動植物エキス，粉末カラメルなどと，グルタミン酸ナトリウム，核酸系調味料がおもな原料である。

ふんまつみそ　粉末味噌　[Powderd miso]　味噌を乾燥させ，粉末としたもの。乾燥法として減圧ドラム乾燥法，噴霧乾燥法，真空凍結乾燥法が用いられる。後者のものほど，すぐれた風味が残存する。〔性状〕水分 3～6 %，粗たんぱく質 25～28 %，食塩 10～20 %。吸湿性が強く，酸化されやすい。〔用途〕即席味噌汁，即席ラーメン用スープ，だしの素，粉末加工食品などに用いられる。

ふんまつゆし　粉末油脂　[Powdered oil]　〔原料・製造〕硬化油または半硬化油を粉末状にしたものであって，ふつうカゼイン，界面活性剤などを原料油脂と混ぜて，均一に分散させた後噴霧乾燥したものである。油の表面はたんぱく質などに覆われるのでたがいに集合せず，また酸化されにくい。〔用途〕ケーキミックスそのほかインスタント食品用の油脂原料として用いられる。

ふんむかんそう　噴霧乾燥　[Spray drying]　液体を噴霧し，霧状にして熱風で乾かす乾燥法である。主として牛乳の乾燥に使われていたが，最近は油脂，香料，味噌，醤油，天然調味料，果汁，コーヒーなどの粉末化に広く利用されている。噴霧乾燥法には加圧式と遠心式とがある。〔加圧式噴霧法〕特殊なポンプを用い，濃縮乳を 50～500 kg/cm^2 の圧力をかけてきわめて小さい噴霧口（ノズル）から噴出させるもので，霧（液滴）の粒子は直径約 0.05 mm のものになる。この噴霧器の重要部は硬質の鋼合金で，これに直径約 0.1 mm の微細な孔があいていて，加圧された濃縮乳はら線形の回転運動を与えられ，噴出力を増加して，噴霧口から熱風

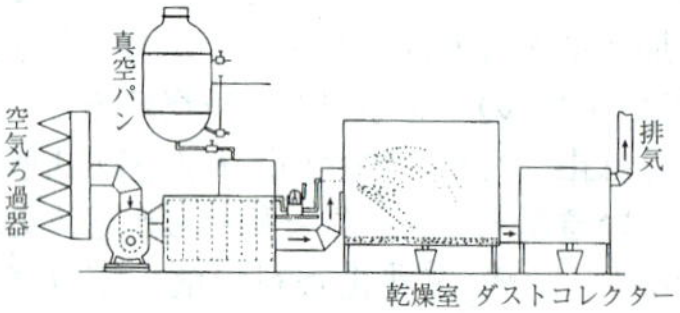

加圧式（メーレル・スール式）乾燥機

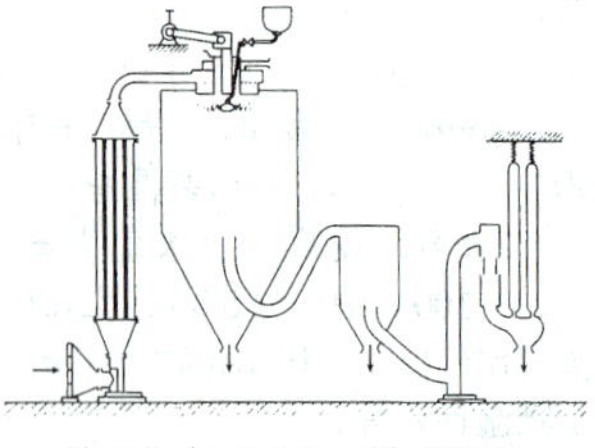

遠心式（ケストナー式）乾燥機

中（150～250℃）に噴霧される。濃縮乳の液滴中の水分は瞬間的に蒸発し（気化熱により液滴の温度は70～75℃に保たれる），粉乳粒子は円錐状に飛散する。〔遠心式噴霧法〕高速回転する円盤上に濃縮乳を注加すると，強い遠心力のために濃縮乳は円盤の周辺から微細な液滴に細分されて霧状となって加熱室中に噴散される。円盤の大きさを適当に調節し，かつその回転速度を加減すれば，望む遠心力が得られ液滴の粒径を変えることができる。微細な液滴は加圧式噴霧法とまったく同様に乾燥される。このようにすると，微細な液滴は10～20秒で乾燥粉末となる。

ぶんりだいずたんぱくしつ　分離大豆たんぱく質　[Soybean protein isolate]　大豆から取り出したたんぱく質をいう。〔原料・製法〕大豆から油を溶剤で抽出した残りの脱脂大豆を原料に用いる。このなかにはたんぱく質が50％近く含まれるが，脱脂大豆をpH8.0くらいでアルカリ抽出をするとたんぱく質の90％近くがアルカリ水溶液中に溶出する。遠心分離またはろ過によって不溶残渣（おもに皮と細胞壁および不溶性たんぱく質）を除いた抽出液に塩酸などの酸を加えると，pH4.3付近でたんぱく質の80％以上が沈殿する。これをろ過または遠心分離で液から分離し水洗後，乾燥を行う。〔成分・種類〕得られた分離大豆たんぱく質は純度90％内外であるが，水に不溶である。乾燥前にうすいアルカリを加えると中性付近で水に溶けるが，これを噴霧乾燥したものもつくられ，水溶性である。〔用途〕分離大豆たんぱく質は，以前は接着用あるいは紙のサイジング用につくられていたが，最近は食品用が多い。分離大豆たんぱく質はとくに水溶性の場合加熱により結着し，ゲルを形成する性質がある。したがって，わが国では水産練り製品用に魚肉のすり身に混合して用いられるほか，ソーセージにも用いられる。ハムには，濃厚溶液を肉中に注入する方法で用いられる。また最近は，分離大豆たんぱく質に水と油を加えて乳化したものが保形性をもつため，豆腐様の素材として冷凍および乾燥食品に用いられ，エマルションカードとよばれている。また分離大豆たんぱく質はアルカリ水に溶かしてから細い孔を通して酸の中に引き出すことにより，糸状の繊維を形成させることができ，濃厚溶解液を細い孔から空気中に押し出すことによっても繊維状にすることができる。これらのものは繊維状大豆たんぱく質とよばれ，成型，加熱，結着，調味，着香を行って，肉様のそしゃく性をもつ食品がつくられる。なおアルカリ溶解紡糸法は，現在のところあまり使われていない。分離大豆たんぱく質はアメリカ，日本をはじめ，いくつかの国でつくられている。→せんいじょうたんぱくしつ，だいずたんぱくしょくひん

へ

べいか　米菓　[Rice cracker]　〔原料〕焼菓子の一種であって日本独特のものである。米の消費量は，飯米用，酒造用について大きい。米菓は，せんべいとあられに大別される。せんべいは粳（うるち）米を，あられは糯（もち）米を原料とするが，最近この区別はあまり厳密でなくなってきた。〔製品〕せんべい：米粉を練って，蒸したもち状の生地をうすくのばし，型で抜いてから乾燥して，焼き上げたもの。あられ：ついたもちを厚板状に固め，冷やして硬化させてから，うすい板状に切削または切断して，乾燥して焼き上げたもの。かきもち，おかき：関西であられのことをいうが，本来は鏡もちを欠（か）いて焼いたのがかきもちの起源であって，米菓のもっとも古い型である。〔主産地〕もち米菓は，全国的に分布しているが，関西に多い傾向がみられる。うるち米菓は，関西で1953年から新生あられが製造されるまでは，ほとんど生産されていなかった。うるち米菓は新潟，関東各県とくに草加せんべいが有名である。ほかに広島，岡山，大阪，岐阜，愛知などが米菓のおもな産地である。

〔分類〕種々の考え方があるが，業界では原料の種類別と製品のウキにより分類が広く行われる。〔焼菓子としての米菓の特性〕1）ウキすなわち組織の多孔質化を行うために，原料米の特性を利用する。2）原料配合の99％以上が米で，ほかの菓子に比べてきわめて単純・単味である。それだけ原料米の特徴を活用しなければならないので，製造技術面にむずかしさがある。3）特定のもの以外は，製品の食味は甘味より塩から味が重視される。〔品質〕これまで食感，風味が品質の中心となっていたが，最近の流通機構の発達で包装品がふえたため，外観が重要な要素となってきた。関西では昔から食味よりも外観が重視され，木の葉，花型などのぬき型物が多くつくられた。これは形を重視するために，ウキが不良で，焼き上げも低温のために，原料からの香りが出にくくなる。そこでたまり醤油や砂糖など味の濃いものを仕上げに用い，表面の味で食べさせるような傾向がある。関東は米の風味と米菓の食感を重視するので，表面の味や色は淡白で，ウキ物が多い。〔ウキ〕米菓の容積を示す業界用語。米菓の品質を総合的に表示するのできわめて重要である。組織の多孔性を示すもので，物理学的意味の比容積に，組織の均一性を加味している。ウキ良好：カサが出て米菓の容積が大きく，全体にのびのびとしており，変型がなく外観良好で，芯がない品質を意味する。食感はソフトである。ウキ不良：米菓の容積が小さく，全体にのびのびした感じがなく，つまった感じの品質を示す。ときにより芯がある。ウキ過ぎ：米菓の容積が中低で，全体に表面の肌荒れが目立ち外観が不良で，変型も多い。食感はソフトである。ウキ良好のものが必ずしもつねによいとはいえず，その米菓の要求する品質により異なる。ウキの表現は，最近までカンで行われていたが，比容積で示されるようになった（前出）。〔製造法〕あられ：うるち玄米を搗精して白米とし，洗米機でじゅうぶん水洗いし，約一昼夜水に浸漬する。水切り後，蒸籠（せいろう）

1）原料による分類

- うるち米原料
  - せんべい類
    - 草加（そうか）型
    - 新潟型
  - 新生あられ（でんぷんせんべい類）
- もち米原料
  - あられ（主として小型のもの）柿の種
  - おかき（主として大型のもの）品川巻

2）うき上がり（比容）による分類

- うき物
  - うるち米菓…主として新潟型せんべい（厚焼せんべい，さざなみなどで 4.0 ml/g 以上），新生あられ（比容 4.0 ml/g 以上）
  - もち米菓…あられ類の一部（越路あられなどで 3.5〜4.5 ml/g）
- 中間物…もち米菓…おかき類（品川巻，大柿，みりん焼などで 2.5〜3.5 ml/g）
- しめ物
  - うるち米菓…草加型せんべいを主とした硬焼き物（2.9〜3.5 ml/g）
  - もち米菓…あられ類の一部（柿の種などで 2.0〜2.5 ml/g）

で120℃で15分蒸し，もち搗機で餅搗を行ってから，練り機でじゅうぶん練る。この餅を長さ50 cm，幅20 cm，深さ5 cmの木箱に入れ，2〜5℃に急冷して，2〜3日間放置して固まらせる。この際に風が直接当たらないように注意する。適当なかたさになったもちを，切削機で短冊型に削り，これを丸，四角，花型などに截断（せつだん）して，天日または蔭干乾燥を行う。これを箱詰めして1〜2日おいて水分を均質（18〜24％，平均20％）にする。これを炒り機または運行窯で，約285℃で7分程度焙炒する。大豆油などで300℃，4分ほど油揚げするものもある。その後，醤油，食塩，サラダ油，砂糖，グルタミン酸ソーダ，みりんなどで味付け，艶出しを行ってから，110℃程度のほいろで10分ほど仕上げ乾燥してから製品にする。せんべい：うるち玄米を搗精してから，水洗いし，水浸漬を行う。水切り後，水挽きして約50メッシュ程度にする。均一な生地をつくることがもっとも重要で，そのためには粒度を適当にすることが必要である。これに小麦でんぷんまたはコーンスターチを10〜15％加え，加水して蒸捏するが，この際に加水・混合とα化が一工程で行われる。その後，スランプミルその他でよく練って均質化させる。これを冷却後練出してから型抜きを行い2段に乾燥するのが特徴である。第1乾燥で水分60〜77％のものから20〜23％までとし，これを室温で10〜20時間堆積したまま放置する。これをねかせというが，この間に生地中の水分が均一化される。つぎに，第2乾燥で焼き上げるのに適当な水分とする。これは窯の性状や窯内での温度分布などの焼き上げ条件や，製品に要求される品質により異なるが，草加型で14〜15％，新潟型で11〜12％が適当である。その後の味付け，仕上げ乾燥はあられとほぼ同様である。

ペイカ　白糖　→ビイチュウ

へいかつきん　平滑筋　→きんせんい

へいこうそうたいしつど　平衡相対湿度　[Equilibrium relative humidity]　水分を含んだ食品などをある水蒸気圧の気体のなかに置くと，食品は水分を吸収したり放出したりして平衡に達する。また，ある食品を一定の容器内に置くと同様の吸放湿現象が起こり，平衡に達する。このとき，見かけ上，水分の吸放出が起こらなくなる。このときの水蒸気圧を平衡水蒸気圧とよび，そのときの温度における飽和水蒸気圧でその値を割ったものを平衡相対湿度という。このとき食品に含まれる水分を平衡水分という。食品の水分の収着等温線を求めるとき，まず各温度におけるその平衡相対湿度および平衡水分を求める。

べいはんかんづめ　米飯缶詰　[Canned rice]　自衛隊で使われるほかは，一般ではほとんど使われない。レトルト米飯が一般的である。食前に加熱して食する。

べいふんめん　米粉麺　[Rice noodle]　米粉を主原料にした麺。〔種類〕ライスヌードル，ライス麺がある。ライスヌードル：うるち精白米を原料とし，これを製粉してだんごをつくり，そのだんごを圧延する。製麺機を使って麺線をつくるという工程で製造されており，米粉100％で麺をつくるために各種の工夫がなされている。ライス麺：米粉70〜85％にじゃがいもでんぷんを配合してあり，このでんぷんをつなぎに使っている。〔調理〕米粉麺は，小麦粉を原料とした麺よりシコシコした感じで腰が強く，夏むきのつけ麺，冬は煮込み，また中華風に炒めたり，スパゲッティ並みに扱うこともできる。

ベーキングパウダー　[Baking powder]　ふくらし粉，膨剤，BPなどともいわれる。炭酸水素ナトリウム（重曹）と酸とが主成分である。〔作用〕これを小麦粉にふるい込んでドウ（dough：生地）をつくり，オーブンで焼くとベーキングパウダー中の炭酸水素ナトリウムと酸とが水と熱によって化学変化をおこして，二酸化炭素を発生し，パンに気泡をつくる作用をする。〔種類〕ベーキングパウダーは配合の仕方により種類が多いが，いずれも重曹を使う。酸の種類によって反応速度が異なり，速効性のものと遅効性のものがあり，また，グルコノデルタラクトンを使用すると2段式にガスを発生する。酸によって分類するとつぎのようである。1）タートレートパウダー（酒石酸塩）：重酒石酸カリ（酒石英ともいう），あるいは酒石酸が用いられ，このような化学変化で，二酸化炭素と塩を生ずる。

$$\begin{matrix}\mathrm{CHOH\cdot COOK}\\ |\\ \mathrm{CHOH\cdot COOH}\\ (188\,\mathrm{g})\end{matrix} + \underset{(84\,\mathrm{g})}{\mathrm{NaHCO_3}} \xrightarrow{\text{水}} \begin{matrix}\mathrm{CHOH\cdot COOK}\\ |\\ \mathrm{CHOH\cdot COONa}\end{matrix} + \mathrm{H_2O} + \underset{(44\,\mathrm{g})}{\mathrm{CO_2}}$$

$$\begin{matrix}\mathrm{CHOH\cdot COOH}\\ |\\ \mathrm{CHOH\cdot COOH}\\ (150\,\mathrm{g})\end{matrix} + \underset{(168\,\mathrm{g})}{\mathrm{2NaHCO_3}} \xrightarrow{\text{水}} \begin{matrix}\mathrm{CHOH\cdot COONa}\\ |\\ \mathrm{CHOH\cdot COONa}\end{matrix} + \mathrm{2H_2O} + \underset{(88\,\mathrm{g})}{\mathrm{2CO_2}}$$

2）アラムパウダー（ミョウバン）：ミョウバン，焼きミョウバン（硫酸アルミニウムカリウム）を用いるもの。

$$\underset{(516\,\mathrm{g})}{\mathrm{Al_2(SO_4)_3K_2SO_4}} + \underset{(504\,\mathrm{g})}{\mathrm{6\,NaHCO_3}}$$

$$\xrightarrow{\text{水}} \mathrm{2\,Al(OH)_3 + K_2SO_4 + 3\,Na_2SO_4} + \underset{(264\,\mathrm{g})}{\mathrm{6\,CO_2}}$$

3）ホスフェイトパウダー（リン酸塩）：カ

ルシウム，カリウム，アンモニウムなどの酸性リン酸塩を単独に用いるか，もしくは酒石英やミョウバンなどと混用する。

$$\underset{(234\,\mathrm{g})}{CaH_4(PO_4)_2} + \underset{(168\,\mathrm{g})}{2\,NaHCO_3} \xrightarrow{\text{水}} CaHPO + Na_2HPO_4 + 2\,H_2O + \underset{(88\,\mathrm{g})}{2\,CO_2}$$

$$\underset{(586\,\mathrm{g})}{Na_2SO_4 \cdot Al_2(SO_4)_3 \cdot Al_2O_3} + \underset{(234\,\mathrm{g})}{CaH_4(PO_4)_2} + \underset{(336\,\mathrm{g})}{4\,NaHCO_3} \xrightarrow{\text{水}} 2\,Al(OH)_3 + 2\,AlPO_4 + CaSO_4 + 3\,Na_2SO_4 + H_2O + \underset{(176\,\mathrm{g})}{4\,CO_2}$$

ベーキングパウダー中の酸とアルカリは，湿気にあうと反応するので，つねに乾燥状態に保たなければならない。このためでんぷん（かたくり粉，あるいはコーンスターチなど）が加えられる。1剤式と2剤式があり，2剤式のほうが使用前反応して効力を失うことが少ないが，使用の際の煩雑さのため，現在はほとんど1剤式となっている。

ベークドアラスカ　[Baked Alaska]　焼きアイスクリームのことで，北アメリカにあるアラスカの名をつけたもの。外見には焦げ目がついているが，なかのアイスクリームは溶けていない意外性を座興とするもの。室温で溶けるアイスクリームを，空気を多く含み，熱伝導が悪いスポンジケーキやメレンゲで包み，高温で短時間焼くと，外側は熱せられて，焼き色がついてもなかのアイスクリームは溶けることがない。同様にして，アイスクリームを油で揚げることもできる。ベークドアラスカは銀盆にのせ，オーブンに入れて焼き立てをそのまま食卓に出す。ブランデーをふりかけて火をつけると，ブランデーが燃えて炎となる。火のついたブランデーをかけることもある。豪華な趣好を楽しんだ後，銘々の皿に切り分けて冷たいアイスクリームを賞味するもので，別に季節の果物の角切りを添えてもよい。〔つくり方〕1）イタリア風メレンゲをつくる。卵白をじゅうぶんに泡立て，熱いシロップ（110℃）を少しずつ加え，さらに冷めるまで泡立て続ける。バニラ香料とリキュールで風味をつける。2）スポンジケーキを1 cmの厚さに切って銀盆に置き，上からリキュール少量をふりかける。ごく固くしたアイスクリームをケーキの上にのせ，その上に，イタリア風メレンゲをアイスクリームを包むようにたっぷりとかぶせる。好みによって絞り袋で美しいデコレーションをしてもよい。3）オーブンは前もって250℃とし，上火をきかせる。直前にメレンゲの全面に粉糖をふりかけ，銀盆ごと2～3分間入れる。またはサラマンドルで焼く。メレンゲ全体に美しいきつね色の焦げ目がつくので，焼き立てをただちに供卓する。

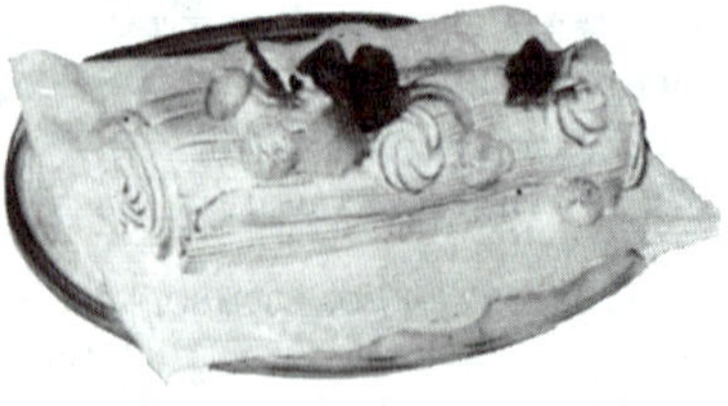

ベークドアラスカ

ベーコン　[Bacon]　本来は，豚のバラ肉部分（側腹部）の意味である。製法そのほかはハムにほとんど同じである。〔原料〕豚の側腹部の脂肪の多い肉を用いる。〔製法〕豚枝肉より腿，肩，背肉の部分をとり去った長方形の側腹肉より肋骨，肋軟骨を抜き，整形後ハムと同様血絞りを行う。肉10 kgあたり食塩350 g，硝石25 gを混合したものを肉面にじゅうぶんすり込み，冷所におき，塩漬を行う。塩漬後は水浸を行い，冷燻（15～30℃）を1～2日間行う。水煮は行わない。〔品質〕肉，脂肪の厚さが同一で，色調，風味の良好なものがよく，脂肪が厚く，やわらかいのはよくない。〔用途〕燻煙によって特有の風味と防腐性とが与えられ，また脂肪の酸化が防止されている。ベーコンはその風味を賞して種々の料理に用いられる。→ハム，ぶた

にく

ヘーゼルナッツ　[Hazel nut, Filbert]　セイヨウハシバミの食用にされる木の実。〔産地〕主産地はスペイン，トルコ，地中海方面，アメリカ合衆国で，日本では，大部分がトルコからの輸入である。〔成分〕炒ったヘーゼナッツの成分組成は，100 g 中，水分 4.7 g，たんぱく質 12.7 g，脂質 58.8 g，炭水化物 17.7 g，食物繊維 3.4 g，灰分 2.7 g で，オレイン酸やビタミン E が豊富である。クッキーやチョコレート菓子などに広く用いられる。→ナッツるい

ベータアミラーゼ　β-アミラーゼ　[β-Amylase]　→アミラーゼ

ベータアラニン　β-アラニン　[β-Alanine]　自然界に存在する唯一のβ-アミノ酸である。〔存在〕カルノシン（carnosine），アンセリン（anserine）など，肉エキスより得られるジペプチドの成分として存在する。なお，ビタミン作用のあるパントテン酸も，分解によってβ-アラニンを生じる。

$$\underset{\displaystyle NH_2}{\underset{|}{CH_2}}-CH_2-COOH$$

β-アラニン

ベータか　β化　α化したでんぷんを常温に放置すると，次第に構造に規則性が現れ，一部が天然の生でんぷんの性質に戻る現象をいう。アミロペクチンに比べアミロースがβ化しやすい。でんぷんのなかではコーンスターチ，小麦でんぷんがβ化しやすく，じゃがいもでんぷん，タピオカはβ化しにくい。この現象は，水分と温度に関係し，水分 30〜60％，2〜4℃のときにもっとも速やかに起こる。〔米飯・食パン〕冬季には，米飯，食パンなどは，約 24 時間でかなりβ化する。これは消化が悪く，味もまずい。米飯を保温したり，蒸したり，また，食パンを焼いてトーストにして食べるのは，できるだけβ化を遅らせ，またはβ化したものをふたたびα化する目的である。→アルファか，ろうか

ベータカロテン　[β-Carotene]　→ビタミン A

ベータグルカン　β-グルカン　[β-Glucan]　グルコースがβ-結合で結合した多糖類。ただし，β-(1，4)-結合のセルロースは含まないのが一般的である。β-(1，3)-結合，β-(1，6)-結合など枝分かれしたものが，動物実験で抗腫瘍活性が認められている。アガリクス，メシマコブなどのきのこに多く含まれる。

ベータシトステロール　β-シトステロール　[β-Sitosterol]　カンペステロール，スチグマステロールとともに，植物ステロールに分類される。消化過程においてコレステロールと競合的にミセルにとり込まれるが，小腸上皮細胞に吸収されにくく，血中コレステロール低減作用を示す。

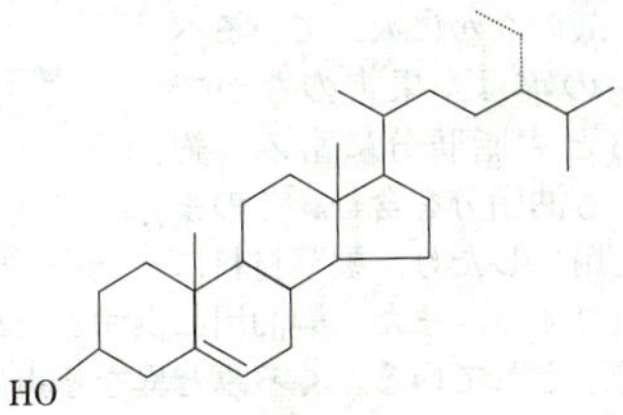

β-シトステロール

ベータせん　ベータ線　β線　[β-ray]　放射線の一種で，本体は高速の電子である。マイナスに荷電しており，物質の水溶液に吸収される際，物質を電離させる作用がある。〔種類〕炭素 14 のような放射性同位元素から放出されるものと，電子加速装置から発生させるものがある。電子加速装置としては，おもにバンデグラフ型加速器が用いられる。〔性質〕エネルギーがγ線より弱く，物質の表面付近にのみ透過する。〔利用〕放射線同位元素から放出されるものは，代謝実験のようなラジオアイソトープ実験の標識に用いられる。電子加速装置から発生させるものは，表面処理を目的とする食品照射や，包装用フィルムの殺菌に用いられる。→ほうしゃせんさっきん，ほうしゃせんしょうしゃ

ベータでんぷん　β-澱粉　β-starch という英語はなく，むしろ raw starch として表現されている。X 線干渉図型が A，B，または C 図型を与えるでんぷん。天然

の生でんぷんは，すべて β-でんぷんである。〔性質〕消化が悪く，味もまずい。食用にする際には，必ず加熱して α 化する。→アルファか，アルファでんぷん

ベータヒドロキシらくさん　β-ヒドロキシ酪酸　[β- Hydroxy lactic acid]　ケトン体の一種で，骨格筋や心筋にとって重要なエネルギー源である。常時，肝臓から血液中に放出されるが，絶食などで多量の体脂肪が燃焼されると，血中ケトン体量が急激に増加する。

ペカン　[Pecan]　北アメリカ中南部原産のクルミ科の落葉樹の実。俗にヒッコリー（hickory）とよばれているが，植物学上の真正ヒッコリーではない。殻のなかに入っているペカンの実は，果実のなかでもっとも脂肪分に富み，約72％も油脂分を含む。そのまま食用にしたり，製菓材料にしたりする。また，製油用に供するための栽培もされている。くるみと異なる点は，果実の表面が平滑か縦筋があり，成熟すると自然に裂けることである。

ヘキサン　[Hexane]　食品添加物としてのヘキサンは食品製造溶剤の一種で，油脂の抽出に用いる。〔性質〕無色透明の揮発性の液体で，比重0.665～0.689。64～70℃で95％以上が揮散する。水に溶けずエーテル，エタノールに溶ける。〔製造法〕石油から精製により製造したヘキサン（C_6H_{14}）の沸点付近の留分をいう。〔使用法〕植物種子からの油脂の抽出に用いるのみであり，ほかの目的に使用できない。

ヘキソース　[Hexose]　炭水化物で単糖類の六炭糖のこと，$C_6H_{12}O_6$ の分子式である。〔種類〕自然界にもっとも広く分布し，D-グルコース，D-フラクトース，D-ガラストースおよび D-マンノースがもっとも多く，各種多糖類の重要構成成分で，栄養上も重要である。〔性質〕これらは酵母により発酵される。このなかでガラクトースはやや発酵されにくい。これらは植物体内で，炭酸ガスと水から直接合成されるか，分子内転位でできるとされている。アルドヘキソース，ケトヘキソースとあるが，どれも還元力がきわめて強い。

ペキンダック　北京烤鴨　→カオヤーヅ

ペクチナーゼ　[Pectinase]　→ペクチンぶんかいこうそ

ペクチニンさん　ペクチニン酸　[Pectinic acid]　狭義のペクチンのこと。すなわち，D-ガラクツロン酸（galacturonic acid）を構成単位として，それが α-1，4 結合によって重合した鎖状の分子であって，側鎖のカルボキシル基が一部任意にメトキシル基になっているものをいう。→ペクチン

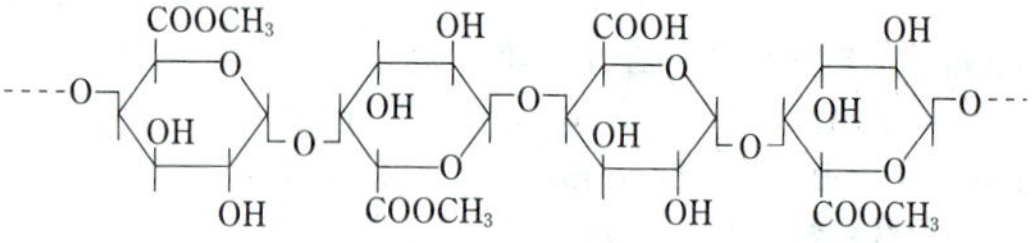

ペクチニン酸

ペクチン　[Pectin]　植物の細胞膜に多く含まれ，植物の組織をささえる役目をする高分子電解質化合物。〔性質〕果実，野菜に多く，未熟のときは水に溶けないプロトペクチン（ペクチンとセルロースなどが結合したもの）として存在するが，成熟するに従い，水に溶けやすいペクチン（ペクチニン酸：pectinic acid）になり，組織が軟化すると，さらにペクチン酸（pectic acid）から糖と二酸化炭素にまで分解する。ペクチンはでんぷんなどと同じ高分子の炭水化物で，D-ガラクツロン酸（galacturonic acid）が α-1，4 結合によって重合した鎖状分子で，側鎖のカルボキシル基が一部メトキシル基になっている。カルボキシル基のみのものがペクチン酸である。カルボキシル基が全部メトキシル基におきかえられたとき，理論上メトキシル基は16.32％である。ペクチンは利用上メトキシル基7％以上のものを高メトキシルペクチン，7％未満のものを低メトキシルペクチンと区別しており，ふつうのジャム（高糖度ジャム）では前者が用いられ，チルドジャム（低糖度ジャム〉ではおもに後者が

用いられる。プロトペクチンからペクチンへの分解は，植物体内ではペクチン分解酵素により行われるが，酸，アルカリでも同様の分解を行うことができる。〔製法〕ペクチンの多く含まれる原料（かんきつ果皮やりんごの搾り粕）を酸で処理して水に溶けやすいペクチンにし，これにアルコールやアルミニウムなどの塩類を加えてペクチンを沈殿させてとり出すことができる。外国ではペクチンを粉末製品（高メトキシルペクチン）として，またこれを脱メチル化した低メトキシルペクチンも市販されている。〔所在〕ペクチンの含量は一般にかんきつでは果肉よりも果皮（4～6%），じょうのうおよび，さのう（砂嚢）（2～3%）に多く含まれる。→かじつ，ゼリー，ていメトキシルペクチン

ペクチンぶんかいこうそ　ペクチン分解酵素　緑色植物，ことに種子の発育，果実の成熟時の代謝にあずかる主要な酵素であり，緑色植物の汁液，かび，細菌に含まれている。プロトペクチナーゼ（protopectinase），ペクチナーゼ（pectinase），ペクターゼ（pectase）が知られている。〔プロトペクチナーゼ〕植物体中に存在する水に不溶性のプロトペクチンを溶解して，ペクチンとほかの成分にする酵素で，おもに組織の軟化に働くが，これが特異な酵素であるかどうか明らかでない。〔ペクチナーゼ〕ペクチナーゼは大別すると，ペクチンのメチルエステル結合を加水分解するペクチンエステラーゼ（pectinesterase），ペクターゼ（pectase），ペクチンメチルエステラーゼ（pectin methylesterase, PE）と主鎖のα-1，4-ガラクツロニッド結合を分解するデポリメラーゼ（depolymerase）がある。デポリメラーゼには加水分解酵素のポリガラクツロナーゼ（polygalacturonase, PG）とリアーゼ（lyase；離脱酵素）のペクトリアーゼ（PL）がある。また分解がペクチン分子をランダムに分解作用するendo型（液化型）と，末端から分解するexo型（糖化型）が考えられる。〔用途〕ペクチン分解酵素は，果汁の清澄，繊維の精練に盛んに応用されており，原料として，青かび，黒かび，菌核菌，バクテリア，放線菌などが使用されている。

ベシャメルソース　［（仏）Sauce béchamel］　白色ルウを牛乳で溶きのばし，調味して煮上げた温かい白ソースで，基本ソースの一種。ホワイトソース（white sauce）ともいう。このソースの名は，17世紀の半ば，食通でならしたフランスの侯爵，ルイ・ド・ベシャメル（Louis de Béchameil, 1630-1703）の名前からつけられたもの。ソースとしては調理が簡単で，淡白な味を特徴とするが，こく味が少なく，日持ちもしないので，グラタン，コロッケ，スフレのつなぎやソースの土台に用い，ほかの材料と混ぜ合わせられることが多い。小麦粉とバターを炒めて白色ルウをつくるが，小麦粉は薄力粉か中力粉がよい。バターは水分がないほうが炒めやすいので，澄ましバターを使うときもある。牛乳のなかに生クリームを加えて濃くするといっそう味がよくなり，また，ポロねぎ，ブーケガルニ，エシャロットのバター炒めなどを加えて温め，あらかじめ風味のついた牛乳を使ってもよい。香辛料としては，こしょう，ローリエ，ナツメグ，カイエンヌペッパーなどが風味を助け，牛乳の臭みを消す。ふつうのソースのかたさのものは牛乳の5～6%の小麦粉を使い，ルウとしては，牛乳の約10%を使って煮上げるとよい。ソースをつなぎとしてコロッケ，スフレに使うときには小麦粉の量を多くし，

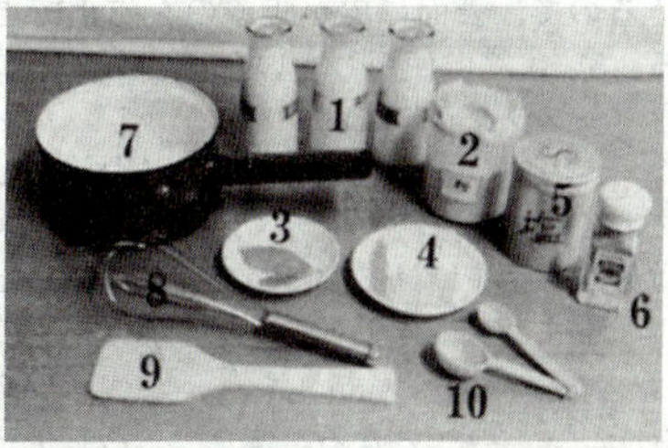

1：牛乳，2：小麦粉，3：ローリエ，4：バター，5：塩，6：こしょう，7：鍋，8：泡立て器，9：木じゃくし，10：計量スプーン
ベシャメルソースの材料と器具

へし

はじめから固いソースをつくり，ルウの炒め方を浅く（100～110℃）したほうが固めやすい。〔ベシャメルソースのつくり方の一例〕材料：でき上がり量1/2カップ（ふつうのかたさのソース）：小麦粉（薄力粉）22 g（大さじ3），バター22 g（小麦粉と同重量），牛乳2カップ，塩2 g（小さじ1/2弱），こしょう0.1 g（または白粒こしょう小2粒），ローリエ1 cm^2 大1枚。 つくり方：1）厚手の鍋にバターを入れて火にかけ，ゆっくり溶かしたところにふるった粉を一度に加える。木じゃくしでたえずかき混ぜ，4～5分で白色ルウができる。2分ぐらい炒めるとルウはぶくぶくと煮立ち，120℃近くなると泡立ちが弱まってゆるくなり，流動性が出てさらりとなる。この状態（120℃）で鍋を火からはずし，鍋底を冷やす。2）牛乳を別鍋で温め（60℃），これをやや冷えたルウ（40℃）に加え入れるが，まず最初，牛乳の1/4量を加え，よく溶きのばしたら，残りの牛乳を加えてさらによくのばす。3）塩，こしょう，ローリエの小片を加えて火にかけ，煮立つまでは中火にし，たえず木じゃくしで攪拌する。鍋底からぷつりぷつりと煮立ちはじめ（88℃）たら，火力を弱めて全面がぷつぷつ煮立つ状態を保って5～8分間煮込んで仕上げる。96℃以上まで煮ることが，なめらかでおいしいソースをつくる要点である。4）でき上がったソースは布ごしをして均質に仕上げ，冷めるまで木じゃくしでかきまわしておく。こうすると，平均に冷めるので，表面に皮が張るのを防止できる。5）すぐに使用しないときは，ふたつきソースタンクに入れ，上に溶かしバターか生クリームを網目状にたらし，湯煎にしておくとよい。〔応用〕ベシャメルソースは好みの色をつけることができ，煮詰めたトマトまたはトマトピューレを加えたものはオロールソースまたはオーロラソース（sauce aurore）となる。また，おろしチーズ，バター，卵黄を加えるとモルネーソース（sauce mornay）ができる。そのほか，ほうれんそうの裏ごしや，青よせを加えたグリーンソース，ゼラチン液や生クリームを加えたものはショーフロワソース（sauce chaudfroid）となり，冷製料理に用いられる。→ホワイトソース

ヘスペリジン　［Hesperidin］　フラボノイド系色素中のフラバノンに属する配糖体である。〔存在〕かんきつ，とくにその果皮に1.5～3％含まれる。含量は熟度により異なり，未熟果に多い。みかん缶詰液汁の白濁物質はヘスペリジンが主成分をなす。〔性質〕ヘスペリジンを希酸，またはヘスペリジナーゼ（ヘスペリジン分解酵素）で加水分解するとグルコース，ラムノース，ヘスペレチンを得る。〔用途〕ヘスペリジンは従来ビタミンPのひとつとしてあげられ，医薬（毛細血管を保護する）としての用途がある。→ビタミンP

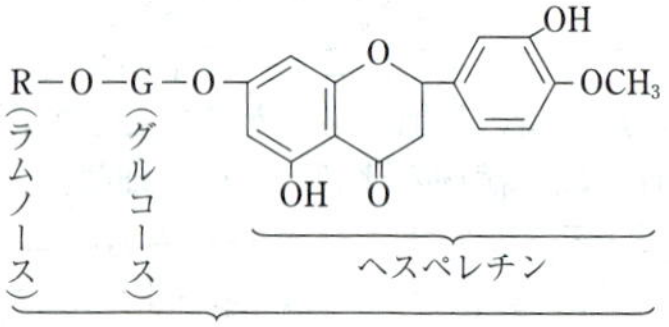

ヘスペリジン

ベタイン　［Betaine］　腐敗分解物のひとつでレシチンの分解によって，コリン（choline），ムスカリン（muscarine），ノイリン（neurine）とともに発生する。ひとつの分子中に陽イオンとして第四アンモニウムと，カルボン酸の陰イオンをもった分子内塩に対する一般名。アミノ酸のN-トリアルキル誘導体に相当する。狭義にはグリシンベタインを意味する。

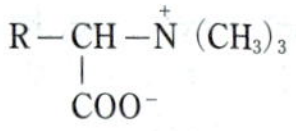

ベタイン

へちま　糸瓜　［Luffa, Sponge gourd, Sponge cucumber］　ウリ科に属し，インド原産。〔性状〕つる性の一年草で，長さ5～6 mに達する。葉は互生で，掌状に浅く裂ける。雌雄異花で，夏秋に径約5 cmの黄色の花をつける。果実は円筒形で，長さ50 cmにも達する。〔栽培〕鹿児島や

沖縄で栽培され，露地のほか，ハウスでも栽培される。〔成分〕栄養価に乏しい。〔用途〕若い果実を煮物や漬け物にする。食用以外に，果実を成熟させて収穫し，腐らせて，残った太い繊維を洗浄用とする。また，茎を根際より切断し，へちま水をとり，化粧水や薬用とする。

ヘット ［Beef tallow］ →ぎゅうし

ヘッドスペース ［Head space］ 缶詰，瓶詰および袋詰の上部空隙あるいは内部空隙のことをいう。製品の貯蔵中の品質変化からは，ヘッドスペースの量が多いと，そのなかの空気（酸素）による影響が大きいので好ましくない。したがって缶詰では真空巻締，瓶詰では熱間充填，袋詰では真空包装により酸素の影響をとり除くか，または窒素ガスそのほかの不活性ガスで置換しておく必要がある。缶詰の製造の場合，ヘッドスペースが大きいほど殺菌後のカン内真空度を大きくすることができる。またカンのへこみも少ない。回転殺菌の場合，熱伝導効率が高いなど有利なことがある。一般に缶詰のヘッドスペースはカン容積の 1/10 程度以下がよいとされている。

ヘッドチーズ ［Head cheese］ 豚の皮，鼻，頭部脂肪肉，心臓，子宮などを原料とする一種のソーセージである。〔製法〕豚をと殺後，湯剥をじゅうぶんして脱毛，脱骨後大切りとし，水煮をしたのち，皮をあら目のチョッパーでひき，これを煮出し，ろ過してきれいなゼラチン液をつくっておく。その間にほかの原料はよい部位だけを切りとって 3 cm 角程度に切断し，ふたたび水洗し，弱火で長く煮込み，ほどよく味付けする。全部の材料がやわらかくなったころにとり出し，前につくったゼラチン液にじゅうぶん浸る程度に各材料を加え，あるいはこのとき煮ておいたニンジンやグリーンピースなども加え，全部を煮て最後に調味料，香辛料を加えて容器に移し，冷却する。冷却すればゼラチンの凝固により製品ができあがる。〔製品〕容器によって種々の型ができる。牛盲腸，豚胃袋などに詰めて重石をし円盤状の製品とすることもあり，平盤容器内に流し込み，冷却後チーズ型のように長方型に切断して硫酸紙やセロファン紙で包装することもある。後者はスクラップル（scrapple）ともいう。

ペッパーソース ［Pepper souce］ とうがらしソースともいう。辛味の強い赤とうがらしを，洋酢などに混ぜてつくる。ピッツァ，スパゲッティ，ステーキなどに少量かけて用いる。

ヘテロはっこう　ヘテロ発酵 ［Hetero-fermentation］ 乳酸菌により炭水化物から乳酸のほかに酢酸，エタノール，二酸化炭素を嫌気的に生成する発酵。ブドウ糖からの乳酸の生成は EMP 経路でなく，ペントースリン酸経路を通る。ペントースが基質の場合は乳酸と酢酸を生成。乳酸球菌では *Leuconostoc* 属，桿菌では *Lactobacillus fermentum, L. brevis* がヘテロ発酵を行う。

べにこうじ　紅麹 穀類に紅麹菌（*Monascus* 属）を生やしたもの。深紅色を呈し，酵素力は弱いがその紅色色素を利用して台湾の紅酒（アンチュウ），わが国のあかい酒の製造に用いられ，また天然赤色色素として食品の着色に利用されている。紅麹菌の生産する色素のおもなものは monascorubrin, monascin, rubropunctatin で，いずれも水に不溶，エーテル，エタノールに可溶である。紅麹としては，*M. purpureus, M. anka* が用いられる。

べにこうじしきそ　紅麹色素 ［Monascus color］ 紅麹菌の一種 *Monasus purpureus* が生産する天然色素。モナスカスミンともいう。〔製法〕紅麹菌を約 3 週間固体培養し，培地を粉砕後，エタノールで抽出する。〔成分〕モナスコルブリン，モナスコルブラミン，ルブロパンクタチン，ルブロパンクタミン，モナスシンなどの混合物である。〔性質〕水に不溶だが，エチルアルコールなどの有機溶剤に可溶。酸化および還元されると退色する。また光によっても退色する。〔用途〕新潟特産のあかい酒の着色に古くから用いられている。

安価で耐熱性が高いので，ハム，ソーセージ，かまぼこをはじめ，菓子，飲料，酒などの着色に広く用いられている。〔毒性〕LD_{50} は 20 g/kg（マウス経口）。→てんねんちゃくしょくりょう

べにしょうが　紅生姜　しょうがを梅酢に漬け込んだもの。〔品種〕とくに金時，中しょうががよい。〔製法〕原料しょうがは，9〜10月ごろ収穫した根しょうがが最適で，それ以後ではかたくなって漬け物には向かない。漬け込み割合は原料しょうが 100 に対し，塩 16，梅酢 80。原料しょうがははじめ塩漬けし，一昼夜おき，水が上がったらとり出し，梅酢に漬けると1週間内外で着色する。

ペニシリウム　[*Penicillium*]　青かび属ともいう。〔生態〕菌叢が青色を帯びるものがもっとも多いが，まれには灰白色，黄褐色，ないし赤色を呈するものもある。図のように芽胞子柄の先端が箒状または筆状。penicillus に分岐するのでこの名前がある。芽胞子は球形で各梗子の先端から連結し，念珠状を呈する。〔分布〕空気，土壌，穀物など，分布ははなはだ広い。〔害毒〕低温度でも極微量の栄養物に発育し，かび臭を出すので，もっとも有害なものである。〔用途〕チーズの熟成作用，ペニシリン製造など，有用の菌種もある。〔種類〕おもな菌種とその作用を列挙してみると，つぎのようである。1）グラウクム（*P. glaucum*，青かび）：もち，パン，そのほかの食品に繁殖して害を与える。2）ロックフォール（*P. roqueforti*）：ロックフォールチーズに香味を付ける。3）カマンベール（*P. camemberti*）：カマンベールチーズに香味を付ける。4）ルテウム（*P. luteum*）：グルコン酸製造用。5）ブレビカウレ（*P. brevicaule*）：微量のヒ素からジエチルアルシン（激臭）を生産するので，ヒ素検出用として応用される。6）イスランディクム（*P. islandicum*）：米に寄生して毒素をつくる。7）チトリヌム（*P. citrinum*）：米に寄生して毒素をつくる。8）ノタツム（*P. notatum*）など：ペニシリンの製造。

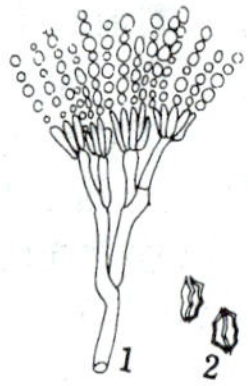

1：芽胞子柄
2：子嚢胞子の側面

ペニシリウムの構造

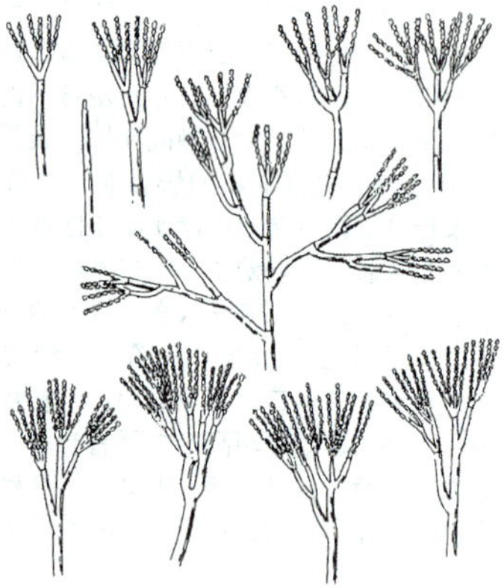

ペニシリウム・グラウクム

ペニシリン　[Penicillin]　抗菌性物質（抗生物質）の一種で，青かびが生産する。〔性質〕水に溶けるが水溶液は不安定である。乾燥して保存する。〔製法〕*Penicillium notatum* や *P. chrysogenum* の培養液より調整するか，または合成する。〔効力〕ペニシリンGはグラム陽性菌に抗菌性がある。ペニシリナーゼにより分解する。したがって，耐性菌はこのペニシリナーゼ活性を有することにより耐性を示すようになる。食品衛生法では抗生物質を食品に添加することは禁止されているが，乳牛の乳房炎の治療に用いたペニシリンは牛乳中に50％移行する。このため，乳等省令では，乳に影響ある薬剤を服用または注射した後，3日以内の牛の乳を搾取してはならないことになっている。また，乳房炎治療用

抗生物質注入剤では，食用青色1号を1回注入量あたり25 mg添加し，汚染乳を肉眼的に識別できるようにした。

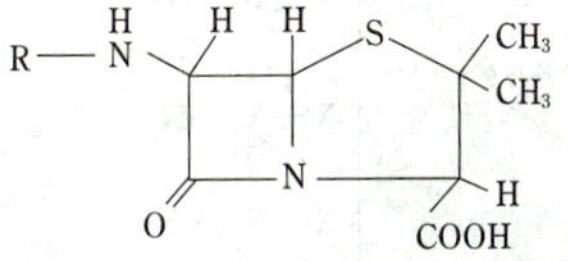

R：ベンジル基（ペニシリンG）
R：アミノベンジル基（アンピシリン）
ペニシリン

ベニズワイガニ　紅楚蟹　[Red snow crab]　ズワイガニによく似た美しい橙紅色の食用カニ。色彩以外の外見はきわめてズワイガニに似て，甲長は雄で13 cm，雌で7 cmぐらいである。主として日本海中部以北の400～2,300 mの深海底にすみ，底刺網やカニ篭で漁獲される。味はズワイガニに劣る。

べにばな　紅花　[Safflower]　エジプト原産といわれるキク科に属する植物で，古くからその花に含まれる赤色色素を，食紅として菓子やかまぼこの着色や，口紅色素として利用してきた。現在，国内では，紅花染め用などに，わずかに栽培されるのみである。伝統的製法は，赤い花を水に浸漬し，黄色色素を除く。残さを灰汁に浸漬すると紅色の色素が浸出してくる。浸出液に梅酢を入れてpHを下げると，紅色色素は沈殿する。沈殿した色素を絹の布でろ過し，乾燥させて製品とする。赤色色素の本体は，カルタミン（carthamin）とよばれる一種の配糖体である。紅花の種子からは紅花油（サフラワー油）が製造され，食用油やマーガリンなどに用いられる。

べにばないんげん　紅花隠元　[Flower bean, *Phaseolus coccineus*]　中南米原産の径1.8～2.5 cm，幅1.2～1.6 cmの広い扁平円形の大形の豆で，高原大角豆（こうげんささげ），ハナササゲ，花豆（はなまめ）ともいう。暗紫色に黒いしまのもの（紫花豆）と白いもの（白花豆）の二種類がある。わが国では北海道，北関東の高冷地で栽培される。煮豆，あん，甘納豆に用いられる。夏期高温の地では結実しないが，かつて，観賞用の花として栽培された。組成はいんげんまめ（*Phas. vulgaris*）に似ており，でんぷんの含量が高く，脂質は少ない。

ベニマス　紅鱒　[Red salmon]　サケ科の魚。〔呼称〕俗にベニザケという。〔生態〕体はふつうのサケよりも細く，体長は60 cm程度である。寒帯性の魚で北太平洋にすむ。北洋漁業にとって重要魚種である。〔ヒメマス〕ベニマスの陸封されたものをいう。〔用途〕ベニマスの肉は赤味が強く，欧米人はサケ科の魚のうちでは，マスノスケとともにもっとも珍重する。北洋漁業で獲れるベニマスは，缶詰として欧米に輸出されたが，最近は日本での消費が増え，アメリカ漁業者により獲られたアラスカのブリストル湾産のベニマスはほとんど日本へ新巻き，筋子として輸出され，その量は数万tにも達する。また，燻製は肉色が鮮やかできわめておいしい。→ヒメマス

ベネディクティン　[Benedictine]　フランスのベネディクト派の僧院ではじめてつくられたリキュールで，レモン皮，カルダモン（しょうずく），ヒソップ，はっか，アルニカなどを香味料として用いる。アルコール分40％，糖分の多い黄緑色の酒で，特殊な香りをもっている。

ペパーミント　[Peppermint]　独特のメントール臭をもつシソ科ハッカ属のハーブで，西洋はっかともいう。乾燥させた葉を原料に，ハーブティー，ガムなどの菓子，料理の香りづけに用いられる。なお，ペパーミントとよばれる酒は，青緑色をしたリキュールの一種で，アルコールに，苦味のないはっか油と丁字油シロップを加え，緑色色素で着色したものである。

ベビーフード　→にゅうじしょく

へびうり　蛇瓜　[Snake gourd]　ウリ科に属し，インド原産。けからすうり，ゴーダービンともよぶ。〔性状〕つる性で，へびのように曲がりくねった細長い果実をつける。長さ1～1.5 mにも達する。30 cmくらいの未熟果を食用とするが，果

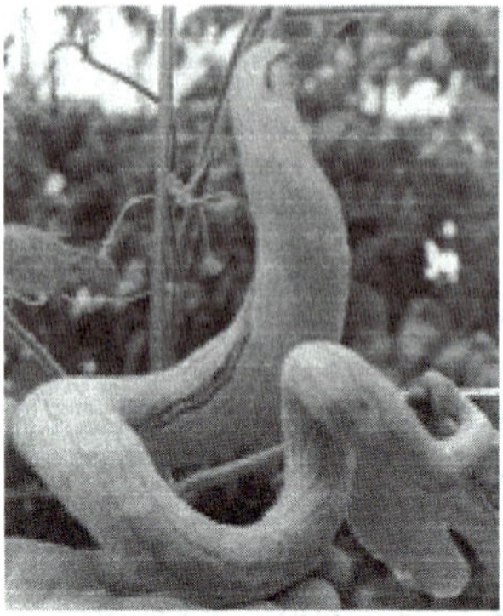

へびうり（蛇瓜）

ペプチダーゼとその特異性

ペプチダーゼ	特異性
ジペプチダーゼ	X ↓— Y
トリペプチドアミノペプチダーゼ	X ↓— Y — Z
アミノペプチダーゼ	X ↓— Y ……
ジペプチジルアミノペプチダーゼ	X … Y ↓— Z ……
ジペプジルカルボキシペプチダーゼ	……………… X ↓— Y — Z
カルボキシペプチダーゼ	…………………… Y ↓— Z

注：X, Y, Z はアミノ酸残基を示す。矢印は加水分解点。

肉は緑白色でやわらかく，果皮は特有の臭みがある。〔栽培〕耐寒性はないが，耐暑性がある。初夏に種をまき，秋までに収穫する。〔用途〕果皮は臭味があるので，むいて利用する。炒め物，スープ，カレーの具，漬け物にする。

ペプシン　[Pepsin]　プロテイナーゼ（エンドペプチダーゼ）の一種である。〔存在〕ほ乳動物，鳥類，は虫類，魚類の胃液に存在する。〔性質〕L-ジカルボキシルアミノ酸とL-芳香族アミノ酸との間のペプチド結合を分解する酵素である。〔生理作用〕幽門から酵素源としてペプシノーゲン（pepsinogen）の形で分泌され，これが胃の塩酸によってペプシンに変化する。いったんペプシンができると，これが触媒となってペプシノーゲンをペプシンに変える。〔特質〕最適 pH は 2.0 付近できわめて低いので，ほかのプロテイナーゼと明瞭に区別される。→しょうか

ペプチダーゼ　[Peptidase]　狭義には，ペプチドを基質とし，ペプチド結合を加水分解する酵素をいう。たんぱく質分子内部のペプチド結合を加水分解するプロテイナーゼに対する言葉である。広義には，たんぱく質やペプチドを加水分解する活性をもつ酵素をいう。エキソペプチダーゼが狭義のペプチダーゼと同じ内容の言葉であり，エンドペプチダーゼがプロテイナーゼと同じ内容の言葉である。→カルボキシペプチダーゼ，ジペプチダーゼ

ペプチド　[Peptide]　同種または異種の α-アミノ酸の 2 個またはそれ以上が，アミノ基の水素原子とカルボキシル基の水酸基とで結合した形の化合物である。〔種類〕構成アミノ酸の数により，それぞれジ，トリ，テトラペプチドなどとよび，数が多い場合はポリペプチドという。〔性質〕グルタチオン（glutathione）はシスチン，グルタミン酸，グリシンからなるトリペプチドであり，たんぱく質を部分加水分解すればポリペプチドが得られる。ペプチドには味をもつものが知られている。一般に，ロイシンのような疎水性アミノ酸を含むオリゴペプチドは苦味を呈し，グルタミン酸やほかの親水性アミノ酸を含むペプチドはうま味を呈する。〔生理機能をもつペプチド〕乳たんぱく質のカゼインの消化物である CPP（カゼインホスフォペプチド）は，腸管からのカルシウムの吸収を促進する。イワシ，小麦，大豆などのたんぱく質から得られるペプチドには，アンギオテンシン

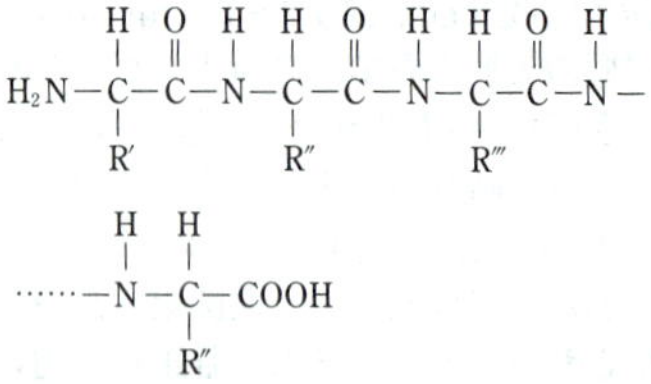

へ ふ

変換酵素阻害作用があり，高血圧の改善効果がある。→たんぱくしつ

ペプチドけつごう　ペプチド結合　[Peptide bond]　たんぱく質やペプチド（→ペプチド）などにおいて，アミノ酸残基間を結ぶ酸アミド結合のことをいう。たんぱく質ではα-ペプチド結合であるが，例外としてグルタチオン（→グルタチオン）のようにγ-ペプチド結合をもつものもある。ペプチドは，C-N 結合が図のような共鳴構造により二重結合性を帯びるので，平面構造となる。ペプチド結合上の酸素原子と水素原子は，互いに水素結合によりたんぱく質の高次構造が保持され，また酵素の活性中心において，プロトンの移動など，動的な水素結合変化を起こし，たんぱく質の機能に関与している。酸，塩基，酵素触媒で加水分解され，アミノ酸になる。

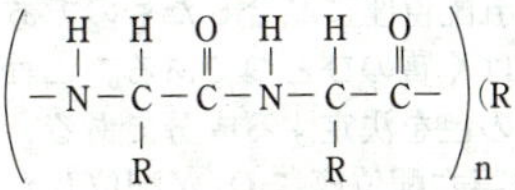
(R：アミノ酸側鎖)

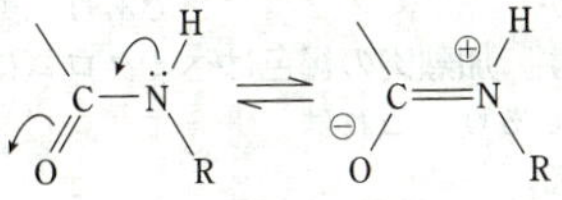
ペプチド結合

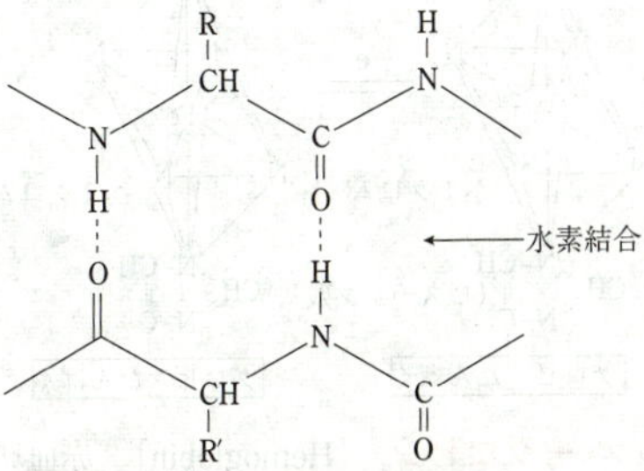

ペプトン　[Peptone]　誘導たんぱく質のひとつである。牛乳カゼイン，獣肉，大豆たんぱく質などをペプシン，トリプシン，パパインなどのプロテアーゼやアルカリ，または酸で部分的に加水分解したもので，ビウレット反応陽性物質。オリゴペプチド，アミノ酸を主成分とする。熱で凝固せず，硫安全飽和で沈殿しない。したがって，同様にしてつくられる一次プロテオース（硫安半飽和で沈殿する）や二次プロテオース（硫安全飽和で沈殿する）よりもさらに低分子化したものである。有機栄養細菌の培養にアミノ酸源として多用されるが，その品質は材料，分解方法により異なるので，実験目的によって適当なものを選ぶ必要がある。カゼインペプトンは，トリプトファンが比較的多いが，含硫アミノ酸は少ない。獣肉ペプトンはトリプトファンが少ないが，含硫アミノ酸に富んでいる。いわゆるポリペプトンは，カゼインペプトンと獣肉ペプトンの混合物で，一般培養用とされる。酸加水分解で得られたペプトンはトリプトファンが失われている。

ヘマチン　[Hematin]　広義では鉄（三価）ポルフィリン水酸化物をいう。狭義では鉄（三価）プロトポルフィリン水酸化物をさし，$C_{34}H_{32}O_4N_4Fe$（OH）。プロトポルフィリンと三価鉄との錯塩の第 5 か第 6 配位座に OH^- が配位したもので，暗青色ないし黒褐色の結晶。ヘミンをアルカリ処理すると得られる。ヘモグロビンやミオグロビンは，ヘム鉄（二価）が三価に酸化されて第 6 配位座に Cl^- が配位すればヘミン化合物となり，Cl^- が OH^- に置換すればヘマチン化合物となる。ヘミンやヘマチン化合物は不飽和脂肪酸の有力な酸化促進剤である。

ペミカン　[Pemmican]　〔原産地〕北米先住民の保存用肉製品。〔沿革〕水分が少なく保存に耐え，少量で豊富な栄養素をもつので，極地探検隊が常用した。わが国では，1956 年度南極観測隊で使用したのが最初で，現在は栄養的にもし好的にも多くの改良がされている。〔主成分〕たんぱく質 48％，脂質 29％，炭水化物 17％，100 g あたり 570 kcal を含む。〔製法〕牛無脂肉に硝石，スパイスを添加した食塩 1.5％を加え，3 昼夜加熱したのち低温で脱水し，さらに加熱乾燥する。別に脱脂，脱

臭した大豆の細粉とショートニングオイルと少量のにんにく粉，レモン粉などを混合し，サラン製容器に真空充てんして賦形する。〔極地用ペミカン〕極地用のものにはビタミンA, B_1, B_2, B_{12}, C, D, E, K, 無機塩を強化し，非常用の携行食としてある。Pemmican の語源はオンタリオ，ミネトバなどに住んでいた種族 Cree 族の言葉で，Pimîhkân。Pimii は動物脂を意味する。

ヘミセルラーゼ　[Hemicellulase]　植物の細胞壁成分のなかで，セルロース以外の種々の多糖類を加水分解する酵素の総称。マンナーゼ，グルカナーゼなどがこれに属する。〔用途〕この酵素群は最近新しく研究されているもので，これによって植物体から有効成分の抽出とか，寒天の製造，でんぷん製造，大豆の脱皮，易消化植物食品の製造などへの利用がはかられている。アミラーゼ，セルラーゼに比較すると基質特異性，作用形式のわかっていないものが多い。

ヘミセルロース　[Hemicellulose]〔定義〕植物の細胞壁多糖のうちで，セルロースとペクチンを除いた成分をよぶ。歴史的には，Schultze が「水や 0.2％程度の水酸化ナトリウム溶液に不溶，4～5％水酸化ナトリウム溶液に溶ける植物細胞壁の炭水化物で，薄い無機酸で加水分解するとセルロースより，はるかに容易に加水分解され，ペントースとヘキソースを生成するもの」と定義した。ヘミセルロースは，すべての高等植物に含まれていて，木材，わら，牧草，果実，種子などにも広く分布している。ヘミセルロースでは，ホモ多糖類は少なく，一般には，二～六種類の単糖類残基の結合したものである。代表的なヘミセルロースには，キシラン，グルコマンナン，ヘミセルロースB, アラビナン，アラビノキシラン，ガラクタン，アラビノガラクタン，マンナン，グルクロノキシランなどがある。

ヘミン　[Hemin, Haemin]　→ヘム

ヘム　[Heme]　狭義ではプロトポリフィリンと二価鉄の錯塩をさす。$C_{34}H_{32}FeN_4O_4$。暗紫色をおびた褐色針状晶。広義ではポルフィリンと二価鉄の錯塩。いずれにおいても鉄原子は4個のピロール環のN原子と配位結合しているが，さらに第五と第六の配位座でも塩基と結合しやすい。ヘムの二価鉄は自動酸化されやすく三価鉄の錯体を生じやすい。この三価鉄錯体の第五か第六配位座のいずれかに Cl^- が配位子として結合したものを狭義のヘミン（hemin）といい，任意の陰イオンが結合したものを広義のヘミンという。一方，OH^- が結合したものをヘマチンという。第五と第六の両配位座が塩基でふさがれると8面体の錯化合物となるが，その化合物のうち，鉄原子が二価のものをヘモクロム（hemochrome），三価のものをヘミクロム（hemichrome）という。ミオグロビンはたんぱく質部分がそのヒスチジン残基のイミダゾールのN原子を配位子として，ヘム部分の鉄の第五配位座に結合したものであり，ヘムたんぱく質のひとつである。これは肉や肉製品の色を決定する成分である。ヘモクロムの第六配位座に O_2 が配位したものがオキシミオグロビンであり，鮮赤色を示す。加熱肉の褐色はヘミクロムによるものであり，これはメトミオグロビンとよばれる。

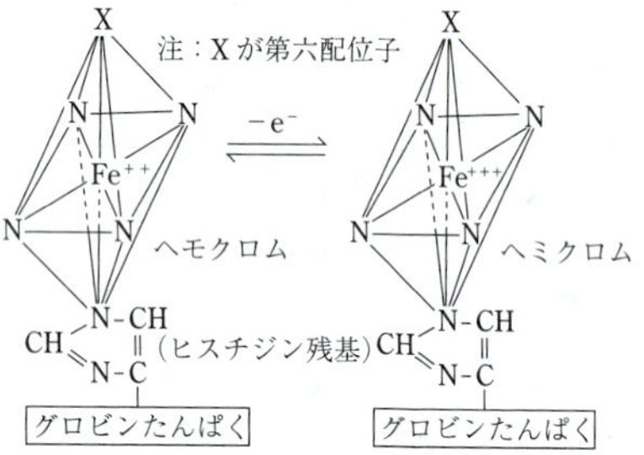

ヘモグロビン　[Hemoglobin]　赤血球中にあって酸素の運搬をつかさどる赤色の色素たんぱく質である。〔性状〕たんぱく質グロビンとプロトヘムの結合したものである。分子量約 67,000，グロビン1分子は4個のヘムと結合している（ミオグロビンではグロビン1分子が1個のヘムと結合し

ている)。二価の鉄イオンの状態で分子状態の酸素と可逆的に結合する。〔種類〕ヘモグロビンは狭義には二価の鉄イオンの状態の還元ヘモグロビン(暗紅色)をいい,(4分子の)酸素との結合物はオキシヘモグロビンで鮮紅色を呈し,三価の鉄イオンのヘモグロビンはメトヘモグロビンで灰褐色を呈する。生肉を加熱すると灰褐色になるのはヘモグロビンやミオグロビンがメト型になるからである。酸化窒素と結合したものはニトロソヘモグロビンといい,これは肉の塩漬中に生じ,加熱によりニトロソヘモクロモーゲンとなり,桃赤色を呈する。ヘモグロビンのアミノ酸組成をミオグロビンのそれと比較するとつぎのようである。〔肉色〕肉色の10~25%は,ヘモグロビンであり,ほかは肉本来の色素であるところのミオグロビンよりなるといわれるが,肉色の固定は,どちらも同様の反応機構で行われると考えられている。

ヘモグロビン(馬)のアミノ酸組成
(一部を示す)　　(たんぱく質100g中)

	ヘモグロビン(%)	ミオグロビン(%)
ヒスチジン	8.71	8.50
リジン	8.51	15.50
アルギニン	3.65	2.20
システイン	0.56	0
トリプトファン	1.70	2.34

ヘモシアニン [Hemocyanin] 銅を含むグロブリン様色素たんぱく質の一種で,血青素ともよばれる。〔存在〕エビ,ザリガニ,カブトガニなどの甲殻類,カタツムリ,タニシ,ナメクジ,アワビなどの腹足類,タコ,イカなどの頭足類に分類される節足動物や軟体動物の血漿中に存在する。分子量は小がイセエビの36万から大はカタツムリの900万まで,動物の種類によって大きく異なる。〔性状〕ヘモシアニンは脊椎動物のヘモグロビンと同様に酸素の運搬にあずかるが,ピロール核および鉄原子を含まず,酸素を可逆的に結合する活性中心は一対の銅原子より成り立っている。酸素分子1個がO_2^{2-}の形で2個の二価銅イオンと結合したものがオキシヘモシアニンであり青色を呈する。酸素との親和力はヘモグロビンのそれより弱い。酸素がはなれると銅イオンは一価となり無色になる。銅含量は0.15~0.26%程度である。

ベラ　倍良 [*Halichoeres*] ベラ目ブダイ科の魚の総称。〔種類〕キュウセン,ササノハベラ,オハグロベラ,カミナリベラ,ヤナギベラ,ムスメベラ,テンスなど多くの種類がある。〔生態〕いずれも暖海性の魚で,岸近くの岩礁地帯にすんでいる。これらのうちもっとも重要なものはキュウセン(求仙)である。〔キュウセン〕東北地方から本州南部の沿岸一帯に分布しているが,とくに瀬戸内海に多い。このベラは雄と雌とでは体色が異なり,雄は青く,雌は赤い色をしている。そのため雄はアオベラ,雌をアカベラなどともよぶ。また,舞鶴辺ではヤギといい,雄をアオヤギ,雌をアカヤギという。また,関西ではギザミ,青森ではシマメグリという。25cmぐらいとなる。このベラは日没とともに砂のなかにもぐり,頭だけを出して眠る習性がある。関東以北ではあまり食べないが,関西地方では好まれており,煮付け,南蛮漬けなどとする。雄のほうが雌よりも美味であるといい,また,ほかの魚のように時期により味が変わるということがなく,一年中おいしい。〔ササノハベラ〕南日本にごくふつうに見かけるベラで,和歌山ではゴマンジョウ,高知ではムギタネ,兵庫ではグンジロとかグンジ,東京ではカンベラなどという。体長は18cmぐらいで,煮付けとするが味はキュウセンに劣る。〔オハグロベラ〕東京ではクソベラ,神奈川ではテンジョウベラ,高知ではイソグツといい,南日本に多い。

ベリーるい　ベリー類 [Berries] 小果類のことで,すぐり(gooseberry),ふさすぐり(currant),およびきいちご類(brambles),ブルーベリー,クランベリーなどを総称してベリー類といい,小型で果肉がパルプ質の果実のこと。欧米では北ヨーロッパ，カナダなどのように低温で，ほかの果実類の少ない地方ではその栽培がさかんである。わが国では北海道に野生または栽培されている程度である。きいちごに属する種類のおもなものは，ラズベリー，ブラックベリー，デューベリーである。いずれも野性味のある果実で，一部生食されるが，ジャム，ゼリー，ジュース，果実酒などに加工される。

ベリーるいしきそ　ベリー類色素　クランベリーなど名称に「ベリー」がつく果実に含まれる色素類の総称である。これらの色素の主成分がアントシアニンであることから，アントシアニンの別称ともなっている。〔化学構造〕配糖体の構造をもち，アグリコンの部分は，ペラルゴニジン，シアニジン，デルフィニジンの三種がある。糖は1ないし2個結合し，グルコースあるいはラムノースであることが多い。〔種類〕カリステフィン（いちご），ペラルゴニン（ざくろ），シソニン（しそ），イデイン（クランベリー），ナスニン（なす），エニン（ぶどう），ハイビセチン（ハイビスカス），キサントラムニン（ペルシャンベリー）など。〔性質〕両性電解質であり，下式に示すように水溶液の pH により色調が変化する。

ペリラルチン　［Perillaltin］　しそより得られる精油の主成分であり，しそ固有の芳香成分である。これはペリルアルデヒドのアンチオキシムで，無色針状の結晶で，相当強い甘味を有し $C_{10}H_{14}O$ の分子式を有する。ショ糖のおよそ 2,000 倍の甘さをもつ。しそ糖ともいわれるが栄養価値はまったくない。少量では人畜に無害であるとされている。甘味剤としては完全ではないが，砂糖やほかの人工甘味料と異なり，香料の特性をもっている。いわゆる甘味的香料に属するものである。〔用途〕ほかの香料と併用するときわめてよく調和する。なお，薬効として解熱，殺菌的作用があり，歯磨き粉に微量混合し，甘味付与，殺菌そのほか歯痛を除く目的で使用される。防腐力は強力であり 0.0024％で，醤油をじゅうぶん防腐しうる作用があるという。〔製品〕一般にしそ糖の名で販売されるもののなかには，真のペリルアルデヒド以外にほかの甘味物質をも含むことが多い。

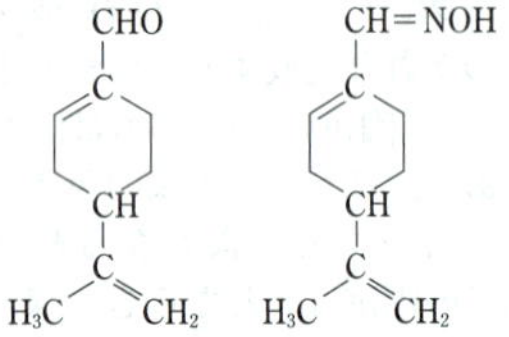

ペリルアルデヒド　ペリルアルデヒド
アンチオキシム

ペルオキシダーゼ　［Peroxidase］　酸化還元酵素のうち，過酸化水素を電子受容体とし，一般に〔$H_2O_2 + AH_2 \rightarrow 2\,H_2O + A$〕の反応を触媒する酵素の総称。動物・植物・微生物界に広く分布し，それぞれ性質が異なる。パーオキシダーゼともいう。〔種類〕1）ペルオキシダーゼ：狭義のペルオキシダーゼでグアヤコールやピロガロールを電子供与体とする。わさび，いちじくの液汁や，ほ乳類では白血球，乳汁に多い。2）NAD$^+$ペルオキシダーゼ：細菌中に存在し，FAD を含むフラビン酵素である。3）NADP$^+$ペルオキシダーゼ：植物中に存在。4）脂肪酸ペルオキシダーゼ：

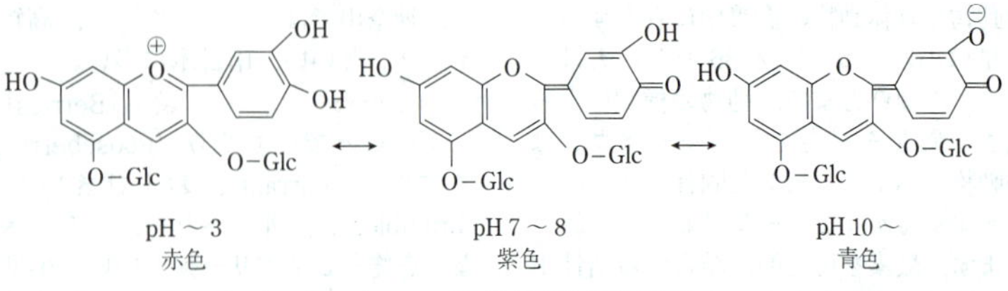

シソニンの pH による色調の変化

ラウリン酸（C_{12}）からステアリン酸（C_{18}）までの長鎖脂肪酸に作用する。植物中に存在。5）チトクロムペルオキシダーゼ：チトクロムcに特異的に作用する。酵母に存在。6）カタラーゼ：$2H_2O_2 \rightarrow O_2 + 2H_2O$ の反応を触媒し，ほとんどすべての生物に存在。7）ヨウ化物ペルオキシダーゼ：ラット，豚の唾液腺，甲状腺に存在。8）グルタチオンペルオキシダーゼ：ほ乳類の肝臓，心臓，肺，血液中に存在し，ヘモグロビンの H_2O_2 による分解防止の役割をもつと考えられる。9）塩化物ペルオキシダーゼ：*Caldariomyces fumaga* の菌子体に存在する。

ペルオキシラジカル［Peroxy radical］〔定義〕パーオキシラジカルともいう。油脂などの有機化合物の酸化反応の中間体として生成するラジカルの一種で，油脂をRHとすると，ROO・で示される。寿命が短いので，生成後ただちに安定な化合物に移行する。〔生成機構〕1）油脂の自動酸化反応は，光などの作用により炭化水素鎖（RH）からの水素の引き抜きで開始する（1）。2）この際，二重結合に隣接した炭素に結合した水素が引き抜かれやすい。生じたアルキルラジカル（R・）に酸素が結合してペルオキシラジカルが生成する（2）。3）パーオキシラジカルはほかの分子から水素を引き抜いてヒドロペルオキシド（ハイドロパーオキサイド）となり，同時に新たなアルキルラジカルが生成し（3），このようにして反応は連鎖的に進行する。4）また，ペルオキシラジカルはヒドロペルオキシドの分解によっても生ずる（4）。

$$RH \xrightarrow{\text{開始期}} R\cdot + H\cdot \quad (1)$$
$$R\cdot + O_2 \rightarrow ROO\cdot \quad (2)$$
$$ROO\cdot + RH \rightarrow ROOH + R\cdot \quad (3)$$
$$ROOH + Fe^{3+} \rightarrow ROO\cdot + H^+ + Fe^{2+} \quad (4)$$

ベルガモット［Bergamot］リキュールに用いる香料植物で，果皮を用いる。南フランス，イタリアで生産される。

ヘルスフード →けんこうしょくひん

ベルモット［Vermouth］イタリアおよびフランスにおいて製造されるリキュールの一種である。ドイツ語のベルムート（Wermut，ニガヨモギ）に由来する。〔製法〕にがよもぎのほか40〜80種の薬種を，ぶどう酒のなかに漬け込んで，数か月放置して抽出液を採り，これをベースになるぶどう酒（おもに白ぶどう酒）に加えて貯蔵し熟成してつくる。〔用途〕アルコール分18〜20％でわずかに苦味があり，食前酒（アペリティフ）として食前に供される。〔種類〕イタリア型とフランス型とがあるが，前者は甘味強く，味が重く，色も濃いのが特徴で，これに反してフランス型は軽くて辛口である。

へんいげんせい　変異原性［Mutagenicity］変異原性とは，ある物質が遺伝子に作用して突然変異を起こさせる要因となるもののことである。変異原性とがん原性の関係は，1960年代前半ではがん原性物質の一部のもののみが変異原性をもつとされていたが，現在ではほとんどすべてのがん原性物質が変異原性を有することが証明され，きわめて高い相関を示している。変異原性の検出にはエイムス試験がよく用いられている。→へんいげんせいしけん，へんいげんせいぶっしつ

へんいげんせいしけん　変異原性試験［Mutagenicity test］遺伝毒性試験，突然変異原性試験ともいう。〔目的〕遺伝子の変化を観察することにより被検物質が変異原性または潜在的発がん性を有するか否かを定性的に調べ，かつ遺伝的変化の性質を決定する。がん原性物質と変異原性物質との相関が高いため，化学物質の発がん性のスクリーニングとして重要な試験。〔方法〕1）第1次のスクリーニング試験（微生物による変異原検出法）と，2）第2次のスクリーニング試験に分けられる。1）の方法としては，以下の3つがある。(1) 修復試験（repair test）：枯草菌（*Bacillus subtilis*）を用いるレックアッセイ（rec-assay）試験で，DNAの損傷に対する修復力を一部失った変異株を用い，正常株との致死性を比較する。(2) 復帰変異試験（reversion test）：サルモネラ菌（*Salmonella typhimurium*）を用いるエイムス試験および大腸菌，酵母，かびによる試験などがある。変異株に検体を処理し，復帰変異株を検出する。(3) 代謝活性化試験：(2) の試験にほ乳動物の臓器ホモジネート（おもにラットの肝ミクロソーム）や補酵素を加えた代謝系を組み込んで活性化して行うものがある。2）の試験には，以下の6つがある。(1) ほ乳動物の培養細胞による染色体異常の検定法，(2) ショウジョウバエの伴性劣性致死突然変異の検定法，(3) かいこの特定座位による劣性可視突然変異の検定法などがあり，これらの試験の成績から重要と考えられるものについては，さらにつぎの *in vitro* 検定を実施する。(4) 宿主経由試験（host-mediated test）：検体を投与したほ乳動物の腹腔内などに検定菌を入れ，一定時間後とり出し，突然変異障害を調べる。(5) 生体内染色体異常の検出法：検体投与動物の細胞の染色体異常の発生を調べる。(6) 優性致死法（dominant lethals）：検体を投与した雄を正常雌と交配させ，雌の胎児の胚死数と未着床数を調べる試験である。〔評価〕これらの全試験ですべて陰性ならば，被検物質には変異原性がないものと考えられる。陽性に出た場合は，危険度が許容範囲にあるか否かの査定を行う。→へんいげんせいぶっしつ，レックアッセイ

へんいげんせいぶっしつ　変異原性物質　[Mutagen, Mutagenic compound]　突然変異誘発物質，化学的突然変異原誘発物質などともいう。遺伝子突然変異あるいは染色体突然変異を，自然突然変異率よりも有意に高くする効果をもつ化学物質のことである。DNAに付加体が形成されたとき，またDNA鎖に切断が起こり，これが修復される過程で誤りを生じ，DNA修復時に異なる塩基対をつくることによって突然変異が起こる。点突然変異を誘発する化学物質には，アルキル化剤のようにAT ⇄ GCを交換する塩基対置換型変異原性物質（basepair change mutagen）と，アクリジン色素のように塩基対を付加または欠損させるフレームシフト型変異原性物質（frameshift mutagen）とがある。また変異原性物質には，ニトロソグアニジンで代表されるアルキル化剤のような化学的反応性に富み，代謝活性化を必要としない直接反応型の変異原性物質（direct acting mutagen）と，ベンゾピレンのように，それ自体は反応性がなく，突然変異を起こさないが，代謝により活性化されて究極変異原性物質（ultimate mutagen）に変化するものとがある。なお，がん原性物質のほとんどすべてが変異原性を有することが証明されており，変異原性物質とがん原性物質とは，きわめて高い相関を示すことが示唆されている。変異原性物質の短期スクリーニング法として，種々の試験法が広く用いられている。→イニシエーター，へんいげんせいしけん

へんしつ　変質　[Deterioration]　食品が微生物や酵素の働き，または成分相互間の反応によって，本来もっていた性質が変化することをいい，一般に悪いほうに変化した場合に用いられる。広義には変性，変敗，腐敗などを包括した用語としてとらえることもできるが，狭義には，たんぱく質における腐敗と区別して，炭水化物や脂質の変化による変敗と同義の用語として用いられるなど，これらはいずれをも明確には区別しがたい。→ふはい，へんせい，へんぱい

へんせい　変性　[Denaturation]　食品成分の性状が不可逆的に変化をうけることをいう。〔たんぱく質の変性〕変性を起こす要因には物理的なものと化学的なものがある。物理的要因としては，加熱，加圧，凍結，超音波，表面張力，放射線など，化学的要因としては，酸，アルカリ，アルコール，アセトンなどの有機溶媒，重金属塩類，有機化合物があげられる。変性の際に起こる変化としては，溶解度の減少，結晶性の崩壊，分子量および分子形の変化（たんぱく質におけるSH基あるいはSS結合の出現など），そのほかの化学的，

物理的変化や酵素作用の変化などが起こる。たんぱく質の変性は食品の品質を劣化させる場合のほか，食品に対して新しい特性を付与する。たとえば，凍り豆腐，植物性たんぱく，手延べそうめん，水産練り製品などは後者に属する。変性はこのほか，変性アルコールのように，工業原料を食品に流用することを避ける意味で変性剤を加えるようなときにも用いられる。

へんせいけんきせいきん　偏性嫌気性菌 →けんきせいきん

べんちゅう　鞭虫　[Whipworm, *Trichuris trichiura*]　〔分類・分布〕線虫綱，鞭虫科に属する寄生虫で，人以外にチンパンジーなどからも見出される。全世界にみられ，わが国でも地域的に高率感染のところがある。〔生活史〕成虫（雄 30～40 mm，雌 35～50 mm）は体の前半部が細く，その部分を盲腸部組織内に侵入させ，太い体後半部を鞭状にしならせて寄生しているので，その和名がある。虫卵は褐色で，特徴的なビール樽状をしており，両端に栓状のふたがある。虫卵内にはひとつの卵細胞があり，土壌中に排出されると回虫卵同様，分裂・発育し，完熟幼虫包臓卵となって人に経口感染する。ただし，肺循環はせず，盲腸部で脱皮して成虫に発育する。〔症状〕感染すると腹痛，下痢などがみられ，多数感染すると脱肛がみられることがある。〔診断と治療〕診断は糞便検査によるが，駆虫のための特効的な駆虫剤は日本では市販されていない。世界的には Mebendazole, Flubendazole, Oxantel pamoate が 高い駆虫効果を有し，使用されている。

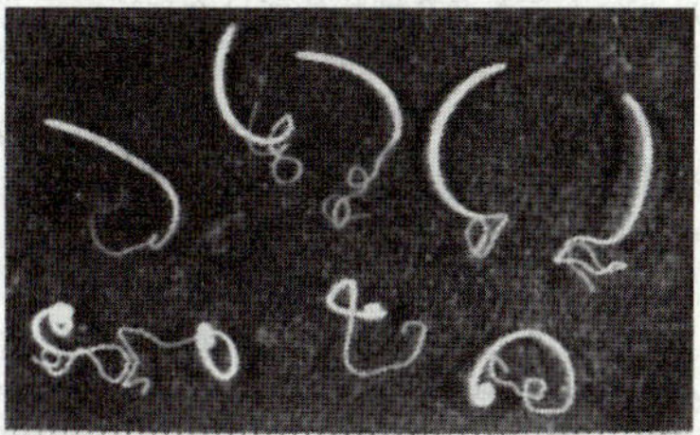

鞭虫の成虫（上：雌，下：雄）

べんとう　弁当　外出先で食事をするために持ち歩く携帯食。〔語源〕食物を1人前ずつ盛るために用いた面桶（めんとう）という容器が転訛してべんとうとなり，弁当の字があてられたともいわれる。〔弁当箱〕現在ではプラスチック，アルミニウム，合成樹脂，行楽には折箱，紙箱などが用いられるが，昔はわら，がまなどで織った苞（つと），竹製や柳製の弁当行李，ひのき，すぎ，いたやかえでなどでつくる円形または楕円形のわっぱ，めんつうとよばれる曲げ物などが弁当用具として用いられた。武士，町人の遊山行楽には，唐櫃や蒔絵の重箱などが使われた。〔弁当の条件〕通勤，通学，通園，行楽などの目的により，また，持って行く人の年齢，好みによって少し違いがあるが，一般的な弁当の条件は，1）腐りにくいこと，汁が出ないこと，2）持ち運びに便利なこと，3）冷めても味があまり変わらないこと，4）栄養的にみてかたよりがなく，ととのっていること，などである。飯と副食を入れた弁当のほかに，おにぎり，すし類，サンドイッチも，よく弁当として用いられる。コンビニエンス・ストアで，もっとも販売量の多い商品である。

ペントース　[Pentose]　炭水化物で単糖類の五炭糖のこと。$C_5H_{10}O_5$ の分子式である。〔存在〕自然界に遊離の状態で存在することはまれであるが，これが多数結合した多糖類ペントサン（pentosan）として，植物界に広く分布し，これを酸で加水分解するとペントースが得られる。〔種類〕植物界から得られるペントースとしては，L-アラビノース，D-キシロースがおもなもので，また，メチルペントースであるL-ラムノースは，配糖体となって植物界に存在する。動物界には核酸の分子中に，D-リボースが含まれる。〔性状〕草食動物では重要な飼料成分であるが，人の食用には利用されない。ペントースは強い還元力があり，オサゾンをつくる。また強塩酸と熱すると，フルフラールを生成し，これはアニリン酢酸紙を赤変するので検出できる。

ペントサン　[Pentosan]　ペントース（アラビノース，キシロース）を構成成分とする多糖類のこと。〔存在〕アラバンは植物ガムやペクチン中に，キシランはヘミセルロース中に含まれ，植物体の強度をセルロースを補って支えている。ペントースはほかの構成糖と多糖を構成していることが多く，通常の分析では，試料中のペントース含有量を，ペントースが強酸でフルフラールを生じる性質を利用して比色定量し，これがペントサンとして存在するとして数値を出している。ヘミセルロース，ペクチン，植物ガムなどはペントースを構成糖に含むのでペントサンの定量値が高くなる。多糖中のペントース残基は一般にヘキソース残基より酸，酵素のいずれでも加水分解されやすい傾向があり，しかも，ペントースのほうがアミノ・カルボニル反応の反応性が高いので，ペントサン含有量はそれらの性質のひとつの目安にもなる。

へんぱい　変敗　[Deterioration]　食品の保存中に品質がいちじるしく劣化し，異臭，異味に変化するのみでなく，場合によっては，有毒物質を生成するまでになる。変敗は，微生物・酵素の作用によるものと非酵素的作用によるものに分かれる。微生物としては，嫌気性細菌，通性嫌気性細菌または好気性細菌による場合が多い。微生物・酵素によるもののうち，おもに酸を生成する場合を酸敗といい，窒素化合物が分解して塩基，アンモニアなどを生成する場合の腐敗とを区別することもある。非酵素的変敗は，おもに油脂の酸化，アミノ・カルボニル反応による劣化によって生ずるものである。なお，たんぱく質が分解される場合を腐敗，炭水化物や脂質が分解される場合を変敗ということもあり，両者の区別は必ずしも明確ではない。

へんぱいゆし　変敗油脂　[Deteriorated oil]　〔定義〕保存中に油脂が空気中の酸素によって酸化し，重合，分解などを起こしてにおいが悪くなる（変敗臭）など，変質・劣化することを変敗あるいは酸敗（rancidity）といい，このような油脂を変敗油脂という。〔変敗臭〕変敗油脂の最大の特徴である変敗臭は，変敗機構によって異なる。戻り（reversion）とよばれるごく初期の風味変化は，大豆油の場合，豆臭，干し草臭，ついで魚臭を示すが，この段階では過酸化物は蓄積していないので，通常，酸敗とはよばない。酸化がさらに進行すると，いわゆる酸化臭とよばれるペンキ様の臭気になり，これは過酸化物の分解で生じたアルデヒド類が原因となっている。バターなど低級脂肪酸を含むものでは，加水分解で生じた脂肪酸が変敗臭の原因となる。〔変敗油脂の栄養価〕変敗油脂は，においが悪くなるだけでなく，酸化が進んだものでは生成した過酸化物（ヒドロペルオキシド）やその分解物である二次生成物に毒性があるので注意が必要である。厚生労働省の基準では，即席麺類では酸価が3を超え，過酸化物価が30を超えてはならないことになっている。→へんぱい，もどりか

ほ

ポアソンひ　ポアソン比　[Poisson's ratio]　伸長（あるいは圧縮）応力が作用するとき，伸長（あるいは圧縮）方向とそれに垂直な方向のひずみの比である。長さLの丸棒がΔLだけのびたとき，半径RがΔRだけ縮んだとすれば，ポアソン比は$-(\Delta R/R)/(\Delta L/L)$によって定義される。ポアソン比は0と0.5の間の値をとる。液状食品やゲルのようなほとんど非圧縮性の物体では0.5に近く，スポンジケーキやコルクのような多孔性物体では0に近い。

ホアンチュウ　黄酒　中国の醸造酒の一種である。〔製法〕もちきび，もちあわを洗浄，浸漬，蒸煮後冷却し，麯子（チャウヅ）を混ぜ約1週間発酵させてつくる。〔麯子〕大麦と小豆，小麦，そば，黒豆，とうもろこしなどを混合し，ひき砕いたものに，水を混ぜ，型に入れて練瓦状に固め，適当な状態に保ってリゾープス菌を繁殖させたもの。これはわが国の清酒におけ

る米麹にあたる。〔成分〕アルコール9～13％，総酸0.43％，エキス分7～8％，糖分2～8％で，甘味，酸味ともに強い。

ホイップクリーム [Whipped cream] クリームを5～10℃でかきまぜて微細な気泡をクリーム中に吹き込み，泡立たせること（ホイッピング）によって得られた安定な状態のもの。調製の際，原料クリームの脂肪分が30％以下のときは，ホイップ性がよくない。逆に原料を5～6℃で24～48時間エージングするとホイップ性が良好になる。安定したホイップ状態は，脂肪球の脂肪球膜が一部破壊されて裸出した脂肪と，遊離した脂肪球膜や乳たんぱく質でとり囲まれた気泡が，特異的に微細な細胞状の構造をとっている。乳脂肪分38％程度が経済的である。洋菓子原料などに用いられる。目的に応じて砂糖，着色料，着香料などを混合してホイップする。

ぼうかしょくひん 膨化食品 [Puffed food] 米，麦，とうもろこし，大豆，小豆，菜豆，そのほかの雑穀を密閉加熱し，膨化させた食品。いわゆるポン菓子やポップコーンのこと。〔製法〕圧力のかかる容器に原料を入れ密閉して加熱すると，原料中の水分が蒸発して水蒸気圧がしだいに高くなってくる。ここで急にふたを開くと，圧力が低下し原料内部の水蒸気が急激に膨張して数倍に膨化（パフィング）する。膨化機を一般にgun（ガン：鉄砲の意）というが，これはふたをあけたとき大きな音を出すところからきているといわれる。膨化機にはいろいろな形式がある。加熱温度は125～300℃だが，外部から加熱するものと，過熱水蒸気あるいは過熱ガスを押し込む方法とがある。最近では，耐圧ロータリーバルブをとりつけた連続膨化装置が使用されるようになった。また，エクストルーダー（加圧押出成型機）によりでんぷんを主体とする食品にわずか加水して，加熱，加圧して膨化したスナックフーズがつくられている。〔性状〕多孔質となり，容積が増す。でんぷんは糊化し，消化がよい。→ぼうかまい

ぼうかまい 膨化米 [Puffed rice] 〔製法〕米粒をあらかじめ密閉加熱して急に圧力を抜き，膨張させたものでパフドライス（puffed rice）ともいう。〔性状〕大きさは米粒の数倍になっている。組織がこわれており，加熱を受けているので消化がよい。〔用途〕膨化菓子の材料や朝食用のシリアルの材料として用いる。

ほうこうぞくアミノさん 芳香族アミノ酸 [Aromatic amino acid] 分子の構造中に芳香環をもつアミノ酸。通常のたんぱく質構成アミノ酸のなかでは，フェニルアラニン，チロシンおよびトリプトファンがこれにあたる。フェニルアラニンは，体内で代謝され，エピネフリン，ノルエピネフリン，あるいはチロキシンなどのホルモンを生成するので，栄養的に重要である。トリプトファンは，体内で脳の機能に関与する。セロトニンを生成するほか，補酵素の一種，NADの構成成分であるニコチン酸を生成するので，やはり栄養的に重要である。→チロシン，トリプトファン，フェニルアラニン

ほうし 胞子 [Spore] 微生物や，しだ，こけ，藻類などの一部の植物が，無性生殖の手段として形成する生殖細胞。ほかと合体することなく，単独で発芽して新個体となることができる。核相半数（n）の真正胞子と，体の一部がそのまま分裂した栄養胞子とがある。〔真正胞子〕真正胞子は胞子をつくる個体である胞子体（核相2n）から，減数分裂が行われ核相nとなったものである。植物の胞子，子嚢菌の子嚢胞子，担子菌の担子胞子などは真正胞子である。〔栄養胞子〕細菌の胞子（核相n），黒かびや青かびの分生胞子（核相2n），黒穂菌の焦胞子（2n）などがある。〔胞子の形態〕生物により特有の形態をもつ。したがって，種属の判別に用いられる。胞子が胞子嚢のなかにつくられる場合を内生胞子（細菌などの場合），裸出している場合を外生胞子（かびなどの場合）という。〔胞子の耐久性〕胞子は一般に耐久性がある。とくに細菌の胞子（栄養細胞に属す

る）などは，100℃でも20分は生存に耐える。

ほうじちゃ　焙じ茶　[Roasted tea]　煎茶，または，番茶を焙煎（ほうじた）したものである。外観や水色が茶褐色（色がうすいものもある）で，特有のこうばしいほうじ香がある。味は淡白で飲みやすい。〔いれ方〕こうばしい香りとあっさりした味を生かすように，熱湯で短時間浸出して，熱いうちに飲むとよい。

ぼうしつセロファン　防湿セロファン　[Moisture-proof cellophane]　食品包装材料のひとつで，透明度が高く，美しい染色および印刷が可能で，さらに湿気を透過しにくいので，防湿の面から食品の品質を保持することができる。〔製法〕ふつうセロファンの表と裏に0.001～0.002 mmの厚さで，防湿ラッカーの被膜をほどこしてつくる。現在は塩化ビニル，ニトロセルロース，塩化ビニリデンなどがコーティング材として用いられている。〔性状〕ふつうセロファンよりも透湿度が小さく，110～150℃でヒートシールもできる。ただし乾燥，熱により脆弱化する。また低温にも弱く，－5℃以下では硬化し，破れやすい。

ほうしゃせいぶっしつ　放射性物質　[Radio isotopes]　放射線を出す能力をもつ物質。食品・栄養分野では，その有用性を利用する場合と，環境汚染物質として混入してくる場合とがある。前者の場合は，その放射線を微量の物質の検出に利用するラジオアイソトープ実験と，放射線の生物効果を利用する食品照射がある。後者は，核兵器の大気圏内実験により大気中に放散された放射性物質が，徐々に地表に降下し，食物連鎖により食品中に移行するものである。アメリカ・ロシアの核実験がさかんであった1950年代は，とくに，牛乳中のストロンチウム90が問題となった。2011年の東日本大震災にともなう津波の影響で，原子力発電所が事故を起こした結果，東日本各地の農産物が放射性物質で汚染されることとなった。厚生労働省では，基準を設け，放射性物質量が基準を超える食品は，流通しないようにしている。

ほうしゃせんさっきん　放射線殺菌　[Radappertization, Radicidation, Radurization]　β線やγ線などの電離放射線を照射し，微生物を殺菌する技術。殺菌の程度により，完全殺菌（radappertization），食中毒菌の殺菌（radicidation），不完全殺菌（radurization）の三種がある。〔完全殺菌〕耐熱性が強く，毒素生産菌であるボツリヌス菌の殺菌を目標にする処理で，30～50 kGy（3～5 Mrad）の高線量を必要とする。畜肉，発酵原料，飼料などへの応用が試みられている。しかし，高線量照射による異臭発生などの副反応が起こる。加熱処理のできないプラスチック製の医療器具の殺菌が実用化されている。日本では，食品分野での放射線照射は，じゃがいもの芽止めのみ認可されている。〔食中毒菌の殺菌〕おもに食中毒菌のサルモネラ菌を殺菌することを目標とする処理。輸入牛肉はサルモネラ菌で汚染されていることが多いが5 kGy（500 krad）の照射で10^5～10^6/gの菌数を10/g以下にすることができる。〔不完全殺菌〕1～3 kGy（100～300 krad）の照射で微生物菌数を減らし，シェルフライフの延長を目標とする処理。食肉加工品，魚肉加工品について，とくに冷蔵設備のない開発途上国において実用化へ向けての研究が進められている。〔殺菌の機構〕放射線による微生物の死滅の機構には，直接作用（ヒット）と間接作用がある。直接作用は，放射線が微生物のDNAに直接作用し，ダメージを与えるもので，間接作用は，放射線が細胞質に吸収され，その結果生成したフリーラジカル（水和電子，OHラジカルなど）が致死作用を示すものである。→しょくひんしょうしゃ

ほうしゃせんさっちゅう　放射線殺虫　[Disinfestation by irradiation]　β線やγ線などの電離放射線を照射し，害虫を殺虫する技術。貯蔵害虫の殺滅（米，小麦，雑穀），フルーツフライ（ショウジョウバエ）の殺滅（オレンジ，マンゴー，パパイヤ），乾燥食品の殺ダニ（香辛料，乾燥野菜），

食品・栄養分野において利用される放射性物質

利用分野	元素名	放射線	半減期(年)	利用法
標識化合物	炭素-14 水素-3（トリチウム） リン-32	β-線 β-線 β-線	5,568 12.46 14.3（日）	栄養成分の代謝実験，毒性成分の代謝実験，微量生体成分の分析など
食品照射	コバルト-60 セシウム-137	γ-線 β-線 β-線	5.27 33	じゃがいも・玉ねぎの発芽防止，香辛料・飼料の殺虫・殺菌，医療器具の滅菌など

寄生虫の殺滅（豚肉）などが試みられている。このうち，小麦と小麦粉，米，およびパパイヤについて，最高1 kGy（100 krad）までの照射が，FAO/IAEA/WHO専門家委員会で安全性に問題がないと評価されている。また，香辛料については，アメリカですでに実用化されている。→しょくひんしょうしゃ

ほうしゃせんしょうしゃ　放射線照射 [Radiation, Irradiation]　物質に放射線を当てること。放射線源としては，放射性物質を用いる場合と，加速器を用いる場合がある。食品分野では，放射性物質としては主としてはコバルト-60 γ線が，加速器としてはβ線を発生する電子加速器が用いられる。また，おもに放射線の電離作用を利用するので ionizing radiation 略して irradiation という。食品分野における放射線照射は，食品を直接照射する食品照射と，器材を照射する場合がある。〔食品照射〕わが国で現在，食品分野で放射線照射が認可されているのは，じゃがいもの芽止めだけである。放射線にはコバルト60のγ線が用いられる。離れた位置から放射線を照射し，じゃがいもにコバルト60が接触しないようにしている。〔器材の照射〕加熱処理のできないプラスチック製医療器具の殺菌が実用化されている。また，用水・廃水の殺菌，包装材料の殺菌が試みられている。→しょくひんしょうしゃ

ほうしゅちゃ　包種茶 [Pouchung tea]　半発酵茶の一種である。茶芽をしおれさせる（萎凋＝いちょう）程度と，釜で煎る程度はウーロン茶より軽い。ウーロン茶に比べ，形がやや粗大で，締まりが悪く，緑色の外観を呈する。特有の花の香りは強いが，こうばしい香りは弱い。品格のある清香味がある。水色は黄色で，澄んでいる。〔産地・そのほか〕台湾の名産で，高級品は，製造技術でつくりだされた自然の花の香りがある。ふつうのものは，茉莉（ジャスミン）などで着香する。〔香り・味・水色〕半発酵茶の項を参照。→はんはっこうちゃ

ほうずい　鳳瑞　半生菓子の一種。〔原料〕砂糖，水あめ，卵白，寒天など。〔製法〕卵白を泡立てたなかに，104～105℃に煮つめた錦玉液を徐々に加えてよく混合し，撹拌を続けて40～42℃まで冷却する。必要に応じて着色料あるいは香料を加えた後，ようかん舟に流したり，箱に入れたかたくり粉やグラニュー糖を型押ししたなかに絞り，ジャムや練りあんを中あんとして冷却して固めたものである。

ほうそう　包装 [Packaging]　物質が生産されてから保管，加工，輸送，販売などの過程を経て，消費者の手に渡るまでの途上において受ける衝撃，振動，圧縮などの機械的な外力，湿気，温度，各種気体，光線などの外的環境の諸条件により，物質が受ける物理的，化学的な影響（品質劣化）を取り除くための操作のこと。さらに輸送保管のための作業効率の向上およびその経費の節減，また商品価値の向上，および消費時（使用時）における簡便性の向上など，販売の促進などのために施す操作をいう。食品の包装の場合は，機械，繊維などと同様に上記の目的をもっているが，食品は物理的，化学的にきわめて変化しやすいこと，微生物，害虫など生物的な損傷，

汚染，被害を受けやすいこと，および小さな単位（量）で常時購入，使用されることから，とくにつぎの点に重点をおく必要がある。1）内容食品の品質の保全，2）衛生的保全，3）とり扱いやすさ，簡便性，4）商品性。〔分類〕包装は内容物に直接施す個装，個装を機械的に保護するための内装，個装されたものを振動，衝撃から保護すること，荷扱い，輸送，保管作業を行いやすくするための外装の三つに分類することができる。〔包装材料〕紙および板紙製品，柔軟包装材料，金属容器，エアゾール容器，ガラス容器，クロージュアー，剛性および半剛性プラスチック容器，木製容器，陶磁器，布帛（ふはく）製容器，竹容器などに大別される。これらのうち食品の個装にもっとも一般的に使用されるものは金属，プラスチック，ガラス，紙で，そのなかでも重量およびとり扱いやすさ，材料の価格からプラスチックが使用される率はひじょうに高くなってきている。個装の材料を選定する場合は，1）内容食品の保全性あるいは保護性，2）衛生性，3）作業性，4）簡便性，5）商品性，6）経済性など，その食品の流通条件，流通期間などを考慮に入れて行われる。

ほうそうざいりょう　包装材料

[Packaging material]　食品を包装する場合，その目的すなわち個装，内装，外装によって材料はそれぞれ異なるが，おもに個装を主体に材料を分類するとつぎのようになる。

A)　紙および板紙製品
　紙袋…大型，小型
　紙器…折り畳み箱，機械箱，貼り合わせ箱，カップなど
　ソリッドファイバー…カン，チューブ，ドラム段ボール箱

また包装材料として具備すべき諸性質を一括して表示するとつぎのようになる。

B)　柔軟包装材料
　上包み包装紙
　セロファン
　合成樹脂フィルム（プラスチックフィルム）
　アルミホイル
C)　金属容器
　各種缶詰カン
　18 l カン
　ドラムカン
　金属製押し出しチューブ
D)　エアゾール容器
　飲食料および調味料容器
E)　ガラス容器
　ビンおよびカップ類
F)　クロージュアー
G)　剛性，半剛性プラスチック容器
H)　木製容器
　木箱，折り箱，取枠，巻枠，和樽，洋樽
I)　竹製容器
J)　布帛製容器
　綿袋，麻袋，スフ袋
K)　緩衝材
L)　藁（わら）工品

食品の包装材料として求められる諸性質

衛生的	無毒	食品成分と反応しない，老化により毒性を示さない，毒性添加剤を含まない。
保護性	物理的強度	引張り強度，伸び，破裂強度，引裂強度，耐折強度，衝撃強度，突差し強度，摩擦強度
	遮断性	防湿性，防水性，気体透過性，気体透過防止性，保香性，断熱性，遮光性，紫外線遮断性
	安定性	耐水性，耐光性，耐薬品性，耐有機溶媒性，耐油性，耐寒性，耐熱性
作業性	包装作業性，機械適応性	こわさ（腰の強さ），すべり性，非帯電性，熱接着性，接着剤適応性，耐ブロッキング性，熱収縮性，折目保持性，非カール性
簡便性	開封しやすい，軽量，携帯に便利	
商品性	光沢，透明，平滑，白色度，印刷適性	
経済性	価格，生産性，輸送・保管性	

ほうそうしょくひん　包装食品

[Packaged food]　包装食品とは，広義に

は各種包装材料で包装された食品をいうが，今日わが国では，プラスチックを主体とした包装材料でプレパッケージされた，すなわち販売される前にあらかじめ包装された食品をさす場合が多い。したがって対面販売などで販売時に包装したものは包装食品とはいわない。一般には食品工場や青果物の生産地，スーパーマーケットのバックヤードなどで個装されたものを包装食品といっている。包装は一般に個装（individual packaging），内装（inner packaging）および外装（external packaging）に分けられる。食品包装において内容食品の品質，安全性に直接関係するものが個装である。この個装の材料としては紙および紙製品，布，木製容器，竹製容器，ガラス容器，陶製品，金属容器，プラスチックフィルム容器など，多種多様な素材が用いられている。各種包装食品と包装に用いられるプラスチック包装材料を表に示した。

おもな包装食品と包装材料

食品名	包装材料
もち	PET（Ny）/PE, KOP/PE
めん類	PE, OPP/PE
即席めん類	PT/PE
茶，コーヒー	PET/Al/PE
レトルト食品	PET/Al/CPP（HDPE），PET/PVDC/CPP
ラーメンスープ，けずり節，味噌	OPP/EVAL（PVA）/PE, OV/PE
スナックフーズ	OPP/CPP（PE），OPP/Al/PE
漬け物	KOP（KNy）/PE（EVA）
ソーセージ，かまぼこ	PVDC, Ny/PE, KNy/PE

注：（　）は代替できるもの，/ は積層を意味する。略号はプラスチックフィルム参照。

ほうそうもち　包装餅　［Packaged rice cake］　貯蔵期間を延長する目的で，プラスチックフィルムで包装したもち。〔目的・種類〕板もちと切りもち，まるもちがあり，現在では切りもちが主流である。のしもち状の板もちは，製餅後ポリエステルの袋に入れて密封し，もちをのばして金属製の成型用容器に入れ湯殺菌を行ったものである。製品には一定の大きさに切りやすいように溝がついている。切りもちは，かたくなったのしもちを切断し，真空包装したもの，含気包装して脱酸素剤を封入したもの，耐熱性プラスチックフィルムで個装しレトルト殺菌したもの，無菌包装で個装したものなどがある。シェルフライフを延長するために製造中の衛生管理がじゅうぶん行われるようになり，最近では品質保持技術も脱酸素剤の利用や無菌包装が広く行われ，年間を通じて製造，消費されている。

ほうそうようきいっぱんきかく　包装容器一般規格　食品容器などの衛生試験法には食品衛生法に基づく規格，基準が定められている。プラスチック包装材料については，一般規格と個別規格があり，個別規格の定められているものについても一般規格に適合することが必要である。この規格では，材質試験としてカドミウム，鉛各 100 ppm 以下，溶出試験として重金属 1 ppm 以下，過マンガン酸カリウム消費量 10 ppm 以下でなければ食品用に使用してはならないと定めている。

ボウダラ　棒鱈　マダラの素干しでおもに北海道でつくられる。〔製法〕大型のマダラのあごを残して頭部を除く。背割りして内臓，背骨をとった魚は前半身はつなげたままで後半部をふたつ割りにする。じゅうぶんに水洗いし，さおにかけて天日乾燥する。乾燥には 45 日ほどかかり，気温の低い春と秋に製造される。〔食べ方〕京都のいも棒に使われるので有名。薄い塩水にひたして水戻しすると 2.5 倍ほどになる。これを煮付ける。→いもぼう

ぼうちゅうざい　防虫剤　［Mothproofing agent］　虫害を防ぐための薬剤のこと。〔原料〕リン，塩素，イオウを含む化合物が多く使用される。貯蔵食糧害虫の防虫剤にはつぎのようなものがある。〔種類〕1）PGP 剤（pyrenone grain protectant）：除虫菊の有効成分ピレトリン pyrethrin に協力剤（piperonylbutoxide）を併用した

もので，粉剤または乳剤。2）マラチオン剤：(O, O-dimethyl S-(1,2-dicarboxymethyl) dithiophosphate を主成分とする粉剤。→くんじょう

ほうちょう　包丁　食品を切ったり，押し割ったり，皮をむいたりする調理刃物。〔語源〕中国の恵王に仕えた庖厨（調理場）の料理の名人，丁子をよぶのに庖丁子というところから起こったと伝えられる。〔選び方〕刃物は切れ味がよく，長時間使用しても切れ味が変わらず，かたさもじゅうぶんあって刃こぼれのしないことが大切である。包丁はとくに食品の質と量，切り方により，形や大きさを選ぶことが大切で，薄い刃の両面がなめらかでひずみがなく，手に持ったときに適当な重さがあるものが切りやすい。〔材質〕打ち刃物用鋼（全鋼，または刃物用特殊鋼と地鉄の合板）とステンレス刃物鋼がある。打ち刃物はいつまでも鋭い切れ味を失わないが，さびやしみがつきやすいので注意して手入れを行うことが大切である。ステンレス刃物は素材をプレスで打ち抜いてつくるもので，初期の切れ味はよいが，すぐに切れ味が悪くなりやすい。しかし，さびないから手入れが簡単で，現在では広く使われている。〔刃（切り刃）のつけ方〕片刃と両刃がある。片刃：地鉄の片面に刃物用特殊鋼をつけたもの。両刃：鋼だけを打ち抜いたものと，中央に刃物用特殊鋼を使い，地鉄で挟んだものとがある。専門家の使う本焼き包丁は，日本刃の焼き入れ方法と同じように仕上げるので高価であり，切れ味がよい。〔料理用途別〕和包丁と洋包丁と中国包丁とがある。1）和包丁：日本料理で使うもので，形や種類が多く，関東系，関西系でも形に違いがある。柄は朴（ホウ）材が多く，刃身が柄に焼き込まれる。刃に近い柄の部分を洋白や黄銅の帯で巻いて，とめ金とする。片刃のものが多く，菜切り包丁（広幅菜切り，地なり型菜切り）だけが両刃である。薄刃，菜切り，出刃，相出刃，刺身（たこ引き，柳刃），特殊包丁（うなぎさき，はも，すし切り，そば切り，細工包丁）などがある。2）洋包丁：刃全体が鋼で両刃のものが多い。刃根が柄の長さと同じだけ入っていて，とめねじで止めてある。柄の端がまがり，小指で止まるようになっている。和包丁のように形の違いは少ない。牛刀，ペティナイフ，骨すきナイフ，波型ナイフ（パン切り），チョッパー（chopper：骨たたき）などがある。牛刀はミートナイフともいって，先がとがり，肉を切ったり，すじを切ったりする。刃渡り20～22 cm 長さのものは，肉，魚，野菜などに使え，もっとも利用度が高い包丁である。ペティナイフは軽くて皮をむいたり，芯や芽をくり抜くなど，手先きの仕事によく，チョッパーは，峰に厚みがある上に重さがあり，骨たたきによい包丁である。3）中国包丁は刀（タオ）といって，両刃で形が角ばり大きく，厚みはないが重さがあ

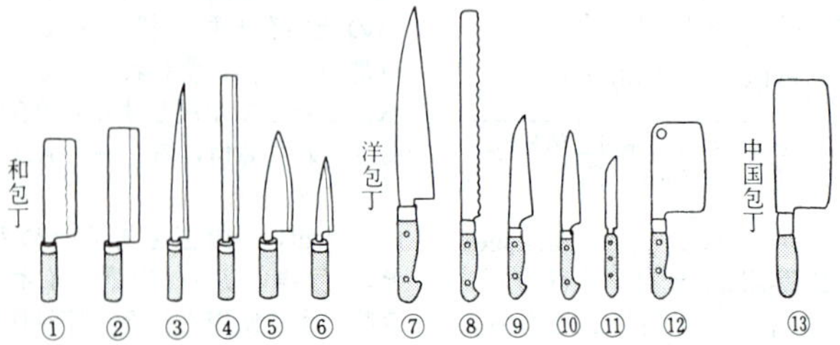

①菜切　②薄刃　③柳刃（刺身）　④たこ引き（刺身）　⑤出刃　⑥相出刃
⑦牛刀　⑧波型ナイフ　⑨骨すきナイフ　⑩ペティナイフ　⑪いもむきナイフ
⑫チョッパー　⑬刀（タオ）

包丁のいろいろ

ほう

り，1本ですべての調理に使う。〔包丁の使い方〕1）自分の手に合う大きさで，かつ切る材料に適した包丁を使うこと。いもの皮むきにはいもむきナイフがよく，パンを切るときには刃渡りのある包丁がよい。薄刃では骨はたたけないからチョッパーがよく，肉のすじ切りは先のとがったものがよい，2）包丁の刃を使い分ける。菜切り包丁は中央から上の刃で刻み，皮をむくときには下の刃を使うとよい。出刃包丁は上の刃で身を切り離すが，骨をたたき切るときには下の刃のほうが力がよく入る。刺身包丁を使うときには，刃渡りを長く使い，一気にひくのがよい。3）持ち方には，卓刀法，支柱法，全握法の3つがある。卓刀法：人さし指を包丁の峰にあてる持ち方で，食事用のナイフの持ち方のようにやわらかいものを切るときによい。支柱法：包丁の峰が人さし指の第二関節に斜めにあたり，柄は各指のつけ根にあたるので，機敏な動きができ，多く使用される。全握法：骨そのほかをたたき切るのによい。〔包丁の手入れ〕包丁は料理の味や仕上がりに大いに影響するものである。よい品を求めて，さびのないように手入れをよくすること。酸と塩分に弱いため，切ったときにはすぐ洗うか，ふきんでたびたびふくようにし，使用後はみがき砂をつけてこすり，ぬるま湯で洗い，乾かしておく。

ぼうちょうカン　膨張カン　缶詰の両底が正常の凹形を示さないものをいう。〔種類〕膨張の程度によりフリッパー（flipper），スプリンガー（springer），スウェル（swell）の三種がある。フリッパーとはカンの膨張度が少なく，ふたがいくぶんもち上がっている程度で押すと元に戻るものをいう。スプリンガーはこれよりも膨れ，もち上がった面を押すと他面が膨れる程度のものをいう。スウェルは膨張がもっともはなはだしく両面が膨れているものをいう。〔フリッパーとスプリンガー〕1）密封時の脱気が不十分のため，気温上昇，気圧の低下により内外圧の均衡が破れた場合，2）肉詰が多すぎた場合，3）酸性缶詰で水素ガスが発生した場合，などに起こる。すなわち，フリッパー，スプリンガーは異常缶詰ではあるが腐敗しているわけではない。しかし，商品価値はない。〔スウェル〕水素ガスの発生による場合もあるが，一般に微生物による腐敗膨張に起因する場合が多い。すなわち，殺菌不完全，巻締不良，漏洩カンの使用などにより生ずるもので，商品価値はまったくなく，こうした商品は食中毒を起こすことが多い。→かんづめ

ぼうちょうざい　膨張剤　[Baking powder]　ベーキングパウダーともいう。天然の酵母，ヤマイモなども膨張剤の一種であるが，現在はほとんど合成膨張剤が用いられる。→ベーキングパウダー

ぼうふ　防腐　[Preservation]　食品が微生物その他によって汚染され，腐敗するのを防ぐことを防腐という。食品は，人間の栄養になるが，微生物にとってもよい栄養源であるため，生の食品，原料はそのままでは微生物の汚染をうけて腐敗することが多い。食品の防腐は，食品の貯蔵と同じ問題をもつもので，殺菌と静菌（菌の繁殖を防ぐ）と微生物の再汚染を防ぐことが必要である。殺菌はおもに加熱処理と防腐剤の使用により，静菌は微生物の発育に不適な環境をつくり出す種々の加工，包装などにより行われる。両者は併用されるので区別して論ずる必要は少ない。微生物の繁殖には，比較的高温であること，水分が多いこと，水素イオン濃度，浸透圧が適当であることが必要である。したがって食品の防腐貯蔵には，このような環境を与えないよう考慮して，微生物の発育を不可能にするための加工処理と包装とを行えばよい。しかし，これらの方法は単独では万全な防腐効果が期待できないので，これらを併用することが多い。しかし反面，防腐を完全にすると味を損うことが多いので適当な程度に止める必要がある。〔防腐法の分類〕防腐法を分類すると，1）加熱処理：一般調理，カン・瓶詰，袋詰，2）乾燥：魚干物，かんぴょう，でんぷん，各種加工食品，3）燻乾：燻製肉（ベーコン），燻製

魚（サケ，ニシンなど），貝類，4）浸透圧利用法：a）砂糖漬け（ジャム，果実砂糖漬け），b）塩漬け（魚肉，塩もの，漬け物類），c）味噌漬け（なめ味噌類），5）酸によるpHの低下：漬け物，酢漬け，6）アルカリ性皮蛋（ピータン），7）発酵貯蔵法：漬け物，味噌，醤油，チーズ，ヨーグルトなど，8）防腐剤添加（食品全般），9）低温処理：冷凍食品などとなる。〔防腐剤の添加量〕食品の防腐剤は，食品衛生法によって使用量が定められている。〔合成殺菌料〕中高度のさらし粉。さらし粉は食器，手の殺菌，消毒に使用されるもので，食品の防腐には不向きなものである。このほか，抗生物質CTC（chlorotetracycline）を氷中に0.005 g/kg以下含有させ，この氷をもって魚を貯蔵することが一部で許可されている。

ぼうふざい　防腐剤　[Preservative]　→ほぞんりょう

ホウボウ　魴鮄　[Gurnard]　ホウボウ科の魚。〔生態〕本州中部以南に多く，美しい朱紅色をしている。頭は角張り胸びれが大きい。40 cm ぐらいになる。産卵期は4～6月。〔呼称〕富山ではホウボウ，秋田ではドコという。また，新潟ではキミヨというが，これは殿様の好んだ魚―君魚からきたことばという。〔調理〕ホウボウは骨が太いため可食部は45％しかなく，この点を考慮に入れると値段のひどく高い魚である。塩焼き，ちり鍋としておいしい。12月～翌年4月までが旬の時期である。

ほうまつかんそうほう　泡沫乾燥法　[Foammat dry]　りんご，かんきつ類，トマトなどの果汁，コーヒーなど液状の食品に粘質物や界面活性剤を加え，起泡して泡の集積物に変え，毛細管現象をおこしやすい形態にかえてから，低温の空気を送風して低温で乾燥する方法をいう。この乾燥方法は1950年代末にアメリカ農務省西部研究所で開発された方法である。50℃以下の低温で乾燥できるので品質の優れた乾燥食品が得られるが，起泡剤として粘質物や界面活性剤を加えなければならない欠点もある。

ボウレ　[Bowle]　ドイツ風果物入りパンチ，ボウレまたはボール酒のこと。白ワインを主体とした甘味のある混合酒で，多人数の集まりによく供される。上等にするときには，白ワイン3，シャンパンまたは発泡ワイン1の割合で混合する。容器にパンチボール，またはスープチュリーンのような大きな入れものを用いるため，この名がある。〔ボウレのつくり方の一例〕材料：白ワイン，果物，シャンパンまたは発泡ワイン。白ワインはモーゼルワイン（Moselle wein），またはラインワイン（Rheingau wein, Rhinehessen wein）を用い，果物はいちご，桃，パインアップルなどの彩りのよい季節のものを用意する。生の果物がないときは缶詰でもよい（缶詰の場合，果物は浮かない）。つくり方：1）果物は皮や種を除き，0.5 cmのさいのめ切りにし，生の場合は砂糖をかけて白ワインの一部に漬け，1時間ほど冷やす。2）冷やした容器に果物をあけ，冷やしたワイン，シャンパンまたは発泡ワインを合わせ，レードルでおのおののグラスにつぐ。〔供卓上の注意〕ごく冷たくして供されるため，酒，容器，果物など，すべて冷やしておくこと。一同の前でつくり，透きとおった軽い泡立ちと果物の色，風味がひとつになったところを楽しむ飲み物である。

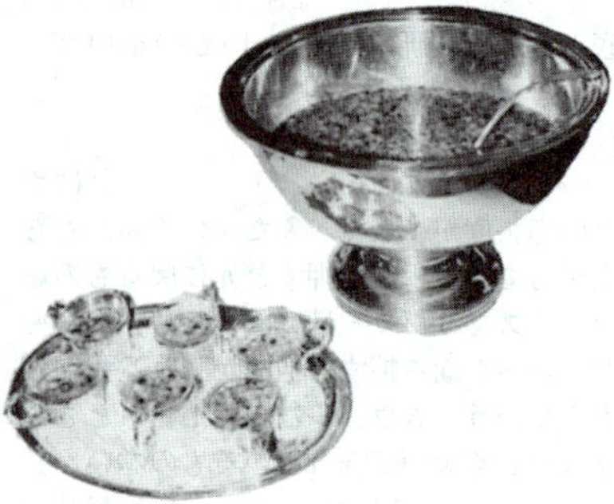

いちごボウレ

ほうれんそう　菠薐草，法蓮草　[Spinach]　西アジア原産のアカザ科に属する緑菜。〔栽培〕四季を通じて栽培できるが，秋まき，冬に収穫されるものが多い。低温性の野菜で，夏季は高冷地で収穫されたものが出回る。糖，ビタミン濃度を高めるため，収穫前に霜にあてる寒じめを行うこともある。〔品種〕秋ごろ出る茎の長い東洋種（切り込みの多い葉）と，春に多い茎の短い西洋種（丸みを帯びた葉）があり，後者のほうがやわらかい。両者の一代雑種が最近の主流である。〔産地〕埼玉，千葉，群馬，茨城，岐阜，宮崎などに多い。〔成分〕栄養価の高い野菜である。ビタミン類が多く，とくに葉肉部にきわめて多く，茎には少ない。生 100 g 中，β-カロテン 4.2 mg, B_1 0.11 mg, B_2 0.20 mg, C 35 mg, 葉酸 210 μg 含まれる。また，Ca は 49 mg, Fe は 2.0 mg で多いが，Ca はほうれん草中に含まれるシュウ酸のためシュウ酸塩となるので，同化利用されにくい。多量に摂取すると膀胱や胆のうに結石をつくりやすいといわれ，あく抜きして除く。たんぱく質は一般穀類に乏しいリジン，トリプトファンをひじょうに多く含み，またシスチンにも富み，良質である。〔調理〕ひたし，あえ物，炒め物，汁の実など。そのほか，水煮缶詰，冷凍品もある。

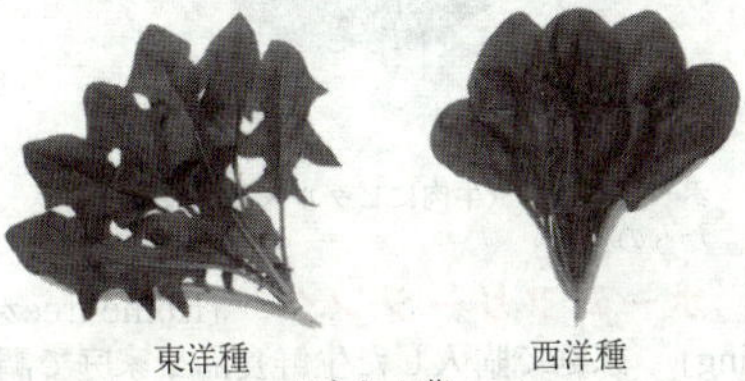

東洋種　西洋種

ほうれん草

ほうろくやき　焙烙焼き　ほうろくはいり鍋ともいって，うわぐすりをかけない素焼きで，深く丸い皿形の鍋。火あたりがやわらかい。底に小石を敷いて松葉などを散らし，塩少々をふり，季節の魚介類や野菜などを形よく盛ってふたをして焼く。熱いうちにポン酢などで食べる。

ほうわしぼうさん　飽和脂肪酸

[Saturated fatty acid]　→しぼうさん

ホエー　[Whey]　牛乳または脱脂乳に酸または凝乳酵素を加えて生ずる凝固物（カードという。主としてカゼインと脂肪よりなる）を除いた，残りの透明な黄緑色の螢光を帯びた水溶液。別名，乳清（milk serum）。成分として乳糖，可溶性たんぱく質（ラクトアルブミンおよびラクトグロブリン），ミネラル，水溶性ビタミン（B_1, B_2, ニコチン酸，C など）および塩類を含む。ホエーが螢光を帯びた黄緑色を呈するのはそのなかに含まれるビタミン B_2 によるものであり，B_2 をラクトフラビンとよぶのもこれに由来する。〔種類と製法〕脱脂乳に酸を添加するか，乳酸発酵によって pH を 4.5〜4.6 まで下げ，カゼインを等電沈殿させて得られるものを酸ホエーとよぶ。これに対して，チーズ製造工程でカードを排除して得られたものをチーズホエーとよぶ。チーズホエーは約 0.3％の脂肪を含むので，これを分離して得たクリームから調製したバターをホエーバターという。これに対してチーズホエーを 60〜70℃に加熱しながら濃縮乾固して得られる褐色の弾性を有する固体をミソスト（mysost）型ホエーチーズという（厚生労働省令：乳等省令では「濃縮ホエイ」として定義されている）。製造の途中でカゼイン区分を添加して調製したものはリコッタ（Ricotta）型ホエーチーズである。ホエーの脂肪を分離し，糖，有機酸，着香料，着色料などを加え，必要ならば二酸化炭素をバブルし，殺菌調製したホエー飲料も各国で製造されている。ホエーを噴霧乾燥して得られるホエーパウダー（粉末ホエー）は加工食品の製造原料として広く用いられている。〔組成〕ホエー製品の平均組成を表に示す。厚生労働省令ではホエイパウダーの成分規格

ホエー製品の組成　（%）

	水分	たんぱく質	脂肪	乳糖	乳酸	灰分
チーズホエー	93.0	0.9	0.2	4.8	1.6	0.5
濃縮ホエー	15.55	8.0	1.5	28.0	1.5	1.5
粉末ホエー	6.0	12.0	2.7	65.8	2.9	10.4

として乳固形分95.0％以上，水分5.0％以下，細菌数50,000/g以下，大腸菌群陰性でなければならないと定めている。

ポートワイン　[Port wine]　ポルトガル産の甘口ワイン。北部のドゥーロ川沿岸のぶどうを原料として果もろみをつくるが，発酵の途中でブランデーを添加し，アルコール分を19％まで高めて発酵を停止させ，甘味を残す。たるに詰めて熟成させた製品は河口のOporto（Porto）港から積み出されるが，ポートの名はこの港の名に由来する。若い酒は紅色でルビーポートとよばれるが，たるに長くおくと黄金色となり，タウニーポートとよばれる。糖分10～15％でデザートワインとして使用される。ポートという名称はマドリッド条約により保護されており，他地方の製品には使用できない。わが国もこの条約に加盟したので，ポートワインという名称は姿を消し，現在はスイートワインとして市販されている。

ポーピエット　[(仏) Paupiette]　肉や魚の薄片肉に詰め物をぬって巻き込んだもの，あるいは包み込んだ料理で，巻き肉料理と訳される。巻き肉にしたものは，でき上がりの切り口がうず巻き状になる。詰め物肉（ファルス：farce）は多くすり身状のもの，またはつなぎの入ったやわらかなものを用いる。〔調理法〕いずれも肉は薄切りとし，まな板の上に平らに広げ，多くはぬらした肉たたきでたたいて平らにするか，やわらかな肉は，ぬれぶきんの間に挟んで，軽くたたき広げる。これらに詰め物をして巻いた後，ポーピエットを仕上げる。調理法にはいろいろある。〔魚のポーピエット〕魚の薄片肉は，シタビラメ，イワシ，ヒシコイワシなどを三枚におろしたり，中骨をとった正身が薄身肉になるので，そのまま使われる。詰め物をしないでくるくると巻いて調理する場合と，車エビの胴の殻をむいたところへ巻きつける場合と，魚のすり身（ファルスアクネルドポアソン：farce à quenelle de poisson）を薄くぬり，端から巻く場合などがある。調理法としては，1）粉をつけてバター焼きにする場合，2）白ワインをふりかけて蒸し煮にする場合，3）ソースをかけてグラタンにする場合，などがある。〔肉類のポーピエット〕仔牛肉，牛肉などをごく薄く切って一枚肉として（100 g以下），これで詰め物を包み込んでひとり1個あての美しい形にまとめ，たこ糸でしばってから調理する。詰め物は，1）きゅうりピクルスや玉ねぎの薄切り，塩漬豚脂などをしんにして巻き込んだもの，2）仔牛のすり身でつくった詰め物肉（ゴディボー：godiveau）を薄くぬって巻き込んだものと，3）ひき肉にパナードオパン（panade au pain：パン，水，バターを練り合わせたもの）をぬり，巻き込んだものなどがある。これらを仕上げる調理法は，1）外側にバターで焦げ目をつけた後，蒸し煮をして，やわらかく煮込んでから，煮汁でソースをつくる場合と，2）そのままゆるいソースのなかで蒸し煮として火を通す場合とがある。

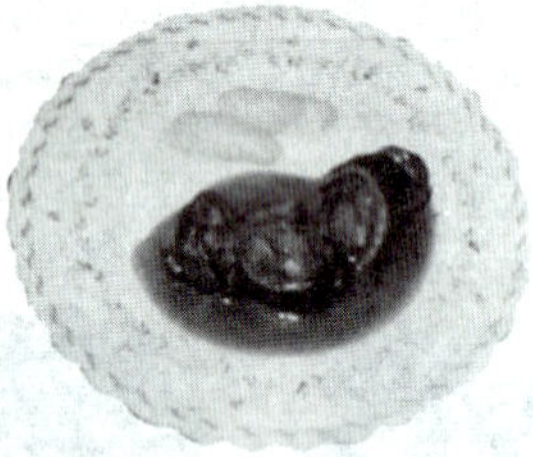

ポーピエット（牛肉にピクルスと玉ねぎを巻いたもの）

ホームフリージング　[Home freezing]　家庭で購入した生鮮食品や家庭で調製した料理を家庭用の冷凍庫に入れ，凍結保存することをいう。商業用凍結との違いは，凍結温度が商業用ほど低くなく，凍結庫のスペースが小さく，凍結性能が劣るため，緩慢凍結になることである。このため，食品はできるだけ小さく，薄い形にし，急速凍結の条件に近づけるよう工夫するとともに，できるだけ新鮮な食品（調理食品ではできたてのもの）を用い，空気との接触を少なくする（食品の酸化を防ぐ）処理と包装を行うことが重要である。冷凍するものには，食品によって凍結耐性に違いがあるので，その特性をじゅうぶん把握して，選択する必要がある。→れいとうしょくひん

ホームミール・リプレイスメント [Home meal replacement, HMR] アメリカで急速に広がっている，調理された食品の販売方式。外食レストランレベルで調理された高い技術のメニューを小売りするとともに，その調理に使用されている食材を販売する。ホテルの立食パーティでは，人気の高いメニューはすぐに少なくなるため，それを見て，シェフは客が見ているところで料理を補充する。一方，人気のない料理は補充する必要がないので，食材のロスが少なくてすむ。このような立食パーティ方式を小売店で行うことで，家庭用，ビジネスマン用，パーティ用に対応していく。調理された食品の販売に加え，パンやアルコール類の販売も行う。

ボーロ [(ポルトガル) Bolo] 焼き干菓子類の一種である。衛生・そば・かたくり・けし・卵・松葉・丸ボーロなど，種類も多く，それぞれ特徴がある。なかでも，衛生・そば・丸ボーロなどは代表的なものである。丸ボーロは卵と糖類をよくすり混ぜ，最後に粉類を混合してのばし，生地を調整，型抜きして焙焼，製品とする。→えいせいボーロ，そばボーロ

ホキ [Hoki] ニュージーランド近海で漁獲されるソコダラ類の魚。主として切身用に入荷している。日本にも近縁のソコダラ類は多いが，漁獲量はわずかである。

ほけんきのうしょくひん　保健機能食品 [Foods for health use] 「いわゆる健康食品」のうち，法規基準を満たした食品。消費者が安心して食品の選択ができるよう，適切な情報提供が行われることが不可欠として，一定の規格基準，表示基準等を定めた保健機能食品が制度化された（2001年）。これには「特定保健用食品」と「栄養機能食品」のふたつがある。特定保健用食品は，保健機能成分を含み，特定の保健の目的で摂取する食品で，有効性や安全性等に関する国の審査を受け許可（承認）を得なければならない。特定保健用食品は，従来，健康増進法に規定する特別用途食品のひとつとしてとり扱ってきたが，食品衛生法に規定する保健機能食品のひとつとしてもとり扱うことになった。一方，栄養機能食品は，栄養成分（ミネラル，ビタミンなど）の補給・補完を目的で摂取する食品で，国が定めた規格基準に適合すれば許可申請や届け出の必要はなく，製造・販売することができる。

ほこうそ　補酵素 [Coenzyme] 助酵素ともいわれる。酵素たんぱく質が活性を示すのに，非たんぱく質性の物質，補因子を必要とする場合がある。補酵素はこの補因子の一種であり，酵素と可逆的に結合するものである。この結合が弱く，解離しやすい補酵素は，多くの類似の反応に共通の基質とみなせる。たとえば，NAD^+や$NADP^+$は酸化還元反応を触媒する多くのデヒドロゲナーゼの補酵素である。ATPは各種のホスホトランスフェラーゼの補酵素であり，無機リン酸の供与体または受容体になる。一方，結合力の強いものには，トランスフェラーゼにおけるピリドキサールリン酸（PLP），補酵素A（CoA），チアミン二リン酸（TPP）などがある。このほか，テトラヒドロ葉酸，ビオチン（補酵素R），補酵素B_{12}，ユビキノン（補酵素Q），補酵素Mなど，補酵素は物質代謝に欠かせないものである。

ほしうどん　干し饂飩 →かんめん

ほしエビ　干し海老 [Dried shrimp] エビをそのまま，または煮てから干したもの。〔種類〕皮つきエビ，摺（すり）エビ，剥（むき）エビの三種がある。〔皮つきエビ〕シバエビ，シラエビ，テナガエビ，サクラエビなど，皮の薄いエビを，皮つきのまま煮て干したものをいう。また，まれには，生のものをそのまま干すこともある。〔摺（すり）エビ〕シバエビ，カワエビ，シラエビ，アカエビなどを，食塩水で煮たのちに干して，竹で叩くかうすに入れて，きねで搗いて殻を除いたもの。山

口，熊本，茨城などの諸県に多産する。〔剥（むき）エビ〕製法は摺（すり）エビと大差ないが皮をむいたもの。国産のものが少なくなったため台湾から輸入している。→サクラエビ

ほしがき　干し柿　[Dried persimon] カキの乾燥品。成熟した渋がきの皮をむき乾燥し，渋を酸化して甘味を増し，貯蔵できるようにしたものである。その製造法により，胡露がき（ころがき），串がき，紅がき（あまぼし，烏がき），巻がきがある。干しがきはわが国の乾燥果実の代表的なもので，製造法として天日乾燥が容易であるが，イオウ燻蒸して火力乾燥するほうが製品の仕上がりがよい。〔胡露がき〕長楕円形の大型の渋がきを用い，T字形に果梗（かこう，へたのこと）を残して採取し，剥皮して縄に吊して乾燥させる。半ば乾燥したとき（2週間後）平均に乾燥させるため，また形を整えるため，果肉をもんで手入れをする。場合により種子抜きをする。さらに果心を切って乾燥を続け（30日ぐらい），形を整え，やわらかいうちにわらと交互に並べておくと（3日程度）白粉が出る。一度日にあて，また粉出しの操作をくり返す。火力乾燥のときは剥皮後イオウ燻蒸を行い，40℃前後で湿度65〜70％で徐々に乾燥を行い，4〜5日で終える。〔串がき〕比較的小型を用い，縄を用いず竹串にさして乾燥したものを串がきという。〔紅がき〕白粉をつけず乾燥したもので，毎日手もみを行ってしわをのばし，白粉の出たときは微温湯で手早く洗い，速やかに陽乾して乾燥する。〔巻がき〕剥皮後イオウ燻蒸を行い，乾燥してやわらかいうち種子をぬいて，15〜20個を交互にだき合わせるようにかため竹皮で巻き，わらで包んで細縄で巻く。これを7〜10日室内乾燥して白粉を出させる。製品はパラフィン紙またはセロファン紙で包み，輪切りにして食用とする。〔渋がき〕かきの渋味は乾燥することにより酸化重合して黒変し，不溶となり，渋味がとれ食べられるようになる。〔白粉〕ブドウ糖，マンニトールで，乾燥により濃縮された糖液が最後に表面にでて，水分が蒸発し結晶となったものである。→かき

ほしがれい　干し鰈　[Dried flatfish] カレイの干物。〔種類〕干す前の処理法によって素干し，塩干し，焼き干しなどがある。〔素干し〕乾燥の早い小形のカレイを用い，そのまま干したもの。山陰のデビラガレイが有名。〔塩干し〕包丁で腹を裂くか，えら口からひき出して内臓を除き，うろこをとって塩漬けする。鮮度がよい原料を用いると肉質が鮮紅色に発色する。最近は乾燥度の低い高水分の製品が多く，冷蔵保管が必要。〔焼干し〕同様に内臓をとり，炭火で焙乾する。→カレイ，ひもの

ホシガレイ　星鰈　[*Verasper*] ヒラメ科の魚。〔生態〕体の有眼側は暗褐色で斑紋がないが，無眼側には大きな褐色の斑紋がある。体は60 cmに達する。南日本に多い。〔呼称〕関西では一般にホシガレイというが，神戸ではヘエジガレイ，明石ではヤイトガレイという。また，福岡ではヤマブシガレイとよぶ。〔調理〕11月〜翌年4月までおいしい。煮付けに向くが，刺身としてもおいしく，ヒラメにまさるともいう。

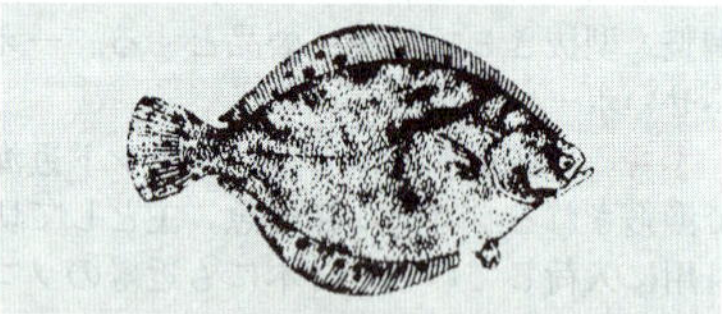

ホシガレイ

ポジティブリスト　[Positive list] 2006年に厚生労働省が制定した，食品中に一定量以上の農薬等（農薬，動物用医薬品および飼料添加物）が残留する食品の販売などを禁止する制度。従来は食品衛生法第11条に基づいて残留基準を設定していたが，残留基準が設定されていない農薬などを含む食品についての規制が困難なことから，本制度の導入により一定量以上の農薬などを含む食品の販売を禁止できるよう

にした。その結果，農薬などの残留基準量は，食品の成分にかかわる残留基準が設定されていないものに関しては，0.01 ppm（食品1 kgあたり農薬などが0.01 mg含まれる濃度）とし，一定量を超えて農薬などが残留する食品の流通を禁止することとなった。また残留基準設定の対象となる物質799品目，および規制の対象外となる物質65品目が定められた。

ほしノリ　乾し海苔，干し海苔　[Dried seaweed]　あまのり（*Porphyre yezoensis, Porphyra tenera*）を細切し，紙状に抄（す）いて乾燥させたもの。1枚の重さは約3 gである。漁家で乾燥された乾海苔の水分は約10％で，これを生乾海苔ともいう。現在は，ほぼ全自動の乾のり製造機で製造される。一般に，保存性をよくするために，これをさらに問屋などで水分約2～3％にまで乾燥（火入れ）し，市販される。

ほしぶどう　干し葡萄　[Raisin]　レーズンまたはドライドグレープ（dried grape）ともいう。→ぶどう

ポストハーベスト　直訳すれば「収穫後」であるが，ふたつの意味で使用される。1）収穫後に使用される農薬。穀類の防虫剤，果実の防かび剤など。日本は大量の食料を輸入しているので，その安全性が問題となる。2）収穫後に行われる保存・加工技術。青果物の冷却輸送，食肉の冷凍など。

ホスファターゼ　[Phosphatase]　リン酸エステル加水分解酵素の総称。リン酸モノエステルを加水分解する**ホスホモノエステラーゼ**と，リン酸ジエステルを加水分解してリン酸モノエステルにする**ホスホジエステラーゼ**に大別される。前者は，さらに基質特異性が広く，多くのリン酸モノエステルを加水分解するアルカリ性ホスファターゼや酸性ホスファターゼなどと，高い基質特異性をもつグルコース-1-ホスファターゼやフルクトースビスホスファターゼなどに分けられる。ヌクレオチドを加水分解してヌクレオシドと無機リン酸を生成するものはヌクレオチダーゼとよばれる。後者のホスホジエステラーゼには，ホスファチジルコリンからホスファチジン酸とコリンを生成するホスホリパーゼDなどがあるが，ポリヌクレオチドを3′→5′に向かって分解し，順次5′-モノヌクレオチドを遊離する蛇毒エキソヌクレアーゼや，5′→3′に向かって分解し，3-モノヌクレオチドを遊離する牛，豚の脾臓エキソヌクレアーゼも含まれる。

ホスファチジルコリン　[Phosphatidylcholine]　レシチンともよばれ，代表的なリン脂質である。細胞膜を構成している成分であるため，動物，植物に広く分布し，哺乳動物では全リン脂質の50％前後を占める。さらに天然界面活性剤としても多くの食品に含まれている。

ホスファチジルセリン　[Phosphatidylserine]　リン脂質のひとつである。動物，植物の細胞膜に広く分布している。

$$\begin{matrix} & & O \\ & & \| \\ O & CH_2O-C-R_1 \\ \| & | \\ R_2-C-O-CH & O \\ & | & \| \\ & CH_2O-P-O-CH_2-CH_2-\overset{+}{N}(CH_3)_3 \\ & | \\ & O^- \end{matrix}$$

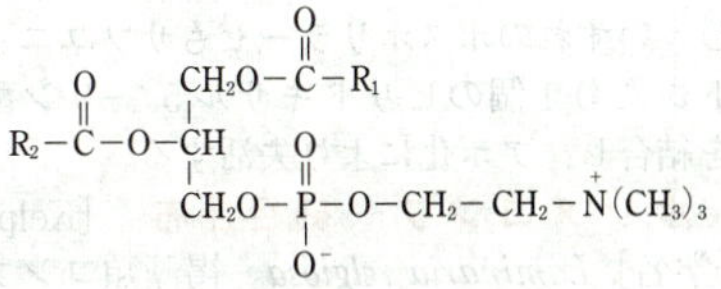

R_1COOH, R_2COOH は脂肪酸

ホスホジエステラーゼ　→ホスファターゼ

ホスホリピド　[Phospholipid]　ホスファチドともいう。複合脂質中の主要成分。脂肪酸，グリセロールのほかに，リン，窒素などを含む。〔存在〕脂肪といっしょに動植物の組織中に含まれ，ホスファチジルコリン，ホスファチジルエタノールアミン，スフィンゴミエリンなどがこれに属する。動物の卵，脳，骨髄など，植物の豆類に多い。〔性状〕エーテルによって脂肪といっしょに溶けるが，アセトンによって沈殿する性質を利用して脂肪と分けられ，さらにアルコール，エーテルを用いてセレブロシッドと分ける。ホスファチドは水で膨化し，コロイド状を呈して水に分散する。〔用途〕大豆のレシチンは1％内外

含まれ，乳化剤として用いられている。→ふくごうしししつ

ホスホリラーゼ　[Phosphorylase]　広義には，加リン酸分解を触媒する酵素の総称。狭義には，グリコーゲンやでんぷんのような α-1，4-グルカンの非還元性末端のグルコシド結合に作用し，加リン酸分解を行い，α-グルコースーリン酸を生成する。うさぎ筋肉のホスホリラーゼは活性なリン酸化型 (a) と不活性な脱リン酸化型 (b) とで存在し，b 型酵素はホスホリラーゼキナーゼによるリン酸化またはAMPで活性化される。また，a 型酵素はホスホリラーゼホスファターゼにより不活性化される。このような相互転換は，生体内におけるグリコーゲン代謝の調節に重要である。じゃがいも，とうもろこしのような植物組織のホスホリラーゼは活性型のみで存在し，活性調節を受けない。微生物のホスホリラーゼは両者の中間的性質を示す。しかし，いずれのホスホリラーゼもサブユニットあたり１個のピリドキサル５′-リン酸を結合し，アポ化により失活する。

ホソメコンブ　細目昆布　[Kelp]　[学名] *Laminaria relgiosa*。褐藻類コンブ科の海藻。〔生態〕茎は短く，円柱状，葉の部分は円形を呈する。全長 1.3〜1.6 m，幅は 6〜9 cm が普通だが，大きなものは 2〜3 m，幅 10〜25 cm にもなる。粘質物が多く，黄褐色を呈する。真昆布，利尻昆布によく似ている。〔産地〕北海道石狩湾以南，東北地方の北部に産するが，小樽付近が主産地である。→コンブ

ほぞんしょく　保存食　ある期間保存しても，変質・腐敗することなく食べることができる食物をいう。〔沿革〕昔から人々はいかにして食物を保存，貯蔵するかに知恵をしぼってきた。漬け物の始まりも食物の貯蔵が目的である。なれずしも，魚保存の一方法であった。江戸時代初期につくられたつくだ煮も保存性がある点で町人に喜ばれたといわれる。食品加工の進んだ現在では，それぞれの食品の性質に応じて，それに適した加工法により長期保存に耐えられるように考えられている。〔保存の条件〕変敗微生物を滅殺すること，微生物の生育，繁殖しにくい環境をつくることである。〔保存の方法〕脱水（乾燥），冷蔵，冷凍，塩蔵，糖蔵，酢漬け，燻煙，防腐剤などがある。〔種類〕このようにしてつくられた各種加工品も広義の保存食である。狭い意味で保存食として家庭でつくられる漬け物類（ぬか漬け，塩漬け，味噌漬け，酢漬け），つくだ煮類，ジャム類などの糖蔵などがあげられる。

ほぞんりょう　保存料　[Preservatives]　微生物の繁殖による食品の腐敗，変敗を防止するために加える食品添加物のことで，防腐剤の一種で食品に使用できるものをいい，とくにかびの抑制に対して有効なものは防ばい剤ともいう。〔効力〕保存料は食品中での腐敗細菌の増殖を一時期抑制し，腐敗までの時間を遅延することにある。また，各保存料により有効な pH が異なるため，食品の pH に応じた保存料を選択する必要がある。〔分類〕現在，食品添加物として使用許可の保存料は次の八種類である。1) 安息香酸および安息香酸ナトリウム：pH4.5 以下の酸性で有効。使用対象食品が限定されている。2) ソルビン酸およびソルビン酸カリウム：pH4.5 以下の酸性で有効，広範囲の食品に使用可能。3) デヒドロ酢酸：酸性〜中性で効力がある。使用対象食品が限定。4) パラオキシ安息香酸エステル類：酸性〜中性で良好な抗菌性，醤油，ソースなどに限定使用。5) プロピオン酸およびプロピオン酸カルシウムとナトリウム：酸性で有効，パン，洋菓子，チーズに使用。6) ジフェニル (diphenyl)：略して DP ともいう。昇華性の結晶〜粉末で，青かび，緑かびに有効なため，かんきつ類に使用する。7) OPP：かんきつ類に使用。8) TBZ：pH に依存しない。かんきつ類に使用。〔使用法〕安息香酸，ソルビン酸，デヒドロ酢酸，パラオキシ安息香酸エステル類，プロピオン酸では，水，プロピレングリコール，アルコール，酸に溶解して食品に均一に混合する。DP

は紙シートに浸漬し，これをかんきつ用ダンボール箱に1～2枚入れると，DPは徐々に揮散し，表皮のかびの発生を防止する。OPP, TBZはワックスに溶かして表皮にぬる。

ポタージュ ［(仏) Potage］ フランス料理においてスープの総称をポタージュという。しかし，家庭向きの中身の多いスープの場合には，ポタージュで表さず，スープ（soupe）という。日本では濃度のある不透明なスープを指すことが多い。これは，ポタージュリエ（potage lié）を略して，単にポタージュといったものであろう。これに対して澄んだスープはポタージュクレール（potage clairs）という。ポタージュはもともとスープ鍋または深鍋の意味をもつことから，スープの総称のほうが正しい（→スープ）。〔分類〕ポタージュリエは，日本語で書かれるときは，濃羹汁で表される。濃羹汁は材料と仕上げ方により四つに大別される。1）材料がつなぎになるスープ：でんぷん質の野菜類（かぼちゃ，グリーンピース，じゃがいも，栗など）をやわらかく煮て，煮汁とともに裏ごしして，ブイヨンや牛乳などでのばしたもの。ピューレスープ（potage purée）とも，こし濃羹ともいう（例，ビシソワーズ，ポタージュピューレサンジェルマン，栗のピューレスープ）。2）ベシャメルソースをつなぎとしたスープ：白色ルウを牛乳でのばしたものに，風味や色をもった野菜類（とうもろこし，トマト，ほうれん草，カリフラワー，にんじん，マッシュルームなど）のこしたものを加え，ブイヨンでのばし，供するときに生クリームやバターで仕上げたもので，クリームスープ（potage créme）または乳酪濃羹という（例，コーンクリームスープ，トマトクリームスープ）。3）卵黄がつなぎになるスープ：白色ルウを魚，家禽などよりとった煮だし汁でのばし，煮だし汁に合った白身魚，鶏肉などを加えて，よく煮込んで味を出し，いっしょに裏ごしして煮だし汁で濃さをととのえたところで，生クリームと卵黄でとろみをつけ，仕上げにバターを加えてなめらかさをつけるもので，ブルーテスープ（potage velouté）または卵黄濃羹という（例，魚のブルーテスープ，鶏とマッシュルームのスープ）。4）そのほかのスープ：エビ，カニ，魚介類，肉類などのよい味をもつ材料で，でんぷんの少ないものに，米や豆を加えて煮だし汁で煮込み，ごくやわらかくしたものを，すり鉢かミキサーで細かくすりつぶす。これをこして，濃さをととのえたものを，最後に生クリーム，卵黄，ナツメグなどで仕上げたもので，ビスク（bisque）やクーリ（coulis）などがあり，特殊羹ともいう。また，上記のピューレ，クリーム，ブルーテなどのスープを合わせたような地方色のあるスープも含まれる。〔こし方〕濃羹汁はこした材料と液体が分かれないように，何らかのつなぎを加えたもので，いっしょに煮込んで味が合わさったところで，裏ごしして仕上げる。このスープは第一に舌ざわりのよいことが大切であるから，二度こしを行うほうがよい。二度目はごく細かい毛ごしを使い，こすときも力を入れないで行う。またはリネンの布こしをふたりで行う。この方法は時間と労力がかかるが，たいへんなめらかに仕上がる。〔仕上げ〕スープの仕上げに卵黄を加えると，色と味がよくなり，さらに舌ざわりもよくなる。調味した最後の段階で85℃ぐらいのときに加え入れ，煮立てない。煮立てるとぶつぶつして舌ざわりが悪くなる。浮き実を必ず添えるが，コンソメの場合と違い，色彩の華やかな材料よりは舌ざわりに変化を与えるものが使われる。クルトン（croûton），クルート（croûte），クレープ（crêpe），クネール（quenelle）やスープに使った材料の一部の小角切りを散らす。スープは温めたスープ皿またはクープ皿に150 *ml* 前後を注ぎ供卓するか，スープチュリーンに入れ，食卓でとり分ける。コンビニエンスフーズとしてのポタージュも数多く市販されている。〔注意〕日本人にはスープを賞味するときに音をたてて吸う人も多いが，これはマナーとしては

一番禁じられるものである。スプーンですくって静かに口のなかへ流し込むようにすると音はたたない。→コーンポタージュ

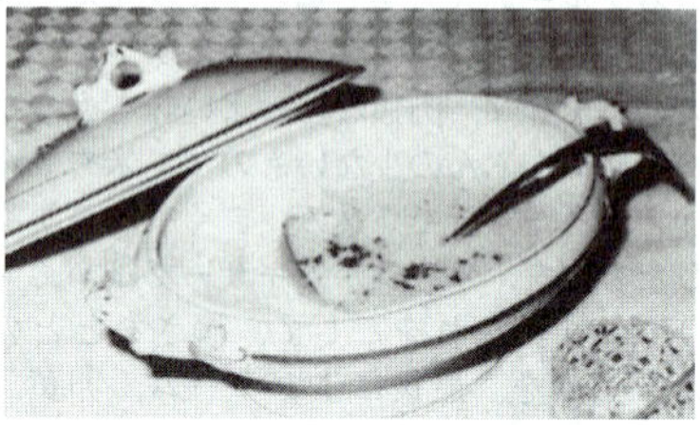

ポタージュ

ホタテガイ　帆立貝　[Scallop]　イタヤ貝科の貝。秋田貝ともいう。〔生態〕殻長は 20 cm, 殻高 17 cm, 幅は 4.5 cm ぐらいである。輪郭はだいたい円形で，一方はややふくれるが，他方はほとんど平らである。殻の表面は灰白色の地の紫褐色の斑紋があり，内側は白い。東京湾，能登半島以北に分布し，とくに寒海に多い。波の静かな浅海の砂底にもぐっており，ときには殻の開閉運動によって水中を泳ぐ。〔調理〕貝柱は大きくておいしく，刺身，フライ，煮付けなどとする。また，煮て干したものは中華料理に使われる。

ホタルイカ　螢烏賊　[Sparkling enope squid]　ホカルイカ科のイカ。〔生態〕胴は紡錘形をし 6 cm ぐらい。腹脚の先端には 3 個の発光器を有する。また，体の腹面および眼球のまわりにも大小数個の発光器がある。〔産地〕わが国周辺の深海に産し，とくに富山湾のものが名高い。〔調理〕つくだ煮にするとかなりおいしい。また，煮たものをわさび醤油につけて食べる。

ホッキガイ　北寄貝　[Surf clam]　軟体動物斧足類バカガイ科二枚貝ウバガイの俗称。東北，北海道に多産する。〔形態・色〕殻は 10 cm に達し，黒褐色を呈する。肉は灰白色だがゆでるとピンク色になる。〔調理〕生のものを食塩水で洗い，わさび醤油で食べるとおいしい。また，ゆでたものも同様にしておいしい。このほか，付け焼き，塩焼き，二杯酢，ぬた，きゅうりもみなどに向く。煮汁も美味。

ホッケ　𩸽　[Atka mackerel]　アイナメ科の魚。〔生態〕東北から北海道にかけて分布し，とくに北海道で多く獲れる。体色は灰色をし，やや不明瞭な淡褐色の横縞がある。北海道松前方面では 11 月中旬〜12 月中旬にかけて産卵のために浅いところに集まってくる。〔呼称〕室蘭では 40 cm 以上の大形のものをタラバホッケといい，21 cm 程度の小形のものをロウソクホッケとよんでいる。新鮮な場合にはフライ，刺身などとしてかなり賞味される。主としてちくわ，かまぼこなど練り製品の原料とされる。

ホッコクアカエビ　北国赤海老　[Northern shrimp]　北洋産のエビの一種。美しい赤色をしており，一般には甘エビとよばれている。体長 9〜14 cm。〔分布〕日本近海では，富山湾以北の日本海，北海道の沿岸の比較的深いところで漁獲される。また，太平洋，大西洋の北部極洋に広く分布する。〔用途〕生鮮のまま，あるいは冷凍・塩蔵されて市販される。冷凍エビとして生産量のもっとも多い種類である。現在は輸入物が多い。〔調理〕肉は甘くて美味で，主として刺身，すし種として使われている。

ぼっしょくしさん　没食子酸　[Gallic acid]　没食子などの植物中にタンニン成分として存在し，タンニンを加水分解すると得られるフェノール酸の一種で，正式名をトリヒドロキシ安息香酸といい，もっしょくしさんともいう。古くから生薬の一種であり，遊離酸として茶に含まれる。〔性質〕アルカリ性の水溶液は強い還元性を示す。

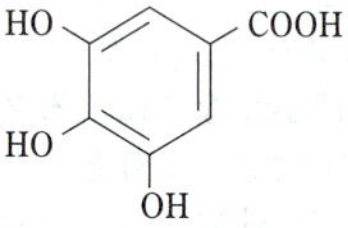

没食子酸

ぼっしょくしさんプロピル　没食子酸プロピル　[Propyl gallate]　合成の酸化

防止剤の一種である。〔性質〕白から黄褐色の結晶粉末で，アルコール，エーテルに溶ける。水にも 0.35％可溶。金属イオンにより着色する。〔製法〕没食子酸をプロピルアルコールでエステル化して製造する。〔毒性〕LD_{50} ラット経口で 3.6〜3.8 g/kg。〔使用基準〕油脂，バターに 0.1 g/kg 以下。

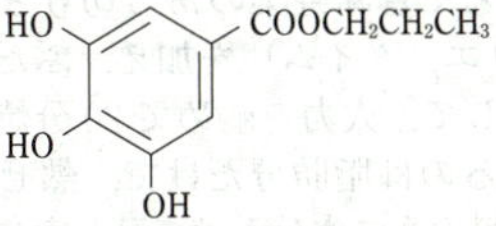

没食子酸プロピル

ぼっしょくしさんプロピルエステル
没食子酸プロピルエステル　［Propyl gallate］→ぼっしょくしさんプロピル

ホットケーキ　［Hotcake］　やわらかめの生地である。ホットケーキバッターをフライパンや焼き板の上に流し焼きにした，パンケーキの一種。〔食べ方〕朝食のパン代わりとして出されたり，軽い昼食，おやつによい。1人分は2枚ずつを重ねて盛り，その上にバターの角切りをのせ，シロップをかけながら好みの甘さにしてナイフとフォークで食べる。シロップとしてはメープルシロップ，薄くのばしたマーマレード，カラメルソース，蜂蜜などが使われる。〔器具〕ホットケーキの表面の焼き肌や色を美しくするためには，焼き板は温度変化の少ない厚いものがよい。ホットプレートは，好みの温度が得られるので便利である。また，内面フッ素樹脂加工したフライパンは油をひく必要がない。ホットケーキのリング型といって，直径 10 cm の輪型があるが，これを使うといつも同じ大きさのホットケーキができるので，2枚ずつ重ねるときにはよい。〔材料〕薄力粉，ベーキングパウダー，塩，卵，砂糖，牛乳，バター，メープルシロップ，角切りのバターなど。シロップは小さなピッチャーに入れ，別に添える。〔応用〕アメリカ風のグリドルケーキとよばれるものは，上記の分量よりややわらかいバッターを用いて薄く焼き，大皿に盛り合わせる。好みのジャムやクリームを添えるが，ときにはこれらをぬって4〜5枚を重ねることもある。市販されている粉末のホットケーキミックスは，卵と水または牛乳を加えれば，ホットケーキ生地が簡単にできる。これを利用すれば，朝のあわただしいときにも手軽につくることができる。

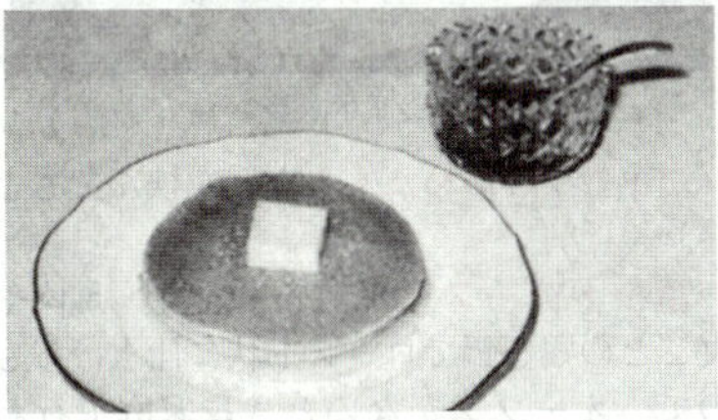

ホットケーキとメープルシロップ

ホットドッグ　［Hot dog］　アメリカでつくられた軽食。ホットドッグを直訳すると熱い犬の意となるが，ロールパンにソーセージをはさんだ状態が，ちょうど犬が赤い舌を出しているような形に似ているので名づけられたもので，温かい変わりサンドイッチである。〔ソーセージ〕ロールパンにちょうど入るくらいのものがよく，歯切れのよい，味のよいポークソーセージを使う。フランクフルトソーセージは大きく厚みがあるので，1本を横半分にふたつ割りにして使う。ウインナーソーセージは長さが不足であるから，2本を用いる。〔パン〕手でつかみやすいようにつくったホットドッグ用の細長いロールパンを使う。〔供卓〕ホットドッグは必ず熱いところを供するので，ソーセージは湯のなか（90℃）に入れてしんまで温めるか，または斜めに切り目を入れてバターなどで軽く炒める。また，パンは，霧をふきつけてオーブンで温めて用いる。供する直前にパンは横半分に包丁めを入れて切り開き，切り口両面にやわらかくしたバターをぬり，その上に練りがらしをぬって熱いソーセージを挟む。好みで，さらにマスタードやケチャップをつけて食べる。好みによっては，ソーセージのほかに，スイートピクルス，酢漬けキャベツ（サワークラウト：Sauerkraut），刻

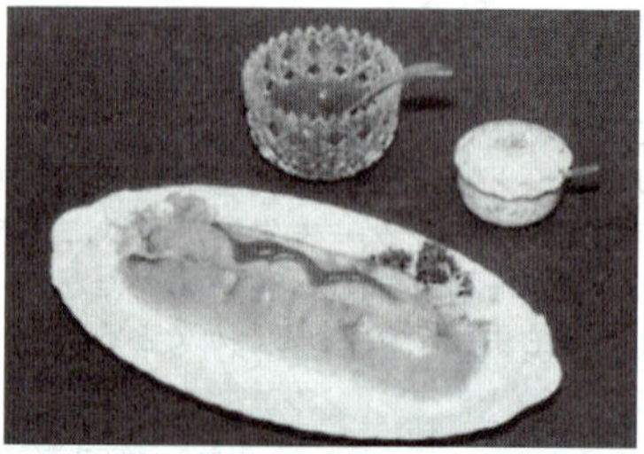

ホットドッグ

みキャベツの炒めたものなどを挟んでもよい。

ポットロースト　［Pot roast］　塊肉や丸ごとの鶏を鍋でロースト状に仕上げるもので，オーブンがないときに家庭で行われる調理法。ポットローストの調理法はフランス料理ではポワラージュ（poelage）にあたり，ドイツ料理ではシュモーレン（schmoren）にあたるが，とくにドイツ家庭料理ではこの調理法が多く使われ，ひと鍋でロースト料理に近いものになる。この点が合理的であるといわれ，サワーブラーテン（Sauerbraten），シュワイネブラーテン（Schweinebraten）のほか，多くの肉料理が，シュモールブラーテン（Schmorbraten）の調理法により鍋でつくられる。〔特徴〕ポットローストは蒸し焼き料理であるから，オーブンでローストにされた料理にくらべて焼き色が付きにくく，焼き上がりの外皮がかりかりには仕上がらない。しかし，ひと鍋でできるうえに，オーブンより短時間で調理でき，肉のなかまでじゅうぶんに火が通るから，豚肉，仔牛肉，若鶏などに適している。鶏は腹のなかに詰め物をしてもよい。〔鍋〕この調理には，ふたがぴったりできる厚い鍋を用いるとよく，ほうろう鍋，陶器鍋が適している。鍋は材料（肉，鶏の1 kg前後のもの）がちょうど入る大きさがよく，大きすぎるとかえって調理しにくい。ポットローストにローストの味は期待できないが，鍋底を焦がさないように注意すれば，家庭料理にはよい調理法である。〔つくり方〕1）肉や鶏の表面に塩，こしょうをすりつけ，たこ糸でしばるか糸でぬって，形をととのえる。2）鍋に多めの脂肪（バターまたはマーガリンとベーコン脂肪）を溶かし，ふきんで1）の肉の表面の水気をふきとって入れ，まわしながら全面に焦げ色をつける。このとき，肉の表面の焼き肌をそこなわないように木じゃくしで扱う。3）焼き色が全面に付いたところで香味野菜のあら切りと香辛料（ローリエ，タイム）を加え，ふたをぴったりとして，火力を弱めて20分焼く。鍋底にあるのは脂肪分だけで，熱せられると，材料のもつ水分だけで蒸し煮に近い状態になる。このように水分を加えないのが特徴である。4）鍋底の油脂をすて，その後に熱くした少量のブイヨンまたは水を加え，さらに20分蒸し煮をして火を通す。このときも同じようにふたをしておき，途中で3回ぐらい材料の向きを変え，煮汁をすくいかけて煮る。5）煮上がったら肉をとり出し，別器に入れて保温する。鍋底にある煮汁は脱脂して不足の液体や白ワインを加え，シノワでこして，多くはブールマニエでとろみをつけてソースとする。ソースはさらにサワークリームかトマトペーストを加えて仕上げることが多い。6）供し方はローストの場合と同じで，大皿に盛ってソースを添え，温かいところを食する。
→ロースト

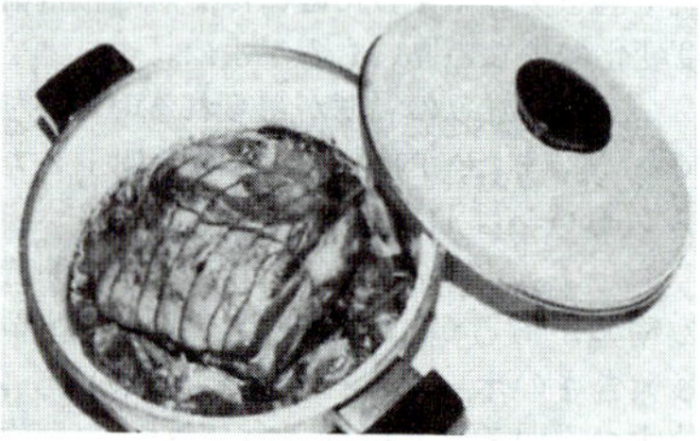

ポットロースト

ホップ　［Hop］　アサ科に属するつる性，雌雄異株，宿根多年性の植物で，セイヨウカラハナソウ（西洋唐花草）ともよび，学名を *Humulus lupuls* という。日本ではビール会社との契約で，北海道や東北地方で栽培されている。雌株にできる未受精の毬花（きゅうか）をビール醸造に使う。その目的はビールに特有の好ましい苦味と芳香をつけることであるが，そのほか，有害菌の増殖を阻止し，泡立ちを良好にする効果もある。毬花の内部にルプリンとよばれる直径約0.2 mmの黄色小粒子が多数ついており，このなかに苦味のもとになるポリフェノール成分のフムロン（α-酸）が含まれている。α-酸は麦汁に不溶で苦味も弱いが，煮沸するとイソフムロン（イソα-酸）に変わって水溶性となり，苦味をもつようになる。ホップ毬花にはフムレン（humulene），ミルセン（myrcene）など，多種類の精油が含まれていて芳香のもとになっている。しかし，これらの精油はいずれも親水性に乏しく，麦汁煮沸中に大部分が蒸散し，残った部分もホップ粕や酵母に吸着されて，製品ビールにはほとんど残らない。したがって，ビールのホップ香は苦味質の分解により生成した親水性の揮発性成分が主体をなすものと考えられている。

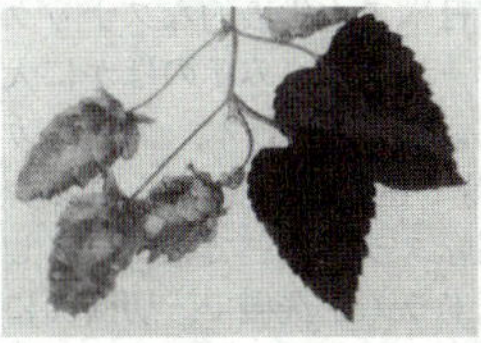
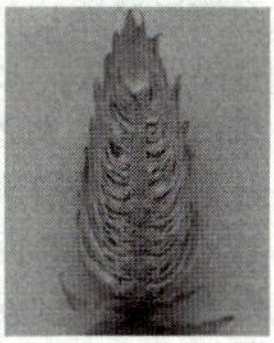

ホップ

ボツリヌスきん　ボツリヌス菌　[*Clostridium botulinum*]〔性状〕グラム陽性，鞭毛を有する嫌気性桿菌で，運動性がある。大きさは0.8〜1.2×4〜8 μmで，偏在性の卵円形の芽胞を形成する。芽胞は熱抵抗性が強く，毒力の高い神経毒を産生する。毒素は免疫学的にA〜G型の7型に分類される。人はおもにA, B, E型菌毒素で中毒を起こすが，F型菌中毒も少数例がある。C, D型菌は鳥類，動物に中毒を起こす。また，ボツリヌス菌には生物学的に異なる菌種が含まれており，その生物性状により4群に分けられる。I群にはA, B, F型菌が属するが，芽胞の耐熱性はきわめて高く，その殺菌には120℃，4分以上の加熱を必要とする。これに反してII群に属するB, E, F型菌の芽胞の耐熱性は低く，煮沸によって殺菌される。〔所在〕本菌は土壌や海，湖，河川などの砂，泥土に広く分布している。嫌気性条件下にある食品中で繁殖する際に毒素を産生し，その毒素で汚染された食品の摂取により食中毒を起こす。→ボツリヌスちゅうどく

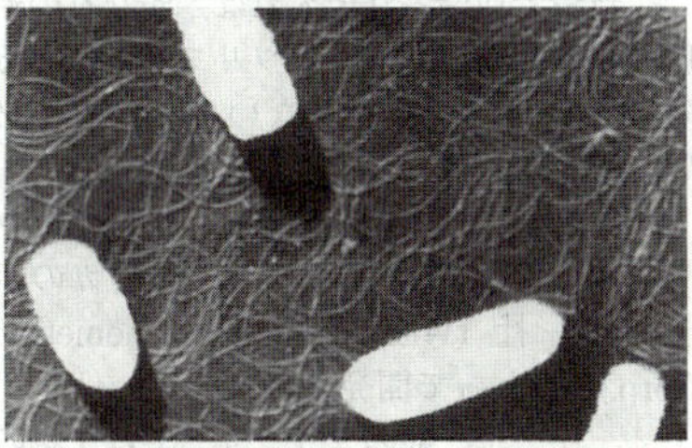

ボツリヌス菌

ボツリヌスちゅうどく　ボツリヌス中毒　[Botulism]　ボツリヌス菌が食物中で増殖する過程で産生する毒素によって汚染された食品を摂取することにより起こる食中毒。ボツリヌス毒素はA〜G型まで7型あるが，すべてアミノ酸のみで構成される単純たんぱく質である。おもに人の食中毒の原因になるものはA, B, Eの3型である。〔発生状況〕わが国におけるボツリヌス中毒は，1951年に初めて北海道で確認された。1984年には熊本名産の「からしれんこん」による本食中毒が発生し，患者は全国的に広がりをみせた。わが国でみられる菌型はほとんどがE型菌であるが，A, B型菌による発生もみられている。〔原因食品〕外国ではハム，ソーセージ，殺菌不十分な缶詰などが主要な原因食品となっている。ドイツ製のキャビアが原因食品と確認された例もある。〔中毒症状〕潜伏期は通例12〜36時間とされているが，かなり個人差がある。悪心，嘔吐，胃部異常感，ときには下痢などの胃腸炎症状が早期にみられ，腹部膨満感が次第に発現。ついで迷走神経がおかされ，腸の蠕動（ぜんどう）が阻害されるため便秘が起こる。さらに，複視，視力障害，瞳孔散大，眼瞼下

垂，嚥下困難，顔面神経まひ，呼吸困難がみられ，延髄まひにより死にいたる。意識は最後まで明瞭。致命率は細菌性食中毒のなかでもっとも高く，30〜80%。〔予防法〕ボツリヌス毒素は80℃，15分間で失活する。とくにE型毒素は63℃，数分間で毒性を失うので，食品をあらかじめ加熱すれば食中毒は防止できる。患者は早期に発見し，抗毒素血清を注射すれば，かなりの治癒効果が期待できる。ボツリヌス菌による変敗食品は，腐敗臭がないので注意が必要。→ボツリヌスきん

ボテーター ［Votator］ アイスクリームフリーザーの一種。アメリカのボテーター社（Votator Division, Chemetron Corp.）によって開発された連続式低温用フリーザー。一般のフリーザーでは1軸のシリンダー内でミックスと空気の混合，冷却，凍結を行うので，この方法で低温にするためには，粘度が増加し非常に大きな軸馬力を必要とするので，冷却能を減じポンプ輸送が困難となるので，実際問題として−6〜−5℃ぐらいまでしかとり出し温度を下げることはできない。これに対してボテーターは2段冷却方式を採用している。すなわち第一シリンダー内では空気とミックスが混合され−5〜−4.5℃まで冷却・凍結される。これをシリンダーで回転し第二シリンダーに送り込む。第二シリンダーは変心にとりつけられ，ダッシャーは低速で回転し，高粘度のアイスクリームがシリンダーの内壁から削りとられて同心円状に回転するのを防ぎ効果的に混合を行う。この結果，取り出し口の温度は−9〜−8.5℃に下り，フリーザー中で形成する氷の結晶のパーセンテージが高まり，きわめて微細な結晶が均一の状態で得られる。

ポテトグラニュール ［Potato granule］ インスタントマッシュポテトの粒状のもの。〔製法〕戻し添加法・アドバック法（Add-back process）でつくられる。じゃがいもを水洗いし，剥皮し不良部を除去する。均一に蒸煮するため，1.5〜2.0 cmの厚さに輪切りにする。これを常圧下で30〜40分蒸煮する。これを押しつぶし（mashing）したものに，前の工程で得られた製品の一部を加えて，その混合物を16〜27℃で1時間保持する（コンディショニング）。これを水分12〜13%まで乾燥したものをふるい分けする。60〜80メッシュより大きい粒子を戻し添加用として，つぎの作業サイクルに戻す。篩を通ったものは水分6%まで乾燥して，ポテトグラニュール製品とする。〔性状・特長〕ほとんど完全な単細胞の集合体で，比容積が大きい。また包装と輸送のコストが安く，また輸送中の破壊も少なく，露出したでんぷん粒がほとんどないので，マッシュにもどした際に，粘性はほとんどなく，品質はポテトフレークよりすぐれている。〔用途〕成型ポテトチップ原料としてアメリカで大量に使用され，日本へも輸入されている。→マッシュポテト

ポテトチップス ［Potato chips］ じゃがいもを薄く（1.5 mm）輪切りにして，油で揚げたもの。〔由来〕アメリカで大型産業に発達し，日本でも代表的なスナック食品として，ビールのつまみそのほかに大量に使用される。〔製法〕日本，アメリカともに大型工場で連続的につくられる。じゃがいもを回転スライサーで輪切りにしたものを，回転ドラム水洗機で，切断面に露出したでんぷんそのほかの細胞内容物を洗いだす。これを連続フライヤーで油揚げする（原料処理能力，1時間あたり2〜6 t）。フライ温度は入口側で176〜188℃，出口側で160〜174℃である。フライ時間は原料品種，収穫後の貯蔵期間，原料じゃがいもの還元糖量などで調整するが2〜3分程度である。フライ油としては，白絞油，ごま油，とうもろこし油，サフラワー油などが用いられる。フライした仕上がりの色が商品価値に大きくひびき，色はきつね色程度がよく，濃過ぎるのは不良品とされている。また，薄過ぎてもいけない。揚げてから，熱いうちに塩をふりかけて，ポリエチレンそのほかの吸湿しない容器にいれる。じゃがいもと油と塩の味がよく調和

して，美味な食品である。調味は塩味が基本であるが，最近はコンソメ味，そのほかのものもつくられる。〔成分〕100 g 中水分 2.0 g，たんぱく質 4.7 g，灰分 3.4 g，脂質 35.2 g，炭水化物 54.7 g，食物繊維 4.2 g，ナトリウム 400 mg，カリウム 1,200 mg，カルシウム 17 mg，鉄 1.7 mg，リン 100 mg，ビタミン C 15 mg，B_1 0.26 mg，B_2 0.06 mg，ナイアシン 4.3 mg。〔品質〕この仕上がりの色をよくするには，還元糖 0.5% 以上では褐変がいちじるしい。そのためポテトチップスのじゃがいもは，生いも 1 g 中の還元糖が 2.5〜3 mg 以下でないといけないとされている。低温に貯蔵したじゃがいもは，還元糖が増えるので，ポテトチップス製造に際しては，この糖分を下げるために，21〜22℃の環境に 14 日以上か，10〜15℃の環境に 3〜5 か月おく前処理が行われている。じゃがいも中のショ糖は，この着色とは関連がない。〔原料〕メークイーンからもっともよい製品を得られるが，ほかに農林 1 号と紅丸がおもに用いらる。最近は加工用に育成された品種，ワセジロトヨシロユキジロの使用が増えた。〔成型ポテトチップス〕ポテトチップスを年間製造するには，原料いもの輸送，貯蔵その他管理がむずかしい。そこでポテトフラワーに水，調味料，着香料を加えて生地をつくり，スライス状に成形して，油で揚げてポテトチップスの形にしたものが新しい組み立て食品として最近急増した。アメリカで 1972 年，日本では 1975 年から市場に出た。1979 年にはアメリカから 3 万 t のポテトフラワーが原料として輸入された。外観や組織がポテトチップスによく似ていて，原料配合により風味を自由につけることができ，原料が年間供給できるので，大規模産業に成長した。

ポテトフラワー [Potato flour] じゃがいもを細粉し，でんぷんが糊化したもの。〔製法〕原料じゃがいもを加圧蒸気で剥皮したものを，スチール製のコンベヤーで送りながら，上部および下部から常圧蒸気で 45〜60 分蒸煮する。これをスクリューコンベヤーで，ドラム乾燥機の表面に平均に落とす。スプレッダーロールで，マッシュ状になったじゃがいもを，ドラム乾燥機の表面にぬりつけて，乾燥されてシート状に出てきたものを粉砕して製品とする。〔性状〕ほとんどの細胞が破れた状態で，水と混合し，練ってマッシュに戻すと，粘性がいちじるしい糊状になる。〔用途〕じゃがいもを原料とした α-食品としてはもっとも古いものである。パン製造の際に，小麦粉 100 に対してポテトフラワー 2〜6 を加えると，パン生地の発酵性がよくなり，パンの容積，香気をよくし，新鮮さの保持に効果がある。またテクスチャーもよくなる。成型ポテトチップスの原料として利用される。→マッシュポテト

ポテトフレーク [Potato flake] インスタントマッシュポテトのフレーク状のもの。乾燥マッシュポテト。[製法] 原料じゃがいもを水洗，剥皮したものを，1〜1.5 cm の厚さに輪切りにする。これを 70〜74℃の熱水中に 20 分浸漬する。この予備加熱操作で，じゃがいも細胞中のでんぷんは糊化するが，細胞膜の軟化は起こらない。つぎに冷水で冷却しながら，細胞外に出た糊化でんぷんを洗い除く。この操作でドラム乾燥中に粘ったり，焦げることを避けられる。つぎに 100℃で 20〜30 分蒸し煮し，摩細機で細胞を破らないように裏ごしする。これに乳化剤（モノグリセリド，重合リン酸塩，クエン酸など）および抗酸化剤（L-アスコルビン酸）を加えて，ドラム乾燥機で 80℃以上で水分 5% 以下まで乾燥する。ドラム乾燥機からは，うすい膜状となって出てくるので，軽く粉砕してフレーク状の製品とする。〔性状〕水を加えて練った際の粘性は，ポテトグラニュールとフラワーの中間である。かさばって，こわれやすいので包装と輸送には，ポテトグラニュールに比べて不利である。成分例を示すと，100 g 中，水分 7.5 g，たんぱく質 6.6 g，脂質 0.6 g，炭水化物 82.8 g，食物繊維 6.6 g，灰分 2.5 g，Ca 24 mg，P 150 mg，Fe 3.1 mg である。→マッシュポ

テト

ポテトりょうり　ポテト料理　[Potato dishes]　各種のじゃがいも料理のこと。じゃがいもの種類は約 150 種。世界中の国で好んで食べられているので調理法も非常に多く，肉や魚のつけ合わせにもよく使われる。白色で，臭みやくせがないうえに糖分が少ない。味が淡白なので味をつけたり，焦げ色をつけたりでき，牛乳やチーズと合う食品である。また，繊維が少なく，味は飽きがこないところから，ドイツ，デンマーク，スウェーデン，ポーランドなど，ヨーロッパ北部の小麦の少ない国々では黒パンとともに常食されている。フランス語では大地のりんごの意をもつポムドテール（pommes de terre）というが，長いのでしばしば略してポム（pommes）という。ポムはりんごの意であるが，料理に使われるときはじゃがいもをさす。また，ポテト料理のなかにパルマンティエ風とよぶものがあるが，これはフランスの農学者で，じゃがいも普及の立役者である人物の名をとったもの（AntonieAugste Parmentier, 1737–1813 年）。〔分類〕日本に紹介されているポテト料理を大別するとつぎのようである。1）皮ごとゆでた後に用いる：ポテトサラダ（potato salad），炒め焼きポテト（hashed brown potatoes），バター炒めポテト（pommes sautees）。2）皮ごと丸焼きにする：ローストポテト（roast potatoes），ポテトの詰め物焼き（pommes farcies）。3）皮をむいてゆでる：ボイルドポテト（boiled potatoes），粉吹きいも（pommes nature），新じゃがバター炒め（brown new potatoes）。4）ゆでて裏ごしにする：マッシュドポテト（mashed potatoes），白雪風ポテト（snow potatoes），いもニョッキ（potato gnocchi），こしいものスープ（potage parmentier）。5）こしいもに卵黄を加えて練る：デュシェースポテト（duchesse potato, pommes duchesse），ポテトコロッケ（pommes croquettes），うす焼きポテトガレット（pommes galette）。6）うす切りとしたもの：クリーム煮（pommes à la crème），重ね煮（pommes boulangere），重ね型焼きポムアンナ（pommes anna），オーブン焼き（pommes dauphinoise），ポテトグラタン（pommes au gratin）。7）油で揚げる：フライドポテト（pommes pont-neuf），ポテトチップス（pommes chips），ゴーフル形ポテト（pommes gaufrettes），ストローポテト（pommes pailles），ジュリアンポテト（julienne potatoes），巣形のポテト（nest potatoes），ポテトスフレ（pommes souffles）。8）生いもをすりおろしてつくる：ポテトパンケーキ（potato pancake），ポテトダンプリング（potatoes dumpling）。同一の料理名でもつくり方や切り方の違いがあったり，逆につくり方が同一でも名称の異なるものもある。じゃがいもは土中に長くあったもののほうが味がよく，9 月以降に収穫したいもはでんぷんがじゅうぶんに成熟して，粉吹きいもやマッシュドポテトがよくできる。調理上の一般的注意は，じゃがいもの芽や皮に含まれるソラニンは毒性があるので，芽の部分をとり，皮は緑の部分を厚くむく。また，皮をむいたり，切ったら，すぐに水に浸さないと褐変する。ゆでる際は，必ず 0.5％の塩を加えることが大切である。いもの種類は，外皮から二種に区別される。白いも種は皮が黄色っぽく，粉質でほくほくしているので裏ごしや粉吹きいもに適する（男爵，農林 1 号など）。赤いも種は皮が薄皮で赤く，粘質なので，揚げ物，炒め物によい（アーリーローズ，メークイン，紅丸など）。ポテト料理の際は，いもの肉質，形，大きさ，味を考えて

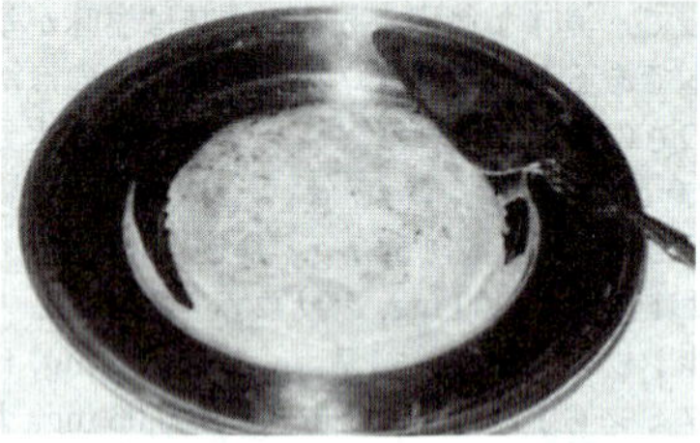

スイス風ポテトケーキ（ロスティポテト）

料理に適した種類を選び，調理するとよい。

ポトフ　［（仏）Pot-au-feu］　フランスの代表的な家庭料理のひとつで，牛肉と野菜のスープ鍋をいう。古い時代に農民たちが土鍋に材料と水を入れて火のそばに置き，仕事に出かけ，帰ったときにちょうど煮上がっていて食事となったもので，ポトフとはフランス語で火にかけた鍋という意をもつ。ブイヨンのとり方と同じように，塊のままの肉と大切りの野菜を水から煮て，ひとつの鍋で一食の用意ができる。（→ブイヨン）煮汁をスープとして飲み，ゆでた肉と野菜は薬味をつけて食べるもので，さっぱりした味の料理である。〔ポトフのつくり方の一例〕主材料：牛肉を使い，安価でかたい部位の肉，すなわち肩バラ肉，イチボ，内モモ肉がよく，仔牛肉のスネ肉もよい。つくり方：でき上がりのスープ量の3倍の水と肉と骨とを入れる。肉は多いほうがよいが，スープの味をよくするため，1/4量の骨を入れる。骨は6 cmのブツ切りにして，血を水出しし，なかの骨髄脂を逃さないように布で包んで入れる。鍋は深い鍋がよい。塩味はでき上がりスープ量の0.7%ぐらいを用意し，その半量を味を引き出すためにあくをとった後に加え，残りは仕上げのときに加える。肉を2時間煮た後に野菜を加え，合計3時間ぐらい煮ると，肉は菜箸が楽に通り，野菜は形は保っているが，ごくやわらかい状態に仕上がる。この間，弱火にして平均した火力で煮続けることが大切で，ふたは3/4くらいしておく。煮るときの温度は93～96℃ぐらいで，これは鍋のなかのどこかがプツプツ煮立つくらいの状態をいう。火力が強く沸騰すると煮汁が濁りやすい。野菜類はでんぷん質の多いものは汁が濁るので用いないほうがよい。にんじん，玉ねぎ，ポロねぎ，セロリ，キャベツなどがよく，香りの強いセロリ，キャベツは一度ゆでこぼして加える。煮ると形のくずれやすいキャベツ，ポロねぎなどは，はじめにたこ糸でしばっておく。にんじんなどのかた

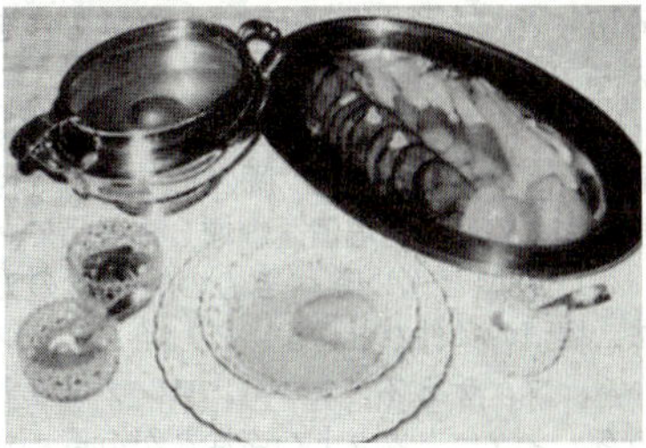

ポ　ト　フ

いものは少し早めに入れる。香辛料は，前もってブーケガルニの束にして入れてもよく，丁字，タイム，ローリエ，にんにく，粒こしょうなどをガーゼで包んで入れる。〔供卓〕でき上がったら，汁と実のふたつにわけ，煮汁は布でこし，脱脂した上で調味して，スープチュリーンに移す。実のほうは，肉は1 cm厚みに切って大きな盛り皿に盛り，そのまわりに野菜を食べよい大きさに切り，彩りよく盛って食卓に出す。食卓には，塩（岩塩または粗塩），こしょうのほか，薬味として小きゅうりのピクルス漬け，練りがらし，レフォール（ホースラディッシュ：西洋わさび）をすりおろしたものを，軽く泡立てた生クリーム，マスタード，レモン汁，塩，こしょうなどと合わせたソースを用意しておく。また，レフォールソース（sauce raifort），またはトマトソースを添えてもよい。〔食べ方〕各自が温めたスープ皿に薄く焼いたクルトンを入れ，その上から熱いスープを注ぎ，スプーンでまずスープを賞味する。スープを飲んだあとの皿にゆでた肉や野菜をとり，薬味やソースを好みにつけて味を加える。〔応用〕フランス料理の澄んだスープにプチマルミット（petite marmite）があるが，これはポトフを上品に仕上げてマルミット鍋仕立てスープとしたものである。牛肉のほかに若鶏肉を加え，煮だし汁で煮込んだ後，肉，野菜はとり出して1 cm角に切りそろえ，浮き実としてスープに合わせ，1人分ずつ小さな陶製のキャセロール，またはマルミット鍋に入れて食卓に出すもので，食べるとき，おろしチーズと骨髄脂の

薄切りと，フィンガーロールの薄切りをスープに添えるものである。

ほねつきハム　骨付きハム　[Regular ham]　ハムの一種で，豚のモモ肉を骨付きのまま整形し，塩漬，燻煙した製品で，ハムの原型ともいうべきもの。整形の方法，塩漬の条件などによって，イタリアンハム，マンチェスターハム，ロングカットハム，ショートカットハムなどがある。

ポメロ　[Pommelo, Pummelo]　シャドック（shaddock）ともいう。東洋原産のかんきつで，わが国のぶんたん（ざぼん）と同類。ぶんたんの実生の変種としてグレープフルーツを生じたといわれる。→グレープフルーツ，ぶんたん

ホモはっこう　ホモ発酵　[Homo-fermentation]　乳酸菌により炭水化物からEMP経路を通って乳酸のみが生成される発酵。乳酸球菌では *Streptococcus* 属，*Pediococcus* 属，桿菌では *Lactobacillus bulgaricus, L. acidophilus* がホモ発酵を行う。

ホヤ　海鞘　[Sea squirt]　原索動物ホヤ目の一種マボヤともいう。〔生態〕北海道，東北地方など海水の温度が低い地方では浅所に，東海地方ではかなり深所に棲息する。体は赤味を帯び，底部を岩に付着させて固着する。上方には入水孔と出水孔が開いている。上半部には乳頭状をしたいぼが多い。体長は 15 cm, 直径 10 cm ぐらいまで成長する。〔調理〕外鞘をむきとって筋肉，内臓の部分を二杯酢などにして食べるとおいしいが，特有のにおいをもつので慣れない人には食べにくい。東北地方では養殖が行われている。〔沿革〕かつては保夜，老海鼠，石勃卒などの字をあてて，松前や津軽地方のものが有名であった。なお地中海にも同様のホヤを産し，南フランスでは好事家が好んで食用としているという。

ボラ　鯔，鰡　[Mullet]　ボラ科の魚。〔呼称〕出世魚とよばれ大きさにより名が変わる。東京では 3〜6 cm のものをオボコ，イナッコ，スバシリ，18〜30 cm のものをイナ，30 cm 以上のものをボラという。また，とくに大型のものをトドという。高知では 3 cm 内外をボラコ，6 cm 以内をイキナゴとかキンビシコ，15 cm 内外をコボラとかイナ，二年魚以上のものをボラという。このほか地方により方言がひじょうに多い。〔生態〕ボラの背部は青灰色，腹部は銀白色を呈し，体長は 70 cm に達する。〔産地〕世界的に広く分布する魚でとくに太平洋，大西洋，インド洋，地中海などに産する。胃壁は厚く，俗にそろばん玉，へそ，臼などとよばれる。〔調理〕10 月より冬中がおいしい。刺身，洗い，塩焼き，煮付けなどとする。また，卵巣よりカラスミをつくる。→カラスミ

ポリアミド　[Polyamide]　酸アミド結合をもった高分子化合物をポリアミドと称している。ポリアミドの一般的名称はナイロンといわれる。ナイロンには種類が多いがナイロン 6，ナイロン 11，ナイロン 12，ナイロン 66，ナイロン 610 などがある。ナイロンをフィルムにすると無色透明で柔軟な性質をもち，耐熱性，耐寒性がともに大きく加熱殺菌，凍結に耐えるが，透湿性は大きい。2 軸延伸したフィルムはとくに強靱で，引張強度，突差強度が他のプラスチックに比較して大きい。〔用途〕不定形で鋭角のかどをもった食品，冷凍食品の包装，加熱殺菌用の包装などに適している。

ポリエステル　[Polyester, Polyethylene terephthalate]　分子構造の中にエステル結合（-COO-）をもつ高分子の総称で，飽和ポリエステルと不飽和ポリエステルに分けられる。イギリスで発明された樹脂。現在使われている樹脂は，飽和ポリエステルのポリエチレンテレフタレート（PET）であり，テレフタール酸とエチレングリコールとの縮重合物である。〔性質〕ポリエステルフィルムは，ほとんどが 2 軸延伸でつくられ，ひじょうに強靱で，耐衝撃性，屈折強度などの機械的性質にすぐれ，また耐熱性，耐薬品性，電気的性質にもすぐれている。透明性，光沢もよく，すぐれた食品用包装材料である。ポリエステルの

融点は260℃と高く，フィルムは150℃までの使用に耐える。ポリエステルフィルムの気体遮断性（ガスバリアー性）は中程度であるが，特徴のひとつは保香性にひじょうにすぐれていることである。包装用フィルムとして単独で用いられることはほとんどなく，ポリエチレン，ポリ塩化ビニリデン，アルミホイルなどと複合されて用いられる。〔用途〕すぐれた性質を生かして高級食品の外装用に用いられるほか，すぐれた耐熱性，機械的性質から，レトルトパウチに多く用いられている。成型容器は，透明性，耐衝撃性，ガスバリアー性にすぐれており，炭酸飲料，液体調味料，果汁などの容器として用いられている。食品以外では，合成繊維やすぐれた絶縁性を生かしてコンデンサー，液晶ディスプレイなどに用いられている。

ポリエチレン　[Polyethylene]　〔特性〕エチレンの重合体で，透明ないし半透明の固体で，酸，アルカリ，塩類に対してきわめて安定である。耐水性，耐寒性がすぐれていて，熱可塑性樹脂の代表的なものである。〔製法による分類〕エチレンを重合させるときの反応圧力によって高圧，中圧，低圧の三種に分けられる。高圧ポリエチレンは1,000～2,000 kg/cm^{2}の圧力と200～250℃の温度で重合されたもの，中圧は30～100 kg/cm^2，190～260℃で重合されたもの，低圧は15 kg/cm^2，60～80℃で重合されたものである。低圧ポリエチレンは分子密度が高いので高密度ポリエチレン，高圧法は逆なので低密度ポリエチレンともいわれている。〔用途〕食品の包装に一般に使用される透明度の高いポリエチレンは高圧法ポリエチレンである。不透明で硬度の高いものは中圧または低圧法のポリエチレンである。食品包装用として成型容器，チューブ，フィルムとして広く使用されている。フィルムの場合ヒートシール性がほかのプラスチックに比較してすぐれているので，単独でも汎用される。またラミネート基材としても不可欠のものである。

ポリエチレンテレフタレート　[Polyethylene terephthalate]　PETとよばれ，飲料容器に多く用いられる。→ポリエステル

ポリえんかビニリデン　ポリ塩化ビニリデン　[Polyvinylidene chloride]　塩化ビニリデンを主成分として，重合によってつくられる合成樹脂。酸素などの気体，水蒸気，香気性物質などを透過しにくい性質をもっており，食品の品質保持を重点に考えたプラスチック包装には比較的多く用いられる。自己粘着性があるので家庭用，業務用のラップフィルムに用いられるほか，熱収縮性にすぐれているのでチューブ状に延伸製膜し，ソーセージケーシングなどにも用いられる。また，ポリ塩化ビニリデンの多層フィルム，チューブなどもつくられている。

ポリえんかビニル　ポリ塩化ビニル　[Polyvinyl chloride]　塩化ビニルモノマーを重合させて得られる合成樹脂。フィルムには軟質，半硬質，硬質の三種類がある。樹脂に可塑剤，熱安定剤，滑剤などの各種添加剤を加えてフィルムにする。〔性質〕ポリ塩化ビニルフィルムは，可塑剤の種類と量によって性質が大きく変わる。可塑剤が増えるにしたがい引張強度，かたさは低下するが，伸び，引裂強度，耐寒性は増す。無可塑（硬質）ポリ塩化ビニルは，セロファンとほぼおなじ引張強度，伸び，引裂強度などをもち，機械的性質にすぐれているが，耐寒性，ヒートシール性に劣る欠点がある。ただし，可塑剤を用いないため安全性の点で問題がなく，食品包装用にも用いられる。〔用途〕軟質フィルムは繊維製品，雑貨，食品の包装に用いられる。ストレッチフィルムとしては，青果物，畜肉，水産物などのプレパッケージ用に用いられている。安全な安定剤，可塑剤を用いた硬質ポリ塩化ビニルフィルムシートはすぐれた熱成型性と光沢，透明性をもち，医薬品，ハム，ソーセージ，液状食品などの包装容器に用いられている。

ポリカーボネート　[Polycarbonate]　分子の構造のなかに炭酸エステル結合

(-OCOO-) をもつ高分子の総称であるが，現在使用されている樹脂は，ジオキシジフェニル・プロパン・カーボネートである。〔性質〕ポリカーボネートフィルムはひじょうに強靱で，耐衝撃性，耐クリープ性などの機械的性質にすぐれ，耐熱性，耐寒性もある。また，透明性，光沢がよく，ガスバリアー性（気体遮断性），とくに保香性にはひじょうにすぐれている。包装用フィルムとしては単独で用いられることはほとんどなく，ポリエチレンなどと複合して用いられる。〔用途〕フィルム，シートからつくられる成型容器は，哺乳ビン，目薬ビン，食品ではプリン，水ようかん，ゼリーなどを熱充てんする容器として用いられている。また，保香が必要なカレールウなどの食品の包装に用いられる。食品以外では，すぐれた絶縁性を生かしてコンデンサなどに用いられている。

ポリスチレン [Polystylene] ポリスチロールともいわれるプラスチックで，スチレンを単独で重合させたもの，あるいはほかの単量体と共重合させたものである。〔用途〕射出成型にもっとも適したプラスチックで，その成型品は透明性がすぐれ，食品，医薬品，雑貨類の包装容器（カップ，ビン，箱）として広く使用される。発泡させて多孔質構造にした発泡スチロールは，生鮮食品のトレイ断熱容器として広く使用されている。フィルムにしたものは光沢のある透明なかたい性質がある。強度は弱く，防湿性も低い。また耐熱性，耐寒性は低く，その一方で気体透過性が高い。したがって加工食品の包装用としてではなく，野菜，果実，畜肉の包装材料としての適性が高い。

ポリセロ [Polyethylene laminated cellophane] ポリエチレンとセロファンの積層フィルムをいう。セロファンとポリエチレンをはり合わせて1枚のフィルムにしたもの（積層：laminate)。〔特徴〕ポリセロはポリエチレンの気体透過性をセロファンがおさえ，内容食品の酸化による変質を防止し，ポリエチレンの防湿性，ヒートシール性が生かされ，自動包装が可能となる。ポリセロが開発されてから，即席麺類，漬け物，味噌，ジャムそのほかの加工食品の消費単位の包装が容易になり，加工食品の流通に大きく貢献した。現在はポリプロピレンとポリエチレンの複合素材に代っている。

ポリビニルアルコール [Polyvinyl alcohol] ポリビニルアルコール (PVA) は，1924年にドイツで発明された。その後日本でPVAを原料とした合成繊維ビニロンが開発された。PVAはポリ酢酸ビニルをアルカリでけん化して得られる。〔性質〕PVAフィルムは，強靱で透明性，光沢にすぐれる。とくに低湿状態での気体遮断性にすぐれるが，湿度依存性が大きく，高湿度では悪くなる欠点がある。透湿度が大きく，水溶性PVAフィルムは水に溶ける。〔用途〕PVAフィルムには耐水性をもたせたものと水溶性フィルムの二種類があり，現在，前者が約8割程生産されている。PVAフィルムの気体透過性はプラスチックフィルム中でもっとも少ない部類に属する。しかし，湿度依存性が大きいので，この特徴を生かすために，透湿性の少ないポリエチレン，ポリプロピレン，塩化ビニリデンなどと複合して用いる。水溶性フィルムは生理用品，ランドリーバッグ，あるいは洗剤，農薬などのユニット包装に用いられる。積層フィルムは，高遮断性の包装材料として，酸素などによって変質を受けやすい食品に多く用いられている。

ポリフェノール [Polyphenol] ベンゼン環にふたつ以上の水酸基がついた化合物。低分子化合物としてはコーヒー酸，クロロゲン酸などのヒドロキシ桂皮酸類，アントシアニン，カテキンなどのフラボノイド類，高分子化合物としてタンニン，リグニン類などがある。野菜など植物性食品に多く含まれる。たとえば茶ポリフェノールの主要成分はエピガロカテキンガレートなどのカテキン類で，ワインポリフェノールはアントシアニン類，コーヒーポリフェノールはクロロゲン酸類である。ポリフェノールは多様な構造を有しているが，共通の生合成経路をもつ。フェニルアラニンを出発物質として，フェニルアラニンアンモニアリアーゼにより還元的に脱アミノ化されまず桂皮酸が生じる。この桂皮酸が水酸化され，鎖長が延長されたり，縮合，重合したりして，種々のポリフェノールが生合成される。食品学的にはポリフェノールオキシダーゼの基質になるものは酸化され酵素的褐変を引き起こす。また，その化学構造からポリフェノール類は電子供与性を有するため，抗酸化性を示す。抗がん作用，生活習慣病予防効果などが注目されている。

ポリプロピレン　[Polypropylene]　プロピレンを重合させて得られる透明な合成樹脂。ポリプロピレンにはその分子構造から図のような三種類がある。ポリプロピレンフィルムには無延伸フィルム（CPP）と延伸フィルム（OPP）がある。〔性質〕2軸延伸フィルムは，引張強度，引裂強度，衝撃強度，引張弾性率が大きく，機械的性質にひじょうにすぐれている。CPP, OPPともに透明性，光沢がよく，とくにOPPはこの点ですぐれており，印刷したときの効果は抜群である。透湿度はポリエチレンよりも小さく，防湿包装には最適のフィルムである。一方，酸素などの気体遮断性（ガスバリアー性）はよくないので，ポリ塩化ビニリデンを塗布したり，気体遮断性のよいビニロン系のフィルムなどと貼り合わせて用いられる。OPP, CPPはともに130℃以上の耐熱性があり，ボイル殺菌に耐える。また，CPPは高温耐性のヒートシール材としてレトルトパウチなどに用いられる。〔用途〕食品包装用としてきわめて広範に利用されている。CPPは表面の光沢，透明性にすぐれているので，パン，衣類などの包装に用いられている。OPPの単体フィルムとしては，冷菓，米菓，衣類などの包装，収縮包装などに用いられ，ポリエチレンやCPPと複合されたラミネートフィルムは透明性，防湿性，剛性，機械的性質などにすぐれているため，食品包装のあらゆる分野で使用されている。

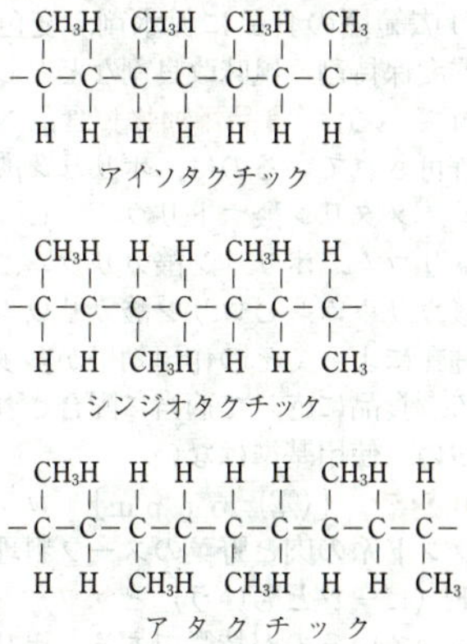

ポリプロピレンの立体構造

ポリペプチド　[Polypeptide]　→ペプチド

ポリメタクリルさんエステル　ポリメタクリル酸エステル　[Polymethacrylic ester]　メタクリル酸エステルを重合させてつくる合成樹脂の一種で，戦時中航空機，自動車などに用いる有機ガラスとして大量に生産され，急速に発展した。透明性に優れており，レンズなどにも利用される。代表的な樹脂はポリメタクリル酸メチル樹脂である。

ポリリンさんえん　ポリ燐酸塩　[Polyphosphate]　重合リン塩酸ともいう。〔構成〕オルトリン酸塩を単独もしくは混合して高温処理した場合に得られる脱水縮合物で，一般に縮合リン酸塩（condensed phosphate）というのは鎖状構造のポリリン酸塩と環状構造の真のメタリン酸塩とを区別し，これらを総称した場合である。これらは一般に溶液中に存在する金属イオンとキレート化合物をつくり，金属イオンを封鎖し，そのイオンとしての作用を止めることにより，変色防止や酸化防止剤のシネルギストとして働く。また，高分子を形成し，特殊な高粘度溶液をあたえる。そのほか，緩衝作用，解膠作用なども有する。〔利用〕ハム，ソーセージ，かまぼこなどの練り製品，スモークドチキン，そのほかかなり広範囲の食品に保水剤，変色防止剤，鮮度保持剤，風味改良剤などとして利用されている。〔食品添加物〕食品への使用を許可されているのは，ポリリン酸ナトリウム，メタリン酸ナトリウム，ピロリン酸ナトリウム，ポリリン酸カリウム，メタリン酸カリウム，ピロリン酸カリウムなどで，種類によってその作用効果が多少異なるため，食品に応じて適当に配合されるものが多い。使用基準はない。

ボルシチ ［(露) борщ］ ロシア，ポーランド系の肉と野菜のスープ料理で，ビート（ビーツともいう）とサワークリームが入っているのが特徴である。ボリュームがあり，一品でも量をたっぷりとれば食事となる。これら寒い北国では，生活様式とも関連があり，ストーブの上でゆっくりと煮込んでつくる暖色系統の家庭料理が多い。ボルシチも肉と野菜の簡素な材料からブイヨンをベースとしたスープをつくり，ビート，トマトを加えて，鮮紅色に仕上げるもので，料理の色彩も濃く，暖色系である。〔材料〕肉類：牛肉，豚肉，羊肉，鶏肉，あひる，ハム，ベーコン，ソーセージなどを一種または二種使う。野菜類：ビート，トマト，キャベツ，にんじん，玉ねぎ，ポロねぎ，セロリ，じゃがいも，白大豆，ほうれん草など。香辛料：ローリエ，マジョラム，ディルなど。青味として，パセリの葉，ディルの葉，えぞねぎ（チャイブ）のきざみなどを使う。供卓のとき，スープにサワークリームを加えるところが特徴で，スープに酸味があるため，サワークリームを糸状に加え入れたらかき混ぜないで供する。〔つくり方〕1）スープ鍋に牛バラ肉をひとり1個の角切りとして入れ，煮だし汁と塩を加えて約2時間煮込む。じゅうぶんやわらかくなったら肉をひきあげ，2~3枚の薄切りにする。2）煮汁のなかへトマトピューレを加え，にんじんの大切りとローリエを加えて20分煮たら，1人1個あての大切りにしたキャベツ，玉ねぎ，じゃがいもを加えて中火で煮込み，全部の野菜がやわらかくくずれかかるまで30分煮る。3）下ごしらえしたビートと煮ておいた肉を入れて調味し，約5分間煮て，色が鮮やかになったところで火を止めて仕上げる。ビートは，丸のまま葉を少しつけて50分間塩ゆでにして，そのまま冷やす，または丸ごと皮つきのまま，アルミホイルに包んでオーブンに入れて1時間焼き上げてもよい。二方法とも皮をとり去ったらせん切りとし，酢をふり入れてよく混ぜ，赤い色（ベタシアニン）を定着させておくと長く使える。4）味は塩，黒こしょう，ワイン，ビネガー，少量の砂糖でととのえるが，スープの浮き脂はとらないで仕上げる。トマトピューレのほかに，生トマトの皮と種子をとって刻んだものを加えてもよい。6）でき上がったボルシチは鍋ごと，またはキャセロールかスープチュリーンに移しかえたものを食卓に出す。温めた各自の皿にとり分け，サワークリームを好みに加え入れ，パセリのみじん切りをちらす。〔種類〕ボルシチには，ウクライナ風（トマト，牛肉，豚肉），ボルタワ風（鶏肉），モスクワ風（牛肉，ハム，ソーセージ）などがある。

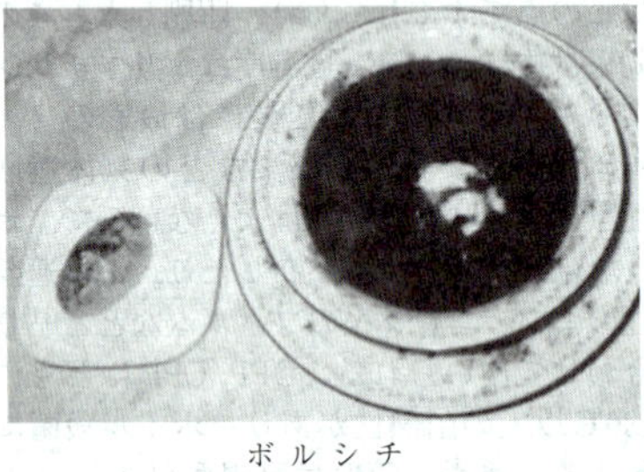

ボルシチ

ホルムアルデヒド ［Formaldehyde］ 沸点−21℃のガスで，水によく溶け，約37％水溶液をホルマリン（formalin）と称し，市販されている。〔毒性〕化学的親和性がきわめて強く，細胞に対してたんぱく質を凝固変性させて，その機能を抑止し，死滅させる。ガスの吸入あるいは接触により，急性では気道粘膜を刺激し，咽頭充血，呼吸困難，肺浮腫，刺激性皮膚炎などの諸中毒症状をきたす。ラットに対す

る LD_{50}（経口）は 500 mg/kg でがん原性をもつ。〔用途〕合成樹脂（フェノール樹脂，ユリア樹脂，メラミン樹脂）の製造原料や繊維加工剤など。しかし，これら製品に対しては，原料のホルマリンの溶出量について，それぞれ目的別に規制がある。たとえば，食品容器包装用合成樹脂では，60℃の水で 30 分間の溶出試験により検出されてはならない。なお，食品への使用は禁止されている。

ホルモン　[Hormone]　ホルモンは動物の体内の内分泌腺から体液中に分泌され，特定の組織に特殊生理作用を及ぼす物質のことである。化学的にはポリペプチドホルモン，ステロイドホルモン，チロシン誘導体ホルモンに大別される。きわめて微量で生理活性を示し，物質代謝の調節を行うことが可能である。生体触媒としての生理的意味では，ビタミン，酵素と似ているが，ビタミンは動物体内では合成されない。酵素との差異は，1）酵素はすべてたんぱく質であるが，ホルモンは必ずしもたんぱく質ではない。2）ホルモンは産生する器官と作用を受ける器官が異なること，などである。

ボレーこ　**ボレー粉**　カキなどの貝殻より採取した白色の微粉末。〔主成分〕炭酸カルシウム。〔用途〕塩煎り豆類のふりかけなどに使用されていた。煎り豆類などにふりかけると，豆の組織がもろくなり，また，豆が吸湿しにくくなるという。〔使用基準〕使用はごく少量添加することだけが許可されていた。

ボローニャソーセージ　[Bologna sausage]　イタリアのボローニャでつくられたソーセージであるモルタデッラをさす。このタイプのソーセージは消費量が多いことから，JAS 規格に沿った日本独自のボローニャソーセージが生産されている。〔製法〕牛肉，豚肉をそれぞれ別々に処理し，食塩，硝石などを添加して 1~2 日間塩漬を行い，とり出して別々にチョッパー（肉ひき器）でひく。それらの肉を合わせてサイレントカッター（silent cutter）で練りつつ（肉の結着性をたかめるため，ピロ，トリポリ，ポリメタなどのリン酸塩を加えることがある）調味し，最後に脂肪を加える。スタッファー（stuffer：充てん器）で牛小腸に詰め，25 cm ぐらいの長さに両端をしばり，乾燥は 45℃に 1 時間，燻煙は 65℃に 2 時間，水煮は 70℃に 50 分，冷却は 15℃に 20 分間行う。

ボローバン　[（仏）Vol au vent]　フランス料理で供される料理パイで，折りパイ生地で大きく一卓分につくったものをボローバンという。でき上がったパイケースは直径 18 cm 以上のもので，6~10 人分の料理が盛り込まれる。〔材料〕シタビラメ，エビ，貝類，鶏肉，鶏のクネル，牛舌肉，栗，マッシュルーム，小玉ねぎなど，これらを彩りよく調理したものをホワイトソースであえるか，やわらかなクリーム煮に仕上げ，ボローバンのなかにたっぷり詰める。〔ブーシェ〕これを小さく 1 人分につくったものをブーシェ（bouchée）とよぶ。一口に食べられるものという意味をもち，パイ生地を直径 7 cm の丸抜き型で抜き，焼き上がりは 6 cm くらいのケースとなる。プティブーシェ（petite bouchée）はさらに小さく，前菜などに使う一口パイである。これらのパイは，形の大，小，生地の量に相違があるだけで，つくり方，焼き方は同じである。〔つくり方〕まず折りパイ生地（pâte feuilletée）をつくり，これを形に切るが，ボローバンの場合，大きな抜き型がないので，鍋ぶたのようなものをあてがい，丸く小包丁で切り抜く。2 枚同じ型の円をつくり，1 枚は底となる。も

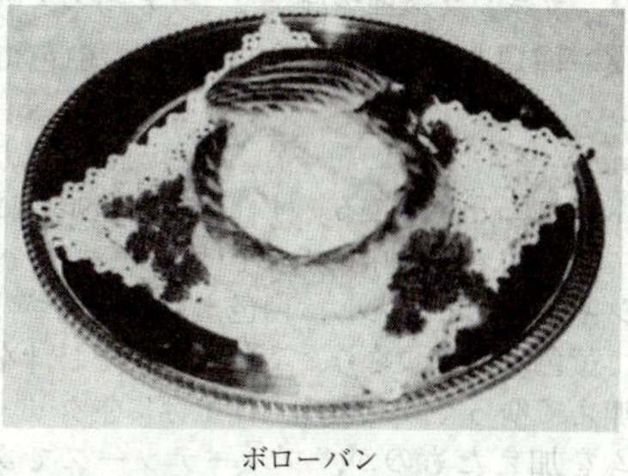

ボローバン

う1枚はリング状に中央を抜き，2枚を卵液ではり合わせる。焼いている間に2枚がすべって横にずれるおそれがあるため，包丁で縦の切り目を外まわりに6～8か所入れる。これが同時に模様にもなる。霧をふいた天板にのせ，オーブンに入れる直前に卵黄の溶いたものを表面に2回ぬる。〔焼き方〕強火のオーブン（230℃）に入れてまず10分焼く。まわりがかたまり，ふくれてきたら，200℃に下げて20分焼き，じゅうぶんに層を浮かせる（6～8 cmの高さ）と，ケース状のパイとなる。火を止めてしんまで乾かすように焼き上げる。じゅうぶんにさました後，リングの中側に沿って包丁で切れめを入れ，層を一段ほど切りはがしてふたとする。〔供し方〕ボローバンに料理を詰めて大皿に盛り，ふたをかぶせるか，そばに添えてだす。食卓でパイごと人数分に切り分け，各自の皿にとる。ボローバンのでき，ふできは折りパイ生地のつくり方と，焼き上げ方によるが，技術を要する点が多く，家庭ではむずかしい。パイ専門の菓子店では，パイケース用だけのボローバンや，ブーシェをつくっているから，これを求めて，温めて料理を詰めるとよい。→パイ

ほろほろちょう　ほろほろ鳥　[Guinea fowl]　アフリカのギニア地方原産の肉用家禽。羽色は真珠斑または白色，成体重は1.5～1.8 kg。小型であるが，肉は美味といわれる。

ホワイトソース　[White sauce]　〔分類法〕英米では白色系ソースをホワイトソースと称し，日本でも白ソースとよぶが，フランス料理では，ソースをつくる液体の種類とルウの炒め方により，白色であってもベシャメルソース（sauce bechamel）とブルーテソース（sauce veloute）のふたつに分けている。すなわち白色ルウに牛乳を加え，調味して煮上げたソースをベシャメルソースとし，白色よりやや色づけて黄色ルウをつくり，これを白色だし汁を加えてゆっくり煮込み，仕上げに生クリームを加えたものが，ブルーテソースである。〔特徴〕このふたつのソースともに基本ソースの一種であるが，そのまま料理の上にかけて食卓に出されることは少ない。これらをベースにほかの風味と色彩のある材料を加えてソースとしたり，グラタンやコロッケのつなぎのソースとしてあえたり，煮込んで，ほかの風味の強い変化のあるソースとなって仕上げられることが多い。ホワイトソースをつなぎのソースとして用いる場合は，白色ルウを炒めるとき，粉あし（粘り気）がきれるあたり（110～120℃）でやめて，液体を加えたほうが粘度の高いものができる。また，煮込むときには，ルウの炒め時間を長くしてじゅうぶんサラサラした黄色に色づくまで（140℃）炒めて液体で溶きのばすと，ソースの粘性が低く安心して煮込むことができる。このままだと白さがないので，仕上げに生クリームを加え，色と味をよくする。ホワイトソースの副材料として，玉ねぎの薄切り，鶏肉または仔牛肉などの刻み肉を色づかないように炒め，ソースといっしょに煮込んで味を出し，仕上げに布ごしをしたものは，味が複雑なソースになり，こくのあるソースに仕上がる。材料として卵黄やレモン汁を用いることもある。〔応用〕ホワイトソースの変化として，1）ケッパーソース（caper sauce）：白色ルウを煮だし汁でのばし，ソースをつくった後にケッパーと酢を加えたもので，牛肉，仔羊，タラなどのゆで煮に用いられる。2）マスタードソース（mustard sauce）：白色ルウを牛乳でのばしたホワイトソースに生クリーム，酢，練りがらしを混ぜ，味をととのえたもので，魚料理のソースとして用いられる。3）卵ソース（egg sauce）：ホワイトソースにゆで卵のきざみとレモン汁を加えたソースで，魚料理，野菜料理に使われる。4）チーズソース（cheese sauce）：ホワイトソースに溶けるおろしチーズを加えてじゅうぶんに熱くしたものを野菜にかける。これに赤いピーマンの裏ごしを加えてもよく，この場合にはピメントソース（pimiento sauce）となる。このようにホワ

イトソースの変化は多く，応用も広く，用途も魚，肉，仔牛，豚，羊，鶏，野菜，卵，麺料理などに用いられる。→ブルーテソース，ベシャメルソース

ホワイトミート　[White meat]　マグロ類の油漬け缶詰のなかで，ビンナガを原料としたものをいい，肉の色が白く品質が最高とされている。主としてアメリカへ輸出されている。〔製法〕原料魚を解凍し，開腹して内臓を出した後，血抜きを行う。つぎに蒸煮し，放冷後，皮，中骨，血合肉などをとって精肉とする。カンの大きさに合わせて切断して詰め，少量の食塩と植物油を注入する。

ホワヂャオえん　花椒塩　中国料理の揚げ物に添えられる調味塩。ホワヂャオ（花椒）は中国語でさんしょうの実のこと。さんしょうの粉末と塩を混合したものは，さんしょうのもつ芳香（シトロネラール）が炒り塩に合わせられ，くせのある材料の臭いを消し，揚げ物の香味とよく合って油のしつこさをやわらげる。さんしょうは若芽と種実の香りがとくに強いが，日本では若芽を木の芽あえや汁の吸口に使い，若葉や青種実でつくだ煮をつくる。中国では種実を乾燥したものを多く利用する。〔つくり方〕乾燥したさんしょうをから煎りし，すりつぶしてさんしょう粉末をつくり，目の細かなふるいでふるう。別に食塩を煎ったものと好みに合わせる。煎り塩とさんしょう粉末の割合は，半々または塩3に対してさんしょう7がよい。つくりたては芳香が強いが，この香りはとびやすいからビンまたはカンに入れて保存するとよく，また，簡便には粉さんしょうと食塩を煎らずに混ぜ合わせてもよい。→さんしょう

ほんかくしょうちゅう　本格焼酎　乙類焼酎をわが国古来の焼酎という意味で，このようによぶ。→しょうちゅう

ほんかれぶし　本枯節　かび付けを4回以上行って，じゅうぶんに乾燥したかつお節。〔製法〕調理，煮熟，焙乾を行った荒節を削り，木箱に入れて密封してかび付けを行い，天日乾燥して再びかび付けを繰り返すと，4回目くらいで灰色のかびができ，それ以上はかびが生えにくくなる。このような節を本枯節とよび，水分は18％以下となる。本枯節の歩留まりは亀節で18％，本節で16～17％程度である。→かつおぶし

ポンカン　椪柑　[Ponkan, Mandarin orange, Tangerine]　インド原産で，中国，台湾に多いミカン科のかんきつ類。〔産地〕わが国では，鹿児島，愛媛，高知，熊本，宮崎などで栽培される。〔生態〕熱帯性のかんきつで，樹は灌木性である。果実は温州みかんより大きく，果皮は温州より赤味がかった濃色で，果梗部はしわ状をなし，剥皮がひじょうに容易で，果心は空隙が多く，じょうのうの皮はきわめて薄い。鹿児島では12月中旬～1月に熟す。〔品質〕果肉はひじょうに甘く，多汁であって，酸味がほとんどない。品質は温州みかんよりすぐれていて，適切に貯蔵すれば5月ごろまで保存できる。〔成分〕100 g中，水分88.8 g，炭水化物9.9 g，β-クリプトキサンチン1 mg，ビタミンC 40 mg。生食が主で，加熱すると苦味が出る。がん予防など，多様な健康増進効果があるとされるノビレチン（ポリメトキシフラボノイド）を多く含む。

ほんしめじ　本占地　学名は*Lyophyllum shimeji*。秋，広葉樹や松との混生林内の地上に発生するきのこ。しめじ，だいこくしめじともいう。〔形態〕傘は径2～10 cm，表面は灰色。茎は高さ3～8 cm，根元はふくらんでいる。〔生態〕子実体は気温13～17℃，地温14～16℃のころに発生する。栽培の困難な菌根菌ではあるが，栽培条件下で子実体を形成させることに成功している。〔似た仲間〕しゃかしめじは，ひとつの株から多数のきのこが発生するので，せんぼんしめじともいう。以前はほんしめじとしゃかしめじは区別されていなかった。現在，ほんしめじとして市場に出されている栽培きのこはぶなしめじ（しろたもぎたけ）であり，○○しめじの商品名

で販売されているきのこはひらたけの栽培品である。〔成分〕100 g 中，水分 92.5 g，たんぱく質 2.1 g，脂質 0.3 g，炭水化物 4.4 g，食物繊維 3.3 g，灰分 0.7 g。〔調理〕古くから，「においまつたけ，味しめじ」といわれるように，その味が親しまれてきた。汁物，煮つけ，茶碗蒸し，天ぷらなど。

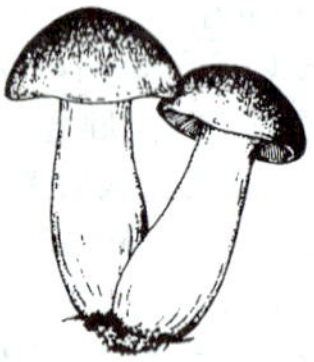

ほんしめじ

ほんぜんりょうり　本膳料理　冠婚葬祭のときに供される儀式料理であり，それに使用する食器類も特定のものを用いる。その内容は一汁三菜，二汁五菜，三汁七菜などがある。香の物を菜のひとつとするときは一汁共三菜といい，別に扱うときは一汁本三菜といって，焼き物が加わる。二汁五菜のなかで，二の汁を添えない場合は一汁五菜となる。つぎに本膳料理の内容を述べることにする。〔一の汁〕味噌仕立てにする。椀種は魚肉のつみいれなどとし，あしらいには野菜類，きのこ類を入れる。〔鱠（なます）〕鱠は元来，生の魚に酢味を加えたものである。本膳の鱠には，白髪だいこんや岩たけや海藻を添えて蓬山を形どり，めでたい意味をあらわす。なお，乾（けん）を置く。これにはきんかん，栗，しょうがを用いる。鱠には二杯酢などかける。〔坪〕小煮物を本体とする。〔平〕平には煮染平とつゆ平とがある。また，あんかけにしたり敷き味噌にすることもある。ふつうは煮染平を用いることが多い。これは，魚類，きのこ類，野菜などの三品または五品を味，色，形がよく調和するように，かつ汁気なく仕上げるが，つゆ平には比較的薄味をつけたものを，その汁とともに盛る。敷き味噌は夏によく用いられる。〔猪口〕浸し物，あえ物類を用いる。〔二の汁〕すまし汁である。じつはふつうの吸い物と同じようなものにしてよい。〔三の汁〕味噌汁であるが，一の汁とは味噌をかえてつくる。実は野菜一品とする。〔香の物〕種類の違ったものを二～三種とり合わせて盛ることが多い。それに塩やさんしょうの実を添える。〔焼き物〕おもに頭（かしら）つきのものを用いる。〔配膳の順序〕（二汁五菜のとき）まず本膳をお客の正面に置き，つぎに二の膳を本膳の右（客から見て）に置く。焼き物膳は本膳と二の膳の間の向こう側に置く。〔食べ方〕本膳の椀のふたを取る場合，左側の椀は左手で持って右手をそえて左側に置く。右側の椀は右手で持って左手をそえ，右側に置く。まず，ご飯の碗を両手で取り上げ

〔一汁本三菜の例〕

鱠｛白髪だいこん／旭つくり鰡／唐草赤貝／つみ岩たけ／紅みしま

平｛魚雲丹焼き／牡丹えび／扇いも／そろえ芹／みどり椎茸

乾　きんかん

香の物｛結び沢庵／奈良漬け／葉漬け

汁｛紅白つみ入れ／千鳥小かぶ

焼き物｛たい姿焼き／杵しょうが

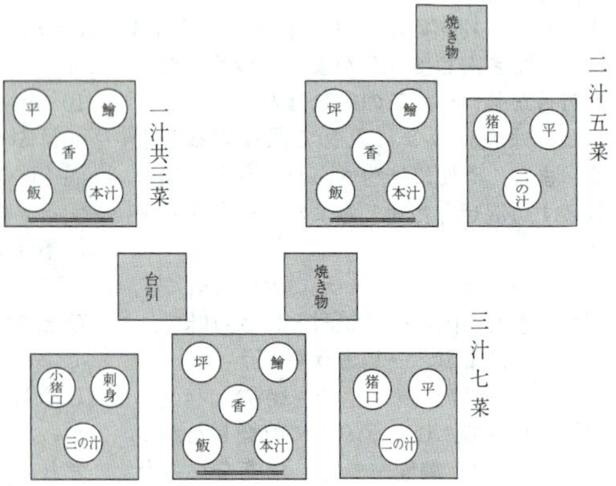

本膳料理の種類

て左手に持ち，右手で箸をとって食べよいように持ち直して，ご飯を二口食べて飯碗を置く。つぎに両手で汁椀を持って二口汁を吸って置く。つぎにまたもう一度これをくり返し，つぎにご飯を食べて鱠，ご飯を食べて坪というようにする。ご飯と汁はおかわりができる。いつもご飯を食べてからつぎの菜に移るので，菜から菜に移るようなことはしない。汁のあるものはその器を手に持って食べてよい。

ホントン　餛飩　→ワンタン

ほんべに　本紅　キク科の植物。紅花（*Carthamus tinctorius* L.）からつくられる色素。伝統的な製法は，紅花を一昼夜水にひたし，黄色色素（サフラワーイエロー）を除いた後，灰汁に溶解する。溶出してくる紅色に梅酢を加えると紅色素は沈殿する。これを絹の布でろ過し，圧搾する。〔性状・品質〕本紅には粉末はあまり見受けられず，ほとんどのものが練り状あるいは糊状を呈している。手に付着しても容易に落ち，火に当てると黄色に変色するのが本物とされる。色素の主成分はカルタミン（Carthamin）である。〔産地〕中国からもっとも優秀な本紅が出ている。わが国では秋田，山形方面で紅花の栽培がさかんであり，江戸時代から特産品となっている。金沢の名産菓子「長生殿」は現在でも伝統的な方法で製造されたこの色素を使っている。

ボンレスハム　［Boneless ham］　ハムの一種で，骨を抜いた豚のモモ肉を塩漬し，ケーシングに詰めて燻煙，ボイルしたもの。→ハム

ま

マーガリン ［Margarine］ 動植物油脂を原料とするバター様製品。当初はバター不足を補うための代用品として企画されたが，その後，発展し，独立した食品としてのジャンルを開拓した。〔歴史〕製品としてのマーガリンは，フランスの化学者 H. Meges Mouries（メージユ・ムーリエ）によって1869年に考案された。ムーリエは，種々の研究の結果，新鮮な牛脂にごく少量の水酸化カリウムとともに羊・牛または豚の胃を加えて処理したところ，ひじょうにきれいな透明な液体油を得たのでこれを oleomargarine と名付けた。本品は牛脂（oleo）の低融点区分であって，のちに oleooil とよばれるようになった。本品にほぼ同量の牛乳を加えて乳化することによってバター様製品をつくり，マーガリンと名付け，英・仏・米の製造特許を獲得した。その語源はギリシャ語の真珠を意味する Margarite に由来するものといわれる。このようにマーガリンはフランスで発明されたが，オランダやアメリカで食品として大発展を遂げた。〔主原料〕原料油脂は動物油脂（硬化魚油，牛脂，豚脂），植物脂（やし油，パーム油，パーム核油の精製油または硬化油），植物油（大豆油，綿実油，コーン油，サフラワー油，米油，なたね油など）の精製油，硬化油などが用いられる。これらの油脂はじゅうぶんに脱色・脱臭を行う。従来は季節によって原料油脂の配合を変え，夏は冬に比べて高融点のものを調製していたが，現在では全シーズンを通して組成を統一するのが普通である。なお，スプレッド性を良好にするために低融点の原材料で調製したソフトマーガリンが主流である。硬化油脂には，液体油の水素添加時に生成したトランス脂肪酸が多く含まれる。トランス脂肪酸は悪玉コレステロール，動脈硬化，心臓疾患，免疫機能の低下，認知症，不妊症，アレルギーなどの悪影響を及ぼす。この場合，原材料として MCT（medium chain triglyceride：中鎖脂肪酸）を用いることもある。〔副原料〕量的に多いのは水または発酵乳が 15～17％，食塩が 1.5～2.5％，その他乳化剤，着色料（天然・合成），着香料（天然・合成），その他牛乳，クリーム，脱脂粉乳などの乳製品を用いることもある。〔製法〕配合油脂にこれらの諸原料を加えて乳化す

マーガリン類のJAS規格

区　分	マーガリン	ファットスプレッド
性　状	鮮明な色調を有し，香味及び乳化の状態が良好であって，異味異臭がないこと。	1．鮮明な色調を有し，香味及び乳化の状態が良好であり，異味異臭がないこと。 2．風味原料を加えたものにあっては，風味原料固有の風味を有し，きょう雑物をほとんど含まないこと。
油脂含有率	80％以上であること。	80％未満であり，かつ，表示含有量に適合していること。
乳脂肪含有率	40％未満であること。	40％未満であり，かつ，油脂中 50％未満であること。
油脂含有率及び水分の合計量	—	85％（砂糖類，はちみつ又は風味原料を加えたものにあっては 65％）以上であること。
水　分	17.0％以下であること。	—
異　物	混入していないこと。	
内容量	表示量に適合していること。	

るが，乳化はマーガリン製造中もっとも重要な工程である。乳化後，これを急速に50℃から10～15℃に冷却・固化し，練り合わせて熟成させる。これは乳化によって生じた油中水滴（W/O）型のエマルションを安定させ，組織を緻密にするためである。これらの操作は機械によって行われ，種々の形式があるが，広く用いられているのは密閉連続式のボテーター，パーフェクター，コンビネーターなどの製造機械が使われる。〔定義〕1934年に人造バターの呼称が商工・農林省令により認められた。終戦後，諸技術の進歩でマーガリンの品質が飛躍的に向上し，バターが圧迫されるようになったので，1952年に人造バター改め「マーガリン」と統一し，1954年にJAS規格が制定された。JAS規格では「マーガリンとは，食用油脂に水等を加えて乳化した後，急冷練り合わせをし，又は急冷練り合わせをしないで作られた可そ性のもの又は流動状のものをいう」と定義されており，一方マーガリンの表示に関する公正競争規約では「マーガリンとは，精製した食用油脂硬化油またはこれらの混合物に水等を加えて乳化し，急冷し，ねり合わせてつくられた食品をいう」と定められている。〔成分規約・表示〕JAS規格では表のように定められている。原材料表示については「マーガリン品質表示規準」により，「原料油脂」と「原料油脂・食品添加物以外」の原材料を使用量の多いものから順に記載するように定められている（食品添加物については他の食品と同じ，食品衛生法に準拠）。また，品質表示基準では，融点が35℃以下のマーガリンにあっては，保存上の注意事項（たとえば「要冷蔵」「5℃前後で保存して下さい」）を表示することを求めている。

マーボードウフ　麻婆豆腐　中国四川料理のなかでも有名な，豆腐と豚ひき肉を炒めて辣醤油（ラヂャン，とうがらし味噌）で味をつけたそうざい料理。日本でも経済的なスタミナ料理として愛好される。〔由来〕昔，四川省成都に住む陳という料理人の妻・麻は，顔に軽い疱瘡の後があるので陳麻婆といわれ，この人の得意とした料理であった。〔材料〕豆腐とひき肉が主となり，四川特有の辛味をもつ調味料，豆板醤（トウバンヂャン：そらまめの味噌。そらまめの味噌にとうがらしが入ったもので，正式には豆板辣醤であるが，一般にはこうよばれている），甜面醤（テンメンヂャン：中国の甘味噌），豆鼓（トウチ：中国の浜納豆）を用いる。豆板醤がないときには味噌ととうがらし粉を合わせて使用するか，辣油（ラー油，とうがらし油）を代用とする。〔つくり方〕木綿豆腐はほどよく水をきる。鍋に油を熱し，みじん切りのねぎ，しょうが，にんにくを炒め，香りを出してから牛または豚のひき肉を加える。ひき肉が色づき香ばしくなったら豆板醤，甜面醤，豆鼓，塩，酒を加え，軽く炒め，スープをひたひたに加える。角切りの豆腐を入れて1～2分煮込み，刻みねぎを加え，水溶きかたくり粉でとろみをつける。〔注意〕この料理は調理がむずかしい。豆腐は鍋底に焦げつきやすいうえに，しゃくしでかきまわす回数が多いとくずれがひどい。とろみのつけ加減が少ないと水っぽくなり，多すぎてもスープが固まって豆腐と分かれてしまうことになる。

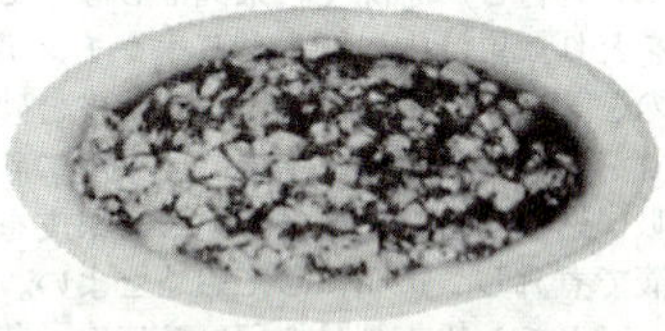

マーボー豆腐

マーホワピン　蔴花餅　小麦粉にラードを加えて練り，いわゆるパイ皮のように多くの層をつくり，揚げたもの。点心の一種。〔マーホワピンのつくり方の一例〕材料：小麦粉200 g，砂糖75 g，ラード60 g，揚げ用ラード適量。つくり方：小麦粉と砂糖をよく混ぜ，4分（A），6分（B）に分ける。Aの方へラード40 gを加えてよく練り，Bの方へはラード20 gと水 25 ml を加えて練る。両方を別々にのばし，B を下に A を上にして巻き，さらにのばす。これをくり返し，3 mm の厚さにのばす。横 2 cm，縦 5 cm くらいの長方形に切り，これを 2 枚重ねて中央に切り目を入れ，端をその穴にくぐらせる。ラードを熱して揚げる。熱いうちに白砂糖をかける。天火で焼くこともある。

マーマレード ［Marmalade］ 果実の細片（おもに果皮）の入ったジャムで，製品のゼリー部分の透明度が大きいほどよい。〔起源〕マーマレードということばはマルメロ（marmelo）からつくるという意味からきているという。〔種類〕JAS 規格ではジャム類のうち，かんきつ類の果実を原料としたもので，かんきつ類の果皮が認められるものとしている。わが国では夏みかん，だいだい，きんかんなどがある。しかし外国では，りんご，梨とりんごなどのマーマレードのほか，これにあんず入り，ストロベリー入りなどがある。本来，マーマレードはかんきつ類よりりんごが正系であるといわれる。〔夏みかんマーマレード〕夏みかんの皮をうす切りにし，2～3％の食塩水に 18 時間浸すか，1％食塩水で 30 分煮沸する。または，たんに熱湯で処理するかして，皮に含まれる苦味質（おもにナリンギンを含む）を除く。果肉はしぼって果汁をとり，果汁中に含まれるペクチンが不足のときはペクチンを加えて，果皮と砂糖液でジャムをつくる。その際，果皮に砂糖を吸い込ませるためにあらかじめ果皮を砂糖液で煮沸し，透明にしておくとよい。また，ペクチン粉末製品を用いるほか，苦味を除いた果皮の白色部（内皮）やじょうのうなどを酸で処理し，ペクチン液をつくって用いる。製品糖度は，ふつう 65％以上である。

マイクロはかねつ　マイクロ波加熱 ［Microwave dielectric heating］ 波長 1～100 mm，振動数 30～3,000 MHz の電磁波をマイクロ波というが，食品の調理，加工に使用されるマイクロ波は振動数（周波数）915 MHz，2,450 MHz で，家庭用電子レンジには 2,450 MHz のマイクロ波発生器（マグネトロン）が使用されている。〔原理〕食品などをマイクロ波の電場（界）におくと，食品中の分子（たとえば水）の双極子は荷電され，電界の方向に配向（orientation）し平衡状態を保とうとする。配向は電磁波の周波数に応じて行われるので，かりに 2,450 MHz のマイクロ波の場合の配向は 1 秒間に 24 億 5,000 万回行われることになる。いいかえれば，食品中の水の分子は 1 秒間に 24 億 5,000 万回分子運動が行われるために，分子相互の摩擦が激しく起こることを意味し，その結果が発熱という現象となる。〔特徴〕分子の配向は食品のいずれの部分でも同時に行われるので，瞬間的に食品が均一に加熱される。通常の加熱（煮る，焼く，わかす）のように熱伝導，輻射（放射）による加熱ではないので，いかなる形状，構造の食品でも迅速に均一に加熱される。これをマイクロ波誘電加熱といい，一般にはマイクロ波加熱といっている（100 MHz 以下の周波数の電磁波を高周波というが，高周波による加熱は，電極間において行われるので，便宜上，高周波加熱とマイクロ波加熱とは区別している）。〔利用〕マイクロ波加熱は調理済み食品の再加熱，冷凍食品の解凍，食品の殺菌（常圧では細菌の芽胞は殺菌できないが，加圧下では殺菌できる），乾燥食品の仕上げ乾燥，膨化食品の製造，食品中の害虫の殺虫に利用される。通常電力からマイクロ波への変換効率は 60～80％，マイクロ波誘電加熱効率（マイクロ波エネルギーから熱エネルギーへ）は 70～80％といわれている。したがって電力の 50～60％が熱に変換される。

マイクロはさっきん　マイクロ波殺菌 ［Microwave sterilization］ 周波数の高い電波で加熱して殺菌する方法で，わが国では 2,450 MHz がおもに用いられている。〔原理〕マイクロ波の中に食品などの誘電体を置くと，食品に含まれる水などの分子（双極子）が電界の力を受けて電界の方向に整列し振動する。この振動により摩擦が起こり，発熱する。食品内部に発生した熱で殺菌するが，芽胞（ボツリヌス菌，セレウス菌，ウエルシュ菌）は耐熱性のため，これらの菌には効果がない。〔特徴〕食品の内部から発熱するので，加熱速度が速く，加熱効率が高い。またスポンジ状やペースト状，複雑な形状のものでも均一に加熱でき，水分などを含むものだけを選択加熱することができる，装置の操作，制御が簡単で，安全性が高いなどの多くのすぐれた特徴をもっている。〔用途〕食品の乾燥，たんぱく練り製品の凝固，膨化加工，冷凍食品の解凍，調理食品の再加熱，穀類の殺虫，包装食品の簡易殺菌などに用いられる。最近では，140℃までの加熱も可能な装置が開発され，固液食品や高粘度食品などの多水分系食品の滅菌にも用いられるようになっている。

マイコトキシン ［Mycotoxins］ かび毒，すなわち，かび（真菌）の産生する有毒代謝産物をいう。人や家畜・家禽の中毒事故（1940年代の旧ソ連におけるフザリウム汚染穀物による中毒，ATA症，1960年のイギリスにおけるかび汚染飼料〈ピーナッツ粉〉による七面鳥ひなの中毒事故など）をきっかけに見出されたものが多い。また，抗生物質の研究の際に発見されたものも少なくない。マイコトキシンにより引き起こされる疾病（マイコトキシコーシス，かび毒症，真菌中毒症）は，家畜ではしばしば急性障害としてみられる。毒生発現の部位（標的器官）や作用メカニズムにより，便宜的にマイコトキシン類を肝臓毒，腎臓毒，細胞毒（増殖のさかんな細胞），神経毒，そのほか光過敏症皮膚炎やエストロゲン（女性ホルモン）様の作用をもつものなどに分ける場合もある。マイコトキシンには急性障害のほかに，アフラトキシンのように慢性障害とくに強力な発がん性を示すことが明らかにされ，食品衛生上重要視されるようになった。発見されたマイコトキシンは100種以上にのぼっている。一種のかびが数種のマイコトキシンを産生する場合もあるが，一方，数種のかびが同一のマイコトキシンを産生する場合もある。マイコトキシンを産生する菌属によって分けるとつぎのようである。

Ⅰ．アスペルギルス毒素群（Aspergillus toxins）
- A．アフラトキシン類（B_1，＊B_2，G_1，G_2，M_1，M_2a，B_2a，G_2a など17種）＊発がん性
- B．ステリグマトシスチン（発がん性）（→ステリグマトシスチン）
- C．オクラトキシン（→オクラトキシン）
- D．マリトオリジン（神経毒）
- E．その他　1）コウジ酸，2）アスペルギル酸，3）セカロン酸

Ⅱ．ペニシリウム毒素群（Penicillium toxins）
- A．ルテオスカイリン（発がん性，肝臓のみ），ルグロシン，含塩素ペプタイド（シクロクロロチン，イスランジトキシン）（→おうへんまいどく）
- B．シトレオビリジン（神経毒，黄変米毒）
- C．シトリニン（黄変米毒）
- D．ペニシリン酸
- E．シクロピアゾン酸
- F．ルブラトキシン（肝臓毒）
- G．パツリン（神経毒）
- H．そのほか　1）マイコフェノール酸，2）キサントシリン-X，3）グリセオフルビン，4）けいれん，利尿性毒素

Ⅲ．フザリウム毒素群（Fusarium toxins）（→フザリウムどくそぐん）

Ⅳ．その他の属のトキシン
- A．スラフラミン
- B．スポリデスミン
- C．ケトグロボシン類
- D．サイトカラシン類
- E．テヌアゾン酸

など。

まいたけ　舞茸 ［Hen of the Woods, *Grifola frondosa*］ 秋，みずならや栗，かしなどの切株や幹の地際部に発生するきのこ。〔形態〕根元の太い茎から数回分枝し，その先に扇形もしくはへら形の傘が

開く。表面はクリーム色，灰褐色，黒褐色などである。傘の裏は細かい管孔。〔栽培〕幻のきのことされていたが1975年ごろに人工栽培に成功し，現在，各地で生産されるようになった。栽培は袋とビンによるおが屑栽培が主流だが，原木栽培も可能。〔産地〕主産県は新潟，群馬，秋田。天然のまいたけは，ほぼ日本全域に分布するが，多いのは東北地方のみずなら林。秋には天然産が市場に出荷される。〔成分〕100 g中，水分92.3 g，たんぱく質3.7 g，脂質0.7 g，炭水化物2.7 g，食物繊維2.7 g，灰分0.6 g。多糖類（β-1,6-グルカン）を含み，抗腫瘍性がある。〔調理〕歯切れがよく，独特の味と香りをもつすぐれた食用きのこ。きりたんぽを代表とする東北地方の郷土料理に用いる。天ぷら，鍋料理，汁物，煮物，フライ，きのこ飯などにもよく利用される。

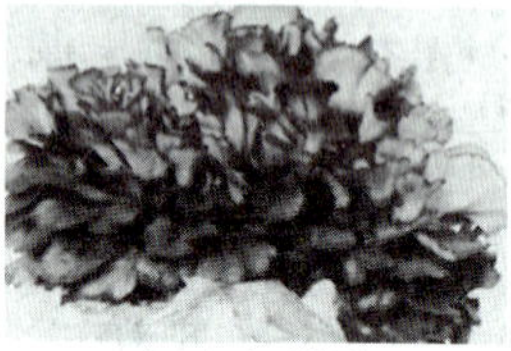

まいたけ（栽培）

マオタイチュウ　茅台酒　中国貴州茅台県でつくられる蒸留酒で，中国随一の銘酒とされている。主原料はこうりゃんでこれを大曲（ダークー）で糖化する。大曲はもち麹の一種で，大麦，小豆，小麦，とうもろこしなどの穀類を粉砕混合したものに水を加えてこね，型に入れてれんが状に固めたものに，くものすかび，けかびを生やして酵素を生産させたものである。蒸したこうりゃんに大曲を混ぜ，少量の水を加えて地下に掘った穴に仕込み，表面を泥で封じる。もろみは固体の状態で発酵が進行し，10～11日後に発酵が終了するので掘り出してこうりゃんを適量混和し，せいろうを用いて蒸留する。残渣は放冷後大曲を混ぜて再び地下の穴に仕込む。すなわち蒸留と新原料の蒸煮を同時に行うものである。これを次々に繰り返すが，残渣の一部は仕込みに回さず家畜の餌とする。留液はかめに数年間貯蔵して熟成させる。市販品のアルコール分は55％，エステル，高分子量（炭素6以上）アルコール，有機酸に富み，強烈な芳香を有している。

マカデミアナッツ　[Macadamia nuts]　マカダミアナッツともいう。ヤマモガシ科の常緑高木の実。オーストラリア原産。梅果大の球形果実中にある直径2 cmの種子を食用とする。主産地はハワイで，土産品のナッツ缶詰やチョコレート菓子が多い。食塩をふって炒ったものの成分組成は，100 g中，水分1.3 g，たんぱく質8.3 g，脂質76.7 g，炭水化物12.2 g，食物繊維6.2 g，灰分1.5 gで，ナッツ類のなかでは，たんぱく質含量は比較的少なく，油脂含量はペカンとほぼ同じくらいで高油脂含量のナッツ類に属する。→ナッツるい

マカロニ　[Macaroni]　デュラム（durum）小麦を原料とする小麦粉からつくったパスタ（押し出しめん）。日本では短いパスタをマカロニと総称している。〔原料〕デュラム小麦のかわりに硬質小麦を用いることもある。小麦粉はじゅうぶんこねるため製品は普通淡黄色を呈する。〔製法〕小麦粉に40～50℃の温湯を加え（食塩は用いない），混ねつ機によってじゅうぶんこねたのち，水圧のかかる円筒に入れ，ここでひじょうに強い圧力で小さい孔から突き出し，適当に切り，乾燥し，製品とする。乾燥は急激に行うことを避ける。太いものは中空にして乾燥を助ける。〔種類〕マカロニ類にはいろいろな形のものがあるが，これは押し出すときの孔の形状の違いや切り方の変化により生ずる。リボン状，アルファベットや星の形のものなどある。→スパゲッティりょうり，パスタ

マカロン　[Macaron]　ナッツと砂糖と卵白の混合物を焼きあげたものである。〔製法〕1）ナッツと卵白と砂糖を混ぜてそのまま焼く，2）ナッツと卵白と砂糖を混ぜて，少し加熱してから焼く，3）卵白と砂糖を泡立てて，そのなかにナッツを混ぜ

て焼く，の三法がある。ナッツは，アーモンド，ウォルナッツ，ココナッツ，ヘーゼルナッツ，カシューナッツ，ピーナッツなどが用いられる。イギリスなどではナッツの 15％くらいの米粉を使用する例がある。→ナッツるい

マギー　[Maggi]　ヨーロッパ大陸において広く使用される一種の濃厚調味料である。〔製法〕獣肉，貝，肉を分解濃縮し，香味性植物の塩漬，エッセンス，着色料を合わせ，調熟圧搾する。〔製品〕本来は液体で，醤油状であるが，乾燥した固形マギー，即席用に加工したスープの素（固形または粉末状）もある。〔成分の一例〕表のようで，呈味の濃厚なものである。英語 Maggi の語源は mag- で，ラテン語の *macerare*，食品を液につけてやわらかにするものという意味がある。

マギーの成分

ボ　ー　メ　（15℃）	28.65
pH	5.4
全　窒　素　g/d*l*	4.71
アンモニア態窒素　NH_3-Ng/d*l*	0.66
アミノ態窒素　NH_2-Ng/d*l*	2.8
食　塩　g/d*l*	21.9

マキガイ　巻き貝　[Roll-shell]　軟体動物腹足類の俗称。〔生態〕頭の部分がはっきりほかの部分より分かれ，眼や触覚のような感覚器をもつ。〔種類〕アワビ，トコブシ，サザエ，バイ，アカニシなどがある。〔バイ（蛽）〕エゾボラ科の巻き貝で，殻高 7 cm, 径 4 cm ぐらいとなる。螺層は 6 階半で，殻口は楕円形をなし，真珠層が発達している。殻の表面は白地に多くの褐色の斑紋がある。本州，四国，九州の砂地の浅海に棲む。肉は食用とする。〔アカニシ（赤辛螺）〕悪鬼貝科の巻き貝で殻長 13 cm, 殻径 12 cm 程度となる。殻口は半月形，殻の表面は肉褐色，殻口内はだいだい色を呈する。北海道より九州まで広く分布する。肉はかなり美味。ナギナタホオズキは本種の卵嚢である。〔害敵〕ほかの貝類の殻に穴をあけて肉を食べるため，カキそのほかの貝類養殖上の害敵である。

まきカステラ　巻きカステラ　→ロールケーキ

まきしお　撒き塩　→ふりじおほう

マクスウェルもけい　マクスウェル模型　[Maxwell model]　フックの弾性法則に従う理想的なバネとニュートンの粘性法則に従うダッシュポットとを直列に結合した模型。マクスウェル模型は応力緩和を示すもっとも簡単な力学模型である。マクスウェル模型に一定のひずみを瞬間的に与えると，バネだけが瞬間的に伸長し，ダッシュポットは変形しない。このひずみを一定に保つと，時間の経過とともにダッシュポット内のピストンのすべりでバネが次第に縮んでいく。このとき，力は減少していく。これを応力緩和という。ダッシュポットの粘性率 η とバネの弾性率 G との比を緩和時間 τ という。

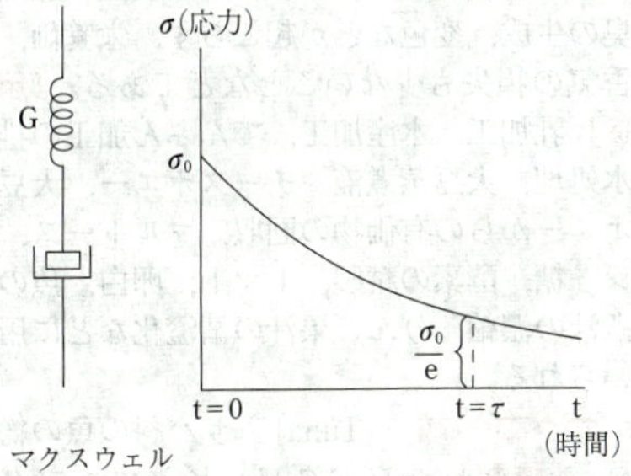

マクスウェル模型　　マクスウェル模型の応力緩和

マグネシウム　[Magnesium]　緑色野菜，穀類，海藻，ナッツなどに多く含まれる。成人体重 70 kg の体内には約 20 g のマグネシウムが存在する。マグネシウムの 60％はカルシウム，リンとともに，骨に含まれている。マグネシウムは種々の酵素の働きに必要で，体温の調節，神経の興奮，ホルモンの分泌など種々の生理機能に関与している。

まくのうしゅく　膜濃縮　[Membrane concentration]　逆浸透膜，限外ろ過膜などを用いて液状食品や排水などを濃縮する方法をいう。〔原理〕半透膜を境にして溶質を含む液 A と水 B をおいた場合，水は

半透膜を透過してBからAに移動する。このとき生ずるB側の圧力を浸透圧という。ここで，A側に浸透圧以上の圧力を加えると，水はA側からB側へ移動する。すなわち，A液は圧力を加えることによって濃縮されることになる。逆浸透膜は海水の淡水化法として開発された技術であり，アミノ酸や糖などの小さな溶質分子を濃縮するのに用いられる。加える圧力は約50〜100 kg/cm^{2}で，酢酸セルロース，ポリベンゾイミダゾロン，ポリスルホンなどの膜が用いられる。限外ろ過膜は，低分子物質は透過させるが，たんぱく質，多糖類などの高分子物質は透過させないもので，高分子物質の濃縮，回収に用いられる。膜の孔径が大きいため，3〜10 kg/cm^{2}程度の低圧で行うことができる。〔特徴〕相変化がないためエネルギー消費が少ないこと，食品などが加熱を受けないため製品に加熱臭の生成，変色などが起こらず，栄養価，香気の損失も少ないことなどである。〔用途〕乳加工，水産加工，でんぷん加工の排水処理，大豆蒸煮液，チーズホエー，大豆ホエーからの有価物の回収，マルトース，ショ糖，酵素の精製，トマト，卵白，魚の煮汁の濃縮，りんご果汁の清澄化などに用いられる。

マグロ　鮪　[Tuna]　サバ科の魚の総称。〔種類〕クロマグロ，ビンナガマグロ，メバチマグロ，キハダマグロなどがある。〔クロマグロ〕たんにマグロとよぶ場合も多い。クロマグロは東京ではホンマグロ，宮崎ではゴトウシビなどという。また，90 cm程度の小型のものはメジ，とくに大きいものはシビという。クロマグロは体長250 cm, 体重400 kgにも達するものがある。体の背中側は青黒色，腹側は銀白色を呈する。マグロ類は一般に南の海を好むが，クロマグロは暖流にのり，夏期には北海道の南岸にまで達する。肉は赤く，マグロ類中もっともおいしい。冬が旬で体に油がのり，とくにとろとよばれる腹側の肉は，40％もの油を含む。刺身，照り焼き，すし種などとして賞味される。〔ビンナガマグロ（鬢長鮪）〕マグロ類のうちでは小型のもので体長は1 m程度である。胸びれが長くのび，リボン状を呈するところからこの名がある。東京ではビンナガあるいは，ビンチョウ，関西ではトンボシビ，三重ではカンタロウという。南の魚だが夏には東北地方まで来る。肉は白く，日本人はあまり好まないが，欧米人はsea chicken つまり海の鶏肉といい，賞味する。そのため油漬缶詰として欧米に輸出される。なお，マグロフレークの味付缶詰として安価に売られているものは油漬缶詰製造の際生ずる屑肉でつくったものが多い。〔メバチマグロ（眼撥鮪）〕マグロ類のうち眼がもっとも大きいため，この名がある。体長は2 m程度。東京ではメバチやバチ，三重ではダルマシビ，宮崎ではメブトやヒラシビという。熱帯性の魚で南洋，ハワイ，インド洋などに多い。刺身，照り焼き，煮付けなどにするが味はクロマグロに劣る。〔キハダマグロ（黄肌鮪）〕第1背びれ以外のひれが黄色を呈する。体長は3 mに達する。熱帯性の魚で，夏から秋にかけてわが国太平洋岸にも現れる。メバチマグロとともに南洋マグロの大部分を占める。三重，宮崎ではイトシビ，高知ではシビやマシビ，また，高知や愛媛ではキンヒレともいう。肉は淡色を呈し，刺身，照り焼き，山かけなどにする。関東よりも関西で好まれる。

マグロるいかんづめ　鮪類缶詰　[Canned tuna]　マグロ，カツオの肉を蒸煮し，塩水または食用油などと一緒にカンに詰めて密封，殺菌したもの。〔原料魚〕ビンナガマグロ，キハダマグロ，クロマグロ，メバチマグロ，カツオなどが用いられる。〔種類〕原料魚にビンナガマグロを使用したホワイトミートツナ（white meat tuna）缶詰，キハダマグロ，メバチマグロ，カツオを使用したライトミートツナ（light meat tuna）缶詰がある。また肉の大きさによって，1）砕肉（フレーク）の混入のない固形肉だけのものソリッドパック，2）総肉量の8割以上の固形肉を含むものスタンダードパック，3）一口で食べられる程度の大きさの肉を詰めたもので，砕肉の混入が4割以下のものチャンクスタイル，4）砕肉を詰めたものフレークなどがある。製造方法別では油漬け缶詰，水煮（インブライン）缶詰，味付け缶詰などの種類がある。〔油漬け缶詰の製法〕冷凍原料を用いることが多く，一晩流水解凍した後，頭，内臓を除去し，クッカーに入れて100 kPaの圧力，104℃で数時間蒸煮し，一夜放冷する。魚体を背骨にそって二分し，背骨をはずし，さらに雄節，雌節に分ける。小刀で皮，血合肉，小骨を除去し，形を整え（クリーニング），精肉とする。この際に出る細肉がフレークである。精肉は使用するカンの高さに応じて輪切りにし，カンに詰める。最近では自動肉詰機で切断，充填を行うことが多い。カンはCエナメルまたはラッカーを内面に塗装したものを用いる。肉詰したカンは重量チェックした後，オリーブ油，綿実油，大豆油，とうもろこし油など植物油を注入する。注入油の脂肪酸が多いと内面塗料が剥離しやすくなるので，油の酸価は0.1〜0.5が望ましい。食塩を添加した後，密封して加熱殺菌し，急冷する。〔食味〕製造直後は肉中への油，食塩の浸透が不十分で食味が劣る。製造後半年〜1年が熟成してもっとも美味。〔水煮缶詰の製法〕原料の調理，肉詰は油漬け缶詰と同様である。肉詰した後，ブロスや添加物を加えた食塩水を注入して密封，加熱殺菌する。ツナ2号カン（内容量200 g，固形肉165 g）では，111〜113℃，70〜80分，ツナ2Kカン（内容量1,880 g，固形肉1,530 g）では113〜115℃，160〜180分程度の殺菌を行い，のち冷却する。〔フレーク缶詰〕蒸煮したマグロ肉のクリーニングの際にでる細かい肉フレークは味付け缶詰または油漬け缶詰にしたり，血合肉と混ぜてペットフード缶詰にする。〔缶詰のクレーム〕ビンナガマグロ肉を蒸煮すると，マグロ固有の淡紅色を失い，うすい青ざめた色を呈することがある。青肉といい冬マグロに現れることが多く，夏マグロにはほとんどみられない。ときに好ましくない臭いを伴うこともあり，その原因はトリメチルアミンオキシドと関係があり，しばしばクレームの原因となる。ハニカム（honeycomb）といって肉に蜂の巣状のポケット（穴）が多数みられることがある。不鮮肉を原料としたときに生ずる。この肉を手でもむと好ましくない臭いが感じられる。青肉と同様クレームの原因となりやすい。冷凍原料を用いたときも生じやすいが，これはハニカム類似物であるといわれる。→あおにく，ハニカムミート

まくわうり　甜瓜　［Makuwauri, Oriental melon］　ウリ科に属する果菜で，インド原産。メロンの一種で，甘味が強く，芳香がある。〔栽培〕温暖な気候でよく育つが，北海道や東北地方でも多く栽培され，その範囲は広い。とくに，すいかの栽培が困難な冷涼地では，すいかに代わる夏の果物として需要が多い。お盆のおそなえものとしても使われる。〔品種〕白肉種（菊まくわうり，黄金まくわうりなど）および黄肉種（甘露など）がある。西洋メロンとの交配品種が，プリンスメロンである。〔成分〕ビタミンC 30 mg/100 gを含み，黄肉種はカロテンを有する。

まこも　真菰　［Wild rice, Indian rice］まこもだけ，まこもそうの別名がある。イネ科の多年草。まこもに黒穂菌が寄生して，その刺激により肥大した花茎を食用とする。中国中南部から熱帯アジアの原産で，わが国の黒穂菌では肥大せず，中国から輸入されている。〔性状〕水生植物で，草丈は1.5〜2 mになり，秋に穂をつけて長さ1.5 cmの細い果実をつける。黒穂菌が寄生すると，茎が4〜5節で伸長を停止し，本来，中空の部分が充実し，肥大する。〔栽培〕毎年，株分けして，水田に湛水して栽培する。黒穂菌の寄生した株では，新芽に転移して花茎が肥大する。〔用途〕淡泊な味で，油炒め，あんかけ材料，スープ，豚肉との煮込み，すき焼きの具とする。

マサバ　真鯖　[Mackerel]　〔特徴〕サバ科の魚でホンサバともいい，サバ類の代表種である。ゴマサバが丸いのに対し，本種は比較的平たいのでヒラサバともよぶ。腹部はゴマサバと違い銀白色の無地である。多獲性魚のひとつで，日本各地に分布し，まき網，釣，定置網などで漁獲される。〔性質〕青魚の代表で，サバの生き腐れというくらい鮮度が落ちやすい。サバにはアミノ酸の一種ヒスチジンが多量に含まれており，これは気温が高いと容易に分解し，ヒスタミンとなる。ヒスタミンが多くなるとじんましんが出たり，腹痛が起こるなどの中毒症状を起こすので注意が必要である。春から初夏にかけての産卵期と夏はやせている。旬は油ののる秋である。〔調理〕新鮮なものは，酢でしめてシメサバ，サバずしがよい。また，味噌煮，魚田，塩焼きなど料理法が多いが，生ぐさみをとるためには，しょうが，味噌，ゆずなどが有効である。関西地方では，サバずしが名物となっており，京都のサバずし，大阪のばってらなどがある。

マジパン　[Merzipan]　アーモンドと砂糖の加工物で，糖菓類のナッツ菓子に分類される。〔製法〕アーモンドと砂糖の一部は細かくひいておく。熱処理をするもの，生のものなど，いくつかの種類がある。熱処理にも，熱いシロップとアーモンドを混ぜるフランス式と，アーモンドと砂糖をペースト状にしたものを加熱処理するドイツ式とがある。フランス式では用途別でシロップの煮つめ温度が異なり，ケーキ仕上げ用は116℃，モデリング用は123℃，チョコレート用には125℃が適当である。そのまま食べるには，熱処理したものが好ましい。

マシュマロ　[Marshmallow]　フランスでマシュマロという植物の根のエキスに，砂糖，蜂蜜のシロップと卵白アルブミン，天然ガム質を加えてつくったものが，せきやかぜ薬として用いられていた。その後，菓子として発展し，マシュマロエキスは使用されず，名称だけ残ったものである。〔製法〕ゼラチン，アルブミンを水で膨潤ないし溶解させ，これに112～115℃に煮つめたシロップを70～80℃で加え，撹拌起泡させて密度を0.4～0.5とし，フレーバーを加えたり着色したりする。これを水分4～6%，35℃に保持した容器に分注，表面乾燥，製品とする。キャンディの一種でもあるが，洋生菓子の仕上げ用にもしばしば用いられる。

マジョラム　[Marjoram]　別名をマージョラムという。古代ギリシャの時代から薬草として用いられてきたシソ科多年草のハーブ。オレガノと同属。〔マジョラムオイル〕ドイツ，ハンガリー，スペインなど。エッセンシャルオイルとして，葉を水蒸気で蒸留して，マジョラムオイルを抽出する。これは，黄色あるいは緑色がかった液体であり，鼻をつく高い香りと辛味とをもっている。精油は，メチルシャビコール（27%），α-テルピネオール（15%），オイゲノール（11%）などを主成分とする。〔マジョラムの用途〕マジョラムそのものは，シチュー，スープやソーセージに，ほかの香料と混和させて用いられている。

マス　鱒　[Trout]　サケ科の魚。〔生態〕体の背中側は濃青色，腹側は銀白色，60 cmに達する。北日本，北海道に多く生息し，8～10月産卵する。6月ごろ川を上る。〔呼称〕北海道ではサクラマス，石巻，気仙沼ではママス，釧路，厚岸でイタマス，根室でイチヤニマスという。〔調理〕塩蔵したものよりも生のものが喜ばれ，塩焼き，照り焼き，味噌煮，フライなどにする。〔カラフトマス〕なお東京で俗にマスというのはカラフトマス（樺太鱒）のことである。このマスはホンマスとかセッパリマス，ラクダマスなどともいい，北太平洋に広く分布する。サケとともに北洋漁業の重要対象魚。サケよりも早く親になり，満2年で卵をもつ。そのためサケより小型である。大部分塩蔵および水煮缶詰とする。値段の安いサケ缶詰は大部分このマスである。

マスキング　[Masking]　遮蔽作用。

悪臭を感覚的に隠ぺいするために，におい の強い物質を共存させて臭気をカバーする方法。トイレなどの悪臭（メチルメルカプタン，硫化水素，トリメチルアミン，アンモニア，スカトール）などに代表される不快な香りをマスクする物質として有効な物質にはつぎのような物質がある。ナフタレン，パラジクロベンゼン，樟脳油，シトロネラ油，レモン油，松根油などの植物樹脂様成分が多く用いられる。また，これに似た作用にカウンターアクション（counter action：相殺作用），相殺作用がある。ツァデルマーカーは異なるにおいを特定の割合で混合するとにおいを感じなくなる例をあげている。スカトールにはクマリン，エチルメルカプタンにはユーカリ油またはカプロン酸が効果があるといわれている。異臭成分を吸着する物質（シクロデキストリンなど）を用いてマスキングする方法もある。

マセドワーヌ　［（仏）Macédoine］　種類の違った野菜や果物を切りそろえて彩りよく混ぜ合わせた料理をいう。マケドニア風（マセドワーヌは古代マケドニア王国のことをいう）。アレキサンダー大王がそれまでの小国を統一してマケドニア王国となったところから，料理にもこの名がついた。日本ではマセドアンともいうが，少なくとも三種以上の色の違った材料を合わせ，温かくしたり，または冷たくして供する。野菜でも果物でも，かたいものはゆで，生のものも下味をつけてから混ぜ合わせる。多くは1 cm 以内のさいの目切り，またはひし形などの大きさに切りそろえるが，カリフラワーやアスパラガスの先などは自然のままの形でよく，大きさをそろえる。冷凍食品でにんじん，コーン，グリーンピースのさいのめ切りの半調理品（ミックスベジタブル）が手軽に入手できる。野菜のマヨネーズあえをマセドワーヌサラダ（salade macédoine）という。にんじん，かぶ，じゃがいも，セロリ，いんげん，アスパラガス，カリフラワー，グリーンピースなど好みのものをそれぞれ下調理して，彩りよく混ぜ合わせ，マヨネーズであえたもの。〔種類〕角切り野菜のバター煮はガルニチュールマセドワーヌ（garnitures macédoine）となり，獣肉料理のつけ合わせとなるが，料理のまわりに彩りよく，別々に盛り合わせるか，またはクリームあえにして，アーティチョークの芯に山高くのせて出されたりする。果物のマセドワーヌ（macédoine de fruits rafraîchis）は冷たいデザートとして出される。季節の生の果物や缶詰の果物をさいのめ切りとし，ガラスボールに盛り，ボーメ 19° のシロップをかけ，キルシュとマラスキーノで風味をつけたものをごく冷たく冷やし，銀盆に砕氷でかこって出す。このほか，ゼリー寄せの色の違った角切りを合わせたり，砂糖漬けの果物の小角切りを混ぜ合わせたマセドワーヌもある。

マダコ　真蛸，真章魚　［Comnon octopus］　食用となるタコの代表である。学名は *Octopus vulgaris*。〔生態〕本州以南の100 m 以浅の沿岸に分布し，昼間は岩の割れめなどにひそみ，夜間に活動する。タコつぼ漁はこの性質を利用したものである。産卵期は春から夏で，卵は海藤花（カイトウゲ）とよばれる。体長は60 cm になる。〔漁獲〕産額は瀬戸内海がもっとも多く，主としてタコつぼ漁で漁獲される。〔調理〕ゆでたものを刺身にしたり酢ダコにする。

まつうらづけ　松浦漬　鯨の軟骨の粕漬け，佐賀県呼子の特産。呼子は昔，捕鯨の基地であり，その捕鯨組をもっていた松浦家が考案したもの。〔製法〕塩蔵または冷凍したクジラの軟骨（かぶら骨，蕪骨）を1～2 mm の厚さの短冊型に切り，水中でよくさらす。水切り後塩漬けし，調味した酒粕と混ぜ合わせる。調味粕は酒粕に対して砂糖5～10%，食塩5%，水あめ30%，みりん5%，とうがらし，うま味調味料を混ぜたもので，軟骨に対し2倍量の粕を用いる。→かすづけ

マツカサウオ　松毬魚　［*Monocentris*］　マツカサウオ科の魚。〔呼称〕兵庫でシャチホコ，高知でヨロイウオ，熊本でイシガキウオという。〔生態〕大きくて，かたい

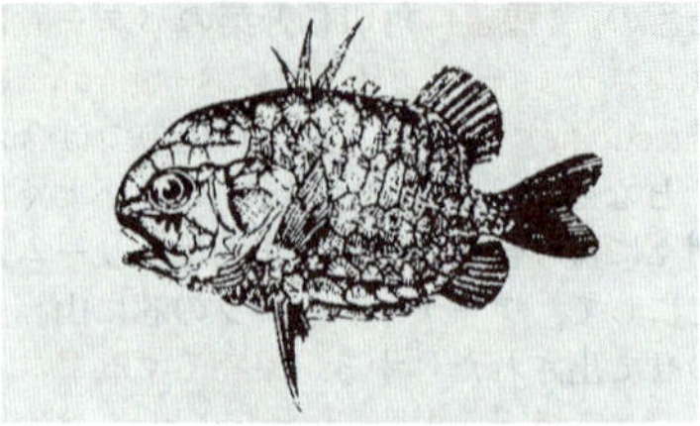

マツカサウオ

うろこをもち，体は松かさ状を呈する。体色は黄色で，うろこの周辺は褐色である。体長は 11～15 cm。南日本に多い。頤（おとがい）の先端に黒色の発光器があり，このなかに発光バクテリアが共棲していて発光する。〔調理〕かなりおいしい魚でてんぷら，二杯酢，焼き魚などにして食べるほか，かまぼこの原料とされる。

まつかぜ　松風　和菓子の一種であるが，これには二種類ある。ひとつは枠蒸し物で，卵白と砂糖をじゅうぶんに泡立て，ほかの材料を混合してカステラ生地同様の起泡生地を調整して蒸しあげ，製品とするものである。ほかのひとつは焼き干菓子類で，起泡生地よりじゃっかんかための生地を，薄力粉，白ざら糖，水あめ，重曹などで調整し，平鍋にステンレス製の枠をのせ，生地を流し入れて上面にけしをふり，下火を焼き色の付かない程度に調整した 190℃のオーブンで焼きあげる。枠を取り，熱いうちに適宜の大きさにスライスし，製品とする。「日本食品標準成分表2010」にある松風は，この後者の例である。

マッコウクジラ　抹香鯨　[Sperm whale]　哺乳類クジラ目に属する海獣。〔生態〕世界中に広く分布し，遠洋性で，日本近海にもいる。有歯クジラのうちの代表的なもので下顎に直径 6 cm 程度の歯を 40 本以上有する。雄のほうが雌よりも大きく 15～19 m に達する。一方，雌は 15～17 m どまりである。イカおよび大形の魚を常食とする。また，群をつくる性質があり，この群は 1 頭の雄と多数の雌よりなる。〔クジラ油〕このクジラの頭の前端上顎は，大きくふくれあがり特異の形をしており，この部に脳油とよぶ液状のろうをたくわえている。また，体の脂肪層ないし骨に含まれる油も同様な性状を示す。〔用途〕マッコウクジラの油は，液体ろうであるため食用とならず，セチルアルコール，オレイルアルコールなどを分離し，これを中性洗剤とする。また，肉は赤黄色を呈し，味は悪く，ほとんど食べず，ペットフード，ミンクなどの餌とする。ただし，最近は資源が減少したため，南氷洋および北洋でのマッコウクジラの捕獲は禁じられ，1987 年度，近海で 188 頭が捕獲されたにすぎない。→クジラ，げいにく，げいゆ

マッシュポテト　[Mashed potato]　ゆでたじゃがいもを裏ごしし，牛乳とバターを加えて滑らかに仕上げたもの。このまま主菜のつけ合せにしたり，グラタンのふちに搾り出して焼いたりする。また，裏ごしたじゃがいもは，野菜やハム類を加えてポテトサラダにしたり，炒めたひき肉などを加えてポテトコロッケなどにもする。じゃがいもは，皮をむいて切ってからゆでる場合と，皮つきのままゆでる場合とがある。前者のほうが短時間でできるが，ビタミン C などの栄養成分の流出がある。じゃがいもを裏ごすときは熱いうちに行う。細胞壁や細胞間に存在するペクチンが流動性を示す熱いうちに裏ごすと，細胞単位で分離してさらっとしたマッシュポテトになる。いもが冷えてから裏ごすと，細胞が破れてでんぷんが流出し，粘りのあるものになり，マッシュポテトとしては不味となる。逆に，この粘りを利用したじゃがいももちもある。乾燥させた粉状のマッシュポテトも売られており，湯か温めた牛乳を加えて戻すだけで食べられる。

マッシュルーム　[Mushroom]　世界でもっとも広く栽培されているきのこで，シャンピニオン（champignon）ともいう。日本の食用栽培種はヨーロッパから導入されたもので，学名は *Agaricus bisporus*，和名はつくりたけである。〔形態〕傘は径 5～12 cm，はじめ球形だが，次第に平らに開く。表面は白色。ひだは白色だが，のち

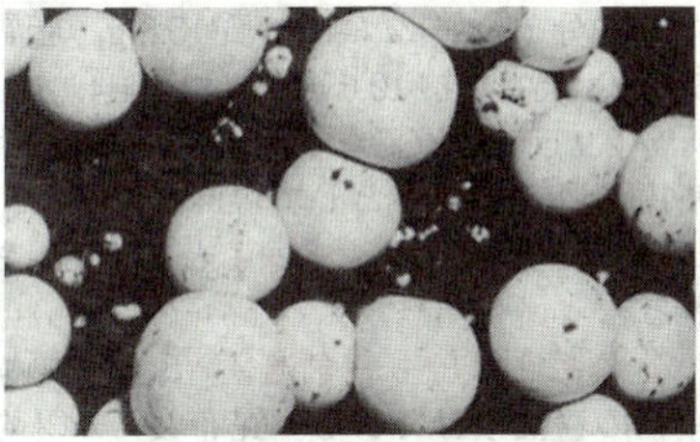

マッシュルーム

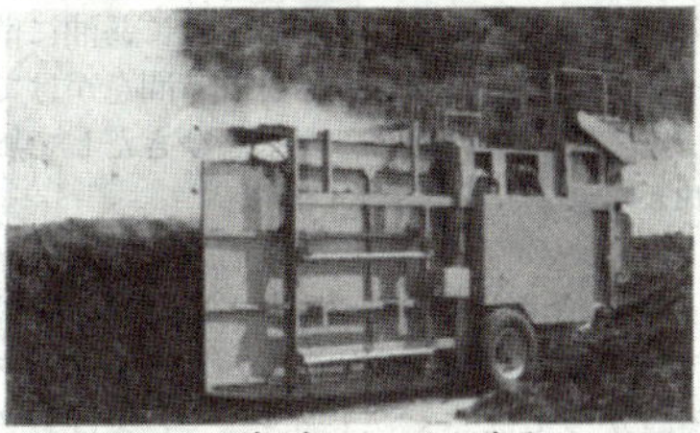

コンポストマシーンによる
堆肥の切り直し（フランス）

ピンク色から黒褐色に変わる。肉は厚く，空気に触れると淡紅色となる。茎は白色で，膜質のつばがある。担子器には2個の胞子をつける。〔栽培の歴史〕人工栽培の始まりは約300年前のフランスで，パリ郊外の石切り場の洞窟が利用された。19世紀の初期にはヨーロッパ全土に広まり，アメリカでも同じころに栽培が試験的に行われた。日本では，明治の中ごろに新宿御苑で栽培されたのが最初であるが，本格的な栽培は戦後になってからである。〔栽培〕ヨーロッパでは，馬厩肥（ばきゅうひ）で栽培されるが，わが国では稲わらと化学肥料（硫安，尿素，石灰窒素など）とを積み込んでつくる合成堆肥で栽培される。堆肥は好気的に発酵させたもので，C/N比30～35，含水率70％，pH7.0～7.4のものがよい。栽培は暗い部屋で行う。堆肥に種菌を接種した後は20～25℃で管理し，約2週間目に覆土を行い，温度を14～15℃に下げる。きのこは40日目ころから発生し，5～6回収穫できる。〔品種〕ホワイト種は，世界でもっとも多く栽培されている。きのこは小形で純白色。低温でよく発育するが，茎が徒長しやすく，輸送中の荷傷みが多い。クリーム種は中～大形でクリーム色，品質は劣るが豊産種。ブラウン種は中形で褐色，肉質がしまり，荷傷みも少ない。ヨーロッパや東南アジアの一部では，高温性のマッシュルーム（*A. bitorquis*）が栽培されている。〔加工〕マッシュルームは，生のものも各種調理用として利用されているが，大部分は缶詰加工される。〔成分〕生のもの100 g中，水分93.9 g，たんぱく質2.9 g，脂質0.3 g，炭水化物2.1 g，食物繊維2.0 g，灰分0.8 g，たんぱく質はしいたけと同程度を含む。香りの成分は，マツタケオール，エチル-n-アミルケトンなど。〔産地〕世界の食用きのこ生産量の約75％を占める。主産国はアメリカ合衆国，フランス，台湾，イギリス，オランダなどで，日本での主産県は山形，千葉，茨城，岩手などである。フランス，中国，台湾などから缶詰が輸入されている。〔調理〕香りは強くないが，独特の風味があり，おもにスープ，サラダ，バター炒めなど，西洋料理に使われる。

まつたけ　松茸　学名は*Tricholoma matsutake*（S. Ito et Imai）Sing。古くから「においまつたけ，味しめじ」といわれるように，独特の香りをもつキシメジ科の日本の代表的なきのこ。〔形態〕傘は径8～20 cm，表面は繊維状で，灰褐色。古くなると黒褐色となる。茎は高さ10～20 cm，表面は傘と同様にささくれており，綿毛状のつばがある。〔分布〕日本全土，朝鮮半島，中国，北米，カナダ。〔生態〕秋に，赤松，黒松，こめつが，つが，えぞまつなどの林に発生する。発生地は有機物が少なく，乾いてやせた土地である。まつたけの出る場所をしろ（代）という。しろの輪は菌糸の生長にともなって，毎年10～15 cm外側に広がり，その先端近くにきのこが発生する。梅雨のころに発生するものは早松（さまつ），つゆまつたけとよばれる。〔似た仲間〕ばかまつたけは広葉樹林に発生し，やや小形で香りが強い。にせまつたけは広葉樹林に発生し，香りはない。中部地方以西に分布。まつたけもどきは赤松林に発生し，香りは弱い。〔成分〕生のもの 100 g 中，水分 88.3 g，たんぱく質 2.0 g，脂質 0.6 g，炭水化物 8.2 g，食物繊維 4.7 g，灰分 0.9 g を含む。香りの主成分は，マツタケオール，イソマツタケオールおよび桂皮酸メチル。マツタケオールは，1940 年代に合成に成功している。〔産地〕主産県は広島，岡山，長野，京都，山口。年生産量は 24.2 t（2009 年）。戦前のまつたけの生産量は 1 万 t 以上あったが，戦後急激に減少した。その原因として，まつたけ林が少なくなったこと，山の落葉かきや枯れ枝取りの習慣がなくなったため土地が肥よく化したことなどがあげられる。現在は，アメリカ，中国，韓国，北朝鮮，カナダなどから輸入している。菌根菌のため，人工栽培は困難である。

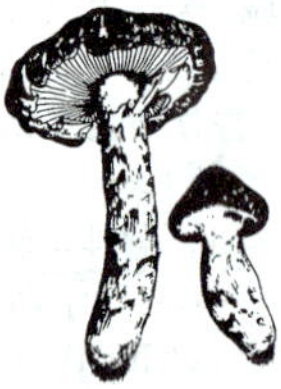

まつたけ

まっちゃ　抹茶　[Powdered tea]　玉露と同様に覆下園から摘採した茶芽を，蒸熱し，もまずに乾燥したてん茶を，石臼で微粉末にしたもの。茶道などに用いられる。濃茶（こいちゃ）と淡茶（うすちゃ）の別があるが，甘味の多いものを濃茶，味があっさりしたものを淡茶に選ぶことによって区別している。〔品質〕明るい緑色のものがよい。上級品は茶せんでかき回すとき，特有のおおい香を発し，鮮やかな青緑色に均一に懸濁して泡立つ。うま味とさわやかな渋味が調和し，のど越しの滑らかなものがすぐれている。〔いれ方〕抹茶用茶わんに入れ，適度にさめた湯を加えて茶せんでかき回し，泡をたてる。

まつのみ　松の実　[Pine nut]　マツ科植物種子の胚乳部分を食用にする。中国，朝鮮半島，ロシア，イタリアなどの主産地から輸入される。〔成分〕生のもの 100 g 中，水分 2.5 g，たんぱく質 15.8 g，脂質 68.2 g，炭水化物 10.6 g，食物繊維 4.1 g，灰分 2.9 g である。〔用途〕製菓原料にも使用されるが，主として塩味をつけて，ビール，洋酒などのおつまみとして使用される。

まつまえづけ　松前漬け　北海道の海産物の醤油漬けである。昆布とスルメを 2 mm 幅に切ってにんじんのせん切り，数の子のくずれたものなどとともに醤油に漬ける。北海道の寒さのもとで時間をかけてつくると昆布のぬめりが糸をひきだして風味が増す。

マツモ　松藻　[*Heterochordaria abietina*]　食用海藻の一種。マツモ科の褐藻で，松葉のような糸状の形からこの名がある。かつては，マツボ（松穂）とよばれていた。〔産地〕主産地は三陸沿岸である。外海の岩場に生育しているものを冬から初夏にかけて刈りとる。〔加工法〕マツモを洗浄後，海苔と同じように抄き，板状に乾燥させる。大部分は，さらに加熱して焼きマツモに加工される。〔調理〕焼きマツモは酒の肴などとしてそのまま食べたり，味噌汁の椀に入れて，磯の香りを楽しむ。干しマツモは，火であぶってから食べる。

マデイラワイン　[Madeira wine]　モロッコの西，大西洋上にあるポルトガル領マデイラ島産のワイン。島でとれるぶどうでつくった白ワインにブランデーを添加し，たるに詰めて特別の温室に置き 50℃ で 2～3 か月間熟成させる。ワインはいくぶん色が濃くなり，独特の芳香が生成する。

マテガイ　馬刀貝　[Razor clam]　軟体動物マテガイ科の二枚貝。〔生態〕体は細長く，内湾の砂地にすむ。砂に穴を垂直にあけてもぐっており，砂地に小孔をあけて入りこんでいるので，穴に食塩を入れると飛び出してくる。また，やすで突いてとる。公害のため，あまりいなくなった。〔調理〕塩ゆでにしそのまま，またはぬたにするとかなりおいしい。

マテちゃ　マテ茶　[Mate tea]　南米，

東南部の山地を原産とする，モチノキ科に属する常緑樹（イェルバマテ：yerba mate）の葉を，もっともよい香りのある5～10月の期間に収穫してつくる。カフェインと少量の芳香油，タンニンを含み，さわやかな香りとほろ苦さのある，爽快な飲物である。南米では，コーヒー，茶，ココアにつぐし好飲料として，一般に用いられている。パラグアイ，アルゼンチン，ブラジルで生産される。〔製法〕葉のついた若枝を，まず，炎の上で直接あぶり，ついで，棚の上で加熱，乾燥し，葉をとり粉砕する。〔飲み方〕ひょうたんの器にマテ茶を入れ，熱湯を注いだ後（砂糖を加える場合もある），先端に小穴のあいた特殊な金属パイプ（ボンビーリャ）で吸飲するのが伝統的。現在では，ティーポットやティーバックを利用する方法も普及。

マドレーヌ　［（仏）Madeleine］　マドレーヌ型で焼いた，バターのたっぷり入ったフランスの小型菓子。〔歴史〕この名の由来については，町の名とも，寺院の名とも，料理人の婦人名とも各説あり，定かでない。フランスのロレーヌにあるコメルシーの町のマドレーヌドコメルシー（madeleine de commercy）は銘菓として有名である。ルイ15世の皇后となったマリー・レクチンスカの父，スタニスラス公がたいへんこの菓子を好み，1730年にベルサイユに紹介したことでパリに広まったといわれている。〔型〕マドレーヌは，はじめアスピックの型に詰めて焼いたが，現在では貝殻型をしたものが多い。また，日本では浅い菊型でもつくられている。マドレーヌはバターが多く入った小さなケーキで，本来，型に紙を敷かずに焼き上げるから，とり出しやすい浅い型がよく，油脂をじゅうぶんに敷き込むことが大切である。菊型では紙を敷き，紙のついたまま提供される。〔材料の配合〕四同割といわれるもので，全卵，バター，小麦粉，砂糖が同重量でつくられる。砂糖の一部に峰蜜を使ってもよく，風味を増すと同時にしっとりでき，かびが出にくくなる。〔香料〕オレンジの花の匂いをもつエキス（fleur d'orange）が正式であるが，レモンの皮のおろしたもの，バニラ香料，ラム，オレンジリキュールなども使う。〔膨張剤〕炭酸アンモニウムは菓子を白く焼き上げ，焼き上がりの気泡が縦になり，軽くでき上がる。ベーキングパウダーでもよい。〔つくり方〕卵を割りほぐし，砂糖，蜂蜜を加え，軽く泡立ててマヨネーズ状にする。ベーキングパウダー，塩とともにふるった小麦粉を2～3回に分けて混ぜてから，溶かしたバターを合わせる。型に生地をほぼいっぱいに入れて200℃のオーブンで焼く。表面がきつね色に焼き上がったら早めに網の上に型ごと返してさます。貝殻型マドレーヌは，型にあたっていた方が表になる。焼き立てが一番おいしい。少し乾燥した場合は，ラム入りのシロップをつけてやわらかくするとよく，冬は熱くし，夏は冷やして供する。

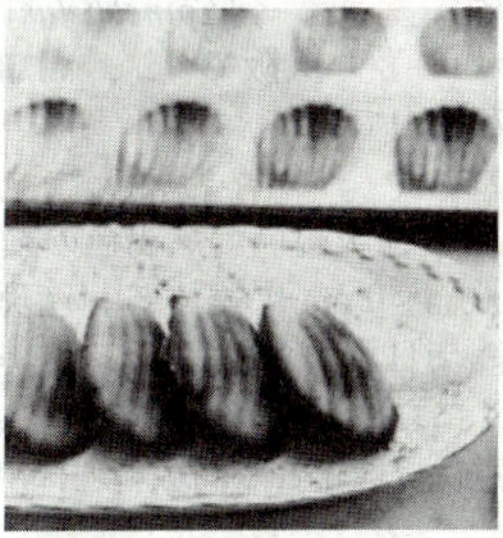

マドレーヌと焼き型

マトン　→めんようにく

まないた　俎板　食品を調理するときに使う板，または台をいう。〔名称〕昔は，まな板とは魚を料理する板だけをいい，真魚板とも書いた。野菜用には蔬菜板があり区別されていたが，後に魚，野菜などすべての調理に用いる板にまな板の名がついたといわれる。ふつうは長方形で，足がついた台のものと板だけのものがある。〔材質〕まな板に使う木材は，傷つきにくいもの，刃こぼれしない適度のかたさのもの，比較的水に強い材質，あくのでないもの，汚れがつきにくいものなどの条件が必要で，昔からひのき，いちょう，ほお，さくら，かし，かつら，さわらなどが使われている。現在ではプラスチック製，合成ゴム製のものなども使われる。中国のまな板は，木材の根元を輪切りにしたものが使われる，〔使用時の注意〕臭いや色が板に浸みこむことを防ぐ目的で，あらかじめ板をぬらして使うことが必要であり，使用後は，木のなかに細菌が浸入，繁殖するのを防ぐため，よく洗い，熱湯をかけ，乾かしておくことが大切である。

マナガツオ　真魚鰹　[*Stromateoides*]　マナガツオ科の魚。関西ではマナともいう。〔生態〕体はやや平たく青味を帯びた灰色を呈する。体長は45〜60 cm程度。産卵期6月ごろ，外洋性の魚で南日本に多い。〔調理〕12月〜翌年2月ごろまでがおいしい。かなり味のよい魚で，刺身，照り焼きなどにするが，とくに味噌漬け，粕漬けがおいしい。

マハタ　真羽太　[*Epinephelus*]　ハタ科の魚。〔呼称〕大阪でマス，高知でハタジロ，和歌山でシマアラやアカアラ，三重でホンマスやハタマスという。〔生態〕体は赤味を帯び灰褐色で黒褐色の横帯をもつ。体長は40 cmに達する。産卵期は5月ごろ。南日本に多い。〔調理〕美味な魚で，とくに夏おいしい。刺身，洗い，照り焼き，煮付けなどとし高級料理に用いられる。

まびきな　間引き菜　[Thinned-out vegetable]　栽培時に生育をそろえるために抜いた大根葉のこと。100 g中，レチノール当量940 μg, C 70 mgと多い。にんじん，からし菜，水菜などの間引かれた野菜も利用されている。

まひせいかいどく　麻痺性貝毒　→かいどく

マフィン　[Muffin]　英米各国の家庭でつくられる朝食用の小型パンで，膨張剤にベーキングパウダーが使われる。マフィン型に入れて焼くのでこの名がついたが，手軽につくることができ，また，イースト種のパンと違った風味が好まれる。マフィンは甘味が薄いのでジャムやマーマレードが添えられるが，おやつ用，菓子用にするときには砂糖の量を増やし，レーズンやピーナッツを加えたり，刻みくるみをふりつけたりしてもよい。〔種類〕入れる材料の名をとり，チョコレートマフィン，ハニーマフィンなどがある。コーン（ミール）マフィン（cornmeal muffin）は小麦粉に30％のコーンミール（とうもろこし粉）を加えたもので，アメリカで好まれてつくられる。マフィンの生地は比較的固めのほうが形よく焼き上がる。よく焼けたものは生地の断面の気泡が大きく，上部が山型にふくらみ，多少割れ目ができて，持ったとき軽い。焼きたての温いところを賞味する。〔レーズンマフィン（raisin muffin）のつくり方〕6個分の材料：薄力粉250 g，ベーキングパウダー6.2 g，塩2 g，砂糖40 g，卵1個，牛乳100 m*l*，バター40 g，レーズン15 g。ボールにバターをやわらかくして砂糖を加えてよく混ぜ，さらに卵を加えてよく混ぜ，牛乳を加える。塩，ベーキングパウダーとともにふるった小麦粉を軽く合わせる。湯でやわらげたレーズンを加え，バターをひいたマフィン型に入れ，200℃の天火で約12〜14分間焼く。〔イングリッシュマフィン〕かためのイースト生地を厚さ2.5 cm，直径7 cmの丸型に抜き，これを発酵させ，まわりにとうもろこし粉をふりつけて200℃のオーブンで焼く。マフィンの中央を手で割って2枚とし，バター，ジャムなどとともに賞味する。→パン

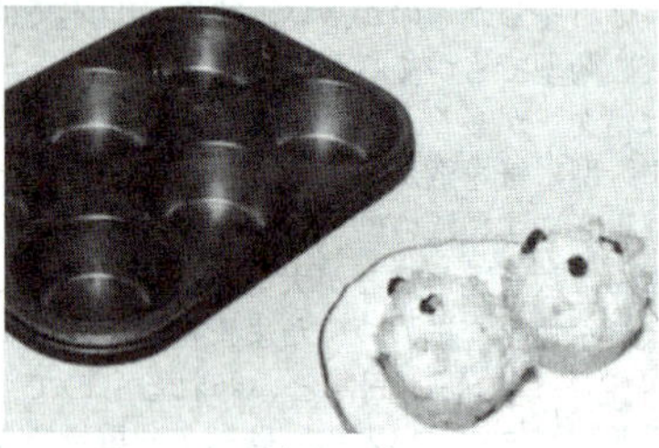

マフィン型とレーズンマフィン

まほうビン　魔法瓶　[Thermos pot]　外界との熱の出入りをしゃ断した，保温

または保冷の目的で用いるビンをいう。1881年，ドイツのワインホルトにより考案され，後にデュワーにより改良されたもので，デュワービンともよばれる。〔構造〕内部はガラスの二重壁になっており，その中間は空気を抜いて真空にし，真空に面したガラスには硝酸銀を流して銀鏡になっている。真空にするのは，空気による熱伝導を防ぐためで，メッキは放射による熱伝導をさえぎるためである。素材は割れやすいガラスのかわりにプラスチックのもの，ステンレスのものなども出まわっている。魔法ビンの口は，その用途によって，広口と細口とがあり，形も種々ある。大形で広口のものは家庭ではジャーと称し，飯の保温や冷蔵庫代わりに用いられる。魔法ビンを扱う場合には，急激な温度変化を与えないこと，静かに取り扱うことなどが大切である。

ママカリ　→サッパ

マメ　[Kidney]　腎臓のこと。形は一般にそらまめ形であるが，動物の種類によって多少異なり，豚では左右腎ともそらまめ形で扁平，馬では左腎がそらまめ形で右腎は三角形，牛では両腎ともに卵円形である。フランス料理では羊や仔牛の腎臓，中国料理では豚の腎臓がよく利用される。腎臓はヒレ肉先端の脂肪組織中にあることから，流通上は腎臓周囲脂肪（ケンネンあぶら）とともに枝肉についている。

まめがし　**豆菓子**　主原料的に菓子を分けてよぶ場合の総称であるが，ふつうは，豆がけ物菓子をいう場合が多い。〔原料豆〕主として大豆，落花生（ピーナッツ），えんどうまめ，そらまめなどである。〔製法〕豆かけ物菓子について説明する。鍋に原料豆を入れよく炒る。炒り豆が熱いうちに回転鍋に移し，かけ物蜜（ブリックス〈糖度〉40～50％前後の砂糖液）をかけて軽く撹拌する。つぎに，みじん粉を入れた器に移して表面にみじん粉をまぶしつけ，目の粗いふるいで余分なみじん粉を除き，乾燥させる。かけ物蜜，みじん粉，ふるい，乾燥という順序で，この操作を3～4回くり返し，仕上げる。みじん粉のかわりに小麦粉やでんぷん，あるいは，これらとみじん粉を混合して使用する場合もある。必要に応じて，最後に焙煎して仕上げる場合も多い。色素，抹茶，海苔などを，まぶしつけの際に付加することもある。

まめみそ　**豆味噌**　蒸した大豆に麹をつけて仕込んだ味噌。色は黒褐色で，塩分は約11％である。〔産地〕三重，愛知，岐阜の3県が主産地である。〔製法〕普通の味噌が米または麦を麹として，これで成分を分解するのに対して，豆味噌は大豆を蒸煮して小さな味噌玉をつくり，これに少量（1～2％）の煎った麦粉に種麹をまぜたものを振りかけて，麹室で製麹する。このようにしてつくった大豆麹をいくぶん乾燥してから，食塩水を加えて，桶に仕込み，1年近く熟成させる。〔溜味噌〕加える水を多くして仕込み，熟成後桶の下部の呑口を開いて液（溜）をとり，その残部を味噌とするが，現在はひじょうに少ない。〔八丁味噌〕味噌玉の製麹を17～18日間室中で上下反転を繰り返して行い，出麹後，細砕して少量の食塩水を加えて，食塩とともに仕込む。熟成に2か年以上を必要とする。固有の風味と色沢があり，保存性に富む。〔二分半味噌〕溜味噌に比し加える水を少なくして，出麹後，乾燥しないで翌日に仕込み，熟成は1年で終わる。やや甘口で温和な風味がある。→みそ

まめもやし　**豆萌やし，豆糵**　[Bean sprout]　豆を暗所で白化させながら発芽させたもの。〔原料〕緑豆を原料とする場合が多く，これは，もっとも風味がよい。そのほか，大豆，小豆，アルファルファなども使用される。現在では，東南アジアから輸入したブラックマッペ（黒い豆の意味）が使用されている。〔成分〕もやしは1年中広く用いられるが，発芽に際してビタミンCを生じ，10％前後を含む。〔製法〕もやしのつくり方は，豆を温水につけ，暗所に置き，倍くらいの大きさになるまで水を吸わせ，きれいな砂を入れた排水口のあ

る桶に入れて，上をわらでおおい，暗いところで27～30℃の温度にして発芽させる。毎日2回程度，温水を注ぐ。緑豆では約2日で1 cmくらいまでのびる。大豆では二昼夜で発芽し，3日目には約13 cm, 5日目には約15 cmまでのびる。緑豆やブラックマッペは約5 cmにのびたとき食用とするが，大豆では10～15 cmの長いものが市販される。→りょくとう

まめるい　豆類　[Beans]　豆類は，いずれもマメ科植物の種子で，食用とされるものである。世界のマメ科植物は約650属，18,000種もあるが，食用として重要なものは70種ほどであるが，日本で流通しているおもなものである。〔分類〕成分により分類すると，おおよそつぎのようになる。1）たんぱく質および脂肪を主成分とするもの：大豆，落下生。2）でんぷんおよびたんぱく質を主成分とするもの：小豆，えんどうまめ，そらまめ，いんげんまめ，うずらまめなど。3）野菜的な性質をもっているもの：えだまめ，さやまめ，さやえんどう，あおまめ。〔用途〕これら豆類は，それぞれの成分，性質に応じて各種の加工が行われる。大豆は味噌，醤油，豆腐，納豆，きな粉の原料となる。豆類一般の用途としては，煮豆，炒り豆，豆もやしなどがあり，さらにでんぷん質のものはあんになるものが多い。〔産地〕わが国の豆類の生産は北海道がもっとも多い。あずき，いんげんまめ，えんどう，そらまめなどの輸入量は10万t台で推移している。大豆のわが国内年産量は約20万t前後であるが，約300万t以上をアメリカ，ブラジルなどから輸入しており，自給率は，3～6%と低迷している。

マヨネーズ　[Mayonnaise]　マヨネーズソースともいう。基本的にはサラダ油などの高級油と酢とのO/W型エマルションであり，卵黄のリポたんぱく質により乳化力が与えられる。〔品質〕油の品質は良好でなければならない。たとえば遊離脂肪酸含量は0.05%を超えてはならないし，そのフレーバーは異臭なく，酸化に耐えなければならない。〔原料油〕ウインタライズした（冷所で沈殿するものを除去した）綿実油，大豆油，とうもろこし胚芽油などがこの目的に用いられる。〔エマルションの油含量〕65～80%で，濃いマヨネーズは約75%を有する。〔代表的組成〕油75%，酢（酢酸を4.5%含むもの）11%，卵黄9%，砂糖2.5%，食塩1.5%。〔香辛料〕いろいろあるが，からし（mustard），白こしょうが用いられることが多い。〔一般製法〕まず卵黄，一部の食酢，少量の添加物を混合器のなかに加え，つぎに少しずつ油を添加し，最後に食酢で味のバランスを調える。通常混合中10～12%の空気が入り込む。しかし製法，添加物の選択と割合はここにあげたものといちじるしく異なるときもある。たとえばコロイドミルを使うこともあるし，卵黄の代わりに乾燥卵を使うこと，また，ゼラチン，糊化でんぷん，その他の添加物が用いられることもある。JAS規格ではマヨネーズに卵黄や卵白以外の乳化安定剤と着色剤を使用することを禁じており，水分含量は30%以下，油脂65%以上，クエン酸の使用量は食酢に含まれる酢酸の重量の25%以下であることとなっている。サラダドレッシングは一種のマヨネーズであるが，約30%の油と5～6%のコーンスターチまたは食用ガムを含むだけである。油の自動酸化を防止するためにガスバリアー性の高いラミネート容器に封入されている。〔応用例〕マヨネーズソースを土台として，いろいろのソースができる。タルタルソースはマヨネーズソースに固ゆで卵，たまねぎ，セロリ，ピクルス，香草，パセリなどをみじん切りにして30%ぐらい混ぜたものである。そのほかにトマトソースを混ぜたオーロラソース，ニンニクとレモン汁を配合したアイオリソース，ワサビを配合したソースもある。

マラガワイン　[Malaga wine]　スペイン南西部マラガ湾に面する丘陵地帯でつくられ，マラガ港から輸出されるワイン。マスカット種およびペデロヒメンス種のぶどうからつくったワインにブランデーとヒメ

ンスの濃縮果汁を加えてつくる。アルコール分17〜19％，糖分15％以上でデザートワインとして用いられる。

マラスキーノ　[Maraschino]　クロアチアのダルマチア地方に産するマラスカさくらんぼからつくったリキュール。

マラスキーノチェリー　[Maraschino cherry]　マラスキーノリキュールに漬けたさくらんぼ。現在は赤く着色し，砂糖漬けにして，カクテルに入れたり製菓原料とする。

マリナード　[(仏) Marinade]　保存の目的をもち，臭みを抜いて，よい香味を添えるために使われる漬け汁のこと。フランス語のマリネ (mariner) はこの漬け汁に食材を浸し，味や香りを付けることをいう。冷蔵庫が一般に使われ出してから次第にマリナードの手法は少なくなったが，古い時代には短時間ではあるが保存性を延長するため，料理に欠くことのできない存在であった。〔漬け込む材料〕魚介類，鳥獣肉類，果実・野菜類など。〔漬け込む時間〕材料により，2〜3時間でよいもの，半日から一昼夜，または数日間という漬け方もあり，形の大小，肉質の硬軟などによっても差がある。〔マリナードの材料〕香味野菜（玉ねぎ，にんじん，セロリ，パセリなど）の刻んだものと，香辛料（ローリエ，粒こしょう，粒からし（マスタード），丁字，タイム，セージなど）に，酢，油，ワイン，レモン汁を生のまま合わせただけ，または合わせて一度煮立て，じゅうぶんに冷ました後，用いる。〔漬け汁〕分量は漬ける材料による。酢は保存に役立ち，肉面をやわらかくするが，多く使うと酸っぱくなるので，ワインの酸味と合わせるとよい。野猪や鹿などの硬い肉で臭みのあるものを塊のまま漬けるには，酢をごくきつくして漬け込み，酢の味で仕上げる。このようにつくるサワーブラーテン (Sauerbraten) はドイツの特徴ある料理である。マリネするには，瀬戸びきまたは陶器の深鉢に材料を入れ，十分量の漬け汁に浸し，ときどき材料を上下にかえし，必要時間漬け込むが，材料の肉質や熟成度，量，周囲の温度に注意をはらい，じょうずに漬けてマリネの効果があるようにする。漬け汁はその一部をソースに使うことがある。〔漬け込み方と仕上げ方〕1）生の材料を漬け汁に漬け込み，そのまま食卓に出すもの：ニシンの酢漬け (bismark herring)，イワシ酢漬け (sardines marinade)，野菜の酢漬け（ピクルス漬け，pickles）など。2）生の材料を漬け汁に漬け込み，その後，火を通して仕上げるもの：(1) かたい牛肉を油，ワイン，香味野菜の薄切り，香辛料で2〜8時間マリネしてから焼く。肉質をならしてよりやわらかくし，味を変えずに保存し，脂肪の少ない肉を焼きやすくする。(2) 姿のままの魚，切り身の魚に調味した後，レモン汁，香味野菜の薄切り，ワインを合わせてマリネすることにより臭みを抜く。(3) 牛舌肉の塩漬 (corned beef-tongue) は，牛舌肉を塩と硝石でよくもみ，マリナード（塩，硝石，黒砂糖，香辛料，水を10分間煮たもの）に1週間〜10日ぐらい漬け込んだ後，3時間ほどやわらかくなるまでゆでる。牛肋肉を同じ方法で仕上げたものをコンビーフ (corned beef) という。3）一度火を入れた後，煮込んだ漬け汁に漬けるもの：エスカベーシュ (escabéche)。→エスカベーシュ

マリンビーフ　[Marine beef]　濃縮魚肉たんぱくの一種。親水性があり，水戻しするとひき肉様になる。〔製法〕調理した魚から分離した肉に1％の食塩と0.2％の重曹を加えて軽くすり，筋原繊維の一部を溶出させる。これをエタノール中にめん状に押し出し凝固させる。再度エタノール処理して乾燥する。〔用途〕水戻ししてハンバーグ，ミートボールなど肉製品に配合する。→のうしゅくぎょにくたんぱくしつ

マルサラワイン　[Marsara wine]　イタリアのシシリー島の西北部マルサラ地方に産するデザートワイン。ブランデーと濃縮果汁を添加した濃色のワインで，アルコール分16〜21％，糖分4〜11％である。

マルターゼ　[Maltase]　マルトース

(麦芽糖) を2分子のブドウ糖に加水分解する酵素で，α-グルコシダーゼに属している。〔作用〕生体内における解糖，あるいは微生物の発酵において，マルトースはマルターゼによって2分子のブドウ糖に分解されて，初めて発酵の経路に入るものとされている。〔存在〕麦芽，酵母，かびなどに含まれ，人体では小腸に含まれている。

マルチット [Maltit] マルチトールともいう。また，麦芽糖（マルトース）を還元して製造するので還元麦芽糖ともよばれる。〔製法〕でんぷんを酵素（アミラーゼ）により糖化し，麦芽糖をつくり，これを高圧水素添加し還元する。〔構造〕グルコースとソルビットが結合した糖アルコール。〔性質〕水に易溶な無色透明な液体。甘味はショ糖の90%程度である。還元性がないので，アミノ酸とともに加熱してもメイラード反応を起こさない。エネルギー源となるかどうかは論議が分かれているが，いずれにしても低エネルギーである。〔用途〕低エネルギー甘味料として菓子，飲料に，老化防止用として包装もちに。品質改良剤として米菓，漬け物などに用いられる。→とうアルコール

マルトース [Maltose] 麦芽糖（ばくがとう）ともいう。2分子のブドウ糖の結合した二糖類である。〔性状〕水溶液から晶出させたものは，1分子の結晶水をもち，融点103℃，[α] D＋130°。これを無水アルコールと煮沸すると無水物となる。水に溶けやすく，右旋性で，酸または酵素（マルターゼ：maltase）で，2分子のブドウ糖に加水分解される。図のように，グルコースのC4に結合しているアルコール基と，α-グルコースのアルデヒド基とが，脱水して縮合したもので，還元性がある。パン酵母により酸性では発酵されるが，アルカリ性では発酵されない。上品なソフトな甘味であるがショ糖の約30%くらいである。〔生成〕糊化したでんぷん，また，グリコーゲンに，麦芽を作用させ加水分解する際に，多量に生成する。また，アミロ

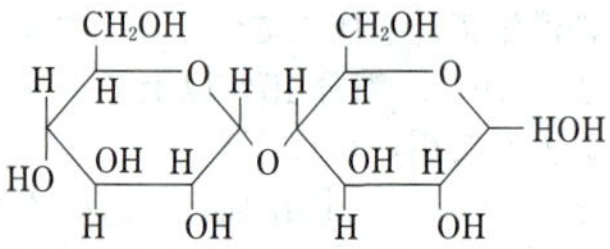

マルトース

ペクチンにイソアミラーゼを作用して生成したアミロースをβ-アミラーゼで分解して，大量に安価に得られるようになった。〔存在〕天然物中には，あまり多量には存在しないが，麦芽のなかに多いので，この名がついた。大麦の発芽の際に生じた酵素が，大麦のなかのでんぷんを加水分解するとき生ずる。麦芽あめのやわらかな甘味の本体となるものである。そのほか，植物の葉，花，種実，蜂蜜，肝臓などに少量みいだされている。→アミロース

マルトオリゴとう　マルトオリゴ糖 [Maltooligosaccharide] グルコースがα-1, 4結合でつながったオリゴ糖類，つまりでんぷん主結合と同じ様式で結合したオリゴ糖類である。二糖，マルトース，三糖，マルトトリオースなど。でんぷんをβ-アミラーゼで分解するとマルトースがもっとも多く，マルトトリオースがそれにつぐ収量で得られる。酸分解でDEの低い水あめをつくると，さらに重合度の高いマルトオリゴ糖の混合物が主体になる。マルトースを除けばふつうの酵母では発酵しない。膵臓病の診断薬として用いられるが高価なものである。

マルトール [Maltol] 食品香料として使われる物質。〔性状〕白色の針状結晶または粉末。融点161〜162℃，93℃で昇華する。カラメルに似たにおいがある。〔用途〕樹皮，小麦，大豆などから分離されており，食品のフレーバーとして，パインアップル，ぶどう，いちごなど果実香料，チョコレート，ココア，コーヒーの香

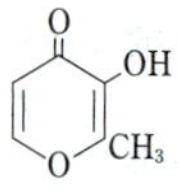

マルトール

まる

料などに用いられる。対象となる食品は飲料，菓子が主体であり，香味改良補強剤として微量の添加で香りを強める特徴がある。バニラ，メープルフレーバーとして，併用効果がいちじるしい。

マルトトリオース ［Maltotriose］ →マルトオリゴとう

まるボーロ　丸芳露　南蛮菓子。焼き干菓子の一種である。〔原料〕小麦粉，砂糖，鶏卵，蜂蜜，炭酸水素ナトリウム（重曹）など。〔製法〕先の原料をこね合わせて布上でのばし，丸型で押して切り，鉄板上に並べて焼く。直径 7 cm，厚さ約 2 cm の円形で，褐色に焼きあげる。〔製品〕佐賀の丸芳露，香川県豊浜の丸芳露など，昔から銘菓として何代も受け継いでつくられている。

まるぼしイワシ　丸干鰯　新鮮なイワシ類を丸のまま塩漬けした後，乾燥したもので，手軽な水産加工品として昔から賞味されている。原料としては，マイワシ，カタクチイワシ，ウルメイワシが使用される。最近の傾向として，水分が多く，塩分の少ない（生干し）製品が多くなっているが，このような製品は保存性が劣るため，低温貯蔵が必要である。

マルメロ　榲 ［Marmelo, Quince］ バラ科に属し，イラン，トルキスタン原産で，幹は高さ 8 m にも達する落葉樹。〔産地〕ヨーロッパではイタリア，フランス，スペインなど，わが国では長野，秋田，岩手，山形で栽培される。〔果実〕球形または洋梨形で，秋に黄色に熟し，香りを有するが，渋味を含むので生食には適さず，砂糖漬け，砂糖煮の缶詰にされる。また，熟果を 3 mm 厚さの輪切りにし，日乾した乾燥品もつくられる。成熟してもあまり軟化しないので，貯蔵に耐える。〔成分〕糖度 10〜13％，酸 0.8〜1.1％，アミノ態窒素 10〜26 mg/100 g，灰分 0.35〜0.45％，果芯に近い部分にはペクチン，アミノ態窒素が多い。〔果皮および果芯〕ペクチンに富むので，ジャム，ゼリーに用いられ，また，湯を加えて飲料にする。地方によりマルメロのことをかりんともいっているが，近縁ではあるが，本来は別のものである。→かりん

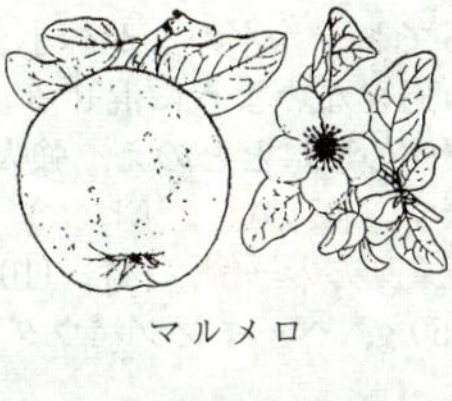

マルメロ

マロングラッセ ［（仏）Marron glacé］ フランス式の栗の砂糖漬け菓子。〔製法〕栗の荒皮をはぎ，じょじょに湯煮して渋皮を剥皮し，最初ボーメ 24° ぐらいの糖液にひたして 80℃ ぐらいに保ち，約 3 時間湯煮式に保温し，終われば翌日までバット台に上げておく。翌日火入れをして，糖液に約ボーメ 1° 高くなるように砂糖を加えて熱し，液をろ過してバットに注加し，前日と同様，湯煎の操作を行う。このように毎日ボーメ 1° ずつ上昇の糖液を注加し，ボーメ 32° を保つまで継続する（約 10 日間）。つぎに表面の糖液を洗い，乾燥した金網上に並べ，約 50℃ の温度で乾燥し，製品とする。→グラッセ

マンガン ［Manganese］ 穀類，豆類に多く含まれる。成人体重 70 kg の体内に約 20 mg のマンガンが存在する。スーパーオキシドジスターゼ（MnSOD）などの酵素中に存在している。

マングビーン ［Mung bean］ →りょくとう

マンゴー ［Mango］ ウルシ科に属し，インドが原産。熱帯性のマンゴーの木は，果樹としてもっとも古い歴史をもっており，高さ 30 m にも達する。〔果実〕品種により，形は円形，長楕円形，卵円形，扁平形などがあり，また，大きさも 250 g 程度の小さいものから 1〜2 kg の大果まである。一般に，頂部はくちばし状を呈している。皮はかたくて薄く，熟すると淡黄色になり，果肉は多汁質で淡赤色を呈する。果肉には，かたい殻をかぶった大きな扁圧された種子がある。未熟のときは酸味が強

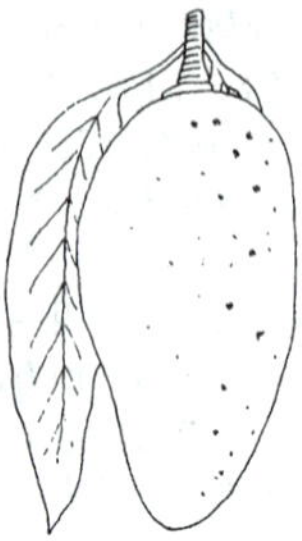
マンゴー

いが，熟するにしたがい甘酸適度になり，特有の芳香を生じ，美味で，熱帯地方では重要な果樹である。近年，輸入が許可されたため，日本でもフィリピン産，インド産などのマンゴー果実が小売りされるようになった。宮崎産の高級ブランド「太陽のたまご」も販売されている。〔成分〕糖分はショ糖（7％）と果糖（5％）がおもで，酸はクエン酸として 0.2～0.7％を含み，果肉の色素はカロテノイドである。レチノール当量 51 μg/100 g，ビタミン C 20 mg/100 g。〔用途〕生食のほか，ジュース，ピューレ，シロップ漬け缶詰，ジャム，乾燥果実などに用いられる。

マンゴスチン　[Mangosteen]　マライ半島原産。オトギリソウ科の常緑高木で，高さ約 6 m にもなる。〔産地〕アジアではインドネシア，マレーシア，タイ，フィリピン，ビルマ，インド，スリランカなど。果実は約 5～8 cm のやや平たい球形をした暗紫色の漿果（しょうか）で，放射状に並んだ種子周囲の部分を食用にする。果皮は茶褐色で 1 cm くらいの厚さがあり，ひじょうにかたい。果肉は液汁に富み，芳香があって美味であるため，ドリアンを果実の王様とよぶのに対し，果物の女王と称される。マンゴーとは関連性はない。〔成分〕可食部約 30％，果肉水分約 80％，糖分 15％，酸 0.5％，ビタミンは少ない。

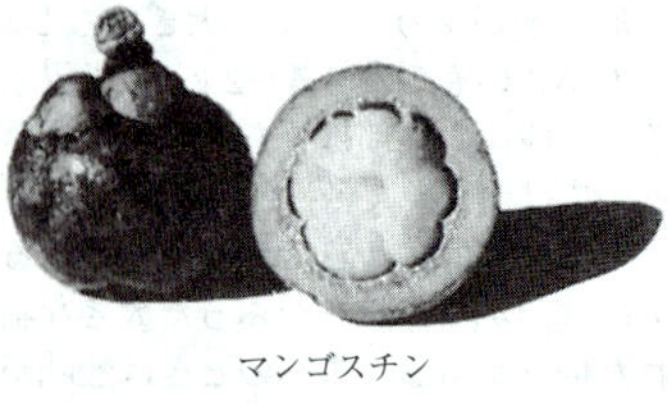
マンゴスチン

まんじゅう　**饅頭**　和菓子の蒸し物とオーブン焼き物に属する二種類がある。蒸しまんじゅうには，じょうよまんじゅう類，かるかんまんじゅう類，薬まんじゅう類，酒まんじゅう類がある。じょうよまんじゅう類は上新粉，やまいも，砂糖を混合した生地，かるかんまんじゅう類はそれを水だね（みずだね）に近くした生地，薬まんじゅう類は小麦粉，砂糖と膨張剤の混合生地，酒まんじゅう類は小麦粉の酒だね発酵生地で，それぞれ，なかあんを包み，蒸しあげたものである。オーブン焼き物に属するまんじゅうには，カステラまんじゅう，栗まんじゅう，月餅類，ビスケットまんじゅうとその応用品などがある。これらは，小麦粉，卵，砂糖，膨張剤の混合生地でなかあんを包み，それぞれ特徴ある焼きあげ，仕上げを行ったものである。→かしるい，やきものがし，わがし

マントウ　**饅頭**　小麦粉生地を蒸しながら膨らませたもので，中華まんじゅうともいう。中国料理の点心の一種。〔種類〕あんのないものとあんの入ったものとに大別できる。あんのないものは主食にされるので菜が必要である。あんには，肉あんと小豆あんがある。生地には自然発酵によるもの，イーストを用いるもの，ベーキングパウダーを用いるもの，イーストとベーキングパウダーの両用の四種がある。以下に，ベーキングパウダーを用いた皮のつくり方をあげる。〔あんのない饅頭のつくり方の一例〕材料（10 個分）：小麦粉 250 g，ベーキングパウダー10 g，水 140 ml。つくり方：小麦粉とベーキングパウダーを混ぜて二度ふるっておく。水のなかへ小麦粉を加え，こね過ぎないように混ぜる。10 個に分けて饅頭の形にととのえ，強火で 20 分ぐらい蒸す。〔豆沙饅頭（トウシャマントウ）のつくり方の一例〕材料（10 個分）：小麦粉 250 g，ベーキングパウダー10 g，

砂糖20g，水130ml，小豆あん250gぐらい，黒ごま25g，ラード25g。つくり方：小麦粉にベーキングパウダーを混ぜてふるい，砂糖を溶かした水と合わせてこね，10個に分けておく。小豆あんに煎ってすりつぶした黒ごまとラードを入れて火にかけ，よく練って，10等分し，先の皮で包み，15分ぐらい蒸す。〔包子饅頭のつくり方の一例〕材料（10個分）：小麦粉250g，ベーキングパウダー10g，水140ml，豚ひき肉150g，長ねぎ2本，しょうが1個，塩小さじ1/2，醤油小さじ1。つくり方：皮はあんなし饅頭と同様につくっておき，10個に分ける。みじん切りのねぎにおろししょうがを混ぜ，豚ひき肉を入れて塩と醤油で調味し，よく混ぜ合わせておく。皮を手のひらで押し，まわりを薄くのばして肉あんを入れ，皮の耳を指でつまみ，きれいにひだをとって包む。強火で20分ぐらい蒸す。このまま食べてもよいが，酢醤油で食べてもよい。肉ばかりでなく，エビ，カニやたけのこ，しいたけなどを細かく刻み，油で炒めて味をととのえたものを肉と混ぜてもよい。

マンナン　[Mannan]　松柏科の木質部，または *Phytelepas macrocarpa*（象牙やし）の堅果，緑藻あるいは酵母の細胞壁の主成分。〔性状〕マンノースのβ-1，4結合からなる多糖類。セルロースと同一の形の構造で，安定なミセルをつくり，水に溶けない。ほかに微生物の菌体および生産物中から構造の異なるマンナンが発見されている。たとえば *Rhodotorula gultinis*（赤色酵母）からはβ-1，3；β-1，4-マンナンが，*Saccharomyces rouxii* および *Bacillus polymyxa* からはα-1，6-マンナンが見いだされた。〔種類〕5％の冷水酸化ナトリウム液に溶ける部分をマンナンA，10％水酸化ナトリウム液に溶ける部分をマンナンBとし区別することもある。マンナンAの重合度は70〜86。

マンナンしょくひん　マンナン食品　[Mannan containing food]　健康食品の一種で，こんにゃくから得られるグルコマンナンを主成分としている。製品は粉末状で，そのまま飲んだり，プリンなどに調理して食べる。グルコマンナンは，人間の消化酵素で分解されないのでエネルギー源とならず，ダイエット食品として利用される。また，グルコマンナンは食物繊維（ダイエタリーファイバー）の一種であり，その効用をうたっているものも多い。→しょくもつせんい，ダイエットフード

マンニット　[Mannit]　D-マンノースを還元して得られる糖アルコールである。マンニトールともいう。〔性状〕針状，または粒状の結晶，融点168℃。吸湿性はない。水によく溶け，甘味はショ糖の60％程度である。〔製法〕ショ糖を加圧下で水素添加すると，ソルビットとともに生成する。〔存在〕褐藻にとくに多く10〜30％含まれる。そのほか各種の植物の葉，幹，根，樹皮または根茎，塊茎などのいたるところにある。たまねぎ，にんじんにやや多い。干しがきの白い粉は，マンニットの析出したものである。また，きのこ類，菌類そのほかの微生物にも含有される。植物体が腐敗するときに生ずる粘質物は，どれもマンニットを含んでいる。わが国では，チューインガムおよびあめ類の粘着防止剤としてのみ使用が認められている。

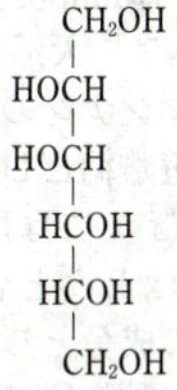

D-マンニット

マンニトール　[Mannitol]　→マンニット

まんねんたけ　万年茸　[Mannentake, Reishi mushroom, *Ganoderma lucidum*]　夏から秋にかけて，広葉樹の枯木が地面と接する部分に発生するきのこ。マンネンタケ科に属する。〔形態〕傘と茎からなり，高さ5〜15cm。傘は半円形で，径5〜

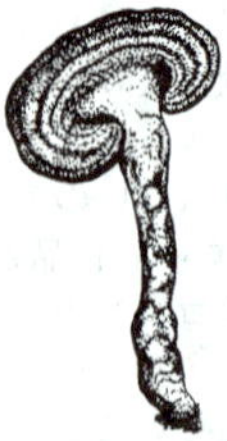

まんねんたけ

13 cm。表面は光沢があり，赤褐色ないし紫褐色，同心円状の環紋がある。茎は赤褐色ないし黒色で，不規則に屈曲する。〔似た仲間〕まごじゃくしは針葉樹の枯木に発生し，表面は黒っぽい。〔薬理効果〕中国では古くから霊芝（れいし）とよばれ，朝鮮人参と並ぶ二大仙草として不老長寿の霊薬とされてきた。わが国でもれいし，さいわいたけ，かどでたけとよばれ，装飾品や強壮，健胃の民間薬として利用された。一般食用にはされていない。β-グルカン，ガノデランAおよびB，ステロール，アルカロイド，エルゴステロールなど，薬理作用をもつ成分を含む。最近の研究によると，脳神経鎮静，血圧降下，消炎，抗腫瘍作用があることが報告されている。一方で，副作用も報告されているので，注意が必要。

マンノース　[Mannose]　六単糖のひとつである。〔存在〕天然界にはヘミセルロースの主成分マンナンの糖成分として広く存在するが，遊離糖としては一部のみずごけ，ビートのほかには確認されていない。食品中にはほとんど含まれず，コンニャクマンナンの成分として存在することが知られている。動物界ではたんぱく質と結合して見いだされる。結核菌，馬，犬の血液のなかにも含まれる。〔性質〕単斜晶形の針状結晶で，水によく溶ける。ブドウ糖と同じく，αとβ型がある。α型は融点133℃，[α]D＋29°，β型は融点132℃，[α]D－17°変旋光後は14°。甘味はショ糖の40％程度である。ただ，α-D-マンノースは，単なる甘味をもつだけであるが，β-D-マンノースは，はじめは甘いがいくらか苦味がかった後味を感ずる。酵母で発酵される。一般の単糖類と異なり，塩基性酢酸鉛で沈殿を生ずる。

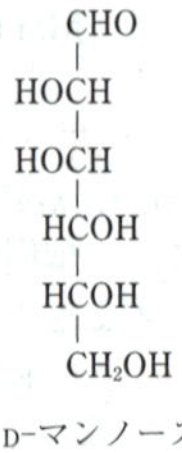

D-マンノース

み

ミートソース　イタリア北部（エミリア・ロマーニャ州）ボローニャ地方の煮込み料理（ragù alla bolognese）といわれる。牛のひき肉または包丁で細かくたたいた肉が主材料で，これをよく炒め，さらに玉ねぎ，セロリ，にんじんなどの野菜のみじん切りを加えて炒め，トマトを加えてよく煮たものである。トマトの酸味をきかせ，肉と野菜のうま味を煮詰めた保存のきくソースである。スパゲッティ，マカロニ，ラザニアなどのイタリアのパスタ料理によく使われる。〔供卓法〕スパゲッティやペンネなどのゆでたパスタにそのままかける，またはあえる。このほか，ホワイトソース（Salsa crema）と合わせてグラタンなどに使うこともある。〔つくり方〕1) あらびきの脂肪のない牛肉，または細かく刻んだ赤身牛肉を油で数分間，肉に焼き色がつくほどによく炒める，2) 別鍋に油を熱し，みじん切りのにんにくとみじん切りの玉ねぎを炒める。ついで同様にみじん切りにしたセロリとにんじんを加えて炒めた後，肉とあわせる。赤ワインをふりかけ，アルコール分を蒸発させてから少量の小麦粉をふり，刻んだトマト（生のトマトの皮と種を除いたもの，または水煮の缶詰を用いる），トマトペースト，煮だし汁をひたひたに加え，ブーケガルニとともに弱火で約1時間煮込む。簡便に温めるだけで用いられるミートソースも市販されている。

ミートパイ [Meat pie] パイ生地で詰め肉を包み，多くはオーブンで焼き上げたスナック（snack）の一種で，焼きたての熱いうちが美味である。できあがりの形は直径約10 cmの円形，半円形，三角形など，または数人分として大きくつくり，同じパイ生地で上飾りをほどこして焼くこともある。いずれも美しい焼き色を付けるため，上部に溶き卵をぬってから焼く。パイ生地はあまりふくらませる必要はないので練り込みパイ生地でよい。市販の冷凍パイ生地も入手しやすく，これを用いると手軽につくることができる。詰め肉はひき肉の炒めたものに玉ねぎ，セロリ，しいたけなど野菜のみじん切りの炒めたものと合わせ，ぱらぱらにならないように少々卵のつなぎを入れておく。これらの味付けは好みで，塩味，トマト味，カレー風味など，変化がつけられる。好みによってはハムやゆで卵の刻んだもの，刻みマッシュルームの炒めたもの，じゃがいものゆでてつぶしたものなどを加えてもよい。形にしたものを冷凍しておき，調理することもできる。この場合は，多少時間を長く焼くこと。また，揚げてもよい。→パイ

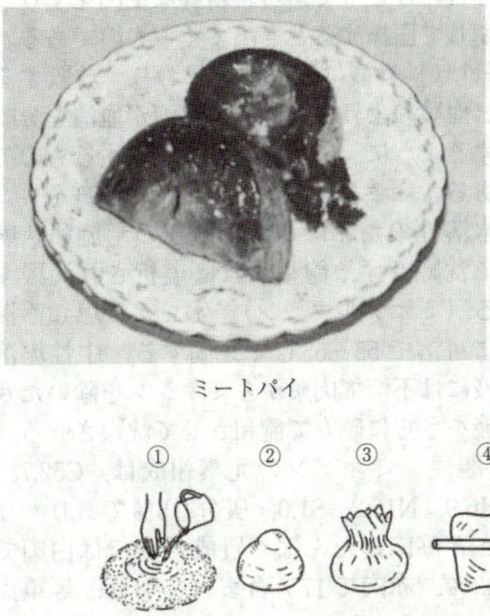

ミートパイ

ミートボール →ミートローフ

ミートローフ [Meat loaf] 牛ひき肉に玉ねぎ，パン粉，卵などを混ぜ合わせ，調味したものを大きくローフ型につくり，オーブンで焼き上げた料理。角パンのようなローフ型につくるところからミートローフという。一般には，天板にこの形をつくるが，角パンをつくる焼き型（ローフ型，縦21 cm，横11 cm）のなかに入れて焼いてもよい。牛ひき肉だけのときにはビーフローフ（beef loaf）とよぶ。でき上がったら形のまま大皿に盛り，食卓で適当な厚さに切り分ける。〔特徴〕ミートローフはローストビーフにくらべて経済的であり，中心にまで好みの味がつけられて焼き方もむずかしくなく，やわらかいので，子どもや高齢者にも好まれる。〔つくり方〕1）牛ひき肉だけ，または牛と豚のひき肉を合わせ，塩を加えてよくこねる。これに刻んでバターで炒め，冷ました玉ねぎ，牛乳でしめらせたパン粉，卵，こしょう，ナツメグを加え，よくまぜ合わせる。高さ7 cmのなまこ型にまとめる。2）油をひいた天板の上に移し，表面にパン粉をふりつけ，上から溶かした脂肪をたっぷりかける。または，豚の背脂（あぶら）を薄くそいで上にのせるか，豚の網脂で巻いてもよい。

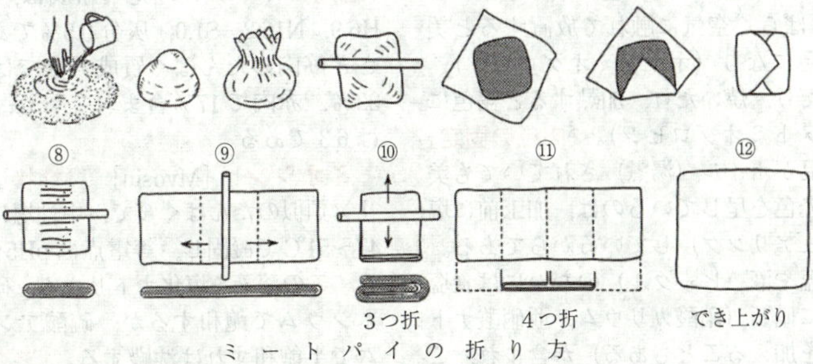

ミートパイの折り方

3）200℃に熱したオーブンの中段に入れ，表面が固まったら火を弱め，170℃で約30分焼く。途中，天板のなかの焼き脂肪を2～3回かける。4）焼き色が付き，ローフの中央部を押して弾力があり，竹串を中心まで刺して澄んだ肉汁が出るまで焼く。5）ミートローフはそのまま大皿に盛り，まわりに季節の野菜のバター煮を三種ほど，彩りよく添える。ソースはトマトソースか，薄切りのマッシュルームを加えたマデラソースを添えるとよい。〔ミートボール〕ミートローフのたねを小さいボール状につくり，油で揚げる，フライパンで焼く，ゆでる，などして表面をかたくしておき，ソースで煮込む，グラタンにする，などの仕上げを行う。

みえき　味液　あじ液とよぶこともある。大豆または小麦たんぱく質の加水分解液（vegetable hydrolysate）から，グルタミン酸（グルタミン酸ナトリウムの原料となる）を取り出した残液を原料とし，味を調製したもので，アミノ酸液と同じように醤油原料として用いられる。

ミオグロビン　［Myoglobin］　色素たんぱく質の一種でヘモグロビンとともに肉の赤色を形成する。〔性状〕分子量17,000，その一分子にプロトクローム（protochrome）1個を結合し，鉄含量0.34％，等電点6.78。〔含量〕肉色の濃いものは一般に肉中ミオグロビン含量が多く，馬肉，牛肉，豚肉の順にある。また，じゃっかん，成牛，老牛の肉色は，それぞれ鮮紅，桜赤，暗赤色を呈する。〔肉色の変化〕切りたての肉の色は，暗赤色で（ミオグロビン），しばらく空気に触れて放置すると美しい赤色になり（オキシミオグロビン），肉を煮たり，焼いたり，加熱すると褐色になる（メトミオグロビン）。〔肉色の固定〕肉加工品がボイル（湯煮）されていても美しい桃赤色を呈しているのは，加工前に塩漬（キュアリング）しているからである。塩漬の塩や液（ピックル）のなかには食塩のほかに硝石（硝酸カリウム，亜硝酸ナトリウムを加えることもある）が含まれ，この硝酸塩が塩漬中に存在する微生物によって還元されて亜硝酸塩となる。さらに肉中の乳酸によって亜硝酸となり，乳酸菌の作用で酸化窒素（NO）に変わる。このNOがミオグロビンと結合してニトロソミオグロビン（NO-ミオグロビン）となり，これは加熱するとニトロソミオクロモーゲンとなり，肉に桃赤色を与える。この変化が肉色の固定といわれ，その反応が進むには肉が還元状態にあることが必要で，実際に還元剤のひとつであるアスコルビン酸ナトリウムを塩漬中に添加すると，肉色の固定が良好に行われる。また，発色を促進するためにニコチン酸アミドを添加することもある。〔変色〕ニトロソミオクロモーゲンも過酸化水素，酸素，光，細菌などの作用で緑色，黄色，無色に変わることもある。ハム，ソーセージにみられる緑変（必ずしも有害ではない）はこれにもとづくと考えられている。

ミオゲン　［Myogen］　肉漿中のたんぱく質のひとつである。新鮮な生肉をすりつぶして圧搾するとき出てくるものである。〔性状〕外観は血漿と似ており，放置すると血漿のように凝固し，血液が血清を分離するように，肉漿は肉清を分離するものである。ミオゲンはアルブミンの性質をもつ水溶性のたんぱく質で硫安の半飽和状態で沈殿せず，飽和すれば塩析され沈殿する（ミオアルブミン）。水および塩類溶液に可溶で55～65℃で凝固する。中性塩溶液には不溶で肉漿からミオシンを除いた残液をさらに硫安で飽和させて沈殿させる。〔組成〕ミオゲンの元素組成は，C52.7，H6.9，N16.2，S1.0，灰分0.5％であり，うさぎ筋肉のたんぱく質成分中では白肉で22％，赤肉で17％含まれており，等電点は6.3である。

ミオシン　［Myosin］　〔性状〕グロブリン類似のたんぱく質で，中性塩に可溶，47～51℃で凝固し，等電点はpH5～6である。この溶液を塩化ナトリウム，硫酸マグネシウムで飽和するか，硫酸アンモニウムで半飽和すれば沈殿する。〔アクトミオシン（actomyosin)〕しかしながらSzent-Györgyiによって新しくミオシン（昔の研究者，たとえばvon Fürth（1919年）によるミオシンと混同するのを避けるためにミオシンAともいわれる）が純粋にとり出されている。これは従来ミオシンとよばれるものはアクチンとミオシンとの複合体であるアクトミオシンであることが明らかにされた。〔ミオシンA〕pH6.5で0.3モル塩化カリウム＋0.15モルリン酸カリウムにより，死直後に肉より抽出されたたんぱく質で，低粘度であり，また，塩類の存在下に溶液の流動複屈折がみられることから粒子は小さいと判断される。繊維たんぱく質のひとつでATPが欠如すると前述のアクトミオシンを生成して肉の死後硬直を起こすものと考えられている。ミオシンAには，ATPをADPと無機リン酸に加水分解するATPase作用，アクチンと結合する作用および一定のイオン強度下で互いに重合し合う性質がある。ミオシンA自身あるいはアクトミオシンは肉の結着性，保水性に大きな関係をもち，これらのたんぱく質の性質あるいは変性度合は肉の加工に大きく関係する。ミオシンAのほかトロポミオシン（toropomyosin）などのたんぱく質が分離されている。

みがきスルメ　磨き鯣　→スルメ

みがきニシン　身欠き鰊　ニシンの素干し品。〔製法〕北海道日本海で多量にニシンがとれていた頃の製品は外割の二本どりみがきであった。ニシンのえらをとり，腹を割って内臓を除き，えら孔から口に縄を通して乾かす。2〜3日干したのち，小刀で尾の部分から頭部にかけて背を開き背骨を除き，腹側もさき片身とするか，または尾部を残す。さらに2〜3週間干し，背の部分のみをそろえて束ねる。腹側の部分は一般に胴ニシンといい，主として白子とともに肥料としていた。現在はニシンの不漁にともない背と腹を分けずにそのまま二枚に割り，乾燥度を低くしたソフトな食感の生干し製品が大部分となった。また天日乾燥の代わりに火力乾燥が増えた。〔原料〕最近はアメリカ，カナダからの冷凍輸入ニシンが原料となっている。冷凍原料を使用するので周年製造される。〔調理〕完全に干したものよりも生干しがおいしく，煮付け，かば焼きなどにむく。京都のニシンそばは名高い。また長期間貯蔵し油焼けをおこしたものは，一夜灰汁（あく）に漬けてから調理すると含有油の変敗により生じたいがらっぽい味をかなり除くことができる。→ニシン

みかくセンサー　味覚センサー　[Taste Sensor]　センサーとしては人工の脂質膜（一種の脂質高分子膜）をプローブに貼り付けた電極を用い，これと被験溶液中の各種物質との相互作用で生じる人工脂質膜の膜電位変化をコンピュータに取り込む。通常，特性が異なる複数のセンサーを用いて測定し，得られたデータにつき多変量解析などの数学的処理後，可視化し，一種のパタン認識により味の識別，判断を行なう。

みかくへんかくぶっしつ　味覚変革（修飾）物質　[Taste modifier]　味覚変革物質とは味覚受容器そのものの機能を変えることによって，ある物質の味を変えることができる物質のことである。このような不思議な現象は金属塩イオンなど，注意すれば日常でも発見できるもので，味覚の受容の初期の過程の研究に貢献するはずである。味覚変革物質のなかでも特異な作用が注目されているのは，味覚変革たんぱく質として，西アフリカ原産の*Synsepalum dulcificum*通称ミラクルフルーツとよばれる，オリーブの実ほどの赤い実に含まれているたんぱく質である。この実をしばらく口に含んでいた後にすっぱいものを味わうとひじょうに甘くなるが，この作用はアフリカの現地人の間で，すっぱい食物や飲み物を甘くするのに利用されている。この特異な作用はイギリスの外科医ダニエルによって1852年に紹介され，miraculous berryと名づけられた。ミラクルフルーツの活性物質は，1968年に栗原とBeidlerによって初めて単離された。その作用機構が

解明された。舌を水でゆすぐと，酸は除かれ味細胞膜はもとの状態に戻り，甘味受容体との結合ははずれる。たんぱく質が舌表面からはずれるまでは，何度でも酸によって甘味が誘導されるのである。逆に甘味を抑制する物質として，インド産の植物，*Gymnema sylvestre* R. Br. の葉に存在するギムネマ酸（gymnematic acid）の作用が研究されている。この酸の構造は1967年にStöcklinらによりgymnemagenin（水酸基がエステル化されたHexahydroxy-olean-12-ene）のD-グルクロン酸配糖体であることが明らかにされた。ギムネマ酸の甘味抑制作用の機構は，甘味物質に対する感受性のみを選択的に抑制する。したがって麻酔剤のように味神経そのものに作用するのではなくて，細胞膜の特定部位に結合する結果，甘味受容体近傍の構造を変化させて，甘味物質と甘味受容体の結合が妨げられると考えられている。

みかくレセプター　味覚レセプター，味覚受容体　[Taste receptor]　味蕾（みらい）の細胞に発現し，化学物質の刺激を味覚シグナルに変換する膜たんぱく質。うま味，甘味，苦味，酸味の受容に関与する味覚レセプターが同定されており，大きくGたんぱく質共役型とイオンチャネル型に分類される。

みかわみそ　三河味噌　〔産地〕三河（愛知県）産の大豆を用いた八丁味噌である。〔原料〕大豆を主原料とする豆味噌である。三州味噌ともいう。→まめみそ

みかん　蜜柑　[Satsuma mandarin]　ふつう，みかんといえば温州（うんしゅう）みかんをさす。〔歴史〕温州みかんは500年ほど前に九州にできたわが国独特の品種（*Citrus unshiu* Marc.）で，さつまオレンジまたはおわりオレンジともいっているが，マンダリンオレンジ（mandarin orange：属名は *C. reticulate*）とは近縁別種である。果実は扁円形で赤橙色。果皮は薄く，やわらかで，容易にむけるのが特徴のひとつ。果肉は柔軟，多汁，甘酸適度で，美味，色調があざやかなことも，ほかのかんきつよりすぐれた特徴である。ふつうは無核性であるが，種子のある場合もある。〔産額〕わが国の果実の中で，生産量がずばぬけて多い。〔産地〕関東南部から九州地方にいたる各地で栽培されているが，主産地は愛媛，和歌山，静岡，佐賀，熊本，長崎，大分，福岡，広島などで，九州地方の生産がいちじるしい。このうち，静岡付近のみかんは酸味が強く，貯蔵用に多く用いられる。〔品種〕多数あるが，大別する

味覚レセプターの構造と機能

機能	うま味，甘味レセプター		苦味レセプター	酸味レセプター
構造	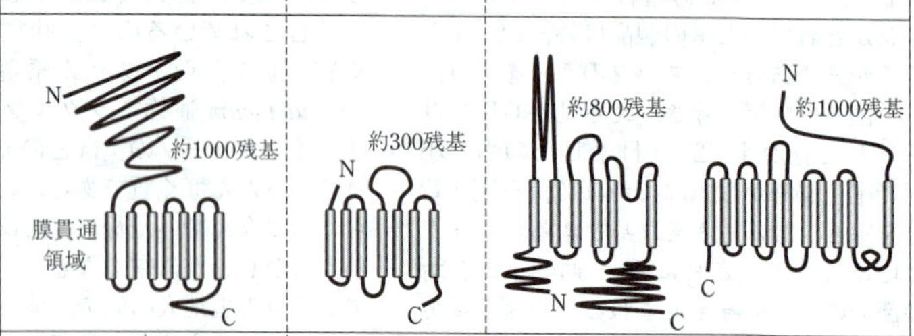			
リガンド	アミノ酸	糖	苦味物質	無機酸，有機酸
遺伝子	T1R1 T1R3	T1R2 T1R3	約40遺伝子	PKD2L1 PKD1L3
シグナル伝達	Gたんぱく質共役型			イオンチャネル型

と普通温州と早生温州とに分けられる。普通温州は通常11～12月にかけて成熟し，温州みかんの主体をなす。早生温州は普通温州から枝変わりしてできたもので，熟期は普通温州より約1か月早い10～11月で，早いものは9月下旬から食べられる。宮川早生，興津早生などがある。〔成分〕温州みかんは未熟のとき酸が多く，糖分は少ないが，成熟するにつれて酸が次第に減少し，糖分が増加する。完熟する冬に入ると糖分が8～10％，酸が約1％（おもにクエン酸）となる。早生温州は果汁成分が薄く，とくに酸が少ない。ビタミンは成熟につれて増加するが，豊富で，Cは果汁中に35 mg/100 g内外，果皮に200 mg/100 g内外含まれ，果汁より果皮のほうが多い。β-カロテン，β-クリプトキサンチンは，それぞれ果肉に0.3，1.8 mg/100 g，果皮に1.12 mg/100 g含まれる。また配糖体として，ビタミンP効力のあるヘスペリジン（hesperidin）を含む。みかん缶詰の白濁は，このヘスペリジンが析出したものである。これらもまた，果肉より果皮に多い。交感神経作動性の薬理効果をもつシネフリンも含まれ，生薬としての役割を果たしている。色素としては，未熟なものには葉緑素およびカロテノイドがあり，成熟すると黄赤色のカロテノイドのみとなる。果皮は普通温州で果実の20～25％，早生温州で15～20％を占めるが，d-リモネンを主とする多量の精油を含み，芳香を有する。スチロール樹脂（ポリスチン）を溶解する性質があり，溶剤として注目されている。また，精油中に250 μg/gのトコフェロールを含み，それはおもにαとγの2種類であるが，ほかのかんきつにみられない特異性として注目される。果皮は3％前後のペクチンを含み，ペクチン製造の原料となる。〔用途〕みかんは生食のほか，冷凍みかん，みかん缶詰，オレンジジュース，ジャムの原料となる。陳皮（ちんぴ，乾燥果皮）は漢方処方の生薬や，香辛料として七味とうがらし類やソースの原料ともなる。→かんきつるい

みかんかんづめ　蜜柑缶詰　温州みかん果実のじょうのうおよび種子を除き，果肉を砂糖液とともにカンに密封し，加熱殺菌したもの。〔種類〕全果粒（ファンシーパック：fancy pack）と身割れ（ブロークン：broken）とがあり，前者は原形を保持している果粒を主体とした缶詰のことである。〔沿革〕みかん缶詰はわが国の特産缶詰のひとつであり，昭和のはじめよりつくりだされた。〔製法〕果実を蒸気で約30秒蒸して外皮をはぎ，じょうのうを1個ずつ分け，0.7～1％の塩酸液に20～30℃で約1時間漬け，これを水洗後0.4～0.8％の水酸化ナトリウム液に25～35℃，15～30分漬けてふくろを剥皮する。つぎに2～5時間流水で洗い，粒を大，中，小に分けたのち，カンに肉詰めし，糖液を加える。〔果肉量〕みかん果肉の液汁は缶詰にしてから砂糖液の方に移行してゆき，開缶時の果肉量は缶詰時のそれより少なくなるので，果肉は規定量の15～20％多めに加える。その量は果実の成熟度によって調整する必要がある。〔添加糖分〕みかん缶詰の添加糖分決定法をつぎに示す。

$$w_1 + W_2 = W_3$$

$$w_1X + W_2Y = W_3Z$$

w_1：肉詰め量（g）

w_2：注入糖液量（g）

w_3：内容総量（g）

X：肉詰め前の果肉糖度（Bx°）

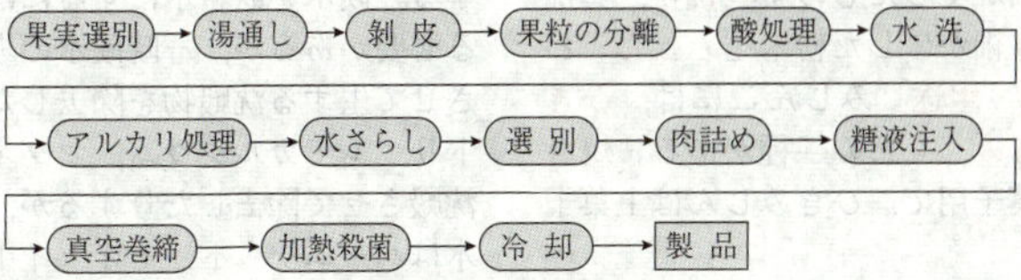

みかん缶詰の製造工程

Y：注入液糖度（Bx°）

Z：製品規格糖度（Bx°）

糖液注入したものを真空巻締（まきしめ）し，殺菌，冷却して製品とする。〔白濁〕みかん缶詰をあけたとき糖液が白濁していたり，果肉に白い粒々がついていたりすることがあるが，これは果肉に含まれているヘスペリジンが溶け出し，ペクチンなどとからみ合って生じたもので，人体には無害である。この白濁は通常，早期採取のみかんを用いるときに生じやすいといわれている。白濁は合成糊料（メチルセルロースなど）やヘスペリジナーゼ添加により防止することができる。

みさいぼう　味細胞　→みらい

みしままめ　三島豆　豆掛け物菓子の一種で，岐阜県高山市の名物菓子として有名。〔原料〕薄青大豆をいって，飛騨特産の細長い形の大豆。〔製法〕この薄青大豆を水に浸漬して3〜4倍に膨潤させ，水切りしたのち煎ったものを，回転釜で砂糖蜜にかたくり粉を加えたものをかけ，ほいろ（焙炉）で乾燥する。糖衣は白と青のり粉か緑茶で緑色にした二種に仕上げられる。指でつまんで押すと糖衣も豆も，からっと気持ちのいい手ざわりで割れ，軽快な舌の感触と香ばしい風味が特徴である。明治初期に三島治兵衛という人がつくりだしたのでこの名がある。

みしんけい　味神経　→みらい

みじんこ　微塵粉　和菓子の原料の一種。〔製法〕煎種（いりだね）を粉末にしたものである。つまりもち米を蒸し，乾飯（ほしい）にした後，細かく粉砕したもの。粉砕しないもち米のままのものを丸種といい，これをふたつに割ったものを岩種，岩種を細かくしたものを荒粉種，荒粉種をさらに細かくしたものを真挽粉，真挽粉をいっそう細かにした粉末をみじんこという。〔種類・用途〕みじんこには，ひきみじんと焼きみじんとの二種がある。焼きみじんは雑菓子用で，ひきみじんは上菓子用に用いる。

みず　水　［Water］〔種類〕天然の水には，天水，陸水，海水の別があるが，飲料水，食品加工用水として使用されるものは，おもに井泉水，地下水，天水，湖沼水から精製された水道水である。〔硬水・軟水〕蒸留した純水は無味だが，ふつうの水のなかには種々の塩類が溶けていて，溶存するイオンによって好適な味を呈する。そして溶存するイオンの量は水によって異なり，Ca や Mg などのイオンを多く含んだ水を硬水（hard water）とよび，そうでないものを軟水（soft water）という。この度合を硬度で表すが，100 ml の水のなかに CaO（酸化カルシウム）が 1 mg，またはこれに相当する MgO（酸化マグネシウム）が含まれている水を1度とし，20度以上を硬水，10度以下を軟水という。また，硬度には，一時硬度と永久硬度がある。一時硬度とは Ca, Mg などの炭酸水素塩によるもの，永久硬度とは Ca, Mg などの硝酸塩，硫酸塩，塩酸塩などによるものをいう。〔飲料水の性状〕無色，透明で濁りがなく，異常臭気や味のないもので，反応は中性で pH5.8〜8.0 の間にあるものがよい。もちろん，大腸菌やそのほかの細菌の多いものは飲料水として不適当である。また，鉛，鉄，ヒ素，クロム，銅，亜鉛などのイオンが多く含まれる水は飲用できない。〔精製〕天然水は不純物を含むので，精製して飲料水とする。まず，貯水池で静澄，沈殿を行う。このとき，ミョウバンや水酸化カルシウム（消石灰）を加えて沈降させることもある。これをろ過し，つぎに空気を通して曝気し，鉄，マンガンなどを除去した後，殺菌する。殺菌には塩素，オゾン，紫外線などが用いられる。塩素は水 1 m^3 に対して 0.1〜0.3 g の割合で加えて処理し，水に残る塩素臭は活性炭で除去する。硬水を飲料水にするには軟水に変える必要があるが，一時硬水の場合には沸騰させて生ずる沈殿物を除去したり，炭酸ナトリウムでカルシウム，マグネシウム塩を沈殿させて除去したりするが，永久硬度の水はパームチット，ゼオライトあるいはイオン交換樹脂を通して，これらの塩類を

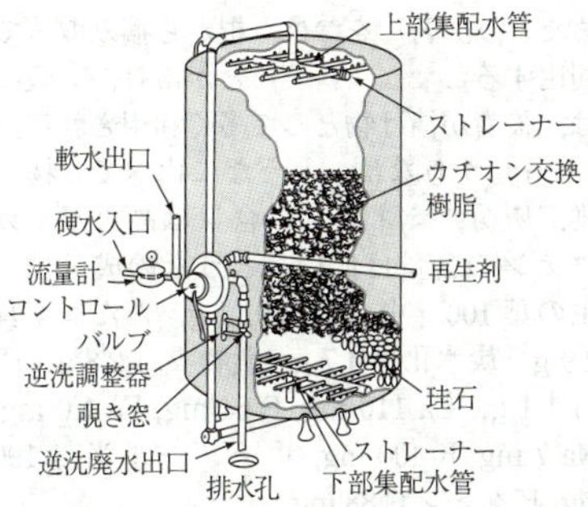

イオン交換樹脂式軟化装置の内部構造の例

除く必要がある。〔イオン交換樹脂〕1935年にアダムス（Adams）およびホルムス（Holmes）が，多価フェノールとホルマリンとを化合させてつくった合成樹脂が大きなイオン交換能力をもつことを発見したことに始まる。その後の研究によって性能的にすぐれた樹脂がつぎつぎと開発され，現在では脱塩や軟化などの処理がほとんど自由自在に行えるようになった。これはイオン交換樹脂とよばれ，水を通すだけで水中のイオンが交換，除去される。また，処理によって水中に残るイオンをナトリウムイオンにすることも水素イオンにすることも可能である。また，アニオン交換樹脂は水中のアニオンを水酸イオンと交換するので，これらを適当に組み合わせて使用すれば完全脱塩も容易で，しかも樹脂はまったく溶解しないので純度の高い水が得られ，樹脂の再生もきわめて容易である。図に，軟化装置の内部構造の一例を示した。〔鉄イオン〕井戸水においてしばしば問題になる鉄イオンは，衛生上それほど有害ではないので見逃されがちであるが，食物の風味，色沢に大きな関係があり，栄養学的にも問題があるので無視できない。水中の鉄イオンは放置すると空気中の酸素で酸化され，水酸化第二鉄，酸化第二鉄などになって沈降するので，水をくんで一晩くらいおけばかなり除去される。また，煮沸すれば酸化が速められる。水を小滴にして落下させ，空気との接触を多くしても酸化が速められるので，それを水こし器に通せば浄化される。しかしこの場合は，砂や小石の層に酸化鉄が付着してすき間が詰まるので，手入れをじゅうぶんに行わなければならない。イオン交換樹脂は比較的鉄イオンに対しての交換能力が小さいようで，鉄イオンの除去は，今後に残された問題である。〔食品加工用水〕その硬度によって製品の味，テクスチャーなどに影響があるので，用水の選定とその処理が大切である。酒類の味は用水によって決まるとまでいわれている。清涼飲料水や缶詰製造の用水も大切で，とくに水のなかの鉄は製品に変色を起こさせたり，沈殿やにごりの原因となる。硝酸塩を含む水は肉を変色させたり，一般の缶詰用カン（白カン）では，内面にメッキしてあるスズの溶出を促進する作用があるので，スズによる中毒に注意する必要がある。したがって，加工用の水は脱塩精製が重要で，殺菌も同時に行うことが望ましい。

みずあめ　水飴　[Millet jelly]　でんぷん質を酸または糖化酵素で加水分解，糖化してつくった粘稠な甘味物質である。〔種類〕酸糖化あめと麦芽あめおよび最近開発されたハイマルトースシロップ（酵素糖化水あめ）の三種類あるが，一般に水あめまたはあめというときには前二者を意味する。この三つは外観は似ているが，製造法，成分，性質がかなり異なるので，用途もそれぞれの特質を生かす面に向けられている。このような違いができるのは，加水分解の際のでんぷん分子の切れ方が違うからである。でんぷんを酸で加水分解すると，でんぷん分子のどの部分でも自由に切れて，最後には大部分ブドウ糖にまで分解するが，その途中の適当なところで分解を止めると，デキストリンとブドウ糖の混じったものになる。これを煮つめて水分14〜17％にすると，粘稠な甘いあめ状になり，これが酸糖化あめである。ところが加水分解に麦芽を使うと，そのなかのβ-アミラーゼは，でんぷんを分解する際に，麦芽糖を1分子ずつ切り離していって，最後には分解できない限界デキストリンを残す。この麦芽糖とデキストリンの混合物を煮つめて，水分14〜17％にしたものが麦芽あめである。〔成分組成〕酸糖化あめは，デキストリン35〜45％，ブドウ糖45〜35％である。液化酵素と麦芽で製造した麦芽あめは，デキストリン20〜25％，麦芽糖60〜50％である。〔ハイマルトースシロップ〕最近はコーンスターチを原料として，酸または液化酵素で液化し，β-アミラーゼでDE40〜55に糖化することが行われるが，その際の組成は，デキストリン20〜40％，麦芽糖40〜55％，ブドウ糖10〜30％である。酸糖化水あめはブドウ糖含量が高いため，加熱により着色しやすい，またキャンデーにした際に吸湿しやすい，などの欠点がある。ところが，ハイマルトースシロップは，ブドウ糖含量が低く，麦芽糖の含量が高いので，耐熱性，耐吸湿性が大きい特徴がある。味も麦芽あめのソフトな甘味が好まれ，製菓，製パン，キャンディ，缶詰，つくだ煮などに広く使用される。麦芽あめの組成はあまり幅が大きくないが，酸糖化あめは加水分解の条件で，かなり組成を変えられる。→さんとうかあめ，でんぷんとう

ミズガイ　水貝　アワビを角に切って塩水をかけた料理。漁師が船でアワビをとって海水で洗い，そのままかじったのが水貝のはじまりである。したがって，アワビにかける塩水の濃度は海水と同じくらいの3〜4％ぐらいにする。生食には身がしまった雄貝がよく使われる。〔つくり方〕塩もみしてよく洗い，殻からはずしてわたをきれいにとり，2 cm 角ぐらいに切る。深皿に入れて冷やしておく。彩りに季節の野菜や果実を盛り合わせ，供卓直前に塩水をかけ氷片を浮かせてすすめる。→アワビ

みずかけな　水かけ菜　[Mizukakena]　冬期に利用する冬菜の一種で，アブラナ科カブ属の水菜。厳寒期に，温地下水の得られる地方で，水田裏作として栽培される地域特産物。地際から刈り取り，青菜として利用するかりな（刈菜）と，のび始めたとう（苔）をつけ，根から摘み取って利用するとうな（苔菜）とがあり，一般には，後者が漬け物として多く利用される。〔成分〕かりなは，とうなに比べて食物繊維，灰分，ミネラルの含量は高いが，カロテンの含量は低い。とうなの成分は，生の葉100 g 中，水分91.1 g，たんぱく質2.9 g，炭水化物4.7 g，食物繊維2.8 g，灰分1.1 g，Ca 110 mg, P 64 mg, Fe 1.0 mg, Na 7 mg, K 400 mg, レチノール当量190 μg, ビタミンC 88 mg。

みずがらし　→クレソン

みずさらし　水晒し　[Leaching]　食品加工において，原料に含まれている水溶性成分の不要な成分を水とともに取り除く操作をいう。代表的なものは，かまぼこ原料の魚肉から水溶性たんぱく質を除去する操作である。このほか，でんぷん製造，たけのこ缶詰製造，もめん豆腐製造などにおいて，水さらしは不可欠な操作である。魚肉の水さらしは，採肉した魚肉の数倍の水を加え撹拌し，静置してから上澄液を傾斜して流し，再び水を加えて水洗する操作を数回くりかえす。水さらしによって，異臭成分や異物，血液，脂肪，水溶性たんぱく質などが除去されるとともに，かまぼこの弾力（あし）を強くすることができる。これは，あし形成に関与するたんぱく質の濃度を高め，また，あし形成を阻害する水溶性たんぱく質が除去されることによる。

みずたき　水炊き　若鶏の鍋料理である。長崎，博多地方で家庭料理としてはじまった料理であったが，いまでは全国に広まっている。骨ごとぶつ切りにした鶏を長時間煮て，果実酢と刻みねぎ，とうがらしなどを薬味にして食べる鍋料理が本来のものであるが，好みにより野菜などを入れることもある。また，鶏の骨離れをよくするといわれて，少量の米を小袋に入れて，いっしょに煮ることもある。〔水炊きのつくり方の一例〕材料：(4〜6人分)：若鶏1羽約1 kg, ストック（水1.5 *l*, 鶏がら1羽分でだしをとり，仕上がり1 *l*），春菊1把，長ねぎ4本，豆腐2丁，ポン酢醤

油（だいだい 60 ml, 醤油 60〜80 ml），あさつき，またはさらしねぎ少量，もみじおろし（だいこん，とうがらし少量）。つくり方：鶏がらでストックをつくる（→ストック）。鶏は骨つきのまま5 cm ぐらいのぶつ切りにして，ストックのなかで，途中で浮いてくる脂やあくをすくいとりながら，約1時間煮る。春菊，長ねぎ，豆腐を適宜切る。土鍋に鶏肉を移し，ストックは布きんでこして入れる。鍋に野菜類を入れて，煮ながら，ポン酢醤油をつけ，さらしねぎ，もみじおろしなどを薬味にして食べる。

みずにかんづめ　水煮缶詰　[Canned food in water]〔製法〕原料を生のままあるいは湯煮，蒸煮などを行った後，カンに詰め，水あるいはこれに少量の食塩，砂糖などを加えたものを密封し，加熱殺菌を行ったものである。〔種類〕水産物水煮缶詰として，サケ，カニ，マグロ，サバ，エビ，カキなど。野菜水煮缶詰としては，アスパラガス，スイートコーン，たけのこ，マッシュルーム，なめこなどがあり，このほか，畜肉の水煮製品もある。使用時に好みに合わせて調理できるので利用範囲が広く，また，輸出缶詰としても水産物の場合，重要なものが多い。

ミセル　[Micelle]　高分子化合物は，分子同士で，たがいに引き合う力が強く，自然の状態に放置すると，たがいに寄り集まって一定の配列をつくり，これがさらに規則的に配列する。この考えは，X線回折の研究によって確実性が確かめられ，でんぷん，セルロース，たんぱく質などの高分子化合物の構造および性質の理解に役立っている。この高分子化合物の分子同士の配列が，すべての方向に一定の規則性をもてば，これは結晶となるが，でんぷんのような糸状分子では，その分子全体，または一部が並んで，部分的な規則性をつくる。このような規則性のある高分子の集団をミセルといい，このような構造を微結晶構造（crystallite structure）という。ミセル構造の例として，でんぷんのアミロペクチン中の直鎖部分が束状になった微結晶構造を示す。このようにでんぷん分子中で，隣合った構造の似た直鎖部分が，ファンデルワールス（van der Waals）の力や水素結合（hydrogen bond），二重らせん構造（double helix）などで，規則的に集まってミセルをつくる。このようにしてできた多数のミセルが，連結されて，全体として中心部から放射状の構造をとりながら配列して，ひとつのでんぷん粒を形づくる。貝沼は，でんぷん粒内におけるアミロペクチン分子の配列を図に示すようなモデルで示している。でんぷんのミセル構造は，結晶部分として示されたアミロペクチンの房の集合部分と考えて間違いない。

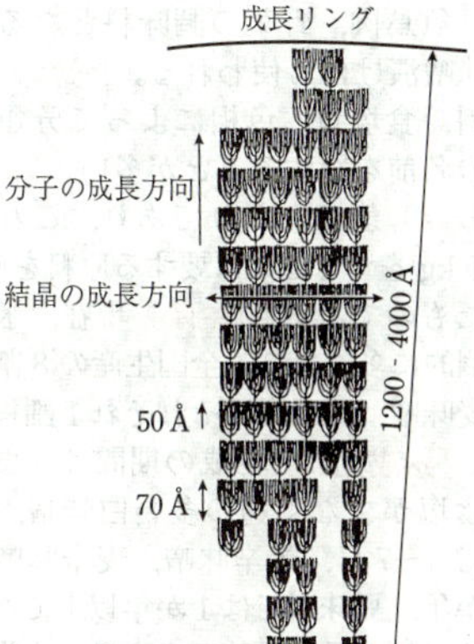

でんぷん粒子内におけるアミロペクチン分子の配列模式図（貝沼）

みそ　味噌　味噌は種類がきわめて多く，蒸した大豆成分を米，大麦または，大豆に繁殖させた麹菌の酵素によって加水分解したもの，食塩あるいはさらに酵母や乳酸菌によって発酵させたものがある。わが国の伝統的なもので，麹菌を繁殖させた穀物に煮大豆，食塩，水を混合して熟成させてつくり，全体をそのまま食べるようにしたものが味噌である。〔呼称〕未醤（みしょう）ということばが転じて味噌となっ

味噌の原料配合割合例

		大豆	米または大麦	塩	主産地
米味噌	辛味噌	32	18＊	15	全国的
	甘味噌	28	30＊	8	東京，京都（白）
麦味噌		32	32＊	15	埼玉，九州
豆味噌		53＊	2＊	12	愛知，岐阜，三重

＊印のものに麹をつける

たといわれる。醤油と比較すると発酵の度合は少ない。〔沿革〕味噌は仕込原料の種類によって風味の異なるものができるため，各地にその気候，風土に適した多種多様な種類が発達した。〔用途〕味噌は日本料理に調和し，味噌汁のほかにも各種の嘗（なめ）味噌の材料となり，副食として，魚鳥肉，野菜の調味料となる。また，味噌漬けにも使われる。〔分類〕味噌は原料，食塩量，色相によって分類され産地の名前を冠することが多い。〔原料配合の概略〕表のとおりであり，これは味噌 100 kg をつくるのに要する原料を kg で示したものである。〔生産〕現在，米味噌が圧倒的に多くなり，全国生産の 8 割を占め，麦味噌，豆味噌はそれぞれ 1 割程度である。〔熟成期間〕熟成の期間はさまざまで，食塩が少なく麹の多い白味噌，甘味噌では 4～7 日，米辛味噌，麦辛味噌では約 1 か年，豆味噌では 1 か年以上である。発酵管理は，品温調整が中心で，人為的に加温しない方法を天然醸造とよんでいる。〔製法〕麹菌としては *Aspergillus oryzae* が用いられ，製麹はほとんど自動製麹機で行われる。普通は麹と塩をまぜて，いわゆる塩切麹にしておき，その所定量を蒸大豆に混合し，径，高さともに 1.8 m 程度の大桶（5,600 kg くらいの味噌がはいる）に仕込み，板か筵（むしろ）でおおい，その上に味噌の重量の 1/10 量程度の石を重しとしてのせる。ある程度熟成したときに，ほかの桶に移しかえる（切り返しという）。熟成が終わったら，掘り出し，味噌こし機で粒をなくし，小容器に詰めて販売される。こし機にかけず，いわゆる粒味噌のまま販売することもある。〔味噌汁〕大部分は味噌汁として食用されるが，味噌汁は食塩含量 1％前後になるようにつくるのが普通である。〔消費〕味噌の消費量は地方によってかなり異なり，東北地方は多く関西は少ないが，平均して 1 人 1 日 15 g 程度である。〔嘗味噌〕上記のように主として味噌汁として食用とするがそのまま食べる嘗味噌もある。これには特殊の醸造法による醸造嘗味噌と，普通味噌を加工してつくる加工嘗味噌（混合嘗味噌）とある。1）醸造嘗味噌には経山寺味噌，桜味噌，比志保味噌がある。2）加工嘗味噌には鉄火味噌，八千代味噌，たい味噌，ごま味噌，しょうが味噌，ゆず味噌，時雨味噌，かき味噌，さんしょう味噌など混合される材料の名を付けたものが多い。

みそこうじ　味噌麹　味噌製造に用いる麹をいう。〔種類〕米麹，麦麹（精白大〈裸〉麦を使う），豆麹（大豆を原料とする）がある。そしてこれらの麹を使ってつくった味噌をそれぞれ米味噌，麦味噌，豆味噌という。〔品質〕味噌麹は酒麹に比べて菌学的には雑につくられることが多い

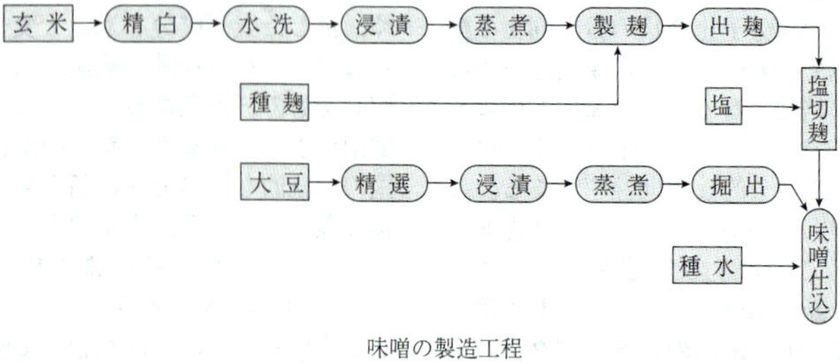

味噌の製造工程

が，糖化力，たんぱく質分解力の強いものが必要とされ，菌糸がじゅうぶんに発育し，やや胞子が着生した程度のものが適当とされる。〔製造〕味噌の色，香りは味噌麹の性質によって左右されるので，目的とする味噌の種類により麹菌の種類および，製麹の操作を調整する。種麹を使う一般的な製麹法によるもののほかに，大豆生産農家で伝統的に行われてきた自然に分布する雑かびを利用して味噌玉をつくり醸造する方法は，その製品に特色があり，現在も味噌麹の製造と併用して実際に行われている。米麹の製造は，ほぼ酒麹の場合に似ているが，比較的簡略な方法によって行うものが多く，出麹の時期も味噌の種類によって異なるが，胞子をつくるまで老熟させることが多い。麦麹は大麦か裸麦を精白して使用する。麦を原料とした味噌は麦味噌と称し特有な風味がある。製麹は常法のとおりで仕込から34〜35時間内外で出麹となる。〔栄養強化〕このためにカルシウム塩を製麹の際に添加して製麹する方法も実施されており，この方法によると麹がつきやすく，かつたんぱく質分解酵素が強い麹ができる。→みそ

みそしる　味噌汁　[Miso soup]〔味噌〕辛味噌，甘味噌などあるが，辛味噌は約12％前後の食塩を含有しているので，味噌汁にする場合は約10倍に薄めて用いる。一椀分約15 gとなる。甘味噌は食塩の含有量が辛味噌の約半分であるから，倍量を用いなくてはならないが，汁が濃厚になるので辛味噌と併用することが多い。〔だし汁〕味噌の香りが高いので，上等のかつお節を用いる必要はない。煮干しでもよい。〔実〕二〜三種を取り合わせる。煮えるのに時間を要するものは，味噌を入れる前に湯煮をしておく。やわらかい葉菜類，ねぎ，ワカメ，ふ，豆腐など，煮えやすいものは，味噌を入れた後で入れる。〔煮方〕味噌汁は味とともに香りで食べるものであるから，長く煮続けたり，何度も煮かえすことは香気成分を失うことになり禁物である。供卓するときの汁の温度を90℃以上にするのは，香りを重んずるからである。味噌汁は，長く煮ず，かならず熱いうちにすすめることが要点である。〔つくり方〕だし汁と実を鍋に入れて火にかける。実がやわらかく煮えたときに味噌を入れる。味噌はだし汁の一部で溶かして入れる。再び煮立ったらただちに火を止める。〔実の取り合わせ〕豆腐とねぎ，じゃがいもとワカメ，はんぺんとみつばなどである。〔三州味噌汁〕三州味噌は豆味噌で，八丁味噌が有名である。かつては固い味噌を細かく切って使ったが，近年はペースト状になっているので，ほかの味噌と同じように使える。三州味噌は，汁を椀に盛り，水がらし（練りがらし小さじ1杯を水小さじ2杯で溶く）少々をおとす。味噌汁の吸口は実が野菜または貝類のときは水がらしを2，3滴，魚類の場合は粉ざんしょうをふる。

みそづけ　味噌漬け　〔製法〕だいこん，きゅうり，しょうが，やまごぼうの塩蔵品を一部脱塩して味噌とアミノ酸液からなる味噌床に2週間漬ける。これを取り出して同じ処方に砂糖を加えた味噌床にさらに2週間漬けて完成。小袋に入れて化粧味噌をまぶして密封，出荷する。味噌漬けは味噌の熱伝導が悪く加熱殺菌しにくいので食塩12％以上と高い。〔魚や肉類の味噌漬け〕野菜以外のマグロ，牛肉，鶏肉などの味噌漬けがある。味噌にアミノ酸液，砂糖，香辛料を加えた調味味噌に漬ける場合が多い。〔製法の変法〕味噌は味噌漬けとして美味となるように原料の加水分解度を低くしてある。遊離アミノ酸が少なく調味資材としてはすぐれているとはいえない。そのため味噌漬けでは，味噌とアミノ酸液が併用される。この考えを押し進めて，味噌とアミノ酸液に数日漬けて味噌の香りをつけたのち，水洗しアミノ酸液，砂糖に漬け直ししてうま味と甘味を強くした漬け物が流行している。たまり漬けという名で市販されているものの大部分はこれである。

みそまつかぜ　味噌松風　蒸し物菓子の一種。〔製法〕砂糖，水，味噌を器に入

れてよく混ぜ，小麦粉とイスパタ（→イスパタ），卵白を入れて泡立て器で手早く泡立つように混ぜ合わせる。ぬれぶきんを敷いた蒸し器のなかに四角の枠を入れ，そこにたねを流し込む。上面に乾いたふきんをかぶせ，約30分間蒸す。蒸しあげてふきんを取って表を返したら，表面に海苔粉またはしその粉をふり付ける。〔名産〕京都の名物菓子，松屋常磐の紫野味噌松風（むらさきのみそしょうふう）は，東白味噌と小麦粉を練り，砂糖を加えて焼いたものである。また，岐阜の味噌松風も有名である。

みぞれかん　霙羹　錦玉かんの一種で，みぞれようかんともいう。〔製法〕道明寺だねを水で洗い，じゅうぶんに水浸しして膨潤させ，つぎに鍋で寒天と砂糖と水あめとを煮つめ，その煮液を膨潤した道明寺だねのなかに少しすくい入れ，よく撹拌する。さらに，煮液を少しずつ混ぜ加え，練り合わせたら，軽く火にかけて流し箱のなかの紙箱に流し入れ，冷やして固める。

ミックスジュース　[Mixed juice]　数種の果汁を調合して特徴のある風味を強調したジュースで，混合天然果汁（blended juice）のこと。JAS規格では，表示の方法として，二種類以上の果実の搾汁を含むものであって，果実の搾汁の状態において，重量の多いものから順に記載するとともに，末尾に「混合」と記載するよう規定している。

ミックスパウダー　[Mixed powder]
→アイスクリームミックスパウダー

みつば　三つ葉　[Mitsuba, Japanese honewort]　セリ科に属し，みつばぜりともいう。山野，河辺などに自生する多年生草本で，栽培される。関東では軟白みつば，関西では糸みつば（青みつば）が生産される。軟白みつばには，根株を溝や穴蔵で軟白する場合と，春先に根株に土寄せして軟白する場合とがある。前者は根部を切って出荷するので切りみつば，後者は根つきのままなので根みつばともいわれる。糸みつばは周年出荷され，最近では水耕でつくられる。〔調理〕吸い物，ひたし物，あえ物，鍋物などに使用される。〔成分〕特有の芳香成分は神経鎮静効果をもつクリプトテーネンやミツバエンなどのモノテルペン類である。ビタミンは，生の根みつばで100 g中，レチノール当量140 μg，C 22 mgで多く，軟白したものは少ない。

みつまめ　蜜豆　ゆでて塩味を付けた赤えんどう，さいの目に切った寒天，ぎゅうひまたは白玉，果物類に黒みつまたは白みつをかけたものをいう。1887年ごろ，駄菓子屋から始まったといわれる。現在では，みつ豆のなかに小豆あんを入れたものをあんみつ，アイスクリームを入れたものをクリームみつ豆，果物類を多く入れたものをフルーツみつ豆などといって売られている。また，材料を別々に包装して供食時にあわせるようにしたもの，缶詰にしたものなどが市販されている。〔材料〕（1人分）：棒寒天1 g，赤えんどう10 g，塩0.2 g，重曹1 g，白玉粉10 g，果物20 g，白みつ（砂糖25 g，水25 mlを40 gに煮詰めたもの）。〔つくり方〕赤えんどうは，重曹1％溶液に12〜15時間つけ，40分ほど蒸した後，弱火で10分煮て，水をきり，豆の重量の1％の塩をふり，味を付ける。寒天は水に浸けて吸水させた後，火にかけ，できあがりを80 gに煮詰める（寒天濃度1.3％前後）。流し箱に流して，固まったら1〜1.5 cmのさいの目に切る。赤えんどう，寒天，白玉だんご，果物を盛り合わせ，白みつを供卓直前にかける。

みつまめかんづめ　蜜豆缶詰　缶詰としては，おもにフルーツみつ豆が製造される。〔製法〕この缶詰は，溶解を兼ねて105℃で40〜60分程度の加熱殺菌をし，冷却後，適当な大きさに切断した寒天に，蒸煮を兼ねて115〜118℃で約90分間加熱殺菌した赤えんどうと，そのほか，みかん，桃，さくらんぼ，りんご，西洋梨，びわなどの果実を配合し，pHを調整したシロップを注入後，約83℃で30〜40分程度の低温殺菌を行ったものである。なお，あんみつの缶詰も製造されており，あんを袋に入れてカン内に封入したり，カン内部にプラスチックの隔壁を設け，その一方にあんを入れたりして供食時に混合するようになっている。〔衛生管理〕原料の赤えんどうなどは耐熱性細菌による汚染度が高いが，最後の殺菌加熱は寒天の溶解温度以下で行う必要がある。したがって，工程全体にかけて衛生管理がとくに厳重に行われているが，膨張による変敗カンが生じることもある。

ミナミダラ　南鱈　[Southern poutassou]　タラ科に属しスケトウダラに近い。ニュージーランド，アルゼンチンにすむ。肉質がやわらかく淡泊な味の白身で，スケトウダラと同様冷凍すり身として期待される。

ミナミマグロ　南鮪　[Southern bluefin tuna]　日本近海産クロマグロの近縁種で南太平洋に分布する。インドマグロ，豪州マグロともいう。学名は *Thunnus maccoyii*。延縄で漁獲され，肉質などはクロマグロとほとんど同じで，赤く美しく美味である。

ミニたまねぎ　ミニ玉葱　ベビーオニオン，一口玉ねぎ，ペコロスなどともいわれる。直径 3 cm 程度で 10～30 g の大きさで，丸型のもので，札幌黄などの一般の品種を小型につくりあげたもの。丸ごと使うのが特徴で，シチュー，スープ，肉などとの煮込み，油炒めのほかピクルスなどにも利用できる。

ミネストローネ　[(伊) Minestrone]　イタリアの野菜スープで，味出しとして塩漬の豚のバラ肉（パンチェッタ）と，米やパスタ，いんげんまめなどの入った中身の豊富なもの。野菜は好みのものをさいの目切り，または色紙形に切りそろえ，一度水に漬けてあくをとる。野菜のもつ水分がなくなるまで油でゆっくり炒めてから鶏のだし汁で煮る。米またはスパゲティを加えて15分煮て，にごらないように仕上げたものをスープ皿に盛ってから，おろしたパルメザンチーズ（parmigiano）とパセリのみじん切りを散らして賞味する。〔材料〕1) 野菜類としては玉ねぎ，ポロねぎ，にんじん，かぶ，キャベツ，ズッキーニ，かぼちゃ，白うり，セロリ，トマト，じゃがいも，さやいんげん，グリーンピースなど。白いんげんなど乾燥した豆は前もって水に浸し，ゆでたものを加える。2) 香辛料はローリエ，黒粒こしょう，バジル（basilico），にんにくなど。3) 塩漬の豚のバラ肉は，塊の豚バラ肉に塩 3.5％をすり込み，器に入れ，重石をかけ，冷蔵庫で 3～4 日おいたもので，これを水洗いしてさいの目切りにし，炒めて用いる。ないときはベーコンで代用する。4) パスタは，ショートパスタはそのまま，ロングパスタはふきんにくるんで 2 cm 程度の長さに折って用いる。パスタ（麺）入りをイタリア風（italiana），米入りをミラノ風（milanese），パスタとジェノバペースト（バジル，松の実，エクストラバージンオイル，パルミジャーノ）またはバジルを使ったものをジェノバ風（genovese），いんげんまめ入りをトスカーナ風（toscana）という。

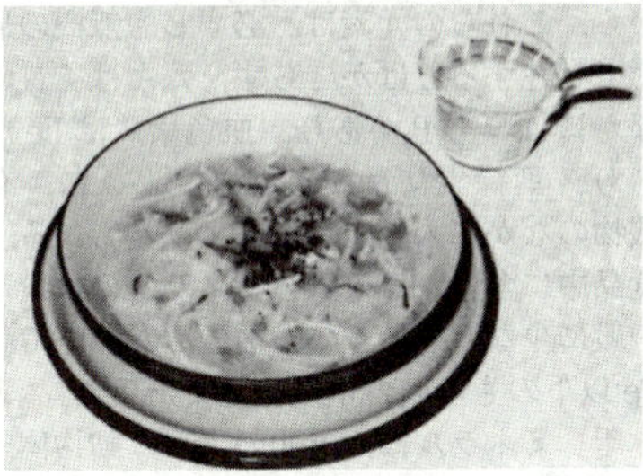
ミネストローネ

ミネラル　[Mineral]　〔種類〕食品や生体に含まれている約 30 種の元素のなかで，炭水化物，脂質，たんぱく質など，有機質の形にあって存在する炭素（C），水素（H），酸素（O），窒素（N）の 4 つを除き，カルシウム（Ca），マグネシウム（Mg），リン（P），カリウム（K），ナトリウム（Na），イオウ（S），塩素（Cl），鉄（Fe），銅（Cu），ヨウ素（I），マンガン（Mu），コバルト（Co），亜鉛（Zn）などを総称して，ミネラルとよぶ。しかしながら，これらの元素は，必ずしも無機の形態で存在するとはかぎらず，たんぱく質のなかにはSやPがあり，血色素にはFeがあり，葉緑素にはMgがあるように，有機物のなかに入り込んだミネラルもある。食品中に含まれるこれらミネラルの含量は一般に少なく，とくに，前記した順序で，Fe以下のものの含量は微量である。〔生理作用〕ミネラルは，下記のように動物体内で重要な生理作用をつかさどっている。1）Ca, Pは，主として骨の硬組織を形成している。骨の成分は簡単ではないが，$CaCO_3$-$n$$Ca_3(PO_4)_2$のような構成である。2）ミネラルは体液中でイオンとなり，浸透圧，pHの調節，緩衝作用，筋肉および神経の収縮，興奮性などの機能をつかさどる。3）消化液の分泌，排尿作用にも関係する。4）生理的に重要な化合物，たとえば，血色素，核たんぱく質，補酵素などに結合している。〔利用率〕ミネラルが動物に利用されている場合は，個々のミネラルがじゅうぶんにあって，しかも，たがいに一定範囲内に比率を保つことが必要である。たとえば，CaとPの比率は1：2くらいになるのが理想的である。この割合がくずれると，利用率が低下する。また，Kを多量にとる場合には，NaClも増すことが望ましい。

ミネラルウォーター [Mineral water] わが国では地質の関係からケイ酸塩や炭酸塩の溶けている水に恵まれ，多湿であることから山林は繁り，湧出してくる水は例外を除き，外国の水に比較して質がよい。しかし，外国とくにヨーロッパでは石灰岩の多い地殻から湧出する水が多く，一般に良質の水に恵まれていない。したがって，飲み水は買うか，瓶詰の水を買う習慣が昔からあった。水を買うということやワイン，ビールのほうが安く手に入るということから，水を買う場合は美味な水あるいは医療的効果のある水を求めるという習慣ができ，今日でいうミネラルウォーターが飲料用の水となった。わが国でも1970年ごろから河川の水の汚染が多くなったということ，各種の酒精飲料に用いるおいしい水の需要が多くなったことなどから，ミネラルウォーターの需要が増加している。ミネラルウォーターは，本来，天然に湧出する水を缶詰または瓶詰にしたものをさしているが，需要が高まってからは，天然のものと同様の塩類を水に添加したり，炭酸ガスを溶解させた，いわゆる合成ミネラルウォーターが商品化されている。〔FAOの定義〕FAOの国際食品規格委員会は，1966年，天然ミネラルウォーター規格部会を設立し，つぎのように定義している。1）天然ミネラルウォーターは，天然または採掘した源泉からの水であること。2）それが健康によい性質をもっていること。3）その源泉において瓶詰にした後に，1 kg中に可溶性塩類を少なくとも1,000 mg含み，または遊離二酸化炭素を少なくとも250 mg含み，そのために生理学的によい性質を示すもの。天然ミネラルウォーターは，源泉で採水して缶詰，瓶詰などにされたもので，移動タンクで輸送し，別の場所で缶詰，瓶詰することは禁止されている。〔わが国の定義〕わが国では，ミネラルウォーターをつぎのように分類，定義付けている。1）ナチュラルウォーター：特定の水源から採水した地下水で，ろ過，加熱殺菌以外の処理を行っていないもの。2）ナチュラルミネラルウォーター：ナチュラルウォーターで，ミネラル類を含むもの。3）ミネラルウォーター：ナチュラルミネラルウォーターで，ミネラルの調整，曝気，複数の水源から採水したナチュラルミネラルウォーターをブレンドしたもの。4）ボトルドウォーター：飲用に適する水を，殺菌そのほかの処理を行ったもの。多くの天然湧水がミネラルウォーターとして市販されている。

ミノ [Rumen] 牛の第一胃のこと。胃のなかでもっとも大きく，肉質は厚い部分と薄い部分からなっている。薄い部分を通称みのとよび，筋線維が交差しており，厚い部分だけをとり出したものは，とくに上みのとよび，ひじょうにやわらかいので

珍重される。焼き肉などに使われる。ごく弱火でゆでたものを端から切り，炒め物，揚げ物などにも利用される。

みやみず　宮水　阪神電鉄西宮駅の海岸寄りにある地表下3～5 mの浅井戸の水で，古来酒造用水として有名である。その特長は，1）カリウム，リン酸，塩素などの酒造上有用な成分が多く含まれていることと，2）酒造上有害な成分である鉄が1 ppbとひじょうに少ないことである。宮水の発見については次のように伝えられている。江戸時代末期西宮郷と魚崎郷に酒蔵をもっていた山邑太左衛門が，西宮郷でつくった酒が常に品質がすぐれているのを不思議に思いその原因を調べた。米を同じにしても杜氏を交替させても両蔵の酒の優劣は変わらなかったが，西宮の水を魚崎に運んで酒をつくったところ，はじめて西宮と同じ品質の酒ができたという。このとき以来，他の酒造家も西宮の井水を使用するようになり，宮水とよばれるに至ったとされている。

みょうが　茗荷　[Myoga (ginger), Japanese wild ginger]　ショウガ科に属する多年草植物で，その形がたけのこに似ているので，みょうがたけという。わが国特有の野菜である。〔生態〕春に宿根から若芽が出るが，そののち花が地中から生ずる。花蕾（からい）が7～8月ごろ現れるのを夏みょうが，9～11月ごろ現れるのを秋みょうがという。これも，たけのこに似ているので，みょうがの子という。おもな生産県は，高知，群馬，秋田，宮城などである。〔用途〕香気に富み，香辛料として料理のつまみや，薬味のほか，粕漬け，味噌漬けなどの漬け物にも用いられる。ビタミン類には乏しい。水煮缶詰もある。香り成分はα-ピネン類で，紅色はアントシアニンの一種マルビジンである。

みょうばん　明礬　[Alum]　一般にはカリウムアルミニウムミョウバン（$Al_2(SO_4)_3$-K_2SO_4-24 H_2O）をさす。このほかにアルミニウムが鉄やクロムに，カリウムがナトリウムやアンモニウムに置き換わったものもあり，後者はアンモニウムミョウバンという。ミョウバンを約200℃に加熱し，結晶水を除いたものを焼きミョウバンといい，ミョウバンと同様に用いられる。〔用途〕なすの漬け物の色止め，漂白桜桃，ふきの水煮，栗甘露煮，きんぴらごぼうなどの硬化や変色防止に用いられる。ふくらし粉の酸性材料としても使用され，色素のレーキ化や水の清澄剤としても使用される。〔使用基準〕味噌に使用してはならない。

みらい　味蕾　[Taste bud]　味覚を知覚する器官で，舌上に散在する輪郭，茸状，糸状，単純状，葉状の種の乳頭の側面部に存在する。輪郭状，茸状乳頭には味蕾（みらい）が50～100個存在する。味蕾は，上端に味孔をもち，呈味成分が水溶液となってここに達すると，味管を通って味覚細胞（または味細胞）に達し，神経細胞（または味神経）に刺激を与える。この刺激が大脳に達して呈味を知覚する。味覚を感ずる味神経は数種の呈味に対して反応する。

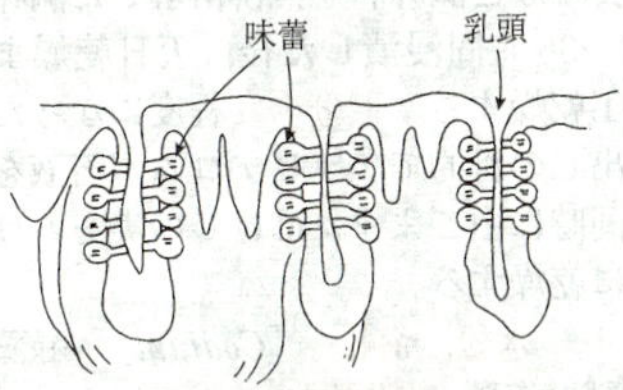

乳頭と味蕾（みらい）

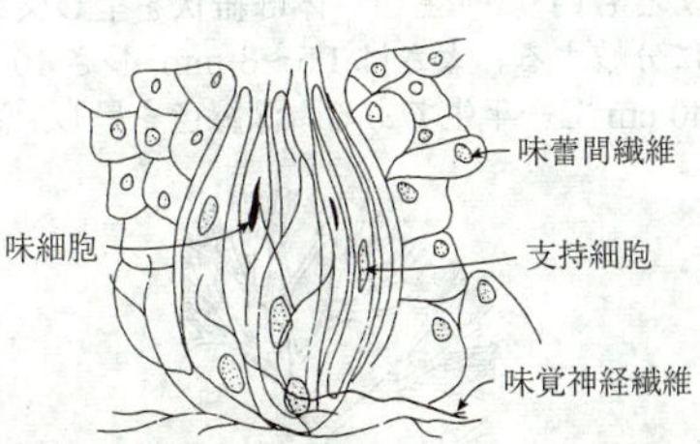

味蕾の構造

ミラクルフルーツ　[miracle fruit]　→みかくへんかくぶっしつ

みりん　味醂　[Sweet sake]　蒸した

もち米の成分を米麹で加水分解させてつくるが，この分解を焼酎のなかで行わせるようにしたもの。〔製法〕焼酎に米麹と蒸もち米を混和し，ときどき攪拌を行い，仕込後 30～50 日経過して熟成したもろみを圧搾してつくる。みりんの産地として有名な流山（千葉）では蒸米 3 kg, 麹米 860 kg, 焼酎（40 度）260 *l* の仕込みによって醸造する。〔製品〕一般的にみりんとよばれるのは本みりんで，エタノール 13％と糖分 38％を含み，甘味が強い。このほか，本みりんに焼酎を混和した本直しがあり，エタノール 22％と糖分 8％を含んでいる。〔用途〕本みりんは直接飲料に供するほか，調味料として使用する。本直しはもっぱら飲用に供される。

みりんぼし　味醂干し，味醂乾し　魚を食塩，砂糖，みりんなどでつくった調味液に浸漬した後，乾燥した干物の一種。〔原料〕マイワシ，カタクチイワシ，アジ，サバ，サンマ，キス，フグなどを用いる。〔製法〕小魚は頭，内臓を除いた後腹開きにし，大型の魚は三枚におろす。みりん，食塩など調味料を煮沸溶解した調味液に 10～36 時間浸漬した後，天日乾燥または人工乾燥する。七分干し程度になったらつや出しの目的でアラビアゴム水溶液を塗り，同時に白ごままたはけしの実をふり，さらに乾燥する。

ミル　水松，海松　［*Codium*］　緑藻類ミル科の海藻。〔呼称〕ミルメとかミルブサともいう。〔生態〕体は紐状を呈し叉状に分岐する。太さは 1.5～3 mm, 長さ 10～40 cm で一年生である。深緑色を呈し，海綿のような弾力性をもち，液汁に富む。全国各地の沿岸に産し，春から夏にかけて繁茂する。〔用途〕地方によっては食用とするところもある。また海人草同様駆虫作用があるといわれている。

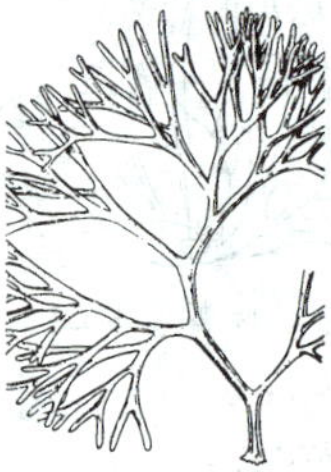

ミ　ル

ミルガイ　水松貝，海松貝　［Trough shell］　バカガイ科に属する二枚貝で，ミルクイともいう。北海道から九州の内湾の泥底にすむ。水管を食用する。

ミルクセーキ　［Milk shake］　牛乳に砂糖，卵，香料（バニラ，ナツメグ，シナモン），氷を加え，短時間振とうし，つくりたてを供する飲み物。ミルクセーキとは，牛乳と氷をシェーカー（shaker）やミキサー（mixer）でシェークしたものの意である。牛乳を強く振とうすると，細かい気泡ができ，牛乳を単独で飲むより口あたりがよくなる。このなかに卵黄を加えると乳濁化して，なめらかな粘稠性をもつ飲み物となる。ソフトドリンクの一種である。味の変化として，チョコレート（シロップ状），コーヒー液，ココア，果物の果汁を入れてもよい。果物は酸味が少なく，風味のよいバナナ，メロン，桃などがよく，いちごなどは液が分離しやすい。ミキサーを使って簡便につくることが多くなっている。〔種類〕ミルクセーキは二種に分けられる。1）アメリカンミルクセーキ：冷たい牛乳にアイスクリームを入れてシェークしたもので，卵は入れない。できたてのミルクセーキにアイスクリームを浮かせることもあり，この場合，アイスクリームミル

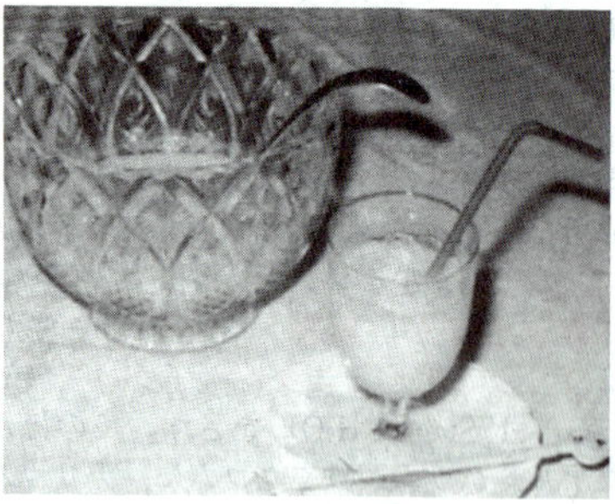

ミルクセーキ

クセーキという。2) フレンチミルクセーキ：日本で一時流行したもので，シェーカーやミキサーに卵黄，牛乳，砂糖，香料，水を入れてよく振とうする。生卵を用いるので衛生上の注意が必要であり，卵臭もある。全卵を使ってミルクセーキをつくる場合は泡が多く，量が増えるので，牛乳の量は1/2～2/3にする。この場合，コンデンスミルク（練乳）を用いるとよい。卵白は別に泡立てて，その後，全材料を合わせてよく混合するとよい。

ミルクフレーバー [Milk flavor] 〔特質〕牛乳は小麦粉，砂糖につぐ重要な製菓原料であるが，割合に変敗しやすく，取り扱いに不便であるために，昔から牛乳の代わりにミルクフレーバーが広く用いられている。これらの香料は数種，あるいは数十種類のアルデヒド，エステル，テレピン，ラクトン，脂肪などが配合されている。〔用途〕クリーム，バターの代わりに，ショートニングなどをアイシング材料や，アイスミルク，アイスケーキ，そのほか冷菓類などに用いられる。

ミルポワ [(仏) Mirepoix] 香味野菜の薄切り，または乱切りと肉の加工品，香辛料を合わせた料理に加える補助的な材料のこと。香味野菜のもつ甘みと香りが料理によい味を付け，同時に，魚や肉の臭み消しにも使われる。スープ，ソースの味だしとするものであるから，くず野菜を利用してよい。〔材料〕香味野菜は玉ねぎ，にんじん，ポロねぎ，セロリ，かぶ，エシャロット，にんにく，パセリ茎，エストラゴンなど。肉加工品は豚の皮脂，ハム，ベーコンなど。香辛料はローリエ，タイム，丁字，粒こしょうなどを用いる。〔分類〕使う目的により，ミルポワは二種類に分けられる。1) ミルポワグラス (mirepoix gras)：ソースや蒸し煮，煮込み物に用いるもので，ハムやベーコンなどの味のよいものを加える。エスパニョルソース (sauce espagnole) に加えるときには，加えるミルポワの材料の味をじゅうぶんに液体に出すため，材料を0.8 cmぐらいのさいの目切りにして，脂肪でゆっくり甘味が出るまで炒めて用いる。5分以上炒めると野菜のもつ糖分がカラメル化するので，色と香りが付く。このためには，薄切りよりは同じ大きさのさいの目切りが炒めやすく(各面に焦げて色が付くため)，短時間で味を出すためには形を小さく切ったほうがよい。2) ミルポワメーグル (mirepoix maigre)：ハムなどを使わず，脂肪で炒めないもので，マリネやロースト，肉のブレーゼなどの折に加えるが，調理法により，薄切りや乱切りにする。香味野菜のうち，玉ねぎ，にんじんの量は1：1でよいが，セロリは香りが強いので，これらの1/4量ぐらいがよく，臭み消しに使う場合は，香辛料を多めに使うとよい。

ミロシナーゼ [Myrosinase] からしの辛味成分の前駆体であるシニグリンに作用し，辛味成分であるアリルイソチオシアネートを生成する反応を触媒する酵素。

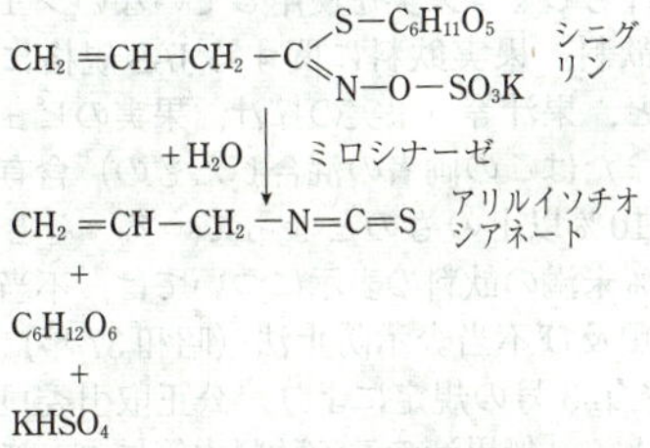

ミンチカツ ひき肉料理の一種で，メンチカツレツ，メンチカツともいう。牛ひき肉か合いびきの肉に塩を加えてよくねり，水にひたして絞った食パン，玉ねぎのみじん切りを炒めてさましたもの，こしょうを合わせて混ぜ，肉に粘りが出るまでねって適当な大きさに平らに形づくり，小麦粉，溶き卵，パン粉をつけて油で揚げたもの。〔スコッチエッグ〕黄身が中心になるように固ゆで卵をつくり，表面に小麦粉を付けてミンチカツと同じように用意したひき肉のタネで包む。これに小麦粉，溶き卵，パン粉をつけて油で揚げたもの。横ふたつに切り，切り口を上にして盛り，トマトケチャップをかける。〔ミンチボール〕

ミンチカツと同じように用意したひき肉のタネで小さいだんごをつくり，そのまま，または表面に小麦粉を薄くまぶして油で炒め焼きしたもの。

む

ムールがい　ムール貝　→イガイ

むえんしょうゆ　無塩醤油　腎臓病疾患に用いられている醤油で，そもそも醤油中の食塩を，同様の味を呈するリンゴ酸ナトリウム，グルコン酸ナトリウムで代用させた醤油をいう。〔現況〕最近は高血圧症に食塩が悪影響を及ぼすのは塩素でなく，ナトリウムによることが判明したので，無塩醤油はほとんど使用されず，腎臓病でカリウム制限がある場合には注意が必要。塩化アンモニウムなどが食塩の代わりに用いられている。

むかじゅういんりょう　無果汁飲料　果汁もしくは果実を使用していないジュース飲料。果実飲料に関するJAS規格によると，果汁等（果実の搾汁，果実のピューレまたはこの両者の混合したもの）含有率が10％以上のものとなっている。そして10％未満の飲料の表示については，不当景品類及び不当表示防止法（昭和37年）第4条第3号の規定により，公正取引委員会による「無果汁の清涼飲料水等についての表示」に関する告示（昭和48年3月20日公正取引委員会告示第4号）ならびに「無果汁の清涼飲料水等についての表示に関する運用基準」（昭和48年5月9日公正取引委員会事務局長通達第6号）と関連する「果実飲料等の表示に関する公正競争規約」（昭和49年1月11日改正，公正取引委員会告示第1号）に基づいて処理されている。すなわち，上記の公正競争規約によると，果汁含有率が5％以上，10％未満のものにあっては，「果汁10％未満」と表示する。また5％未満の果汁を含んでいる場合は，上記運用基準により，果汁もしくは果肉が使用されていない旨を示すには「無果汁」，「果汁を含まず」，「果汁ゼロ」，「果汁0％」と表示する。

むぎこがし　麦焦し　こうせん，はったい粉ともいわれる。関東では玄皮麦，関西では玄裸麦を用い，焙煎し，粉にしたもの。→はったいこ

むきたけ　剥茸　学名は*Panellus serotinus*。秋，広葉樹の枯木に多数重なって発生するキシメジ科のきのこ。〔形態〕傘は扇形，径5～15 cm。表面は黄褐色で，ビロード状。茎は短い。〔和名〕表皮下にゼラチン層があり，容易にむけることから，むきたけの名前がついた。〔注意〕毒きのこのつきよたけに似ている。しかも，しばしば同じ枯木に混生することがあるので注意が必要。〔栽培〕一部の地方では原木栽培が行われている。〔調理〕きのこ特有の香りはないが，独特の口あたりがある。汁物，鍋物，酢の物，油炒めなど。

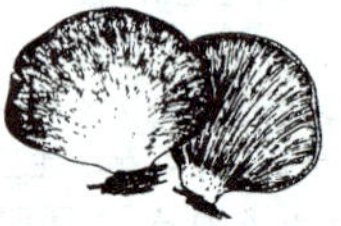

むきたけ

むぎちゃ　麦茶　玄麦をいったものを，湯で煎じて飲用するお茶。こうばしく，美味で，夏の飲物として愛用されている。古く，江戸時代から飲まれている。〔製法〕高級品は裸麦を蒸して乾燥したものを，普及品は大麦を，そのまま焙煎してつくる。現在は，ティーバッグタイプ，ペットボトル入りが主流である。〔成分〕浸出液の主成分は，でんぷんとその酸化生成物である。

むぎみそ　麦味噌　大麦または裸麦を麹にし，これに大豆，食塩を配してつくる味噌。田舎味噌ともいわれる。〔産地〕大麦や裸麦を産する農村で醸造される。関東北部（大麦），四国，中国ならびに九州（裸麦）で市販されている。〔性状〕色は濃い赤褐色を呈するもの，あるいは淡色のものがあり，特有の芳香と美味がある。〔製法〕大麦，裸麦を外皮がとれるまで精白（歩留り70～75％）し，吸水，水切後

ただちに約1時間蒸籠（じょうきょう）する。これを製麹する。大豆は無圧で8時間ぐらい蒸煮後留釜する。あるいは，80 kPaの加圧で30〜40分蒸す。原料配合は大豆100 kg, 麦100 kg, 食塩43 kg。これらを仕込桶に詰め，上に重石をする。熟成は半年から1年を要する。熱仕込または温醸により1〜2か月で製品とするものもある。農家自家用の麦味噌は一般に食塩含量が高く，13％内外で長期間熟成させる。

むきもの　剥き物　日本料理の野菜細工をいう。にんじん，だいこん，いも類，きゅうりなどを材料にして，季節の花鳥，そのほかをむき物用包丁でつくる。祝儀やパーティ用の飾り物として用いる。芸術的な野菜彫刻である。

むぎらくがん　麦落雁　打ち物菓子の一種。群馬県館林の古くからある名物菓子である。〔特色〕一般に菓子の材料になる麦は小麦で，大麦の粉はほとんど使用されないが，この菓子は材料に大麦の粉を使っているのが特色。独特な精巧技術で，きわめてかたく固めた落雁である。〔製法〕大麦を精選精白し，煎り釜で焙焼した後，製粉，篩別して大麦粉とする。つぎに精製上白糖に少量の水分を与え，これに大麦粉と少量のかたくり粉を混入攪拌し，縦，横3 cm, 厚さ1 cmの六角形のみます型に入れて乾燥炉で乾燥し，製品とする。〔歴史〕日本には室町時代（1392〜1573年）の終わりごろから，大麦を煎って粉にした麨（はったい）を粉菓子といって賞用した食習慣があった。香ばしい風味はよいが，口に入れたとき，すぐ口に広がって，「しゃべるなと麦の粉くれぬ男の童」と俳人召波に詠まれたくらい，始末の悪いものであった。製粉業が盛んだった館林には，昔からこの粉はあったが，江戸時代の文政元年，土地の菓子司三桝屋の大越与兵衛が，はったいの香味を失わず，しかも粉菓子の欠点を除いた固形菓子に改良した。この苦心の創作品は，藩主秋元侯の賞賛を得，徳川将軍家の用命を受けるようになった。与兵衛はさらに品質の改良に意を注ぎ，型を屋号にちなんでみます型に定めて将軍家に献上し，各地の諸侯にも伝わり，茶道の普及とともに全国的に知られるようになった。→らくがん

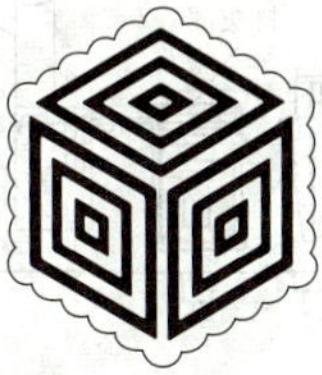

みます型（三枡屋商標）

むぎるい　麦類　［Oats］　→えんばく，おおむぎ，こむぎ，はだかむぎ，ライむぎ

むきんじゅうてんほうそう　無菌充填包装　→むきんほうそう

むきんほうそう　無菌包装　［Aceptic packaging］　食品と容器とを別々に殺菌した後，無菌チャンバー内で包装する技術をいい，アセプティック包装，無菌充てん包装，無菌化包装ともいわれる。無菌充てん包装はとくに液状食品に対し，また，無菌化包装は完全無菌とはいえず低温流通と併用されるものに対し区別して用いられる。包装した後に殺菌する方法と比較して，殺菌時間がひじょうに短いので，品質的にすぐれた製品が得られる。無菌包装における殺菌としては，食品の前処理ラインの前殺菌，食品自体の前殺菌，充てん機の充てん部分の前殺菌，これらの部分の無菌的環境の維持，包装，密封部分の前殺菌などがある。包装材料および容器の殺菌には，一般的には過酸化水素が用いられているが，そのほかホットエアーや過熱水蒸気などによる加熱，エタノール，紫外線，放射線などによる殺菌およびこれらの併用殺菌が行われる。食品の殺菌にはプレート式熱交換器，チューブラー式熱交換器，表面かき取り式熱交換器などによるほか，直接蒸気吹込み方式があり，それぞれ対象となる食品の特性に応じて採用される。また，固液混合食品では，液状食品と固形食品を別個に殺菌するほうが効率的である。充てん包装

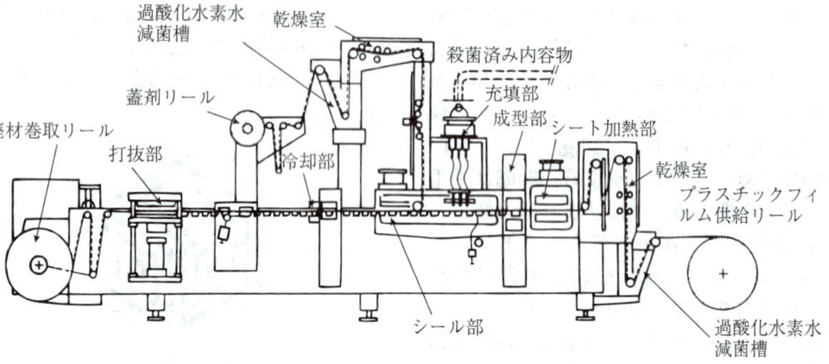

無菌充てん包装機の一例

チャンバー内に導入される空気は無菌フィルターを通過した無菌空気が使用される。〔特徴〕この方法は1）熱に不安定な製品でも品質変化を最小限にとどめることができ，風味，色調，組織，栄養素などにすぐれた製品をつくることができる。2）容器と食品を別々に殺菌するので，大型包装の製品もつくることができ，また，包装の大小に関係なく一定品質の製品が得られる。3）包装容器に缶詰やレトルト食品に要求されるような耐熱性の必要がなく，多様な商品形態の製品が得られる。4）殺菌が完全に行われているので，中長期の常温流通が可能であり，省力化の効果もあるなど多くのメリットがある。しかしその一方，5）装置に無菌仕様の特殊なものを多く使用するので，イニシャルコストが高い。6）菌に汚染されたとき，システム全体を再滅菌する必要があり，多くの時間と製品のロスを伴いやすいというデメリットもある。〔利用〕欧州ではロングライフミルクへの利用が多い。わが国でも牛乳，果汁，豆乳，コーヒーホワイトナー，ソフトバター，ヨーグルト，プリンなどの液状食品やスライスハム，もち，水産加工品などの固形食品にその利用がさかんである。

むきんほうそうしょくひん　無菌包装食品　[Aceptic packaged food]　食品を完全に殺菌したのち無菌の包装材料で包装し，微生物的変敗を抑えて貯蔵（棚持ち）寿命（シェルフライフ）を延長した食品をいう。無菌包装食品のなかには，ロングライフミルクのように完全無菌にして長期の常温保存も可能にしたものと，スライスハム，スライスチーズのように，無菌に近い食品を無菌的に包装し，低温流通を併用することによってシェルフライフを延長しているものとがある。前者は液状食品なので，無菌充てん包装食品とよび，後者をとくに無菌化包装食品（semi-aceptic packaged food）とよぶこともある。〔種類〕牛乳，豆乳，コーヒーホワイトナー，果汁，サワー類，プリン，ゼリーなど液状食品は殺菌が容易で種類も多く，シェルフライフも比較的長い。スライスハム，チーズ，もちなどの固形食品，みつ豆，スープなどの固液食品，味噌，ケチャップ，ピューレなどの高粘度食品などもある。

ムコール　[*Mucor*]　けかび（毛黴）ともいう。腐敗した動植物や，草食動物の糞などに髪毛（かみのけ）状に発生する糸状菌である。温度や湿度が過多の際に麹をつくると黒寝（くろね）麹となるが，これも一部はこの糸状菌の繁殖に原因する。また，果実の表面やもちの表面に繁殖すると灰色の菌叢を生ずる。〔特徴〕この菌の特徴は，菌糸が単細胞であること，胞子の入っているふくろ（胞子嚢）が球形であることであり，胞子嚢は黒褐色のものが多い。〔用途〕ムコールの多くは，たんぱく

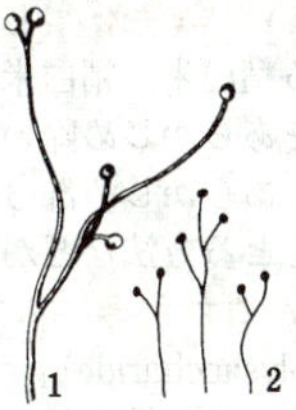

胞子嚢柄
1：36/1
2：3/5

ムコール

質や油脂類を分解するために食品製造上有害とされるが，実用的に利用されているものには，中国の麹の**麴子（きょくし）**があり，その菌 *Mucor rouxii* は糖化酵素を多くつくる。そのため，酒精製造用のアミロ菌として利用しようとされたこともある。乳腐のかびつけに使われる。→にゅうふ

ムシガレイ　虫鰈　[Flatfish, *Xystrias*]　カレイ科の魚。〔呼称〕方言が多く，北海道，青森でミズガレイやミズクサガレイ，山形でダイバガレイ，富山でベチャガレイ，新潟でミズアサバやタイナガレイ，キクナガレイ，タイカレイ，福井でコノハ，コナワガレイ，カンナワガレイ，兵庫でモンガレイやイソガレイ，徳島でスキヤガレイなど，いろいろなよび方がある。〔産地〕日本全国各地の沿岸にいる。〔生態〕眼は体の右側に付き，口が大きく，カレイというよりヒラメに近い。体長は30～60 cm。5～6月に産卵する。〔調理〕冬が旬。干物とくに生干しがおいしい。

むしきりぼし　蒸し切り干し　さつまいもを蒸してから乾燥させたものをいう。昔から間食用に用いられ，干しいも，いもするめともいわれる。〔産地〕茨城，静岡の生産量がもっとも多く，全生産量の98～99％を占める。茨城の生産量が静岡の約4倍である。そのほか，埼玉などでも生産される。原料のいもは，粘質で，蒸した際にでんぷんが糖分に変わりやすいものがよい。〔製造期間〕10月末から翌年1月末までの，乾燥した風の強い時期が選ばれ7～10日以上仮貯蔵して，でんぷんが一部糖化したものを用いる。水洗いし，せいろに入れ，平釜の上で1.5～2時間蒸す。冷たくならないうちに，竹べらで皮をむき，6～7 mmの厚さに切ったものを，天日乾燥する。これを土蔵や地下室などの冷暗所に，5～10日放置すると，表面に全体に白い粉がふいて仕上がる。表面の白い粉は大部分が麦芽糖で，そのほかに少量の可溶性でんぷん，デキストリン，ショ糖，転化糖および無機リン酸塩を含む。これらは原料さつまいもを蒸す際に，さつまいも中のβ-アミラーゼの作用によって生成するものである。したがって，蒸し切り干の甘さは麦芽糖と，生いもを仮貯蔵する際に，でんぷんから生成した蔗糖によるものである。〔製品〕甘味が強く，肉質があめ色で，表面が白い粉でおおわれたものが優良とされる。蒸し切り干は糖分が多いために貯蔵性が悪い。

むししぐれ　蒸し時雨　蒸し物菓子の一種である。〔原料〕小豆あん，白あん，砂糖，新引だねなど。〔製法〕小豆練りあんに，その1/10容量の新引だねを混ぜ合わせて食塩を少量加え，ふるいで裏ごししてぽろぽろの状態のそぼろをつくる。これを乾いた茶碗またはブリキ型にすくい入れ，その上に白あん玉を入れ，さらにそぼろあんをのせて押し詰める。これを取り出してせいろ（蒸籠）に並べて蒸しあげ，冷やして固める。

むしずし　蒸し鮨，蒸し寿司　→すし

むしもの　蒸し物　水蒸気を用いて，食品に熱を加える調理法である。食品の水分の出入りをあまり多くさせないで加熱したい場合や，食品の形を安定させる場合に行う。〔得失〕この調理法は，食品の栄養分や味が失われることが少なく，形がくずれず，焦げる心配がないなどの長所をもっている。しかし，加熱中に食品に味をつけることがむずかしいので，あらかじめ調味しておくか，蒸しあがった後で味をつけるかしなくてはならない。蒸すときに，初めの間は水蒸気は冷たい食品にふれて液化す

るから，多少食品の表面に水をつけることになる。冷や飯を蒸すとまずくなるのはこのためである。〔ふり水〕強飯を蒸すときに，途中でふり水をする。これは，ちょうどよいかたさの飯にするためには，浸漬による吸水と液化による水分だけでは水分が足りないので，おぎないとして行うものである。ほどよい強飯は，重量が米の 1.6〜1.9 倍ぐらいになったものであるが，浸漬と液化によって米が吸う水分量は米の重量の 25〜35％ぐらいであるので，この差だけふり水によっておぎなう。さつまいもやまんじゅうなど，水分の多いものを蒸すときは，それら自身がもっている水分で足りるため，ふり水をする必要はない。〔火加減〕蒸し物の火加減は，米や飯のように粒の小さいものが相当の厚さで入っているときは，蒸し器内の温度は下層から上層へ向かって順次 100℃になっていくので，最上層が 100℃になるまで，すなわち上部から蒸気を噴出しはじめるまでは強火で加熱するが，後は沸騰が続く程度の弱火にする。しかし，さつまいもや，まんじゅうなど大きなものを蒸すときは，食品の表面が 100℃にならなくても蒸気は隙間を通って早く噴き出しはじめる。さつまいもは，沸騰を続けるくらいの火力で，まんじゅうは強火で蒸す。卵の凝固性を利用した寄せ物を蒸す場合は，温度が高いとすが立ちやすいので，蒸し器内の温度は 90℃以下を保つようにする。このために火力を弱くし，ふたを少しずらして蒸す。〔蒸し湯〕多すぎると燃料がむだであるばかりでなく，食品の底をぬらしたりして成績を悪くすることもあるので，適量を用いるようにする。

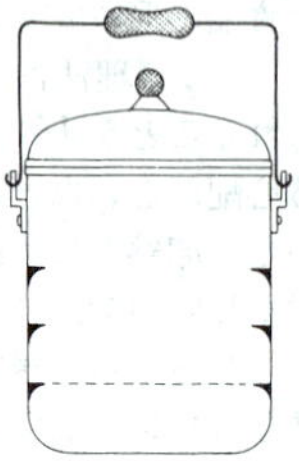
蒸し器

むせんまい　無洗米　といだり，洗わないで炊ける精白米。精白米の表面に残っているぬかをあらかじめ除いてある。製造法としては，あらかじめ洗って除く方法，ぬかでぬかをとる方法などがある。

ムチン，ムコたとう　ムコ多糖　[Mucin (mucopolysaccharide)]　動物の粘膜や植物に含まれる粘性物質。主成分は糖含量の高い糖たんぱく質。気管支などの粘膜の表面，納豆，オクラ，山芋などに含まれる。粘膜上皮の保護や潤滑の役割をもつ。ムコ多糖は動物の粘性物質から得られた多糖という意味で，ヒアルロン酸やコンドロイチン硫酸などのこと。ヘキソサミンとウロン酸からなる二糖の繰返し単位からなる多糖で，たんぱく質と結合している。体内に広く存在し，保水性や潤滑性を与える。

ムツ　鯥　[Bluefish]　ムツ科の魚。〔生態〕体長 60 cm, 体重 6 kg に達する。深海性の魚で 250〜500 m ぐらいの深海にすむ。東北より九州にかけて分布している。幼魚のとき体は褐色を呈しているが，大きくなると赤味を帯びた黒紫色となる。産卵期は 11〜3 月。〔呼称〕仙台ではロクノウオというが，これは旧藩主伊達家が陸奥守であったところからムツという名を遠慮したためといわれている。また，小田原ではムツメ，高知ではモツという。また，幼魚を神奈川県三崎周辺ではヒムツ，横浜周辺ではオンシラズという。〔調理〕寒ムツということばがあるように寒中に油がのり美味となるが，ただし小型のものは夏のほうがおいしい。煮付け，味噌漬けなどに向き，また，上等なかまぼこの原料とされる。卵巣もおいしく，煮付けとして賞味される。

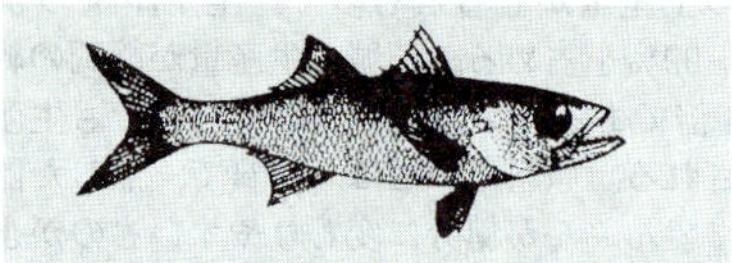
ムツ

むせ

ムツゴロウ　鯥五郎 [*Apocryptes*] ハゼ科の魚。〔呼称〕福岡，佐賀ではムツとかホンムツという。〔生態〕体色は藍色で淡色の小斑紋が散在する。体長は18 cm程度。胸びれを用いて干潮時に泥土の上を歩行する。〔産地〕わが国では有明海だけに産する。〔調理〕肉はやわらかいが脂質に富みかなりおいしい。焼いて煮びたしやかば焼きなどにする。

むとそうかん　無塗装缶 →かんづめ

ムニエル [(仏) Meunière] 魚や野菜にかるく小麦粉をまぶしつけ，両面を油脂で黄金色に焼き上げる調理法。フランス語のアラムニエール（à la meunière）からきたもので，魚肉が粉まみれになったところを表現している。仔牛肉や鶏肉にこのように調理してもムニエルとはいわず，ソテー（sauté）という。なす，かぼちゃ，アボカド，ズッキーニなどの野菜に小麦粉をまぶしてバター焼きしたものもムニエルという。〔魚〕1尾のままでも，切り身を使ってもよく，多くの魚の種類に利用できる。シタビラメ，ヒラメ，カレイ，アマダイ，サワラ，サケ，スズキ，タイ，マナガツオ，マス，ニジマス，アユなど，脂質の少ない淡白な味の魚に適度の油脂味が加えられ美味である。小麦粉を魚に軽くまぶすと，粉は魚の表面の水分を吸収し，加熱することにより糊化膜となり，魚の味や栄養分を逃がさないうえに身くずれを防ぐ。そのうえ，油によって炒められた小麦粉は，香ばしい香りを生じ，魚臭が抑えられるとともに，美しい焼き色をつくる。〔油脂〕バターとサラダ油を半々に用いてフライパンで焼くのがよい。バターだけのほうが風味よく焼き上がるが，バターは融点が低く，そのうえ，固形物で焦げやすく，焼き色がきたなくなりやすい。一方，サラダ油だけだと，うま味が少ないので，両者を併用すると色よく焼きやすい。油の量は比較的多く，魚の10%程度使う。少ないと魚が鍋にくっついてしまう。ふたをしないで両面を焼くもので，ムニエルは油脂味のなかに自然の魚のもち味を生かすため，白ワ

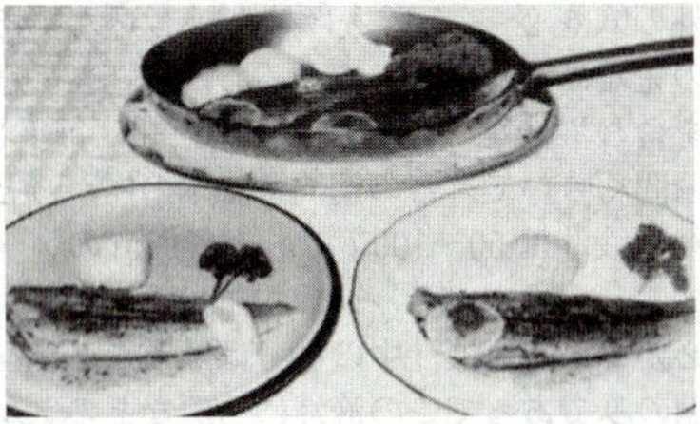

ムニエル（三種の供卓の仕方，奥は2人盛り）

インや薬味などはいっさい使わない。〔つくり方〕魚は下ごしらえをして塩，こしょうをする。10分おいてから牛乳に10分間漬ける。牛乳は魚の生臭みを吸着し，焼き色を美しくする。水気をふきとり，魚の全面に小麦粉を軽くまぶしつけて焼く。〔ムニエルバター〕小さなフライパンにバターを溶かし，フライパンをゆすり，均一に焦げ色が付いたときにレモン汁を少量加え，バターが沸立ったところを皿に盛った魚の上にかける。レモンの輪切りを魚の上に飾り，パセリとゆでじゃがいもを付け合わせるとよい。

ムロアジ　室鯵 [*Decapterus*] アジ科の魚。→アジ

め

メイラードはんのう　メイラード反応 [Maillard reaction] →かっぺん

メース [Mace] ナツメグ（和名はニクズク，肉荳蔲）の上層の血紅色網状部分からつくられたものである。〔性質〕精油分を3~9%含み，ナツメグと同様，すぐれた香気と刺激性とを有する。主成分は，α-ピネン，β-ピネン，α-カンフェンなど。〔用途〕肉料理や製菓用として珍重されるスパイスである。

メープルシュガー [Maple sugar] 糖楓（*Acer saccharum*）の樹液からつくられる甘味料で，かえで糖ともいわれる。主成分はショ糖である。〔製法〕糖楓は，カナダの東部およびアメリカの東北部で植林されている喬木で，初春のころ樹幹（地上2 m前後の所）に直径1 cm，深さ4 cm内

外の穴を2〜3か所あけ管を差し込んでその先端にブリキカンをつるし，3〜5%の糖を含む液汁を採集する。採集期間は毎年3週間くらいで，この期間に1本の樹からとれる液汁は50〜100 *l* である。1 kgのメープルシュガーを得るには約40 *l* の液汁が必要である。液汁中の糖分はほとんどショ糖のみであってこの液汁に石灰などのアルカリを加えて酸を中和した後，卵白などを加えて清澄にし，蒸発濃縮してシロップとする。またさらに煮詰めてショ糖を結晶させる。〔用途〕メープルシュガーは蜂蜜様のよい風味があって，食卓用および菓子用に適する。

メカジキ　目梶木，女梶木　[*Xiphias*]　メカジキ科の魚。→カジキ

めキャベツ　芽キャベツ　[Brussels sprouts]　アブラナ科のかんらん類のひとつで，子持かんらんともいわれる。〔形質〕1本の幹から直径3〜4 cmの数個のキャベツの球を発芽し，結球する。キャベツより冷涼性であり，暑さに弱い。静岡での生産が多い。〔調理〕塩を加えた熱湯でゆですぎない程度にゆで，バター炒めをしたり，ほかの料理といっしょに用いたり，サラダなどにする。水煮缶詰もある。〔成分〕ほぼキャベツと同様であるが，炭水化物が多い。ビタミンCは生のもので，160 mg/100 gと多い。

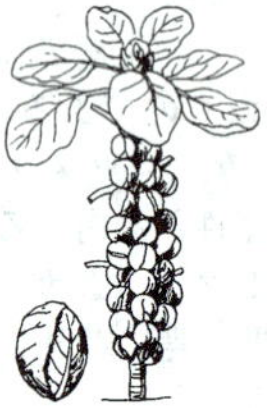

芽キャベツ

メゴチ　雌鯒　[*Callionymus*]　ノドクサリの俗称。ヌメリゴチ，ネズッポなどもまとめてメゴチとよぶことが多い。〔生態〕体はやや平たく褐色を呈し，腹側は白い。えら蓋，眼のまわりに多くの刺（とげ）がある。体長は25 cmに達する。体からぬるぬるとした粘液を出す。〔産地〕わが国中部以南に多い。〔調理〕かなりおいしい魚で天ぷらの材料とされる。粘液のため調理しにくいので，あらかじめ食塩でこするとよい。

メザシ　目刺し　〔製法〕マイワシ，ウルメイワシ，大型のカタクチイワシなどを，10%程度の食塩水に一夜浸漬後，竹串で眼を通し，3〜5尾を一串とし，わらで串の両端を連ね乾燥したもの。〔産地〕千葉県，茨城県下で多くつくられている。→ひもの

めし　飯　米を炊いたもの。ご飯，いいともいう。ふつう，めしといえば精白米に体積で2割増し，重量で5割増しの水を加えて加熱し，でき上がったときに水は米に全部吸収された状態になったものをいう。これを白飯という。白飯は米の重量の約2.2〜2.4倍にできあがり，水分を60%前後含む。白飯のほかに，変わり飯といって味をつけた飯や米以外の食品を混ぜて炊いた炊き込み飯がある。炊き水に醤油を少量加えてかすかに色を付けたものをさくら飯という。茶汁で炊いたものを茶飯というが，茶飯といいながら，桜飯と同様に醤油を加えて炊いたものもある。炊き込む具としては小豆，栗，えんどう，よめ菜，鶏肉，カキ，アサリなどがある。このほか，白飯に合わせ酢を混ぜて味を付けたすし飯や白飯を具とともに炒めた炒飯などがある。めしは食事において重要な地位を占めるので，朝めし，昼めしなど食事の代名詞として使われることもある。

メジナ　眼仁奈　[*Girella*]　メジナ科の魚。〔呼称〕和歌山，高知でグレ，静岡でクシロ，大阪でブレ，長崎，大分でクロウオとかクロイオ，三重でヒシなど方言が多い。体は灰黒色で，体長は50 cmに達する。産卵期は5〜6月。〔産地〕南日本に多い。〔調理〕とくにおいしいというほどの魚ではないが，夏は味がよくなる。また，大きいものほどおいしい。刺身，煮付け，塩焼きなどとする。

メジマグロ　めじ鮪　メジともいい，

クロマグロの70〜90 cmの幼魚をいう。日本近海で4〜5月にかけて漁獲される。成魚に比べて脂肪はのっていないが，一味異なったメジ独特の風味をもっている。

メシマコブ　[Toru]　タバコウロコタケ科のきのこ。もともと長崎県の女島で自生していたので，この名がある。β-グルカンを多く含むことから，免疫活性を高める働きがある。健康食品の素材として利用される。

メスカル　[Mezcal]　メキシコが主生産地。竜舌蘭（りゅうぜつらん）の汁液を発酵したものを蒸留してつくる蒸留酒。通常樽貯蔵しないので無色である。これに対し，法的に限定された産地，原料，製法に見合ったものをテキーラ（tequila）という。テキーラはテキーラ町の周辺で生産される高級品で樽貯蔵を行う。アルコール分40〜55％。

メタノール　[Methanol]　メチルアルコールともいう。炭素1個の脂肪属アルコール。〔性質〕沸点64.5℃，比重0.81，特有の臭気がある。〔製法〕以前は木材を乾留し，木タール中より分離して製造したので木精ともいう。現在は一酸化炭素を高圧還元して合成する。〔存在〕アルコール製造の際，副生するメタノールは，原料のペクチンの分解生産物といわれ，ペクチンを多量に含有する果実，さつまいもなどを原料としたアルコールには0.1〜0.7 mg/ml含まれている。糖，穀類からのアルコールにはほとんど含まれていない。〔毒性〕メタノールは毒性を呈する。1 ml中1 mgを超えるものは，有毒あるいは有害な酒として使用が禁止されている。しかし1 ml中1 mg以下の場合も，まったく無害とはいえないので，0.2〜1 mg含量のあるものは，これを表示することが規定されている。〔中毒症状〕悪心，頭痛，全身衰弱となりさらに，失明，呼吸困難となり，死にいたる。ただし，ねずみではメタノールを与えても害作用が現れない。

$$CO + 2H_2 \xrightarrow{\text{高圧}} CH_3OH$$

メタノール

メチオニン　[Methionine]　栄養上必須アミノ酸のひとつである。〔特質〕含硫アミノ酸として重要であり，また，脂肪肝を防ぐ効力がある。メチオニンは食品中に不足しやすいアミノ酸である。シスチンはメチオニンの一部を代用できるので，栄養上メチオニン＋シスチンの量が問題になる。→アミノさん

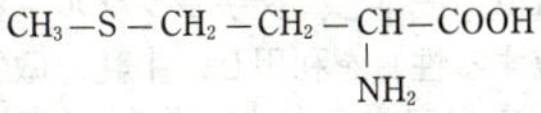

メチオニン

メチルアルコール　[Methyl alcohol]　→メタノール

メチルグルコシド　[Methyl gulcoside]　もっとも簡単な配糖体で，糖成分はグルコース，アグリコンはメタノールである。ピラノース，フラノース型でそれぞれαとβ型があるので，4つの異性体が存在する。そのなかのひとつを示した。→はいとうたい

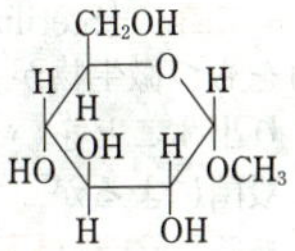

α-メチル-D-グルコピラノシド

メチルセルロース　[Methyl cellulose]　メチル繊維素，セルロースメチルエーテルともいう。〔製法〕パルプに水酸化ナトリウムを加えて得たアルカリ繊維素に，塩化メチルそのほかのハロゲン化メチルを作用させてつくる。メトキシル基含量26〜33％。〔性状〕白色の無味，無臭の粉末で，水によく溶けるが，熱水には溶けない。水溶液は無色粘稠で，pHは中性，酸やアルカリに安定である。水溶液を50〜55℃に加熱するとゲル化するが，冷却するとゲルは消失して，もとの水溶液に戻る。〔用途〕ジャム，シロップなどの粘度調節糊料，ベーカリー製品，アイスクリームのボデー改良剤，冷凍食品，乾燥食品の保存

性と再生状態をよくする。食品のコーティングや包装にも用いる。〔使用基準〕食品添加物として許可されているが，食品の2%以下に使用量を限定されている。

メチレンブルーしけん　メチレンブルー試験 [Methylene blue test]　メチレンブルー還元試験のことで，牛乳の微生物活性の検査法の一種である。〔原理〕微生物は増殖すると酸素を利用し，培地の酸化還元電位を低下し，メチレンブルーを還元し退色する性質を利用し，牛乳の微生物学的品質を判定する方法である。〔方法〕牛乳10 m*l* にメチレンブルー溶液1 m*l* を加え，37℃で培養し，30分後から還元によるメチレンブルーの青色の変化を観察する。還元時間が6時間以上の場合，品質はよい。しかし，必ずしも細菌数と一致するものではない。〔類似法〕このような色素還元試験法として，ほかの還元性試薬を用いた，レサズリン試験，2,3,5,-トリフェニルテトラゾリウムクロライドを用いたTTC法もある。

めっきん　滅菌 [Sterilization]　〔定義〕増殖能力をもつ微生物が存在しない無菌状態をつくり出すことをいう。滅菌の方法は，おもに殺菌によるが，ろ過により菌を除く方法もある。〔火炎滅菌（flame sterilization)〕白金耳やピンセットなどの器具の滅菌法。〔乾熱滅菌（heat sterilization)〕ガラス器具，金属器具の滅菌をするのに用いる方法。160℃で90分，または180℃で50分程度加熱する。〔加圧滅菌（autoclaving)〕塩類溶液など，熱に安定な水溶液やゴム栓の滅菌に用いる方法。通例常圧に加えて1 kg/cm^{2}で加圧し，120℃で30分前後加熱する。〔低温滅菌（pasteurization)〕牛乳などに使われる。たとえば，60℃で30分の加熱滅菌。〔高温短時間滅菌〕牛乳のように加熱時間が長いと褐変化し，商品価値が低下するものでは，一般に工業的に用いられる温度範囲の100～121℃以上の温度で短時間加熱することがある。この高温短時間（high-temperature short-time）の加熱工程をHTSTプロセスという。〔ろ過滅菌（filtration)〕血清，たんぱく質溶液，アミノ酸など，熱で変性したり分解したりする成分を含む液体を滅菌する方法。ニトロセルロース膜フィルター（0.45 μm または0.24 μm）などがよく使用される。しかし，0.2 μmの膜フィルターでも，細菌とウイルスの中間的存在であるマイコプラズマの透過は完全に防ぐことはできない。〔ガス滅菌（gas sterilization)〕加熱できない器具の滅菌に使用する方法。30%くらいのエチレンオキシドガスにより1 kg/cm^{2}ぐらいの加圧状態において40～50℃で3時間くらい処理する。〔化学薬品による滅菌〕0.1%昇汞水（しょうこうすい），3%石炭酸（フェノール），3～5%クレゾールせっけん液などによる消毒法。〔放射線滅菌（radiation sterilization)〕紫外線，γ線などを用いて滅菌する方法。紫外線殺菌灯を用いるときは，至近距離において30分程度で滅菌できる。

メニュー [Menu]　西洋料理の食事の献立のこと。目的，予算に応じて供する料理の組み合わせとその順番を考え，食事がスムーズにすすむようにはかる。客をもてなす供応食の場合には，大切なものとなる。〔起原〕1）1541年にブランスウィック公爵によって催された宴会にはじめて使われた。2）1498年，ユーゴー・ド・モンフォール伯爵の招宴に料理のリストが羊皮紙に書かれた。この二説が伝えられているが，このころより次第に献立の構成が確立していき，今日の形となった。正餐（ディナー：dinner）の場合は，供される順に料理名を記した紙片が用意されることが多く，メニュー表（carte de menu）は食卓のアクセサリーとなり，食事の内容を知らせるものとして，食事中，卓上に置かれる。世界各国により，食事の形式は多少違う。とくに，朝食と昼食については，ヨーロッパ式と英米式によりウエイトのかけ方に差がみられるが，夕食，正餐については，その構成や供卓順序についての決まりにも差が少ないから，これにより西洋料理のメニューの内容を理解することは大切である。メニュー［Menu］正餐（ディナー）は，多くの料理を組み合わせたもっとも形のととのった食事形式で，供卓順序が決められている。食事の初めは食欲を喚起する役目をもつ1）酒や軽い前菜（オードブルhors-d'œuvre）や，2）スープ（soup）料理が出され，次第に，3）淡白な料理（魚：fish）から，4）濃厚な重い料理（アントレ：entrée）に移り，5）もち味を味わう料理（ロースト：roast）などにより，食事は最高潮となる。食事をする人の食欲に合わせながら，ついで6）新鮮さをもつ，さっぱりした料理（サラダ：salad）と，7）甘味をもつ料理（アントルメ：entremets，デザート：dessert）や，8）フレッシュな果物（フルーツ：fruits）によって味覚，触感を満たし，食事をとった満足感を得る。最後に消化をうながすものとして，ごく濃く入れた9）コーヒー（coffee）により食事を終える。これらは，食事内容が変化に富み，強弱のリズムのある料理をとり合わせながら全体としてはひとつの流れをもち，バランスのとれた，ごく自然な構成だといえる。この間に，料理と調和したワインやリキュール，氷酒（ソルベ：sorbet）など四～五種が供され，料理をさらにおいしくし，消化を助ける。〔正餐の特徴〕二種の違った鳥獣肉料理，アントレとロースト（あぶり肉料理）を出すことである。初めの肉料理（アントレ）は，献立中いちばん重厚な手をかけた料理で，材料も吟味し，ソースはつなぎも加えて味も濃厚にしてある。それに続いて，つぎに供する肉料理をおいしく賞味してもらうために，口直しをする目的で氷酒を出し，舌を冷やし，間をおいてから，ふたつ目の肉料理としてローストを出す。ローストは材料のもち味を楽しむようにあっさりした味つけで，焼き汁をソースとする。一方，昼食や夕食に最少の皿数で簡単なメニューとする場合には，一品の量を多めに，栄養のバランスも考えることが大切である。まず，魚か鶏か肉か主要材料を決め，調理法を決めたら，季節の野菜を二種類くらい付け合わせ，スープ，甘味料理の3つの料理でまとめ，さらに余力があれば，前菜，生野菜料理を加える。必ず，ワインとパンはつける。パンはメニュー表には書かないが，塩，こしょうと同様，必ず食卓に出し，スープから生野菜料理までのコースの料理と料理をつなぐ役をする。〔メニューのたて方〕1）献立形式にしたがって，予算に合わせた料理を組み立てること，皿数が少なくても栄養的に調和のとれたコース内容であること。2）食事する人の性別，年齢，好みを考えること。3）季節を考え，出さかり期の材料をとり入れること。夏ならばあっさりした料理がよく，冷たい料理も添え，冬は温かなこってりした料理を組み込む。一食のなかにできるだけ多くの食品をとり入れ，付け合わせ野菜も単調にならないように，同じ材料を前後の料理に二度使うことをさけ，切り方，形などにも変化をもたせる。4）調理法に変化を付け，食味をかえること。煮る，蒸す，焼く，炒める，揚げるなどの加熱法が重ならないようにし，汁気のあるものとないもの，歯あたりのかたいものとやわらかいものなど，調理法をかえ，濃厚な料理の後はあっさりとした淡白な味にし，甘酸鹹（塩）苦の味付けが重複しないようにすること。5）料理の色彩を考え，美しい色をもった盛り合わせをすること。スープの色，添える野菜の色，ソースの色，サラダの色など，色彩に富んだ組み合わせにする。6）供する料理に温度の変化をもたせること。熱い料理，冷たい料理と温度の変化は味覚を満足させるうえ，冷たい料理は前もってつくることができ，

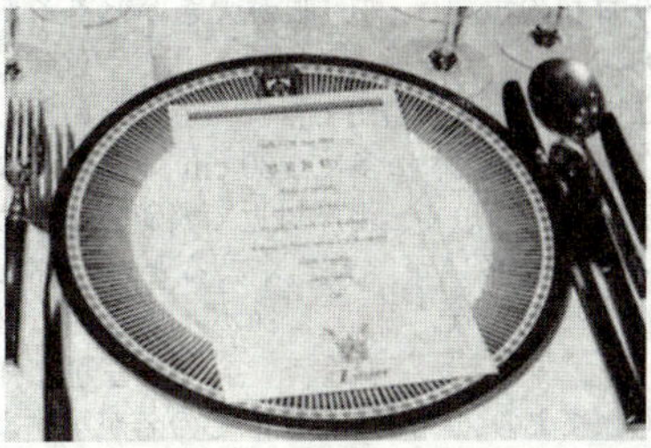

メニュー表を食卓に配置したところ

手間もはぶけるため，組み合わせるとよい。7）香味のある料理であること。西洋料理は多くの香辛料と油脂を使う料理であるといわれる。料理全体から芳じゅんな香気をもたせることは食欲につながり，香味もごちそうとなる。〔家庭の招客のための供応食のメニュー〕1）器具や人手がそろわないから，形式にはずれない範囲で，自分でこなせる程度のメニューをたてることが大切である。2）皿数を多くすることより，前もって用意のできる冷製料理や調理時間のかからない料理，仕上げの簡単な料理をとり入れ，個性のある自分の得意な料理をたっぷりつくり，おかわりができるようにする。3）高価な材料を使い，レストランの味や盛り方をまねるより，経済性を考え，栄養的な配慮のあるものがよく，創意のある盛り方にする。4）提供する人間が食事中にできるだけ立たないような配慮をし，鍋ごと出せる料理もとり入れ，くつろいだ雰囲気を盛りあげる。→こんだて

めのした　目の下　魚の大きさを表す方法のひとつ。目の横から尾のつけ根までの間をいう。釣人，漁師などが多く用いることば。

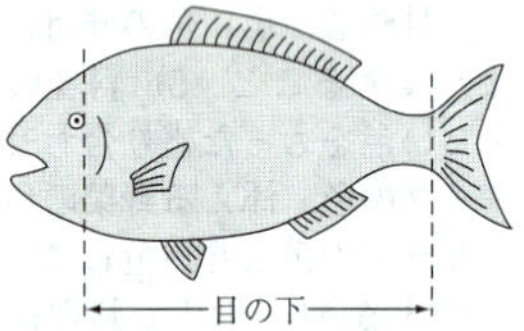

メバチマグロ　眼撥鮪　[Big eye tuna] サバ科の魚。→マグロ

メバル　眼張　[Black rockfish]　カサゴ科の魚。〔呼称〕眼が大きいところから，眼を大きく見張っているという意味でこの名がある。富山ではモバチメという。〔生態〕北日本に多く，30 cm ぐらいになる。胎生の魚で，海岸付近で繁殖するため内湾にも多いが，大きくなるといくぶん沖合へ向かう。〔種類〕メバルにはアカメバル，クロメバル，キンメバルの三種が知られており，アカメバルはその名が示すように体に赤味を帯び，クロメバルは黒味を帯びる。キンメバルはすむ場所により多少色が異なるが，多くは灰褐色をしている。〔調理〕夏おいしくなり，煮付け，照り焼き，から揚げなどに向く。

メバロンさん　メバロン酸　[Mevalonic acid]　火落酸（hiochic acid）ともいう。3,5-ジヒドロキシ-3-メチル吉草酸。D. Weight らと田村學造によりそれぞれ個々に発見された。田村は火落酸と命名したが，Wright が命名したメバロン酸の名に統一された。メバロン酸は容易にラクトン化してメバロノラクトン（mevalonolactone）になる。〔機能〕メバロン酸は，コレステロール，テルペン類などのイソプレノイド生合成の重要な中間体である。3 位の炭素が不斉原子なので，二種の異性体があるが，生物的に利用されるのは，3 R 体のみである。

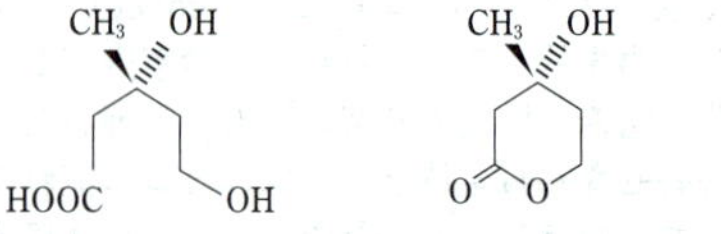

(3R)-メバロン酸　　(3R)-メバロノラクトン

めふん　サケ，マスの腎臓からつくる塩辛。アイヌ語で魚の腎臓（背綿）をめふんとよんだのに由来。〔原料〕自己消化速度の遅い産卵期のものがよく，とくにシロザケの雄がよい。〔製法〕背面にたてに切れ目を入れ，くずれないように頭部側からかきとる。薄い食塩水で洗い，15～20％の食塩を加えて仮漬けする。水きり後，グルタミン酸ナトリウム，焼酎を加えて瓶詰にする。高級品は水きり，風乾してから瓶詰にし熟成させる。〔食べ方〕赤黒色をし独特の臭みがあり一般的でないが，食通には酒の肴，温かい飯に添え，賞味される。→しおから

メラトニン　[Melatonin]　松果体においてトリプトファンからセロトニンを経て合成されるホルモン。その合成はサーカディアンリズム（概日リズム）および光刺激により調節されており，夜高く昼低い。ゴナドトロピン（性腺刺激ホルモン）分泌

を抑制する。

メラニン [Melanin] →かっぺん

メラノイジン [Melanoidin] →かっぺん

メラミンじゅし　メラミン樹脂 [Melamine resin] メラミンとホルムアルデヒドを反応させて得られる熱硬化性の樹脂。尿素樹脂と性質がよく似ているが，さらにかたく水や熱に強い。引張強度，耐衝撃性にすぐれているので，食品分野では食器や調理器具の汚れ落としに用いられている。そのほか接着剤や塗料の素材原料として利用されている。

メリケンこ　メリケン粉 →こむぎこ

メルバトースト [Melba toast] バターをつけない小型のトースト。〔名の由来〕エスコフィエ（Auguste Escoffier：フランスの名料理長，1847〜1935年）が，オーストリアの有名なソプラノ歌手のネリー・メルバが節食中で，バターをつけないトーストばかり食べていたため，メルバトーストと名づけた。このトーストは，パンが色づくくらいの乾燥焼きにしているので，さっぱりした味で，口のなかで軽くくだけて溶ける。スープに添えたり，つまみものの添えものとしてよく，ブルーチーズやフォアグラ，キャビアなどに添える。また，熱いところを，パンの代わりとしても使われる。〔つくり方〕焼いてから2〜3日たったかたいパンを0.3 cm厚さに切り，パンの耳は除いて，3 cm × 5 cmの長方形またはひし形に切りそろえる。フランスパンを薄切りにしてもよい。120℃のオーブンで15分ほど乾燥焼きする。薄く，小型なので，オーブントースターでも焼ける。

メルルーサ [Hake,（西）Merluza] 大西洋，太平洋にすむタラ科の魚。数種類あり，スケトウダラに似た形をしている。近年，日本漁船が南アフリカ西海岸よりもち帰るので市場に出るようになった。〔調理〕フライ，粕漬け，味噌漬けなどに向くがあまり美味ではない。

メレンゲ [Meringue] 卵白をかたく泡立て，砂糖を加えたもの。純白色で光沢に富み，泡立て器で持ち上げてみると，角がピンと立つ状態で，そのまま洋菓子の飾りにする。また，弱火のオーブンで形のまま乾燥焼きにしたり，美しい焼き色を付ける菓子に用いる。フランス語ではムラング（meringue）と発音する。〔分類〕メレンゲには二種類ある。1）ホットメレンゲ：湯煎で加熱しながら卵白を泡立て，砂糖を加えるか，または泡立て卵白に熱い糖液を混入する。卵白泡はきめ細かく，泡が消えにくい。イタリア風メレンゲ（meringue italienne），ボイルメレンゲ（meringue sur le feu）がある。2）コールドメレンゲ：加熱せずにつくるメレンゲ。卵白泡は粗く，そのまま放置するとダレてくるが，手軽である。フレンチメレンゲ（meringue ordinaire）とスイス風メレンゲ（meringue suisse）がある。〔つくり方〕卵白は，新鮮なものの方が泡の立ち方は遅いが，泡の安定性がよい。器具類は，脂肪分のない乾燥したものを用いる。砂糖は，同量から2倍量で，砂糖量の多い方が泡の安定性がよい。ハンドミキサーを用いると，よく泡立てられる。1）イタリア風メレンゲ：卵白をかたく泡立て，砂糖の1/10量くらいを加えてさらによく立てる。残りの砂糖と少量の水で糖液をつくり，110℃まで煮詰めたものを，かたく泡立った卵白のなかへ糸状にたらしながら加え，熱がすっかりなくなるまで泡立てる。このメレンゲは，糖液の熱で卵白に火が通り，泡が細かく消えにくいので，スフレやスポンジ生地に混ぜられる。また，糖液により形がしっかり保たれ，光沢があるため，そのまま菓子の装飾に用いてもよく，また，美しい焼き色をつけたいクリームにも用いる。この際のオーブン温度は，200℃以上の上火のきくものがよく，3〜5分，全面の焼き色の付き加減をみながら仕上げる。2）ボイルメレンゲ：湯煎にして卵白を泡立て，かたくなってきたら，砂糖を少しずつ加えながら立て続ける。ごく細かな泡立ちとなり，形がつくれるようになったら湯煎よりおろし，熱がすっかりなくなるまで泡立てる。絞り袋に入れて，レモンメレンゲパイ（lemon meringue pie），アップルメレンゲなど，菓子の上に美しく絞り出し，強火のオーブン（250℃）で焼き色の飾りをつけ，仕上げる。3）フレンチメレンゲ：卵白を泡立ててかたくなったところで，砂糖を1/10量加え，角がピンと立つまで立て，残りの砂糖およびバニラ香料を加えたら光沢が出るまで泡立て，ただちに用いる。泡のもつ空気により熱伝導が悪いのを利用し，焼きアイスクリーム（baked Alaska）ができる，4）スイス風メレンゲ：粉砂糖を用いてかたく泡立てたメレンゲに，レモン汁，またはレモンのおろし皮とバニラ香料を加える。天板に硫酸紙またはベーキングシートを敷き，絞り袋に入れたメレンゲを絞り出し，ごく弱いオーブン（100℃以下）で約2時間，乾燥焼きにする。この菓子は，光沢のある純白色のごく軽いもので，口あたりがよく，さっぱりした味をもち，保存できる。また，レモンにより，メレンゲの安定性がよい。ケースの形に絞って焼いて，アイスクリームなどを詰めたり，スイス風メレンゲを2個合わせて，その間に生クリームやバタークリームを挟んだり（ベゼ：baisers）する。5）ゆでメレンゲ：かたく泡立てたメレンゲをボール玉にして湯のなかでゆで，ソースとともに出されるデザート。ウーアラネージュ（oeufs à la neige）という。

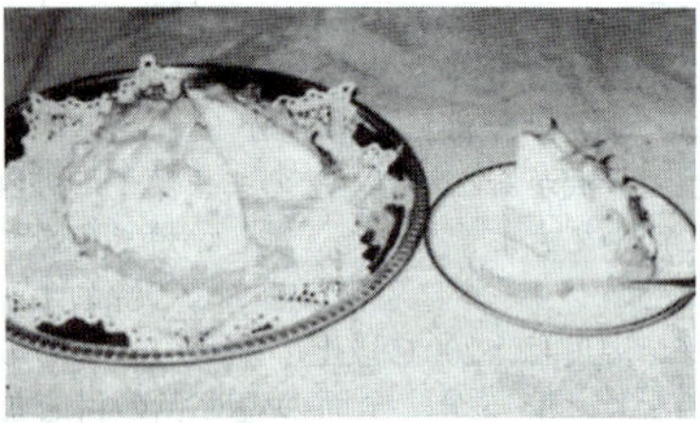

レモンメレンゲパイ

メロン　[Melon]　ウリ科に属し，中央アジア原産。生産段階で一～二年草の草本性植物を野菜とする行政上の定義に従うと，メロンは，すいかやいちごとともに野菜に分類される。流通，消費段階では果実となるので，果実的野菜ともいわれる。ふつうは温室で保存して追熟させ，食べる数時間前に冷蔵してから食する。〔分類〕メロンは元来カンタロープ（cantalope），網目メロン（netted melon），冬メロン（winter melon）の3種に大別されるが，このうち，カンタロープおよび網目メロンのうち芳香に富み，温室で栽培されるものを温室メロン（mask melon）とし，冬メロンなど主として露地で栽培されるものを露地メロン（hybrid melon）と分けている。露地メロンは地中海沿岸を原産とする露地メロンとアジアを原産とするまくわうりとの交配により育成されたものが多く，プリンス，エリザベス，しらゆき，きんしょう，コザック，ゆうばりメロンなどがある。まくわうり（oriental melon）も植物学上メロンと同一種である。〔産地〕温室メロンは静岡，愛知が中心で，露地メロンは熊本，茨城のほか，北海道，山形などが主産地である。〔風味〕メロン特有の高尚な芳香があり，甘味もよく，高級品である。メロン香の重要な成分として，*cis*–6–メネナール，3,6–ノナジエン–1–オール，*cis*–3–ヘキセノールや各種の有機酸エステル類が関与している。メロンは後熟させるが，これは，細胞膜中のプロトペクチンを分解させて減らすことにより果肉を軟化させるためで，甘味には変化はない。〔成分〕100 g中，温室メロンのマスクメロンは，水分87.8 g，炭水化物10.3 g，ビタミンC 18 mg，露地メロンは水分87.9 g，炭水化物10.4 g，カロテンはプリンスメロン450 μg，ゆうばりメロン80 μg，そのほか20 μg，ビタミンCはプリンス，ゆうばり，きんしょうは40 mg，ほかは20 mg。〔用途〕生食のほか，加工品としてジュース，ネクターなどがある。

メロンフラッペ　[（仏）Melon frappé]　じゅうぶんに冷やしたメロンの料理や飲み物をいう。フラッペとはフランス語で冷やしたという意があり，かき氷といっしょにして供する。〔出し方〕前菜，デザート，飲み物，果物の四通りがある。1）前菜：

中くらいのマスクメロン（musk melon）の食べごろのものを冷蔵庫でよく冷やしておく。これを六つ割りとして，なかの種をとり，かき氷をのせた銀盆にならべ，シェリーをふりかけ，レモンの薄い輪切りをのせる。彩りとしてミントの若葉を添えてもよい。氷細工などといっしょに盛って出され，メロンの芳香を賞味する。2）デザート：(1) よく熟したマスクメロンを2個用意し，1個は中身をくり抜いて汁をしぼり，これをメロンシャーベットにする。メロンの皮はケースとして1時間冷蔵庫に入れて冷やしておく。(2) もう1個は，なかのたねをとり出した後，メロンボーラーでメロンの果肉をけずり取り，器に入れて砂糖とリキュールをかけ，冷やしながら，味をつけておく。(3) かき氷を銀盆におき，メロンケースを氷の上にのせ，このなかにメロンシャーベットと，リキュールで風味を加えたメロンを交互の層にして詰め，切り取ったメロンの皮のふたをして，供卓する。銘々がガラス皿にこれをとり分ける。3）飲み物：メロンを四つ割りにして，種をとり去り，メロンボーラーで小さな球形メロン（メロンボール）をつくる。残りの果肉に，砂糖とマラスキーノを加えてミキサーにかけ，メロンジュースをつくる。中型のグラスにメロンボールと砕氷を加え，メロンジュースを注ぐ。ストローとスプーンを添えて供する。4）果物：ディナーの果物として供卓するもので，日本のレストランで多く出される。このときは，酒などはかけずに，ただじゅうぶんに冷やしたものを六～八つ割りに切り，かき氷の上にのせ，果物用ナイフ，フォークを添える。

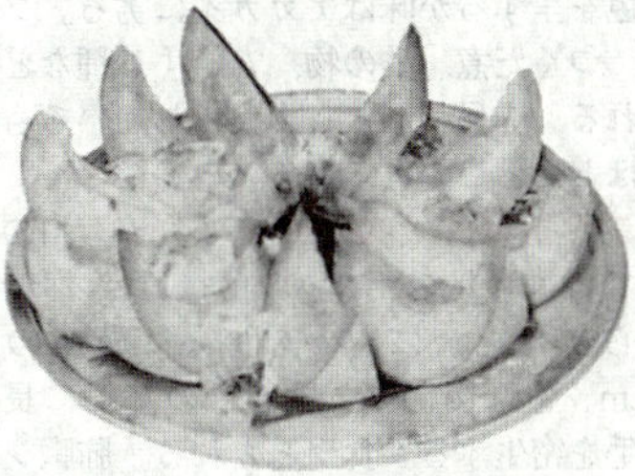

メロンフラッペ

めんじつゆ　綿実油　[Cotton seed oil] 綿の種子（含油量15～25％）から圧搾法または圧抽法によって採油した油。〔主産地〕アメリカ，インド，エジプト，ロシアなどである。〔食用綿実油〕圧搾したままの粗製油は不快な味があり，色も悪く褐色から黒色を呈するので必ず精製して食用とする。食用綿実油は55℃以下の温度で精製を行う必要があり，これ以上になると風味を害する。精製綿実油を冷却して固形分を除いたものを winter oil と称し，除かないものを summer oil という。〔油脂の性状〕比重0.918～0.924，けん化価190～197，ヨウ素価105～120，不けん化物0.7～1.6％である。〔脂肪酸の組成〕100 g中，飽和酸21.06 g，不飽和酸71.29 g，このうちオレイン酸17 g，リノール酸54 gで，飽和酸は主としてパルミチン酸で，アラキジン酸も存在する。不けん化物は大部分フィトステロール（phytosterol）である。〔用途〕ウィンタリングを行った油は，サラダ油やマヨネーズ原料として使う。〔遺伝子組み換え〕除草剤耐性，害虫抵抗性を付与した遺伝子組み換え種が実用化されている。基本的には油脂はDNAやたんぱく質を含まないことから，綿実油には遺伝子組み換え表示は必要ないことになっている。

メンタイ　明太魚　[Salted Alaska pollack roe]　スケトウダラの別名。ふつうスケトウダラの凍干し品をさす。〔製法〕スケトウダラの胸びれから肛門まで腹をさいて内臓を除き下あごに縄を通してよく水さらしして吸水させる。冬期の冷気がよくあたるよう屋外につるして凍結する。暖かい日中に魚肉中の氷の一部が融けて表面が乾燥し気温の下がる夜間に凍結する。このように凍結融解を繰り返しながら乾燥する。その際出る卵の塩蔵品を明太魚子という。〔食べ方〕火であぶったものを軽くたたくと食べやすくなる。また，水戻しして煮て食べる。

めんたいこ　明太子　→からしめんたいこ，タラコ，メンタイ

メンチカツレツ →ミンチカツ

めんつゆ　麺汁　麺類用の味を付けた汁のこと。かけづゆと漬けづゆに分けられる。専門店ではそれぞれ独自のつくり方が行われているが，家庭用のつくり方はつぎのようである。〔つくり方〕かけづゆは，だし100に対しみりん15，醤油15の割合に合わせる。つけづゆは，だし汁100に対し，みりん25～30，醤油25～30とやや濃い味に合わせる。調味料の割合は，麺の水気の多少，麺の太さによって加減する。

メンマ　麺碼　真竹またはもうそう竹を湯煮した後に剥皮し，土中で発酵（乳酸発酵が主）させたものをいう。加塩することもある。乾筍（カンスーン）ともいう。中華麺には不可欠の材料である。

めんよう　緬羊　[Sheep]　めん羊の雄はラム（ram），雌はユー（ewe），仔羊はラム（lamb）で，マトンはめん羊肉である。わが国で飼育されていたのは，毛肉兼用種のコリデール種であったが，現在消費のほとんどが輸入である。世界的な肉用のめん羊は，中毛種のサウスダウン種，シュロップシャー，チェビオット，あら毛種のロムニーマーシュ，リンコルン，ボーダーレスターなどである。→めんようにく

めんようにく　緬羊肉　[Mutton]〔性状〕肉は線維が細かく，一種の風味を有し，若齢のものはことに賞味される。脂肪はかたく（融点44～49℃，凝固点32～36℃），ヨウ素価は低い（32～50）。〔種類〕コリデール種，シュロップシャー種，サウスダウン種などがあり，メリノー種の肉はあまり良好でない。〔調理〕炒め焼き，蒸し焼き，油炒めの料理によく，肉の性質が保水，結着性に富むのと価格が安いのでソーセージに用いられる。そのためにニュージーランドから約1.2万t，オーストラリアから約1.6万t（2004年）の冷凍マトンが輸入されている。ジンギスカン料理として賞用される。生後14か月未満の仔めん羊はラム（lamb）といってとくに好まれる。

めんるい　麺類　[Noodle]　小麦粉，でんぷん，そば粉などを原料として，これに水または食塩水を加えてこね，ときにこれに熱を加えて，その粘弾性を利用し，細長い線状に成型したものの総称。〔種類〕うどん，そうめん，そば，中華麺，スパゲッティ，マカロニ，はるさめなどがこれに属する。普通ははるさめを除いたものを麺類と称することが多い。〔製法〕麺のつくり方には切出式と押出式とある。前者は材料をこねて薄く延ばしてこれを細く切っていく方法で，わが国のうどんやそばはこれに属する。後者は材料をこねてこれを細い孔から強い圧力で押しだす方法で，スパゲッティ，マカロニやはるさめはこれに属する。また麺は線状に成型したあと天日または加熱乾燥を行って貯蔵輸送に便利にしたものと，成型後すぐにゆでて食膳に供し得るようにしたものとある。うどん類では前者を乾麺，後者をゆで麺といっている。この際プラスチックフィルムの袋に入れたものが包装めんである。スパゲッティ，マカロニ，はるさめはすべて乾燥品である。うどんに用いられる小麦粉はおもに中力粉である。→うどん，そうめん

も

モガイ　藻貝　[*Anadara*]　フネガイ科の二枚貝。〔呼称〕サルボウともいう。〔生態〕殻長7.5 cm，殻高6 cm，幅5 cm程度。太平洋岸では東京湾以南，日本海側では富山湾以西に分布し，淡水と海水が混じり合うような場所の砂泥地にすむ。産卵期は7～9月。〔調理〕肉はアカガイ同様に紫赤色を呈するが味はアカガイに劣る。フライ，つくだ煮，酢の物，安いすし種などとされる。赤貝缶詰として売られているものはほとんどこの貝である。

モクズガニ　藻屑蟹　イワガニ科のカニで日本各地の沿岸の内湾の磯，河口，さらには上流にさかのぼる。背甲の幅6 cm。体は褐色で，はさみの基部に長い軟毛を密生する。食用とされる。肺臓ジストマの中間宿主である。

もくとう　木糖　→キシロース

モズク　海蘊，水雲　[*Nemacystus*]　褐藻類のモズク科の海藻。〔呼称〕モゾコとかモクズ，藻の花モズクなどともいう。〔生態〕体は細い糸状を呈し，ほんだわらやそのほかの海藻に巻きついている。黒褐色を呈し粘稠質，柔軟である。太さは1 mm 以内，全長 30〜80 cm に達する。〔産地〕北海道西南部より九州までの沿岸地帯に生育するが，とくに鹿児島，熊本，山口，徳島，愛知の各県に多い。〔調理〕冬より初夏のころにかけて繁茂する。若いものがおいしく，食塩を加えて貯蔵し三杯酢とすると酒の肴として喜ばれる。

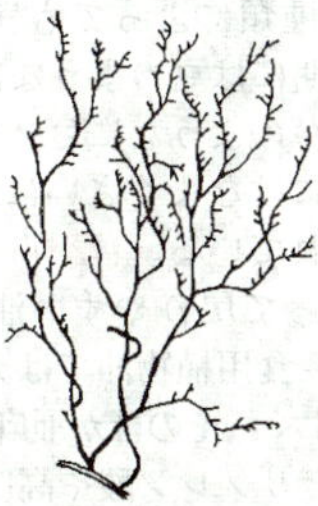

モ　ズ　ク

もち　餅　[Rise cake]　もち米を水に浸漬してせいろで蒸し，臼に入れてつき，じゅうぶん粘りを出したもの。〔種類〕のしもちはうすくたいらに延ばしたもので，かがみもちは丸めて二段に重ねたものである。このほか，形によって鶴の子もち，ひしもち，なまこもちなどがある。また砂糖，豆類，のり，ごまなどを混ぜることもある。もちは正月や祝いに用いることが多い。凍り餅はもちを寒い夜外で凍結させたのち，少しずつ氷を融解させ，多孔質になったものを乾燥したものである。〔もちのでんぷん〕つきたてのもちのでんぷんは α 化しており，消化も悪くないが，これをそのまま放置すると乾燥とともにでんぷんの構造が α 型から一部 β 型に変化し，かたくまずくなる。これを加熱すればまた元に戻りやわらかになる。即席もちはつきたてのもちを速やかに高温で乾燥したもので，でんぷんは α 型に留まっているから水を加えただけでつきたてのもち同様に食べることができる。包装もちは切りもち，のしもち，鏡もちをプラスチックフィルムで包装したもちである。フィルムともちの間に間隙が残らないように高温で包装密封されたものでは保存性が高い。→もちごめ

もちがし　餅菓子　もちを原料としてつくった菓子類の総称である。〔種類〕その種類はひじょうに多く，名物として広く知られたものだけでも 30 余種ある。大別すると，大福もち，柏もち，桜もちのようにあんをもちで包んで蒸した蒸し菓子系統と，切りざんしょう，すはまなどのようにもちそのものに砂糖を加えて味付けし，長方形あるいは棒状にした系統のものと二種に分けられる。

もちぐさ　餅草　→よもぎ

もちごめ　糯米　[Glutinous rice, Waxy rice]　もちの原料にする米である。〔うるち米との相違点〕ふつうの飯米用の米，すなわちうるち米は胚乳が半透明であるが，もち米は白くて不透明なことが多い。これによって，おおよその見分けがつく。また，炊いたときの粘り気がうるち米よりはるかに強い。粘り気の違いはでんぷんの違いに基づくもので，うるち米のでんぷんはアミロースとアミロペクチンからなり，ヨウ素反応は青紫色を呈する。一方，もち米のでんぷんはアミロペクチンのみからなっており，ヨウ素反応は赤色を呈する。〔用途〕もち米は赤飯に用いるほか，粉砕して米粉にしたり，白玉粉，道明寺粉，早みじん粉をつくったり，だんご，あられ，そのほか各種の菓子原料にしたりする。〔産額〕わが国のもち米生産量は，全産米量の 3〜5%程度である。→こめ，もち

もちのもと　餅の素　即席もち。もちを α-でんぷんの状態で乾燥したもので，水または温湯を加えて練ると，つきたてのもちの状態になる。〔製法〕もち白米を原料として 50 kPa の圧力で蒸してついたもちを熱いうちに原形のまま，または圧扁乾燥機で，80℃以上の高温で急速に乾燥し，水分を 15 % 以下にする。または，80

～200℃の熱ローラー間で圧扁し，薄膜状に乾燥する方法もある。これを粗砕してから，製粉機で100メッシュ以下の微粉にする。または常法によってつくられたもちを急速凍結し，これを凍結乾燥法で乾燥するか，軽く蒸煮したもち米を2軸エクストルーダーにより膨化し，仕上げ乾燥してから，100メッシュ程度に粉砕する。〔使用法〕食用にするには，食器に適量の粉を入れて，水または湯を少量ずつ加え，箸で練るともちができる。〔用途〕登山用，極地用などの携帯食糧として利用された。→アルファか

モツ　臓もつの転じた意味。内臓に同じ。特別なものを除いてほとんど食用に供される。組織構造で食肉と異なるが，すぐれた栄養価値，特殊の風味を有する。とくに肝臓にいちじるしい。一般に酵素作用が強く，変敗しやすいからできるだけ新鮮な状態で利用することが望ましい。〔家畜の内臓量〕家畜の種類によって異なるが，生体に占める割合は必ずしも少なくない。内臓の可食部の割合をみると家畜によってほぼ等しいことがわかる。〔用途〕肝，腎，脾臓，脳などはソーセージ原料，腸はケーシングに用いられる。とくに豚，鳥類の内臓は美味であっていわゆる焼きとりとして賞味される。次のような呼称もある。肝臓はレバー，心臓ははつ，胃はがつ，トライプ，腸はひも，腎臓はまめ，脳はブレンズ，肺臓はふわ，舌はタン，尾はテール，砂のうはすなぎも，すなぶくろ。

もっしょくしさんプロピル　没食子酸プロピル　[Propyl gallate]　→ぼっしょくしさんプロピル

もっしょくしさんプロピルエステル　没食子酸プロピルエステル　[Propyl gallate]　→ぼっしょくしさんプロピル

もつれかび　縺黴　[*Mucor racemosus*]　果物を腐敗させる有害なかびで，藻菌類（*Phycomycetes*）のけかび（*Mucor*）に属し，広く分布する。〔性状〕菌叢の色は灰色ないし灰褐色で，高さは3 cm以下である。直立した胞子嚢柄の幹から，短い胞子柄が枝のように出る。繁殖の適温は20～25℃で，ショ糖を転化し，かつ多量のアルコールを生産する。また，グリセロールを生成する胞子嚢は球形で，20～70 μmである。〔所在〕腐敗果実，麦芽，パン，こうりゃん，麹子（中国の麹）などである。

もどりか　戻り香　〔定義〕精製した食用油脂を室温に放置すると数日以内にいやなにおいを呈することがあり，この現象を戻りといい，このにおいを戻り香または戻り臭とよぶ。戻り香は，自動酸化のごく初期に生成し，過酸化物の蓄積がほとんどみられない段階で生ずる点で，酸敗臭（rancid odor）とは異なっている。〔特徴〕戻り香は油の種類によっても異なるが，大豆油では初期には豆のようなにおい（beany），ついで草のようなにおい（grassy）になり，さらにはなまぐさいにおい（fishy）となるとされている。〔戻りやすい油〕油の種類によって戻りやすい油と戻りにくい油がある。食用植物油では大豆油がもっとも戻りやすく，そのほか亜麻仁（あまに）油，魚油などリノレン酸や高度不飽和酸を含む油脂が戻り香を発生しやすい。〔戻り香の成分〕2-ペンチルフラン，1-デシン，3-シス-ヘキセナールなどが主要原因物質とされているが，完全には解明されていない。

もなか　最中　和菓子の一種である。昔はもなかの月といわれ乾き菓子であったが，あんを入れるようになってから半生菓子として扱われている。〔製法〕もち粉を水でこね固め，蒸して薄くのばしたものを円形に切って焼き，砂糖をかけたのがもなかの月である。もなかの月の中央をへこませて2枚合わせにした間にあんを入れたものが，現在の最中である。まず，片方の最中の皮に好みのあんを入れ，合わせ目をぬれた布で湿し，これにもう1枚を合わせて付着させる。〔形状〕名称からいっても，もとは円形であったが，し好の変化にともない，現在では角型，分銅型，小判型，花型など，種々の形状のものがある。→わがし

モナスカス　[Monascus]　→べにこう

じ

モナスカスミン [Monascasmin] →べにこうじしきそ

モノグリセリド [Monoglyceride] グリセリンに脂肪酸が１個結合したもの。1位の炭素に結合した水酸基がエステル化したα-モノグリセリドと，2位の炭素に結合した水酸基がエステル化したβ-モノグリセリドがある。天然の油脂中にも少量存在するがひとつの脂肪酸とグリセリンから合成されたものが食品添加物として利用されている。水に親和性のあるグリセリン部分と，油に親和性のある脂肪酸部分をもつので，非イオン性界面活性剤として食品の乳化に用いられる。また，さらに親水性を増すため，残っている水酸基を有機酸でエステル化したものも，モノグリセリドとして取り扱われ，使用されている。有機酸としては，酢酸，乳酸，クエン酸，ジアセチル酒石酸，酒石酸，コハク酸などが使用される。そのほか，リシノレイン酸を加熱脱水して3～6分子結合させたものと，ポリグリセリンをエステル化して得られるポリグリセリン縮合リシノレイン酸エステル(PRE) は，ベーカリー製品の離形剤として用いられる。

CH_2OCOR
|
$CHOH$
|
CH_2OH

α-モノグリセリド

CH_2OCOR
|
$CHOH$
|
$CH_2OCOCH(OH)CH_3$

乳酸モノグリセリド

もみダラ　揉み鱈 〔製法〕塩蔵ダラを湯で煮るか蒸したのち，皮を剥ぎ，肉だけを布の袋に入れて圧搾して水を除き，加熱しながらもみほぐして繊維状としたもの。〔用途〕でんぶ，魚味噌などの原料とされる。→たいみそ，でんぶ

もも　桃 [Peach] バラ科に属する核果で，中国が原産。〔産地〕わが国の生産額は多く，山梨，福島，長野，山形，和歌山，岡山がおもな産地である。〔品種〕非常に多いが，大別して，果肉が核から離れやすい離核種と，離れにくい粘核性のものとがある。また，果肉が白色のものと黄色のものがある。〔白肉種〕果肉は白色で，やわらかく，酸味が少なく，甘味の強い多汁質のものが多い。代表品種は，白鳳系，白桃系である。〔黄肉種〕果肉が黄色（カロテノイド色素）で，肉質はかたく，ゴム質である。黄肉種は生産量が少なく，おもに缶詰用として用いられる。果皮表面に毛のないネクタリンも桃の一変種で，長野を中心に山形，福島などで栽培される。〔成分〕果肉は糖分（9.2％）が大部分で，その多くはショ糖で6～7％ある。酸はリンゴ酸，クエン酸で0.2～0.5％くらい。芳香成分は，おもにギ酸エチルである。ビタミンは少ない。缶詰用黄肉種は肉質がかたく，不溶性のペクチン質が多く，水溶性ペクチンも粘性が強い。〔缶詰〕桃は，やや未熟のうちに収穫し，追熟を行ってから缶詰にする。果肉を縦にふたつに分け，核を取り除き，剥皮する。剥皮は湯中または蒸気を通して手でむくか，薄いアルカリ液に30～60秒浸漬して行う。肉詰めし，これに砂糖シロップを加えて缶詰にする。缶詰にはふたつ割，四つ割，スライスなどがあり，缶詰に際して，ビタミンCを添加することが多い。桃ジャムもつくられる。

もやし　萌やし，糵 [Bean sprouts] →まめもやし

モラッセス [Molasses] 糖蜜または廃糖蜜のこと。おもに砂糖製造において，ショ糖を結晶化させるとき，シロップ状に残る糖液を糖蜜という。廃糖蜜は，そのうち，もはや結晶としてショ糖を回収できない最終産物のシロップ状の糖液をいう。〔氷糖蜜〕氷砂糖を製造した後に残る糖蜜。加工食品の原材料に用いられる。成分は，100 g中，水分31.5 g，炭水化物68.2 g（うちショ糖55.0％），たんぱく質0.2 g，灰分0.1 g。〔精製糖廃糖蜜〕精製糖製造工程の最終で得られる糖蜜で，加工食品用原材料として一部用いられることもあるが，大部分は発酵原料，飼料用に用いられる。成分は，100 g中，水分19.8 g，炭水化物68.4 g（うちショ糖29.0％），たんぱく質2.5 g，灰分9.3 g。なお，甘ショ

廃糖蜜，てんさい廃糖蜜とも原料の3.0～3.5％を占め，両者間では，とくに，てんさい廃糖蜜にラフィノースが含まれるのが特異的である。

モリーユ　［（仏）Morille］　→あみがさたけ

もりぐちづけ　守口漬け　岐阜市の長良川北畔の砂質土地帯で栽培される守口だいこんを粕漬けにしたものである。直径約3 cm，長さ約1.2 mの細長いだいこんなので，樽にとぐろのように巻いて漬け，小樽に同様に詰めて売る。→かすづけ

モリブデン　［Molybdenum］　穀類，豆類に多く含まれる。成人体重70 kgの体内には約10 mgのモリブデンが存在する。キサンチンオキシダーゼ，アルデヒドオキシダーゼなどの酵素中に存在し，酸化還元反応に寄与している。

モルタッデラソーセージ　［Mortadalla sausage］　イタリア北部にあるボローニャ地方のソーセージ。豚肉および牛肉に，角切りにしてから湯通しをした脂肪を加え，牛の盲腸や膀胱に詰めた後，燻煙，ボイルしてつくる。

モルトウイスキー　［Malt whisky］　大麦麦芽のみから製造したウイスキーで，未発芽穀類を混用したグレインウイスキー，両者を調合したブレンデッドウイスキーに対する用語。同一蒸留所のモルトウイスキーのみを調合したものをシングルモルトウイスキー，複数の蒸留所の製品を混合したものをピュアモルトウイスキーと使い分けることがある。モルトウイスキーはスコッチに多く，燻煙香が強く，味もいくらか荒い。日本でもつくられているが，アイリッシュ，アメリカン，カナディアンの各ウイスキーはすべてグレインウイスキーで，モルトウイスキーはない。ストレートモルトウイスキーとは，アメリカンウイスキーのストレートウイスキーと上記のモルトウイスキーを混交したものである。

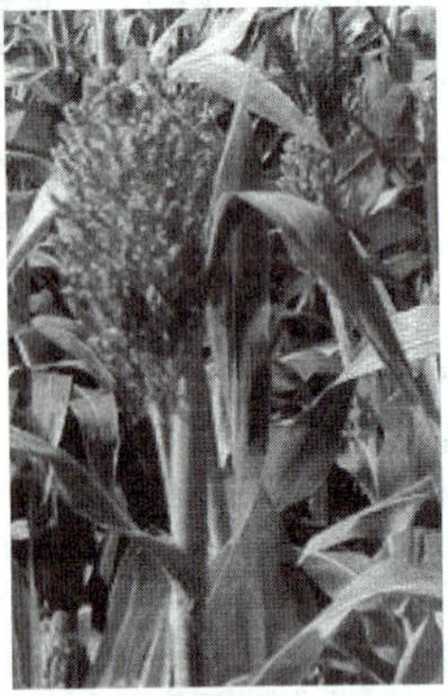

もろこし（唐黍，とうきび）

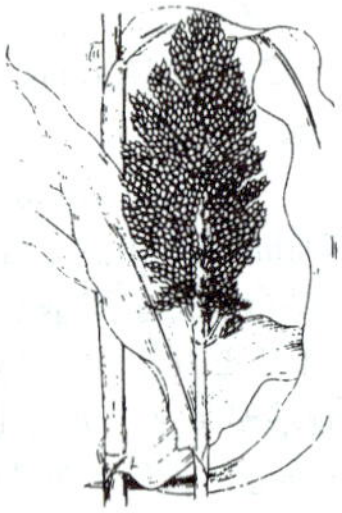

もろこし

モロコ　諸子　［*Gnathopogon*］　コイ科の淡水魚。〔生態〕体の背中側は灰褐色を帯びた銀色をし，腹側は銀白色に輝く小魚。〔産地〕琵琶湖の名産である。名古屋以西，近畿地方の河川に多くすむ。〔呼称〕ホンモロコとかスジモロコともいい，また，京都ではタモロコという。〔調理〕琵琶湖辺で賞味し，冬おいしい。魚田，照り焼き，つくだ煮，味噌焼き，すし，南蛮漬けなどとする。〔種類〕モロコの類にはこのほかスゴモロコ，ハトモロコ，デメモロコなどがあるが味はモロコに劣る。

もろこし　蜀黍　［Indian millet, Sorghum vulgare］　〔原産地〕もろこしはソルガムともよばれ，アフリカ原産のイネ科一年草の雑穀である。乾燥に強く，米や小麦に適さない地域でも栽培できる。〔種類〕中国東北部のこうりゃんをはじめ，ほうきもろこし，砂糖もろこしなど種々あり，さらにまた，マイロと称するアメリカ産のもろこしもある。うるち種ともち種があり，わが国のもろこしはこうりゃん系でもち種が多

い。〔種実の構造〕もろこしの種実は外側に殻をかぶっているが，これは護えいである。脱殻によって護えいはとれて子実が得られるが，これはひえ，あわと違って内えい，外えいが退化しているのでえい果である。えい果は胚乳，胚，種皮からなり，種皮はタンニン，色素を含み，かたくて消化がよくない。〔精白〕もろこしを食用にするには，まず，この種皮をとり除き，さらにある程度の精白を行う必要がある。中国東北部では，あらかじめ水に浸漬して皮をやわらかにした後，平たい石板の上でローラーを回して剥皮，精白を行う。大量のものを扱うには研磨式の精白機が用いられるが，均一に精白することはむずかしい。歩留まりは一般に80％ぐらいである。〔用途〕もろこしは，米と混炊し，また粉砕して粉にし，小麦粉と混ぜて加工する。こうりゃん酒（蒸留酒）は，中国東北部の特産である。アメリカ産のマイロは大量にわが国に輸入されているが，すべて飼料用である。

もろこしとう　もろこし糖　別名をソルガムシュガー（sorghum-sugar），蘆粟（ろぞく），あるいはソルゴ糖ともいう。〔原料〕かんしょ（甘ショ）に類似した植物であるさとうもろこし（学名は *Sorghum saccharatum*）の茎から得られる砂糖である。さとうもろこしは含糖量が比較的多く（13～14％），成熟も早いが（熱帯では3か月ぐらいで成熟する），単位耕地面積に対する収穫量が少ないのと（甘ショの1/6～1/4以下ぐらい），でんぷんやアコニット酸などのきょう雑物が固形物あたり1～4％と多く，ショ糖を結晶として分離しにくいので，現在はシロップ状で市販されている。〔製法〕もろこし糖の製造法は甘ショ糖製法とほぼ同様であるが，ショ糖の結晶性および白下（しろした）の分蜜性が悪いので，原料に対して6％前後の歩留まりしか得られない。〔白下の組成〕もろこし糖液を煎糖（せんとう）して得られる白下は，おおよそつぎのような組成を有している。水分23％，ショ糖53％，還元糖14％，非糖有機質5％，灰分5％。

モロヘイヤ　［Mulukhiyya, *Corchorus olitorius* L.］シナノキ科の一年生草木で，葉の部分を食用とする。ほかの緑黄色野菜に比べ，カロテン，ビタミンB_1，B_2，カルシウム，鉄などを豊富に含み，細かく刻んだりゆでたりすると，ぬるぬるとした粘りを生じる。種子や茎に毒性あり。

もろみ　醪，諸味　酒類，醤油などの醸造の際に，麹，大豆または米，食塩，水などを混和して発酵を行っているものをもろみといい，醤油の場合はとくに諸味という。また，もろみの原料を混合することを仕込みという。〔酒類・アルコール用もろみ〕酒類，アルコール製造用のもろみは，糖濃度，水素イオン濃度を酵母の発酵が適当になるように保つことが重要で，糖濃度が20％，pH5～6に保ち，発酵適温に維持するのがもろみ管理のおもな仕事である。〔醤油用もろみ〕醤油においては，もろみの撹拌を行う。これは，麹中の酸素を塩水中に溶出させるとともに，酸素を補給して有用菌の繁殖を促すためである。撹拌は櫂で行うのでかいいれ（櫂入）と称するが，現在は圧搾空気を吹き込んで撹拌し，これを発酵時期に応じて毎日，あるいは隔日に1回行う。このように撹拌しながら時期がたつと，もろみは熟成する。すなわち，麹中の酵素，酵母，細菌および容器，空気中から落下混合した菌類により，糖化作用，たんぱく質分解作用，脂肪分解作用，酒精発酵，酸発酵などが行われ，呈味成分が増加する。さらに，できた成分相互の間で種々のエステル，色素などを生成し，それが調和を保って醤油の風味を形成する。じゅうぶん熟成したもろみは圧搾され，粕と液とに分けられ，火入れをして製品を得る。

や

ヤーリー　鴨梨　[Ya Li, Yali pear]　中国なしの一種で，わが国にも明治初年に導入されたが，岡山で一部栽培されている程度で，生産量はきわめて少ない。西洋なしのように多汁純白の果肉で，甘味は弱く，独特の香りをもつ。中国なしには，このほかヤーリーより甘味の強いツーリー（慈梨）がある。

やきいも　焼き芋　洗ったさつまいもをそのまま焼いたもの。熱した小石のなかで焼く石焼きや，壺や鉄釜で蒸し焼きにすることもある。また，たき火の灰のなかでも焼く。近年は電子レンジでつくることもある。短時間で色もよい焼きいもができるが，焦げの色や風味はなく，またβ-アミラーゼの活性時間がいちじるしく短いため，甘味が少ない。そのほか，つぎのような焼きいももある。皮つきのじゃがいもを丸のまま天火で焼き，上に十文字の切れ目を入れて底の方を両手の親指と人さし指で中心に向けて押すと，切り口から真っ白いいもが盛り上がってきて，花のように開く。中央にバターをのせ，焼き肉などのつけ合わせにする。

やきウニ　焼き雲丹　そのまま殻ごと焼く場合と，卵巣だけを取り出してハマグリ，ホッキガイ，アワビなどの貝殻に詰め，炭火の上で網焼きにする。火が通ったら中央に箸で穴をあけ，醤油をたらして二度焼きすることもある。東北地方の郷土料理。

やきがし　焼き菓子　[Baked confectionery]　洋干菓子の一種で，ビスケット類をはじめ，クッキー，サブレ，ウェハース，クラッカー，スナック菓子，パフパイ，ロシアケーキなどがこれに属する。いずれも水分は1.5%から4%程度の製品で，きわめて流通期間の長い製品であるが，吸湿や，油脂が多く配合されているものでは油脂の変敗などに注意が必要である。

やきざかな　焼き魚　焼き魚をつくるには，直火焼き（串焼き，網焼き，グリル焼きなど）と，間接焼き（鍋焼き：フライパンなど，板焼き：鉄板，ホットプレートなど，オーブン焼き，包み焼きなど）がある。直火焼きの際には，調味料別に呼ばれることも多く，素焼き，塩焼き，照り焼き，つけ焼き，味噌焼きなどがある。［素焼き］調味料をつけずに焼き，これを使って照り焼き，味噌焼き，汁の実，あえ物などに使う。［塩焼き］魚の持ち味をもっとも生かした焼き方で，鮮度の高い魚を用いる。魚に2%程度の塩をふって20～30分おき，表面の水分をふき取るか，サッと水洗いし，化粧塩をして焼く。塩をふることで生臭みが取れる。尾頭つきでは，焦げないようにヒレには多めの塩をつけ，尾ビレに湿らせた和紙を巻いて焼くこともある。また，胸ビレはエラぶたのなかに入れ込む。遠火の強火で，盛りつけるときに上になる表を，先に四分（ぶ）焼き，裏を六分焼く。ただし，グリルなどを使って上火で焼くときは，先に裏六分，ついで表四分とする。網を使うときは，あらかじめ網をよく熱しておき，また，魚をとるときは網がやや冷えてからのほうがくっつかない。［つけ焼き］脂質の多い魚，鮮度の落ちた魚などを，醤油やみりんなどの調味液に漬け，味を浸透させた後に焼く。漬け汁によって，さんしょう焼き，ゆうあん焼きなどがある。［照り焼き］素焼き，またはつけ焼きで九分通り焼いた後，濃いめのたれをくり返しつけて焼き，美しい照りを出すことを目的とした焼き方である。ウナギの蒲焼きなどもここに属する。［味噌焼き］塩をふった魚を焼き，練り味噌を塗ってから乾かす程度に焼いたもの。そのほか，こがね焼き（調味した卵黄を表面にぬったもの），うに焼きなどがある。

やきしお　焼き塩　食塩をほうろくまたはフライパンに入れて，火にかけて煎ってつくる。食塩は，焼くと，共存する塩化マグネシウムの結晶が分解して，酸化マグネシウム，塩化水素，水となり，塩化水素と水は揮発し，酸化マグネシウムは不溶性であるため苦味がなくなり，食塩の風味がよくなる。

やきどうふ　焼き豆腐　豆腐を串に刺し，直火で焼いたものをいう。豆腐はあらかじめかためにつくっておく。このため，すりつぶした大豆に加える水の量を多めにし，型箱のおしを強くかける。〔つくり方〕かための豆腐を適当な大きさに切り，串に刺してたけす（竹簀）の間に挟んで水をきり，直火で焼く。最近はバーナーで焦げめだけを付けたものが多いが，本来は，炭火でじゅうぶんに焼く。〔調理〕焼き豆腐は，すき焼に入れたり，田楽にして味噌をぬって食べたりする。→だいず，とうふ

やきとり　焼き鳥　鶏の肉やモツを調味し，串に刺して焼いたもの。1）ひと口大に切った若鶏の肉を，みりんと醤油を合わせた調味液に漬け，あるいは塩をふって，これを串に刺してつけ焼きにする。肉の代わりに鶏や豚のモツを用いたものも焼き鳥という。薬味に七味とうがらしや粉さんしょうを用いる。2）インドの料理，タンドリーチキンも焼き鳥の一種。インドの鶏は小ぶりなので，丸のまま金属性の長い串に刺して，タンドールのなかで焼く。下ごしらえをした鶏は，ヨーグルトを主体とした各種の香辛料，調味料を加えた漬け汁に漬け，マリネードしてから焼く。タンドールというのは粘土でつくった壺様のかまどのことである。

やぎにく　山羊肉　[Chevon, Goat meat]　〔性状〕めん羊肉に似ているが，肉色がさらに濃い。一般に特異なにおいで知られている。若齢のものより成熟したものの方がにおいは強く，とくに雄のにおいはいちじるしい。このにおいは，低級揮発性脂肪酸によるものといわれる。〔種類〕トッゲンブルク種，アンゴラ種など肉質優良な種類がある。〔しばやぎ〕長崎県五島地方には小型ではあるが肉質よく，強健なしばやぎという在来種がある。

やぎにゅう　山羊乳　[Goat milk]　〔やぎ乳と牛乳〕やぎ乳は牛乳より多少脂肪，たんぱく質が多く，また，ミネラルも多量に含まれ，場合によっては牛乳よりよい乳製品原料となる。しかしアルブミンが凝固するために乳製品製造には技術的に多少むずかしい面がある。しかし飲用としてはむしろ牛乳よりすぐれ，農家で小規模に飼育する場合はやぎは乳牛より便利な点が多い。ただ量的に牛乳に比べてずっと少ないのがひとつの欠点である。〔乳用やぎ〕ブリティッシュザーネン種，ブリティッシュトッゲンブルグ種などがある。〔やぎ乳貧血〕やぎ乳のみで母乳の代用とするときに貧血にかかると昔からいわれ嫌われたが，この原因は鉄や銅の不足ではなくて，ある種の脂肪酸が牛乳より不足しているためともいわれる。〔臭気〕また，やぎ乳特有の臭気は雄やぎから移行する場合が多く，雄やぎが自己の尿を好んで直接飲んだり，体にすりつけたりする習癖があるため，雌雄を同一羊舎に飼育するときはとくにこの臭気は強められる。また，やぎには分泌される脂肪酸により臭気があり，これがやぎ乳に移行することもある。したがって搾乳のたびに乳房をぬぐい，清潔に搾乳

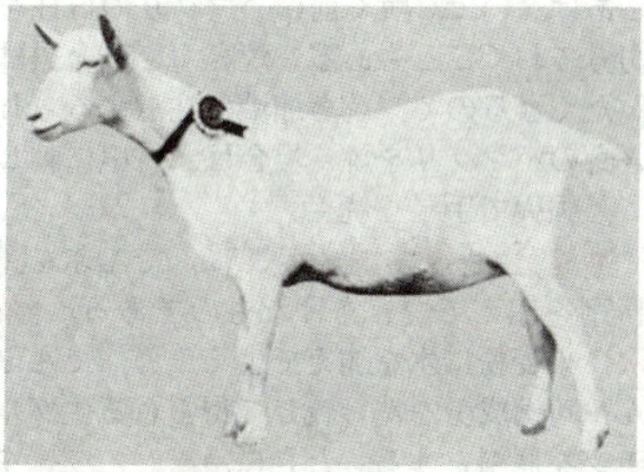

ブリティッシュザーネン種

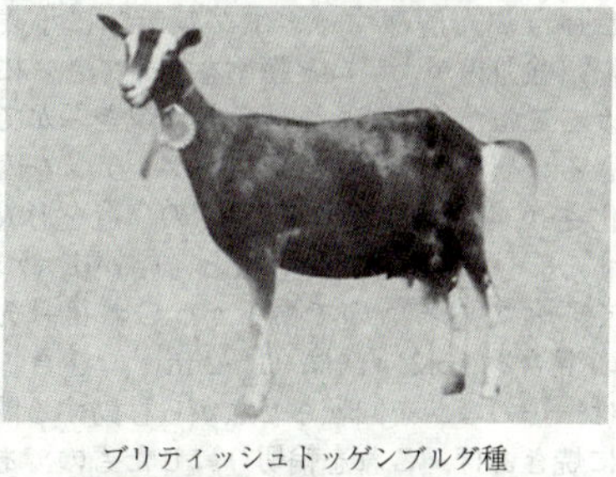

ブリティッシュトッゲンブルグ種

し，かつ雄やぎと別に飼育すれば良質の乳汁を得ることができる。

やきノリ　焼き海苔　[Roasted laver]　乾海苔を火であぶり，独特の香りと焼き色（深緑色）を出した海苔をいう。乾海苔は，加熱されると，海苔に含まれる赤紫色のたんぱく色素フィコエリスリンが無色になるため深緑色に変色し，同時に香ばしい香りが生成される。現在，焼き海苔の製造には，金網製のコンベアとオーブンからなる連続焼き海苔製造機が用いられている。加熱条件は，380～400℃で5～10秒程度であるが，原料海苔の品質によって加熱条件を調整する必要がある。また，焼き海苔は水分が2％程度と低いので，乾燥剤を入れるなどの防湿包装をする必要がある。

やきハマグリ　焼き蛤　ハマグリを焼いたものをいう。〔つくり方〕大きい新鮮な貝を選び，殻ごと網にのせ，強火で焼く。少し口が開きかけたら手早くふたをこじあけて，ふたたびもとどおりに合わせて反対側からも焼く。汁が吹き出してきたら，できあがりである。ハマグリの口をこじあけないで，焼く前にハマグリの貝柱を切っておくこともある。焼きすぎると貝はかたくなるので，焼き加減に注意する。むき身のハマグリを焼く場合は，竹串に刺して，強火で手早く焼く。

やきふ　焼き麩　生ふに，でんぷん，膨剤を加えて焼きあげたものである。〔製法〕小麦粉に水を加えてよくこね，でんぷんや可溶成分を洗い流して得られる生グルテンを原料とする。ときに冷凍グルテンを用いるが，この場合は，室温に放置してじゅうぶん解凍する。生グルテンに小麦粉（強力粉がよい）と膨剤を加えてさらによくこねた後で焼きあげると，焼きふができる。膨剤による炭酸ガスがグルテンを膨化させ，製品は細かい網目状の構造を形成する。〔種類〕車ふはもっとも幅が広くつくられているものであるが，これは，先の混合物を長い鉄棒（1～2 m）に巻きつけ，炉のなかを回転させながら移動する間に焼きあげ，これを輪切りにしたものである。また，ちくわのように竹の棒に巻きつけて，直火上を回転させながら焼きあげるもの（ちくわふ）や鉄板の間で焼きあげる板ふ（庄内ふともいう），型に入れて焼きあげる金魚ふなど，種類が多く，ほかに観世ふ，花ふ，松茸ふなどがある。〔成分〕日本食品標準成分表2010によると，車ふで100 g中，水分11.4 g，たんぱく質30.2 g，脂質3.4 g，炭水化物54.2 g，食物繊維2.6 g，灰分0.8 gである。→こむぎグルテン

やきぶた　焼き豚　豚肉を調味液に漬けて天火で焼いたもの。冷葷（ロンフォン）の一種である。叉焼（チャーシャオ）とは肉を串に刺して直火で焼くことで，叉焼肉（チャーシャオロウ）のことを略して叉焼ともよぶ。チャーシューとは南方音である。〔焼き豚のつくり方の一例〕材料：豚もも肉（丸）200 g，醤油20 m*l*（肉の10％），酒10 m*l*（肉の5％），砂糖5 g，ねぎ10 g，しょうが3 g。つくり方：上記の調味料を合わせたなかに，ねぎをぶつ切りにしてたたきつぶしたものと薄切りしょうがを入れる。このなかに豚肉を4～5 cm角の棒状に切ってたこ糸で巻き，形をととのえたものを30分～1時間浸した後，網をしいた天板にのせて天火で焼く。一方，漬け汁を煮詰めてたれをつくる。焼きあがったらたれをつけて少し焼き，これを2～3回くり返す。このほかに2～3時間，漬け汁に漬けておき，天火に入れ，途中で漬け汁をかける方法もある。

やきめし　焼き飯　→チャーハン

やきもの　焼き物　食品を高温で加熱する調理法。高温のため，食品に焦げ味の風味を与えることができる。また，水分の蒸発によって食品の味が濃縮される。〔材料が大きい場合〕高温にふれるのは表面だけであって，内部は煮物や蒸し物よりも低いことがあるから，このことを考えて調理しなくてはならない。〔分類〕直火焼きと間接焼きに大別できる。使用する器具によって焼き方を分けると，串焼き，網焼き，板焼き，天火焼きなどがある。〔串焼

き・網焼き〕食品を串に刺したり，あるいは金網にのせて焼く直火焼きである。熱源としては放射熱の多い炭火や電熱器がよい。ガスの場合は，セラミックスなどがついた魚焼き網などを用いる。水分の少ないもの（かきもち，海苔など）は，比較的弱火で焼く。水分の多い肉類などは，比較的強火で焼く。これらの食品を弱火で焼くと水分を失って乾物のようになり，かたくなって不味となる。魚の乾物は水分が少なく火が通りやすいので，弱火でさっと焼く。〔板焼き〕鉄または銅板に油をぬって，その上で食品を焼く方法で，フライパン焼きもこれに入る。まず金属板が熱せられ，つぎに熱伝導によって食品が加熱されるので，熱源は何であってもよい。よい成績を得るためには，金属板が相当の厚さをもっていて，熱容量が大きいことが大切である。ホットケーキ，ワッフル，どら焼きの皮などは比較的弱火で，ムニエル，ビーフステーキ，オムレツなど，たんぱく質性食品は強火で焼いたほうがよい成績が得られる。〔天火焼き〕食品を熱した空気で全面から加熱する方法で，途中で裏返す必要がないので，形もよく焼け，手数も省ける。〔そのほかの分類〕このほか，焼き物の分類としては，調味料別に分ければ塩焼き，照り焼き，味噌焼き，油焼きなどがあり，できあがりの形から分ければ姿焼き，切り身焼き，開き焼き，かば焼き，厚焼きなどがある。

やきものがし　焼き物菓子　和菓子の一種で，平鍋（一文字）物とオーブン物とがある。平鍋物とは，平鍋（銅板），彫り型，流し込み型など，火床を使用して開放状態で生地を焼きあげるもので，どら焼き，つやぶくさ，中花類，きんつば，茶通，今川焼き，たい焼き，大判焼きなどがこれに属する。オーブン物は，密閉式焙焼窯あるいはトンネル窯で焙焼して仕上げるもので，カステラまんじゅう，栗まんじゅう，ビスケットまんじゅう，長崎カステラ，カステラ生地の応用もの，桃山類などがこれに属する。→かしるい，わがし

やきりんご　焼き林檎　[Baked apple] りんごの芯をくり抜き，このなかに砂糖，バター，香料を詰めて丸ごと蒸し焼きにしたもので，家庭向きのデザートとして各国でつくられる。フランス語では，ポムボンファム（pommes bonne femme）という。ボンファムとは「善良な婦人」の意である。〔適した品種〕酸味をもつ紅玉がよく，小型で皮の色も赤く，焼き上がりも美しい。1個が1人分となるから200 g前後の小さなりんごを用い，焼きくずれないように弱火でゆっくり焼き上げるとよい。ゴールデンデリシャスは肉質と香味にすぐれ，焼きくずれにくい。皮はむいて用いる方がよい。〔焼きりんごのつくり方の一例〕材料（4人分）：りんご小4個，バター50 g，砂糖100 g，シナモン粉末小さじ1，ナツメグ粉末小さじ1/5，レモン汁小さじ2。つくり方：1）りんごは柄つきを上として直径2.5 cm程度をくり抜いていっしょに焼き，ふたとする。芯くりぬき器を用い，底を抜かないように注意して芯を抜く。皮の表面に竹串で数か所穴をあけておくと，焼いたときに皮が破けにくい。2）砂糖とバターを練り合わせ，好みの香りをつける（レモン汁，シナモン，ナツメグ，丁字，バニラなど）。3）練り合わせたバターをりんごの穴に詰め，深めの器にならべて湯をりんごの高さの1/5ぐらいまで注ぐ。150～160℃の天火で50～60分間焼く。途中，器の汁を4～5回りんごにかけながら焼くと，光沢がよく，割れずに焼き上がる。天火の温度が高いとりんごの皮は破れやすく，形もくずれやすい。4）焼き汁を別鍋にとり，煮詰めて少量のあんずジャムやブランデーで風味をつけ，ソース

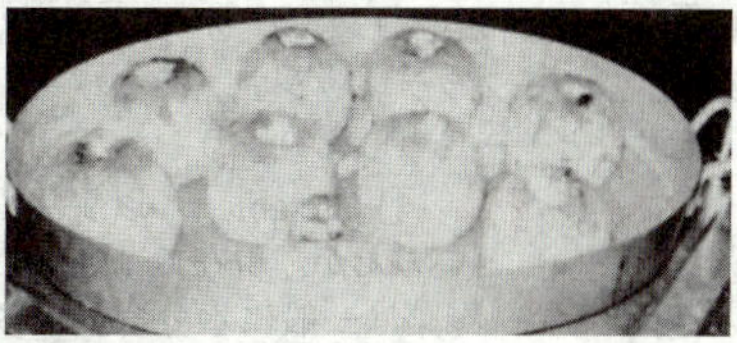

焼きりんご

とする。温かく供するときには，りんごのふたをして，元の形にしてソースをかける。冷製はクリームシャンティイ，またはメレンゲを上に飾る。好みによっては，焼いたスライスアーモンドをふりかける。

やくしゅ　薬酒　漢方医薬源であるいわゆる生薬（しょうやく）を焼酎，アルコール，みりんで浸出し，砂糖などを加えて味をととのえた酒。生薬としては，朝鮮（高麗）人参，地黄（じおう），鹿茸（ろくじょう），当帰（とうき）などが使用され，とそ酒，くこ酒はその例である。薬酒には，薬用酒と薬味酒の二種類がある。薬用酒は薬事法の適用を受ける製品で，薬効を表示することができるもの。販売は，薬局やドラッグストアなどでもできる。薬味酒は薬事法の適用を受けないので薬効の表示はできないが，酒類小売店で販売されるものである。ただし，薬局でも限定小売免許を受けていれば，薬味酒の販売が可能である。

やくみ　薬味　[Spice]　料理に少量を加えることで彩りを華やかにし，料理の味を引き締め，香りを添えて食欲をそそる効果を出すために用いられる香辛料や野菜などの総称。香味野菜などとも呼ばれる。かつお節など，動物性のものもある。日本料理だけでなく，中国料理や西洋料理でも使われる。韓国料理では，後から味付けに使う調味料との総称でヤンニョム（薬念）の名で，味だけでなく，薬膳的な効用にも配慮した使われ方がなされている。〔種類〕ねぎ，あさつき，しそ，みょうが，玉ねぎ，だいこんおろし，もみじおろし，芽じそ，穂じそ，たで，ゆず，かぼす，すだち，レモン，黄菊，ごま，松の実，わさび，しょうが，にんにく，とうがらし，七味とうがらし，さんしょう，からし，マスタード，ホースラディッシュ，ケッパー，パセリなど。→こうしんりょう

やさい　野菜　[Vegetable]　以前は蔬菜（そさい）といったが，現在では野菜という。〔特質〕野菜は一般に水分含量が多く，重さの割にエネルギーは少ないが，米麦や肉類などでは補給しがたいビタミン類，ミネラル類の給源であり，また，主食による体内の酸性を中和し，アシドーシス（酸毒症）になるのを防ぐうえ，柔軟な食物繊維に富むので整腸剤ともなり，栄養的価値は大きい。〔栽培〕野菜は保存のきく一部のものを除いては，食べられる期間が限られているが，近ごろでは普通栽培のほかにハウスやガラス室で促成栽培（開花，結実期をふつうのものより早めるように栽培するもの）や，抑制栽培（開花，結実期を遅らすように栽培するもの）が行われ，周年栽培のものも多くなってきた。しかし，なお真夏や，真冬は端境期（はざかいき）で野菜が不足する。〔種類〕野菜は利用部分を基礎とする園芸的分類からは，葉菜類，茎菜類，根菜類，果菜類，花菜類に分けられる。葉菜類はキャベツ，ほうれん草などで，ビタミンA, Cに富むが，調理の際の加熱処理などによる損失のないように注意すべきである。茎菜類はアスパラガス，うどなどで，花菜類のカリフラワーなどとともにたんぱく質に富む。根菜類で一番多いのはだいこんで，ビタミンCに富み，にんじんはビタミンAの給源として用いられる。また，いも類は多量のでんぷんを有するので主食の代用にもなり，エネルギー源として大きな役目をなす。果菜類はうり，トマト，なすなどで，炭水化物，有機酸に富み，ビタミンA, Cを含む。また，わさび，しょうがのような香辛野菜もあり，食欲を増進したり，そのほか刺激的な役目を果たす。なお，野菜の安定的な生産を確保するため，農林水産省は対象となる野菜について重要なものを「指定野菜」，それに準ずるものを「特定野菜」として選定している。〔用途〕大部分はそのまま生食，煮食あるいは漬け物にされるが，加工用として始めから栽培されるものもあり，加工用トマト，アスパラガス，コーン，えんどう，たけのこなどがこれに属する。瓶・缶詰は調味したものは少なく，大体は水煮である。

やさいきりき　野菜切り器　[Vegetable Slicer〕 野菜を種々の形に切るスライサー，カッターなどといわれる器具。家庭用では，かんなやおろし金のような形をしたものが主で，刃だけ取り替えられるもの，それらの電動型などがある。業務用には各種の電動器がある。厚さの異なる薄切り，せん切り，短冊切り，拍子木切り，みじん切り，おろしなどができる。

やしゆ　椰子油　〔Coconut oil〕 熱帯地方の海岸に繁茂するココヤシの実の核（含油量 30～40％）から採取した油。ふつうは核内部の脂肪質を乾燥したコプラ（copra）（含油量 63～68％）を圧搾して採油するため，コプラ油ともいう。〔油脂の性状〕白色ないし淡黄色で，特有のにおいをもつ。融点 20～28℃，比重 0.912，けん化価 246～264，ヨウ素価 7～11 である。〔脂肪酸の組成（％）〕ラウリン酸 40～45，ミリスチン酸 20～24，カプリン酸 10～19.5，パルミチン酸 7～10.5，ステアリン酸 5，オレイン酸 6.3 である。〔用途〕石けん原料，マーガリン，菓子用に用いる。

やせいこうぼ　野生酵母　〔Wild yeast〕 空気中あるいは果実の表面などに付着している酵母を野生酵母というが，これは従来人工的に培養して製造に応用されている培養酵母に対して名付けられたものである。〔性状〕野生酵母は培養酵母に比べて，ほとんど分岐状の繁殖をしない。多くは長形で，その大きさも大小ふぞろいである。また，液胞が大きく原形質が光ってみえる。一般に，野生酵母は酸や乾燥に耐える力が強く，また，一定の温度において，胞子形成の時間も短い。培養酵母の繁殖最適温度は 25℃ 以上であるのに，多くの野生酵母はやや低温度のほうが繁殖しやすい。酵母を利用する発酵工業において有害な作用をなすことが多い。醤油や味噌の場合，貯蔵すると白い産膜をつくる野生酵母が生えて，香味をそこなう。→さんまくこうぼ

やそう　野草　〔Wild grass〕 野にはえる草で，野草はおもに食糧不足の際に，一時的にとる救荒食品，代用食品，非常食品として用いられる。〔成分〕野草はビタミン，ミネラルに富む。たとえば，つくし，つるな，なずな，よもぎ，よめなは 100 g 中，β-カロテンを 1,000～6,700 μg，ビタミン C を 22～110 mg，含むものもあるが，煮てあくを除いて食用にするので相当損失する。なお，わらび，ぜんまいなどのしだ類には B_1 を分解する酵素アノイリナーゼがあるが，これはよく煮ればこわれる。野草の根にはわらび，やまゆり，うばゆり，からすうりなど，でんぷんに富むものもある。野草のあくはアルカロイド，タンニン，配糖体，サポニン，有機酸，アルデヒド，テルペン，樹脂，無機塩など，いろいろなものがあり，ふつうは熱湯のなかに数分入れて湯通しを行い，あくを抜く。このとき，少量の食塩を加えてから水さらしを行えば，いっそうよく抜ける。さらに，あくが強く，苦渋味の強いものでは炭酸水素ナトリウム（重曹），炭酸ナトリウムあるいは木炭を少量加えてアルカリ性として煮た後，よく水さらしを行うとよい。〔調理〕ひたし物，あえ物，煮物，つくだ煮，油炒めなどにして食用にするが，野草の生育したものは多量の不消化性繊維を含み，風味が悪く，満腹感はあるが消化器を害するので，なるべく若くて柔軟なものをとる必要がある。なお野草には有毒成分を含むものもあるので注意を要する。

やちよみそ　八千代味噌　混成嘗味噌に属する。〔製法〕白ごま，ゆずなどを合わせたものにごま油を入れて煎り，清酒またはみりんと煮だし汁，砂糖（水あめ）を加えてじゅうぶん練りあげた甘い味噌である。〔呼称〕貯蔵によく耐えるところからこの名がある。

やつがしら　八つ頭　〔Taro〕 さといもの一種で，親いも用種である。親いもから，子いもが完全に分球しないので，一見，八つ頭状となる。九面いもともいう。〔性状〕草丈は 100～110 cm。〔用途〕親いもを食用とし，子いもは繁殖用とする。名前が末広がりで縁起がよいことから，煮物をお節料理や結婚式の引き出物の折詰に入

れたりする。→さといも

やつはし　八ツ橋　せんべいの一種で，京都の名物菓子として有名である。〔製法〕精白米の粉を湯でこね，蒸気で蒸しあげる。これに砂糖，蜂蜜，桂皮末を入れてミキサーで混捏する。ローラーで圧延した後，大豆粉に桂皮末を混ぜたものをとり粉にし，平板に取り出す。約 9 × 3 cm の短冊形に切断して鉄板上で焼き，熱いうちに型でまげてそりをつける。形は琴型で明るい褐色を呈し，かたくて切断面には光沢がみられる。〔由来〕筑前琴の祖八ツ橋検校が，江戸時代初期の 1684 年に死去し，京都黒谷の常行院に葬られ，それを慕って詣でる人が後を絶たなかった。それらの人々が聖護院の森で一休みしたときのお茶うけの菓子がこれで，師をしのぶ琴の形につくった香気高い菓子は，名物として検校の名とともに有名になった。〔種類〕八ツ橋にはいくつかの系統がある。井筒八ツ橋は京都の井筒八ツ橋本舗の製品である。井筒八ツ橋本舗は貞享年間（1684〜1687 年）からの創業で，黒谷の八ツ橋茶屋に発祥した銘菓八ツ橋が，祇園町の草分けといわれる井筒茶屋にその香りを伝えたといわれる。もうひとつ有名な聖護院八ツ橋は，1689 年，琴に似せた干菓子をつくって八ツ橋と名付け，参道の聖護院の森でみやげものとして売り始めたのが，始まりであるという。そのほか八幡，はと，二条，京の花，京姿，古都，都，琴など，いろいろな名の付いた同種類のものがある。また，同系の品として，愛知県知立市の池鯉鮒に八ツ橋の里，同じく名古屋市熱田につくばね，岡崎市に五万石，きさらぎなどがあり，それぞれ，いずれも有名である。また，焼かずに粒あんを包んで仕上げる生八ツ橋もある。

ヤツメウナギ　八目鰻　[Lamprey] 円口類ヤツメウナギ科に属する動物。真の魚類ではない。〔種類〕カワヤツメ，スナヤツメなどの種類があるが，比較的重要なものはカワヤツメである。〔カワヤツメ〕体の両側に 7 個の鰓孔が開き，一見眼のようにみえるところから本当の眼と合して八目という。体は細長く 60 cm に達し，体の上部は黒青色をし，腹側は淡色である。日本海に注ぐ河川に多くすむため，新潟，山形，秋田などで多獲される。春，川を上り 5〜6 月ごろ産卵する。脂質に富み，昔から鳥目の薬とされているが，事実，ビタミン A 含量はいちじるしく多く，肉 100 g 中 45,000 μg 以上を含む。かば焼きにするが特有の臭気をもちおいしいものではない。新潟ではこれを乾燥し販売する。〔スナヤツメ〕12 cm ぐらいにしかならず，日本海および太平洋岸の河川にすむ。体の上部は青黒色を呈し，腹側は白い。ふつう食用とせず，利用法のないものである。

やまいも　山芋，薯蕷　[Japanese yam] ヤマノイモ科に属し，わが国独特のもので，山野に自生し，また，栽培される多年性つる草である。とろろ汁にして食べるのでとろろいもともいわれる。〔品種〕野生種はじねんじょ（自然薯）またはやまいも（山薯）といわれる。栽培種はながいも（長薯）といわれ，葉が短くて広く，茎や葉柄が紫色をおびるので，野生種とは区別される。栽培種にはこのほか，一年いも（らくだいも），いちょういも（おおぎいも），いせいも，やまといも，つくねいもなどがある。〔じねんじょ〕長さ 60 cm くらいで，平たくよじれている。生育は遅く 3〜4 年かかるが，肉質緻密で，粘力はもっとも強い。〔ながいも〕形がひじょうによく，1 m ぐらいに達する。これも生育は遅いが，水分が少なくとろろ汁として良質である。〔一年いも〕長さが 60 cm ぐらいで生育は早く，水分に富むが，粘力が乏しく，味もとろろ汁としてはよくない。煮食すると美味である。〔いちょういも〕形がいちょうの葉に似ているのでその名がある。肉質，粘力ともに中位で，埼玉の特産である。〔いせいも，やまといも〕それぞれの地方（三重，奈良）の特産によりその名があり，やまといもは人の掌に似ているのでつくねいも（仏掌薯）ともいう。ともに肉質で粘力は良質である。〔とろろいも〕

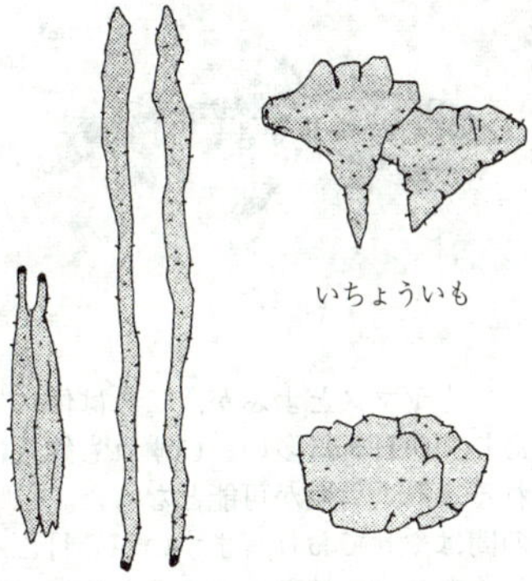

粘性の強い白色の粘質物はグロブリン様のたんぱく質に少量のマンナンが弱く結合したものである。炭水化物はおもにでんぷんであるが，ほかにマンナンがある。酵素に富むが，とくにジアスターゼが多く，麦飯にとろろ汁といわれるのは麦飯の消化を促すためである。結晶細胞に含まれるシュウ酸カルシウムの針状結晶はかゆみを引き起こす刺激原因物質であるが，酢で溶ける。〔用途〕とろろ汁のほか，酢の物，やまかけ，白煮などの調理に用いられる。また，鹿児島名産のかるかんという菓子の原料ともなる。なお，むかご（零余子，やまのいもの実）も食用になる。

やまおやじ　山親爺　甘味せんべいの一種で，北海道札幌市の名物菓子である。バター，鶏卵，砂糖，小麦粉，ミルクを使用し，直径 10 cm ぐらいの大型せんべいの表面に，熊がサケをかついでいる絵が焼き付けられたデザインが特徴。北海道では，熊のことを山親爺という愛称でよんでいる。

やまかわ　山川　打ち物菓子の一種で，長さ約 20 cm，幅 3 cm ほどの長方形をした紅白の落雁で，島根県松江市の古くからの銘菓である。特色は，製品の性状にみられるような製法と由来にある。〔性状〕ほかの落雁よりも塩釜に似ており，甘味に薄塩味が加えられ，やわらかく湿り気を含んでいる。この湿り気が大切で，長方形の山川の一端をつまんでもつと，弓なりにしなるが，簡単には折れない。もともと抹茶とともに発達した菓子であるから，そこにこの菓子の特色があり，この程度の湿り気がお茶とともに口に含んだとき，舌の上での溶け具合がよい。包丁を使わず指先で適当に割って食べるのが，本来の味わい方とされている。〔製法〕和三盆糖（精製上白糖）に適度な水分と食塩を混入し，一部は食紅で色付けし，これらの砂糖に家伝のもち粉からつくった寒梅粉を加えてもみ，木型に詰めて打ち出す。〔由来〕江戸時代の有名な茶人大名松平不昧公（出雲藩七代目の名君といわれた松平治郷公）は 1806 年春，隠居して江戸の大崎に居を移し，品川の菓子司伊勢屋越後大掾に命じて，京の紅葉の名所高雄の紅葉を菓子につくらせたのが，銘菓山川の創製といわれている。昔は三つ重ねで，上と下が淡紅色，中間の一重が白色であった。秋の趣きを表した銘菓で，不昧公お好み菓子暦の 10 月に記録がある。明治維新で一時絶えたが，大正時代のはじめに松江市の風流堂の二代目が復活させ，現在はその製法もかなり機械化されている。銘菓山川は，風流堂のほか，三栄堂，彩雲堂のものが有名である。

やまごぼう　山牛蒡　正しくはごぼうあざみで，植物名はもりあざみ，やぶあざみである。地域によってはきくごぼうともいう。キク科に属する山菜で，日本原産。現在は栽培もされている。〔性状〕葉や花はのあざみに似ている。根は長さ 20～30 cm，直径 1.0～1.5 cm で，ふつうのごぼうよりずっと小型である。〔栽培〕初夏に種まきし，収穫は，霜にあって地上部が枯れあがってから抜き取る。〔用途〕あくを抜き，塩漬けや味噌漬けにする。歯切れよく，特有の香りがある。

やまとに　大和煮　→やまとにかんづめ

やまとにかんづめ　大和煮缶詰　味付け缶詰の一種。〔製法〕醤油，砂糖，みりんなど混合した調味液で煮熟した原料を詰めるか，煮熟した原料を前記調味料といっしょにカンに詰め，密封，殺菌する。くさみ消しのため，しょうがの薄片を加えることが多い。〔原料〕マグロ，カツオ，サバ，クジラ，牛肉など。

やまどり　山鳥　[Gould]　鶉鶏目，キジ科に属し，大きさはきじに似る。〔肉味〕きじによく似ているが，いくぶん軽く，人によっては多少臭気があるため嫌うが，東北地方産のものは臭気がほとんどなく，南へ行くに従って感じられるといわれる。

やまどりたけ　山鳥茸　[(伊) Porcino,（仏）Cèpes]　夏から秋にかけて，広葉樹林内の地上に発生するきのこ。〔形態〕傘は径 7～20 cm，表面は黄褐色で，湿っているときはやや粘性がある。茎は高さ 8～18 cm，淡褐色で，表面には網目模様がある。濃厚でこくのある味と芳しい香りをもつ。〔調理〕ヨーロッパでは第一級の食用きのことして扱われるが，日本ではほとんど利用されていない。イギリスではセップ (cep)，フランスではセープ (cèpe)，ドイツではシュタインピルツ (Steinpilz)，イタリアでは（ポルチーニ）とよばれる。スライスしたものを乾燥させて保存し，スープやシチュー，パスタソースなどの材料にする。

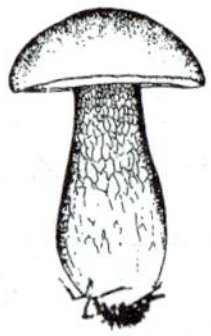

やまどりたけ

ヤマベ　[*Zacco platypus*]　コイ科の淡水魚オイカワの東京周辺の方言である。福島県以北ではヤマメのことをいう。→オイカワ，ヤマメ

ヤマメ　山女　[*Oncorhynchus*]　サケ科の魚。〔生態〕体の側面には楕円形の黒い斑紋があり，側線の下側には小さな黒点が散在している。山間の渓流にすむ。サクラマスの陸封されたものといわれる。なお，ビワマス（アメノウオ）の陸封された

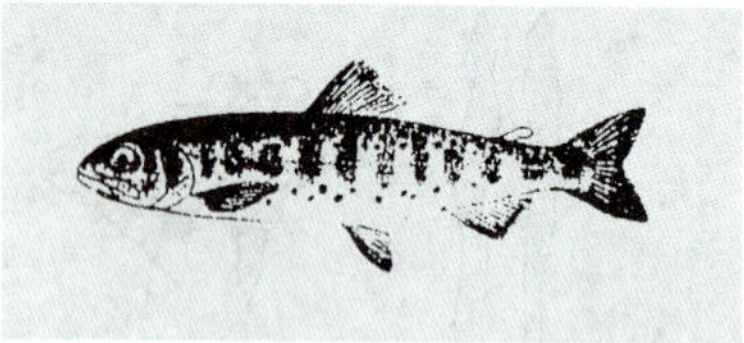

ヤ　マ　メ

アマゴもヤマメとよぶが，これは体に朱点があり，西日本に多い。いずれも釣人に好まれる。最近養殖が可能となった。〔調理〕冬の間はやせており，まずいが 6 月ごろおいしくなり，塩焼き，フライなどに向く。

ヤムチャ　飲茶　茶館とよばれる喫茶店で中国茶を飲みながら，中華まんじゅう，ギョーザ，シューマイ，中華そばなどの点心をつまみ，軽い食事をとることをいう。点心はいろいろな種類のものが食べられるように小さい形につくられ，これらをワゴンにのせて客席の間を回り，客の注文に応じてサービスするようになっている店もある。

ヤラピン　[Jalapin]　さつまいも樹脂の主成分である。生のさつまいもまたはつるを切断すると，切り口から白色乳状の粘液がしみ出る。これが手や器物に付着すると，ねばって後で黒くなりとれにくい。これはヤラピンのためである。〔製法〕風乾さつまいもをアルコールで浸出し，つぎにエーテルで抽出して，エーテル可溶部をアセトンで処理すると，アセトン可溶部に粘稠な樹脂質が溶けてくる。切り干しさつまいもから約 0.1％の樹脂が得られる。〔性質〕ヤラピンは水に不溶で，エーテル，石油エーテル，クロロフォルム，ベンゾール，四塩化炭素には透明に溶解する。ヤラピンは糖化酵素，酵母，乳酸菌，酪酸菌に対して抑制作用がある。〔用途〕ヤラピンには清カン作用がある。昔からさつまいもを鉄ビンのなかに入れて煮沸すると，湯あかが除去されるといわれるが，最近はボイラーの缶石（スケール）を防ぐ効果も認められている。また，ヤラピンを主体としたさつまいも樹脂は，緩下剤としての効果が

ある。さつまいもを食べると便秘を防ぐという事実は，これに基づくものであろう。

ヤリイカ　槍烏賊　[Spear squid]　わが国の沿岸に分布するイカの一種。胴の長さは40 cmくらいで，体は細長く，ひれも細長いひし型でとがっているのでこの名がある。春から夏にかけて産卵する。地方によってはササイカ，サヤナガ，テッポウイカなどともよぶ。肉は薄いがやわらかく上品な味で，刺身のほか煮てもうまい。スルメにも加工される。

やわたまき　八幡巻き　ウナギ，アナゴの料理の一種。あまり太くないウナギ，アナゴを背開きにし，醤油，砂糖などで煮たごぼうを芯に肉を巻きつけ，白焼きにする。みりん，醤油でつくったたれを数回つけながら焼く。2 cmくらいの厚さの輪切りにし，粉ざんしょうをふって食べる。八幡ごぼうにちなんだ名前。

ヤングりつ　ヤング率　[Young's modulus]　のび変形に対する弾性率。長さL，断面積Sの棒を力Fで引っ張ったとき，長さがΔLだけのびたとする。変形ΔLが小さいときには，のびひずみ$\Delta L/L$（のび変形の割合）は伸長応力F/S（単位断面積あたりの伸長力）に比例する。式で書けば，$F/S = E\ (\Delta L/L)$となる。これをフックの法則という。ここで，比例係数Eをヤング率という。Eはのびにくさを表す。同じ形，同じ大きさ（LとSが同じ）の試料について考えると，Eが大きいほど，同じ力Fに対して少ししかのびない。曲げ変形に対する弾性率もヤング率である。

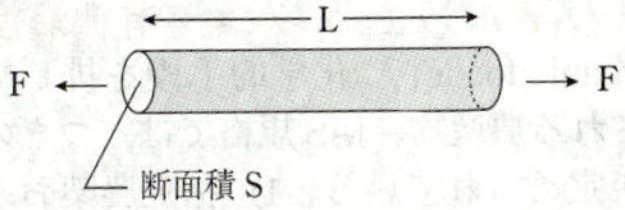

棒ののび変形

ゆ

ユイチイ　魚翅　ふかひれといわれているが，サメの背ビレ，胸ビレ，尾ビレを乾燥したもので，おもに中国料理に用いられる。中国料理では高価な材料として珍重されている。〔分類〕加工法から，サメのヒレを生で干したものを青翅(チンチイ)，煮干しにしたものを堆翅（トイチイ）という。形態から，ヒレの形をしているものを排翅（パイチイ），ばらばらにしたものを散翅（サンチイ），散翅を四角に固めたものを翅餅（チイピン）という。〔戻し方〕2日くらい水または微温湯に漬け，やわらかくなったら鍋に入れて弱火で2〜3時間煮る。さらに，臭みを抜くために，ねぎ，しょうが，酒を用い，数時間蒸して料理に使う。〔料理〕魚翅を用いた料理には，清湯魚翅（チンタンユイチイ：フカヒレを入れたスープ），蟹粉魚翅（シェフェンユイチイ：フカヒレとカニの煮込み料理）などがある。

ゆうあんやき　幽庵焼き　魚の焼き物であるが，焼く前にゆずの薄い輪切りを入れた漬け汁に漬けて，ゆずの香りを付けたものをいう。近江の茶人幽庵が創案したのでこの名があると伝えられている。〔魚〕イナダ，マナガツオ，アマダイなどがよい。〔漬け汁〕みりん，酒，醤油，砂糖を同割りにする。輪切りゆずを入れ，これに魚を約1時間漬ける。焼き方は串焼きとし，漬け汁を2〜3回かけながら両面から焼く。器に盛って，ゆずの輪切りを一切れ必ず添える。

ユー・エッチ・ティーほう　UHT法
→ちょうこうおんさっきんほう

ゆうかいざい　融解剤　[Thawing reagent]　融点を降下させるために加える添加物。有機または無機塩はいずれもその作用がある。有機塩としてはクエン酸ナトリウム，無機塩としてはリン酸二ナトリウム，メタリン酸ナトリウム，重炭酸ナトリウム，リン酸三ナトリウム，ポリリン酸ナトリウムなどが使用されている。

ゆうがお　夕顔　[Bottle gourd]　ウリ科に属する一年生のつる草で，かんぴょうともいう。ひょうたんと同一種。果実は大きく，しばしば1 m近くにも達する。〔種類・用途〕果形により，丸ゆうがお（栃木

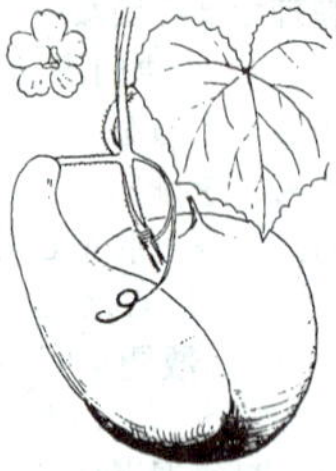

ゆうがお

県を本場とし，おもにかんぴょうをつくる），長ゆうがお（各地で，野菜用として多少栽培される）のふたつに分類される。白色種は青色種より果実が大きく，かんぴょうの収量も多い。果肉を細長くけずり，乾かしてかんぴょうとする。また，ゆうがおの内部をくり抜いて乾燥させたものが，木炭入れとして用いられた。→かんぴょう

ゆうきさん　有機酸　[Organic acids]　カルボキシル基（-COOH）をもった有機化合物を有機酸とよぶ。脂肪酸やアミノ酸も有機酸であるが，食品関係では果物や野菜に含まれる酸味を呈するものを有機酸とよぶことが多い。有機酸は，食品の酸味，あるいはうま味の成分として大切なものである。つぎに，おもな有機酸について述べる。〔クエン酸（citric acid）〕各種の果実，野菜に存在し，爽快な酸味を呈する成分。未熟のだいだい，レモン類にはとくに多く，6〜7%も存在し，その果汁に石灰乳を加えると沈殿してくる。クエン酸は体内に入ると，ほとんどが酸化される。〔リンゴ酸（malic acid）〕りんご，ぶどうなどに含まれる。この酸も体内で酸化されてエネルギー源となる。味は爽快な酸味を呈する。〔L-アスコルビン酸（L-ascorbic acid，ビタミンC）〕果実，野菜，そのほかの食品に広く分布する。新鮮な酸味を呈する。〔酒石酸（tartaric acid）〕ぶどうに含まれる。強い酸味を呈する。〔乳酸（lactic acid）〕漬け物類の酸味の主成分で，乳酸菌によりつくられる。ヨーグルトの酸味もこれによる。〔コハク酸（succinicacid）〕食品のうま味成分のひとつで，清酒に含まれる。また，二枚貝（ハマグリ，シジミなど）にはとくに多い。〔酢酸（acetic acid）〕食酢の主成分で，3〜5%含まれる。酢酸菌の働きでつくられる。〔シュウ酸（oxalic acid）〕この酸は，ほかの酸とは異なり，栄養上は有害無益の酸である。植物界に広く分布し，食品ではとくにほうれん草に多い。この酸は体内で酸化されず，大部分排泄されるが，カルシウムと結合して不溶性のシュウ酸カルシウムを形成するので，カルシウムの吸収を阻害するといわれる。〔果物の種類と有機酸の含量〕表に示すとおりであるが，この含量は一定したものではなく，品種や時期などによってかなり変化する。

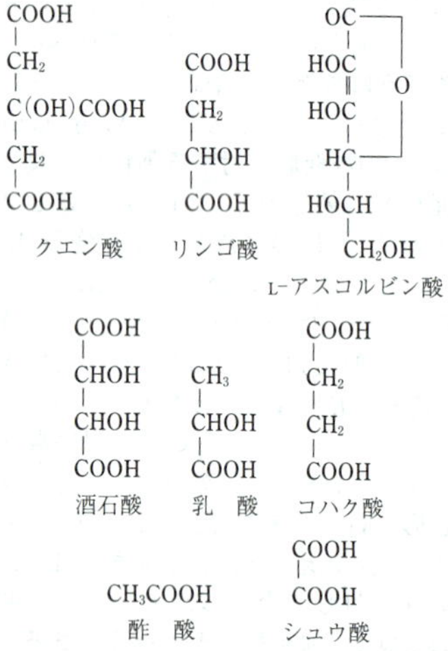

ゆうきのうさんぶつ　有機農産物　[Organic foods]　化学的手段を排して生産される農産物。JAS規格では，つぎの規格が定められている。1）指定農薬および化学合成肥料を使用しないこと，2）播種または植えつけの時点からさかのぼり2年以上（多年生作物では3年以上）農薬や化学合成肥料を使用していない圃場で栽培されること，3）遺伝子組み換えでないこと。また，有機農産物加工食品では，1）水・食塩を除いた原材料の重量で95%以

上が有機農産物であること，2）農薬や洗浄剤などから汚染を受けないように管理された工場で製造すること，3）化学的合成食品添加物や薬剤を使用しないで製造すること。農林水産大臣に登録して認証機関がこれらを確認する。有機農産物には図に示すマークがつけられる。

ゆうこうせいリジン　有効性リジン [Available lysine]　たんぱく質を構成しているリジンのうち，人間の栄養上，利用可能なリジンをいう。すなわち，リジンは，ペプチド結合をしていない側鎖にアミノ基（ε-アミノ基）をもつが，このアミノ基がほかの化合物と結合すると，栄養的に利用できなくなる。結合する化合物としてもっとも主要なものは，還元糖である。すなわち，ε-アミノ基と還元糖間でアミノ・カルボニル反応が生成する。加熱乾燥する粉乳などでは重要となる。この反応は，アミノカルボニル反応の初期段階であるので，着色はみられない。〔測定法〕アミノ基と反応する1-フルオロ-2, 4-ジニトロベンゼン（FDNB）を加え，生成するDNPリジンを比色定量する。微生物（*Bacterium cadaveris*）のリジン脱炭酸酵素を用いて測定する酵素法もある。

ゆうしょくやさい　有色野菜　→りょくおうしょくやさい

ユウティヤオ　油條　小麦粉の加工食品の一種。生地を棒状にして油で揚げたもの。〔材料〕強力粉 600 g，水 1 3/4 カップ，炭酸アンモニウム小さじ 2，炭酸水素ナトリウム（重曹）小さじ 2，ミョウバン小さじ 1 1/2，塩小さじ 1 1/2。〔つくり方〕小麦粉以外の材料を全部ボールに入れ，かき混ぜて溶かす。これに小麦粉を加えてこねる。15～20 分こねたら 15～20 分間寝かせる。同じ工程を 3～4 回くり返す。乾燥しないように表面に油を塗り，1 時間寝かす。これを棒状に長くのばし，ラップで包んで 4 時間寝かす。つぎにラップをとり，厚さ 3 mm，幅 7 cm に薄く長くのばし，1 cm の幅に切る。これを 2 切れ重ね，割りばしを幅の中央に置いて下に押し，ドウの両端をつまんでひっぱってのばし，熱した油のなかに入れ，はしで形を整えながらきつね色に揚げる。おかゆ，雑炊，スープなどの上に浮かせる。甘い豆乳といっしょに食べてもおいしい。

ゆうどうししつ　誘導脂質　[Derived lipid]　→ししつ

ゆうどうたんぱくしつ　誘導たんぱく質　[Derived protein]　→たんぱくしつ

ゆうどくぎょ　有毒魚　[Toxic fish]　魚体中に天然状態で毒成分を含む魚の総称。かまれて危険な噛毒魚（たとえば，ウツボ）や刺されて危険な刺毒魚（ゴンズイ，アカエイ，オコゼ）を一般に毒魚と称するが，これらは食べても無害である。一方，内臓あるいは筋肉部分に生体成分として天然有毒物質を含むと考えられてきたフグ，もしくは，なんらかの天然条件によって毒化したプランクトンを摂取し，可食部に有毒物質を蓄積したシガテラ毒魚などがある。

ゆうりアミノさん　遊離アミノ酸　[Free amino acid]　自然界に存在するアミノ酸（→アミノさん）を総称して遊離アミノ酸という。たんぱく質を構成しているアミノ酸は生体内で 99.4％がたんぱく質成分であり，0.6％が遊離アミノ酸として，おもに筋肉や腸に存在している。また，非たんぱくアミノ酸のうちオルニチン，シトルリン，γ-アミノ酪酸などは広く自然界に分布している。遊離アミノ酸は食品のうま味に重要な影響を与えている。たとえばエビの甘味はグリシン，昆布のうま味はグルタミン酸ナトリウムである。また，植物性食品や畜肉の加熱香気にも糖とともに関与している。

ゆうりしぼうさん　遊離脂肪酸　[Free fatty acid]　精製した食用油は中性

でほとんど脂肪酸を含まないが，長く置くと風味が悪くなり，酸性となって渋味を呈するようになる。これは油脂を構成するグリセリドが分解して脂肪酸を生ずることがひとつの原因であり，ここに生じた酸を遊離脂肪酸とよぶ。〔脱酸〕遊離脂肪酸は原料油にも含まれることが多い。遊離脂肪酸の多少は酸価を計測することによって知ることができる。これを除くための操作を脱酸というが，脱酸はふつうアルカリを使用して脂肪酸をせっけんに変えて除く方法が行われる。遊離脂肪酸があまり多くなると脱酸の操作が困難になり，食用には向かなくなるので，工業用（せっけん原料など）にする。→さんか，さんぱい，しぼうさん

ゆきぐに　雪国　ぎゅうひ菓子の一種で，小豆練りあんを白いぎゅうひで包んだ半生菓子。菓子自体も雪が降っている感じをイメージしているが，包装デザインによりいっそう雪国の情景を演出している。楕円形の竹籠は油障子を連想させ，なかには藁製のマントに縦縞と紺がすり模様のもんぺといった，雪国の風俗をした子ども人形様の容器に，ぎゅうひ菓子が雲龍紙にくるまって入っている。「雪国」は川端康成の小説で知られているが，新潟市の大阪屋が小説に因んでこの菓子をつくったものと思われる。雪国の情趣をよく現すこの菓子は，最近の新潟の名物菓子となっている。

ゆきわりなっとう　雪割り納豆　東北地方（山形県米沢地方）でつくられる納豆の二次加工品。五斗納豆ともいう。糸引き納豆に米麹と食塩（10：5：5）の比率で配合し，よく混合して漬け込み，密封して，約1か月熟成させる。〔成分〕100 g 中，水分 45.8 g，たんぱく質 15.3 g，脂質 8.1 g，炭水化物 24.0 g，食物繊維 4.9 g，灰分 6.8 g，カルシウム 49 mg，リン 190 mg，鉄 2.2 mg，ナトリウム 2,300 mg，カリウム 430 mg，ビタミン B_1 0.08 mg，B_2 0.35 mg，ナイアシン 1.1 mg（食塩相当量 8.9 g）。→いとひきなっとう，なっとう

ゆさいしん　油菜心　→さいしん

ゆし　油脂　［Oils and fats］　食品成分のうち，エーテルに溶けるものを脂質と総称するが，そのうちトリグリセリドを主成分とするものを油脂という。〔油脂と脂質〕天然油脂のなかには，常温で固体のものと液体のものとがあり，前者を脂質（fat），後者を油脂（oil）ということもある。ふつう，食品，栄養関係では油脂と脂肪とは同じ意味に使う場合が多く，はっきりした区別はない。〔天然油脂の成分〕トリグリセリドのほかに，遊離脂肪酸，不けん化物，色素などを含んでいる。〔天然油脂の分類〕植物油脂と動物油脂に分類し，さらに植物油脂を乾燥性によって乾性油，半乾性油，不乾性油に分類する。また，動物油脂は海産動物油，淡水産動物油，陸産動物油に分類する。海産動物油には魚油，肝油，海獣油の別がある。〔油脂の採取法〕圧搾法，抽出法，圧抽法，溶出法，煮取法，煎取法などがある。圧搾法，抽出法は広く動植物油脂の採油に用いられるが，溶出法は動物油脂に限られ，煮取法は魚油，肝油など，煎取法は動物脂肪層，皮，骨などからの採油に用いられる。〔抽出法〕原料をヘキサンなどの溶剤に浸漬して，油を溶かし出す方法で，この方法によれば原料中の油をほぼ完全に取り出すことができ，また連続式抽出機を用いて大規模に製油することができる。〔圧搾法〕スクリュープレス，エキスペラーなどの機械を用いて，原料に圧力をかけて油を搾り取る。圧搾法には原料に熱を加えないで搾る冷圧法と，熱をかけてから搾る温圧法とがある。〔圧抽法〕圧搾により大部分の油脂を搾った後，残存油脂をヘキサンで抽出する方法。〔溶出法〕古くから行われる原始的な方法で，原料に熱を加えて油を溶かし出す方法である。水を加えて煮沸する煮取法と，蒸気加熱による煎取法とがある。〔精製〕採取した油脂は，各種の不純物を含み，また色調や臭気もよくないので，精製して食用油とする。精製法は油の種類や用途によって異なるが，ふつう，脱ガム（リン脂質やたんぱく質などを除くこと），脱酸，脱色，脱臭の4つの操作が行われる。また，

ゆき

脱ろうといい，固体脂を除く場合もある。ガム質を除くには，油脂に水蒸気を吹き込み，遠心分離機にかける。脱酸はアルカリ精製法による。すなわち，適当な濃度の水酸化ナトリウム溶液を油に混ぜ，油脂中の遊離脂肪酸をせっけんとして除き，つぎに水洗する。アルカリ精製によれば，酸を除くだけでなく，色素などの不純物を同時にせっけんに吸着して除くことができる。脱色はアルカリ精製を行った後，80～110℃に加熱した油に白土を分散させた油を数%混入し，色素を吸着後，白土をろ過する。脱臭は減圧中で油に過熱蒸気を吹き込んで臭気を揮発させる方法が行われる。魚油の場合は硬化法も脱臭法として行われる。〔固形粉末油脂〕液状の油を固形粉末化した製品である。これは，油をカゼイン，ゼラチン，でんぷん，糖類などと混合して温水を加え，乳化物とした後，噴霧乾燥して微粉化したものである。即席スープ，ホットケーキの素，カレーの素などに用いられる。〔油の疲れ・腰〕油を揚げ物に使うとき，油が新しいうちはたね物を入れたときに大きな泡が出て，たね物を取り出すとすぐに消える。油を長時間使用すると，たね物を入れたときに小さな泡がたくさん出て，たね物を取り出しても消えなくなる。そして，揚げ物がカラリと揚がらなくなる。油がこのような状態になることを油が疲れたといい，早くこうなる油を腰の弱い油，はじめの状態を長く保つ油を腰の強い油という。油の疲れは，油が酸化重合し，界面張力の変化が起こるためである。個々の油脂については，各項目を参照のこと。→ししつ，しぼう，しょくようゆし

ゆしへんぱい　油脂変敗　→へんぱいゆし

ゆず　柚子　[Yuzu, Yuzu orange]　中国原産のミカン科のかんきつ類（*Citrus junos*）。果実の大きさは100～130 gで，形は扁球形を呈し，比較的低温に耐えるかんきつである。産地は高知，徳島，宮崎，大分など。全果中果皮45%，果肉44%（果汁26%），種子11%。果肉はやわらかで多汁質である。種子は各ふくろに2，3個あり，形は大きい。〔成分〕果皮100 g中には水分83.7 g，炭水化物14.2 g，ビタミンC 150 mg。果汁100 g中には水分92 g，炭水化物7 g（有機酸6.0%），ビタミンC 40 mg。甘味がなく酸味が強く，生食には適しないが，ほかの食物に加えると香気が強いので風味をそそえる。果皮の香りはリモネンで，リラックス効果がある。〔花蕾，若い果皮〕果皮は鮮黄色で凹凸があり，厚くてもろいが香気がよいので花つぼみとともに調理の香料となる。また，菓子（ゆべし，ゆずようかんなど），ゆず味噌七味唐辛子，ゆずこしょうなどに用いられる。ゆずからつくられたワインもある。

ゆでめん　茹で麺　小麦粉に食塩水を加えてこね，麺帯にのばし，さらに線状に切った麺線を沸騰水中でゆでたものをいう。〔用途〕これを水きりして，ただちに食用に供す。ゆでたものを一定の重量に分けて丸めて玉うどんとすることもある。1玉一食がふつうである。食塩を加えるのは，味付けのほか，小麦粉の粘りを強くするためである。ゆで麺は保存がきかないが，乾麺とは違った独特の風味と食感をもっている。そば屋（関東）やうどん屋（関西）で供されるのはゆで麺である。また，玉うどんは小売店で一般消費者に市販され，関西にとくに多い。ゆで麺をそのままプラスチックフィルムに入れ，密封加熱した包装麺もできており，保存性がややよい。→めんるい

ゆどおし　湯通し　1）果実，野菜の加工処理にあたって，色調，味，香気，テクスチャーなどに変化を与える，野菜中の酵素をあらかじめ不活性化するために熱湯中を通す処理をいう。水蒸気で熱処理する場合も含めていわれる。処理条件は，食品の種類や加工の目的によって異なるが，一般的には2～5分間程度処理する。加工としては，缶詰，冷凍，乾燥などの場合に用いられるが，これにより，原料の変質，変色の防止，果肉内空気の除去，脱気，缶詰では果肉の軟化による肉詰作業の促進などの

利点がある。なお，広義には，ブランチング（blanching）のなかの主要な処理方法といえる。また，類似の用語に湯傷（scalding）があるが，これは果実の剥皮を容易にする処理であり，湯通しを短時間行った場合のことである。2）調理の下ごしらえとして，材料をサッと熱湯に通すこと。霜降りともいう。殺菌，臭みや油気を除く，表面を熱凝固させて成分の流出を防ぐ，テクスチャーを変えるため表面を硬化させる，などの目的で行う。

ゆどおしえんぞうワカメ　湯通し塩蔵若布　新鮮なワカメを熱湯処理した後，塩漬け，脱水したもの。〔製法〕新鮮なワカメを沸騰した海水中に入れて80℃以上で30～60秒間湯どおしし，ただちに冷海水で急冷する。水きり後，ワカメの40％の塩を混ぜて一昼夜漬け込み，加圧脱水する。中肋を除いて包装して製品とする。〔特徴〕湯どおしにより酵素が失活し，緑色の退色，葉体の軟化なしに－10℃で1年以上の貯蔵ができる。〔食べ方〕真水で数分間洗って塩抜きし，生ワカメと同様に食べる。

ユニバーサルデザイン　[Universal design]　障害をもっている人などにも使いやすい工夫をした工業デザインのこと。力を加えずに開く食品容器，片手で使える調理器具など。

ゆば　湯葉　〔製法〕大豆からつくった豆乳を静かに銅製の平鍋で熱し，表面にできた皮膜をすくいあげて乾燥してつくる。残った液をさらに加熱すれば，ふたたび皮膜ができて順次数枚をとることができる。はじめのほうが色が薄く，光沢があり品質がよい。〔製品〕黄色の薄い乾燥物で，ときに巻きとって渦巻状になった製品もある。野菜，そのほかといっしょに煮て食べる。〔主産地〕京都および日光のゆばが有名である。〔成分〕たんぱく質，脂肪に富んでおり，干しゆばで100 g中，水分6.5 g，たんぱく質53.2 g，脂質28.0 g，炭水化物8.9 g，（食物繊維3.3 g），灰分3.4 gの組成である。→とうにゅう

ユビキノン　→コエンザイムQ10

ゆべし　柚餅子　和菓子の蒸し物の一種である。〔製法〕焼きみじん粉，上南粉はよく混合しておく。赤ざら糖，白ざらめ糖に水を加えて加熱溶解してふるいを通し，醤油や炒って刻んだくるみを加え（くるみを入れないものもある），粉類も混合して，素早くこねる。だまがなくなったら（こねすぎて粘りを出さないよう）2～3分放置してから蒸し器に入れて蒸しあげる。冷却したらスライスし，グラニュー糖をまぶし，竹皮に包んで仕上げる。〔由来〕愛媛県西条市の名物で，星加勇蔵商店の創製品とされる。ゆべしには，宮城県仙台市の蜜ゆべし，新潟県巻町の棹物柚餅子，石川県輪島市の丸柚餅子，岡山県高梁市の丸柚餅子など，いろいろな種類がある。

ユリアじゅし　ユリア樹脂　[Urea resin]　尿素樹脂，ウレア樹脂ともいわれるプラスチックで，尿素とホルマリンの付加縮合反応によって得られる。〔特徴〕無色で光沢があり，さらに硬度が高いなどの特徴がある。〔利用〕食器，ビンのキャップ，電気部品，玩具，ボタンなどに広く使用されている。また，プラスチックの接着剤としても広く使用されている重要な樹脂であるが，食品を直接包装する容器としては使用されていない。耐水性，耐熱性，耐候性はあまりよくなく，製造直後は遊離のホルマリンを含んでいるので，じゅうぶんにホルマリンの除去処理をしないと食品衛生上の問題を起こす。

ゆりね　百合根　[Lily bulb]　ユリ科に属する根菜で，その鱗茎が食用にされる。〔栽培〕わが国ではゆりは花ゆりとして栽培されており，食用として栽培するものはきわめて少ない。花ゆり根は一種の苦味を有しているため，食用には向かない。これに反し，食用種は苦味がなく品質がよい。〔品種〕食用栽培種として，おにゆり，こおにゆり，やまゆりなどがあり，山野に自生するものも相当ある。流通しているものは大部分が北海道産で，京料理や薬膳料理によく使われる。〔成分〕ゆり根の成分は

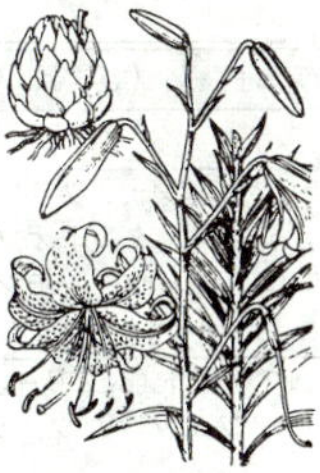

こおにゆり

炭水化物，おもにでんぷんで，たんぱく質も根菜類中では多いほうである。ゆりの粘質物はグルコマンナンである。ビタミンは少ないが，K 740 mg や P 71 mg/100 g が多い。

ゆりょうしゅし　油糧種子　[Oil seed]　大豆，落花生，ごまなど，油脂を多く含む種子類をいう。〔用途〕植物油脂の原料であるが，油脂をとった残りはたんぱく質を多く含んでいるので飼料原料に用いられるほか，食品原料としても供される。とくに最近は，開発途上国向けの食糧たんぱく源として注目されており，たとえば，綿実の脱脂物を穀粉とそのほかのものと混合した幼児向け食糧インカパリーナ（Incaparina）が中南米でつくられている。〔組成〕油糧種子たんぱく質中のアミノ酸組成は，植物たんぱく質のなかではすぐれたほうに属するものが多い。しかし，一般にメチオニン，シスチンなどの含硫アミノ酸が少なく，また，落花生の場合のようにリジンの少ないものもある。ごまのたんぱく質では，含硫アミノ酸がほかの油糧種子に比べて高い。

ユワンシャオ　元宵　中国で陰暦1月15日に食べる白玉だんごをいう。中国料理の点心の一種である。〔起源〕中国では正月15日のことを元宵節，または上元節といい，この日に白玉粉でつくっただんごを食べる習慣があった。このことから，正月15日に食べるこのだんごのことを元宵（ユワンシャオ）とよぶようになった。この元宵は，中国の地方によって，なかに入れるあんも皮のつくり方も多少違いがある。中国南方では，白玉粉を水でこねてつくった皮にあんを包むが，北方では白玉粉のなかに丸めたあんをころがして粉をつけては水に入れ，再び粉をつけては水に入れて，この工程をくり返してはだんごをつくっていく。なかに入れるあんは，小豆あん，ごまあん，いもあん，ごまをすったなかにラードと砂糖を混ぜてつくったあんなど，これも地方により異なったあんが用いられる。また，皮も白玉粉だけでなく，小麦粉を少し加えたり，皮の表面に，ごまや落花生，くるみなどを刻んでつけたりする。ごまをつけたものを芝麻（チーマ）元宵，落花生を刻んでつけたものを花生（ホワシォン）元宵などと名付けられている。〔材料20個分〕あん：さらしあん 60 g，砂糖 80 g，塩少々，皮：白玉粉 100 g，小麦粉 60 g，水 115 m*l*，そのほか：ごま 10 g，揚げ油適量。〔つくり方〕さらしあんであんをつくり，20個に丸め，白玉粉に水を加えて混ぜ，小麦粉を加えたものをのばしてあんを包む。だんごのまわりにごまをつけて，150℃の揚げ油に入れて揚げる。これに粉砂糖をまぶしてもよい。だんごを揚げずにゆでて，ゆで汁に砂糖を加えてかけてもよい。

よ

ようがし　洋菓子　菓子を歴史的経過から分類する場合，明治以後に入ってきた比較的新しい菓子を洋菓子としている。洋菓子を広義に考えた場合，その使用する基本の材料や製法によって，三つに大別される（p.1038参照）。これらの分類は，それぞれひとつの専門業種でもあるので，洋菓子店によってはパティスリー（練り粉菓子）が主要製品で，コンフィズリー（砂糖菓子）は不随的であり，グラース（氷菓子）は扱わないというところが多いので，洋菓子の製品分類は，つぎのようにパティスリー製品とコンフィズリー製品に分類されている。→かしるい

ようかん　羊羹　あんに砂糖を加えて

洋菓子の製品分類

大分類	中分類	小分類	菓子名(製品名)
パティスリーの製品			
I (通常)大型菓子	1. ふつうの(一般的な)大型菓子	パイ菓子 フランタルト ターツトルテ	フランオレー, キッシュ, クラフォウティ, コンヴェルサッション, タルトオフリュイ, フルーツ(クリーム)ターツ, レモンパイ, フルヒト(オプスト)トルテ, アップフェルトルテ
		イースト菓子	ブリオッシュアテット(ムスリーヌ), サバラン, クグロフ, ヘーフェクランツ, シュトーレン, パネトーネ
		そのほか, スポンジ, シューなどによる生菓子類	ふつうのトルテ類, ザッハトルテ, ケーニッヒスクーヘン, ショートケーキ, エンジェルフード, デビルス, フェルトケーキ, パリブレスト, アルカザール, フォーレノワール(シュヴァルツヴェルダー)
	2. 日持ちのよい大型菓子		パウンドケーキ, ダンディケーキ, プラムケーキ, カントリーケーキ, バウムクーヘン, ザントクーヘン, パントジェーヌ, チェリーケーキ
	3. 象形(模造)菓子	行事菓子	ブッシュドノエル, クリスマスケーキ, ウエディングケーキ, バースデーケーキ, (シュトーレン)
		象形(模造)菓子	ニードワゾー, フロマージュドブリー, ダミエ, パニエドシャンピニョン, ドールケーキ
II (通常)小型菓子	4. ふつうの(一般的な)小型菓子	型生地を用いる小型菓子, タルトレット, バルケット類, パイ菓子	タルトレットオフリュイ, バートオマロン, ミルリトン, パルミエ, ミルフィーユ
		イースト菓子	ブリオッシュ, サバランオロム, ババオロム, クロワッサン, デニッシュペストリー, ブルンダーゲベック
		スポンジ, シューなどによるふつうの小型生菓子類	シューアラクレーム, エクレール, オムレットケーキ, ショートケーキ, 各種のスポンジを使ったケーキ
	5. 日持ちのよい小型菓子	半生・ドライケーキ類	ガトーセック, マドレーヌ, パンドジェーヌ, リンツェル
		ゴーフル, ビスケット, クッキー類	ゴーフル, ウーブリー(マカロン)(サブレ), ビスキュイアラキュイエール, フィンガービスキュイ
	6. 行事菓子		ニードワゾー, モーレンコップフ(オテロ:テットドネグル)
III 一口菓子(プチフール)	7. プチフールグラッセ		
	8. プチフールセック	ビスケット, クッキー, マカロン, パシャンズ, そのほか	
	9. プチフールデキゼ		
IV 料理菓子	10. 温菓アントルメショウ	プディング, スフレ, クレープ	クレープシュゼット, プラムプディング, スフレ
	11. 冷菓アントルメショウ	ババロア, プディング, ゼリー, そのほか	カスタード, シャルロット, リュス, ワインゼリー, カスタードプディング

大分類	中分類	小分類	菓子名(製品名)
コンフィズリーの製品			
V 砂糖菓子	12. かたいキャラメル，あめ類	ドロップ,ボンボン,カラメル	キャンディ（コーヒー，チョコレート），フォイヤーシュタイン，シュクルドルジュ，シュクルペニ
	13. ソフトキャラメル，あめ類	キャラメル，タフィー，ファッジ，ヌガー（キャンディヌガー）	ミルク（クリーム）キャラメル，アーモンドファッジ，タフィー，ヌガー
	14. フォンダン菓子	フォンダンアロー，フォンダンパナッシュ	フォンダンアロー，フォンダンパナッシュ
	15. あめの細工物	有平糖（引きあめ），流しあめ(シュクルクーレー)，吹きあめ	花，鳥，そのほか，ピエスモンテ
VI チョコレート菓子	16. プラリネ(ボンボンオショコラ)	リキュールセンター，マジパンセンター，ジャンドウィヤセンター，ヌナッシュセンター，ケースもの，ヌガーセンター，フォンダンセンター	ウイスキーボンボン，トリュフ
	17. 板チョコレート，ほか	板チョコレート，チョコレートバー，ポッシュチョコレート	スイート，ミルク，バニラチョコレート
VII ナッツ菓子	18. ヌガー	ホワイトヌガー，ブラウンヌガー	ヌガーモンテリマール，ピエスモンテ
	19. マジパン菓子	フルーツ等のイミテーション（フリュイデキゼ），ボンボン，キャンディ，細工物	リューベッカー，マルツィパン
	20. ドラジェ	ハードドラジェ，アラザン，リキュールドラジェ	アーモンドドラジェ，アーモンドプラリネ，チョコレートドラジェ，アラザン
VIII 果実菓子	21. 砂糖漬けフルーツ(フリュイコンフィ)	フリュイコンフィ，フリュイクリスタリゼ	マロングラッセ，ピール
	22. あめがけしたフルーツ(フリュイカラメリゼ)	生果実，加工果実	
	23. ドライフルーツ		レーズン，プルーン
	24. ゼリー	フルーツゼリー，ペクチンゼリー	

洋菓子の材料と製法による分類

相違点＼区分	pâtisserie 練り粉菓子	confiserie 砂糖菓子	glace アイスクリーム・氷菓
使用されるおもな原材料の相違と原材料の加工・製造の相違	小麦粉，鶏卵，砂糖，油脂，乳製品が主要な原材料であり，量的にも多く使われる。果実，ナッツ，チョコレートなどは，どちらかといえば補添的に使用される。	もっとも基本的な原料として砂糖が使われ，極言すれば，砂糖の特性を利用する菓子ともいえる。そのほか，量的には必ずしも多くはないが，多用される原料にはナッツ，果実，チョコレートがあり，これらを砂糖といっしょに加工するのが原則である。	乳製品，甘味料，果汁，が主原料となる。
製造工程の特色的な相違	焼成に主としてオーブンが使用される。煮沸も行われるが，比較的わずかな場合が多い。そのほか冷却，冷固も行われるが，特殊な工程に属する。	煮沸，焙煎，煮詰が主要な工程で，オーブンを使うことはほとんどない。	冷凍・凍結工程が主要な処理工程となる。

蒸すか，寒天を加えて練り固めてつくった棹物菓子の一種である。〔種類〕蒸しようかん，練りようかん，水ようかんがある。〔沿革〕元来，平安時代の末期の羹（あつもの）が起源で，ようかんは羊の肝の形にした蒸し物であったという。小豆と甘葛（あまかずら）とでつくり，黒色の粗製なものであったが，その後，製法も進歩し，白本（しろほん）ようかん，紅ようかん，青ようかん，栗ようかんなどの名のものがつくられるにいたった。しかし，この時代のものはみな蒸しようかんで，練りようかんはなかった。〔蒸しようかん〕現在の蒸しようかんは，生あんに小麦粉，浮き粉，食塩を加えて弾力が出るまで器のなかでよくもみ，砂糖を混ぜ，さらに少量ずつ水を加えてやわらかくのばし，せいろにぬれぶきんに包んで入れて，約1時間半ゆっくり蒸しあげる。これを，冷えた後，板上に取り出し，包丁で適当な大きさに切ったものである。弾力があり，つやのあるものほど良質である。じゅうぶんにさましてから，包丁をぬらして切る。切り口にすだちのあるものは，蒸したときの蒸気が強すぎたからで，おいしくない。蒸しようかんには，小豆小倉蒸しようかん，春雨ようかん，くず蒸しようかん，豆腐蒸しようかんなど，種類が多い。練りようかんに比べて水分が多く，糖分が少ないので，製造後，長持ちしない。〔練りようかん〕安土桃山時代の1589年，京都伏見の駿河屋岡本善右衛門が，蒸しようかんからヒントを得て創製したものである。練りようかんとは，あんと砂糖と寒天に水を加えて沸騰させじゅうぶんに練りながら煮つめ，ようかん舟に流し込むか，スズ箔，アルミホイルなどの容器に直接流し込んで固めたものである。ようかん舟に流したものは，固まった後，包丁で適当な大きさに切り，たけのこの皮や紙などで包装する。練りようかんは蒸しようかんに比べて砂糖の使用量が多く，練って煮つめてあるので水分含量も少なく，貯蔵性があり，きめも細かくなめらかである。しかし，水分が蒸発したり，機械的な衝撃にあったりすると砂糖の結晶が析出し，表面に板状に晶出したり，内部でかたまりとなったりして品質をそこなう。練りようかんはわが国独特の菓子であり，全国いたる

ところで，特産物の栗，ゆり根，昆布，ひき茶，いちじく，かき，りんご，そのほか，種々の果実などを加えたようかんが，土産菓子として製造販売されている。あん以外にこれら副原料が入ったようかんを，加合（かごうようかん）という。〔水ようかん〕製造法は，ほぼ練りようかんと同様であるが，食塩を必ず使用すること，名前のとおり水分を多く練りあげていることが特徴である。元来水ようかんは夏向きのもので，主として小豆あんが多く，ときには白あんを利用してひき茶ようかんなどもつくられる。夏季，冷蔵庫に入れておき，販売することが多い。冷たい淡泊な甘味とやわらかい食感が好まれる。

ようきほうそうリサイクルほう　容器包装リサイクル法　食品を包装していた容器を使用後に廃棄物とせず，再資源化する目的で制定された法律。骨子は3点あり，かかわる関係者の義務を定めている。消費者には分別する義務，地方自治体には分別回収する義務，容器包装を使用した食品企業には再資源化する義務である。しかし，実際には2点の問題がある。第一点は，再資源化の頓挫である。再資源化されたものが再商品化されることは少なく，再資源化に躊躇があることで，現在は海外に輸出されているものが多い。第二点は，地方自治体における回収費用が自治体の財政に負担となることである。そのために東京都では，PETの回収は民間に行わせる条例を施行している。分別の利便性を高めるために，容器には材質を表示することが義務付けられている。

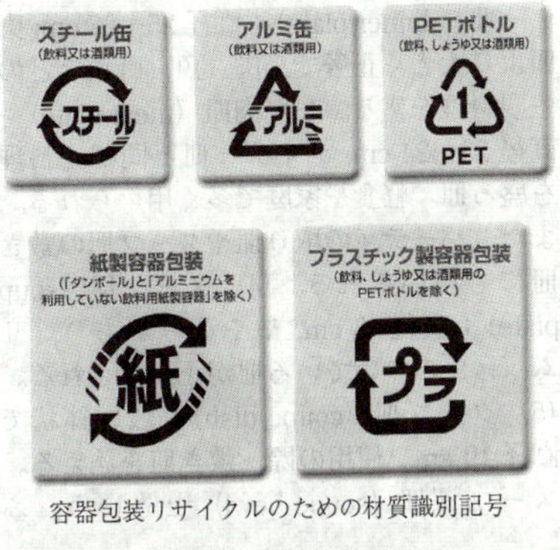

容器包装リサイクルのための材質識別記号

ようざい　溶剤　[Solvent]　水に溶けないで油に溶ける脂溶性物質を溶解するために用いる薬剤。食品衛生法で溶剤とされているものはグリセリンのみであるが，品質保持剤として分類されているプロピレングリコール，天然物であるエチルアルコールも溶剤として使用されている。また，食品原料から，有用成分を抽出するためにも用いる。抽出剤も溶剤に含まれる。〔グリセリン〕無色透明で粘稠性のある液体。融点17℃，沸点290℃。水およびエチルアルコールと無制限に溶け合う。また，ショ糖の約1/2の甘味がある。着香料や着色料の溶剤として用いられる。〔プロピレングリコール〕グリセリンに似た無色透明で粘稠性のある液体。沸点183～195℃。水およびエチルアルコールと無制限に溶け合う。水分活性を低下させるので，品質保持剤としても用いられる。一般の食品では使用量0.6％以下という使用基準がある。〔抽出剤〕油脂，とくに大豆油の抽出に用いるヘキサンとガラナ豆の成分の抽出に用いるアセトンのみが食品衛生法で使用が認められている。どちらも食品の完成前には除去しなければならない。外国では塩化メチレン（ジクロロメタン）も抽出剤として認められている。

ようさいるい　葉菜類　[Leaf vegetables]　葉を食用とする野菜のことをいう。〔種類〕はくさい，きょうな，こまつななどのアブラナ科菜類，ほうれん草，ふだんそう，レタス，春菊，パセリ，みつば，しそなどの菜類，キャベツ類などがある。〔成分〕水分が90～95％を占める。栄養的価値は，ミネラルおよびビタミンにある。葉菜はCaの含量が多いが，このCaも，同時にシュウ酸を含むときはシュウ酸カルシウムとして吸収されにくく，有効性Ca量は低くなる。また，緑色の葉菜はカロテンに富み，ビタミンAのすぐれた給源である。とくにほうれん草，こまつななどはカロテンに富む。B_2も比較的多い。そのほか，葉酸は名の示すように緑葉中に多い。これは，植物体では葉緑素の量に比例しているので，濃緑色のものほど多く，淡緑色のものにはそれほどない。ビタミンAは一般に葉肉部に多く，茎には少ない。ビタミンCも多く含まれ，ビタミンは白色部より緑色部に多く，葉身と葉柄では葉身のほうが多い。

ようさん　葉酸　[Folic acid]　ビタミンB群のひとつ。貧血に効果のあるビタミンで，以前にはビタミンMといわれたこともある。肝臓，酵母から分離された。〔名称〕一般に，ほうれん草などの緑葉中に多く含まれるため，葉酸と名づけられた。〔性状〕葉酸は黄色の結晶で，水には溶けにくい。構造からpteroylglutamic acid（PGA）ともよばれる。葉酸は腸内細菌によっても合成される。〔生理作用〕葉酸は，炭素をひとつ転移させる反応に必要な酵素の補酵素として作用する。欠乏すると巨赤芽球性貧血症を起こす。〔推奨量〕葉酸の推奨量は，食事性葉酸摂取量から求めた推定平均必要量をもとに，12歳以上の男子，女子ともに240 μg/日と定められている。さらに，妊婦では240 μg，授乳婦では100 μgの付加摂取が推奨されている。〔存在〕肝臓，大豆，昆布，葉菜類に多く含まれる。

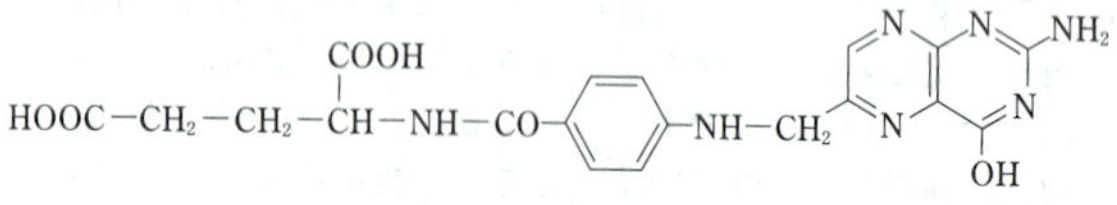

葉　酸

ようし　羊脂　[Mutton tallow]　正常な羊枝肉の脂肪組織（皮下，腎臓周囲，内臓など）を加熱溶出させて製造した脂肪。牛脂に似ているが，ほとんど白色の固体で，かたくてもろい。羊脂の脂肪酸組成は，オレイン酸39％，パルミチン酸，ステアリン酸各25％と飽和脂肪酸がほとんどで，リノレン酸，アラキドン酸などの不飽和脂肪酸は含量が少なく，羊脂の融点は豚脂のそれより高く，舌ざわりが劣り，冷食に向かない。少量の低級揮発性脂肪酸が含まれていて，これが羊脂特有のにおいの原因となる。

ようしょっき　洋食器　[Western tablewares]　西洋料理に用いるナイフ，フォーク，スプーン類や，皿類，グラス類などの食器類のこと。洋食器は皿模様や柄の飾りがそろったものがよく，全体の調和のとれたものがセットになる。上等品は家紋やイニシャルをつけ，大切に長く使用する。〔料理のすすめ方による分類〕供卓方法が大皿や大鉢に盛り，食卓で銘々の皿にとり分けるので，個人用と，数人分をいっしょに盛り込むサービス用とがある。〔個人用〕1）皿類：陶磁器製で，料理の種類により皿をかえ，大きさ，形など，決まったものがある。白色地で縁に金地の入ったものが正式であり，略式には模様などが入るが，皿の上には料理が盛られるから，柄の多いものは盛りばえがしない。皿の中央部が平らで，寸法が同じ比率であるため，つみ重ねができ，整理しやすい。(1) サービス皿（service plate）：直径27～30 cm，個人用の皿としては一番大きい。皿の縁や中央部に紋章や店のイメージの模様などをつけて豪華につくられ，料理を盛ることはなく，正餐の最初に食卓に飾られる。また，この皿によって席の位置を決め，ナイフ，フォークがセットされるため，位置皿（place plate）ともいわれる。(2) ディナー皿（dinner plate）：直径25～27 cm，肉皿より大きく正餐で，肉，魚，野菜などの主要料理を盛る。(3) 肉皿（meat plate）：直径23～24 cm，ディナー皿と同様，料理を盛る皿。軽食や家庭で多く用いられる。また，パーティの取り皿やスープ皿の敷き皿にも用いられる。(4) スープ皿（soup plate）：直径23 cm，やや深みがあり，リム（縁）のついている皿が正式とされる。(5) クープ皿（coupe dish）：浅い鉢状で直径19 cm。使用の際，敷き皿を添える。スープ深皿（soupe bowl）ともいう。ふ

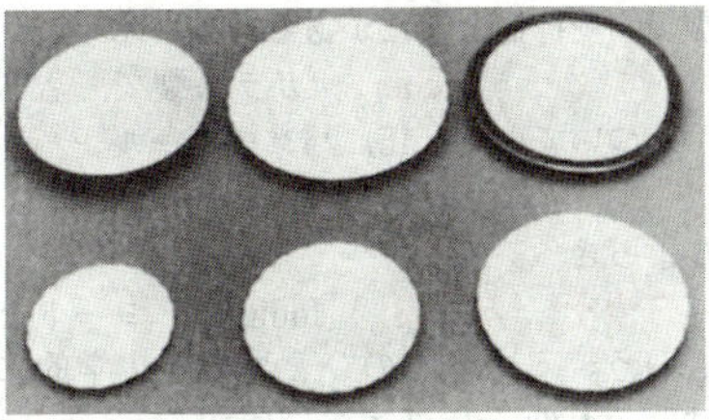

洋食器：皿　類

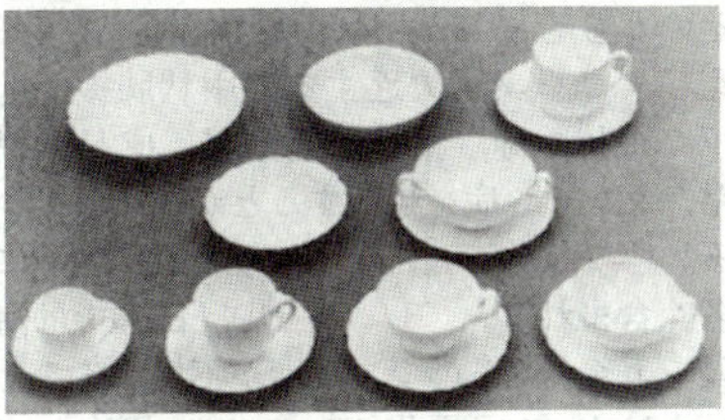

洋食器：カップ類

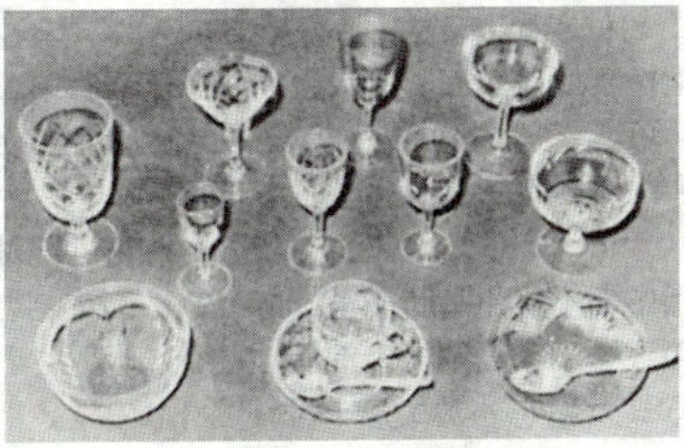

洋食器：グラス類

たつともスープ用として正餐に用いる。(6) デザート皿 (dessert plate)：直径18～21 cm。前菜，サラダ，デザート，果物などの皿として使うほかに，パーティの取り皿や敷き皿にも用いられ，大きさが適当であるから使用度の高い皿である。(7) パン皿 (bread plate)：直径16 cm，パンをのせる皿。カクテルやシャーベットの敷き皿にも用いる。(8) ベリー皿 (berry dish)：直径13～16 cm，やや深い皿でいちごやブラックベリーなどの果物やアイスクリームなどの甘味料理を盛るのに用いる。フルーツ皿ともいう。(9) セリアル皿 (cereal dish)：直径16 cm，オートミール，コーンフレークなどを盛る皿で，スープ深皿よりやや小さい浅い鉢状の皿。(10) 変形皿：クレセント型（三日月形）のサラダプレート。サラダ用の皿で，テーブルのスペースのないときに肉皿の左側に置かれる。2) カップ類：液体が入るので，深い碗状であり，取っ手がついている。受け皿 (saucer) とともに用いる。(1) ブイヨンカップ (bouillon cup)：両側に取っ手がついたスープ用カップ。(2) 紅茶カップ (tea cup)。(3) コーヒーカップ (coffee cup)。(4) デミタスカップ (demitasse cup)：小型のコーヒーカップで，アフターディナーコーヒーカップ (after dinner coffee cup) ともいう。(5) モーニングカップ (morning cup)：朝食用の大きいカップ。ミルクやココアなどの飲み物がたっぷり入る (240 cc)。3) そのほか，卵立て (egg holder)，木の実入れ（ナッツ皿）などがある。4) グラス類：ガラス製品で上等なものは，クリスタルのカット入りとなる。(1) タンブラー (tumbler)。(2) ゴブレット (goblet)。(3) ワイン用グラス (wine glass)。(4) カクテルグラス (cocktail glass)。(5) シャンペングラス (champagne glass)。(6) シェリーグラス (sherry glass)。(7) リキュールグラス (liqueur glass)。(8) サンデーグラス (sundae glass)。(9) シャーベットグラス (sherbet glass)：受け皿がつく。(10) パンチグラス (punch glass)：金属製のホルダーがつくものもある。(11) アイスクリームカップ (icecream cup)：金属製のものもある。(12) フィンガーボール (finger bowl)：食事の途中でよごれた指を洗う。金属製のものもある。〔サービス用〕料理を盛り込み，食卓でとりまわすもので，金属製と陶磁器製とがある。1) 前菜器：受け皿と数個のはめ込みの小皿になっている。2) スープ鉢：スープチュリーンともいう。丸型，小判，およびふたつきのものもあり，必ずつぎ分ける大型しゃくし（レードル，ladle）を添える。3) 盛り皿：魚，肉や主要料理用で，直径30 cm以上の円形の大平皿やだ円形がある。これらには，金属器が多く，銀製のものを最上品と

よう

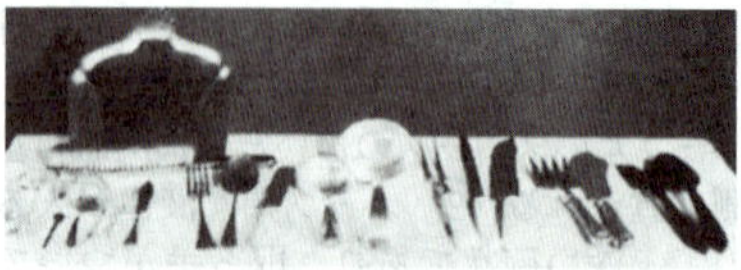

サービス用ナイフ, フォーク, スプーン, パンくず払い

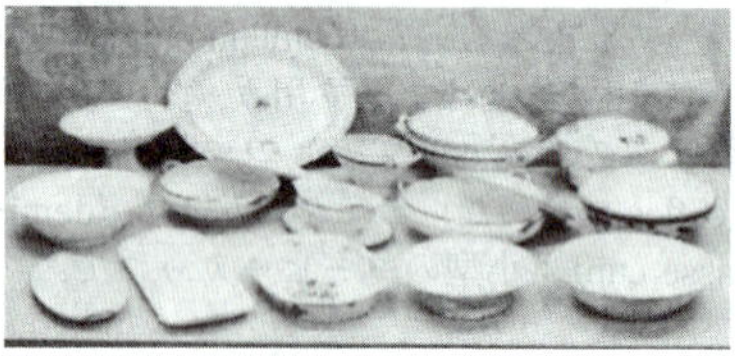

洋食器：サービス用陶磁器

し，ついで洋白の上に銀メッキをしたものが用いられる。近年は，ステンレス製の使用が多い。4）野菜鉢, 煮物鉢：シチュー，野菜の煮込みに使う深めの鉢で，丸型，小判とあり，ふたつに仕切りのあるものや，ふた付きとないもの，などがある。5）サラダ鉢：サラダボール（salad bowl）ともいう。ガラス製が正式であるが，木製のものも用いる。6）菓子盛り皿：コンポート皿（compote dish）ともいう。低めの台つき皿。7）果物盛り台：フルーツ皿（fruit dish）。高めの台つき皿。8）ソースポット：ソースボート（sauce boat）ともいう。受け皿がついているものもある。ソース用レードルをつける。9）茶またはコーヒー用セット：紅茶用，またはコーヒー用ポット，ミルク入れ，シュガーポット，サービス盆で1セットになっている。紅茶にはレモン皿を添える。10）パンかご（bread basket），およびパンくず払い（ブラッシとパンくず受け）。11）バター入れ：バターが入るので，下段に氷が入るようにしてあり，バターは匂いを吸着しやすいため，必ず，ふたつきとなっている。4～5人に1個用意し，バターナイフを添える。12）調味料入れ：塩入れ，こしょう入れ，マスタード入れなどを食卓に置くが，これらを組み合わせてとりまわしやすくしたものはカスター（caster）という。6人に1個用意する。13）ジャム入れ：ガラス製で，受け皿とふたがある。14）水差し：ピッチャー（pitcher）。ガラス製で，もち手がついている。15）パンチボール：パンチ用レードルがついたもの。→きんぞくしょっき

ヨウそ　ヨウ素　［Iodine］　ヨードともいう。ミネラルのひとつで，化学的には，いわゆるハロゲンに属する。〔存在〕ヨウ素は成人の体内に15～20 mgあり，そのうち約80％が甲状腺に存在する。〔欠乏症〕ヨウ素が欠乏すると甲状腺機能低下，甲状腺腫，精神発達遅滞，成長の異常，クレチン症を起こすことが知られている。〔食品中のヨウ素量〕海藻類にとくに多く含まれる。〔ヨウ素強化〕日本では海藻をよく食べるのでヨウ素が不足することはないが，1日平均0.5～3.0 mg摂取している。海より遠い国々ではこれに不足することがある。ヨウ素不足の地域では，ヨウ素を食塩に添加し，欠乏症の予防を行っている。〔推奨量〕成人男女（18歳以上）とも，推奨量は130 μg/日である。

ようそか　沃素価　［Iodine value］　油脂中の不飽和脂肪酸量，あるいは二重結合の数を示す数値で，油脂100 gに吸収されるヨウ素をg数で表わす。〔油脂の種類とヨウ素価〕ヨウ素価は油脂の種類によりおおよそ定まっており，大豆油128～134，綿実油108～113，ごま油110～113，なたね油110～115，オリーブ油80～83である。ヨウ素価120以上のものを乾性油，90～120を半乾性油，90以下のものを不乾性油という。〔ヨウ素価の変化〕油脂が酸化したり，重合したりするとヨウ素価は低くなる。また，硬化油の硬化の程度をヨウ素価によって知ることができる。

ようぞんさんそ　溶存酸素　［Dissolved oxygen, DO］　水に溶存する酸素量をいい，ppmで表す。水に溶存する気体の量は，塩類濃度が低く，気圧が高く，温度が低いほど大きい。塩類濃度の低い水では，20℃，1気圧の場合に約9.17 ppmの酸素が溶解して存在する。水の温度の急激な上昇や，藻類の繁殖がいちじるしい場合

などでは過飽和となることがあり，下水や排水などの汚染水では酸素を消費する物質（主として有機物）が多いので溶存酸素は少ない。溶存酸素は汚濁物質の浄化に必要なもので，溶存酸素の量は水の汚濁状態を示す指標になり，水質検査の重要な項目である。また，溶存酸素は液状食品などの品質劣化の原因となるので，果汁などの製造時に脱気を行い，溶存酸素を減少させる処理が行われる。

ようなし　洋梨　→せいようなし

ようなまがし　洋生菓子　洋菓子製品のなかで，水分含量の多い菓子の総称。単に洋生（ようなま）とも，ケーキともいわれ，パティスリーをさすことが多い。この場合，日持ちのよい大型菓子のパウンドケーキやプラムケーキには，クリームやフォンダンアイシングが補添されることが多いので，洋生菓子といっても矛盾はない。

ようめいとう　養命糖　あめ菓子に属するもちあめ菓子の一種で，古いタイプの薬用菓子である。〔製法〕砂糖，寒ざらしにしたもちの粉に水を加えて煮つめ，そのなかに四味といわれる，卵黄，れんこん，はと麦，山薬を加えて練り合わせ，ぎゅうひのような状態にする。つぎに，乾燥でんぷんを入れた箱のなかに入れ，冷却して固ためたものである。乾いて固まってから湿り気のある砂糖をふりかけることもある。

ようりょくそ　葉緑素　[Chlorophyll]　植物組織に主として含まれる緑色の色素で，青緑色の a 型，緑色の b 型，c 型が知られている。一般の緑葉には，a 型と b 型が 1 対 2 の割合で存在し，c 型は，昆布，ワカメなどの褐藻類に存在する。〔化学構造〕図に示すようなポルフィリン環の中心に Mg を含む構造をしており，鉄を含むヘモグロビン（血色素），ミオグロビン（肉色素）とよく似た構造をしている。〔光合成作用〕クロロフィルは，植物体中の葉緑体（クロロプラスト）中に存在し，光合成作用の主役をなす成分である。〔存在〕クロロフィルは，ほうれん草，パセリなどの緑色野菜，茶，海苔などに多く含まれる。〔性質〕緑色野菜をアルカリ性で加熱すると鮮緑色になるのは，クロロフィルが安定なクロロフィリンに変化するためである。酸性条件の下で加熱あるいは貯蔵するとクロロフィル分子中の Mg が水素で置換され，濃黄色のフェオフィチン b，淡灰黄色のフェオフィチン a に変化する。乾燥野菜中のクロロフィルは，絶乾状態ではかなり安定であるが，吸湿すると不安定になり，水分 6～7％以上になると急速に分解されるようになる。乾燥野菜，茶，海苔などの変色防止には乾燥状態を維持することが重要である。また，クロロフィルは光線，とくに紫外線の影響で分解が促進される。

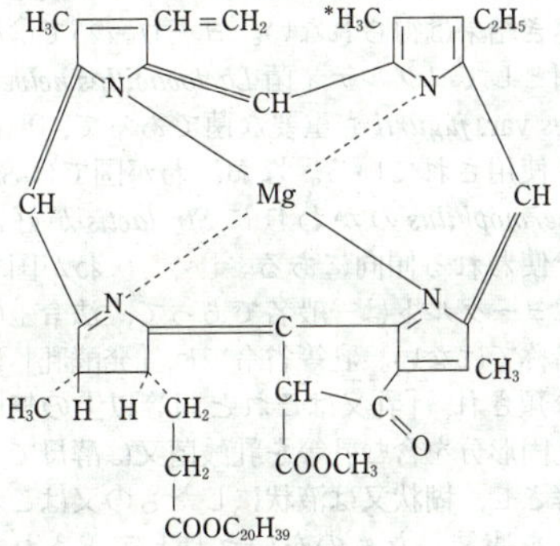

クロロフィル a
（クロロフィル b は $^*CH_3$ が CHO）
クロロフィルの構造

ヨークチーズ　[York cheese]　ケンブリッジチーズ（Cambridge cheese）として知られ，イギリスでつくられるソフトチーズの一種である。〔製法〕牛乳に 1 時間以内で凝固するのにじゅうぶんな量のレンネットを加え，約 32℃で静置する。つぎにカードをそのまま型のなかに入れて，30 時間後に食用に供する。

ヨーグルト　[Yoghurt]　ヨーグルトはもっとも古くから飲用されている発酵乳の一種で，牛乳，やぎ乳，羊乳などをそのまま，あるいは濃縮した後，乳酸菌により発酵させたものである。語源はトルコ語で，乳からつくったすっぱい発酵液を意味する。ブルガリアなどのバルカン地方，コーカサス，中東などで生産され，重要な食物となってきた。現在は工場で大規模生産されるようになり，牛乳または脱脂乳を用い，ヨーグルト菌とよばれる乳酸菌スターターを接種した後，発酵してつくられている。1900年代に入ってヨーグルト菌の分離固定の研究が行われ，*Lactobacillus bulgaricus*（ブルガリア菌）と *Streptococcus thermophilus*（サーモフィラス菌）が主要な菌種であることが明らかにされた。ブルガリア菌とサーモフィラス菌の間には共生作用があり，ヨーグルト製造のためには併用が必要である。単菌種の使用では，酸生成，風味生成，組織形成の上で満足すべき結果は得られない。ヨーロッパでは桿菌としてヨグルティ菌 *Lactobacillus helveticus* var. *jugurti* も重要な菌であって，現在も使用されている。なお，わが国では *Str. thermophilus* のかわりに *Str. lactis* が好んで使われる傾向にある。〔定義〕わが国ではヨーグルトは一般名であって，法令上の名称ではない。乳等省令では「発酵乳」に分類され，「乳又はこれと同等以上の無脂乳固形分を含む乳等を乳酸菌又は酵母で発酵させ，糊状又は液状にしたもの又はこれらを凍結したものをいう」と定義されている。また，その成分は，無脂乳固形分8.0％以上，乳酸菌または酵母数1,000万/ml以上，大腸菌群陰性と規定されている。〔種類〕わが国では，さわやかな酸味，独特の風味，口ざわりのさっぱりとしたところが好まれており，デザート用からお菓子向きなどまで，さまざまな製品が発売されており，ハードタイプ（固形，糊状），ソフトタイプ（カード状，このタイプのものをプレーンとよぶことが多い），およびドリンクタイプなどに分けられる。固形およびドリンクタイプには果汁やフルーツフレーバーを添加したもの，果肉を添加したものも認められる。外国では，発酵後に殺菌したものもヨーグルトとして認めている場合もあるが，わが国の定義にはあてはまらない。

ヨードぎゅうにゅう　ヨード牛乳　ヨード欠乏症の多い国で牛乳に有機性のヨウ素を加えて販売するものをいう。〔必要量〕牛乳1 *l* 中に9 mgのヨウ素を含む程度でじゅうぶんであるとされている。〔必要性〕ヨウ素は甲状腺ホルモンに必要で，少量ずつ絶えずとる必要から，牛乳に加えて用いられる。

ヨードらん　ヨード卵　産卵鶏に海藻やこれから抽出したヨウ素を与えることにより生産された有機ヨウ素を多く含む卵。血中コレステロール濃度を低下させるなどの有用な生理機能をもつといわれている。なお，類似したものとして，産卵鶏にトコフェロールを与え，トコフェロール含量の高い卵も生産されている。

よしのに　吉野煮　〔呼称〕くず煮，桜煮ともいう。くずは吉野山で多く生産されるので，この名がある。〔原料〕現在では，ほとんど，じゃがいもでんぷんを用いる。〔製法〕味のしみにくい食品や長く煮ることが不適当な食品に，調味料をからめる目的で煮汁にでんぷんで濃度をつけたもの。でんぷんの使用量は，汁の3～4％内外である。

よしはらでんちゅう　吉原殿中　和干菓子類に属するおこしの一種。五家宝に似ているが，吉原殿中はもちあられの白ふかしを水あめでやわらかくしてから固め，丸い棒状につくって外周を大豆粉でまぶしたものである。水戸市の名物菓子として有名。〔由来〕水戸周辺は古くから米の産地，とくに陸稲の栽培がさかんなところでもあり，また，この形や製法が原始的なことからも，江戸時代の初期ごろからつくられたものといわれている。しかし，史実に乏しく，由来や歴史は不詳であるが，水戸光圀公在世中，光圀が間食を所望したとき，吉原という腰元が，平素，光圀が食べ残した飯粒を干してたくわえ，自分の思いつきで蒸し直し，きな粉をまぶして差し上げた。日ごろから節約を旨としていた光圀は吉原の心がけに打たれ，「吉原殿中」と名付けて，この菓子を奨励したという説もある。

よせハム　寄せハム　→プレスハム

よせもの　寄せ物　寒天やゼラチン，でんぷんなどを，水とともに加熱して煮溶かしたり糊化させて，そのまま，あるいはほかの材料を混ぜて冷やし固めたもの。このほか，アルギン酸ナトリウム，果実類に含まれているペクチンなども液体に形を与えるものである。〔寒天を使う場合〕角寒天の使用量は，でき上がり重量に対して0.7～2％ぐらいの範囲である。ゼリー状に固める場合はなるべく寒天が少ないほうが味がよいから，固めた器ごと供卓するときは0.7％ぐらいとし，ゼリー型から出して，その形のまますすめるときは1％ぐらいに，固めたものを細工する場合は2％ぐらいにするのがよい。必ず水に浸して吸水，膨潤させてから加熱する。溶解温度は90℃以上であり，よく加熱する必要がある。寒天の成分は炭水化物であるから，酸とともに煮ると加水分解して凝固力を失う。酸味のある果汁を混ぜるときは，50～60℃に冷やしてから混ぜる。果汁を混ぜた後に加熱することは禁物である。粉末寒天は凝固力が強いので，使用量は角寒天の場合の半量ぐらいでよい。凝固温度は，30～40℃である。〔ゼラチンを使う場合〕ゼラチンの使用量はでき上がりの2～3％内外で，そのときの気温によって加減する。市販のゼラチンには板状のもと粉状のものとがある。板状のものは水に浸してしばらくおき，やわらかくして用いる。粉末状のものも，煮溶かす液にしばらく漬けておいて加熱する。溶解温度は40℃程度なので，湯煎で溶解するとよい。ゼラチンの凝固温度は5～10℃以下である。〔調理上の注意〕寒天やゼラチンの液にほかの材料を混ぜて固める場合は，液の温度を凝固点近くに下げて混ぜると，2層に分離するおそれがない。リボンゼリーや三色かんなどのように幾層かに固める場合，ゼラチンはゲルの融解温度が低いので仕事はやさしいが，寒天は温度が高いのでむずかしい。砂糖の使用

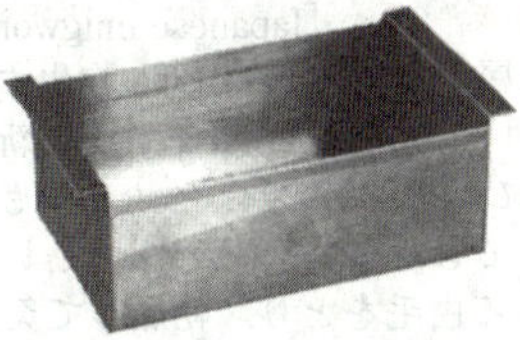

流し箱

量を多くしたり，あんや卵白の泡などを混ぜて層の表面に凹凸などをつくる。〔でんぷんを使う場合〕でんぷんは，材料の約20％ぐらいを用いる。ごま豆腐，くるみ豆腐などは代表的なものである。〔型からの抜き方〕寒天は周囲に串などですき間をつくってから，静かに抜く。ゼラチンは70～80℃の湯に一瞬つけてから手早く水につけて冷まし，表面を軽く溶かして抜く。この操作が手間どると形が悪くなる。また，サラダ油をあらかじめ薄く流し箱にぬっておくと容易にとり出せる。→かんてん，ごまどうふ，ゼラチン，ゼリー

よめな　嫁菜　［Yomena, Japanese aster］　キク科に属し，葉菜類の代用にされる野草（*Kalimeris yomena*）である。〔生態〕西日本，四国，九州に自生する多年生草本である。毎春4～5月ころ旧根から新芽を出し，茎は30～60 cmに伸び，長円形でのこぎり歯のある葉を出す。関東以北に多いのは関東よめな（*K. pseudoyomena*）で，別属である。〔呼称〕よめなとは春によぶ名前で，秋に花のあるものをのぎくという。〔調理〕新芽を食用し，ひたし物，あえ物などにする。〔成分〕ビタミンA, Cに富み，Ca, Pも多い。

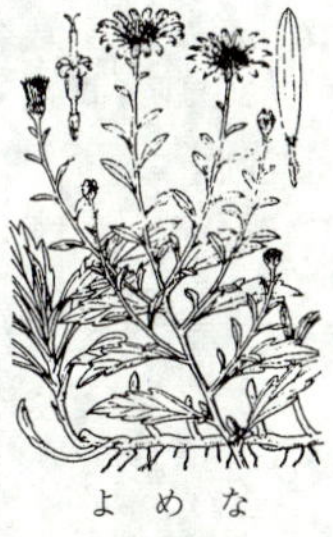

よめな

よもぎ　蓬　[Japanese mugwort]　キク科に属する野草で，山野に自生するもちぐさ（餅草）のことである。春に新芽をとり，おひたしや汁の具，また，草もちに用いるのでもちぐさという。〔用途〕葉の裏面にある白毛をとり，乾燥して灸に使うもぐさにする。〔成分〕ビタミンに富み，100 g 中，β-カロテン 5.3 mg，ビタミン C は 35 mg で，ミネラル中，Ca 180 mg，P 100 mg に富む。香り成分としてシネオール，α-ピネン，カンファーなどのモノテルペン類を含む。

よれい　予冷　[Precooling]　おもに野菜，果実を冷蔵したり，保冷車で低温輸送する前に 0～10℃まで冷却する場合に行われるが，食品の調理，加工中に，つぎの工程に移る前にあらかじめ冷却することも予冷ということがある。すなわち，食品の冷却操作の別名である。野菜，果実を収穫，調製して，ただちに段ボール箱などに包装し，冷蔵庫に収納すると，段ボール箱内の青果物の品温が，冷蔵庫の温度まで降下するには 48 時間以上を要する。それは，冷蔵庫に収納されたとはいっても，青果物はさかんに呼吸し，呼吸熱，水蒸気を発散し，風味の劣化や腐敗が進むことを意味している。したがって，収穫直後の青果物を段ボール包装して，ただちに消費地に出荷した場合には，消費地に到着するまでに品質変化が進んでしまう。これらを防止するために予冷が行われる。青果物の予冷の方法としては，1）収穫後に樹の下や冷涼な場所に放置して放冷する野積み予冷，2）冷水，冷風，真空によって人工的かつ強制的に冷却する人工予冷とがある。予冷と一般的にいう場合は，人工予冷のことをさす。人工予冷には，(1) 冷水，氷冷水中に浸漬または冷水の撒水による冷却があり，これをハイドロクーリングといっている。(2) 冷蔵庫内で 0～5℃の冷風を強制的に送風して冷却するエアークーリングがある。エアークーリングには，単に強制的に冷風を送風する送風冷却と，冷蔵庫または積荷部分をわずかに減圧し，冷風が青果物に均一に送風されるようにする差圧冷却とがあり，後者のほうが冷却速度が速い。(3) 段ボール箱に包装した青果物を 5 Torr（トル）程度の真空室に入れ，青果物の水分が蒸発するときの蒸発潜熱を利用して急速に冷却する真空冷却（バキュームクーリング）がある。1975 年ごろから葉菜類の予冷に真空冷却が多く使われはじめ，1980 年ごろから差圧冷却が単なる送風冷却に代わり採用されはじめた。味噌製造において蒸煮大豆の急速冷却，つくだ煮製造において最終製品の冷却には真空冷却が採用されている。

ら

ラード [Lard] →とんし

ラーメン →ちゅうかめん

ラーゆ 辣油 中国料理の餃子（ギョーザ）のつけ醤油にたらしたり，麺類に合うとうがらし油で，とうがらしの辛味を油に移したからい調味料のこと。とうがらしのことを中国語で辣椒というところから辣椒油（ラーチャオユウ）ともいう。既成品もあるが，家庭でも簡単につくることができる。油をごく熱くしてとうがらし粉に加え，とうがらしの辛味成分を溶かし出すものであるが，加える油の温度が高すぎると，とうがらし粉が熱のために黒く焦げる。また，油の温度が低いと赤い色が出ないので注意する。〔材料〕純正植物性油（白絞油またはごま油）300 m*l*，青ねぎ 10 g，とうがらし粉 20 g，粉ざんしょう 1 g，肉桂 1 g，八角 1.2 g，しょうが 4 g，白ごま 10 g，陳皮 1 g。〔つくり方〕1）きれいな鍋に植物性油をとり，このなかへ青ねぎ，さんしょう，八角，しょうが，陳皮を入れ，火にかけ，ゆっくり熱くする。油が 180〜200℃まで熱せられるうちに，香辛料の香りが油のなかへ溶け出る。これを火からおろし，150℃くらいにさます。2）深い容器にとうがらし粉を入れて，粉がしめるくらいに水少量を加えておく（熱油でとうがらし粉を黒く焦がさないため）。3）油こしにガーゼを敷き，150℃の油をとうがらし粉の上にかける。一度に入れると沸き立ってあふれる危険があるため，2〜3度に分けて入れる。油のなかの香辛料はガーゼでこされる。4）白ごまを加え入れる。ごまはみがきごまでも洗いごまでもよい。5）油がさめたらふた付きの小器に入れ，ラー油が酸化しないように保存すること。とうがらしの配合を減らし辛味を少なくした「食べるラー油」もある。

ライギョ →カムルチー

ライチ 茘枝 [Lychee] ムクロジ科。熱帯果実で，中国南部の原産。レイシ

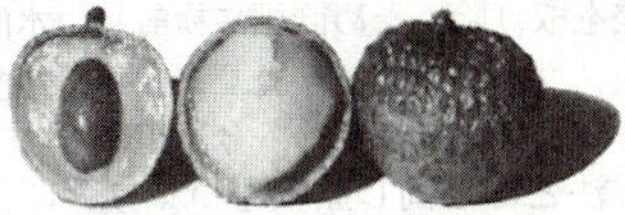

ライチ

ともいう。常緑小高木。わが国にもおもに台湾から輸入されるが，数量的には少ない。沖縄で栽培されている。〔形状〕果実はりゅうがんに似ているが，球形または卵形で，径 3 cm 内外，果皮に多角形の亀裂があり，熟すと紅褐色となる。果肉は白色透明で多汁。甘酸味と芳香があり，可食部 65％で，生食のほか，シロップ漬け缶詰，乾果，冷凍品に加工される。〔成分〕100 g 中，水分 82.1 g，炭水化物 16.4 g，ビタミン C 36 mg，葉酸 100 μg。

ライトミート [Light meat] マグロ類の油漬け缶詰のなかで，ビンナガ以外の魚（キハダ，メバチ，クロマグロ，カツオなど）を原料としたものをいう。水洗した魚体を蒸気釜で加熱し，放冷後，皮，骨，血合肉を除く。カンの大きさに切って詰め，食塩，植物油を注入して巻きしめ，殺菌して製造する。製造後 3〜6 か月以降が食べごろとされる。

ライヘルト・マイスルか ライヘルト・マイスル価 [Reichert − Meissl value] 油脂中の水溶性揮発性脂肪酸の量を示す特数。油脂 5 g をけん化後酸性にし，特別な条件下で蒸留して留出してくる水溶性酸を中和するのに要する 0.1 N アルカリ溶液の m*l* 数である。〔歴史〕E. Reichert は当初は乳脂肪 2.5 g をけん化し，アルコールを揮発したのちに硫酸酸性で蒸留する方法を考案した。彼自身はこれを Hehner 法と名づけたが，のち Reichert 法として知られるようになった。Meissl は乳脂肪の摂取量を 5 g に改め，留出液 110 m*l* をろ過してろ液の 100 m*l* を滴定するなど操作方法を一部改良した。Reichert やそれ以前の研究者と同様に Meissl も最初はリトマスを指示薬として使用したが，のちにフェノールフタレインに切り替えた。Wollny（1900 年）は Reichert-Meissl 法の

誤差を取り除くため詳細に検討し，水酸化ナトリウム溶液とグリセリンでけん化するなど数種の改良を行い，今日用いられている方法とほぼ同じ原型をつくりあげたライヘルト・マイスル価をR. M. W.（Reichert-Meissl-Wollny value）ともよぶのはこのためである。Polenskeはさらにろ紙上の不溶性揮発性脂肪酸をエタノールで溶出し滴定する方法を考案した。これはポレンスケ価（Pol.）とよばれる。〔実測価〕一般にバター脂肪のR. M. W. は24.8〜47.7の間にある。イギリスでは乳脂肪は24以上，イタリアでは26以上でなければならないとして規制している。乳脂肪以外の油脂はR. M. W. おおむね1以下であるが，やし油は5〜8，パーム核油は4.3である。Pol. は乳脂肪では1.5〜3であるのに対してやし油は17〜18，パーム核油は8.5〜11である。〔応用〕乳脂肪の純粋性を示す特数として欧米で広く用いられている（ただし，日本では酪酸価法のほうが伝統的に好まれている）。異種脂肪の混入によりR. M. W. は低下し，やし油，パーム核油の混入によりPol. は上昇する。

ライマまめ　ライマ豆　［Lima beans, Butter bean, Sieva bean］ *Phaseolus lunatus* に属するいんげんまめの一種で，色は白いものが多い。リマまめ，ライまめ，あおいまめともよばれる。粒の大きさは品種によって異なるが，概して大きい。〔産地〕ミャンマー，その他東南アジア地区のほか，アメリカ，南米に産する。シアン系化合物リナマリンを含むものが多く，この場合は，煮熟後，何回も水洗いを重ねる必要がある。食品衛生法では，HCNとして500 ppm以下の豆に限るとする規制がある。〔用途〕したがって，わが国では煮豆にはあまり用いられず，製あん原料となる場合が多い。とくに，粒形の小さいものはベビーライマとよばれる。〔成分〕日本食品標準成分表2010によると，100 g中，水分11.9 g，たんぱく質22.9 g，脂質1.8 g，炭水化物59.6 g，食物繊維17.9 g，灰分3.8 gを含み，ほかにビタミンB_1 0.48 mg, B_2 0.18 mg, ナイアシン1.9 mg, 葉酸130 μg, パントテン酸1.26 mgを含む。

ライまめ　ライ豆　→ライマまめ

ライム　［Lime］　かんきつ類のミカン科に属し，レモンと同様に寒さに弱く，したがって，メキシコや北アメリカの南カリフォルニアなどの熱帯，亜熱帯地方で栽培される。〔形状〕果実は径5 cm内外の広楕円形で，果重は30〜150 g。果皮はきわめて薄く，熟したものは緑黄色を呈する。果肉は緑色，多漿で酸が非常に強い。清涼味と豊かな香りに富むので，果皮より精油をとったり，輪切りにしてレモンの代わりに料理に用いられる。また，ジュース，飲料フレーバーとしても用いられる。〔成分〕100 g中，水分89.8 g，炭水化物9.3 g（有機酸6.0％），アミノ態窒素25 mg，灰分0.4 g，ビタミンC 33 mg。

ライむぎ　ライ麦　［Rye］〔産地〕小麦や大麦のできない寒冷地や荒廃地でもできるので，北欧諸国やロシアで広く栽培され，各種のパンの原料となる。わが国では，北海道そのほかでわずかに生産されている。〔粒の形〕小麦に似ていて，脱穀で簡単に稃（ふ）から分けられる。粒の大きさは小麦より小さく，1,000粒重は20〜25 g内外（小麦は30〜40 gが多い）である。ビタミンB群や食物繊維に富む。〔食べ方〕ライ麦は，小麦のように製粉してパンに焼き，食用に供する。製粉の方法は，ほぼ小麦に準ずる。歩留まりは70％内外であるが，黒パンをつくるときは90％以上，ときには全粒粉（粒全部を粉砕して粉にし，皮を分けとらないもの）を用いる。ライ麦にはたんぱく質が10％内外含まれているが，グルテニンを欠くため，小麦のたんぱく質のように粘弾性に富んだグルテンを形成しない。したがって，製パン方法も小麦の場合と異なり，発酵によって酸を生産させて粘弾性を出させるようにしている。麦芽は，ウォッカ，ウイスキーやビールなどの原料となる。ライ麦と小麦の交雑種ライ小麦（トリチケール）が開発されている。これは，耐寒性が強く，また製パン

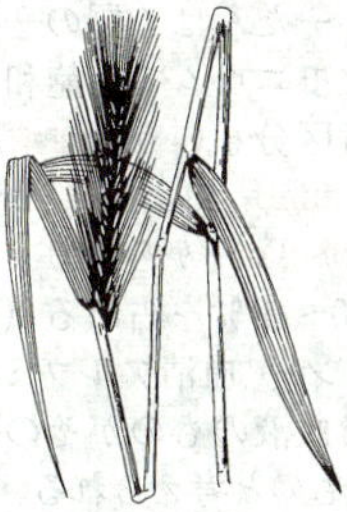

ラ イ 麦

性がライ麦よりよく，たんぱくの質は小麦よりよい。→くろパン

ラオチュウ　老酒　中国において長年貯蔵した穀類原料の醸造酒で，品質優良な品を表す語。ただし，山東省，江蘇省の黄酒は濃色のものを老酒，淡色のものを清酒と呼称している。→ホアンチュウ

ラガービール　［Lager beer］　下面発酵ビールのことで，主発酵後2～3か月の後発酵（貯酒）を行い，熟成をはかる。この貯酒をドイツ語でLagerungというので，下面発酵ビールをイギリスでラガービールとよぶようになった。わが国では，以前，火入れ（低温殺菌）したビールをラガービールとよんでいたこともあったが，これは誤りである。

らくがん　落雁　和干菓子の一種，打ち物菓子に属する。〔製法〕大麦粉，玄米粉，きな粉，そら豆粉，小豆粉などの穀粉や豆の粉に，ほぼ同重量，あるいは倍重量の砂糖を混ぜ，少量の食塩と水を加えてよくもみ，ぽろぽろの状態にする。これを木の型に詰めて種々の形をつくり，焙炉（ほいろ）で乾燥する。このように，穀粉に砂糖を加えて少量の水でもみ混ぜたものを，木型に詰めて形を抜く菓子を打ち物菓子という。〔種類〕らくがんには，ほいろで乾かすかわりに表面を天火で焼いたものもある。玄米らくがん，きな粉らくがん，そら豆らくがん，麦らくがん，もろこしらくがんなど，種類が多い。〔もろこしらくがん〕秋田県方面の銘菓である。名はもろこしでも，小豆を煎って粉末にしたものを多く使用し，一般には表面だけを天火で焼いている。→むぎらくがん

らくさんきん　酪酸菌　［Butylic acid bacteria］　でんぷん質および糖類を発酵して酪酸を生ずる細菌をいう。〔存在〕この菌は土壌，水，穀類，牛乳，枯草，家畜の糞中につねに存在する。〔性状〕糖類，でんぷんのほか，たんぱく質，有機酸，脂肪などを分解して酪酸（$CH_3CH_2CH_2COOH$）を生ずる。発育適温は30～40℃，多くは嫌気性で胞子を形成し，ときには特異の紡錘（ぼうすい）状のクロストリジウム型を呈する。多くは遊離窒素固定力をもち，きわめて耐熱性の胞子をつくり，醸造物を害する。酸に対しては抵抗性が弱く，乳酸添加または乳酸菌の添加発酵によって酪酸菌による変敗を防止できる。〔Clostridium butyricum〕代表的な菌種で，穀類に多い。偏性嫌気性細長桿菌で，でんぷんを糖化発酵し，酪酸のほか二酸化炭素，水素，ブチルアルコール，エチルアルコール，ギ酸，酢酸，乳酸などをつくる。繁殖の適温は37℃である。なお，胞子はきわめて熱に強く，15時間以上も煮沸しないと死滅しない。

らくさんはっこう　酪酸発酵　［Butyric acid fermentation］　酪酸を生産する発酵を酪酸発酵といい，食品がこの発酵を起こすと悪臭を生ずる。これは，酪酸菌という嫌気性菌（酸素の少ないところでよく発育する細菌）の一種が繁殖して酪酸を生じ，特有な臭気を発するためである。〔性状〕漬け物など，空気の流通が不十分であると，この現象によって変敗する。ぬか味噌漬けを攪拌しないで放置した場合には，しばしばこの発酵をみる。酪酸と同時に生ずるガスは炭酸ガスと水素であるが，酪酸のほか，プロピオン酸，バレリアン酸などの有機酸や，アルコール類の発生をもともなうために異様な臭気になる。ぬか味噌漬けを漬ける際に毎日攪拌するのは，好気性の乳酸菌をよく繁殖させ，嫌気性の酪酸菌の繁殖を阻止するためである。〔工業的製法〕酪酸を工業的に製造するには，乳酸の場合と同様にカルシウム塩として分離精製

する。バターやチーズのにおいには酪酸発酵によるごく微量の酪酸が入っている。

$$C_6H_{12}O_6 \rightarrow \underset{\text{酪酸}}{CH_3\text{-}CH_2\text{-}CH_2COOH} + 2\,CO_2 + 2\,H_2$$

ラクターゼ [Lactase] ラクトース(乳糖)を加水分解して，グルコースとガラクトースにする酵素である。〔存在〕ある種の酵母，あんず，動物などに存在する。〔ガラクトシダーゼ〕ガラクトシドを加水分解する酵素には，α，βの二種があり，前者の代表的なものがメリビアーゼで，ラクターゼは後者の例である。〔利用〕牛乳を飲むと下痢をする乳糖不耐性の人にも飲用可能な低乳糖牛乳の製造に用いられる。

ラクトアイス [Lacto-ice] →アイスミルク

ラクトアルブミン [Lactalbumin] 牛乳からカゼインを等電沈殿などにより除いたあとのホエーたんぱく質（牛乳中の含量 0.6〜0.7％）の区画によって得られるたんぱく区分。ホエーたんぱく質中，ホエーに硫酸アンモニウムを半飽和しても沈殿しないが，全飽和により沈殿してくる区分をラクトアルブミンと称する。ホエーたんぱく質の 75〜80％を占める。その主成分（2/3）は，室温で水に溶けにくいなどグロブリンに似た性質を示すたんぱく質であって，β-ラクトグロブリンとよばれる（ホエーたんぱく質の超遠心分析でβ-成分に相当することから命名された）。β-ラクトグロブリンは分子量 18,000〜20,000 で牛乳ではシスチンを含む唯一のたんぱく質で-S-S-結合を有する。この結合は牛乳を 80℃以上に加熱すると開裂し，スルフヒドリル（SH）基を形成する。ラクトアルブミンの残りの 1/3 はα-ラクトアルブミン（分子量約 14,000）であって，α-ラクトアルブミンは乳糖の生合成に関与する酵素 lactose synthase の B たんぱく質を構成する。α-ラクトアルブミンはリゾチームにアミノ酸配列が似ており，同一起原のたんぱく質と考えられる。

ラクトグロブリン [Lactoglobulin] 牛乳のホエーたんぱく質の一種。ホエーを硫酸アンモニウムで半飽和した際に沈殿してくる区分をいう。血清アルブミン(serum albumin) および免疫グロブリン(immunoglobulin) からなり，ホエーたんぱく質の 10〜12％を占める（大部分は免疫グロブリン）。血清アルブミンは分子量約 69,000 で血液のものがそのまま牛乳中へ移行したものと考えられる。乳房炎乳などの異常乳ではこの量が増えることもある。免疫グロブリンは水に不溶のオイグロブリン（euglobulin）と可溶のプソイドグロブリン（pseudoglobulin）からなる。ともに血液に由来する。免疫電気泳動によると IgG1，IgG2，IgA, IgM とよばれる成分が検出される。このうち IgG1 が主成分である。オイグロブリンは IgG1 以外の成分よりなり，プソイドグロブリンは主として IgG1 よりなるといわれる。

ラクトフェリン [Lactoferrin] 哺乳動物の乳（初乳中のたんぱく質の約 10〜40％を占める）に多く含まれる，分子量約 8 万の非ヘム性の鉄結合性糖たんぱく質である。抗酸化作用，抗炎症，抗ウイルス作用，免疫調節作用，発がん・がん転移抑制作用などの効果がある。分解されて強塩基性ペプチド断片ラクトフェリシンを生成する。

ラクトフラビン [Lactoflavin] →ビタミン B_2

ラザニア [（伊）Lasagne] 幅の広い板状のパスタ（pasta, イタリアのめん）をさし，これを用いたミートソースの重ね焼き料理もラザニアという。卵入りの手打ち麺をつくりラザニアに用いるのがよい。小麦粉を卵と塩とオリーブ油で練った生地を薄くのばすが，ゆでたほうれん草を加えると緑色にできる。この乾燥品も市販されている。〔つくり方〕1）パスタ生地を薄くのばし（パスタマシーンを用いてもよい），約 5 cm の幅の板状に切る。2）深鍋に塩湯を沸騰させ，このなかでかためにゆで，麺を水にとる。ぬれぶきんの上にひろげて水気をとる。焼き皿におろしチーズをふ

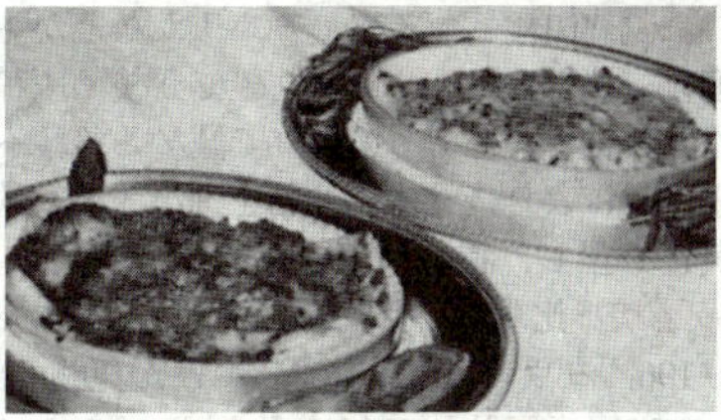

ラザニア（左：ラザニア，右：カネロニ）

り，ホワイトソースを薄くしく。その上にラザニアの1/3量をしきつめ，上にトマト味のミートソースを薄くかける。ホワイトソース，ラザニア，ミートソースと交互に層状に重ね，最後におろしチーズを全面にふりかけ，オリーブ油をたらして180℃の天火で30分ほど，上面に焦げ目のつくまで焼く。これをエミリアナ風（lasagne all' emiliana）という。焼き皿ごと食卓に出し，切り分ける。〔応用〕おろしチーズを加えたホワイトソースだけでつくってもよい。この場合味も色もさっぱりしたものになる。→ヌイユ，ミートソース

ラスク ［Rusk］〔製法〕発酵させて焼いたパンの表面に，粉砂糖に卵の白身を入れてよく混ぜたものをぬり，二度焼きしてつくる。〔特質〕水分が少ないので保存性もあり，消化もよいので幼児食に好んで使われる。〔品質〕サンドイッチに使うパンと同様，ふくらんだ細胞の組織が細かにそろっていないと上出来とはいえない。クッキーなどとセットとしても市販されている。

ラズベリー ［Raspberry］ バラ科 きいちご類の一種。耐寒性が強く，冷涼地に適する。〔種類〕果色により赤，黒，紫などがある。ブラックベリーと違って，果実は熟すると容易に果たくから離れやすくなる。果実は円形で，果重2～3 g。〔用途〕香りが高いので，そのまま食後の果実としても食べられる。また，タルト，コンポート，ジャム，ゼリー，シロップ，リキュールなどをつくる際にも用いられる。〔香り〕このきいちご果汁は，イギリス風なフルーツとまでいわれるほど，イギリス人に愛される香りをもっている。〔ラズベリー香料〕きいちごから得られる香気を主体としてつくられた天然香料であるが，合成香料にもよいものができ，果実飲料，カクテル，ゼリー，キャンディなどの香料として用いられる。きいちごの香り成分であるラズベリーケトン（分子構造はカプサイシンに類似）には脂肪燃焼効果があるとされる。

ラセミたい ラセミ体 ［Racemate］ 光学異性体の等量混合物のため，個々の分子は右旋性（*d*）ないし左旋性（*l*）を示すのに全体として旋光性を示さず，一見光学不活性化合物とみえるもの。不斉炭素原子が同じ確率で生成する通常の化学反応では，生成物はラセミ体となることが多い。*d*, *l*-か，(±)-でラセミ体であることを示す。特殊な条件で *d*, *l* 別々に結晶化しているものをえり分ける。ほかの光学活性体を使ってジアステレオマーをつくり分離する。光学活性な固定液相を用いたクロマトグラフィーなどの方法で，*d* 体と *l* 体を分けることができる。この操作をラセミ分割または光学分割という。

ラタトゥイユ ［(仏) Ratatouille］ トマト，なす，ピーマン，ズッキーニ（クールジェット：courgette）などの果菜類を主としたフランスの野菜煮込み料理で，ニース風が有名である。仕上げの状態は，やわらかく，くずれるばかりになった野菜のままか，ピューレ状にして，肉料理および卵料理のつけ合わせ，また，前菜に供せられる。ニース風はオリーブ油を使うが，サラダ油でもよい。〔ラタトゥイユのつくり方の一例〕材料：野菜（トマト，なす，ズッキーニ，ピーマン〈赤，緑〉，セロリ，ポロねぎ，玉ねぎ，にんにく），オリーブ油，ブーケガルニ，塩，こしょう。つくり方：1）玉ねぎをたっぷりのオリーブ油で焦がさないように炒めて，トマトの皮と種をとり除き，あら切りしたものを加える。2）2～3 cmのあら切りの皮つき野菜類（ズッキーニを除く），ブーケガルニ，にんにく，塩を加え，ぴったりふたをして約45分煮込む。3）ブーケガルニを取

り除き，ズッキーニのあら切りを加え，これがじゅうぶんやわらかくなるまでふたをして煮込む。〔注意〕1）ラタトゥイユは，野菜から出る水分を利用して煮るもので，水はいっさい加えない。2）仕上げは，多すぎる煮汁を別鍋にこし，これを半量に濃く煮詰め，野菜とからませるとよい。3）ラタトゥイユは，温かくても冷たくてもおいしい。前菜に冷たくして供するときは，野菜の形が残る程度にとどめ，供卓時に上質のオリーブ油を上から糸状にたらす。ラタトゥイユの缶詰もある。

ラッカインさん　ラッカイン酸　[Laccainic acid]　→ラックしきそ

らっかせい　落花生　[Peanut, Groundnut]　ピーナッツ，なんきんまめ（南京豆）ともいわれる。〔生態〕暖地の砂質土壌を好む一年生のマメ科植物で，のびて地中に入り，そこに殻入の実を結ぶ。〔産地〕わが国では南の暖地に多く，とくに千葉県に多い。中国，南アフリカやアメリカなどから輸入している。輸入ものは油の多い小粒種が多い。〔種類〕大粒種と小粒種とがあり，わが国では前者が多い。〔成分〕落花生は油を45％以上，たんぱく質を30％内外含み，ビタミンB_1，B_2，Eもあって，栄養的にすぐれた成分をもっている。ただし重篤なアナフィラキシーなどのアレルギー症状を起こすため，特定原材料として表示が義務付けられている。〔用途〕一般には殻のまま，または殻をとったものを炒って間食に供し，塩味をつけることが多い。豆菓子，チョコレート菓子など，各種の菓子の材料ともなる。また，これをすりつぶして塩味を付け，じゅうぶん練ってピーナッツバターとする。油の多い種類は，圧搾によって油をとることがある。落花生油には独特の香気があり，サラダ油，フライ油，マーガリンの原料に用いられる。また，せっけん原料，織物用油，灯油などにもなる。

らっかせいゆ　落花生油　[Peanut oil, Arachis oil]　落花生種子（含油量40～50％）から圧抽法によって採油した油。〔産地〕中国，インド，アフリカなどが主産地である。〔食用油〕脱きょう後，圧搾により油脂量を5～10％まで減じた後，ヘキサンにより残存する油脂を抽出する。淡黄色を呈し，特有の芳香を有する。〔油脂の性状〕比重0.911～0.922，けん化価118～196，ヨウ素価86～103，不けん化物0.2～0.8％。〔脂肪酸の組成（％）〕パルミチン酸4.0～8.5，ステアリン酸4.5～6.2，アラキジン酸2.3～4.9，リグノセリン酸1.9～3.1，オレイン酸51.6～79.9，リノール酸7.4～26.0。〔用途〕美味なため食用に供され，とくにサラダ油に向く。また，フライ油にも用いる。

らっきょう　薤，辣韮　[Rakkyo, Scallion]　中国およびヒマラヤ原産。ユリ科植物でねぎ類に属し，夏に鱗茎を掘り取り，漬け物とする。小粒のもののほうがおいしい。〔栽培〕栽培後1年目のものは大きいが，2年間畑地に置くと分けつして多数のしまった小粒になる。鹿児島，鳥取，福井，宮崎，千葉，沖縄（島らっきょう）など，多くの県で栽培されている。〔主成分〕炭水化物はフルクトース4分子からなるスコロドース（scorodose）で，特有の匂いは硫化アリル（アリシン）。〔らっきょう漬け〕らっきょう漬けは酢漬の代表的なもので，その方法にはつぎのようなものがある。1）発酵による方法：もっとも簡単な方法で，薄塩（8～10％塩水）で乳酸発酵を行わせたものであり，3週間内外でできる。製品はそのまま食用になるが，品質はあまりよくない。2）上の方法によってできたものを貯蔵して食酢に漬けかえる方法：上述のらっきょう漬けをさらに13～17％の濃い塩水に貯蔵しておき，食用に際してこれを塩抜きして食酢に漬けたもので，らっきょう漬けのなかで風味がもっともよい。花らっきょう漬けはこの方法に基づいてつくったもので，原料にはとくに小粒種を選び，純白に保って甘酢漬したものである。純白の特徴を生かすため，酢は酢酸，砂糖は純度の高いものを使用し，操作も，とくに注意する。糖度は25％以上で，おもに瓶詰として販売される。3）塩蔵による方法：発酵の手数を省くため，始めから下漬けとして13〜17％の塩水に貯蔵しておき，食用にするつど塩抜きして食酢に漬けかえる方法で，味つけらっきょう漬け（甘酢漬け）はこれによる。すなわち，塩抜き後，食酢，砂糖で調味した液に10〜15日漬けて食用とする。

ラックしきそ　ラック色素　［Lac color］　マメ科あるいはクワ科の植物に寄生するラックカイガラムシ（*Laccifer lacca*）の分泌する樹脂状物質（シェラック，これは天然樹脂としても用いられる）からエチルアルコールで抽出し，分別沈殿により精製する。〔成分〕主成分は，ラッカイン酸とよばれるアントラキノン系赤色色素である。分子式は$C_{16}H_{12}O_8$。〔性質〕冷水には難溶，エチルアルコール，プロピレングリコールに可溶。光および熱に対し非常に安定である。アルカリ側では退色するが酸には安定。LD_{50}は1.8 g/kg（マウス）。〔用途〕熱に対し安定なので，加熱を要するハム，ソーセージ，かまぼこ，焼き菓子，あんなどに用いられる。使用量は0.02〜0.2％。

ラド　→グレイ

ラビオリ　［（伊）Ravioli］　二枚の薄くのばした卵入り手打ち麺（パスタ）の間に調味した肉や野菜を詰め物として挟み，四角につくり，ゆでたイタリアのパスタ料理。〔名称・由来〕ラビオリは，ジェノバ地方の方言でラビオーレのこと。すなわち，残り物，あるいはほとんど価値のない物という意をもち，昔，航海中に船の食事の残り物を処理する方法として，パスタ（pasta）で包み，ゆでて食べたものが料理として世界中に広がったもの。〔詰め物の主材料〕仔牛肉，豚肉，鶏肉などの脂肪のないところをひき肉にしたもの。エビのたたき身，仔牛の脳みそ（cervelle de veau），鶏レバーなど。そのほか，玉ねぎ，にんにく，しいたけなどのみじん切り，卵，チーズなど。ゆでたほうれん草の裏ごし，または刻んだものを入れると具に色がつく。これらの好みの材料を合わせ，調味して詰め物とする。ラビオリは5 cm角につくり，一皿目の料理（プリモピアット）として出される。スープに入れるときには小さく2 cm角につくる。〔仕上げ方〕1）ゆでたてのラビオリにソースをかけて供卓する。ソースは，トマトソース，ミートソースなど。ソースを薄くしてあえてもよい。2）ゆでたてのラビオリに，バターとおろしチーズを加え，静かに混ぜ合わせてすすめる。または，冷えたものをバターで軽く炒めて温め，おろしチーズをかける。3）スープの浮き実とする（小型：ラビオリーニ）。4）キャセロールに入れ，ソースをかけて，グラタン風に焼く。〔応用〕同じ材料をロール状に巻き込んだものはカネロニ（cannelloni）という。パスタ生地を6 cm × 9 cm大に切ったものを軽くゆでて，歯ごたえが残るくらいのものを水にとる。このパスタをふきんで水気をとって，ラビオリと同じ詰め物を中央にのせてぐるっと筒状に巻き，焼き皿にならべてチーズをふってオーブンでグラタン状に焼く。トマトソースやホワイトソースをかけて焼く場合もある。パスタ生地を小四角につくり，具を入れて指輪型にするとトルテリーニ（tortellini）となり，スープの浮き実になる。→ヌイユ

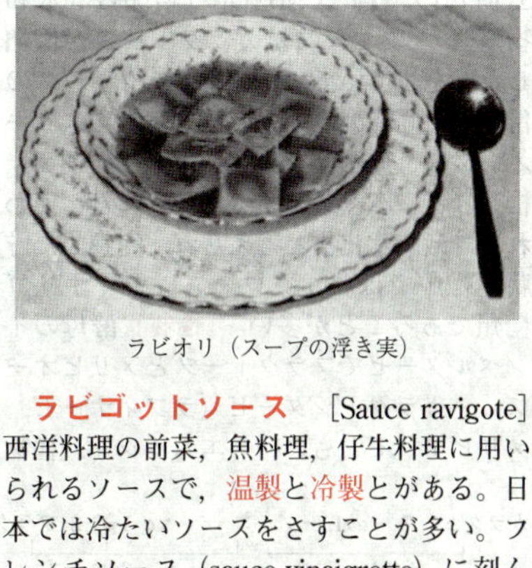

ラビオリ（スープの浮き実）

ラビゴットソース　［Sauce ravigote］　西洋料理の前菜，魚料理，仔牛料理に用いられるソースで，温製と冷製とがある。日本では冷たいソースをさすことが多い。フレンチソース（sauce vinaigrette）に刻んだ香味野菜を加えた，緑色の辛味のある

ソースで，主として料理に使われ，サラダには用いない（→フレンチソース）。香味野菜は，玉ねぎ，パセリ，エストラゴン，ケッパー，きゅうりピクルス，わけぎ，ピーマン，トマトなどで，すべてみじん切りとする。玉ねぎはさらしたものを用い，トマトは湯むきして種をとり，小豆粒大とする。好みによっては少量のマヨネーズを加えたり，ゆで卵の刻んだものを加えてもよい。〔用途〕このソースは，多くゆでたものに使われる。仔牛の頭のラビゴット（tete de veau ravigote），仔牛の脳みそのラビゴット（cervelle de veau à la ravigote），魚の白子のラビゴット（laitance de poisson ravigote）などが有名である。このほか，カニやブロッコリーのゆでたもの，魚のフライにかけられることもあり，前菜にはこれらを少量，器に盛り合わせる。

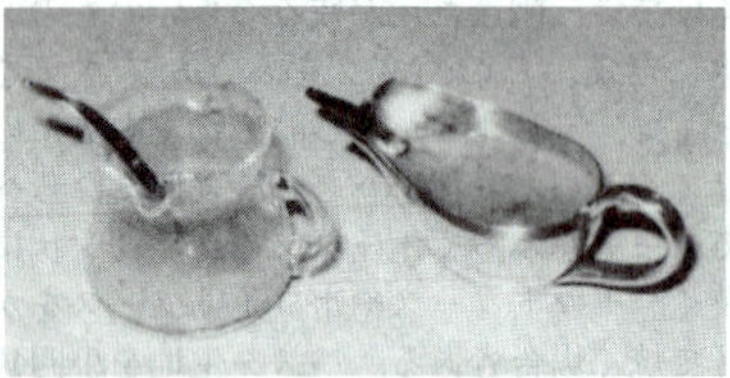

ラビゴットソース

ラフィナーゼ　→ラフィノース

ラフィノース　［Raffinose］　非還元性三糖類の一種。$C_{18}H_{32}O_{16}$（結晶は5水和物）。シュクロースにガラクトースが付加した形をしていて，さらにガラクトースの付加した同族列オリゴ糖群（四糖類スタキオースなど）とともに，高等植物の種実，根茎などに広く分布する。発芽などに使われる貯蔵炭水化物と考えられ，完熟した貯蔵組織中ではシュクロースにつぐオリゴ糖類であることが多い。〔性質〕酵母のインベルターゼでフラクトースとメリビオース，α-ガラクトシダーゼ（ラフィナーゼ，メリビアーゼともいい，エムルシン，植物種子，下面酵母などにある）でガラクトースとシュクロースに分解されるが，高等動物の消化酵素では分解されず一部しかエネルギーにならない。ただし腸内細菌の栄養源となるので，大豆などを食べたときの腸内ガス成因のひとつと考えられている。また，てんさい糖の製造でショ糖晶出を妨害することも知られている。

ガラクトース　α-1, 6-グルコース　α-1-β-2-フラクトース
メリビオース　シュクロース
ラフィノース

ラブこうそ　ラブ酵素　［Labferment］　乳児および小児の胃中には，乳中のカゼインを凝固させる酵素がある。これをラブ酵素という。〔作用〕ペプシンと異なり，カゼインのみに作用し，そのほかのたんぱく質には全然作用しない。〔乳児のラブ酵素〕とくに乳児の胃中にラブ酵素が存在するのは，液状の乳のままでは，すみやかに胃を通過してしまうので，これを固体に変え，胃のなかに一定時間とどまらせて，いくぶん消化させるとともに，少量ずつ腸に送り込んで乳の消化をよくするためといわれている。〔用途〕仔牛の第四胃の粘膜よりとったラブ酵素はチーズの原料である凝乳（カード）をつくるのに用いられる。→レンニン

ラミネートフィルム　［Laminated film］　積層フィルムともいう。異なった性質のプラスチックフィルムを貼り合わせて，お互いの性質を合わせもたせたフィルムをいう。低密度ポリエチレンは熱溶融性があり，加工が容易なため，袋にヒートシール性をもたせる目的で多くのプラスチック基材と複合され，汎用されている。フィルムに酸素遮断性を付与する目的ではアルミホイル，塩化ビニリデンなど，防湿性を付与する目的ではポリプロピレン，塩化ビニリデンなどが積層される。おもなラミネートフィルムとそのおもな用途を表に示す。〔貼り合わせの方法〕液状の接着剤を塗布して接着するウエットラミネーション，接着剤の溶剤をとばしてから接着するドライラミネーション，加熱溶融する接着剤を用いるホットメルトラミネーション，エクストルーダーによりフィルム状に押し出された溶融状態のプラ

スチックを接着剤として貼り合わせるエクストルージョンラミネーションなどがある。

代表的なラミネートフィルムの種類と用途

種　類	用　途
OPP(PT)/CPP(PE)	乾燥食品
PET(Ny)/PE(CPP)	もち，かまぼこ，レトルト食品
KOP(KNy)/PE	漬け物，酸化防止包装
KPET/PE	漬け物，酸化防止包装
OPP/EVAL(PVA)/PE	けずり節，味噌，スープ類
PET/PS	成型容器のふた材
Ny/S	深絞り成型品
PC/CPP	保香包装
PET/PVDC/CPP	レトルト食品
PET/Al/CPP(HDPE)	レトルト食品

注：(　)は代替できるもの，/ は積層を意味する．
略号はプラスチックフィルム参照．

ラム →めんようにく

ラム　[Rum]　糖蜜，甘ショ汁を原料とした蒸留酒。ヘビー（heavy），ミディアム（medium），ライト（light）の3タイプがあり，それぞれ製造法，産地を異にする。ヘビーラムは濃色で香味が強く，昔からジャマイカなどでつくられていた。もろみのなかに酵母以外に多種類の細菌が増殖して複雑な香味を形成し，これをポットスチルで蒸留するので，アルコール以外にエステル，アルデヒド，高級アルコール，有機酸などの副成分を多量に含んでいる。たるに3年以上貯蔵して熟成させる。ライトラムはキューバ，バルバドス，プエルトリコが産地で，雑菌汚染を抑えて発酵させ，連続式蒸留機により蒸留し，短期間貯蔵熟成させるので香味が軽く色も薄い。ミディアムラムはガイアナ（デメララ ラム），マルチニックで生産され，純粋酵母による発酵とポットスチルの使用により，前2者の中間の製品となる。わが国の酒税法ではスピリッツに分類され，アルコール分は40％前後である。〔用途〕ラムはストレートで飲まれるほか，ヘビーは製菓用に，ライトはカクテルベースとして利用されている。

ラムネ　英語のレモネード（lemonade）のなまりであるといわれる。〔サイダーとラムネ〕炭酸ガス（二酸化炭素）を圧入した飲料水であって，サイダーと本質的な違いはない。→せいりょういんりょうすい

ラムノース　[Rhamnose]　別名 6–デオキシマンノース $C_6H_{12}O_5$。〔存在〕ラムノースは配糖体の糖成分としてグルコース，ガラクトースと並んで広く分布し（ルチン，ナリンギン，ケルシトリンなど），また，植物ゴムなどの多糖類，微生物細胞壁多糖類などとしても広く分布している。遊離でもつたうるしの葉，花に含まれる。〔性質〕遊離のものは水に溶け甘味があり還元糖としての一般的な性質を示す。6–デオキシヘキソースを古くはメチルペントースとよび，ラムノースとフコースがこれにあたる。呈色反応でペントース類，ヘキソース類と区別できる。

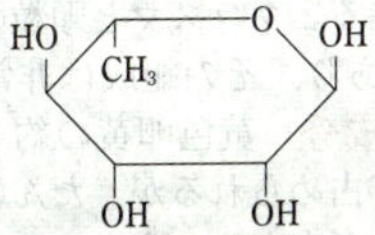

ラムノース

らんいんりょう　卵飲料　〔種類・製法〕代表的なものに，エッグノッグ（egg nog）がある。卵黄に砂糖，シェリー，クリームを混合し，さらにウイスキー，ブランデーまたは上質のラムを加え，これによく溶いた卵白を加えて攪拌したものである。これに似たものにアドボケート（advocate）がある。このほかにも，以下のようなものがある。1）液卵にその約90％にあたる量の砂糖を加え，30～50℃で12時間攪拌し，さらに砂糖液を加えて攪拌し，クエン酸溶液を加えて85℃に加熱する。冷却後，ろ過し，香料を加えて瓶詰にし，80℃に30分間殺菌したもの。2）全卵あるいは卵黄に酸性プロテアーゼを加え，pHを3～5に保ち，ある程度たんぱく質の加水分解を行い，これに砂糖，発酵乳，果汁を混合かつ均質化し，殺菌して瓶詰としたもの。いずれも長期の保存に耐えるために

は殺菌を必要とし，加熱殺菌で卵が凝固しないように，砂糖，有機酸，乳汁などを混合したり，たんぱく質の部分水解などが行われる。

らんおう　卵黄　[Egg yolk]　〔形態・構造〕卵黄膜によってその表面は包まれており，上部に直径 2〜3 mm の胚盤がある。胚盤の下から卵黄の中心にある白色珠心（ラテブラ）までの部分は，卵黄の大部分を占める黄色卵黄とは異なる成分からなる。この部分はとくに白色卵黄とよばれるが，白色卵黄の重量は全卵黄の 2％以下である。なお，黄色卵黄は色の濃い部分と薄い部分が重なり合って同心円状の縞を形成している。白色卵黄，黄色卵黄ともに非常に不均一な構造を有し，小顆粒，顆粒（グラニュール）などの多数の微細粒子を含んでいる。卵黄をそのまま超遠心分離機にかけると，顆粒は沈殿し，透明なプラズマが上澄みに残る。プラズマと顆粒の割合はほぼ 4：1 であり，その組成は非常に異なっている。〔成分〕黄色卵黄の約 1/2 は固形分によって占められるが，たんぱく質の倍以上の脂質が存在し，また，この脂質のほとんどがリポたんぱく質として存在する点に特色がある。卵黄たんぱく質は，低密度リポたんぱく質 65.0％，リベチン 10.0％，ホスビチン 4.0％，高密度リポたんぱく質 16.0％，そのほか 5.0％よりなり，2 種類のリポたんぱく質を合わせると全体の 80％がリポたんぱく質である。また，顆粒とプラズマではたんぱく質の存在状態も異なり，高密度リポたんぱく質は顆粒にのみ存在し，低密度リポたんぱく質はプラズマに多い。低密度リポたんぱく質のリピド含量はほぼ 80％近くであり，高密度リポたんぱく質のリピド含量は 20％ほどである。低密度リポたんぱく質の乳化力はきわめて高く，マヨネーズの製造に利用されている。ホスビチンは，リンを約 10％含むリンたんぱく質であり，卵黄全体のリンの約 69％を含んでいる。このような多数のリン酸基が結合しているために，ホスビチンは鉄と結合して難溶性の塩をつくりやすい。このために，卵黄の鉄含量は高いが，その利用性は低いといわれている。卵黄のコレステロール含量は，食品のなかではきわめて高いもののひとつであるが，健康人にとって 1 日 1〜2 個の卵の摂取はまったく問題がないといわれている。卵黄の色素はカロテノイドに属するカロテンとキサントフィルである。カロテノイドは鶏の体内で合成できないから，卵黄カロテノイドのすべては飼料に由来するものである。→けいらん

らんおうゆ　卵黄油　[Egg yolk oil]　鶏卵の卵黄を弱火にかけ，数時間加熱したときにしみ出てくる黒色で苦味のある粘油で，古くから心臓病，白髪，腰痛などにきく民間療法として伝えられている。リン脂質を約 30％含み，ビタミン A, E, リノール酸も多い。レシチンの作用で，認知症防止，老化予防，動脈硬化予防に効果があるといわれる。

らんおうレシチン　卵黄レシチン　[Egg yolk lecithin]　本来はリン脂質の一種であるホスファチジルコリンの別名であるが，現在では，リン脂質を含む脂質製品のこともいう。卵黄を原料としたものを卵黄レシチンとよび，動脈硬化性疾患予防，老化防止，記憶力増大，皮膚疾患予防，抗がん効果などが期待されている。→レシチン，コリン

ランシッド　[Rancid]　→さんぱい

らんせいひん　卵製品　広い意味での卵製品には，加工卵と加工卵を用いた調理加工品，殻つき卵の加工品ならびに特殊成分の利用が含まれる。〔加工卵〕加工卵とは，殻つき卵を割卵して卵内容物のみを取り出し，二次加工品製造の原料にあてるものである。特定業者が卵黄や卵白を異なる用途に使用する場合に便利であり，製造業界における省力化の傾向とあいまって，その使用量が増加している。加工卵には，液卵，凍結卵，乾燥卵の三種類があり，それぞれに全卵，卵白，卵黄の区別がある。〔殻つき卵の加工品〕もっとも有名なのは皮蛋（ピータン）である。本来はアヒル卵

の加工品であるが，鶏卵をピータン風に加工したものもつくられている。また，香辛料を加えた食塩水に卵を浸漬してから，ゆでて燻製とした燻製卵もつくられている。特殊なものとしては，卵を65℃の湯中で長く加熱して卵黄のみを凝固させた，俗に温泉卵とよばれるゆで卵もつくられている。〔加工卵を用いた調理加工品〕鶏卵を含む食品は多いが，鶏卵を主原料とした食品はあまり多くない。この意味で，卵成分の乳化性を利用したマヨネーズやサラダドレッシングは有名であるが，これら製品中の卵成分の量は通常10％以下であり，卵製品というより油脂製品というべきかもしれない。特殊な加工品としては，種々な卵飲料の製造がある。製法はさまざまであるが，いずれも卵液を凝固させずに加熱殺菌を行えるように，あらかじめ多量の糖類を混合したり，たんぱく成分を酵素により部分分解することを重要な製造工程としている。〔特殊成分の利用〕卵成分の特殊機能の利用を目的として，種々の成分の分離利用が意欲的に行われている。現在広く行われているのは，卵白からリゾチームを分離し，医薬品として利用することである。また，同様の目的で卵黄よりレシチンを分離し，中心静脈栄養など，直接体内投与用の乳化剤として利用することが行われている。

らんそうるい　藍藻類　[Blue green algae, Cyanophyta]　運動性のない単細胞藻類で，遊離状態あるいは塊状，糸状に群れをなして生育する。原核生物（核がない）に属し，分裂によってのみ繁殖する。この藻類はフィコエリスリン（赤紫色）とフィコシアニン（青色）という特殊なたんぱく色素を含有しており，藻体は藍緑色を呈する。湖沼に繁殖するアオコ，ユレモ，食用にされるすいぜんじ海苔，アシツキ，ネンジュモ，スピルリナなどがこれに属し，約7,500種がある。

らんたんぱくしつ　卵たんぱく質　卵白には約10％，卵黄には約15％のたんぱく質が存在する。栄養的にみると，卵たんぱく質の必須アミノ酸組成はきわめてすぐれており，食品たんぱく質のなかでももっとも栄養価の高いもののひとつとして，ほかのたんぱく質の栄養価判定の規準に用いられるほどである。また，起泡性，乳化性などの加工特性がすぐれているために，各種食品の加工素材としても広く用いられている。卵白と卵黄を構成している個々のたんぱく質については，鶏卵内における卵白と卵黄の機能の相異から，それぞれ特色がある。すなわち，卵白は卵黄の保護物質として機能するために，リゾチーム，オボムコイド，コンアルブミンのような抗微生物作用を示すたんぱく質を多く含む。これに対し，卵黄は胚に栄養分を供給する機能を有するために，リピド含量の高い低密度リポたんぱく質やリン含量の高いホスビチンなどを多く含む。→らんおう，らんぱく

ランチョンミート　[Luncheon meat]　ソーセージミートともいい，原料および加工法はソーセージに準ずるが，一般に縦長の角カンに，じゅうぶん脱気してから充てんされている。ランチョンソーセージ用に練りあげた肉を，そのまま缶詰にしたものである。なお，ランチョンとは手軽な食事の意であり，ランチョンソーセージとは，手軽な食事に使うソーセージのことである。〔原料〕豚，牛などのひき肉が用いられる。大型の角カン（340 g入り）で，116℃，65分間の殺菌が行われている。〔用途〕アメリカでは，消費の多い肉製品である。→ソーセージ

らんぱく　卵白　[Egg white]　卵白は卵黄の周囲にある粘稠で淡黄色を帯びたたんぱく質で，一般にアルブミン（albumen）といわれる。卵の約60％を占めている。〔形態・構造〕外水様卵白，濃厚卵白，内水様卵白およびカラザ層の4層からなり，それぞれ濃度や粘性が異なっている。カラザ層はカラザの延長で卵黄の表面に薄く膜層をなしている。これら4層の量的割合は鳥の種類，品種，個体によって異なるが，鶏の場合新鮮卵では濃厚卵白57.3％，外水様卵白23.3％，内水様卵白16.8％，カラザ

層2.7%となっている。濃厚卵白は一般に卵が古くなるに従って減少し水様卵白は増加する。卵白は半固体の繊維状組織が水溶性たんぱくを包んで保持している形をしているもので，濃厚卵白はこの繊維組織が水様卵白よりも多く含まれているために濃厚に保たれる。濃厚卵白を完全に分離することはきわめてむずかしいが，卵白を篩（ふるい）内に入れて篩の孔から水様卵白を落下させ，残部を2〜3回攪拌して，濃厚卵白にとり巻かれた水様卵白を分離落下させることによってだいたい分けることができる。〔成分〕鶏卵の卵白は10〜11%，乾燥重量にして約82%のたんぱく質を含み，そのたんぱく質としては13種類の存在が確認されている（表）。〔乾燥卵白〕卵白を乾燥するとき遊離糖類（主としてグルコース）がアルカリ性のもとでたんぱく質と結合して赤褐色の不溶物を生ずるから，乾燥卵白をつくるときには乾燥前に発酵法やグルコースオキシダーゼによる酵素法によって糖を分解除去することが行われる。→けいらん

らんるい　卵類　[Eggs]　現在，食用として用いられる鳥卵の大部分は無精の鶏卵であるが，このほかにうずら，あひる，がちょう，はと，ほろほろちょう，しちめんちょうなどの卵も食用に供されている。これらの卵を産む鳥は，ニワトリ目，ガン目とハト目に分かれるが，分類学的には比較的近いものが多い。初年度産卵数は，にわとり，うずら，あひるがもっとも多く，年間150〜300個であり，しちめんちょうが60〜100個，がちょうが40〜60個程度である。その卵は大きさ，卵殻の色，形などがやや異なるが，いずれも同じ構造を有し，卵黄と卵白の割合も鶏卵の場合とほぼ等しい。→けいらん

り

リーキ　[Leek]　ユリ科の多年生葉菜で，にらねぎ（韮葱），ポワロー，ポロねぎともいう。洋ねぎ，ねぎに似るが，葉は扁平で，中空ではない。日本の長ねぎよりも味，風味ともよく，軟白部をスープ，煮込み，サラダなどに利用する。日本での生産はわずかで，ベルギー，オランダ，オーストラリアなどから輸入されている。最近，秋植え球根として観賞用に利用し，切り花にも用いられ，花屋はアリアムと俗称している。〔成分〕100 g中，水分90.8 g，たんぱく質1.6 g，炭水化物6.9 g，食物繊維2.5 g，灰分0.6 g，Ca 31 mg, P 27 mg, Fe 0.7 mg, Na 2 mg, K 230 mg, β-カロテン45 μg, ビタミンC 11 mg, 葉酸76 μg。

リエゾン　[(仏) Liaison]　フランス語を直訳すれば，「つなぎ」「結合」という意であるが，これが料理用語となると，液体，スープ，ソースに濃厚さを増すことをさす。リエ（lié）は「つないだ」という意であるが，日本ではこれを訳さずに，そのまま「リエする」という。ルウが煮込みの最初から加えられるのに対して，リエゾンとなるものは料理の仕上げの時点で加えるつなぎで，これにより，煮汁の粘稠度の不足を補う。小麦粉，でんぷん，卵黄，家禽獣の血，バター，生クリームなどを用いる。リエすることにより料理はなめらかな舌ざわりと色，光沢，風味を増すので，本格的な料理には必ずリエゾンによる薄いつなぎがつけられる。〔種類〕1）ブールマニエ（beurre manié）：やわらかくしたバターに，その半分量の小麦粉を練り混ぜ合わせたもの。煮汁に加えて，2〜3分煮込む。2）卵黄のつなぎ（liaison aux jaunes dœufs）：卵黄の色と風味を料理の仕上げに加える。卵黄が80℃でやわらかく熱凝固する点を利用している。多くは卵黄を牛乳か生クリームで溶いてから，ソース，スープの一部でのばし，煮こみの鍋を火からおろしたなかに手早く混ぜる。煮立てるとぶつぶつと卵黄が凝固して舌ざわりが悪くなる。3）血液のつなぎ（liaison au sang）：特殊な料理の仕上げに加え，こくと風味を添える。血は必ずとり立てを用いて煮立てないことが大事で，煮立てると凝固し，黒さを増し，味も悪くなる。生きている鴨や鶏を

ソースのできあがる直前に舌を切って生き血を直接加えるか，赤ワインのなかに絞り込み，固まらないようにした後でつなぎとして料理に加える。4）でんぷんのつなぎ（liaison de fécule）：糊化温度の低い透明度のよいくず粉，かたくり粉を用いるが，コーンスターチでもよい。カラメルソースや果物の甘煮の汁にとろみをつける場合に用いる。5）生クリームとバターのつなぎ（liaison à la crème au beurre）：生クリームのごく濃いものは料理の白さを増し，油脂味を加えるが，生クリームの風味をそこねないようにほとんど煮立てない。バターのつなぎは一番技術を要するもので，かたいバターをできあがった熱いソース中に少しずつ溶かし込むとやわらかいつなぎになる。鍋を静かにゆすり，慎重にゆっくり操作を行う。比較的多くのバターを加えて仕上げを行うので，味を濃く強くする意味からバターモンテ（monter au beurre）ともいう。近年の本格的なフランス料理では，小麦粉やコーンスターチを用いないで，最後にバターモンテで仕上げ，光沢をもつごく薄い粘度のソースをつくる場合が多く，料理にかけてからオーブンで焼きめをつけることもある。→ブールマニエ

リオナーソーセージ　［Lyoner sausage］　ドメスチックソーセージの一種である。〔製法〕牛肉と豚肉とをほぼ等量配合する。各肉の練り合わせが終わった後，さいの目に切った脂肪を混和する。グリーンピースを混ぜる場合もこの際に行う。これを牛直腸に充てんし，1本の長さを20～25 cmにして両端を縛る。乾燥，燻煙，水煮，冷却はボローニャソーセージの場合と同様に行う。ふつうグリーンピースを配合するため，ピースソーセージともいわれる。→ボローニャソーセージ

リキュール　［Liqueur］　醸造酒や蒸留酒に植物の花，葉，皮，根，果実をひたして，その香り，味，色を浸出させ，さらに糖，色素を加えてつくった酒。わが国や中国では動物も使われる。植物の香味成分を得るには上述の浸出法のほか，蒸留法やエッセンス添加法が行われる。イギリスではリキュールをコーディアル（Cordial）という。

リグニン　［Lignin］　木材中にセルロース，ヘミセルロースをともなって20～30％存在する芳香族高分子化合物。構成単位は，つぎのようなフェニルプロパノイドである。細胞の成熟にともなって，リグニンが沈着し組織が強固になる（木化，lignification）。木材を燃やして出す燻煙中のフェノール成分はリグニンの分解物が主であると考えられている。食物繊維（ダイエタリーファイバー）の構成成分でもある。

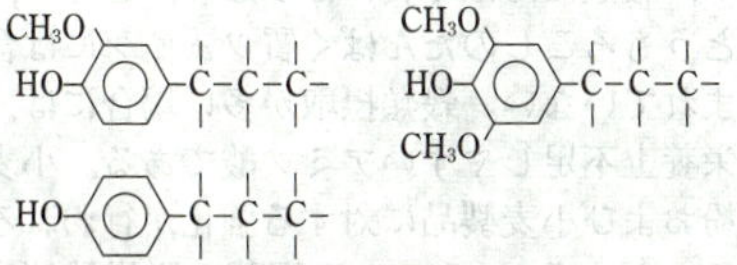

リコピン　［lycopene］　リコペンともよばれる。トマト，すいか，かき，あんずの果実に多く含まれる脂溶性カロテノイドの一種。体内でビタミンAには変換されないが，一重項酸素消去活性が高く，カロテノイド類全体で，がんや動脈硬化，心筋梗塞の予防などが期待されている。

リジノアラニン　［Lysinoalanine］　たんぱく質に富む食品を強アルカリ処理する際に生成される。また，加熱によっても生成する。栄養学的に，その生成による食品中リジンの有効性低下の有無に対する懸念，あるいは動物実験におけるリジノアラニン投与ラット腎細胞異常の観察からその毒性への懸念がもたれ，注目された。たんぱく質のシスチン残基のC–S結合がβ解裂を受けてデヒドロアラニン残基となり，これとリジン残基のε-アミノ基との間で生ずる縮合反応によって生成される。デヒドロアラニン残基は，シスチンのβ解裂以外の食品成分間反応によっても生成されることが明らかにされてきた。リジノアラニンの生成は，食品の化学的組成もさることながら，反応時のpH，温度，加熱時間

にも依存する。非加熱食品や非アルカリ処理食品中では検出されないが、食品の一般的調理加熱条件によって、たんぱく質1g中に100～300 μg、エバミルクやコンデンスミルクではたんぱく質1gあたり平均500 μg前後の存在が報告されている。

リジン [Lysine] たんぱく質を構成するアミノ酸の一種。リシンともいう。略号はLysまたはK。アミノ基を2個もつ塩基性アミノ酸である。〔性質〕分子量146.19、融点224.5℃（分解）、旋光度＋14.6℃、等電点9.74。人間にとって必須アミノ酸であり、とくに成長期に不可欠である。〔存在〕動物性たんぱく質には多いが、穀類たんぱく質には少なく、とくに、とうもろこしのたんぱく質ツェインには含まれていない。穀類摂取が多い場合には、栄養上不足しやすいアミノ酸である。小麦粉および小麦製品に対する強化が行われることがある。〔その他〕細菌の脱炭酸酵素により、不快臭のアミンであるカダベリンを生成する。食品の腐敗臭の一因である。たんぱく質中のリジンは、ペプチド結合にあずからない側鎖のアミノ基をもつが、このアミノ基にほかの物質が結合すると、栄養的には利用されにくくなる。→ゆうこうせいリジン

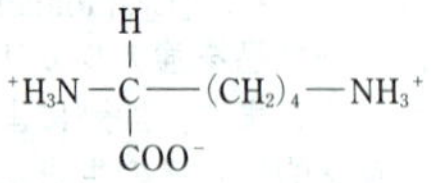

$$^+H_3N-\underset{\underset{COO^-}{|}}{\overset{\overset{H}{|}}{C}}-(CH_2)_4-NH_3^+$$

リジン

$$H_2N-CH_2-(CH_2)_3-\underset{\underset{CH_2}{|}}{CH}-COOH$$
リジン
$$\downarrow$$
$$H_2N-CH_2-(CH_2)_3-CH_2-NH_2$$

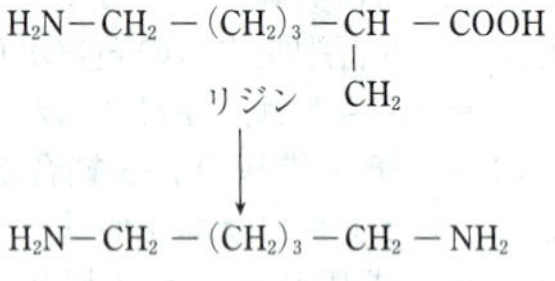

カダベリン

リゾープス [Rhizopus] →くものすかび

リゾチーム [Lysozyme] 卵白の抗菌性は、涙や唾液など分泌物に含まれるのと同様の溶菌性物質によるものであることは古くから知られていたが、その後、この物質は結晶状に分離され、オボグロブリンのG_1、G_2、G_3の三種のなかのG_1に属することがわかった。これをリゾチームという。卵殻には多くの気孔があるが、ムチンなどで防がれて細菌もそれほど容易には侵入できない。また、卵殻膜も網状組織をなして微生物の侵入を妨害する作用があるといわれている。菌種によって作用は異なるが、卵白には明らかに抗菌性があって、この性質によって卵の細菌は容易に卵黄に到達できないことがわかっている。〔性質〕グロブリンに属するたんぱく質で等電点はpH 11.0、分子量は約14,300。水または塩類溶液に溶解するが、有機溶剤には不溶である。これを加熱すると60℃までは効力は増大するが、70℃をこえると消失する。溶菌効果の最適pHは5.8である。この溶菌作用をもっとも受けやすいのは*Micrococcus lysodikticus*で、5千万分の1の濃度のリゾチームにより24時間以内に溶菌される。〔用途〕アミノ酸のグリシンと配合したものが食品保存料として利用されている。

リゾット [(伊) Risotte] 雑炊に近いかたさをもつイタリアの米料理。パスタ料理と同様に主料理（セコンドピアット）の前に出される。〔種類〕きのこ入りリゾット、海の幸（または漁師風）リゾット（シバエビ、イカ、アサリ、ムール貝、マッシュルーム、トマト、黒オリーブ）、田舎風リゾット（ソーセージ、アスパラガス、グリーンピース、にんじん）、イカ墨のリゾット、ういきょうとグリーンピース入りリゾットなど。〔材料〕1) 基本材料：米、玉ねぎ、バターおよびオリーブ油、白ワイン、煮だし汁、パルメザンチーズ、刻みパセリ。2) 具：野菜類（アスパラガス、グリーンピース、いんげん、ピーマン）、きのこ類（生しいたけ、まつたけ、ほんしめじ、マッシュルーム、トリュフ）、魚介類および甲殻類（イカ、シバエビ、大正エビ、アサリ、ムール貝）、肉類（鶏肉、仔牛肉、鶏肉および仔牛肉レバー、骨髄

脂，生ハム，ソーセージ），香辛料（サフラン，ローリエ，赤とうがらし，にんにく）など。〔つくり方の要点〕1）米に少し芯が残る程度に炊き上げ，供卓までの余熱によって歯当たりがあるように仕上げ，ごく熱いところを供卓する。つくりおきのものは不味となる。2）米を炒めた後，熱い煮だし汁を加える。ときどきかき混ぜながら，煮詰ったら煮だし汁でのばし，これを3～4回くり返して米の固さをみて，10分ほど煮る。ふたは用いない。煮だし汁の一部に，白ワインまたはマルサラ酒を用いることが多い。3）具は，刻んで火を通し，調味したものを最後に米と合わせて数分煮る。リゾットの具がわかるように，上に具を飾る。4）具に魚介類や甲殻類を用いたリゾットには，魚の煮だし汁を用いる。

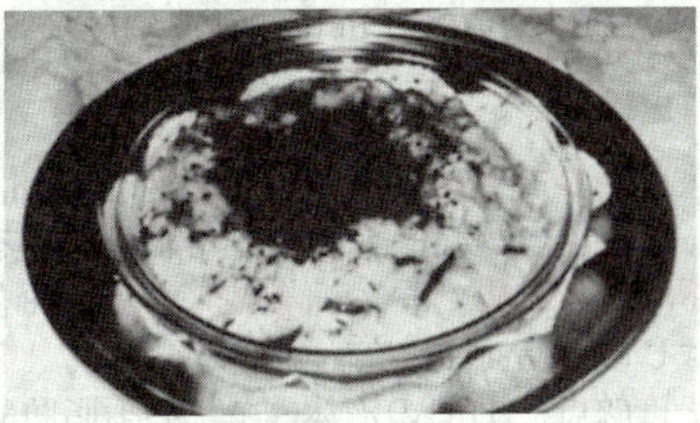

きのこ入りリゾット

リゾレシチン　[Lysolecithin]　レシチンから部分的に脂肪酸がとられた構造の化合物である。〔作用〕注射などによってこれが血液のなかに入ると強い溶血作用を示し，動物は即座に死んでしまう。溶血作用は43万分の1の濃度でも起こる。人が毒蛇にかまれて死ぬのは，毒蛇の毒腺のなかにレシチナーゼという酵素があり，これが血液中にはいって血液のレシチンをリゾレシチンに変えるためである。〔白米とリゾレシチン〕リゾレシチンは米などの禾本科の穀実の胚乳に広く分布しており，白米には0.25％も含まれている。しかし，リゾレシチンは白米を食べるときのように少しずつ口から食べる場合には無害である。→レシチン

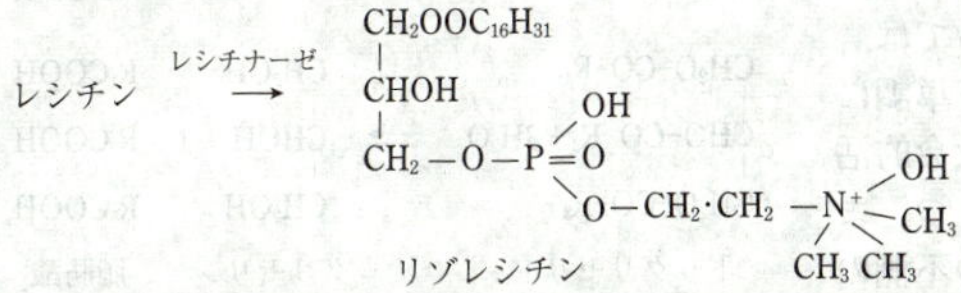

リゾレシチン

リナロール　[Linalool]　3,7-dimethyl-1, 6-octadien-3-ol, $C_{10}H_{18}O$，分子量154.25。代表的なテルペンアルコールのひとつで，花様，木様わずかにかんきつ様の香気を有する無色の液体である。〔存在〕芳油（75～90％），ボアドローズ油（80～90％），リナロエ油（60～75％），コリアンダー油（60～70％），ラバンジン油（44％）をはじめ，各種の精油中に存在している。〔製造法〕1）精油からの単離：芳油，ボアドローズ油，リナロエ油などを蒸留して得る。2）合成：アセトンとアセチレンを出発原料とする方法，イソプレンより合成する方法がある。〔用途〕香粧品香料に広く用いられ，また，食品香料としては，かんきつ類，グレープ，ピーチ，ココア，チョコレート調のフレーバーなどに用いられる。また，ビタミンEの合成中間体のイソフィトール，酢酸リナリルの合成原料としても使用されている。(R)-(-)-リナロールはストレス抑制の効果をもつ。

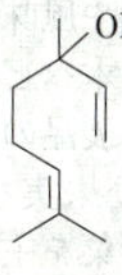

リナロール

りにゅうしょく　離乳食　[Weaning food]　育児のうち，乳汁栄養から幼児食になるまで，すなわち生後5か月ごろから18か月ごろまでの間に乳以外に与えられる半固形の食物。この数か月間に食物の種類や量は次第に増加し，調理形態は噛む必要のないドロドロ状態から舌でつぶせるかたさ，歯ぐきでつぶせるかたさ，歯ぐきでかめるかたさに変化する。また，離乳初期には，母乳または人工栄養乳（現在，わが国では主として調製粉乳）がまだ栄養源の主体であるから，離乳食に

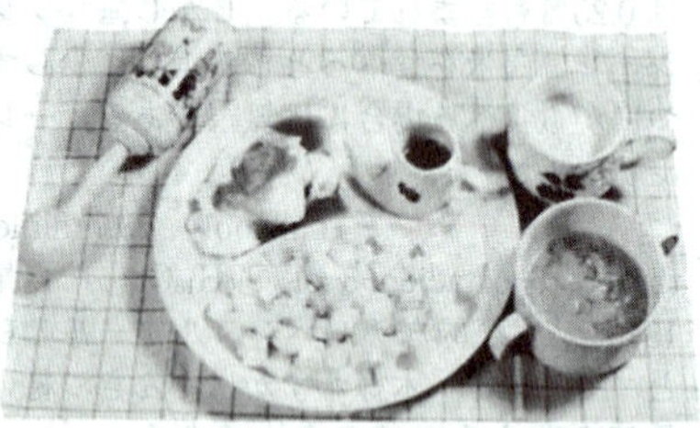

離乳食の一例

ついては衛生的安全性，易消化性，乳児の受け入れやすさ（調理形態，口あたり，味など）などに注意の主眼をおくが，離乳が進むにつれて離乳食の割合が増加するので，離乳食に対する栄養的配慮の重要性が増す。いずれにしても，乳と離乳食の両者によって，乳児の必要な栄養を満たせるような献立上の配慮が大切である。さらに，乳児は感染に対する抵抗力が弱いので，衛生的な取り扱いが大切である。〔ベビーフード（離乳食製品）〕保護者の離乳食調理の負担を軽減し，また，衛生や消化の面から離乳の安全性に寄与することをおもな目的として，各種のベビーフードが生産されている。製造法の進歩にともない，食品本来の栄養的特徴や風味の保存にも改善が加えられ，かつ日本ベビーフード協議会が自主規制を設けて製品の品質向上を図っている。果実および果実を主材料としたもの，野菜および野菜を主材料としたもの，獣鳥魚肉，卵，乳，およびこれらを主材料としたもの，穀類，およびこれを主材料にしたもの，デザート類，そのほかにもスープ，ポタージュ，麦茶，歯固め用ビスケットなど，多種類が市販されている。形態としては，瓶・缶詰，レトルト，フリーズドライなどがあり，月齢によって使い分けられる。離乳の実際にあたって，ベビーフードにのみ頼りすぎるのは必ずしも好ましくないが，これらの賢明な利用によっては，離乳食献立やその味に変化を与えて単調に流れるのを防ぎ，保護者の教養や社会的活動のための余裕を生み出すのに役立つ。また，乳児をつれての旅行，保護者の不測の外出の際などにも便利である。なお，ベビーフードの食塩調味については生活習慣病の予防は乳幼児期からという考えに基づき，FAO/WHO は 0.5％以下を勧告している。果実類は食塩無添加で，ほかのわが国のベビーフードは自主規制により食塩添加は 0.25％以下に抑えられている。

リノールさん　リノール酸　［Linoleic acid］　炭素数 18，二重結合 2 個を有する不飽和脂肪酸である。〔名称〕あまに油（linseed oil）から抽出されたので，この名がある。〔存在〕大豆，ごま，綿実油など，乾性，半乾性植物油の主成分である。〔性状〕融点－11～－5℃の液体酸である。リノール酸は必須脂肪酸のひとつで，栄養上，大切な脂肪酸である。→ひっすしぼうさん

$$CH_3(CH_2)_4\overset{13}{C}H=\overset{12}{C}HCH_2\overset{10}{C}H=\overset{9}{C}H(CH_2)_7COOH$$

リノール酸

リノレンさん　リノレン酸　［Linolenic acid］　炭素数 18，二重結合 3 個を有する不飽和脂肪酸である。〔存在〕あまに油をはじめ，乾性油に広く分布している。〔性状〕融点－11℃の液体酸で，必須脂肪酸のひとつ。→ひっすしぼうさん

$$CH_3CH_2\overset{16}{C}H=\overset{15}{C}HCH_2\overset{13}{C}H=\overset{12}{C}HCH_2\overset{10}{C}H=\overset{9}{C}H(CH_2)_7COOH$$

リノレン酸

リバージョン　→もどりか

リパーゼ　［Lipase］　種々のトリグリセリドの分解ならびに合成に関与する酵素をいう。〔用途〕消化剤として利用されているが，このほかにかつお節の製造にリパーゼは重要な働きをしており，油を分解して油臭を失わせ，かつ呈味成分を醸成する。また，醤油の醸造過程において，香りを構成する脂肪酸エステルの生成にも重要

$$\begin{array}{l} CH_2O\text{-}CO\text{-}R_1 \\ | \\ CHO\text{-}CO\text{-}R_2 + 3H_2O \\ | \\ CH_2O\text{-}CO\text{-}R_3 \end{array} \rightleftarrows \begin{array}{l} CH_2OH \\ | \\ CHOH \\ | \\ CH_2OH \end{array} + \begin{array}{l} R_1COOH \\ \\ R_2COOH \\ \\ R_3COOH \end{array}$$

トリグリセリド　　グリセリン　　脂肪酸

な役目をもっている。さらに，チーズやバター香を与えるフレーバー酵素として注目されている。〔米ぬかのリパーゼ〕米ぬかにはリパーゼが多く，油が分解して脂肪酸を生じ，米ぬか油の精製を困難にさせている。

リベチン　［Livetin］　卵黄たんぱく質のひとつであり，卵黄たんぱく質の約10％を占める。均一なたんぱく質ではなく，*α*-リベチン，*β*-リベチン，*γ*-リベチンの3成分よりなるが，*α*-リベチン，*β*-リベチンはさらに多数の成分よりなることが知られている。リベチン区分には*α*-アミラーゼ，コリンエステラーゼ，ホスファターゼなど卵黄中に存在が知られている酵素の大部分が含まれている。

リボース　［Ribose］　ペントースに属する。〔存在〕核酸の構成成分として重要。また，尿酸のD-リボシッド（ribosid）として，人間の血液または動物の組織のなかにある。ビタミンB_{12}，ラクトフラビンの配糖体の構成糖である。〔性質〕融点87℃，［*α*］D − 24°。ふつうの酵母では発酵されない。〔製法〕酵母核酸の加水分解による。

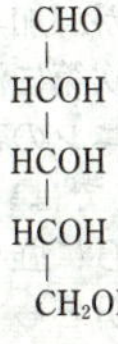

D-リボース

リボかくさん　リボ核酸　［Ribonucleic acid］　→かくさん

リポキシゲナーゼ　［Lipoxygenase］　旧名リポキシダーゼ。*cis*, *cis*-1，4-ペンタジエン構造をもつ不飽和脂肪酸に分子状酸素を導入してヒドロペルオキシドを生成する酸素添加酵素。動植物に広く分布する。とくに大豆のリポキシゲナーゼは詳しく研究されている。そのほか，血小板，白血球，*Fusarium oxysporum* にも存在する。それぞれの酵素により基質特異性，O_2の入る場所，最適pHに違いがある。たとえばアラキドン酸を基質とした場合，大豆のリポキシゲナーゼではC-15，血小板のリポキシゲナーゼでC-11，白血球のリポキシゲナーゼではC-5に酸素が導入される。大豆の酵素は非ヘム鉄を含み，*F. oxysporum* の酵素はヘムたんぱく質である。また，血小板をはじめ多くの動物細胞にプロスタグランジン生成系があり，その開始酵素はリポキシゲナーゼ様酵素のプロスタグランジンエンドペルオキシドシンターゼである。これは，アラキドン酸の11位と15位で2回の酸素添加反応を起こし，プロスタグランジンG_2を合成する。この反応にはヘムを要求する。食品の加工，貯蔵中にリポキシゲナーゼが働き，脂質を酸化すると，それが異臭発生の原因となるため，加熱処理によってこの酵素を失活させる必要のある場合がしばしばある。大豆から豆乳を製造する際はいかに効果的にこの酵素を失活させるかが重要である。

リポソーム　［Liposome］　リン脂質を50％以上の水や塩類溶液などにさらすと，自動的に脂質二重層よりなる閉鎖小胞が形成される。この小胞は，脂質人工膜の一種でリポソームとよばれる。リポソームに機械的な振動を与えてつくると，直径0.1〜10 μmでラメラ構造を有する多重層リポソームができる。これをさらに超音波処理すると直径20〜50 nmの1枚膜リポソームができる。〔利用〕リポソームは，生物的に分解可能な素材からなる閉鎖小胞であるため，内部の水層や脂質2分子層に種々のイオン，低分子物質，たんぱく質などを

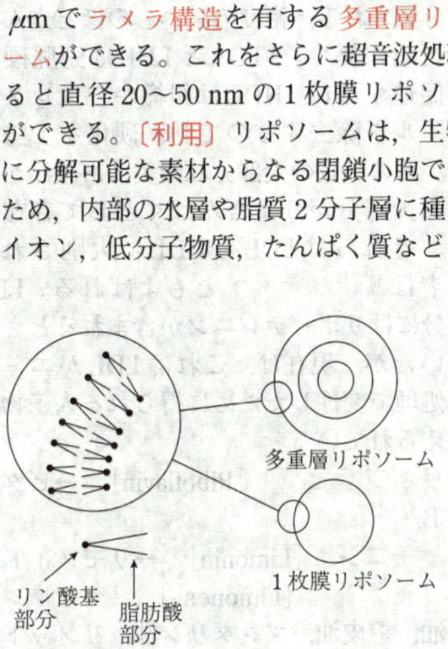

リポソーム

保持させることが可能であると考えられ，マイクロカプセルとしてリポソームを利用しようとする試みも多い。インビボ（*in vivo*）で，各種薬剤，ホルモンなどの組織到達性を改善するために，これらをリポソーム内に保持させて注入する試みがなされている。

リポたんぱく　[Lipoprotein]　生体に広く存在する複合たんぱく質のひとつ。脂質とたんぱく質が結合したもの。両成分は共有結合以外の種々の様式で結合している。広義には水の系で不溶状態にある構造リポたんぱくと溶解状態にある可溶性リポたんぱくの両者をさし，狭義には後者をさすことが多い。〔存在〕構造リポたんぱくは細胞膜，ミトコンドリア膜などの生体膜に含まれるものをいう。可溶性リポたんぱくには血漿リポたんぱく，卵黄リポたんぱくなどがある。脂質部分は中性脂肪，リン脂質，コレステロールなどで構成されている。血漿リポたんぱくは脂質の運搬に関与しており，その密度差によって密度の小さいものから，カイロマイクロン，超低密度リポたんぱく（VLDL），低密度リポたんぱく（LDL），高密度リポたんぱく（HDL），超高密度リポたんぱく（VHDL）に分類される。密度の高いものほどたんぱく含量が高い。VLDLとLDLは動脈硬化を促進するが，HDLは組織からコレステロールを除去するので動脈硬化を予防する。卵の脂質の大部分は卵黄にあり，かつその大部分がリポたんぱくとして存在する。それらはLDLとHDLに大別され，後者はリポビテリンともよばれる。LDL区分にはリポビテレニンが含まれるとされていたが，現在は，これはLDLがエーテル処理で変性したために得られる人工物と考えられている。

リボフラビン　[Riboflavin]　→ビタミンB_2

リモニン　[Limonin]　→リモノイド

リモネン　[Limonene]　〔存在〕レモン油，橙皮油，マンダリン油，リメット油などの主成分をなす炭化水素（$C_{10}H_{16}$）である。〔性状〕レモンを想起する芳香を有する。沸点175～177℃，比重0.850。〔用途〕レモン油の代用品として人工香料の調合に用いられる。

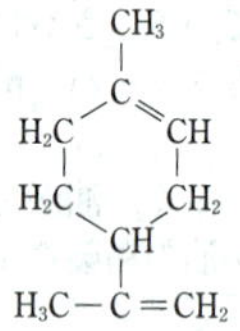

リモネン

リモノイド　[Limonoid]　リモニン（limonin）を代表とする同類の苦味物質をいい，トリテルペン系の化合物である。〔存在〕主としてミカン科の植物およびその果実に含まれ，そのほか木肌などにも存在する。かんきつ類ではネーブルオレンジ，ポンカン，夏みかんに多いが，温州みかんには少ない。〔種類〕リモニンのほか，ノミリン（nomilin），オバキュノン（obacunone），イソリモニン（isolimonin）など数種類が知られている。〔果汁および果実製品の苦味〕リモノイドは果汁に難溶性であるために，搾りたての果汁では苦味があまり感じられないが，加熱加工したり，長時間放置すると，次第に溶解してきて苦味が強くなる。リモニンの苦味は，2 ppmで感じ，15～20 ppmではいちじるしく，酸味をともなうとさらに強く感じられる。かんきつ類の苦味成分としては，リモノイドのほかに，フラボノイドの一種，ナリンジン（naringin）も苦味の大きな原因になっている。

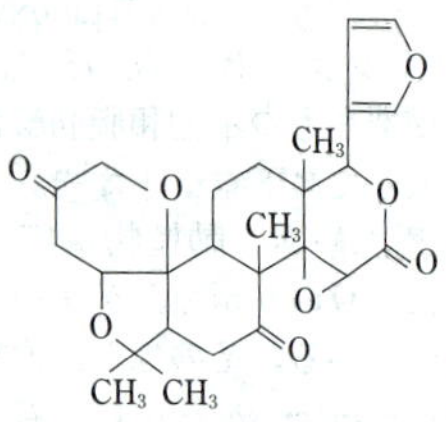

リモニン

リャンバンハイチェ　**涼拌海蜇**　クラ

ゲの酢の物の料理。海蜇（ハイチェ）とはクラゲのことで，拌とは混ぜることであえものを意味する。クラゲを主材料にして，クラゲに合う材料を一～二種好みにより取り混ぜて，醤油，酢，砂糖，ごま油などを混ぜた調味酢であえたもので，冷葷（ロンホン：冷たい前菜）の一種である。クラゲのほかの材料としては，きゅうり，鶏肉，薄焼き卵，ハムなどが用いられる。〔材料４人分〕クラゲ 100 g，きゅうり１本(80～100 g)，醤油 10 ml，酢 10 ml，砂糖 3 g，ごま油 2 ml。〔つくり方〕塩クラゲを水で洗い，数時間塩出しをし，7～8 cm の長さのせん切りにし，湯にくぐらせる。80℃で２秒が最適といわれる。軽くちぢれたら水にとり，水気をきった後，二杯酢少々にしばらく漬けて下味をつける。きゅうりもせん切りにする。クラゲときゅうりを混ぜ合わせて器に盛り，供卓直前に合わせた調味料をかける。

リャンバンヨウユイ　涼拌鱿魚　イカを主材料とした酢の物で，鱿魚（ヨウユイ）とはイカの意味である。とくに，墨イカを用いた場合は，涼拌墨魚（リャンバンモーユイ）と書くこともある。〔材料４人分〕イカ 200 g，きゅうり 100 g，醤油 30 ml，酢 30 ml，砂糖 9 g，ごま油 5 ml。〔つくり方〕イカは足と内臓を取り去り，皮をむいて胴をひらき，裏皮に左右からななめに切りめを入れて，3～4 cm 角に切る。イカを湯に通して霜降りにする。きゅうりは乱切りにする。イカときゅうりを合わせ，器に盛って，供卓直前に調味酢を合わせてかける。→リャンバンハイチェ

りゅうがん　龍眼　[Longan]　ムクロジ科の常緑高木で，中国南部，台湾はじめ東南アジアが主産地。日本では，鹿児島，沖縄の一部地域で生産。果形は球状で，直径 2～3 cm，果実重 5 g 前後，外観は黄褐色であるが，果肉は白色，多汁で甘く，特有の芳香を有している。種子は半透明のゼリー状の果肉で包まれている。わが国では，おもに冷凍品，乾果が製菓用に流通している。〔成分〕冷凍果は 100 g 中，水分 80.6 g，糖質 18.3 g，ビタミン C 15 mg，乾果は水分 19.4 g，炭水化物 72.9 g，K 1,000 mg。

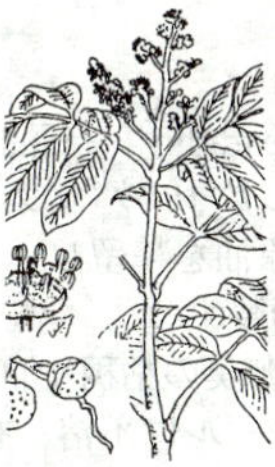
りゅうがん

りゅうしょく　粒食　[Granulated diet]　粉食に対することばで，穀物を米や大麦などの場合のように粒のまま炊く，煮るなどの調理操作を経て食用に供することをいう。粒食に際しては，たとえば米の場合，もみずりによってもみ殻を除いて玄米に，さらに搗精機により精米にする。米，大麦では粒食されることが多いのは，穀粒そのものをこわさずに比較的簡単に外側の皮部を除くことができるのと，粉にしても小麦の場合のような種々の用途を期待できず，むしろ粒で食べたほうがおいしいためである。

リュウツァイ　溜菜　あんかけ料理をいう。揚げたり，煮たり，蒸したりしたものにあんをかけた料理の総称である。あんには種々あるが，湯（タン：スープ）にでんぷん，または新粉を加えてつくるのがふつうである。あんをかけると料理の口ざわりを滑らかにし，また，菜の冷めるのを防ぐことができる。〔分類〕溜菜を調味料の種類や加える材料によって，つぎのように区別する。酢，醤油，砂糖で味付けしたものを糖酷（タンツウ）または醋溜（ツウリュウ），醤油だけで味をつけたものを醤汁（チャンチー），無色透明のあんをかけたものを玻璃（パウリー）という。湯に加える材料によっての区別は，牛乳を加えたものを奶溜（ナイリュウ）または奶油（ナイユウ）といい，トマトピューレやトマトケチャップを加えたものを茄汁（チーチー）

という。

りゅうどうパラフィン　流動パラフィン　[Liquid paraffin]　石油に含まれる炭素数20ないし数十のパラフィン系炭化水素。〔製法〕原油を精留し，さらに溶剤により分画，精製する。〔性状〕沸点300℃以上。無味，無臭の粘稠な油状物質。水，エチルアルコールに不溶。有機溶剤に可溶。〔用途〕パンを製造する際，生地を分割するときに用いる油（デバイダーオイル）として，また，パンを焙焼後石型から離型するときに用いる。〔使用基準〕パンに0.1％以上残存してはならない。

りょうせいかいめんかっせいざい　両性界面活性剤　分子内に，陰イオン基と陽イオン基の双方をもつ界面活性剤。等電点より低いpH領域では陰イオン界面活性剤として働く。一般に用いられるものは，アミノ基とカルボキシル基をもつカルボン酸型，アミノ基とスルホン基をもつ硫酸エステル型がある。食品工業においては，食品製造装置，器具の殺菌に用いられる。また，大豆などに含まれるレシチンも，塩基とリン酸基をもつ両性界面活性剤である。→かいめんかっせいざい

りょくおうしょくやさい　緑黄色野菜　[Green and yellow vegetables]　野菜を栄養価にしたがって分類する場合，緑黄色野菜（有色野菜）と淡色野菜（そのほかの野菜）とに分けることがある。その基準として，日本食品標準成分表2010では，可食部100 gあたり，カロテン含量600 μg以上のものを緑黄色野菜とよんでいる。有色野菜と緑黄色野菜はほとんど同じ意味に用いられ，カロテン含量600 μg以下のものを淡色野菜としている。「健康日本21」では，1日に摂取する野菜の目標量を350 g以上とし，そのうち緑黄色野菜は120 g以上を推奨している。栄養指導における野菜の取り扱いには便利である。

りょくさい　緑菜　[Green vegetables]　→りょくおうしょくやさい

りょくそう　緑藻　[Green algae]　緑藻類に属する海藻をいう。〔成分〕葉緑素を多く含み，またカロテン類も含む。〔生態・種類〕体色は緑色を呈する。体型はいろいろである。単細胞のものから多細胞のものまで各種あり，塊状，糸状，樹枝状，葉状などを呈する。淡水に産するものもあるが，大型のものは海産であり，とくに暖海に多く産する。〔用途〕あお海苔類，ヒトエグサ，かわ海苔などは食用とし，アオサ類，シオグサ類などは家畜飼料，肥料とする。

りょくちゃ　緑茶　[Green tea]　製造の最初の工程で，茶芽を蒸気で蒸すか，釜で煎ることにより，茶芽中の酵素の活性を停止させて（発酵させずに）つくったものを不発酵茶（緑茶）という。製造中の酸化がほとんどないため，緑色が保たれ，化学成分も原料に近く，青くさい香りをもつ。〔種類〕蒸し製と釜煎り製に大別されるが，日本の緑茶の大部分が蒸し製であるのに対し，中国緑茶は釜煎り製が大半を占める。釜煎り製のものは，日本では，九州地方の一部でつくられているにすぎない。これらの緑茶は，原料の種類，形状，加工法などによって，さらに細かい種類に分けられる。日本で生産されている主要な茶種は，煎茶，玉露，抹茶（てん茶），番茶（川柳），ほうじ茶，蒸製玉緑茶，釜煎り製玉緑茶などである（茶の項を参照）。中国の緑茶は多種多様で，緑茶系が，さらに，緑茶（不発酵），黄茶（軽度の後発酵），黒茶（後発酵）に分類されるが，緑茶ではロンジン（竜井）茶，ピイロチュン（碧螺春），黄茶では君山銀針，黒茶ではプーアル（普洱）茶などが，よく知られている。〔製造時期〕わが国では，春になって萌芽，伸育した若芽を摘採する一番茶（春茶）と，一番茶または二番茶を摘採した後，ふたたび萌芽，伸育した芽を摘採する二番茶，または三番茶（両者とも夏茶）などがあるが，一番茶が品質がよい。〔香り〕多くの成分の総合によって形成され，単一の成分で緑茶の香りを代表するものはない。煎茶については，さわやかな若芽の香りに軽微なこうばしい香りが加わったもの

がよい。一番茶（新茶）や上級煎茶のよい香りには，青葉アルコールやそのエステル類，（cis-3-hexenyl hexanoate, cis-3-hexenyl trans-2-hexanoate, cis-3-hexenol）ジメチルスルフィドなどが貢献していると考えられるが，香気の良否と化学成分の関係については，まだ不明の点が多い。〔味〕苦渋味をもつタンニン（主としてカテキン），うま味をもつアミノ酸類，苦味のあるカフェイン，甘味をもつ糖類など，多くの成分が関与している。味のよさについては，玉露や上級煎茶はまろやかなうま味が，番茶や並級煎茶はさっぱりした渋味が要求されるなど，茶種によって異なるが，一般に，タンニンのもつ苦味，渋味とアミノ酸類のもつうま味が調和していることが重要で，さらに，爽快な感じやいや味の有無も影響する。なお，緑茶のアミノ酸類の特徴は，テアニンという茶特有のアミドが半分以上を占めていることである。〔水色〕茶種によって飲用する液の色が異なる。煎茶はさえた黄色がよいが，きれいな黄色のフラボン類，褐色で薄いときは黄色のタンニン酸化物などが関与している。釜煎り茶や番茶は，煎茶より水色が褐色を帯びているが，これは，製造時の加熱が強いためタンニン酸化物が増加していることによる。〔外観〕緑色を呈するのは，葉緑素を含んでいるためで，変質などによって褐変するのは，葉緑素が褐色のフェオフィチンに変化するためである。形は，種類によって異なる。

りょくとう　緑豆　[Mung bean, Green gram]　〔栽培〕インド原産。インド，中国，日本などの極東および東南アジア，アフリカ，南北アメリカにわたって栽培されており，マメ科植物の種子を利用する。〔生産〕わが国では生産量はわずかであり，もやしの原料として中国，その他から輸入されている。〔性状〕粒重 3～4 g 程度の小さい粒で，未成熟のときは緑色であるが，成熟すると黒色を呈する。〔用途〕わが国では大部分が豆もやしに用いられ，一部はでんぷんをとり出し，はるさめの原料とする。中国では，はるさめと類似のとうめんの原料となる。→とうめん，はるさめ，まめもやし

りれきげんしょう　履歴現象　ヒステリシス（hysteresis）ともいう。ある量Aの変化にともなってほかの量Bが変化する場合に，Aを変化させる経路（Aの増加あるいは減少）によって同じAに対するBの値が異なる現象。〔例〕一例として食品の等温吸湿脱湿曲線がある。食品が吸湿および脱湿するときに，その水分含量を関係湿度に対してプロットすると，図のように吸湿していくときと脱湿していくときの曲線は異なり，全体としてひとつのループになる。また，別の例としては液体のチキソトロピー的流動曲線がある。蜂蜜のような濃厚溶液に加えるずり速度を一定時間ごとに変化させ，その溶液の粘度を各ずり速度に対してプロットすると図のようになる。ずり速度が増加するときと減少するときで曲線が異なるのは，加える負荷の増減に対する溶液構造の崩壊と回復が時間的に遅れて起こるためと考えられる。このような時間に関係した試料の軟化現象はチキソ

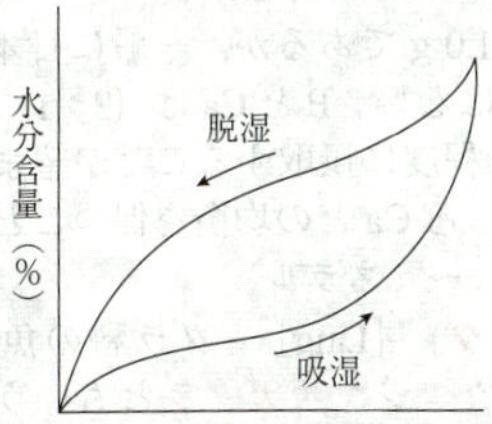

等温吸湿脱湿曲線

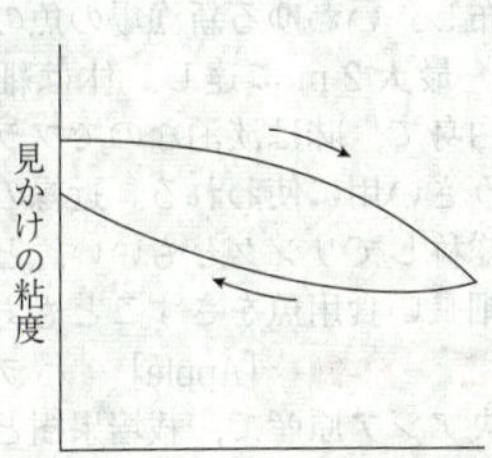

チキソトロピー的流動曲線

トロピー（揺変性）とよばれる。

リン　燐　[Phosphorus, P]　〔人体とリン〕人体を構成するミネラルのうち，Caについで多く，体重の約1%を占めている。人体ではPの90%が骨に分布し，Caと結合して骨組織を形成している。あとは筋肉，脳，神経，肝臓などにあって種々のリン化合物の形で大切な生理作用を行っている。たとえばレシチンとなって脂肪の代謝に関係し，核酸の成分となって細胞の生理作用に関与している。炭水化物や脂肪が分解してエネルギー代謝を行う際，アデノシン三リン酸（ATP）を合成し，無機リン酸を遊離するときにエネルギーを発生するなどの重要な働きをする。また，ビタミン類と結合して補酵素をつくり，酵素たんぱく質と結合している。牛乳たんぱく質カゼイン，卵黄たんぱく質ビテリンもPを含んでいる。また，リン酸塩は緩衝物質となって体液の中性保持，浸透圧，酵素作用の調節などに役立つ。〔食品とリン〕食品には広く含まれ，穀類，豆類に多く，牛乳，卵，肉にも多い。このうち穀類のPはフィチンの形態で存在するので，吸収されにくい。〔Pの摂取目安量〕成人男性で1日1.0 gであるが，一般に日本人はPの不足はない。PとCaは（2：1）または（1：1）程度に摂取することが望ましいので，むしろCaとの均衡を保つことが大切である。→ミネラル

リング　[Ling]　タラ科の魚で日本名ではクロジマナガダラともいう。学名*Molva movla*。北極海からアイスランド，スカンジナビア半島，ビスケー湾に渡る深海に分布し，いわゆる新漁場の魚のひとつである。最大2 mに達し，体は細長い。肉質は白身で，味は淡泊なのでフライをはじめそうざい用に使われる。近縁のタラ科の魚を総称してリングともいい，ときには各種の細長い食用魚をさすこともある。

りんご　林檎　[Apple]　バラ科に属し，中央アジア原産で，栽培果樹としては古い。〔産地〕やや寒冷で，湿度の少ない地方に適する。産地としては東北，北海道，信州で，とくに青森，長野，岩手が多い。〔産額〕みかんについで，ほかの果樹に比べて圧倒的生産量を上げているが，ほかの果物に押されてのびなやんでいる。〔品種・系統〕わが国では，品種，系統は数十種もある。従来，国光，紅玉，インドなどが主体であったが，品種交替が進んで，現在は，ふじを中心に，つがる，などである。そのほか，王林，ジョナゴールドなども出回っている。祝，旭は，以前，りんごのはしりとしてよく出回っていたが，最近その出荷量は少なくなっている。紅玉・国光は，従来，もっとも量産されていた品種で，味覚からいうと紅玉のほうがすぐれているが，国光は貯蔵ができ，冷蔵により供給された。これらは加熱による褐変度が少なく，肉質が硬く，加工適性にすぐれているが，最近，その生産量は激減した。デリシャス系は肉質と香味にすぐれ，高級品として尊重されており，ゴールデンは黄金色，スターキングは濃紫色の美しい色をもっている。デリシャス系のものは貯蔵できないのが欠点である。現在，味のよい品種の増殖がはかられ，ふじ，つがるなどの新しい品種が主流となっている。ふじは国光とデリシャスの交配種で，品質がよく，しかも貯蔵性もよい。〔貯蔵〕ふつう，低温（1～3℃）で貯蔵しているが，CA貯蔵といって冷蔵庫内の大気の組成を調整し，CO_2およびO_2を3%前後に保つことによって新鮮度の高い果実を3～4月まで貯蔵することができるようになった。なお，熟成するにつれてエチレンガスの発生量が増加するので，ほかの野菜や果物も熟成させる効果がある。〔成分〕100 g中，水分84.9 g，炭水化物14.6 g，食物繊維1.5 gで，主成分の糖分は，その大部分が果糖とブドウ糖であり，でんぷんは未熟果にはあるが，成熟につれて消える。りんごの蜜は，ソルビトールである。また，ペクチンが多く含まれる。酸はおもにリンゴ酸で，0.5%内外あるが，インドのような甘味種には少ない。りんごはタンニンおよび類似物を含むので，多少渋味がある。り

んごの切り口が着色褐変するのは，これらポリフェノール類が，その酸化酵素（ポリフェノールオキシダーゼ）により酸化されるためである。この変色を防ぐには，食塩水，アスコルビン酸などに浸し，酵素による酸化を抑えればよい。ビタミン含量は少ない。〔加工〕りんごは生果（約80%）のほか，果実飲料，ジャム，缶詰，乾果に用いられ，またペクチン原料ともなる。〔りんごジャム〕小カン（5号カン）の場合には，果実（ときには剝皮する）を細切りにしてから少量の水を加えて加熱し，やわらかくなったら裏ごしする。これに砂糖を加え，煮つめて仕上げる。このほか，生産地で果実を輪切りにし，少量の水を加えて加熱したものを18 *l* カンに詰め（これをボイルという），ジャム原料としてジャム工場に送り，工場で裏ごししてからいわゆる大カン（18 *l* カン）ジャムをつくる。生産量としては後者のほうが多く，前者を一般家庭用とするならば，後者はパン屋や菓子屋に売る加工業務用といえる。なお，りんごボイルはペクチンのゼリー化力が強いので，大カンジャムの場合は，いちご，あんずなどにも混用してゼリー化を助けている。〔缶詰〕固形詰めと糖液漬けがあり，固形詰めは果実を4つ割または輪切りにして，除芯後2～3%の食塩水につけて酵素酸化による変色を防ぎ，蒸気を通じて果肉を柔軟にし，酵素を失活させて，真空にして脱気したのち密封し，缶詰にする。〔ジュース〕従来，りんごジュースは清澄果汁であったが，風味を重んじた混濁ジュースがつくられている。濃縮果汁の場合，果汁の芳香がとびやすいので，濃縮前に芳香回収を行い，のちにジュースに戻す。新鮮な青さはヘキサノール，ヘキサナール，トランス-2-ヘキサナールが中心となる香りで，完熟香は酢酸ブチル，酪酸エチルなどのエステル類が中心となっている。芳香成分として，エストラゴールが同定されている。〔りんごの乾燥果実（ドライフルーツ）〕剝皮し，除芯後，輪切り，さいの目，かんぴょうのような線状などに切る。通風乾燥では湿度20～30%，70℃以下で乾燥する。製品の水分は24%を超えないようにする。

りんごさん　林檎酸　[Malic acid]　りんご，ぶどうなどの果実，果汁に含まれる有機酸である。〔性状〕二塩基性酸であり，爽快な酸味を呈する。純品は針状結晶で水，アルコールによく溶ける。〔用途〕清涼飲料の酸味を整えるために用いられる。りんご酸ナトリウム塩は食塩に似た塩から味を呈するので，食塩をとることを禁じられた腎臓病患者のために，これを使ったいわゆる無塩醤油がつくられていたことがあった。ナトリウムが1個のモノナトリウム塩は塩からくなく，2分子のナトリウム塩のみ塩から味を呈する。

$$\begin{array}{l} \mathrm{HOCHCOOH} \\ \quad | \\ \mathrm{CH_2COOH} \end{array}$$

りんご酸

りんごしゅ　林檎酒　[Cider]　りんご果汁を発酵させてつくった果実酒。フランスのぶどう栽培の北限線はパリの付近なので，それより北のノルマンディー地方やイギリスではりんご酒が飲用される。アルコール分5～7%，エキス分1.9～3.0%，0.45～0.70%のリンゴ酸を含み，軽い風味の淡黄褐色の酒で，フランスではシードル（cidre）という。

リンさん　燐酸　[Phosphoric acid]　H_3PO_4。醸造用剤の一種であり，酸味料としても用いる。〔性質〕無水の結晶は潮解性があり，水に溶けやすい。食品添加物としてのリン酸はリン酸を85%以上含む無色透明の粘性ある液体である。リン酸はエステル型として食物中たんぱく質，脂質，糖と結合して存在する。〔製法〕リン鉱石およびコークスとケイ石を強熱して生じたリンの蒸気を凝縮させて黄リンとし，気化後酸化して生成した五リン化リン（P_2O_5）を水に溶かしてつくる。〔使用法〕pH調整および酵母以外の雑菌の繁殖防止を目的とする。醸造用では，0.035%以下，清涼飲料水（コーラ飲料）の酸味料としては

0.02〜0.06％用いる。使用基準はない。

リンさんでんぷん　燐酸澱粉　[Starch phosphate]　つぎに示す二種類のものがあり，1964年に食品添加物として許可された。両でんぷんともに，結合リン酸の量が0.2〜3％のものを，食品の2％を限度として使用できる。〔モノエステル型リン酸でんぷん〕でんぷんのもっている水酸基に，リン酸がエステル状に結合しているもので，ブドウ糖残基数10個に1個の割合でリン酸がはいっている。〔性状〕冷水可溶性で，糊化温度が低く，これでつくった糊は，原料でんぷんの糊に比べて透明度が高く，さらっとした流動性がある。水に溶かしたものは，冷却や貯蔵によりかたいゲルにならず，凍結しても糊の透明度が変化しない。また，離漿も認められない。このように低温安定性がいちじるしくすぐれている特性がある。〔用途〕その特性を利用して，冷凍インスタント食品のホワイトソースのボデー，スープ，幼児食，クリームスタイルコーン，マヨネーズ，そのほか各種冷凍食品などに増粘剤，粘度安定剤として用いる。〔架橋型リン酸でんぷん〕図のようにブドウ糖残基数百個に1個の割合で，リン酸がでんぷん分子を架橋しているものである。〔性状〕架橋されたため，糊化温度が高くなり，でんぷん粒子の加熱による膨潤が抑制される。糊液の粘度は安定で，機械的攪拌や温度上昇などによる粘度の変化が少ない。また，糊液が酸性でも高塩濃度条件でも安定であるというめずらしい特性がある。この架橋度をさらに増すと，糊化温度が高くなり，膨潤をさらに抑制し，粘度を安定させることができる。〔用途〕サラダドレッシング，マヨネーズ，ソースなど酸性の食品，およびパイフィリング，冷凍食品の粘度安定剤，特殊なものとして架橋度を高くすると，熱水中ではとんど膨潤しないので，医療器具の蒸気殺菌の際のdusting powderに有用である。この両者ともリン酸が遊離ではいっていることは少なく，ふつうナトリウム塩の形をとっている。また，ひとつの分子中に，この両者のタイプの結合をもつでんぷん誘導体がつくられている。→かこうでんぷん

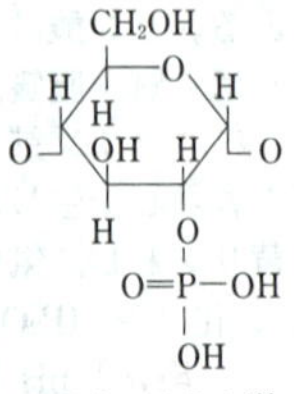

モノエステル型
リン酸でんぷん

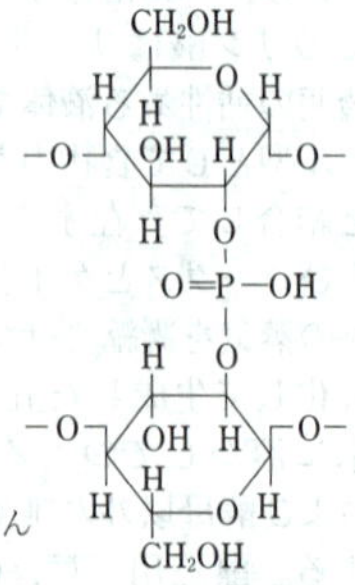

架橋型リン酸でんぷん

リンししつ　リン脂質　[Phospholipid]　→ししつ，ふくごうししつ

る

ルイチュワン　如意捲　魚，肉，エビなどのすり身を薄焼き卵やゆばに巻き込んで，蒸したり，揚げたりした料理。僧が読経のときにもつ如意に似た形をしているのでこの名がある。蛋捲（タンチュワン）ともいう。冷葷の一種。〔ルイチュワンのつくり方の一例〕材料（8人分）：卵1個，塩少々，かたくり粉小さじ1，魚のすり身200 g，みりん大さじ1，だし汁大さじ1/2，卵白1/2個，塩小さじ1/2，砂糖小さじ1/2，ほうれん草5株，にんじん15 cmくらい。　つくり方：にんじんは3 mm角の太いせん切りにして，ゆでる。ほうれん草は，ゆでて裏ごしにかける。卵は割って塩で調味し，水溶きかたくり粉を加えて薄焼き卵をつくる。このとき，卵を少し残してかたくり粉を混ぜ，後で糊として用いる。魚のすり身は，白身の魚を三枚におろし，身を包丁でこそぎ取り，たたいて塩とともにすり鉢に入れてよくする。このなかにみりん，だし汁，卵白，砂糖を混ぜ合わせたものを少しずつ加え，すりながらのばす。用意したすり身を2等分し，一方にはほうれん草の裏ごしを混ぜて緑色にする。ふきんの上に薄焼き卵をひろげ，ま

ず，白いすり身を薄くのばしてぬり，その上に緑色のすり身を重ねてぬる。両端ににんじんを置いて，これを芯にして両端から中央に向かって巻く。合わせめに残しておいた卵をつけ，ふきんに包んで15分くらい蒸す。冷えてから0.5 cmの厚さに切り，きれいに盛りつける。

ルウ　滷　滷は香辛料入りの濃い味のスープで，日本のたれに近い。滷水ともいう。スープに醤油，砂糖，塩などと，ねぎ，カラメル，香辛料（八角，桂皮，陳皮，丁香，花椒など）を加えて沸騰させたもの。そのなかに，材料を大きいまま入れて煮込み，冷めるまで漬け込んで，味をしみ込ませる。鳥獣肉，豚や牛の心臓，舌，胃などの内臓を煮込んで独特な味をつけるもので，滷牛肉（ルウニウロウ），滷猪舌（ルウチウシャ）と名づけられ，前菜や酒の肴に出される。滷の調合は，従来は秘伝とされていたが，臭みの強い内臓も滷を用いることにより食べやすい味に煮上げられ，冷めても味が変わらず濃厚に煮込まれるので，保存がきくのが特徴である。一度つくったものは反復して用い，ウナギのたれのように古いほど味は複雑となるが，かびやすいからときどき火入れをして保存する。また，このような滷を用いて煮込む調理法自体を滷ということもある。

ルチン　[Rutin]　フラボノイドの一種。そばやかんきつ類などに多く含まれる黄色物質。クェルセチンの3位の酸素にルチノースが結合した配糖体。毛細血管の透過抑制作用や抗酸化作用が知られている。

ルテイン　[Lutein]　ジヒドロキシα-カロテンの構造をもち，緑黄色野菜に含まれるカロテノイドの一種で，抗酸化作用をもつ。人間の目にも多く存在し，黄斑変性症や白内障の予防に役立つとして，注目されている。

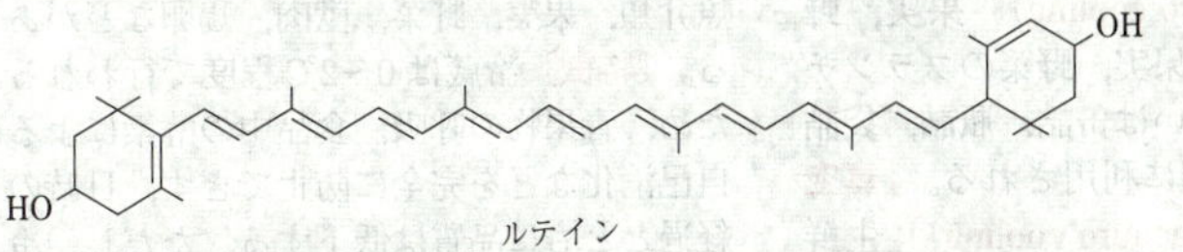

ルテイン

ルバーブ　[Rhubarb]　タデ科の多年生草本で，シベリア南部原産であり，欧米では広く栽培されており，食用大黄，バイノキともいわれる。葉柄は長さ30 cm内外で，特有の酸味と香気があり，食用とする。日本ではジャム加工用に長野県などで栽培されているが，オランダ，ベルギー，アメリカ，オーストラリアなどからの輸入が多い。緩下作用をもつセンノシド(sennoside)がわずかに含まれており，多量のシュウ酸塩を含有している。パイ，ゼリー，ジュース，ソースなどに用いられる。

ルミクローム　[Lumichrome]　→ビタミンB_2

ルミフラビン　[Lumiflavin]　→ビタミンB_2

れ

れいか　冷菓　[Frozen desert]　広義にはアイスクリーム類を含む冷たい食品をいうが，氷菓のみに限定することもある。乳脂肪3％未満の氷結状菓子を示すと，つぎのとおりである。〔分類〕アイスケーキ，シャーベット，ウォーターアイスに大別される。アイスケーキは，乳脂肪を3％近く含み，クリーム状を呈する半凍結製品である。乳成分が少ないため，ミルク調・ナッツ調のあるバニラ香料が乳製品の風味効果増進剤として多用される。そのほかにミルク香料，ナッツ香料，チョコレート・ココア香料，コーヒー香料，フルーツ香料，抹茶や小豆，カスタードなどの香料や練りあんも使用される。カップ詰めのほか，中種の皮に詰めたものもある。シャーベットは，シロップ，果汁，牛乳または乳製品からつくられた半凍結製品で，着色料，着香料，有機酸および安定剤などの食品添加物を含むものと含まないものとがある。着香料は，オレンジ，メロン，ストロベリー，レモン，ピーチなど，フルーツ系香料が主に使用され，バニラ香料はほとんど使用されない。カップ詰めされた製品が多い。ウォーターアイスの代表的なものはアイスキャンディで，牛乳・乳製品は使用されないので乳泡生成がなく，ガラス状に氷結している。これに用いる香料は，フレッシュな清涼感のあるフルーツ系香料か，サイダー系香料である。全国的に売れ行きがのびているウォーターアイスはカップ詰めしたかき氷タイプのもので，フリーザーでフリージングしたものをみぞれ，フリーザーを使用しないで氷塊をかき削ったものをかき氷とよんでいる。真夏のころ需要ののびる大衆的冷菓である。

れいきゃく　冷却　[Cooling]　食品の加工，貯蔵，輸送，販売において，食品そのものの温度を低下させることは，品質保全ということからもっとも基本的な操作である。生鮮食品，とくに果実，野菜の場合には，それらの品温を0～5℃に下げることにより，呼吸は常温の1/2～1/3以下に抑制され，長く貯蔵できる。穀類のように休眠状態にあるものでも水分含量を低く保ち（米の場合15%以下），かつ15℃以下に保てば1～2年貯蔵しても，その特性は消失しない。たとえば，米は上記条件では2年程度は古米化しない。食品を加工する際においても，加熱処理後はただちに品温を常温以下に冷却することによりすぐれた製品が得られる。たとえば，味噌原料の大豆を蒸煮した場合に，ただちに冷却すれば味噌の色はさえたものとなる。また，果汁製造においても，殺菌後ただちに急冷した場合と急冷しない場合では，製品の色調，風味に極端な差が現れる。食品の冷却のための処理，操作は，対象の食品の形状と，製品の目的とする品質とにより異なるが，つぎのような方法がある。〔冷水による冷却（Water cooling, hydro cooling）〕果実，野菜の貯蔵前の冷却，果実，野菜のブランチング後の冷却，あるいは缶詰，瓶詰，袋詰の加熱殺菌後の冷却に利用される。〔真空を利用する冷却（Vacuum cooling）〕生鮮野菜（とくに葉菜類）の貯蔵前の冷却，加熱処理した固形の食品の急冷などに利用されるもので，真空中で水が蒸発する際の蒸発潜熱を利用して冷却する。この方法は冷却効率がよく，しかも均一に冷却できる。〔冷風を利用する冷却（Air cooling）〕冷凍機によって得られた冷風を対象の食品あるいは包装を施した食品に強制的に送風して冷却する方法で，冷却効率は前2者に劣るが，簡易に行えるのでもっとも広範に使用されている。単なる冷風の強制通風方式と，差圧強制通風方式とがある。熱交換器による冷却は，おもに液状の食品に利用される。型式はプレート型，チューブラー型とあるが，果汁，牛乳など，液状食品を冷却表面積を拡大させるようにした冷却金属板に直接接触させながら冷却する方法で，2～10秒という急速冷却が可能である。

れいくん　冷燻　[Cold smoking]　約20℃以下で燻煙する方法で，骨つきハム，ベーコン，ドライソーセージなどの製造の際に行われる。→くんえん

レイシ　霊芝　マンネンタケ（*Ganoderma lucidum*）の子実体。傘は腎臓形をしており，傘の表面はクリーム色から赤褐色でニスを塗ったような光沢を有する。トリテルペノイドによる強い苦味を有する。滋養強壮や精神安定，肝障害予防，血圧降下，鎮痛などに効果のある漢方薬として利用され，脂質異常症，糖尿病など生活習慣病の予防にも利用される。また，多糖類による抗腫瘍効果が知られている。

れいぞう　冷蔵　[Cold storage]　一般的には，機械力によって冷却した室内で食品を凍結することなく貯蔵する方法を冷蔵といっているが，冷蔵業界では，冷却した－2～10℃の室内での貯蔵や，凍結した食品を凍結状態を保ったまま貯蔵すること（凍蔵）も冷蔵といっている。〔冷蔵食品〕魚介類，果実，野菜，獣肉，鶏卵などがある。〔特徴〕冷蔵は0～2℃程度で行われるため，青果物の呼吸，食品中の酵素による自己消化などを完全に防止できず，日時の経過とともに品質は低下する。ただし，冷

凍品のように凍結しないため組織が破壊されず，冷蔵初期のものは冷凍品よりも味がよい。食品が凍結しない状態で0℃以下の低温で貯蔵することを氷温貯蔵と一部でいわれているが，これも冷蔵の範囲に含まれる。→ひょうぞう，れいぞうこ

れいぞうこ　冷蔵庫　[Refrigerator]　食品，そのほかを低温（0～10℃）で保存するための貯蔵庫。〔種類〕人が庫内に入れるようなウォークイン冷蔵庫，営業用の大型のもの，家庭用の小型のものなど，多くの種類がある。また，冷蔵庫には，電気により冷凍機を作動させる電気冷蔵庫，アンモニア，フロンを冷媒とする吸収冷凍機をガスバーナーで加熱するガス冷蔵庫，氷が溶けるのを利用して温度を下げる氷冷蔵庫などがある。そのなかで，電気冷蔵庫がもっともよく利用されている。〔除霜〕食品中の水分の蒸発や，扉の開閉による外気の流入によって，冷却器に霜が付着すると，冷却能力がさまたげられるので，霜はときどき除かなければならない。この除霜には，スイッチを切って自然に溶けるのを待ち，溶けた水を捨てる手動式のものと，運転が停止しているときに，わずかについた霜を溶かして機械室に流し，機械の出す熱で蒸発させる完全自動式などがある。家庭用では，ほとんどが完全自動式である。〔使用法〕使用にあたっては，冷蔵庫は短期間の保存に用いられるものであるから，冷蔵庫を過信してはならない。食品は包装フィルムで包むか，ポリエチレン袋，プラスチック容器などに入れて保存し，乾燥を防ぐようにする。庫内の冷気の対流をよくするため，食品は間隔をあけて保存する。〔温度〕家庭用冷蔵庫の冷蔵室の温度は5℃が標準で，一部には0～1℃の室を設けているものもある。冷凍室は－18℃以下を標準にしている。低温貯蔵業界の冷蔵庫，冷凍庫は表のように分類されている。現在ではF級が約75％，C_3級が約10％を占めており，ほかの級はそれぞれ5％程度である。→れいとうこ

冷蔵庫の級別による庫内温度

級　別	庫内温度(℃)
SF級（超凍蔵）	＜－40
F 級（凍　蔵）	＜－20
C_1級（凍　蔵）	－20～－10未満
C_2級（凍　蔵）	－10～－2未満
C_3級（凍　蔵）	－2～10未満

れいとう　冷凍　[Freezing]　物理的には，水が0℃以下の温度において固体の氷に変化する現象を凍結または冷凍という。食品の貯蔵および加工において次のような凍結，冷凍工程がある。1）食品を0℃以下の低温（冷凍食品の場合は，－40～－30℃）に冷却し，食品中の水を氷の結晶に変えることにより，対象の食品を長く貯蔵できる状態にする。2）氷の結晶を生成させることを，あるいはその状態を保つことによって，対象の食品の物性または品質を改変，修飾する（おもにたんぱく質の低温変性による）。3）氷の結晶を生成させることによって，粉砕，濃縮あるいは乾燥しやすい状態にするなどのいくつかの目的をもった操作，処理を冷凍という。すなわち，冷凍食品の製造，凍り豆腐，春雨，寒天の製造，凍結，粉砕，凍結濃縮，凍結乾燥などのために必要な，基本的な工程ともいえるものである。冷凍を行うため，低温を得るためには，アンモニアあるいはフロンなど一次冷媒を使用する冷凍機を用いるのが一般的であるが，このほかに，フロン，液体窒素，液化天然ガスなど液化ガスの気化潜熱を用いる冷凍，冷凍機あるいは液化ガスにより冷却したブライン（brine，塩化カルシウム溶液，食塩水など）に食品を浸漬して行う凍結，4 mmHg以下の真空中に食品を置き，蒸発潜熱を利用して行う冷凍などがある。特殊な場合，ペルチエ効果を利用した電子冷凍もあり，将来は成層圏の気温と真空を利用する成層圏冷凍もありうる。冷凍食品を製造する場合は，食品を急速に冷却し（急速凍結，急速冷凍），食品中の水をできるかぎり微細な氷の結晶に変化させることが冷凍食品の品質を高めることになるので，上記の凍結方法を採

用し，空気凍結（sharp freezing, air blast freezing），接触凍結（contact plate freezing），浸漬凍結（immersion freezing），噴霧凍結（spray freezing）を行っている。

れいとうぎょ　冷凍魚　[Frozen fish]　長期間貯蔵するため，中心温度を－15℃以下に凍結した魚介類。〔製法〕魚の種類，大きさ，利用方法によって空気凍結装置，送風凍結装置，接触凍結装置，浸漬式凍結装置を用い，できるだけ急速に中心温度を－15℃以下に凍結する。凍結した魚は－20℃以下で貯蔵する。タイ，タラなどの白身魚は－30～－25℃で貯蔵するのが望ましい。マグロなど生食するのに赤色の肉色が必要な赤身魚は－60～－50℃で凍結し，－40℃以下で貯蔵する。これは，筋肉色素のミオグロビンが酸化してメト化し，肉色が褐変するのを防ぐためである。〔冷凍による変化〕冷凍魚は貯蔵中に空気中の酸素の影響を受けるため，キンメダイ，メヌケなどのような赤色魚は皮の赤色色素が酸化し，脂質の多いイワシ，サバなどの青魚は油焼けを起こす。魚肉たんぱく質は変性し，肉質が硬化したりスポンジ化して保水性が低下するので，解凍したときに多量の液汁（ドリップ）を分離しやすい。また，冷蔵中に水分が蒸発して乾燥することもある。〔冷凍魚の取り扱い〕冷蔵中の空気による酸化，乾燥を防ぐためには，包装したり，薄い氷の膜（グレーズ）をかける。たんぱく質の変性を防止するためには貯蔵温度をなるべく低くするとともに，貯蔵中に温度変化がないよう管理することが重要である。〔用途〕漁獲が特定漁場で短期間に集中したり，漁場が遠隔化するため，わが国の漁獲物の40％が冷凍されている。加工原料，養魚餌料に用いられるほか，生食用にも広く用いられる。冷凍魚を解凍するには，なるべく低温でゆっくり行うほうがよい。加熱調理する場合は，解凍せずに直接加熱するのもよい。解凍したものは鮮魚よりも組織が脆弱となり，保水力も低下しているので，鮮魚よりも自己消化が急速に進み，細菌におかされやすい。→スポンジか，たんぱくしつへんせい，れいとうやけ

れいとうグルテン　冷凍グルテン　小麦粉を水とこねて粘り気をじゅうぶん出すとグルテンが形成される。水を加えてさらにこね続けるとでんぷんや可溶成分は洗い流され，後にグルテンが残る。これを急速凍結させて－18℃以下に置けば長期保存ができ，室温に戻した場合，粘弾性にほとんど変化はない。グルテンをとる作業には時間と手数がかかるので，規模を大きくして機械を用いてつくられることが多く，ただちに冷凍保存し，必要に応じて凍結したまま出荷する。水産練り製品や畜肉加工品に用いられ，また，ふの原料ともなる。グルテンは凍結しても実用にさしつかえる変性はほとんど認められないので，このような流通形態が用いられるのである。→こむぎグルテン，なまグルテン

れいとうこ　冷凍庫　[Freezer]　家庭用の場合，フリージングボックス，ホームフリーザー，電気冷凍庫ともいう。内部が－18℃以下に冷却され，冷凍食品の貯蔵に用いるほか，また，新鮮な食品や調理食品を包装フィルムで密封して庫内に置き，凍結させることもできる。営業用には，肉類，マグロなどの魚介類，野菜類を凍結貯蔵する大型のものが用いられている。また，家庭用，業務用ともに，単独の場合と冷蔵庫と組みになっている場合とがある。後者は扉が別々になっているので，2ドア式冷蔵庫，冷凍冷蔵庫ともいう。営業倉庫ではF級，S級の冷蔵庫のことをいい，－20℃以下，－40℃前後の温度を保てるよ

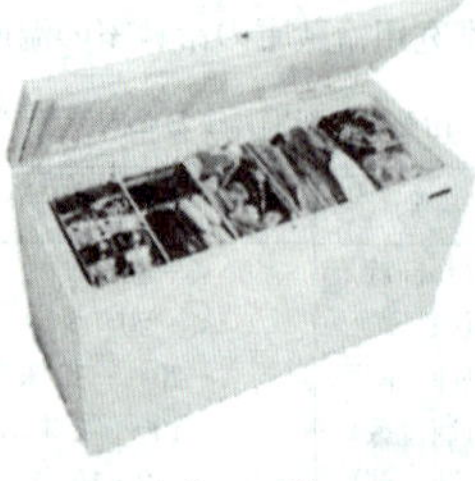

フリーザー

うにしてある。→れいぞうこ

れいとうしょくひん　冷凍食品

[Frozen foods]　〔定義〕冷凍食品の定義はまちまちであるが，食品衛生法では，「冷凍食品は調理または，加工した食品を包装容器に入れて凍結させたものにかぎり，その保存については，－15℃以上にならない温度で保存しなければならない」と保存温度範囲を示している。日本標準商品分類によれば，「前処理をほどこし，急速冷凍を行い，包装された規格商品で簡単な調理で食膳に供されるもので，消費者に渡る直前，商品がストッカーで－15℃以下に保存されたもの」としている。日本冷凍食品協会の解釈では，魚体全体を冷凍した，いわゆる冷凍魚およびブロック状に凍結したクジラ肉などは冷凍食品から除外し，一般的には，消費単位に調製，調理された冷凍状態の食品をいっている。〔取り扱い基準〕冷凍食品の流通は－15℃以下ということになっているが，冷凍食品の製造，流通，検査，食品衛生関係の国の機関および業界により，その取り扱い基準が検討され，1975年以降は－18℃以下で流通すべきであるということが決定された。一般の食品は－5℃以下に冷却することにより，その水分の約80％が氷結し，食品を変敗させる二大原因である腐敗微生物および自己消化酵素の活動がほとんど停止する。また，空気中の酸素による酸化，そのほかの化学的悪変も速度が遅くなり，貯蔵性が高まる。しかし，凍結貯蔵中の品質変化を極力防止するためには，少なくとも－18℃以下が望ましい。冷凍食品の凍結温度は，理想的には，約－40℃以下あるいは－80～－70℃以下で，急速に凍結することが望ましい。また，流通温度（保管，輸送，販売）は，少なくとも－18℃以下であり，理想的には－30～－20℃である。〔種類〕生鮮状態の保持を主目的とした冷凍食品と，消費者の手をはぶくよう調理加工した冷凍調理食品がある。〔原料〕農産物としてはスイートコーン，グリーンピース，ほうれん草，にんじん，じゃがいも，かぼちゃ，えだまめ，そらまめなどの野菜，いちご，桃，オレンジなどの果実およびその果汁，畜産物としては牛肉，豚肉，羊肉，鶏，七面鳥など，水産物としては各種魚のドレス，ヒレ，ステーキ，およびエビ，カニ，貝類，クジラなどが用いられる。〔調理食品〕シューマイ，ギョーザ，コロッケ，ハンバーグ，フィッシュスティックなどの魚介類のフライ，各種パイ，スープ，茶碗蒸し，かば焼き，しめサバなど，ひじょうに多種類の製品がある。〔製法〕原料の選定，前処理，凍結，後処理，包装の順に工程を経て凍結貯蔵する。鮮度のよい原料を選び，製品の形態に応じて調理する。野菜は熱湯に浸漬または蒸気処理して酵素を不活性化させるブランチング（blanching）やスコルディング（scalding）を行うことが多い。魚のヒレの場合には，ドリップ（液汁分離）防止のため，10％食塩水にごく短時間浸漬することもある。調理冷凍食品は味付け，切断などの調理処理のほか，さらに加熱処理を行う場合もある。冷凍調理食品はプラスチックフィルムや紙箱に詰めることが多いが，一般の冷凍食品は凍結パン（トレイ）に入れて凍結する。凍結方法には空気凍結法，接触凍結法，浸漬凍結法などがある（→れいとう）。いずれにおいても，なるべく急速に凍結することが望ましい。凍結速度が速いと小さな氷結晶が多数，食品の組織内に生成するが，遅い場合には少数の大きな氷結晶が細胞間に生成し，組織を破壊しやすい。凍結が終わったら凍結パンから出し，プラスチックフィルムで包装する。無包装食品はその表面を保護し，また，水分の蒸発と酸化を防止するためにグレーズ（glaze：氷衣）をかけるのがふつうである。グレーズは凍結品を短時間水に浸けるか噴霧することで行う。グレーズは冷蔵中に蒸発して消失するので，長時間貯蔵するときは必要に応じて再グレーズする。グレーズした凍結品は冷蔵庫で貯蔵する。冷蔵温度はできるだけ低く，温度変化を少なくすることが大切である。〔変質〕長期間

各種保存温度における冷凍食品の貯蔵期間

品目		貯蔵期間（月）		
		+10°F（−12℃）	0°F（−18℃）	−10°F（−23℃）
魚類	多脂肪	4	6～8	10～12
	少脂肪	6	10～12	14～16
果実	あんず	6～8	18～24	24
	桃（スライス）	6～8	18～24	24
	ラズベリー	8～10	18	24
	いちご（スライス）	8～10	18	24
肉類	ローストビーフ	6～8	16～18	18～24
	ラム肉	5～7	14～16	16～18
	ローストポーク	4	8～10	12～15
	ソーセージ	2	4～6	8～10
家禽類	ロースト	4	8～10	12～15
甲殻類	イセエビ	3～4	8～10	10～12
	エビ（生）	6	12	16～18
野菜類	アスパラガス	4～6	8～12	16～18
	スナップビーンズ	4～6	8～12	16～18
	ライマビーンズ	6～8	14～16	24 以上
	ブロッコリー	6～8	14～16	24 以上
	芽キャベツ	4～6	8～12	16～18
	カリフラワー	6～8	14～16	24 以上
	軸つきコーン	4～6	8～10	12～14
	カットコーン	12	24	36 以上
	にんじん	12	24	36 以上
	マッシュルーム	3～4	8～10	12～14
	ピース	6～8	14～16	24 以上
	かぼちゃ	12	24	36 以上
	ほうれん草	6～8	14～16	24 以上
	スクワッシュ	12	24	36 以上

資　料：van Arsder, W. B. et al.：Quality and Stability of Frozen Foods, 1969.

貯蔵したり，貯蔵条件が悪いと，たんぱく質の変性，脂肪の酸化，変色など，冷凍食品の変質が起こり，解凍の際に多量のドリップ（drip）が生成し，組織の劣化や，風味が低下する。冷蔵中に起きる肉類の暗褐色化を冷凍焼け（freeze burn）といい，これは，糖-アミノ反応と油焼けが進行したものである。冷凍食品の品質変化に影響する温度，時間の関係，すなわち許容温度時間（TTT, time temperature tolerance）の一例をあげると，表のとおりである。〔注〕急速凍結とは，最大氷結晶生成帯（一般には−5℃前後）をできるだけすみやかに通過させることをいう。

れいとうすいさんしょくひん　冷凍水産食品　［Frozen marine foods］〔定義〕水産物を主原料とした冷凍食品のことをいう。鮮魚などを調理・加工しないでそのまま冷凍したものと，前処理，調理加工をして解凍し，そのまま，あるいは簡単な調理を加えた調理冷凍食品とがある。〔鮮魚〕鮮魚の凍結は，マグロなどの遠洋漁業で鮮度保持のために広く行われており，急速冷凍技術の発達にともなってすぐれた品質を保つことができるようになった。エビなど海外から輸入される魚介類も冷凍品である。〔冷凍すり身〕スケトウダラなどの魚肉を重合リン酸塩および糖類を加えてすりつぶして冷凍したもので，北洋の船上および北海道，東北地方で製造され，練り製品の原料として広く使われている。〔調理冷凍食品〕主要なものとしてはフライ類（エビ，イカ，カキ，魚のフライ，天ぷら，練り製品，揚げ物）がある。そのほか，フィッシュハンバーグ，フィッシュボール，練り製品，ウナギのかば焼き，白焼きをはじめ，多くの食品がつくられている。

れいとうすりみ　冷凍擂り身　水さらしした魚肉に砂糖などを加えて凍結した練り製品原料。スケトウダラのような冷凍変性しやすい魚を練り製品原料として長期間冷凍することを目的に開発された。解凍すればすぐにすりつぶすことができるので省力化にも役立ち，品質が一定の原料が通年で入手できるなどの理由から，練り製品製造の重要な原料となっている。〔原料〕スケトウダラがほとんどを占め，ホッケ，カレイ，アジ，グチなども用いられる。〔貯蔵〕よく水さらしした魚肉に糖類など冷凍

無塩・加塩すり身の添加物と凍結点

	添加物	凍結点
無塩すり身	糖類 5～8%，重合リン酸塩 0.2%	－1～2℃
加塩すり身	糖類 8～12%，食塩 2.5%	－5～7℃

変性防止剤を加えて板状（10 kg）に成形して急速に凍結し，－20℃以下で貯蔵する。1年以上も貯蔵できる。〔糖類〕砂糖，ブドウ糖，ソルビトールが用いられる。〔種類〕工船上でつくる洋上すり身と，陸上工場でつくる陸上すり身がある。洋上すり身は鮮度のよい原料魚を利用するので，高品質である。また，食塩を配合するかどうかで無塩すり身と加塩すり身に分けられる。陸上すり身は，品質により特，特A，A, B, C 級に分けられる。→すりみ

れいとうのうさんしょくひん　冷凍農産食品　[Frozen vegetable food]　凍結状態で長期間の保存をする冷凍食品のうち，農産物を原料としたものをいう。ただし，加熱さえすればそのまま食卓に出せる調理済み冷凍食品は含まない。おもに，調理の材料として利用されるので，素材冷凍食品ともよばれる。〔種類〕野菜類が主体で，えだまめ，そらまめ，グリーンピース，コーン，ミックスベジタブル，じゃがいも，さつまいも，さといも，かぼちゃ，芽キャベツ，ブロッコリー，グリーンアスパラガス，いんげん，にんじん，マッシュルームなど。果実類ではいちご，みかんなど。〔製法〕凍結前に，必ずブランチングと称し，熱湯あるいは蒸気で1～10分間加熱する。これは，酵素を不活性化し，貯蔵中の酸化による変化を防ぐためである。〔品質変化〕冷凍食品の保存，流通は，－18℃以下で行うことが義務付けられているので，微生物による腐敗は起こらない。しかし，化学変化，とくに脂質の酸化は徐々にだが進行する。冷凍食品の色調が生鮮と比べて劣るのは，色素が酸化退色するためである。栄養素のなかでは，ビタミン類が一部損失するが，解凍や調理における損失のほうが大きい。保存温度が守られていれば，1年以上の品質保持期間が得られる。〔利用〕購入にあたっては，包装袋の破れているものは避ける。また，袋の内部に霜がついているものも，一度，解凍温度に達したおそれがあるので避ける。野菜類を調理の材料として利用するときは，すでにブランチングにより加熱されているので，ふたたび加熱しすぎないようにする。すでに，70～80％の加熱がされていると考えてよい。→れいとうしょくひん

れいとうはん　冷凍飯　[Frozen rice]　炊きたての飯を－40～－30℃で急速に凍結したもの。そのまま加熱すると，炊きたて同様の飯となる。凍結貯蔵中の温度が高くなると，炊いたときの食味，食感が変わってしまうので，－18℃以下におくことが望ましい。白飯，五目飯，炒飯などの冷凍飯がある。→アルファか

れいとうひん　冷凍品　[Frozen goods]　→れいとうしょくひん

れいとうやけ　冷凍焼け　[Freezer burn]　魚や畜肉を冷凍した際に，表面が強く褐色化して焼けたような外観になる現象。〔原因〕食品の表面が乾燥するために色が濃くみえるほか，油焼け，筋肉色素たんぱく質ミオグロビンの酸化，肉成分のメイラード反応による着色などの現象が重複して起きると考えられる。〔防止法〕グレーズをかけたり，包装をよくして，食品の乾燥を防ぐ。

れいばい　冷媒　[Refrigerant]　物質から熱を奪う媒体となる物質の総称である。一般には，冷蔵，凍結の場合に使用する冷凍機に用いられるアンモニア，フロンなどを一次冷媒（primary refrigerant）といい，冷凍機で冷却した水，塩類溶液あるいは気体（空気）などの流体を二次冷媒（secondary refrigerant）といっている。〔利用〕食品の凍結に使用される液体窒素，液化天然ガスは一次冷媒に属するが，使用の内容からは二次冷媒ともいいうる。冷凍機に使用するフロンは炭化水素にフッ素と塩素が結合したもので，フロン 12（CCl_2F_2），フロン 22（$CHClF_2$），フロン 11（CCl_3F），

フロン13 ($CClF_3$)，フロン14 (CF_4)，フロン21 ($CHCl_2F$)，フロン113 (CCl_2F-$CClF_2$)，フロン114 ($CClF_3$-$CClF_2$)，フロン115 ($CClF_2$-CF_3) などの種類があり，フロン12，フロン22がいちばん多く用いられる。冷媒の記号にRを使い，フロン12，フロン22，アンモニアは，それぞれR-12，R-22，R-717とよばれている。

れいめん　冷麺　ネンミョンといわれる韓国の麺料理の一種。〔麺〕そば粉を主体とし，これに少量の片栗粉と塩少々加え，ぬるま湯でよくこねてつくる。熱湯に入れてゆで，浮きあがったら冷水にとって冷やし，ザルにあげて水をきる。〔具〕肉(牛肉や鶏肉) を塊のままゆで，適当な大きさに切って，みじん切りのねぎ，すりごま，ごま油，おろしにんにく，こしょうと混ぜ合わせておく。梨は皮をむき，芯を取ってくし形に切る。薄焼き卵をつくり，せん切りにする。そのほか，漬け菜，糸切りのとうがらしなど。〔かけ汁〕肉のゆで汁と漬け物の漬け汁とを合わせ，これに醤油，砂糖を加えて味をととのえ，冷やしておく。〔盛り付け〕器に麺を盛り，その上に用意した具を美しく置く。冷やしたかけ汁をかけてすすめる。好みによって，酢，溶きがらしなどを用いる。

れいようしゅ　冷用酒　燗 (かん) をしないで冷やして飲む清酒で，ふつうの清酒より甘口につくってある。夏，飲用するためのものとして昭和初期に開発されたものであるが，近年は生酒 (なまざけ) が冷用酒として用いられている。→なまざけ

レオロジー　[Rheology]　食品の物理的性質を研究する流動変形に関する学問をレオロジーといい，食品を食べたときの食感的特性をテスクチャーという。レオロジーの研究に用いられる機器には，硬度計，ペネトロメーター，カードメーターなどのテクスチャー関係の経験的方法特性値を測定するものがある。このほかに物性に関する，粘弾性定数，流動特性値，破断特性値などの基礎的レオロジー定数を測定する機器としては，液状，ゲル状食品には回転粘度計，脂肪状食品，スポンジには応力緩和測定装置，スポンジ状食品には動的粘弾性測定装置，レオメーターなどが用いられる。食品のレオロジーは食品の品質管理のみでなく，加工技術の開発，評価などに，食感に関するテクスチャーの評価と併せて利用される。

レサズリンかんげんしけん　レサズリン還元試験　[Resazurin test]　細菌の汚染は酸素の消費と還元性物質の代謝生成によって酸化還元電位：Ehを低下させる。酸化還元電位の低下はレサズリンのような酸化還元指示薬 (色素) の共存で青→紫→紅→無色と色素が変化，脱色するから，これを応用して生乳，加工乳および生鮮肉の鮮度を判定することができる。レサズリンが脱色されるまでの時間は，官能的な鮮度低下のにおいや生菌数と高い相関があるといわれる。この方法は肉製品の鮮度判定に応用されることもある。

レシチン　[Lecithin]　リン脂質のひとつである。〔存在〕動植物のすべての細胞中に存在するが，とくに脳，神経組織，肝臓に多く，卵黄，豆類などにも多い。〔化学構造〕グリセリンとコリンとリン酸と脂肪酸がエステル結合し，α，βの2異性体がある。生理上重要な化合物である。〔用途〕レシチンは抗酸化力があり，また，乳化力も強いのでマーガリンの乳化剤に大豆レシチンが用いられる。〔魚臭変敗〕レシチンが分解するとトリメチルアミンを生じて魚臭を発生する。バターの変敗にこの現象が起こることがあり，魚臭変敗 (fishiness) とよばれる。→コリン

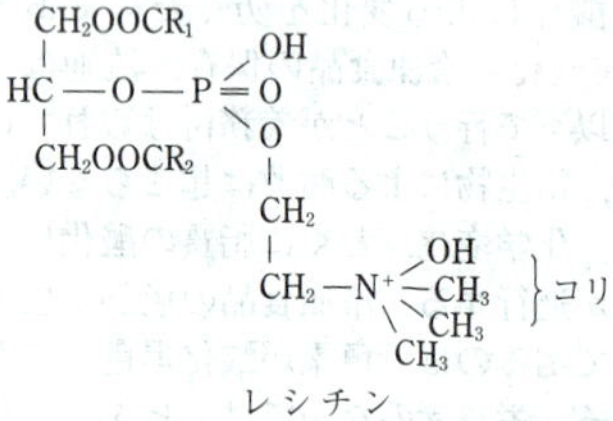

レシチン

レダクトン　[Reductone]　炭素－炭素間二重結合に水酸基がふたつ並んだエン

ジオール基をもつ化合物の総称。水酸基がアミノ基（$-NH_2$）やチオール基（-SH）に置換している場合も広義のレダクトンとして扱われる。アミノ基を有するレダクトンをとくにアミノレダクトンとよぶ。これらのレダクトンは強い還元力を有し，色素2,6-ジクロロインドフェノールを還元する。エンジオールは一般に不安定であるがエンジオール基に隣接してカルボニル基をもつレダクトンは比較的安定な化合物として存在する。この化合物はアシ-レダクトンとよばれ，酸性下でも還元性を示す。アスコルビン酸，トリオースレダクトン，レダクチン酸などが代表的なものである。トリオースレダクトンはグルコースのアルカリ分解により生成する。アミノ・カルボニル反応においても種々のレダクトン類を生じる。たとえばアマドリ転位化合物はアミノレダクトンとしての性質を有する。

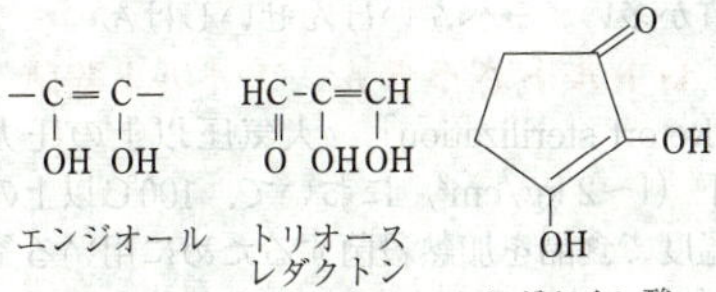

エンジオール　トリオースレダクトン　レダクチン酸

レタス　[Lettuce]　キク科の一年生草で，ちしゃ（萵苣）ともいう。原産地は地中海地方，近東，中央アジア，中国などといわれている。古代から栽培され，現在では各国に分布しているので，品種の分化がいちじるしい。わが国では，戦後急速にのびた野菜のひとつである。〔産地〕春レタスは茨城，香川，兵庫などでのトンネル栽培，夏秋レタスは長野，群馬などでの露地栽培，冬レタスは静岡，香川などでのトンネル栽培が主である。〔品種〕大別すると，ヘッドレタス（玉レタス，玉ちしゃ，サラダ菜），リーフレタス（葉レタス，葉ちしゃ），コスレタス（立ちしゃ），アスパラガスレタス（ステムレタス，茎ちしゃ，ちしゃとう）の4群になる。ヘッドレタスには，かたい球になるクリスプヘッド型（レタスとよんでいる）と，ゆるい球になるバターヘッド型（サラダ菜とよんでいる）がある。このうち，わが国でおもに栽培されているのは，ヘッドレタス，サラダ菜，リーフレタスの三種で，なかでもヘッドレタスがもっとも多い。したがって，レタスというと，ふつうヘッドレタスのことをさす。葉質が柔軟で，繊維が少なく，香気を有するのが品質のよいものである。葉は淡緑色であるが，最近は濃緑色のものが好まれる。〔成分〕β-カロテン，ビタミンB_1，C, E, K, Caなどをバランスよく含んでいる。芯の部分に鎮痛，催眠効果をもつラクツコピクリン（lactucopicrin）が少量存在する。〔調理〕サラダ，サンドイッチ，冷肉，その他料理の付け合わせに利用される。よく洗って氷水にひたしたものを，包丁を使わずに手でちぎるのがよい。→ちしゃ

レチノール　[Retinol]　ビタミンAにはアルコール型，アルデヒド型，酸型，エステル型などがある。アルコール型をレチノール（retinol）とよぶ。アルデヒド型はレチナール（retinal），酸型はレチノイン酸（retinoic acid），エステル型はレチニールエステルとよぶ。→ビタミンA

れっか　劣化　[Deterioration]　食品の品質（栄養学的価値，し好的価値および安全性）が低下すること。食品の品質は，それを構成する成分の化学的および物理的性状や複数の成分でつくりあげられる組織の性状によって決められる。したがって，劣化はこれら三種の性状が食品として好ましくない方向に変化することともいえる。〔因子〕劣化をもたらすおもな因子には微生物，酵素，酸素，成分間反応などがある。1）微生物：細菌やかびによって食品成分が分解されて悪臭や酸味，苦味，渋味が生じ風味が害され，同時に食品固有の色調も変化する（腐敗）。また，食中毒やがんの原因となる有害代謝産物が生じることもある。2）酵素：収穫またはと殺によって有機的個体としての均衡を失った食品においては，内在性酵素による一方的な異化作用が進行し，それが悪臭の発生，外観の悪化，テクスチャーの変化，栄養価の低下

などをまねくことが多い。果実中のペクチン分解酵素によるペクチン質の過度の分解は過熟状態をまねき，食感を悪くする。食品中のリポキシゲナーゼは不飽和脂肪酸を分解する。そのとき生じたヒドロペルオキシドはカロテン，クロロフィルなどを破壊して食品の色調を変えるばかりでなく，それ自身がヘキセナールやヘキサノールなどに変化して異臭の原因となる。じゃがいもや果実のポリフェノールオキシダーゼはフェノール類を酸化して酵素的褐変をひき起こし，外観やフレーバーを悪くする。3）酸素：酸素は種々の食品成分を酸化し，栄養素として不適当なものに変えたり，過酸化脂質のような有毒物質をつくる。また，好ましい香気を弱めたり，異臭を発生させたりする。4）成分間反応：アミノ酸やアミン類はアルデヒドや還元糖などのカルボニル化合物と反応し褐色色素を形成する。この反応はアミノ・カルボニル反応とよばれ，その進行にともなって食品の色調が悪変したり，異臭の原因となるピロールアルデヒドやピラジン類が生成したりする。たんぱく質の場合には必須アミノ酸（とくにリジン）が損失するほか，変性や分子間架橋の形成によって消化性の低下や食品物性の悪変につながる。5）そのほかの因子：たんぱく質をアルカリ処理した場合には，アミノ酸残基間に架橋が形成される。このときリジンの損失によって栄養価が低下するばかりでなく，生成するリジノアラニンは腎臓に蓄積されて腎臓細胞肥大をひき起こすことが知られている。熱によってたんぱく質は変性されやすい。とくに魚肉たんぱく質は変性しやすく，それによってゲル化能力を失う。凍結による劣化は氷の巨大結晶によって組織が破壊されるためである。以上，1）～4）の因子は温度，水分，pH などによっていちじるしく影響されるので，これらを適当にコントロールすることによって食品の劣化を防止することが可能である。

レックアッセイ　[Rec-assay]　1972年国立遺伝学研究所の賀田恒夫らによって開発されたDNAに損傷を誘発する化学物質を簡易に検索する方法である。〔方法〕寒天培地上に枯草菌（*Bacillus subtilis*）の野性株（H17 rec^{+}）と組み換え（recombination）修復欠損株（M45 rec）を放射線状に塗布した後，その起点に試験試料を含んだ円形ろ紙を置いて一夜，37℃で培養する。〔判定〕DNAに損傷を起こす物質はM45 rec^{-}株に対して強い生育阻害を示すが，DNAに損傷を起こさない物質はM45 rec^{-}株およびH17 rec^{+}株に対して同程度の生育阻害しか示さない。このように組み換え修復欠損株が，対応する野性株よりも試料によって強い生育阻害を受けた場合，その試料はDNA損傷を誘発していると考える。レックアッセイなどのDNA修復試験の結果，陽性つまりDNA損傷性を示す物質のなかには遺伝子の突然変異を誘発したり，細胞の染色体異常を誘発する物質が多い。→へんいげんせいしけん

レトルトさっきん　レトルト殺菌　[Retort sterilization]　大気圧以上の圧力下（1～2 kg/cm^2）において，100℃以上の温度で食品を加熱殺菌するために用いる釜（装置）を加圧殺菌釜またはレトルト（retort）という。レトルトを用いて100℃以上の温度で殺菌することをレトルト殺菌という。魚介類，畜肉類，野菜類，香辛料には，ボツリヌス菌，枯草菌のように100℃以下の温度では死滅しない芽胞を形成する微生物，すなわち，耐熱性菌が付着していることが多いので，これらの缶詰，瓶詰，プラスチック袋詰（レトルト食品）を製造する場合には，ほとんどレトルト殺菌が行われている。殺菌温度は，通常110～120℃であり，高い場合は120～140℃である。

レトルトパウチしょくひん　レトルトパウチ食品　[Retort pouch food]　レトルト殺菌が可能な耐熱性の小袋状の包装容器をレトルトパウチといい，これに食品を充填，密封し，100℃以上で加圧，加熱殺菌を施して常温流通を可能にした製品のことをレトルトパウチ食品という。レトルト

殺菌の可能なプラスチック主体の成型容器も使用されているので，小袋状，成型容器に充填，密封し，レトルト殺菌を施したものの総称をレトルト食品といっている。本質的には加圧加熱殺菌した缶詰と異なるものではない。しかし，缶詰の場合より殺菌時間が短いので，加熱による品質の変化が少ないこと，軽量で取り扱いやすいこと，食用時に速やかに加熱することができること，簡単に開封できることなど，缶詰より有利な点が多い。わが国では，1967 年から市販された。レトルト食品の容器の素材は，透明な容器の場合，内容物に接する内層はおもにポリプロピレンまたは塩化ビニリデンが使われ，外層はポリエステル，ナイロンが使用される。不透明な容器の場合は，内層と外層の間にアルミ箔が使用される。前者の場合には，きわめてわずかながら酸素透過性があるので，その酸素透過性と食品の酸化されやすさに応じて約 1 か月から半年前後の賞味期間とされている。後者の場合は缶詰とほぼ同様に考えられ，1〜2 年前後である。レトルト食品を大別すると，カレー，ハヤシ，シチュー，牛丼の素，おでん，シューマイなどの調理済み食品，ミートソース，マーボー豆腐の素などの調味用材料，ハンバーグ，ミートボールなどの食肉加工品，白飯，赤飯，五目飯，チャーハン，ピラフなどの米飯類，コンソメ，ポタージュなどのスープ類がある。なお，食品衛生法に基づいてレトルト食品の規格基準が 1977 年に制定されている。

レトルトべいはん　レトルト米飯 [Retortable pouched cooked rice]　耐熱性の包装材料で包装した後，予備調理した米などをレトルト殺菌した米飯類のこと。通常 115℃ で 50〜60 分，120℃ で 20〜25 分程度の条件で加熱殺菌されるので，変敗の原因となる微生物は死滅し，常温で 3 か月以上の貯蔵が可能である。〔種類〕レトルト米飯は，1970 年に製品化されて以来，白飯のほか，赤飯，五目飯，鶏釜飯，玄米，ピラフ，チキンライスなど，多くの種類の製品が市販されている。〔製法〕量的に多い赤飯の製造法は，おおむね図に示すような工程によっている。原料米，小豆の水漬時間，予備調理，小豆煮汁による着色，包装時の真空度，殺菌の温度と時間などによって品質が異なるので，原料の特性に合った条件設定が重要である。

レバー [Liver]　→かんぞう

レバージョン [Reversion]　逆合成または逆反応をいう。でんぷんの酸による加水分解によって生成したグルコースが，ふたたび結合してゲンチオビオース，イソマルトースなどのオリゴ糖類を生ずる現象。〔性質〕でんぷん濃度や酸濃度が高い場合や，反応温度が高いとか，加熱時間が長すぎる際にレバージョンが起こりやすい。また，ブドウ糖がイオン交換樹脂を通るだけでも，この反応が起こることがある。そのため水あめ製造のときよりも，酸糖化法によるブドウ糖製造の際に多くできる。〔生成物〕粗製ブドウ糖が苦いのは，主としてこのレバージョンで生成したゲンチオビオースのためである。また，結晶ブドウ糖中に少量あるデキストリンも，この反応で生じたオリゴ糖類である。この反応によって生成した糖類が十種近く知られている。たとえば，二糖類ではセロビオース，ニゲロース，ラミナリビオース，コージビオース，ソホロースなどがハイドロール中に見いだされている。でんぷんを糖化酵素で分解する場合にはレバージョンは起こらない。→ゲンチオビース，ハイドロール

レバーソーセージ [Liver sausage]

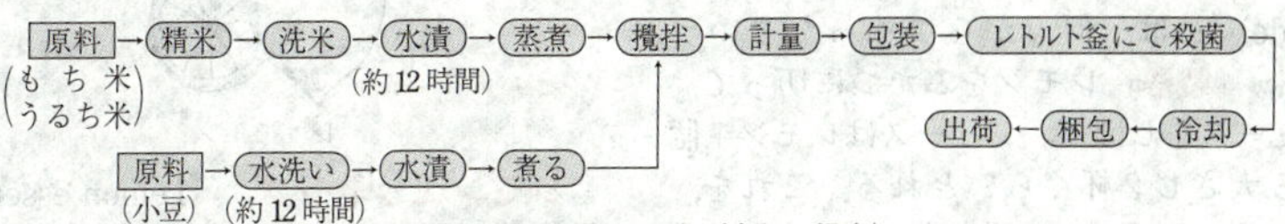

レトルト米飯のつくり方（赤飯の場合）

肝臓を原料としたソーセージである。〔製法〕肝臓は新鮮なものを選び，胆のうを取り去り，水洗してチョッパーで細目にひく。別に豚脂肪，塩漬を行った赤肉をともにひき，これらを加えて（配合割合の1例を示すと，肝臓：豚脂肪：赤肉＝1：1：1）さらにチョッパーを通してひき合わせ，調味料などを混和した後，牛小腸を標準として20 cm程度に1本ずつ詰める。乾燥は40℃に1時間，燻煙は50℃に1時間，水煮は70℃に30〜40分，水冷は15℃に15分間行う。〔種類〕レバーソーセージには，やわらかいレバーペースト（liver paste）型とかたいソーセージ型とがある。→レバーペースト

レバーペースト　[Liver paste]　レバーソーセージと同様なものであるが，絞り出してパンなどにぬって使うことが多い。〔原料〕赤肉をあまり多量には用いず，脂肪を多く混ぜる。〔製法〕豚の肝臓を香辛料（丁香，オールスパイス，肉桂などの混合を，湯に対し約1％用いる）と食塩（約5％）とを加えた沸騰湯中に入れ，煮沸後，原料をとり出し，肉ひき機にかけて細砕し，これに調味料，香辛料を加えてつくる。調味香辛料の配合一例は，肝臓100に対して良質ラード50〜100，バター30，玉ねぎ5，食塩3，こしょう0.3，オールスパイス0.1，メース0.1，砂糖0.5，うま味調味料0.1である。

レプチン　[Leptin]　脂肪細胞から分泌されるペプチドホルモン。脳の視床下部にある摂食中枢の受容体に作用して食欲を抑制したり，交感神経系を刺激してエネルギー代謝を亢進することで，体脂肪量や体重の調節をつかさどっている。

レブロース　[Levulose]　→かとう

レモネード　[Lemonade]　本来は，レモンの果汁を含んだ飲料の一種。エード（-ade）とは，何々からつくったという意味。〔製法〕レモンをふたつに切って，ジュースをしぼる。ジュースはレモン1個から大さじ2杯ぐらいとれる。これを，エードグラス，または中ぐらいの大きさのタンブラーいっぱいに，削り氷あるいは砕氷を詰めておいた上から注ぎ，粉砂糖を加える。濃いシロップを加える場合もある。冷水を満たし，よくかき混ぜて飲む。

レモン　檸檬　[Lemon]　インド原産のミカン科常緑低木のかんきつ果実。フランス語ではシトロン（citron）という。また，中国語では枸櫞（くえん）ともいい，クエン酸の名前の由来になっている。〔栽培〕冬の気温が暖かく，雨の少ない地で栽培される。わが国ではみかんの栽培地と同じで，多くはアメリカ，チリ，南アフリカなどからの輸入品である。果実は樹上で着色させると香味をそこなうので，緑果のうちに採集し，色をつけて（エチレンガスで着色加工する）出荷される。〔産地〕アメリカのカリフォルニアに多く，オーストラリア，イタリアのシチリア島などでも生産される。〔品種〕ユーレカ（カリフォルニア），ビラフランカ（フロリダ）のほか，リスボン，フェミネロ，ベルナなどがある。〔形状〕果実はオレンジより小さく，楕円形で，色はレモン黄色をしており，果皮はかたく，強い芳香を有する。炭水化物としては12.5％あるが，糖分は1〜2％と少ない。ビタミンCを豊富に含んでいる（100 mg/100 g）。酸味が強い（大部分がクエン酸で，酸量は5〜7％）。皮にはd-リモネンが含まれており，香りの主成分となっている。〔用途〕料理用として用いられるほか，広い用途があり，マーマレード，ジュース，レモン油，ペクチンの製造に用いられる。

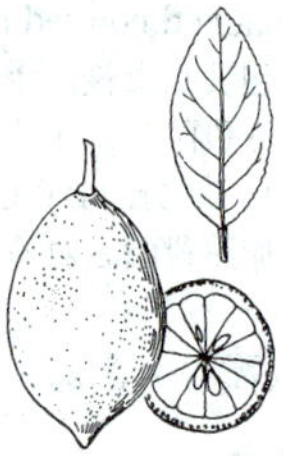

レ モ ン

レモンエッセンス　[Lemon essence]　植物性天然香料の一種である。〔シトラー

ル〕天然のレモンオイルからつくられたものが最良品といわれるが，レモングラスからとったシトラール（citral）でも代用できる。〔洋菓子用〕イタリア産よりもカリフォルニア産のほうが，香りが温和なため洋菓子用には適している。〔用途〕レモンエッセンスは，単一着香料として使用されるばかりでなく，スイートオレンジエキストラクトと3：1の割合で混和し，主としてアイスミルク，シャーベットなどに使用される。→レモンオイル

レモンオイル　[Lemon oil]　〔産地〕イタリアのシチリア島およびアメリカのカリフォルニア州で産する。わが国では，広島県，香川県など瀬戸内地方でおもに栽培されている。〔製法〕レモン果実より搾り出し，蒸留して得られる。〔用途〕レモンエッセンスの主原料である。〔主成分〕シトラール（citral）で，3～4％含まれる。〔レモンテルペンレスオイル〕レモンオイルのほかに，レモンテルペンレスオイルがある。前者より25～30倍香りが強いとされ，主成分のシトラールのみを含有し，テルペン（松脂質）がまったく含まれないといわれ，非常に高価なオイルである。〔レモングラスオイル〕レモンオイルの一種。東インドに産するレモングラスを，蒸気蒸留してつくられるもので，人造すみれ，すなわちイオノンの原料として輸入される。レモンに似た芳香を有する清涼飲料，洋菓子などに，基本香料として使用される。

レンコダイ　連子鯛　→タイ

れんこん　蓮根　[Lotus root]　→はす

レンチオニン　[Lenthionine]　しいたけに存在する成分である。食品の香りは多くの香気成分の相互作用により形成されることが多いが，レンチオニンは単独でしいたけ特有の香りを有する。このような化合物のことをcharacter impact compoundという。水に難溶であるが，油溶性であり，アルコール，植物油に溶ける。融点は60～61℃であり，結晶またはプロピレングリコール，植物油に溶かした状態ではかなり安定である。しいたけの香りを食品に与える場合用いられ，即席の吸い物などに添加される。使用量は製品1 kgあたり1～5 mgである。

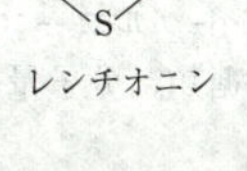

レンチオニン

レンチナン　[Lentinan]　胃がんの治療薬として用いられる，しいたけの子実体由来の高分子多糖である。活性マクロファージ，キラーT細胞，ナチュラルキラー細胞など，免疫応答系細胞の活性を増強することが知られている。

れんにゅう　練乳　[Condensed milk]　全乳または脱脂乳に砂糖を加えるか，あるいは加えないで減圧下で濃縮した製品をいう。加糖全脂練乳（加糖練乳），加糖脱脂練乳および無糖練乳の三種類がある。狭義には，加糖練乳の意味に用いられる。

レンニン　[Rennin]　乳児の胃や仔牛の胃（第四胃）などに存在するカゼイン凝固酵素。レニン（renin：腎臓において生産されるプロテアーゼの一種）と区別するためにキモシン（chymosin）とよばれることが多い。387個のアミノ酸よりなる。分子量約40,000。〔製法〕生後3～5週間の仔牛を使用する。第四胃を切り取り，塩漬して乾燥したものをvellという。これに15～20倍量の5％食塩水または5％塩化カルシウム溶液を加えて数日間浸漬してから，浸出液をろ過または遠心分離して澄明な液を得る。本液は胃より抽出されたペプシンも少量不純物として含み，レンネット溶液とよばれる。これを精製してレンニンを得る。〔性質〕レンニンはたんぱく質分解酵素の一種で，その最適作用条件はpH3.2～4.5で32～45℃，イオン強度0.10～0.50であるといわれる。本酵素は牛乳凝固作用が主で，たんぱく分解作用は弱い。カゼインミセルの表面に存在して保護コロイドの役割を果たしているκ-カゼイン（Ca-insensitive casein）に作用してC末端

からマクロペプチドを解離する。この際，κ-カゼインはパラ-κ-カゼインに変わってカルシウム安定性を失い，αs-および β-カゼインと相互作用し，安定なカルシウムパラカゼイネートとして凝固物（カード）を生ずる。〔微生物レンニン（Microbial rennins)〕レンニンの代用品としては，古くから豚胃ペプシン，植物凝乳酵素（いちじくの ficin，パインアップルのパパイン，ブロメラインなど）があり，後者はヒンズー教国で広く用いられている。レンネット製造には仔牛を多数使用するためにコスト高になり，世界的なチーズ生産の拡大によるレンネットの需要増に対応するため，微生物レンニンが開発されている。実用化されているものは，毛かびの一種 *Mucor pusillus* LINDT の生産するものおよび *Mucor miehei* の生産するものなどがあるが，レンネットに比べてややたんぱく分解力が強く，熟成の途中で苦味ペプチドが形成することがある。このほか，遺伝子組み換え操作により，大腸菌から仔牛レンニンとまったく同じ凝乳酵素を製造する技術も開発されている。

レンネット　[Rennet]　仔牛の第四胃から抽出されたもの。凝乳酵素レンニン（rennin，キモシン：chymosin ともよぶ）を主成分とする。錠剤，粉末，液体製剤などとして供給されている。レンネットは不純物としてペプシンを含む。〔製法〕乾燥胃に 15～20 倍量の 5％食塩水または 5％塩化カルシウム溶液を加えて数日間浸漬してから，浸出液をろ過または遠心分離して得る（レンネット液）。→レンニン

れん

ろ

ロイコシン　[Leucosin]　植物体に含まれるアルブミンの一種である。〔存在〕大麦，はだか麦，小麦などの穀粒中に含まれるが，その量は 0.4％程度で全たんぱく質中の 10％以下である。〔性質〕食塩または硫酸マグネシウムの飽和により沈殿する。

ロイシン　[Leucine]　α-amino valeric acid のことで，栄養上必須アミノ酸のひとつである。食品たんぱく質に広く分布するので，不足するおそれはない（→アミノさん）。〔性質〕亜硝酸で酸化すると NH_2 基が OH 基となり，ロイシン酸となる。このナトリウム塩は，ショ糖の 2.5 倍の甘味を有する。D 型には甘味がない。

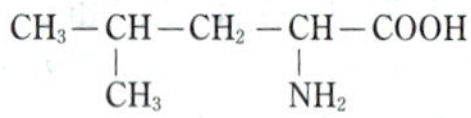

ロイシン

ろう　蝋　→ワックス

ろうか　老化　[Retrogradation]　時間の経過とともに食品が劣化することをいうが，糊化でんぷんについていう場合が多い。〔でんぷんの老化〕でんぷんが糊化するとアミロース，アミロペクチンの鎖の間に水が入り結晶構造がくずれ膨潤して網目構造をつくる。放置すると主としてアミロースが再び配列し結晶あるいはミセルをつくり，一部不溶化するとともに粘性を失う。この現象をでんぷんの老化という。でんぷん性食品が老化するとかたくなり粘り気を失い，おいしくなくなる。アミラーゼも分解されにくくなる。老化は水分が 30～60％で，凍結しないかぎり温度が低いほど起こりやすい。老化のしやすさはでんぷんの種類によって違い，一般的にはアミロースの多い種類が老化しやすく，もち種でんぷんは一般に老化が遅く，とうもろこし，小麦のでんぷんは老化しやすい。老化は乾燥して水分を 15％以下にするか急速に凍結すれば防げる。炭水化物，グリセロール・ソルビットなどや界面活性剤を加えて，抑制することができる。

ローカストビーンガム　[Locust bean gum]　カロブビーンガムともいう。地中海沿岸に生えるマメ科の植物ローカストビーン *Ceratonoia siliqua* L. TAUB から得られる粘質多糖類。〔製法〕種子の胚乳部を焙焼し，熱湯で抽出し，濃縮，乾燥する。〔性質〕おもに D-グルコースと D-マンノースからなる多糖類。分子量約 30 万。冷水

には溶けないが80℃以上で完全に溶解する。〔用途〕糊料，安定剤として清涼飲料，冷菓，菓子，ソース，ハム，ソーセージなどに添加される。添加量は，果汁飲料0.25%，マヨネーズ1〜2%，ソース1〜3%，ケーキ1〜3%。

ロースト　[Roast]　鳥獣肉類を大きな塊のまま（1 kg以上）天板にのせ，オーブンで蒸し焼きにしたもの。この調理法は西洋料理の基本のひとつで，ロースティング（roasting）またはフランス語でローティサージュ（rotissage）といい，日本ではあぶり焼きと訳されている。ディナー（dinner）の主要コースであるローストには，この調理法によって焼きあげた肉類が出されるものであるが，アントレ（entrée）のコースのつぎに供されるため，料理の材料が重複しないことが大切である。ローストされたものは肉の内部に肉汁を保ち，全体が均一の美しい焼き色で，焼き肌が層をつくり，光沢と香ばしさをもつように焼きあがらなければならないため，焼き方には技術を要する。元来は，戸外で1頭または1羽ごとを大きな焼き串に刺し，斜め下より直火であぶり，ときどき串のハンドルをまわして串焼きとしたものであったが，家のなかに焼き床をつくり，家族数に合わせた量を蒸し焼きにするようになった。〔材料〕肉塊をそのまま焼く料理であるから，質をじゅうぶん吟味しなければならない。牛肉，豚肉，羊肉，鶏，七面鳥，野禽獣などの大きな肉塊（1 kg以上）を用いる。〔焼き方の要領〕1）肉は熟成したものを室温に戻して用い，調味する。これを深めの天板の金網の上にのせ，その表面にたっぷりの油脂をぬって焼く。オーブンを230℃に熱し，まず肉の表面に焼き肌（壁）の層をつくり，肉汁が外部に流れ出ないようにした後，中火にする（175℃）。周囲から乾熱により内部を熱すると，なかの肉汁が徐々に濃縮され，うま味も増してくる。肉汁をじゅうぶん保ちながら焼くことが大切である。焼きあがりは元の肉の重量の70%になる。2）じゅうぶんな脂肪を使って焼く。肉に脂肪分がある場合は上部にして焼くが，脂肪のない肉は前もって豚の背脂をピケ（piquer）針で刺し込むか，豚脂の薄切りを上にのせて焼く。3）形をととのえてから焼く。多くの場合，焼きあげたそのままを食卓に出すので，ごちそうとして見栄えがするように美しい形にととのえる。骨のない肉は変形するのを防ぐため，たこ糸で3〜4 cm間隔でしばるとよい。また，鶏や七面鳥などはとり針でぬい，形をつくる。豚や羊のもも1本を使うときには，表面に切り込みを入れ，丁字やにんにくをうめ込み，風味付けと模様にする。4）ベースティング（basting）する。すなわち，油をたらしかけて焼くことで，天板底に溶けた油の上澄みをスプーンですくい，肉の上部全体に10分ごとにかける。この操作は肉面の過度の乾燥を防ぎ，焼き肌の層をしっかりさせ，均一な焼き色と光沢を付けるために必要である。5）肉の焼き加減を知る。ロースト肉用温度計を用いると便利である。肉塊の脂身や骨に触れないように温度計の先を中央部に刺し込み，肉といっしょにオーブンで焼き，温度計が55〜60℃で生焼け（レア：rare），65〜70℃で中間焼け（ミディアム：medium），70〜77℃でよく焼いたもの（ウェルダン：well-done）で判断する。肉用温度計がないときには，次の3とおりの方法で加減をみる。①指で押してみる（肉は火が通るに従い弾力が強くなる）。②金串で肉の中央部を刺して，表面ににじみ出る肉汁の色をみる。肉汁がもも色であれば中間焼け，赤い色が残り，汁がにごっているときは生焼け，澄んだ汁が出たらじゅうぶん焼けている。③専門的な計り方。金串を肉のなかに刺し込み，数秒間たってから引き抜き，金串の先を下唇にあてて温度を調べ，同時に出る肉汁の色を確める。6）香味野菜を加える。玉ねぎ，にんじん，セロリなどのあら切りを（肉の量の20%），でき上がる15分前に天板のまわりに入れる。このことにより野菜が熱をうばうため，油が焦げるのを防ぎ，香味と水分が焼けた肉をかこむよ

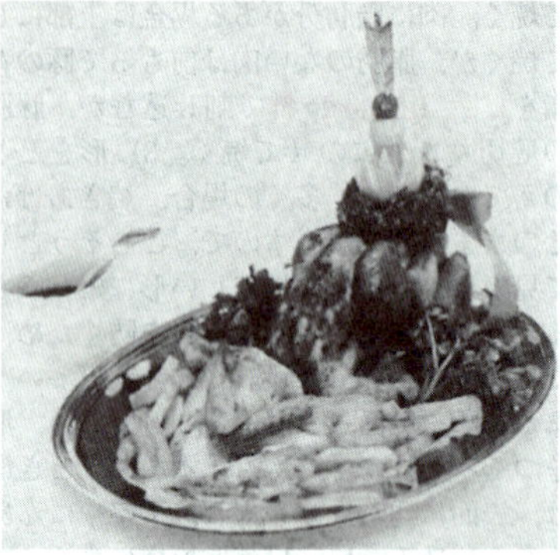

ローストチキン

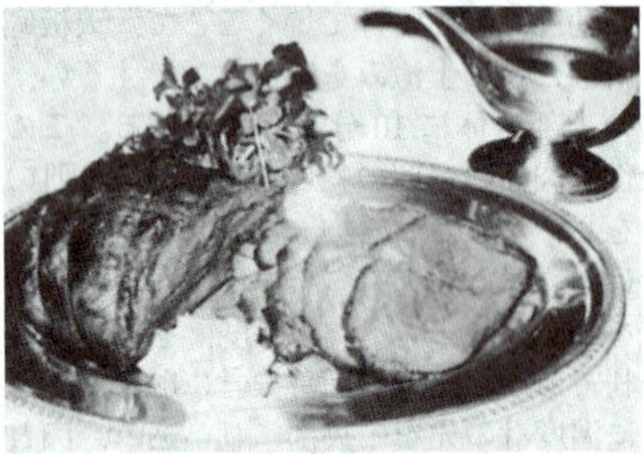

ローストビーフ

うになる。香味野菜は15分焼くとキャラメル色になり肉が焼きあがった後で，天板底に焼きついた肉の焼き汁とともに煮立ててソースをつくる。万一，焼き色にむらのあるときには肉を上下，左右にひっくり返し，焦げ色が強いようであればアルミホイルやキャベツの葉などをかぶせ，温度を調節しながら均一に焼くことが大切である。7）材料の肉質により，焼き加減を決める。牛肉，羊肉，アヒル，野鴨などの赤身の肉は生焼け，または中間焼け（65℃）で，内部にじゅうぶんには火が通らないくらいの肉色がもも色のところで仕上げるほうが味がよい。また，仔牛肉，仔羊，豚肉，鶏，うさぎ，七面鳥などの白身の肉は火を通してよく焼く（75℃）。〔ローストの切り方〕焼きあげた肉を温めた大きな皿に移し，20分間さめないようにアルミホイルでゆるく包んでおくか，そのまま皿に盛り付けて食卓に出して，焼き肌がしっとりと湿り気を含むまでおく。オーブンから出し立ての肉は，表面が高熱をもち，かたい層になっている上に熱せられて中央部に肉汁が集まっているから，肉の内部と表面の温度が同じくらいになるまでおく。肉汁が元に戻り，肉質が安定したときに切ると，切りやすい。また，肉汁の損失が少なく，薄く切れる。肉繊維に対して直角に0.5～1 cm厚さに切り，1人分は2切れずつ用意する。かたまりのままローストした肉は，ひと切れずつ切って焼いたステーキ肉と焼き加減は同じでも，味の差が大きく，ロースト肉こそ，肉のもち味がわかる料理といえる。〔ローストビーフ（Roast beef）〕イギリスの伝統的な料理で，ヨークシャープディング（yorkshire pudding），ローストポテト（roast potatoes）をつけ合わせとし，ソースは西洋わさび入りソース（horseradish sauce）と焼き汁（brown gravy）を添える。〔ローストチキン（Roast chicken）〕小型のオーブンでも焼け，家庭でもつくられる。

ロースハム　[Roast ham]　〔製法〕豚のロイン部の肉（背ロース肉）を成形して，3～4℃で7～10日間塩漬し，ケーシングなどで包装後，30～50℃で1～1日半，あるいは50～80℃で4～6時間燻煙し，70～75℃で2～3時間湯煮したもの。ラックスハム（lachs ham）ともいうが，日本農林規格（JAS規格）では，ラックスハムは豚のロース肉およびそのほかの部分の肉を用いたものをさしている。→ハム

ローズベンガル　[Rose bengal]　食用タール色素のひとつで，法定名は食用赤色105号である。〔製法〕テトラクロルフルオレセインをヨウ素化してつくる。〔性質〕キサンチン系の色素で，水溶液は帯青赤色を呈する。水，エタノール，プロピレングリコールによく溶ける。日光で退色しやすい。酸にも不安定で，水溶液を塩酸酸性とすると，沈殿を生ずる。〔用途〕かつては焼き菓子の着色に0.0001～0.002％の濃度で用いられたが，現在は，と畜の枝肉の検印用が主要である。

ローダミン [Rhodamine] タール色素の一種。塩基性タール色素に属する。塩基性タール色素は，いずれも毒性が強いので，食品への着色は禁止されている。LD_{50} は 0.1～0.2 mg/kg（マウス）であり，多量に摂取すると尿および皮膚が着色する。色調が鮮やかなため，かつて，不正に使用されたことがある。→タールしきそ

ロードトルラ [Rhodotorula] 分生芽胞をつくらず，出芽によってのみ増殖する酵母。細胞内にカロテノイド色素を含むので，従来，紅色酵母と名付けられていた。〔性状〕黄色または赤色を呈し，発酵力はない。

ロープ [Rope] 食品が腐敗し，粘着性の物質を生ずる現象を総称してロープ現象という。〔パンの糸引き〕ふつうは，パンを保存したときに変質して糸を引くようになることをロープという。これは原料に使用する粉に混入したロープ菌（*Bacillus mesentericus melgatus*, *B.fuscus*）という一種の枯草菌（*B.subtilis*）が生地中で繁殖し，パンが焼きあがった後も耐熱性の胞子が生き残っていて繁殖し，ロープが起こるのである。〔性状〕ロープはパンの中心部に現れ，初期には果実様のにおいがするが，さらに進むと糸を引き，悪臭を発するようになる。ロープは夏期の蒸し暑い天候のときに起こりやすい。〔防止法〕1）よい原料を使用する，2）生地に食酢を加えて微酸性にする，3）防腐剤を用いる，4）作業場を消毒する，5）パンの焼きあげをじゅうぶんにする，6）パンの保存に注意し，速やかに放冷して長時間高温におくことを避けること，などがあげられる。

ローファットミルク [Low fat milk] 脂肪の過剰摂取をひかえるために，飲用牛乳でも低脂肪製品の需要が出てきた。ところが乳等省令では，従来，牛乳の脂肪含量は3.0％以上と規制していたので低脂肪乳は脱脂乳扱いとなっていた。1979年4月の省令改正の際に部分脱脂乳が新設された。乳脂肪分は0.5％以上3.0％未満，ほかの規格（酸度，無脂乳固形分，細菌数，大腸菌群，製造および保存の基準）は牛乳に同じ。なお，脱脂乳は乳脂肪分が0.5％未満となっている。他物の混入が禁止されているので，β-カロテンなどの添加で黄色味を調整したローファットミルクは乳飲料の扱いになる。→にゅういんりょう

ロープきん　ロープ菌 →ロープ

ローヤルゼリー [Royal jelly] 王乳ともいう。ミツバチの巣箱の王台に若いはたらきばちの咽頭腺から分泌した乳白色の液体で，女王バチの餌である。女王バチはほかのハチの3倍も大きくなりふつう3年，時には5～6年も生きるのに対し，はたらきバチは活動期にわずかに1か月程度生きるに過ぎない。この差が王乳を餌とするかしないかだけであることから，王乳のなかには秘薬的効果をもった成分があるとして珍重されている。王乳の成分は，水分65～70％，あらたんぱく質12～15％，あら脂質3～5％，炭水化物約15％，灰分約1.5％で，外観は白色糊状の流動体で，刺激的な酸味をもっている。微量成分として各種のアミノ酸，リン酸結合体，ビタミン類，脂肪酸，ミネラル類を含んでいるので，人体にとっても生理的な効果があるといわれている。現在ではミツバチの特殊な習性を利用して大量生産する技術を開発し，かなり高価ではあるが商品として市販されている。

ローリエ [（仏）Laurier] →げっけいじゅ

ロールキャベツ [Cabbage rolls] キャベツの葉を広げたうえに詰め肉を置いて巻き，やわらかく煮込んだそうざい料理。キャベツと肉の煮込みの形には大，小があり，世界各国の家庭料理として重宝されている。〔材料〕キャベツの葉，詰め肉（牛・豚の合びき肉，炒めた刻み玉ねぎ，刻みマッシュルーム，食パンまたは生パン粉，パンをしめらせるための牛乳または水，つなぎとして卵，塩，こしょうなど）。このほか，ゆでたマカロニ，ご飯，刻みパセリなどを好みで加えてもよい。〔つくり方〕小型：湯通ししたキャベツの葉のかた

い芯をそぎとり，ひろげた上に詰め肉をのせ，コルク栓形に包む。大型：1）丸ごとのキャベツの芯部を大きくくり抜き，一度ゆでてから詰め肉を穴に詰め，たこ糸で結わえて煮込む。2）ゆでたキャベツの葉を1 cm くらいの厚さに交互に平らに重ね，中央に詰め肉の塊を置き，葉で丸く包み，糸で結んで形をととのえる。〔煮方〕煮込む鍋の底にベーコンやハムのくず，玉ねぎ，にんじんの薄切りをしき，味だしとする。ロールキャベツをのせ，煮だし汁をキャベツの高さの1/2量まで加え，バターをぬった紙ぶたをかけ，約40分煮込む。煮汁の味をととのえてかけるか，こした煮汁にトマトの風味をつけたトマトソースのなかでさらに10分くらい煮込んで仕上げる。または，別につくったホワイトソースをかけるか，さらに上にパン粉，粉チーズをふり，グラタンにしてもよい。

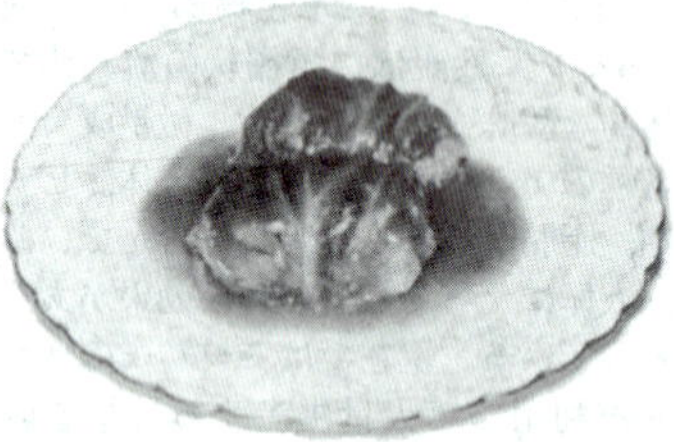

ロールキャベツ

ロールケーキ　［Roll cake］　切り口が渦巻き模様を呈する菓子。フランス語でビスキュイルーレ（biscuit roulé）という。これを用いてまき型のクリスマス菓子ビュシュドノエル（ブッシュドノエル：bûche de Noël）ができる。天板を焼き型として，スポンジ生地を薄く焼き，これをくるくると巻く。このときにき裂ができないようにする。なかにはやわらかい菓子用クリーム（カスタードクリーム，チョコレートクリーム，バタークリーム）やジャムを巻き込んで仕上げる。ジャムロールケーキ（jam roll cake）は，家庭でよくつくられている。また，アイスクリームや果物の小角切りを加えたクリームシャンティイを中央に挟んだロールケーキもつくれる。この場合は，全体をじゅうぶんに冷やし固めたものにする。ロール用のスポンジ生地は，全卵を泡立てる共立て法でつくるのがよいとされている。共立て法は最初から卵と砂糖を合わせて泡立てるため，湯煎（50℃）で温めてから行うが，卵白だけを泡立てる別立て法よりは時間と労力がかかる。共立て法でつくったスポンジケーキは細かい泡ができ，しっとりとでき上がる。〔用意〕1）家庭用天板（25 cm × 30 cm 大）1枚で，卵3個分が適している。2）天板に敷き込む紙は，ハトロン紙または上質紙を天板よりひとまわり大きく切り，四隅に切り込みを入れ，角型につくる。3）オーブンは190℃に温めておく。4）スポンジ生地の材料としては，卵，砂糖，小麦粉，香料のほかに，しっとり焼き上げるために牛乳を加えて水分を多くしたり，蜂蜜や水あめを加える。また，色や風合を変えるため，小麦粉にココア，コーンスターチ，アーモンド粉末などを加える。〔つくり方〕1）ボールに卵と砂糖を入れ，湯煎で温め，人肌程度（38～40℃）になったら，湯煎よりはずし，泡立てる。もとの量の2倍量になるまで力強く泡立て続ける。白く細かい気泡がそろい，もったりした状態で，リボンのように幅をもって落ち，落ちたものが盛り上がるくらいがよい。2）泡を消さないように，直前にふるった小麦粉を切り込むようにして混ぜる。これを用意した天板に1 cm 厚さに流す。3）焼き上がりが均一の厚さになるように，表面をヘラで平らにならす。四隅にも厚さをもたせるが，このヘラの回数は少ない方がよい。さらに，軽く天板ごと打って，生地を落ちつかせてから焼く。4）オーブンによっては天板の下にもう1枚重ねたり，表面に霧をふきつけて，薄い生地が焦げないようにして，約10分焼く。表面に平均した焼き色がつき，軽く押してみて，弾力があれば取り出す。〔仕上げ〕海苔巻きの要領で4～5 cm 直径の太さに巻き，合わせめを下にして，形を落ち着かせる。巻きはじめのところを包丁の背で4～5本の軽い切り込みをつけ，最初をしっかり折り込んで巻くとよい。この巻き方には2方法がある。1）巻き上げてから冷ます方法：焼き立てのスポンジケーキの紙をはがし，熱いうちにジャム類をぬり広げてから，巻いた後，形のまま冷ます。紙が焼けているので，水はけなどで紙をしめらせて，四隅からていねいに紙をはがす。2）スポンジケーキを冷ましてから形にする方法：紙がついたまま，しっかり冷ます。巻くときに乾燥気味の場合は，リキュール入りのシロップをはけで薄くぬり，その上にバタークリームをぬり，巻き上げる。この場合は，必ず1時間ほど冷蔵庫で冷やし固めてから用いる。〔供卓〕約2 cm 厚さに切り分けるが，包丁にジャムやクリームがつくので，ぬれぶきんでふきながら切ると切り口が美しい。1本のまま表面にコーヒーやチョコレート風味のバタークリームをぬり，フォークですじめをつけ，樹皮のように仕上げ，メレンゲのマッシュルームやつたの葉の模様をつければ，まき型のケーキとなる。

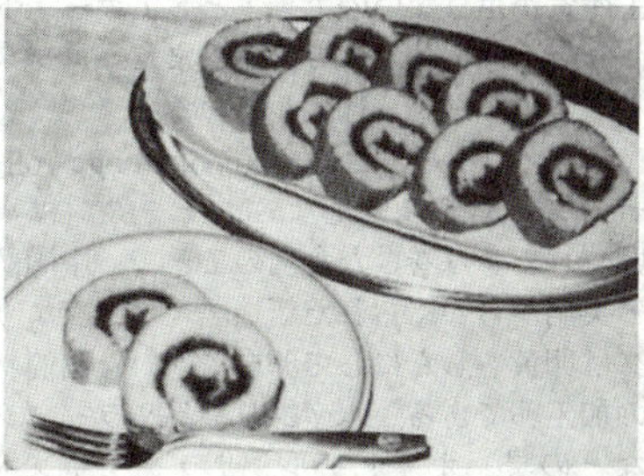

ロールケーキ

ロールパン ［Roll bread］ 生地を小さくとって麺棒でのし，折りたたんだり，巻いたりして形に変化を与えたパンを一般にロールパンという。したがってロールパンは小型で，いわゆるパン（ブレッド）とは区別される。〔種類〕ロールパンの種類はきわめて多く，ブレッドの処方に近いものから，脂肪を多く用いたバターロール，チーズロール，多量の糖分と牛乳を配合したアメリカンロール，さらにこれに卵や香料などを多量に用いたスイートロールなど，多彩をきわめている。また，形にもいろいろなものがあり，小型のコッペ様のもの，丸いもの，ステッキ状，馬蹄型，クローバー状など，多種多様である。

ローレル ［Laurel］ →げっけいじゅ

ろかめっきん　ろ過滅菌 ［Sterilization by filtration］ 細菌を通さない目の細かいろ過器で微生物を分離（除去）ろ過することをいう。血清，そのほかの熱に不安定な，成分を含んだ溶液から，常温あるいは常温以下の温度で微生物を除去する目的に用いられ，ウイルス，毒素，酵素などはろ過することはできない。したがって，ろ過除菌のほうが合理的な表現である。ろ過滅菌には鉱物を原料とした多孔質（微細孔，たとえば素焼き）のろ過板やろ過層が使用されたが，昨今ではセルローズアセテート，ニトロセルロース，そのほかのプラスチック製のフィルターが使用されている。一般の細菌の除去のためには，0.45〜0.2 μm の細孔のフィルターが用いられる。火入れ（殺菌）しない生ビール，生酒，生醤油などはろ過滅菌され，無菌環境で充填，包装，密封されたものである。

ろくじょうおおむぎ　六条大麦 →おおむぎ

ろくたんとう　六炭糖 →ヘキソース

ロシアケーキ ［Russian cake］ 木の実の香ばしい味がして，少しかたいが，水分が少ないから日もちがよい焼き菓子。ドライケーキの一種。ビスケットとマカロンの組み合わせで，ふたつの味が楽しめる。ロシア人が伝えたといわれるが，大型で体裁がよいので，防湿セロファン紙などで包装して，梅雨期から夏期に市販される。〔マカロン〕くるみ，アーモンド，コ

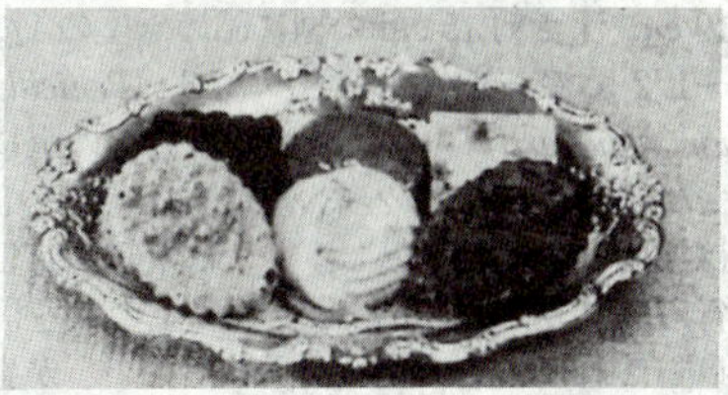

ロシアケーキ

コナッツ，ヘーゼルナッツ，ピーナッツなどの木の実類を粗くひくか，ごく細かく刻んだものに砂糖と卵白を混ぜてつくる。〔つくり方〕下焼きした直径約7cmのビスケット，またはパイ生地のうえに，温かいマカロン生地を絞り出して飾る。150℃のオーブンに入れ，20分くらいかけて乾燥焼きにする。仕上げは，焼きたてのケーキに，ラムで溶いた粉糖をぬったり，フォンダンをかける。また，チェリーの砂糖漬け，プラム，あんずの砂糖煮，あんずジャムなどを飾る。→マカロン，フォンダン

ロゼワイン ［Pink wine］ フランス語ではvin rosé（ばら色ワイン）という。〔製造法〕赤ぶどう，黒ぶどうを赤ワインと同様に仕込み，発酵が開始されて1～2日後に圧搾して液だけをさらに発酵させる（→あかワイン）。〔特徴〕色は赤と白の中間の美しいばら色になり，渋味も少ない。甘口，辛口の両者があり，魚と肉の両方の料理に合う。ロゼワインをつくるには，黒ぶどうと白ぶどうを混醸する方法や，赤ワインと白ワインを混合する方法がある。

ロックフォールチーズ ［Roquefort cheese］ 〔起源〕フランスの南東ロックフォールで初めてつくられたチーズで，かびで熟成された斑点のある青緑色の半硬性チーズである。フランスの法律によると，ロックフォールチーズの名はロックフォール地方で羊乳からつくられたものにかぎられ，ほかのロックフォール型のチーズはブリューチーズ（bleucheese）とよばれる。アメリカ，そのほかでつくられる同型のチーズはブルーチーズ（bluecheese）として知られている。〔製法〕乳をレンネットで凝固後にカードを小片に截断し，直径約19cm，深さ約15cmの型に詰め，型の1/3～1/2まで詰まったとき，かび（*Penicillium roqueforti*）の生えたパン粉をその上に薄く広げ，これを2～3層つくる。カードは加圧しないで逆転し，加塩は7日間毎日行う。加塩後60またはそれ以上の穴を開け（これによって空気が通じ，青かびが生育できる），湿度約95%，約10℃の洞穴で熟成させる（2～5か月間）と，かびはチーズの穴や割れ目に広がり，青緑色の菌糸が成長する。食塩含量が高いのでバクテリアの繁殖は阻害され，かびのみによって熟成される。脂肪酸のうち，主としてカプロン酸，カプリル酸，カプリン酸がリパーゼの作用によって遊離し，特有のピリッとした香味を生ずる。〔収量〕原料の約20%で，分析の結果は水分39～41%，脂肪32%，たんぱく質21%，灰分6%，塩類4%である。→チーズ

ロブスター ［Lobster］ 〔定義〕広義にはエビのなかで歩行類に属するウミザリガニ科とイセエビ科のものをいう。日本では通常，前者をロブスター，後者をイセエビ（spiny lobster）とよんで区別することが多い。ウミザリガニ科は北大西洋の冷水域に分布し，太平洋には棲息しない。大きなはさみをもつことでイセエビ類と区別できる。一方，イセエビ類は世界中の温熱帯に分布している最高級水産物のひとつ。〔日本での消費〕イセエビは国産のみでは生産量が足りないので，主としてオーストラリアから輸入されている。また，ロブスターはカナダから輸入している。

ロングエッグ ［Hard cooked egg roll］ チータンロールともよぶ。チータンは鶏卵，ロールは巻いた食品のことで，中国語と英語からつくられた新造語。ロングエッグは卵黄をしんにして卵白で巻いた円筒状の加工卵である。水産練り製品やラーメンなどの具，オードブル，サラダ，サンドイッチなどに用いられる。卵黄のみのもの（ヨークロール），卵白のみのもの（ホワイトエッグ）などもある。毎時400～500本の製造能力を有する装置も開発され，世界各国で広く利用されている。

ロングライフぎゅうにゅう　ロングライフ牛乳 ［Long life milk, LL milk］ 牛乳を80～83℃で2～6分間予備加熱した後，130～150℃で1～3秒間連続式超高温加熱処理（UHT）を行う。この方法により牛乳中の微生物は滅菌に近い状態で殺菌される。これと無菌充てん法を併用するこ

とによって，無菌牛乳（aseptic milk）が生産される。これをロングライフ牛乳，LL牛乳または長期保存牛乳という。UHT加熱方式には，直接加熱方式と間接加熱方式がある。ヨーロッパでは牛乳の変性の少ない直接方式のほうが好まれているが，国によっては法令でいずれかの方式を禁止しているところもあるので一概にはいえない。IDF（International Dairy Federation：国際酪農連盟）では，滅菌乳の条件として30±1℃で14日間または55±1℃で7日間培養した後，アルコール試験安定，滴定酸度の増加0.02乳酸％以下，細菌数10/0.1 ml以下でなければならないと規定している。ロングライフ牛乳は，常温でも数か月にわたって保存が可能である。

ロンジンちゃ　龍井茶（西湖龍井） 中国緑茶を代表する銘柄で，上級緑茶の代名詞にもなっている。主産地は浙江省杭州である。形は偏平で細くのび，柳の若葉に似ている。色は深緑色である。香り，味がすがすがしく，水色が淡黄緑色のものがよい。青臭かったり，こげ臭のあるものはよくない。

ロンツァイ　冷菜　冷葷（ロンフォン），冷盆（ロンペン）ともいって，中国料理の一卓料理の冷前菜をいう。西洋料理の前菜に相当するもので，二～四種供される。はじめ食卓へ出しておき，終わりまで残し，料理の合間に自由にとって食べる。冷葷は一卓料理の主要な料理となることはないが，料理のなかで一番最初に食べるものであるから，この味の良否によって，後に続く料理の味まで判断される。その種類は，拌菜（パンツァイ，あえ物，酢の物），辣汁（ラーチー，とうがらしの辛味あえ），燻魚（シュンユイ，燻製），凍菜（トンツァイ，寄せ物），そのほかに焼き豚，ひな鶏のゆで煮，魚のすり身を使った料理などがある。

わ

ワーキング　[Working]　練圧のことである。チャーニングの終わったバターは脂肪粒の集合で，粒の間に食塩水が介在しているが，この脂肪と塩水とを練り合わせ，ひとかたまりの脂肪中に塩水を微細な水滴として分布させる操作をいう。最初，水中油滴型の系が，チャーニングを経て油中水滴型の系に転換するが，水滴はバター中に不均一な大きさで存在し，0.1 mm 以上のものと，0.01 mm 前後の水滴とが同率で含有されている。この粗大かつ塩濃度の不均等な水滴を均等微小化し，分布を一様にさせるためには，機械的な練圧混合を必要とする。また，脂肪粒間の過剰な食塩水はワーキングにより流出し，適量がバター中に分布される。したがって，加塩バターは無塩バターよりもいっそうワーキングを必要とする。ワーキングの結果，0.01 mm 程度の水滴が大半を占め，0.1 mm 程度の水滴はきわめて少なくなる。ワーキングを適度に行えば，ほかの条件とともにバターの含水量を適量にすることができる。→チャーン

ワイン　[Wine]　果実からつくった酒のことであるが，ふつうにはぶどう酒をさす。製造面から天然ワイン（natural wine），補強ワイン（fortified wine），混成ワイン（compounded wine）に分類される。天然ワインはぶどうの果汁のみを発酵してつくるもので，アルコール分 10～12％。食中酒（table wine）として食事といっしょに飲用し，色により赤，白，ロゼワインに分かれる。発泡性ワインのシャンパンもこれに入る。補強ワインは濃縮果汁，ブランデーを添加したもので，シェリー，ポート，マディラ，マラガ，マルサラなどの食後酒（dessert wine）がこれに入る。アルコール分は 16～21％である。混成ワインは白ワインをベースとして薬草，香料，色素などを加えてつくったもので，ベルモットがその代表である。ワイン原料のぶどうには，ヨーロッパ系ぶどう *Vitis vinifera* とアメリカ系ぶどう *Vitis. labrusca* とがあり，ヨーロッパ系ぶどうのほうがすぐれたワインが得られる。世界のワイン生産量は約 2,700 万 kl で，イタリア，フランス，スペインの 3 国でその半分を占めている。わが国の生産量は 2006 年で約 9 万 2,000 kl である。→あかワイン，しろワイン，ロゼワイン

ワインこうぼ　ワイン酵母　[Wine yeast]　（＝ぶどう酒酵母）ぶどう果汁を発酵してワインとする酵母で，*Saccharomyses cerevisiae*，および *Sacch. cerevisiae var. ellipsoideus* がおもなものである。しかし，ワイン醸造上重要な影響を及ぼすと考えられるぶどう畑の微生物は，*Sacch. cerevisiae* は少なく，*Kloeckera apiculatap, Candida krusei, C. mycodermap, Pichia membranaefaciens* などが多い。これらの野生酵母はワインもろみにもち込まれるが，亜硫酸およびアルコール耐性が弱く，また，嫌気状態になるため次第に死滅して，これらの薬剤，条件に耐性のある *Sacch. cerevisiae* と入れ替わる。フランスでは自然発酵形式をとる醸造場もあるが，近代的醸造では純粋培養した優良酵母を酒母として添加する。わが国では，赤ワイン用に OC No.2 酵母が普及している。これは 20～30℃ でよく発酵し，亜硫酸耐性も強いすぐれた酵母であるが，15℃以下で白ワインをつくる場合には適当でなく，白ワイン用には低温性酵母の協会 3 号，W-3，Montrachet が使用さている。

ワカサギ　鰙，公魚，若鷺　[Pond smelt]　ワカサギ科の魚。〔生態〕体は淡い銀色をし 15 cm ぐらいにしかならない小魚である。〔呼称〕鳥取県，石川県ではアマザキという。北海道ではチカというよく似た魚がとれるが，これは別種である。〔産地〕ワカサギはもともとベーリング海の海岸寄りや北海道周辺にすむ魚だが，淡水にもすめる性質があるため，今では霞ヶ浦，富士五湖，榛名湖など全国各地の湖沼，河川に移されている。〔産卵期〕この

魚はアユ同様一年魚とされているが，二年生きるものもかなりいる。1月下旬〜3月中旬ごろまでに産卵するが，産卵期でも味は落ちない。〔調理〕天ぷら，フライ，焼き干し，つくだ煮などとして賞味される。

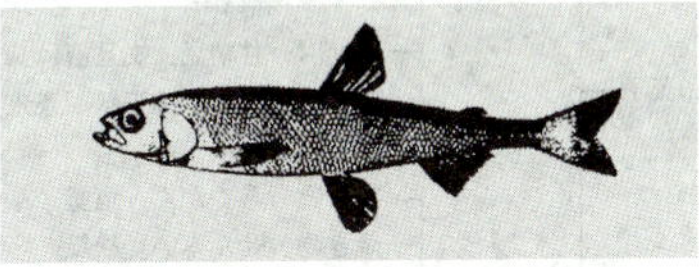

ワカサギ

わがし　和菓子　日本固有の伝統的な菓子の総称。〔和菓子と洋菓子〕わが国の菓子を歴史的経過から分類して，上古時代の供饌菓子をはじめとし，奈良時代（700〜780年）に唐から移入された唐菓子や，室町時代の末期（1570年ごろ）伝来した南蛮菓子などが，その後，とくにわが国でも愛好され，進歩して日本化されたものを含めて和菓子とする。これに対し，明治以後，欧米から日本に入ってきた比較的新しい菓子を洋菓子としている。〔和菓子の由来〕1）上古時代の菓子：大陸文化移入以前は，穀物または果実の原始的加工物であったことから，とくに常用食との区別はなかったが，神饌用のもち，あめなどが和菓子の起源といえよう。これら供え物菓子がそのままみやげものとなったり，神社仏閣と特別なつながりのある菓子がみやげものとして発達した。一方，神社仏閣には深い関係はなく，その境内や門前で売られていたものが発達したものとして多いのが，もち，だんご類である。2）唐菓子：奈良時代の初期に遣唐使によって中国からもたらされた菓子を唐菓子とよぶが，平安朝前期までに輸入された唐菓子は，8種の唐菓子と14の果餅からなっている。3）点心：平安時代には僧空海によって，唐から煎餅（現在のせんべいの始まり）の製法が伝えられ，鎌倉時代の初期には，明恵上人が茶を宇治に移植した。また禅とともに新しい食習慣である点心がもたらされた。室町時代に入ると，茶道の進展にともないこの点心も発達した。点心とは，「定食と定食との間の小食」のことであり，茶道に使用する菓子である茶の子茶菓子とも称した。現在の言葉でいえばお茶うけである。当時の点心の種類は，羹類（あつものるい），麺類（めんるい），饅頭類（まんじゅうるい）であった。羹に48羹あったというが，汁のなかに入れた蒸し物で，名称によってその名の形に切られていた。ようかんは羊の肝の形にした蒸し物であったという説もある。赤小豆粉，やまいも，砂糖，小麦粉，くず粉などを練って蒸したと伝えられている。今でいう蒸しようかんである。この時代の末期，1589年，京都伏見の駿河屋岡本善右衛門が，この蒸しようかんからヒントを得て練りようかんを創製したといわれている。点心の麺類は，うどん，そばきり，麦きりなどで，これらは羹と同様に汁のなかに入れて出されたものだったという。点心のまんじゅうはすでに平安朝初期の唐菓子伝来の節，「餛頭」として類似品が輸入されており，その後改良された。さらに，後村上天皇の1341年宋人の林浄因によってまんじゅうの製法が伝えられ，その後，奈良饅頭として名を成し，さらに江戸時代からは塩瀬饅頭が生まれ，今日のまんじゅうの源流となっている。4）南蛮菓子：安土桃山時代の航海王国はポルトガルで，当時はポルトガル人とスペイン人を南蛮人といった。南蛮菓子とは，これら南蛮人の手によって輸入された菓子をいう。1571年より長崎に輸入された南蛮菓子のおもなものは，カステラ，パン，ボーロ，金平糖，有平糖，カラメル，ビスカウト，鶏卵そうめん，タルトなどであって，それらは，なお現在も日本国内で製造されているものが多い。長崎のカステラをはじめ，博多の鶏卵そうめん，京都のそばボーロ，佐賀の丸芳露，松山のタルトなど，それぞれ南蛮菓子の伝統をもっている。5）京菓子・上菓子：安土桃山時代の豪華な趣味と茶の湯の普及，さらに江戸時代の平和な社会生活は，和菓子の発達をさらに推進した。京菓子，上菓子とよばれる菓子は，こ

〈8 種の唐菓子と 14 の菓餅〉

〈唐菓子〉
梅枝(ばいし), 桃子(とうし)…米粉をゆで, 薄くのばして細く切り, 着色して油で揚げたもの
餲餬(かつこ)……餲という虫(すくも虫の一種〈食用〉)状の揚げ菓子
桂心 (けいしん)……肉桂入り干菓子。油で揚げて乾かす
黏臍(てんせい)……へその形に似せた油揚げ菓子
饆饠(ひちら)……あん入り小麦粉もち
䭔子(ついし)……蒸しもち
団喜(だんき)……あん入りもち, あん入りだんご

〈菓餅〉
餢飳(ふと)……米粉のもちを油で揚げたもの。奈良の春日神社の「火打焼き」はこの系統
糫餅 (まがり)……もち米の粉をこね, 油で揚げたもの
結果 (かいなは)……小麦粉をこねたものを, 結び緒の形にしたもの
捻頭 (むぎがた)……もち米の粉をこね, 細くひねってごま油で炒ったもの
索餅 (さくべい)……小麦粉を原料とし縄のようによったもので, そうめんの原型といわれている
粉蒸 (ふずく)……穀粉をもちにしてゆで, 筒に詰めて切って食すもの
餛飩 (こんとん)……現在のまんじゅうのようなあん入りもち
餅餤(へいたん)……がちょう, かも肉, 卵をもちで包んだ料理菓子
餺飥(ほうとん)……米粉にやまいもをすり込んだ麺で, 後世のうどん
魚形(ぎょけい)……不詳
椿餅 (つばいもち)……現在の柏もちや桜もちの先祖にあたる菓子
餅餉(へいこう)……油で処理したもちらしい
粔籹(おこしごめ)……米に蜜を混ぜ合わせて煎ったもの。「岩おこし」の先祖
煎餅 (いりもち)……小麦粉を油で炒ったもの。いまのせんべいとは異なる

の時代の京都において発達した高級菓子である。儀式典礼に用いられる有職（ゆうそく）菓子は, 食べるよりも鑑賞用の飾り菓子となり, 工芸菓子となった。有平細工菓子, 雲平（うんぺい）細工菓子などは種々の細工を施し, 果実, 花, 鳥, 魚などを写実的に現す技巧的発達をみせた。また, もち菓子や蒸し菓子, 干菓子なども造形, 風味にくふうがこらされ, 詩歌にちなんだり花鳥風月をモチーフにした上菓子がつくられた。現在でも和菓子に花鳥風月を表現する品が多いが, この時代に始まったことである。その後, 江戸で文化の栄えた元禄年間（1688～1703 年）ごろから, 徐々に江戸に進出する菓子店が現れ, 職人も江戸に流れた。江戸風の文化が形成され, 単に京

- 和菓子
  - 生菓子
    - 焼き物…栗まんじゅう, どら焼き, きんつば, 桃山, カステラ
    - 蒸し物…まんじゅう, 蒸しようかん, ういろう, かるかん
    - 練り物…ようかん, 練り切り
    - もち物…大福, 鶯もち, 桜もち, 草もち, 柏もち, 椿もち
    - 砂糖漬け…甘納豆, 文旦漬け
    - 半　生…石衣, 錦玉糖, 寒氷, 最中
  - 干菓子
    - 打ち物…らくがん, 塩釜
    - 焼き物…せんべい, 松風
    - 掛け物…五色豆, 九重, 政岡豆, 月の雫
    - 駄菓子…豆ねじ, 豆板, 鉄砲玉

和菓子の製造上の分類

菓子の模倣では庶民に好まれず, 江戸風の上菓子として生まれ変わり大衆化されていった。桜もち, 柏もち, 鹿の子, 大福もち, きんつば, 草もちなどはその代表的なものであり, 江戸時代の後期になるとおこし, せんべい, 最中, 今川焼きなど, 庶民の生活と密着した菓子がつくられるようになった。今日の和菓子のほとんどは, この時代につくり始められたものである。6) 現代の和菓子：明治以来, 戦争, 災害, 経済変動などがくり返された。その都度浮沈盛衰があったが, 国民生活の向上は間食の余裕を多くの人々に与え, 洋菓子の輸入と製造も活発になり, 和菓子製造もこれと並行して大型化し, 生菓子以外に干菓子類も製造業, 問屋業, 小売業と分化してきた。1960 年代半ばごろから労働力不足と生産性向上の対策として機械化が進み, それまで主として手作業に頼っていたまんじゅうのあん包み作業が, 自動包あん機によるところが多くなった。その結果, かなり水分の多い半生菓子類も, 容器包装化されるなど, 和菓子も生産・流通・販売の各分野を通じ, 技術革新が進められた。〔和菓子の分類〕和菓子類のなかで, 水分の少ない日持ちのよいものを干菓子, 水分が比較的多く日持ちのしないものを生菓子とし, さらに製造法によって分類すると, 図のようになる。ただし, この境界はばく然としたも

ので，品種の多い和菓子は，歴史的経過，使用原料，製造方法がおのおの異なり，かつ種々の形態の製品があるので，いずれの部類に入れてよいのか不明確なものが多く，的確に分類することは非常にむずかしい。→かしるい

ワカメ　和布，若布　[*Undaria pinnatifida*]　褐藻類コンブ科の海藻。〔呼称〕ニギメ，メノハ，オシキメともいう。〔生態〕平たい茎をもち，その上部は葉片となる。葉は薄くやわらかで黄褐色を呈する。成熟すると茎の上部の両側に成実葉をつける。これは黒褐色で厚く粘質に富み，軟骨質のようで俗に耳とかメカブとよばれる。一年生で初夏のころにかけて繁茂する。〔産地〕黒潮の影響するところに多く，岩手から九州に至る太平洋岸および室蘭から津軽海峡を経て日本海岸に産する。外海の岩礁地帯に多い。〔体形〕いろいろ変化するがナンブワカメ型とナルトワカメ型に大別される。〔乾燥ワカメの一般成分〕100 g中，水分 13.0 g，たんぱく質 15.0 g，脂質 35.2 g，炭水化物 35.3 g，食物繊維 2.7 g，灰分 30.8 g。〔調理〕古来食用とされ，生のものは酢味噌または湯抜きしたものを三杯酢とする。乾燥品は汁の実とし，茎は粕漬け，味噌漬けとする。成実葉部はとろろ汁のようにして食べる。〔乾製品〕つぎのようなものがある。塩干しワカメ：海水で洗い，そのまま乾かしたもの。湯抜きワカメ：熱湯で処理してから乾かしたもの。湯ワカメ：熱湯で洗い乾かしたもの。塩抜きワカメ：淡水で洗い乾かしたもの。島根県出雲名産板ワカメ（メノハともいう）は淡水で洗ったワカメをすのこの上に広げて乾かす。干しワカメ：す（簀）の上で形をととのえ干したもの。熨斗（のし）ワカメ：細長く裂いてから，板の上で乾かしたもの。乱乾ワカメ：海水で洗い砂上にまいて乾かしたもの。糸ワカメ：茎を除き分葉を1枚ずつ乾かしたもの。鳴門ワカメ：灰をふりかけ乾かしたのち，灰を落として水で洗い，葉の中軸から2分してさらに乾かしたもの。〔そのほかの製品〕生または湯煮したものを塩蔵したり，乾燥し，即席味噌汁，インスタントコンソメ，即席ラーメンなどの実として使われている。

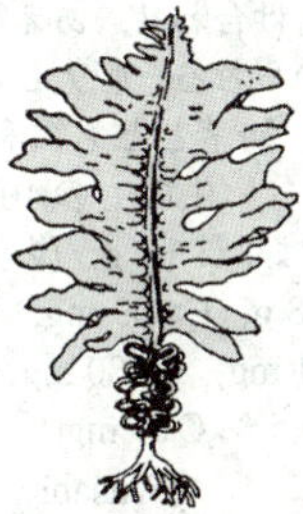

ワカメ

ワキシーコーンスターチ　[Waxy corn starch]　もちとうもろこしでんぷん。ワキシーコーン（もち種のコーン）から分離されたでんぷん。〔性状〕100％近くアミロペクチンからなり，ヨウ素液で赤褐色に染まる。もち種でんぷんの特徴を示し，透明に粘度高く糊化し，糊化液はゲル化性が少なく耐老化性が高い。〔用途〕ソース，スープ類，缶詰などの粘稠用に用いられる。粒構造が弱いため，加熱，低 pH（4.0以下）で粘度が下がりやすいので注意を要する。米菓の混入用にも用いられるが，もち米より膨潤糊化が速いので，焼きあげなどに必要な時間が短くてすむ。20～30％の配合がよく用いられる。そのほか，各種のもち米用途に混入使用できる。包装もち，白玉粉，もち菓子，ぎゅうひ，最中の皮などに使われる。

わぎゅう　和牛　[Japanese Cattle]　日本在来種の役肉兼用牛に外国種を導入し，改良を加えて肉牛として品種が固定したもの。黒毛（くろげ）和種，褐毛（あかげ）和種，無角和種，日本短角種の四種がある。肉質の脂肪交雑度がもっとも高いのは黒毛和種で，つぎが褐毛和種である。

わけぎ　分葱　[Wakegi, Wakegi green onion, Turfed stone leek]　ギリシャ原産のユリ科の多年草で，ねぎの一変種。花ができず，球根で繁殖する。かつてはヨーロッパのエシャロットと同じとされていたが，近年，別種であることが確認された。耐寒

性が低いため，関西以西での栽培が多い。ふつう，種球を9月に植え，萌芽した若葉を利用する。ねぎより葉が細く，柔軟である。料理の付け合わせ，あえ物，煮物，薬味などに用いられる。肥大した鱗茎をつけて掘り出し，鱗茎とともに利用することもある。〔成分〕生のもの100 g中，水分90.3 g，たんぱく質1.6 g，炭水化物7.4 g，食物繊維2.8 g，Ca 59 mg，P 25 mg，Fe 0.4 mg，Na 1 mg，K 230 mg，β-カロテン2.7 mg，ビタミンC 37 mg。

わさび　山葵　[Wasabi]　アブラナ科の多年生草本で，わが国特産。根茎は辛味が強いので香辛料，漬け物に用いられるが，茎葉もから味があり，食用になる。〔産地〕長野，静岡，山梨，島根，岩手などがおもな産地で，冷涼な山間の清流で栽培されるので沢わさびともいわれる。畑で育てる陸わさびは，おもにわさび漬けに使用される。〔品種〕根茎の色により青茎わさび，赤茎わさび，白わさびなどの品種がある。〔から味〕シニグリン（sinigrin）加水分解物のアリルからし油で，磨砕によりシニグリンに酵素が働いてアリルからし油となり，からし同様，強いから味を呈する。殺菌作用もあるため，食品の抗菌や鮮度保持剤としても利用されている。〔わさび漬け〕原料としては，一般に2～3年生のわさびの根に生じた子いもを用いる（ふつう，おろしわさびとして用いるときには，子いもを取り去って市場に出す）。子いもの根と茎を細かく切り，原料の3％内外の塩でもみ，一夜押して水洗いし，塩出しとあく抜きをしたのち原料と同量の酒粕を混ぜ，みりんと砂糖を少量加えて容器に入れ，空気を完全に防いで，密封する。約1か月内外でわさび漬けとなる。〔ホースラディッシュ（Horseradish）〕西洋わさび，わさびだいこんともいわれ，畑地で栽培されるので畑わさびともいわれる。ローストビーフの薬味として有名。根茎にから味があるので，わが国では粉わさびの材料として用いられる。

わさびづけ　山葵漬け　約200年前の宝暦年間に静岡の安倍川奥でつくられたといわれている。わさびの茎や根の細切りを酒粕と練り合わせたもので，少量を樽型の経木容器に入れて土産品にされることが多い。〔製法〕わさびの主根でなく，脇に出た小さな横根とその葉柄を使う。茎を細かく刻んで10％の食塩で1日漬け，翌日，根部を生のまま切断したものと合わせて酒粕と練りあげる。配合の一例は，茎20，根10，酒粕60，砂糖7，からし粉2.5，うま味調味料0.5である。色の白いものが好まれるので，半量を熟成粕，半量を冷蔵粕として，熟成による褐変をカバーしている。〔風味〕から味配糖体シニグリン由来のアリルからし（ガイシ）油のツーンとしたから味と酒粕の甘味，アルコールの風味の調和で食欲を増す。しかし，から味は飛散しやすく，賞味期間は短い。〔類似品〕新潟にかずのことうり，だいこんの粕漬の切片をからし粉，酒粕で練りあげた山海漬けがある。

わさんぼん　和三盆　四国地方で家内工業的に産出される大変高価な純度の高い，やや灰色をおびた白砂糖。結晶粒径が細かいフワフワした感触で，口に入れると舌の上ですぐ溶ける。独特の芳香・風味があり，賦型性がよいので，打ち物，落雁などの高級和菓子に少量を加え，風味を増すために用いられる。〔特性〕和三盆は粒子が細かく，適当な湿気をともない，煮沸すれば粘性を生じ，口中に入れれば上品な味を有し，緑茶とよくマッチする。これらの特性は，栽培するときの地質，水質，肥料，製糖法などの総合的結果からくるものと考えられる。〔製法〕図示したとおりで

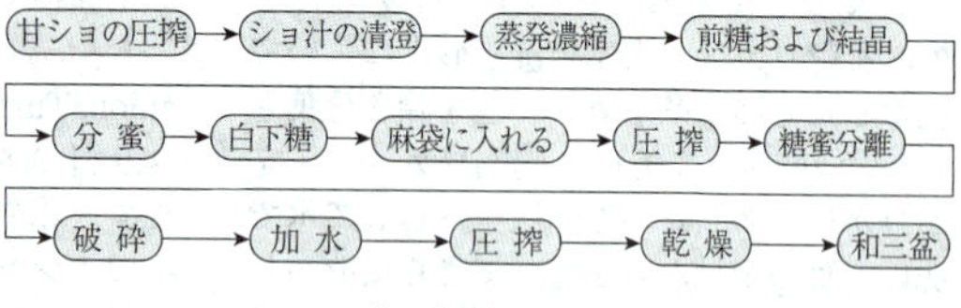

和三盆の製造工程

ある。1~3月の寒冷期に製造する。最後の乾燥に，1週間ぐらい寒風にさらす。製品歩留まりは，白下糖の35~40%。〔種類〕図のように少量の水を加え，麻袋に入れて圧搾する操作を5回くり返したものを並三盆と称し，6回以上くり返し精製したものを上三盆という。〔主産地〕徳島県，香川県。〔組成〕糖度96度，水分0.72%，還元糖0.84%，灰分0.48%，有機非糖分1.61%という分析値が標準的である。

わたがし　綿菓子　砂糖菓子の一種で，転化糖（→てんかとう）を含まない純度の高い白ざら糖を原料とする。〔製法〕白ざら糖を焙融し，冷えて固まらないように加熱を続けながら，遠心機を利用して細孔から繊維状に糖線をふり出す。糖線は外側の冷えた空気に触れて結晶化し，白い綿状を呈する。原料の砂糖に転化糖を含んでいると，糖線は吸湿して溶けてしまい，綿状とならない。〔製品〕食紅などで桃色に着色することもある。縁日などで，割箸の先にフットボールくらいの大きさに巻き付けて売っている。

ワタリガニ　渡り蟹　→ガザミ

ワックス　[Wax]　脂肪酸と一価アルコールとのエステルをワックスまたはろう（蠟）という。〔ろうと油脂〕ろうには固体と液状のものとある。油脂にも固体と液体のものがあるから，ろうと油脂は外観的にはまぎらわしい。しかし化学的には油脂はグリセリンのエステルであるからろうとはっきり区別される。名称の上では多少混乱がある。マッコウクジラ油は外観は魚油に似ているので，油とよばれるが，これはセチルアルコール（$CH_3(CH_2)_{15}OH$），オレイルアルコール（$CH_3(CH_2)_7CH=CH(CH_2)_7OH$）と脂肪酸とのエステルであって，ろうの一種である。これに対してもくろうは外観的には固状のろうのようにみえるが，主成分はパルミチン酸グリセリドであって，油脂に属する。〔性質〕ろうは食品のなかに含まれることはほとんどない。ろうは消化吸収されないので，食用にはならない。〔種類〕ろうにはマッコウクジラ油のほか，羊毛ろう，蜜ろうなどがある。→ししつ，ゆし

ワッフル　[Waffle]　ホットケーキと同じようなやわらかい生地をワッフル型に流して焼いたもので，ソフトゴーフルの一種。焼きたてにバターか好みのジャム，シロップをつけて食べるもの。ベルギーのものが有名で，格子模様の凹凸がくっきりついており，ベルギーワッフルとよばれている。日本で市販されているワッフルは，ふたつ折りにしてなかにカスタードクリーム，チョコレートクリーム，ジャムなどを挟んだ洋生菓子風につくられている。〔ワッフル型〕鉄製で文字か格子形の凹凸がある型。ふたのついているものと，板状のものとがある。型をじゅうぶんに熱し，油をなじませてから生地を流し，焼く。ワッフルアイロンも電熱により均一な焼き色がつくので便利である。焼きたてのワッフルの表面はきつね色の焼き色がつき，カリッとしている。〔材料〕生地：薄力粉（ベーキングパウダー入り），食塩少々，卵，砂糖，蜂蜜，牛乳，中詰め用ジャム，クリーム。〔つくり方〕1）卵黄と砂糖，蜂蜜を混ぜ，牛乳を加えてのばす。泡立てた卵白を加えてから，ふるった小麦粉を合わせる。生地は玉じゃくしで落として流れるほどの状態にする。30分ほど冷所でやすませてから焼く。2）油をひきじゅうぶんに熱したワッフル型に生地を流し入れ，中火で焼く。下側から2/3くらいまで焼き，平均に焼き色がついたら裏返して軽く焼き，ふきんに包み保温する。3）2枚を合わせてなかにジャムなどを挟むか，またはぬれふきんの上にとり，ジャムをぬってふたつ折

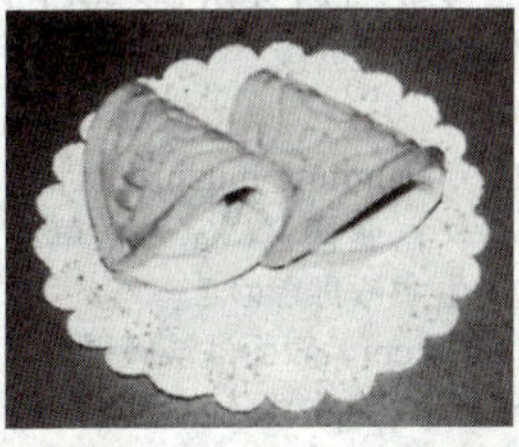

日本のクリーム入りワッフル

りにする。〔応用〕ベーコンワッフル（bacon waffle）：刻みベーコンを炒めて脂肪を除き，細かくくだいたものを甘味の少ない生地に加えて焼くと，朝食のパン代わりになる。また，甘味の少ないワッフルを焼き，これを2枚合わせてメープルシロップをかけたものは，ホットケーキのように朝食に用いられる。

わなまがし　和生菓子　あんを主体とした水分含量の多い菓子の総称。その種類はきわめて広く，厳密な区分もないが，食品衛生法では生菓子を「1 出来上がり直後において水分40％以上を含有する菓子類。2 餡，クリーム，ジャム，寒天又はこれに類似するものを用いた菓子類であって，出来上がり直後において水分30％以上を含有するもの」と定義している。→かしるい，わがし

わひがし　和干菓子　〔分類〕いりだね（熬種）とやきだね（焼種）の二種に分類される。熬種とは穀物を粉にして，それを煎って加工した製品。おこし類はすべてこれに属するが，一般に干菓子といえば，高級打ち物菓子のらくがん，塩釜などをさす場合が多い。〔製法〕打ち物菓子は木型にたねを詰め，表面を平らにこすり，型の上端をたたいて抜き出し乾燥させたものである。木型の彫りに技巧がこらされ，名人芸もあり，老舗はそれを使用して手の込んだ製品を誇った。現在でも3月のひな祭りに用いられる干菓子に多くみられる。有平細工菓子，雲平（うんぺい）細工菓子もこれに属する。和干菓子は，とくに京都で発達したものである。〔用い方〕『茶道辞典』によれば，濃茶のときには和生菓子を，薄茶のときには和干菓子を出すと書いてある。→かしるい，わがし

わらいたけ　笑い茸　［Panaeolus, Waraitake, Laughing mushroom］　夏から秋にかけて，腐植質に富んだ草地や馬ふん上に発生する毒きのこ。〔形態〕傘は鐘形，径2～3 cm。表面は淡灰褐色で，不規則なひび割れを生ずる。茎は細長く，傘と同色。〔中毒症状〕神経系に作用し，幻覚，手足の麻痺，呼吸の乱れなどを起こす。中毒例はきわめてまれで，致命的ではない。〔毒成分〕トリプタミン誘導体のサイロシビン（psilocybin）とサイロシン（psilocin）。

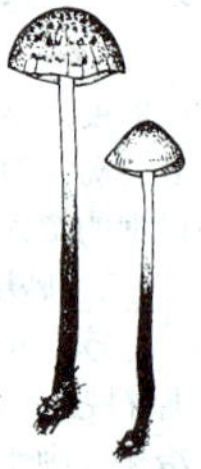

わらいたけ

わらび　蕨　［Bracken, Brake］　山野に自生するしだ類の一種で，山菜としては重要なもののひとつである。春に若葉の開かないものを食用とする。これをさわらび（早蕨）という。最近は，ビニールハウスを使った促成物が，1月ごろから主として高級料理店向けに出荷されている。茎が太くポッキリ折れるものがよい。〔あく抜き〕若いものでもあくが強いので，あく抜きしてから用いる。あく抜きは，木灰をわらびの表面が隠れるくらいに降りかけ，熱湯をそそぎ，ふたをしてさますとよく抜けてきれいな緑色にあがり，やわらかになる。乾燥して貯蔵しておく。〔成分〕根茎は多量のでんぷんを含有する。わらびにはビタミン B_2（生で1.09 mg/100 g）がある。プタキロサイド（ptaquiloside，発がん物質）を0.05～0.06％含むため，あく抜きせずに食すると中毒を起こすが，あく抜きをすれば問題はない。〔用途〕わらびの粕漬けは，なかなか風味のあるものである。なお，根茎からとったでんぷんをわらび粉といい，本来のわらびもちに用いられるが，生産量がきわめて少ないため，一般にはいもやくずのでんぷんを用いたわらびもちが販売されている。

わらびでんぷん　蕨澱粉　わらびの地下茎からとったでんぷんである。〔製法〕9月下旬から翌年4月までの間に地下茎を

掘りとり，20～25 cm ぐらいに切ったものを，臼（木製または石製）のなかでよく粉砕する。これに水を加えてでんぷんを洗い出し，何回も水洗，沈殿をくり返して製造する。歩留まり 12～15%。〔用途〕味がよいので，菓子原料，そのほか食用に珍重される。また，粘性がとくに強いので，和傘，提灯，油紙，カッパなどをつくるときの糊に，なくてはならないものとされている。

わらびもち　蕨餅　〔製法〕わらび粉に同量の砂糖を加え，その容量の 1.25 倍の水を注加し，とろ火にかけて練り，これをちぎって蒸し器で蒸したもので，ふつうにはきな粉ををつけて食べる。〔わらび粉〕でんぷんを含んでいるわらび（蕨）の地下茎を水洗した後，うすでついて細砕し，水洗，沈殿の操作をくり返してつくったものである。奈良，福岡などが特産地である。

わりした　割り下　鍋料理の煮汁のことをいう。だし汁に醤油，みりん，砂糖などで調味した汁のこと。すき焼きや鶏鍋などに用いるときに割り下という。寄せ鍋や魚すきなどの場合には割り下といわず，つゆ，またはだしなどという習慣がある。

ワンタン　餛飩　肉あんを小麦粉でつくった皮で巻いたものである。中華そばの変形したものであるので，包まれる肉よりも包む皮が主食である。中国では餛飩（ホントン）という。〔皮のつくり方〕材料（30～40 枚分）：小麦粉 200 g，炭酸水素ナトリウム（重そう）小さじ 1/2，全卵 1/2 個，塩 2.5 g，水 70 m*l*，打ち粉用でんぷん少々。 つくり方：小麦粉と炭酸水素ナトリウムをふるいにかけ，鶏卵と塩と水を混ぜたなかに加えてよく練る。ぬれぶきんに包んで 20 分ぐらいおく。これをシューマイの皮のように薄く伸ばし，約 10 cm 角の大きさに切っておく。乾燥しないようにビニール，またはポリエチレンのシートで包んでおくとよい。皮に炭酸水素ナトリウムを用いないこともある〔ワンタンのつくり方〕材料（1 人分）：皮 15～20 枚，豚ひき肉 40 g，ねぎみじん切り 5 g，しょうがみじん切り 1 g，ねぎ小口切り少々，湯（タン，スープ）180 m*l*，塩，醤油。 つくり方：豚ひき肉に塩を加えてよくこね，ねぎのみじん切りとしょうがのみじん切りを加えて肉あんをつくる。皮は切ったまま重ねておき，割りばしの先で肉あんの少量をとり，そのはしで皮の一角を強くおさえ，そのままはしをくるくると皮の 2/3 まで軽く巻き，はしを抜いてふたつ折りにする。多量の湯をわかしたなかでゆでて水気をきり，器にとって調味したスープを加える。薬味として，小口切りのねぎを添える。

わんもり　椀盛り　→ちゃかいせきりょうり

1. 栄養関係法規

1-1 健康増進法

（平成十四年八月二日法律第百三号）

最終改正年月日：平成二三年八月三〇日法律第一〇五号

第一章　総則

（目　的）

第一条　この法律は，我が国における急速な高齢化の進展及び疾病構造の変化に伴い，国民の健康の増進の重要性が著しく増大していることにかんがみ，国民の健康の増進の総合的な推進に関し基本的な事項を定めるとともに，国民の栄養の改善その他の国民の健康の増進を図るための措置を講じ，もって国民保健の向上を図ることを目的とする。

（国民の責務）

第二条　国民は，健康な生活習慣の重要性に対する関心と理解を深め，生涯にわたって，自らの健康状態を自覚するとともに，健康の増進に努めなければならない。

（国及び地方公共団体の責務）

第三条　国及び地方公共団体は，教育活動及び広報活動を通じた健康の増進に関する正しい知識の普及，健康の増進に関する情報の収集，整理，分析及び提供並びに研究の推進並びに健康の増進に係る人材の養成及び資質の向上を図るとともに，健康増進事業実施者その他の関係者に対し，必要な技術的援助を与えることに努めなければならない。

（健康増進事業実施者の責務）

第四条　健康増進事業実施者は，健康教育，健康相談その他国民の健康の増進のために必要な事業（以下「健康増進事業」という。）を積極的に推進するよう努めなければならない。

（関係者の協力）

第五条　国，都道府県，市町村（特別区を含む。以下同じ。），健康増進事業実施者，医療機関その他の関係者は，国民の健康の増進の総合的な推進を図るため，相互に連携を図りながら協力するよう努めなければならない。

（定　義）

第六条　この法律において「健康増進事業実施者」とは，次に掲げる者をいう。

一　健康保険法（大正十一年法律第七十号）の規定により健康増進事業を行う全国健康保険協会，健康保険組合又は健康保険組合連合会

二　船員保険法（昭和十四年法律第七十三号）の規定により健康増進事業を行う全国健康保険協会

三　国民健康保険法（昭和三十三年法律第百九十二号）の規定により健康増進事業を行う市町村，国民健康保険組合又は国民健康保険団体連合会

四　国家公務員共済組合法（昭和三十三年法律第百二十八号）の規定により健康増進事業を行う国家公務員共済組合又は国家公務員共済組合連合会

五　地方公務員等共済組合法（昭和三十七年法律第百五十二号）の規定により健康増進事業を行う地方公務員共済組合又は全国市町村職員共済組合連合会

六　私立学校教職員共済法（昭和二十八年法律第二百四十五号）の規定により健康増進事業を行う日本私立学校振興・共済事業団

七　学校保健安全法（昭和三十三年法律第五十六号）の規定により健康増進事業を行う者

八　母子保健法（昭和四十年法律第百四十一号）の規定により健康増進事業を行う市町村

九　労働安全衛生法（昭和四十七年法律第五十七号）の規定により健康増進事業を行う事業者

十　高齢者の医療の確保に関する法律（昭和五十七年法律第八十号）の規定により健康増進事業を行う全国健康保険協会，健康保険組合，市町村，国民健康保険組合，共済組合，日本私立学校振興・共済事業団又は後期高齢者医療広域連合

十一　介護保険法（平成九年法律第百二十三号）の規定により健康増進事業を行う市町村

十二　この法律の規定により健康増進事業を行う市町村

十三　その他健康増進事業を行う者であって，政令で定めるもの

第二章　基本方針等

（基本方針）

第七条　厚生労働大臣は，国民の健康の増進の総合的な推進を図るための基本的な方針（以下「基本方針」という。）を定めるものとする。

２　基本方針は，次に掲げる事項について定めるものとする。

一　国民の健康の増進の推進に関する基本的な方向

二　国民の健康の増進の目標に関する事項

三　次条第一項の都道府県健康増進計画及び同条第二項の市町村健康増進計画の策定に関する基本的な事項

四　第十条第一項の国民健康・栄養調査その他の健康の増進に関する調査及び研究に関する基本的な事項

五　健康増進事業実施者間における連携及び協力に関する基本的な事項

六　食生活，運動，休養，飲酒，喫煙，歯の健康の保持その他の生活習慣に関する正しい知識の普及に関する事項

七　その他国民の健康の増進の推進に関する重要事項

３　厚生労働大臣は，基本方針を定め，又はこれを変更しようとするときは，あらかじめ，関係行政機

関の長に協議するものとする。
4 厚生労働大臣は，基本方針を定め，又はこれを変更したときは，遅滞なく，これを公表するものとする。
（都道府県健康増進計画等）
第 八 条 都道府県は，基本方針を勘案して，当該都道府県の住民の健康の増進の推進に関する施策についての基本的な計画（以下「都道府県健康増進計画」という。）を定めるものとする。
2 市町村は，基本方針及び都道府県健康増進計画を勘案して，当該市町村の住民の健康の増進の推進に関する施策についての計画（以下「市町村健康増進計画」という。）を定めるよう努めるものとする。
3 国は，都道府県健康増進計画又は市町村健康増進計画に基づいて住民の健康増進のために必要な事業を行う都道府県又は市町村に対し，予算の範囲内において，当該事業に要する費用の一部を補助することができる。
（健康診査の実施等に関する指針）
第 九 条 厚生労働大臣は，生涯にわたる国民の健康の増進に向けた自主的な努力を促進するため，健康診査の実施及びその結果の通知，健康手帳（自らの健康管理のために必要な事項を記載する手帳をいう。）の交付その他の措置に関し，健康増進事業実施者に対する健康診査の実施等に関する指針（以下「健康診査等指針」という。）を定めるものとする。
2 厚生労働大臣は，健康診査等指針を定め，又はこれを変更しようとするときは，あらかじめ，総務大臣，財務大臣及び文部科学大臣に協議するものとする。
3 厚生労働大臣は，健康診査等指針を定め，又はこれを変更したときは，遅滞なく，これを公表するものとする。

第三章 国民健康・栄養調査等

（国民健康・栄養調査の実施）
第 十 条 厚生労働大臣は，国民の健康の増進の総合的な推進を図るための基礎資料として，国民の身体の状況，栄養摂取量及び生活習慣の状況を明らかにするため，国民健康・栄養調査を行うものとする。
2 厚生労働大臣は，独立行政法人国立健康・栄養研究所（以下「研究所」という。）に，国民健康・栄養調査の実施に関する事務のうち集計その他の政令で定める事務の全部又は一部を行わせることができる。
3 都道府県知事（保健所を設置する市又は特別区にあっては，市長又は区長。以下同じ。）は，その管轄区域内の国民健康・栄養調査の執行に関する事務を行う。
（調査世帯）
第十一条 国民健康・栄養調査の対象の選定は，厚生労働省令で定めるところにより，毎年，厚生労働大臣が調査地区を定め，その地区内において都道府県知事が調査世帯を指定することによって行う。
2 前項の規定により指定された調査世帯に属する者は，国民健康・栄養調査の実施に協力しなければならない。
（国民健康・栄養調査員）
第十二条 都道府県知事は，その行う国民健康・栄養調査の実施のために必要があるときは，国民健康・栄養調査員を置くことができる。
2 前項に定めるもののほか，国民健康・栄養調査員に関し必要な事項は，厚生労働省令でこれを定める。
（国の負担）
第十三条 国は，国民健康・栄養調査に要する費用を負担する。
（調査票の使用制限）
第十四条 国民健康・栄養調査のために集められた調査票は，第十条第一項に定める調査の目的以外の目的のために使用してはならない。
（省令への委任）
第十五条 第十条から前条までに定めるもののほか，国民健康・栄養調査の方法及び調査項目その他国民健康・栄養調査の実施に関して必要な事項は，厚生労働省令で定める。
（生活習慣病の発生の状況の把握）
第十六条 国及び地方公共団体は，国民の健康の増進の総合的な推進を図るための基礎資料として，国民の生活習慣とがん，循環器病その他の政令で定める生活習慣病（以下単に「生活習慣病」という。）との相関関係を明らかにするため，生活習慣病の発生の状況の把握に努めなければならない。

第四章 保健指導等

（市町村による生活習慣相談等の実施）
第十七条 市町村は，住民の健康の増進を図るため，医師，歯科医師，薬剤師，保健師，助産師，看護師，准看護師，管理栄養士，栄養士，歯科衛生士その他の職員に，栄養の改善その他の生活習慣の改善に関する事項につき住民からの相談に応じさせ，及び必要な栄養指導その他の保健指導を行わせ，並びにこれらに付随する業務を行わせるものとする。
2 市町村は，前項に規定する業務の一部について，健康保険法第六十三条第三項各号に掲げる病院又は診療所その他適当と認められるものに対し，その実施を委託することができる。
（都道府県による専門的な栄養指導その他の保健指導の実施）
第十八条 都道府県，保健所を設置する市及び特別区は，次に掲げる業務を行うものとする。
一 住民の健康の増進を図るために必要な栄養指導その他の保健指導のうち，特に専門的な知識及び技術を必要とするものを行うこと。
二 特定かつ多数の者に対して継続的に食事を供給する施設に対し，栄養管理の実施について必要な指導及び助言を行うこと。
三 前二号の業務に付随する業務を行うこと。
2 都道府県は，前条第一項の規定により市町村が行う業務の実施に関し，市町村相互間の連絡調整を行い，及び市町村の求めに応じ，その設置する保健所による技術的事項についての協力その他当該市町村に対する必要な援助を行うものとする。
（栄養指導員）
第十九条 都道府県知事は，前条第一項に規定する業務（同項第一号及び第三号に掲げる業務については，栄養指導に係るものに限る。）を行う者として，医師又は管理栄養士の資格を有する都道府県，保健所を設置する市又は特別区の職員のうちから，栄養指導員を命ずるものとする。
（市町村による健康増進事業の実施）
第十九条の二 市町村は，第十七条第一項に規定する業務に係る事業以外の健康増進事業であって厚生労働省令で定めるものの実施に努めるものとする。

（都道府県による健康増進事業に対する技術的援助等の実施）

第十九条の三　都道府県は，前条の規定により市町村が行う事業の実施に関し，市町村相互間の連絡調整を行い，及び市町村の求めに応じ，その設置する保健所による技術的事項についての協力その他当該市町村に対する必要な援助を行うものとする。

（報告の徴収）

第十九条の四　厚生労働大臣又は都道府県知事は，市町村に対し，必要があると認めるときは，第十七条第一項に規定する業務及び第十九条の二に規定する事業の実施の状況に関する報告を求めることができる。

第五章　特定給食施設等

第一節　特定給食施設における栄養管理

（特定給食施設の届出）

第二十条　特定給食施設（特定かつ多数の者に対して継続的に食事を供給する施設のうち栄養管理が必要なものとして厚生労働省令で定めるものをいう。以下同じ。）を設置した者は，その事業の開始の日から一月以内に，その施設の所在地の都道府県知事に，厚生労働省令で定める事項を届け出なければならない。

2　前項の規定による届出をした者は，同項の厚生労働省令で定める事項に変更を生じたときは，変更の日から一月以内に，その旨を当該都道府県知事に届け出なければならない。その事業を休止し，又は廃止したときも，同様とする。

（特定給食施設における栄養管理）

第二十一条　特定給食施設であって特別の栄養管理が必要なものとして厚生労働省令で定めるところにより都道府県知事が指定するものの設置者は，当該特定給食施設に管理栄養士を置かなければならない。

2　前項に規定する特定給食施設以外の特定給食施設の設置者は，厚生労働省令で定めるところにより，当該特定給食施設に栄養士又は管理栄養士を置くように努めなければならない。

3　特定給食施設の設置者は，前二項に定めるもののほか，厚生労働省令で定める基準に従って，適切な栄養管理を行わなければならない。

（指導及び助言）

第二十二条　都道府県知事は，特定給食施設の設置者に対し，前条第一項又は第三項の規定による栄養管理の実施を確保するため必要があると認めるときは，当該栄養管理の実施に関し必要な指導及び助言をすることができる。

（勧告及び命令）

第二十三条　都道府県知事は，第二十一条第一項の規定に違反して管理栄養士を置かず，若しくは同条第三項の規定に違反して適切な栄養管理を行わず，又は正当な理由がなくて前条の栄養管理をしない特定給食施設の設置者があるときは，当該特定給食施設の設置者に対し，管理栄養士を置き，又は適切な栄養管理を行うよう勧告をすることができる。

2　都道府県知事は，前項に規定する勧告を受けた特定給食施設の設置者が，正当な理由がなくてその勧告に係る措置をとらなかったときは，当該特定給食施設の設置者に対し，その勧告に係る措置をとるべきことを命ずることができる。

（立入検査等）

第二十四条　都道府県知事は，第二十一条第一項又は第三項の規定による栄養管理の実施を確保するため必要があると認めるときは，特定給食施設の設置者若しくは管理者に対し，その業務に関し報告をさせ，又は栄養指導員に，当該施設に立ち入り，業務の状況若しくは帳簿，書類その他の物件を検査させ，若しくは関係者に質問させることができる。

2　前項の規定により立入検査又は質問をする栄養指導員は，その身分を示す証明書を携帯し，関係者に提示しなければならない。

3　第一項の規定による権限は，犯罪捜査のために認められたものと解釈してはならない。

第二節　受動喫煙の防止

第二十五条　学校，体育館，病院，劇場，観覧場，集会場，展示場，百貨店，事務所，官公庁施設，飲食店その他の多数の者が利用する施設を管理する者は，これらを利用する者について，受動喫煙（室内又はこれに準ずる環境において，他人のたばこの煙を吸わされることをいう。）を防止するために必要な措置を講ずるように努めなければならない。

第六章　特別用途表示，栄養表示基準等

（特別用途表示の許可）

第二十六条　販売に供する食品につき，乳児用，幼児用，妊産婦用，病者用その他内閣府令で定める特別の用途に適する旨の表示（以下「特別用途表示」という。）をしようとする者は，内閣総理大臣の許可を受けなければならない。

2　前項の許可を受けようとする者は，製品見本を添え，商品名，原材料の配合割合及び当該製品の製造方法，成分分析表，許可を受けようとする特別用途表示の内容その他内閣府令で定める事項を記載した申請書を，その営業所の所在地の都道府県知事を経由して内閣総理大臣に提出しなければならない。

3　内閣総理大臣は，研究所又は内閣総理大臣の登録を受けた法人（以下「登録試験機関」という。）に，第一項の許可を行うについて必要な試験（以下「許可試験」という。）を行わせるものとする。

4　第一項の許可を申請する者は，実費（許可試験に係る実費を除く。）を勘案して政令で定める額の手数料を国に，研究所の行う許可試験にあっては許可試験に係る実費を勘案して政令で定める額の手数料を研究所に，登録試験機関の行う許可試験にあっては当該登録試験機関が内閣総理大臣の認可を受けて定める額の手数料を当該登録試験機関に納めなければならない。

5　内閣総理大臣は，第一項の許可をしようとするときは，あらかじめ，厚生労働大臣の意見を聴かなければならない。

6　第一項の許可を受けて特別用途表示をする者は，当該許可に係る食品（以下「特別用途食品」という。）につき，内閣府令で定める事項を内閣府令で定めるところにより表示しなければならない。

7　内閣総理大臣は，第一項又は前項の内閣府令を制定し，又は改廃しようとするときは，あらかじめ，厚生労働大臣に協議しなければならない。

（登録試験機関の登録）
第二十六条の二 登録試験機関の登録を受けようとする者は，内閣府令で定める手続に従い，実費を勘案して政令で定める額の手数料を納めて，内閣総理大臣に登録の申請をしなければならない。
（欠格条項）
第二十六条の三 次の各号のいずれかに該当する法人は，第二十六条第三項の登録を受けることができない。
一 その法人又はその業務を行う役員がこの法律の規定に違反し，罰金以上の刑に処せられ，その執行を終わり，又はその執行を受けることのなくなった日から二年を経過しないもの
二 第二十六条の十三の規定により登録を取り消され，その取消しの日から二年を経過しない法人
三 第二十六条の十三の規定による登録の取消しの日前三十日以内にその取消しに係る法人の業務を行う役員であった者でその取消しの日から二年を経過しないものがその業務を行う役員となっている法人
（登録の基準）
第二十六条の四 内閣総理大臣は，第二十六条の二の規定により登録を申請した者（以下この項において「登録申請者」という。）が次に掲げる要件のすべてに適合しているときは，その登録をしなければならない。この場合において，登録に関して必要な手続は，内閣府令で定める。
一 別表の上欄に掲げる機械器具その他の設備を有し，かつ，許可試験は同表の中欄に掲げる条件に適合する知識経験を有する者が実施し，その人数が同表の下欄に掲げる数以上であること。
二 次に掲げる許可試験の信頼性の確保のための措置がとられていること。
イ 試験を行う部門に許可試験の種類ごとにそれぞれ専任の管理者を置くこと。
ロ 許可試験の業務の管理及び精度の確保に関する文書が作成されていること。
ハ ロに掲げる文書に記載されたところに従い許可試験の業務の管理及び精度の確保を行う専任の部門を置くこと。
三 登録申請者が，第二十六条第一項若しくは第二十九条第一項の規定により許可若しくは承認を受けなければならないこととされる食品を製造し，輸入し，又は販売する食品衛生法（昭和二十二年法律第二百三十三号）第四条第八項に規定する営業者（以下この号及び第二十六条の十第二項において「特別用途食品営業者」という。）に支配されているものとして次のいずれかに該当するものでないこと。
イ 登録申請者が株式会社である場合にあっては，特別用途食品営業者がその親法人（会社法（平成十七年法律第八十六号）第八百七十九条第一項に規定する親法人をいう。）であること。
ロ 登録申請者の役員（持分会社（会社法第五百七十五条第一項に規定する持分会社をいう。）にあっては，業務を執行する社員）に占める特別用途食品営業者の役員又は職員（過去二年間に当該特別用途食品営業者の役員又は職員であった者を含む。）の割合が二分の一を超えていること。
ハ 登録申請者の代表権を有する役員が，特別用途食品営業者の役員又は職員（過去二年間に当該特別用途食品営業者の役員又は職員であった者を含む。）であること。
2 登録は，次に掲げる事項を登録台帳に記帳して行う。
一 登録年月日及び登録番号
二 登録試験機関の名称，代表者の氏名及び主たる事務所の所在地
三 登録試験機関が許可試験を行う事業所の名称及び所在地
（登録の更新）
第二十六条の五 登録試験機関の登録は，五年以上十年以内において政令で定める期間ごとにその更新を受けなければ，その期間の経過によって，その効力を失う。
2 前三条の規定は，前項の登録の更新について準用する。
（試験の義務）
第二十六条の六 登録試験機関は，許可試験を行うことを求められたときは，正当な理由がある場合を除き，遅滞なく，許可試験を行わなければならない。
（事業所の変更の届出）
第二十六条の七 登録試験機関は，許可試験を行う事業所の所在地を変更しようとするときは，変更しようとする日の二週間前までに，内閣総理大臣に届け出なければならない。
（試験業務規程）
第二十六条の八 登録試験機関は，許可試験の業務に関する規程（以下「試験業務規程」という。）を定め，許可試験の業務の開始前に，内閣総理大臣の認可を受けなければならない。これを変更しようとするときも，同様とする。
2 試験業務規程には，許可試験の実施方法，許可試験の手数料その他の内閣府令で定める事項を定めておかなければならない。
3 内閣総理大臣は，第一項の認可をした試験業務規程が許可試験の適正かつ確実な実施上不適当となったと認めるときは，登録試験機関に対し，その試験業務規程を変更すべきことを命ずることができる。
（業務の休廃止）
第二十六条の九 登録試験機関は，内閣総理大臣の許可を受けなければ，許可試験の業務の全部又は一部を休止し，又は廃止してはならない。
（財務諸表等の備付け及び閲覧等）
第二十六条の十 登録試験機関は，毎事業年度経過後三月以内に，その事業年度の財産目録，貸借対照表及び損益計算書又は収支計算書並びに事業報告書（その作成に代えて電磁的記録（電子的方式，磁気的方式その他の人の知覚によっては認識することができない方式で作られる記録であって，電子計算機による情報処理の用に供されるものをいう。以下この条において同じ。）の作成がされている場合における当該電磁的記録を含む。次項及び第四十条において「財務諸表等」という。）を作成し，五年間事業所に備えて置かなければならない。
2 特別用途食品営業者その他の利害関係人は，登録試験機関の業務時間内は，いつでも，次に掲げる請求をすることができる。ただし，第二号又は第四号の請求をするには，登録試験機関の定めた費用を支払わなければならない。
一 財務諸表等が書面をもって作成されているときは，当該書面の閲覧又は謄写の請求
二 前号の書面の謄本又は抄本の請求
三 財務諸表等が電磁的記録をもって作成されているときは，当該電磁的記録に記録された事項を内閣

府令で定める方法により表示したものの閲覧又は謄写の請求
四　前号の電磁的記録に記録された事項を電磁的方法であって内閣府令で定めるものにより提供することの請求又は当該事項を記載した書面の交付の請求
（秘密保持義務等）
第二十六条の十一　登録試験機関の役員若しくは職員又はこれらの職にあった者は，許可試験の業務に関して知り得た秘密を漏らしてはならない。
2　許可試験の業務に従事する登録試験機関の役員又は職員は，刑法（明治四十年法律第四十五号）その他の罰則の適用については，法令により公務に従事する職員とみなす。
（適合命令）
第二十六条の十二　内閣総理大臣は，登録試験機関が第二十六条の四第一項各号のいずれかに適合しなくなったと認めるときは，その登録試験機関に対し，これらの規定に適合するため必要な措置をとるべきことを命ずることができる。
（登録の取消し等）
第二十六条の十三　内閣総理大臣は，登録試験機関が次の各号のいずれかに該当するときは，その登録を取り消し，又は期間を定めて許可試験の業務の全部若しくは一部の停止を命ずることができる。
一　第二十六条の三第一号又は第三号に該当するに至ったとき。
二　第二十六条の六，第二十六条の七，第二十六条の九，第二十六条の十第一項又は次条の規定に違反したとき。
三　正当な理由がないのに第二十六条の十第二項各号の規定による請求を拒んだとき。
四　第二十六条の八第一項の認可を受けた試験業務規程によらないで許可試験を行ったとき。
五　第二十六条の八第三項又は前条の規定による命令に違反したとき。
六　不正の手段により第二十六条第三項の登録（第二十六条の五第一項の登録の更新を含む。）を受けたとき。
（帳簿の記載）
第二十六条の十四　登録試験機関は，内閣府令で定めるところにより，帳簿を備え，許可試験に関する業務に関し内閣府令で定める事項を記載し，これを保存しなければならない。
（登録試験機関以外の者による人を誤認させる行為の禁止）
第二十六条の十五　登録試験機関以外の者は，その行う業務が許可試験であると人を誤認させるような表示その他の行為をしてはならない。
2　内閣総理大臣は，登録試験機関以外の者に対し，その行う業務が許可試験であると人を誤認させないようにするための措置をとるべきことを命ずることができる。
（報告の徴収）
第二十六条の十六　内閣総理大臣は，この法律の施行に必要な限度において，登録試験機関に対し，その業務又は経理の状況に関し報告をさせることができる。
（立入検査）
第二十六条の十七　内閣総理大臣は，この法律の施行に必要な限度において，その職員に，登録試験機関の事務所又は事業所に立ち入り，業務の状況又は帳簿，書類その他の物件を検査させることができる。
2　前項の規定により立入検査をする職員は，その身分を示す証明書を携帯し，関係者に提示しなければならない。
3　第一項の立入検査の権限は，犯罪捜査のために認められたものと解釈してはならない。
（公　示）
第二十六条の十八　内閣総理大臣は，次の場合には，その旨を官報に公示しなければならない。
一　第二十六条第三項の登録をしたとき。
二　第二十六条の五第一項の規定により登録試験機関の登録がその効力を失ったとき。
三　第二十六条の七の規定による届出があったとき。
四　第二十六条の九の規定による許可をしたとき。
五　第二十六条の十三の規定により登録試験機関の登録を取り消し，又は許可試験の業務の停止を命じたとき。
（特別用途食品の検査及び収去）
第二十七条　内閣総理大臣又は都道府県知事は，必要があると認めるときは，当該職員に特別用途食品の製造施設，貯蔵施設又は販売施設に立ち入らせ，販売の用に供する当該特別用途食品を検査させ，又は試験の用に供するのに必要な限度において当該特別用途食品を収去させることができる。
2　前項の規定により立入検査又は収去をする職員は，その身分を示す証明書を携帯し，関係者に提示しなければならない。
3　第一項に規定する当該職員の権限は，食品衛生法第三十条第一項に規定する食品衛生監視員が行うものとする。
4　第一項の規定による権限は，犯罪捜査のために認められたものと解釈してはならない。
5　内閣総理大臣は，研究所に，第一項の規定により収去された食品の試験を行わせるものとする。
（特別用途表示の許可の取消し）
第二十八条　内閣総理大臣は，第二十六条第一項の許可を受けた者が次の各号のいずれかに該当するときは，当該許可を取り消すことができる。
一　第二十六条第六項の規定に違反したとき。
二　当該許可に係る食品につき虚偽の表示をしたとき。
三　当該許可を受けた日以降における科学的知見の充実により当該許可に係る食品について当該許可に係る特別用途表示をすることが適切でないことが判明するに至ったとき。
（特別用途表示の承認）
第二十九条　本邦において販売に供する食品につき，外国において特別用途表示をしようとする者は，内閣総理大臣の承認を受けることができる。
2　第二十六条第二項から第七項まで及び前条の規定は前項の承認について，第二十七条の規定は同項の承認に係る食品について準用する。この場合において，第二十六条第三項中「その営業所の所在地の都道府県知事を経由して内閣総理大臣」とあるのは「内閣総理大臣」と，第二十七条第一項中「製造施設，貯蔵施設」とあるのは「貯蔵施設」と，前条第一号中「第二十六条第六項」とあるのは「次条第二項において準用する第二十六条第六項」と読み替えるものとする。
（特別用途表示がされた食品の輸入の許可）
第三十条　本邦において販売に供する食品であって，第二十六条第一項の規定による許可又は前条第一項の規定による承認を受けずに特別用途表示がされたものを輸入しようとする者については，その者を第二十六条第一項に規定する特別用途表示をしようとする者とみなして，同条及び第三十七条第二号の規定を適用する。

（食事摂取基準）

第三十条の二　厚生労働大臣は，生涯にわたる国民の栄養摂取の改善に向けた自主的な努力を促進するため，国民健康・栄養調査その他の健康の保持増進に関する調査及び研究の成果を分析し，その分析の結果を踏まえ，食事による栄養摂取量の基準（以下この条において「食事摂取基準」という。）を定めるものとする。

２　食事摂取基準においては，次に掲げる事項を定めるものとする。

一　国民がその健康の保持増進を図る上で摂取することが望ましい熱量に関する事項

二　国民がその健康の保持増進を図る上で摂取することが望ましい次に掲げる栄養素の量に関する事項

イ　国民の栄養摂取の状況からみてその欠乏が国民の健康の保持増進に影響を与えているものとして厚生労働省令で定める栄養素

ロ　国民の栄養摂取の状況からみてその過剰な摂取が国民の健康の保持増進に影響を与えているものとして厚生労働省令で定める栄養素

３　厚生労働大臣は，食事摂取基準を定め，又は変更したときは，遅滞なく，これを公表するものとする。

（栄養表示基準）

第三十一条　内閣総理大臣は，販売に供する食品（特別用途食品を除く。）につき，栄養表示（栄養成分（前条第二項第二号イ又はロの厚生労働省令で定める栄養素を含むものに限る。次項第一号において同じ。）又は熱量に関する表示をいう。以下同じ。）に関する基準（以下「栄養表示基準」という。）を定めるものとする。

２　栄養表示基準においては，次に掲げる事項を定めるものとする。

一　食品の栄養成分の量及び熱量に関し表示すべき事項並びにその表示の方法

二　前条第二項第二号イの厚生労働省令で定める栄養素を含む栄養成分であってその正確な情報を国民に伝達することが特に必要であるものとして内閣府令で定めるものにつき，その補給ができる旨を表示するに際し遵守すべき事項又はその旨が表示された栄養表示食品（本邦において販売に供する食品であって，栄養表示がされたもの（第二十九条第一項の承認を受けた食品を除く。）をいう。次号及び次条において同じ。）で輸入されたものを販売するに際し遵守すべき事項

三　前条第二項第二号ロの厚生労働省令で定める栄養素を含む栄養成分であってその正確な情報を国民に伝達することが特に必要であるものとして内閣府令で定めるもの又は熱量につき，その適切な摂取ができる旨を表示するに際し遵守すべき事項又はその旨が表示された栄養表示食品で輸入されたものを販売するに際し遵守すべき事項

３　内閣総理大臣は，栄養表示基準を定め，若しくは変更しようとするとき，又は前項第二号若しくは第三号の内閣府令を制定し，若しくは改廃しようとするときは，あらかじめ，厚生労働大臣に協議しなければならない。

４　内閣総理大臣は，栄養表示基準を定め，又は変更したときは，遅滞なく，これを告示しなければならない。

（栄養表示基準の遵守義務）

第三十一条の二　販売に供する食品（特別用途食品を除く。）につき，栄養表示をしようとする者及び栄養表示食品を輸入する者は，栄養表示基準に従い，必要な表示をしなければならない。ただし，販売に供する食品（特別用途食品を除く。）の容器包装及びこれに添付する文書以外の物に栄養表示をする場合その他政令で定める場合は，この限りでない。

（勧告等）

第三十二条　内閣総理大臣は，栄養表示基準に従った表示をしない者があるときは，その者に対し，栄養表示基準に従い必要な表示をすべき旨の勧告をすることができる。

２　内閣総理大臣は，前項に規定する勧告を受けた者が，正当な理由がなくてその勧告に係る措置をとらなかったときは，その者に対し，その勧告に係る措置をとるべきことを命ずることができる。

３　第二十七条の規定は，販売に供する食品であって栄養表示がされたもの（特別用途食品及び第二十九条第一項の承認を受けた食品を除く。）について準用する。

（誇大表示の禁止）

第三十二条の二　何人も，食品として販売に供する物に関して広告その他の表示をするときは，健康の保持増進の効果その他内閣府令で定める事項（次条第三項において「健康保持増進効果等」という。）について，著しく事実に相違する表示をし，又は著しく人を誤認させるような表示をしてはならない。

２　内閣総理大臣は，前項の内閣府令を制定し，又は改廃しようとするときは，あらかじめ，厚生労働大臣に協議しなければならない。

（勧告等）

第三十二条の三　内閣総理大臣は，前条第一項の規定に違反して表示をした者がある場合において，国民の健康の保持増進及び国民に対する正確な情報の伝達に重大な影響を与えるおそれがあると認めるときは，その者に対し，当該表示に関し必要な措置をとるべき旨の勧告をすることができる。

２　内閣総理大臣は，前項に規定する勧告を受けた者が，正当な理由がなくてその勧告に係る措置をとらなかったときは，その者に対し，その勧告に係る措置をとるべきことを命ずることができる。

３　第二十七条の規定は，食品として販売に供する物であって健康保持増進効果等についての表示がされたもの（特別用途食品，第二十九条第一項の承認を受けた食品及び販売に供する食品であって栄養表示がされたものを除く。）について準用する。

（再審査請求）

第三十三条　第二十七条第一項（第二十九条第二項，第三十二条第三項及び前条第三項において準用する場合を含む。）の規定により保健所を設置する市又は特別区の長が行う処分についての審査請求の裁決に不服がある者は，内閣総理大臣に対して再審査請求をすることができる。

第七章　雑則

（事務の区分）

第三十四条　第十条第三項，第十一条第一項，第二十六条第二項及び第二十七条第一項（第二十九条第二項及び第三十二条第三項において準用する場合を

含む。）の規定により都道府県，保健所を設置する市又は特別区が処理することとされている事務は，地方自治法（昭和二十二年法律第六十七号）第二条第九項第一号に規定する第一号法定受託事務とする。

（権限の委任）

第三十五条　この法律に規定する厚生労働大臣の権限は，厚生労働省令で定めるところにより，地方厚生局長に委任することができる。

2　前項の規定により地方厚生局長に委任された権限は，厚生労働省令で定めるところにより，地方厚生支局長に委任することができる。

3　内閣総理大臣は，この法律による権限（政令で定めるものを除く。）を消費者庁長官に委任する。

4　消費者庁長官は，政令で定めるところにより，前項の規定により委任された権限の一部を地方厚生局長又は地方厚生支局長に委任することができる。

5　地方厚生局長又は地方厚生支局長は，前項の規定により委任された権限を行使したときは，その結果について消費者庁長官に報告するものとする。

第八章　罰則

第三十六条　国民健康・栄養調査に関する事務に従事した公務員，研究所の職員若しくは国民健康・栄養調査員又はこれらの職にあった者が，その職務の執行に関して知り得た人の秘密を正当な理由がなく漏らしたときは，一年以下の懲役又は百万円以下の罰金に処する。

2　職務上前項の秘密を知り得た他の公務員又は公務員であった者が，正当な理由がなくその秘密を漏らしたときも，同項と同様とする。

3　第二十六条の十一第一項の規定に違反してその職務に関して知り得た秘密を漏らした者は，一年以下の懲役又は百万円以下の罰金に処する。

4　第二十六条の十三の規定による業務の停止の命令に違反したときは，その違反行為をした登録試験機関の役員又は職員は，一年以下の懲役又は百万円以下の罰金に処する。

第三十六条の二　第三十二条の三第二項の規定に基づく命令に違反した者は，六月以下の懲役又は百万円以下の罰金に処する。

第三十七条　次の各号のいずれかに該当する者は，五十万円以下の罰金に処する。

一　第二十三条第二項又は第三十二条第二項の規定に基づく命令に違反した者

二　第二十六条第一項の規定に違反した者

三　第二十六条の十五第二項の規定による命令に違反した者

第三十七条の二　次に掲げる違反があった場合においては，その行為をした登録試験機関の代表者，代理人，使用人その他の従業者は，五十万円以下の罰金に処する。

一　第二十六条の九の規定による許可を受けないで，許可試験の業務を廃止したとき。

二　第二十六条の十四の規定による帳簿の記載をせず，虚偽の記載をし，又は帳簿を保存しなかったとき。

三　第二十六条の十六の規定による報告をせず，又は虚偽の報告をしたとき。

四　第二十六条の十七第一項の規定による検査を拒み，妨げ，又は忌避したとき。

第三十八条　次の各号のいずれかに該当する者は，三十万円以下の罰金に処する。

一　第二十四条第一項の規定による報告をせず，若しくは虚偽の報告をし，又は同項の規定による検査を拒み，妨げ，若しくは忌避し，若しくは同項の規定による質問に対して答弁をせず，若しくは虚偽の答弁をした者

二　第二十七条第一項（第二十九条第二項及び第三十二条第三項において準用する場合を含む。）の規定による検査又は収去を拒み，妨げ，又は忌避した者

第三十九条　法人の代表者又は法人若しくは人の代理人，使用人その他の従業者が，その法人又は人の業務に関し，第三十七条又は前条の違反行為をしたときは，行為者を罰するほか，その法人又は人に対して各本条の刑を科する。

第四十条　第二十六条の十第一項の規定に違反して財務諸表等を備えて置かず，財務諸表等に記載すべき事項を記載せず，若しくは虚偽の記載をし，又は正当な理由がないのに同条第二項各号の規定による請求を拒んだ者は，二十万円以下の過料に処する。

（附則省略）

1-2　健康増進法施行規則

（平成十五年四月三十日厚生労働省令第八十六号）

最終改正：平成二一年八月二八日厚生労働省令第一三八号

（国民健康・栄養調査の調査事項）

第一条　健康増進法（平成十四年法律第百三号。以下「法」という。）第十条第一項に規定する国民健康・栄養調査は，身体状況，栄養摂取状況及び生活習慣の調査とする。

2　前項に規定する身体状況の調査は，国民健康・栄養調査に関する事務に従事する公務員又は国民健康・栄養調査員（以下「調査従事者」という。）が，次に掲げる事項について測定し，若しくは診断し，その結果を厚生労働大臣の定める調査票に記入すること又は被調査者ごとに，当該調査票を配布し，次に掲げる事項が記入された調査票の提出を受けることによって行う。

一　身長

二　体重

三　血圧

四　その他身体状況に関する事項

3　第一項に規定する栄養摂取状況の調査は，調査従事者が，調査世帯ごとに，厚生労働大臣の定める調査票を配布し，次に掲げる事項が記入された調査票の提出を受けることによって行う。

一　世帯及び世帯員の状況

二　食事の状況

三　食事の料理名並びに食品の名称及びその摂取量

四　その他栄養摂取状況に関する事項

4　第一項に規定する生活習慣の調査は，調査従事者が，被調査者ごとに，厚生労働大臣の定める調査票を配布し，次に掲げる事項が記入された調査票の提出を受けることによって行う。

一　食習慣の状況

二　運動習慣の状況

三　休養習慣の状況

四　喫煙習慣の状況

五　飲酒習慣の状況

六　歯の健康保持習慣の状況
七　その他生活習慣の状況に関する事項
（調査世帯の選定）
第二条　法第十一条第一項の規定による対象の選定は，無作為抽出法によるものとする。
２　都道府県知事（保健所を設置する市又は特別区にあっては，市長又は区長。以下同じ。）は，法第十一条第一項の規定により調査世帯を指定したときは，その旨を当該世帯の世帯主に通知しなければならない。
（国民健康・栄養調査員）
第三条　国民健康・栄養調査員は，医師，管理栄養士，保健師その他の者のうちから，毎年，都道府県知事が任命する。
２　国民健康・栄養調査員は，非常勤とする。
（国民健康・栄養調査員の身分を示す証票）
第四条　国民健康・栄養調査員は，その職務を行う場合には，その身分を示す証票を携行し，かつ，関係者の請求があるときには，これを提示しなければならない。
２　前項に規定する国民健康・栄養調査員の身分を示す証票は，別記様式第一号による。
（市町村による健康増進事業の実施）
第四条の二　法第十九条の二 の厚生労働省令で定める事業は，次の各号に掲げるものとする。
一　歯周疾患検診
二　骨粗鬆症検診
三　肝炎ウイルス検診
四　四十歳以上七十四歳以下の者であって高齢者の医療の確保に関する法律（昭和五十七年法律第八十号）第二十条の特定健康診査の対象とならない者（特定健康診査及び特定保健指導の実施に関する基準第一条第一項の規定に基づき厚生労働大臣が定める者（平成二十年厚生労働省告示第三号）に規定する者を除く。次号において「特定健康診査非対象者」という。）及び七十五歳以上の者であって同法第五十一条第一号又は第二号に規定する者に対する健康診査
五　特定健康診査非対象者に対する保健指導
六　がん検診
（特定給食施設）
第五条　法第二十条第一項の厚生労働省令で定める施設は，継続的に一回百食以上又は一日二百五十食以上の食事を供給する施設とする。
（特定給食施設の届出事項）
第六条　法第二十条第一項の厚生労働省令で定める事項は，次のとおりとする。
一　給食施設の名称及び所在地
二　給食施設の設置者の氏名及び住所（法人にあっては，給食施設の設置者の名称，主たる事務所の所在地及び代表者の氏名）
三　給食施設の種類
四　給食の開始日又は開始予定日
五　一日の予定給食数及び各食ごとの予定給食数
六　管理栄養士及び栄養士の員数
（特別の栄養管理が必要な給食施設の指定）
第七条　法第二十一条第一項の規定により都道府県知事が指定する施設は，次のとおりとする。
一　医学的な管理を必要とする者に食事を供給する特定給食施設であって，継続的に一回三百食以上又は一日七百五十食以上の食事を供給するもの
二　前号に掲げる特定給食施設以外の管理栄養士による特別な栄養管理を必要とする特定給食施設であって，継続的に一回五百食以上又は一日千五百食以上の食事を供給するもの
（特定給食施設における栄養士等）
第八条　法第二十一条第二項の規定により栄養士又は管理栄養士を置くように努めなければならない特定給食施設のうち，一回三百食又は一日七百五十食以上の食事を供給するものの設置者は，当該施設に置かれる栄養士のうち少なくとも一人は管理栄養士であるように努めなければならない。
（栄養管理の基準）
第九条　法第二十一条第三項の厚生労働省令で定める基準は，次のとおりとする。
一　当該特定給食施設を利用して食事の供給を受ける者（以下「利用者」という。）の身体の状況，栄養状態，生活習慣等（以下「身体の状況等」という。）を定期的に把握し，これらに基づき，適当な熱量及び栄養素の量を満たす食事の提供及びその品質管理を行うとともに，これらの評価を行うよう努めること。
二　食事の献立は，身体の状況等のほか，利用者の日常の食事の摂取量，嗜好等に配慮して作成するよう努めること。
三　献立表の掲示並びに熱量及びたんぱく質，脂質，食塩等の主な栄養成分の表示等により，利用者に対して，栄養に関する情報の提供を行うこと。
四　献立表その他必要な帳簿等を適正に作成し，当該施設に備え付けること。
五　衛生の管理については，食品衛生法（昭和二十二年法律第二百三十三号）その他関係法令の定めるところによること。
（栄養指導員の身分を証す証票）
第十条　法第二十四条第二項に規定する栄養指導員の身分を示す証明書は，別記様式第二号による。
（法第三十条の二第二項第二号の厚生労働省令で定める栄養素）
第十一条　法第三十条の二第二項第二号イの厚生労働省令で定める栄養素は，次のとおりとする。
一　たんぱく質
二　n-6 系脂肪酸及び n-3 系脂肪酸
三　炭水化物及び食物繊維
四　ビタミンA，ビタミンD，ビタミンE，ビタミンK，ビタミン B_1，ビタミン B_2，ナイアシン，ビタミン B_6，ビタミン B_{12}，葉酸，パントテン酸，ビオチン及びビタミンC
五　カリウム，カルシウム，マグネシウム，リン，鉄，亜鉛，銅，マンガン，ヨウ素，セレン，クロム及びモリブデン
２　法第三十条の二第二項第二号ロの厚生労働省令で定める栄養素は，次のとおりとする。
一　脂質，飽和脂肪酸及びコレステロール
二　糖類（単糖類又は二糖類であって，糖アルコールでないものに限る。）
三　ナトリウム
（附則省略）

1-3　栄養士法

（昭和二十二年十二月二十九日法律第二百四十五号）

最終改正：平成一九年六月二七日法律第九六号

（定　義）

第一条　この法律で栄養士とは，都道府県知事の免許を受けて，栄養士の名称を用いて栄養の指導に従事することを業とする者をいう。

2　この法律で管理栄養士とは，厚生労働大臣の免許を受けて，管理栄養士の名称を用いて，傷病者に対する療養のため必要な栄養の指導，個人の身体の状況，栄養状態等に応じた高度の専門的知識及び技術を要する健康の保持増進のための栄養の指導並びに特定多数人に対して継続的に食事を供給する施設における利用者の身体の状況，栄養状態，利用の状況等に応じた特別の配慮を必要とする給食管理及びこれらの施設に対する栄養改善上必要な指導等を行うことを業とする者をいう。

（栄養士の免許）

第二条　栄養士の免許は，厚生労働大臣の指定した栄養士の養成施設（以下「養成施設」という。）において二年以上栄養士として必要な知識及び技能を修得した者に対して，都道府県知事が与える。

2　養成施設に入所することができる者は，学校教育法（昭和二十二年法律第二十六号）第九十条に規定する者とする。

3　管理栄養士の免許は，管理栄養士国家試験に合格した者に対して，厚生労働大臣が与える。

（免許を与えない場合）

第三条　次の各号のいずれかに該当する者には，栄養士又は管理栄養士の免許を与えないことがある。

一　罰金以上の刑に処せられた者

二　前号に該当する者を除くほか，第一条に規定する業務に関し犯罪又は不正の行為があつた者

第三条の二　都道府県に栄養士名簿を備え，栄養士の免許に関する事項を登録する。

2　厚生労働省に管理栄養士名簿を備え，管理栄養士の免許に関する事項を登録する。

（免許証）

第四条　栄養士の免許は，都道府県知事が栄養士名簿に登録することによつて行う。

2　都道府県知事は，栄養士の免許を与えたときは，栄養士免許証を交付する。

3　管理栄養士の免許は，厚生労働大臣が管理栄養士名簿に登録することによつて行う。

4　厚生労働大臣は，管理栄養士の免許を与えたときは，管理栄養士免許証を交付する。

（免許の取消等）

第五条　栄養士が第三条各号のいずれかに該当するに至つたときは，都道府県知事は，当該栄養士に対する免許を取り消し，又は一年以内の期間を定めて栄養士の名称の使用の停止を命ずることができる。

2　管理栄養士が第三条各号のいずれかに該当するに至つたときは，厚生労働大臣は，当該管理栄養士に対する免許を取り消し，又は一年以内の期間を定めて管理栄養士の名称の使用の停止を命ずることができる。

3　都道府県知事は，第一項の規定により栄養士の免許を取り消し，又は栄養士の名称の使用の停止を命じたときは，速やかに，その旨を厚生労働大臣に通知しなければならない。

4　厚生労働大臣は，第二項の規定により管理栄養士の免許を取り消し，又は管理栄養士の名称の使用の停止を命じたときは，速やかに，その旨を当該処分を受けた者が受けている栄養士の免許を与えた都道府県知事に通知しなければならない。

（管理栄養士国家試験）

第五条の二　厚生労働大臣は，毎年少なくとも一回，管理栄養士として必要な知識及び技能について，管理栄養士国家試験を行う。

（受験資格）

第五条の三　管理栄養士国家試験は，栄養士であつて次の各号のいずれかに該当するものでなければ，受けることができない。

一　修業年限が二年である養成施設を卒業して栄養士の免許を受けた後厚生労働省令で定める施設において三年以上栄養の指導に従事した者

二　修業年限が三年である養成施設を卒業して栄養士の免許を受けた後厚生労働省令で定める施設において二年以上栄養の指導に従事した者

三　修業年限が四年である養成施設を卒業して栄養士の免許を受けた後厚生労働省令で定める施設において一年以上栄養の指導に従事した者

四　修業年限が四年である養成施設であつて，学校（学校教育法第一条の学校並びに同条の学校の設置者が設置している同法第百二十四条の専修学校及び同法第百三十四条の各種学校をいう。以下この号において同じ。）であるものにあつては文部科学大臣及び厚生労働大臣が，学校以外のものにあつては厚生労働大臣が，政令で定める基準により指定したもの（以下「管理栄養士養成施設」という。）を卒業した者

（不正行為）

第五条の四　管理栄養士国家試験に関して不正の行為があつた場合には，当該不正行為に関係のある者について，その受験を停止させ，又はその試験を無効とすることができる。この場合においては，なお，その者について，期間を定めて管理栄養士国家試験を受けることを許さないことができる。

（主治医の指導）

第五条の五　管理栄養士は，傷病者に対する療養のため必要な栄養の指導を行うに当たつては，主治の医師の指導を受けなければならない。

（名称の使用制限）

第六条　栄養士でなければ，栄養士又はこれに類似する名称を用いて第一条第一項に規定する業務を行つてはならない。

2　管理栄養士でなければ，管理栄養士又はこれに類似する名称を用いて第一条第二項に規定する業務を行つてはならない。

（管理栄養士国家試験委員）

第六条の二　管理栄養士国家試験に関する事務をつかさどらせるため，厚生労働省に管理栄養士国家試験委員を置く。

（管理栄養士国家試験委員等の義務）

第六条の三　管理栄養士国家試験委員その他管理栄養士国家試験に関する事務をつかさどる者は，その事務の施行に当たつて厳正を保持し，不正の行為がないようにしなければならない。

（権限の委任）

第六条の四　この法律に規定する厚生労働大臣の権限は，厚生労働省令で定めるところにより，地方厚生局長に委任することができる。

2　前項の規定により地方厚生局長に委任された権限は，厚生労働省令で定めるところにより，地方厚生支局長に委任することができる。

（政令への委任）

第七条　この法律に定めるもののほか，栄養士の

免許及び免許証，養成施設，管理栄養士の免許及び免許証，管理栄養士養成施設，管理栄養士国家試験並びに管理栄養士国家試験委員に関し必要な事項は，政令でこれを定める。

（罰 則）

第七条の二 第六条の三の規定に違反して，故意若しくは重大な過失により事前に試験問題を漏らし，又は故意に不正の採点をした者は，六月以下の懲役又は五十万円以下の罰金に処する。

第 八 条 次の各号のいずれかに該当する者は，三十万円以下の罰金に処する。

一 第五条第一項の規定により栄養士の名称の使用の停止を命ぜられた者で，当該停止を命ぜられた期間中に，栄養士の名称を使用して第一条第一項に規定する業務を行つたもの

二 第五条第二項の規定により管理栄養士の名称の使用の停止を命ぜられた者で，当該停止を命ぜられた期間中に，管理栄養士の名称を使用して第一条第二項に規定する業務を行つたもの

三 第六条第一項の規定に違反して，栄養士又はこれに類似する名称を用いて第一条第一項に規定する業務を行つた者

四 第六条第二項の規定に違反して，管理栄養士又はこれに類似する名称を用いて第一条第二項に規定する業務を行つた者

（附則省略）

1-4 栄養士法施行令

（昭和二十八年八月三十一日政令第二百三十一号）

最終改正：平成一三年九月五日政令第二八七号

（免許の申請等）

第 一 条 栄養士の免許を受けようとする者は，申請書に厚生労働省令で定める書類を添え，これを住所地の都道府県知事に提出しなければならない。

2 管理栄養士の免許を受けようとする者は，申請書に厚生労働省令で定める書類を添え，住所地の都道府県知事を経由して，これを厚生労働大臣に提出しなければならない。

3 管理栄養士免許証の交付は，住所地の都道府県知事を経由して行うものとする。

（名簿の登録事項）

第 二 条 栄養士名簿には，次に掲げる事項を登録する。

一 登録番号及び登録年月日

二 本籍地都道府県名（日本の国籍を有しない者については，その国籍），氏名，生年月日及び性別

三 免許の取消し又は名称の使用の停止の処分に関する事項

四 その他厚生労働省令で定める事項

2 管理栄養士名簿には，次に掲げる事項を登録する。

一 登録番号及び登録年月日

二 本籍地都道府県名（日本の国籍を有しない者については，その国籍），氏名，生年月日及び性別

三 管理栄養士国家試験合格の年月（栄養士法及び栄養改善法の一部を改正する法律（昭和六十年法律第七十三号）附則第六条の規定により管理栄養士になつた者については，同条の登録を受けた年月）

四 免許の取消し又は名称の使用の停止の処分に関する事項

五 その他厚生労働省令で定める事項

（名簿の訂正）

第 三 条 栄養士は，前条第一項第二号の登録事項に変更を生じたときは，三十日以内に，栄養士名簿の訂正を申請しなければならない。

2 前項の申請をするには，申請書に申請の原因たる事実を証する書類を添え，これを免許を与えた都道府県知事に提出しなければならない。

3 管理栄養士は，前条第二項第二号の登録事項に変更を生じたときは，三十日以内に，管理栄養士名簿の訂正を申請しなければならない。

4 前項の申請するには，申請書に申請の原因たる事実を証する書類を添え，住所地の都道府県知事を経由して，これを厚生労働大臣に提出しなければならない。

（登録の抹消）

第 四 条 栄養士名簿の登録の抹消を申請するには，申請書を免許を与えた都道府県知事に提出しなければならない。

2 管理栄養士名簿の登録の抹消を申請するには，住所地の都道府県知事を経由して，申請書を厚生労働大臣に提出しなければならない。

3 栄養士又は管理栄養士が死亡し，又は失踪の宣告を受けたときは，戸籍法（昭和二十二年法律第二百二十四号）による死亡又は失踪の届出義務者は，三十日以内に，栄養士名簿又は管理栄養士名簿の登録の抹消を申請しなければならない。

（免許証の書換え交付）

第 五 条 栄養士は，栄養士免許証の記載事項に変更を生じたときは，免許を与えた都道府県知事に栄養士免許証の書換え交付を申請することができる。

2 管理栄養士は，管理栄養士免許証の記載事項に変更を生じたときは，住所地の都道府県知事を経由して，厚生労働大臣に管理栄養士免許証の書換え交付を申請することができる。

3 前項の申請をするには，厚生労働省令で定める額の手数料を納めなければならない。

4 第一項又は第二項の申請をするには，申請書に栄養士免許証又は管理栄養士免許証を添えなければならない。

5 第一条第三項の規定は，管理栄養士免許証の書換え交付について準用する。

（免許証の再交付）

第 六 条 栄養士は，栄養士免許証を破り，汚し，又は失つたときは，免許を与えた都道府県知事に栄養士免許証の再交付を申請することができる。

2 管理栄養士は，管理栄養士免許証を破り，汚し，又は失つたときは，厚生労働大臣に管理栄養士免許証の再交付を申請することができる。

3 前項の申請をするには，厚生労働省令で定める額の手数料を納めなければならない。

4 栄養士免許証又は管理栄養士免許証（以下この条において「免許証」と総称する。）を破り，又は汚した栄養士又は管理栄養士が第一項又は第二項の申請をするには，申請書にその免許証を添えなければならない。

5 栄養士又は管理栄養士は，免許証の再交付を受けた後，失つた免許証を発見したときは，五日以内に，これを免許を与えた都道府県知事又は厚生労働大臣に返納しなければならない。

6 管理栄養士に係る第二項の申請及び前項の免許

証の返納は，住所地の都道府県知事を経由して行わなければならない。
7　第一条第三項の規定は，管理栄養士免許証の再交付について準用する。

（栄養士免許の取消し等に関する通知）

第七条　都道府県知事は，他の都道府県知事の免許を受けた栄養士又は管理栄養士について，栄養士法（以下「法」という。）第五条の処分が行われる必要があると認めるときは，理由を付して，免許を与えた都道府県知事又は厚生労働大臣に，その旨を通知しなければならない。

（免許証の返納）

第八条　栄養士は，栄養士名簿の登録の抹消を申請するときは，栄養士免許証を免許を与えた都道府県知事に返納しなければならない。第四条第三項の規定により栄養士名簿の登録の抹消を申請する者についても，同様とする。
2　管理栄養士は，管理栄養士名簿の登録の抹消を申請するときは，住所地の都道府県知事を経由して，管理栄養士免許証を厚生労働大臣に返納しなければならない。第四条第三項の規定により管理栄養士名簿の登録の抹消を申請する者についても，同様とする。
3　栄養士は，免許を取り消されたときは，五日以内に，栄養士免許証を免許を与えた都道府県知事に返納しなければならない。
4　管理栄養士は，免許を取り消されたときは，五日以内に，住所地の都道府県知事を経由して，管理栄養士免許証を厚生労働大臣に返納しなければならない。

（養成施設又は管理栄養士養成施設の指定）

第九条　法第二条第一項の規定による養成施設の指定の申請又は法第五条の三第四号の規定による管理栄養士養成施設の指定の申請は，その施設の所在地の都道府県知事を経由して行わなければならない。この場合において，都道府県知事は，必要な意見を付さなければならない。

（養成施設の指定の基準）

第十条　法第二条第一項の規定による養成施設の指定の基準は，次のとおりとする。
一　入所資格は，法第二条第二項又は第十二条第一項に規定する者であること。
二　修業年限は，二年以上であること。
三　教育の内容，施設の長の資格，教員の組織，数及び資格，学生又は生徒の定員，同時に授業を行う学生又は生徒の数，施設の構造設備，機械，器具，図書その他の備品並びに施設の経営の方法に関し，それぞれ厚生労働省令で定める基準に適合するものであること。

（管理栄養士養成施設の指定の基準）

第十一条　法第五条の三第四号の政令で定める基準は，管理栄養士として必要な知識及び技能を修得させるための教育の内容，教員の組織，数及び資格並びに施設の構造設備，機械，器具，図書その他の備品に関し，それぞれ主務省令で定める基準に適合するものであることとする。

（指定養成施設の内容変更）

第十二条　法第二条第一項に規定する養成施設又は法第五条の三第四号に規定する管理栄養士養成施設（以下「指定養成施設」と総称する。）の設置者は，指定養成施設における学生若しくは生徒の定員，同時に授業を行う学生若しくは生徒の数，修業年限又は教育の内容の変更をしようとするときは，主務大臣の承認を得なければならない。
2　第九条の規定は，前項の承認の申請について準用する。

（届出事項）

第十三条　指定養成施設の設置者は，毎年七月末日までに次に掲げる事項を当該指定養成施設の所在地の都道府県知事を経由して，主務大臣に届け出なければならない。
一　前年度卒業者の員数
二　学生又は生徒の現在員数

（指定養成施設の名称等の変更の届出）

第十四条　指定養成施設の設置者は，指定養成施設の名称又は所在地その他の主務省令で定める事項に変更があつたときは，一月以内に，その旨を，当該指定養成施設の所在地の都道府県知事を経由して，主務大臣に届け出なければならない。

（廃止等の届出）

第十五条　指定養成施設の設置者は，その指定養成施設を廃止したときは，速やかに，その旨，廃止の理由，廃止年月日及び在学中の学生又は生徒の処置を，当該指定養成施設の所在地の都道府県知事を経由して，主務大臣に届け出なければならない。

（指定の取消）

第十六条　主務大臣は，指定養成施設が第十条又は第十一条の規定による基準に適合しなくなつたと認めるときは，これらの規定による指定を取り消すことができる。
2　前項に定める場合のほか，主務大臣は，指定養成施設の設置者が第十二条第一項の規定に違反したときは，その指定を取り消すことができる。

（管理栄養士国家試験）

第十七条　法第五条の二の規定による管理栄養士国家試験は，学科試験とする。

（管理栄養士国家試験委員）

第十八条　管理栄養士国家試験委員（以下「委員」という。）は，管理栄養士国家試験を行うについて必要な学識経験のある者のうちから，厚生労働大臣が任命する。
2　委員の数は，五十八人以内とする。
3　委員の任期は，二年とする。ただし，補欠の委員の任期は，前任者の残任期間とする。
4　委員は，非常勤とする。

（主務大臣等）

第十九条　この政令における主務大臣は，次の各号に掲げる事項の区分に応じ，それぞれ当該各号に定める大臣とする。
一　法第二条第一項の規定による養成施設の指定に関する事項　厚生労働大臣
二　法第五条の三第四号の規定による学校である管理栄養士養成施設の指定に関する事項　文部科学大臣及び厚生労働大臣
三　法第五条の三第四号の規定による学校以外の管理栄養士養成施設の指定に関する事項　厚生労働大臣
2　この政令における主務省令は，前項各号に掲げる事項の区分に応じ，それぞれ当該各号に定める主務大臣の発する命令とする。

（事務の区分）

第二十条　第一条第二項及び第三項（第五条第五項及び第六条第七項において準用する場合を含む。），第三条第四項，第四条第二項，第五条第二項，第六条第六項，第八条第二項及び第四項，第九条前段（第十二条第二項において準用する場合を含む。）並びに第十三条から第十五条までの規定により都道府県が処理することとされている事務は，地方自治法（昭和二十二年法律第六十七号）第二条第九項第一号に規定する第一号法定受託事務とする。

（権限の委任）

第二十一条　この政令に規定する厚生労働大臣の権限は，厚生労働省令で定めるところにより，地方厚生局長に委任することができる。

2　前項の規定により地方厚生局長に委任された権限は，厚生労働省令で定めるところにより，地方厚生支局長に委任することができる。

（省令への委任）

第二十二条　この政令に定めるもののほか，栄養士の免許，免許証及び養成施設並びに管理栄養士の免許，免許証，管理栄養士養成施設及び試験に関して必要な事項は，主務省令で定める。

（附則省略）

1-5　栄養士法施行規則

（昭和二十三年一月十六日厚生省令第二号）

最終改正：平成二一年三月三一日厚生労働省令第八三号

第一章　免許（第一条―第七条）
第二章　養成施設（第八条―第十四条）
第三章　試験（第十五条―第二十条）
第四章　雑則（第二十条の二―第二十四条）

第一章　免許

（免許の申請手続）

第一条　栄養士法施行令（昭和二十八年政令第二百三十一号。以下「令」という。）第一条第一項の栄養士の免許の申請書には，次に掲げる事項を記載しなければならない。

一　本籍地都道府県名（日本の国籍を有しない者については，その国籍）

二　住所及び氏名

三　罰金以上の刑に処せられたことの有無並びに罰金以上の刑に処せられたことがある場合には，その罪，刑及び刑の確定年月日

四　栄養士法（昭和二十二年法律第二百四十五号。以下「法」という。）第一条の業務に関し犯罪又は不正の行為を行つたことの有無並びに業務に関する犯罪又は不正の行為を行つたことがある場合には，違反の事実及び年月日

2　前項の申請書には，次に掲げる書類を添えなければならない。

一　法第二条第一項に規定する養成施設において二年以上栄養士として必要な知識及び技能を修得した者又は栄養士法及び栄養改善法の一部を改正する法律（昭和六十年法律第七十三号）附則第五条第一項に規定する者であることを証する書類

二　戸籍謄本，戸籍抄本若しくは住民票の写し（住民基本台帳法（昭和四十二年法律第八十一号）第七条第五号に掲げる事項を記載したものに限る。第四項第二号において同じ。）又は外国人登録証明書の写し

3　令第一条第二項の管理栄養士の免許の申請書は，別記第一号様式によらなければならない。

4　前項の申請書には，次に掲げる書類を添えなければならない。

一　管理栄養士国家試験の合格証又は栄養士法の一部を改正する法律（平成十二年法律第三十八号）附則第三条に規定する者であることを証する書類

二　戸籍謄本，戸籍抄本若しくは住民票の写し又は外国人登録証明書の写し

5　第三項の申請書には，登録免許税の領収書又は登録免許税の額に相当する収入印紙をはらなければならない。

（名簿の登録事項）

第二条　令第二条第一項第四号の規定により，同条第一号から第三号までに掲げる事項以外で栄養士名簿に登録する事項は，次のとおりとする。

一　養成施設卒業の年月（栄養士法及び栄養改善法の一部を改正する法律（昭和六十年法律第七十三号）附則第五条第一項の規定により栄養士の免許を受けた者については，同条の栄養士試験に合格した年月）

二　栄養士免許証を書換え交付し，又は再交付した場合には，その旨並びにその理由及び年月日

三　登録の抹消をした場合には，その旨並びにその理由及び年月日

2　令第二条第二項第五号の規定により，同条第一号から第四号までに掲げる事項以外で管理栄養士名簿に登録する事項は，次のとおりとする。

一　管理栄養士免許証を書換え交付し，又は再交付した場合には，その旨並びにその理由及び年月日

二　登録の抹消をした場合には，その旨並びにその理由及び年月日

（免許証の様式）

第三条　法第四条第二項に規定する栄養士免許証は，別記第二号様式によらなければならない。

2　法第四条第四項に規定する管理栄養士免許証は，別記第三号様式によらなければならない。

（名簿の訂正の申請手続）

第四条　令第三条第四項の申請書は，別記第四号様式によらなければならない。

2　前項の申請書には，手数料として九百五十円の額に相当する収入印紙をはらなければならない。

（登録の抹消の申請手続）

第五条　令第四条第二項の申請書は，別記第五号様式によらなければならない。

（免許証の書換え交付申請）

第六条　令第五条第二項の申請に係る申請書は，別記第四号様式によらなければならない。

2　前項の申請書には，手数料として二千三百五十円の額に相当する収入印紙をはらなければならない。

（免許証の再交付申請）

第七条　令第六条第二項の申請に係る申請書は，別記第六号様式によらなければならない。

2　前項の申請書には，手数料として三千三百円の額に相当する収入印紙をはらなければならない。

第二章　養成施設

（養成施設の指定申請手続）

第八条　法第二条第一項の規定による養成施設の指定を受けようとするときは，その設置者は，指定を受けようとする年度の前年度の九月三十日まで

に，次の各号に掲げる事項を記載した申請書を厚生労働大臣に提出しなければならない。
一　名称，所在地及び指定を受けようとする年度
二　設置者の氏名及び住所（法人にあつては，名称，主たる事務所の所在地並びに代表者の氏名及び住所。以下同じ。）
三　長の氏名及び住所
四　修業年限及び教育課程
五　教員の氏名，職名，担当科目及び専任又は兼任の別
六　学生又は生徒の定員及び同時に授業を行う学生又は生徒の数
七　校地及び校舎の配置及び面積
八　校舎の各室の用途，構造及び面積
九　機械，器具，標本，模型及び図書の種類及び数
十　実習施設として利用しようとする施設の名称及び所在地
十一　設置者の資産状況及び経営の方法
十二　指定後二年間の財政計画及びこれに伴う収支予算
２　前項の申請書には，次に掲げる書類を添えなければならない。
一　設置者の履歴書（法人にあつては，定款，寄附行為又は条例）
二　長の履歴書
三　教員の履歴書
四　校地及び校舎の配置図並びに校舎の平面図
（養成施設の指定の基準）
第九条　令第十条第三号の規定による厚生労働省令で定める基準は，次のとおりとする。
一　教育の内容は，学校（学校教育法（昭和二十二年法律第二十六号）第一条の学校をいう。以下同じ。）にあつては別表第一，それ以外の施設にあつては別表第二に定めるもの以上であること。
二　長は，養成施設の管理の適任者で，栄養士の養成に適当であると認められるものであること。
三　別表第一又は別表第二に掲げる教育内容を担当するのに適当な数の教員を有し，かつ，別表第一に掲げる教育内容を担当する専任の教員（助手を除く。以下次号及び第六号から第八号までにおいて同じ。）の数は，学校以外の施設にあつては九人以上であること。
四　社会生活と健康，人体の構造と機能又は食品と衛生のいずれかを担当する教員，栄養と健康を担当する教員，栄養の指導を担当する教員及び給食の運営を担当する教員については，それぞれ一人以上が専任であること。
五　別表第一に掲げる教育内容を担当する専任の助手の数は，三人以上であり，そのうち二人以上は管理栄養士であること。
六　別表第一に掲げる教育内容を担当する教員は，その担当する教育内容に関する科目を学校教育法（昭和二十二年法律第二十六号）に基づく大学，旧大学令（大正七年勅令第三百八十八号）に基づく大学若しくは旧専門学校令（明治三十六年勅令第六十一号）に基づく専門学校（以下「大学等」という。）において修めた者であつて，当該大学等を卒業した後五年以上，その担当する教育内容に関し教育研究若しくは実地指導に従事した経験を有するもの若しくはこれと同等以上の能力があると認められる者又は特殊な分野について教育上の能力があると認められる者であること。
七　人体の構造と機能を担当する教員のうち一人以上は，医師であること。
八　栄養の指導及び給食の運営を担当する専任の教員のうち，それぞれ一人以上は，管理栄養士又は管理栄養士と同等の知識及び経験を有する者であること。
九　別表第一に掲げる教育内容を担当する助手は，大学等においてその担当する教育内容に関する科目を修めて卒業した者又はこれと同等以上の能力があると認められる者であること。
十　同時に授業を行う学生又は生徒の数は，おおむね四十人であること。ただし，授業の方法及び施設，設備その他教育上の諸条件を考慮して，教育効果を十分にあげられる場合は，この限りでない。
十一　教育上必要な専用の講義室，研究室，実験室及び実習室並びに給食実習室（実習食堂を備えるものに限る。）を有すること。
十二　前号の施設の数は，学生又は生徒の数，教員の数及び教育課程に応じ，必要な数以上であること。
十三　更衣室，図書室，医務室及び運動場を有すること。
十四　施設の配置及び構造は，第十二号に定めるもののほか，教育上，保健衛生上及び管理上適切なものであること。
十五　教育上必要な機械，器具，標本及び模型を有すること。
十六　給食実習室（実習食堂を備えるものに限る。）には，別表第三に掲げる機械及び器具が教育上必要な数以上備えられていること。
十七　別表第一に掲げる教育内容に関する二千冊以上の図書及び五種以上の学術雑誌が備えられていること。
十八　当該指定に係る施設以外の適当な施設を給食の運営の実習施設として利用できること。
十九　経営の方法が適切かつ確実であること。
（管理栄養士養成施設の指定申請手続）
第十条　法第五条の三第四号の規定による管理栄養士養成施設（学校であるものを除く。）の指定を受けようとするときは，その設置者は，指定を受けようとする年度の前年度の九月三十日までに，第八条第一項第一号，第二号，第四号から第六号まで及び第八号から第十号までに掲げる事項を記載した申請書に，同条第二項第一号，第三号及び第四号に掲げる書類を添えて，これを厚生労働大臣に提出しなければならない。
（管理栄養士養成施設の指定の基準）
第十一条　令第十一条の規定による主務省令で定める基準は，第九条第六号，第九号，第十号及び第十三号に規定するもののほか，次のとおりとする。
一　教育の内容は，別表第四に定めるもの以上であること。
二　別表第四に掲げる教育内容を担当するのに適当な数の教員を有し，かつ，別表第四に掲げる教育内容を担当する専任の教員（助手を除く。以下この号，次号，第四号，第六号及び第七号において同じ。）の数は養成施設の入学定員に応じそれぞれ別表第五に定める数以上であり，並びにそのうち別表第四専門基礎分野及び専門分野の項に掲げる教育内容を担当する専任の教員の数は十人以上であること。
三　別表第四専門基礎分野の項に掲げる教育内容を担当する教員については，三人以上が専任であり，そのうち一人以上は人体の構造と機能及び疾病の成

り立ちを担当する者であること。
四 基礎栄養学又は応用栄養学のいずれかの教育内容並びに栄養教育論，臨床栄養学，公衆栄養学及び給食経営管理論の各教育内容を担当する教員については，それぞれ一人以上が専任であること。
五 専任の助手の数は，五人以上であり，そのうち三人以上は別表第四専門分野の項に掲げる教育内容を担当する者であり，かつ，管理栄養士であること。
六 人体の構造と機能及び疾病の成り立ちを担当する専任の教員のうち一人以上は，医師であること。
七 栄養教育論，臨床栄養学，公衆栄養学及び給食経営管理論を担当する専任の教員のうち，それぞれ一人以上は，管理栄養士又は管理栄養士と同等の知識及び経験を有する者であること。
八 教育上必要な専用の講義室，研究室，実験室及び実習室並びに栄養教育実習室，臨床栄養実習室及び給食経営管理実習室（実習食堂を備えるものに限る。）を有すること。
九 前号の施設の数は，生徒及び教員の数並びに教育課程に応じ，必要な数以上であること。
十 教育上必要な機械，器具，標本及び模型を有すること。
十一 施設の配置及び構造は，第九号に定めるもののほか教育上，保健衛生上及び管理上適切なものであること。
十二 別表第六の上欄に掲げる施設には，それぞれ同表の下欄に掲げる機械，器具，標本及び模型が教育上必要な数以上備えられていること。
十三 別表第四専門基礎分野及び専門分野の項に掲げる教育内容に関する五千冊以上の図書及び二十種以上の学術雑誌が備えられていること。
十四 当該指定に係る施設以外の適当な施設を臨床栄養学，公衆栄養学及び給食経営管理論の臨地実習施設として利用できること。

（内容変更の承認）
第十二条 令第十二条第一項の規定による指定養成施設（法第五条の三第四号の規定による指定を受けた学校であるものを除く。次条及び第十四条において同じ。）の設置者であつて，令第十二条第一項の規定による内容変更の承認を受けようとするものは，学生若しくは生徒の定員又は修業年限を変更しようとする場合は変更しようとする年度の前年度の九月三十日までに，同時に授業を行う学生若しくは生徒の数を変更しようとする場合又は教育内容ごとの単位数若しくは履修方法を変更しようとする場合は変更しようとする日の三月前までに，変更の内容を記載した申請書を厚生労働大臣に提出しなければならない。

（変更の届出）
第十三条 指定養成施設の設置者に係る令第十四条の主務省令で定める事項は，第八条第一項第一号又は第二号に掲げる事項とする。

（報告の請求及び指示）
第十四条 厚生労働大臣は，必要があると認めるときは，指定養成施設の設置者に対して，必要な報告を求めることができる。
２ 厚生労働大臣は，指定養成施設の教育課程，施設の構造設備その他の内容が適当でないと認めるときは，当該施設の設置者に対して必要な指示をすることができる。

第三章 試験

（試験科目）
第十五条 管理栄養士国家試験の科目は，次のとおりとする。
社会・環境と健康
人体の構造と機能及び疾病の成り立ち
食べ物と健康
基礎栄養学
応用栄養学
栄養教育論
臨床栄養学
公衆栄養学
給食経営管理論

（施設の指定）
第十六条 法第五条の三第一号から第三号までの規定による厚生労働省令で定める施設は，次のとおりとする。
一 寄宿舎，学校，病院等の施設であつて，特定多数人に対して継続的に食事を供給するもの
二 食品の製造，加工，調理又は販売を業とする営業の施設
三 学校教育法第一条に規定する学校，同法第百二十四条に規定する専修学校及び同法第百三十四条第一項に規定する各種学校
四 栄養に関する研究施設及び保健所その他の栄養に関する事務を所掌する行政機関
五 前各号に掲げる施設のほか，栄養に関する知識の普及向上その他の栄養の指導の業務が行われる施設

（試験施行期日等の公告）
第十七条 管理栄養士国家試験を施行する期日及び場所並びに受験願書の提出期限は，あらかじめ，官報で公告する。

（受験の申請）
第十八条 管理栄養士国家試験を受けようとする者は，別記第七号様式による受験願書に，次に掲げる書類を添えて，これを厚生労働大臣に提出しなければならない。
一 法第五条の三各号のいずれか又は栄養士法の一部を改正する法律附則第五条第三項又は第四項に該当する者であることを証する書類
二 写真（縦六センチメートル，横四センチメートルとし，出願前六月以内に脱帽正面で撮影した上半身像であつて，その裏面に撮影年月日及び氏名を記載したものとする。）
２ 前項の者は，手数料として六千八百円を納付しなければならない。
３ 第一項の受験願書には，前項に規定する手数料の額に相当する収入印紙をはらなければならない。

（合格証書の交付）
第十九条 管理栄養士国家試験に合格した者には，別記第八号様式による合格証書を交付する。

（合格証書の再交付）
第二十条 合格証書を失い，又はき損したときは，別記第九号様式による申請書を提出して，合格証書の再交付を申請することができる。
２ 前項の規定により合格証書の再交付を申請する者は，手数料として二千八百五十円（行政手続等における情報通信の技術の利用に関する法律（平成十四年法律第百五十一号）第三条第一項の規定により同項に規定する電子情報処理組織を使用する者にあ

つては，二千八百円）を納付しなければならない。
3　第一項の申請書には，前項に規定する手数料の額に相当する収入印紙をはらなければならない。

第四章　雑則

（権限の委任）
第二十条の二　法第六条の四第一項及び令第二十一条第一項の規定により，次に掲げる厚生労働大臣の権限は，地方厚生局長に委任する。ただし，厚生労働大臣が第五号に掲げる権限を自ら行うことを妨げない。
一　法第二条第一項に規定する権限
二　法第五条の三第四号に規定する権限
三　令第十二条第一項に規定する権限
四　令第十三条から第十五条までに規定する権限
五　令第十六条に規定する権限
2　法第六条の四第二項及び令第二十一条第二項の規定により，前項に規定する権限は，地方厚生支局長に委任する。ただし，地方厚生局長が当該権限を自ら行うことを妨げない。
3　第十四条に規定する厚生労働大臣の権限は，地方厚生局長に委任する。
4　前項の規定により地方厚生局長に委任された権限は，地方厚生支局長に委任する。ただし，地方厚生局長が当該権限を自ら行うことを妨げない。
（フレキシブルディスクによる手続）
第二十一条　次の各号に掲げる書類の提出については，これらの書類に記載すべき事項を記録したフレキシブルディスク並びに申請者又は届出者の氏名及び住所並びに申請又は届出の趣旨及びその年月日を記載した書類を提出することによつて行うことができる。
一　第一条第一項に規定する申請書
二　第一条第三項に規定する別記第一号様式による申請書
三　第四条第一項に規定する別記第四号様式による申請書
四　第五条に規定する別記第五号様式による申請書
五　第六条第一項に規定する別記第四号様式による申請書
六　第七条第一項に規定する別記第六号様式による申請書
七　第八条第一項に規定する申請書及び同条第二項各号に掲げる書類
八　第十二条に規定する申請書
九　第二十条第一項に規定する別記第九号様式による申請書
2　令第三条第一項，第四条第一項，第五条第一項及び第六条第一項の規定による申請については，次の各号に掲げるフレキシブルディスク及び書類を提出することによつて行うことができる。
一　当該申請に係る事項を記録したフレキシブルディスク
二　申請者の氏名及び住所並びに申請の趣旨及びその年月日を記載した書類
三　次の表の上欄に掲げる規定による申請にあつては，同表の下欄に掲げる書類

令第三条第一項	申請の原因たる事実を証する書類
令第四条第一項	栄養士免許証
令第五条第一項	栄養士免許証
令第六条第一項	破り，又は汚した栄養士免許証

（フレキシブルディスクの構造）
第二十二条　前条のフレキシブルディスクは，工業標準化法（昭和二十四年法律第百八十五号）に基づく日本工業規格（以下「日本工業規格」という。）X六二二三号に適合する九十ミリメートルフレキシブルディスクカートリッジでなければならない。
（フレキシブルディスクへの記録方式）
第二十三条　第二十一条のフレキシブルディスクへの記録は，次に掲げる方式に従つてしなければならない。
一　トラックフォーマットについては，日本工業規格X六二二四号又は日本工業規格X六二二五号に規定する方式
二　ボリューム及びファイル構成については，日本工業規格X〇六〇五号に規定する方式
（フレキシブルディスクにはり付ける書面）
第二十四条　第二十一条のフレキシブルディスクには，日本工業規格X六二二三号に規定するラベル領域に，次に掲げる事項を記載した書面をはり付けなければならない。
一　申請者又は届出者の氏名
二　申請年月日又は届出年月日
（附則省略）

1-6　食品衛生法

（昭和二十二年十二月二十四日法律第二百三十三号）

最終改正：平成二一年六月五日法律第四九号

第一章　総則

（目　的）
第　一　条　この法律は，食品の安全性の確保のために公衆衛生の見地から必要な規制その他の措置を講ずることにより，飲食に起因する衛生上の危害の発生を防止し，もつて国民の健康の保護を図ることを目的とする。
（国及び都道府県等の責務）
第　二　条　国，都道府県，地域保健法（昭和二十二年法律第百一号）第五条第一項の規定に基づく政令で定める市（以下「保健所を設置する市」という。）及び特別区は，教育活動及び広報活動を通じた食品衛生に関する正しい知識の普及，食品衛生に関する

情報の収集，整理，分析及び提供，食品衛生に関する研究の推進，食品衛生に関する検査の能力の向上並びに食品衛生の向上にかかわる人材の養成及び資質の向上を図るために必要な措置を講じなければならない。
2 国，都道府県，保健所を設置する市及び特別区は，食品衛生に関する施策が総合的かつ迅速に実施されるよう，相互に連携を図らなければならない。
3 国は，食品衛生に関する情報の収集，整理，分析及び提供並びに研究並びに輸入される食品，添加物，器具及び容器包装についての食品衛生に関する検査の実施を図るための体制を整備し，国際的な連携を確保するために必要な措置を講ずるとともに，都道府県，保健所を設置する市及び特別区（以下「都道府県等」という。）に対し前二項の責務が十分に果たされるように必要な技術的援助を与えるものとする。

（食品等事業者の責務）

第三条 食品等事業者（食品若しくは添加物を採取し，製造し，輸入し，加工し，調理し，貯蔵し，運搬し，若しくは販売すること若しくは器具若しくは容器包装を製造し，輸入し，若しくは販売することを営む人若しくは法人又は学校，病院その他の施設において継続的に不特定若しくは多数の者に食品を供与する人若しくは法人をいう。以下同じ。）は，その採取し，製造し，輸入し，加工し，調理し，貯蔵し，運搬し，販売し，不特定若しくは多数の者に授与し，又は営業上使用する食品，添加物，器具又は容器包装（以下「販売食品等」という。）について，自らの責任においてそれらの安全性を確保するため，販売食品等の安全性の確保に係る知識及び技術の習得，販売食品等の原材料の安全性の確保，販売食品等の自主検査の実施その他の必要な措置を講ずるよう努めなければならない。
2 食品等事業者は，販売食品等に起因する食品衛生上の危害の発生の防止に必要な限度において，当該食品等事業者に対して販売食品等又はその原材料の販売を行つた者の名称その他必要な情報に関する記録を作成し，これを保存するよう努めなければならない。
3 食品等事業者は，販売食品等に起因する食品衛生上の危害の発生を防止するため，前項に規定する記録の国，都道府県等への提供，食品衛生上の危害の原因となつた販売食品等の廃棄その他の必要な措置を適確かつ迅速に講ずるよう努めなければならない。

（定 義）

第四条 この法律で食品とは，すべての飲食物をいう。ただし，薬事法（昭和三十五年法律第百四十五号）に規定する医薬品及び医薬部外品は，これを含まない。
2 この法律で添加物とは，食品の製造の過程において又は食品の加工若しくは保存の目的で，食品に添加，混和，浸潤その他の方法によつて使用する物をいう。
3 この法律で天然香料とは，動植物から得られた物又はその混合物で，食品の着香の目的で使用される添加物をいう。
4 この法律で器具とは，飲食器，割ぽう具その他食品又は添加物の採取，製造，加工，調理，貯蔵，運搬，陳列，授受又は摂取の用に供され，かつ，食品又は添加物に直接接触する機械，器具その他の物をいう。ただし，農業及び水産業における食品の採取の用に供される機械，器具その他の物は，これを含まない。
5 この法律で容器包装とは，食品又は添加物を入れ，又は包んでいる物で，食品又は添加物を授受する場合そのままで引き渡すものをいう。
6 この法律で食品衛生とは，食品，添加物，器具及び容器包装を対象とする飲食に関する衛生をいう。
7 この法律で営業とは，業として，食品若しくは添加物を採取し，製造し，輸入し，加工し，調理し，貯蔵し，運搬し，若しくは販売すること又は器具若しくは容器包装を製造し，輸入し，若しくは販売することをいう。ただし，農業及び水産業における食品の採取業は，これを含まない。
8 この法律で営業者とは，営業を営む人又は法人をいう。
9 この法律で登録検査機関とは，第三十三条第一項の規定により厚生労働大臣の登録を受けた法人をいう。

第二章 食品及び添加物

（販売用の食品及び添加物の取扱原則）

第五条 販売（不特定又は多数の者に対する販売以外の授与を含む。以下同じ。）の用に供する食品又は添加物の採取，製造，加工，使用，調理，貯蔵，運搬，陳列及び授受は，清潔で衛生的に行われなければならない。

（販売を禁止される食品及び添加物）

第六条 次に掲げる食品又は添加物は，これを販売し（不特定又は多数の者に授与する販売以外の場合を含む。以下同じ。），又は販売の用に供するために，採取し，製造し，輸入し，加工し，使用し，調理し，貯蔵し，若しくは陳列してはならない。
一 腐敗し，若しくは変敗したもの又は未熟であるもの。ただし，一般に人の健康を損なうおそれがなく飲食に適すると認められているものは，この限りでない。
二 有毒な，若しくは有害な物質が含まれ，若しくは付着し，又はこれらの疑いがあるもの。ただし，人の健康を損なうおそれがない場合として厚生労働大臣が定める場合においては，この限りでない。
三 病原微生物により汚染され，又はその疑いがあり，人の健康を損なうおそれがあるもの。
四 不潔，異物の混入又は添加その他の事由により，人の健康を損なうおそれがあるもの。

（新開発食品の販売禁止）

第七条 厚生労働大臣は，一般に飲食に供されることがなかつた物であつて人の健康を損なうおそれがない旨の確証がないもの又はこれを含む物が新たに食品として販売され，又は販売されることとなつた場合において，食品衛生上の危害の発生を防止するため必要があると認めるときは，薬事・食品衛生審議会の意見を聴いて，それらの物を食品として販売することを禁止することができる。
2 厚生労働大臣は，一般に食品として飲食に供されている物であつて当該物の通常の方法と著しく異なる方法により飲食に供されているものについて，人の健康を損なうおそれがない旨の確証がなく，食品衛生上の危害の発生を防止するため必要があると認めるときは，薬事・食品衛生審議会の意見を聴いて，その物を食品として販売することを禁止することができる。

３　厚生労働大臣は，食品によるものと疑われる人の健康に係る重大な被害が生じた場合において，当該被害の態様からみて当該食品に当該被害を生ずるおそれのある一般に飲食に供されることがなかつた物が含まれていることが疑われる場合において，食品衛生上の危害の発生を防止するため必要があると認めるときは，薬事・食品衛生審議会の意見を聴いて，その食品を販売することを禁止することができる。

４　厚生労働大臣は，前三項の規定による販売の禁止をした場合において，厚生労働省令で定めるところにより，当該禁止に関し利害関係を有する者の申請に基づき，又は必要に応じ，当該禁止に係る物又は食品に起因する食品衛生上の危害が発生するおそれがないと認めるときは，薬事・食品衛生審議会の意見を聴いて，当該禁止の全部又は一部を解除するものとする。

５　厚生労働大臣は，第一項から第三項までの規定による販売の禁止をしたとき，又は前項の規定による禁止の全部若しくは一部の解除をしたときは，官報で告示するものとする。

（特定の食品又は添加物の販売等の禁止）

第八条　厚生労働大臣は，特定の国若しくは地域において採取され，製造され，加工され，調理され，若しくは貯蔵され，又は特定の者により採取され，製造され，加工され，調理され，若しくは貯蔵される特定の食品又は添加物について，第二十六条第一項から第三項まで又は第二十八条第一項の規定による検査の結果次に掲げる食品又は添加物に該当するものが相当数発見されたこと，生産地における食品衛生上の管理の状況その他の厚生労働省令で定める事由からみて次に掲げる食品又は添加物に該当するものが相当程度含まれるおそれがあると認められる場合において，人の健康を損なうおそれの程度その他の厚生労働省令で定める事項を勘案して，当該特定の食品又は添加物に起因する食品衛生上の危害の発生を防止するため特に必要があると認めるときは，薬事・食品衛生審議会の意見を聴いて，当該特定の食品又は添加物を販売し，又は販売の用に供するために，採取し，製造し，輸入し，加工し，使用し，若しくは調理することを禁止することができる。

一　第六条各号に掲げる食品又は添加物

二　第十条に規定する食品

三　第十一条第一項の規定により定められた規格に合わない食品又は添加物

四　第十一条第一項の規定により定められた基準に合わない方法により添加物を使用した食品

五　第十一条第三項に規定する食品

２　厚生労働大臣は，前項の規定による禁止をしようとするときは，あらかじめ，関係行政機関の長に協議しなければならない。

３　厚生労働大臣は，第一項の規定による禁止をした場合において，当該禁止に関し利害関係を有する者の申請に基づき，又は必要に応じ，厚生労働省令で定めるところにより，当該禁止に係る特定の食品又は添加物に起因する食品衛生上の危害が発生するおそれがないと認めるときは，薬事・食品衛生審議会の意見を聴いて，当該禁止の全部又は一部を解除するものとする。

４　厚生労働大臣は，第一項の規定による禁止をしたとき，又は前項の規定による禁止の全部若しくは一部の解除をしたときは，官報で告示するものとする。

（病肉等の販売等の禁止）

第九条　第一号若しくは第三号に掲げる疾病にかかり，若しくはその疑いがあり，第一号若しくは第三号に掲げる異常があり，又はへい死した獣畜（と畜場法（昭和二十八年法律第百十四号）第三条第一項に規定する獣畜及び厚生労働省令で定めるその他の物をいう。以下同じ。）の肉，骨，乳，臓器及び血液又は第二号若しくは第三号に掲げる疾病にかかり，若しくはその疑いがあり，第二号若しくは第三号に掲げる異常があり，又はへい死した家きん（食鳥処理の事業の規制及び食鳥検査に関する法律（平成二年法律第七十号）第二条第一号に規定する食鳥及び厚生労働省令で定めるその他の物をいう。以下同じ。）の肉，骨及び臓器は，厚生労働省令で定める場合を除き，これを食品として販売し，又は食品として販売の用に供するために，採取し，加工し，使用し，調理し，貯蔵し，若しくは陳列してはならない。ただし，へい死した獣畜又は家きんの肉，骨及び臓器であつて，当該職員が，人の健康を損なうおそれがなく飲食に適すると認めたものは，この限りでない。

一　と畜場法第十四条第六項各号に掲げる疾病又は異常

二　食鳥処理の事業の規制及び食鳥検査に関する法律第十五条第四項各号に掲げる疾病又は異常

三　前二号に掲げる疾病又は異常以外の疾病又は異常であつて厚生労働省令で定めるもの

２　獣畜及び家きんの肉及び臓器並びに厚生労働省令で定めるこれらの製品（以下この項において「獣畜の肉等」という。）は，輸出国の政府機関によつて発行され，かつ，前項各号に掲げる疾病にかかり，若しくはその疑いがあり，同項各号に掲げる異常があり，又はへい死した獣畜又は家きんの肉若しくは臓器又はこれらの製品でない旨その他厚生労働省令で定める事項（以下この項において「衛生事項」という。）を記載した証明書又はその写しを添付したものでなければ，これを食品として販売の用に供するために輸入してはならない。ただし，厚生労働省令で定める国から輸入する獣畜の肉等であつて，当該獣畜の肉等に係る衛生事項が当該国の政府機関から電気通信回線を通じて，厚生労働省の使用に係る電子計算機（入出力装置を含む。）に送信され，当該電子計算機に備えられたファイルに記録されたものについては，この限りでない。

（添加物等の販売等の制限）

第十条　人の健康を損なうおそれのない場合として厚生労働大臣が薬事・食品衛生審議会の意見を聴いて定める場合を除いては，添加物（天然香料及び一般に食品として飲食に供されている物であつて添加物として使用されるものを除く。）並びにこれを含む製剤及び食品は，これを販売し，又は販売の用に供するために，製造し，輸入し，加工し，使用し，貯蔵し，若しくは陳列してはならない。

（食品等の規格及び基準）

第十一条　厚生労働大臣は，公衆衛生の見地から，薬事・食品衛生審議会の意見を聴いて，販売の用に供する食品若しくは添加物の製造，加工，使用，調理若しくは保存の方法につき基準を定め，又は販売の用に供する食品若しくは添加物の成分につき規格を定めることができる。
2 前項の規定により基準又は規格が定められたときは，その基準に合わない方法により食品若しくは添加物を製造し，加工し，使用し，調理し，若しくは保存し，その基準に合わない方法による食品若しくは添加物を販売し，若しくは輸入し，又はその規格に合わない食品若しくは添加物を製造し，輸入し，加工し，使用し，調理し，保存し，若しくは販売してはならない。
3 農薬（農薬取締法（昭和二十三年法律第八十二号）第一条の二第一項に規定する農薬をいう。次条において同じ。），飼料の安全性の確保及び品質の改善に関する法律（昭和二十八年法律第三十五号）第二条第三項の規定に基づく農林水産省令で定める用途に供することを目的として飼料（同条第二項に規定する飼料をいう。）に添加，混和，浸潤その他の方法によつて用いられる物及び薬事法第二条第一項に規定する医薬品であつて動物のために使用されることが目的とされているものの成分である物質（その物質が化学的に変化して生成した物質を含み，人の健康を損なうおそれのないことが明らかであるものとして厚生労働大臣が定める物質を除く。）が，人の健康を損なうおそれのない量として厚生労働大臣が薬事・食品衛生審議会の意見を聴いて定める量を超えて残留する食品は，これを販売の用に供するために製造し，輸入し，加工し，使用し，調理し，保存し，又は販売してはならない。ただし，当該物質の当該食品に残留する量の限度について第一項の食品の成分に係る規格が定められている場合については，この限りでない。

（農薬成分の資料提供等の要請）

第十二条 厚生労働大臣は，前条第一項の食品の成分に係る規格として，食品に残留する農薬，飼料の安全性の確保及び品質の改善に関する法律第二条第三項に規定する飼料添加物又は薬事法第二条第一項に規定する医薬品であつて専ら動物のために使用されることが目的とされているもの（以下この条において「農薬等」という。）の成分である物質（その物質が化学的に変化して生成した物質を含む。）の量の限度を定めるときその他必要があると認めるときは，農林水産大臣に対し，農薬等の成分に関する資料の提供その他必要な協力を求めることができる。

（総合衛生管理製造過程に関する承認）

第十三条 厚生労働大臣は，第十一条第一項の規定により製造又は加工の方法の基準が定められた食品であつて政令で定めるものにつき，総合衛生管理製造過程（製造又は加工の方法及びその衛生管理の方法につき食品衛生上の危害の発生を防止するための措置が総合的に講じられた製造又は加工の過程をいう。以下同じ。）を経てこれを製造し，又は加工しようとする者（外国において製造し，又は加工しようとする者を含む。）から申請があつたときは，製造し，又は加工しようとする食品の種類及び製造又は加工の施設ごとに，その総合衛生管理製造過程を経て製造し，又は加工することについての承認を与えることができる。
2 厚生労働大臣は，前項の申請に係る総合衛生管理製造過程の製造又は加工の方法及びその衛生管理の方法が，厚生労働省令で定める基準に適合しないときは，同項の承認を与えない。
3 第一項の承認を受けようとする者は，厚生労働省令で定めるところにより，申請書に当該総合衛生管理製造過程を経て製造し，又は加工した食品の試験の成績に関する資料その他の資料を添付して申請しなければならない。
4 第一項の承認を受けた者（次項において「承認取得者」という。）は，当該承認に係る総合衛生管理製造過程の一部を変更しようとするときは，その変更についての承認を求めることができる。この場合においては，前二項の規定を準用する。
5 厚生労働大臣は，次の各号のいずれかに該当する場合においては，承認取得者が受けた第一項の承認の全部又は一部を取り消すことができる。
一 当該承認に係る総合衛生管理製造過程の製造又は加工の方法及びその衛生管理の方法が，第二項の厚生労働省令で定める基準に適合しなくなつたとき。
二 承認取得者が，当該承認に係る総合衛生管理製造過程の一部を前項の承認を受けずに変更したとき。
三 厚生労働大臣が，必要があると認めて，外国において当該承認に係る総合衛生管理製造過程を経て食品の製造又は加工を行う承認取得者（次号において「外国製造承認取得者」という。）に対し，必要な報告を求めた場合において，その報告がされず，又は虚偽の報告がされたとき。
四 厚生労働大臣が，必要があると認めて，その職員に，外国製造承認取得者の製造又は加工の施設，事務所，倉庫その他の場所において食品，帳簿書類その他の物件についての検査をさせようとした場合において，その検査が拒まれ，妨げられ，又は忌避されたとき。
6 第一項の承認に係る総合衛生管理製造過程を経た食品の製造又は加工については，第十一条第一項の基準に適合した方法による食品の製造又は加工とみなして，この法律又はこの法律に基づく命令の規定を適用する。
7 第一項の承認又は第四項の変更の承認を受けようとする者は，審査に要する実費の額を考慮して政令で定める額の手数料を納めなければならない。

（承認の有効期間・更新）

第十四条 前条第一項の承認は，三年を下らない政令で定める期間（以下この条において「有効期間」という。）ごとにその更新を受けなければ，その期間の経過によつて，その効力を失う。
2 前条第二項及び第三項の規定は，前項の更新について準用する。
3 第一項の更新の申請があつた場合において，有効期間の満了の日までにその申請に対する処分がされないときは，従前の承認は，有効期間の満了後もその処分がされるまでの間は，なおその効力を有する。
4 前項の場合において，承認の更新がされたときは，その承認の有効期間は，従前の承認の有効期間の満了の日の翌日から起算するものとする。
5 第一項の承認の更新を受けようとする者は，審査に要する実費の額を考慮して政令で定める額の手数料を納めなければならない。

第三章 器具及び容器包装

（営業上使用する器具及び容器包装の取扱原則）

第十五条 営業上使用する器具及び容器包装は，清潔で衛生的でなければならない。

（有毒有害な器具又は容器包装の販売等の禁止）

第十六条　有毒な，若しくは有害な物質が含まれ，若しくは付着して人の健康を損なうおそれがある器具若しくは容器包装又は食品若しくは添加物に接触してこれらに有害な影響を与えることにより人の健康を損なうおそれがある器具若しくは容器包装は，これを販売し，販売の用に供するために製造し，若しくは輸入し，又は営業上使用してはならない。

（特定の器具等の販売等の禁止）

第十七条　厚生労働大臣は，特定の国若しくは地域において製造され，又は特定の者により製造される特定の器具又は容器包装について，第二十六条第一項から第三項まで又は第二十八条第一項の規定による検査の結果次に掲げる器具又は容器包装に該当するものが相当数発見されたこと，製造地における食品衛生上の管理の状況その他の厚生労働省令で定める事由からみて次に掲げる器具又は容器包装に該当するものが相当程度含まれるおそれがあると認められる場合において，人の健康を損なうおそれの程度その他の厚生労働省令で定める事項を勘案して，当該特定の器具又は容器包装に起因する食品衛生上の危害の発生を防止するため特に必要があると認めるときは，薬事・食品衛生審議会の意見を聴いて，当該特定の器具又は容器包装を販売し，販売の用に供するために製造し，若しくは輸入し，又は営業上使用することを禁止することができる。

一　前条に規定する器具又は容器包装

二　次条第一項の規定により定められた規格に合わない器具又は容器包装

２　厚生労働大臣は，前項の規定による禁止をしようとするときは，あらかじめ，関係行政機関の長に協議しなければならない。

３　第八条第三項及び第四項の規定は，第一項の規定による禁止が行われた場合について準用する。この場合において，同条第三項中「食品又は添加物」とあるのは，「器具又は容器包装」と読み替えるものとする。

（器具又は容器包装の規格・基準の制定）

第十八条　厚生労働大臣は，公衆衛生の見地から，薬事・食品衛生審議会の意見を聴いて，販売の用に供し，若しくは営業上使用する器具若しくは容器包装若しくはこれらの原材料につき規格を定め，又はこれらの製造方法につき基準を定めることができる。

２　前項の規定により規格又は基準が定められたときは，その規格に合わない器具若しくは容器包装を販売し，販売の用に供するために製造し，若しくは輸入し，若しくは営業上使用し，その規格に合わない原材料を使用し，又はその基準に合わない方法により器具若しくは容器包装を製造してはならない。

第四章　表示及び広告

（表示の基準）

第十九条　内閣総理大臣は，一般消費者に対する食品，添加物，器具又は容器包装に関する公衆衛生上必要な情報の正確な伝達の見地から，消費者委員会の意見を聴いて，販売の用に供する食品若しくは添加物又は前条第一項の規定により規格若しくは基準が定められた器具若しくは容器包装に関する表示につき，必要な基準を定めることができる。

２　前項の規定により表示につき基準が定められた食品，添加物，器具又は容器包装は，その基準に合う表示がなければ，これを販売し，販売の用に供するために陳列し，又は営業上使用してはならない。

（虚偽表示等の禁止）

第二十条　食品，添加物，器具又は容器包装に関しては，公衆衛生に危害を及ぼすおそれがある虚偽の又は誇大な表示又は広告をしてはならない。

第五章　食品添加物公定書

（食品添加物公定書）

第二十一条　厚生労働大臣及び内閣総理大臣は，食品添加物公定書を作成し，第十一条第一項の規定により基準又は規格が定められた添加物及び第十九条第一項の規定により基準が定められた添加物につき当該基準及び規格を収載するものとする。

第六章　監視指導指針及び計画

（監視指導指針）

第二十二条　厚生労働大臣及び内閣総理大臣は，国及び都道府県等が行う食品衛生に関する監視又は指導（以下「監視指導」という。）の実施に関する指針（以下「指針」という。）を定めるものとする。

２　指針は，次に掲げる事項について定めるものとする。

一　監視指導の実施に関する基本的な方向

二　重点的に監視指導を実施すべき項目に関する事項

三　監視指導の実施体制に関する事項

四　その他監視指導の実施に関する重要事項

３　厚生労働大臣及び内閣総理大臣は，指針を定め，又はこれを変更したときは，遅滞なく，これを公表するものとする。

（輸入食品監視指導計画）

第二十三条　厚生労働大臣は，指針に基づき，毎年度，翌年度の食品，添加物，器具及び容器包装の輸入について国が行う監視指導の実施に関する計画（以下「輸入食品監視指導計画」という。）を定めるものとする。

２　輸入食品監視指導計画は，次に掲げる事項について定めるものとする。

一　生産地の事情その他の事情からみて重点的に監視指導を実施すべき項目に関する事項

二　輸入を行う営業者に対する自主的な衛生管理の実施に係る指導に関する事項

三　その他監視指導の実施のために必要な事項

３　厚生労働大臣は，輸入食品監視指導計画を定め，又はこれを変更したときは，遅滞なく，これを公表するものとする。

４　厚生労働大臣は，輸入食品監視指導計画の実施の状況について，公表するものとする。

（都道府県等食品衛生監視指導計画）

第二十四条　都道府県知事，保健所を設置する市の市長又は特別区の区長（以下「都道府県知事等」という。）は，指針に基づき，毎年度，翌年度の当該都道府県等が行う監視指導の実施に関する計画（以下「都道府県等食品衛生監視指導計画」という。）を定めなければならない。

２　都道府県等食品衛生監視指導計画は，次に掲げる事項について定めるものとする。

一　重点的に監視指導を実施すべき項目に関する事項
二　食品等事業者に対する自主的な衛生管理の実施に係る指導に関する事項
三　当該都道府県等と隣接する都道府県等その他関係行政機関との連携の確保に関する事項
四　その他監視指導の実施のために必要な事項
3　都道府県等食品衛生監視指導計画は，当該都道府県等の区域における食品等事業者の施設の設置の状況，食品衛生上の危害の発生の状況その他の地域の実情を勘案して定められなければならない。
4　都道府県知事等は，都道府県等食品衛生監視指導計画を定め，又はこれを変更したときは，遅滞なく，これを公表するとともに，厚生労働省令・内閣府令で定めるところにより，厚生労働大臣及び内閣総理大臣に報告しなければならない。
5　都道府県知事等は，都道府県等食品衛生監視指導計画の実施の状況について，厚生労働省令・内閣府令で定めるところにより，公表しなければならない。

第七章　検査

（食品等の検査）
第二十五条　第十一条第一項の規定により規格が定められた食品若しくは添加物又は第十八条第一項の規定により規格が定められた器具若しくは容器包装であつて政令で定めるものは，政令で定める区分に従い厚生労働大臣若しくは都道府県知事又は登録検査機関の行う検査を受け，これに合格したものとして厚生労働省令で定める表示が付されたものでなければ，販売し，販売の用に供するために陳列し，又は営業上使用してはならない。
2　前項の規定による厚生労働大臣又は登録検査機関の行う検査を受けようとする者は，検査に要する実費の額を考慮して，厚生労働大臣の行う検査にあつては厚生労働大臣が定める額の，登録検査機関の行う検査にあつては当該登録検査機関が厚生労働大臣の認可を受けて定める額の手数料を納めなければならない。
3　前項の手数料は，厚生労働大臣の行う検査を受けようとする者の納付するものについては国庫の，登録検査機関の行う検査を受けようとする者の納付するものについては当該登録検査機関の収入とする。
4　前三項に定めるもののほか，第一項の検査及び当該検査に合格した場合の措置に関し必要な事項は，政令で定める。
5　第一項の検査の結果については，行政不服審査法（昭和三十七年法律第百六十号）による不服申立てをすることができない。
（製品検査に関する命令）
第二十六条　都道府県知事は，次の各号に掲げる食品，添加物，器具又は容器包装を発見した場合において，これらを製造し，又は加工した者の検査の能力等からみて，その者が製造し，又は加工する食品，添加物，器具又は容器包装がその後引き続き当該各号に掲げる食品，添加物，器具又は容器包装に該当するおそれがあり，食品衛生上の危害の発生を防止するため必要があると認めるときは，政令で定める要件及び手続に従い，その者に対し，当該食品，添加物，器具又は容器包装について，当該都道府県知事又は登録検査機関の行う検査を受けるべきことを命ずることができる。
一　第六条第二号又は第三号に掲げる食品又は添加物
二　第十一条第一項の規定により定められた規格に合わない食品又は添加物
三　第十一条第一項の規定により定められた基準に合わない方法により添加物を使用した食品
四　第十一条第三項に規定する食品
五　第十六条に規定する器具又は容器包装
六　第十八条第一項の規定により定められた規格に合わない器具又は容器包装
2　厚生労働大臣は，食品衛生上の危害の発生を防止するため必要があると認めるときは，前項各号に掲げる食品，添加物，器具若しくは容器包装又は第十条に規定する食品を製造し，又は加工した者が製造し，又は加工した同種の食品，添加物，器具又は容器包装を輸入する者に対し，当該食品，添加物，器具又は容器包装について，厚生労働大臣又は登録検査機関の行う検査を受けるべきことを命ずることができる。
3　厚生労働大臣は，食品衛生上の危害の発生を防止するため必要があると認めるときは，生産地の事情その他の事情からみて第一項各号に掲げる食品，添加物，器具若しくは容器包装又は第十条に規定する食品に該当するおそれがあると認められる食品，添加物，器具又は容器包装を輸入する者に対し，当該食品，添加物，器具又は容器包装について，厚生労働大臣又は登録検査機関の行う検査を受けるべきことを命ずることができる。
4　前三項の命令を受けた者は，当該検査を受け，その結果についての通知を受けた後でなければ，当該食品，添加物，器具又は容器包装を販売し，販売の用に供するために陳列し，又は営業上使用してはならない。
5　前項の通知であつて登録検査機関がするものは，当該検査を受けるべきことを命じた都道府県知事又は厚生労働大臣を経由してするものとする。
6　第一項から第三項までの規定による厚生労働大臣又は登録検査機関の行う検査を受けようとする者は，検査に要する実費の額を考慮して，厚生労働大臣の行う検査にあつては厚生労働大臣が定める額の，登録検査機関の行う検査にあつては当該登録検査機関が厚生労働大臣の認可を受けて定める額の手数料を納めなければならない。
7　前条第三項から第五項までの規定は，第一項から第三項までの検査について準用する。
（食品等の輸入の届出）
第二十七条　販売の用に供し，又は営業上使用する食品，添加物，器具又は容器包装を輸入しようとする者は，厚生労働省令で定めるところにより，その都度厚生労働大臣に届け出なければならない。
（報告徴収，検査及び収去）
第二十八条　厚生労働大臣，内閣総理大臣又は都道府県知事等は，必要があると認めるときは，営業者その他の関係者から必要な報告を求め，当該職員に営業の場所，事務所，倉庫その他の場所に臨検し，販売の用に供し，若しくは営業上使用する食品，添加物，器具若しくは容器包装，営業の施設，帳簿書類その他の物件を検査させ，又は試験の用に供するのに必要な限度において，販売の用に供し，若しくは営業上使用する食品，添加物，器具若しくは容器包装を無償で収去させることができる。
2　前項の規定により当該職員に臨検検査又は収去をさせる場合においては，これにその身分を示す証票を携帯させ，かつ，関係者の請求があるときは，これを提示させなければならない。
3　第一項の規定による権限は，犯罪捜査のために認められたものと解釈してはならない。
4　厚生労働大臣，内閣総理大臣又は都道府県知事等は，第一項の規定により収去した食品，添加物，器具又は容器包装の試験に関する事務を登録検査機関に委託することができる。
（食品衛生検査施設）
第二十九条　国及び都道府県は，第二十五条第一項又は第二十六条第一項から第三項までの検査（以下「製品検査」という。）及び前条第一項の規定により収去した食品，添加物，器具又は容器包装の試験に関する事務を行わせるために，必要な検査施設を設けなければならない。
2　保健所を設置する市及び特別区は，前条第一項の規定により収去した食品，添加物，器具又は容器包装の試験に関する事務を行わせるために，必要な検査施設を設けなければならない。
3　都道府県等の食品衛生検査施設に関し必要な事項は，政令で定める。
（食品衛生監視員）
第三十条　第二十八条第一項に規定する当該職員の職権及び食品衛生に関する指導の職務を行わせるために，厚生労働大臣，内閣総理大臣又は都道府県知事等は，その職員のうちから食品衛生監視員を命ずるものとする。
2　都道府県知事等は，都道府県等食品衛生監視指導計画の定めるところにより，その命じた食品衛生監視員に監視指導を行わせなければならない。
3　内閣総理大臣は，指針に従い，その命じた食品衛生監視員に食品，添加物，器具及び容器包装の表示又は広告に係る監視指導を行わせるものとする。
4　厚生労働大臣は，輸入食品監視指導計画の定めるところにより，その命じた食品衛生監視員に食品，添加物，器具及び容器包装の輸入に係る監視指導を行わせるものとする。
5　前各項に定めるもののほか，食品衛生監視員の資格その他食品衛生監視員に関し必要な事項は，政令で定める。

第八章　登録検査機関

（登録検査機関の登録）
第三十一条　登録検査機関の登録を受けようとする者は，厚生労働省令で定めるところにより，実費を勘案して政令で定める額の手数料を納付して，厚生労働大臣に登録の申請をしなければならない。
（欠格事由）
第三十二条　次の各号のいずれかに該当する法人は，登録検査機関の登録を受けることができない。
一　その法人又はその業務を行う役員がこの法律又はこの法律に基づく処分に違反し，罰金以上の刑に処せられ，その執行を終わり，又は執行を受けることがなくなつた日から二年を経過しないもの
二　第四十三条の規定により登録を取り消され，その取消しの日から二年を経過しない法人
三　第四十三条の規定による登録の取消しの日前三十日以内にその取消しに係る法人の業務を行う役員であつた者でその取消しの日から二年を経過しないものがその業務を行う役員となつている法人
（登録の基準）
第三十三条　厚生労働大臣は，第三十一条の規定により登録を申請した者（以下この項において「登録申請者」という。）が次に掲げる要件のすべてに適合しているときは，その登録をしなければならない。この場合において，登録に関して必要な手続は，厚生労働省令で定める。
一　別表の第一欄に掲げる製品検査の種類ごとに，それぞれ同表の第二欄に掲げる機械器具その他の設備を有し，かつ，製品検査は同表の第三欄に掲げる条件に適合する知識経験を有する者が実施し，その人数が同表の第四欄に掲げる数以上であること。
二　次に掲げる製品検査の信頼性の確保のための措置が執られていること。
イ　検査を行う部門に製品検査の種類ごとにそれぞれ専任の管理者を置くこと。
ロ　製品検査の業務の管理及び精度の確保に関する文書が作成されていること。
ハ　ロに掲げる文書に記載されたところに従い製品検査の業務の管理及び精度の確保を行う専任の部門を置くこと。
三　登録申請者が，第二十五条第一項又は第二十六条第一項から第三項までの規定により製品検査を受けなければならないこととされる食品，添加物，器具又は容器包装を販売し，販売の用に供するために製造し，輸入し，加工し，若しくは陳列し，又は営業上使用する営業者（以下この号及び第三十九条第二項において「受検営業者」という。）に支配されているものとして次のいずれかに該当するものでないこと。
イ　登録申請者が株式会社である場合にあつては，受検営業者がその親法人（会社法（平成十七年法律第八十六号）第八百七十九条第一項に規定する親法人をいう。）であること。
ロ　登録申請者の役員（持分会社（会社法第五百七十五条第一項 に規定する持分会社をいう。）にあつては，業務を執行する社員）に占める受検営業者の役員又は職員（過去二年間に当該受検営業者の役員又は職員であつた者を含む。）の割合が二分の一を超えていること。
ハ　登録申請者の代表権を有する役員が，受検営業者の役員又は職員（過去二年間に当該受検営業者の役員又は職員であつた者を含む。）であること。
2　登録は，次に掲げる事項を登録台帳に記帳して行う。
一　登録年月日及び登録番号
二　登録検査機関の名称，代表者の氏名及び主たる事務所の所在地
三　登録検査機関が行う製品検査の種類
四　登録検査機関が製品検査を行う事業所の名称及び所在地
（登録の更新）
第三十四条　登録検査機関の登録は，三年を下らない政令で定める期間ごとにその更新を受けなければ，その期間の経過によつて，その効力を失う。
2　第三十一条から前条までの規定は，前項の登録の更新について準用する。
（検査の義務）
第三十五条　登録検査機関は，製品検査を行うべきことを求められたときは，正当な理由がある場合を

除き，遅滞なく，製品検査を行わなければならない。
2　登録検査機関は，公正に，かつ，厚生労働省令で定める技術上の基準に適合する方法により製品検査を行わなければならない。
（事業所の新設等の届出）
第三十六条　登録検査機関は，製品検査を行う事業所を新たに設置し，廃止し，又はその所在地を変更しようとするときは，その設置し，廃止し，又は変更しようとする日の一月前までに，厚生労働大臣に届け出なければならない。
2　登録検査機関は，第三十三条第二項第二号及び第四号（事業所の名称に係る部分に限る。）に掲げる事項に変更があつたときは，遅滞なく，同項第三号に掲げる事項を変更しようとするときは，変更しようとする日の一月前までに，その旨を厚生労働大臣に届け出なければならない。
（業務規程）
第三十七条　登録検査機関は，製品検査の業務に関する規程（以下「業務規程」という。）を定め，製品検査の業務の開始前に，厚生労働大臣の認可を受けなければならない。これを変更しようとするときも，同様とする。
2　業務規程には，製品検査の実施方法，製品検査に関する手数料その他の厚生労働省令で定める事項を定めておかなければならない。
3　厚生労働大臣は，第一項の認可をした業務規程が製品検査の公正な実施上不適当となつたと認めるときは，その業務規程を変更すべきことを命ずることができる。
（製品検査業務の休廃止の制限）
第三十八条　登録検査機関は，厚生労働大臣の許可を受けなければ，製品検査の業務の全部又は一部を休止し，又は廃止してはならない。
（財務諸表等の備付け及び閲覧等）
第三十九条　登録検査機関は，毎事業年度経過後三月以内に，その事業年度の財産目録，貸借対照表及び損益計算書又は収支計算書並びに事業報告書（その作成に代えて電磁的記録（電子的方式，磁気的方式その他の人の知覚によつては認識することができない方式で作られる記録であつて，電子計算機による情報処理の用に供されるものをいう。以下この条において同じ。）の作成がされている場合における当該電磁的記録を含む。次項及び第七十九条において「財務諸表等」という。）を作成し，五年間事業所に備えて置かなければならない。
2　受検営業者その他の利害関係人は，登録検査機関の業務時間内は，いつでも，次に掲げる請求をすることができる。ただし，第二号又は第四号の請求をするには，登録検査機関の定めた費用を支払わなければならない。
一　財務諸表等が書面をもつて作成されているときは，当該書面の閲覧又は謄写の請求
二　前号の書面の謄本又は抄本の請求
三　財務諸表等が電磁的記録をもつて作成されているときは，当該電磁的記録に記録された事項を厚生労働省令で定める方法により表示したものの閲覧又は謄写の請求
四　前号の電磁的記録に記録された事項を電磁的方法であつて厚生労働省令で定めるものにより提供することの請求又は当該事項を記載した書面の交付の請求
（役員又は職員の地位）
第四十条　登録検査機関の役員若しくは職員又はこれらの職にあつた者は，その製品検査の業務又は第二十八条第四項の規定により委託を受けた事務（次項において「委託事務」という。）に関して知り得た秘密を漏らしてはならない。
2　製品検査の業務又は委託事務に従事する登録検査機関の役員又は職員は，刑法（明治四十年法律第四十五号）その他の罰則の適用については，法令により公務に従事する職員とみなす。
（適合命令）
第四十一条　厚生労働大臣は，登録検査機関が第三十三条第一項各号のいずれかに適合しなくなつたと認めるときは，その登録検査機関に対し，これらの規定に適合するため必要な措置を執るべきことを命ずることができる。
（改善命令）
第四十二条　厚生労働大臣は，登録検査機関が第三十五条の規定に違反していると認めるとき，又は登録検査機関が行う製品検査若しくは第二十五条第一項の規定による表示若しくは第二十六条第四項の規定による通知の記載が適当でないと認めるときは，当該登録検査機関に対し，製品検査を行うべきこと又は製品検査の方法その他の業務の方法の改善に必要な措置を執るべきことを命ずることができる。
（登録の取消命令等）
第四十三条　厚生労働大臣は，登録検査機関が次の各号のいずれかに該当するときは，その登録を取り消し，又は期間を定めて製品検査の業務の全部若しくは一部の停止を命ずることができる。
一　この章の規定に違反したとき。
二　第三十二条第一号又は第三号に該当するに至つたとき。
三　第三十七条第一項の認可を受けた業務規程によらないで製品検査を行つたとき。
四　第三十七条第三項又は前二条の規定による命令に違反したとき。
五　正当な理由がないのに第三十九条第二項各号の規定による請求を拒んだとき。
六　不正の手段により第三十三条第一項の登録を受けたとき。
（帳簿の記載等）
第四十四条　登録検査機関は，厚生労働省令で定めるところにより，帳簿を備え，製品検査に関し厚生労働省令で定める事項を記載し，これを保存しなければならない。
（登録等の公示）
第四十五条　厚生労働大臣は，次の場合には，その旨を官報に公示しなければならない。
一　第三十三条第一項の登録をしたとき。
二　第三十四条第一項の規定により登録検査機関の登録が効力を失つたとき。
三　第三十六条第一項又は第二項の規定による届出があつたとき。
四　第三十八条の許可をしたとき。
五　第四十三条の規定により登録を取り消し，又は製品検査の業務の停止を命じたとき。
（登録検査機関以外の者による人を誤解させる行為の禁止）
第四十六条　登録検査機関以外の者は，その行う業務が製品検査であると人を誤認させるような表示，広告その他の行為をしてはならない。
2　厚生労働大臣は，登録検査機関以外の者に対し，

その行う業務が製品検査であると人を誤認させないようにするための措置を執るべきことを命ずることができる。

（報告・立入検査等）

第四十七条　厚生労働大臣は，この法律の施行に必要な限度において，登録検査機関に対し，その業務若しくは経理の状況に関し報告をさせ，又は当該職員に，登録検査機関の事務所若しくは事業所に立ち入り，業務の状況若しくは帳簿，書類その他の物件を検査させ，若しくは関係者に質問させることができる。

２　第二十八条第二項及び第三項の規定は，前項の場合に準用する。

第九章　営業

（食品衛生管理者）

第四十八条　乳製品，第十条の規定により厚生労働大臣が定めた添加物その他製造又は加工の過程において特に衛生上の考慮を必要とする食品又は添加物であつて政令で定めるものの製造又は加工を行う営業者は，その製造又は加工を衛生的に管理させるため，その施設ごとに，専任の食品衛生管理者を置かなければならない。ただし，営業者が自ら食品衛生管理者となつて管理する施設については，この限りでない。

２　営業者が，前項の規定により食品衛生管理者を置かなければならない製造業又は加工業を二以上の施設で行う場合において，その施設が隣接しているときは，食品衛生管理者は，同項の規定にかかわらず，その二以上の施設を通じて一人で足りる。

３　食品衛生管理者は，当該施設においてその管理に係る食品又は添加物に関してこの法律又はこの法律に基づく命令若しくは処分に係る違反が行われないように，その食品又は添加物の製造又は加工に従事する者を監督しなければならない。

４　食品衛生管理者は，前項に定めるもののほか，当該施設においてその管理に係る食品又は添加物に関してこの法律又はこの法律に基づく命令若しくは処分に係る違反の防止及び食品衛生上の危害の発生の防止のため，当該施設における衛生管理の方法その他の食品衛生に関する事項につき，必要な注意をするとともに，営業者に対し必要な意見を述べなければならない。

５　営業者は，その施設に食品衛生管理者を置いたときは，前項の規定による食品衛生管理者の意見を尊重しなければならない。

６　次の各号のいずれかに該当する者でなければ，食品衛生管理者となることができない。

一　医師，歯科医師，薬剤師又は獣医師

二　学校教育法（昭和二十二年法律第二十六号）に基づく大学，旧大学令（大正七年勅令第三百八十八号）に基づく大学又は旧専門学校令（明治三十六年勅令第六十一号）に基づく専門学校において医学，歯学，薬学，獣医学，畜産学，水産学又は農芸化学の課程を修めて卒業した者

三　厚生労働大臣の登録を受けた食品衛生管理者の養成施設において所定の課程を修了した者

四　学校教育法に基づく高等学校若しくは中等教育学校若しくは旧中等学校令（昭和十八年勅令第三十六号）に基づく中等学校を卒業した者又は厚生労働省令で定めるところによりこれらの者と同等以上の学力があると認められる者で，第一項の規定により食品衛生管理者を置かなければならない製造業又は加工業において食品又は添加物の製造又は加工の衛生管理の業務に三年以上従事し，かつ，厚生労働大臣の登録を受けた講習会の課程を修了した者

７　前項第四号に該当することにより食品衛生管理者たる資格を有する者は，衛生管理の業務に三年以上従事した製造業又は加工業と同種の製造業又は加工業の施設においてのみ，食品衛生管理者となることができる。

８　第一項に規定する営業者は，食品衛生管理者を置き，又は自ら食品衛生管理者となつたときは，十五日以内に，その施設の所在地の都道府県知事に，その食品衛生管理者の氏名又は自ら食品衛生管理者となつた旨その他厚生労働省令で定める事項を届け出なければならない。食品衛生管理者を変更したときも，同様とする。

（養成施設・講習会）

第四十九条　前条第六項第三号の養成施設又は同項第四号の講習会の登録に関して必要な事項は政令で，受講科目その他同項第三号の養成施設又は同項第四号の講習会の課程に関して必要な事項は厚生労働省令で定める。

（有毒・有害物質の混入防止措置等に関する基準）

第五十条　厚生労働大臣は，食品又は添加物の製造又は加工の過程において有毒な又は有害な物質が当該食品又は添加物に混入することを防止するための措置に関し必要な基準を定めることができる。

２　都道府県は，営業（食鳥処理の事業の規制及び食鳥検査に関する法律第二条第五号に規定する食鳥処理の事業を除く。）の施設の内外の清潔保持，ねずみ，昆虫等の駆除その他公衆衛生上講ずべき措置に関し，条例で，必要な基準を定めることができる。

３　営業者（食鳥処理の事業の規制及び食鳥検査に関する法律第六条第一項に規定する食鳥処理業者を除く。）は，前二項の基準が定められたときは，これを遵守しなければならない。

（営業施設の基準）

第五十一条　都道府県は，飲食店営業その他公衆衛生に与える影響が著しい営業（食鳥処理の事業の規制及び食鳥検査に関する法律第二条第五号に規定する食鳥処理の事業を除く。）であつて，政令で定めるものの施設につき，条例で，業種別に，公衆衛生の見地から必要な基準を定めなければならない。

（営業の許可）

第五十二条　前条に規定する営業を営もうとする者は，厚生労働省令で定めるところにより，都道府県知事の許可を受けなければならない。

２　前項の場合において，都道府県知事は，その営業の施設が前条の規定による基準に合うと認めるときは，許可をしなければならない。ただし，同条に規定する営業を営もうとする者が次の各号のいずれかに該当するときは，同項の許可を与えないことができる。

一　この法律又はこの法律に基づく処分に違反して刑に処せられ，その執行を終わり，又は執行を受けることがなくなつた日から起算して二年を経過しない者

二　第五十四条から第五十六条までの規定により許可を取り消され，その取消しの日から起算して二年を経過しない者

三　法人であつて，その業務を行う役員のうちに前

二号のいずれかに該当する者があるもの
３　都道府県知事は，第一項の許可に五年を下らない有効期間その他の必要な条件を付けることができる。
（許可営業者の地位の継承）
第五十三条　前条第一項の許可を受けた者（以下この条において「許可営業者」という。）について相続，合併又は分割（当該営業を承継させるものに限る。）があつたときは，相続人（相続人が二人以上ある場合において，その全員の同意により当該営業を承継すべき相続人を選定したときは，その者），合併後存続する法人若しくは合併により設立された法人又は分割により当該営業を承継した法人は，許可営業者の地位を承継する。
２　前項の規定により許可営業者の地位を承継した者は，遅滞なく，その事実を証する書面を添えて，その旨を都道府県知事に届け出なければならない。
（廃棄命令等）
第五十四条　厚生労働大臣又は都道府県知事は，営業者が第六条，第九条，第十条，第十一条第二項若しくは第三項，第十六条若しくは第十八条第二項の規定に違反した場合又は第八条第一項若しくは第十七条第一項の規定による禁止に違反した場合においては，営業者若しくは当該職員にその食品，添加物，器具若しくは容器包装を廃棄させ，又はその他営業者に対し食品衛生上の危害を除去するために必要な処置をとることを命ずることができる。
２　内閣総理大臣又は都道府県知事は，営業者が第二十条の規定に違反した場合においては，営業者若しくは当該職員にその食品，添加物，器具若しくは容器包装を廃棄させ，又はその他営業者に対し虚偽の若しくは誇大な表示若しくは広告による食品衛生上の危害を除去するために必要な処置をとることを命ずることができる。
（許可の取消し等）
第五十五条　都道府県知事は，営業者が第六条，第九条，第十条，第十一条第二項若しくは第三項，第十六条，第十八条第二項，第十九条第二項，第二十条，第二十五条第一項，第二十六条第四項，第四十八条第一項若しくは第五十条第三項の規定に違反した場合，第七条第一項から第三項まで，第八条第一項若しくは第十七条第一項の規定による禁止に違反した場合，第五十二条第二項第一号若しくは第三号に該当するに至つた場合又は同条第三項の規定による条件に違反した場合においては，同条第一項の許可を取り消し，又は営業の全部若しくは一部を禁止し，若しくは期間を定めて停止することができる。
２　厚生労働大臣は，営業者（食品，添加物，器具若しくは容器包装を輸入することを営む人又は法人に限る。）が第六条，第九条第二項，第十条，第十一条第二項若しくは第三項，第十六条，第十八条第二項，第二十六条第四項若しくは第五十条第三項の規定に違反した場合又は第七条第一項から第三項まで，第八条第一項若しくは第十七条第一項の規定による禁止に違反した場合においては，営業の全部若しくは一部を禁止し，又は期間を定めて停止することができる。
（改善命令等）
第五十六条　都道府県知事は，営業者がその営業の施設につき第五十一条の規定による基準に違反した場合においては，その施設の整備改善を命じ，又は第五十二条第一項の許可を取り消し，若しくはその営業の全部若しくは一部を禁止し，若しくは期間を定めて停止することができる。

第十章　雑則

（国庫の負担）
第五十七条　国庫は，政令で定めるところにより，次に掲げる都道府県又は保健所を設置する市の費用に対して，その二分の一を負担する。
一　第二十八条第一項（第六十二条第一項及び第三項において準用する場合を含む。）の規定による収去に要する費用
二　第三十条第一項（第六十二条第一項及び第三項において準用する場合を含む。）の規定による食品衛生監視員の設置に要する費用
三　第五十二条第一項（第六十二条第一項において準用する場合を含む。）の規定による営業の許可に要する費用
四　第五十四条（第六十二条第一項及び第三項において準用する場合を含む。）の規定による廃棄に要する費用
五　第五十九条第一項又は第二項（第六十二条第一項において準用する場合を含む。）の規定による死体の解剖に要する費用
六　この法律の施行に関する訴訟事件に要する費用及びその結果支払う賠償の費用
（中毒の届出）
第五十八条　食品，添加物，器具若しくは容器包装に起因して中毒した患者若しくはその疑いのある者（以下「食中毒患者等」という。）を診断し，又はその死体を検案した医師は，直ちに最寄りの保健所長にその旨を届け出なければならない。
２　保健所長は，前項の届出を受けたときその他食中毒患者等が発生していると認めるときは，速やかに都道府県知事等に報告するとともに，政令で定めるところにより，調査しなければならない。
３　都道府県知事等は，前項の規定により保健所長より報告を受けた場合であつて，食中毒患者等が厚生労働省令で定める数以上発生し，又は発生するおそれがあると認めるときその他厚生労働省令で定めるときは，直ちに，厚生労働大臣に報告しなければならない。
４　保健所長は，第二項の規定による調査を行つたときは，政令で定めるところにより，都道府県知事等に報告しなければならない。
５　都道府県知事等は，前項の規定による報告を受けたときは，政令で定めるところにより，厚生労働大臣に報告しなければならない。
（死体の解剖）
第五十九条　都道府県知事等は，原因調査上必要があると認めるときは，食品，添加物，器具又は容器包装に起因し，又は起因すると疑われる疾病で死亡した者の死体を遺族の同意を得て解剖に付することができる。
２　前項の場合において，その死体を解剖しなければ原因が判明せず，その結果公衆衛生に重大な危害を及ぼすおそれがあると認めるときは，遺族の同意を得ないでも，これに通知した上で，その死体を解剖に付することができる。
３　前二項の規定は，刑事訴訟に関する規定による強制の処分を妨げない。
４　第一項又は第二項の規定により死体を解剖する

場合においては，礼意を失わないように注意しなければならない。

（厚生労働大臣の調査の要請等）

第六十条　厚生労働大臣は，食中毒患者等が厚生労働省令で定める数以上発生し，若しくは発生するおそれがある場合又は食中毒患者等が広域にわたり発生し,若しくは発生するおそれがある場合であつて,食品衛生上の危害の発生を防止するため緊急を要するときは，都道府県知事等に対し，期限を定めて，食中毒の原因を調査し，調査の結果を報告するように求めることができる。

（飲食等事業者に対する援助及び食品衛生推進員）

第六十一条　都道府県等は，食中毒の発生を防止するとともに，地域における食品衛生の向上を図るため，食品等事業者に対し，必要な助言，指導その他の援助を行うように努めるものとする。

２　都道府県等は，食品等事業者の食品衛生の向上に関する自主的な活動を促進するため，社会的信望があり，かつ，食品衛生の向上に熱意と識見を有する者のうちから，食品衛生推進員を委嘱することができる。

３　食品衛生推進員は，飲食店営業の施設の衛生管理の方法その他の食品衛生に関する事項につき，都道府県等の施策に協力して，食品等事業者からの相談に応じ，及びこれらの者に対する助言その他の活動を行う。

（健康に有害なおもちや等についての準用規定）

第六十二条　第六条，第八条，第十条，第十一条第一項及び第二項，第十六条から第二十条まで，第二十五条から第五十六条まで並びに第五十八条から第六十条までの規定は，乳幼児が接触することによりその健康を損なうおそれがあるものとして厚生労働大臣の指定するおもちやについて,これを準用する。この場合において，第十条中「添加物（天然香料及び一般に食品として飲食に供されている物であつて添加物として使用されるものを除く。)」とあるのは,「おもちやの添加物として用いることを目的とする化学的合成品（化学的手段により元素又は化合物に分解反応以外の化学的反応を起こさせて得られた物質をいう。)」と読み替えるものとする。

２　第六条並びに第十一条第一項及び第二項の規定は，洗浄剤であつて野菜若しくは果実又は飲食器の洗浄の用に供されるものについて準用する。

３　第十五条から第十八条まで,第二十五条第一項,第二十八条から第三十条まで，第五十一条及び第五十四条から第五十六条までの規定は，営業以外の場合で学校，病院その他の施設において継続的に不特定又は多数の者に食品を供与する場合に，これを準用する。

第六十三条　厚生労働大臣，内閣総理大臣及び都道府県知事は，食品衛生上の危害の発生を防止するため，この法律又はこの法律に基づく処分に違反した者の名称等を公表し，食品衛生上の危害の状況を明らかにするよう努めるものとする。

（国民等の意見の聴取）

第六十四条　厚生労働大臣は，第六条第二号ただし書（第六十二条第一項及び第二項において準用する場合を含む。）に規定する人の健康を損なうおそれがない場合を定めようとするとき，第七条第一項から第三項までの規定による販売の禁止をしようとし，若しくは同条第四項の規定による禁止の全部若しくは一部の解除をしようとするとき，第九条第一項の厚生労働省令を制定し，若しくは改廃しようとするとき，第十条に規定する人の健康を損なうおそれのない場合を定めようとするとき，第十一条第一項（第六十二条第一項及び第二項において準用する場合を含む。）に規定する基準若しくは規格を定めようとするとき，第十一条第三項に規定する人の健康を損なうおそれのないことが明らかである物質若しくは人の健康を損なうおそれのない量を定めようとするとき，第十八条第一項（第六十二条第一項及び第三項において準用する場合を含む。）に規定する基準若しくは規格を定めようとするとき，第二十三条第一項に規定する輸入食品監視指導計画を定め，若しくは変更しようとするとき，又は第五十条第一項に規定する基準を定めようとするときは，その趣旨，内容その他の必要な事項を公表し，広く国民の意見を求めるものとする。ただし，食品衛生上の危害の発生を防止するため緊急を要する場合で，あらかじめ広く国民の意見を求めるいとまがないときは，この限りでない。

２　都道府県知事等は，第二十四条第一項に規定する都道府県等食品衛生監視指導計画を定め，又は変更しようとするときは，その趣旨，内容その他の必要な事項を公表し，広く住民の意見を求めなければならない。

３　厚生労働大臣は，第一項ただし書の場合においては，事後において，遅滞なく，広く国民の意見を求めるものとする。

４　第一項及び前項の規定は，内閣総理大臣が第十九条第一項（第六十二条第一項において準用する場合を含む。）に規定する表示についての基準を定めようとするとき，並びに厚生労働大臣及び内閣総理大臣が指針を定め，又は変更しようとするときについて準用する。

（国民等の意見の反映等）

第六十五条　厚生労働大臣，内閣総理大臣及び都道府県知事等は，食品衛生に関する施策に国民又は住民の意見を反映し，関係者相互間の情報及び意見の交換の促進を図るため，当該施策の実施状況を公表するとともに，当該施策について広く国民又は住民の意見を求めなければならない。

（内閣総理大臣との協議等）

第六十五条の二　第六十四条第一項本文に規定する場合には，厚生労働大臣は，あらかじめ，内閣総理大臣に協議しなければならない。

２　内閣総理大臣は，第十九条第一項（第六十二条第一項において準用する場合を含む。）に規定する表示についての基準を定めようとするときは，あらかじめ，厚生労働大臣に協議しなければならない。

３　厚生労働大臣は，第十一条第一項（第六十二条第一項及び第二項において準用する場合を含む。）又は第十八条第一項（第六十二条第一項及び第三項において準用する場合を含む。）に規定する基準又は規格を定めたときその他必要があると認めるときは，内閣総理大臣に対し，第十九条第一項（第六十二条第一項において準用する場合を含む。）に規定する表示についての基準を定めることを求めることができる。

（情報交換等）

第六十五条の三　厚生労働大臣及び内閣総理大臣は，飲食に起因する衛生上の危害の発生を防止するため，必要な情報交換を行うことその他相互の密接な連携の確保に努めるものとする。

（読替規定）
第六十六条 第四十八条，第五十二条から第五十六条まで及び第六十三条の規定中「都道府県知事」とあるのは，保健所を設置する市又は特別区にあつては,「市長」又は「区長」と読み替えるものとする。ただし，政令で定める営業に関する政令で定める処分については，この限りでない。
（大都市の特例）
第六十七条 前条本文に規定するもののほか，この法律中都道府県が処理することとされている事務で政令で定めるものは，地方自治法（昭和二十二年法律第六十七号）第二百五十二条の十九第一項の指定都市（以下「指定都市」という。）及び同法第二百五十二条の二十二第一項の中核市（以下「中核市」という。）においては，政令の定めるところにより，指定都市又は中核市（以下「指定都市等」という。）が処理するものとする。この場合においては，この法律中都道府県に関する規定は，指定都市等に関する規定として指定都市等に適用があるものとする。
（再審査請求）
第六十八条 この法律の規定により地方公共団体（都道府県を除く。）の長が行う処分（地方自治法第二条第九項第一号に規定する第一号法定受託事務（次条において「第一号法定受託事務」という。）に係るものに限る。）についての審査請求の裁決に不服がある者は，厚生労働大臣（第五十四条第二項（第六十二条第一項及び第三項において準用する場合を含む。）の規定による処分に係るものにあつては，内閣総理大臣）に対して再審査請求をすることができる。
（事務の区分）
第六十九条 第二十五条第一項（第六十二条第一項及び第三項において準用する場合を含む。），第二十六条第一項（第六十二条第一項において準用する場合を含む。），第二十八条第一項（第六十二条第一項及び第三項において準用する場合を含む。），第三十条第二項（第五十一条に規定する営業（飲食店営業その他販売の営業であつて，政令で定めるものに限る。）の許可に付随する監視指導に係る部分を除くものとし，第六十二条第一項及び第三項において準用する場合を含む。），第五十四条（第六十二条第一項及び第三項において準用する場合を含む。），第五十八条（第六十二条第一項において準用する場合を含む。）及び第五十九条第一項（第六十二条第一項において準用する場合を含む。）の規定により都道府県が処理することとされている事務は，第一号法定受託事務とする。
2 第二十八条第一項（第六十二条第一項及び第三項において準用する場合を含む。），第三十条第二項（第五十一条に規定する営業（飲食店営業その他販売の営業であつて，政令で定めるものに限る。）の許可に付随する監視指導に係る部分を除くものとし，第六十二条第一項及び第三項において準用する場合を含む。），第五十四条（第六十二条第一項及び第三項において準用する場合を含む。），第五十八条（第六十二条第一項において準用する場合を含む。）及び第五十九条第一項（第六十二条第一項において準用する場合を含む。）の規定により保健所を設置する市又は特別区が処理することとされている事務は，第一号法定受託事務とする。
（権限の委任）
第七十条 この法律に規定する厚生労働大臣の権限は，厚生労働省令で定めるところにより，地方厚生局長に委任することができる。
2 前項の規定により地方厚生局長に委任された権限は，厚生労働省令で定めるところにより，地方厚生支局長に委任することができる。
3 内閣総理大臣は，この法律による権限（政令で定めるものを除く。）を消費者庁長官に委任する。

第十一章 罰則

第七十一条 次の各号のいずれかに該当する者は，これを三年以下の懲役又は三百万円以下の罰金に処する。
一 第六条（第六十二条第一項及び第二項において準用する場合を含む。），第九条第一項又は第十条（第六十二条第一項において準用する場合を含む。）の規定に違反した者
二 第七条第一項から第三項までの規定による禁止に違反した者
三 第五十四条第一項（第六十二条第一項及び第三項において準用する場合を含む。）の規定による厚生労働大臣若しくは都道府県知事（第六十六条の規定により読み替えられる場合は，市長又は区長。以下この号において同じ。）の命令若しくは第五十四条第二項（第六十二条第一項及び第三項において準用する場合を含む。）の規定による内閣総理大臣若しくは都道府県知事の命令に従わない営業者（第六十二条第三項に規定する食品を供与する者を含む。）又は第五十五条（第六十二条第一項及び第三項において準用する場合を含む。）の規定による処分に違反して営業を行つた者
2 前項の罪を犯した者には，情状により懲役及び罰金を併科することができる。
第七十二条 第十一条第二項（第六十二条第一項及び第二項において準用する場合を含む。）若しくは第三項，第十六条（第六十二条第一項及び第三項において準用する場合を含む。），第十九条第二項（第六十二条第一項において準用する場合を含む。），第二十条（第六十二条第一項において準用する場合を含む。）又は第五十二条第一項（第六十二条第一項において準用する場合を含む。）の規定に違反した者は，二年以下の懲役又は二百万円以下の罰金に処する。
2 前項の罪を犯した者には，情状により懲役及び罰金を併科することができる。
第七十三条 次の各号のいずれかに該当する者は，これを一年以下の懲役又は百万円以下の罰金に処する。
一 第九条第二項，第十八条第二項（第六十二条第一項及び第三項において準用する場合を含む。），第二十五条第一項（第六十二条第一項及び第三項において準用する場合を含む。），第二十六条第四項（第六十二条第一項において準用する場合を含む。）又は第五十八条第一項（第六十二条第一項において準用する場合を含む。）の規定に違反した者
二 第八条第一項（第六十二条第一項において準用する場合を含む。）又は第十七条第一項（第六十二条第一項及び第三項において準用する場合を含む。）の規定による禁止に違反した者
三 第四十条第一項の規定に違反して，その職務に関して知り得た秘密を漏らした者
四 第五十一条（第六十二条第一項及び第三項にお

いて準用する場合を含む。）の規定による基準又は第五十二条第三項（第六十二条第一項において準用する場合を含む。）の規定による条件に違反した者
五　第五十六条（第六十二条第一項及び第三項において準用する場合を含む。）の規定による都道府県知事（第六十六条の規定により読み替えられる場合は，市長又は区長）の命令に従わない営業者（同項に規定する食品を供与する者を含む。）又は第五十六条（第六十二条第一項及び第三項において準用する場合を含む。）の規定による処分に違反して営業を行つた者

第七十四条　第四十三条の規定による業務の停止の命令に違反した場合には，その違反行為をした登録検査機関の役員又は職員は，一年以下の懲役又は百万円以下の罰金に処する。

第七十五条　次の各号のいずれかに該当する者は，これを五十万円以下の罰金に処する。
一　第二十八条第一項（第六十二条第一項及び第三項において準用する場合を含む。）の規定による当該職員の臨検検査又は収去を拒み，妨げ，又は忌避した者
二　第二十八条第一項（第六十二条第一項及び第三項において準用する場合を含む。）の規定による報告をせず，又は虚偽の報告をした者
三　第二十七条又は第四十八条第八項（それぞれ第六十二条第一項において準用する場合を含む。）の規定による届出をせず，又は虚偽の届出をした者
四　第四十六条第二項の規定による命令に違反した者

第七十六条　次の各号のいずれかに掲げる違反があつた場合には，その違反行為をした登録検査機関の役員又は職員は，五十万円以下の罰金に処する。
一　第三十八条の許可を受けないで製品検査の業務の全部を廃止したとき。
二　第四十四条の規定に違反して同条に規定する事項の記載をせず，虚偽の記載をし，又は帳簿を保存しなかつたとき。
三　第四十七条第一項の規定による報告をせず，又は虚偽の報告をしたとき。
四　第四十七条第一項の規定による検査を拒み，妨げ，若しくは忌避し，又は同項の規定による質問に対して答弁をせず，若しくは虚偽の答弁をしたとき。

第七十七条　食品衛生管理者が第四十八条第三項に規定する職務を怠つたときは，当該施設においてその管理に係る食品又は添加物に関し第七十一条から第七十三条までの違反に該当する行為があつた場合において，その行為の態様に応じ各本条の罰金刑を科する。ただし，その食品衛生管理者がその行為を行つた者であるときは，この限りでない。

第七十八条　法人の代表者又は法人若しくは人の代理人，使用人その他の従業者が，その法人又は人の業務に関し，次の各号に掲げる規定の違反行為をしたときは，行為者を罰するほか，その法人に対して当該各号に定める罰金刑を，その人に対して各本条の罰金刑を科する。ただし，その人が食品衛生管理者として，前条の規定により罰金刑を科せられるべきときは，その人については，この限りでない。
一　第七十一条又は第七十二条（第十一条第二項（第六十二条第一項及び第二項において準用する場合を含む。）若しくは第三項，第十九条第二項（第六十二条第一項において準用する場合を含む。）及び第二十条（第六十二条第一項において準用する場合を含む。）の規定に係る部分に限る。）一億円以下の罰金刑
二　第七十二条（第十一条第二項（第六十二条第一項及び第二項において準用する場合を含む。）若しくは第三項，第十九条第二項（第六十二条第一項において準用する場合を含む。）及び第二十条（第六十二条第一項において準用する場合を含む。）の規定に係る部分を除く。），第七十三条又は第七十五条　各本条の罰金刑

第七十九条　第三十九条第一項の規定に違反して財務諸表等を備えて置かず，財務諸表等に記載すべき事項を記載せず，若しくは虚偽の記載をし，又は正当な理由がないのに同条第二項各号の規定による請求を拒んだ者は，二十万円以下の過料に処する。
（附則省略）

2. 乳及び乳製品の成分規格等に関する

	原料乳		飲用	
	生乳	生山羊乳	牛乳	特別牛乳
比重(15°)	1.028～1.034[a] 1.028～1.036[b]	1.030～1.034	1.028～1.034[a] 1.028～1.036[b]	1.028～1.034[a] 1.028～1.036[b]
酸度(乳酸%)	0.18 以下[a] 0.20 以下[b]	0.20 以下	0.18 以下[a) c)] 0.20 以下[b) c)]	0.17 以下[a] 0.19 以下[b]
無脂乳固形分(%)	―	―	8.0 以上	8.5 以上
乳脂肪分(%)	―	―	3.0 以上	3.3 以上
細菌数(1 mL 当たり)	400 万以下(直接固体検鏡法)	400 万以下(直接固体検鏡法)	5 万以下[d](標準平板培養法)	3 万以下(標準平板培養法)
大腸菌数	―	―	陰性[g]	陰性[g]
製造の方法の基準	―	―	殺菌法： 保持式により 63℃ 30 分またはこれと同等以上の殺菌効果を有する方法で加熱殺菌	殺菌法： 殺菌する場合は保持式により 63～65℃ 30 分殺菌
保存の方法の基準			殺菌後直ちに 10℃ 以下に冷却して保存のこと（常温保存可能品を除く）常温保存可能品は常温を超えない温度で保存	処理後（殺菌した場合にあっては殺菌後）直ちに 10℃ 以下に冷却して保存すること
備考	他物の混入禁止	他物の混入禁止	その成分の除去を行わないこと 他物の混入禁止（超高温直接加熱殺菌の際の水蒸気を除く） 牛乳の残留農薬については農薬残留基準参照	その成分の除去を行わないこと 他物に混入禁止

注：a) ジャージー種の牛の乳のみを原料とするもの以外のもの．生乳にあっては、ジャージー種の牛以外の牛から搾取したもの．
b) ジャージー種の牛の乳のみを原料とするもの．生乳にあっては，ジャージー種の牛から搾取したもの．
c) 常温保存可能品にあっては，29～31℃ 14 日又は 54～56℃ 7 日間保存後の上昇が 0.02% 以内
d) 常温保存可能品にあっては，29～31℃ 14 日又は 54～56℃ 7 日間保存のものについて 0

厚生労働省令（乳等省令）（抄）

最終改正：平成23年8月31日

乳					乳飲料
殺菌山羊乳	成分調整牛乳	低脂肪牛乳	無脂肪牛乳	加工乳	乳飲料
1.030〜1.034	—	1.030〜1.036	1.032〜1.038	—	—
0.20以下	0.18以下	0.18以下[e]	0.18以下[e]	0.18以下[e]	—
8.0以上	8.0以上	8.0以上	8.0以上	8.0以上	—
3.6以上	—	0.5以上 1.5以下	0.5未満	—	—
5万以下 （標準平板培養法）	5万以下 （標準平板培養法）	5万以下[e] （標準平板培養法）	5万以下[e] （標準平板培養法）	5万以下[e] （標準平板培養法）	3万以下[f] （標準平板培養法）
陰性[g]	陰性[g]	陰性[g]	陰性[g]	陰性[g]	陰性[g]
牛乳に同じ	牛乳に同じ	牛乳に同じ	牛乳に同じ	牛乳に同じ	殺菌法：原料は殺菌の過程において破壊されるものを除き，62℃，30分又はこれと同等以上の殺菌効果を有する方法で殺菌
殺菌後直ちに10℃以下に冷却して保存すること	牛乳に同じ	牛乳に同じ	牛乳に同じ	牛乳に同じ	牛乳に同じ（保存性のある容器に入れ，かつ120℃で4分間の加熱殺菌又はこれと同等以上の加熱殺菌したものを除く）
他物の混入禁止	牛乳に同じ	牛乳に同じ	牛乳に同じ	水，生乳，牛乳，特別牛乳，低脂肪牛乳，無脂肪牛乳，全粉乳，脱脂粉乳，濃縮乳，脱脂濃縮乳，無糖練乳，無糖脱脂練乳，クリーム並びにバター，バターオイル，バターミルク及びバターミルクパウダー（添加物を使用しないものに限る）以外のものは使用禁止	糊状のもの又は凍結したものには防腐剤を使用しないこと

e) 常温保存可能品にあっては牛乳に同じ
f) 常温保存可能品にあっては，29〜31℃ 14日又は54〜56℃ 7日間保存後のものについて0
g) 1.11 mL × 2中，B.G.L.B.培地法

出典：公益社団法人　日本食品衛生学会より提供（食品衛生学雑誌，第53巻 第1号）

3. 日本人の食事摂取基準（2010年版）概要

厚生労働省健康局総務課生活習慣病対策室

1．策定の目的

日本人の食事摂取基準は，健康な個人または集団を対象として，国民の健康の維持・増進，生活習慣病の予防を目的とし，エネルギー及び各栄養素の摂取量の基準を示すものである。

2．使用期間

平成22（2010）年度から平成26（2014）年度までの5年間とする。

3．策定方針

(1) 基本的考え方

「日本人の食事摂取基準」の策定にあたっては，2005年版で用いられた方針を踏襲しながら，可能な限り，科学的根拠に基づいた策定を行うことを基本とし，国内外の学術論文ならびに入手可能な学術資料を最大限に活用することとした。

食事摂取基準は，3つの基本的な考え方に基づいて策定されている。

[1] エネルギー及び栄養素摂取量の多少に起因する健康障害は，欠乏症または摂取不足によるものだけでなく，過剰によるものも存在する。また，栄養素摂取量の多少が生活習慣病の予防に関与する場合がある。よって，これらに対応することを目的としたエネルギーならびに栄養素摂取量の基準が必要である。

[2] エネルギー及び栄養素の「真の」望ましい摂取量は個人によって異なり，個人内においても変動するため，「真の」望ましい摂取量は測定することも算定することもできず，その算定及び活用において，確率論的な考え方が必要となる。

[3] 各種栄養関連業務に活用することをねらいとし，基礎理論を「策定の基礎理論」と「活用の基礎理論」に分けて記述した。なお，「活用の基礎理論」については，「食事改善」や「給食管理」を目的とした食事摂取基準の基本的概念や活用の留意点を示した。

(2) 設定指標

エネルギーについては1種類，栄養素については5種類の指標を設定した。

[1] エネルギー：「推定エネルギー必要量」

○推定エネルギー必要量（estimated energy requirement: EER）

エネルギー出納*が0（ゼロ）となる確率が最も高くなると推定される習慣的な1日あたりのエネルギー摂取量

*エネルギー出納：成人の場合，エネルギー摂取量 － エネルギー消費量

[2] 栄養素：「推定平均必要量」「推奨量」「目安量」「耐容上限量」「目標量」

健康の維持・増進と欠乏症予防のために，「推定平均必要量」と「推奨量」の2つの値を設定し，この2指標を設定することができない栄養素については，「目安量」を設定した。

また，過剰摂取による健康障害を未然に防ぐことを目的として，「耐容上限量」を設定した。

さらに，生活習慣病の一次予防を目的として食事摂取基準を設定する必要のある栄養素については，「目標量」を設定した。

○推定平均必要量（estimated average requirement: EAR）

ある母集団における平均必要量の推定値。ある母集団に属する50％の人が必要量を満たすと推定される１日の摂取量

○推奨量（recommended dietary allowance: RDA）

ある母集団のほとんど（97～98％）の人において１日の必要量を満たすと推定される１日の摂取量

＊理論的には「推定平均必要量＋標準偏差の２倍（2SD）」として算出

○目安量（adequate intake: AI）

推定平均必要量及び推奨量を算定するのに十分な科学的根拠が得られない場合に，特定の集団の人々がある一定の栄養状態を維持するのに十分な量

○耐容上限量（tolerable upper intake level: UL）

ある母集団に属するほとんどすべての人々が，健康障害をもたらす危険がないとみなされる習慣的な摂取量の上限を与える量

○目標量

（tentative dietary goal for preventing life-style related diseases: DG）

生活習慣病の一次予防を目的として，現在の日本人が当面の目標とすべき摂取量

<変更点>

耐容上限量を超えて摂取すると潜在的な健康障害のリスクが高まると考えられることを適切に表現するために，「上限量」を「耐容上限量」と変更した。

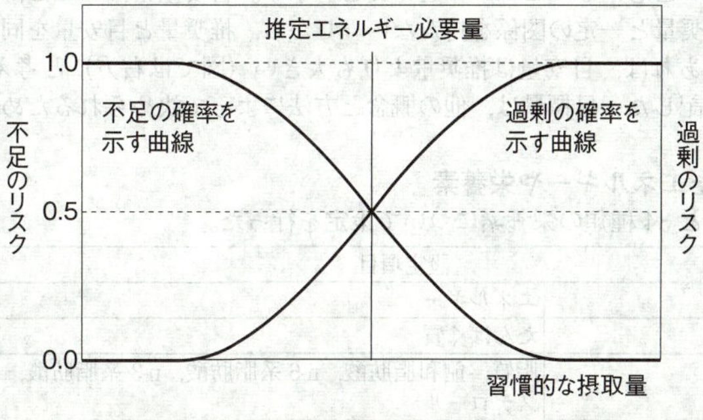

図１ 推定エネルギー必要量を理解するための概念図

縦軸は，個人の場合は不足または過剰が生じる確率を，集団の場合は不足または過剰の者の割合を示す。エネルギー出納が０（ゼロ）となる確率が最も高くなると推定される習慣的な１日あたりのエネルギー摂取量を推定エネルギー必要量という。

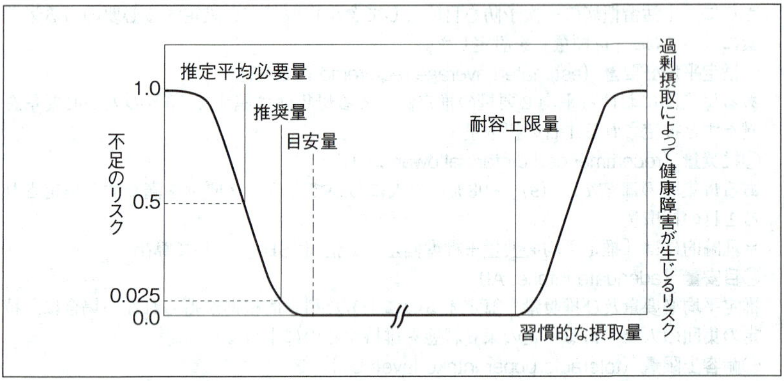

図2　食事摂取基準の各指標を理解するための概念図

縦軸は，個人の場合は不足または過剰によって健康障害が生じる確率を，集団の場合は不足状態にある者または過剰によって健康障害を生じる者の割合を示す。

不足の確率が推定平均必要量では0.5（50％）あり，推奨量では0.02～0.03（中間値として0.025）（2～3％または2.5％）あることを示す。耐容上限量以上を摂取した場合には過剰摂取による健康障害が生じる潜在的なリスクが存在することを示す。そして，推奨量と耐容上限量との間の摂取量では，不足のリスク，過剰摂取による健康障害が生じるリスクともに0（ゼロ）に近いことを示す。目安量については，推定平均必要量ならびに推奨量と一定の関係を持たない。しかし，推奨量と目安量を同時に算定することが可能であれば，目安量は推奨量よりも大きい（図では右方）と考えられるため，参考として付記した。目標量は，他の概念と方法によって決められるため，ここには図示できない。

(3)　策定したエネルギーや栄養素

エネルギーと34種類の栄養素について策定を行った。

設定項目		
エネルギー		エネルギー
たんぱく質		たんぱく質
脂　質		脂質，飽和脂肪酸，n-6系脂肪酸，n-3系脂肪酸，コレステロール
炭水化物		炭水化物，食物繊維
ビタミン	脂溶性ビタミン	ビタミンA，ビタミンD，ビタミンE，ビタミンK
	水溶性ビタミン	ビタミンB_1，ビタミンB_2，ナイアシン，ビタミンB_6，ビタミンB_{12}，葉酸，パントテン酸，ビオチン，ビタミンC
ミネラル	多量ミネラル	ナトリウム，カリウム，カルシウム，マグネシウム，リン
	微量ミネラル	鉄，亜鉛，銅，マンガン，ヨウ素，セレン，クロム，モリブデン

<変更点>　分類について，整理を行い，掲載順を変更した。

付表

(4) 年齢区分

ライフステージ	区　分
乳児（0～11か月）	0～5か月，6～8か月，9～11か月
小児（1～17歳）	1～2歳, 3～5歳, 6～7歳, 8～9歳, 10～11歳, 12～14歳, 15～17歳
成人（18～69歳）	18～29歳，30～49歳，50～69歳
高齢者（70歳以上）	70歳以上
その他	妊婦，授乳婦

<変更点>　乳児については，成長に合わせてより詳細な区分設定が必要と考えられたため，エネルギー及びたんぱく質では3区分（0～5か月，6～8か月，9～11か月）で策定を行った。

(5) ライフステージ

「乳児・小児」，「妊婦・授乳婦」，「高齢者」の各ライフステージについて，特別の配慮が必要な事項について整理を行った。

(6) 活　用

各種栄養関連業務に活用することをねらいとし，活用の基礎理論を整理し，「食事改善」と「給食管理」を目的とした食事摂取基準の基本的概念と活用の留意点を示した。

(参考) 食事摂取基準を設定した栄養素と策定した指標（1歳以上）[1]

			推定平均必要量 (EAR)	推奨量 (RDA)	目安量 (AI)	耐容上限量 (UL)	目標量 (DG)
たんぱく質			○	○	-	-	-
脂質		脂　質	-	-	-	-	○
		飽和脂肪酸	-	-	-	-	○
		n-6系脂肪酸	-	-	○	-	○
		n-3系脂肪酸	-	-	○	-	○
		コレステロール	-	-	-	-	○
炭水化物		炭水化物	-	-	-	-	○
		食物繊維	-	-	-	-	○
ビタミン	脂溶性	ビタミンA	○	○	-	○	-
		ビタミンD	-	-	○	○	-
		ビタミンE	-	-	○	○	-
		ビタミンK	-	-	○	-	-
	水溶性	ビタミンB_1	○	○	-	-	-
		ビタミンB_2	○	○	-	-	-
		ナイアシン	○	○	-	○	-
		ビタミンB_6	○	○	-	○	-
		ビタミンB_{12}	○	○	-	-	-
		葉　酸	○	○	-	○[2]	-
		パントテン酸	-	-	○	-	-
		ビオチン	-	-	○	-	-
		ビタミンC	○	○	-	-	-

付表

ミネラル	多量	ナトリウム	○	-	-	-	○
		カリウム	-	-	○	-	○
		カルシウム	○	○	-	○	-
		マグネシウム	○	○	-	○[2]	-
		リ　ン	-	-	○	○	-
	微量	鉄	○	○	-	○	-
		亜　鉛	○	○	-	○	-
		銅	○	○	-	○	-
		マンガン	-	-	○	○	-
		ヨウ素	○	○	-	○	-
		セレン	○	○	-	○	-
		クロム	○	○	-	-	-
		モリブデン	○	○	-	○	-

[1] 一部の年齢階級についてだけ設定した場合も含む。
[2] 通常の食品以外からの摂取について定めた。

基準体位（基準身長，基準体重）[1]

性　別	男　性		女　性[2]	
年　齢	基準身長(cm)	基準体重(kg)	基準身長(cm)	基準体重(kg)
0～5（月）	61.5	6.4	60.0	5.9
6～11（月）	71.5	8.8	69.9	8.2
6～8（月）	69.7	8.5	68.1	7.8
9～11（月）	73.2	9.1	71.6	8.5
1～2（歳）	85.0	11.7	84.0	11.0
3～5（歳）	103.4	16.2	103.2	16.2
6～7（歳）	120.0	22.0	118.6	22.0
8～9（歳）	130.0	27.5	130.2	27.2
10～11（歳）	142.9	35.5	141.4	34.5
12～14（歳）	159.6	48.0	155.0	46.0
15～17（歳）	170.0	58.4	157.0	50.6
18～29（歳）	171.4	63.0	158.0	50.6
30～49（歳）	170.5	68.5	158.0	53.0
50～69（歳）	165.7	65.0	153.0	53.6
70 以上（歳）	161.0	59.7	147.5	49.0

[1] 1歳以上は平成17年及び18年国民健康・栄養調査における当該年齢階級における中央値（17歳以下は各年齢の加重が等しくなるように調整），1歳未満は平成12年乳幼児身体発育調査の身長及び体重発育パーセンタイル曲線の当該の月齢における中央値を用いた。
[2] 妊婦を除く。

エネルギーの食事摂取基準：推定エネルギー必要量（kcal/日）[1]

性　別	男　性			女　性		
身体活動レベル	Ⅰ	Ⅱ	Ⅲ	Ⅰ	Ⅱ	Ⅲ
0～5（月）	—	550	—	—	500	—
6～8（月）	—	650	—	—	600	—
9～11（月）	—	700	—	—	650	—
1～2（歳）	—	1,000	—	—	900	—
3～5（歳）	—	1,300	—	—	1,250	—
6～7（歳）	1,350	1,550	1,700	1,250	1,450	1,650
8～9（歳）	1,600	1,800	2,050	1,500	1,700	1,900
10～11（歳）	1,950	2,250	2,500	1,750	2,000	2,250
12～14（歳）	2,200	2,500	2,750	2,000	2,250	2,550
15～17（歳）	2,450	2,750	3,100	2,000	2,250	2,500
18～29（歳）	2,250	2,650	3,000	1,700	1,950	2,250
30～49（歳）	2,300	2,650	3,050	1,750	2,000	2,300
50～69（歳）	2,100	2,450	2,800	1,650	1,950	2,200
70以上（歳）[2]	1,850	2,200	2,500	1,450	1,700	2,000
妊婦（付加量）初期				＋50	＋50	＋50
中期				＋250	＋250	＋250
末期				＋450	＋450	＋450
授乳婦（付加量）				＋350	＋350	＋350

[1]成人では，推定エネルギー必要量＝基礎代謝量（kcal/日）×身体活動レベルとして算定した。18～69歳では，身体活動レベルはそれぞれⅠ＝1.50，Ⅱ＝1.75，Ⅲ＝2.00としたが，70歳以上では，それぞれⅠ＝1.45，Ⅱ＝1.70，Ⅲ＝1.95とした。

[2]主として，70～75歳ならびに自由な生活を営んでいる対象者に基づく報告から算定した。

たんぱく質の食事摂取基準（g/日）

性別	男性				女性			
年齢	推定平均必要量	推奨量	目安量	耐容上限量	推定平均必要量	推奨量	目安量	耐容上限量
0～5（月）	—	—	10	—	—	—	10	—
6～8（月）	—	—	15	—	—	—	15	—
9～11（月）	—	—	25	—	—	—	25	—
1～2（歳）	15	20	—	—	15	20	—	—
3～5（歳）	20	25	—	—	20	25	—	—
6～7（歳）	25	30	—	—	25	30	—	—
8～9（歳）	30	40	—	—	30	40	—	—
10～11（歳）	40	45	—	—	35	45	—	—
12～14（歳）	45	60	—	—	45	55	—	—
15～17（歳）	50	60	—	—	45	55	—	—
18～29（歳）	50	60	—	—	40	50	—	—
30～49（歳）	50	60	—	—	40	50	—	—
50～69（歳）	50	60	—	—	40	50	—	—
70以上（歳）	50	60	—	—	40	50	—	—
妊婦（付加量）初期					+0	+0	—	—
中期					+5	+5	—	—
末期					+20	+20	—	—
授乳婦（付加量）					+15	+20	—	—

脂質の食事摂取基準

（脂質の総エネルギーに占める割合（脂肪エネルギー比率）：% エネルギー）

性別	男性		女性	
年齢	目安量	目標量（範囲）	目安量	目標量（範囲）
0～5（月）	50	—	50	—
6～11（月）	40	—	40	—
1～2（歳）	—	20以上30未満	—	20以上30未満
3～5（歳）	—	20以上30未満	—	20以上30未満
6～7（歳）	—	20以上30未満	—	20以上30未満
8～9（歳）	—	20以上30未満	—	20以上30未満
10～11（歳）	—	20以上30未満	—	20以上30未満
12～14（歳）	—	20以上30未満	—	20以上30未満
15～17（歳）	—	20以上30未満	—	20以上30未満
18～29（歳）	—	20以上30未満	—	20以上30未満
30～49（歳）	—	20以上25未満	—	20以上25未満
50～69（歳）	—	20以上25未満	—	20以上25未満
70以上（歳）	—	20以上25未満	—	20以上25未満
妊婦（付加量）			—	—
授乳婦（付加量）			—	—

飽和脂肪酸の食事摂取基準（% エネルギー）

性　別	男　性	女　性
年　齢	目標量（範囲）	目標量（範囲）
0～5（月）	—	—
6～11（月）	—	—
1～2（歳）	—	—
3～5（歳）	—	—
6～7（歳）	—	—
8～9（歳）	—	—
10～11（歳）	—	—
12～14（歳）	—	—
15～17（歳）	—	—
18～29（歳）	4.5以上7.0未満	4.5以上7.0未満
30～49（歳）	4.5以上7.0未満	4.5以上7.0未満
50～69（歳）	4.5以上7.0未満	4.5以上7.0未満
70以上（歳）	4.5以上7.0未満	4.5以上7.0未満
妊　婦（付加量）		—
授乳婦（付加量）		—

n－6系脂肪酸の食事摂取基準

性　別	男　性		女　性	
年　齢	目安量（g/日）	目標量（%エネルギー）	目安量（g/日）	目標量（%エネルギー）
0～5（月）	4	—	4	—
6～11（月）	5	—	5	—
1～2（歳）	5	—	5	—
3～5（歳）	7	—	6	—
6～7（歳）	8	—	7	—
8～9（歳）	9	—	8	—
10～11（歳）	10	—	9	—
12～14（歳）	11	—	10	—
15～17（歳）	13	—	11	—
18～29（歳）	11	10未満	9	10未満
30～49（歳）	10	10未満	9	10未満
50～69（歳）	10	10未満	8	10未満
70以上（歳）	8	10未満	7	10未満
妊　婦（付加量）			+1	—
授乳婦（付加量）			+0	—

n−3系脂肪酸の食事摂取基準（g/日）

性別	男性		女性	
年齢	目安量	目標量[1]	目安量	目標量[1]
0～5（月）	0.9	—	0.9	—
6～11（月）	0.9	—	0.9	—
1～2（歳）	0.9	—	0.9	—
3～5（歳）	1.2	—	1.2	—
6～7（歳）	1.6	—	1.3	—
8～9（歳）	1.7	—	1.5	—
10～11（歳）	1.8	—	1.7	—
12～14（歳）	2.1	—	2.1	—
15～17（歳）	2.5	—	2.1	—
18～29（歳）	—	2.1以上	—	1.8以上
30～49（歳）	—	2.2以上	—	1.8以上
50～69（歳）	—	2.4以上	—	2.1以上
70以上（歳）	—	2.2以上	—	1.8以上
妊婦			1.9	—
授乳婦			1.7	—

[1]目標量では，EPA及びDHAを1g/日以上摂取することが望ましい。

コレステロールの食事摂取基準（mg/日）

性別	男性	女性
年齢	目標量	目標量
0～5（月）	—	—
6～11（月）	—	—
1～2（歳）	—	—
3～5（歳）	—	—
6～7（歳）	—	—
8～9（歳）	—	—
10～11（歳）	—	—
12～14（歳）	—	—
15～17（歳）	—	—
18～29（歳）	750未満	600未満
30～49（歳）	750未満	600未満
50～69（歳）	750未満	600未満
70以上（歳）	750未満	600未満
妊婦（付加量）		—
授乳婦（付加量）		—

付表

炭水化物の食事摂取基準（%エネルギー）[1]

性別	男性	女性
年齢	目標量（範囲）	目標量（範囲）
0～5（月）	—	—
6～11（月）	—	—
1～2（歳）	50以上70未満	50以上70未満
3～5（歳）	50以上70未満	50以上70未満
6～7（歳）	50以上70未満	50以上70未満
8～9（歳）	50以上70未満	50以上70未満
10～11（歳）	50以上70未満	50以上70未満
12～14（歳）	50以上70未満	50以上70未満
15～17（歳）	50以上70未満	50以上70未満
18～29（歳）	50以上70未満	50以上70未満
30～49（歳）	50以上70未満	50以上70未満
50～69（歳）	50以上70未満	50以上70未満
70以上（歳）	50以上70未満	50以上70未満
妊婦（付加量）		—
授乳婦（付加量）		—

[1]アルコールに由来するエネルギーを含む。

食物繊維の食事摂取基準（g/日）

性別	男性	女性
年齢	目標量	目標量
0～5（月）	—	—
6～11（月）	—	—
1～2（歳）	—	—
3～5（歳）	—	—
6～7（歳）	—	—
8～9（歳）	—	—
10～11（歳）	—	—
12～14（歳）	—	—
15～17（歳）	—	—
18～29（歳）	19以上	17以上
30～49（歳）	19以上	17以上
50～69（歳）	19以上	17以上
70以上（歳）	19以上	17以上
妊婦（付加量）		—
授乳婦（付加量）		—

ビタミンAの食事摂取基準（μgRE/日）[1]

性別	男性				女性			
年齢	推定平均必要量[2]	推奨量[2]	目安量[3]	耐容上限量[3]	推定平均必要量[2]	推奨量[2]	目安量[3]	耐容上限量[3]
0～5（月）	—	—	300	600	—	—	300	600
6～11（月）	—	—	400	600	—	—	400	600
1～2（歳）	300	400	—	600	250	350	—	600
3～5（歳）	300	450	—	700	300	450	—	700
6～7（歳）	300	450	—	900	300	400	—	900
8～9（歳）	350	500	—	1,200	350	500	—	1,200
10～11（歳）	450	600	—	1,500	400	550	—	1,500
12～14（歳）	550	750	—	2,000	500	700	—	2,000
15～17（歳）	650	900	—	2,500	450	650	—	2,500
18～29（歳）	600	850	—	2,700	450	650	—	2,700
30～49（歳）	600	850	—	2,700	500	700	—	2,700
50～69（歳）	600	850	—	2,700	500	700	—	2,700
70以上（歳）	550	800	—	2,700	450	650	—	2,700
妊婦（付加量）初期					+0	+0	—	—
中期					+0	+0	—	—
末期					+60	+80	—	—
授乳婦（付加量）					+300	+450	—	—

[1] レチノール当量（μgRE）
＝レチノール（μg）＋β-カロテン（μg）×1/12＋α-カロテン（μg）×1/24
＋β-クリプトキサンチン（μg）×1/24＋その他のプロビタミンAカロテノイド（μg）×1/24

[2] プロビタミンAカロテノイドを含む。

[3] プロビタミンAカロテノイドを含まない。

ビタミンDの食事摂取基準（μg/日）

性別	男性				女性			
年齢	推定平均必要量	推奨量	目安量	耐容上限量	推定平均必要量	推奨量	目安量	耐容上限量
0～5（月）[1]	—	—	2.5 (5.0)	25	—	—	2.5 (5.0)	25
6～11（月）[1]	—	—	5.0 (5.0)	25	—	—	5.0 (5.0)	25
1～2（歳）	—	—	2.5	25	—	—	2.5	25
3～5（歳）	—	—	2.5	30	—	—	2.5	30
6～7（歳）	—	—	2.5	30	—	—	2.5	30
8～9（歳）	—	—	3.0	35	—	—	3.0	35
10～11（歳）	—	—	3.5	35	—	—	3.5	35
12～14（歳）	—	—	3.5	45	—	—	3.5	45
15～17（歳）	—	—	4.5	50	—	—	4.5	50
18～29（歳）	—	—	5.5	50	—	—	5.5	50
30～49（歳）	—	—	5.5	50	—	—	5.5	50
50～69（歳）	—	—	5.5	50	—	—	5.5	50
70以上（歳）	—	—	5.5	50	—	—	5.5	50
妊婦（付加量）					—	—	＋1.5	—
授乳婦（付加量）					—	—	＋2.5	—

[1] 適度な日照を受ける環境にある乳児の目安量。（　）内は，日照を受ける機会が少ない乳児の目安量。

ビタミンEの食事摂取基準（mg/日）[1]

性別	男性				女性			
年齢	推定平均必要量	推奨量	目安量	耐容上限量	推定平均必要量	推奨量	目安量	耐容上限量
0～5（月）	—	—	3.0	—	—	—	3.0	—
6～11（月）	—	—	3.5	—	—	—	3.5	—
1～2（歳）	—	—	3.5	150	—	—	3.5	150
3～5（歳）	—	—	4.5	200	—	—	4.5	200
6～7（歳）	—	—	5.0	300	—	—	5.0	300
8～9（歳）	—	—	6.0	350	—	—	5.5	350
10～11（歳）	—	—	6.5	450	—	—	6.0	450
12～14（歳）	—	—	7.0	600	—	—	7.0	600
15～17（歳）	—	—	8.0	750	—	—	7.0	650
18～29（歳）	—	—	7.0	800	—	—	6.5	650
30～49（歳）	—	—	7.0	900	—	—	6.5	700
50～69（歳）	—	—	7.0	850	—	—	6.5	700
70以上（歳）	—	—	7.0	750	—	—	6.5	650
妊婦（付加量）					—	—	＋0.0	—
授乳婦（付加量）					—	—	＋3.0	—

[1] α-トコフェロールについて算定した。α-トコフェロール以外のビタミンEは含んでいない。

ビタミンKの食事摂取基準（μg/日）

性別	男性				女性			
年齢	推定平均必要量	推奨量	目安量	耐容上限量	推定平均必要量	推奨量	目安量	耐容上限量
0～5（月）	—	—	4	—	—	—	4	—
6～11（月）	—	—	7	—	—	—	7	—
1～2（歳）	—	—	25	—	—	—	25	—
3～5（歳）	—	—	30	—	—	—	30	—
6～7（歳）	—	—	40	—	—	—	40	—
8～9（歳）	—	—	45	—	—	—	45	—
10～11（歳）	—	—	55	—	—	—	55	—
12～14（歳）	—	—	70	—	—	—	65	—
15～17（歳）	—	—	80	—	—	—	60	—
18～29（歳）	—	—	75	—	—	—	60	—
30～49（歳）	—	—	75	—	—	—	65	—
50～69（歳）	—	—	75	—	—	—	65	—
70以上（歳）	—	—	75	—	—	—	65	—
妊婦（付加量）					—	—	+0	—
授乳婦（付加量）					—	—	+0	—

ビタミンB₁の食事摂取基準（mg/日）[1]

性別	男性				女性			
年齢	推定平均必要量	推奨量	目安量	耐容上限量	推定平均必要量	推奨量	目安量	耐容上限量
0～5（月）	—	—	0.1	—	—	—	0.1	—
6～11（月）	—	—	0.3	—	—	—	0.3	—
1～2（歳）	0.5	0.5	—	—	0.4	0.5	—	—
3～5（歳）	0.6	0.7	—	—	0.6	0.7	—	—
6～7（歳）	0.7	0.8	—	—	0.7	0.8	—	—
8～9（歳）	0.8	1.0	—	—	0.8	1.0	—	—
10～11（歳）	1.0	1.2	—	—	0.9	1.1	—	—
12～14（歳）	1.1	1.4	—	—	1.0	1.2	—	—
15～17（歳）	1.2	1.5	—	—	1.0	1.2	—	—
18～29（歳）	1.2	1.4	—	—	0.9	1.1	—	—
30～49（歳）	1.2	1.4	—	—	0.9	1.1	—	—
50～69（歳）	1.1	1.3	—	—	0.9	1.1	—	—
70以上（歳）	1.0	1.2	—	—	0.8	0.9	—	—
妊婦（付加量）初期					+0.0	+0.0	—	—
中期					+0.1	+0.1	—	—
末期					+0.2	+0.2	—	—
授乳婦（付加量）					+0.2	+0.2	—	—

[1] 身体活動レベルⅡの推定エネルギー必要量を用いて算定した。

ビタミンB_2の食事摂取基準（mg/日）[1]

性別	男性				女性			
年齢	推定平均必要量	推奨量	目安量	耐容上限量	推定平均必要量	推奨量	目安量	耐容上限量
0～5（月）	—	—	0.3	—	—	—	0.3	—
6～11（月）	—	—	0.4	—	—	—	0.4	—
1～2（歳）	0.5	0.6	—	—	0.5	0.5	—	—
3～5（歳）	0.7	0.8	—	—	0.6	0.8	—	—
6～7（歳）	0.8	0.9	—	—	0.7	0.9	—	—
8～9（歳）	0.9	1.1	—	—	0.9	1.0	—	—
10～11（歳）	1.1	1.4	—	—	1.0	1.2	—	—
12～14（歳）	1.3	1.5	—	—	1.1	1.4	—	—
15～17（歳）	1.4	1.7	—	—	1.1	1.4	—	—
18～29（歳）	1.3	1.6	—	—	1.0	1.2	—	—
30～49（歳）	1.3	1.6	—	—	1.0	1.2	—	—
50～69（歳）	1.2	1.5	—	—	1.0	1.2	—	—
70以上（歳）	1.1	1.3	—	—	0.9	1.0	—	—
妊婦（付加量）初期					+0.0	+0.0	—	—
中期					+0.1	+0.2	—	—
末期					+0.2	+0.3	—	—
授乳婦（付加量）					+0.3	+0.4	—	—

[1]身体活動レベルⅡの推定エネルギー必要量を用いて算定した。

ナイアシンの食事摂取基準（mgNE/日）[1]

性別	男性				女性			
年齢	推定平均必要量	推奨量	目安量	耐容上限量[2]	推定平均必要量	推奨量	目安量	耐容上限量[2]
0～5（月）[3]	—	—	2	—	—	—	2	—
6～11（月）	—	—	3	—	—	—	3	—
1～2（歳）	5	6	—	60（15）	4	5	—	60（15）
3～5（歳）	6	7	—	80（20）	6	7	—	80（20）
6～7（歳）	7	9	—	100（30）	7	8	—	100（30）
8～9（歳）	9	10	—	150（35）	8	10	—	150（35）
10～11（歳）	11	13	—	200（45）	10	12	—	150（45）
12～14（歳）	12	14	—	250（60）	11	13	—	250（60）
15～17（歳）	13	16	—	300（70）	11	13	—	250（65）
18～29（歳）	13	15	—	300（80）	9	11	—	250（65）
30～49（歳）	13	15	—	350（85）	10	12	—	250（65）
50～69（歳）	12	14	—	350（80）	9	11	—	250（65）
70以上（歳）	11	13	—	300（75）	8	10	—	250（60）
妊婦（付加量）					+0	+0	—	—
授乳婦（付加量）					+3	+3	—	—

[1]NE＝ナイアシン当量＝ナイアシン＋1/60トリプトファン。
身体活動レベルⅡの推定エネルギー必要量を用いて算定した。
[2]耐容上限量はニコチンアミドのmg量，（　）内はニコチン酸のmg量。基準体重を用いて算定した。
[3]単位はmg/日。

ビタミンB_6の食事摂取基準（mg/日）[1]

性別	男性				女性			
年齢	推定平均必要量	推奨量	目安量	耐容上限量[2]	推定平均必要量	推奨量	目安量	耐容上限量[2]
0～5（月）	—	—	0.2	—	—	—	0.2	—
6～11（月）	—	—	0.3	—	—	—	0.3	—
1～2（歳）	0.4	0.5	—	10	0.4	0.5	—	10
3～5（歳）	0.5	0.6	—	15	0.5	0.6	—	15
6～7（歳）	0.7	0.8	—	20	0.6	0.7	—	20
8～9（歳）	0.8	0.9	—	25	0.8	0.9	—	25
10～11（歳）	0.9	1.0	—	30	0.9	1.0	—	30
12～14（歳）	1.0	1.3	—	40	1.0	1.3	—	40
15～17（歳）	1.1	1.4	—	50	1.0	1.3	—	45
18～29（歳）	1.1	1.4	—	55	1.0	1.1	—	45
30～49（歳）	1.1	1.4	—	60	1.0	1.1	—	45
50～69（歳）	1.1	1.4	—	55	1.0	1.1	—	45
70以上（歳）	1.1	1.4	—	50	1.0	1.1	—	40
妊婦（付加量）					＋0.7	＋0.8	—	—
授乳婦（付加量）					＋0.3	＋0.3	—	—

[1]たんぱく質食事摂取基準の推奨量を用いて算定した（妊婦・授乳婦の付加量は除く）。
[2]食事性ビタミンB_6の量ではなく，ピリドキシンとしての量である。

ビタミンB_{12}の食事摂取基準（μg/日）

性別	男性				女性			
年齢	推定平均必要量	推奨量	目安量	耐容上限量	推定平均必要量	推奨量	目安量	耐容上限量
0～5（月）	—	—	0.4	—	—	—	0.4	—
6～11（月）	—	—	0.6	—	—	—	0.6	—
1～2（歳）	0.8	0.9	—	—	0.8	0.9	—	—
3～5（歳）	0.9	1.1	—	—	0.9	1.1	—	—
6～7（歳）	1.1	1.4	—	—	1.1	1.4	—	—
8～9（歳）	1.3	1.6	—	—	1.3	1.6	—	—
10～11（歳）	1.6	1.9	—	—	1.6	1.9	—	—
12～14（歳）	2.0	2.4	—	—	2.0	2.4	—	—
15～17（歳）	2.0	2.4	—	—	2.0	2.4	—	—
18～29（歳）	2.0	2.4	—	—	2.0	2.4	—	—
30～49（歳）	2.0	2.4	—	—	2.0	2.4	—	—
50～69（歳）	2.0	2.4	—	—	2.0	2.4	—	—
70以上（歳）	2.0	2.4	—	—	2.0	2.4	—	—
妊婦（付加量）					＋0.3	＋0.4	—	—
授乳婦（付加量）					＋0.7	＋0.8	—	—

葉酸の食事摂取基準（μg/日）[1]

性別	男性				女性			
年齢	推定平均必要量	推奨量	目安量	耐容上限量[2]	推定平均必要量	推奨量	目安量	耐容上限量[2]
0～5（月）	—	—	40	—	—	—	40	—
6～11（月）	—	—	65	—	—	—	65	—
1～2（歳）	80	100	—	300	80	100	—	300
3～5（歳）	90	110	—	400	90	110	—	400
6～7（歳）	110	140	—	600	110	140	—	600
8～9（歳）	130	160	—	700	130	160	—	700
10～11（歳）	160	190	—	900	160	190	—	900
12～14（歳）	200	240	—	1,200	200	240	—	1,200
15～17（歳）	200	240	—	1,300	200	240	—	1,300
18～29（歳）	200	240	—	1,300	200	240	—	1,300
30～49（歳）	200	240	—	1,400	200	240	—	1,400
50～69（歳）	200	240	—	1,400	200	240	—	1,400
70以上（歳）	200	240	—	1,300	200	240	—	1,300
妊婦（付加量）					＋200	＋240	—	—
授乳婦（付加量）					＋80	＋100	—	—

[1]妊娠を計画している女性，または，妊娠の可能性がある女性は，神経管閉鎖障害のリスクの低減のために，付加的に400μg/日のプテロイルモノグルタミン酸の摂取が望まれる。
[2]耐容上限量は，プテロイルモノグルタミン酸の量として算定した。

パントテン酸の食事摂取基準（mg/日）

性別	男性				女性			
年齢	推定平均必要量	推奨量	目安量	耐容上限量	推定平均必要量	推奨量	目安量	耐容上限量
0～5（月）	—	—	4	—	—	—	4	—
6～11（月）	—	—	5	—	—	—	5	—
1～2（歳）	—	—	3	—	—	—	3	—
3～5（歳）	—	—	4	—	—	—	4	—
6～7（歳）	—	—	5	—	—	—	5	—
8～9（歳）	—	—	6	—	—	—	5	—
10～11（歳）	—	—	7	—	—	—	6	—
12～14（歳）	—	—	7	—	—	—	6	—
15～17（歳）	—	—	7	—	—	—	5	—
18～29（歳）	—	—	5	—	—	—	5	—
30～49（歳）	—	—	5	—	—	—	5	—
50～69（歳）	—	—	6	—	—	—	5	—
70以上（歳）	—	—	6	—	—	—	5	—
妊婦（付加量）					—	—	＋1	—
授乳婦（付加量）					—	—	＋1	—

ビオチンの食事摂取基準（μg/日）

性別	男性				女性			
年齢	推定平均必要量	推奨量	目安量	耐容上限量	推定平均必要量	推奨量	目安量	耐容上限量
0～5（月）	—	—	4	—	—	—	4	—
6～11（月）	—	—	10	—	—	—	10	—
1～2（歳）	—	—	20	—	—	—	20	—
3～5（歳）	—	—	25	—	—	—	25	—
6～7（歳）	—	—	30	—	—	—	30	—
8～9（歳）	—	—	35	—	—	—	35	—
10～11（歳）	—	—	40	—	—	—	40	—
12～14（歳）	—	—	50	—	—	—	50	—
15～17（歳）	—	—	50	—	—	—	50	—
18～29（歳）	—	—	50	—	—	—	50	—
30～49（歳）	—	—	50	—	—	—	50	—
50～69（歳）	—	—	50	—	—	—	50	—
70以上（歳）	—	—	50	—	—	—	50	—
妊婦（付加量）					—	—	＋2	—
授乳婦（付加量）					—	—	＋5	—

ビタミンCの食事摂取基準（mg/日）

性別	男性				女性			
年齢	推定平均必要量	推奨量	目安量	耐容上限量	推定平均必要量	推奨量	目安量	耐容上限量
0～5（月）	—	—	40	—	—	—	40	—
6～11（月）	—	—	40	—	—	—	40	—
1～2（歳）	35	40	—	—	35	40	—	—
3～5（歳）	40	45	—	—	40	45	—	—
6～7（歳）	45	55	—	—	45	55	—	—
8～9（歳）	55	65	—	—	55	65	—	—
10～11（歳）	65	80	—	—	65	80	—	—
12～14（歳）	85	100	—	—	85	100	—	—
15～17（歳）	85	100	—	—	85	100	—	—
18～29（歳）	85	100	—	—	85	100	—	—
30～49（歳）	85	100	—	—	85	100	—	—
50～69（歳）	85	100	—	—	85	100	—	—
70以上（歳）	85	100	—	—	85	100	—	—
妊婦（付加量）					＋10	＋10	—	—
授乳婦（付加量）					＋40	＋50	—	—

ナトリウムの食事摂取基準（mg/日,（ ）は食塩相当量［g/日］）

性別	男性			女性		
年齢	推定平均必要量	目安量	目標量	推定平均必要量	目安量	目標量
0～5（月）	—	100（0.3）	—	—	100（0.3）	—
6～11（月）	—	600（1.5）	—	—	600（1.5）	—
1～2（歳）	—	—	（4.0 未満）	—	—	（4.0 未満）
3～5（歳）	—	—	（5.0 未満）	—	—	（5.0 未満）
6～7（歳）	—	—	（6.0 未満）	—	—	（6.0 未満）
8～9（歳）	—	—	（7.0 未満）	—	—	（7.0 未満）
10～11（歳）	—	—	（8.0 未満）	—	—	（7.5 未満）
12～14（歳）	—	—	（9.0 未満）	—	—	（7.5 未満）
15～17（歳）	—	—	（9.0 未満）	—	—	（7.5 未満）
18～29（歳）	600（1.5）	—	（9.0 未満）	600（1.5）	—	（7.5 未満）
30～49（歳）	600（1.5）	—	（9.0 未満）	600（1.5）	—	（7.5 未満）
50～69（歳）	600（1.5）	—	（9.0 未満）	600（1.5）	—	（7.5 未満）
70 以上（歳）	600（1.5）	—	（9.0 未満）	600（1.5）	—	（7.5 未満）
妊婦（付加量）				—	—	—
授乳婦（付加量）				—	—	—

カリウムの食事摂取基準（mg/日）

性別	男性		女性	
年齢	目安量[1]	目標量[2]	目安量[1]	目標量[2]
0～5（月）	400	—	400	—
6～11（月）	700	—	700	—
1～2（歳）	900	—	800	—
3～5（歳）	1,000	—	1,000	—
6～7（歳）	1,300	—	1,200	—
8～9（歳）	1,500	—	1,400	—
10～11（歳）	1,900	—	1,700	—
12～14（歳）	2,300	—	2,100	—
15～17（歳）	2,700	—	2,000	—
18～29（歳）	2,500	2,800	2,000	2,700
30～49（歳）	2,500	2,900	2,000	2,800
50～69（歳）	2,500	3,000	2,000	3,000
70 以上（歳）	2,500	3,000	2,000	2,900
妊婦（付加量）			＋0	—
授乳婦（付加量）			＋400	—

[1]体内のカリウム平衡を維持するために適正と考えられる値と現在の日本人の摂取量を考慮して目安量として設定した。

[2]高血圧の一次予防を積極的に進める観点から設定した。

カルシウムの食事摂取基準（mg/日）

性別	男性				女性			
年齢	推定平均必要量	推奨量	目安量	耐容上限量	推定平均必要量	推奨量	目安量	耐容上限量
0～5（月）	—	—	200	—	—	—	200	—
6～11（月）	—	—	250	—	—	—	250	—
1～2（歳）	350	400	—	—	350	400	—	—
3～5（歳）	500	600	—	—	450	550	—	—
6～7（歳）	500	600	—	—	450	550	—	—
8～9（歳）	550	650	—	—	600	750	—	—
10～11（歳）	600	700	—	—	600	700	—	—
12～14（歳）	800	1,000	—	—	650	800	—	—
15～17（歳）	650	800	—	—	550	650	—	—
18～29（歳）	650	800	—	2,300	550	650	—	2,300
30～49（歳）	550	650	—	2,300	550	650	—	2,300
50～69（歳）	600	700	—	2,300	550	650	—	2,300
70以上（歳）	600	700	—	2,300	500	600	—	2,300
妊婦（付加量）					+0	+0	—	—
授乳婦（付加量）					+0	+0	—	—

マグネシウムの食事摂取基準（mg/日）

性別	男性				女性			
年齢	推定平均必要量	推奨量	目安量	耐容上限量[1]	推定平均必要量	推奨量	目安量	耐容上限量[1]
0～5（月）	—	—	20	—	—	—	20	—
6～11（月）	—	—	60	—	—	—	60	—
1～2（歳）	60	70	—	—	60	70	—	—
3～5（歳）	80	100	—	—	80	100	—	—
6～7（歳）	110	130	—	—	110	130	—	—
8～9（歳）	140	170	—	—	140	160	—	—
10～11（歳）	180	210	—	—	170	210	—	—
12～14（歳）	240	290	—	—	230	280	—	—
15～17（歳）	290	350	—	—	250	300	—	—
18～29（歳）	280	340	—	—	230	270	—	—
30～49（歳）	310	370	—	—	240	290	—	—
50～69（歳）	290	350	—	—	240	290	—	—
70以上（歳）	270	320	—	—	220	260	—	—
妊婦（付加量）					+30	+40	—	—
授乳婦（付加量）					+0	+0	—	—

[1]通常の食品からの摂取の場合，耐容上限量は設定しない。通常の食品以外からの摂取量の耐容上限量は，成人の場合350mg/日，小児では5mg/kg体重/日とする。

リンの食事摂取基準（mg/日）

性別 / 年齢	男性 推定平均必要量	男性 推奨量	男性 目安量	男性 耐容上限量	女性 推定平均必要量	女性 推奨量	女性 目安量	女性 耐容上限量
0～5（月）	—	—	120	—	—	—	120	—
6～11（月）	—	—	260	—	—	—	260	—
1～2（歳）	—	—	600	—	—	—	600	—
3～5（歳）	—	—	800	—	—	—	700	—
6～7（歳）	—	—	900	—	—	—	900	—
8～9（歳）	—	—	1,100	—	—	—	1,000	—
10～11（歳）	—	—	1,200	—	—	—	1,100	—
12～14（歳）	—	—	1,200	—	—	—	1,100	—
15～17（歳）	—	—	1,200	—	—	—	1,000	—
18～29（歳）	—	—	1,000	3,000	—	—	900	3,000
30～49（歳）	—	—	1,000	3,000	—	—	900	3,000
50～69（歳）	—	—	1,000	3,000	—	—	900	3,000
70以上（歳）	—	—	1,000	3,000	—	—	900	3,000
妊婦（付加量）					—	—	+0	—
授乳婦（付加量）					—	—	+0	—

鉄の食事摂取基準（mg/日）[1]

性別	男性				女性					
					月経なし		月経あり			
年齢	推定平均必要量	推奨量	目安量	耐容上限量	推定平均必要量	推奨量	推定平均必要量	推奨量	目安量	耐容上限量
0～5（月）	—	—	0.5	—	—	—	—	—	0.5	—
6～11（月）	3.5	5.0	—	—	3.5	4.5	—	—	—	—
1～2（歳）	3.0	4.0	—	25	3.0	4.5	—	—	—	20
3～5（歳）	4.0	5.5	—	25	4.0	5.5	—	—	—	25
6～7（歳）	4.5	6.5	—	30	4.5	6.5	—	—	—	30
8～9（歳）	6.0	8.5	—	35	5.5	8.0	—	—	—	35
10～11（歳）	7.0	10.0	—	35	6.5	9.5	9.5	13.5	—	35
12～14（歳）	8.0	11.0	—	50	7.0	10.0	10.0	14.0	—	45
15～17（歳）	8.0	9.5	—	45	5.5	7.0	8.5	10.5	—	40
18～29（歳）	6.0	7.0	—	50	5.0	6.0	8.5	10.5	—	40
30～49（歳）	6.5	7.5	—	55	5.5	6.5	9.0	11.0	—	40
50～69（歳）	6.0	7.5	—	50	5.5	6.5	9.0	11.0	—	45
70以上（歳）	6.0	7.0	—	50	5.0	6.0	—	—	—	40
妊婦（付加量）初期					+2.0	+2.5	—	—	—	—
中期・末期					+12.5	+15.0	—	—	—	—
授乳婦（付加量）					+2.0	+2.5	—	—	—	—

[1]過多月経（月経出血量が80mL/回以上）の人を除外して策定した。

亜鉛の食事摂取基準（mg/日）

性別	男性				女性			
年齢	推定平均必要量	推奨量	目安量	耐容上限量	推定平均必要量	推奨量	目安量	耐容上限量
0～5（月）	—	—	2	—	—	—	2	—
6～11（月）	—	—	3	—	—	—	3	—
1～2（歳）	4	5	—	—	4	5	—	—
3～5（歳）	5	6	—	—	5	6	—	—
6～7（歳）	6	7	—	—	6	7	—	—
8～9（歳）	7	8	—	—	7	8	—	—
10～11（歳）	8	10	—	—	8	10	—	—
12～14（歳）	9	11	—	—	8	9	—	—
15～17（歳）	11	13	—	—	7	9	—	—
18～29（歳）	10	12	—	40	7	9	—	35
30～49（歳）	10	12	—	45	8	9	—	35
50～69（歳）	10	12	—	45	8	9	—	35
70以上（歳）	9	11	—	40	7	9	—	30
妊婦（付加量）					+1	+2	—	—
授乳婦（付加量）					+3	+3	—	—

銅の食事摂取基準（mg/日）

性別	男性				女性			
年齢	推定平均必要量	推奨量	目安量	耐容上限量	推定平均必要量	推奨量	目安量	耐容上限量
0～5（月）	—	—	0.3	—	—	—	0.3	—
6～11（月）	—	—	0.3	—	—	—	0.3	—
1～2（歳）	0.2	0.3	—	—	0.2	0.3	—	—
3～5（歳）	0.3	0.3	—	—	0.3	0.3	—	—
6～7（歳）	0.3	0.4	—	—	0.3	0.4	—	—
8～9（歳）	0.4	0.5	—	—	0.4	0.5	—	—
10～11（歳）	0.5	0.6	—	—	0.5	0.6	—	—
12～14（歳）	0.6	0.8	—	—	0.6	0.8	—	—
15～17（歳）	0.7	0.9	—	—	0.6	0.7	—	—
18～29（歳）	0.7	0.9	—	10	0.6	0.7	—	10
30～49（歳）	0.7	0.9	—	10	0.6	0.7	—	10
50～69（歳）	0.7	0.9	—	10	0.6	0.7	—	10
70以上（歳）	0.6	0.8	—	10	0.5	0.7	—	10
妊婦（付加量）					+0.1	+0.1	—	—
授乳婦（付加量）					+0.5	+0.6	—	—

マンガンの食事摂取基準（mg/日）

性別	男性				女性			
年齢	推定平均必要量	推奨量	目安量	耐容上限量	推定平均必要量	推奨量	目安量	耐容上限量
0～5（月）	—	—	0.01	—	—	—	0.01	—
6～11（月）	—	—	0.5	—	—	—	0.5	—
1～2（歳）	—	—	1.5	—	—	—	1.5	—
3～5（歳）	—	—	1.5	—	—	—	1.5	—
6～7（歳）	—	—	2.0	—	—	—	2.0	—
8～9（歳）	—	—	2.5	—	—	—	2.5	—
10～11（歳）	—	—	3.0	—	—	—	3.0	—
12～14（歳）	—	—	4.0	—	—	—	3.5	—
15～17（歳）	—	—	4.5	—	—	—	3.5	—
18～29（歳）	—	—	4.0	11	—	—	3.5	11
30～49（歳）	—	—	4.0	11	—	—	3.5	11
50～69（歳）	—	—	4.0	11	—	—	3.5	11
70 以上（歳）	—	—	4.0	11	—	—	3.5	11
妊婦（付加量）					—	—	+0	—
授乳婦（付加量）					—	—	+0	—

ヨウ素の食事摂取基準（μg/日）

性別	男性				女性			
年齢	推定平均必要量	推奨量	目安量	耐容上限量	推定平均必要量	推奨量	目安量	耐容上限量
0～5（月）	—	—	100	250	—	—	100	250
6～11（月）	—	—	130	250	—	—	130	250
1～2（歳）	35	50	—	250	35	50	—	250
3～5（歳）	45	60	—	350	45	60	—	350
6～7（歳）	55	75	—	500	55	75	—	500
8～9（歳）	65	90	—	500	65	90	—	500
10～11（歳）	75	110	—	500	75	110	—	500
12～14（歳）	95	130	—	1,300	95	130	—	1,300
15～17（歳）	100	140	—	2,100	100	140	—	2,100
18～29（歳）	95	130	—	2,200	95	130	—	2,200
30～49（歳）	95	130	—	2,200	95	130	—	2,200
50～69（歳）	95	130	—	2,200	95	130	—	2,200
70 以上（歳）	95	130	—	2,200	95	130	—	2,200
妊婦（付加量）					+75	+110	—	—
授乳婦（付加量）					+100	+140	—	—

セレンの食事摂取基準（μg/日）

性別	男性				女性			
年齢	推定平均必要量	推奨量	目安量	耐容上限量	推定平均必要量	推奨量	目安量	耐容上限量
0～5（月）	—	—	15	—	—	—	15	—
6～11（月）	—	—	15	—	—	—	15	—
1～2（歳）	10	10	—	50	10	10	—	50
3～5（歳）	10	15	—	70	10	15	—	70
6～7（歳）	15	15	—	100	15	15	—	100
8～9（歳）	15	20	—	120	15	20	—	120
10～11（歳）	20	25	—	160	20	20	—	150
12～14（歳）	25	30	—	210	20	25	—	200
15～17（歳）	25	35	—	260	20	25	—	220
18～29（歳）	25	30	—	280	20	25	—	220
30～49（歳）	25	30	—	300	20	25	—	230
50～69（歳）	25	30	—	280	20	25	—	230
70以上（歳）	25	30	—	260	20	25	—	210
妊婦（付加量）					+5	+5	—	—
授乳婦（付加量）					+15	+20	—	—

クロムの食事摂取基準（μg/日）[1]

性別	男性				女性			
年齢	推定平均必要量	推奨量	目安量	耐容上限量	推定平均必要量	推奨量	目安量	耐容上限量
0～5（月）	—	—	0.8	—	—	—	0.8	—
6～11（月）	—	—	1.0	—	—	—	1.0	—
1～2（歳）	—	—	—	—	—	—	—	—
3～5（歳）	—	—	—	—	—	—	—	—
6～7（歳）	—	—	—	—	—	—	—	—
8～9（歳）	—	—	—	—	—	—	—	—
10～11（歳）	—	—	—	—	—	—	—	—
12～14（歳）	—	—	—	—	—	—	—	—
15～17（歳）	—	—	—	—	—	—	—	—
18～29（歳）	35	40	—	—	25	30	—	—
30～49（歳）	35	40	—	—	25	30	—	—
50～69（歳）	30	40	—	—	25	30	—	—
70以上（歳）	30	35	—	—	20	25	—	—
妊婦（付加量）					—	—	—	—
授乳婦（付加量）					—	—	—	—

[1] 身体活動レベルⅡの指定エネルギー必要量を用いて算定した。

モリブデンの食事摂取基準（μg/日）

性別	男性				女性			
年齢	推定平均必要量	推奨量	目安量	耐容上限量	推定平均必要量	推奨量	目安量	耐容上限量
0～5（月）	—	—	2	—	—	—	2	—
6～11（月）	—	—	3	—	—	—	3	—
1～2（歳）	—	—	—	—	—	—	—	—
3～5（歳）	—	—	—	—	—	—	—	—
6～7（歳）	—	—	—	—	—	—	—	—
8～9（歳）	—	—	—	—	—	—	—	—
10～11（歳）	—	—	—	—	—	—	—	—
12～14（歳）	—	—	—	—	—	—	—	—
15～17（歳）	—	—	—	—	—	—	—	—
18～29（歳）	20	25	—	550	20	20	—	450
30～49（歳）	25	30	—	600	20	25	—	500
50～69（歳）	20	25	—	600	20	25	—	500
70以上（歳）	20	25	—	550	20	20	—	450
妊婦（付加量）					—	—	—	—
授乳婦（付加量）					+3	+3	—	—

4. 匂いの閾値（Recognition threshold）

有　香　物　質　Compound	匂いの性質 Nature of odor	閾　値　Threshold（mg/liter）
サリチル酸メチル Methyl salicylate	冬緑油 Wintergreen	0.100
酢酸アミル Amylacetate	バナナ油 Banana oil	0.039
n-酪酸　*n*-Butyric acid	汗臭 Perspiration	0.009
ベンゼン Benzene	ケロシン様 Keroseme-like	0.0088
サフロール Safrol	サッサフラス（くすのき科） Sassafras	0.005
酢酸エチル Ethyl acetate	果実様 Fruity	0.00036*α*
ピリジン Pyridine	焦臭 Burned	0.00074*α*
硫化水素 Hydrogen sulfide	腐敗卵 Rotten eggs	0.00018
n-硫化ブチル　*n*-Butyl sulfide	腐臭，硫黄臭 Foul, sulfurous	0.00009
クマリン Coumarin	新しい干草 New-mown hay	0.00002
シトラール Citral	レモン Lemon	0.000003
エチルメルカプタン Ethyl mercaptan	腐敗キャベツ Decayed Cabbage	0.00000066*α*
トリニトロブチルキシレン Trinitro-tert-butyl xylene	ムスク Musk	0.000000075

注：*α*：絶対閾 detection threshold.
文献：International Critical Table, Wenger et al（1956）

有　香　物　質　Compound	閾　値　mg/liter（空気）
エチルエーテル Ethyl ether	5.833
四塩化炭素 Carbon tetrachloride	4.533
クロロホルム Chloroform	3.300
アミルアルコール Amyl alcohol	0.255
ニトロベンゼン Nitrobenzene	0.146
バレリアン酸 Varelic acid	0.029
イソブチルメルカプタン Isobutyl mercaptan	0.008
アリルイソチオシアネート Allyl isothiocyanate	0.008
プロピルメルカプタン Propyl mercaptan	0.006
フェニルイソシアナイド Phenyl isothyanide	0.002
アミルチオエーテル Amyl thioether	0.001

文献：Allison and Katz（1919）

5. 味の閾値（Tast threshold）

		レンジ（Range）		中央値（Median）	
		N	%	N	%
酸 Acid	塩酸　Hydrochloric	0.0005–0.01	0.00018–0.035	0.0009	0.0033
	硝酸　Nitric	0.001–0.0063	0.0063–0.040	0.0011	0.0069
	硫酸　Sulfuric	0.00005–0.002	0.000245–0.0098	0.001	0.009
	蟻酸　Formic	0.0007–0.0035	0.0032–0.0161	0.0018	0.0083
	酢酸　Acetic	0.0001–0.0058	0.0006–0.0348	0.0018	0.0108
	酪酸　Butyric	0.0005–0.0035	0.0044–0.0308	0.0020	0.0176
	蓚酸　Oxalic	0.0020–0.0032	0.0090–0.0144	0.0026	0.0117
	コハク酸　Succinic	0.0016–0.0094	0.0094–0.0555	0.0032	0.0189
	乳酸　Lactic	0.00052–0.0028	0.0047–0.0252	0.0016	0.0144
	リンゴ酸　Malic	0.0013–0.0033	0.00871–0.0154	0.0016	0.0107
	酒石酸　Tartaric	0.00025–0.0072	0.000188–0.0543	0.0012	0.00905
	クエン酸　Citric	0.0013–0.0057	0.00858–0.0375	0.0023	0.0152
		M	%	M	%
塩 Salt	塩化リチウム　Lithium chloride	0.009–0.04	0.038–0.170	0.025	0.106
	塩化アンモニウム　Ammonium chloride	0.001–0.009	0.0053–0.048	0.0040	0.021
	塩化ナトリウム　Sodium chloride[α]	0.001–0.08	0.0058–0.468	0.01	0.053
	塩化ナトリウム　Sodium chloride[β]	0.003–0.085	0.175–0.497	0.03	0.175
	塩化カリウム　Potassium chloride	0.001–0.07	0.0075–0.522	0.017	0.127
	塩化マグネシウム　Magnesium chloride	0.003–0.04	0.0286–0.381	0.015	0.143
	塩化カルシウム　Calcium chloride	0.002–0.03	0.0222–0.333	0.01	0.111
	弗化ナトリウム　Sodium fluoride	0.001–0.04	0.0042–0.168	0.005	0.021
	臭化ナトリウム　Sodium bromide	0.008–0.04	0.0825–0.412	0.024	0.247
	沃化ナトリウム　Sodium iodide	0.004–0.1	0.0600–1.499	0.028	0.420
甘味物質 Sweet compounds	蔗糖[α]　Sucrose[α]	0.005–0.016	0.171–0.548	0.01	0.342
	蔗糖[β]　Sucrose[β]	0.012–0.037	0.411–1.267	0.017	0.582
	ブドウ糖　Glucose	0.04–0.09	0.721–1.621	0.08	1.442
	サッカリンナトリウム塩　Saccharin (Na)	0.00002–0.00004	0.00041–0.00082	0.000023	0.00047
	塩酸ベリリウム　Berylium chloride	—	—	0.0003	0.0024
	苛性ソーダ　Sodium hydroxide	0.002–0.012	0.0080–0.0480	0.008	0.0320
苦味物質 Bitter compounds	硫酸キニーネ　Quinine sulfate	0.0000004–0.000011	2.99×10^{-5} – 8.22×10^{-4}	0.000008	5.98×10^{-4}
	塩酸キニーネ　Quinine hydrochloride	0.000002–0.0004	7.22×10^{-5} – 1.44×10^{-2}	0.00003	1.08×10^{-3}
	ストリキニーネモノ塩酸塩 Strychinine monohydrochloride	—	—	0.0000016	6.51×10^{-5}
	ニコチン　Nicotine	—	—	0.000019	3.08×10^{-4}
	カフェイン　Caffeine	0.0003–0.001	5.83×10^{-3} – 1.94×10^{-2}	0.0007	1.36×10^{-2}
	尿素　Urea	0.116–0.13	6.97×10^{-1} – 7.81×10^{-1}	0.12	7.21×10^{-1}
	硫酸苦土　Magnesium sulfate	0.0042–0.005	5.06×10^{-2} – 6.02×10^{-2}	0.0046	5.54×10^{-2}

注：α：呈味閾値　Detection threshold　　β：塩味識別閾値　Recognition threshold.
文献：Pfaffmann（1959）

6. 世界のワイン

1) ワインの分類

食卓酒（テーブル・ワイン）	いわゆる普通のワイン	テーブル・ワイン─赤ワイン／白ワイン／ロゼワイン 甘口テーブルワイン
発泡酒（スパークリング・ワイン）	泡の立つワイン，発泡酒（正しくは，フランスのシャンパーニュ地方産のものだけをシャンペーンという）	甘口（並級品） 辛口（高級品） シャンペーン（最上級）
酒精強化酒（フォーティファイド・ワイン）	ワインの発酵の工程で，いくらかのブランデーを加え，アルコールを強くしたもの	シェリー ポート・ワイン マディラ マルサラ ベルモット

2) ワインの種類

産地	名称	産地	名称
ボルドー（フランス）	シャトー・オーゾンヌ シャトー・オー・ブリアン シャトー・シュヴァル・ブラン シャトー・ディケム シャトー・デュクリュ・ボカイユ シャトー・ペトリュース シャトー・マルゴー シャトー・ムートン・ロートシルト シャトー・ラトゥール シャトー・ラフィット・ロートシルト シャトー・ラ・ラギューン シャトー・ローザン・セグラ	ローヌ（フランス）	コート・ロティ コルビエール コンドリュー ミネルヴォア
		シャンパーニュ（フランス）	エンリオ テタンジェ ポメリー モエ・エ・シャドン ランソン ローレン・ペリエ
ブルゴーニュ（フランス）	グラン・エシェゾー クロ・ド・ヴージョ クロ・ド・タール シャンベルタン・クロ・ド・ベーズ プイィ・フュイッセ ボジョレー ラ・ターシェ リッシェブール ル・モンラッシェ ロマネ・コンティ ロマネ・サン・ヴィヴァン	ドイツ	アイテルスバッヒャー・カルトホイゼル・ホーフベルガー エルバッヒャー・マルコブルン シュタインベルガー・リースリング シャルツホーフベルガー シュロス・フォルラーツ シュロス・ヨハニスベルガー ヒースポーター・コールドトレップヒェン ベンカステラー・トクトル リーブフラウミルヒ
ロワール（フランス）	アンジュ・ロゼ ヴーヴレ クレ・ド・セラン シャトー・キャセミッシェル トゥーレーヌ プイィ・フュメ ミュスカデ・セブル・エ・メーヌ	イタリア	アスティ・スプマンテ キャンティ・クラシコ ソアーベ トイカ バルトリート バルバレスコ バルポリチェラ バロロ

産地	名称
イタリア	フラスカティ・カネリオ マルサラ
ポルトガル	ヴィニョ・ヴェルデ コラレス ドロウ ブラセス ポート マティウス マディラ
スペイン	シェリー ヤーゴ・サングリア リオハ・シグロ
アメリカ	コンコード・ワイン シャトー・ラ・サール ジンファンデル
オーストラリア	サザンクロス・ドライ・レッド ダルウッド・ハミテージ・クラレットレサック
南アフリカ	ケープ・ワイン
オーストリア	クロスターノイブルグ ブリュー・ダニューブ
ブルガリア	キャベルネ ガムザ
ハンガリー	トカイ
ユーゴスラビア	カベルネ
ギリシャ	カステル・ダニエリス
日本	サントネージュ シャトー・牛久 シャトー・シャルマン シャトー・ブリアン シャトー・メルシャン シャトー・リオン 十勝ワイン マンズ・甲州

3) 料理とワイン

料理		ワイン
(1) オードブル		赤や白ワインの並級品
(2) スープ		辛口のシェリー，マディラ
(3) 魚料理	ゆでたタラ，カレイのフライ	辛口のミコスカディ（ロアール地方） ミルバーネール（アルサズ地方）
	カキ	シャブリ（ブルゴーニュ地方）
	シタビラメ，マス	モーゼルワイン（モーゼル川の中流地方）
	イセエビ，サケ	シャンパン バタール・モンラッシェ（ブルゴーニュ地方）
(4) 家畜料理		赤ワイン
(5) 家禽料理	ゆでた鶏のクリームあえ	白ワイン
	赤りんごで煮こんだもの	赤ワイン
	鶏にバナナをつけ合せたもの	ロゼワイン（ロアール，ローヌ地方）
(6) デザート	菓子，プリン，アイスクリーム	甘口の白ワイン
(7) セイボリー（口直し料理）	チキンレバー，ベーコン，マッシュルーム，チーズ	赤ワイン
	魚のセイボリー	白ワイン
食前酒（アペリチーフ）		辛口シェリー，ベルモット（ノイリープラット，チンザノ，デュポネーなど）
食後酒（ディジェスティーフ）		甘口シェリー，ポート，マディラ

7. 単 位 表

（質量）

t	トン	1 t ＝ 1,000 kg
kg	キログラム	1 kg ＝ 1,000 g ＝約 1 L
g	グラム	1 g ＝ 1,000 mg
mg	ミリグラム	1 mg ＝ 1,000 μg
μg	マイクログラム	1 μg ＝ 1,000 ng
ng	ナノグラム	1 ng ＝ 1,000 pg
pg	ピコグラム	1 pg ＝ 1,000 fg
d*l*	デシリットル	1 d*l* ＝ 100 ml

（体積）

m^3	立方メートル	1 m^3 ＝ 1,000 dm^3
dm^3	デシ立方メートル	1 dm^3 ＝ 1,000 cm^3 ＝ 1 L ＝約 1 kg
k*l*	キロリットル	1k*l* = 1,000L
L	リットル	1 L ＝ 1,000 mL ＝ 1 dm^3 ＝約 1 kg
m*l*	ミリリットル	1 m*l* ＝ 1 cc

（長さ）

km	キロメートル	1 km ＝ 1,000 m
m	メートル	1 m ＝ 100 cm
cm	センチメートル	1 cm ＝ 10 mm
mm	ミリメートル	1 mm ＝ 1,000 μm
μm	マイクロメートル	1 μm ＝ 1,000 nm
nm	ナノメートル	1 nm ＝ 1,000 pm
pm	ピコメートル	1 pm ＝ 1,000 fm

（面積）

km^2	キロ平方メートル	1 km^2 ＝ 1,000,000 m^2 ＝ 100 ha
m^2	平方メートル	1 m^2 ＝ 10,000 cm^2

8. 元素の周期表

元素番号
元素記号 元素名 電子量

族 周期	1 (1A)	2 (2A)	3 (3A)	4 (4A)	5 (5A)	6 (6A)	7 (7A)	8	9 (8)	10	11 (1B)	12 (2B)	13 (3B)	14 (4B)	15 (5B)	16 (6B)	17 (7B)	18 (0)
1	1 H 水素 1.008																	2 He ヘリウム 4.003
2	3 Li リチウム 6.941	4 Be ベリウム 9.012											5 B ホウ素 10.81	6 C 炭素 12.01	7 N 窒素 14.01	8 O 酸素 16.00	9 F フッ素 19.00	10 Ne ネオン 20.18
3	11 Na ナトリウム 22.99	12 Mg マグネシウム 24.31											13 Al アルミニウム 26.98	14 Si ケイ素 28.09	15 P リン 30.97	16 S 硫黄 32.07	17 Cl 塩素 35.45	18 Ar アルゴン 39.95
4	19 K カリウム 39.10	20 Ca カルシウム 40.08	21 Sc スカンジウム 44.96	22 Ti チタン 47.88	23 V バナジウム 50.94	24 Cr クロム 52.00	25 Mn マンガン 54.94	26 Fe 鉄 55.85	27 Co コバルト 58.93	28 Ni ニッケル 58.69	29 Cu 銅 63.55	30 Zn 亜鉛 65.39	31 Ga ガリウム 69.72	32 Ge ゲルマニウム 72.61	33 As ヒ素 74.92	34 Se セレン 78.96	35 Br 臭素 79.90	36 Kr クリプトン 83.80
5	37 Rb ルビジウム 85.47	38 Sr ストロンチウム 87.62	39 Y イットリウム 88.91	40 Zr ジルコニウム 91.22	41 Nb ニオブ 92.91	42 Mo モリブデン 95.94	43 Tc テクネチウム (99)	44 Ru ルテニウム 101.1	45 Rh ロジウム 102.9	46 Pd パラジウム 106.4	47 Ag 銀 107.9	48 Cd カドミウム 112.4	49 In インジウム 114.8	50 Sn スズ 118.7	51 Sb アンチモン 121.8	52 Te テルル 127.6	53 I ヨウ素 126.9	54 Xe キセノン 131.3
6	55 Cs セシウム 132.9	56 Ba バリウム 137.3	57~71 La-Lu	72 Hf ハフニウム 178.5	73 Ta タンタル 180.9	74 W タングステン 183.8	75 Re レニウム 186.2	76 Os オスミウム 190.2	77 Ir イリジウム 192.2	78 Pt 白金 195.1	79 Au 金 197.0	80 Hg 水銀 200.6	81 Tl タリウム 204.4	82 Pb 鉛 207.2	83 Bi ビスマス 209.0	84 Po ポロニウム (210)	85 At アスタチン (210)	86 Rn ラドン (222)
7	87 Fr フランシウム (223)	88 Ra ラジウム (226)	89~103 Ac-Lr															

6	ランタノイド	57 La ランタン 138.9	58 Ce セリウム 140.1	59 Pr プラセオジウム 140.9	60 Nd ナオジム 144.2	61 Pm プロメチウム (145)	62 Sm サマリウム 150.4	63 Eu ユウロピウム 152.0	64 Gd ガドリニウム 157.3	65 Tb テルビウム 158.9	66 Dy ジスプロシウム 162.5	67 Ho ホルミウム 164.9	68 Er エルビウム 167.3	69 Tm ツリウム 168.9	70 Yb イッテルビウム 173.0	71 Lu ルテチウム 175.0
7	アクチノイド	89 Ac アクチニウム (227)	90 Th トリウム 232.0	91 Pa プロトアクチニウム 231.0	92 U ウラン 238.0	93 Np ネプツニウム (237)	94 Pu プルトニウム (239)	95 Am アメリシウム (243)	96 Cm キュリウム (247)	97 Bk バークリウム (247)	98 Cf カリホルニウム (252)	99 Es アインスタニウム (252)	100 Fm フェルミウム (257)	101 Md メンデレビウム (256)	102 No ノーベリウム (259)	103 Lr ローレンシウム (260)

あ

か

き

く

け

こ

さ

ち

つ

な

に

総合食品事典　発行歴

昭和34年2月5日	第　一　版	第1刷発行
昭和42年3月15日	第　一　版	第18刷発行
昭和43年2月15日	第　二　版	第1刷発行
昭和47年4月1日	第　二　版	第10刷発行
昭和49年1月5日	第　三　版	第1刷発行
昭和49年8月10日	第　三　版	第3刷発行
昭和50年5月5日	第三版　改訂	第1刷発行
昭和52年9月10日	第三版　改訂	第5刷発行
昭和55年6月15日	第　四　版	第1刷発行
昭和57年5月1日	第　四　版	第3刷発行
昭和58年5月20日	第　五　版	第1刷発行
昭和61年5月5日	第　六　版	第1刷発行
平成6年3月4日	第　六　版	第8刷発行
平成7年4月8日	第六版新訂版	第1刷発行
平成12年9月1日	第六版新訂版	第7刷発行

新・櫻井 総合食品事典

平成24年8月1日　　第一版第1刷発行
平成28年4月1日　　第一版第2刷発行

監　修　櫻　井　芳　人
編　集　荒井綜一・倉田忠男・田島　眞

装　丁　内田幸子・髙野葉子
株式会社三新

DTP　日本ハイコム株式会社

発行者　宇　野　文　博
発行所　株式会社　同　文　書　院
東京都文京区小石川5-24-3
電話　代表03（3812）7777
FAX　03（3812）7792
振替　00100-4-1316

印刷・製本　日本ハイコム株式会社

ISBN978-4-8103-0036-9　Printed in Japan